AF464770

126
11

(Conserver la Couverture)

323

TRAITÉ

DE

GYNÉCOLOGIE

MÉDICO-CHIRURGICALE

TRAITÉ

DE

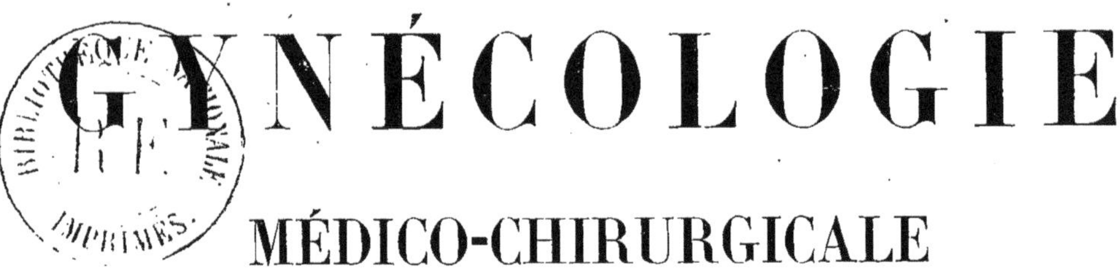

GYNÉCOLOGIE

MÉDICO-CHIRURGICALE

PAR

J.-L. FAURE
Professeur agrégé à la Faculté de Médecine,
Chirurgien de l'hôpital Cochin.

ET

ARMAND SIREDEY
Médecin
de l'hôpital Saint-Antoine.

Avec 564 figures, dont 86 en couleurs dans le texte.

ET 4 PLANCHES EN COULEURS HORS TEXTE

PARIS
OCTAVE DOIN ET FILS, ÉDITEURS
8, PLACE DE L'ODÉON, 8

1911

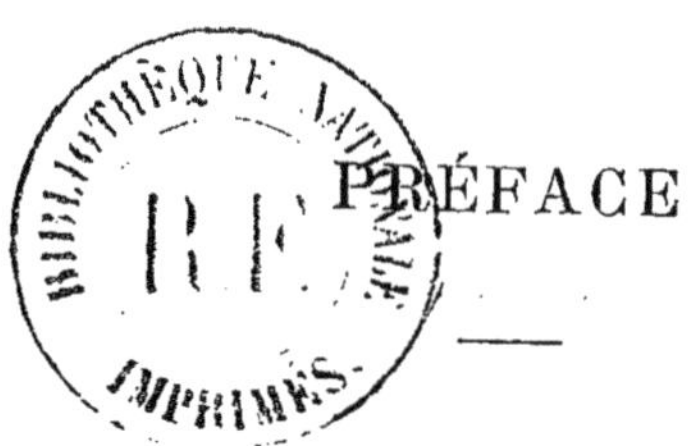

PRÉFACE

Pendant longtemps, la Gynécologie fut presque exclusivement réservée aux médecins. Les chirurgiens ne s'aventuraient guère dans ce domaine que l'excessive vulnérabilité du péritoine hérissait, pour eux, d'insurmontables difficultés.

A peine vit-on, dans la première moitié du XIXe siècle, quelques essais isolés de thérapeutique chirurgicale : Dupuytren causa quelque surprise en attaquant au bistouri les polypes de l'utérus, Huguier parut audacieux lorsqu'il proposa l'amputation du col hypertrophié, Amussat fut jugé téméraire quand il tenta d'énucléer des fibromes à travers le parenchyme utérin, et Récamier, lorsqu'il eut la hardiesse d'enlever l'utérus cancéreux, ne trouva pas d'imitateurs. Seul, Jobert de Lamballe eut la bonne fortune de faire accepter son opération de la fistule vésico-vaginale qui, pour cette époque, constitua un remarquable progrès.

Velpeau, Lisfranc, dans leurs discussions sur les déviations et les engorgements de l'utérus, Nélaton dans ses recherches sur l'hématocèle, Alphonse Guérin dans son livre sur les maladies des femmes, se contentèrent de faire œuvre purement médicale.

Les véritables maîtres de la Gynécologie française durant cette période se trouvèrent parmi les médecins : Récamier, Becquerel, Nonat, puis plus tard Aran, Bernutz, Gallard, François Siredey, de Sinéty, Martineau.

Après les merveilleuses découvertes de Pasteur, la chirurgie ne connut plus de barrières ; elle aborda résolument les suppurations et les tumeurs pelviennes, les diverses affections des ovaires et des trompes, et bientôt les moindres altérations de l'utérus devinrent justiciables de la curette ou du bistouri. La Gynécologie passa entièrement entre les mains des chirurgiens.

Ce fut une période de magnifiques succès opératoires ; et l'École française, avec Terrier, Péan, Kœberlé, J.-L. Championnière, Pozzi, Terrillon,

Richelot, Bouilly, Segond, etc., tint hautement sa place dans ce mouvement de rénovation.

Mais bientôt on reconnut que toutes les affections génitales de la femme n'étaient pas au même degré justiciables de la chirurgie, que certains états morbides relevaient de troubles de la santé générale, que nombre de complications échappaient aux ressources de l'art chirurgical, et qu'une part légitime revenait au médecin dans la gynécologie.

Les excellents livres de Labadie-Lagrave et Legueu[1], de A. Robin et Dalché[2], ont bien montré le rôle important qui revient au médecin dans les maladies des femmes.

Les nouvelles recherches sur les syndromes glandulaires et sur les modifications qu'ils entraînent dans le développement de l'organisme, les études poursuivies sur le système nerveux des génitales et des opérées, ont encore augmenté la tâche du médecin.

Il ne saurait exister aujourd'hui d'antagonisme entre la médecine et la chirurgie ; elles se complètent mutuellement dans les diverses branches de la pathologie, au grand bénéfice des malades et des progrès de la science. Appelé généralement le premier auprès des femmes souffrantes, le médecin doit savoir faire le diagnostic des diverses affections de l'appareil génital, et leur donner les premiers soins qu'elles comportent. Mais il est indispensable qu'il connaisse bien les ressources de la chirurgie et les avantages incontestables qu'il peut en attendre pour ses malades, s'il sait y recourir en temps opportun. Or nulle part, le concours de la médecine et de la chirurgie ne s'impose plus impérieusement qu'en gynécologie.

Telle est l'idée dont s'inspire le *Traité de Gynécologie médico-chirurgicale* que nous publions ; il réalise, dans son ensemble comme dans ses détails, cette collaboration étroite du chirurgien et du médecin qui l'ont rédigé.

Nous n'avons pas cherché à faire œuvre d'érudition en accumulant des citations et des indications bibliographiques démesurément étendues.

Nous nous sommes efforcés surtout de poursuivre un but pratique en exposant d'une manière claire et simple les notions qui sont indispensables aux médecins et aux chirurgiens. Si nous nous sommes largement inspirés des indications que nous avons puisées dans les maîtres de la Gynécologie française et étrangère, nous nous sommes appuyés le plus souvent sur l'expérience que nous tenons, l'un et l'autre, d'une pratique déjà longue.

[1] Labadie-Lagrave et Legueu. *Traité médico-chirurgical de Gynécologie.* Paris, 1898.

[2] A. Robin et F. Dalché. *Traitement médical des maladies des femmes.* Paris, 1900.

Nous avons adopté une classification basée sur la pathogénie des affections génitales. Celles-ci, comme on le sait, reconnaissent les mêmes causes et obéissent aux mêmes lois que les maladies des divers organes de l'économie. Nous avons fait une part très large à la séméiologie, à la discussion du diagnostic et des indications opératoires.

Nous avons consacré une longue étude aux troubles fonctionnels, à la dystrophie scléreuse de l'utérus et des ovaires, trop souvent confondus avec les processus infectieux, tandis qu'ils sont liés, vraisemblablement, à des influences héréditaires et diathésiques, à l'insuffisance des glandes vasculaires sanguines, à des anomalies de développement, qui jettent une grande perturbation dans les fonctions génitales.

Ces notions conduisent à faire dans la thérapeutique des affections utéro-ovariennes une part importante à l'*opothérapie*, à la *physiothérapie* et à divers procédés empruntés à la *thérapeutique médicale*.

Au point de vue *chirurgical*, nous nous sommes attachés, avant tout, aux questions de technique. Nous pensons que ce sont actuellement, et de beaucoup, les plus intéressantes. Sur le diagnostic de la plupart des affections chirurgicales de l'utérus et des annexes, sur les indications opératoires, nous sommes tous à peu près d'accord. Mais la différence entre la façon de faire de la plupart des chirurgiens montre que cet accord ne s'étend pas plus loin. Et cependant ces questions de technique ont un intérêt capital, puisque c'est bien souvent de la façon dont est conduite une opération que dépend son succès.

C'est surtout à propos de l'*hystérectomie* et en particulier de l'*hystérectomie abdominale* que nous nous sommes appliqués à fixer d'une façon claire et précise des règles auxquelles, nous en avons la conviction, l'avenir ne changera rien.

De nombreuses figures, presque toutes personnelles et inédites, facilitent la lecture et l'intelligence du texte, en mettant sous les yeux les altérations des organes et les détails des divers procédés opératoires.

Nous avons été aidés dans notre tâche par d'actifs et zélés collaborateurs auxquels nous sommes heureux d'adresser tous nos remerciements. MM. Henri Lemaire[1] et Boidin nous ont fourni les belles préparations histologiques qui ont été dessinées avec un talent remarquable par M. Bessin.

M. Dupret a été pour nous un collaborateur infiniment précieux. Il a

[1] Je dois une mention spéciale à mon ami Henri Lemaire qui a fait, pendant plusieurs années, avec autant de conscience que de dévouement les nombreuses coupes histologiques parmi lesquelles nous avons choisi celles qui ont été dessinées. Je tiens à l'en remercier tout particulièrement (A. Siredey).

mis dans la composition et l'exécution des belles planches qui remplissent ce livre autant d'intelligence que de talent.

Le Professeur A. Pollosson a bien voulu nous communiquer de magnifiques photographies en couleur sortant des ateliers mêmes de Lumière et exécutées d'après des pièces recueillies dans son service.

A tous, nous adressons l'expression bien sincère de notre gratitude.

Nous ne saurions trop remercier nos chers éditeurs, MM. Octave et Gaston Doin, dont la patience s'est accommodée des longs délais que nous ont imposés les circonstances. Ils nous ont aidés de leur expérience et de leurs conseils, et ils ont apporté tous leurs soins aux détails matériels de la publication de cet ouvrage.

J.-L. Faure. Armand Siredey.

TRAITÉ DE GYNÉCOLOGIE
MÉDICO-CHIRURGICALE

PREMIÈRE PARTIE

NOTIONS D'ANATOMIE ET D'HISTOLOGIE

Les organes génitaux de la femme et en particulier l'utérus et ses annexes forment pour l'anatomiste un tout indivisible. Leur commune origine, leurs étroites relations vasculaires, leurs connexions ligamenteuses, tout contribue à les réunir.

Il en est de même pour le clinicien, et si, pour la clarté de la description, il est indispensable d'étudier séparément les affections des organes génitaux externes, du vagin, de l'utérus et des annexes, elles n'en ont pas moins d'innombrables points de contact. Elles s'influencent entre elles d'une manière évidente, parfois même dérivent directement les unes des autres, si bien qu'il est à peu près impossible de les séparer. Les salpingites et la plupart des suppurations tubo-ovariennes succèdent pour ainsi dire toujours à des infections du vagin et de l'utérus, et, d'autre part, l'état d'activité de la fonction ovarienne retentit directement sur les maladies utérines.

Cette solidarité se poursuit jusque dans la thérapeutique elle-même. On ne peut nier l'influence de l'extirpation des ovaires sur l'évolution des fibromes, et nous savons tous aujourd'hui que le sacrifice de l'utérus est indispensable à la cure de bien des suppurations annexielles.

Le clinicien ne doit jamais perdre de vue cette union de tous les instants qui solidarise l'utérus et les annexes dans la santé comme dans la maladie. Il n'est plus permis aujourd'hui d'examiner un utérus sans tâcher en même temps de se rendre compte de l'état des trompes et des ovaires, ni d'explorer ces organes sans chercher à déterminer les rapports exacts que l'utérus peut présenter avec eux. Et lorsqu'on prend le couteau pour pratiquer sur les annexes quelque intervention sanglante, il faut bien savoir qu'on peut toujours être entraîné par les nécessités de la clinique à étendre cette intervention à l'utérus lui-même.

C'est pourquoi nous pensons qu'il est bon, surtout dans un travail comme celui-ci, que nous avons, avant tout, l'ambition de rendre pratique, de montrer dans un court préambule les principaux rapports de ces organes entre eux et avec les parties voisines, et surtout les quelques détails anatomiques et histologiques qu'il est indispensable de bien connaître, parce qu'ils dominent toute la pathologie et toute la technique chirurgicale des affections génitales.

Lorsqu'on possède bien ces notions, nous dirons presque ces principes anatomiques, d'ailleurs très simples, la technique opératoire se trouve singulièrement assurée. Certains cas qui, au premier abord, semblent très difficiles, peuvent devenir relativement simples, et il arrive souvent d'exécuter avec aisance et sécurité des opérations que la méconnaissance de ces notions fondamentales rend laborieuses, incertaines et graves.

CHAPITRE PREMIER

ANATOMIE CHIRURGICALE[1]

Lorsqu'on place une femme dans la position aujourd'hui classique pour les interventions sur les annexes, c'est-à-dire sur un plan incliné à 45°, et qu'on examine son excavation pelvienne, après l'avoir débarrassée des intestins qui l'encombrent, on aperçoit immédiatement, au centre de cette excavation, le fond de l'utérus, facile à reconnaître à sa couleur d'un blanc rosé, à sa forme oblongue, et, au cas où l'œil ne suffirait pas, à sa consistance spéciale, à la fois ferme et élastique.

Ce *fond* de l'utérus, à grand axe transversal, s'effile de chaque côté au niveau des cornes utérines pour se continuer en ce point, sans ligne de démarcation bien nette, avec le bord supérieur des *ligaments larges* qui, partis des bords de l'utérus, se portent de chaque côté vers la paroi correspondante du petit bassin où ils se continuent avec le péritoine pariétal.

Le bord supérieur de chaque ligament large apparaît lui-même divisé en trois replis secondaires, trois *ailerons*, suivant le terme consacré, qui naissent tous les trois sur la corne utérine pour se porter en divergeant vers les parois pelviennes. Le principal, l'aileron supérieur, qui semble prolonger directement la corne de l'utérus, contient la *trompe*, dont l'extrémité externe se recourbe légèrement en arrière pour venir caresser l'ovaire des franges de son pavillon. Cet *ovaire* dont l'aspect, même à l'état sain, est très variable, est souvent caché par la trompe et l'aileron supérieur qui la renferme. Il est en effet situé dans l'aileron postérieur, uni par le petit ligament utéro-ovarien à la corne utérine et relié au pavillon de la trompe par un ligament plus chétif encore, le ligament tubo-ovarien, qui n'apparaît souvent que comme une frange plus développée que les autres. L'ovaire est donc situé dans l'aileron postérieur du ligament large,

[1] Nous ne donnons ici que les notions indispensables et qui ont des rapports étroits avec la technique opératoire. Pour les mille détails anatomiques sur lesquels nous ne pouvons nous étendre, on se reportera soit aux livres classiques, soit aux planches originales qui accompagnent le texte et qui valent mieux que toutes les descriptions.

recouvert lui-même par l'aileron supérieur. Aussi faut-il, presque toujours, pour l'apercevoir, relever la trompe qui le cache.

L'aileron antérieur est au contraire bien visible, surtout lorsqu'on attire en haut le fond de l'utérus. On le voit alors se dessiner sur la face antérieure du

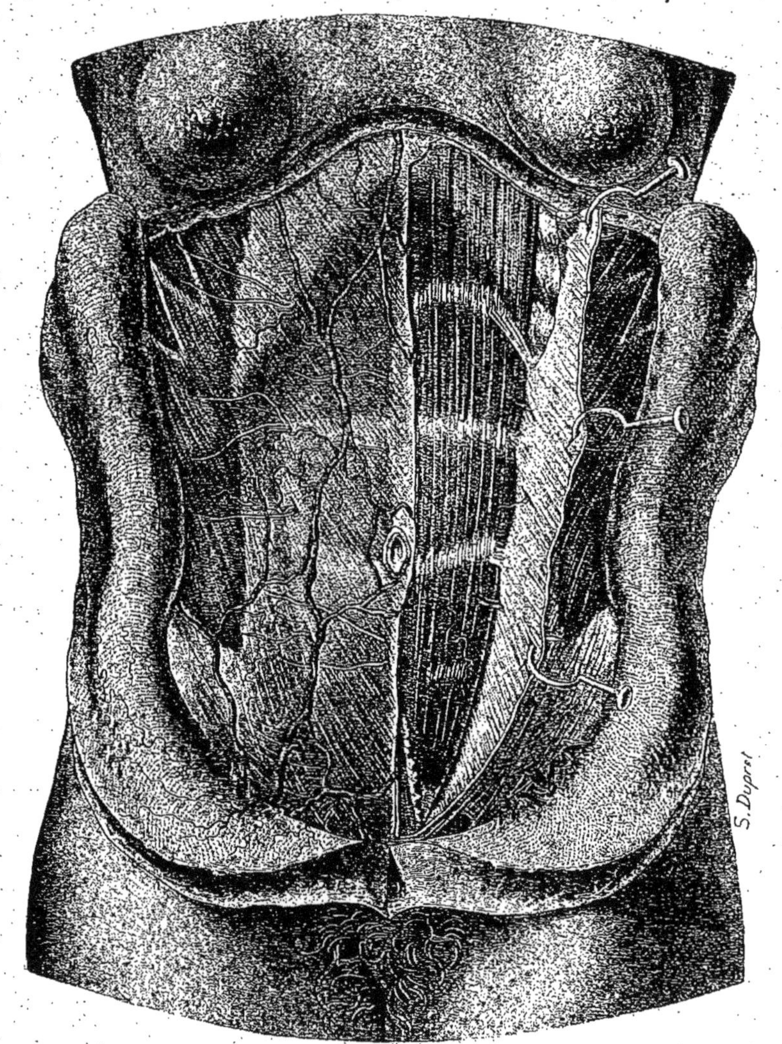

Fig. 1. — Anatomie de la paroi abdominale. Plan superficiel.
A droite, l'aponévrose a été conservée. A gauche, elle a été incisée au niveau de la gaine du grand droit, de façon à laisser voir le muscle sur toute sa hauteur. A droite, on voit le réseau veineux sous-cutané et les branches perforantes qui viennent de l'épigastrique.

ligament large, sous la forme d'une saillie allongée, qui, de la corne utérine où se trouve son point d'implantation, un peu en avant de l'insertion de la trompe, se porte obliquement en dehors vers l'orifice interne du canal inguinal. Cette saillie est déterminée par le *ligament rond*.

Sur la ligne médiane, le fond de l'utérus se continue directement avec sa face antérieure qui apparaît dans la plus grande partie de son étendue, dans toute celle, au moins, qui est recouverte par le péritoine, c'est-à-dire du fond de l'utérus au cul-de-sac vésico-utérin. Lorsque la femme a été sondée, et que la vessie

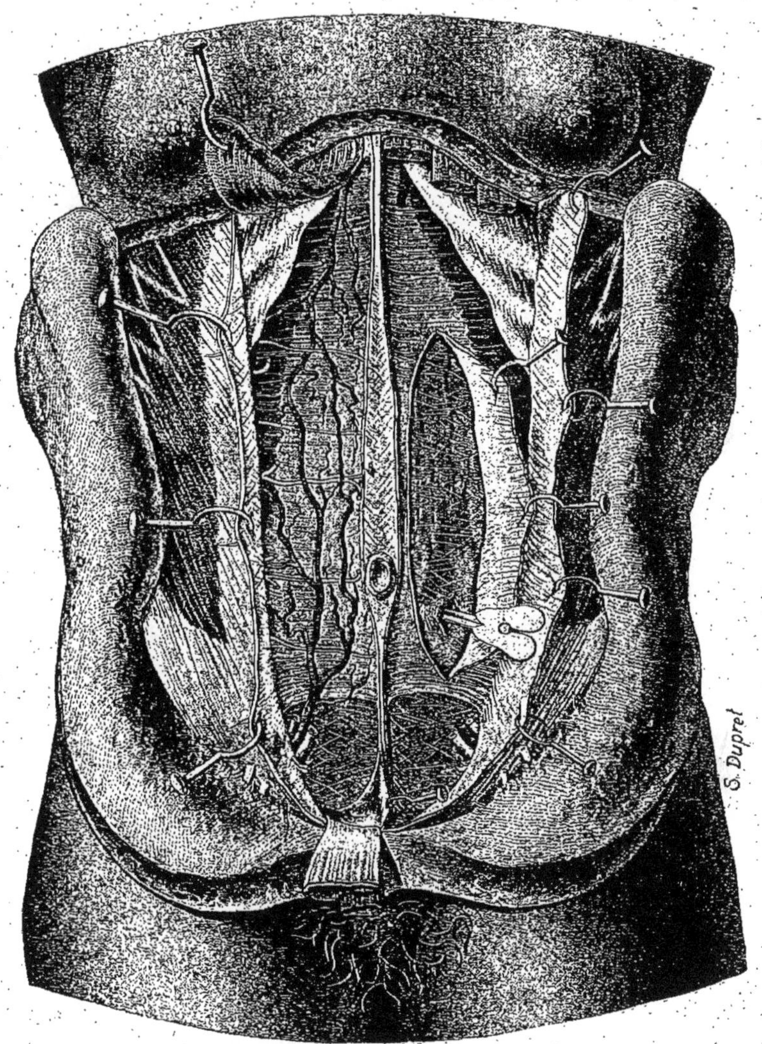

Fig. 2. — ANATOMIE DE LA PAROI ABDOMINALE. PLAN PROFOND.

A droite, le grand droit a été enlevé, laissant voir le réseau anastomotique de l'épigastrique et de la mammaire interne, et, dans la profondeur, le transverse avec son aponévrose et l'arcade de Douglas. A gauche, cette aponévrose a été incisée et séparée du péritoine que perfore une sonde cannelée, et à travers lequel, par transparence, on aperçoit l'épiploon.

est vide, ce qui doit toujours être le cas au cours d'une opération, le cul-de-sac vésico-utérin n'existe pas. Il n'y a, en avant de l'utérus, entre sa face antérieure et le pubis, qu'une vaste dépression concave dont le fond est constitué par la vessie et le péritoine qui la recouvre. Lorsque la vessie se remplit, cette dépression se comble peu à peu et l'espace qui sépare l'utérus de la symphyse est occupé par une saillie globuleuse qui repousse l'utérus en arrière ; mais on voit

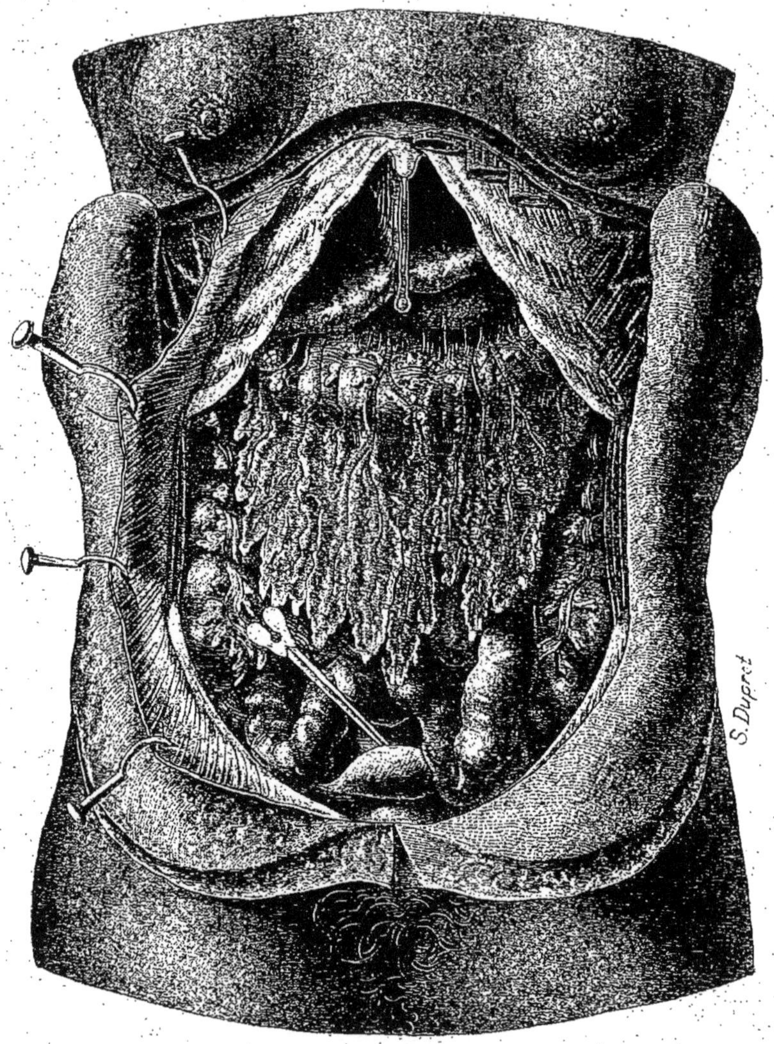

Fig. 3. — La cavité abdominale après enlèvement de la paroi.
On aperçoit les organes dans leurs rapports naturels. Les anses grêles inférieures ont été un peu relevées, de façon à laisser voir le fond de l'utérus et le cul-de-sac de Douglas, dans lequel pénètre une sonde cannelée.

alors se creuser entre la vessie et l'utérus un cul-de-sac péritonéal d'autant plus profond que la vessie est plus volumineuse.

Lorsque la femme est sur le plan incliné, l'utérus tend à s'appliquer dans la concavité sacrée ; sa face antérieure se montre d'elle-même, mais en revanche sa face postérieure est invisible. Pour l'apercevoir, il faut saisir le fond de l'organe avec une pince appropriée et l'attirer en avant, vers la symphyse pubienne. La face postérieure de l'utérus apparaît alors, se continuant sur les côtés avec le feuillet postérieur des ligaments larges.

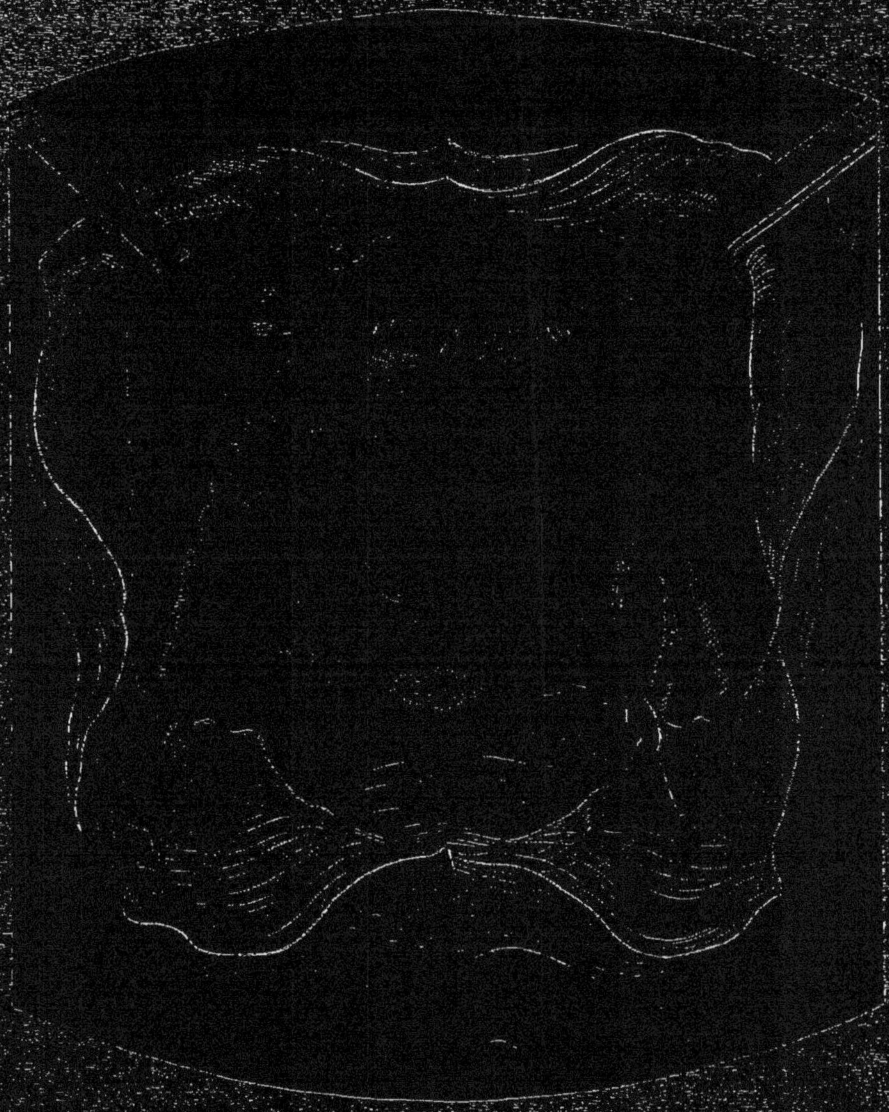

Fig. [illegible]. — LA CAVITÉ PELVIENNE, VUE PAR SA FACE SUPÉRIEURE.
Sur les parties latérales, le péritoine a été enlevé, de façon à laisser voir les vaisseaux iliaques, les vaisseaux utéro-ovariens, l'uretère. On aperçoit le profond cul-de-sac de Douglas, limité de chaque côté par les ligaments utéro-sacrés.

En arrière de l'utérus est une cavité très profonde, le *cul-de-sac de Douglas*, qui constitue l'arrière-fond du péritoine pelvien, et dans laquelle fait saillie, en arrière, le rectum, dont la disposition est en ce point très irrégulière. Parfois étroit et presque rectiligne, il peut au contraire se contourner et décrire une

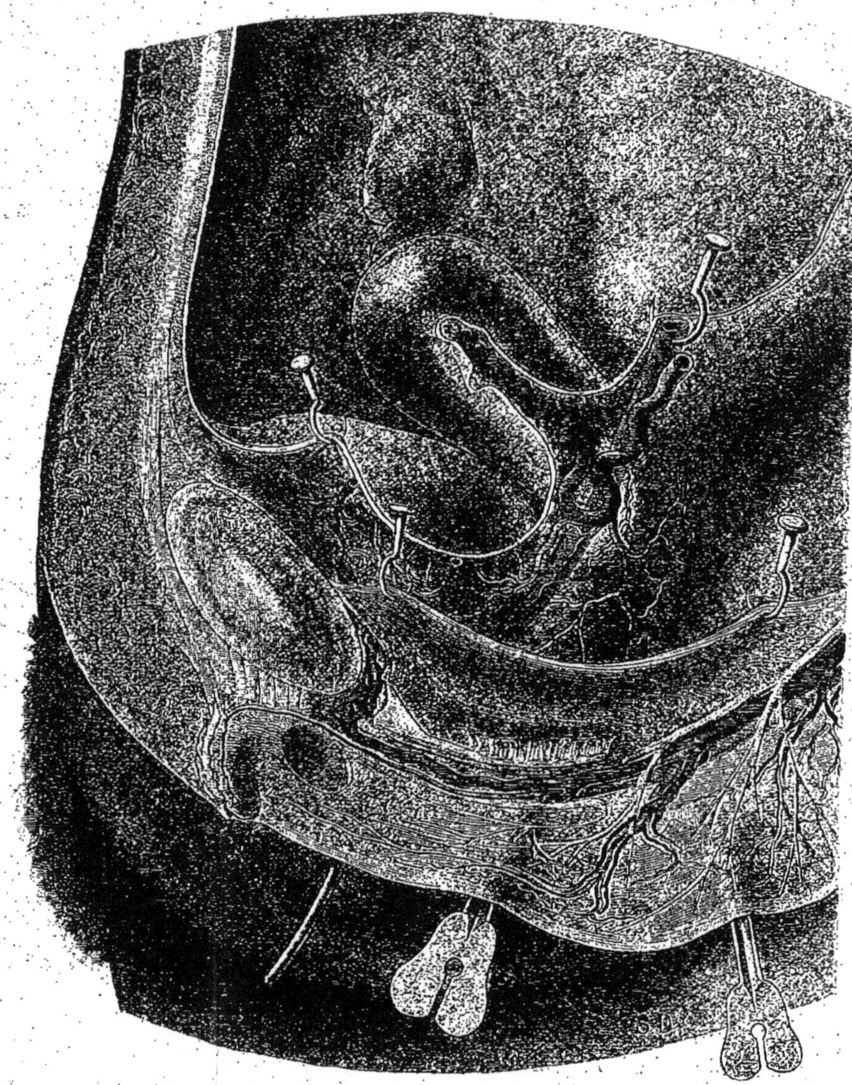

Fig. 5. — Coupe médiane antéro-postérieure du bassin.

En arrière de la symphyse, la section porte à gauche de la ligne médiane. L'urèthre, le vagin, le rectum sont repérés par des sondes. La graisse de la fosse ischio-rectale a été enlevée et laisse voir les vaisseaux et les nerfs honteux internes. Le releveur de l'anus est soulevé par des érignes. Il en est de même du péritoine, qui laisse apercevoir les organes contenus dans le ligament large, et en particulier l'uretère et la crosse de l'artère utérine.

ou plusieurs sinuosités volumineuses qui comblent presque entièrement le cul-de-sac de Douglas.

La face postérieure de l'utérus tout entière contribue à former la paroi antérieure de la cavité de Douglas. Mais le péritoine qui la tapisse ne s'arrête point au niveau du col utérin : il empiète sur la paroi postérieure du vagin sur une certaine étendue pour se réfléchir sur le rectum au niveau du fond de la cavité.

La hauteur de la portion vaginale tapissée par le péritoine est plus considérable qu'on ne le dit généralement. Elle est d'ailleurs variable, et lorsqu'on attire fortement en haut l'utérus, on voit la cavité de Douglas se creuser plus

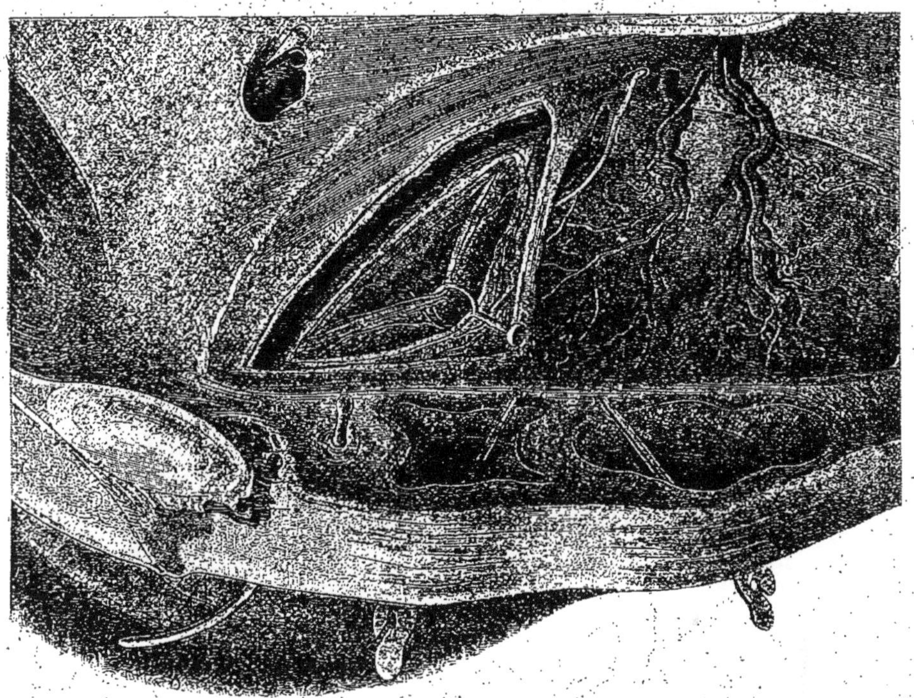

Fig. 6. — Coupe antéro-postérieure du bassin.

La coupe passe un peu à gauche de la ligne médiane. Coupe horizontale de l'urèthre, du vagin, du rectum. La vessie, l'utérus, la plus grande partie du rectum ont été enlevés. Le releveur de l'anus a également été enlevé et laisse voir la fosse ischio-rectale, avec la graisse et les divers organes qui y sont contenus. En avant, l'aponévrose périnéale a été ouverte. Une érigne écarte le muscle ischio-caverneux et permet de voir le corps caverneux.

profondément et la portion vaginale du cul-de-sac augmenter d'étendue. Elle peut atteindre ainsi plusieurs centimètres, et sans qu'on puisse fournir à cet égard de chiffres absolument précis, il est certain qu'il y a presque toujours en ce point assez de place pour pratiquer une large ouverture.

Cette disposition anatomique a une importance capitale au point de vue chirurgical, soit que, dans certaines interventions vaginales, on aille, en arrière du col utérin, inciser le cul-de-sac postérieur du vagin pour ouvrir des collections pelviennes ou même tubaires, soit que, dans des opérations abdominales, on veuille au contraire inciser de haut en bas la paroi vaginale, immédiatement au-dessous du col pour pénétrer dans le vagin, afin de saisir le col utérin ou d'établir quelque large drainage.

L'utérus et les annexes sont donc presque libres dans la cavité pelvienne et ne sont fixés à ses parois et à son plancher que par des liens relativement peu importants, que nous étudierons dans un instant. Cette disposition le rend

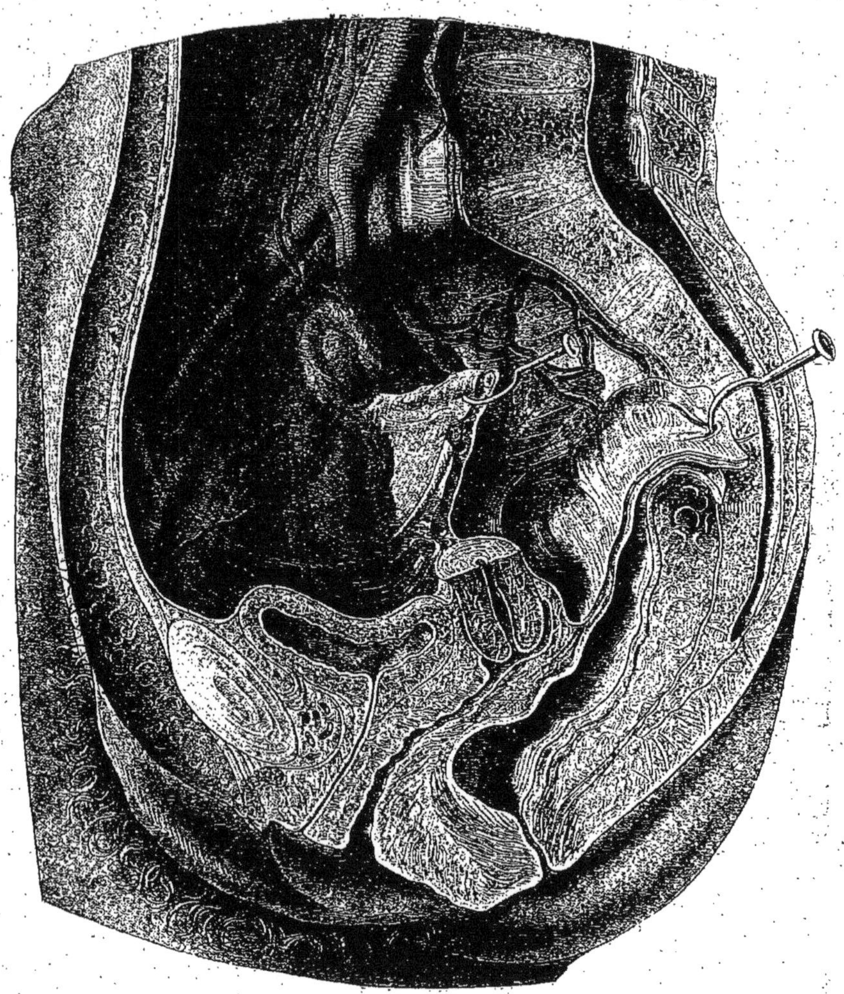

Fig. 7. — Coupe médiane antéro-postérieure du bassin.
L'utérus a été sectionné au niveau de l'isthme et son corps a été enlevé. On aperçoit la tranche du ligament large droit, sectionné au ras du bord de l'utérus. Les vaisseaux hypogastriques, les vaisseaux utérins, l'uretère, le ligament rond apparaissent par transparence à travers le péritoine.

presque indépendant des organes voisins, avec lesquels, si l'on en excepte le vagin, il n'a que des rapports de contiguité.

En *arrière*, en effet, il est complètement séparé du rectum par le large et profond cul-de-sac de Douglas.

En *avant*, il ne touche à la vessie que par le tiers inférieur de sa face antérieure, de l'insertion vaginale à l'isthme, la face antérieure du corps étant tout

moins lorsqu'elle est saine. C'est le feuillet péritonéal qui passe de l'utérus sur la vessie qui les unit le plus étroitement ; mais ce feuillet séreux n'est pas, en

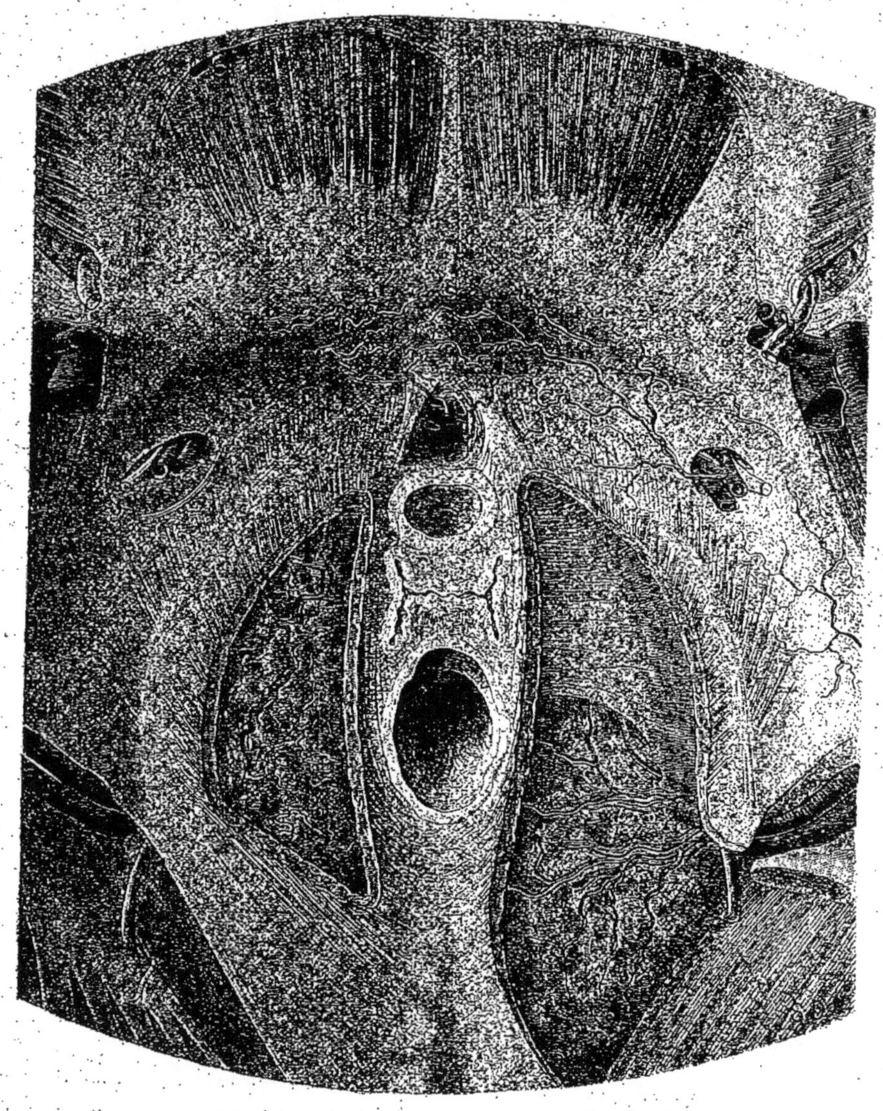

Fig. 9. — Le plancher pelvien vu d'en haut.

La vessie a été coupée près du col. L'utérus, entièrement enlevé, laisse voir la section du vagin, en arrière duquel on aperçoit la coupe du rectum. Le releveur de l'anus a été enlevé des deux côtés sur la plus grande partie de son étendue. A gauche, les insertions coccygiennes ont été respectées. On aperçoit les fosses ischio-rectales remplies de graisse. A droite, on voit les vaisseaux honteux internes et l'aponévrose périnéale.

général, si résistant qu'on ne puisse l'effondrer avec le doigt, pour peu qu'on y mette quelque énergie.

Les rapports chirurgicaux les plus importants sont ceux que l'utérus affecte avec l'*uretère*. Celui-ci, quittant près du plancher pelvien la paroi latérale du bassin, se porte en avant et en dedans, pour aller s'ouvrir dans le bas-fond de la vessie, tout près de la ligne médiane. Dans ce trajet oblique, il est couché dans

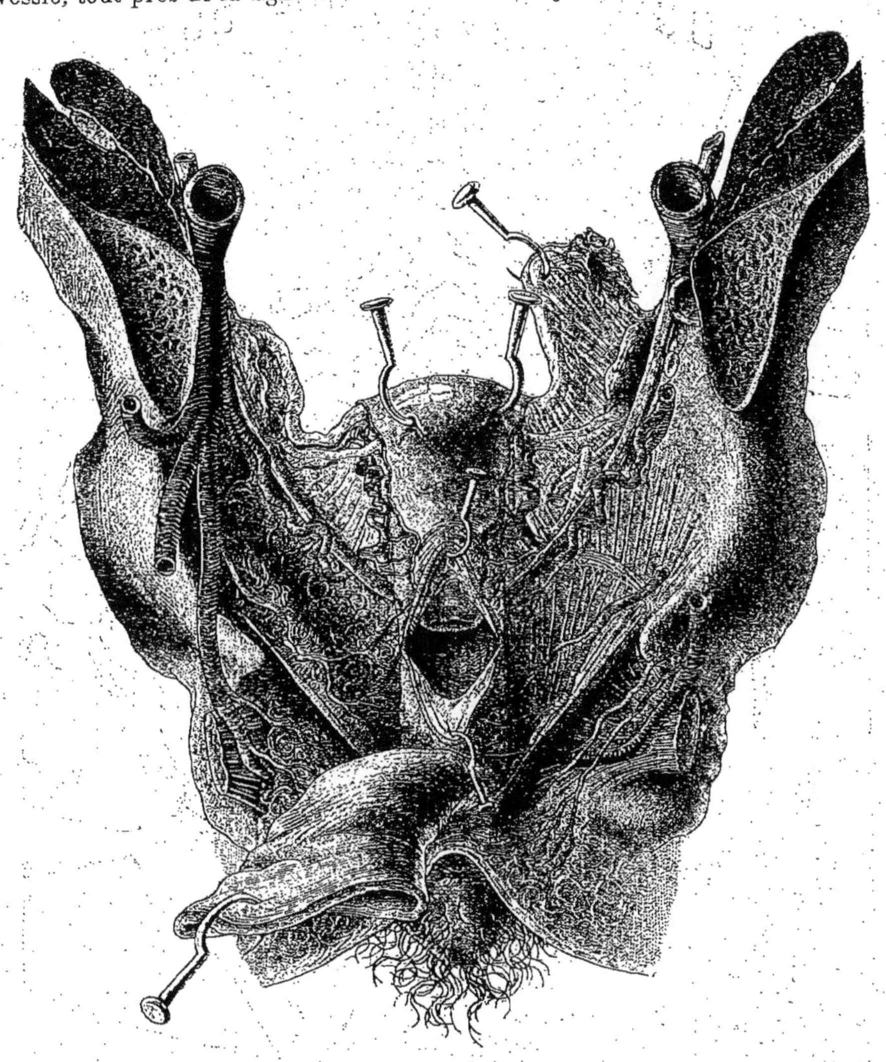

Fig. 10. — Coupe verticale et transversale au niveau des échancrures sciatiques.
Le rectum a été rabattu en arrière pour laisser voir l'utérus et le vagin (ouvert au niveau du col utérin) L'espace pelvi-rectal supérieur est visible de chaque côté, au-dessus du releveur. A gauche, la graisse a été conservée. A droite, elle a été enlevée laissant voir tous les organes contenus dans le ligament large et en particulier l'uretère et la crosse de l'utérine.

la base du ligament large, tout près de l'*artère utérine* qui est située *au devant* de lui et marche parallèlement à lui pendant quelques centimètres. Mais arrivé à 2 ou 3 centimètres de la partie latérale du col utérin, l'uretère croise l'artère utérine en passant *au-dessous* d'elle, puis se porte en avant et en dedans en se rapprochant un peu du col utérin, qui lui devient bientôt postérieur. Mais alors l'uretère, continuant à descendre vers le bas-fond de la vessie, dépasse le niveau inférieur du col, arrive au contact du cul-de-sac vaginal antérieur et pénètre bientôt dans l'épaisseur des tuniques vésicales (fig. 5, 10, 13, 14).

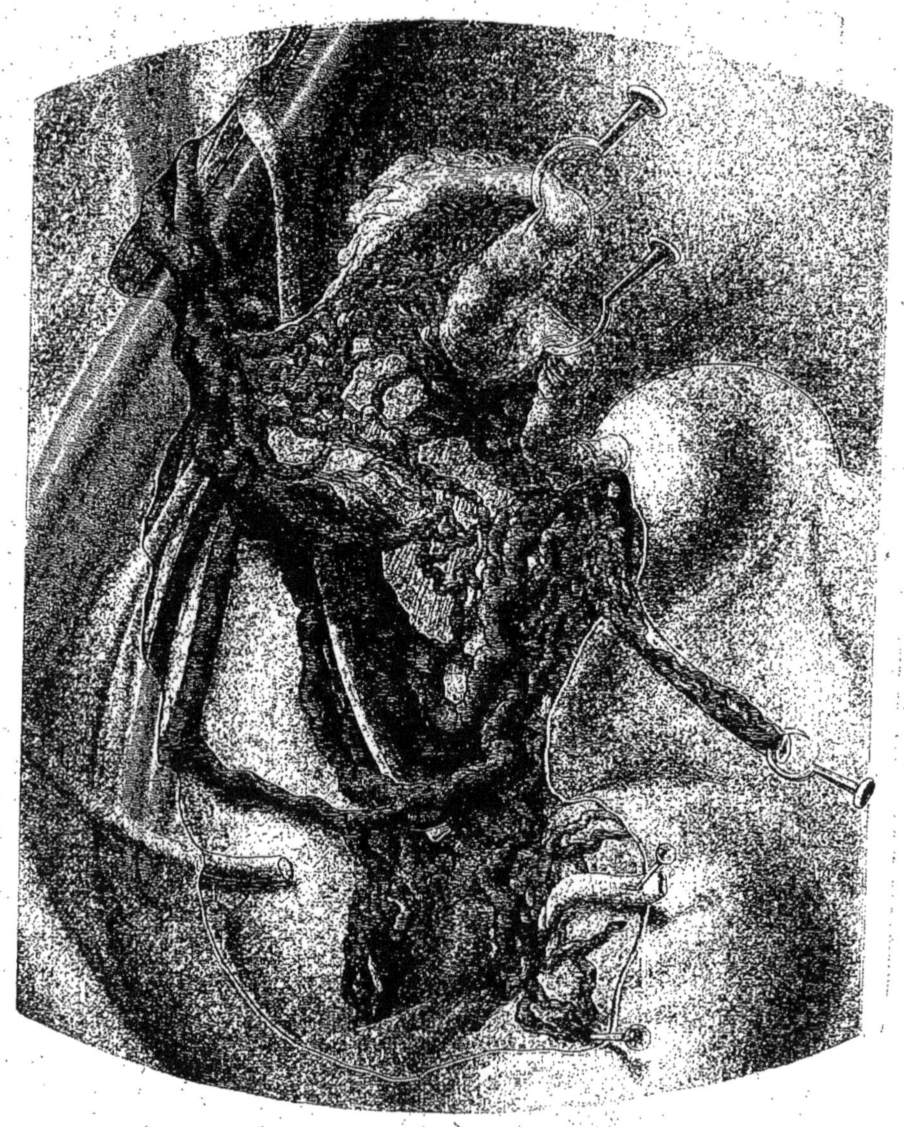

Fig. 11. — Les plexus veineux du ligament large.
L'uretère a été sectionné immédiatement au-dessous de la crosse de l'utérine, pour montrer ses rapports avec les plexus.

Dans tout ce trajet l'uretère ne s'approche pas du col à moins de 12 à 15 millimètres. Il est, en outre, situé dans un tissu cellulaire assez lâche et il est facile de s'expliquer comment, au cours des innombrables hystérectomies que l'on fait aujourd'hui, les blessures de l'uretère sont relativement si rares. C'est qu'en

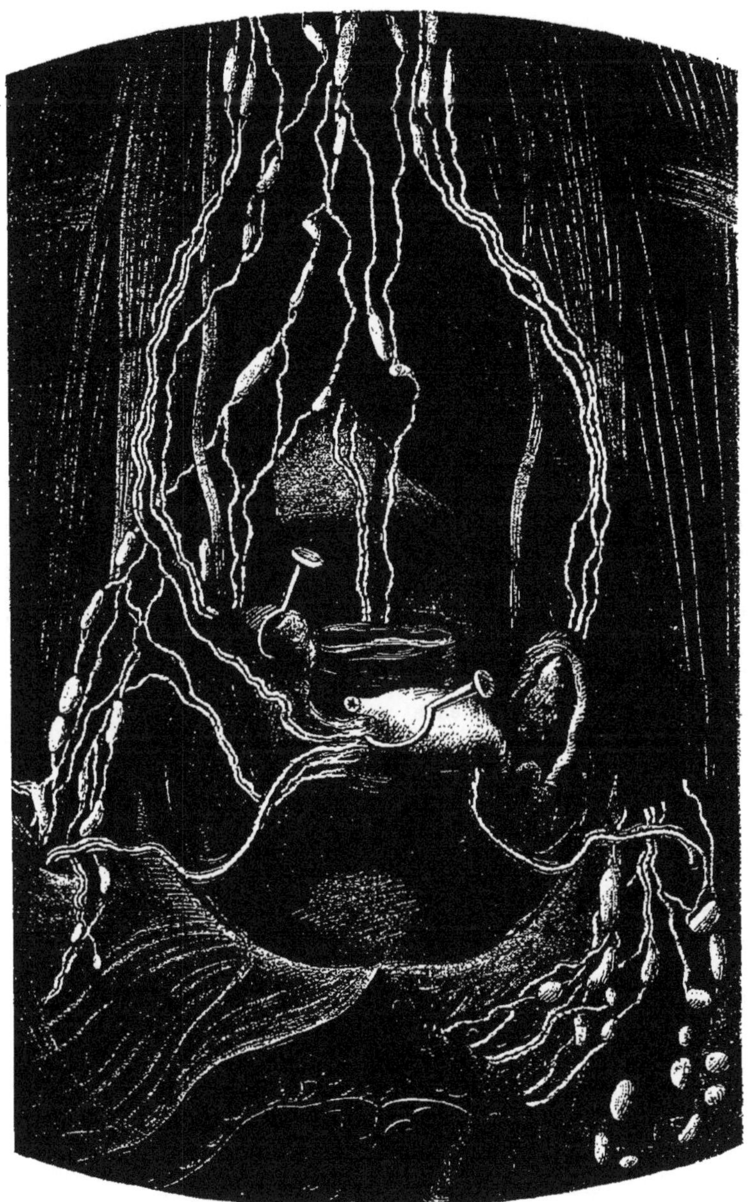

Fig. 12. — Les lymphatiques de l'utérus.

Les lymphatiques du col, filant le long de l'artère utérine, vont, comme première étape, aux ganglions iliaques internes. Ceux du corps et du fond, vont aux ganglions lombaires en suivant les vaisseaux utéro-ovariens et en passant sous le hile de l'ovaire. Quelques-uns vont aux ganglions inguinaux, en suivant le ligament rond.

effet l'uretère, fixé à la vessie que les ligaments pubo-vésicaux fixent elle-même au pubis, ne participe pas aux mouvements du col utérin lorsqu'on vient à attirer celui-ci dans un sens ou dans l'autre. Non seulement le soin que l'on prend de ne pas s'écarter du tissu utérin, dans la libération du col, doit préserver des blessures de l'uretère, qui reste toujours situé à une certaine distance, mais cette distance augmente très sensiblement lorsqu'on vient à imprimer au col utérin des mouvements qui varient d'ailleurs avec le procédé opératoire auquel on a recours.

Lorsqu'on abaisse l'utérus, comme il arrive par exemple dans l'hystérectomie vaginale, la vessie, après son décollement d'avec l'utérus, reste maintenue par une valve derrière le pubis. Son bas-fond se déplace à peine et le point d'abouchement des uretères reste par conséquent à peu près fixe. L'utérus s'abaissant, les deux uretères sont donc obligés de remonter le long des bords de l'utérus, mais ils n'entrent pas en contact avec lui. Ils sont en effet forcés de s'écarter de ces bords à cause des vaisseaux utérins, qui, si on prend soin de ne pas les sectionner dès le début de l'opération, descendent avec le col utérin, en rejetant sur le côté les uretères qui les embrassent dans leur concavité supérieure et glissent de bas en haut et de dedans en dehors sur la concavité inférieure des vaisseaux utérins. Plus l'utérus s'abaisse, plus la corde formée de chaque côté par les vaisseaux utérins se tend et écarte les uretères (fig. 15) si bien que, lorsqu'on vient à faire basculer l'utérus en avant, comme dans les procédés les plus communément employés, le fond de l'utérus, glissant sous le bas fond vésical, finit par passer entre les deux uretères qui s'écartent de plus en plus (fig. 16).

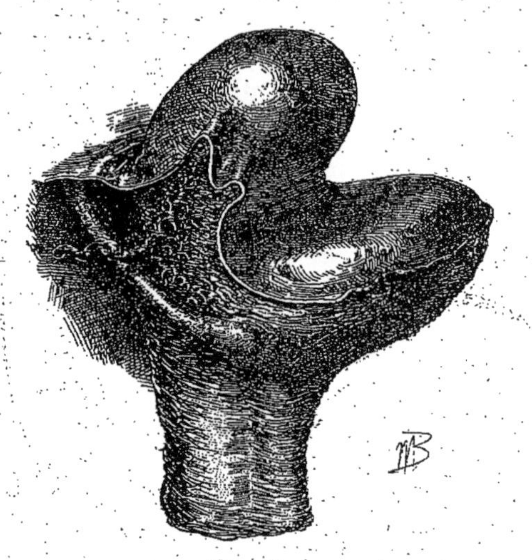

Fig. 13.
L'uretère et l'artère utérine sur les côtés du col. (HOWARD. A. KELLY).

Lorsqu'on fait basculer l'utérus en arrière, le fond de l'utérus, entraîné vers le rectum, passe entre les deux uretères qui sont, en ce point, très éloignés l'un de l'autre. Ce n'est qu'à la fin de l'opération, lorsque, après avoir sectionné la partie supérieure des ligaments larges, qui se présente la première, on approche du col, que le voisinage des uretères devient dangereux. Il est cependant facile d'éviter leur blessure, comme dans les cas où on fait basculer l'utérus en avant. En effet, les pédicules latéraux du col, constitués par les vaisseaux utérins, qu'il faut couper, se trouvent déjà tout entiers en dedans des uretères. Ceux-ci se trouvent donc tout naturellement rejetés en dehors et le col passe entre les deux, au point où ils se rapprochent de la ligne médiane en convergeant l'un vers l'autre (fig. 17). D'ailleurs, comme l'abaissement du col a précédé la bascule de l'utérus en arrière, de même qu'il précède sa bascule en avant, le col, dès le début de l'opération, se trouve déjà au-dessous des uretères, entre lesquels il est descendu, tandis que la valve vésicale les maintient en sûreté dans leur situation.

Dans les procédés d'hystérectomie abdominale, lorsqu'on vient à attirer l'utérus vers le haut, l'uretère, fixé au bas-fond vésical que ses attaches au pubis rendent lui-même à peu près immobile, ne peut suivre ce mouvement. Il glisse au contraire de haut en bas sur les côtés du col, et bientôt perd le contact de celui-ci pour se mettre en rapport avec les parties latérales du vagin. Plus l'utérus s'élève et plus l'uretère s'éloigne, si bien que lorsqu'on attire fortement l'utérus en haut, comme il faut le faire, les rapports entre le col et l'uretère deviennent assez lointains pour qu'il n'y ait plus rien à craindre, à condition toutefois de ne pas s'écarter, dans les manœuvres autour du col, du tissu utérin, qui doit servir de point de repère (fig. 18).

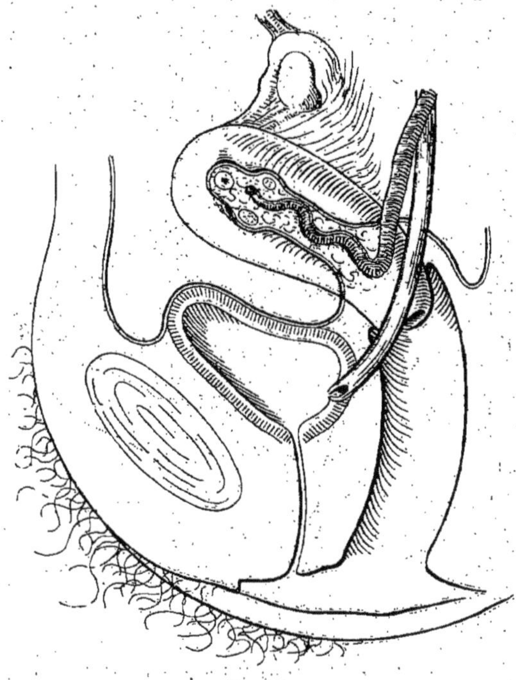

Fig. 14.
Rapports de l'uretère, de l'artère utérine et du col de l'utérus (demi-schématique).

Il est enfin une disposition anatomique de l'uretère qu'il faut bien connaître parce qu'elle est d'une importance extrême.

Au moment où il entre dans le bassin et se dirige vers la base du ligament large, l'uretère s'applique directement contre la face externe du feuillet péritonéal qui constitue en ce point la paroi latérale du cul-de-sac de Douglas, si bien que, lorsqu'on vient à écarter ce feuillet de sa situation naturelle et à l'attirer vers le centre du bassin, en le saisissant au niveau de l'arête du ligament utéro-sacré et en le séparant des gros vaisseaux iliaques qu'il recouvre, il entraîne avec lui l'uretère qui lui est fixé par un tissu cellulaire assez dense. On comprend donc que certaines manœuvres opératoires puissent rapprocher l'uretère de la zone d'action du chirurgien, alors que des manœuvres inverses tendent, au contraire, à l'en écarter.

C'est en utilisant cette particularité anatomique, que l'on peut trouver très facilement l'uretère lorsqu'on le cherche, comme il faut le faire systématiquement, au cours de l'hystérectomie abdominale pour cancer (fig. 477).

Tels sont les principaux rapports chirurgicaux de l'utérus.

L'utérus est en outre en contact avec les anses intestinales qui l'enveloppent presque complètement, remplissant en arrière le cul-de-sac de Douglas, en avant le cul-de-sac vésico-utérin, et couvrant de leurs replis, constitués tantôt par le côlon pelvien, tantôt par les anses grêles, le fond de l'utérus et les ailerons des ligaments larges. Ce contact avec les anses intestinales, qui, à l'état sain, est sans importance et disparaît lorsque le paquet intestinal est refoulé par des compresses, peut au contraire, à l'état pathologique, prendre une importance capitale, du fait des adhérences intimes qui peuvent unir les anses intestinales aux parties malades et entraîner ainsi des difficultés opératoires considérables.

Tel qu'il est, uni aux parties voisines par des ligaments extrêmement souples, l'utérus est d'une mobilité parfaite et pour peu qu'on l'attire avec des pinces, soit vers le haut dans les opérations abdominales, soit vers le bas dans les opérations vaginales, on peut le conduire successivement dans tous les points du petit bassin, l'élever, l'abaisser, le dévier en tous sens, tant les tissus vivants qui lui servent d'attaches sont d'une admirable souplesse.

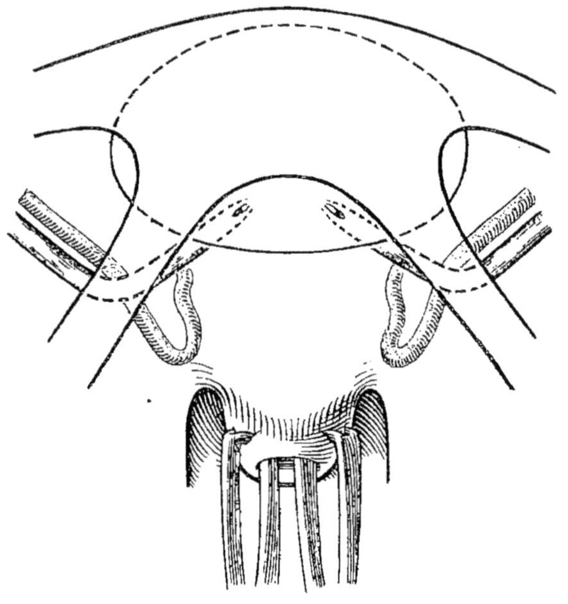

Fig. 15.
L'utérus, attiré vers le bas, commence à descendre. L'artère utérine passe *en dedans* des uretères et commence à les rejeter en dehors.

Il est de première importance, en se plaçant au seul point de vue de la technique opératoire, de bien connaître les *moyens de fixité* de l'utérus et de savoir quels sont les points d'attache qu'il faudra trancher dans l'extirpation de cet organe.

L'utérus est relié aux parois pelviennes par les *ligaments larges*, les *ligaments utéro-sacrés* et les *ligaments ronds*. Ces derniers sont d'ailleurs inclus dans les ligaments larges et sectionnés en même temps. Les ligaments larges sont très étendus, mais très souples, et en réalité fort peu résistants. C'est leur partie supérieure, insérée sur la corne utérine, et qui contient le pédicule de la trompe et la racine des ligaments ronds, qui offre seule quelque consistance. Leur partie inférieure n'a quelque solidité que parce qu'elle renferme des vaisseaux et constitue le pédicule vasculaire le plus important de l'utérus. Quand à la partie moyenne des ligaments larges, insérée sur les bords de l'utérus, entre la corne et l'isthme, et constituée simplement par deux minces feuillets péritonéaux que sépare une lame celluleuse, elle est sans force et n'a pas de beaucoup, au point de vue opératoire, l'importance de l'étage supérieur, et de l'étage inférieur de ces mêmes ligaments.

Les *ligaments utéro-sacrés* se portent en arrière, du col utérin vers le sacrum, en formant la charpente de ces replis de Douglas si faciles à voir lorsqu'on regarde par en haut le fond du petit bassin. Leur puissance est considérable. Ils s'opposent au déplacement du col utérin vers la symphyse pubienne, et au cours d'une hystérectomie totale ils doivent être tranchés avec des ciseaux, au ras de l'utérus, car ils sont assez solides pour résister à des tractions énergiques.

Nous avons dit plus haut que les adhérences celluleuses qui unissent l'utérus à la vessie sont insignifiantes. Elles ne comptent pas. Mais il est un organe qui vient, en s'insérant sur l'utérus, constituer son moyen de fixité de beaucoup le plus important, c'est le *vagin*. Le vagin, par son insertion circulaire autour du col utérin, le fixe au plancher pelvien d'une manière invincible. Les autres moyens d'attache, ligaments larges, ligaments ronds, ligaments utéro-sacrés même, ne sont rien à côté du vagin. Tant que les insertions vaginales du col utérin n'ont pas été tranchées, la section de tous les autres ligaments ne sert pour ainsi dire à rien, et l'utérus reste inébranlable. Lorsque le vagin est désinséré, l'utérus, au contraire, ne tient pour ainsi dire plus, malgré la persistance des autres ligaments, dont les manœuvres les plus simples permettent de se débarrasser. C'est là une notion fondamentale, qui domine toute la technique de l'hystérectomie, et en particulier de l'hystérectomie abdominale totale.

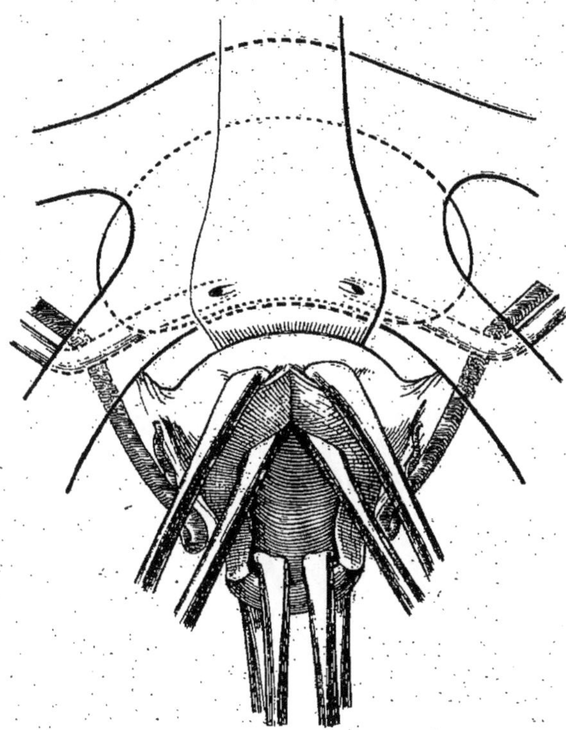

Fig. 16.

Extériorisation de l'utérus, dans l'hystérectomie vaginale. Les uretères ont été complètement rejetés en dehors. Le fond de l'utérus bascule en avant et passe entre les deux uretères et au-dessous d'eux.

Les dernières notions indispensables au chirurgien sont celles qui ont trait à la disposition des vaisseaux utérins et à l'exacte situation des *pédicules vasculaires*, ou tout au moins des *pédicules artériels*, car les *plexus veineux* qui sont situés tout le long des bords de l'utérus et tout autour du col (fig. 11) n'ont, au point de vue opératoire, qu'une importance tout à fait secondaire. Il est d'ailleurs presque impossible de les isoler. Le col de l'utérus et ses bords baignent en effet dans d'abondants plexus qui vont, en haut et en bas des ligaments larges, verser leur sang dans les veines utérines et utéro-ovariennes.

La disposition des artères qui nourrissent l'utérus et ses annexes est beaucoup plus régulière que celle des veines. Fredet en a fait une étude anatomique excellente à laquelle nous ne saurions mieux faire que de renvoyer le lecteur pour une foule de détails qui ne peuvent trouver place ici. *L'artère du ligament rond*, qui aborde la corne utérine en même temps que cet organe, n'a aucune importance chirurgicale. Coupée, elle donne à peine quelques gouttes de sang. Il faut cependant la connaître, et après toute hystérectomie abdominale, ne pas refermer le ventre avant de s'être rendu compte que l'hémostase du ligament rond est parfaitement assurée.

Il n'en est pas de même des autres artères de l'utérus. Celles-ci sont au nombre de deux de chaque côté. La première, destinée surtout aux annexes et assez insignifiante en dehors de la grossesse, vient les aborder obliquement en rampant dans la partie la plus élevée du ligament large. C'est l'*artère utéro-ovarienne*. Elle occupe, avec le plexus veineux qui l'accompagne, le repli péritonéal qui s'étend de l'extrémité de la trompe au détroit supérieur, qu'il aborde vers la symphyse sacro-iliaque. Ce repli, auquel Henle a donné le nom de ligament infundibulo-pelvien, est toujours facile à reconnaître et c'est lui qu'il faudra chercher lorsqu'on voudra trouver l'artère utéro-ovarienne située dans son intérieur. Arrivée près de l'extrémité externe de l'ovaire, l'artère utéro-ovarienne donne à cet organe quelques petits rameaux, puis gagne la corne utérine au niveau de laquelle, après avoir abandonné quelques ramuscules à l'utérus, elle s'anastomose avec une anse artérielle flexueuse qui longe le bord utérin et vient directement de l'artère utérine dont elle continue le trajet (fig. 20).

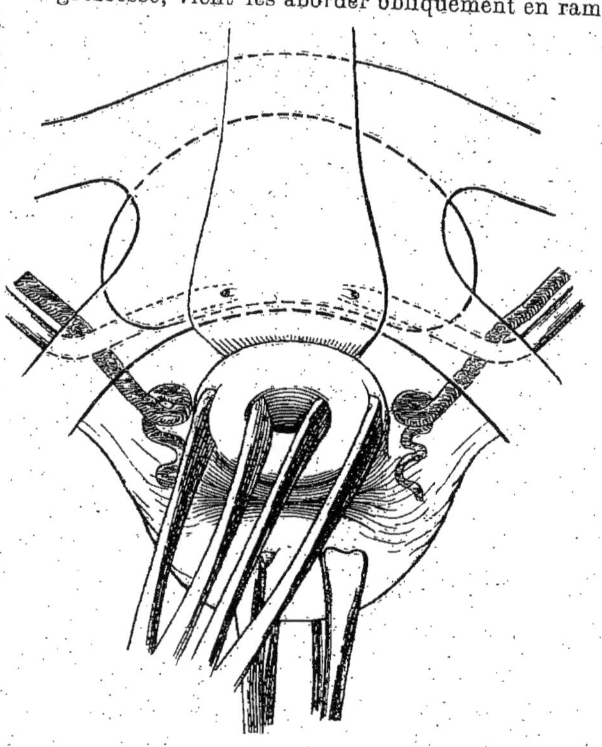

Fig. 17.
Bascule de l'utérus en arrière. Le fond de l'utérus est très éloigné des uretères. Le col se trouve également assez loin, sur un plan inférieur à celui des uretères.

Cette *artère utérine* est de beaucoup le vaisseau le plus important de l'utérus. C'est elle qui lui apporte presque tout le sang qui le nourrit. Née de l'hypogastrique, elle se porte obliquement dans la base du ligament large, en avant de l'uretère qu'elle longe pendant quelques centimètres, puis qu'elle croise en passant *au-devant* et *au-dessus* de lui pour se porter sur les côtés du col utérin. Elle se trouve alors noyée dans un large plexus veineux qui court lui-même dans un feutrage cellulaire assez dense. L'artère est cependant assez facile à isoler. On la reconnaît à ses nombreuses flexuosités et à son volume qui est à peu près celui d'une plume de corbeau. Elle a trois millimètres environ de diamètre, elle est blanchâtre, flexueuse, parfois même contournée en hélice. Cette disposition serpentine la rend relativement indépendante du tissu cellulaire ambiant, si bien que, lorsqu'on opère dans son voisinage, elle se dégage souvent d'elle-même, facile à reconnaître au premier coup d'œil.

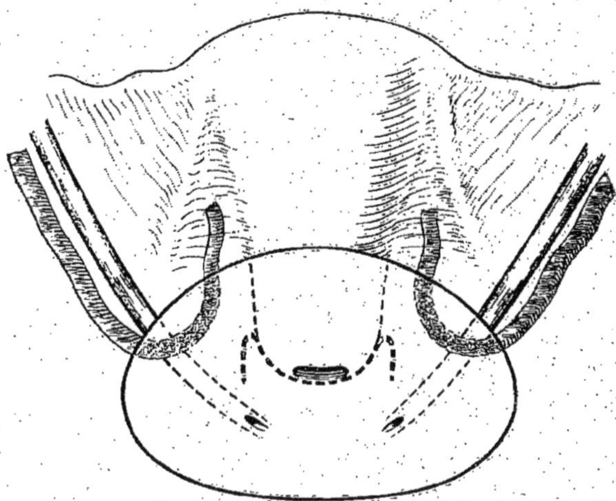

Fig. 18.
Rapports de l'uretère avec l'utérine et le col utérin (demi-schématique).

A deux centimètres environ du col, à peu près au point où elle passe devant l'uretère, elle commence à donner des branches qui vont se jeter, les unes dans les parois vaginales supérieures, les autres dans l'épaisseur du col utérin. Ces branches sont assez nombreuses et forment un véritable bouquet artériel. Mais, après les avoir données, le tronc principal de l'utérine, s'infléchissant vers le haut et conservant son caractère flexueux, remonte parallèlement au bord de l'utérus pour aller s'anastomoser près de la corne utérine avec l'extrémité de l'utéro-ovarienne.

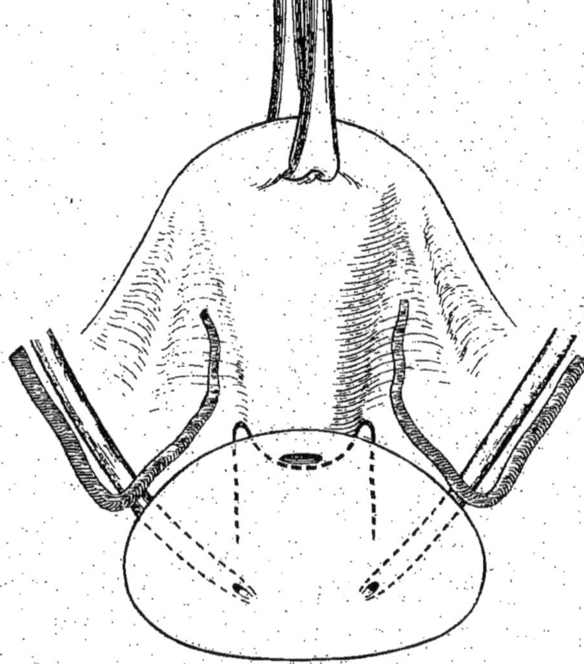

Fig. 19.
L'utérus est attiré vers le haut. Le col s'éloigne de plus en plus de l'uretère.

Pendant son trajet le long du bord de l'utérus, l'artère utérine reste détachée du corps de l'organe, de sorte que son tronc ne pénètre pas dans l'utérus. Il ne fait que lui envoyer des branches plus ou moins nombreuses, mais d'un volume en général faible.

C'est là un fait très important au point de vue chirurgical. En effet lorsqu'on ne s'écarte pas du tissu utérin au cours d'une hystérectomie et particulièrement d'une hystérectomie abdominale, lorsqu'on rase le col d'aussi près que possible, comme on le fait dans certains procédés opératoires que nous aurons l'occasion d'étudier plus loin, on ne coupe pas le tronc de l'artère utérine, qui est situé plus en dehors, on ne coupe que des branches de faible volume qui peuvent ne donner qu'une insignifiante quantité de sang et parfois même ne nécessitent aucune ligature.

Il y a donc, en résumé, si l'on se place à un point de vue exclusivement chirurgical, *six pédicules artériels* qui se rendent à l'utérus et à ses annexes.

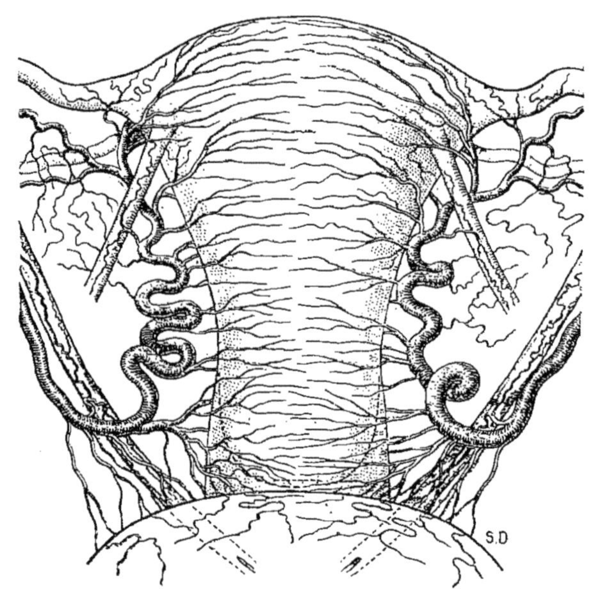

Fig. 20.
L'artère utérine et les pédicules artériels de l'utérus (demi-schématique).

Deux *supérieurs*, les *pédicules utéro-ovariens*, qu'il est facile de saisir au moment où ils quittent les parois pelviennes pour aborder les annexes, dans le ligament infundibulo-pelvien, deux *inférieurs*, les *pédicules utérins*, dans la base des ligaments larges, de chaque côté du col, et qui, selon qu'on s'éloigne plus ou moins de cet organe contiennent soit le tronc de l'artère utérine, soit de simples rameaux de cette artère. Enfin. deux *moyens*, *pédicules des ligaments ronds*, qui abordent l'utérus avec ces ligaments eux-mêmes.

Tous ces détails, d'ailleurs bien simples, ont la plus grande importance au point de vue opératoire. Nous aurons l'occasion d'y revenir longuement plus loin.

Ce n'est pas ici le lieu d'insister sur les divers modes d'*exploration* des organes génitaux, étudiés tout au long dans les chapitres suivants (voir p. 66). Il en est un qui prime tous les autres. C'est l'*exploration bimanuelle*, le *toucher vaginal* combiné avec la *palpation sus-pubienne*. Cette manœuvre permet mieux que toute autre de se rendre exactement compte, lorsque la paroi abdominale n'est ni trop épaisse ni trop résistante, de la situation, du volume et des rapports réciproques de l'utérus et de ses annexes. Nous n'insisterons que sur un point, parce qu'il nous semble qu'il n'est pas aussi universellement connu qu'il devrait l'être et parce que des ouvrages considérables, dans lesquels les divers modes d'exploration utérine sont décrits dans tous leurs détails, semblent n'y attacher aucune importance et le passent même sous silence. Le toucher vaginal doit être autant que possible pratiqué *avec deux doigts* en se conformant d'ailleurs aux règles générales exposées plus loin (p. 47, fig. 71). Seules, certaines circonstances particulières, étroitesse du vagin, intégrité de l'hymen, vaginisme, etc., doivent faire renoncer à cette règle. Le toucher avec deux doigts, index et médius, donne des renseignements infiniment plus clairs, plus précis et plus nets que le toucher avec l'index seul. Le toucher avec trois doigts, lorsque les dimensions du vagin le permettent, ce qui n'est pas très rare, donne des renseignements plus précis encore que le toucher avec deux doigts.

Rappelons encore qu'il est de toute nécessité de s'habituer à pratiquer le toucher vaginal avec la main gauche aussi bien qu'avec la main droite. L'état des annexes droites, pour peu qu'elles ne soient pas très volumineuses, ne s'apprécie bien, en effet, qu'en touchant la femme avec la main droite, tandis que la main gauche peut seule explorer avec précision les annexes du côté gauche.

Enfin, dans les cas difficiles, il peut être très avantageux de pratiquer l'exploration bimanuelle, en mettant la malade *en position déclive.* Sous l'influence de la position, les viscères descendent vers le diaphragme, le petit bassin se vide, les organes sains ou malades deviennent beaucoup plus accessibles, et il est quelquefois possible de se rendre un compte exact de lésions qu'un examen ordinaire n'eut pas permis de révéler.

CHAPITRE II

HISTOLOGIE

Tandis que tous les autres appareils de l'économie, ayant atteint dès la naissance leur développement à peu près complet, sont aptes à remplir pendant toute la vie les fonctions auxquelles ils sont destinés, les organes génitaux de la femme, rudimentaires à l'origine, ne se développent qu'au moment de la puberté; ils subissent ensuite diverses modifications en rapport avec les fonctions intermittentes qui leur sont dévolues, et s'atrophient en grande partie quand leur rôle est terminé.

Il nous a paru indispensable de résumer ici quelques détails d'anatomie descriptive, relatifs à la structure des divers segments de l'appareil génital, aux transformations que leur impriment l'âge et certaines circonstances physiologiques ou pathologiques dont la connaissance n'est pas moins nécessaire au médecin que celle de l'anatomie topographique, pour bien comprendre les processus pathologiques qui affectent ces organes.

VULVE

Les grandes lèvres sont formées d'un *repli* de la peau remplie par une masse *cellulo-adipeuse* entourée d'une enveloppe *cellulo-élastique*. La peau de la face externe et de la partie périphérique de la face interne est très riche en poils, en glandes sébacées et sudoripares. La face interne, quoique glabre, est abondamment fournie de glandes sébacées.

Les petites lèvres sont également un repli cutané, qui ne renferme jamais de graisse. Très pigmentée surtout au cours de la grossesse, la peau ne présente ni poils ni glandes sudoripares, mais de nombreuses glandes sébacées. On y voit un grand nombre de papilles et une disposition un peu spéciale du corps de Malpighi (Lœwy).

Dans l'épaisseur du repli se trouvent des vaisseaux sanguins qui forment un tissu érectile.

Le capuchon du clitoris a une structure analogue. On distingue des follicules sébacés très nets sur sa face externe. Le clitoris est formé de tissu érectile qui rappelle les corps caverneux de l'homme.

Glandes. — Il existe des glandes importantes qui sont annexées à l'appareil génital externe et jouent un certain rôle dans sa pathologie : les glandes de Bartholin s'ouvrent de chaque côté de l'orifice vulvaire ; longtemps considérées comme des glandes en grappe, on tend aujourd'hui à les envisager comme des glandes tubuleuses ramifiées (Flemming, Stöhr, Müller). Elles sont divisées en plusieurs lobules formés d'acini dissociés et épars dans le tissu cellulaire. Tous les conduits excréteurs aboutissent à un canal commun.

Huguier et d'autres auteurs avaient décrit, dans la région vestibulaire, de nombreuses glandes se présentant sous la forme de simples utricules, de glandes tubuleuses et même de glandes en grappe.

En réalité, il n'existe que des dépressions de la muqueuse, prises à tort pour des glandes, et les seules véritables glandes sont groupées autour de la saillie que forme l'orifice de l'urèthre.

VAGIN

Conduit musculo-membraneux, le vagin est formé de trois tuniques.

La première, fibro-celluleuse, appartient moins au vagin proprement dit qu'au tissu cellulaire péri-vaginal.

La tunique moyenne, ou musculaire, est formée surtout de fibres plexiformes, avec prédominance de fibres parallèles à l'axe du vagin. Elle renferme de très nombreuses fibres élastiques.

Ces éléments musculaires et élastiques s'hypertrophient pendant la grossesse et peuvent jouer un rôle actif dans le travail (Breisky). La tunique musculeuse, après la ménopause, est envahie par un tissu conjonctif dense, qui transforme le vagin des vieilles femmes en un canal rigide, rétracté, présentant souvent des brides transversales.

La tunique muqueuse, plus épaisse que la musculeuse, lui adhère très intimement. Rouge pendant la menstruation et les excitations vénériennes, elle est violacée chez les femmes grosses. Elle est formée de deux couches : l'une à

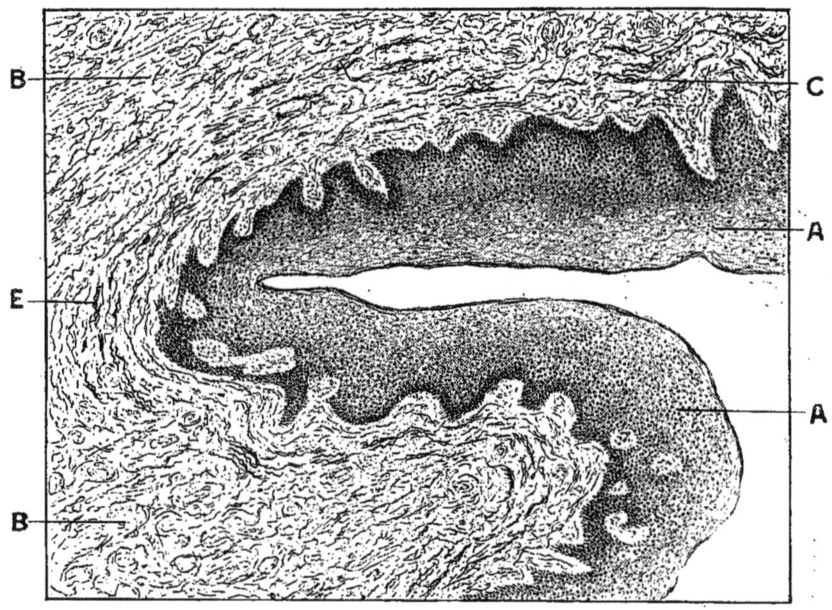

Fig. 21.
Muqueuse du vagin, état normal.
A, épithélium pavimenteux stratifié. — B, tissu conjonctif. — C, fibres élastiques.

épithélium pavimenteux stratifié, assez épaisse pour masquer les papilles sous-jacentes; l'autre dermique, renferme de nombreuses papilles; elle comprend du tissu conjonctif mélangé à quelques cellules musculaires de la couche sous-jacente, et de nombreuses fibres élastiques (fig. 21).

La plupart des anatomistes n'admettent pas l'existence de follicules clos et de glandes, dans la muqueuse vaginale.

Henle a constaté quelques follicules clos, solitaires, dans le tiers supérieur du vagin. Loewenstein, Krause ont décrit sur un grand nombre de points des amas de tissu lymphoïde, mais on n'a pas précisé, jusqu'ici, leur rôle au point de vue pathologique.

Les glandes y font également défaut, on n'en a rencontré que d'une façon exceptionnelle. Le mucus blanchâtre crémeux qui recouvre la muqueuse n'est pas une sécrétion, mais un simple produit de desquamation.

Hymen. — On discute encore sur l'origine de l'hymen, les uns le rattachant aux canaux de Müller lui attribuent une origine exclusivement vaginale (Kölliker, Waldeyer, Debierre, etc.), avec ou sans participation du sinus urogénital, qui fournirait le revêtement inférieur de la membrane (Tarnier, Budin), tandis que d'autres le font venir des canaux de Wolff (Tourneux, Wertheimer); d'autres encore invoquent une théorie mixte : les canaux de Wolff qui forment l'urèthre s'uniraient aux canaux de Müller, à leur partie inférieure, pour former l'hymen. Enfin, Pozzi l'envisage comme une production vulvaire, opinion qu'appuie Retterer avec des vues différentes.

Quoi qu'il en soit, la membrane paraît constituée par l'adossement des muqueuses du vagin et de la vulve, que tapisse un épithélium analogue à celui du vagin.

La trame intermédiaire est constituée par du tissu conjonctif mélangé de fibres élastiques et de quelques rares éléments musculaires. Sa vascularisation, assez accentuée dans quelques cas, prédispose aux hémorrhagies.

UTÉRUS

L'utérus est formé de trois tuniques.

La *tunique péritonéale*, ou *périmétrium*, revêt le fond de l'utérus et sa face antérieure jusqu'au niveau de l'isthme ; le péritoine descend sur sa face postérieure jusqu'à l'insertion supérieure du vagin, et se prolonge en arrière de la paroi vaginale sur un tiers environ de son étendue. Ses connexions intimes avec le parenchyme utérin, et en particulier avec les *lymphatiques* qui le traversent, expliquent sa participation fréquente aux infections de l'utérus (*périmétrites*) ; sa présence en arrière du cul-de-sac vaginal postérieur fait comprendre le danger des traumatismes et des corps étrangers de cette région, qui peuvent blesser le péritoine et l'infecter.

Il s'écarte sur les côtés de l'utérus pour former le ligament large, laissant la paroi utérine en contact avec le tissu cellulaire pelvien, traversé par les vaisseaux et nerfs qui se rendent à l'utérus. Ce tissu cellulaire para-utérin ou *paramétrium*, est également associé aux inflammations de l'utérus (*paramétrites*).

Le revêtement péritonéal de l'utérus est essentiellement formé de fibres lamineuses auxquelles se mélangent, dans sa couche profonde, de nombreuses fibres élastiques.

La *tunique musculeuse, muscle utérin* ou *myométrium*, constitue la plus grande partie du parenchyme de l'organe. On lui a décrit un peu artificiellement trois couches, d'après la direction des fibres musculaires, mais en réalité celles-ci sont intriquées, enchevêtrées de façon très complexe, et elles échappent à toute systématisation précise (fig. 22).

La *couche externe*, sous-péritonéale, dans laquelle prédominent les fibres longitudinales, renferme de nombreux éléments élastiques ; elle se prolonge en partie sur les ligaments larges, les ligaments ronds, les trompes et même sur les muscles vésico et recto-utérins.

La *couche moyenne*, la plus épaisse, est celle où les fibres musculaires présentent un enchevêtrement presque inextricable ; elle est constituée par des faisceaux de fibres musculaires lisses, qui s'entrecroisent dans tous les sens. Extrêmement vasculaire, elle renferme la plupart des sinus veineux, dont les parois sont directement entourées de fibres-cellules, tandis que les artères sont toujours séparées du tissu musculaire de l'utérus par une lame de tissu conjonctif.

La *couche interne* n'a pas de fibres élastiques, ses fibres longitudinales se prolongent jusque dans la couche interglandulaire de la muqueuse.

Au niveau du col, la tunique musculaire de l'utérus est moins développée, les couches qui la composent sont encore moins faciles à distinguer qu'au niveau du corps, et le tissu conjonctif, mélangé à une forte proportion de tissu élastique, entre pour une plus large part dans sa composition.

Le muscle utérin est entièrement formé de *fibres musculaires lisses* disposées

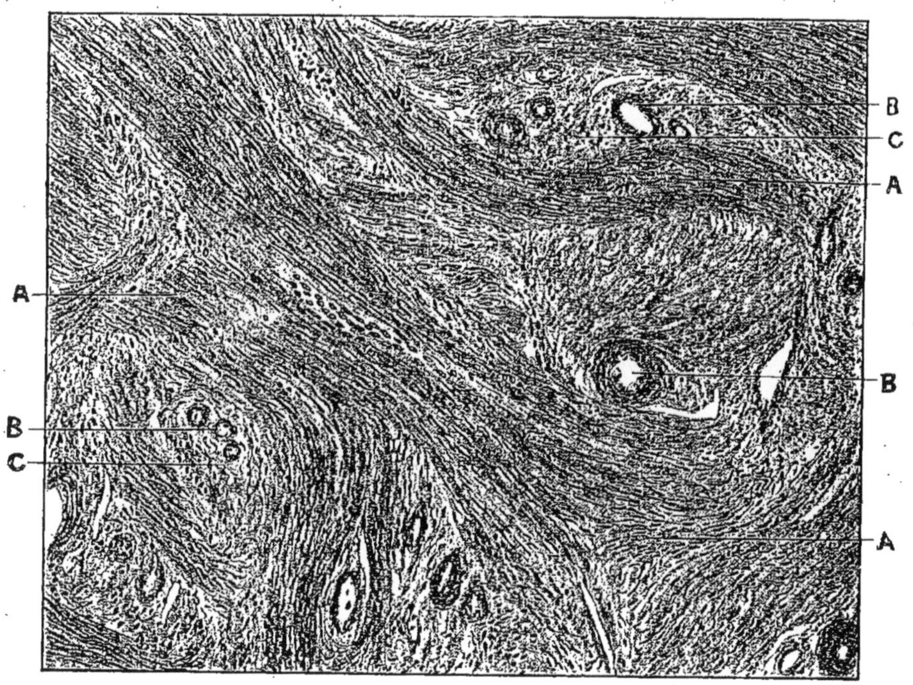

Fig. 22.
Muscle utérin normal d'une femme adulte.
A, faisceaux musculaire. — B, vaisseaux sanguins. — C, tissu conjonctif.

en faisceaux qui s'entrecroisent de la manière la plus compliquée. Ces faisceaux sont séparés les uns des autres par du tissu conjonctif, plus développé au niveau du col qu'au niveau du corps, et dans lequel se trouvent les vaisseaux sanguins et lymphatiques. Ceux-ci se prolongent dans les interstices des faisceaux de fibres lisses, partout où pénètre le tissu conjonctif.

A l'état normal, on ne distingue pas ces vaisseaux lymphatiques très ténus, mais au cours des fibromes et même des métrites on reconnaît facilement des fentes lymphatiques plus ou moins larges à travers les éléments du parenchyme utérin.

La *tunique muqueuse* ou *endométrium*, longtemps méconnue en raison de sa faible épaisseur, tapisse toute la cavité du corps utérin et celle du col. Elle n'est pas, comme la muqueuse des différents viscères, séparée de la musculeuse par une couche conjonctive lâche : elle est, au contraire, très intimement unie au muscle utérin dont on ne peut la séparer, même par une dissection minutieuse.

Au niveau du corps, elle est constituée par un épithélium formé de cellules cylindriques à cils vibratiles dont les mouvements se font des trompes vers le col (Cornil et Ranvier), et d'un chorion exclusivement composé de fines

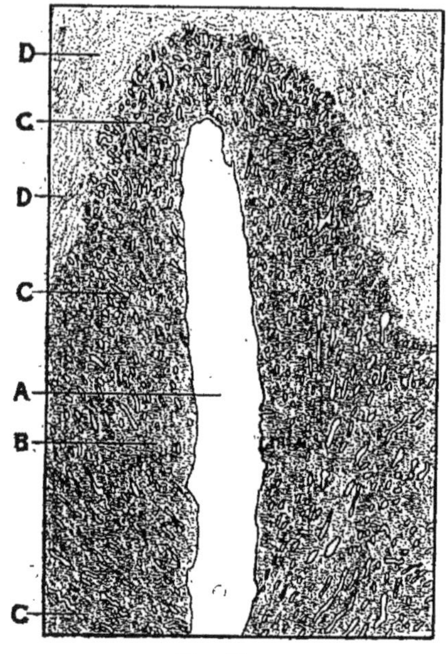

Fig. 23.
Muqueuse utérine normale d'une femme de 35 ans. Muqueuse du corps (ensemble), coupe transversale.

A, cavité utérine. — B, muqueuse. — C, glandes. — D, muscle utérin.

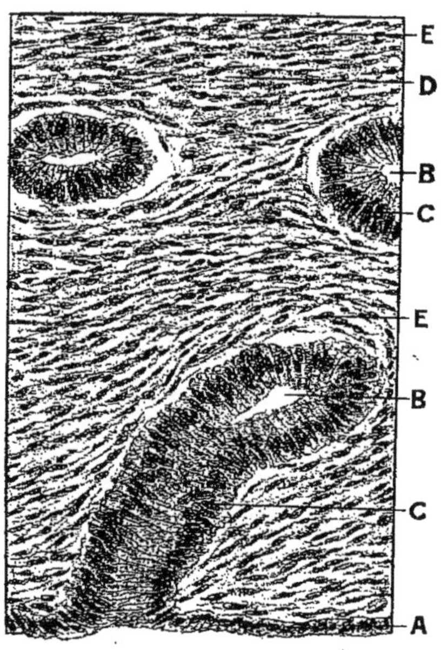

Fig. 24.
Muqueuse utérine normale, femme de 35 ans. Muqueuse du corps (détail).

A, épithélium de la cavité utérine. — B, glande. — C, épithélium glandulaire. — D, chorion. — E, cellules du chorion.

fibrilles conjonctives à l'entrecroisement desquelles se trouvent des cellules plates.

Les espaces compris entre les fibrilles sont remplis de cellules rondes ou ovoïdes, serrées les unes contre les autres. Certains auteurs ont fait de ce chorion muqueux un *organe lymphoïde*, conclusion qui n'est pas admise par tous les histologistes (Ries).

De nombreuses glandes en tubes viennent s'ouvrir à la surface de la muqueuse. Elles sont simples ou bifurquées, le plus souvent sinueuses, et s'enfoncent à une profondeur variable dans le chorion qu'elles dépassent quelquefois, pour pénétrer jusque dans les éléments de la tunique musculeuse (fig. 23).

Elles sont tapissées d'un épithélium cylindrique analogue à celui qui recouvre la muqueuse (fig. 24).

Ces glandes sécrètent peu à l'état normal, elles paraissent plutôt destinées à fournir à l'utérus des réserves pour renouveler son épithélium après les règles et après les couches (Launois).

Muqueuse du col. — L'épithélium de la muqueuse cervicale est formé d'éléments plus allongés, plus grêles que ceux que l'on observe sur le corps utérin ; leur noyau est situé à la base de la cellule, près de son point d'implantation. Quelques auteurs ne leur ont pas trouvé de cils vibratiles ; il existe

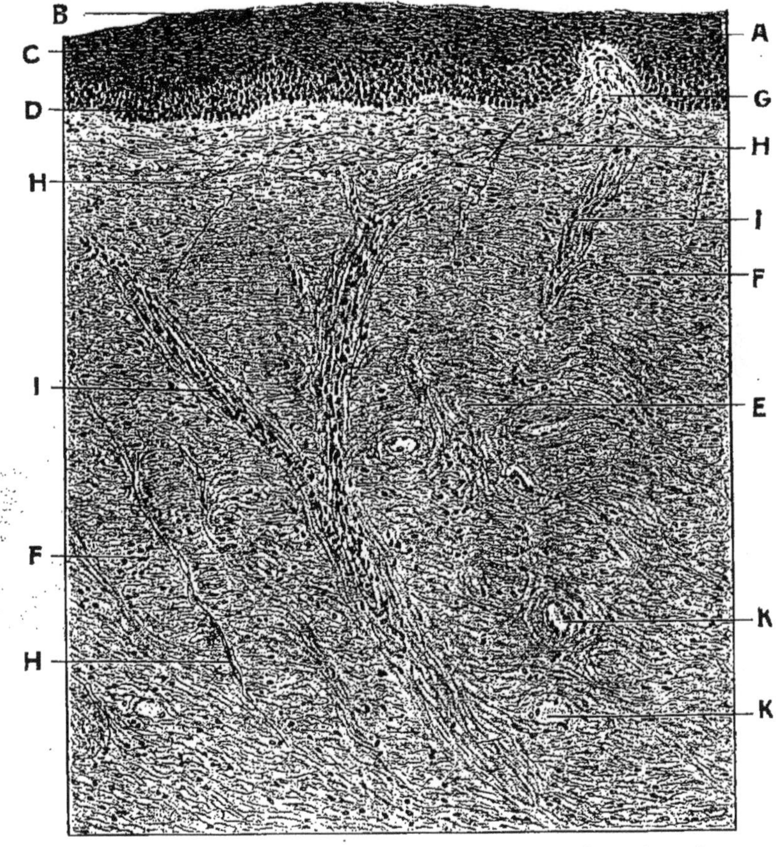

Fig. 25.

Muqueuse du col utérin normal, portion vaginale.

A, épithélium pavimenteux stratifié avec ses trois assises de cellules : cellules plates de l'assise superficielle (B) cellules de l'assise moyenne (C) polygonales, cellules de l'assise profonde (D) cubiques. — E chorion. — F, cellules conjonctives. — G, papille. — H, fibres élastiques. — I, capillaire. — K, veine.

parmi elles des cellules caliciformes. Le chorion renferme moins de cellules rondes et beaucoup plus de fibres conjonctives mélangées à des fibres élastiques (fig. 25).

Les glandes tubuleuses ramifiées sont plus grosses que celles du corps, mais elles pénètrent moins dans la profondeur *à l'état normal*. Leurs orifices sont situés au fond des sillons qui séparent les plis de la muqueuse cervicale. Dans les métrites ces glandes prolifèrent, s'enfoncent profondément dans l'épaisseur des lèvres ; leur orifice interne s'oblitérant, elles deviennent *kystiques* et forment en divers points du museau de tanche des saillies transparentes que l'on désigne sous le nom d'*œufs de Naboth*.

La muqueuse cervicale se continue, par une transition insensible, avec celle du corps utérin au niveau de l'orifice cervical supérieur. En bas, elle se modifie peu à peu, au voisinage de l'orifice externe, pour prendre progressivement le type pavimenteux de la muqueuse vaginale qui recouvre toute la surface externe du museau de tanche.

Chez la femme nullipare et chez la vierge, la limite entre les deux muqueuses

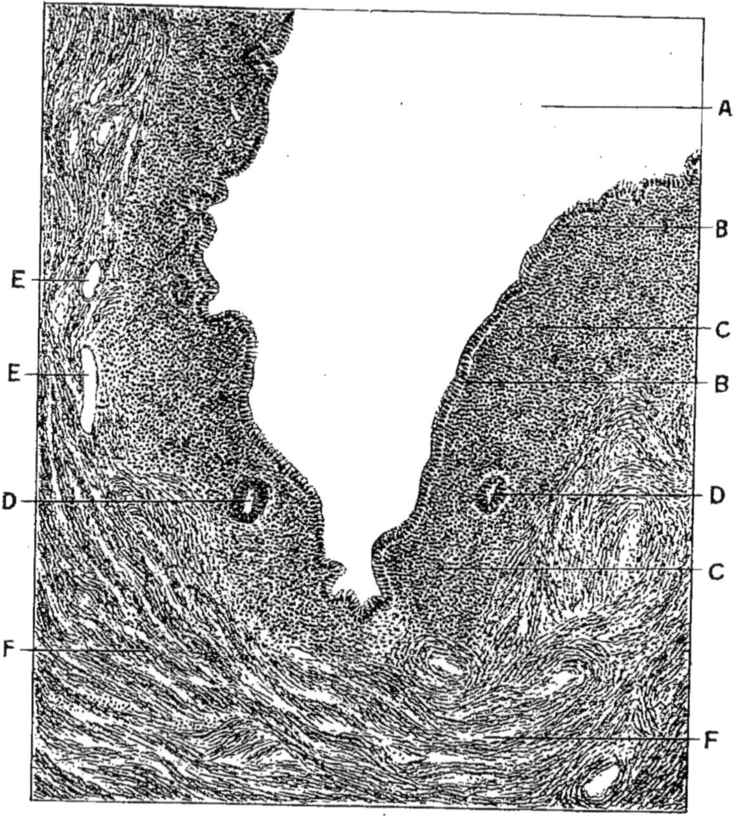

Fig. 26.
Utérus d'une petite fille de 18 mois, état normal (détail).
A, cavité utérine. — B, épithélium de la cavité utérine, — C, chorion de la muqueuse. — D, glandes. — E, vaisseaux sanguins. — F, muscle utérin.

se trouve exactement à l'orifice externe du col. Chez la multipare l'épithélium stratifié pénètre à 3 ou 4 millimètres (Friedlander) dans la cavité cervicale. Quelquefois, chez les enfants, l'épithélium pavimenteux se prolonge dans la cavité cervicale, donnant lieu à une véritable érosion physiologique congénitale (Fischel).

A la naissance, l'isthme de l'utérus est situé à sa partie moyenne, et plutôt un peu au-dessus : la cavité du col représente environ les 3/5e de la cavité totale

(GUYON). Le fond de l'utérus est aplati, les deux cornes, au voisinage de l'insertion des trompes, sont plus prononcées que chez l'adulte. Le tissu musculaire est très peu développé, son épaisseur est moindre au corps qu'au col. On ne

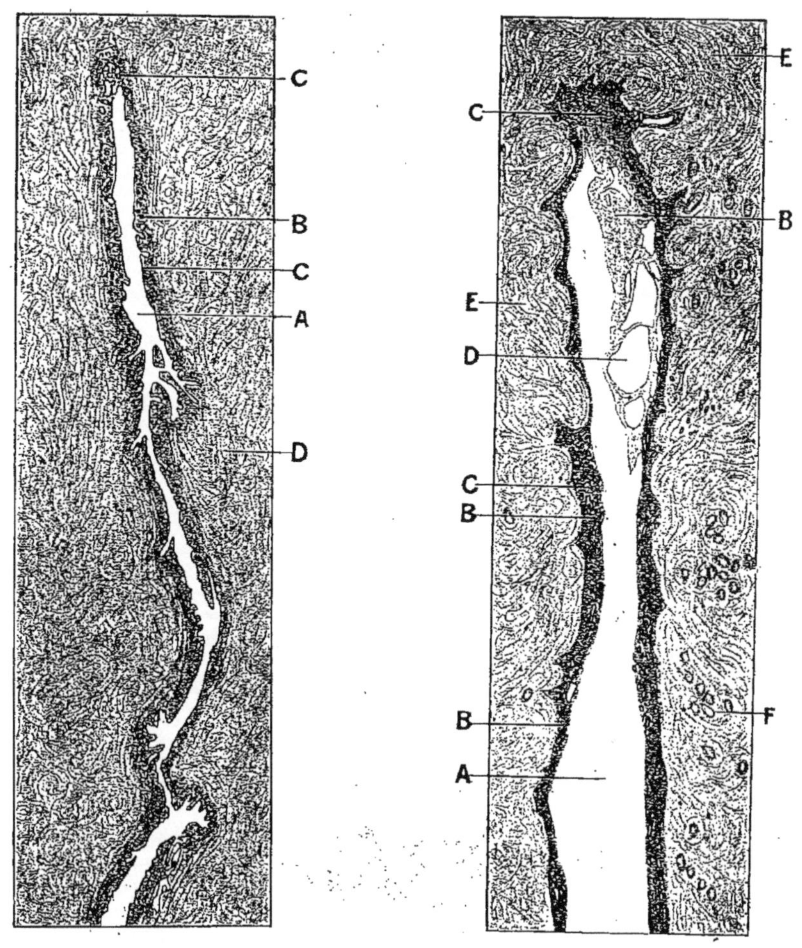

Fig. 27.
Utérus d'une petite fille de 18 mois, état normal, coupe longitudinale.

A, cavité utérine. — B, muqueuse utérine. — C, glandes de la muqueuse. — D, muscle utérin.

Fig. 28.
Utérus d'une femme de 65 ans, état normal, coupe longitudinale.

A, cavité utérine coupée en long. — B, muqueuse utérine atrophiée. — C, glandes de la muqueuse. — D, glande kystique. — E, muscle utérin. — F, vaisseaux utérins.

voit sur la muqueuse que quelques glandes rudimentaires (fig. 26). Parfois cet état persiste après la puberté (*utérus infantile*).

A peine modifié jusqu'à l'âge de 6 ou 7 ans, l'utérus commence à s'accroître à ce moment, le corps s'allonge peu à peu, ses parois s'épaississent, le fond devient convexe. Les glandes du corps utérin se développent, celles du col se ramifient, et les cils vibratiles, qui faisaient défaut dans le premier âge, commencent à apparaître sur les cellules cylindriques. Souvent la croissance de l'utérus continue à se faire jusque vers l'âge de 30 ans (ARAN). Un certain nombre de jeunes femmes restent stériles de 20 à 25 ans parce que le développement de leurs organes génitaux n'est pas encore complet. Chez la femme adulte, le col représente à peine les 2/5e de l'organe entier.

Après la ménopause l'utérus subit une régression marquée (*involution sénile*), caractérisée par une atrophie qui l'éloigne de la forme juvénile; elle débute par le col qui diminue peu à peu et devient à peine appréciable au fond du vagin. Au bout de quelques années sa cavité occupe à peine le quart de la cavité totale; le corps utérin est encore assez gros, il diminue lui-même progressivement. Il n'est pas rare de constater une atrésie ou un rétrécissement marqué au niveau de l'orifice cervical supérieur, le corps utérin est alors légèrement distendu par du mucus (fig. 27) et (fig. 28).

La tunique musculeuse est envahie par du tissu fibreux qui provient des gaines vasculaires. Le tissu élastique diminue. Les cils vibratiles disparaissent, les glandes s'atrophient. Les artères se sclérosent et subissent la dégénérescence hyaline, ces lésions donnent lieu parfois à des métrorragies rebelles (SCHWARTZ, PETIT et PICHEVIN) (fig. 29).

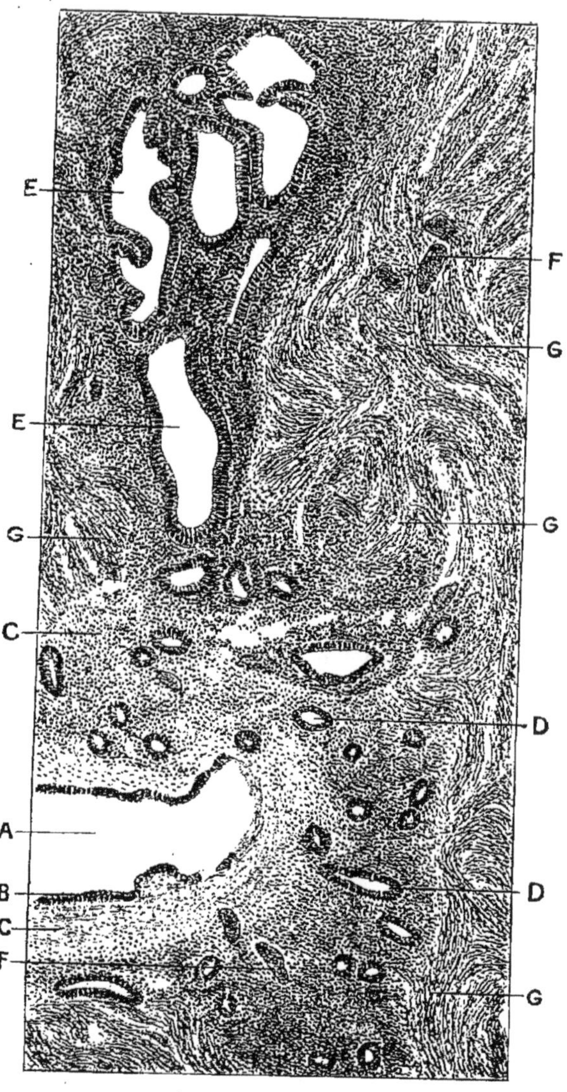

Fig. 29.
Utérus d'une femme de 63 ans, état normal (détail).

A, cavité utérine (fond). — B, épithélium de la cavité utérine. — C, chorion de la muqueuse utérine. — D, glandes de la muqueuse. — E, glandes dilatées en hétérotopie. — F, vaisseau sanguin. — G, tissu musculo-conjonctif.

MODIFICATIONS DUES A LA MENSTRUATION. — Au moment de la menstruation[1], l'utérus présente des modifications très appréciables; son

[1] Ces notions sont empruntées aux excellents articles de TESTUT et de RIEFFEL dans les deux traités classiques d'Anatomie, sur l'appareil génital de la femme.

volume s'accroît principalement dans le sens transversal et dans le sens antéro-postérieur, ce qui lui donne un aspect globuleux. Le col est violacé, parfois entrebâillé. Dans quelques cas, sa longueur même augmente; divers auteurs ayant mesuré la cavité utérine ont constaté que ses dimensions pouvaient doubler, mais il s'agit là de faits un peu exceptionnels.

Dans le stade prémenstruel, les vaisseaux de la muqueuse et ceux de la musculeuse sont distendus et très congestionnés (Fritsch, Williams); la muqueuse est notablement épaissie, les sécrétions glandulaires sont plus prononcées, mais ces modifications, même quand elles s'étendent au col, sont toujours plus accentuées au niveau du corps utérin dont la muqueuse molle, rougeâtre, atteint de 5 à 7 millimètres (Rieffel), c'est-à-dire cinq fois environ son épaisseur normale.

Ce gonflement tient à des causes multiples : hyperémie, imbibition séreuse du stroma (Westphalen), dilatation des fentes lymphatiques (Hensen), accroissement des glandes, tuméfaction de leurs cellules épithéliales, accumulation de mucus dans leur cavité, diapédèse de leucocytes, prolifération des cellules du chorion (Pouchet, Bischoff). Puis le sang s'échappe des vaisseaux par diapédèse (Möricke et Christ), ou à la fois par diapédèse et par rupture des capillaires (Coste et Ch. Robin), formant de petits hématomes sous-épithéliaux.

Pour quelques auteurs, la muqueuse serait elle-même entraînée et détruite (Kahlden, Williams) ; pour d'autres, la couche superficielle de la muqueuse et l'épithélium soulevés, déchirés par l'épanchement sanguin, se réappliqueraient ultérieurement (Ruge, de Sinety, Möricke, Gebhard). Keiffer considère la menstruation comme une simple sécrétion, n'altérant pas l'épithélium; Kundrat, Engelmann, Léopold, Wyder, Mendl, Westphalen, Strassmann, Waldeyer, Abel, Aug. Pettit, Nagel, croient à une destruction et à une élimination partielle de la muqueuse. Cette opinion est confirmée par la présence dans le sang menstruel de quelques débris de la muqueuse, et par les fausses membranes expulsées au cours de la dysménorrhée membraneuse.

Il est probable, d'ailleurs, que ces modifications se produisent à des degrés très variables suivant les sujets, comme le montre l'observation clinique.

Après les règles, la régénération de la muqueuse et son retour à l'état normal se font peu à peu, en cinq ou six jours.

Modifications dues a la grossesse. — Au cours de la grossesse, l'utérus subit des transformations très accentuées.

La tunique séreuse s'épaissit et se distend; la musculeuse présente un accroissement considérable, résultant à la fois de la multiplication des éléments musculaires et de l'augmentation de leur volume qui atteint 10 ou 12 fois les dimensions normales. On voit apparaître des éléments striés (Lauth, Ranvier, Kasper), surtout près de la surface interne et au niveau de la paroi postérieure (Girode, Nehrkom).

Les fibres élastiques sont également plus développées et plus nombreuses qu'à l'état normal.

Les vaisseaux sont extrêmement distendus, surtout les sinus veineux qui donnent à l'utérus son apparence spongieuse. Les lymphatiques, au voisinage de l'artère utérine, ont le volume d'une plume d'oie. Dans le parenchyme utérin ils forment de larges fentes dans l'intervalle des travées musculaires. Ce sont autant de vastes voies ouvertes à l'infection, dans les suites de couches pathologiques.

Les transformations de la muqueuse sont de beaucoup les plus importantes.

Lorsque l'œuf s'est fixé sur la muqueuse, celle-ci se déprime à son niveau et l'entoure d'une manière complète, en formant la *caduque ovulaire* avec, au

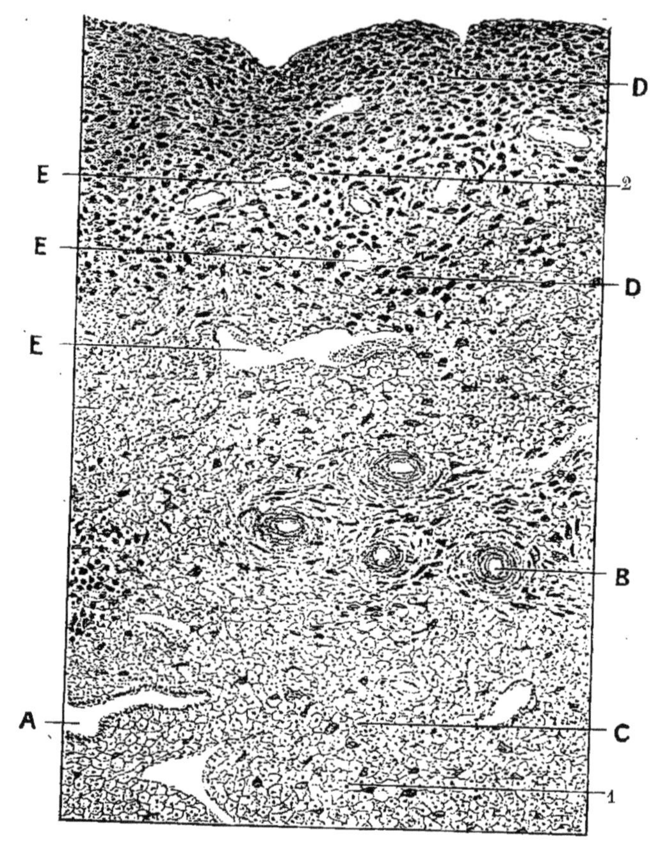

Fig. 30.
Membrane déciduale de grossesse intra-utérine (débris de curettage, fausse couche de 2 mois).

A, tube glandulaire. — B, vaisseau sanguin. — C, cellule déciduale. — D, cellules en aiguille. — E, capillaire sanguin.
1, couche superficielle. — 2, couche profonde.

point d'implantation, la *caduque sérotine*, origine du placenta, et la *caduque utérine vraie*.

A la fin du quatrième mois, la *caduque vraie* se soude avec la *caduque réfléchie*, elle s'amincit et s'éliminera avec elle après l'accouchement (fig. 30).

Pendant les deux premiers mois la *caduque utérine* ne cesse pas de s'accroître, elle atteint une épaisseur 8 ou 10 fois plus prononcée qu'à l'état normal; les glandes s'allongent, deviennent flexueuses en même temps que leur calibre augmente, leur épithélium tend à s'aplatir, il prend la forme cubique. Les cellules du stroma acquièrent des dimensions énormes, elles ressemblent aux cellules épithéliales pavimenteuses (*cellules déciduales*) (fig. 32). La muqueuse forme deux couches : l'une profonde occupée par les culs-de-sac glandulaires et les vaisseaux sanguins ; les *grosses cellules déciduales* y sont peu abondantes ; on y rencontre des *cellules en aiguilles* (FRIEDLANDER) (fig. 31) ; la couche superficielle renferme surtout des cellules déciduales et les orifices rectilignes des tubes glandulaires (fig. 32) ; c'est la seule qui sera éliminée ; la couche profonde, restant en place, sert à la régénération de la muqueuse.

Dans le second stade, la *caduque utérine* a perdu son épithélium : elle s'est

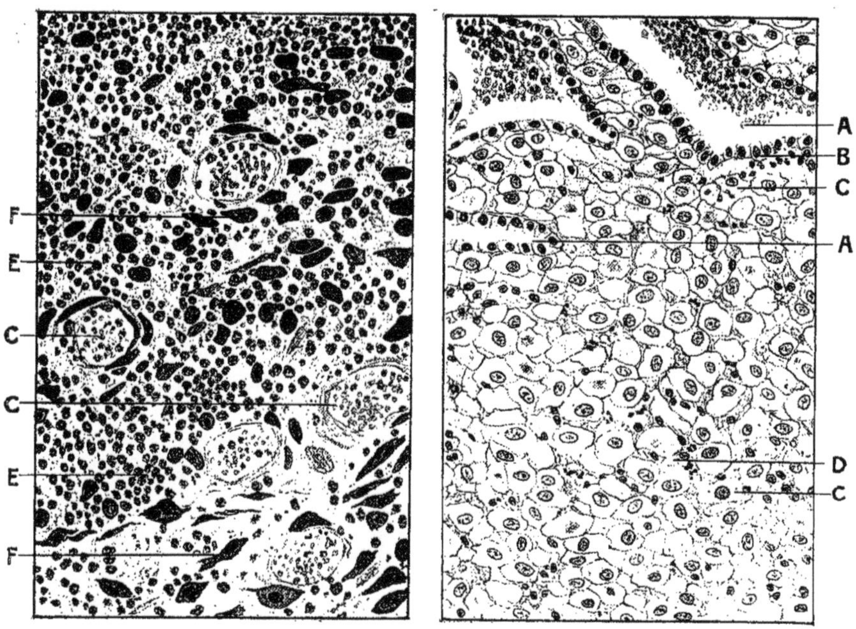

Fig. 31.
Membrane déciduale de grossesse normale, couche profonde (détail).
C, capillaires sanguins. — E, leucocytes polynucléaires. — F, cellules en aiguilles.

Fig. 32.
Membrane déciduale de grossesse normale, couche superficielle (détail).
A, cavités glandulaires. — B, épithélium glandulaire. — C, cellules déciduales. — D, leucocyte.

soudée à la *caduque ovulaire* et il s'établit entre elles des communications vasculaires. Les orifices rectilignes des glandes s'atrophient également ; dans le fond des culs-de-sac l'épithélium persiste mais en s'aplatissant, les limites des cellules glandulaires s'effacent (*transformations syncytiales*) tandis que les cellules déciduales continuent à s'accroître et présentent l'aspect de *cellules géantes multinucléées*.

Au septième mois, la caduque est tout à fait atrophiée. Ce sont ces divers éléments de la caduque que l'on trouve dans les débris de muqueuse expulsés spontanément ou enlevés avec la curette à la suite d'une fausse couche, et dont l'aspect est assez caractéristique. Toutefois, on ne peut conclure d'une manière précise à un avortement que si l'on rencontre des *villosités choriales*.

Après l'accouchement, la tunique séreuse revient plus lentement sur elle-même que le mésométrium ; elle forme à la surface de l'utérus des plis qui disparaissent promptement.

Les cellules hypertrophiées perdent de leur longueur et de leur largeur sans qu'aucune d'elles soit complètement détruite, d'après LUSCHKA et SANGER. Les fibres conjonctives et élastiques s'atrophient également et dégénèrent.

Au bout de quatre ou cinq semaines, le muscle a repris son aspect habituel. La régression est plus lente chez les femmes qui ne nourrissent pas et chez celles qui sont infectées. Le sang infiltré et les débris cellulaires sont entraînés dans les espaces intercellulaires (BARFURTH), phagocytés et éliminés par les lymphatiques.

La muqueuse se régénère aux dépens de l'épithélium des culs-de-sac glandulaires et du stroma intermédiaire. Les cellules glandulaires disparaissent après avoir donné naissance par division indirecte aux cellules nouvelles.

La rénovation du stroma se fait avec participation du tissu cellulaire inter et intra-musculaire, qui disparaît par dégénérescence hyaline. Les cellules déciduales redeviennent en partie des cellules rondes, mais la plupart sont détruites par dégénérescence graisseuse ou par nécrose de coagulation.

TROMPE

Canal musculo-membraneux qui conduit l'ovule de l'ovaire dans l'utérus, la trompe est formée de trois tuniques :

La *tunique séreuse*, ou *péritonéale*, est une dépendance du ligament large, dont elle forme ce qu'on appelle l'aileron supérieur. Elle entoure complètement la trompe, sauf à sa partie inférieure où pénètrent les vaisseaux et nerfs. Le péritoine est uni à la trompe par un tissu cellulaire peu serré qui communique avec le tissu cellulaire du ligament large, et que quelques auteurs décrivent comme une tunique spéciale. Ces connexions font comprendre la propagation de certaines infections tubaires au péritoine et au ligament large (*périmétro-salpingite*).

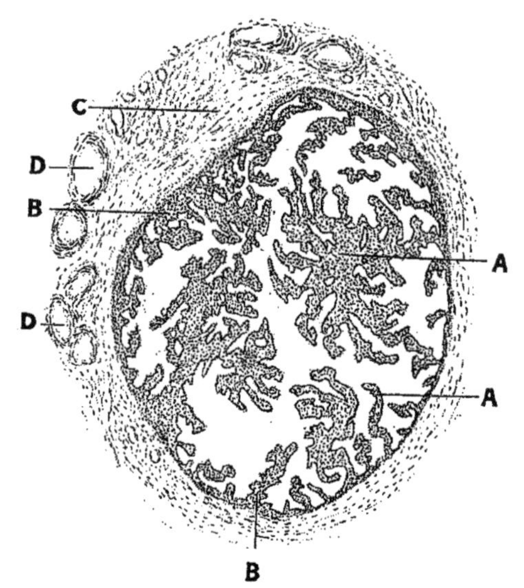

Fig. 33.
Trompe normale (ensemble).
A, pli de la muqueuse tubaire. — B, chorion. — C, tunique musculeuse et tunique adventice. — D, vaisseau sanguin.

La *tunique musculaire* est formée de deux couches : la couche externe longitudinale est d'autant plus lâche qu'on l'examine plus loin de l'utérus ; quelques fibres se prolongent jusqu'à l'ovaire.

La couche cellulaire est très épaisse au voisinage de l'utérus; elle se continue avec les fibres superficielles de cet organe. Son importance diminue progressivement de dedans en dehors, elle disparaît au niveau du pavillon, pour ne laisser que les fibres longitudinales avec la muqueuse.

La *tunique muqueuse*, assez mince près de l'utérus, augmente d'épaisseur à mesure que l'on se rapproche du pavillon ; elle se prolonge sur le bord externe

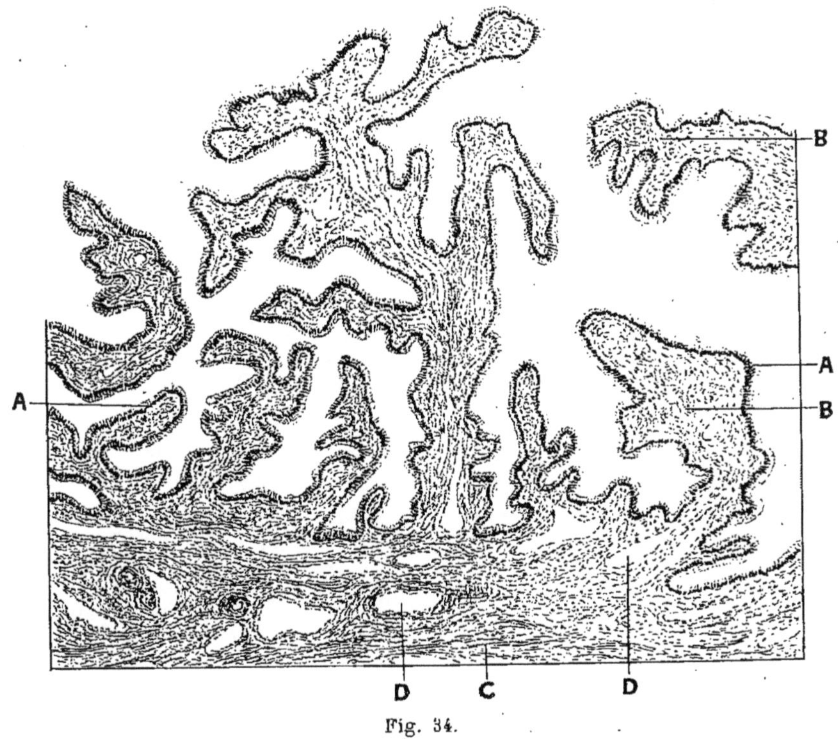

Fig. 34.
Trompe normale. Plis tubaires (détail).
A, épithélium. — B, chorion. — C, tunique musculaire. — D, vaisseaux sanguins.

des franges où elle est en contact avec le péritoine, ce qui explique l'extension habituelle des infections tubaires au péritoine qui entoure le pavillon.

Le chorion est intimement uni à la musculeuse qui lui fournit quelques fibres lisses. Ce chorion envoie dans l'intérieur du conduit tubaire des prolongements (fig. 33) formant les plis longitudinaux qui rendent la cavité de la trompe si anfractueuse et si irrégulière. Ces plis, peu prononcés au niveau de l'isthme, prennent un grand développement au voisinage du pavillon (fig. 34).

Le chorion est constitué par une trame conjonctive mélangée de rares éléments musculaires. Il renfermerait, d'après Henle, quelques lacunes lymphatiques.

Ce chorion est partout recouvert d'un épithélium cylindrique à cils vibratiles se mouvant de dehors en dedans de manière à favoriser la migration de l'ovule.

La trompe reçoit ses vaisseaux de l'artère utérine et de l'artère utéro-ovarienne.

Les lymphatiques naissent des trois tuniques de la trompe ; les troncs qui en résultent cheminent dans le méso-salpinx et remontent vers les glanglions lombaires.

OVAIRE

L'ovaire constitue la partie fondamentale de l'appareil génital de la femme : c'est le siège des ovules.

Contrairement à ce qui se passe pour tous les viscères abdominaux, l'ovaire n'a pas de tunique péritonéale : il fait, en quelque sorte, hernie à travers une

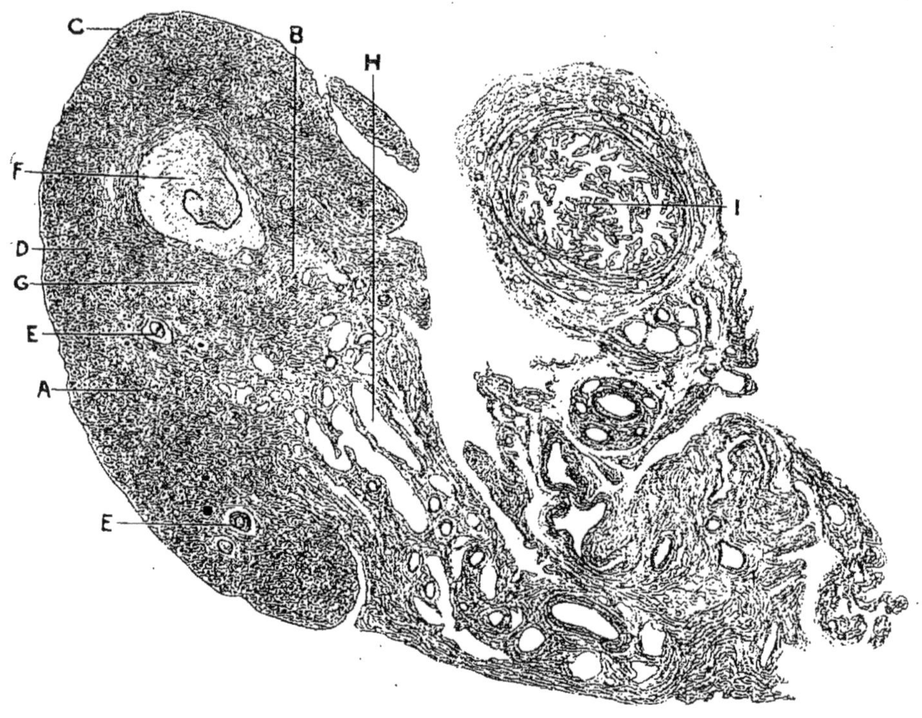

Fig. 35.
Ovaire et trompe d'une petite fille de deux ans, état normal (ensemble).
A, région corticale. — B, région du hile. — C, épithélium. — D, ovule. — E, follicule de de Graaf. — F, follicule kystique. — G, tissu conjonctif ovarien. — H, vaisseaux du hile. — I, trompe.

fente du péritoine, et n'a pas d'autre revêtement que son *épithélium* propre, formé d'un seul rang de cellules cylindriques peu élevées (Waldeyer).

Lorsqu'on fait une coupe de l'ovaire parallèlement à ses deux faces, on voit qu'il est formé de deux substances : l'une molle, spongieuse, de coloration rouge, occupant la partie centrale et le hile, c'est la *portion médullaire* ou *bulbeuse*, de beaucoup la plus étendue ; l'autre, *portion glandulaire*, *couche corticale* ou *ovigène*, est réduite à une lame mince, qui entoure la masse spongieuse, sauf au niveau du hile (fig. 35).

La *portion médullaire* est parcourue par de très nombreux vaisseaux ; ses artères ont une disposition hélicine ; leurs parois sont très riches en fibres élastiques et en tissu musculaire (Henle). Elle est constituée, en outre, par du tissu conjonctif et élastique un peu lâche auquel s'ajoutent de nombreuses fibres musculaires lisses (Rouget), qui accompagnent surtout les vaisseaux (His, Waldeyer).

La couche corticale ou ovigène est beaucoup plus importante; épaisse d'un millimètre en général, elle atteint, chez des jeunes femmes, 2 à 3 millimètres; sa résistance, son aspect blanchâtre l'ont fait prendre par certains auteurs pour une membrane d'enveloppe (*tunique albuginée*). Elle n'est pas nettement séparée de la couche médullaire; les deux substances se mêlent d'une manière assez intime.

La *couche corticale*, malgré ses faibles dimensions, a une structure assez

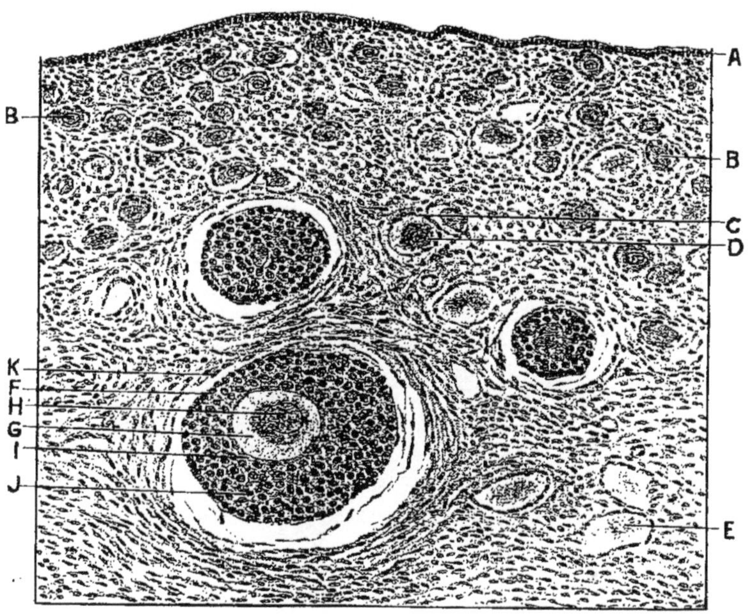

Fig. 36.

Ovaire d'une petite fille de deux ans, état normal (détail).

A, épithélium germinatif. — B, follicules primordiaux. — C, membrane granuleuse primitive. — D, ovule primordial. — E, follicule atrésié. — F, follicule en voie d'accroissement. — G, vitellus. — H, vésicule germinative. — I, espace périvitellin. — J, granulosa. — K, theca.

compliquée : elle présente une trame conjonctive dense (*stroma ovarien*) qui est formée de fibres extrinsèques venant de la substance médullaire et de fibres lamineuses intrinsèques, fines, qui occupent la région superficielle; leur consistance et leur épaisseur augmentent avec l'âge. Les éléments élastiques abondent dans les fibres provenant de la couche médullaire; ils font défaut dans la zone corticale.

Il existe dans le stroma ovarien des cellules propres, fusiformes, peu abondantes dans la couche corticale, plus nombreuses dans la région médullaire, dont quelques-unes ont une apparence polyédrique qui les a fait comparer aux cellules interstitielles du testicule (Schafer). Elles proviendraient, pour certains embryologistes, des follicules primordiaux non développés (Kölliker).

Dans le stroma sont logés les éléments essentiels de l'ovaire : *follicules primordiaux* ou *en voie d'accroissement*, et les *corps jaunes*.

Follicules primordiaux. — Les follicules primordiaux sont tassés les uns contre les autres, surtout à la périphérie ; tantôt ils sont séparés des follicules voisins par une mince couche de tissu lamineux, tantôt ils semblent réunis en chaînettes : cette disposition s'observe surtout à une période très rapprochée de la naissance. Ils sont constitués par une enveloppe que leur forme une couche unique de cellules plates (*membrane granuleuse*), par une grosse cellule qui est *l'ovule*,

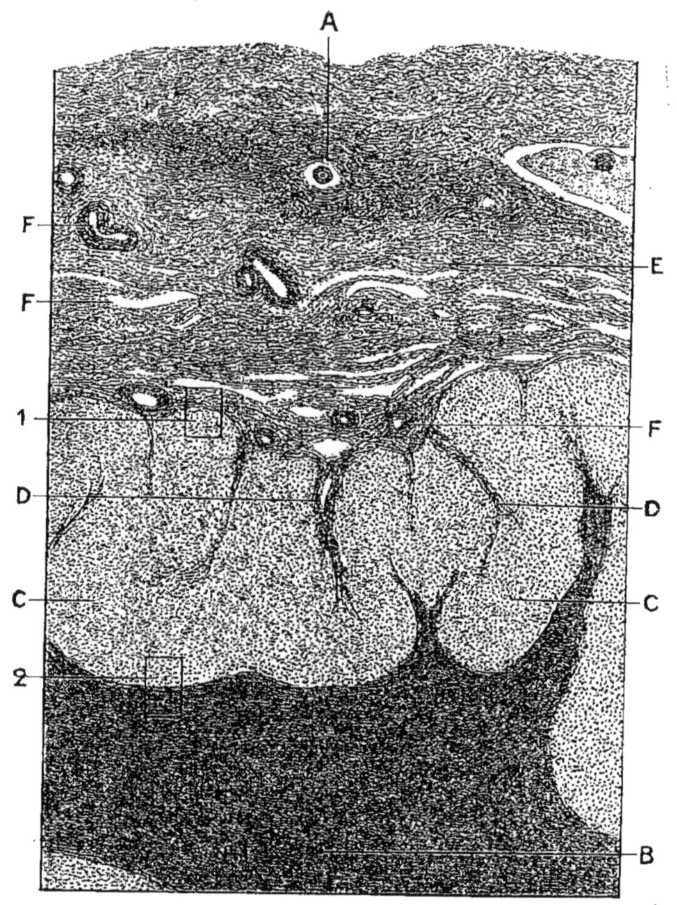

Fig. 37.
Coupe de la substance corticale de l'ovaire au niveau d'un corps jaune récent (ensemble).
A, follicule en voie d'accroissement. — B, caillot central. — C, couche des cellules à lutéine. — D, cloisons vasculo-conjonctives. — E, stroma ovarien. — F, vaisseaux.

ou *ovocyte*, renfermant à son centre un noyau dont on reconnaît facilement la trame réticulée (*filaments chromatiques*) avec un nucléole principal (*tache germinative*, Pflüger) ayant à côté de lui de petits *nucléoles accessoires* (fig. 36).

Quand le follicule se développe, il se produit des modifications : les cellules de l'enveloppe (réduites à une seule couche) prolifèrent rapidement, deviennent cubiques et forment plusieurs couches d'abord appliquées sur l'ovule, puis une fente se produit, où s'accumule un liquide (*liquor folliculi*). Cet espace s'agrandit et l'ovule se trouve en quelque sorte refoulé vers la périphérie, mais toujours entouré de cellules (*cumulus proliger*).

Le stroma ovarien entre en prolifération et fournit au follicule ainsi développé une enveloppe conjonctive, *theca folliculi*, ayant deux couches : l'une externe, fibreuse, pauvre en vaisseaux (*theca externa*), l'autre est traversée par des vaisseaux nombreux et renferme des cellules rondes et fusiformes (*theca interna*).

L'ovule augmente progressivement de volume, il s'encapsule (*zone pellucide*),

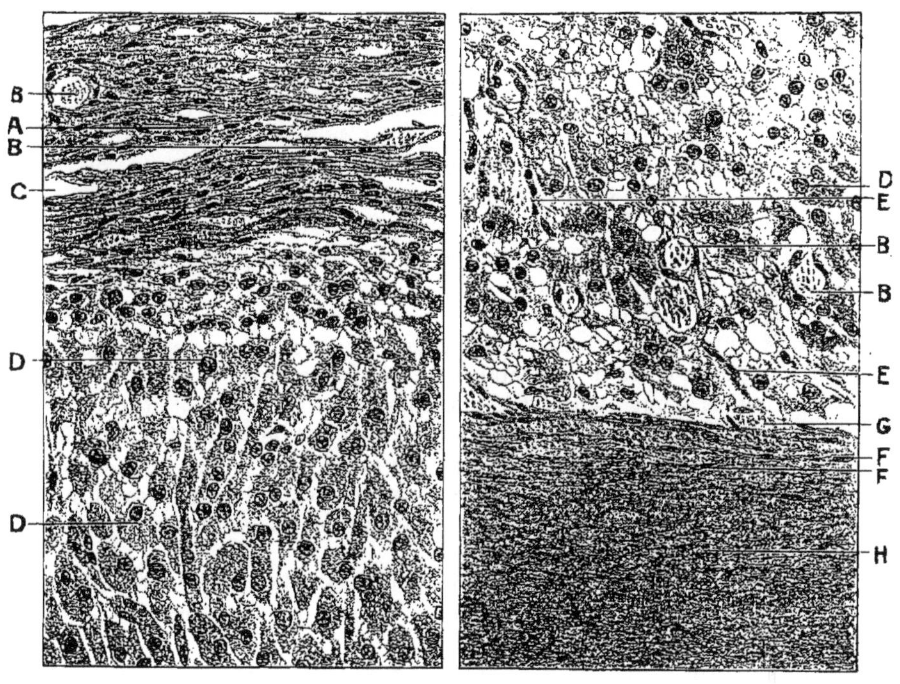

Fig. 38. Fig. 39.

Coupe d'un corps jaune récent (détail).

(Fig. 38, région périphérique. — Fig. 39, région centrale.)
A, theca externa. — B, vaisseaux sanguins. — C, vaisseaux lymphatiques. — D, cellules à lutéine. — E, cellules conjonctives. — F, cellules vaso-formatrices. — G, néo-capillaires. — H, caillot sanguin.

tout en restant séparé de cette membrane par un espace (*espace périvitellin*).

A sa maturité, le follicule comprend : la *theca externa* fibreuse, la *theca interna* vasculaire, une membrane basale ou *tunique vitrée*, une *membrane granuleuse*. L'ovule a une paroi (*zone pellucide*) ou *membrane vitelline*, un *espace périvitellin*, une couche périphérique de *protoplasma* (protoplasma proprement dit), une couche profonde (*deutoplasma*), un noyau ou *vésicule germinative* de Purkinje, et un *nucléole* ou *tache germinative* (Wagner). Le follicule renferme un liquide jaunâtre, légèrement alcalin (*liquor folliculi*), riche en paralbumine. Arrivé à maturité, le follicule fait une saillie à son extrémité supérieure, ses parois s'amincissent à ce niveau (*stigma*) et sa rupture a lieu : l'ovule libéré est recueilli par la trompe qui le porte dans l'utérus.

Follicules atrésiés ou abortifs. — Un grand nombre de follicules n'atteignent pas leur développement complet. Les uns s'atrophient dès leur phase rudimentaire, leur noyau se fragmentant en granulations chromatiques (*chromatolyse*). D'autres subissent la dégénérescence kystique, hyaline, graisseuse ou pigmentaire. Quelques-uns se flétrissent sans s'ouvrir, etc. Ce processus destructif se poursuit avec intensité durant toute la période d'activité génitale, à tel point que les follicules disparaissent entièrement après la ménopause.

Corps jaunes. — Après avoir subi son évolution normale, l'ovisac aboutit à la formation d'un *corps jaune* (fig. 37) : le follicule éclaté présente d'importantes modifications dans ses parois. Très rapidement, l'ouverture qui a livré passage à l'ovule se ferme par affrontement de ses bords ; les cellules de la couche granuleuse et celles de la thèque interne augmentent de volume, elles se chargent d'une graisse spéciale, la lutéine, qui les colore en jaune (fig. 38 et fig. 39). La thèque interne s'épaissit et pénètre dans la granuleuse avec laquelle elle se confond, tout en entraînant au centre du corps jaune du tissu conjonctif, des vaisseaux et de nombreux lymphocytes, tandis que l'enveloppe du corps jaune est constituée par la thèque externe.

On admettait jadis que la pigmentation du corps jaune était d'origine hématique (Henle) ; cette hypothèse est abandonnée depuis que l'on a constaté que la rupture des ovisacs n'entraîne pas fatalement une hémorragie.

Les corps jaunes n'ont qu'une durée temporaire, ils régressent peu à peu, beaucoup plus lentement à l'état de grossesse qu'à l'état de vacuité de l'utérus. Les travaux de Prenant [1] ont démontré que ces formations jouent un rôle prépondérant dans la physiologie de l'ovaire. Ce sont elles qui constituent à proprement parler la *glande interne*, dont les sécrétions exercent une influence régularisatrice sur les fonctions génitales.

Pendant la grossesse, les ovaires sont augmentés de volume, surtout celui qui renferme le corps jaune de dernière formation. Ils ne présentent aucune modification histologique réellement importante.

Après la ménopause, les ovaires s'atrophient progressivement, les follicules disparaissent, et le tissu conjonctif se substitue partout aux éléments cellulaires.

[1] Prenant. De la valeur morphologique du corps jaune, son action physiologique et thérapeutique possible. *Revue générale des sciences*, 1898.

DEUXIÈME PARTIE

SÉMÉIOLOGIE ET THÉRAPEUTIQUE GÉNÉRALES

CHAPITRE PREMIER

SÉMÉIOLOGIE

Considérations générales. — Les diverses maladies génitales de la femme se révèlent par un petit nombre de symptômes, toujours les mêmes, et dont la répétition banale est, au premier abord, quelque peu déconcertante.

Ce sont des *douleurs*, des *hémorragies*, des *pertes blanches*, accompagnées, ou non de *troubles de la santé générale*. Comme ces phénomènes se rencontrent dans la plupart des affections de l'appareil génital, on pourrait croire qu'ils sont dépourvus de toute signification précise.

Il n'en est rien : un interrogatoire méthodique, une analyse minutieuse des détails, permettent dans la plupart des cas de pressentir le diagnostic, mais il est indispensable de le confirmer par une exploration attentive des organes.

Les anciens auteurs nous ont montré, avec une insistance qui nous paraît exagérée aujourd'hui, les difficultés d'ordre moral que rencontraient les gynécologues jusqu'au milieu du dernier siècle. Les femmes se laissaient à peine palper l'abdomen ; elles ne consentaient au toucher qu'après bien des hésitations, et il fallait une diplomatie remarquable pour leur faire accepter le spéculum. Les mœurs se sont bien modifiées à ce point de vue, et notre rôle est devenu plus facile. Il ne faut pas oublier, cependant, que les examens génitaux exigent beaucoup de tact et de prudence.

P. Brouardel a vu, plus d'une fois, des dénonciations peu motivées attirer à de jeunes médecins de graves ennuis. Aussi recommandait-il aux débutants de ne pratiquer l'examen d'une femme qu'en présence de son mari ou d'une autre personne. S'il n'est pas toujours possible de se conformer à cette sage recommandation, cette précaution s'impose dans certains cas, lorsqu'il s'agit d'une jeune fille ou d'une femme très nerveuse.

Sans négliger aucun des éléments nécessaires au diagnostic, l'interrogatoire devra toujours être conduit de manière à éviter de froisser la pudeur et la délicatesse des femmes. S'il est utile de rechercher toutes les particularités physiologiques ou pathologiques propres à éclairer la situation, il n'est pas nécessaire d'insister sur des détails parfois inutiles, qui seraient de nature à gêner les malades.

En présence d'une jeune fille, le médecin doit se montrer particulièrement circonspect, et se borner à la recherche discrète des renseignements indispensables. Vis-à-vis des femmes âgées on s'abstiendra de toute réflexion qui serait de nature à leur faire sentir une déchéance qu'elles acceptent difficilement.

Tout en interrogeant la malade, le médecin doit l'observer avec la plus grande attention : l'apparence extérieure, l'expression de la physionomie, fourniront, à un œil exercé, des indications utiles sur la sincérité de ses réponses. On pourra même saisir quelques indices ayant une réelle valeur séméiologique : l'obésité précoce, la face tuméfiée, qui témoignent d'une insuffisance thyroïdienne, le développement irrégulier du squelette souvent en rapport avec des altérations polyglandulaires, l'aspect couperosé de certaines congestives, la pâleur mate des chlorotiques, le visage exsangue qui accompagne les hémorragies, le chloasma des femmes enceintes, etc., ne sauraient laisser le gynécologue indifférent. Il en est de même de la démarche, de l'attitude, qui d'emblée permettent de relever quelques particularités importantes : la grossesse à une période avancée, les tumeurs volumineuses, se révèlent d'emblée par une saillie anormale de l'abdomen, qu'exagère l'inclinaison de la partie supérieure du tronc en arrière, indispensable au maintien de l'équilibre ; les malades atteintes d'affections aiguës ou subaigües marchent avec peine, penchées en avant pour diminuer le poids de la masse intestinale sur les organes endoloris; il n'est pas rare d'observer une légère claudication du côté malade. Les femmes qui ont des lésions douloureuses de la vulve marchent les jambes écartées.

INTERROGATOIRE DE LA MALADE

Tout examen médical, disait PETER, doit commencer par cette question : De quoi vous plaignez-vous ? Nulle part cette recommandation n'est plus justifiée que dans la pratique gynécologique. Il est rare que la malade n'accuse pas d'emblée le symptôme qui, au point de vue du diagnostic, aura une importance capitale.

La prédominance des *douleurs*, des *hémorragies* ou de la *leucorrhée*, constitue déjà une indication précieuse, qui dirigera plus spécialement les investigations du côté de tel ou tel organe.

Si les réponses sont vagues, incohérentes, si elles appellent l'attention sur divers appareils, elles indiquent des manifestations diffuses, qui trahissent une participation excessive du système nerveux.

Dès que l'on a relevé un symptôme, il importe d'en préciser les caractères et d'en tirer tous les renseignements que l'on peut en attendre; c'est par une analyse minutieuse des moindres signes que l'on appréciera nettement leur valeur séméiologique.

Douleur.

La douleur, dans les affections génitales de la femme, présente des caractères très variables.

Essentiellement subjective, elle dépend autant des réactions nerveuses individuelles que des altérations anatomiques. Elle est loin d'être toujours en rapport avec l'importance du mal : de grosses tumeurs fibreuses, des ulcérations ou végétations cancéreuses du col utérin, de vastes lésions inflammatoires des trompes, n'occasionnent parfois qu'une gêne modérée, tandis qu'un petit ovaire scléreux, une légère cicatrice du col lacéré dans un accouchement, des adhérences péritonéales à peine perceptibles, se traduisent par des douleurs persistantes, souvent intolérables.

Tout en écoutant avec soin les plaintes des malades, il faut savoir faire la part de l'exagération fréquente en pareille matière. Les comparaisons hyperboliques, à l'aide desquelles certaines femmes caractérisent leurs sensations, l'extension excessive, irrationnelle, qu'elles attribuent à leurs souffrances, ne doivent être accueillies qu'avec de grandes réserves.

On devra se méfier également de l'exagération opposée, moins rare qu'on ne le pense : beaucoup de femmes, et ce ne sont pas les moins malades, s'efforcent d'atténuer les accidents qu'elles éprouvent, les unes par crainte excessive d'une intervention chirurgicale, les autres parce qu'elles voudraient éviter une immobilisation prolongée ou des soins qui leur sont désagréables. Elles paraissent n'attacher qu'une médiocre importance à leurs malaises, qu'elles considèrent volontiers comme étant communs à la plupart des femmes; quelques-unes cherchent même à détourner l'attention sur d'autres appareils. Un médecin expérimenté a vite fait de se rendre compte de cet état d'esprit, et ne se laisse pas influencer

Il est indispensable de faire préciser autant que possible le siège de la douleur, son caractère continu ou intermittent, sa forme aiguë ou sourde, ses irradiations, son mode d'apparition, les circonstances qui la provoquent ou l'exagèrent.

La plupart des femmes atteintes d'affections génitales accusent des douleurs dans les reins et dans le bas-ventre, mais celles-ci se montrent avec une intensité très variable. Ce sont tantôt des sensations de gêne, de pesanteur, tantôt des tiraillements plus pénibles, qui partent des vertèbres lombaires pour descendre vers les parties inférieures de l'abdomen et jusque dans les cuisses. Elles rappellent, en l'exagérant, le *syndrome menstruel*. Ces malaises sont en rapport avec des phénomènes de congestion utéro-ovarienne, que l'on peut rencontrer à divers degrés dans toutes les maladies des organes génitaux, mais il existe presque toujours, en même temps, des symptômes plus franchement localisés, à l'hypogastre ou au niveau des fosses iliaques, et mieux caractérisés par la forme qu'ils revêtent, pour permettre d'en déterminer l'origine.

Une douleur violente, réellement spontanée, qui survient en dehors de tout effort, mouvement ou choc, décèle presque toujours une *affection des annexes*.

Les maladies de l'utérus sont modérément douloureuses; elles se manifestent plutôt par des sensations de gêne, de pesanteur. L'apparition d'accidents aigus, au cours d'une métrite, indique l'extension du processus infectieux à la trompe, au péritoine, ou au tissu cellulaire péri-utérin.

Quand le parenchyme utérin est intéressé, les réactions que l'on observe sont un peu plus vives. L'hypertrophie scléreuse du col, qui se développe autour des petits kystes glandulaires de la métrite cervicale chronique, détermine une très vive sensibilité locale, qui se révèle à propos des injections, du coït, et s'accompagne souvent de douleurs lombaires. Il en est de même de l'allongement hypertrophique du col.

Les poussées congestives cataméniales ou accidentelles qui se produisent, en dehors de toute infection, dans des utérus scléreux, hypertrophiés, ou chargés de tumeurs fibreuses, et les crises dysménorrhéiques de certaines femmes ou jeunes filles nerveuses, peuvent présenter une acuité qui rappelle celle des annexites. Elles s'en distinguent par le siège de la douleur, par son caractère spasmodique et par sa périodicité. Ce dernier élément n'a rien de décisif : la congestion qui accompagne chaque période menstruelle se fait généralement sentir sur les altérations des ovaires comme sur celles de l'utérus, par une recrudescence marquée des phénomènes douloureux.

En général, la sensibilité des organes génitaux malades se révèle particulièment à l'occasion des mouvements; la marche, surtout sur un sol inégal, la station debout, les secousses de la voiture, la trépidation du chemin de fer, de l'automobile, provoquent ou réveillent les sensations douloureuses.

Il en est de même des mouvements exécutés au lit pour s'asseoir, pour se retourner, et des efforts que les malades font avec les bras pour se coiffer, pour soulever un objet.

Tout ce qui tend à augmenter la pression des viscères abdominaux sur l'utérus et les trompes malades, à tirailler ou à distendre les ligaments enflammés, provoque une recrudescence des douleurs; c'est ainsi que l'usage du corset est presque toujours abandonné spontanément, dans ces conditions.

Dans certaines affections du cul-de-sac de Douglas, dans la plupart des rétroflexions, le décubitus dorsal, la position assise sont mal supportés ; les malades souffrent surtout au moment où elles s'assoient et lorsqu'elles font un effort pour se lever : la défécation est également douloureuse. D'autres fois, il n'existe, au repos, dans la plupart des mouvements, qu'une gêne modérée attirant à peine l'attention des femmes, et la sensibilité anormale ne se révèle que par le toucher, le palper, ou sous l'influence d'un traumatisme : coït, introduction d'une canule, choc produit sur les culs-de-sac vaginaux par une injection dont le jet sera un peu fort.

La région sensible est parfois extrêmement limitée : de petites fissures situées à l'entrée du vagin ou de l'urèthre, des cicatrices résultant de déchirures du col donnent lieu à une douleur très vive dès qu'on touche un point de la lésion avec le doigt, ou même avec l'extrémité d'un hystéromètre.

La douleur lombo-abdominale, le *syndrome utérin* n'a pas de signification très précise ; c'est un phénomène commun à la plupart des affections génitales : il fait partie des symptômes menstruels dès que ceux-ci sont exagérés ; il présente son maximum de fréquence et d'intensité dans les poussées congestives des arthritiques nerveuses, à gros utérus, surtout s'il existe des déviations, et particulièrement des rétroflexions ou rétroversions.

On l'observe aussi dans les lésions du cul-de-sac de Douglas et des ligaments utéro-sacrés, que celles-ci soient consécutives à une métrite cervicale ou à une salpingo-ovarite.

Si l'*endométrite* est généralement peu douloureuse, quand elle n'entraîne ni péritonite, ni complications annexielles, il n'en est pas de même des altérations qui intéressent le parenchyme utérin : la *subinvolution*, l'*hypertrophie scléreuse* primitive de certaines arthritiques, la *sclérose périglandulaire* des vieilles métrites cervicales, la *fibromyomatose diffuse*, donnent lieu à des sensations de pesanteur, de tension qui s'accompagnent de douleurs sourdes dans les reins et dans les cuisses. Ces phénomènes s'accentuent quelques jours avant les règles et provoquent de véritables crises aiguës avec ténesme vésical et rectal.

Ces malaises sont encore plus prononcés dans les *rétrodéviations*; ils se font sentir plus particulièrement du côté du rectum et du périnée.

Le *prolapsus utérin* éveille des sensations analogues accompagnées d'une grande fatigue, d'une faiblesse des membres inférieurs et de tiraillements qui s'irradient jusque vers les parties supérieures du ventre. Il semble aux malades que le contenu de leur abdomen tend à s'échapper par les voies inférieures, et cette impression ajoute à leurs souffrances une angoisse très pénible.

Les *coliques*, *tranchées*, *crampes utérines*, sont plus faciles à reconnaître. Leur localisation à l'hypogastre, leur apparition par crises intermittentes, leur caractère franchement spasmodique, ne laissent aucun doute sur leur origine utérine. Elles correspondent à des contractions plus ou moins violentes de l'utérus, tendant à expulser un polype, un caillot sanguin, des débris de la muqueuse, des membranes même ou du sang liquide, des sécrétions dont l'écoulement est gêné par la tuméfaction de la muqueuse, et par une coudure trop accentuée du canal cervico-utérin. Ce sont les douleurs habituelles de certaines formes de *dysménorrhée*. On les observe aussi au début de la grossesse, quand l'utérus est fortement fléchi en avant ou en arrière. Il s'agit quelquefois d'un *spasme de l'utérus* consécutif à une tentative thérapeutique : injections ou instillations, cautérisations intra-utérines, introduction d'un crayon ou d'un hystéromètre.

Certains utérus sont, à ce point de vue, beaucoup plus irritables que d'autres; la moindre excitation de leur muqueuse produit des réactions très vives qui peuvent aller jusqu'à la syncope.

Plusieurs auteurs vont plus loin dans cette voie, et ils décrivent des douleurs *sine materiâ*, de véritables *névralgies utérines*. A mesure que les examens sont plus minutieux, les faits de ce genre sont plus rares, et une exploration approfondie permettra, dans l'immense majorité des cas, de découvrir du côté de l'utérus, ou dans des adhérences du péritoine pelvien, des modifications suffisantes pour expliquer la plupart des processus douloureux.

La douleur ne joue pas un rôle important dans la séméiologie des *tumeurs utérines*, ce n'est pas sur elle qu'il faut compter pour les signaler au début. Elle apparaît à titre de complication, dans les périodes avancées de ces affections, et on doit la considérer plutôt comme un élément de *pronostic* que comme un élément de *diagnostic*.

On la rencontre dans l'évolution des corps fibreux, dès l'origine, à propos des congestions menstruelles. Plus tard, elle est liée au développement des tumeurs; son siège, ses irradiations sont très variables. Avec les gros myomes elle s'élève dans l'abdomen, se faisant sentir à la surface des noyaux fibreux ou au niveau des organes comprimés. Ces phénomènes s'accentuent sous l'influence de la fatigue ou de traumatismes légers. Mais beaucoup de fibromes restent silencieux ou s'accompagnent d'une gêne modérée, qui n'attire pas l'attention des malades.

Les fibro-myomes du col et du *segment inférieur de l'utérus* sont beaucoup plus sensibles. Ils pénètrent dans l'épaisseur du ligament large, envahissent le cul-de-sac de Douglas, et à chaque poussée congestive ils provoquent des phénomènes d'irritation qui se font sentir du côté de la vessie, du rectum et des nerfs du bassin. Ils peuvent même comprimer les uretères et entraîner une anurie momentanée. L'apparition soudaine de ces accidents, l'intensité des douleurs font songer à une inflammation des annexes.

Dans le cancer du col, comme dans celui du corps de l'utérus, la douleur manque pendant longtemps : il y a un contraste très frappant, à ce point de vue, entre les grosses lésions ulcéreuses ou végétantes du col cancéreux et les petits kystes glandulaires (œufs de Naboth), de la métrite cervicale, les premières n'étant pour ainsi dire pas sensibles, tandis que les seconds sont souvent le siège d'élancements spontanés, aigus, qu'exaspère le moindre contact.

L'apparition des douleurs, dans les *affections cancéreuses*, indique presque toujours l'extension du mal à l'*isthme utérin* et l'envahissement du *tissu cellulaire voisin* : l'infiltration se propage rapidement ; quand elle gagne les troncs nerveux des parois pelviennes, elle donne lieu à ces névralgies continues à recrudescences variables, qui constituent l'une des plus cruelles complications du cancer.

D'une façon générale, la douleur caractérise plus particulièrement les *affections des annexes* ; elle en fait, pour ainsi dire, partie essentielle. On peut voir évoluer quelques altérations chroniques des trompes ou des ovaires, tels que des kystes ou des fibromes, sans que les malades aient ressenti de véritables souffrances : certaines salpingites même peuvent passer longtemps inaperçues, en raison des faibles réactions qu'elles provoquent, mais ces derniers faits sont loin d'être la règle.

Lorsqu'une malade accuse dans le bas-ventre des douleurs vives franchement aiguës, lancinantes, à *prédominance latérale*, on doit songer à une *inflammation aiguë des annexes*. Les réactions, surtout au début, sont parfois très vives ; elles peuvent éclater avec la soudaineté de l'appendicite, et provoquer des irradiations diffuses dans presque toute l'étendue de l'abdomen, en même temps qu'elles s'accompagnent de nausées et même des vomissements.

Le contraste est si frappant entre ces phénomènes tapageurs et l'indolence relative, ou les douleurs sourdes de la métrite, que l'éclosion d'une crise aiguë de ce genre, au cours d'une inflammation utérine, décèle presque sûrement l'extension de la maladie aux annexes.

La douleur a son siège sur les côtés de l'utérus, à la partie inférieure et interne des fosses iliaques, elle s'accompagne souvent de ténesme vésical et rectal.

Cette vive sensibilité spontanée s'exagère au moindre contact : la plus légère pression de la main au niveau des fosses iliaques éveille des réactions péritonitiques. Il en est de même du toucher qui, malgré toutes les précautions employées, provoque des sensations très pénibles dès que le doigt effleure le foyer du mal.

Les malades supportent à peine le poids des couvertures sur l'abdomen. Tout ce qui provoque un déplacement des viscères abdominaux accroît les douleurs : les mouvements les plus mesurés, l'ébranlement causé par la toux, la miction, la défécation, sont autant de causes de souffrance. La respiration même s'accompagne d'un véritable point de côté abdominal.

Ces phénomènes sont *beaucoup moins accentués* dans les *formes subaiguës* Ils peuvent être réduits à fort peu de chose, ou *manquer* dans les *formes chroniques*. Mais la palpation, le toucher vaginal, mettant le doigt en contact avec la lésion, provoquent encore de vives douleurs.

Cette exquise sensibilité des salpingo-ovarites aiguës tient pour une large part aux réactions péritonitiques qui les accompagnent ; elles laissent d'ailleurs des adhérences, des brides qui sont la cause principale des troubles que ressentent, longtemps encore, les malades.

Mais il convient de faire une part, trop oubliée, à l'*ovaire* qui est fréquemment, au cours de ces poussées aigües, le siège d'inflammations interstitielles, d'abcès peu étendus, de petits kystes très douloureux.

En explorant avec le doigt les culs-de-sac vaginaux, on perçoit très souvent, au milieu d'une masse empâtée plus ou moins sensible, un noyau tout particulièrement endolori qui correspond à l'ovaire. La douleur persiste à ce niveau, bien que les culs-de-sac soient redevenus libres, souples, et que la guérison paraisse complète ; elle se manifeste sous la moindre pression du doigt, lorsqu'on pratique le toucher ou le palper de l'abdomen dans la région ovarienne. De plus, elle présente des recrudescences accentuées à chaque époque menstruelle.

Cette *hyperesthésie* si remarquable de l'*ovaire* malade joue un rôle très important dans les formes chroniques des *annexites*.

En dehors des salpingo-ovarites d'origine infectieuse, les ovaires sont fréquemment le siège de vives douleurs, en rapport avec une inflammation chronique aboutissant à la *sclérose de l'organe* et à la production de *petits kystes*. Elle se manifeste par des crises dysménorrhéiques assez violentes qui précèdent de quelques heures ou même d'un ou deux jours l'apparition du flux sanguin. Mais la crise passée, l'ovaire reste sensible : la pression du corset, la marche, les secousses de la voiture, réveillent la souffrance et entretiennent quelquefois un état de malaise permanent qui se complique de troubles nerveux avec irradiations du côté des divers organes de l'abdomen.

Dans les infections qui atteignent le tissu cellulaire entourant l'utérus, *paramétrites, lymphangites péri-utérines, phlegmons du ligament large*, etc., les accidents sont, d'emblée, plus franchement localisés. La douleur aiguë, lancinante, se fait sentir sur les côtés de l'utérus et se prolonge vers les parois pelviennes, mais elle n'a guère de tendance à s'irradier dans l'abdomen. Spontanée dans les formes aiguës, elle s'exagère sous la moindre pression du doigt ou lorsqu'on imprime le plus léger déplacement à l'utérus.

Dans la *pelvi-péritonite*, la douleur a son maximum au niveau du cul-de-sac postérieur, elle a un retentissement très marqué sur toute la séreuse abdominale qui est plus sensible, s'accompagne de nausées, de vomissements, en même temps qu'elle donne lieu à des phénomènes d'irritation du côté de la vessie et du rectum.

L'*hématocèle enkystée* provoque des phénomènes analogues ; elle ne s'en distingue que par la soudaineté du début et par son évolution rapide.

Dans la *grossesse extra-utérine*, les douleurs présentent des particularités importantes qui méritent de fixer l'attention à une époque très rapprochée du début. Les malades accusent, sur l'un des côtés de l'utérus, une vive sensibilité qui apparaît à la suite d'un retard menstruel, ou après une époque dont la brièveté a été insolite. Cette sensibilité s'accentue, et avec elle s'accroît, malgré le repos, la tumeur juxta-utérine que l'on a pu percevoir dès les premiers malaises, puis l'utérus lui-même augmente de volume, il devient le siège d'une hyperesthésie manifeste, qui rappelle les poussées congestives des fibromyomes.

Les douleurs dans les affections de la vulve et du vagin sont d'une interprétation facile. Elles sont habituellement en rapport avec des lésions inflammatoires ou ulcéreuses de ces organes, dont la constatation est aisée : plaies accidentelles, déchirures, éruptions d'herpès ou d'aphtes, chancres, plaques muqueuses, épithélioma, etc., vulvite simple ou blennorrhagique.

La plaie se réduit quelquefois à une petite fissure, à peine perceptible au niveau de la commissure postérieure, ou des caroncules hyménéales, et c'est souvent dans ce cas que la sensibilité est plus intense, s'accompagnant d'une contracture douloureuse très accentuée (*vulvo-vaginisme*).

Les mêmes phénomènes de vulvo-vaginisme peuvent s'observer sous l'influence de fissures uréthrales ou anales, de polypes de l'urèthre, d'hémorrhoïdes qui sont extrêmement sensibles dans certaines conditions, et provoquent un spasme réflexe très pénible du côté de la vulve et du vagin.

Leucorrhée.

Certains auteurs[1] auraient voulu, non sans raison, réserver le terme de *leucorrhée* aux seules sécrétions glaireuses, filantes du col utérin, mais l'usage a prévalu, depuis longtemps, de l'appliquer à tous les flux non sanguins, quelle qu'en soit l'origine.

Les pertes blanches proviennent d'une hypersécrétion des diverses glandes que l'on rencontre sur l'appareil génital ; elles sont dues le plus souvent à une irritation ou à une infection de ces glandes.

Cependant, on peut les observer en dehors de tout phénomène inflammatoire, et il est assez difficile, dans ce cas, de comprendre la façon dont elles apparaissent.

A l'état normal, les produits des diverses glandes génitales présentent des caractères assez marqués pour qu'il soit possible de reconnaître leur provenance.

Les sécrétions de la vulve sont complexes : les glandes de Bartholin fournissent un *liquide incolore, légèrement visqueux*; les glandes péri-uréthrales donnent naissance à un liquide plus *fluide*. A leurs sécrétions réunies s'ajoutent les produits des glandes sébacées de la région, qui, mélangées à des débris épidermiques et épithéliaux, forment de petits amas d'une substance d'apparence caséeuse.

Le vagin ne renferme pas de glandes proprement dites ; sa muqueuse, constamment en desquamation, laisse souvent transsuder une sérosité incolore, acide, qui renferme de nombreux débris épithéliaux en suspension ; il en résulte un liquide d'aspect *laiteux*, *caillebotė*, facilement reconnaissable.

Les glandes du col utérin ont une *sécrétion visqueuse, épaisse*, très adhérente ; *plus fluides*, de réaction alcaline, les produits des *glandes utérines* nous sont moins connus parce que nous les voyons mélangés aux glaires cervicales.

On connaît peu les sécrétions tubaires qui ne se montrent, en réalité, que dans les trompes malades où elles séjournent. Elles ne s'écoulent que rarement par le vagin, sous la forme d'un *liquide analogue à celui des glandes utérines*, ou parfois en une masse quasi concrète, d'*apparence gélatiniforme*.

A l'état pathologique, toutes ces sécrétions sont plus ou moins viciées par l'apparition d'éléments étrangers : pus, sang, etc.

[1] Doléris. Discussion *Soc. Obst., Gyn. et Pédiat.*, juin 1905.

Pour établir la valeur séméiologique de la leucorrhée, il importe de préciser deux points : l'origine de l'écoulement et les éléments normaux ou anormaux qui entrent dans sa composition.

L'observation attentive des sécrétions, celle des taches qu'elles laissent sur le linge, permettent souvent de constater les caractères qui viennent d'être indiqués et de reconnaître assez nettement si l'écoulement est d'origine vulvaire, vaginale, cervicale, ou s'il provient du corps de l'utérus. Quelquefois cependant les sécrétions étant mélangées, il est difficile de faire à chaque segment de l'appareil génital la part qui lui convient ; les grosses glaires du col utérin, plus

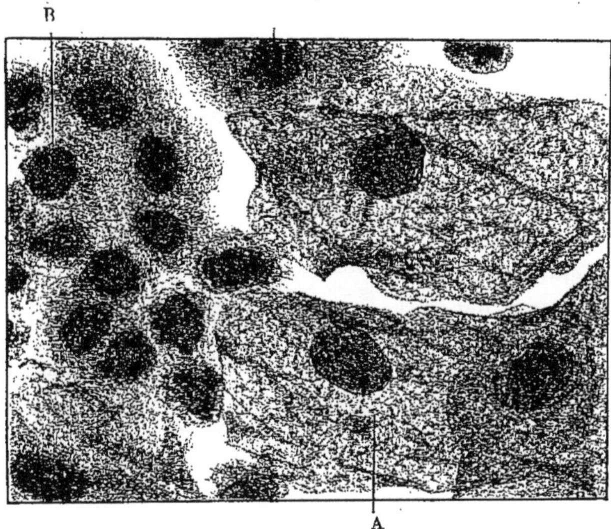

Fig. 40.

Leucorrhée vaginale, sécrétions normales, étude cytologique.

A, cellules de l'épithélium du vagin. — B, noyau d'une cellule épithéliale dont le protoplasma s'est désagrégé.

abondantes, offrent des caractères plus tranchés, elles attirent à peu près seules l'attention, et rendent le diagnostic difficile.

On est aidé toutefois par l'examen local : les phénomènes d'irritation observés sur la vulve ou sur le vagin, les lésions du col, celles du corps utérin, viennent confirmer les indices fournis par l'apparence des sécrétions et révéler leur origine.

La nature de l'écoulement n'a pas moins d'importance au point de vue pratique. On peut généralement reconnaître, à première vue, s'il s'agit d'une hypersécrétion simple, ou si l'écoulement renferme des éléments anormaux tels que du sang, du pus, que leur coloration et leur aspect extérieur décèlent suffisamment.

La présence du sang n'a pas une grande valeur : elle indique une érosion sur un point quelconque des voies génitales ou une congestion intense de la muqueuse utérine.

La constatation du pus a beaucoup plus d'importance, parce qu'elle témoigne d'une infection des muqueuses. Facilement reconnaissable, dans la majorité des cas, à sa coloration grise ou verdâtre, le pus peut échapper à un examen superficiel, s'il ne se présente que sous la forme de traces.

Aussi l'étude des sécrétions comporte-t-elle, dans la majorité des cas, l'intervention du *microscope*, dans le double but de préciser la nature des éléments cellulaires et celle des organismes pathogènes qui s'y rencontrent.

Lorsqu'il n'existe pas d'infection des voies génitales, on y trouve des cellules plates du vagin (fig. 40), en voie de desquamation, quelques cellules dont le protoplasma est en partie détruit, et des lymphocytes : l'absence de polynucléaires, la prédominance des éléments normaux, caractérisent une simple hypersécrétion survenue en dehors de toute inflammation ou infection.

Au contraire, l'absence complète ou la rareté des cellules normales du vagin, la présence en très grand nombre de cellules épithéliales dégénérées, désagrégées et de polynucléaires, dénoncent l'infection des muqueuses (fig. 41) : il en résulte de très utiles indications pour le traitement.

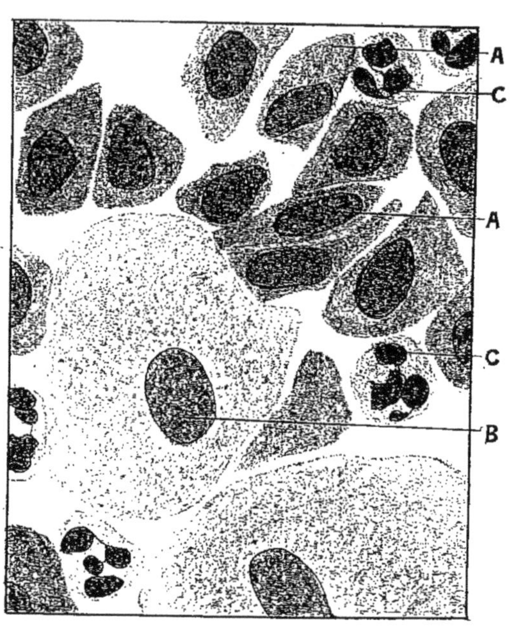

Fig. 41.
Sécrétions pathologiques.
A, cellule de l'épithélium cervical. — B, cellule de l'épithélium vaginal. — C, Polynucléaires.

L'examen bactériologique est encore plus nécessaire : s'il ne réalise pas l'espoir — que l'on avait trop facilement conçu, au début, — de préciser le rôle de chaque organisme pathogène dans les infections génitales, il permet du moins, en révélant la présence des *gonocoques* (fig. 42) dans certains écoulements, de reconnaître la nature blennorrhagique[1] de nombre d'affections génitales longtemps imputées à des influences diathésiques. Concluantes quand elles sont positives, ces recherches sont loin d'avoir la même valeur quand elles sont négatives. Souvent, en effet, le gonocoque peut persister au fond des glandes cervicales ou utérines, et il ne se montre à la surface des muqueuses que dans des circonstances déterminées : immédiatement avant

[1] Recherche du gonocoque dans les exsudats et dans les leucorrhées.

Après étalement, le pus supposé blennorrhagique est fixé soit à l'alcool-éther, soit à l'acide chromique à 1 p. 100. On en prépare deux lames. L'une d'elles est colorée à l'aide du bleu de méthylène polychrome : on peut ainsi y étudier les diverses cellules de l'exsudat et les microbes. En cas de blennorrhagie, on constate la présence de diplocoques en grains de café, groupés à l'intérieur de cellules polynucléaires. Pour affirmer que ces dipocoques sont bien des gonocoques, il faut s'assurer qu'ils ne prennent pas le Gram. Pour cela la deuxième lame est traitée par la méthode de Gram et recolorée ensuite par une solution diluée de fuschine. Les gonocoques y apparaissent colorés en rose (Henri Lemaire).

et surtout après les règles, ou à la suite de coïts répétés. Aussi est-il indispensable de renouveler cet examen de temps à autre en se plaçant dans les conditions les plus favorables.

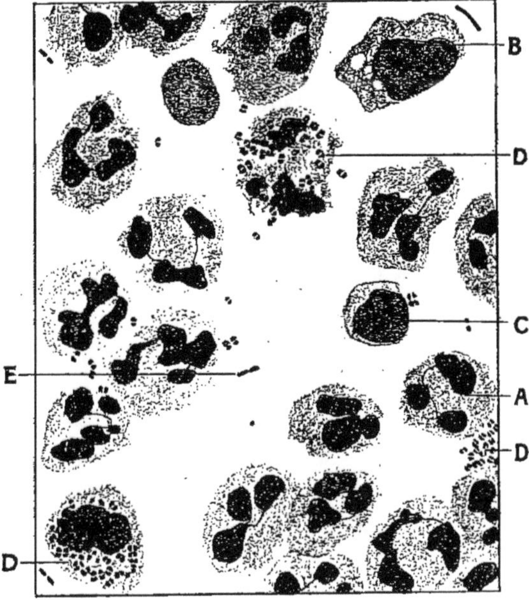

Fig. 42. — Sécrétions blennorrhagiques.

A, polynucléaire. — B, cellule épithéliale dégénérée. — C, mononucléaire. — D, gonocoques. — E, diplo-bacille (saprophyte).

En dehors du gonocoque, les diverses espèces microbiennes que l'on rencontre n'ont pas de signification très précise, et on ne saurait attribuer une influence pathogénique aux staphylocoques, ou même aux streptocoques, que l'on rencontre dans les écoulements génitaux. Cependant il n'est pas indifférent de constater la forme, le groupement des organismes qui s'y rencontrent. Relativement rares et peu variés quand il existe une infection manifeste, telle que la blennorrhagie, les microbes abondent dans les sécrétions génitales des femmes saines, et particulièrement chez les vierges. Il semble que le gonocoque empêche dans une certaine mesure le développement des simples saprophytes. Ceux-ci apparaissent au contraire en très grand nombre sur les muqueuses saines. Ils s'y présentent sous la forme de chaînettes et de bâtonnets, qui atteignent parfois de grandes dimensions (fig. 43). En général, les formes longues l'emportent sur les petits éléments punctiformes[1]; ce sont des *streptobacilles*, des *diplobacilles*, des *filaments ressemblant au leptothrix* (fig. 44), des microbes analogues au bacille de la diphtérie (*pseudo-bacille diphtérique* de HALLÉ) (fig. 45), plutôt que des *cocci* ténus.

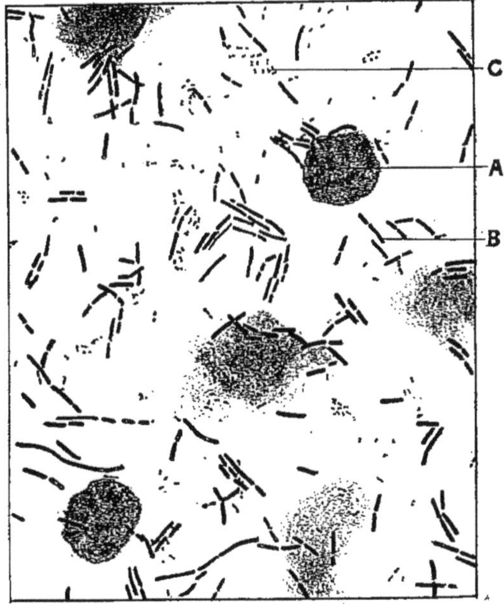

Fig. 43. — Sécrétions vaginales normales.

A, noyau libre d'une cellule de l'épithélium vaginal. — B, bactéridie (saprophyte). — C, diplocoque (saprophyte).

Cette particularité, rapprochée des modifications cytologiques, offre un réel intérêt pour le diagnostic et pour le pronostic des affections génitales.

Il faut tenir compte également

des circonstances dans lesquelles on observe la leucorrhée et se préoccuper particulièrement de l'état local.

A tout âge, dans quelque condition que ce soit, la leucorrhée peut être d'origine infectieuse, et souvent elle est de nature blennorrhagique. Cette question sera généralement tranchée par un ou plusieurs examens microscopiques. On devra y recourir chaque fois que l'on sera en présence d'un écoulement un peu rebelle.

L'examen local, en cas d'infection, révélera presque toujours des altérations vulvaires, uréthrales, vaginales ou cervicales, qui permettront de préciser le

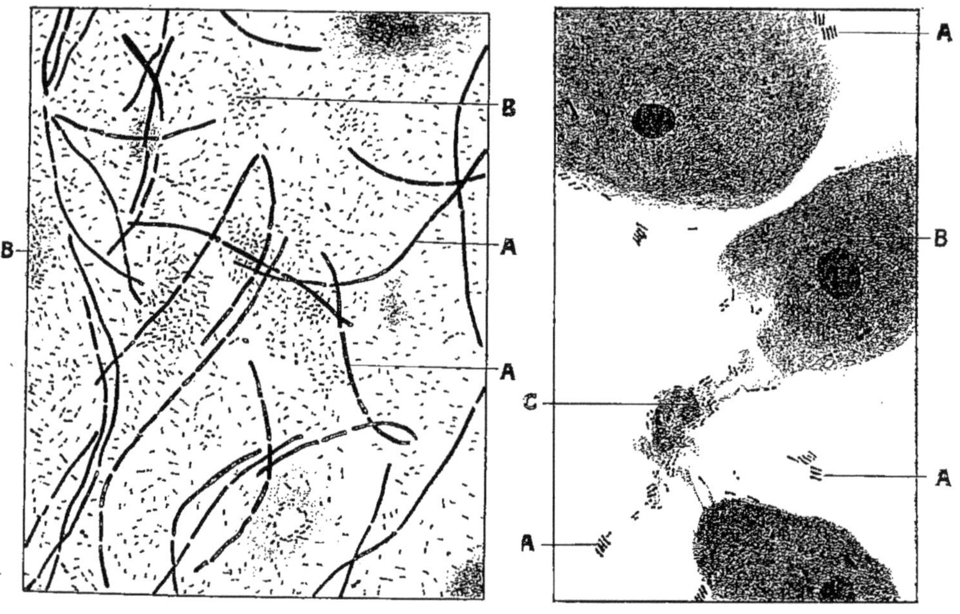

Fig. 44.
Flore bactérienne vaginale à l'état normal.
Microbes saprophytes.
A, streptobacille. — B, diplocoque.

Fig. 45.
Sécrétion vaginale normale.
A, bacilles pseudo-diphtériques. — B, cellules plates du vagin. — C, diplocoques non pathogènes.

diagnostic. Il est des cas, cependant, où l'on constatera une simple hypersécrétion due à une irritation des glandes vulvo-vaginales et périuréthrales, à la suite d'excès, par exemple.

La leucorrhée s'observe presque toujours immédiatement avant et après les règles, même chez des personnes bien portantes. Elle est plus accentuée, plus prolongée à la suite de fatigues, de dépression physique ou morale, de travaux matériels ou même intellectuels. Elle se présente parfois avec une intensité remarquable pendant la grossesse (fig. 46).

Enfin elle prend une importance exceptionnelle dans des organismes fatigués, où elle remplace quelquefois les règles et persiste d'une manière indéfinie dans l'intervalle, présentant à peine une recrudescence plus marquée au moment des périodes cataméniales.

Dans tous ces cas, le diagnostic reposera à la fois sur les phénomènes locaux et sur les accidents généraux. La leucorrhée n'est pas la cause de l'anémie et de l'épuisement, elle en est la conséquence. Elle se rencontre au cours de la plupart des affections chroniques dans lesquelles elle n'a qu'une importance épisodique, et elle peut exister aussi en dehors de toute maladie bien définie, chez de simples anémiques.

Quelquefois une incontinence d'urine qui entretient une humidité permanente au niveau de l'orifice vulvaire est prise pour de la leucorrhée. Il suffit d'un examen tant soit peu attentif pour juger rapidement la question.

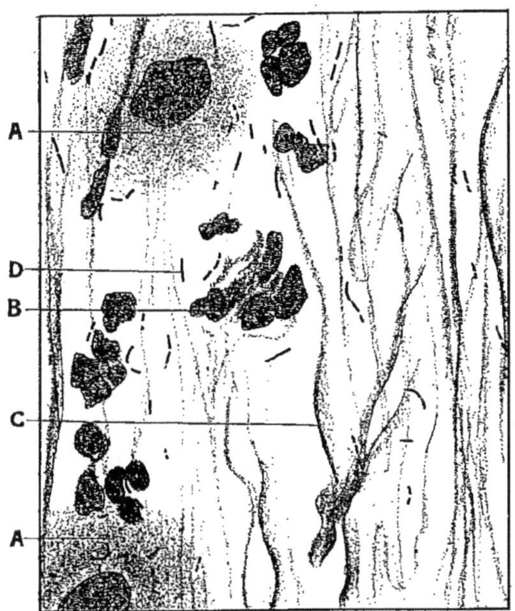

Fig. 46.
Sécrétions vaginales normales au cours de la grossesse.
A, cellule de l'épithélium vaginal. — B, fragments de noyaux (cytolyse). — C, filament de mucus cervical. — D, bactéries (saprophytes).

Hémorragies.

Les pertes de sang sont extrêmement fréquentes au cours des diverses affections de l'appareil génital ; on les observe même en dehors de toute altération appréciable de l'utérus ou des annexes, sous l'influence des troubles de la circulation pelvienne ou de la circulation générale.

Il s'agit, le plus souvent, d'hémorragies régulières, périodiques, que l'on peut considérer comme une exagération du flux menstruel normal ; ce sont des *ménorragies*. On donne le nom de *métrorragies* aux pertes irrégulières qui surviennent en dehors des époques cataméniales.

Cette distinction n'est pas toujours aisée dans la pratique : nombre d'hémorragies débutent avec les règles et se prolongent jusqu'à la menstruation suivante, présentant, de temps à autre, des interruptions de deux ou trois jours ; quelquefois la menstruation n'a aucune régularité, elle se reproduit à des intervalles qui varient de deux à six semaines, et sa durée est très inconstante ; enfin, certaines femmes présentent, exactement au milieu de la période intercalaire, un écoulement sanguin qui dure un ou deux jours.

Il est difficile, dans ces conditions, d'établir une distinction nette entre les *ménorragies* et les *métrorragies*. Il y a cependant un réel intérêt à le faire ; si les diverses altérations de l'appareil génital peuvent donner lieu à ces différentes formes d'hémorragies, les simples troubles de la circulation pelvienne, en rapport avec des modifications de la santé générale, se montrent à peu près exclusivement sous la forme ménorragique.

[1] A. Siredey et E. Bigart. Recherches sur la leucorrhée, *La Gynécologie*, 1905.

A l'état normal, l'écoulement de sang qui se produit par les voies génitales a pour point de départ la ponte ovulaire : lorsque le follicule de de Graaf arrive à maturité, il exerce par l'intermédiaire du système nerveux, une influence particulière sur la muqueuse utérine dont les vaisseaux se distendent et se rompent.

Si l'excitation d'origine ovarienne est plus accentuée, si la part du système nerveux devient excessive, si la tension vasculaire est anormalement accrue, si la paroi utérine est vascularisée d'une manière excessive, ou si la muqueuse utérine présente des altérations qui la rendent plus fragile et facilitent la rupture des vaisseaux, l'hémorragie sera beaucoup plus abondante et plus prolongée qu'à l'état normal. Or, il est facile de comprendre que les troubles de la santé générale retentissent sur la circulation utérine par l'exagération des fonctions normales, tandis que les véritables lésions de la muqueuse utérine provoqueut fréquemment des pertes de sang en dehors du syndrome physiologique.

Une étude attentive de l'écoulement sanguin ne fournit que des renseignements assez vagues : on a même quelque peine à distinguer le sang menstruel normal du sang provenant d'hémorragies indépendantes de la menstruation, ses caractères variant avec l'abondance et la facilité de l'écoulement. C'est ainsi que sa viscosité, son apparence poisseuse, augmentent, quand le sang vient en faible quantité.

Les sécrétions glandulaires alcalines qui se mélangent avec lui le rendent en général peu coagulable; néanmoins on observe des caillots chaque fois que le sang a séjourné un peu dans le vagin, et surtout lorsque des déviations marquées de l'utérus, ou une sténose du col ont provoqué une rétention plus ou moins prolongée du sang dans la cavité utérine.

Toutefois, les *caillots* appartiennent plutôt aux *hémorragies pathologiques*. Quand ils ne se forment pas dans le vagin, et il est facile de s'en assurer par l'examen direct, ils indiquent presque toujours un certain degré de distension de la cavité utérine ; on les rencontre habituellement dans les pertes de sang qui succèdent à un accouchement ou à une fausse couche, dans celles qui accompagnent les corps fibreux, la sclérose hypertrophique de l'utérus.

Les hémorragies utérines sont constamment exagérées par la marche, par la station debout, par les mouvements des bras et du tronc, chez les malades alitées. Elles sont habituellement calmées par le décubitus horizontal, la tête et le tronc étant placés en position légèrement déclive. Les anomalies que signalent à ce propos les malades n'ont pas toujours la valeur qu'elles leur attribuent.

Le diagnostic des hémorragies dépend un peu de la forme qu'elles revêtent, et beaucoup des circontances qui les accompagnent.

On les observe à tout âge, non seulement dans la période active de la vie génitale, mais avant la puberté comme après la ménopause.

Il n'est pas rare de constater, chez les petites filles, quelques jours après la naissance, un léger écoulement de sang par la vulve. Ce phénomène n'a généralement aucune importance : il est en rapport avec une excitation ovarienne due au développement de quelques follicules de de Graaf situés à la surface de l'ovaire ; on peut les rapprocher de la tuméfaction et du léger suintement que présentent, plus souvent, les glandes mammaires à cette époque.

De la naissance à la puberté, les pertes de sang sont exceptionnelles : elles sont presque toujours d'*origine vulvaire*, et dues à des *traumatismes* ou à une *violente inflammation de la vulve*. J. COMBY[1] a signalé, au cours de la vulvite blennorrhagique des fillettes, de véritables hémorragies qui se produisent en dehors de tout traumatisme, au niveau de petites ulcérations de la muqueuse, que l'on constate facilement. On commettrait une dangereuse erreur en attribuant trop légèrement ces érosions et les hémorragies qui en sont la conséquence à des attentats criminels.

Des accidents de ce genre ne sauraient être confondus avec la *menstruation précoce*, ne comportant aucune lésion locale, et reconnaissable à sa périodicité ainsi qu'aux modifications prématurées de l'organisme qui l'accompagnent.

Dès la puberté on peut remarquer les *tendances ménorragiques* de certaines fillettes : le flux menstruel apparaît dans des conditions normales, sans douleur, sans malaises exagérés, et sa durée, son abondance dépassent notablement la moyenne habituelle. Loin de s'atténuer aux époques suivantes, l'écoulement de sang tend plutôt à augmenter, et s'il se prolonge, il en résulte bientôt un certain degré d'anémie et d'épuisement. En pareil cas, il faut plus souvent incriminer l'état général que des altérations locales.

Ces ménorragies sont dues parfois à des troubles circulatoires ayant leur origine dans une *lésion cardiaque*. Notre maître le professeur LANDOUZY, dans les leçons cliniques qu'il faisait à la Charité (1884-1886), Mrs MARSHALL, dans sa thèse[2], ont montré la part qu'il convient de faire, à ce point de vue, au *rétrécissement mitral*.

Des troubles des fonctions *hépatiques ou rénales*, l'*albuminurie*, par exemple, peuvent donner lieu aux mêmes accidents.

Aussi, doit-on, en présence de ces ménorragies virginales, pratiquer un examen aussi complet que possible des divers appareils de l'organisme.

A défaut d'une maladie bien définie, on peut quelquefois invoquer une disposition *diathésique*, l'*influence neuro-arthritique*, qui s'affirme par des tendances analogues chez les ascendantes ou les collatérales. L'un de nous a appelé l'attention sur ces ménorragies essentielles[3] que ne justifie aucune altération appréciable des organes génitaux.

Cependant, même à cet âge, il existe quelquefois des lésions utérines ou annexielles dont ces ménorragies peuvent être la première révélation : *dégénérescence scléro-kystique des ovaires, rétroflexion de l'utérus, fibromyomes utérins*, et, exceptionnellement, *lésions sarcomateuses de la muqueuse utérine*.

Dans la *sclérose ovarienne*, les pertes de sang sont irrégulières et d'abondance variable. Elles sont généralement précédées et accompagnées de crises dysménorrhéiques intenses. Lorsqu'il s'agit de *rétroflexion*, la douleur n'est pas aussi persistante, elle se manifeste quelques heures avant le début des règles et disparaît dès que le flux sanguin s'écoule régulièrement. Les phénomènes douloureux sont peu prononcés dans les *fibromyomes* ; ce sont les hémorragies qui dominent, elles sont parfois très prolongées.

L'examen local, d'ailleurs, permettra d'en faire le diagnostic.

A mesure que la femme entre dans la période active de la vie génitale, les causes des hémorragies augmentent.

[1] J. COMBY. *Bull. Soc. Méd. des hôp.*, 1899.

[2] Mrs MARSHALL. Thèse 1881.

[3] A. SIREDEY. Les ménorragies essentielles des jeunes filles. *Journal des Praticiens*, 1899.

Au début du mariage on observe assez fréquemment des pertes de sang : avance et prolongation des règles, suintements sanguins modérés dans l'intervalle des époques, ce sont des troubles fonctionnels sans gravité, occasionnés par des excitations sexuelles exagérées, ou par des fatigues insolites ; on les voit disparaître promptement sous l'influence du repos.

On confond souvent, à tort, avec ces accidents, les *hémorragies* beaucoup plus importantes qui sont liées à la *grossesse*. Elles sont de deux sortes : les unes s'observent au début de la conception. Elles apparaissent à la suite de fatigues : marches prolongées, promenades à bicyclette, à cheval, en automobile, etc., souvent elles sont occasionnées par le coït, surtout lorsque la brièveté du vagin ou la longueur insolite du col exposent l'utérus à des traumatismes; elles varient, à l'infini, depuis un simple suintement tachant à peine le linge jusqu'à un écoulement qui peut durer plusieurs jours.

L'apparition de ces pertes, alors que les règles sont en retard d'une à deux semaines, loin d'éloigner le diagnostic de grossesse, doit y faire songer. Lorsque l'on est en présence d'un utérus un peu plus gros qu'à l'état normal, et qui saigne, on doit bien se garder d'y introduire un hystéromètre ou tout autre instrument. Ces pertes du début de la grossesse disparaissent très vite par le repos absolu au lit.

Il n'en est pas de même des *métrorragies* liées à un *avortement*, dont elles constituent généralement le premier symptôme. Un écoulement de sang presque continu, qui persiste chez une femme enceinte, pendant plusieurs jours consécutifs, malgré l'immobilisation absolue au lit, annonce presque toujours une fausse-couche; celle-ci se fait, parfois, sans souffrance, à l'insu de la malade, quand la gestation est très peu avancée.

Aussi les renseignements précis font-ils défaut; les femmes sont d'ailleurs peu portées à en donner, leur conscience n'étant pas toujours tranquille au sujet de ces accidents, et, comme la délivrance est incomplète, les pertes de sang continuent, plus abondantes, plus persistantes, sans être influencées d'une manière sensible par le repos et par les divers traitements médicaux que l'on emploie. Cette situation, chez certaines malades, lorsqu'il n'existe pas d'infection, peut se prolonger pendant plusieurs mois.

En présence de ces hémorragies succédant à un retard des règles, le diagnostic n'offre qu'une seule difficulté, c'est de déterminer si le fœtus est expulsé ou si l'œuf est encore intact dans la cavité utérine. Un examen local minutieux tranchera la question, et, en cas de doute, on prolongera l'observation pendant quelques jours.

Plus rarement les hémorragies consécutives à un accouchement ou à une fausse couche sont dues à la *subinvolution* de l'utérus, qui reste gros, béant, et saigne facilement, bien que sa cavité ne renferme ni débris placentaires, ni membranes. Ces pertes de sang diffèrent, d'ailleurs, des précédentes, en ce qu'elles ne sont pas continues : elles présentent une recrudescence très marquée au moment des règles, puis elles diminuent et finissent même par disparaître sous l'influence du repos.

Les hémorragies ne tiennent généralement pas une place prépondérante dans la symptomatologie des *métrites*.

Dans les formes aiguës, on voit bien des filets de sang mélangés aux sécrétions de l'utérus, en assez grande quantité pour leur donner une coloration rougeâtre, mais il n'y a pas là de véritables pertes de sang.

On décrit cependant des *métrites hémorragiques* que l'on rencontre, de temps à autre, en dehors des rétentions placentaires ou déciduales. Elles appartiennent plutôt aux formes chroniques de l'inflammation utérine, et sont en rapport avec des lésions de la muqueuse qui est épaissie, rugueuse, très vascularisée (*métrites fongueuses ou villeuses*). Les accidents débutent à l'occasion des règles, puis ils se prolongent sous la forme d'un suintement continu, qui présente une recrudescence marquée au moment des époques menstruelles, et tend à augmenter peu à peu.

Dans d'autres cas, la muqueuse reste saine tandis que le parenchyme utérin est épaissi, dur, manifestement augmenté de volume (*hypertrophie scléreuse, métrite parenchymateuse*). Les hémorragies sont plus abondantes que dans les endométrites : elles se présentent surtout sous la forme *ménorragique* plus ou moins prolongée.

Les *fibro-myomes* de l'utérus ont de grandes analogies avec ces utérus scléreux, au point de vue anatomique comme au point de vue clinique. Ils s'annoncent au début par une légère exagération du flux menstruel qui augmente peu à peu, progressivement. A mesure que les malades avancent en âge, la durée et l'abondance des ménorragies s'accentuent au point de constituer une complication grave; elles s'arrêtent de temps à autre pour faire place à une hydrorrhée très prononcée. Ce caractère franchement périodique des pertes, les poussées congestives qui les précèdent, la longue durée des accidents, rendent habituellement assez facile le diagnostic de ees tumeurs, et il suffit d'un examen local pour le confirmer rapidement.

Quelquefois cependant la tumeur fibreuse, très peu développée, profondément située au voisinage de la muqueuse, échappe à l'examen le plus minutieux, l'utérus ne présentant aucune déformation.

Elle se révèle plus tard, lorsqu'après s'être pédiculisée elle tombe dans la cavité utérine, d'où elle est expulsée à la façon d'un polype.

Les tumeurs malignes que l'on observe à la période active de la vie génitale se réduisent à peu près à l'*épithélioma* du col utérin; les *sarcomes* et *épithéliomas cylindriques* du corps de l'organe sont rares.

Dans les formes habituelles du *cancer cervical*, l'hémorragie constitue l'un des premiers symptômes de la maladie. Elle n'a aucun rapport avec les règles, et survient le plus souvent à l'occasion d'un traumatisme, si léger soit-il : l'introduction dans le vagin d'un thermomètre, d'une canule à injection, le coït, provoquent un écoulement de sang. Le toucher médical, même quand il est fait avec précaution, est également suivi d'un suintement sanguin.

Plus tard, à mesure que les bourgeons cancéreux se développent, l'hémorragie devient plus fréquente, elle se produit sous l'influence de la marche, des secousses de la voiture, et, à une période plus avancée, elle apparaît même au lit, dans le repos le plus complet.

L'épithélioma intra-utérin, le sarcome, les tumeurs d'origine placentaire se manifestent par des hémorragies abondantes et prolongées, qui, au début, coïncident avec les règles, et plus tard apparaissent inopinément, sous l'influence des causes les plus banales, ou même sans cause apparente.

Certaines formes de *tuberculose du col utérin*, avec lésions végétantes donnent lieu à des hémorragies analogues à celles du cancer : provoquées tout d'abord par le moindre traumatisme, par le plus léger choc, elles deviennent bientôt continues et de plus en plus abondantes.

Quelquefois les mêmes accidents s'observent au cours de simples *métrites cervicales* avec *hypertrophie scléro-kystique* du col et renversement en ectropion de la muqueuse épaissie, enflammée. Ici, comme dans la tuberculose, on ne peut guère arriver à un diagnostic certain qu'en ayant recours à un examen biopsique.

Les métrorragies ne sont pas toujours liées à des altérations du parenchyme ou de la muqueuse de l'utérus; elles sont souvent causées par des *affections annexielles*.

Les lésions des trompes et des ovaires, les adhérences péritonitiques qui les accompagnent, exercent sur l'ovulation une influence très variable : tantôt elles provoquent une destruction progressive de la glande, aboutissant à l'*aménorrhée* (*hypo-ovarie* de Dalché), tantôt elles entretiennent une *congestion* intense qui accélère le développement des follicules de de Graaf (*hyperovarie* de Dalché) et aboutissent du côté de la muqueuse utérine à un écoulement de sang plus ou moins prolongé.

On les observe non seulement dans les *salpingo-ovarites* aiguës ou subaiguës, mais encore dans les *annexites chroniques*, et même au cours de l'évolution de *tumeurs ovariques : kystes, fibro-sarcomes*, etc., surtout quand il se produit une torsion de leur pédicule.

Ces hémorragies ont habituellement le caractère ménorragique. Elles débutent avec les règles et se renouvellent par poussées subintrantes qui coïncident avec des douleurs lombo-abdominales d'intensité variable. Les commémoratifs les font pressentir; le toucher, combiné au palper abdominal, en révèlent facilement la cause.

Les pertes de sang sont occasionnées, dans maintes circonstances, à tout âge, par des *déplacements de l'utérus :* les ptoses ont à ce point de vue une importance toute particulière : les utérus abaissés donnent lieu fréquemment à des ménorragies, en raison des troubles de la circulation pelvienne qui en résulte.

Les mêmes accidents s'observent dans les *déviations* accentuées de l'utérus et surtout dans les *rétro-déviations*, en raison sans doute de la gêne qu'elles provoquent dans la circulation de l'organe. On en voit des exemples même chez les jeunes filles, et les pertes de sang disparaissent lorsqu'on corrige le déplacement (Dalché).

A mesure que les femmes avancent en âge, les métrorragies deviennent plus fréquentes, et leurs causes sont plus difficiles à préciser : la circulation utérine subit le contre-coup des altérations variées qu'ont pu produire les grossesses, les accouchements, les divers accidents observés pendant la période active des fonctions génitales, en même temps que les modifications de la santé générale et en particulier les troubles de la circulation, varices, artériosclérose, etc.

Les fibromyomes, la sclérose hypertrophique de l'utérus, les varices pelviennes, donnent lieu, au moment de la ménopause, à des pertes de sang fréquentes et prolongées; mais il n'est pas rare d'observer des hémorragies qui ne relèvent d'aucune de ces causes. On les décrit habituellement sous le nom d'*hémorragies de la ménopause*.

Ce sont le plus souvent des ménorragies apparaissant à la suite de fatigues insolites, mais il s'agit parfois d'hémorragies irrégulières, aux allures capricieuses et d'autant plus troublantes que l'on n'en saisit pas l'origine.

Elles reparaissent à de longs intervalles, sans aucune régularité, diminuent peu à peu d'abondance et de fréquence, puis finissent par disparaître.

Ce qui caractérise essentiellement ces hémorragies, c'est qu'elles ne s'accompagnent d'aucun trouble de la santé générale, d'aucune altération locale appréciable. On n'observe à la suite aucun suintement suspect.

Les pertes de sang qui surviennent quelques années après la ménopause ont généralement une signification fâcheuse. Quelquefois, elles sont dues aux mêmes causes que dans la période active de la vie génitale : *varices pelviennes*, *prolapsus* utérin, *endométrite* avec ou sans *productions polypeuses*, etc. L'examen local permettra d'en reconnaître assez promptement l'origine : l'abaissement de l'utérus et des parois vaginales, l'apparence villeuse de la muqueuse, ou sa consistance molle et comme ramollie, la présence d'un polype à l'orifice cervical, et, dans d'autres cas, la coexistence d'hémorrhoïdes, de varices des membres inférieurs, sont de nature à rassurer, et plus d'une fois on a vu des métrorragies de ce genre disparaître d'une manière complète à la suite d'un traitement local approprié : curettage, pansements au chlorure de zinc, relèvement de l'utérus au moyen d'un pessaire ou d'une opération chirurgicale, etc.

Ces cas sont loin d'être les plus fréquents et le souvenir de faits de ce genre n'a servi le plus souvent qu'à endormir la vigilance du médecin.

En général, les *métrorragies des vieilles femmes*[1] sont l'indice de lésions graves, et à ce point de vue, elles méritent, dès l'origine, d'attirer l'attention.

Habituellement elles se montrent sous la forme d'un suintement prolongé, presque continu, d'apparence insignifiante, qui laisse sur le linge une petite tache, jaunâtre ou rouillée, parfois franchement rouge.

Cet écoulement se reproduit chaque jour; il augmente légèrement sous l'influence de la marche, de la fatigue. Il ne s'accompagne d'aucun trouble de la santé générale, d'aucune altération locale appréciable, et on est tenté, au début, de n'y attacher qu'une médiocre importance. Si l'utérus est très fortement fléchi en avant ou en arrière, l'écoulement s'accumule dans sa cavité, et prend la forme intermittente.

L'optimisme s'accentue par la durée même de ce suintement : les semaines et les mois passent, sans apporter de modifications bien sensibles dans l'état général comme dans l'état local; et quand la fétidité de l'écoulement, l'augmentation de volume du corps utérin, donnent l'alarme, il n'est plus temps d'y remédier d'une manière efficace.

Un peu plus tard, on voit apparaître, au cours de ce suintement, de brusques hémorragies d'abondance variable, qui ne durent que quelques heures, et se reproduisent après un intervalle plus ou moins long. On peut même observer ces inondations soudaines dès le début.

Sous quelque aspect qu'elles se présentent, ces pertes doivent inspirer de la méfiance, en raison même de l'absence de lésions qui permettent de les expliquer. Elles sont presque toujours les premiers symptômes d'une tumeur maligne (*épithélioma cylindrique* ou *sarcome*) de la muqueuse du corps utérin.

[1] A. Siredey. Les métrorragies des vieilles femmes. *Journal de Médecine et de Chirurgie pratiques*, 1908.

La constatation de lésions accessoires ne doit pas être considérée comme étant de nature à éloigner toute inquiétude. Il n'est pas rare de rencontrer de vieilles lésions de *métrite cervicale*, de *petits polypes*, dont la présence au museau de tanche n'est nullement incompatible avec l'existence d'un *néoplasme profond*.

En présence de ces hémorragies, on doit, le plus tôt possible, dilater l'utérus pour explorer sa cavité au moyen de l'endoscopie, ou pour procéder à un curettage explorateur, dont les débris, soigneusement examinés au microscope, donneront promptement le diagnostic.

On ne se laissera pas davantage illusionner par l'existence, dans le parenchyme utérin, de tumeurs fibreuses anciennes. Des fibromyomes silencieux depuis longtemps, qui augmentent de volume après la ménopause, ou donnent lieu à des hémorragies, sont suspects de transformation sarcomateuse ou cancéreuse.

Symptômes généraux.

En dehors de cette *triade symptomatique*, on observe chez les malades atteintes d'affections génitales un certain nombre de symptômes accessoires : les uns sont liés à des altérations ou à des troubles fonctionnels d'organes avoisinant l'utérus; les autres se font sentir à distance, dans des appareils éloignés, n'ayant aucune connexité évidente avec l'utérus et ses annexes.

Le retentissement le plus habituel des maladies utéro-annexielles se fait sentir du côté de la vessie et du rectum.

Vessie. — L'irritation produite sur la vessie par les inflammations utérines et péri-utérines, par la pression du corps utérin antéfléchi, antéversé, ou par la pression du col dans la rétroversion, donne lieu souvent à de la dysurie, à des besoins fréquents d'uriner; il en est de même de certains pansements vaginaux trop serrés : ces mêmes causes engendrent parfois du ténesme avec rétention d'urine.

La compression des uretères par des fibromes, ou par des noyaux cancéreux, entraîne l'oligurie ou même l'anurie avec hydronéphrose consécutive.

Parfois, au contraire, de simples polypes uréthraux s'accompagnent de suintements sanguins que les malades attribuent à tort aux voies génitales, ou des fissures de l'urèthre provoquent des spasmes douloureux que l'on confond avec le vulvo-vaginisme.

Tube digestif. — L'utérus rétrodévié, les tumeurs annexielles ou utérines, les exsudats inflammatoires, les brides et adhérences péritonéales, les collections purulentes ou sanguines, qui siègent dans le cul-de-sac de Douglas, provoquent des désordres variés du côté du rectum, depuis la simple sensation de pesanteur, plus ou moins pénible, jusqu'à la compression qui arrête le cours des matières. On observe de faux besoins d'aller à la garde-robe, des sensations de ténesme, souvent même de véritables accidents dysentériformes avec émission de glaires sanguinolentes ou de selles chargées de mucus. Ces phénomènes font prévoir l'ouverture dans le rectum d'un foyer de suppuration pelvienne; ils exigent une prompte intervention si l'on veut éviter des fistules interminables.

Dans les formes chroniques, non suppurées, des maladies génitales, la constipation est presque constante, elle est aggravée par le séjour au lit, et elle retentit bientôt sur les autres parties du tube digestif.

Quelquefois les accidents suivent une marche ascendante : la colite succède à l'inflammation du rectum ou se développe primitivement sous l'influence de la coprostase, puis les fonctions de l'estomac sont à leur tour menacées.

Les troubles gastriques apparaissent aussi d'emblée, sans altération préalable du côlon ou du rectum : tantôt il s'agit de simples vomissements passagers, au cours d'une menstruation douloureuse, ou à la suite d'une exploration intra-utérine; tantôt on observe de la dyspepsie nervo-motrice avec flatulences, puis, à la longue, le séjour prolongé des aliments dans l'estomac dilaté y détermine des fermentations productrices d'acidité, qui entraînent des lésions secondaires de la muqueuse.

Dans les affections aiguës de l'utérus et surtout des annexes, les vomissements sont fréquents au début ; ils sont, en général, l'expression de réactions péritonitiques. Ces accidents durent peu et tombent avec la période aiguë de la maladie.

Enfin, ces phénomènes coïncident parfois avec un relâchement de tous les ligaments fibreux de l'abdomen (Paul Reynier) et l'on voit apparaître des ptoses viscérales multiples : mobilité des reins, abaissement du foie, de l'estomac, entéroptose, etc.

Il est difficile d'interpréter la pathogénie de ces accidents complexes et de faire la part exacte de la prédisposition individuelle, des tares antérieures, des abus thérapeutiques, des altérations primitives du foie et des organes digestifs, etc. Mais il est incontestable que, dans certains cas, les troubles de l'appareil génital ont été les premiers en date ; il est rationnel de considérer ces complications successives comme des phénomènes réflexes, ayant leur point de départ dans l'appareil utéro-ovarien, que sa riche innervation met à la fois en rapport avec le grand sympathique abdominal, par le plexus hypogastrique, et avec la moelle par le nerf honteux interne.

On comprend qu'il puisse s'établir, suivant l'expression pittoresque de A. Mathieu, *un long circuit*, dont la répercussion se fait sentir à la fois sur les viscères abdominaux, ainsi que sur les parois du thorax et de l'abdomen.

Appareil circulatoire. — On ne doit pas oublier, chez les femmes atteintes d'affections génitales, et surtout chez les jeunes filles, l'examen du cœur et des vaisseaux ; certaines ménorragies, certaines congestions utéro-ovariennes, ne reconnaissent pas d'autre cause que des troubles de la circulation générale. Au début, les lésions valvulaires provoquent des pertes de sang ; à une période avancée, elles causent de l'aménorrhée avec phénomènes congestifs assez accentués.

A l'approche de la ménopause, des crises douloureuses, des ménorragies sont parfois en rapport avec des phénomènes d'éréthisme utéro-ovarien imputables à l'hypertension artérielle. On a signalé des hémorragies graves chez des malades présentant des altérations vasculaires consécutives à diverses maladies infectieuses.

On peut observer également des troubles cardio-vasculaires qui sont en rapport avec des affections génitales.

Les désordres cardiaques consistent surtout en des crises de palpitations avec sensation d'étouffement; parfois ce sont des défaillances du cœur[1], avec tendance aux lipothymies, ou même aux syncopes. Ces accidents se rencontrent, en général, dans les affections douloureuses des organes génitaux, en particulier au cours de l'évolution des tumeurs qui se compliquent de petites poussées de péritonite, qui compriment et irritent les nerfs du bassin. Certains petits myomes à évolution pelvienne ont de ces conséquences. La dilatation cardiaque avec gros cœur et tendance à l'hyposystolie se rencontre fréquemment chez les personnes qui ont de gros fibro-myomes. Ce sont également les grosses tumeurs, quelle qu'en soit la nature, qui compriment les veines du bassin et donnent lieu à l'œdème des membres inférieurs. Les phlébites sont fréquentes dans les suites de couche, ainsi que chez les femmes ayant des fibromes volumineux et qui sont épuisées par des hémorragies profuses.

Rein. — L'attention devra également se porter sur les altérations des reins : des ménorragies cèdent quelquefois sous l'influence du régime lacté, chez des albuminuriques. Avec les diverses formes de la néphrite interstitielle, des phénomènes de congestion utérine, des métrorragies peuvent apparaître, en même temps que d'autres troubles viscéraux.

Appareil respiratoire. — Les poumons et les plèvres subissent rarement le contre-coup des affections génitales. On observe cependant des congestions en rapport avec l'hypertension momentanée de l'époque menstruelle, ou avec des excitations génitales intenses. Il en peut résulter, chez les tuberculeuses, des hémoptysies.

On a signalé des embolies pulmonaires consécutives aux phlébites des puerpérales, des fibromateuses, des cancéreuses, et la localisation possible aux poumons de nodules cancéreux provenant de l'utérus ou des annexes.

Les voies respiratoires supérieures sont beaucoup plus fréquemment atteintes : on connaît les changements que produit sur le larynx l'évolution des organes génitaux, les modifications de la voix que déterminent la menstruation, la grossesse.

Les maladies utérines se compliquent souvent d'une toux sèche, quinteuse, signalée jadis par Aran, étudiée depuis par Pozzi et par son élève Muller[2]. La *toux utérine* a pris place, aujourd'hui, dans la séméiologie.

On ne doit pas oublier les rapports qui ont été mentionnés entre la muqueuse nasale et l'appareil génital : la tuméfaction de la muqueuse de Schneider qui accompagnerait les règles ou certaines excitations génitales, l'arrêt des douleurs ou d'hémorragies utérines par des pansements appliqués sur la muqueuse pituitaire (Dalché). L'examen du nez a donc une réelle utilité dans quelques affections génitales des jeunes filles et en particulier dans la dysménorrhée (Bonnier). Quand on voit des accidents du côté des fosses nasales coïncider avec des troubles génitaux, le traitement des lésions rhino-pharyngiennes s'impose.

Peau. — Les divers phénomènes physiologiques ou pathologiques qui se pas-

[1] Mlle Roussel. Troubles sympathiques du cœur dans les maladies de l'utérus. Th. Paris, 1891.

[2] P. Muller. De la toux utérine. Th. Paris, 1887.

sent dans les organes génitaux ont un retentissement marqué sur les téguments, et spécialement sur le visage. ARAN[1] nous a laissé une description impressionnante du *facies utérin* que nombre d'auteurs ont reproduite.

« Le facies utérin consiste dans un aspect particulier et ayant réellement quelque chose de caractéristique. La face est amaigrie, quoique assez souvent à un degré peu considérable ; mais elle est surtout décolorée, d'un blanc sale, ne présentant ni la bouffissure des chlorotiques, ni la teinte des maladies cancéreuses, ni celle qui est liée au ramollissement graisseux du cœur ; elle a un aspect terne, l'œil est languissant, la physionomie est sans expression, avec une teinte jaunâtre particulière : ces caractères n'appartiennent qu'aux formes chroniques et lentes des affections génitales. »

Ces modifications se rencontrent chez des femmes épuisées par de longues souffrances physiques et morales, quand les sécrétions des glandes internes sont profondément altérées, quand des troubles nerveux ont provoqué des désordres dans le tube digestif (stercorémie de BARNES) et dans la plupart des organes de l'économie.

Les réactions, qui se produisent du côté de la peau, sont bien différentes selon les cas. Nous ne citerons que pour mémoire certaines altérations locales, facilement explicables.

Les écoulements prolongés, et particulièrement ceux qui sont de nature blennorrhagique, provoquent souvent des lésions cutanées[1] sur les grandes lèvres et sur la face interne des cuisses : rougeur eczémateuse avec petits éléments lichéniformes qu'augmente le frottement des membres inférieurs, dans la marche, chez les personnes grasses.

Les poussées d'*herpès* (L. BROCQ) sont fréquentes au moment des règles. Leur localisation habituelle sur les grandes ou petites lèvres, sur la partie supérieure et interne des cuisses; semblerait leur assigner, comme aux éruptions précédentes, une cause locale. Mais il n'est pas rare de les voir paraître en des points, que ne souillent pas les sécrétions génitales : sur les fesses, sur l'abdomen, et même dans les régions supérieures du corps : aux joues, aux lèvres, au pourtour du nez, aux oreilles, sur les conjonctives (*conjonctivites phlycténulaires*).

Ces déterminations sont bien en faveur d'une cause générale.

On connaît les taches brunâtres de chloasma (*chloasma uterinum* L. BROCQ) que l'on rencontre sur le visage des femmes enceintes et au cours d'affections chroniques de la matrice.

La puberté exerce une action très marquée sur les follicules pilo-sébacés, dont elle augmente les sécrétions de manière anormale chez les prédisposés de l'un et de l'autre sexe. Cette particularité s'observe surtout chez les jeunes filles dont le visage, le cuir chevelu, sont le siège d'une séborrhée plus ou moins abondante en même temps que les boutons d'acné se développent sur les joues, les ailes du nez, le menton. Cette *acne juvenilis* est manifestement en rapport avec l'évolution pubérale (L. BROCQ) des organes génitaux.

Il est une autre forme d'*acné*, limitée au menton, caractérisée par des nodules profonds, sous-cutanés, ayant une tendance marquée à la suppuration, qui reconnaît presque toujours une origine génitale. Elle coïncide avec des lésions de l'utérus ou des annexes, mais surtout avec les métrites qui s'accompagnent

[1] L. BROCQ. Dermatologie pratique. Paris, 1906.

de catarrhe abondant. Ses recrudescences concordent assez régulièrement avec la menstruation ou avec diverses excitations génitales (L. Brocq).

La *couperose* ou *acné rosacée,* très commune chez les personnes de trente à quarante ans, augmente généralement à l'époque des règles. A mesure que les femmes approchent de la ménopause, elle subit l'influence des bouffées de chaleur qui surviennent à cet âge, et donne, par instants, au visage, des tons cramoisis, qui s'accompagnent de sensations de cuisson assez désagréables. On l'observe principalement chez les arthritiques qui présentent des phénomènes de congestion utéro-ovarienne.

Tous ces accidents cutanés peuvent être exagérés par une prédisposition héréditaire, par un mauvais régime alimentaire, mais leur cause initiale réside dans des troubles angio-névrotiques qui paraissent avoir pour point de départ l'appareil génital.

Système nerveux. — Si le système nerveux est l'intermédiaire habituel entre le foyer morbide initial situé dans les organes génitaux et les divers appareils de l'économie, il subit lui-même de graves atteintes dans ses propres éléments.

Les rameaux du plexus lombaire et du plexus sacré, qui traversent le bassin, se trouvent parfois en contact avec des foyers de suppuration, ou bien ils sont comprimés, étranglés par les exsudats inflammatoires, par les adhérences qui en résultent : d'où la fréquence des *névralgies sciatiques, lombo-abdominales, coccygiennes,* etc.

Ces névralgies sont remarquables par leur longue durée, par leur résistance à la thérapeutique médicale, et même au traitement chirurgical.

On a signalé également des *névralgies intercostales* (Bassereau), des *névralgies faciales* et même des *troubles sensoriels.* Clifton S. Morse[1] a décrit une *asthénopie* d'origine utérine.

Richelot a donné une excellente description de ce qu'il a appelé les « grandes névralgies pelviennes ». Tout en tenant compte des cas où il existe des adhérences et des brides, qui peuvent léser directement les nerfs, il insiste particulièrement sur les formes en apparence spontanées de cette affection, c'est-à-dire celles dans lesquelles on ne constate pas de lésions suffisantes pour les expliquer.

Cependant, à mesure que ces faits sont mieux étudiés, on peut se rendre compte que le nombre des névralgies idiopathiques est de plus en plus restreint. Dans l'immense majorité des cas, ces grandes douleurs à type névralgique sont en rapport avec des lésions utérines et surtout ovariennes, tubaires, ou péritonéales, qui échappent à l'examen clinique le plus minutieux, et quelquefois même à l'exploration faite au cours d'une laparotomie. Il serait excessif d'en conclure que ce sont bien réellement des névralgies *sine materia* : des altérations minimes des ovaires, de simples épaississements péritonéaux, des varices avec poussées congestives, dans certains organismes, peuvent être l'occasion de douleurs répétées et prolongées.

Mais c'est principalement sur le système nerveux central que retentissent, à la longue, les affections utéro-annexielles.

[1] Clifton S. Morse. *New-York Med. Journal,* 1887.

Beaucoup de femmes épuisées par des souffrances continuelles, obsédées par la crainte d'une maladie incurable, ou par la menace perpétuelle d'une opération à laquelle elles ne peuvent se résigner, perdent toute résistance physique et morale ; ces conditions favorisent singulièrement l'apparition des névroses.

Le plus souvent, il en résulte une *dépression nerveuse* qui aboutit bientôt aux diverses variétés de la *neurasthénie*.

On observe chez les unes la forme myélopathique, caractérisée par la généralisation et l'intensité des douleurs ; chez les autres, des phénomènes d'asthénie avec propension à l'immobilité, à l'inertie absolue ; chez d'autres dominent des préoccupations mélancoliques, ayant pour base la nosophobie : elles analysent leurs sensations, les amplifient et sont constamment à la recherche de symptômes nouveaux.

A un degré plus accentué, chez des femmes prédisposées, chargées d'une lourde hérédité, on peut voir apparaître de véritables *vésanies*. Ce ne sont pas les lésions ou les troubles fonctionnels de l'appareil utéro-ovarien qui créent la psychose ; ils lui fournissent simplement l'occasion de se manifester.

Il en est de même de l'*hystérie* que l'on rencontre dans ces conditions, d'ailleurs plus rarement qu'on ne l'a dit, suivant la remarque de Courty.

Quoi qu'il en soit, ces manifestations nerveuses multiformes doivent attirer l'attention du médecin. Si elles coïncident avec la moindre manifestation génitale, elles exigent une exploration minutieuse des organes pelviens, car elles ont une grande importance au point de vue du pronostic et du traitement des affections utéro-annexielles.

EXAMEN DE LA MALADE

Lorsque l'interrogatoire d'une malade fait penser à l'existence d'une maladie génitale, l'examen local s'impose.

Pour avoir toute sa valeur, il doit être aussi complet que possible, et il y a toujours imprudence ou légèreté, de la part d'un médecin, à limiter ses investigations selon la fantaisie des femmes.

Il semble excessif d'insister sur ce point, cependant ce principe général, qui doit s'appliquer à tout examen clinique, est fréquemment oublié dans la pratique gynécologique, et on voit chaque jour des erreurs de diagnostic qui n'ont pas d'autre cause qu'un examen superficiel, insuffisamment approfondi, dans la crainte de gêner les malades.

L'examen local comprend : l'inspection, la palpation de l'abdomen, accompagnée dans certains cas de percussion et d'auscultation, l'inspection des organes génitaux externes, le toucher vaginal et rectal, l'examen au spéculum.

Pour que ces diverses explorations soient pratiquées dans des conditions favorables, il est nécessaire que la femme soit déshabillée et étendue confortablement sur un lit ou sur un meuble spécial, sous un bon éclairage.

L'examen fait à travers les vêtements est toujours illusoire ; même quand ils sont suffisamment dégrafés et relâchés, leur accumulation sur l'abdomen cause quelque gêne. La malade doit se débarrasser au moins des plus encombrants : manteau, robe, corset, pour que le ventre soit facilement accessible au palper.

Inspection.

L'inspection attentive du ventre renseignera au premier coup d'œil, sur l'aspect général de l'abdomen, sur les éruptions, macules, pigmentations, vergetures qui peuvent exister à sa surface.

On découvrira, quelquefois, une roséole syphilitique que rien n'aurait fait soupçonner, ou bien une coloration brunâtre de la ligne blanche qui fera songer à une grossesse.

Les vergetures sont loin d'avoir une signification précise : très communes chez les femmes qui ont eu des enfants, elles peuvent manquer chez celles-ci, tandis qu'on les rencontrera chez des jeunes filles dont le derme aura été brusquement distendu par un embonpoint rapide.

Il n'est pas inutile de rappeler à ce propos que, quelles que soient les constatations faites au moment de l'examen, on doit s'abstenir de toute question, de toute réflexion compromettante, en présence des personnes qui accompagnent la malade.

On observera soigneusement les saillies, les déformations qui seraient de nature à indiquer quelques modifications des viscères abdominaux ou pelviens.

Chez des femmes encore jeunes, la graisse s'accumule parfois, dans l'épaisseur de la paroi, de chaque côté de l'ombilic, de manière à simuler une tumeur : cette cause d'erreur est facile à éviter.

La surcharge graisseuse diffuse de la paroi, la distension de l'estomac et de l'intestin par des gaz, ne permettent pas toujours de relever des indications très précises; mais chez les femmes maigres, on distingue les diverses tumeurs pelviennes qui soulèvent la paroi à l'hypogastre ou à la partie inférieure des fosses iliaques : utérus gravide ou envahi par des myomes, kystes ovariens ou tubaires, etc.

La coloration brunâtre de la ligne blanche, la saillie globuleuse de l'utérus au-dessus de la symphyse pubienne, alors qu'on a pris soin de s'assurer de la vacuité de la vessie, sont souvent les premiers signes qui font soupçonner une grossesse méconnue ou dissimulée.

On ne négligera pas l'inspection des organes génitaux externes, bien que certaines femmes ne l'acceptent qu'avec répugnance, alors qu'elles se prêtent, sans discussion au toucher. Il serait excessif et parfois dangereux pour le médecin de pousser le respect de la pudeur jusqu'à l'omission de cet examen nécessaire. Il n'est pas indifférent pour celui-ci de savoir s'il existe des plaques muqueuses, des suppurations ou d'autres lésions contagieuses qui exigent de sa part quelques précautions. L'habitude du toucher « sous les couvertures », comme l'enseignaient nos ancêtres, a été la cause de plus d'une contagion.

On ne pourrait d'ailleurs, sans inconvénient pour la malade, se priver des renseignements que fournit la vue en pareil cas. Il faut se rendre compte de l'état des grandes et petites lèvres, des anomalies qu'elles présentent, des éruptions ou érosions qui existent à leur surface, des sécrétions qui les souillent, de l'aspect des muqueuses et de la peau, de la résistance du périnée, des déchirures, des fissures ou des tumeurs que l'on rencontre aux orifices, et qui fournissent d'utiles éléments pour le diagnostic. Les affirmations des malades, même intelligentes et cultivées, ne sauraient tenir lieu de constatation.

La conformation des organes génitaux externes est aussi variable que celle des traits du visage : la longueur, le volume des petites lèvres, leur asymétrie, n'ont aucune valeur séméiologique. Il n'en est pas de même de leur apparence plissée, flétrie, qui coïncide presque toujours avec un développement excessif de ces organes et du clitoris; ces déformations sont généralement imputables à des pratiques vicieuses, elles peuvent avoir une certaine valeur quand il existe chez une jeune fille des signes d'infection génitale dont la cause échappe.

La multiplicité des aspects de l'hymen, ne permet pas toujours de constater d'une manière certaine son intégrité ou sa rupture; celle-ci est parfois très peu accentuée et ne laisse qu'une encoche presque insignifiante sur son bord libre. Certains hymens en forme de bourse se plissent et se déplissent dans le sens transversal, permettant, sans se déchirer, l'introduction du doigt.

Au contraire, chez des femmes mariées depuis longtemps, on est surpris de trouver un hymen résistant, dur, qui ne permet même pas d'introduire le petit doigt dans le vagin, soit parce que le coït n'a pas eu lieu, soit parce qu'il est resté purement vestibulaire. Cette dernière particularité n'est d'ailleurs pas incompatible avec une grossesse.

Si du terrain clinique on passe sur le terrain médico-légal, le médecin devra être encore plus attentif, plus circonspect, et ne délivrer un certificat que s'il est absolument certain de ses conclusions.

Quelquefois l'hymen est complètement imperforé et on ne s'en aperçoit qu'aux douleurs, aux phénomènes d'hématométrie ou d'hématocolpos que provoque la première apparition du flux menstruel.

Plus rarement, le vagin fait défaut, par suite d'un arrêt de développement ou d'une soudure cicatricielle. Dans ces cas, la dilatation de l'orifice uréthral peut être une cause d'erreur, si l'on se contente d'un examen superficiel.

Les éruptions de tout genre sont fréquentes ; les unes sont d'origine vénérienne : chancres indurés, chancres mous, chancrelles, condylomes ; mais les autres sont banales : eczéma, herpès, urticaire, aphtes, prurigo, ecthyma, folliculites en nappe ou disséminées, acné, furoncles, anthrax.

On constatera également une pigmentation exagérée des lèvres chez les addisonniennes, des éruptions lichénoïdes à la face interne des cuisses avec pigmentation brunâtre de la peau voisine, lorsqu'il existe des écoulements abondants et prolongés.

On reconnaîtra facilement la coloration violacée ou ardoisée des muqueuses de la vulve et du vagin, dont la coïncidence avec un développement excessif des veines de la vulve, constitue un signe de grossesse.

Les inflammations aiguës de la vulve, du vagin, de l'urèthre, se révéleront par la rougeur diffuse intense des muqueuses, et par le pus blanchâtre ou verdâtre qui s'étale à leur surface.

Lorsque la congestion de ces muqueuses est très violente, elle donne lieu à de petites hémorragies. Il en est de même des polypes que l'on trouve à l'entrée de l'urèthre.

Des fissures siégeant à l'orifice de l'urèthre, à la commissure postérieure de la vulve, ou au niveau des débris caronculaires, expliquent quelquefois d'intolérables douleurs et des crises de contracture.

Les déchirures du périnée, l'affaissement des parois vaginales, entraînant l'abaissement de la vessie et du rectum, se révéleront à première vue ou sous l'influence du moindre effort. Quelquefois même on verra l'utérus faire issue à la vulve, dans le cas de prolapsus accentué ou d'allongement hypertrophique du col.

Palper.

L'exploration manuelle de l'abdomen est d'une importance capitale en gynécologie : pratiquée méthodiquement, elle donne de précieuses indications pour le diagnostic.

La malade doit être étendue sur le dos, dans la position horizontale, sans oreiller, la tête à peine soulevée par le traversin, les bras inertes le long du corps. On peut laisser les membres inférieurs étendus parallèlement, ou dans la position demi-fléchie, les cuisses écartées et reposant sur le plan du lit par leur face externe ; on obtient ainsi un relâchement plus marqué de la paroi abdominale.

Beaucoup de femmes, dès que l'on commence à les examiner, tiennent les bras au-dessus de la tête ; quelques-unes s'efforcent de relever la tête qu'elles fléchissent en avant pour suivre l'examen. Ces deux attitudes doivent être évitées, parce qu'elles ont l'inconvénient de provoquer une certaine tension des muscles abdominaux. On recommandera à la malade de rester immobile, de maintenir sa respiration régulière et aussi profonde que possible.

Deux principaux obstacles s'opposent à la palpation : la surcharge graisseuse de la paroi et les contractions réflexes qui se produisent quelquefois au moindre contact.

Chez les femmes obèses on ne perçoit que très incomplètement les viscères abdominaux, surtout si l'intestin est distendu par des gaz. On peut cependant se rendre compte de la sensibilité des diverses régions, de la contracture partielle des muscles, réaction de défense, qui dénonce souvent des lésions profondes ; et même à travers d'épaisses masses adipeuses, une main exercée percevra quelques modifications des organes sous-jacents.

La contraction des muscles abdominaux se produit en dehors des lésions viscérales sous l'influence de la surexcitation nerveuse. On peut l'éviter, dans une large mesure, en s'entourant de précautions suffisantes pour ménager la sensibilité de la malade. Si l'on a les mains froides, on doit les réchauffer en les plongeant durant quelques minutes dans l'eau chaude, pour éviter à la patiente une impression désagréable qui se traduit généralement par une tension prolongée des muscles abdominaux. Il faut toujours commencer le palper aussi loin que possible des régions douloureuses ; si l'on applique d'emblée la main sur un point très sensible, la douleur provoque un réflexe de défense, qui persistera assez longtemps pour gêner l'examen. Lorsqu'on palpe d'abord les zones saines les malades n'éprouvent aucune sensation désagréable, s'abandonnent plus facilement, et les parois ont moins de tendance à se contracter, même quand on se rapproche du siège du mal.

Il suffit quelquefois d'exercer de petites frictions superficielles pour amener la détente nécessaire à l'examen. Dans les cas où la contracture est tenace, A. Mayor, de Genève, conseille d'étendre un peu de vaseline sur la région que l'on veut explorer et de faire pendant quelques minutes un léger massage qui assouplit promptement les muscles rebelles.

En présence d'une affection génitale, il est donc préférable de commencer le palper dans la région sus-ombilicale. On applique la main droite ou les deux mains à plat sur la peau, et on explore minutieusement toutes les parties sous-jacentes en déprimant la paroi avec les doigts à demi fléchis; on descend ainsi méthodiquement des parties supérieures du ventre vers le bassin.

La direction à donner aux doigts varie suivant la région. Pour examiner les hypocondres, il faut se placer sur le côté du thorax et porter la pulpe des doigts de bas en haut, sous les côtes. Au niveau des flancs, on place une main en arrière, l'autre en avant, de manière à saisir entre les deux mains les parties intermédiaires. C'est ainsi que l'on apprécie le volume du foie, l'augmentation de volume et le déplacement des reins, l'épaississement des côlons, ou leur réplétion par des matières fécales, les diverses tumeurs ou complications inflammatoires qui appartiennent au tube digestif et à ses annexes.

La fosse iliaque droite exige une attention toute particulière : les douleurs qui proviennent de l'appendicite chronique sont souvent prises pour le retentissement éloigné d'une annexite droite. Il n'est d'ailleurs pas rare de voir l'appendicite coïncider avec une affection génitale.

Les irradiations de l'appendicite se font plutôt sentir au niveau de l'ombilic, dans la direction de l'épigastre, vers le flanc; elles descendent aussi le long de la fosse iliaque. Mais c'est toujours un peu en dehors de l'ombilic, au niveau du point de Mac-Burney — à condition toutefois de ne pas lui accorder une précision géométrique — que l'on provoquera la douleur la plus vive. Quelquefois la pression exercée à la partie inférieure de la fosse iliaque, au niveau du flanc droit, à l'épigastre, ou même à la partie supérieure de la fosse iliaque gauche, réveillera la douleur au point de Mac-Burney.

Si l'on perçoit quelque part une grosseur, une tuméfaction anormale, on doit s'efforcer d'en préciser la forme, la consistance, le siège, les connexions avec les organes voisins.

Il est relativement aisé de reconnaître si une masse plus ou moins volumineuse appartient au bassin ou à l'abdomen. Certaines grosses tumeurs ovariennes ou utérines viennent quelquefois affleurer la face inférieure du foie; inversement, un gros foie ptosé, des reins flottants, descendent jusque dans les fosses iliaques et peuvent donner, au premier abord, l'impression de masses pelviennes. Il suffit d'essayer de refouler doucement la tumeur en haut ou en bas pour reconnaître son point d'attache.

En suivant attentivement les contours d'une tumeur génitale, on constatera que, si élevée qu'elle soit dans l'abdomen, elle plonge dans le bassin par son extrémité inférieure. Sa partie supérieure sera presque toujours séparée du foie par une zone de sonorité due à l'interposition d'anses intestinales.

A la partie inférieure du ventre, la main perçoit l'utérus dès qu'il est un peu augmenté de volume ou refoulé en haut et en avant; elle sent également des tumeurs annexielles et même certains empâtements inflammatoires assez étendus.

On ne négligera pas l'exploration des orifices inguinaux et surtout cruraux, dont les hernies causent des douleurs qui peuvent en imposer pour une lésion ovarienne ou tubaire.

Percussion. — On devra souvent recourir à la percussion pour délimiter plus exactement le contour des tumeurs, des empâtements inflammatoires ou des foyers de suppuration, autour desquels les anses intestinales donneront une zone sonore.

La percussion permettra également de reconnaître à leur sonorité les fausses tumeurs que forme parfois l'intestin distendu par des gaz.

Auscultation. — L'auscultation n'aura d'utilité réelle que pour rechercher les battements du cœur fœtal quand on sera en présence d'une tumeur que certaines circonstances pourraient faire confondre avec une grossesse avancée. Cette précaution s'impose en présence des *fibro-myomes* et des *kystes de l'ovaire* qui atteignent ou dépassent la région ombilicale.

Toucher.

Il est indispensable de compléter l'exploration des organes génitaux par l'introduction du doigt dans le vagin ou dans le rectum, pour se rendre compte de l'état des organes profonds.

Toucher vaginal. — Cette manœuvre très simple est loin d'être insignifiante, elle doit être exécutée avec toutes les précautions et les ménagements désirables.

Le contact avec le col utérin d'un doigt souillé d'éléments infectieux pourrait être le point de départ d'accidents graves. On connaît les épidémies de fièvre puerpérale observées dans la clientèle de certains médecins ou sages-femmes avant les découvertes de Pasteur. Ce danger de contagion menace surtout les femmes en couches, mais il existe encore à un faible degré pour les femmes que l'on examine au moment de la menstruation, et dans une moindre mesure même en dehors de cette période.

Quand on vient de donner des soins à une puerpérale infectée, de plonger les mains dans un foyer de suppuration, ou de faire une autopsie, on doit s'abstenir d'un examen de ce genre si l'on n'a pas sous la main des gants de caoutchouc pour prévenir toute contamination.

L'usage des gants de caoutchouc ou des doigtiers de même substance protégeant un, deux ou même trois doigts, se répand d'ailleurs de plus en plus. Nous ne saurions trop, dans l'intérêt des malades aussi bien que dans celui des médecins, en recommander l'emploi, toutes les fois qu'on exécute un toucher vaginal, sans exception.

Dans tous les cas, on se lavera soigneusement les mains ; si l'on a quelque écorchure, au cas où on n'aurait pas à sa disposition de doigtier en caoutchouc, on la protègera en la recouvrant de collodion, puis on enduit de vaseline, d'huile stérilisée, ou de savon, les doigts que l'on veut introduire dans les voies génitales. On peut se servir de la main droite ou gauche, à volonté, suivant l'attitude de la malade et la région à explorer, la main gauche convenant mieux pour l'examen du cul-de-sac gauche, et inversement.

Position de la femme. — Le *décubitus dorsal* est la position généralement adoptée en France pour les examens génitaux. Il semble qu'elle soit à la fois la plus naturelle, la plus commode pour les malades et pour le médecin. C'est celle qui permet le mieux de combiner le palper avec le toucher.

En Angleterre et surtout en Amérique, on a fréquemment recours à d'autres attitudes : le *décubitus latéral* et le *décubitus latéro-abdominal*. Dans les deux cas la femme est couchée sur le côté droit ou gauche, plus souvent sur le côté gauche, cette position se prêtant mieux à une exploration pratiquée à l'aide de la main droite, les genoux sont fléchis à angle droit sur l'abdomen. Les deux positions ne diffèrent que par une inclinaison plus marquée du thorax et de l'abdomen dans la seconde, le bras gauche dégagé, pendant en dehors du lit, le ventre étant tourné du côté du lit sans appuyer sur lui.

Cette position rend plus facile l'examen des régions latérales et postérieures du bassin, elle se prête tout particulièrement à l'emploi des valves de Sims; elle peut rendre des services dans certaines opérations.

La position *genu-pectorale*, la femme reposant sur les genoux, les cuisses fléchies à angle droit sur le bassin, la poitrine étant presque en contact avec le lit, n'est employée que dans des cas très spéciaux, pour explorer quelques détails du vagin, ou pour certaines opérations.

Enfin, il est des cas où il faut pratiquer le toucher *debout* : au début de la grossesse, surtout chez les femmes grasses, on sent mieux la forme et l'augmentation de volume de l'utérus; dans les prolapsus et dans les déviations de l'utérus, cet examen permet d'apprécier plus exactement la situation des organes et de se rendre compte de la gêne qu'ils causent. Aran demandait ce mode d'investigation pour les métrites et pour les lésions peu accentuées des annexes : en soulevant avec le doigt l'utérus ou les annexes malades et en les laissant retomber, on met en évidence, disait-il, des phénomènes douloureux qui échappent si l'on se contente d'une exploration pratiquée dans le décubitus horizontal. Il faisait la même recommandation pour le diagnostic des corps fibreux : l'augmentation du poids de l'utérus est plus facilement perçue dans ces conditions.

La technique est très simple. La femme se tient debout, appuyée contre un meuble, le médecin un genou sur le parquet, ou assis sur un siège bas, pratique le toucher avec les précautions habituelles. On sent plus nettement dans cette attitude, le ballottement du fœtus au cours de la grossesse.

En général, l'examen se fera dans la *position gynécologique*, la femme étant couchée sur le dos, les cuisses écartées et fléchies. Dans certains cas, il est utile d'exagérer cette attitude en lui faisant prendre la *position de la taille* soit au moyen d'un coussin placé sous le siège, soit en lui demandant de maintenir sous les fesses ses poings fermés.

On approche la main de la vulve et on dirige l'index vers la commissure postérieure, en écartant de l'autre main les grandes et les petites lèvres quand elles recouvrent l'orifice, puis on pénètre avec précaution dans la fente vulvaire.

Les principaux obstacles qui s'opposent au toucher ont pu être reconnus à l'inspection de la région. Ce sont : l'intégrité de l'hymen, une violente inflammation de la vulve, une atrésie congénitale ou acquise du canal vulvo-vaginal, et en particulier les cloisonnements que l'on rencontre souvent chez les vieilles femmes.

En présence d'un hymen intact, il est préférable de s'abstenir, sauf urgence absolue. Si l'hymen est souple, extensible, on peut, à la rigueur, sans le déchirer, introduire l'index dans le vagin en demandant à la malade de tenir les cuisses rapprochées pour relâcher, le plus possible, la membrane. Néanmoins, ces tentatives donnent lieu à des récriminations fort ennuyeuses pour le médecin, même quand elles sont peu motivées, aussi est-il préférable dans les conditions ordinaires, de se contenter du toucher rectal.

La sensibilité de la vulve et du vagin, sous l'influence d'une inflammation aiguë, l'atrésie partielle du canal vulvo-vaginal, ne doivent pas être considérées comme des empêchements absolus au toucher. On peut toujours tenter de le pratiquer, en ayant soin de s'arrêter si l'on constate un obstacle que l'on ne saurait franchir, sans risque de déchirure ou de douleurs intolérables pour la malade.

En dehors de toute complication, surtout chez les nullipares, on est souvent arrêté par un spasme involontaire du constricteur de la vulve. Si l'on prétend passer quand même, on fera souffrir la malade, et la contracture s'accentuera, gagnant le releveur de l'anus ; elle comprimera le doigt et apportera une grande gêne à l'examen. Pour éviter cet inconvénient, il faut laisser pendant quelques secondes le doigt à l'entrée de la vulve et ne l'introduire que lorsque le spasme a cédé : la malade ne souffrant pas, s'abandonne avec confiance, l'examen n'en est que plus complet et plus profitable. C'est pour cette même raison qu'il vaut mieux, même chez une multipare, n'introduire qu'un seul doigt en commençant l'exploration, malgré la supériorité du toucher pratiqué au moyen de deux doigts ; il est plus facile de glisser le médius dans le vagin quand les parois sont en plein relâchement. En procédant ainsi, on arrive presque toujours à pratiquer le toucher, même au cours d'une vulvo-vaginite aiguë, si on le juge nécessaire, ou chez des femmes atteintes de vaginisme.

Si l'on doit toujours commencer son exploration par l'introduction de l'index, on devra, toutes les fois que la chose sera possible, pratiquer l'exploration profonde avec l'index et le médius; on a ainsi des sensations beaucoup plus nettes. Le toucher avec trois doigts lorsqu'il est possible, donne des renseignements plus précis encore.

A mesure qu'ils pénètrent dans la cavité vaginale, les doigts en explorent doucement les parois ; ils se rendent compte de leur apparence lisse ou rugueuse, de leur sensibilité, des anomalies qu'elles peuvent présenter : solutions de continuité, cloisons en forme de diaphragmes, quelquefois superposés, petits kystes, tumeurs, infiltrations cancéreuses ou tuberculeuses, etc.

Dans certains cas on perçoit aussi, dès la partie inférieure du vagin, des productions qui se rattachent au col ou au corps utérin : polypes, débris placentaires, caillots fibrineux, etc. On sent très souvent, en arrière, dans le rectum, des amas de matières fécales formant parfois de véritables tumeurs.

Quand on arrive au fond du vagin il faut mouvoir les doigts lentement, avec autant de douceur que de souplesse, car c'est là surtout que l'on rencontre des organes dont la sensibilité est exagérée.

On reconnaît la situation du col, sa forme, sa consistance, l'état des culs-de-sac vaginaux. Dans les conditions normales, le col se rencontre, à une profondeur très variable, dans l'axe du vagin, légèrement incliné en arrière.

Chez les nullipares, il se présente sous l'aspect d'un cône à sommet inférieur, l'orifice est arrondi, punctiforme, ou très légèrement fendu transversalement : il donne une sensation analogue à celle que l'on perçoit en appuyant le doigt à la pointe du nez, dans l'interstice des fibro-cartilages.

Chez les multipares, il est plus ou moins largement fendu et se laisse déprimer davantage par le doigt qui s'enfonce un peu dans l'entrebâillement.

Cette fente transversale s'étend sur les côtés ; tantôt elle bifurque à ses extrémités, envoyant un prolongement en avant et en arrière, tantôt elle s'étale en divers sens, donnant à l'orifice une forme étoilée. Quelquefois elle traverse, sur les côtés, la paroi du col, qu'elle divise en deux lambeaux, l'un antérieur, l'autre postérieur. Ces divers aspects résultent de déchirures qui se sont produites au moment de l'accouchement ; les orifices étoilés, les vastes lacérations du col, ont à ce point de vue une réelle valeur séméiologique ; elles dénoncent un accouchement antérieur.

Il n'en est pas de même des petites fentes transversales que l'on rencontre chez des femmes qui n'ont jamais eu d'enfants, ni de fausses couches ; en revanche, certains cols de multipares se sont rétractés au point de présenter un orifice presque punctiforme.

Chez les nullipares jeunes, le col a une forme conique ; quand l'utérus est incomplètement développé, le col est généralement plus long et recourbé, soit en arrière, soit en avant ; il est de consistance ferme. Après le mariage il prend une forme cylindrique, s'étale transversalement, et il est moins dur ; dès les premières semaines de la grossesse, il présente la mollesse du caoutchouc. Avec la ménopause, il devient plus ferme, en même temps qu'il diminue de volume : il s'atrophie dans tous les sens et au bout de quelques années il fait à peine saillie au fond du vagin.

Le col a pu être modifié par des cautérisations, par des opérations chirurgicales (opération de Schroeder), par le renversement de la muqueuse en dehors, au niveau des lèvres entrebaillées (ectropion), par la formation de brides scléreuses cicatricielles et de petits kystes glandulaires, par la présence de myomes, par des ulcérations ou végétations, qui se développent sur ses lèvres et envahissent les culs-de-sac vaginaux. Les changements de forme s'accompagnent d'ailleurs de changements de consistance.

Dans les vieilles métrites avec renversement des lèvres en dehors et ectropion de la muqueuse, la mollesse du col, au niveau de l'orifice, rappelle presque ce que l'on observe au début de la grossesse. Lorsqu'il existe de la sclérose, à la suite de cautérisations ou au cours de certaines métrites parenchymateuses, la dureté du col augmente ; elle se présente parfois sous la forme de petits noyaux isolés qui font songer au cancer. Cette cause d'erreur est encore plus accentuée quand on se trouve en présence de ces gros cols de métrite chronique, farcis de petits kystes glandulaires qu'entoure une zone de tissu conjonctif enflammé ou sclérosé. La dissémination des lésions, l'infiltration profonde des éléments indurés sont plutôt en faveur de la métrite simple. Les noyaux cancéreux, au début, sont plus localisés, les lésions s'étendent en nappe, sans discontinuité, l'induration de la masse suspecte est plus homogène que dans la métrite ; enfin les bourgeons cancéreux sont friables, ils saignent au moindre contact, ce qui s'observe plus rarement dans la métrite chronique.

Les myomes sont facilement reconnaissables à leur consistance ferme, à leur forme arrondie assez régulière, et à leur inclusion profonde dans le parenchyme cervical.

Le chancre syphilitique, relativement rare, donne, vers un point quelconque du museau de tanche, une sensation assez analogue à celle de l'extrémité du col normal : le godet déprimé du chancre, entouré de son bourrelet induré, apparaît comme la dépression de l'orifice cervical.

On reconnaîtra encore plus facilement les polypes qui font saillie à l'orifice du museau de tanche, et descendent quelquefois assez bas dans le vagin. Les polypes muqueux sont de consistance molle ; ils ont le plus souvent une forme ovalaire ; dans certains cas, ils sont aplatis, effilés, et descendent du col comme une langue de serpent.

L'exploration des culs-de-sac vaginaux est facile : on passera les doigts dans le sillon circulaire qui entoure le col en dirigeant successivement la pulpe vers la surface externe du col et vers les parois pelviennes.

A l'état normal, le cul-de-sac antérieur est beaucoup moins prononcé que le postérieur; ils sont l'un et l'autre lisses et souples. Quand ils sont effacés, remplacés par un bourrelet dur et sensible, on est en présence d'une inflammation péri-utérine diffuse, imputable à une lymphangite, le plus habituellement localisée à un des culs-de-sac latéraux (phlegmon du ligament large). La sensibilité du cul-de-sac antérieur est quelquefois en rapport avec une inflammation de la vessie

La tension du cul-de-sac postérieur, son empâtement œdémateux dénoncent une collection purulente dans le cul-de-sac postérieur.

L'exploration des culs-de-sacs vaginaux nous renseigne sur les altérations du péritoine et des organes juxtaposés à l'utérus.

Les lésions intrinsèques du fond du vagin se limitent à des brides et adhé-

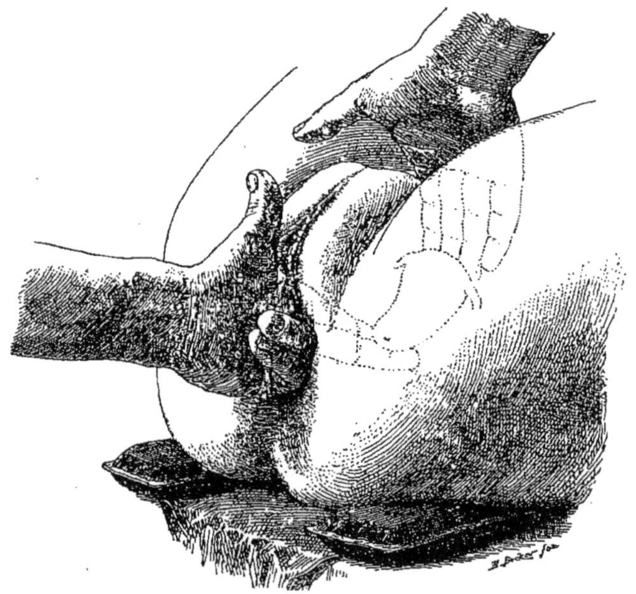

Fig. 47.
Exploration bimanuelle. Toucher vaginal avec deux doigts de la main gauche (Kelly).

rences consécutives à des cautérisations ou périmétrites antérieures, à l'emploi prolongé de pessaires, ou à des infiltrations cancéreuses qui proviennent du col utérin. On sent le col induré jusqu'au sommet du cul-de-sac postérieur, puis l'induration gagne la paroi vaginale, lui enlève toute souplesse, et donne lieu à la formation de petits nodules plus ou moins confluents, bosselés, qui sont assez caractéristiques.

Mais le toucher est surtout important pour l'exploration des organes profonds, inaccessibles à la vue. Il est indispensable de l'associer au palper de l'abdomen, comme le recommandait Aran[1], et comme l'ont fait, depuis long-

[1] Aran. Leçons cliniques sur les maladies de l'utérus et de ses annexes. Paris, 1858.

temps, tous les gynécologues. C'est grâce à cet examen *bimanuel* (Pozzi) que l'on peut se rendre compte de la situation exacte de l'utérus, de son volume, de sa forme, de l'état des organes qui l'entourent : trompes, ovaires, péritoine et tissu cellulaire pelvien.

En même temps qu'un ou deux doigts introduits dans le vagin vont à la recherche du col et des culs-de-sac, on applique une main à plat sur le ventre, les doigts dirigés en haut, et on appuie de haut en bas, en fléchissant légèrement les doigts, de manière à explorer très minutieusement la partie inférieure de l'abdomen et le bassin. Cette manœuvre a pour premier résultat d'abaisser légèrement les organes pelviens et de les rendre plus accessibles au doigt vaginal ; celui-ci leur fournit en même temps un point d'appui, les fixe, permet de les saisir quelquefois entre les deux mains et d'en mieux préciser les contours.

On détermine d'abord la situation exacte de l'utérus. A l'état normal on le trouve sur le prolongement de la courbe à concavité antérieure que décrit le vagin ; il est légèrement antéfléchi et antéversé. Quand la vessie est vide, la main appliquée sur l'abdomen sent le fond de l'utérus un peu en arrière de la symphyse, le col restant dans l'axe du vagin ; on peut le déplacer en avant ou en arrière, l'incliner dans tous les sens. Le corps est-il plus fortement antéfléchi, il s'incurve derrière la symphyse et n'est que faiblement perçu par la main abdominale, tandis que le doigt qui appuie au niveau du cul-de-sac antérieur sent le fond de l'utérus que sépare du col un brusque angle de flexion. La même chose se passe quand l'utérus est fortement fléchi en arrière ; les latéro-flexions sont généralement moins prononcées. Dans ces divers cas, ce n'est pas seulement la rencontre du corps utérin dans l'un ou l'autre des culs-de-sac qui fait faire le diagnostic, mais l'angle de flexion qui ne permet pas de confondre le corps utérin avec une tumeur juxta-utérine.

Au lieu de la flexion, on constate quelquefois la version de l'utérus, celui-ci est en quelque sorte couché avec ou sans flexion, suivant un plan horizontal, le col ayant une direction opposée à celle du corps. Dans les flexions, au contraire, le col peut rester en position normale, être légèrement incliné en sens inverse de l'utérus, ou même, si la flexion est très accentuée, se porter dans la même direction que le corps utérin.

En dehors de ces déviations, on observe des déplacements en masse de l'utérus qui se trouve refoulé en avant, en arrière, sur l'un des côtés, par une tumeur, ou attiré du côté de la lésion par des brides cicatricielles.

En même temps qu'on détermine la situation de l'utérus, on apprécie sa forme, ses dimensions. Lorsqu'il est augmenté de volume, on doit s'assurer s'il est régulier, si sa consistance est modifiée. Un utérus régulièrement globuleux, mou, dépressible, rénitent, fera songer à une grossesse.

Sa consistance ferme, un développement asymétrique, surtout si l'on sent des bosselures à sa surface, donneront plutôt l'idée de fibro-myomes. D'ailleurs la grossesse n'est pas incompatible avec l'existence de tumeurs fibreuses. Dans certains cas, on pourra observer une hypertrophie totale de l'utérus sans myome et sans grossesse.

Lorsqu'on est bien fixé sur la situation et la forme de l'utérus, on détermine plus facilement ce qui appartient aux annexes. Les masses que l'on rencontre au voisinage de l'utérus, dans les culs-de-sac, sont constituées soit par des tumeurs, soit par un empâtement inflammatoire, soit par des collections purulentes ou sanguines.

Dans certains cas, la palpation de l'abdomen est rendue presque impossible à cause de la douleur et de la contracture des muscles qui en est la conséquence. Le doigt vaginal ne perçoit qu'un empâtement diffus au milieu duquel on ne peut guère distinguer que l'utérus absolument immobilisé; tous les organes du bassin semblent soudés les uns aux autres; la moindre pression, le plus léger contact, causent de violentes douleurs. Il s'agit alors d'une inflammation diffuse ayant son point de départ dans l'appareil génital et gagnant les tissus voisins : utérus, trompes, ovaires, péritoine, tissu cellulaire, tout est envahi (*périmétro-salpingite* de Pozzi). Quelquefois les lésions sont localisées à un seul côté, l'utérus étant refoulé du côté sain.

Dans d'autres cas la diffusion des accidents est moindre; les lésions sont limitées aux trompes et aux ovaires, au cul-de-sac péritonéal postérieur, ou au tissu cellulaire pelvien (*salpingo-ovarite, pelvi-péritonite, phlegmon du ligament large lymphangite péri-utérine*), d'un seul côté ou des deux côtés.

Si l'empâtement est bas situé sur les côtés du col, s'il se prolonge vers la paroi pelvienne en formant comme une épaisse cloison tranversale, c'est le tissu cellulaire du ligament large qui est en cause.

Lorsque l'empâtement et la douleur ont un siège plus élevé et que les lésions se prolongent en arrière, formant une tumeur dans le cul-de-sac de Douglas, on songera à une salpingo-ovarite, ce qui est le cas le plus fréquent.

Quand le cul-de-sac postérieur du péritoine est tendu, bombé et fait saillie dans le vagin, présentant une pointe saillante et particulièrement douloureuse, tandis que les régions voisines paraissent œdématiées, on est en présence d'un foyer de suppuration. Sent-on une masse diffuse, qui s'est développée très rapidement, refoulant l'utérus derrière la symphyse, on devra penser à une hématocèle, ou à une vaste suppuration pelvienne, d'après les symptômes concomitants.

Dans les formes chroniques, au lieu de l'empâtement diffus et douloureux que l'on sent au voisinage de l'utérus, on constate de véritables tumeurs, tantôt dures, tantôt rénitentes, de volume très variable, qui occupent le cul-de-sac de Douglas, empiétant notablement sur l'un des culs-de-sac latéraux ou sur les deux, si la lésion est double. Ces tumeurs, généralement formées par des kystes tubaires entourés de fausses membranes et soudés à des ovaires plus ou moins dégénérés, sont juxtaposées à l'utérus, au point, quelquefois, de faire corps avec lui; elles ont d'ailleurs fréquemment contracté des adhérences avec sa face postérieure. On distingue presque toujours un sillon qui les sépare de l'utérus, et les mouvements qu'on lui imprime ne sont pas complètement transmis aux tumeurs.

Quelquefois les altérations sont très limitées et consistent seulement en des brides cicatricielles, reliquats de fausses membranes, qui laissent le cul-de-sac péritonéal postérieur plus épais et moins souple; l'inclusion des ovaires au milieu de ces fausses-membranes provoque de très vives douleurs spontanées et exagérées par la pression.

En dehors même de toute phlegmasie pelvienne, on peut observer des malades qui ressentent dans le ventre des souffrances continuelles exaspérées par la pression à l'union du cul-de-sac postérieur et du cul-de-sac latéral (GALLARD); c'est le point des ovarites chroniques scléro-kystiques.

La grossesse ectopique offrira, au début, des symptômes analogues à ceux des salpingo-ovarites; elle s'en distinguera par son développement régulier, par la vive sensibilité dont elle sera le siège, par l'augmentation concomitante du volume de l'utérus et surtout par la coexistence de signes de grossesse.

Les kystes ovariens se révèlent plutôt par le palper abdominal que par le toucher ; au début cependant, la double exploration est indispensable pour faire reconnaître leur nature et leur origine.

Toucher rectal. — Les rapports anatomiques que présente la dernière portion de l'intestin, avec les organes génitaux de la femme, nous fournissent un autre mode d'exploration qui est loin d'être employé aussi souvent qu'il devrait l'être. Le rectum constitue une voie plus courte, permettant d'examiner avec beaucoup de précision la paroi postérieure de l'utérus et les annexes. Certaines altérations légères des trompes, les ovaires douloureux à petits kystes, sont plus nettement perçus par la voie rectale.

En présence de tumeurs tubaires accolées à l'utérus et que leur consistance ferme ferait prendre pour des fibro-myomes, le *toucher rectal* permet bien mieux que le toucher vaginal, d'en faire le diagnostic.

Enfin, chez les vierges, ce mode d'examen est préférable, puisqu'il permet de respecter l'hymen, et sauf en ce qui concerne les modifications du col, il nous donne tous les renseignements nécessaires sur l'état des annexes et du péritoine pelvien.

Il en est de même quand une violente vulvo-vaginite, des phénomènes de vaginisme ou des brides, empêchent le toucher vaginal.

Dans tous les cas un peu difficiles, on devrait s'imposer comme une règle de tenter un contrôle par le rectum : on y trouverait plus d'une fois de précieuses indications pour le diagnostic.

Si le toucher rectal n'est pas d'un usage plus fréquent, c'est uniquement à cause de la répugnance qu'il inspire aux femmes, et plus encore aux médecins.

La technique en est très simple ; elle exige moins de ménagements que le toucher vaginal : il suffit d'introduire, dans l'anus, le doigt préalablement ganté de caoutchouc, et copieusement vaseliné, en demandant à la malade de faire un effort de défécation ; on pénètre d'emblée dans le rectum et on cherche à aller aussi loin que possible, de manière à examiner la face postérieure et le fond de l'utérus ; on réussit parfois à passer au delà des tumeurs annexielles et on se rend mieux compte de leurs détails.

Sauf le cas d'hémorrhoïdes procidentes ou de fissures anales, cette exploration n'est pas douloureuse, et elle est très bien supportée.

Toucher intra-utérin. — Le toucher intra-utérin rend des services incontestables, mais il ne saurait compter parmi les procédés courants d'examen gynécologique. Il n'est applicable qu'à un petit nombre de cas, puisqu'il exige la dilatation préalable de l'utérus. Or, celle-ci ne se présente, dans la pratique, qu'à la suite de l'accouchement, ou d'une fausse couche de trois mois au moins. Exceptionnellement, on rencontre de gros utérus scléreux ou myomateux dont l'orifice béant permet au doigt de pénétrer dans le col, et quelquefois, presque dans la cavité utérine.

En dehors de ces circonstances, le toucher intra-utérin exige la dilatation lente de l'utérus au moyen de laminaires, d'éponges préparées, ou la dilatation brusque sous chloroforme, à l'aide des bougies d'Hégar.

Mais l'étroitesse du canal cervico-utérin, la rigidité du muscle, qui comprime le doigt et rend les sensations un peu confuses, ne sont pas les seules raisons qui doivent empêcher de recourir d'une façon habituelle à ce mode d'exploration. Il est contre-indiqué dans la pratique surtout parce qu'il expose à l'infection. On ne saurait considérer comme inoffensif le contact avec la muqueuse utérine, du doigt insuffisamment aseptisé, ou du moins souillé des sécrétions que renferment le vagin et la cavité cervicale.

On doit le considérer comme le prélude d'une intervention plus sérieuse, et le faire précéder d'une désinfection aussi complète que possible de la cavité vaginale de la malade et des mains du médecin.

Après avoir placé des valves à l'entrée du vagin, on saisit la lèvre antérieure du col au moyen d'une pince de Museux et on l'abaisse, de manière à permettre au doigt d'atteindre le fond de l'utérus.

On peut reconnaître ainsi la présence de débris placentaires ou de membranes, que l'on enlève séance tenante, diagnostiquer l'existence de myomes sous-muqueux, de polypes muqueux ou fibreux, de végétations épithéliales suspectes, ou d'un simple épaississement velvétique de la muqueuse, et en général, un traitement approprié suivra de près ces constatations : curettage, hystérotomie ou hystérectomie.

Examen au spéculum.

L'emploi du spéculum est le complément nécessaire de la plupart des examens gynécologiques. Il est loin cependant d'avoir la même importance que le toucher et le palper de l'abdomen ; il ne mérite pas toujours la confiance que lui accorde le public.

Il ne fournit, en effet, aucun renseignement sur les affections du corps utérin et des annexes. Son utilité réelle est limitée à l'examen du col et aux pansements que réclament l'utérus ou le vagin.

Le spéculum est connu depuis la plus haute antiquité.

Les Hébreux s'en servaient pour observer les écoulements sanguins du col de la matrice. L'Ecole Hippocratique y avait recours, et on sait qu'on en a trouvé divers modèles dans les ruines de Pompéi.

Guy de Chauliac, dans sa *Grande chirurgie*, décrit un instrument assez compliqué qui réalisait un spéculum trivalve.

Il semblait avoir été oublié par les médecins du XVIIe et du XVIIIe siècle, quand Récamier le remit en honneur au commencement du XIXe siècle et depuis il est resté d'un emploi courant. Le spéculum de Récamier consistait en un *tube cylindro-conique* de métal, de bois ou d'ivoire. Mme La Chapelle y ajouta un embout de bois qui en rendit l'introduction plus facile. Puis apparurent bientôt des perfectionnements : le *spéculum bivalve de* Ricord avec embout, le *spéculum de* Cusco réduit à deux valves en forme de bec de canard, que l'on écarte à volonté. De nombreuses modifications ont été apportées au modèle de Cusco, dans le but de permettre un écartement plus considérable et de faciliter les pansements ou opérations de petite chirurgie : spéculum de Trélat, spéculum de Collin. On a imaginé divers modèles de spéculums à trois valves, celui du

Dr Léon Archambault, a l'avantage de faire porter l'écartement maximum sur le fond du vagin, sans distendre, d'une manière gênante, l'orifice vulvaire.

Tout en conservant la forme du spéculum de Récamier, Fergusson a fait construire un instrument très pratique, en caoutchouc durci, recouvert d'une glace à l'intérieur. L'extrémité taillée en biseau s'introduit facilement dans le vagin, et prend bien le col, en se plaçant dans le cul-de-sac postérieur. Pour le rendre plus aseptisable on construit cet instrument en métal. Son emploi se recommande surtout lorsqu'on veut éviter de traumatiser le col, chez des cancéreuses, par exemple.

En Amérique, on se sert presque exclusivement des valves de Sims qui, plus ou moins modifiées, aplaties, élargies, sont employées aujourd'hui par tous les chirurgiens pour les opérations qui nécessitent la voie vaginale.

Malgré les perfectionnements qu'a subis le spéculum, le modèle de Cusco est encore celui qui est le plus généralement adopté dans notre pays. Il est peu encombrant, facile à nettoyer, bien supporté par les malades, et reste le véritable spéculum de choix pour les examens.

Les spéculums trivalves, et en particulier celui d'Archambault, sont commodes pour les opérations de petite chirurgie que l'on doit exécuter seul : curettage, arrachement de polypes, pansements intra-utérins, etc. Les valves sont préférables lorsque l'on a des aides pour les tenir.

La technique de l'examen au spéculum est très simple et ne demande que quelques précautions élémentaires. Il existe des spéculums de divers calibres, parmi lesquels on doit choisir un modèle approprié à la malade que l'on veut examiner. Une nullipare, à la vulve étroite, supportera difficilement le modèle qui sert communément aux multipares. Lorsque la vulve est irritée, on est obligé de recourir quelquefois au petit spéculum, dit des jeunes filles.

Sauf le cas d'*absolue nécessité*, on doit éviter l'emploi du spéculum chez les vierges. Il existe d'ailleurs, pour elles, des spéculums de très petites dimensions.

L'instrument étant bien et dûment aseptisé par le flambage ou par un séjour de quinze minutes dans l'eau en ébullition, on l'enduit de vaseline, d'huile ou de savon, et on l'applique sur la vulve en tenant les valves parallèles aux lèvres, puis on l'introduit doucement dans cette position, en appuyant sur le périnée.

Le toucher ayant précédé l'emploi de l'instrument, on sait qu'il n'existe aucun obstacle à sa pénétration ; néanmoins on est souvent arrêté, dès l'entrée, par un spasme du constricteur de la vulve, qui se dissipe au bout de quelques secondes ; il est préférable d'attendre cette détente pour glisser l'instrument à travers la fente vulvaire, puis on lui fait exécuter un quart de cercle pour ramener les valves parallèlement à la paroi antérieure et à la paroi postérieure du vagin.

On l'enfonce doucement pour atteindre le col, puis on écarte, avec précaution, les valves de manière à saisir le col sans exercer de traumatisme à sa surface.

A mesure que l'on introduit l'instrument en déplissant la muqueuse du vagin, on en distingue la coloration rosée uniforme, qui caractérise l'état normal, la teinte rouge et l'aspect granuleux des vaginites chroniques, les ulcérations, les petits kystes, etc., qui peuvent exister sur ses parois. Parfois la muqueuse, dans son ensemble, a une apparence normale, et on constate au niveau du cul-de-sac postérieur une rougeur très vive avec un aspect granuleux : c'est le dernier refuge des vaginites blennorrhagiques.

Il n'est pas toujours facile d'arriver sur le col. Lorsque le vagin est très profond, le spéculum n'est pas assez long pour l'atteindre, et il faut avoir recours à des valves ou à un spéculum de forme plus allongée.

Quand l'utérus est fortement dévié, on a quelque peine à découvrir le col, même quand le toucher a permis de déterminer exactement sa situation.

Lorsqu'il est refoulé en antéposition, par un épanchement ou par une tumeur occupant le cul-de-sac de Douglas, les valves du spéculum n'arrivent pas à le saisir derrière la symphyse. Il en est de même dans les antéversions ou rétroflexions très prononcées; non seulement le col est fortement reporté en avant ou en arrière, mais il a une direction horizontale qui le rend très peu accessible au spéculum ou aux valves.

Quand le spéculum a bien saisi le col, la traction que les valves exercent de dedans en dehors sur les parois du vagin tend à écarter les lèvres, de sorte que les phénomènes d'*ectropion* paraissent toujours plus accentués à la vue qu'au toucher.

En ce qui concerne l'état du col, les renseignements fournis par l'inspection directe ont une grande importance; au premier coup d'œil on se rend compte de sa forme, de son volume, de l'aspect clair, limpide, sanguinolent, muco-purulent ou purulent, des sécrétions qui le baignent.

Chez les vierges, le col a une forme conique; il s'étale et présente un aspect cylindrique après le mariage. Sa couleur est généralement rosée, elle devient d'un rouge vif allant jusqu'au pourpre, quelques jours avant les règles ou quand il survient une poussée congestive intense d'ordre pathologique. Chez les femmes grosses, il prend une teinte violacée, que l'on retrouve du reste sur la plupart des muqueuses génitales.

A l'état normal il existe toujours à l'orifice du museau de tanche une goutte de mucus transparent épais, qui s'exagère au cours de la grossesse : c'est le bouchon muqueux du col qui semble jouer un rôle de défense contre les invasions microbiennes.

Au cours des métrites cervicales, quelle qu'en soit la nature, les sécrétions glandulaires sont très accentuées, et l'on voit s'écouler du col de grosses glaires adhérentes tantôt claires, tantôt jaunâtres, ou parfois franchement purulentes.

Chez les nullipares, ces mucosités s'accumulent dans le col, le distendent et lui donnent un renflement en forme de barillet que Bouilly considérait comme étant presque caractéristique de la *cervicite blennorrhagique*. L'orifice, dans ce cas, est entouré d'un petit bourrelet rougeâtre.

Chez les multipares, on constate les déchirures et les déformations qu'il a subies, la rougeur, l'épaississement, la procidence de la muqueuse enflammée. Quelquefois les lèvres, largement écartées par une ou deux déchirures latérales, laissent voir une très large surface de muqueuse qui forme une bordure complète autour de l'orifice (*ectropion, fausse ulcération*). La surface externe du museau de tanche est souvent remplie de *petits kystes*; les uns, superficiels, apparaissent sous la forme de grains opalins et jaunâtres que l'on a comparés maintes fois à des boutons d'acné et d'où la moindre piqûre fait sourdre de grosses gouttelettes de mucus citrin ou de muco-pus, absolument analogue à celui qui s'écoule par l'orifice.

Quelquefois on distingue un ou plusieurs petits polypes qui tendent à descendre dans le vagin ; leur coloration d'un rouge vif tranche sur la muqueuse rosée du col.

On rencontre aussi de véritables *ulcérations*, bien différentes des pseudo-ulcérations que forme la muqueuse hypertrophiée, en ectropion : elles siègent sur un point quelconque du museau de tanche, à une petite distance de l'orifice, ou même sur un de ses bords. Quelques-unes de ces ulcérations appartiennent à la syphilis, ce sont des chancres indurés ou des plaques muqueuses, reconnaissables à leurs caractères classiques : érosion en godet avec bords indurés pour les uns, érosion arrondie régulière avec fond boursoufflé pour les autres.

Mais on y voit aussi des ulcérations simples, résultant de traumatismes ou de cautérisations, quelques-unes indépendantes de ces causes, et dont l'origine est assez obscure.

Il est plus rare d'observer des *lésions tuberculeuses*, tantôt sous la forme ulcéreuse, avec de petits grains jaunes dans le voisinage, tantôt sous la forme végétante, simulant certaines productions cancéreuses dont elles diffèrent seulement par leur mollesse.

Le *cancer* du col se montre sous des aspects très variables : au début, on voit tantôt une petite ulcération rouge peu étendue, sur laquelle on distingue des bourgeons saillants, qui saignent au moindre contact; tantôt de petits nodules qui soulèvent en une région très limitée une muqueuse violacée sur un col dont toutes les autres régions sont saines; dans les périodes avancées, les lésions prennent la forme végétante en chou-fleur, ou la forme ulcéreuse, creusant le col en entonnoir, en même temps que les tissus cancéreux infiltrent la paroi du vagin qui perd toute son élasticité et, se laissant déchirer par le doigt, par le spéculum, saigne abondamment.

Dans les *sarcomes* du col, la tumeur se développe rapidement en descendant dans la cavité vaginale sous la forme de masses blanchâtres, rosées, plus ou moins lobulées.

Hystéroscopie. Endoscopie utérine.

Depuis longtemps on a cherché à explorer directement la cavité utérine au moyen d'instruments qui permettraient d'éclairer la muqueuse.

On eut recours tout d'abord à des spéculums intra utérins. On imagina des tubes cylindriques dont l'extrémité était arrondie ou taillée en biseau, une pince dont les mors étaient remplacés par une sorte de petit spéculum en miniature, et l'on pouvait écarter ou rapprocher les valves, en manœuvrant les branches de la pince.

Ces instruments ne montraient que de très petits coins de la muqueuse utérine, aussi mal éclairés que possible, et sur lesquels on ne distinguait rien de net.

On voulut alors appliquer à l'utérus le procédé qu'employait Désormeaux pour l'éclairage de la vessie : hystéroscopie à éclairage externe. (Pantaleoni de Marseille, 1869). Des essais analogues de Le Blond, Blumm, Blondel, Pichevin, n'eurent pas grand succès et firent abandonner la méthode. Clado[1] fut plus heureux : en perfectionnant l'instrumentation, les appareils d'éclairage externe, il obtint des résultats appréciables.

[1] Duplay et Clado. Traité d'hystéroscopie. Paris, 1898.

Plus récemment, Judet (1905), puis Charles David[1] entreprirent de nouvelles recherches, basées sur l'*hystéroscopie* à éclairage interne, qui ont eu un réel succès. David a pu, à l'aide d'une lampe analogue à celle employée par Luys et par Cathelin, pour l'examen de la vessie, explorer la muqueuse utérine chez plusieurs malades, et appuyer sur l'examen direct des lésions le diagnostic et le traitement de certaines affections.

Ces essais sont encore très récents, mais ils permettent d'espérer que cette nouvelle méthode pourra rendre de notables services.

Elle exige une asepsie soigneuse de la région, et la dilatation préalable de l'utérus à l'aide de laminaires. L'introduction du tube se fait facilement sans douleur, après un attouchement avec une solution de cocaïne à 1/20e, mais l'examen est souvent gêné par le sang qui s'écoule de la muqueuse et s'étale à sa surface. On obvie à cet inconvénient en ajoutant à la cocaïne un peu d'adrénaline (solution au 1/1000e).

Cathétérisme de l'utérus.

Le cathétérisme de l'utérus avait été déjà préconisé par Levret, mais c'est surtout Huguier qui l'a vulgarisé, il y a un demi-siècle. Il consiste à introduire dans la cavité utérine un *hystéromètre*, sonde en métal souple ou rigide, graduée en centimètres, qui permet de se renseigner sur la perméabilité du canal cervico-utérin, sur les dimensions de la cavité utérine et sur sa direction exacte.

A défaut d'*hystéromètre* en métal une *bougie en gomme* n° 10 à 15, identique à celles qui servent au cathétérisme de l'urèthre, plus souple que l'hystéromètre commun, peut rendre les plus grands services. Elle lui est même parfois préférable.

Cet examen est très utile chez les femmes stériles et chez les dysménorrhéiques ; il permet de constater s'il existe une atrésie plus ou moins prononcée du canal cervico-utérin. Il nous renseigne sur les dimensions quelquefois considérables que peut atteindre la cavité utérine chez les femmes qui ont des myomes ou qui présentent une hypertrophie en masse (utérus géants).

Enfin, il est surtout utile pour préciser la situation de l'utérus quand celui-ci, dévié ou non, se trouve intimement uni à des tumeurs, myomes, salpingo-ovarites, qui semblent faire corps avec lui, et dont il est difficile de le distinguer.

L'emploi de l'hystéromètre est facile : il suffit de stériliser l'instrument, de procéder à un nettoyage aussi complet que possible de la cavité vaginale, et du col utérin, puis de l'introduire dans l'orifice cervical, très doucement, avec précaution, en se laissant en quelque sorte guider par lui.

Un curseur amené au contact du col ou une pince maintenue à ce niveau pendant qu'on retire l'instrument, permettent de fixer les dimensions obtenues.

Cependant, nous ne saurions trop insister sur les dangers que présente l'emploi de l'hystéromètre. Malgré les précautions rigoureuses que l'on prend pour assurer l'asepsie, on risque de porter dans la cavité utérine les germes pathogènes que l'on rencontre à l'entrée du col, et de provoquer l'infection des organes profonds. Mal dirigé, par une main un peu rude, l'instrument peut déchirer la muqueuse, perforer même un utérus dont les parois ont subi la dégénérescence

[1] Ch. David. L'Endoscopie utérine. Th. Paris, 1908.

granulo-graisseuse, comme on en rencontre chez certaines puerpérales infectées.

Sans s'appesantir sur des complications aussi graves et d'ailleurs exceptionnelles, on peut dire que l'introduction de l'hystéromètre cause souvent une assez vive douleur, lorsqu'on franchit l'isthme, et laisse à sa suite des coliques qui peuvent persister pendant quelque temps avec ou sans un léger suintement sanguin.

Le plus sérieux inconvénient de l'hystéromètre, c'est qu'il est souvent la cause inconsciente d'avortements. On ne doit jamais l'employer loin de la menstruation, parce qu'on doit toujours penser à la possibilité d'un début de grossesse qu'un traumatisme de ce genre risquerait fort d'enrayer. On n'oubliera pas que certaines femmes trompent sur la date de la menstruation, et cherchent à dissimuler une grossesse qui ne fait déjà plus de doute pour elles. Quelques-unes demandent instamment qu'on leur introduise une sonde ou qu'on leur fasse une cautérisation pour faire disparaître les malaises dont elles se plaignent : c'est de celles-là surtout qu'il faut se méfier, car elles sont à la recherche de manœuvres qu'elles n'osent pas solliciter franchement.

Aussi l'hystéromètre ne doit-il être employé que très rarement, quand on a pris des précautions suffisantes pour avoir la certitude que son introduction sera sans danger.

CHAPITRE II

THÉRAPEUTIQUE GÉNÉRALE DES AFFECTIONS GÉNITALES DE LA FEMME

La thérapeutique des *maladies génitales* de la femme est assez compliquée : elle exige des soins locaux qui varient avec chacun des organes et des soins généraux, communs à la plupart de ces affections.

Certains symptômes tels que la *douleur*, les *hémorragies*, qui se rencontrent dans un grand nombre de maladies utéro-annexielles, réclament à peu près le même traitement, quel que soit leur point de départ.

Enfin, quelques pratiques banales : irrigations vaginales ou rectales, hydrothérapie, électricité, massage, etc... sont applicables à des cas très variés.

Ces considérations motivent suffisamment une étude d'ensemble des divers procédés employés dans la thérapeutique gynécologique et des indications qui en règlent le choix.

Repos. — Le repos au lit constitue l'un des éléments essentiels du traitement dans un grand nombre d'affections génitales. Il s'impose non seulement lorsqu'on est en présence de *réactions péritoniques*, d'*hémorragies* ayant un caractère grave, mais même quand il s'agit de *douleurs vives* ou *persistantes* sans aucune menace du côté de la séreuse abdominale.

Pour être efficace, le repos doit être rigoureusement observé, dans le décubitus horizontal, la malade étant étendue la tête légèrement relevée sur un traversin ou sur un petit oreiller, le thorax et l'abdomen restant sensiblement sur le même plan. On interdira tout mouvement, et surtout les déplacements du thorax, les efforts des bras, qui, tendant toujours à refouler du côté du bassin les viscères abdominaux, augmentent ainsi la douleur et la congestion.

Beaucoup de femmes ne bénéficient pas du repos comme elles devraient le faire, parce qu'elles ne l'observent que très incomplètement. C'est un détail qui exige de la part du médecin une surveillance attentive et minutieuse.

Lorsque la douleur est un peu atténuée, on cède trop facilement au désir que manifestent les malades de remplacer le lit par la chaise longue. Celle-ci est un prétexte à mobilisation continue, elle ne convient qu'à la période de convalescence : dès qu'une malade quitte le lit, elle échappe à la surveillance du médecin.

Applications froides. — *Glace.* — Dans les formes aiguës des affections utéro-annexielles, les applications de glace sur l'abdomen rendent de grands services. Elles sont surtout indiquées lorsqu'il existe de vives douleurs avec réactions péritonitiques, que celles-ci soient le résultat d'infections annexielles ou de violentes poussées congestives. On s'en servait également beaucoup autrefois contre les hémorragies profuses ; en tout cas la coïncidence des règles ne doit pas en faire rejeter l'emploi. Les applications de glace sont généralement bien supportées, sauf chez quelques rhumatisantes, dont les articulations et les téguments sont désagréablement impressionnés par le froid.

L'effet de la réfrigération sera d'autant plus accentué qu'on la fera porter sur une plus grande étendue de la paroi abdominale. La meilleure manière de la réaliser consiste à appliquer sur le ventre un ou deux sacs de caoutchouc, de forme plate que l'on remplit de glace cassée en menus morceaux, et qu'on sépare de la peau par une flanelle. Si l'on n'a pas de sacs de caoutchouc on peut les remplacer par des vessies de porc, à défaut de celles-ci, on mélange avec du son ou de la sciure de bois de petits morceaux de glace dont on fait de larges cataplasmes.

La glace doit être renouvelée avant que sa fusion soit complète, c'est-à-dire environ toutes les trois heures.

Ce traitement a une action très rapide sur les douleurs : il apaise en quelques heures les réactions péritonitiques, mais son usage doit être prolongé pendant plusieurs jours si l'on veut obtenir des résultats durables.

Compresses humides froides. — Les applications de compresses humides froides sur le ventre ont une réelle utilité, mais elles conviennent plutôt aux formes chroniques qu'aux variétés aiguës des maladies utéro-annexielles. Elles visent à décongestionner l'utérus et les ovaires, mais elles ont peu d'action sur la douleur et ne sauraient remplacer la glace.

On peut les employer d'une façon prolongée pour combattre les processus congestifs qui précèdent la ménopause. On fait mettre chaque soir sur le ventre, pendant une heure ou une heure et demie, des compresses de tarlatane de 12 à 16 épaisseurs, bien imbibées d'eau froide, légèrement exprimées, et recouvertes de taffetas gommé, le tout maintenu par une bande de crépon.

Dans certains cas on peut maintenir ce pansement d'une manière prolongée, mais on doit avoir soin de rafraîchir les compresses toutes les demi-heures.

Ces applications froides font partie du traitement institué dans les stations salines. On se sert dans ce cas d'eau à laquelle on ajoute une proportion plus ou moins forte d'eaux-mères (Salies, Biarritz, Salins, Salins-Moutiers, etc.). On peut renouveler ces pansements hors de la station, pendant un temps assez long ; ils ont souvent une influence très favorable sur les congestions qui se produisent au cours de l'évolution des corps fibreux.

Les eaux salines ont quelquefois une action irritante sur la peau, elles exigent à ce point de vue une surveillance attentive qui permettra de réduire les doses dans de justes proportions.

Applications chaudes. — Bien inférieures à la réfrigération quand il s'agit d'affections aiguës, en particulier de réactions péritonitiques au cours d'infections utéro-annexielles, les applications chaudes reprennent l'avantage dans les formes chroniques de ces maladies, surtout en présence des douleurs résultant de troubles circulatoires ou nerveux comme on en observe dans la congestion utéro-ovarienne, menstruelle ou intermenstruelle, des neuro-arthritiques, ou des malades présentant des adhérences pelviennes, des névralgies, etc.

La forme la plus habituellement usitée est celle des pansements humides, faits, soit au moyen de cataplasmes chauds de farine de lin, de fucus, etc., soit au moyen de compresses de tarlatane de 16 à 20 épaisseurs, bien imbibées d'eau bouillie et légèrement exprimées. Cataplasmes ou compresses doivent être appliqués très chauds, recouverts d'une couche d'ouate non hydrophile ; le tout sera maintenu par une bande de flanelle ou de crépon, suffisamment serrée, pour empêcher le pansement de glisser. Lorsqu'il est bien fait, ce pansement peut rester en place, humide et chaud, pendant douze ou quinze heures. En général, il est moins désagréable aux malades que les applications froides, il cause moins de dérangement et produit un effet sédatif très marqué. Aussi est-il de tous ces procédés celui dont on peut le plus facilement laisser la libre disposition aux malades.

On a préconisé également la chaleur sèche : sous forme de serviettes chaudes, fers chauds, sachets de sable chaud, sachets d'eau chaude. Outre les poches de caoutchouc, il existe des plaques creuses très légères, en aluminium, qui renferment de l'eau chaude et peuvent s'appliquer exactement sur le corps ; enfin, on a fabriqué d'ingénieux appareils flexibles, composés de tubes renfermant des cristaux d'acétate de soude ou de potasse qui conservent très longtemps la chaleur après quelques minutes d'immersion dans l'eau bouillante.

Ces divers procédés sont loin de rendre autant de services que les pansements humides chauds, dont ils ne sauraient avoir l'action résolutive. Ils ont une efficacité réelle dans les névralgies pelviennes, dans les douleurs vagues, sans localisation précise, que laissent des adhérences, des déplacements.

Ceintures. — Dans la convalescence des affections génitales il est souvent utile de prescrire l'emploi d'une ceinture qui soutient les viscères abdominaux et diminue leur pression sur la région pelvienne. Mais c'est un mode de traitement dont on a singulièrement abusé. Les femmes jeunes et surtout les nullipares qui ont une paroi abdominale ferme et résistante, peuvent se passer de ce soutien qui n'aurait aucune influence sur la métrite. Les multipares aux parois relâchées en éprouveront au contraire un grand soulagement. Il en est de même, d'ailleurs, pour toutes les femmes, quel que soit leur âge, qui ont de la tendance aux ptoses viscérales, ou pour les obèses présentant des phénomènes de congestion pelvienne. Non seulement la ceinture satisfait la coquetterie de ces malades en diminuant la saillie de leur abdomen, mais elle facilite la marche et aide à régulariser la circulation pelvienne. Le choix de la ceinture est essentiellement subordonné aux conditions individuelles ; la sangle de Glénard, plus ou moins modifiée est en général préférable aux ceintures qui prennent leur point d'appui au-dessus des hanches, relèvent bien la paroi, mais n'ont aucune action sur la masse des viscères abdominaux. Quelques femmes sont réellement soulagées par l'application d'une simple bande de crêpe Velpeau.

Injections vaginales. — Journellement employées dans un but thérapeutique, prophylactique ou autre, les irrigations vaginales ne sont pas seulement un mode de traitement, elles font partie de la toilette féminine. Il s'en faut cependant que leur usage soit réglé d'une manière judicieuse ; elles sont loin de réaliser, dans les conditions où elles sont pratiquées habituellement, tous les avantages que l'on peut en attendre, et J.-L. Championnière [1] a très judicieusement signalé leurs inconvénients : elles sont souvent une cause d'infection.

La plupart des femmes n'observent à ce propos aucune des précautions qu'impose l'hygiène. Elles se servent d'une eau quelconque, dont la température varie d'un jour à l'autre selon les circonstances : la canule, le récipient, sont souillés par des poussières et par le contact d'objets malpropres. L'attitude de la femme, la pression, varient au hasard de l'installation. On ajoute à l'eau des substances odorantes empruntées au cabinet de toilette, d'après les préférences individuelles, ou des préparations microbicides complexes, mal définies dont on trouve l'indication à la quatrième page des journaux.

Les prescriptions médicales, quoique plus respectueuses de l'hygiène, ne s'appuient pas toujours sur des considérations très rationnelles.

Jadis on conseillait les injections froides (Gallard) ; puis, après avoir constaté les excellents effets de l'eau chaude à 48° ou 50° sur les hémorragies utérines consécutives aux accouchements, on en a généralisé l'emploi non seulement contre l'hyperémie utéro-ovarienne, mais contre les troubles sécrétoires les plus modérés, et par un entraînement comme en crée la mode, certaines femmes font couramment des injections à 50-52°. Cette pratique est d'ailleurs très souvent la cause de véritables *brûlures* du vagin, ou du col utérin, dont on voit les muqueuses rouges, tuméfiées, présenter une desquamation très active en même temps qu'elles sont le siège d'une sensibilité exagérée.

En réalité, on ne saurait imposer une formule uniforme, réglant toutes les injections : la quantité du liquide à injecter, sa température, sa composition, varieront suivant les circonstances, mais les indications de la technique restent sensiblement les mêmes dans tous les cas.

Les injections doivent toujours être faites avec une propreté minutieuse : la canule, le vase, qui contient le liquide, seront lavés à l'eau bouillie et soigneusement gardés à l'abri des poussières. Il est préférable de maintenir en permanence la canule dans une solution antiseptique (sublimé à 1/1000e, ou acide phé-

[1] L. Championnière. *Presse médicale*, 1902.

nique à 1/20e), puis on la passe dans l'eau bouillie avant de l'introduire dans le vagin.

La femme se placera dans la position horizontale, sur un meuble approprié (banquette munie d'un bidet) ou sur un lit. Il suffit, dans ce dernier cas, de garnir le lit d'une toile de caoutchouc dont une des extrémités est fixée à la partie moyenne du lit par des épingles anglaises, l'autre extrémité plongeant dans un seau de toilette, les bords légèrement relevés de manière à réaliser autant que possible une gouttière qui va du lit au seau. Des chaises sont placées de chaque côté de celui-ci; la malade se couche en travers, sur la toile de caoutchouc, le siège dépassant légèrement le bord du lit, les pieds appuyés sur les chaises, les cuisses écartées. Après avoir lavé la vulve à l'eau bouillie et au savon, on introduit la canule dans le vagin, et le liquide injecté dans ces conditions s'écoule en totalité dans le seau.

La pression doit être modérée et régulière, de manière à éviter tout choc violent sur l'utérus ou sur les culs-de-sac vaginaux. Sauf indication spéciale, on fixera le récipient contre un mur, ou sur un meuble, à 40 ou 50 centimètres du plan du lit. Ces réservoirs d'où l'eau, s'écoule sous l'influence des simples lois de la pesanteur, sont préférables aux appareils à propulsion. On se servira de canules à plusieurs orifices, en verre, en caoutchouc souple ou en métal, facilement stérilisables.

Lorsqu'il n'existe aucune sensibilité anormale de l'utérus, du vagin ou du péritoine, il y a intérêt à s'opposer, avec la main, à la sortie du liquide, pour distendre les culs-de-sac vaginaux et faciliter le nettoyage des débris épithéliaux ou des petits caillots de sang qui peuvent y séjourner.

Chez la femme saine, les injections ne sont pas indispensables et J.-L. CHAMPIONNIÈRE voit, non sans raison peut-être, dans l'abus qu'on en fait, une cause d'infécondité. Il est utile, cependant, d'y recourir de temps à autre, surtout après les règles.

Ces injections deviennent nécessaires lorsqu'il existe de l'hypersécrétion cervicale ou une desquamation exagérée de l'épithélium du vagin. Ici, comme dans le cas précédent, il n'est pas besoin d'employer une grande quantité de liquide: un litre, un litre et demi, deux litres par jour, au plus, suffisent pour déterger la muqueuse du vagin et du museau de tanche. On se servira d'eau qui aura bouilli quinze minutes au moins. L'eau pure exerce une action destructive sur les cellules épithéliales, aussi est-il préférable de rendre le liquide *isotonique*, en ajoutant à l'eau 7 grammes de chlorure de sodium par litre, en même temps qu'une substance alcaline (borate de soude ou bicarbonate de soude, 10 à 12 grammes par litre, ou bien encore, liqueur de Labarraque, une cuillerée à soupe) pour faciliter la dissolution ou tout au moins la désagrégation du mucus et des débris épithéliaux.

Les troubles vasculaires, résultant soit de congestion sèche avec éréthisme utéro-annexiel, soit de congestion hémorragique avec perte de sang, nécessitent d'abondantes et de fréquentes injections.

Contre les phénomènes congestifs, des irrigations de 2 à 4 litres, renouvelées trois ou quatre fois par jour, auront les plus heureux effets. On emploiera de préférence des décoctions émollientes (de racines de guimauve, de fleurs de sureau, de têtes de pavot), que l'on rendra isotoniques et alcalines. On a beaucoup plaisanté les anciens dont toute la thérapeutique gynécologique consistait à discerner les plantes dont les décoctions devaient être choisies pour tel ou tel cas particulier, et beaucoup de médecins accueillent avec un scepticisme méprisant ces pratiques qui ont à leurs yeux un caractère archaïque. Il n'en est pas moins vrai que les décoctions végétales nous offrent une véritable gamme de préparations émollientes ou astringentes dont l'action n'est pas moins bienfaisante pour les muqueuses que pour la peau. Les décoctions de graines de lin, de racines de guimauve, renferment une substance mucilagineuse sensiblement plus adoucissante que les solutions isotoniques et alcalines d'ordre purement chimique; celles de fleurs de camomille, de roses, sont légèrement astringentes; celles de feuilles de morelle ou d'eucalyptus le sont davantage, et celles de feuilles de noyer ou d'écorce de chêne le sont beaucoup plus en raison du tanin qu'elles renferment. Ces décoctions doivent être préparées au moment de s'en servir et refroidies dans le vase où elles auront bouilli.

La température du liquide injecté est loin d'être indifférente; elle doit d'ailleurs varier non seulement selon les diverses affections que l'on veut combattre, mais encore d'après les réactions individuelles parfois en désaccord avec les lois établies.

Sédillot, puis Trousseau avaient déjà préconisé les injections très chaudes dans le traitement des affections génitales; Max Runge avait constaté sous leur influence des contractions rythmiques de l'utérus qui semblaient en légitimer l'emploi. Mais c'est surtout Emmet qui les mit en vogue : il avait vu la muqueuse utérine devenir blanche, et la lumière du canal cervical se rétrécir sous l'action de l'eau chaude. Désormais les injections à 48°, 50°, 52° et même au-delà, furent la base du traitement des affections génitales les plus variées. Il suffisait cependant d'observer les faits pour reconnaître les abus de cette méthode exclusive.

Dans une excellente étude, P. Dalché[1] a mis très sagement les choses au point, en montrant, à côté des avantages incontestables de l'eau très chaude, son action *fluxionnaire et irritante* sur les muqueuses dont elle augmente les sécrétions. Beaucoup de femmes, jeunes ou vieilles, victimes de cette formule, ont à la suite d'injections chaudes une violente irritation vaginale et cervicale qui cesse lorsqu'on les a fait renoncer à cette pratique.

Mise en contact avec les muqueuses, l'eau très chaude provoque une contraction spasmodique des vaisseaux sanguins, mais celle-ci est de courte durée, et elle est bientôt suivie d'une réaction inverse, tendant à l'hyperémie. Pour maintenir la vaso-constriction, il faut que l'action de l'eau chaude soit très prolongée et fréquemment renouvelée.

Quand il s'agit de combattre des métrorragies au cours de corps fibreux ou de lésions des annexes, on obtient de merveilleux effets de l'eau chaude, à condition de faire des injections de 5 ou 6 litres, renouvelées de 4 à 6 fois dans les vingt-quatre heures. L'abondance et la répétition des injections sont indissolublement liées à l'emploi de l'eau chaude, et tous les auteurs qui se sont occupés de cette question ont insisté avec raison sur l'obligation de ne diminuer que peu à peu, progressivement, les injections, au déclin des pertes de sang, si l'on veut en prévenir le retour.

On évite la brûlure de la vulve en faisant à plusieurs reprises des onctions de

[1] P. Dalché. Traitement hydrothérapique dans les maladies des femmes. *La Gynécologie*, juillet 1908.

vaseline sur les lèvres, au cours de l'injection, ou mieux encore en employant une canule à double courant, qui évite à l'orifice le contact du liquide. La rougeur et l'irritation des muqueuses cèdent quand le traitement a été interrompu pendant quelque temps.

Les résultats obtenus dans les hémorragies utérines autorisent-ils à recourir aux mêmes moyens thérapeutiques quand il s'agit de simples congestions, que celles-ci soient primitives, d'origine diathésique, ou consécutives à des lésions annexielles ? Il est évident que des injections de 2 litres d'eau bouillie à 50° renouvelées de douze heures en douze heures, comme on le prescrit habituellement, présenteront tous les inconvénients de la méthode, sans en avoir les avantages ; aussi les partisans résolus de l'eau chaude n'hésitent pas à conseiller les injections abondantes et répétées. Dans une très intéressante communication à l'Académie de Médecine (1909), Richelot a très judicieusement insisté sur l'utilité qu'il y avait, en pareil cas, à prescrire aux malades des injections de 80 à 100 litres c'est-à-dire presque continues, ou prolongées pendant une partie de la journée.

Applicable dans certaines stations thermales, ce procédé ne serait pas sans présenter de réelles difficultés dans la pratique. En dehors de la fatigue qu'il imposerait aux malades, il serait de nature à compliquer singulièrement leur vie.

On peut remarquer d'ailleurs que l'eau chaude est loin d'exercer des effets absolument constants dans toutes les hémorragies. Elle n'a pas d'action sur les vaisseaux sclérosés de quelques utérus hypertrophiés, et surtout sur l'appareil vasculaire plus ou moins dégénéré des vieilles femmes (Vinay).

Enfin, dans certaines congestions utérines, qui s'accompagnent d'un éréthisme vasculaire très prononcé, l'eau chaude provoque des réactions douloureuses, non seulement au début, mais même à la fin d'une injection prolongée.

On ne saurait donc en généraliser l'usage à tous les cas indistinctement.

En maintes circonstances, les injections tièdes (de 39° à 40°), ont une action sédative beaucoup plus accentuée sur les congestions, comme sur les exsudats inflammatoires. Elles n'ont pas besoin d'être aussi fréquemment renouvelées et elles causent moins de fatigue aux malades. Des irrigations de 2 à 4 litres de décoctions émollientes, renouvelées deux ou trois fois par jour au plus, procurent un soulagement très marqué et presque constant dans les crises de congestion.

Enfin, dans certaines formes rebelles d'hémorragies ou de congestion, on pourra employer les injections d'eau bouillie froide (Gallard) avec applications de glace sur le ventre, comme on le faisait autrefois. Chez quelques malades, les effets de l'eau froide sont plus prolongés que ceux de l'eau chaude, mais on devra se méfier des réactions qui peuvent en résulter, chez des neuro-arthritiques, très impressionnables aux influences thermiques.

Dans un but d'antisepsie il est de règle, depuis trente ans, d'ajouter aux injections diverses substances microbicides.

Appliquée au traitement des métrites et des annexites, cette pratique repose sur une conception un peu naïve, les liquides injectés dans le vagin n'ayant guère accès sur la muqueuse utérine, et moins encore, heureusement, sur celle des trompes. Elle a toutefois son utilité en ce qui concerne quelques infections génitales, comme la blennorrhagie, qui se localise dans les culs-de-sac vaginaux et à l'entrée du col utérin ; de plus, elle tend à prévenir les infections secondaires, en détruisant les microbes des premières voies génitales. Enfin, elle a l'avantage de désodoriser les écoulements génitaux qui exhalent quelquefois une odeur assez prononcée.

Quoi qu'il en soit, les antiseptiques peuvent avoir des inconvénients sérieux qui augmentent avec l'abondance et la température élevée des liquides injectés. Ils sont irritants non seulement pour les muqueuses qu'ils baignent, mais pour la peau des régions voisines qui se trouvera en contact avec eux.

Le *salol*, *l'acide phénique*, le *sublimé*, exigent une surveillance particulière à ce point de vue : il en est de même de certaines préparations complexes que l'on trouve dans le commerce.

En principe, il est bon de s'abstenir de tout antiseptique pour les injections qui mettent en œuvre 3 ou 4 litres de liquide et davantage. Même lorsqu'ils sont employés à petites doses, d'une manière discrète, on en surveillera les effets ; si l'on remarque une rougeur excessive des muqueuses ou de l'irritation des grandes lèvres, avec prurit, on se hâtera d'y renoncer. Il existe à ce propos des susceptibilités individuelles qui doivent rendre le médecin très prudent, car on observe quelques accidents même avec les substances réputées les plus anodines.

On peut employer de préférence le *permanganate de potasse* ou *de chaux* de 0gr,20 à 1 gramme p. 1000, *la liqueur de Labarraque* de 10 à 15 grammes p. 1000. Contre les écoulements fétides, en particulier chez les vieilles femmes, on aura recours à l'*eau oxygénée* à 12 volumes, à la dose de 2 à 4 cuillerées à soupe par litre.

Les injections à l'*alun*, au *sulfate de cuivre* (5 grammes par litre), astringentes et antiseptiques, sont peu irritantes, pour la peau comme pour les muqueuses.

Il est préférable de s'abstenir d'injections au moment des règles, ou s'il en est besoin, on ne les permettra que sous faible pression et plutôt dans la position accroupie que couchée.

En dehors des lésions superficielles des muqueuses ou de la peau, qui résultent de la température trop élevée du liquide injecté, ou de sa nature irritante, il faut mentionner quelques accidents plus graves dont l'interprétation n'est pas toujours facile.

Au cours d'une injection, des femmes ont été prises de douleurs subites dans l'abdomen, suivies de nausées, de vomissements, de collapsus, de syncope ; on a même signalé dans ces conditions la péritonite et la mort (Teilhaber, Gaillard Thomas).

S'agissait-il de pénétration de liquide dans l'utérus et dans les trompes ? ou d'un simple phénomène réflexe produit par la percussion de l'utérus ou d'un cul-de-sac douloureux ?

On comprend qu'un utérus abaissé, au col béant, s'offrant de suite à la canule, reçoive un jet qui puisse envahir la cavité utérine, les trompes, et donner lieu à des réactions péritonitiques. Cette explication ne convient guère lorsque l'utérus est bien à sa place et que le col paraît fermé.

Mais il ne faut pas oublier qu'il existe chez certaines femmes des réflexes inexplicables qui ne leur permettent de supporter ni pansements ni garnitures.

Injections intra-utérines. — Dans le traitement des métrites on a souvent recours aux injections intra-utérines. Elles doivent être pratiquées *par le médecin lui-même*, à l'aide de sondes que l'on introduit dans la cavité utérine préalablement dilatée.

Il en est de même des instillations médicamenteuses faites au moyen de petites canules très fines, ne permettant pas le retour du liquide, qui doit rester dans la cavité utérine

Ce sont là des pratiques purement médicales qui sont de nature à provoquer parfois des accidents. On ne doit pas les confier à de simples infirmières, et à plus forte raison aux malades même les plus intelligentes et les plus soigneuses.

Irrigations rectales. — A côté des injections vaginales, on a préconisé les irrigations rectales. Budin recommandait les grands lavages du rectum, pratiqués au moyen d'une canule à double courant, qui permet de faire pénétrer dans la cavité du rectum une quantité assez considérable d'eau à une température de 52°-55°. Elle est généralement mieux supportée que dans le vagin et, s'écoulant par la sonde, elle ne provoque pas de brûlure à la sortie.

Reclus s'est fait le défenseur de cette pratique, qu'il a érigée en méthode pour le traitement des annexites. Il prescrit un lavement entre 50° et 55° que l'on fait pénétrer lentement, peu à peu, en interrompant l'entrée du liquide dès que le besoin d'expulsion se fait sentir vivement. La malade doit résister et garder ce lavement une demi-heure environ. On renouvelle ces séances deux ou trois fois par jour, sauf interruption au moment des règles, et pendant toute la durée du traitement on laisse sur le ventre un sachet d'eau chaude. L'eau emmagasinée dans le rectum est en contact avec le cul-de-sac péritonéal, et par son intermédiaire, dit Reclus, avec l'utérus et les annexes ; elle agit ainsi plus sûrement que par le vagin, portant l'action bienfaisante de la chaleur au siège du mal, en même temps que la distension du rectum exercerait une sorte de massage sur la région malade.

Ce n'est pas seulement sous la forme d'enveloppements humides froids ou chauds et d'injections que l'eau est employée en gynécologie ; on a recours fréquemment aux divers modes d'hydrothérapie : bains généraux ou locaux, douches, etc., quelquefois pendant la période aiguë des maladies utéro-annexielles, plus souvent dans les formes chroniques, ou à l'époque de la convalescence.

Balnéation. — *Grands bains.* — Les grands bains chauds sont indiqués à toutes les périodes des affections génitales. Auvard, dans la thèse de son élève Mlle Cl. Martin (1902), les préconise même au cours des infections qui surviennent chez les accouchées. Ils peuvent être conseillés à toutes les malades qui ne présentent pas de réactions péritonitiques assez intenses pour motiver l'immobilisation absolue au lit, et celles-là même en bénéficient dès qu'elles sont transportables

Les bains froids ne trouvent guère leur emploi en pareil cas (Dalché).

Les bains très chauds, c'est-à-dire au-dessus de 38°, sont peu employés. Ils ont cependant une efficacité réelle dans les cas où il s'agit de calmer des crises douloureuses ou de réveiller des organes un peu torpides. Les névralgies pelviennes douloureuses, qui succèdent aux inflammations annexielles, et qui persistent quelquefois même après l'ablation des organes malades, sont assez souvent améliorées par la balnéation très chaude. Il en est de même de l'ovarite primitive des jeunes filles, dont les crises prémenstruelles si pénibles sont notablement soulagées par des bains chauds qui facilitent d'ailleurs l'écoulement menstruel.

Quelquefois les bains chauds, prescrits dans l'intervalle des règles, chez des femmes qui ne sont pas sujettes aux métrorrhagies, ramènent l'apparition du sang. C'est un inconvénient qui se produit même quelquefois chez des personnes exemptes de toute affection génitale et qui, saines, exige de leur part une grande prudence à ce point de vue. Les bains chauds provoquent aussi de l'énervement, de l'insomnie qui ne permettent pas toujours d'en continuer l'emploi.

Les bains tièdes sont généralement bien supportés, et ils ont une action calmante assez prononcée : ils contribuent à apaiser les douleurs et la nervosité des malades.

Il est bon de faire prendre une injection pendant que la malade est dans le bain, en se servant d'ailleurs des solutions auxquelles on a recours habituellement, le récipient étant placé sur une planche mise en travers de la baignoire. On ajoute avec avantage, au bain 1 à 2 kilogrammes de sel gris et 100 grammes de sous-carbonate de soude.

Le bain agit surtout sur l'état général ; il paraît avoir également quelque influence sur l'état local. Il décongestionne les organes et semble faciliter la résorption des exsudats : on peut prescrire chaque semaine deux ou trois bains de trente à trente-cinq minutes de durée que l'on fait suivre d'une heure de repos, au lit. Cette pratique convient à presque toutes les variétés des affections génitales et ne comporte guère d'autre contre-indication que la fatigue, ou les réactions insolites que présentent certaines femmes.

Bains de siège. — Les bains de siège sont recommandés comme un traitement de choix par beaucoup de médecins. F. Siredey leur préférait les bains généraux, qui lui paraissaient moins fatigants et plus constants dans leurs effets.

Les *bains de siège chauds* ont à peu près les mêmes avantages et les mêmes inconvénients que les grands bains chauds. Ils surexcitent la circulation pelvienne et peuvent à ce point de vue stimuler une menstruation défaillante, apaiser des douleurs invétérées.

Les *bains de siège tièdes* peuvent suppléer les grands bains quand on n'a pas ceux-ci sous la main. Toutefois, ils exposent davantage les malades aux refroidissements, à la fatigue.

Les *bains de siège froids* sont stimulants : ils conviennent aux jeunes filles à menstruation tardive et difficile, ils peuvent, remplacer les autres procédés d'hydrothérapie lorsque l'on n'a pas la possibilité de recourir à ceux-ci.

On a préconisé dans le même but les les bains froids à eau courante, dont Gallard était grand partisan.

Bains de pieds. — Les *bains de pieds chauds* ont été recommandés depuis longtemps comme un moyen de faciliter l'apparition des règles, et d'en augmenter l'abondance. On fait plonger les pieds et les jambes dans de l'eau très chaude et on prolonge cette immersion pendant vingt ou vingt-cinq minutes, en ayant soin de réchauffer l'eau et de la maintenir à une température aussi élevée qu'on peut la supporter de 40° à 45° et même davantage.

Inversement, *les bains de pieds froids,* surtout les *bains de pieds à eau courante* sont employés pour combattre les métrorragies, du moins celles qui sont en rapport avec des troubles vasculaires sans lésion organique importante.

Bains de mains. — On a préconisé pareillement, pour provoquer par action réflexe l'arrêt d'hémorragies utérines, l'immersion courte et rapide des mains dans de l'eau très *chaude*. Il faut que la température de l'eau soit assez élevée pour que l'on ne puisse pas y laisser la main, même un temps très court ; on ne fait que la plonger et la retirer ; ce procédé réussit quelquefois.

Douches. — L'hydrothérapie rend de grands services dans le traitement des affections génitales. Elle ne saurait être utilisée dans les formes aiguës, mais elle trouve son application constante dans les formes chroniques et pendant la convalescence.

Dès la puberté, on peut y recourir pour faciliter un développement lent et irrégulier.

Lorsqu'on ne vise que la santé générale, chez des jeunes filles chlorotiques ou nerveuses, on se contente de douches en jet brisé sur la colonne vertébrale et les reins, ou de douches en pluie. Lorsque l'état général est satisfaisant, et que seul l'appareil génital semble péricliter, on localise plus particulièrement l'action de l'hydrothérapie sur les régions génitales : douches vaginales ascendantes, bains de siège froids à eau courante, douches en jet sur la région lombaire, douches en éventail sur l'hypogastre.

Chez les jeunes filles très nerveuses qui accusent des douleurs dans le bassin, on a recours exceptionnellement à des douches chaudes un peu prolongées sur les reins et sur la face interne des cuisses.

Ce sont d'ailleurs les mêmes modes d'hydrothérapie qui sont employés dans la plupart des affections génitales, les douches froides occupant presque toujours le premier plan, tout en variant le siège de l'application, la forme et l'intensité du jet, suivant qu'il s'agit de calmer ou d'exciter les organes.

La dysménorrhée purement nerveuse est également justiciable de la douche froide : mais souvent elle exige un traitement plus compliqué, soit un bain de pieds chaud, à eau courante pendant la douche, soit exclusivement des bains chauds et des douches chaudes.

L'hydrothérapie a, dans certains cas, une excellente influence sur les métrorragies.

Les douches lombaires froides, les douches thoraciques en pluie ou en jet, les douches sur les pieds, et particulièrement les douches plantaires, suffisent quelquefois pour mettre fin à des hémorrhagies persistantes et rebelles.

La douche périnéale, la douche hypogastrique, sont employées avec succès contre certaines formes de congestion utérine ; tièdes, à faible pression et longtemps prolongées, ces mêmes douches combattent avantageusement les névralgies, le vaginisme, le prurit vulvaire.

Albert Robin insiste avec raison sur les avantages de l'hydrothérapie chaude dans les affections douloureuses de l'utérus et des annexes.

Ces divers traitements ne comportent guère d'autres contre-indications que celles qui résulteraient de la santé générale : affections cardiaques, tuberculose, etc.

On peut les continuer sans inconvénient durant les règles ; sauf chez des personnes extrêmement nerveuses et impressionnables, ceux qui s'adressent aux dysménorrhées et aux métrorragies sont particulièrement indiqués pendant la période menstruelle.

Toutefois, il est plus prudent de ne pas les commencer à cette époque ; il est plus facile de rassurer contre ce préjugé les femmes qui sont déjà depuis quelque temps en traitement.

Les douches ne sont pas moins utiles dans la convalescence des maladies utéro-annexielles et dans les accidents que l'on observe chez les opérées. Il s'agit, dans nombre de cas, de simples troubles nerveux, de phénomènes de dépression ou d'excitation, qui relèvent en grande partie de l'hydrothérapie.

On ne saurait trop insister sur cette considération, qu'un traitement de ce genre ne peut être fait sérieusement que dans des établissements possédant des installations spéciales et sous la direction de médecins expérimentés. Les fantaisies hydrothérapiques auxquelles se livrent certaines malades sont non seulement peu efficaces, mais dangereuses, surtout quand il s'agit d'organes aussi impressionnables, dont les réactions exposent à tant de surprises.

Aération. — Dans le traitement des affections génitales, la sollicitude du médecin porte trop exclusivement sur les accidents locaux ; on n'accorde pas toujours à la santé générale l'attention qu'elle réclame. Le long séjour au lit, l'immobilité prolongée, ralentissent les échanges et compromettent l'équilibre de l'organisme ; l'aération insuffisante entre pour une large part dans les phénomènes d'anémie et de dépression que présentent si souvent les malades.

Aussi, même pendant la période aiguë, on doit songer à atténuer les effets de la réclusion. On fera ouvrir chaque jour la fenêtre le plus longtemps possible, tout en mettant la malade à l'abri du froid. Il serait même désirable de laisser la fenêtre ouverte jour et nuit, comme on le fait pour les tuberculeux ; l'hématose se fait mieux, elle vient en aide au processus de réparation.

Dès que les malades sont en état de quitter le lit, on doit les faire vivre au grand air pendant la plus grande partie de la journée. Si elles disposent d'un jardin, on les y fera transporter sur un lit pliant ou une chaise longue, et elles pourront y passer de longues heures.

Pour celles qui sont moins favorisées, on hâtera les sorties le plus possible. Il ne manque pas, à l'heure actuelle, de moyens de locomotion, qui, sans secousse, sans fatigue, peuvent conduire une convalescente jusqu'à quelque parc où elle renouvellera sa provision d'oxygène.

On s'efforcera de compléter la convalescence et de consolider la guérison par un séjour prolongé à la campagne. Pour les femmes qui seront en état d'aller faire une cure thermale, le choix d'une région saine bien aérée et de bonnes conditions climatériques, entrera en ligne de compte presque autant que la nature des eaux minérales.

Les cures de montagne sont tout particulièrement favorables : elles assurent aux convalescentes un air pur, tonique et calmant, beaucoup moins irritant pour le système nerveux que l'air de la mer, en même temps que l'influence de l'altitude active le renouvellement des hématies.

Massage et gymnastique (Kinésithérapie). — Les bons effets du massage sur la santé générale ne sont plus à démontrer : il active la nutrition, stimule les éliminations, ainsi qu'en témoignent la diurèse et les proportions plus élevées des matériaux entraînés dans les urines ; il combat la constipation, source fréquente de complications chez les personnes alitées. A ce point de vue, il présente déjà d'incontestables avantages chez des femmes dont toutes les fonctions sont alanguies par une immobilité prolongée.

Mais, depuis un demi-siècle, il a été plus particulièrement appliqué, avec un certain succès, au traitement des affections génitales. L'initiateur de cette méthode était un Suédois, Thure Brandt, professeur de gymnastique, qui a constamment associé la gymnastique au massage. Kellgren et Frochwuick perfectionnèrent sa méthode, que Nœrston fit connaître en France il y a quelque trente ans. C'est surtout P. Stapfer qui en fut, dans notre pays, le propagateur actif et convaincu. Il est resté attaché aux grandes lignes fixées par Thure-Brandt et, pour affirmer l'union étroite du massage et de la gymnastique, il les réunit sous le nom de *Kinésithérapie*.

Malgré tous ses efforts, cette méthode n'a pas encore pris dans la Gynécologie Française la place qu'elle mérite d'occuper. Comme l'hydrothérapie, elle a été plus d'une fois compromise par quelques-uns de ceux qui la pratiquent avec un excès de zèle ou d'inexpérience. Entre des mains prudentes, elle rend d'incontestables services.

La technique paraît un peu compliquée ; elle varie d'ailleurs suivant les cas particuliers, mais elle ne comprend en réalité qu'un petit nombre de manœuvres, associées à des contractions rationnelles des muscles du bassin, dont l'ensemble tend à régulariser la circulation pelvienne, à assouplir les adhérences, à favoriser la résorption des exsudats, et à corriger les déviations.

D'après Stapfer, fidèle interprète des auteurs Suédois et Allemands qui se sont occupés de cette question, les exercices de gymnastique que l'on fait exécuter aux femmes atteintes d'affections génitales peuvent avoir une influence *congestionnante* ou *décongestionnante* sur les vaisseaux du bassin ; quelques-uns sont *indifférents*.

Ces derniers tendent surtout à relever la santé générale, à développer les muscles du bassin ainsi que ceux de l'abdomen, à stimuler la respiration et la circulation. Ils comprennent des mouvements actifs d'adduction des membres inférieurs, de torsion du tronc, des mouvements actifs et passifs d'extension, de flexion et de rotation des membres, de la gymnastique respiratoire.

Ils trouvent leur application dans le relâchement des ligaments, dans les ptoses qui en sont la conséquence, et combattent avantageusement la dépression, l'anémie, qui accompagnent si souvent cette atonie des tissus fibreux.

La gymnastique congestionnante est indiquée dans l'aménorrhée, — quand on est bien certain que celle-ci n'est pas liée à la grossesse, — dans les irrégularités menstruelles qui caractérisent une insuffisance des fonctions utéro-ovariennes et coïncident fréquemment avec une aplasie des organes génitaux. Elle consiste à renverser le tronc en arrière, à porter les bras en haut et en arrière. Ces mouvements ont pour but d'écarter la symphyse pubienne de l'appendice xiphoïde et d'exagérer la tension de la paroi abdominale.

Les exercices décongestionnants visent à diminuer la tension des vaisseaux pelviens : ils mettent en œuvre surtout les muscles de la région dorsale, ceux de la partie postérieure de la cuisse, et en particulier les abducteurs. Ils sont indiqués pour combattre des pertes de sang prolongées ou les phénomènes congestifs persistants qui précèdent la ménopause.

On doit procéder à ces exercices avec ménagement : poussés jusqu'à la fatigue, ils vont à l'encontre du but que l'on se propose. C'est ce qui explique les effets contradictoires que l'on observe également sous l'influence de la marche, de la bicyclette, etc.

Le massage gynécologique comprend : la *friction circulaire*, la *pression*, la *vibration*, *l'effleurage*, *l'étirement*, *l'élévation*, la *malaxation*.

La *friction circulaire* se fait sur l'abdomen en déprimant la paroi et en allant à la recherche des organes profonds, sans toucher aux endroits douloureux ; les doigts appuyant sur la peau décrivent de petits cercles qui sont répétés plusieurs fois, en allant de la périphérie au centre. Il n'est pas nécessaire, au début, que l'utérus soit relevé par l'index de l'autre main, mais plus tard, à mesure que la paroi se laisse mieux déprimer et permet d'atteindre les organes profonds, ceux-ci doivent être soutenus et fixés pour faciliter les manœuvres.

La *pression* se pratique au niveau de l'hypogastre ; la main appuyant entre la symphyse et le fond de l'utérus, tend à refouler le cul-de-sac péritonéal antérieur.

La *vibration* se fait également sur la paroi abdominale, soit à l'aide de la main étendue à plat, soit au moyen d'appareils spéciaux.

L'*effleurage* est une manœuvre interne que pratique l'index seul ou aidé du médius. Le doigt introduit dans le vagin ou dans le rectum suivant les cas, déprime légèrement les tissus de la périphérie au centre, en appuyant très doucement.

L'*étirement* se fait sur les brides que rencontre le doigt dans les culs-de-sac, il a pour but d'assouplir les adhérences et de libérer les organes profonds.

L'*élévation* est une manœuvre un peu compliquée, au cours de laquelle on tire en haut et en arrière l'utérus libéré par la *pression* et l'*étirement*, de manière à l'élever dans la cavité pelvienne et à lutter contre le prolapsus.

La *malaxation* agit sur la paroi en cas d'infiltration du tissu cellulaire.

Toutes ces diverses manipulations, et surtout les dernières, exigent une grande expérience, un doigté habile. Des tiraillements brusques, des pressions trop violentes, peuvent rompre les adhérences et réveiller les foyers d'infection. Ce sont des accidents de ce genre, imputables à la maladresse des opérateurs, qui ont inspiré, contre la méthode, une méfiance exagérée. En réalité, ces complications ne sont pas à redouter quand on confie le massage à des personnes réellement expérimentées.

Dès les premières séances, il est facile de se rendre compte s'il est bien supporté : lorsqu'il provoque des douleurs, soit au moment même des attouchements, soit dans les heures qui suivent, il est bon de suspendre, pour reprendre les essais après quelques jours de repos. En surveillant les malades dans les premiers temps, on constatera facilement de l'éréthisme douloureux des organes malades, une légère réaction inflammatoire dans leur voisinage ; ce sont là des signaux d'arrêt qui doivent être pris immédiatement en considération.

C'est surtout dans les troubles fonctionnels qui résultent d'un développement défectueux de l'appareil génital que l'emploi du massage est indiqué : les irrégularités menstruelles, l'aménorrhée, certaines variétés de dysménorrhée, chez des jeunes filles et chez des jeunes femmes, sont très fréquemment guéries ou considérablement améliorées par le massage.

Dans ces conditions, on rencontre habituellement des organes génitaux peu développés : un utérus petit, fortement fléchi en avant ou en arrière, en forme de crosse, des ovaires tantôt à peine perceptibles, tantôt durs et scléreux au toucher.

Des examens pratiqués après quelques semaines de massage et de gymnastique permettent de constater un accroissement sensible de l'utérus, et parfois des modifications de sa forme, qui persistent ultérieurement.

Chez les jeunes femmes ce traitement peut être employé d'emblée, dès que l'on a reconnu la cause des troubles fonctionnels.

Chez les jeunes filles, on commencera par un traitement purement médical, dont la gymnastique, la vie au grand air, l'hydrothérapie seront les principaux éléments. On y joindra l'opothérapie ou les préparations de fer, d'arsenic, que réclamera l'état général; mais quand on aura fait un essai suffisant de ces moyens, si les troubles génitaux persistent, on ne devra pas s'arrêter aux considérations d'ordre purement moral, et l'on conseillera également le massage. Les manœuvres peuvent d'ailleurs être exécutées en grande partie par la voie rectale.

Chez les jeunes femmes, la stérilité est souvent la conséquence de cette aplasie des organes génitaux, même quand les troubles fonctionnels sont peu prononcés ou semblent faire complètement défaut. Elle relève à ce point de vue du massage, et l'un de nous en a pu constater d'excellents résultats.

Au voisinage de la ménopause, des accidents d'un genre différent, mais imputables aussi à des troubles trophiques et circulatoires, sont justiciables des mêmes procédés. Il sera souvent utile, dans ces cas, de joindre le massage général au massage gynécologique, l'obésité, les ptoses contribuant pour une large part aux désordres de l'appareil génital.

Le massage est également indiqué pour combattre certaines altérations de l'utérus ou des annexes à la suite d'infections. Au premier rang se placent l'arrêt de l'involution utérine, les tendances aux déplacements en avant ou en arrière, qui en sont habituellement la conséquence.

Le massage, intelligemment pratiqué dans ces conditions, réduit les gros utérus cylindroïdes, incomplètement involués, et il en hâte le retour à l'état normal; il assouplit les ligaments utéro-sacrés, prévient les rétractions, les adhérences, qui seront la cause d'antéflexions accentuées, persistantes, les adhérences et les brides du cul-de-sac postérieur, causes de rétroflexion.

A une époque plus tardive, même quand les déviations en avant ou en arrière sont déjà constituées, le massage peut les redresser, dans quelques cas, et rendre leur tonicité aux ligaments.

Dans les formes chroniques des annexites, le massage rend de réels services pour hâter la résorption des exsudats, des infiltrations œdémateuses, qui persistent si longtemps dans le cul-de-sac postérieur du péritoine et dans le tissu cellulaire pelvien. Quand se sont formées des brides, des adhérences, s'il ne les fait pas disparaître, il les distend, les assouplit, et en atténue singulièrement les inconvénients. Toutefois, les gynécologues ne sont pas parfaitement d'accord sur l'époque à laquelle on peut permettre son intervention.

La plupart de ces derniers ne l'autorisent que longtemps après une poussée aiguë, dans la crainte de déchirures ou de rechutes. En réalité, ces accidents sont rares, et le traitement perdant un peu de sa valeur lorsqu'il est appliqué trop tard, il est préférable de ne pas trop attendre. Quand la fièvre et les douleurs spontanées ont disparu, quand les lésions sont franchement refroidies, on peut commencer le massage avec précaution.

Stapfer, avec un enthousiasme peut-être exagéré, estime que le massage est applicable, même aux annexites aiguës : il soulagerait les malades en facilitant la disparition des œdèmes inflammatoires, et il aiderait à préciser le diagnostic des lésions.

Cet optimisme est loin d'avoir gagné les gynécologues. La vive sensibilité des organes malades, le danger que présente le moindre traumatisme, en pareil cas, pour la diffusion de l'infection, inspirent en effet de justes craintes ; aussi les lésions aiguës leur paraissent-elles une contre-indication formelle du massage. Il en est de même des épanchements sanguins récents, des suppurations pelviennes enkystées ou diffuses, des grossesses extra-utérines, et des tumeurs malignes.

S'il est moins dangereux quand il s'agit des kystes ovariques et des fibromes, il n'a du moins aucune utilité et il vaut mieux y renoncer.

Réduite à ses indications fondamentales, prudemment et consciencieusement appliquée, la *Kinésithérapie* constitue un traitement de réelle valeur qui mérite d'être employé plus souvent qu'il ne l'est, au cours des affections génitales de la femme.

Toutefois, si ses dangers ont été exagérés, il faut reconnaître que son efficacité est loin d'être constante, et il ne faut pas oublier qu'il s'agit là d'un procédé lent, dispendieux, qui, par cela même, n'est pas applicable à toutes les malades.

Électrothérapie. — Dès que l'on commença à connaître l'électricité, on tenta de l'appliquer au traitement des maladies des femmes, comme on le fit pour nombre d'autres affections.

Au milieu du XVIIIe siècle, de Haen (1755), Alberti (1764), l'essayèrent contre l'aménorrhée.

Davy (1807) montra, dans une expérience célèbre, la destruction d'un faisceau musculaire sous l'influence d'un courant électrique. Cruselle, de Saint-Pétersbourg (1841), eut recours à l'électricité pour la destruction des tumeurs et créa *la méthode électrolytique*.

Onimus et Legros (1868) attirèrent l'attention sur les modifications des tumeurs utérines, sous l'influence des courants continus, et de divers côtés on chercha à traiter les fibromes par l'électricité.

Ciniselli, de Crémone, fit connaître le premier les résultats qu'il avait obtenus en faisant passer, au moyen d'aiguilles de platine, des courants continus à travers les tumeurs utérines, Cutter fut le principal vulgarisateur de ce procédé, qu'adoptèrent également Gaillard-Thomas, puis Brachet, d'Aix-les-Bains, dans un cas qu'il publia (1875).

Ces auteurs se servaient de la *galvano-puncture* : ils enfonçaient, dans la tumeur utérine, des aiguilles reliées aux pôles d'un appareil à courants continus. Ils eurent de retentissants succès, mais leur technique, à une époque où l'on ignorait l'asepsie, présentait un réel danger au point de vue de l'infection.

Il se produisit des décès, des suppurations pelviennes, qui discréditèrent la méthode. Ces accidents mirent pour longtemps les médecins, et surtout les chirurgiens, en garde contre ce traitement. Gallard le considérait comme étant peu efficace et dangereux (1881). En Allemagne, Martin, découragé par les insuccès qu'il avait eus dans le traitement du cancer, rejetait cette méthode en bloc.

EVERETT (1878) employa aussi la galvano-puncture; il fit connaître un procédé original : la *faradisation* en employant les doigts de l'opérateur comme rhéophore sur le col utérin.

AIMÉ MARTIN, tout en choisissant les courants continus, se contentait d'appliquer le pôle négatif sur l'abdomen et le pôle positif sur le col au moyen d'un tampon.

CHÉRON perfectionna ce procédé : il se contentait de simples tampons placés sur l'abdomen et sur le col, pour faire passer à travers l'utérus un courant de 50 Ma, puis il produisait de fréquentes interruptions du courant pour provoquer des contractions musculaires et vasculaires, sur lesquelles était basée sa méthode, tendant à modifier la vascularisation du fibrome, et à amener son atrophie par dégénérescence graisseuse.

APOSTOLI revint à la galvano-puncture; il appliquait le pôle positif sur l'abdomen et introduisait dans la tumeur, par la voie vaginale, un trocart relié au pôle négatif. Il eut d'incontestables succès, et non seulement des insuccès, mais quelques accidents.

DANION, encouragé par J.-L. CHAMPIONNIÈRE, substitua la *galvano-caustique* à la *galvano-puncture*. Il maintenait un tampon sur le ventre, et appliquait, sur le col utérin ou dans la cavité cervicale, un tampon recouvert d'amadou, qui facilitait le passage du courant à travers l'utérus.

Aujourd'hui, grâce à l'antisepsie et au perfectionnement de la technique, on peut agir avec plus de précision, et introduire un rhéophore jusqu'au fond de la cavité utérine; c'est le procédé le plus habituellement usité.

L'électrothérapie n'est plus limitée au traitement des fibromes; depuis les recherches de BOUDET (de Paris), de TRIPIER [1], de G. WEISS [2] et de ZIMMERN [3], on l'emploie pour combattre un certain nombre de troubles fonctionnels, en particulier les *hémorragies utérines*.

Les essais qui ont été faits pour corriger les déviations utérines, pour faciliter la résorption des exsudats, sont loin d'être probants, mais l'électricité a réellement conquis une place dans le traitement des corps fibreux et dans celui de quelques métrorrhagies.

Pendant longtemps on n'a vu que l'action polaire de l'électricité : le courant déterminait, au point d'application, une cautérisation qui aboutissait à la destruction des éléments sous-jacents; le pôle positif agissait à la façon des acides, et, comme eux, il jouissait de propriétés hémostatiques, tandis que le pôle négatif ayant une influence destructive beaucoup plus marquée, donnait lieu à des escharres plus étendues, plus diffuses.

Mais à cette *action polaire* incontestable s'ajoutent une *action interpolaire* produite par le passage du courant d'une électrode à l'autre, à travers les tissus, et une *action extra-polaire* qui se manifeste à distance.

[1] TRIPIER. Chimicaustie et électrolyse dans le traitement des fibromes. *Revue Générale des Sciences*, 1894.

TRIPIER. Hémostase électr. et ses applic. en gynécologie. *Soc. électroth.*, 1895.

[2] G. WEISS. *Arch. d'électr. Médic.*, 1897.

[3] ZIMMERN. Etude sur le traitement des fibromes par l'électricité. *Revue de Gynécol. et de Chir. abdom.*, 1900.

ZIMMERN. Hémorragies utérines. Indications et contre-indications de leur traitement électrique. Thèse Paris, 1901.

L'action interpolaire est complexe : elle s'exerce sur les éléments anatomiques, non pas à la façon d'un caustique, mais par un ensemble de phénomènes dynamiques et réflexes qui modifient profondément leur nutrition (TRIPIER). G. WEISS a constaté l'atrophie réelle du tissu musculaire sous l'influence de l'électricité, et c'est par un effet de ce genre que peut se produire la régression de certaines tumeurs fibreuses.

Dans les métrorragies, ZIMMERN a démontré que le courant galvanique ne se bornait pas à produire un caillot, comme pouvait en amener tout autre traitement, mais qu'il provoquait des contractions de l'utérus resserrant les vaisseaux et arrêtant l'écoulement du sang.

L'action extra-polaire de l'électricité se manifeste par des réactions à distance, du côté du cœur, de l'appareil circulatoire et du système nerveux. Chez des personnes très impressionnables, il peut en résulter de l'insomnie, un éréthisme nerveux prononcé, des palpitations, des douleurs, des troubles digestifs, etc..., qui constituent un réel obstacle au traitement et exigent, tout au moins dans son application, une grande prudence, surtout au début.

Les *courants faradiques* sont peu employés; ils n'ont qu'une action passagère et fugace. TRIPIER, DÉBÉDAT (1894), BERGONIÉ (1897) ont observé la disparition d'hémorragies et l'amélioration de fibromes sous l'influence de la faradisation, mais ce sont là des faits exceptionnels.

Aujourd'hui, la *galvanisation* seule est employée.

On a recours presque exclusivement à la *galvano-caustique ;* la *galvano-puncture* n'est utilisée que lorsqu'il est impossible d'arriver sur le col utérin, ou de faire pénétrer l'hystéromètre dans sa cavité. Certains fibromes de la paroi antérieure ou de la paroi postérieure font basculer l'organe de telle façon que le col se trouve porté assez haut en arrière ou en avant, et demeure presque fixé dans cette position. Quelquefois, des tumeurs siégeant au niveau du canal cervico-utérin le compriment et le dévient de telle façon qu'il est impossible d'introduire dans sa cavité le plus petit hystéromètre. ZIMMERN insiste avec raison sur la difficulté que peut créer une simple contraction spasmodique : il suffit, dans ce cas, de placer l'hystéromètre dans le col, et de faire passer le courant, le spasme cède et la tige s'enfonce dans la cavité utérine. Si la résistance persiste, il faut se contenter de galvano-caustique vaginale, cervicale, ou recourir à la galvano-puncture, surtout si l'on veut agir rapidement sur une tumeur qui donne lieu à des accidents de compression.

On applique alors un des pôles sur l'abdomen, on choisit dans le cul-de-sac postérieur, de manière à éviter toute blessure de la vessie, une partie bien saillante et superficielle de la tumeur, pour y enfoncer l'aiguille qui sera mise en communication avec l'autre pôle. Cette opération sera faite selon toutes les règles de l'asepsie, et le vagin sera protégé au moyen d'un manchon isolant qui entourera l'aiguille. On aura soin de commencer par des courants très faibles, 15 à 20 Ma. On augmentera peu à peu, et les séances auront lieu à des intervalles de 10 ou 15 jours.

La *galvano-caustique* ou *chimicaustie* (TRIPIER) n'implique aucun traumatisme ; c'est un perfectionnement très notable de la méthode appliquée autrefois par DANION : au lieu de s'arrêter dans le col, le rhéophore est porté jusqu'au fond de la cavité utérine.

Il consiste en un hystéromètre inoxydable, en platine ou en charbon de cornue, qu'il est facile d'aseptiser soit par le flambage, soit par un séjour prolongé dans une solution phéniquée forte.

On commence par nettoyer soigneusement la vulve, le vagin, au moyen d'un savonnage suivi d'une injection antiseptique ; on lave également la paroi abdominale, puis on passe un peu d'éther sur la région que doit occuper le *pôle indifférent*. Celui-ci est constitué par une large feuille de zinc malléable, enveloppée de feutre ou de coton, que l'on mouille et que l'on recouvre de caoutchouc ou de taffetas gommé pour empêcher l'évaporation. Puis, l'opérateur se lave minutieusement les mains et il introduit l'hystéromètre aseptisé dans le col, en se guidant sur un doigt préalablement placé dans le vagin ; le spéculum, en effet, est plutôt une complication qu'une aide en cette circonstance, car il gêne la manœuvre de l'instrument. L'hystéromètre étant bien mis en place, on fait glisser sur lui, jusqu'à l'entrée du col, le manchon destiné à protéger le vagin, on établit le contact avec l'appareil galvanique, et on fait passer le courant en commençant par une dose très faible. Il est préférable d'employer tout d'abord le pôle positif qui provoque des réactions moins vives ; ce choix est surtout indiqué lorsqu'il existe des hémorrhagies, et on devra s'y tenir autant que persistera l'écoulement de sang.

Au début, on se sert de courants très faibles, 7, 8, 10 Ma ; on augmente peu à peu jusqu'à 40 Ma, 50 Ma. Certains auteurs (Tripier, Gautier, Louart de Lille, etc.), conseillent de ne pas dépasser ce chiffre. D'autres veulent qu'on aille beaucoup plus loin. Apostoli atteignait 200 et même 250 Ma. Zimmern fait remarquer très judicieusement que le dosage ne peut pas être fixé de façon immuable ; il doit varier selon la résistance des malades, et d'après les résultats obtenus. Chez quelques femmes, des courants de 20 Ma et même de 15 Ma éveillent des douleurs que d'autres ne ressentent pas avec des courants de 150 Ma.

Les séances sont en général de huit ou dix minutes, on peut les porter jusqu'à quinze minutes ; elles seront renouvelées tous les deux jours, ou même tous les jours, s'il s'agit de combattre des métrorragies ; dans les autres cas, elles pourront être espacées de six ou huit jours et davantage.

Quand la malade sera bien accoutumée au traitement, on fera de temps à autre au cours de la séance, des interruptions qui seront amenées progressivement, puis on remplacera, au bout de peu de temps, le pôle positif par le pôle négatif, dont les effets sont plus actifs.

Les résultats de l'électrothérapie, pour les fibromes, ont été, et sont encore très discutés. Il est bien difficile de les constater avec une précision indiscutable, si l'on tient compte de la marche irrégulière, en quelque sorte capricieuse, des fibro-myomes, et des changements que ceux-ci subissent sous l'influence de la menstruation ou de poussées congestives accidentelles.

Des observateurs consciencieux ont signalé maintes fois l'arrêt, et même la régression de tumeurs fibreuses soumises à l'électrolyse.

Il est incontestable que dans la majorité des cas, l'électrothérapie arrête les hémorragies, qui constituent la complication principale de beaucoup de fibromes. Ce seul résultat serait de nature à motiver un essai loyal du traitement.

Ses inconvénients ont été sensiblement exagérés : l'infection, la suppuration, sont dues à une asepsie insuffisante, elles sont imputables à l'opérateur plus qu'à la méthode. Il en est de même des morts par syncope, qui sont survenues chez des personnes atteintes d'affections cardiaques, ou exceptionnellement nerveuses. L'électrothérapie est contre-indiquée chez les hémophiles, chez des femmes débilitées par des diarrhées chroniques, ou porteuses de tumeurs malignes accompagnées d'ascite. Elle est contre-indiquée également par la grossesse, les affections annexielles, lorsque celles-ci coïncident avec les myomes ; à plus forte raison commettrait-on une faute grave, en essayant l'électrolyse sur un utérus gravide ou sur une tumeur annexielle que l'on confondrait avec des fibro-myomes. Un diagnostic net et précis doit être la base de son emploi.

Si ces indications sont bien observées, les inconvénients de l'électrothérapie sont à peu près nuls : ils se résument à quelques sensations désagréables, à l'exagération de troubles nerveux préexistants ; ou bien encore à des complications annexielles qui s'annoncent par de la fièvre et par des douleurs. Dans tous ces cas on suspend le traitement d'une manière temporaire ou définitive.

Mais il ne faut pas dissimuler aux malades que cette méthode est longue, qu'elle exige de nombreuses séances pendant plusieurs mois, et qu'il faut renouveler, parfois, à des intervalles variables.

La valeur de cette thérapeutique est plus promptement jugée dans les métrorragies : elle convient surtout, d'après Zimmern, aux pertes de sang liées aux fibromes, à la subinvolution aseptique de l'utérus ; elle doit être rejetée chaque fois qu'il s'agit de rétentions placentaires, de vieilles endométrites villeuses, ou de congestions en rapport avec des lésions annexielles.

De nouvelles applications de l'électricité ont été tentées depuis quelques années, sous des formes très différentes : *courants de haute fréquence* (d'Arsonval), *effluves d'électricité statique, fulguration*, soit pour modifier la circulation locale, soit pour calmer des douleurs, soit pour détruire des tumeurs malignes, etc., etc. Leur emploi, en ce qui concerne la gynécologie, n'a pas encore été l'objet d'observations assez précises et assez probantes pour que l'on puisse être fixé sur leur valeur.

Radiothérapie et Radiumthérapie. — Depuis quelques années les *rayons de Röntgen et le radium* ont fait l'objet d'essais intéressants, en gynécologie. On les a employés tout d'abord contre les affections cancéreuses.

Malgré les perfectionnements apportés à la construction de divers appareils il est difficile de faire pénétrer les rayons X à doses suffisantes dans la profondeur du vagin pour combattre efficacement le cancer du col utérin.

Leur emploi doit être réservé aux épithéliomas, plus accessibles, des premières voies génitales, qui s'offrent directement aux radiations de l'ampoule.

Comme on a remarqué depuis longtemps l'action destructive exercée par les *rayons X* sur les organes glandulaires, on a essayé d'utiliser cette propriété dans le traitement des fibro-myomes et des graves métrorragies liées aux fibro-myomes ou à l'hypertrophie scléreuse de l'utérus. Les difficultés que présentait l'application des rayons X par la voie vaginale n'existent plus ici, puisqu'il s'agit d'une simple application à la surface de l'abdomen, dans la région ovarienne, des deux côtés. On réalise ainsi en quelques séances la sclérose atrophique des ovaires, et cette *castration non sanglante* réalise les mêmes avantages que l'opération de Battey. Elle met fin aux hémorragies, ainsi qu'aux poussées congestives qui les précèdent, et si elle n'a pas d'influence franchement régressive sur les tumeurs fibreuses ou sur les gros utérus hypertrophiés, elle arrêterait leur développement et ferait disparaître les accidents qui menacent le plus directement la santé.

Bien qu'on ne puisse pas se prononcer d'une manière définitive sur la valeur de cette méthode, introduite depuis trop peu de temps dans la thérapeutique, il semble qu'elle soit appelée à rendre de réels services dans certains cas[1].

Des recherches parallèles sont également entreprises avec le *radium* et elles ont déjà donné des résultats encourageants à certains points de vue. Les épithéliomas de la vulve et du vagin paraissent justiciables du radium au même titre que les épithéliomas cutanés. Le radium, comme les rayons de Röntgen, peut être utilement employé contre les récidives que l'on observe quelquefois à la suite d'opérations chirurgicales pratiquées sur des tumeurs de ce genre.

En outre, le radium se prête beaucoup mieux que les rayons X au traitement des cancers profonds, que ceux-ci aient pour siège le col utérin ou le corps de l'utérus. Il est facile de placer dans le fond du vagin, ou même dans la cavité utérine, pendant douze ou vingt-quatre heures, des tubes renfermant des sels de radium que l'on entoure d'une épaisse couche de gaze ou de manchons de caoutchouc. Le rayonnement provoque une modification assez rapide des éléments épithéliomateux ou sarcomateux : les applications renouvelées à des intervalles de quatre à six semaines paraissent avoir enrayé le développement des néoplasmes, ou tout au moins elles ont mis fin aux accidents qui en étaient la conséquence. L'avenir nous fera connaître la valeur réelle de ce traitement que l'on a tenté même dans des cas où l'intervention chirurgicale était considérée comme impossible.

Chéron[2] a essayé le radium dans le traitement des annexites. A la suite de quelques applications, les exsudats disparaîtraient.

Ces tentatives sont fort intéressantes, mais elles réclament encore l'épreuve du temps avant de passer définitivement dans la pratique.

Cures thermales. — De tout temps les cures thermales ont été utilisées dans le traitement des maladies génitales de la femme. Pour les anciens auteurs, qui ne voyaient dans les affections de l'utérus et de ses annexes que les manifestations de diverses diathèses, l'indication était formelle : le choix de la station dépendait avant tout de la *note diathésique dominante.*

A mesure que l'anatomie pathologique et la pathogénie des maladies utéro-annexielles furent mieux connues, l'effet des eaux fut plus contesté. Aran manifestait à cet égard un scepticisme peu encourageant. Plus tard, la notion d'infection devenant la base de la pathologie génitale, contribua encore à ébranler la confiance des malades et celle des médecins, dans les effets du traitement hydro-minéral.

Cependant, l'observation nous montre, de la façon la plus évidente, que nombre de femmes atteintes d'affections génitales variées, retirent un bénéfice réel d'une cure thermale.

Comme le fait très judicieusement observer le Professeur A. Robin[3], si importantes que soient les conditions anatomiques et pathogéniques, elles n'excluent pas le rôle du terrain sur lequel évolue la maladie. Certes, les eaux minérales ne

[1] J. Bergonié, *Arch. d'Electr. Médic.* Septembre 1909.

[2] *Bul. Soc. Méd. des Hôpitaux de Paris*, 1909.

[3] A. Robin et P. Dalché. Traitement médical des maladies des femmes. Paris, 1900.

peuvent avoir la prétention de faire disparaître les corps fibreux, de guérir les ovaires scléro-kystiques ou les kystes tubaires, mais elles exercent, même au cours de ces affections, une influence très favorable sur les poussées congestives et sur les sensations pénibles qui en résultent. De plus, les exsudats, les fausses membranes, les douleurs, les troubles de la circulation locale, que laissent les altérations génitales, et qui persistent quelquefois même après l'ablation des organes malades, la faiblesse, l'anémie, les désordres du système nerveux, les troubles des fonctions digestives et rénales, sont autant de complications qui réclament un traitement général ; or, il n'en est pas de plus approprié à ces divers accidents que les cures thermales.

Il ne faut pas, toutefois, demander aux eaux minérales ce qu'elles ne peuvent pas donner. Leur emploi est absolument contre-indiqué dans les affections aiguës, de même que dans les poussées aiguës survenant au cours des métrites ou des annexites, qui sont dues à de nouvelles infections ; il est également contre-indiqué au cours des suppurations pelviennes, ainsi que dans les cancers et autres tumeurs de mauvaise nature.

C'est dans les formes chroniques des maladies génitales que les cures thermales rendent de grands services, quand il s'agit de provoquer des réactions locales ou générales, de réveiller l'organisme, de stimuler ses moyens de défense et de réparation.

Il est difficile de tracer des règles précises pour le choix d'une station thermale ; l'action d'une eau minérale n'a rien de spécifique, elle est d'ailleurs extrêmement complexe, car elle dépend à la fois de sa température, de sa composition chimique, de l'adjonction de certaines substances organiques, et de la façon dont elle est employée. L'altitude de la station, ses conditions climatériques, méritent également d'être prises en considération.

Du côté de la malade, il faut tenir compte de conditions non moins variées : la nature des lésions, l'impressionnabilité du système nerveux, l'état de l'appareil circulatoire, des reins, des voies digestives, les complications de tout genre observées dans la santé générale, constitueront autant d'indications différentes.

Aussi chercherait-on en vain, dans les meilleurs ouvrages qui existent sur cette question, une règle de conduite pour tous les cas que l'on rencontre dans la pratique ; on doit se contenter d'une étude d'ensemble qui permette d'apprécier, dans leurs grandes lignes, les principaux caractères des eaux minérales, et l'utilisation qu'on peut en faire dans la pratique gynécologique.

Suivant Delfau[1], on distingue, d'après leur composition chimique, sept groupes d'eaux minérales : *les eaux sulfureuses, chlorurées, alcalines, arsenicales, calciques, ferrugineuses et thermo-minérales simples.*

Cette division n'a rien d'absolu : il est, parmi ces divers groupes, des eaux qui présentent certaines analogies et ne diffèrent que par des nuances dans le dosage des substances qui les composent ; quelques-unes peuvent même figurer dans plusieurs groupes, en raison des éléments qu'elles renferment. On peut dire sans exagération que toutes les eaux peuvent convenir aux femmes atteintes d'affections génitales, mais leur choix doit être motivé par une étude minutieuse des conditions que présente chaque malade.

Eaux chlorurées sodiques. — Les eaux salées (chlorurées sodiques, calciques

[1] Delfau. Les cures thermales. *Bibl. d'hygiène Thérapeutique*, Masson, Paris, 1897.

et magnésiennes) tiennent la première place dans le traitement des maladies génitales de la femme. Elles se distinguent en chlorurées fortes, moyennes ou faibles.

Les chlorurées fortes : Salies-de-Béarn, Biarritz, Rheinfelden, la Mouillère (Besançon), Montmorot (Lons-le-Saulnier), et les chlorurées moyennes : Salins du-Jura, Salins-Moutiers, Balaruc, Kreuznach, Dax, ont des propriétés excitantes, que l'on corrige par l'addition d'eaux-mères (riches en chlorure de magnésium et bromure) ; elles stimulent la circulation génitale, et conviennent particulièrement aux personnes lymphatiques, aux anémiques qui présentent de l'aménorrhée. Elles augmentent le nombre des globules rouges et accélèrent les échanges organiques. A ce point de vue elles exercent une action tonique sur les femmes anémiées par des pertes prolongées.

L'excitation qu'elles provoquent semble favoriser la résorption des exsudats, et faire disparaître les empâtements qui persistent si longtemps autour de l'utérus et des trompes, à la suite de l'infection du tissu cellulaire pelvien.

On ajoute en général à la balnéation, de façon variable selon les cas, des applications sur le ventre de compresses imbibées d'eaux-mères. La plupart de ces stations revendiquent le traitement des fibromes ; sous leur influence on voit diminuer les douleurs causées par quelques myomes sous-péritonéaux, et même les hémorragies en rapport avec les fibromes interstitiels.

Mais les réactions sont très variables suivant les malades : tandis que certains utérus fibromateux se maintiennent remarquablement en équilibre, grâce à des cures salines répétées une ou deux fois par an, les mêmes pratiques balnéaires provoquent, dans d'autres cas, des poussées congestives et des hémorragies qui se prolongent parfois bien au delà de la cure.

En général, cette médication saline ne convient pas aux femmes nerveuses qui présentent facilement de l'éréthisme cardio-vasculaire.

Eaux sulfureuses. — Les eaux sulfureuses ont une action excitante très marquée sur la peau et sur la circulation générale ; elles ont sur l'utérus un effet excito-moteur qui peut se traduire, par des phénomènes emménagogues ou hémostatiques, selon les circonstances (C. Robert[1]). Ces réactions s'observent aussi bien sous l'influence de l'eau prise en boisson, que sous celle des douches sulfureuses sur les lombes et sur le bas-ventre (Caulet[2]). Les eaux sulfureuses fortes ne sont pas employées en gynécologie, on a recours exclusivement aux eaux sulfureuses faibles de Saint-Sauveur, de Cauterets, des Eaux-Chaudes, de Saint-Honoré, d'Uriage, etc. Les trois premières constituent des stations de choix pour nombre de métrites et d'annexites chroniques.

A côté de ces eaux sulfureuses sodiques, il faut citer les eaux sulfatées calciques qui sont aussi très utilement employées en gynécologie. Elles sont d'ailleurs moins excitantes que les précédentes, et conviennent particulièrement lorsqu'il s'agit de combattre les troubles nerveux que l'on observe chez des convalescentes, ou de stimuler des éliminations insuffisantes. Parmi les eaux sulfatées calciques, les unes sont chaudes : Dax, Bagnères-de-Bigorre, Louèche, Saint-Gervais, Ussat, Brides. Saint-Gervais, avec son altitude de 650 mètres, offre en même temps tous les avantages d'une cure de montagne. Cette station convient surtout aux femmes nerveuses anémiées par un long séjour au lit, et

[1] C. Robert. Des maladies utérines et de leur traitement par les eaux de Cauterets.

[2] Caulet. *Annales de la Société d'Hydrologie Médicale.*

dont toutes les fonctions sont alanguies. On les emploie surtout en bains. Les sources froides d'Enghien sont très actives. Les eaux de Brides, légèrement purgatives, sont également prescrites en boisson, ainsi que les eaux froides faiblement minéralisées de Contrexéville, Vittel, Martigny.

Brides est indiqué spécialement pour les obèses, pour les arthritiques, qui, à l'approche de la ménopause, présentent des phénomènes de congestion de l'appareil génital, en même temps que du côté des viscères abdominaux, foie, reins.

Contrexéville, Vittel et Martigny conviennent particulièrement pour combattre l'hypertension de la ménopause, qui coïncide, si souvent avec une insuffisance des éliminations rénales. L'effet diurétique de ces eaux exerce une action très favorable sur les bouffées de chaleur, les sueurs, vertiges, etc., en aidant à débarrasser les malades des produits toxiques qui encombrent leur organisme.

Eaux alcalines. — Elles sont moins directement indiquées pour les affections génitales que pour les troubles de la santé générale qui les ont précédées, accompagnées ou suivies. Elles rendent néanmoins d'incontestables services. Un grand nombre de femmes, sujettes aux poussées congestives du côté de l'utérus et de ses annexes, sont des arthritiques, qui présentent en même temps des désordres du côté du tube digestif, du foie, etc. : d'autres ont des manifestations articulaires. C'est à ce point de vue qu'elles sont justiciables de cures alcalines. Elles y trouvent non seulement une amélioration de leur santé générale, mais un apaisement notable des accidents pelviens qu'elles présentent.

Les eaux alcalines fortes, Vichy, Vals, conviennent aux malades chez lesquelles les dispositions arthritiques sont très accusées, et qui ont une certaine tendance à l'obésité, à la glycosurie. Les dysménorrhéiques irrégulièrement et insuffisamment réglées, qui souffrent de congestion sèche, avec ou sans crises hémorrhoïdaires, voient souvent leur menstruation devenir plus régulière, plus facile sous l'influence d'une cure alcaline.

Royat doit être recommandé à des malades plus nerveuses, plus faibles. Les stations de Carlsbad, Marienbad, plus laxatives, pourront être conseillées, comme Brides aux femmes constipées, obèses, dont le foie est congestionné.

Les eaux d'Evian, de Thonon, beaucoup plus faiblement alcalines, si facilement tolérées par le tube digestif, doivent être particulièrement recommandées à l'âge critique. Comme celles de Vittel, de Contrexéville, elles facilitent l'élimination des toxines accumulées dans l'organisme, elles diminuent la tension artérielle et, associées ou non à l'opothérapie ovarienne, elles aident les femmes à traverser la crise de la ménopause.

Eaux arsenicales. — Les eaux arsenicales ne sont pas utilisées en gynécologie autant qu'elles devraient l'être. Elles exercent une action remarquable sur la nutrition (HEULZ, CATHELINEAU) ; elles aident à faire disparaître les leucorrhées vaginales des jeunes filles anémiques, celles des eczémateuses et de certaines opérées, chaque fois qu'il s'agit de tempéraments lymphatiques. Ces eaux sont utilisées en boisson et en bains généralement chauds.

La Bourboule est la plus riche et la plus active de nos stations arsenicales ; les eaux du Mont-Dore, de Saint-Nectaire peuvent également être employées dans le même but. Ces trois stations, par leur altitude qui varie de 700 à 1.050 mètres, offrent en même temps les bienfaits d'une cure climatérique. Certaines sources de Vals, de Royat, de Plombières, renferment de petites quantités d'arsenic et méritent d'être utilisées à ce point de vue.

On peut avantageusement envoyer à La Bourboule ou à Saint-Nectaire de jeunes femmes stériles, sans lésions génitales; le relèvement de la santé qui succède à la cure arsenicale facilite la fécondation.

Eaux ferrugineuses. — Après avoir joui longtemps d'une vogue excessive, les eaux ferrugineuses sont trop délaissées aujourd'hui. Elles sont administrées surtout en boisson et conviennent aux anémiques ; elles ne sont pas toujours très bien supportées par l'estomac et provoquent souvent de la constipation; elles ont l'inconvénient d'exciter le système nerveux.

Elles peuvent être conseillées aux jeunes filles anémiques, aménorrhéiques, aux jeunes femmes un peu faibles et stériles, mais elles sont contre-indiquées chez les arthritiques nerveuses surtout au voisinage de la ménopause. Orezza, Forges-les Eaux, Renlaigue, sont les plus riches en fer de nos stations françaises. Bussang joint au traitement ferrugineux les avantages d'une cure climatérique (650 mètres) dans une des plus belles régions des Vosges. Spa en Belgique, Saint-Moritz dans l'Engadine, justifient leur réputation. Cette dernière station réalise les conditions d'une cure de grande altitude (1.769 mètres).

Eaux indéterminées. — Un grand nombre de stations minérales échappent à tout classement précis, en raison de la faible minéralisation de leurs eaux. Néris, Plombières, Evaux, Bagnoles-de-l'Orne sont les types les mieux caractérisés de ce groupe. Certains auteurs y font rentrer Luxeuil, à cause de la faible minéralisation et de la variété de ses sources, ainsi que les sulfatées calciques faibles, comme Ussat, Bagnères-de-Bigorre et les eaux diurétiques des Vosges dont il a été question plus haut.

Néris convient surtout aux femmes qui ont des affections douloureuses du bassin : salpingo-ovarites avec adhérences et névralgies pelviennes, déviations douloureuses de l'utérus, douleurs et névroses post-opératoires.

Plombières, tout en répondant à quelques-unes de ces indications, est surtout indiqué pour les malades qui ont des troubles digestifs, et en particulier de la dyspepsie gastro-intestinale avec entéro-colite, aux opérées d'appendicite qui continuent à souffrir du ventre.

Moins excitantes, les eaux chlorurées faibles de Bourbonne-les-Bains, Bourbon-Lancy, Bourbon-l'Archambault, Plombières, Lamotte-les-Bains, Luxeuil, Saint-Nectaire, Châtel-Guyon, ont une application beaucoup plus générale en gynécologie. On les emploie en boisson, en bains et en injections vaginales prolongées.

Elles conviennent dans la plupart des métrites chroniques qui ont laissé de l'engorgement de l'utérus et du tissu cellulaire péri-utérin. Sous leur action, la phagocytose s'accentue, les exsudats diminuent et disparaissent. Elles sont surtout indiquées dans les cas où persistent des phénomènes douloureux, même à la suite d'opérations chirurgicales.

Luxeuil, Saint-Nectaire et Châtel-Guyon méritent, parmi ces eaux, une mention spéciale en raison des propriétés particulières de leurs eaux. Luxeuil renferme des sources *ferrugineuses* qui combattent avantageusement l'état de faiblesse et d'anémie que l'on rencontre si souvent chez des génitales épuisées par une longue maladie et par le séjour au lit qui en a été la conséquence. C'est à Luxeuil surtout que l'on pratique les irrigations vaginales prolongées, dont Richelot[1] a vanté les bons effets. C'est une des stations de choix pour les utérines *neuro-*

[1] G. Richelot. *Académie de Médecine et Journal des Praticiens*, 1909.

arthritiques sujettes aux congestions. Les eaux de saint-Nectaire, véritable sérum physiologique (GUBLER), sont essentiellement calmantes. Elles renferment de faibles quantités d'arsenic dont l'effet tonique n'est pas négligeable. L'altitude de la station (700 à 780 mètres), offre aux malades un élément favorable de plus : on peut y envoyer avec avantage des génitales anémiques, nerveuses, qui ne supporteraient pas les eaux salines fortes.

Les eaux de Châtel-Guyon sont indiquées tout particulièrement pour les femmes chez lesquelles la constipation domine. Il est très fréquent de rencontrer un ralentissement marqué des fonctions intestinales au cours des affections génitales, et maintes fois la rétention stercorale peut être l'origine d'une recrudescence des accidents génitaux, soit par la congestion qu'entretient dans les plexus vasculaires le rectum distendu, soit par l'infection qui peut en être la conséquence. C'est à ces malades qu'une cure de Châtel-Guyon sera profitable. Elle convient également à certaines arthritiques obèses, douées d'un appétit excessif, dont la pléthore retentit fâcheusement sur l'appareil génital.

Bagnoles-de-l'Orne exerce une action spéciale et particulièrement bienfaisante sur les phlébites et périphlébites, sur les troubles de la circulation veineuse dépendant de varices, d'éréthisme douloureux des veines comme on en observe assez souvent au voisinage de la ménopause.

A cette nombreuse énumération, il faut ajouter les stations de Dax, Saint-Amand, Barbotan, Franzensbad, où l'on emploie les bains de boues, les applications locales de boues, qui exerceraient une action tonique sur l'utérus inerte et seraient particulièrement indiquées dans les cas de subinvolution utérine.

TRAITEMENT DE LA DOULEUR DANS LES AFFECTIONS GÉNITALES

Dans toutes les affections génitales douloureuses, quelle qu'en soit la cause, on s'efforcera de calmer le plus tôt possible les souffrances des malades.

Les divers moyens mis en œuvre pour le traitement de la maladie elle-même suffisent souvent pour procurer l'apaisement, le repos, l'immobilisation absolue, les applications de glace ou de compresses humides chaudes sur le ventre, les irrigations vaginales ou rectales, des onctions au moyen de liniments opiacés, chloroformés, sont presque toujours suivis d'une atténuation rapide des douleurs. Ils s'imposent dans la plupart des affections génitales aiguës ; on pourra même y recourir avec avantage dans les formes chroniques, chaque fois qu'on observera la réapparition des phénomènes douloureux.

Le choix du froid ou du chaud pour les applications locales est inspiré dans une certaine mesure par la nature de la maladie. Les menaces de complications péritonitiques réclament plutôt la glace, tandis qu'on réserve les applications chaudes pour les phénomènes congestifs qui intéressent plus spécialement l'utérus.

En réalité, on tient compte surtout des conditions individuelles, et rien n'empêche de recourir à la glace dans la plupart des circonstances où les pansements humides chauds ne procurent pas de soulagement.

Dans la plupart des cas, ces procédés suffisent, mais quelquefois l'acuité des souffrances, leur longue durée obligent à y joindre des calmants divers.

Le choix de ces médicaments n'a rien ici de spécial : l'*opium et ses dérivés*, la *morphine*, la *codéine*, la *narcéine* et avec eux le *chloral*, sont la base de cette médication; on peut y ajouter les nervins : l'*antipyrine*, l'*aspirine*, le *pyramidon*, etc. On les administre par l'estomac, mais leur effet est compromis souvent par les nausées qui provoquent leur rejet partiel ou total. Aussi la voie rectale est-elle un procédé de choix, pour leur administration, d'autant plus que la proximité des organes génitaux permet de réaliser ici un effet de thérapeutique locale qui n'est pas négligeable.

De simples lavements chauds exercent déjà une action favorable sur l'appareil génital endolori : il est facile d'y incorporer des substances solubles qui sont absorbées avec les lavements. On peut se servir comme excipient, d'eau bouillie simple, mais des décoctions émollientes de graines de lin, de racines de guimauve, des solutions salines physiologiques sont moins irritantes pour la muqueuse intestinale. Ces dernières sont plus facilement absorbables.

Les doses varient avec l'intensité de la douleur et les conditions individuelles. On joindra utilement à l'opium, ou à ses dérivés, de faibles proportions de *belladone*, de *jusquiame*, de *cannabis indica*, qui contribueront aussi à l'apaisement et lutteront contre la constipation, conséquence habituelle de l'usage des opiacés[1].

Si les lavements ne sont pas bien supportés, on les remplace par des suppositoires.

Enfin, lorsque les douleurs sont extrêmement vives, on peut recourir à des injections hypodermiques de chlorhydrate de morphine. On n'usera de ce moyen

[1] Voici quelques-unes des formules que nous employons communément :

A. Hydrate de chloral. . . . . 2 grammes.
Laudanum de Sydenham. . . . . XXV gouttes.
Jaune d'œuf . . . . N° 1.
Eau bouillie . . . . 150 grammes.

B. Mélange avec :

Laudanum de Sydenham. . . . . 12 grammes.
Teinture de belladone. . . . .
— de cannabis indica. . . . . } āā 3 grammes.
— de jusquiame. . . . .

En ajouter de XXX à XXXV gouttes à 150 grammes d'une solution de chlorure de sodium à 0,70 p. 100, pour lavement à garder.

C. Eau bouillie . . . . 150 grammes.
Chlorure de sodium. . . . . 1gr,05.
Antipyrine de . . . . 0gr,50 à 1 gramme.

Ajouter XXX à XXXV gouttes de :

Laudanum . . . . 10 grammes.
Teinture de belladone. . . . . 2 grammes.
— de jusquiame. . . . .
— de cannabis indica. . . . . } āā 1gr,50.

D. Suppositoire avec :

Extrait thébaïque . . . . 3 centigrammes.
— de belladone. . . . . 1 centigramme.
— de cannabis indica . . . . 5 milligrammes.
Beurre de cacao. . . . . 3 grammes.

Pour un suppositoire. Un second s'il le faut quatre heures plus tard.

E. Suppositoire avec :

Chlorhydrate de morphine. . . . . 2 centigrammes.
Extrait de belladone . . . . 1 centigramme.
— de jusquiame . . . . 1 —
Antipyrine. . . . . 50 centigrammes.
Beurre de cacao . . . . 3 grammes.

Pour un suppositoire. Renouveler quatre heures plus tard si les douleurs ne sont pas calmées.

F. Dans la même formule: on peut remplacer l'antipyrine par 25 centigrammes de phénacétine ou de pyramidon.

qu'avec beaucoup de ménagements : il n'est pas de procédé qui calme aussi promptement la douleur, mais il n'en est pas de plus dangereux pour une femme jeune, que le retour des souffrances portera à y chercher de nouveau un soulagement, et qui, inconsciemment, contractera une fâcheuse accoutumance à la morphine.

Ces réserves s'imposeront surtout dans les formes chroniques des affections génitales où les rechutes fréquentes augmenteraient considérablement les chances de morphinomanie. Il est préférable dans ces cas de s'en tenir, pour les malaises habituels, aux lavements ou aux suppositoires calmants, et de combattre les crises aiguës par des cachets d'*aspirine*, de *phénacétine* ou de *pyramidon*.

Les formes chroniques d'ailleurs sont justiciables de révulsifs locaux (*pointes de feu, réfrigération*, etc.), de *cures thermales*, etc.

TRAITEMENT DES MÉTRORRAGIES

A côté des indications relatives au traitement général des affections génitales, il convient de faire une place à la thérapeutique des hémorragies utérines. Celle-ci découle naturellement de leur causes, et elle sera exposée en détail dans les divers chapitres de cet ouvrage, à propos de l'étude de chacune des affections qui provoquent des pertes de sang. Mais, en maintes circonstances, les causes des métrorragies sont complexes et il est difficile de les déterminer avec précision, ou bien, quoique parfaitement connues, elles échappent à notre atteinte. On est alors réduit à se contenter d'un traitement purement symptomatique, pour combattre un accident qui, par sa violence, par sa persistance, constituerait bientôt un danger sérieux pour la santé générale. Aussi nous paraît-il nécessaire de résumer dans une étude d'ensemble les voies et moyens que l'on peut employer en pareil cas.

La première chose à faire en présence d'une hémorragie utérine grave, c'est d'immobiliser la malade. On doit l'étendre dans la position horizontale, sans oreiller, sans traversin, la tête et les épaules un peu plus basses que le bassin, les cuisses maintenues fléchies à l'aide d'un coussin placé sous les creux poplités. Il est indispensable qu'elle repose sur un plan résistant, qu'elle ne se lève sous aucun prétexte, qu'elle évite tout mouvement, et s'abstienne même de causer. On supprimera les allées et venues autour d'elle ; on exigera qu'on la laisse dans une tranquillité absolue, à une température plutôt fraîche que chaude, autant que possible aux environs de 15°, et on assurera le renouvellement de l'air.

L'alimentation sera très modérée : on permettra quelques boissons acidules glacées, du lait froid, du bouillon froid, des gelées de viande, quelques fruits acides bien mûrs.

Le repos s'impose pendant toute la durée de l'hémorragie ; il est prudent de ne permettre à la malade de se lever que deux ou trois jours après la disparition complète de l'écoulement sanguin, et elle ne reprendra son activité que peu à peu, progressivement.

Le séjour au lit suffit quelquefois pour arrêter une perte de sang, même quand celle-ci débute avec des allures inquiétantes.

Le plus souvent on sera obligé d'y joindre un traitement interne et des soins locaux d'importance variable.

Traitement interne. — De tout temps on s'est évertué à combattre les hémorragies par des médicaments destinés à augmenter la coagulabilité du sang ou à resserrer les vaisseaux.

Les substances ayant une action *vaso-constrictive* sont d'autant plus indiquées ici, que leur influence ne s'exerce pas seulement sur les fibres lisses des artères, mais sur celles de l'utérus dont les contractions arrêteront l'écoulement du sang.

Au premier rang de ces médicaments, se placent le *seigle ergoté* et ses dérivés, l'*ergotine*, l'*ergotinine*, dont les résultats sont surtout appréciables dans l'atonie utérine des suites de couches.

Le seigle ergoté est un champignon du seigle, c'est *le mycelium* du *claviceps purpurea ;* il s'altère rapidement et doit toujours être prescrit *fraîchement pulvérisé.* Les anciens accoucheurs en donnaient des doses très élevées, de 2 à 4 grammes par jour.

On ne dépasse guère aujourd'hui 1 gramme en vingt-quatre heures ; on l'administre en cachets de 10 à 30 centigrammes, ou en pilules, aux repas. Bouilly avait coutume d'y ajouter du *bromure de potassium* (0,50 centigr.).

L'ergotine est un extrait aqueux de seigle ergoté repris par l'alcool ; on l'emploie par la voie gastrique ou par la voie hypodermique, à la dose de 0,50 centigrammes à 2 grammes en vingt-quatre heures.

L'ergotinine, alcaloïde cristallisé de l'ergot, se prescrit à la dose de un quart de milligramme à 1 milligramme en vingt-quatre heures, soit par la bouche, soit en injections sous la peau, en renouvelant les doses deux ou trois fois par jour.

L'ergot de seigle et ses dérivés comptent assurément parmi les plus efficaces de ces médicaments hémostatiques, mais ils ont de sérieux inconvénients. En raison même de leur action sur la fibre musculaire de l'utérus, ils provoquent des contractions énergiques de cet organe qui se referme quelquefois, bien que sa cavité renferme des caillots et des débris placentaires ou déciduaux. Il en peut résulter de l'infection, ou tout au moins une persistance d'hémorragie dont la tétanisation du col rend le traitement plus difficile.

Administrés par la voie gastrique, ils irritent assez rapidement l'estomac et l'intestin. Enfin, leur usage prolongé pourrait amener l'oblitération des petits vaisseaux et provoquer de foyers de gangrène cutanée, surtout chez les sujets âgés ou prédisposés à la sclérose.

L'*hamamelis virginica*, l'*hydrastis canadensis*, le *viburnum prunifolium* sous forme d'extrait, de teinture, de granulés, etc., ont été préconisés comme des succédanés du seigle ergoté ; leur action est beaucoup plus irrégulière et incertaine, bien qu'elle soit manifeste chez quelques malades. Ces substances sont prescrites à des doses élevées : on peut donner, par jour, plusieurs grammes de leurs extraits ou de leurs teintures, mais elles ne sont pas sans inconvénient pour l'estomac.

Le *kho-sam*, très usité en Cochinchine contre la dysenterie, contre les diarrhées et les hémorragies de tout genre, a été préconisé contre les métrorragies. Prescrit en comprimés à la dose de 6 à 8 par jour, il arrête quelquefois des pertes de sang, mais il a le grave défaut d'exagérer la constipation déjà très nuisible en pareil cas.

Le *gossypium herbaceum*, vanté par quelques auteurs, est encore moins efficace.

On a également recommandé, comme hémostatiques, la plupart des médicaments astringents : l'*alun*, le *tanin*, le *ratanhia*, en pilules, en lavements ou en suppositoires, mais ils ne méritent guère la confiance qu'on leur a trop facilement accordée.

La *stypticine* préconisée par GOTTSCHALK [1] à la dose de 20 centigrammes par jour, soit en capsules de 0,05 centigrammes, soit en injections hypodermiques d'une solution à un dixième, paraît avoir plus de succès.

Le *perchlorure de fer* à 30°, couramment employé, à l'intérieur, autrefois depuis 20 gouttes jusqu'à 4 ou 5 grammes, est bien délaissé aujourd'hui. Il est absolument contre-indiqué d'ailleurs dans toutes les hémorragies en rapport avec une congestion active, comme on en observe par exemple chez les neuro-arthritiques ou au cours des fibromes.

Le *bromure de potassium* (BOUILLY), l'*antipyrine*, le *sulfate de quinine* (GUENEAU DE MUSSY), par leur action sur le système nerveux, ont parfois une influence favorable sur les métrorragies.

L'*opium* et son dérivé, *la morphine*, ont une efficacité beaucoup plus réelle, comme dans les autres hémorragies d'ailleurs, par le calme qu'ils apportent dans l'organisme.

La *digitale*, en ralentissant la circulation peut favoriser la formation d'un caillot et l'arrêt d'une hémorragie. C'est pourquoi plusieurs auteurs l'ont utilisée, comme hémostatique, en l'associant à l'opium, au sulfate de quinine ou à divers astringents, sous la forme de pilules ou de cachets.

On a observé des métrorragies en rapport avec des lésions syphilitiques des artères ou du parenchyme utérin (OZENNE [2], Mlle ROBINEAU [3]) qui ont été rapidement arrêtées par le traitement spécifique. On ne doit donc pas oublier de faire une juste place au *mercure* et à l'*iodure de potassium* dans la thérapeutique des hémorragies chez les malades syphilitiques ou suspectes de syphilis.

Le *chlorure de calcium fondu*, par les modifications qu'il exerce sur le plasma sanguin, semble également de nature à combattre les métrorragies; son emploi est surtout indiqué dans les pertes prolongées qui s'accompagnent d'un épuisement accentué (de 2 à 3 grammes en 24 heures, par la voie gastrique).

Enfin, dans ces dernières années, la thérapeutique hémostatique s'est enrichie de deux procédés nouveaux qui, jusqu'ici, ont donné des résultats assez remarquables et vraiment encourageants : les *injections de sérum physiologique* et les *injections de gélatine*.

Les recherches de ÉMILE WEILL ont montré que le sérum stérilisé de divers animaux arrêtait les hémorragies chez des hémophiles, et ce moyen a été employé avec succès contre des hémorragies pulmonaires, gastriques ou intestinales, on peut l'utiliser de même contre les hémorragies utérines. A défaut de sérum pur, de bœuf ou de cheval, on s'est servi sans inconvénient de *sérum de Roux* (antidiphtérique). Cette médication rendra quelquefois de réels services lorsqu'on est découragé, en présence d'une métrorragie grave, par des échecs successifs.

Les travaux de P. CARNOT [4] ont démontré l'action coagulante de la *gélatine* sur le sang, et fait entrer cette substance dans le traitement local des hémorragies.

[1] GOTTSCHALK. Thèse Monat. 1895, Bd IX.

[2] OZENNE. Société médicale du IXe arrondissement, 1898.

[3] Mlle ROBINEAU. IVe Congrès de Gynécologie. Rouen, 1904.

[4] P. CARNOT. *Presse médicale*, 1897.

Lancereaux et d'autres auteurs l'ont employée pour les anévrysmes ; Carnot, Huchard et Deguy, A. Robin, Chauffard pour les hémoptysies ; Cruschmann, Bauermeister pour les hémorragies du tube digestif.

H. Chaput[1] a très ingénieusement appliqué cette méthode aux hémorragies en nappe qui surviennent quelquefois à la suite des opérations chirurgicales et il en a obtenu d'excellents effets. Les essais que nous en avons faits pour les métrorragies nous ont paru assez encourageants pour que l'on soit autorisé à recommander cette pratique. On injecte une ou deux fois par jour, sous la peau de la cuisse ou de l'abdomen, de 20 à 50 centimètres cubes, et même davantage de solutions de gélatine *parfaitement stérilisées* par des passages successifs à l'étuve, et dont le titre peut varier de 1/50e jusqu'à 1/20e (Chaput).

Traitement local. — Malgré l'appoint sérieux que fournissent ces diverses médications, c'est encore le traitement local qui doit inspirer le plus de confiance.

Il consiste en *injections*, en *instillations* et en *pansements cervicaux* ou *intra-utérins*.

Injections froides. — Pendant longtemps, on a eu recours exclusivement à l'eau froide ou glacée pour combattre les pertes de sang. On faisait plusieurs fois par jour des irrigations vaginales avec de l'eau aussi froide que possible, en même temps qu'on maintenait sur le ventre des compresses humides froides ou des sacs remplis de glace, séparés de la peau par une flanelle.

Aujourd'hui, les injections chaudes préconisées depuis trente ans par Emmet, ont à peu près complètement remplacé les injections froides. Dalché[2] conseille, dans les cas où l'eau chaude ne réussit pas, de revenir à l'eau froide sans craindre des réactions qui ont été considérablement exagérées.

La technique n'a rien de compliqué : on fait passer chaque jour, dans la position horizontale, trois ou quatre injections d'eau bouillie, refroidie à 15° et même au-dessous.

Injections chaudes. — La pratique des injections chaudes est souvent mal comprise. Elle exige à la fois une température élevée (48° à 50°) et une grande quantité d'eau (4 à 6 litres, renouvelés cinq ou six fois dans les vingt-quatre heures). Il est inutile de revenir sur les détails qui ont été donnés plus haut.

Ces injections sont très efficaces dans l'immense majorité des cas ; elles n'ont guère d'autre inconvénient que de causer une grande fatigue aux malades.

Chez des vierges, on peut remplacer les injections vaginales par des irrigations rectales prolongées d'eau bouillie chaude, faites dans les mêmes conditions selon la méthode de Reclus. Il sera toujours temps d'employer la voie vaginale en cas d'insuccès.

Traitement intra-utérin. — Cautérisation. — F. Siredey avait recours à des cautérisations de la muqueuse utérine au nitrate d'argent, au moyen d'un instrument spécial, sorte d'hystéromètre un peu plus gros qu'un hystéromètre ordinaire dont l'extrémité était munie, sur sa face postérieure comme sur sa face

[1] H. Chaput. *Bulletin Société Médicale des Hôpitaux*, novembre 1908.
[2] Dalché. *La Gynécologie*, 1908.

antérieure, d'une petite cuvette qu'il remplissait de nitrate d'argent fondu. Il introduisait l'instrument dans l'utérus et le laissait deux ou trois minutes au contact de la muqueuse. Nombre d'hémorragies disparaissaient à la suite de ces cautérisations.

Injections intra-utérines. — Dans quelques cas de métrite parenchymateuse, chez des multipares, en présence d'un utérus suffisamment entrebâillé pour permettre l'introduction d'une sonde de Budin ou de Doléris, nous avons eu recours, plusieurs fois, à des injections intra-utérines d'eau bouillie pure à 48°, qui, bien que peu abondantes (1 à 2 litres), ont amené la cessation de l'hémorragie beaucoup plus rapidement que les injections vaginales.

Instillations, badigeonnages. — On peut d'ailleurs dilater l'utérus à l'aide de laminaires pour chercher à préciser le diagnostic, par le toucher intra-utérin, ou par l'endoscopie utérine, et on entreprend plus facilement le traitement local en procédant soit à des badigeonnages de chlorure de zinc à 1/10e ou à 1/5e, soit à des instillations de 1 à 2 centimètres cubes de ces mêmes solutions de chlorure de zinc (Pierre Delbet), soit à des badigeonnages de teinture d'iode ou de solutions de nitrate d'argent à 1/15e ou 1/20e ou bien encore d'un mélange par parties égales de salol et d'antipyrine, chauffé dans un tube et porté sur la muqueuse au moyen d'un petit tampon d'ouate hydrophile.

Curettage. — Enfin, s'il s'agit de *rétention placentaire* ou *déciduale*, d'*endométrite villeuse* ou *polypeuse*, on fera le curettage.

Tamponnement simple. — En présence d'un col fermé et de lésions annexielles contre-indiquant tout essai de dilatation, on n'hésitera pas à faire le tamponnement vaginal si la métrorragie persiste malgré le traitement institué.

On peut recourir au tamponnement simple, tel qu'on le pratiquait jadis, c'est-à-dire qu'on bourre la cavité vaginale de tampons stérilisés de gaze ou d'ouate aussi serrés que possible. Cette obturation purement mécanique arrête une hémorragie même très abondante; elle ne constitue qu'une mesure provisoire, mais très précieuse, surtout quand il s'agit de transporter, de faire voyager une malade qui perd du sang.

Jadis on s'efforçait déjà, dans les tamponnements, d'ajouter à l'action mécanique une influence chimique, pour accentuer l'hémostase. Dans ce but, on imbibait de perchlorure de fer les premiers tampons, directement placés sur le col. Cette pratique a l'inconvénient de provoquer parfois des eschares sur le col ou sur le fond du vagin, et elle rend l'examen de la cavité utérine plus difficile ultérieurement.

Tamponnement gélatiné. — Il est préférable d'employer le pansement gélatiné. Après avoir fait une injection à l'eau bouillie tiède (36°-37°), on place sur le col et dans le vagin quelques tampons aseptisés de gaze ou d'ouate hydrophile bien imbibés d'une solution de gélatine [1] (5 à 10 p. 100). On a soin de ne pas tasser

[1] On dissout la gélatine dans une solution de sérum :

Eau distillée.	100 centimètres cubes.
Chlorure de sodium	0,70 centigrammes.
Gélatine blanche	5 à 10 grammes.

Et on stérilise par des passages successifs à l'étuve, à 100°.

les tampons comme on le fait dans le cas précédent, le mélange du sang avec la gélatine étant nécessaire à la formation du caillot. Le tamponnement fait, on couche la malade à plat, le siège relevé par un coussin un peu résistant.

Ces tampons ne doivent pas être laissés en place plus de huit à dix heures. Aussitôt après les avoir enlevés, on fait une injection antiseptique peu abondante (solution phéniquée à 1/50e), à une température ne dépassant pas 37°, puis on renouvelle le tamponnement gélatiné si l'hémorragie ne s'arrête pas.

Injections de gélatine. — Il est une autre application de la gélatine qui peut être conseillée pour combattre une métrorragie grave en l'absence de tout secours médical. Elle consiste en une simple injection vaginale de 300 à 500 grammes d'une solution de gélatine à 10/100e. On la fait précéder d'une injection d'eau bouillie à 36°-37°, pour enlever les caillots qui encombrent le vagin, et on a soin, en appuyant sur la commissure vulvaire postérieure, d'assurer l'écoulement complet du liquide. L'injection de gélatine doit être faite dans le décubitus horizontal, le siège reposant sur un coussin dur et un peu élevé. On retire la canule avec précaution, et on place à l'entrée de la vulve un tampon d'ouate bien serré au moyen d'un bandage en T pour que la solution de gélatine soit gardée le plus possible dans le vagin.

Ici, comme pour le tamponnement, s'il se forme un caillot, on ne le laissera pas en place plus de huit à dix heures. On l'enlèvera au moyen d'une injection chaude, puis on renouvellera, s'il y a lieu, avec les mêmes précautions.

Électrothérapie. — L'électricité rend de réels services dans le traitement des métrorragies, surtout lorsque celles-ci sont prolongées (voir p. 99).

En résumé, lorsqu'on est en présence d'une perte de sang, il n'est pas indifférent d'adopter, au hasard, l'un ou l'autre des traitements qui viennent d'être exposés. Leur choix est subordonné à la cause de l'hémorragie, ou tout au moins aux conditions dans lesquelles celle-ci est survenue.

S'il s'agit d'une violente perte, apparue en pleine santé chez une femme jeune, à la suite d'un retard des règles, on songera d'abord à une fausse couche, et on en recherchera soigneusement les indices dans les commémoratifs (nausées, vomissements, troubles nerveux), dans les petits signes fournis par l'examen des seins (augmentation de volume des mamelles, dilatation des veines, saillies des follicules de Montgomery, pigmentation de l'aréole, présence du colostrum, etc.), coloration brunâtre de la ligne blanche abdominale ; puis une exploration très minutieuse des organes génitaux fera reconnaître une certaine augmentation de volume de l'utérus, et quelquefois une dilatation du col permettant l'introduction de la première phalange dans le canal cervico-utérin. Si l'on acquiert la certitude qu'il y a eu avortement, il est inutile de perdre du temps à des essais thérapeutiques illusoires et dangereux : on procédera de suite au *curettage* de l'utérus. L'hémorragie cessera dès que les débris placentaires et déciduaux auront été complètement enlevés, et après quelques pansements appropriés, la guérison sera définitive.

Devant une hémorragie liée à un cancer de l'utérus, il serait bien inutile de recourir à des médications internes et à des injections prolongées, froides ou chaudes. Il faut d'emblée recourir au *tamponnement simple* ou *gélatiné*.

Les métrorragies, toujours suspectes, qui viennent après la ménopause en dehors du traitement d'urgence, motivé par leur abondance (tamponnement de préférence), exigent surtout une exploration minutieuse de la cavité utérine au moyen du doigt, de l'endoscope, de la curette, permettant de reconnaître avec précision leur cause et d'aborder le plus promptement possible une solution *chirurgicale* si elle est nécessaire.

Les ménorrhagies ou métrorrhagies des jeunes filles doivent être spécialement envisagées comme des troubles fonctionnels justiciables du repos, d'une bonne hygiène, et pour lesquels il faut se contenter de *soins généraux*, de quelques médicaments, sans abuser du traitement local, à moins que la *persistance* et la *gravité* des pertes de sang ne l'exigent.

Chez la femme mariée, en pleine activité génitale, les contre-indications du traitement disparaissent à peu près, et le choix des moyens sera subordonné aux circonstances.

Dans tous les cas, on cherchera autant que possible à en préciser la cause et, quand il le faudra, on n'hésitera pas à s'éclairer à l'aide d'explorations intra-utérines et même de biopsies.

Enfin, lorsqu'on sera en présence d'hémorragies rebelles, dont l'abondance et la répétition constituent un danger pour les malades, on devra faire appel au chirurgien.

CLASSIFICATION
DES DIVERSES AFFECTIONS GÉNITALES

L'appareil génital de la femme n'échappe pas à la loi commune, et les altérations qu'il présente ont pour origine les mêmes processus morbides qui dominent toute la pathologie. Cependant, il n'est que faiblement éprouvé par la plupart des maladies générales telles que la fièvre typhoïde, la variole, etc., et moins encore par les intoxications, qui jouent un rôle si important dans les maladies des différents viscères.

En revanche, il est soumis à des influences morbides toutes particulières qui résultent de son fonctionnement, et lui créent en quelque sorte une pathologie spéciale.

On peut diviser en cinq grands groupes les altérations de l'appareil génital : suivant qu'elles relèvent de *malformations*, de *traumatismes* obstétricaux ou accidentels, de *troubles fonctionnels et dystrophiques*, d'*infections* ou de *tumeurs*.

Ces diverses causes ont d'ailleurs une importance très inégale.

Nous passerons rapidement en revue les *malformations* et les *traumatismes*, qui n'ont d'intérêt que par les interventions chirurgicales qu'ils réclament.

Les troubles fonctionnels et dystrophiques, auxquels nous joindrons les *difformités du col*, les *prolapsus génitaux*, les *déviations et déplacements de l'utérus*, qui exercent une si fâcheuse influence sur toute la vie génitale de la femme, nous occuperont plus longuement.

Les *infections*, par leur fréquence, par leur extension à la totalité des organes génitaux, constituent de beaucoup la partie la plus importante de la gynécologie. C'est à elles que se rattachent toutes les inflammations de la vulve, du vagin, de l'utérus, des trompes, des ovaires et la plupart des complications que l'on observe sur le péritoine et sur le tissu cellulaire pelvien.

Les *tumeurs* exigent également une étude approfondie en raison de leurs variétés et de la part de plus en plus grande que prend la chirurgie dans leur traitement. Qu'elles soient bénignes ou malignes, qu'elles siègent dans l'utérus ou dans les annexes, les *tumeurs, fibromes, cancers, kystes de l'ovaire* et *des ligaments larges* et aussi les *tumeurs d'origine placentaire* constituent en réalité le chapitre le plus important de la chirurgie abdominale tout entière.

Enfin, nous aurons à nous occuper également de certaines déviations des fonctions normales de l'utérus. La *grossesse extra-utérine*, l'*hématocèle pelvienne* ont pris, dans ces dernières années, une importance chirurgicale de premier ordre. Nous leur consacrerons un étude spéciale.

TROISIÈME PARTIE

MALFORMATIONS ET TRAUMATISMES

CHAPITRE PREMIER

MALFORMATIONS GÉNITALES

MALFORMATIONS DES ORGANES GÉNITAUX

Pour bien comprendre les malformations des organes génitaux, il est indispensable de connaître leur développement. Nous le résumerons donc ici d'une façon sommaire, renvoyant, pour plus de détails, aux traités d'anatomie qui s'en occupent spécialement.

Jusque vers le milieu du troisième mois de la vie intra-utérine, l'embryon possède les éléments aux dépens desquels se développeront, dans les deux sexes, les organes génitaux. Ce n'est qu'à partir de cette époque que, chez l'embryon du type masculin, les éléments mâles se développent, tandis que s'atrophient ou disparaissent les éléments femelles, alors que, chez l'embryon du type féminin, c'est le phénomène inverse qui se produit.

Pendant le stade indifférent, les organes génitaux internes se composent essentiellement, de chaque côté de la ligne médiane, d'une *glande génitale* unique située sur la partie antérieure et inférieure du corps de Wolff et de deux canaux longitudinaux et à peu près parallèles, le *canal de Wolff* et *le canal de Müller*. Tous deux s'ouvrent très près l'un de l'autre dans le cloaque, cavité commune à l'extrémité postérieure de l'intestin et à l'origine de l'allantoïde. Mais, fait très important, alors que les canaux de Wolff s'ouvrent toujours séparément dans le cloaque, les canaux de Müller se fusionnent à leur partie inférieure au cours de la vie embryonnaire, pour s'ouvrir dans le même cloaque par un orifice unique (fig. 50 et 51).

La glande génitale, à la suite de modifications histologiques sur lesquelles il est inutile d'insister, devient chez le mâle le *testicule* et, chez la femelle, l'*ovaire*.

Le *canal de Wolff* persiste et se développe, chez le mâle. Les conduits secondaires qu'il émet à sa partie supérieure et qui lui donnent une ressemblance grossière avec les dents d'un peigne, deviennent les *canaux épididy-*

maires, tandis que le canal principal devient le *canal déférent* avec le canal diverticulaire des *vésicules séminales* et le *canal éjaculateur* qui s'ouvre dans l'urèthre profond, de chaque côté du verumontanum, à quelques millimètres du canal du côté opposé. Chez la femelle, le canal de Wolff s'atrophie et disparaît en grande partie. Les canaux secondaires de la partie supérieure persistent normalement à l'état de vestiges. Ce sont le *corps de Rosenmuller* et le *parovaire* faciles à apercevoir par transparence dans l'aileron supérieur

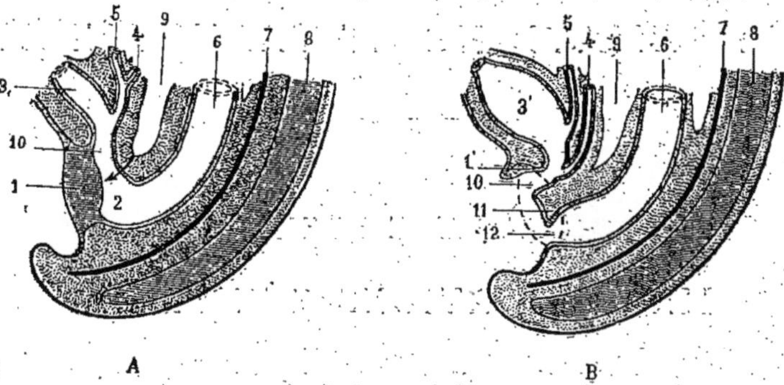

Fig. 48.
Développement des organes génitaux (d'après L. Testut).

1, bouchon cloacal. — 1', lame uréthrale du même. — 2, cloaque interne. — 3, allantoïde. — 3', vessie. — 4, canal de Wolff. — 5, uretère. — 6, intestin. — 7, corde dorsale. — 8, moelle. — 9, cavité péritonéale. — 10, sinus uro-génital. — 11, périnée. — 12, anus.

du ligament large. Le canal principal, longitudinal, canal déférent de l'homme, disparaît en totalité. Il persiste cependant chez certains animaux, en particulier chez la vache, où il forme le *canal de Gäertner* qui longe le vagin, et qui, chez

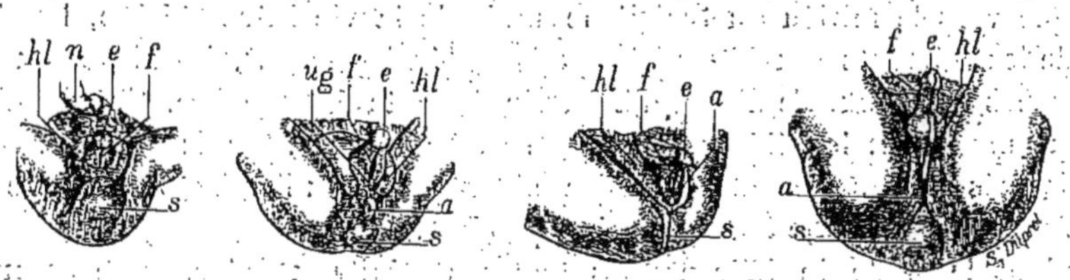

Fig. 49.
Développement des organes génitaux externes.

Les deux premières figures représentent le stade indifférent ; la troisième, l'évolution vers le type féminin ; la quatrième, l'évolution vers le type masculin. — e, glande ou clitoris. — f, fente génitale. — hl, replis génitaux. — a, anus.

la femme, se retrouve exceptionnellement et constitue l'origine de certains kystes du vagin.

Le *canal de Müller* évolue d'une façon inverse : il persiste chez la femelle, alors qu'il s'atrophie chez le mâle. Chez la femelle il forme la trompe, et, par son union dans sa partie inférieure avec le canal du côté opposé, il donne naissance à l'utérus et au vagin (fig. 50 et 51).

Chez un grand nombre d'animaux, cette union, qui se fait chez la femme sur une assez grande longueur, ne se fait qu'à la partie tout à fait inférieure, de sorte qu'on trouve chez eux un utérus double dont chaque moitié fait directement suite à la corne correspondante.

Chez le mâle, l'extrémité supérieure du canal de Muller persiste à l'état rudimentaire : c'est l'*hydatide de Morgagni*. L'extrémité inférieure commune des deux canaux réunis persiste également : c'est l'*utricule prostatique*.

Mais pendant que ces modifications s'accomplissent du côté des organes géni-

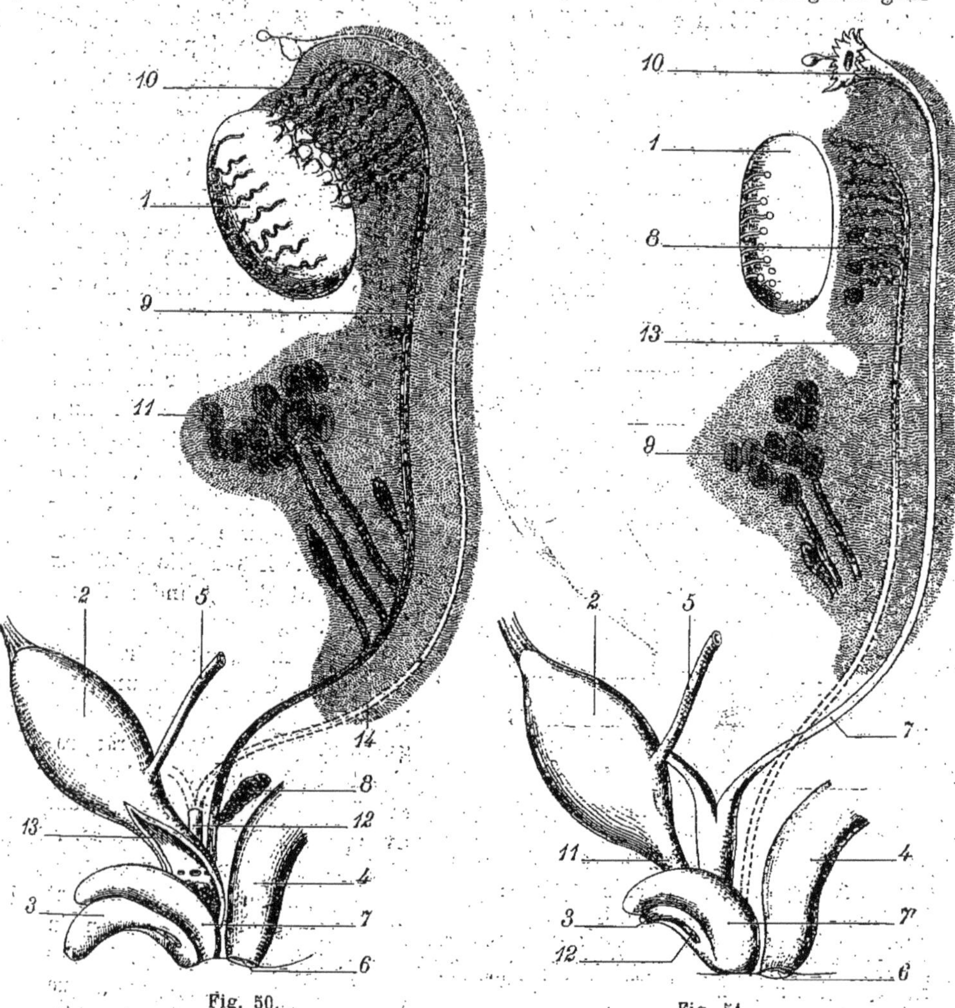

Fig. 50. Fig. 51.

Développement des organes génitaux.

Type masculin.

1, testicule. — 2, vessie. — 3, pénis. — 4, rectum. — 5, uretère. — 6, anus. — 7, scrotum. — 8, vésicule séminale. — 9, canal déférent (ancien canal de Wolff). — 10, épididyme. — 11, paradidyme. — 12, utricule prostatique. — 13, sinus urogénital. — 14, ancien canal de Muller, disparu.

Type féminin.

1, ovaire. — 2, vessie. — 3, clitoris. — 4, rectum. — 5, uretère. — 6, anus. — 7, trompe (ancien canal de Muller). — 7', grande lèvre. — 8, époophore. — 9, paroophore. — 10, infundibulum. — 11, sinus urogénital. — 12, vestibule du vagin. — 13, canal de Gaertner (ancien canal de Wolff).

taux internes, des transformations analogues se manifestent du côté des organes externes.

Ceux-ci, jusque vers le milieu du troisième mois, ne présentent, comme les organes internes, aucune différence entre les deux sexes. Ils sont constitués par un petit tubercule médian, *tubercule génital* ou *gland*. La face inférieure de ce tubercule est creusée d'un sillon longitudinal, *fente génitale* qui n'est que l'orifice inférieur du *sinus uro-génital*, cavité où viennent s'ouvrir ensemble, à l'extrémité inférieure de l'allantoïde, les voies urinaires et génitales.

Le cloaque a été en effet divisé par une cloison transversale ou éperon périnéal, qui descend peu à peu en séparant l'intestin, en arrière, du sinus uro-génital, en avant.

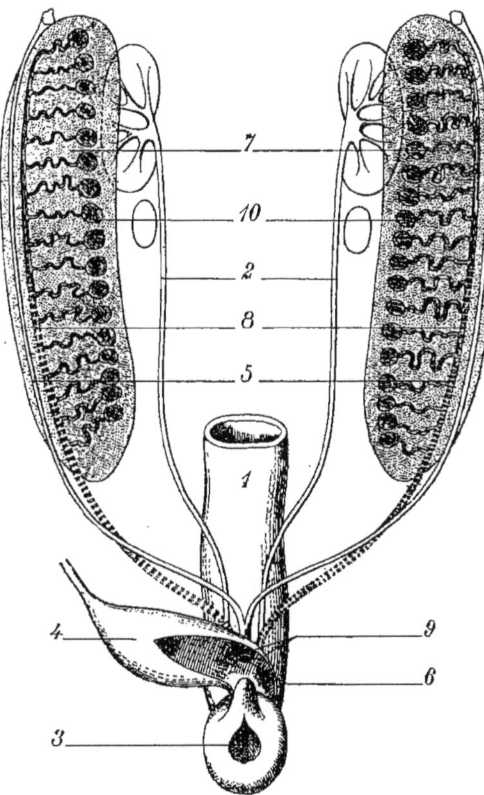

Fig. 52.
Développement des organes génitaux : stade indifférent.

1, rectum. — 2, uretère. — 3, cloaque. — 4, allantoïde. — 5, canal de Muller. — 6, orifice du canal de Muller. — 7, corps de Wolff. — 8, canal de Wolff. — 9, orifice du canal de Wolff. — 10, corpuscule de Malpighi.

La fente génitale est bordée par deux bourrelets longitudinaux qui sont les *replis génitaux*.

Dans le sexe féminin, les organes génitaux externes ne changent guère d'aspect. Le tubercule génital reste peu développé, et ce sera le clitoris ; la fente génitale, limitée en arrière par la cloison périnéale qui la sépare de l'anus, reste la même, pendant que se font, dans la profondeur, les modifications importantes qui donneront naissance à l'urèthre et au vagin. Les replis génitaux deviennent les grandes lèvres (fig. 49).

Chez le mâle, au contraire, le tubercule génital prend un développement considérable pendant que les replis génitaux se rapprochent et se soudent sur la ligne médiane pour former le scrotum avec son raphé médian qui persiste pendant toute la vie.

De nombreuses théories ont été faites sur la formation du vagin. Il semble certain, d'après les travaux de Retterer, que celui-ci se forme par dédoublement du sinus uro-génital. Une cloison verticale et transversale, prolongement de celle qui sépare l'origine des canaux de Muller de celle de l'allantoïde, descend peu à peu constitue la cloison uréthro-vaginale, plus ou moins complète suivant les espèces animales.

Ces quelques notions embryologiques permettent de comprendre facilement toutes les malformations génitales et donnent la clef de leur développement.

MALFORMATIONS DE LA VULVE

La persistance du bouchon épidermique cloacal pourra, suivant le degré d'évolution des cloisons intérieures, donner naissance aux malformations suivantes :

1° Imperforation complète de la vulve, du rectum et de l'urèthre, débouchant ensemble dans un cloaque fermé.

2° Imperforation de la vulve et de l'urèthre, avec ouverture normale du rectum à l'extérieur.

3° Imperforation de la vulve et du rectum avec abouchement normal de l'urèthre à l'extérieur.

Le développement incomplet de la cloison périnéale qui sépare le rectum du sinus uro-génital, donne soit une fistule recto-vaginale congénitale, si le trouble du développement a été léger, soit un abouchement du rectum dans le vagin, dont la partie inférieure constitue en réalité l'ancien cloaque.

La plupart de ces malformations sont très rares et certaines ne se montrent guère que chez des mort-nés.

L'*Hypospadias* est dû à un arrêt de développement analogue portant sur la cloison qui sépare le sinus uro-génital en deux parties, l'une urethrale et l'autre vaginale. Si cette cloison vient à manquer, la paroi postéro-inférieure de l'urèthre n'existe pas et la vessie s'ouvre très haut dans le vagin. Cette anomalie s'accompagne souvent d'un rétrécissement de la partie inférieure du vagin et d'une hypertrophie du clitoris qui peut faire prendre cette malformation pour un léger degré d'hermaphrodisme.

L'*Epispadias*, rare comme chez l'homme, est dû sans aucun doute à un trouble dans le développement du bouchon cloacal et de la paroi antérieure du canal allantoïdien qui lui est contigu Il peut y avoir de grandes différences dans l'importance de cette malformation, qui se traduit en somme par un défaut de soudure médiane de la paroi allantoïdienne antérieure. Parfois il s'agit d'une simple bifidité du clitoris. Parfois la paroi antérieure de l'urèthre fait défaut dans une partie ou dans la totalité de son étendue. A la place du méat, on voit une gouttière ouverte en haut immédiatement sous la symphyse. La muqueuse vésicale fait hernie à son niveau. Les grandes lèvres divergent supérieurement, le clitoris est bifide ou double et chacune de ses moitiés se continue en arrière avec la petite lèvre. La symphyse pubienne peut être intacte. Mais elle peut manquer, ainsi que la partie inférieure de la paroi abdominale et tous les intermédiaires existent entre l'épispadias la plus rudimentaire et l'exstrophie vésicale complète.

Un défaut dans l'évolution régulière de la région vésico-uréthrale peut provoquer l'*abouchement d'un ou des deux uretères* dans le vagin, ou à la vulve. C'est là une malformation très rare, mais dont on comprend tout l'intérêt au point de vue chirurgical.

Enfin on peut voir, par suite de l'atrophie ou de l'hypertrophie des diverses parties constituantes de l'appareil génital externe embryonnaire, diverses lésions, *absence de la vulve*, des *grandes* ou des *petites lèvres*, simple *atrophie*, ou, au contraire, *hypertrophie* de ces divers organes. L'union des petites et des grandes lèvres, qui peut être congénitale, est parfois aussi consécutive à des inflammations suivies d'ulcérations vicieusement cicatrisées.

Du côté de l'hymen, on observe toutes sortes de malformations, comme on observe d'ailleurs, à l'état normal, les formes les plus variées. Ce sont là des détails sans intérêt. Seule l'*imperforation de l'hymen* a une grande importance chirurgicale à la suite des accidents qu'elle détermine (voir p. 130).

MALFORMATIONS DU VAGIN ET DE L'UTÉRUS

Le développement du vagin et de l'utérus permet de comprendre les malformations que l'on rencontre assez communément au niveau de ces organes.

Nous savons que le vagin, l'utérus et les trompes naissent aux dépens des canaux de Muller qui, libres à leur partie supérieure, jusqu'à l'insertion du ligament rond, se fusionnent à leur partie inférieure, jusqu'à leur abouchement dans le sinus uro-génital. Jusqu'au troisième mois les canaux de Muller sont donc séparés par une cloison. Celle-ci se résorbe peu à peu, de bas en haut. Vers le cinquième mois elle a complètement disparu, et on ne trouve plus qu'un canal unique au niveau duquel le vagin et l'utérus sont déjà nettement différenciés. C'est ainsi que le col de l'utérus apparaît dès la fin du troisième mois sous la forme d'une saillie assez prononcée.

Toute modification apportée à la fusion des deux canaux de Muller et à la résorption progressive de la cloison qui les sépare se traduira par une anomalie de l'utérus ou du vagin. Cette anomalie reproduit d'ailleurs la disposition normale que l'on rencontre chez certains animaux. C'est ainsi que chez un grand nombre d'espèces (carnassiers, ruminants) l'utérus est bicorne, c'est-à-dire que les deux cornes utérines sont séparées par une dépression profonde du fond de l'utérus. Chez le rat, le cochon d'Inde, la dépression est beaucoup plus accentuée et les cornes sont plus développées. Chez le lapin, le corps de l'utérus n'existe plus. Il n'y a plus que les cornes, ou plutôt il y a deux utérus s'ouvrant au fond du vagin par deux orifices distincts. Chez les marsupiaux, la division est plus complète encore et on trouve un double utérus et un double vagin, s'ouvrant isolément dans le vestibule par deux orifices séparés. Il peut y avoir d'ailleurs chez certaines espèces un cloisonnement de la partie moyenne du vagin, la partie supérieure étant unique, comme la portion vestibulaire.

Chez l'homme et le singe, seuls le vagin et l'utérus sont uniques et celui-ci ne présente au niveau de son fond, à l'état normal, aucune trace de division.

Tous les stades que l'on rencontre chez les animaux peuvent se rencontrer chez la femme en constituant ainsi des anomalies réversives. En fait, tout a été rencontré et toutes ces malformations par fusion incomplète des canaux de Muller sont relativement communes.

VAGIN

L'*absence complète du vagin* ou son *développement rudimentaire* peuvent s'observer en même temps qu'une *absence* ou une *atrophie de l'utérus*. Mais on les rencontre aussi quelquefois avec un utérus normal. Tout est d'ailleurs possible dans cet ordre de lésions : absence totale; vagin transformé en un canal extrêmement étroit sur toute sa hauteur ; cul-de-sac vaginal inférieur de largeur variable et même normale, se terminant à quelques centimètres de profondeur et d'ailleurs souvent agrandi par le coït, lorsqu'il est possible; vagin normal à sa partie supérieure et à sa partie inférieure avec rétrécissement intermédiaire plus ou moins long ; diaphragme étroit ou oblitération complète, etc.

La persistance partielle ou totale de la cloison qui sépare les deux canaux de Muller peut donner naissance à un double vagin, dont l'un est en général beaucoup plus large que l'autre, soit normalement, soit parce que c'est lui qui sert exclusivement au coït. La partie tout à fait supérieure du vagin peut être unique et s'insérer sur un col utérin normal. Lorsque la cloison se prolonge jusqu'au col utérin celui-ci est en général double, et il y a division de l'utérus comme il y a division du vagin.

Un des vagins latéraux peut être incomplètement développé et rester oblitéré vers le bas. On a alors, au moment de la puberté, une accumulation de sang menstruel dans ce vagin borgne et une tumeur bizarre, un *hématocolpos* latéral, qui peut d'ailleurs s'infecter, et dont le diagnostic est évidemment des plus difficiles.

Enfin le cloisonnement incomplet peut donner lieu à la présence de *brides antéro-postérieures* plus ou moins hautes et plus ou moins épaisses.

On conçoit que plusieurs de ces malformations puissent rendre impossible soit le coït, soit la fécondation, ou créer au moment de l'accouchement des obstacles parfois très graves. Cependant les modifications des tissus au moment du travail sont telles qu'on voit parfois l'accouchement se faire facilement dans certains cas où il semblait devoir être très difficile.

On peut être conduit, au cours du travail, à pratiquer certaines interventions, sections, débridements, etc., dans le détail desquelles nous n'avons pas à entrer.

Traitement. — Les diverses malformations vaginales que nous venons d'énumérer sont parfois justiciables d'interventions chirurgicales, qui ont pour bu- soit de permettre la fécondation ou de favoriser l'accouchement, soit plus souvent de permettre ou de faciliter le coït que la disposition des parties rend impossible ou insuffisant.

Les douleurs causées par l'ovulation dans des cas où l'absence de vagin rendait la menstruation impossible ont pu rendre la *castration* nécessaire.

Dans certains cas d'étroitesse ou de rétrécissement congénital, la *dilatation* avec des bougies appropriées, avec des tampons laissés à demeure, peut donner des résultats satisfaisants : quand elle ne suffit pas, des débridements convenables permettront d'obtenir le résultat désiré.

Mais il est des cas dans lesquels l'intervention devient beaucoup plus compliquée. C'est lorsqu'il s'agit de créer un vagin artificiel, soit qu'il n'y ait aucune trace d'un conduit vaginal, soit que celui-ci soit réduit à un canal extrêmement étroit.

Ce dernier cas est plus favorable, ce canal étroit servant de guide pour conduire jusqu'à l'utérus, au cours de l'opération. Mais il s'agit toujours d'une opération difficile et qui ne va pas sans faire courir quelques dangers, par suite de la blessure possible des organes voisins.

Il faut cheminer avec beaucoup de précautions entre la vessie et le rectum, en s'aidant de tous les moyens de repère possibles, sonde vésicale, cathéter rectal, en dissociant les tissus avec le doigt, et allant à la recherche du col utérin, lorsqu'il existe. Cette dissociation cellulaire permet en général de constituer une cavité suffisante pour un vagin de dimensions raisonnables. Mais où la véritable difficulté commence, c'est lorsqu'il s'agit de constituer à cette cavité un revêtement épidermique qui évite son oblitération rapide. De nombreux procédés ont été mis en œuvre, inspirés la plupart du temps par les circonstances ou la disposition des lésions : lambeaux autoplastiques taillés aux dépens de la face interne des cuisses, des petites lèvres ou de la muqueuse vulvaire, greffes épidermiques, greffes de Thiersch. Pour maintenir ces greffes en place, le meilleur procédé consiste dans l'emploi d'une sorte de spéculum cylindrique en treillis métallique sur la surface duquel on dispose les greffes dont la face cruentée est tournée vers l'extérieur. On introduit le cylindre dans la cavité vaginale de nouvelle formation et on l'y laisse à demeure pendant quatre ou cinq jours, temps nécessaire à la bonne prise des greffes. Lorsqu'un commencement de cutanisation est obtenu, la dilatation répétée, l'application permanente de tampons d'ouate, d'un pessaire à air, etc., peuvent permettre l'achèvement de la cicatrisation sans rétraction trop forte.

Mais il faut s'attendre à des échecs, à des résultats insuffisants ou même à peu près nuls.

Heureusement on peut avoir de beaux succès, favorisés, il faut bien le dire, par l'exercice répété du coït qui finit par adapter d'une façon suffisante le nouvel organe aux fonctions exclusives pour lesquelles il a été créé.

MALFORMATIONS DE L'UTÉRUS

L'*absence de l'utérus* est fort rare, son *atrophie* ou plutôt son *état rudimentaire*, le sont moins, mais il est la plupart du temps fort difficile de s'en rendre compte par la simple exploration clinique. Sans doute, dans les conditions ordinaires on peut reconnaître un utérus rudimentaire, surtout si certains phénomènes d'ordre général cadrent avec cette lésion. Mais il est impossible, à moins d'examen anatomique, de reconnaître l'absence totale de l'utérus. Pour cette recherche, comme aussi pour toutes celles qui ont trait aux anomalies utérines, l'examen de l'insertion des ligaments ronds a une importance capitale, car ce sont eux qui déterminent la situation exacte de la corne utérine sur laquelle ils se fixent, et sa séparation anatomique d'avec la trompe.

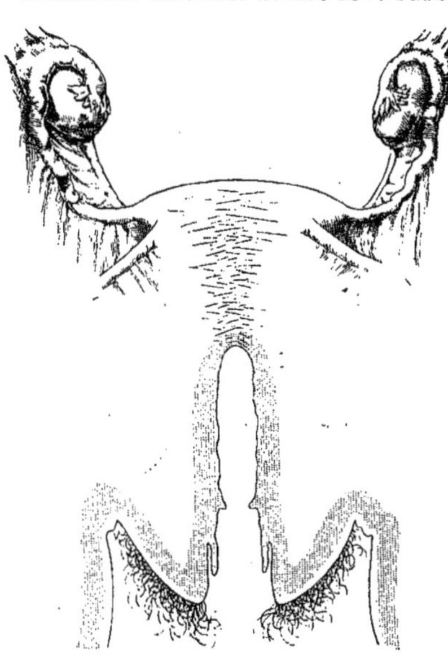

Fig. 53.
Atrophie utérine congénitale.

Presque toutes les malformations utérines sont des anomalies réversives dues à un défaut de fusion des canaux de Muller ou à un trouble dans le développement de l'un de ces canaux ou des deux.

C'est ainsi qu'on peut rencontrer un *utérus unicorne* développé aux dépens du canal de Muller d'un seul côté. Le corps de l'utérus est alors effilé et se continue directement avec la trompe.

Cette anomalie est parfaitement compatible avec l'intégrité des fonctions génitales. L'ovulation, la menstruation sont normales, et la grossesse peut être menée à terme.

Parfois, avec un utérus unicorne, il y a de l'autre côté une *corne rudimentaire*. Si un œuf vient à se développer dans cette corne atrophiée et insuffisante, elle se rompra à un certain moment et on assistera à tous les phénomènes dus à la rupture d'une grossesse ectopique. Le siège de la grossesse ne pourra être reconnu que par un examen attentif des lésions, et par la détermination de

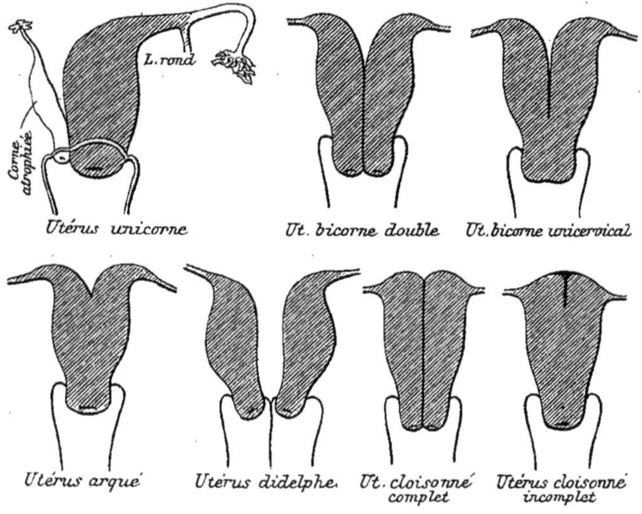

Fig. 54.
Malformations utérines (demi-schématique, d'après Forgue).

l'insertion du ligament rond, qui, dans ces conditions, se trouve en dehors du sac fœtal.

Dans l'*utérus bicorne* les deux cornes utérines sont séparées par une dépression plus ou moins profonde, suivant que la fusion des canaux de Muller s'est poursuivie plus ou moins haut.

Lorsque la division s'étend jusqu'au col qui est lui-même cloisonné, on se trouve en présence d'un *utérus double*. Mais le plus souvent le col, bien que volumineux, ne participe pas à la division. Il y a toutes les formes de transition possibles entre l'utérus double et l'utérus normal. Parfois même la bifidité ne se manifeste que par une simple dépression du fond de l'utérus, très large et très étalé : c'est l'*utérus arqué*.

La grossesse peut évoluer normalement dans l'utérus bicorne, soit dans une corne, soit dans l'autre, soit dans l'une et l'autre alternativement, soit même dans les deux à la fois. L'utérus arqué prédispose aux positions transverses du fœtus et une bride fibreuse que l'on trouve assez souvent entre la face postérieure de la vessie et la face antérieure du rectum, dans la dépression qui sépare les cornes, et dont la pathogénie est assez obscure, est parfois une cause de dystocie.

L'*utérus biloculaire* est celui dans lequel on rencontre une cloison verticale sans modification des formes extérieures de l'organe.

Cette cloison peut être complète ou limitée seulement au tiers ou aux deux tiers supérieurs de l'utérus ou quelquefois même à la région cervicale seule, avec cavité du corps unique et normale. Cette malformation peut coexister avec un cloisonnement du vagin.

Enfin, dans l'*utérus didelphe,* il y a séparation complète de chaque moitié utérine qui, du fond jusqu'au col, n'a aucun contact avec la moitié opposée. Le vagin est également cloisonné. Mais l'aspect extérieur de l'utérus est normal. Cette anomalie est, elle aussi, parfaitement compatible avec l'intégrité des fonctions génitales.

HERMAPHRODISME

C'est le degré le plus complet et le plus intéressant des anomalies génitales, mais comme les conséquences thérapeutiques en sont nulles, nous n'en dirons que quelques mots renvoyant à l'étude très intéressante et très complète qu'en a faite Pozzi[1] dans son livre.

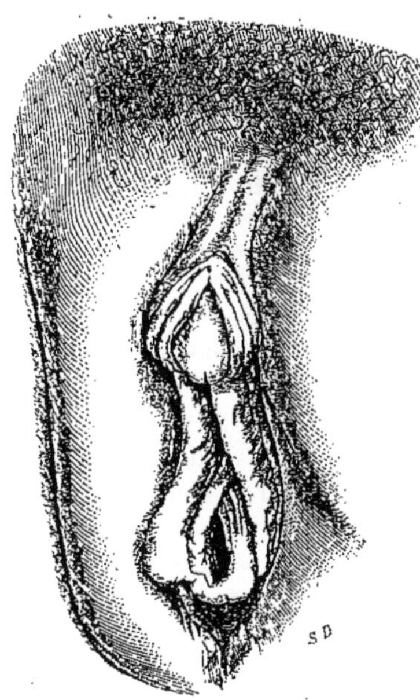

Fig. 55. Hermaphodisme.

L'*hermaphrodisme vrai,* c'est-à-dire la réunion sur le même individu des organes particuliers aux deux sexes, et en particulier du testicule et de l'ovaire est douteux. Les examens anatomiques publiés à ce sujet ne sont pas probants. Mais l'*hermaphrodisme commun,* le *pseudo-hermaphrodisme,* n'est pas rare.

Il s'agit presque toujours d'hommes qui, à la suite d'un arrêt de développement des organes génitaux externes, ont conservé le type embryonnaire de ces organes, qui se rapproche beaucoup du type féminin normal. La pathogénie de cette anomalie est donc extrêmement simple.

L'anomalie qui consiste dans le développement excessif de certaines parties chez la femme, qui peut acquérir ainsi certaines apparences masculines est d'une pathogénie beaucoup moins claire, et se rencontre d'ailleurs d'une façon infiniment plus rare.

Les hermaphrodites communs sont donc à peu près tous des cryptorchides complets, avec atrophie de la verge, qui ressemble à un clitoris volumineux, persistance de la fente vulvaire et parfois d'un rudiment de vagin. Les testicules restent la plupart du temps dans le ventre, et quand ils ont fait leur descente, ils se trouvent dans les grandes lèvres qui bordent la fente vulvaire et dont chacune représente en réalité la moitié du scrotum.

Les organes génitaux de ces individus ressemblent donc beaucoup plus à ceux d'une femme qu'à ceux d'un homme. On conçoit que le trouble de développement qui s'est manifesté sur les organes embryonnaires masculins se manifeste aussi sur ceux du type féminin et que les conduits de Muller ne disparaissent qu'incomplètement en donnant naissance à un rudiment du vagin.

[1] S. Pozzi. *Traité de gynécologie.* 4e édition, 1907.

Aussi presque tous ces individus sont-ils à leur naissance considérés comme des filles, puis plus tard habillés, élevés et pour la plupart mariés comme telles. Cela se comprend d'autant mieux qu'en vertu des relations qui unissent les fonctions génitales à l'ensemble des autres fonctions physiques et psychiques, le développement des seins, les contours arrondis des hanches, l'absence de barbe, la longueur des cheveux, l'expression du visage leur donnent toutes les apparences d'une femme.

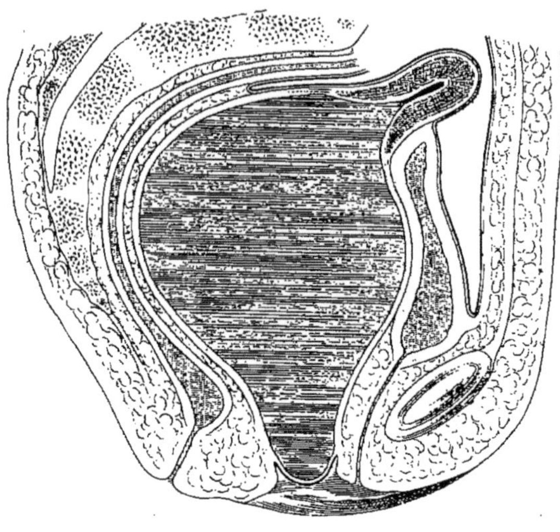

Fig. 56.
Hématocolpos. Le sang est accumulé dans le vagin qui présente un diaphragme inférieur au niveau de l'hymen.

C'est le phénomène inverse qui se produit chez les hermaphrodites femmes, qu'il est beaucoup plus rarement donné d'observer. Une hypertrophie du clitoris, une soudure des grandes lèvres, qui peuvent renfermer un ovaire hernié et masquer le vagin, donnent aux parties sexuelles une apparence masculine. L'atrophie des seins, le timbre grave de la voix, le développement du système pileux, complètent l'illusion et l'on comprend comment ces individus, femmes par leur ovaire et leur utérus, peuvent passer pour des hommes et en remplir toutes les fonctions sociales et physiologiques.

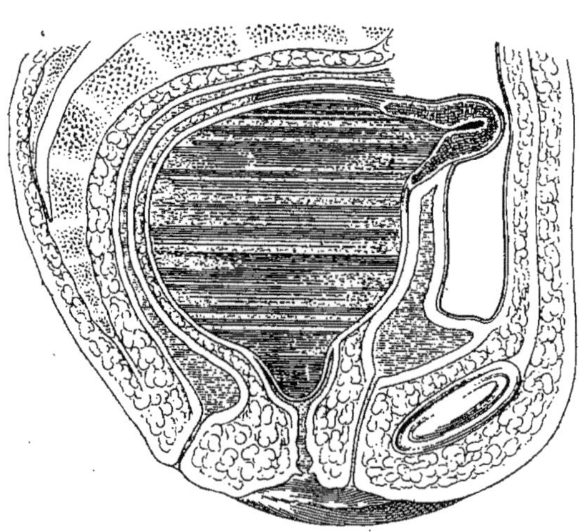

Fig. 57.
Hématocolpos. Le vagin est oblitéré vers sa partie moyenne.

Traitement. — Ces malformations génitales complexes ne donnent que bien rarement lieu à des indications thérapeutiques particulières et surtout à des interventions chirurgicales. Quand elles ne passent pas inaperçues, ce sont des infirmités avec lesquelles il faut s'habituer à vivre.

Mais il est tout un ordre d'accidents qui demandent un traitement actif. Ce sont ceux qui sont dus aux *rétentions* consécutives aux *imperforations* d'orifices qui doivent rester naturellement ouverts.

Nous avons vu comment les voies génitales pouvaient, à la suite des troubles de développement étudiés plus haut, présenter des imperforations en divers points de leur hauteur, au niveau de l'hymen, en un point quelconque du vagin, au col utérin, à la base d'une corne utérine anormale, à la naissance d'une trompe.

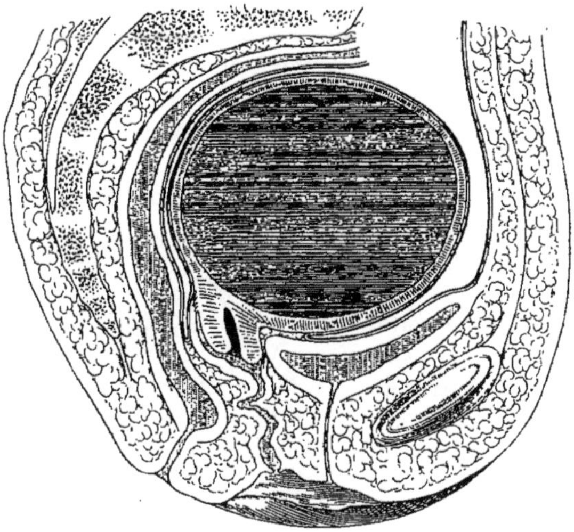

Fig. 58.
Hématométrie. Le sang est accumulé dans la cavité utérine. Le col est imperforé.

Pendant les premières années de la vie, ces atrésies n'entraînent aucun accident et passent inaperçues. Mais lorsque la menstruation s'établit, le sang des règles, ne trouvant pas au dehors son écoulement naturel, s'accumule en arrière de l'obstacle, et, distendant la cavité qui le contient, finit par constituer une tumeur assez volumineuse. Lorsque l'accumulation du sang se fait dans le vagin, c'est un *hématocolpos* (fig. 56, 57); dans l'utérus, c'est une *hématométrie* (fig. 58) et dans la trompe, un *hématosalpinx*. Le siège de la tumeur dépend, bien entendu, du siège de l'oblitération.

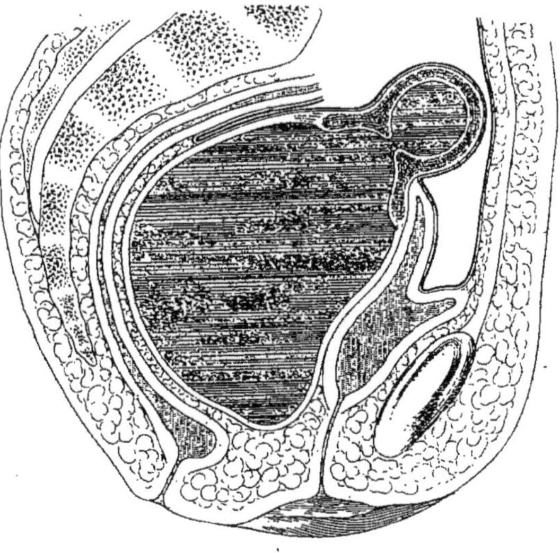

Fig. 59.
Le sang est accumulé à la fois dans le vagin et dans l'utérus. La partie inférieure du vagin manque.

Quand celle-ci est au niveau de l'hymen ou de la partie inférieure du vagin, l'hématocolpos se présente sous la forme d'une tumeur arrondie, de volume variable, rénitente, et surmontée par l'utérus. Celui-ci peut également, mais plus rarement, se laisser distendre. La tumeur s'allonge alors vers le haut et paraît bilobée, avec une sorte d'étranglement vers la partie moyenne, au niveau du col (fig. 59). Le sang s'accumule parfois dans une trompe qui se laisse distendre, soit à la suite d'une atrésie siégeant sur la trompe elle-même, soit à la suite d'une imperforation de l'hymen ou du col utérin qui provoque la distension de la trompe en même temps que celle du vagin et de l'utérus.

La production et l'accroissement de cette tumeur s'accompagnent de phénomènes douloureux particuliers qui ont une grosse importance au point de vue du diagnostic. C'est en effet à des intervalles périodiques, au moment des règles absentes, que, sous l'influence de l'augmentation de la pression du sang contenu dans la poche, des douleurs apparaissent; elles peuvent être très violentes, et ne disparaissent qu'au bout d'un temps variable, lorsque la partie liquide du sang s'est résorbée et que la paroi de la poche s'est adaptée à la distension nouvelle qu'elle vient de subir.

Le contenu de la poche est constitué par une masse cruorique noirâtre, poisseuse, épaisse, formée par les éléments figurés du sang, accumulés sous pression, alors que la partie liquide se résorbe.

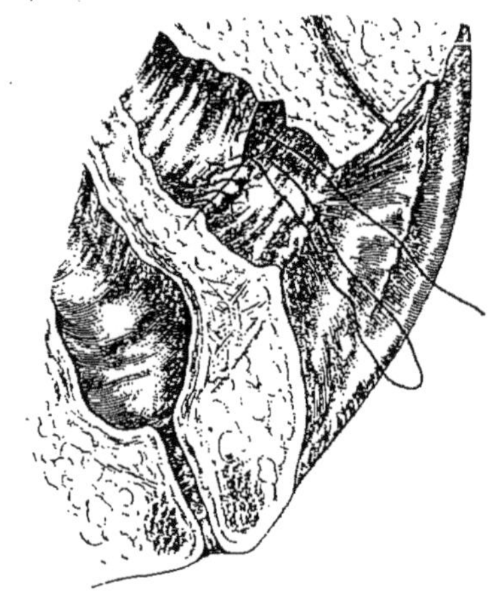

Fig. 60.
Reconstitution du vagin par une suture transversale après section d'un diaphragme vaginal.

Il est évident que le diagnostic de cette affection repose exclusivement sur un examen attentif des organes, qui permettra de reconnaître l'imperforation de l'hymen, du vagin ou du col utérin. Quant au diagnostic de l'hématosalpinx ou de l'accumulation du sang menstruel dans la corne anormale d'un utérus divisé, ou dans le segment d'un canal de Muller à évolution vicieuse, comme dans l'hématocolpos latéral, il est en réalité à peu près impossible, et ne se fait qu'au cours de l'opération.

Le *traitement* est fort simple, au moins en théorie. Il faut donner issue au sang accumulé et faire en sorte que l'orifice nouveau puisse rester ouvert d'une façon permanente.

Lorsqu'il s'agit d'une imperforation de l'hymen, la chose est très facile. On l'incise largement et on prend bien soin de vider complètement la poche de ses caillots, afin d'éviter des phénomènes d'infection qui constituent une complication toujours sérieuse, parfois très grave.

Si la tumeur sanguine siège au-dessus d'un diaphragme vaginal, l'opération demande à être conduite avec beaucoup de prudence, afin d'éviter la blessure des organes voisins, rectum ou vessie. Dans un cas personnel, dans lequel le vagin était oblitéré dans sa partie moyenne sur une hauteur d'environ 4 centimètres, j'ai pu, après incision du fond du vagin, dissocier le tissu cellulaire avec le doigt, en passant entre la vessie et le rectum, et ouvrir la poche, grosse comme une orange, et formée par la partie supérieure du vagin distendu. J'ai pu suturer la muqueuse de cette poche vaginale à la muqueuse de la partie inférieure du vagin et reconstituer ainsi un vagin normal.

Si c'est l'utérus qui est distendu, on fera au niveau du col une incision aussi large que possible, que l'on maintiendra béante, après avoir soigneusement vidé l'utérus. Dans certains cas difficiles et à diagnostic incertain, on pourra être conduit à pratiquer l'hystérectomie abdominale.

La laparotomie sera la seule opération légitime et raisonnable dans les cas d'hématosalpinx, d'ailleurs régulièrement méconnus et confondus avec une salpingite commune ou une tumeur annexielle.

CHAPITRE II

LÉSIONS TRAUMATIQUES

CONTUSIONS DES ORGANES GÉNITAUX. THROMBUS DE LA VULVE. HÉMATOME VULVO-VAGINAL

L'utérus gravide peut recevoir des contusions diverses qui sont sans intérêt chirurgical.

Mais il n'est pas rare, à la suite d'un coup de pied, et surtout d'une chute à califourchon, de voir la région vulvaire atteinte d'une façon plus ou moins violente.

Or nous savons quelle est la richesse vasculaire de cette région où rampent de nombreuses artères, des plexus veineux plus nombreux encore, et où l'on trouve, au niveau du bulbe du vagin et des racines du clitoris, de véritables nappes de tissu érectile et caverneux.

La violence extérieure vient écraser ces lacs sanguins contre les branches ischio-pubiennes ou contre la symphyse. Il en résulte une abondante hémorragie, qui, lorsque la peau a résisté, comme c'est le cas le plus commun, se répand dans le tissu cellulaire de la région, qui se laisse distendre et constitue un *hématome* plus ou moins étendu.

La grande lèvre prend un volume énorme, en même temps qu'une teinte ecchymotique qui va jusqu'au noir et gagne les régions voisines du périnée, de la cuisse et même du bas-ventre. Le sang peut également s'infiltrer dans la profondeur, remonter le long du vagin jusque dans le ligament large, en, sorte que suivant les cas, on observe un thrombus vulvaire, périnéal ou vaginal.

Dans les cas les plus communs et sous l'influence du traitement le plus simple, repos, désinfection locale, en cas d'érosion cutanée qui pourrait servir de porte d'entrée à une infection sérieuse, applications de compresses résolutives, et au besoin compression par un spica soigneusement placé, la guérison survient sans encombre. Mais elle est parfois assez lente, suivant la quantité de sang épanché et le temps qu'il demande à se résorber. On voit une induration profonde, une augmentation de volume et une ecchymose étendue persister pendant des semaines.

Cet accident demande à être surveillé de près, car diverses complications peuvent survenir. La plus commune est l'infection du foyer hémorragique, à la suite de quelque effraction de la peau. Il peut y avoir alors fièvre, suppuration, abcès et même phénomènes phlegmoneux diffus, qui deviendront graves si l'on n'intervient pas à temps par une ouverture du foyer malade, une désinfection attentive, et tous les soins qu'on a coutume de donner dans ces circonstances.

Mais des complications sérieuses surviennent également du côté du système veineux et l'on observe quelquefois des phénomènes de phlébite, donnant lieu aux accidents coutumiers de cette affection, embolie, septicémie, etc., ou passant à l'état chronique et constituant dans la grande lèvre un foyer qui reste induré, sensible, douloureux et sans cesse exposé à de nouvelles poussées inflammatoires.

THROMBUS PUERPÉRAL

Dans l'état puerpéral cet hématome vulvo-vaginal, assez rare dans les conditions ordinaires, se présente avec plus de fréquence et de gravité.

L'état variqueux de tous les plexus veineux du petit bassin, aussi bien superficiels que profonds, et la violence du traumatisme puerpéral suffisent à expliquer ce fait. Chez certaines accouchées, on le voit apparaître dans les conditions les plus normales et en dehors de toute violence particulière. Aussi l'hémophilie a-t-elle, dans cet accident, une influence certaine.

Ce thrombus puerpéral est, ou était surtout autrefois, beaucoup plus grave que l'hématome traumatique proprement dit. A l'époque préaseptique, les morts n'étaient pas rares et l'on voyait succomber jusqu'à 30 et 40 p. 100 des femmes qui en étaient atteintes. Toutes, ou presque toutes étaient emportées par des phénomènes d'infection, que les méthodes actuelles de traitement suffisent à prévenir ou à arrêter.

PLAIES DE LA VULVE ET DU VAGIN

En dehors de la médecine légale, lorsque des tentatives de viol ont pu déterminer des lésions sérieuses, si l'on met à part les ruptures et déchirures qui se produisent pendant l'accouchement, et dont nous nous occuperons particulièrement au point de vue thérapeutique, les plaies de la vulve et du vagin ne méritent aucune description particulière.

Consécutives à des chutes graves, à des coups de corne, à des mutilations accidentelles ou criminelles, elles sont extrêmement variables comme étendue et comme importance. Elles peuvent s'accompagner de blessures des organes voisins, vessie, uretères, utérus, d'ouverture du péritoine au niveau du Douglas, d'issue par cette ouverture d'une anse herniée qui peut elle-même être blessée, etc.

Les plexus vasculaires de la région, corps caverneux, bulbe du vagin, peuvent être la source d'hémorragies très importantes, et qui, à défaut de secours en temps opportun, peuvent compromettre la vie.

Il est bien évident que ces plaies, souvent profondes et anfractueuses, sont exposées à toutes les complications septiques.

Traitement. — C'est celui de toutes les plaies. On arrêtera le sang, on nettoiera parfaitement la région et, par des sutures appropriées, on rétablira autant que possible les parties lésées dans leur intégrité anatomique.

CORPS ÉTRANGERS DU VAGIN

Les corps étrangers les plus divers sont introduits dans le vagin, soit dans un but thérapeutique, éponges, tampons, pessaires, etc., soit le plus souvent par les malades elles-mêmes et pour leur satisfaction personnelle, crayons, épingles à cheveux, flacons, verres, étuis, bobines, etc. Mais ce n'est pas leur introduction, c'est leur rétention qui provoque des accidents. Parfois, en effet, ils ne peuvent être retirés, soit que les malades ignorent leur présence, soit qu'elles ne puissent parvenir à les extraire. Ils sont quelquefois tolérés pendant fort longtemps, mais souvent aussi ils provoquent des ulcérations, des inflammations, des lésions septiques et même des perforations des cavités voisines.

Il n'est pas rare de voir de vieux pessaires se recouvrir de concrétions et subir une sorte de calcification. On conçoit que ces lésions s'accompagnent d'écoulements leucorrhéiques, de douleurs et de troubles de toute sorte qui finissent par pousser les malades les plus indifférentes et les plus confuses à se faire débarrasser.

Seul l'examen direct par le toucher vaginal et au besoin par le spéculum permettra de se rendre compte de l'existence des corps étrangers.

L'extraction sera faite par les moyens qui paraîtront les plus appropriés. Il n'y a aucune règle à donner à ce sujet si ce n'est qu'il faut s'arranger pour y bien voir, et ne pas hésiter, le cas échéant, à endormir la malade si l'opération paraît devoir être trop douloureuse.

CHAPITRE III

DÉCHIRURES DU PÉRINÉE

Les déchirures du périnée sont fréquentes. Il est fort rare de les voir succéder à quelque traumatisme direct, chute à califourchon, coup de corne, etc. Presque toutes sont consécutives à l'accouchement. Elles sont d'ailleurs, de ce fait, de moins en moins nombreuses, grâce à l'éducation de plus en plus parfaite des médecins et des sages-femmes. Bien des déchirures sont évitées par la main de l'accoucheur qui, au moment opportun, retient la tête fœtale et fait glisser sur elle les tissus amincis du périnée prêt à se rompre. Dans les conditions normales le périnée ne doit pas se rompre ; mais les conditions ne sont pas toujours normales. Le manque de souplesse des tissus que l'on observe souvent chez les primipares d'un certain âge, l'étroitesse de la vulve, sont des causes de déchirure ; de même le volume excessif de la tête fœtale, une expulsion trop rapide, une application de forceps un peu brutale ou particulièrement difficile et bien d'autres causes encore qui permettent d'attribuer l'accident tantôt à la mère, tantôt à l'enfant, tantôt à la personne même chargée de l'accouchement.

On discute bien inutilement sur le point de savoir quels sont les tissus qui cèdent les premiers. Les uns tiennent pour la peau, les autres pour les plans profonds. Il est évident qu'il n'y a, sous ce rapport, aucune règle absolue. On connaît l'admirable élasticité de la peau. Bien souvent les plans profonds musculo-aponévrotiques, beaucoup moins souples, cèdent les premiers, et leur rupture, lorsque la peau résiste, affaiblit le plancher pelvien et constitue le premier degré du prolapsus génital. Mais parfois, lorsque la tête fœtale exerce

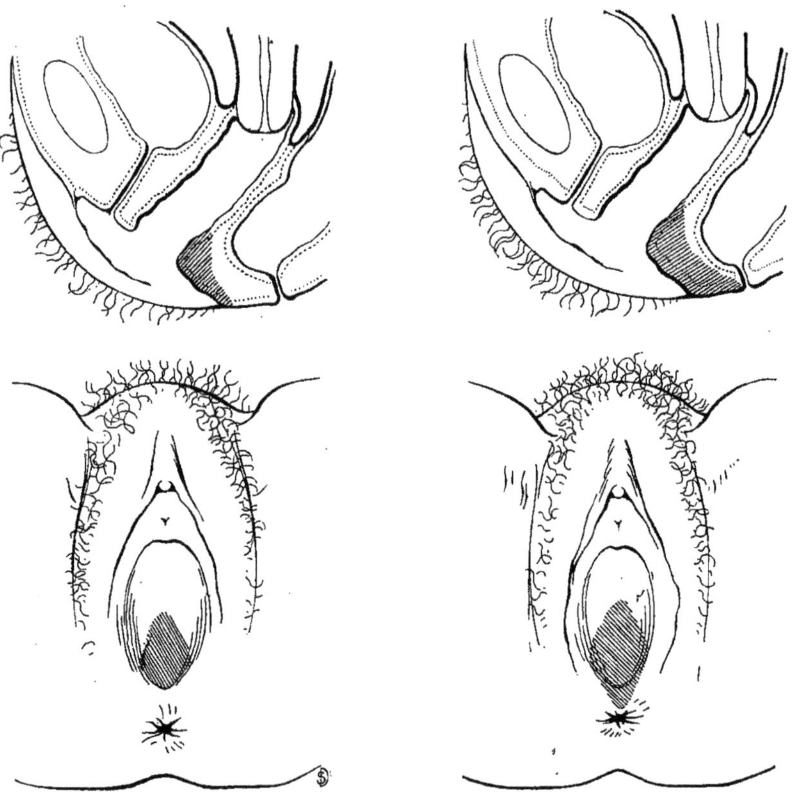

Fig. 61.
Déchirure incomplète (face et coupe).

Fig. 62.
Déchirure complète (face et coupe).

sur la fourchette même son maximum de pression, c'est la peau fine et délicate de la commissure postérieure de la vulve qui cède la première. La déchirure est amorcée et se poursuit à travers le plan périnéal, comme dans une étoffe qui cède dans toute sa longueur dès le premier coup de ciseaux (Pajot).

Suivant l'importance des lésions, la déchirure du périnée peut être *incomplète*, *complète*, ou *totale*.

Elle est *incomplète* lorsque la fourchette seule est plus ou moins entamée, sans participation du sphincter anal (fig. 61).

Elle est *complète*, lorsque le sphincter anal est rompu et que la déchirure s'étend jusqu'à l'anus (fig. 62). Elle est *totale* lorsque la cloison recto-vaginale elle-même est intéressée (fig. 63). Celle-ci se rompt soit dans sa partie inférieure seulement, soit sur toute sa hauteur, jusqu'au col utérin et au cul-de-sac péritonéal qui est quelquefois ouvert. Dans ces conditions, et suivant l'importance de la rupture, le rectum et le vagin communiquent plus ou moins largement et constituent un véritable cloaque, dans lequel la cloison forme un éperon de hauteur variable. La déchirure de la cloison porte rarement sur la ligne médiane où se trouve la colonne vaginale, plus résistante. Elle siège le plus souvent à droite.

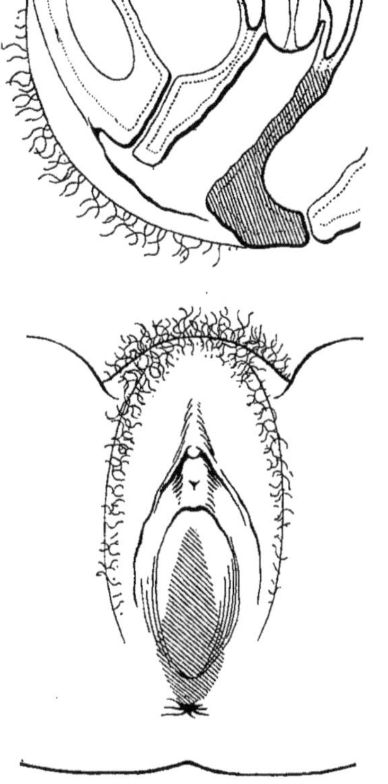
Fig. 63.
Déchirure totale (face et coupe).

Dans quelques cas, qui sont rares, la cloison recto-vaginale peut être rompue, alors que le périnée résiste. Il s'agit alors d'une fistule recto-vaginale plus ou moins étendue. Elle ne présente aucun des caractères que l'on rencontre dans les ruptures proprement dites du périnée.

Enfin, très exceptionnellement, on observe la *rupture centrale* du périnée. Ici la fourchette est intacte, ainsi que l'anus, mais le périnée a cédé en un point de sa surface, vers le centre. Cela s'explique aisément par un excès de pression en un point limité du périnée distendu, comme peut la produire par exemple une petite partie fœtale comprimée entre le corps du fœtus et le périnée au moment du passage à travers la filière pelvienne.

Les *signes* de la rupture du périnée ne sauraient donner lieu à aucune description particulière. Ils se déduisent immédiatement de la variété et de l'importance de la lésion. Disons seulement qu'au bout de quelque temps la zone entourée par la déchirure présente un aspect cicatriciel. La vulve est agrandie, plus ou moins béante, et, dans les déchirures complètes, se prolonge jusqu'à l'orifice anal, pendant que la partie inférieure de la cloison recto-vaginale apparaît, suivant les cas, comme une bride cicatricielle plus ou moins profonde tendue transversalement entre les parois du cloaque ano-vulvaire.

Dans les déchirures incomplètes, le défaut de résistance de la commissure postérieure de la vulve peut devenir l'amorce d'un certain degré de prolapsus génital. Mais celui-ci est plutôt dû aux lésions des tissus sous-cutanés provoquées par la violence même qui a déchiré la peau. La béance de la vulve, jointe à l'abaissement plus facile de l'utérus, favorise l'infection et l'ulcération du col et détermine parfois une vaginite et une métrite plus ou moins intenses. Ces inconvénients sont en somme assez légers, ils ne deviennent sérieux que lorsque la déchirure intéresse le sphincter. Si celui-ci est rompu, il peut y avoir, suivant l'importance de cette rupture, une incontinence plus ou moins complète des gaz et des matières intestinales. Dans les déchirures étendues, la vulve et le rectum réunis forment un cloaque véritable, et il est inutile d'insister sur la situation lamentable des malades qui présentent des lésions aussi importantes.

Traitement. — C'est probablement Guillemeau qui, au XVIIe siècle, fit le premier la suture du périnée. Il y eut, au siècle suivant, les tentatives de de la Motte, (1704), Smellie, Saucerotte (1797), Menzel (1799) et d'autres encore. Au XIXe siècle, Dieffenbach, Roux, Langenbeck reprirent la question et vulgarisèrent l'opération. Dès ce moment parurent un grand nombre de procédés ne différant souvent les uns des autres que par des détails insignifiants, auxquels s'attachent les noms de Demarquay, Richet, Le Fort, Marion Sims, Emmet, Simon, Hegar, Sanger, etc., et qu'il est parfaitement inutile de décrire dans tous leurs détails.

Déchirures récentes. — Lorsque la déchirure vient de se produire, le mieux est de la réparer sans retard, immédiatement après l'accouchement. Si elle est légère, quelques serre-fines pourront suffire. Mais si elle est plus étendue, et surtout s'il s'agit d'une déchirure complète, intéressant le sphincter, il faut faire de bonnes sutures. Il y a un gros avantage à ne pas attendre. L'avivement est ainsi tout fait, et un avivement parfait dans lequel les parties cruentées se correspondent exactement. Les extrémités du sphincter, qui ne sont pas encore transformées en tissu cicatriciel, auront ainsi plus de tendance à se réunir. Une réunion immédiate, en réduisant à leur minimum les phénomènes de suppuration de la plaie, enlèvera à la malade quelques chances d'infection utérine, assurera des suites de couches plus normales, et la guérison se fera pendant le repos obligatoire au lit qui doit suivre tout accouchement. La malade se relèvera, guérie à la fois de sa déchirure et de son accouchement. D'autre part, la meurtrissure des tissus déchirés provoque parfois un endolorissement suffisant pour masquer la douleur des points de suture, et il est quelquefois possible de restaurer convenablement un périnée sans endormir la malade. Mais, pour peu qu'elle se plaigne, il est inutile d'ajouter une souffrance nouvelle à celles qu'elle vient de subir, et dans son intérêt, comme dans l'intérêt de la bonne exécution de l'opération, il est préférable d'avoir recours à l'anesthésie.

L'opération ne diffère d'ailleurs en rien de celles que je décrirai plus loin. Elle est seulement beaucoup plus simple, puisqu'il n'y a aucun avivement à faire, il n'y a qu'à placer les sutures. Celles-ci, catguts vaginaux et crins de Florence prenant toute l'épaisseur des tissus et se nouant sur le périnée, seront identiques aux sutures des périnéorraphies régulières.

La *réunion immédiate secondaire* peut également avoir des indications. C'est celle que l'on exécute quelques jours après l'accouchement, lorsque la plaie périnéale n'est pas encore cicatrisée. Dans ces conditions quelques coups de curette suffisent à détruire les bourgeons charnus qui recouvrent la plaie et à produire un avivement parfait. Comme dans les cas de réunion immédiate primitive, il n'y a pour ainsi dire qu'à placer les sutures. Cette manière de faire a donné de nombreux succès, mais elle présente quelques inconvénients. Une opération qui est acceptée sans mot dire au moment même de l'accouchement, alors qu'elle se présente comme une nécessité absolue, et lorsque la secousse que vient de subir l'accouchée a brisé son énergie, provoque quelques jours après des hésitations légitimes, alors que l'accouchée ne se rend pas encore bien compte des inconvénients de sa déchirure, et aspire au repos si nécessaire après cette grande crise de la maternité. Dans ces conditions, mieux vaut souvent attendre que le période puerpérale, au cours de laquelle il est toujours délicat d'intervenir dans la sphère génitale, soit tout à fait passée et que la malade, mieux instruite sur les inconvénients de sa blessure et remise de ses fatigues physiques et morales soit dans des conditions plus favorables pour accepter une opération et pour la subir.

Déchirures anciennes. — Dans l'immense majorité des cas, c'est pour des déchirures anciennes, complètement et souvent depuis longtemps cicatrisées, que le chirurgien doit intervenir.

En règle presque absolue et sauf contre-indications exceptionnelles qui peuvent tenir à l'état général de la malade, toute déchirure du périnée, incomplète ou complète, doit être opérée, l'opération étant d'une telle bénignité et donnant des résultats si régulièrement bons que les inconvénients qu'il peut y avoir à l'exécuter ne sauraient entrer en ligne de compte avec les avantages qu'elle procure et le soulagement qu'elle apporte.

Une restauration du périnée, une *périnéorraphie* ou plutôt une *colpo-périnéorraphie*, car le vagin participe toujours plus ou moins à la déchirure, et par conséquent à la restauration, a pour but et doit avoir pour résultat de reconstituer le vagin et le périnée tels qu'ils étaient avant la déchirure. Lorsque la déchirure est complète, la reconstitution doit s'étendre au canal anal et à la cloison recto-vaginale.

Il faudra donc rétrécir le vagin plus ou moins élargi, refaire le périnée en lui restituant sa largueur normale, quelquefois enfin reconstituer le sphincter déchiré et rétablir entre l'anus et la vulve, entre le rectum et le vagin, une cloison parfaitement étanche.

Pour y parvenir, il faut remplacer la cicatrice par des surfaces cruentées, disposées de façon à rétablir approximativement la déchirure primitive avant sa cicatrisation. On rapproche ensuite ces surfaces cruentées par des sutures convenablement disposées.

Le premier acte de toute colpo-périnéorraphie est donc la constitution d'une surface cruentée de forme et de dimensions convenables.

Deux méthodes également simples permettent d'y parvenir, la méthode de l'*avivement* et la méthode du *dédoublement*.

Dans la première, on enlève, par avivement direct, une certaine étendue des tissus cicatriciels et ceux qui les avoisinent immédiatement, de façon à obtenir la surface cruentée que l'on désire. Dans la seconde, on dédouble la cloison recto-vaginale, sans excision d'aucune parcelle de tissu. C'est la plaie résultant de ce dédoublement qui constitue la surface cruentée nécessaire à la réparation. Cette seconde méthode est en réalité une véritable autoplastie et présente cet avantage de permettre la conservation de tous les tissus et leur emploi intégral dans la reconstitution du périnée rompu.

A vrai dire, il existe une troisième méthode qui n'est que la combinaison des deux précédentes. On dédouble la cloison recto-vaginale, et le lambeau vaginal ainsi obtenu, souvent exubérant, est excisé, de façon à laisser à sa place une surface avivée, qu'on traite comme celle que l'on obtient par la méthode de l'avivement proprement dite. C'est surtout dans les colpo-périnéorraphies pour prolapsus génital, qui, au point de vue technique, ressemblent tant aux colpo-périnéorraphies pour rupture, qu'on aura l'occasion d'employer cette méthode mixte. Nous aurons l'occasion d'y revenir.

Bien que procédant d'une même idée, le traitement des déchirures du périnée diffère sensiblement suivant que la rupture a été incomplète ou complète. Il est donc indispensable d'en faire une description séparée.

Déchirure incomplète. — Dans les déchirures incomplètes, la colpo-périnéorra-

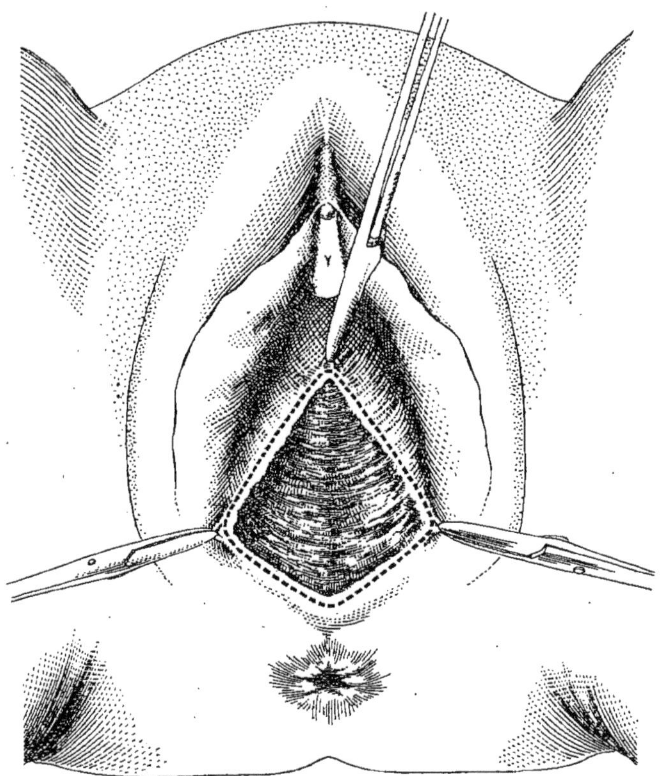

Fig. 64.
Procédé de Hégar. Délimitation de l'avivement.

phie n'a pas l'importance qu'elle prend dans le prolapsus génital. Cependant, comme il y a presque toujours un certain degré de prolapsus, les opérations destinées à remédier à ces deux affections sont identiquement les mêmes. Ce n'est que dans les cas de prolapsus considérable, lorsque les parois vaginales, et en particulier la paroi postérieure, viennent faire saillie au dehors, qu'il faut faire de grands avivements, et qu'on peut être conduit à employer des procédés un peu compliqués. Mais, dans les ruptures incomplètes du périnée, l'opération est en général des plus faciles, et se fait au moyen de procédés fort simples, et qu'il est d'ailleurs possible de combiner plus ou moins entre eux. Ces procédés sont très nombreux ; beaucoup ne diffèrent que par des détails insignifiants, et je me garderai de les énumérer tous. Les seuls que je veuille décrire ici, parce qu'ils constituent les procédés types, sont le procédé de HÉGAR, et le procédé de LAWSON TAIT.

Procédé de Hégar. — Ce procédé, qui est des plus simples, consiste à faire au niveau de la fourchette cicatricielle un avivement triangulaire. Avec trois pinces de Kocher on marque par des points de repère les limites de l'avivement. Deux de ces pinces sont fixées latéralement sur l'extrémité postérieure des petites lèvres ; l'autre est fixée sur la ligne médiane, en pleine paroi vaginale postérieure, au point qui semble le plus convenable pour former le sommet du triangle d'avivement (fig. 64).

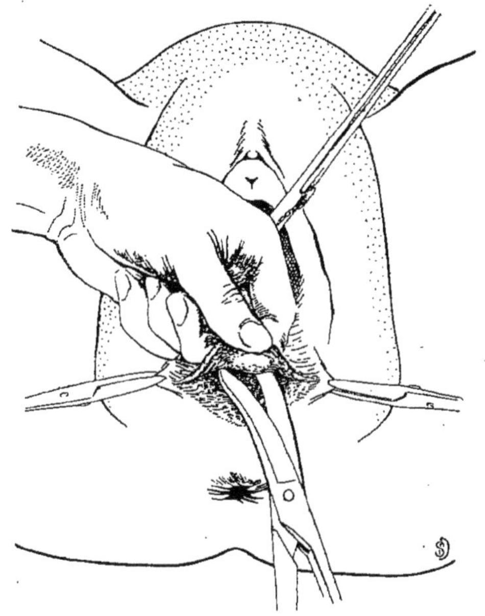

Fig. 65.
Dissection aux ciseaux courbes de lambeau à enlever.

Les tissus étant bien tendus par les pinces, on délimite avec la pointe du bistouri les côtés du triangle. La base, légèrement courbe, réunit les deux pinces inférieures en suivant la fourchette. Les deux côtés se portent en convergeant de chaque extrémité de la base vers la ligne médiane, au voisinage de la pince supérieure.

Lorsque le lambeau est circonscrit par les trois incisions qui doivent entamer la muqueuse dans toute son épaisseur, on procède à l'avivement. Pour cet avivement comme pour tous ceux que l'on a l'occasion de faire dans les colpo-périnéorraphies pour rupture ou pour prolapsus, il faut éviter d'introduire le doigt dans l'anus, comme on avait autrefois l'habitude de le faire. On ne le fera, en ayant soin de protéger son doigt contre toute souillure, que lorsqu'il y aura absolument besoin de contrôler exactement l'épaisseur d'une cloison recto-vaginale très mince. En outre, on aura soin de pratiquer toujours l'avivement de bas en haut. La dissection est ainsi beaucoup plus facile, surtout lorsqu'elle est pratiquée aux ciseaux courbes, comme elle doit l'être (fig. 65), et on a le grand avantage de ne pas être gêné par le sang, qui coule dans la partie de la plaie déjà cruentée, au-dessous du point où les ciseaux travaillent. On tombe rapidement dans les incisions latérales qui marquent les limites de l'avivement, et on a ainsi une surface triangulaire complètement privée de sa muqueuse et plus ou moins saignante. Les vaisseaux qui donnent du sang seront liés avec du catgut très fin. Il est indispensable, dans ces opérations, de faire une bonne hémostase, si l'on veut éviter la production d'hématomes qui décolleraient les tissus profonds et compromettraient le succès de l'opération.

Cet avivement peut être fait d'une façon plus rapide. On peut se contenter d'inciser la base du triangle, le long de la fourchette, puis on dédouble la cloison en décollant en avant la muqueuse vaginale, ce qui se fait facilement avec le doigt aidé de quelques coups de ciseaux. Le lambeau vaginal ainsi flottant est réséqué de deux coups de ciseaux, un pour chaque côté restant du triangle, et l'avivement est ainsi terminé. Cela ressemble beaucoup à la colpo-périnéoplastie de Doléris, que nous décrirons à propos du prolapsus (voir p. 342).

L'avivement terminé et l'hémostase assurée, il ne reste qu'à placer les sutures. Celles-ci seront faites au catgut pour les points destinés à rester dans le vagin,

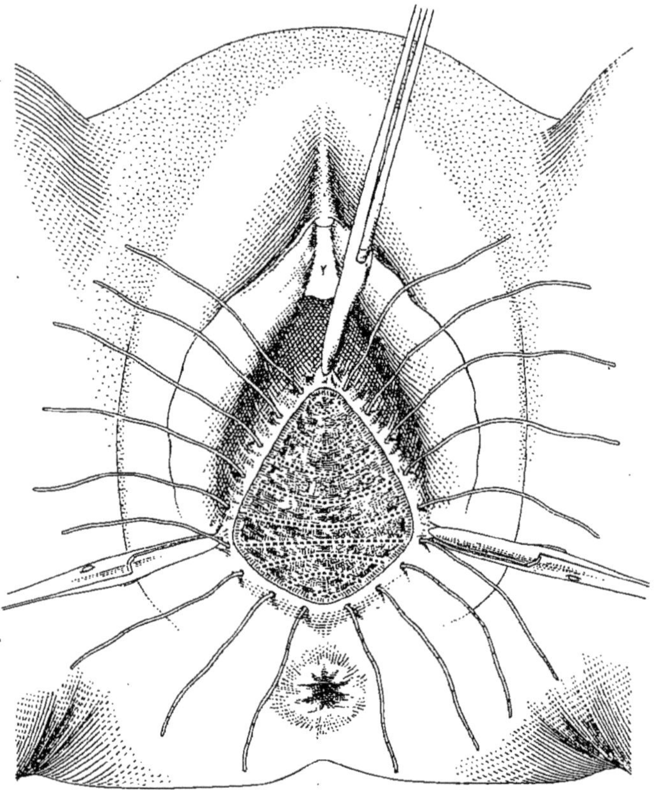

Fig. 66.
Mise en place des fils.

au crin de Florence pour les points périnéaux. L'aiguille à pédale à grande courbure est très utile pour exécuter facilement ces sutures.

Les points vaginaux sont enfoncés à droite, immédiatement en dehors de la tranche de la muqueuse, puis ils cheminent dans la cloison sous les tissus cruentés et ressortent en un point symétrique à gauche, sur la muqueuse vaginale, immédiatement en dehors de la tranche de section. Ces points sont placés, sur toute la hauteur de l'avivement, à 1 centimètre environ les uns des autres, jusqu'aux angles inférieurs (fig. 66).

Les points périnéaux sont placés de même dans l'épaisseur de la cloison. Mais ils entrent et sortent au niveau de la peau et non plus de la muqueuse. Comme les points vaginaux, ils doivent cheminer dans la profondeur des tissus, de manière, une fois serrés, à supprimer les espaces morts où pourrait s'accumuler le sang et à assurer l'hémostase.

Lorsque les fils sont serrés, les côtés du triangle vaginal viennent s'appliquer l'un contre l'autre. Le vagin se trouve ainsi rétréci de toute la largeur du triangle. Ces fils vaginaux étant des catguts, on n'aura plus à y toucher, évitant ainsi un des gros ennuis qui venaient autrefois compliquer l'opération, je veux parler de l'enlèvement des fils.

Les deux moitiés de la base du triangle accolées l'une à l'autre constitueront le

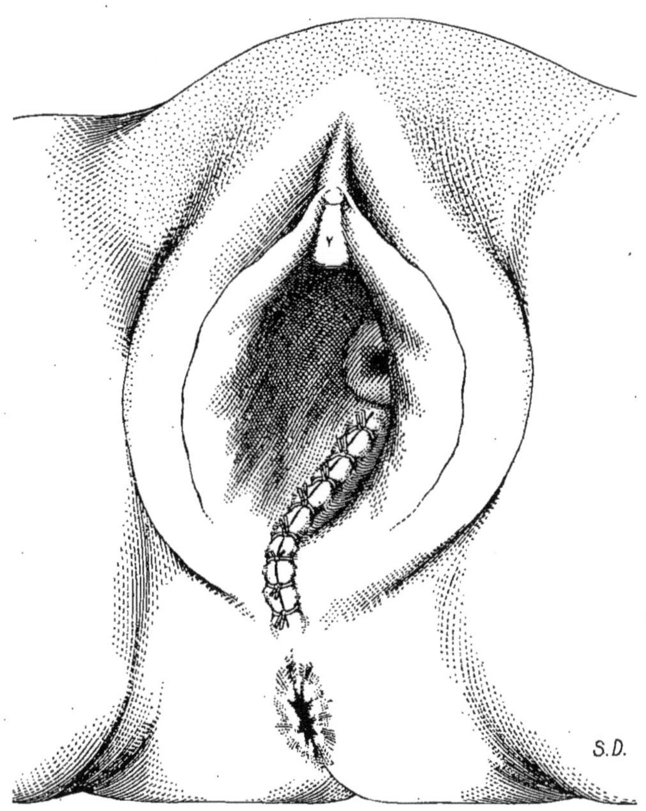

Fig. 67.
La suture est terminée.

périnée, qui se trouvera ainsi précisément augmenté d'une longueur égale à la moitié de cette base.

L'enlèvement des crins périnéaux, situés à l'extérieur, ne présente aucune difficulté ; c'est pourquoi il vaut mieux mettre à ce niveau des fils non résorbables.

Dans bien des cas de déchirure incomplète du périnée, les lésions vaginales sont peu étendues ; aussi l'avivement doit-il porter presque exclusivement sur le périnée et fort peu sur le vagin. Dans ces conditions, le triangle vaginal avivé sera peu important, et c'est surtout aux dépens du périnée cicatriciel que se fera la perte de substance. Mais les sutures vaginales et périnéales resteront les mêmes.

Procédé de Lawson Tait. — C'est le dédoublement de la cloison recto-vaginale. Il a été quelque peu modifié et perfectionné, en particulier par Pozzi.

A égale distance de l'anus et de la fourchette on fait une incision transversale que l'on arrête sur les côtés au niveau du prolongement postérieur des grandes lèvres. Elle a donc 4 centimètres de longueur en moyenne. Elle pénètre à 2 cen-

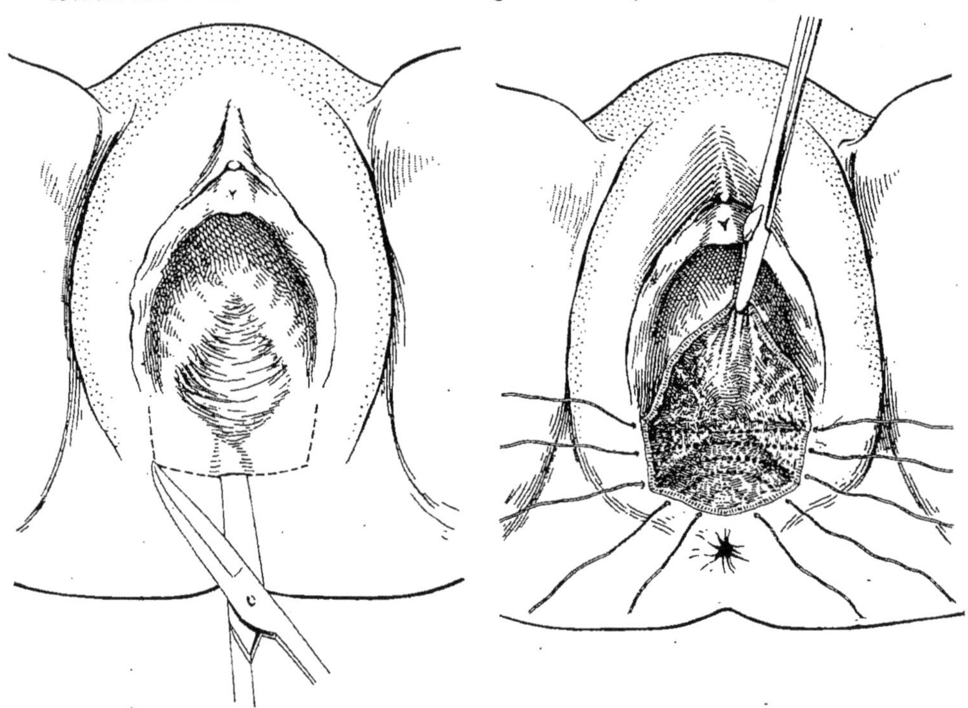

Fig. 68.
Procédé de Lawson Tait. Le dédoublement est fait en deux coups de ciseaux.

Fig. 69.
Le lambeau vaginal est relevé. Placement des fils, trois vaginaux, deux périnéaux.

timètres de profondeur dans l'épaisseur de la cloison recto-vaginale, à égale distance de la muqueuse vaginale et de la muqueuse rectale, distance qu'il faut s'efforcer d'apprécier sans introduire le doigt dans le rectum. Sur chaque extrémité de cette incision transversale, on fait tomber une incision longitudinale qui remonte jusqu'à l'extrémité postérieure des petites lèvres, sur une hauteur de 2 ou 3 centimètres environ. Avec un peu d'habitude, ce dédoublement peut être fait d'une façon extrêmement rapide, surtout si l'on emploie des ciseaux coudés et pointus. Il suffit, dans ces conditions, d'enfoncer la branche pointue des ciseaux dans l'épaisseur du périnée, parallèlement à la muqueuse vaginale. En refermant les ciseaux à droite, puis à gauche, on taille le lambeau (fig. 68). Quoi qu'il en soit, on obtient ainsi un lambeau vaginal carré, qui retombant par son propre poids recouvre toute la surface avivée. Il suffit de soulever le lambeau pour apercevoir celle-ci (fig. 69). On reconstituera le périnée en plaçant des sutures transversales. Le lambeau antérieur est toujours quelque peu exubérant.

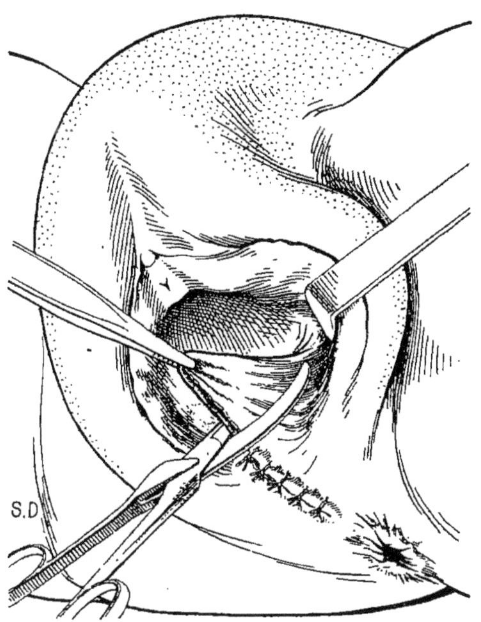

Fig. 70.
Excision du lambeau vaginal exubérant.

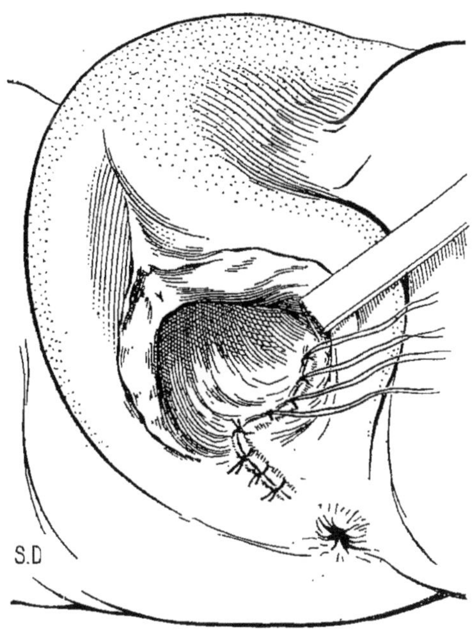

Fig. 71.
Suture terminée.

On excise ce qu'il peut avoir en trop et on régularise la suture par quelques points de catgut (fig. 70, 71).

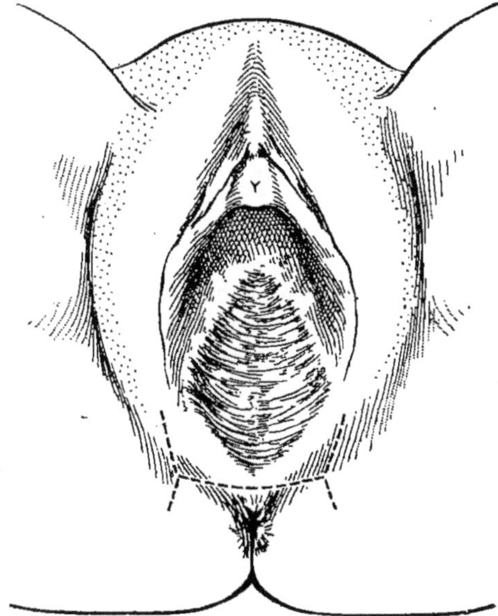

Fig. 72.

Si la surface périnéale cruentée paraît trop petite, rien n'est plus simple que de l'agrandir. Il suffit de faire partir de chaque extrémité de l'incision transversale une petite incision dirigée en arrière, de façon à constituer un petit lambeau postérieur qui, renversé en arrière, augmente sensiblement la dénudation périnéale et la longueur du périnée reconstitué (fig. 72).

La colpo-périnéoplastie de Doléris ressemble beaucoup à ce procédé et n'en diffère guère que par la façon de suturer le lambeau vaginal (voir p. 342 et suivantes).

Déchirures complètes. — Les procédés de réparation des déchirures complètes sont calqués sur les précédents, mais la nécessité de réparer la cloison recto-vaginale et de reconstituer le sphincter anal les rend plus délicats dans leur exécution et plus incertains dans leurs résultats.

Comme pour les ruptures incomplètes, il y a un grand nombre de procédés qui ne diffèrent les uns des autres que par des détails insignifiants. Je ne décrirai que les procédés types. Ce qu'il faut avant tout, c'est obtenir une surface cruentée rappelant, par sa forme et sa disposition, la surface de la déchirure au moment où elle vient de se produire. Puis, lorsque l'avivement sera terminé, il faut affronter largement les surfaces par de bonnes sutures.

Les divers procédés types diffèrent soit par la façon de faire l'avivement, soit

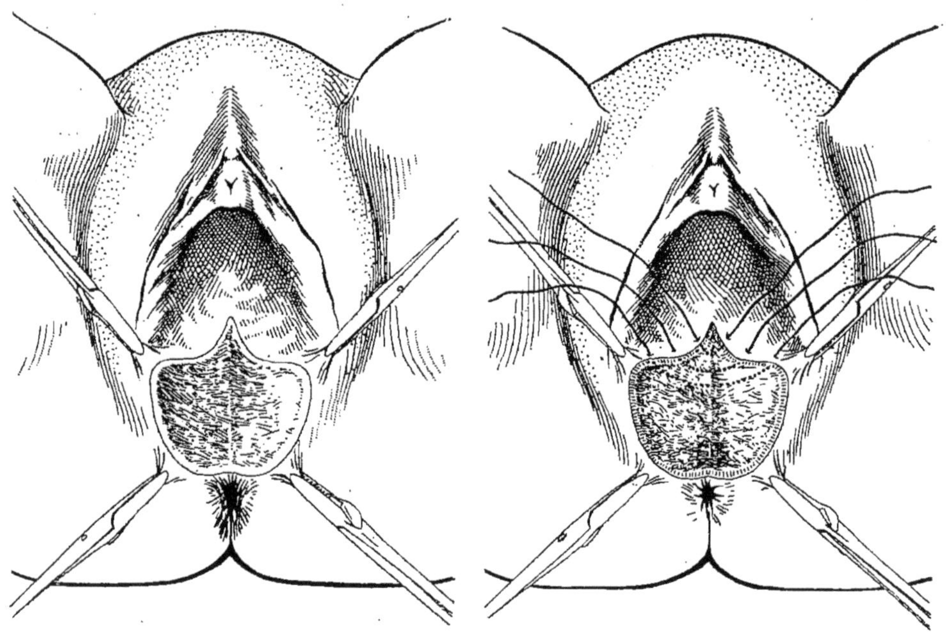

Fig. 73.
Procédé de Simon-Hégar.
Surface d'avivement.

Fig. 74.
Procédé de Simon-Hégar.
Mise en place des catguts vaginaux.

par la façon de placer les sutures. Nous retrouvons ici l'avivement par excision de la muqueuse et l'avivement par dédoublement de Lawson Tait. Parmi les procédés où l'avivement se fait par excision de la muqueuse, nous décrirons seulement le procédé de Simon-Hégar et le procédé d'Emmet qui diffèrent sensiblement par la façon de placer les sutures.

Procédé de Simon-Hégar. — L'avivement a la forme représentée dans la figure ci-contre (fig. 73) et qui, selon la comparaison classique, rappelle un peu celle d'un papillon aux ailes déployées. Des pinces fixées aux points convenables, une sur la muqueuse vaginale, au-dessus du point où la cloison est interrompue, deux sur la partie postérieure des grandes lèvres, deux de chaque côté de l'anus, permettent de tendre la peau et facilitent l'avivement.

Il est bon de dessiner les contours de la surface à aviver avec un bistouri, les pinces tendant bien les tissus de façon à n'avoir ensuite aucune difficulté pour en reconnaître les limites.

L'arête transversale qui constitue l'extrémité inférieure de la cloison rompue et dont la largeur varie beaucoup suivant le degré de la rupture est avivée avec un soin particulier, et cet avivement se prolonge sur la ligne médiane à une certaine hauteur. La muqueuse de la colonne postérieure du vagin est enlevée de façon à permettre l'accolement des lèvres avivées sur une plus large surface.

Les sutures sont appliquées, après hémostase soignée, suivant trois directions différentes. Des catguts réuniront les lèvres destinées à reconstituer la paroi postérieure du vagin. Les crins de Florence, chargeant avec soin tous les tissus profonds comme doivent d'ailleurs toujours le faire tous les points périnéaux, entreront à quelques millimètres de l'incision latérale droite pour sortir à quelques millimètres de l'incision latérale gauche ; ces fils serrés avec soin reconstitueront la partie inférieure de la cloison recto-vaginale et le périnée proprement dit (fig. 75).

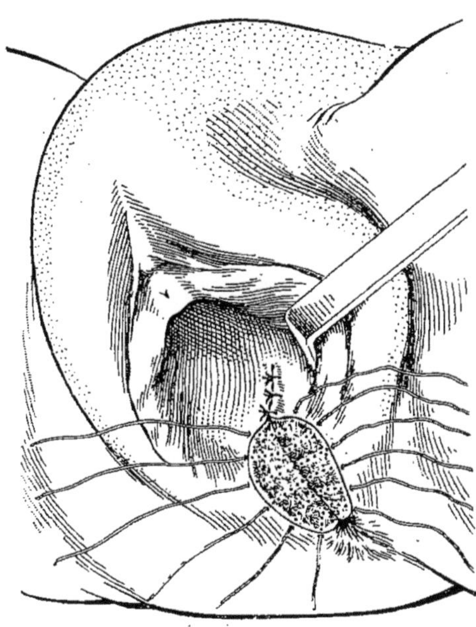

Fig. 75.
Procédé de Simon-Hégar. Mise en place des fils périnéaux. Le dernier fil est un fil anal.

Enfin des catguts seront placés symétriquement aux premiers, unissant l'une à l'autre les deux moitiés de la ligne d'incision transversale inférieure, pour reconstituer la muqueuse anale. Ces fils doivent être mis avec beaucoup de soin, car ce sont eux qui maintiennent la partie antérieure de l'anus et doivent assurer la réunion des deux extrémités du sphincter déchiré. Lorsque la rupture est *totale* l'opération est la même, mais la forme de l'avivement se rapproche alors beaucoup de l'avivement d'Emmet (fig. 77). En effet, au niveau de la cicatrice de la cloison rompue, l'avivement est relativement très étroit, et il faut toujours, en réalité, dédoubler la cloison dans une certaine mesure. Il y a là un véritable point faible, et, pour peu que la déchirure remonte un peu haut sur la cloison recto-vaginale, on doit soigner en ce point tout particulièrement ses sutures. Des catguts seront placés avec précaution sur la muqueuse rectale, et resteront perdus dans le rectum, d'autres catguts réuniront les lèvres de la muqueuse vaginale, et entre les deux des fils profonds non résorbables viendront souder l'une à l'autre les deux tranches de l'avivement cutané de façon à reconstituer le périnée proprement dit.

Procédé d'Emmet. — L'avivement d'Emmet ressemble beaucoup à celui de Simon-Hégar. Il est même plus simple, car il est inutile, dans ce procédé, d'exciser le petit lambeau vaginal médian qui prolonge un peu par en haut la surface saignante dans le procédé précédent. L'avivement a donc la forme de deux triangles à base externe, dirigés vers la fesse, se réunissant par leur sommet plus ou moins aigu, au niveau de la partie inférieure de la cloison recto-vaginale (fig. 77).

Comme tous les avivements semblables, celui-ci est fait au bistouri, ou mieux encore aux ciseaux.

Les sutures sont plus simples que celles du procédé précédent, mais elles demandent à être faites avec beaucoup de soin. Il n'y a, au moins en principe, ni fils vaginaux, ni fils rectaux. Il n'y a que des fils périnéaux. Ceux-ci entrent à quelques millimètres en dehors de la base du triangle latéral d'avivement, plongent dans les tissus en se maintenant dans la profondeur, vont passer dans

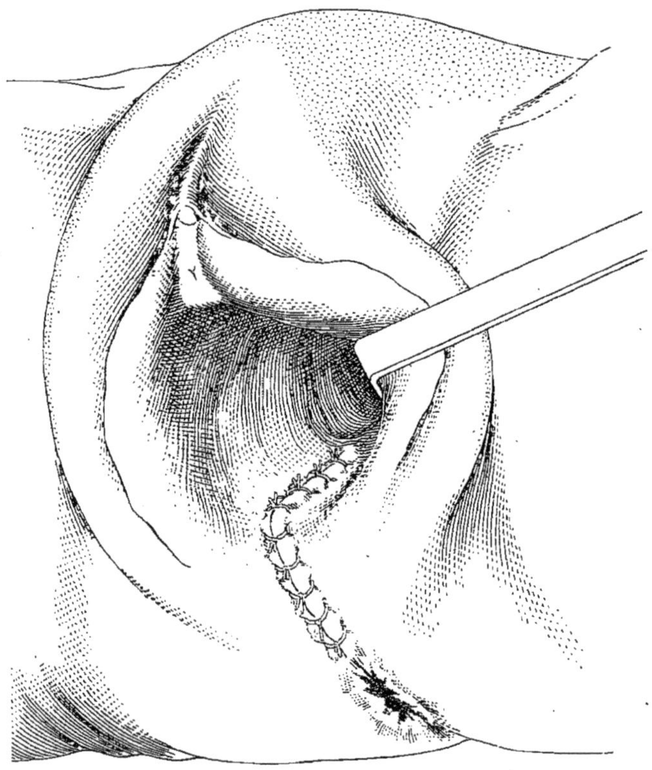

Fig. 76.
Procédé de Simon-Hégar. Aspect des sutures terminées.

l'épaisseur de la cloison recto-vaginale et ressortent en un point symétrique de celui où ils sont entrés. Il y a ainsi trois, quatre, cinq fils et parfois davantage. Le plus important, celui sur lequel Emmet a surtout insisté, le fil d'Emmet, est celui qui est destiné à reconstituer le sphincter. Il pénètre à droite, près de l'orifice anal réduit à un arc postérieur, et passant dans la profondeur des tissus, ressort à gauche en un point symétrique. Entrant au point où a eu lieu la déchirure de l'anus et par conséquent la rupture du sphincter, il amène, lorsqu'il est serré, les deux extrémités du sphincter au contact l'une de l'autre et permet leur cicatrisation (fig. 78). Ce rôle est peut-être un peu théorique car les deux extrémités du sphincter rétractées, atrophiées, ne se réunissent pas toujours d'une façon aussi complaisante, mais il est évident que ce fil contribue à les rapprocher, à les maintenir en contact et à permettre leur soudure, quand cette soudure est possible. Tel est le procédé d'Emmet. On comprend que lorsqu'on vient à serrer progressivement les fils, qui sont tous périnéaux, les deux surfaces triangulaires cruentées s'appliquent intimement l'une à l'autre. De plus, les fils qui passent dans l'extrémité inférieure de la cloison recto-vaginale, attirent celle-ci vers le périnée avec lequel elle tend à faire corps.

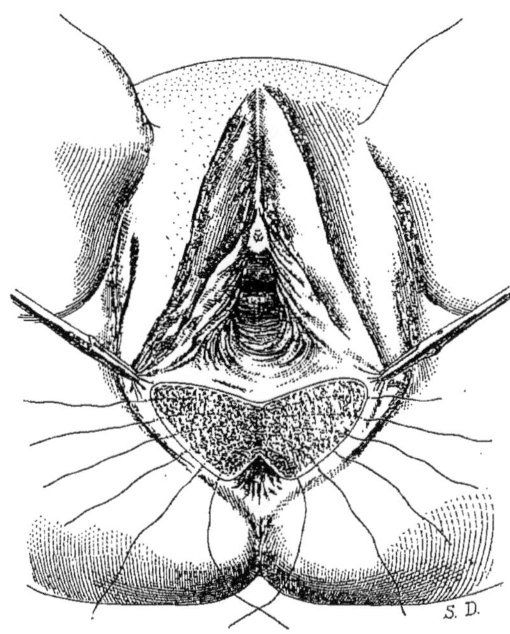

Fig. 77.
Procédé d'Emmet.

Ce procédé donne de bons résultats. Mais il est évident que rien n'oblige à le suivre d'une façon servile et que rien n'empêche, pour assurer mieux encore une bonne réunion et la solidité de la suture, de mettre quelques catguts sur la muqueuse vaginale et sur celle du rectum.

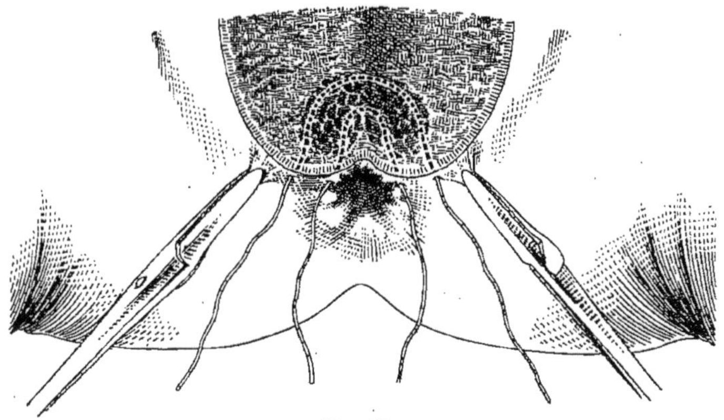

Fig. 78.
Procédé d'Emmet. Mise en place des fils destinés à assurer la coaptation des fibres du sphincter.

Dans ces conditions le procédé d'Emmet s'identifie presque complètement avec celui de Simon-Hégar.

Procédé de Lawson Tait. — C'est le dédoublement de la cloison recto-vaginale. C'est le procédé qui doit être considéré comme le meilleur. Il est toujours plus simple et plus rapide de faire un dédoublement qu'une excision cicatricielle. Mais il vaut surtout mieux, dans ces tissus rétractés, faire des économies de muqueuse, et c'est pour cela que ce dédoublement, qui n'en sacrifie aucune parcelle, permet une autoplastie meilleure que l'avivement, dans lequel il y a une perte de substance, souvent mauvaise dans une région où il n'y a pas trop d'étoffe.

L'incision a la forme d'un H. La barre transversale divise horizontalement l'arête de la cloison recto-vaginale, jusqu'à une certaine profondeur. Sur les extrémités de cette incision transversale tombe, de chaque côté, une incision

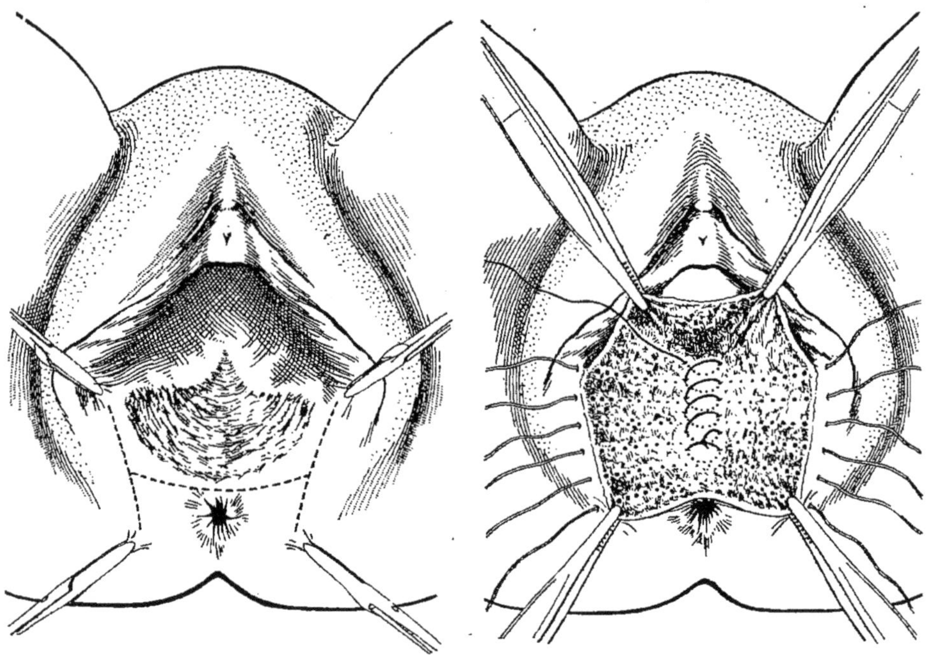

Fig. 79.
Procédé de Lawson Tait. Tracé de l'incision.

Fig. 80.
Procédé de Lawson Tait. Mise en place du surjet profond et des fils.

antéro-postérieure qui s'étend en avant jusqu'au tiers postérieur des grandes lèvres, et en arrière jusque sur les côtés de l'anus. La cloison recto-vaginale est alors, au niveau du périnée, séparée en deux plans, l'un antérieur, vaginal, l'autre postérieur, rectal, et les incisions limitent deux lambeaux transversaux qu'il est facile d'écarter l'un en avant, l'autre en arrière. Entre les deux on aperçoit une surface profonde, infundibuliforme, qui est la surface d'avivement (fig. 79, 80). Le lambeau antérieur sera excisé, s'il est exubérant, ce qui arrive souvent.

Le placement des fils se fait comme dans les autres procédés, en un seul plan. Pozzi, qui a perfectionné ce procédé, fait deux plans de suture en abandonnant dans la profondeur un surjet au catgut fin qui ne peut évidemment que rendre plus parfait encore l'accolement des parties cruentées.

Rien n'empêche d'ajouter, comme dans le procédé de Simon-Hégar, quelques catguts vaginaux et rectaux qui régularisent la réunion des muqueuses, parfois un peu défectueuse par suite de l'exubérance des lambeaux. Ces catguts supplémentaires seront indispensables dans les ruptures *totales*, dans lesquelles le dédoublement de la cloison et le passage des divers fils doivent être tout particulièrement soignés.

Quel que soit le procédé employé, les soins consécutifs sont les mêmes. On évitera, si on le peut, la sonde à demeure qui irrite souvent la vessie. On ne la mettra que si on ne peut faire garder la malade par une personne capable de surveiller ses mictions et de la sonder au besoin. On la constipera pendant six ou huit jours. Après quoi on provoquera une évacuation intestinale par un purgatif léger, de façon à éviter tout effort, tout traumatisme du côté des sutures. Les fils seront conservés longtemps, une dizaine de jours au moins. Il faut qu'ils soient à leur place pour soutenir les tissus et les empêcher de se désunir au moment des évacuations.

CHAPITRE IV

FISTULES GÉNITALES

Les voies génitales peuvent communiquer anormalement d'une façon permanente soit avec les voies urinaires, soit avec les voies digestives.

Il y aura donc des *fistules urinaires* et des *fistules stercorales*. Nous les étudierons successivement.

FISTULES URINAIRES

L'urèthre, la vessie, l'uretère, peuvent respectivement communiquer avec l'utérus ou le vagin. D'où la diversité des fistules qui peuvent être soit *uréthro-vaginales, vésico-vaginales, uretéro-vaginales,* lorsque les divers segments des voies urinaires communiquent avec le vagin, soit *vésico-utérines*, *uretéro-utérines,* lorsque c'est l'utérus qui communique avec les segments des voies urinaires qui sont à sa portée.

L'étiologie de presque toutes ces fistules est la même. Elles sont dues à un traumatisme, accidentel ou chirurgical, ou apparaissent spontanément dans certaines conditions. Les fistules *traumatiques* consécutives à un accident, coup de corne, chute, blessure quelconque, sont extrêmement rares. Les fistules *chirurgicales* le sont beaucoup moins. Elles sont quelquefois voulues, lors de la taille vaginale dans certaines cystites, par exemple, ou peuvent succéder à des opérations. Les fistules vésico-vaginales de cette nature sont en effet presque toujours dues à une blessure de la vessie au cours d'une hystérectomie vaginale. De même les fistules uretéro-vaginales sont pour la plupart consécutives au pincement de l'uretère et à son sphacèle, au cours de la même opération. Une blessure ou un sphacèle dû à la dénudation de ce conduit, pendant une hystérectomie abdominale totale, donneront également lieu à une fistule uretéro-vaginale.

Les fistules de beaucoup les plus communes sont des fistules spontanées. Les *fistules néoplasiques*, dues à un cancer de l'utérus ayant perforé la vessie, sont sans intérêt chirurgical. Les *fistules inflammatoires* sont plus communes. Elles sont dues soit à un phlegmon péri-utérin qui peut s'ouvrir à la fois dans la vessie et dans le vagin, soit à un corps étranger, calcul vésical, pessaire, corps étranger du vagin, ayant déterminé une ulcération et une perforation de la cloison recto-vaginale. Mais toutes ces fistules sont un peu spéciales : les fistules les plus communes, celles qui constituaient, surtout autrefois, l'immense majorité des fistules urinaires sont celles qui succèdent à un *accouchement* laborieux. La pression de la tête fœtale qui applique contre la symphyse pubienne, pendant de longues heures, les tissus situés au-devant d'elle, suffit quelquefois à déterminer leur sphacèle et à produire, au moment de la chute de l'escarre, une fistule définitive.

Suivant le point où portera la pression, on aura les fistules les plus diverses. Dans les cas ordinaires, c'est la cloison vésico-vaginale qui est écrasée par la tête contre la symphyse pubienne. La fistule qui en résultera sera la fistule *vésico-vaginale commune*. Si c'est le segment inférieur de l'utérus dilaté qui est comprimé, la fistule siègera plus haut et sera *vésico-utérine*. Mais le segment supérieur de l'utérus étant toujours au-dessus de la symphyse, la fistule sera toujours en réalité *cervico-vésicale*.

Parfois la vessie distendue remonte au-dessus de la tête fœtale. C'est alors la cloison uretéro-vaginale qui est comprimée, et la fistule qui en résultera sera une fistule *uretéro-vaginale*.

Les fistules *uretéro-utérines* sont tout à fait exceptionnelles. L'uretère ne peut guère être comprimé contre la symphyse sans que la paroi vésicale qui lui est attenante soit comprimée en même temps. Il est donc probable, comme le pense Pozzi, qu'il s'agit à l'origine d'une fistule vésico-utérine. Sous l'influence de la rétraction cicatricielle l'uretère se fusionne avec la vessie et la perte de substance vésicale peut s'oblitérer, tandis que la communication entre l'uretère et l'utérus reste permanente. La fistule siège toujours, bien entendu, dans la région du col. C'est une fistule *cervico-uretérale*.

Les progrès de toute nature qui, depuis un quart de siècle, ont été réalisés dans toutes les branches de l'obstétrique, ont atténué dans une large mesure les inconvénients des accouchements laborieux. La compression des tissus par la tête utérine qui reste de longues heures au passage sans descendre et sans qu'on intervienne pour hâter sa descente, est beaucoup plus rare qu'autrefois. Aussi voyons-nous aujourd'hui beaucoup moins de fistules vésico-vaginales que les chirurgiens qui nous ont précédé.

FISTULES VÉSICALES

(VÉSICO-VAGINALES ET VÉSICO-UTÉRINES)

Anatomie pathologique. — Les fistules vésico-vaginales sont plus ou moins haut situées. Au niveau du tiers inférieur du vagin, elles n'existent pas. Ce sont alors des fistules *uréthro-vaginales*. La communication entre le vagin et la vessie ne peut se faire qu'au niveau du tiers moyen ou du tiers supérieur. Parfois la fistule est située dans le cul-de-sac antérieur du vagin, tout près du col, entamant souvent sa lèvre antérieure. Ce sont des fistules *juxta-cervicales*. Au niveau du col vésical, elle peuvent détruire le sphincter et constituer par conséquent une infirmité incurable. Elles sont presque toujours sur la ligne médiane, mais elles se produisent quelquefois sur le côté. Du côté de la vessie elles correspondent au bas-fond et siègent parfois très près de l'embouchure des uretères.

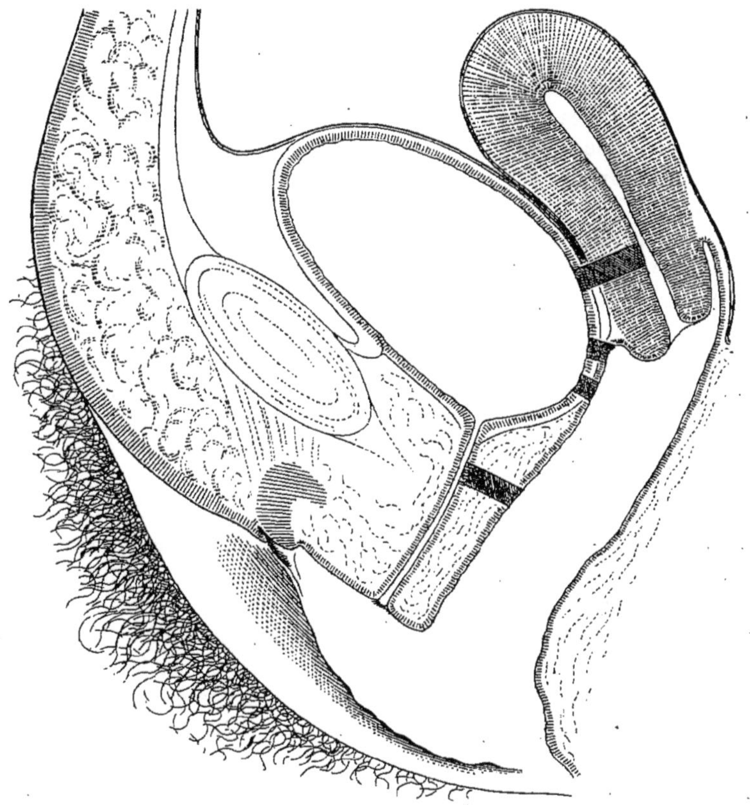

Fig. 81.
Les diverses fistules urinaires (demi-schématique). Fistules uréthro-vaginale, vésico-vaginale, juxta-cervicale, vésico-utérine.

Leurs dimensions sont variables. Elles sont parfois très petites, admettant à peine l'extrémité d'un stylet ou d'un crin de Florence, et sont de ce fait très difficiles à découvrir. Il est plus commun de leur voir un diamètre de quelques millimètres, parfois enfin elles admettent l'extrémité du doigt. Dans certains cas de sphacèle étendu ou de large déchirure, elles peuvent avoir plusieurs centimètres de diamètre, et même constituer, par suite de la suppression réelle de la cloison recto-vaginale, une sorte de cloaque uro-génital. Il est extrêmement rare de voir plusieurs fistules exister simultanément. Lorsque le fait existe, c'est presque toujours à la suite de tentatives d'oblitération suivies d'échec partiel. Il peut y avoir eu réunion incomplète et formation d'un pont cicatriciel qui coupe en deux la fistule primitive.

La fistule est habituellement allongée dans le sens transversal, parfois arrondie, circulaire, oblongue, en forme de croissant.

A son niveau la muqueuse vaginale et la muqueuse vésicale se continuent par une zone intermédiaire de tissu cicatriciel. Mais le plus souvent il y a une sorte d'ectropion de la muqueuse vaginale qui fait saillie du côté de la vessie, si bien que la muqueuse vésicale est presque toujours invisible.

Il existe souvent des lésions associées qui constituent de véritables complications. L'écoulement incessant de l'urine, d'abord bien toléré par le vagin, finit par l'irriter de plus en plus. Il y a bientôt des excoriations, des lésions inflammatoires, parfois de véritables ulcérations qui se cicatrisent par places et donnent lieu à des brides, à des diverticules où peuvent se développer des calculs. Le vagin se sclérose et se rétrécit, ce qui rend plus difficiles l'exploration et le traitement. A ces lésions, à ces cicatrices viennent encore s'ajouter les traces de désordres anciens, qui ont accompagné l'accouchement, et toutes ces lésions associées viennent parfois compliquer singulièrement les choses.

Les *fistules vésico-utérines*, beaucoup plus rares, font communiquer le bas-fond vésical avec la cavité cervicale de l'utérus. Au-dessus de l'isthme, en effet, il ne saurait y avoir de communication, l'utérus et la vessie n'entrant pas en contact. L'orifice de communication est plus ou moins large, et la lèvre antérieure du col est souvent dilacérée. Mais si la fistule siège un peu haut elle peut être tout à fait invisible. Parfois la lèvre antérieure étant complètement détruite, la perte de substance intéresse à la fois l'utérus et le vagin. C'est une fistule *vésico-utéro-vaginale*.

Symptômes. — Le signe capital des fistules vésicales, qu'elles soient vaginales ou utérines, c'est l'écoulement de l'urine par le vagin. Cet écoulement est en général continu ; il peut être intermittent, varier avec les dimensions de la fistule et la position de la malade. Quand la fistule est large, l'écoulement est constant. Si elle est très petite, il peut y avoir, dans certaines positions, une oblitération temporaire. De plus, sa situation même a parfois une influence directe sur l'écoulement. C'est ainsi que des fistules situées près du col ne permettent l'écoulement, lorsqu'il y a une certaine quantité d'urine dans la vessie, que quand la malade est debout. C'est au contraire lorsque la malade est couchée que l'écoulement se fait constamment par certaines fistules de bas-fond, et l'on comprend fort bien comment une fistule latérale ne laisse passer l'urine que lorsque la malade est couchée sur le côté correspondant.

L'écoulement incessant de l'urine, sa fermentation, entretiennent une irritation constante du vagin, de la vulve et des parties avoisinantes qui est extrêmement pénible et fait de cette affection une infirmité souvent très cruelle. A la longue, des phénomènes d'infection chronique viennent enflammer la vessie, gagner les voies urinaires supérieures et entraîner des accidents mortels.

Il faut, pour reconnaître exactement les dimensions et le siège exact d'une fistule, pratiquer un examen direct, soit avec des valves, soit avec le spéculum. Dans certains cas, d'ailleurs rares, il peut être nécessaire de faire mettre la malade dans la position genu-pectorale. On s'aidera, s'il le faut, de l'introduction d'une sonde ou d'un hystéromètre dans la vessie. Et certaines fistules ne pourront être reconnues que par l'injection dans la vessie de liquides colorés, et en particulier de lait, ou de permangate de potasse, et l'inspection attentive de son point de pénétration dans le vagin. C'est également le moyen le plus simple de reconnaître une fistule vésico-utérine.

Pour les fistules uretéro-vaginales, les difficultés peuvent être grandes. La fistule est en général latérale, et l'injection du liquide coloré par la vessie ne repasse pas par le vagin. L'examen cystoscopique permet de voir que la vessie est indemne et que l'orifice uretéral ne laisse pas passer d'urine. Le cathétérisme uretéral, au besoin, lève les derniers doutes. Les commémoratifs ont également une certaine importance et la façon dont s'est produite la fistule (accouchement, hystérectomie vaginale), peut donner des présomptions sérieuses sur son siège.

La fistule uréthro-vaginale est facile à reconnaître. Elle ne laisse passer l'urine qu'au moment des mictions, et la simple exploration de l'urèthre avec un cathéter quelconque indique son siège précis.

Un examen très soigneux pourra seul donner des renseignements exacts et éviter l'erreur qui, par exemple, ferait prendre pour une fistule vésico-vaginale une simple incontinence d'urine ou réciproquement.

Traitement. — La cure des fistules par avivement nous paraît aujourd'hui si simple, que nous comprenons difficilement qu'il ait fallu, pour la réaliser, arriver jusqu'à nos jours. C'est Roohuysen qui fit, en 1663, une première opération dont l'échec découragea les chirurgiens. Jusqu'en 1834, il n'y eut aucune tentative sérieuse. A cette époque, Jobert de Lamballe pratiqua l'élytroplastie, en oblitérant la fistule par un lambeau pris sur la grande lèvre ou sur la cuisse et transplanté suivant la méthode indienne. Bientôt après il exécuta la cystoplastie par glissement, en rapprochant, grâce à des incisions libératrices, les bords avivés de la fistule. C'était un perfectionnement considérable, mais encore insuffisant.

C'est Marion Sims qui, grâce à l'anesthésie, grâce à un outillage plus perfectionné, fit le premier les larges avivements nécessaires, et créa la méthode américaine, importée à Paris, en 1858, par son élève Bozeman. Elle fut immédiatement et universellement adoptée. Elle est cependant, à nos yeux, inférieure à la méthode du dédoublement, préconisée, en 1864, par Duboué, de Pau, oubliée, puis reprise dans ces dernières années en Allemagne par divers chirurgiens, et chez nous par Ricard, dont l'exemple a été rapidement suivi. Enfin, en 1893, Fergusson a décrit un procédé nouveau, réinventé en 1899 par Braquehaye.

Quel que soit le procédé, la préparation de la malade doit être la même. C'est dire qu'il faut par tous les moyens assurer l'asepsie du champ opératoire, asepsie qui, d'ailleurs, ne saurait jamais être parfaite.

La position latérale de Sims est assez commode, la position genu-pectorale peut avoir de rares indications. Mais dans l'immense majorité des cas la malade sera mise en position dorso-sacrée, qui est encore la plus simple.

Les conditions de l'opération sont très différentes suivant que l'utérus de la malade est intact ou, au contraire, qu'il a été enlevé, comme dans certaines fistules consécutives à l'hystérectomie vaginale. Dans le premier cas l'opération est en général beaucoup plus facile et peut être exécutée sans l'outillage compliqué qu'on employait récemment encore. C'est qu'en effet on peut, en abaissant l'utérus avec des pinces amarrées sur le col, extérioriser à peu près complètement la cloison vésico-vaginale et faire son opération à ciel ouvert, ce qui la facilite singulièrement. On ne manquera donc jamais, lorsque la chose est possible, de réaliser cet abaissement de l'utérus. Lorsque l'utérus manque ou que l'abaissement en est impossible, pour une raison quelconque, l'opération qu'il faut faire au fond du vagin devient beaucoup plus difficile, et c'est alors qu'il faut avoir recours à cet outillage spécial, longs bistouris coudés de diverses façons, longs ciseaux droits, coudés ou courbés, chasse-fils, etc., et tous les instruments ingénieux que l'on trouve dans les « boîtes à fistules vésico-vaginales ».

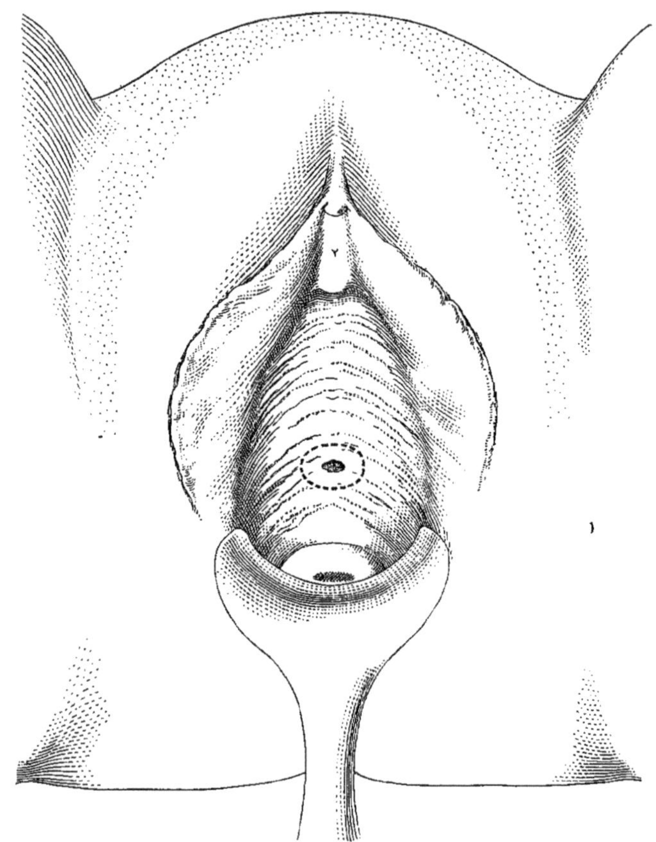

Fig. 82.
Méthode américaine. Tracé des limites de l'avivement.

Pour les cas simples, lorsque l'utérus est abaissable, l'outillage ordinaire suffit. Il faut avoir de bonnes valves, un bon bistouri, de bons ciseaux droits et courbes. Il faut avoir surtout de bonnes aiguilles, et en particulier une aiguille à pédale de petit volume et à courbure accentuée (fig. 318).

Méthode américaine. — La muqueuse vaginale étant bien tendue par des pinces de Kocher, on avive obliquement le pourtour de la fistule sur une largeur de 8 à 10 millimètres en taillant la muqueuse vaginale en un biseau qui vient mourir au niveau de la muqueuse vésicale elle-même (fig. 82, 83).

L'avivement fait, on place les fils. Ceux-ci, entrant près de la lèvre de la plaie, disparaissent sous la surface avivée, pour ressortir à 1 millimètre de l'orifice vésical, pénétrer symétriquement de l'autre côté et ressortir enfin définitivement près de la lèvre opposée. On met le nombre de fils nécessaires. Il en faut un tous les 5 millimètres environ (fig. 83). Les fils les meilleurs sont à mon avis les crins de Florence. Les fils d'argent, qui, autrefois étaient très supérieurs à tout le reste, ne les valent pas, au moins dans les cas ordinaires, car dans certains cas compliqués où l'on doit, pour atteindre une fistule presque inaccessible,

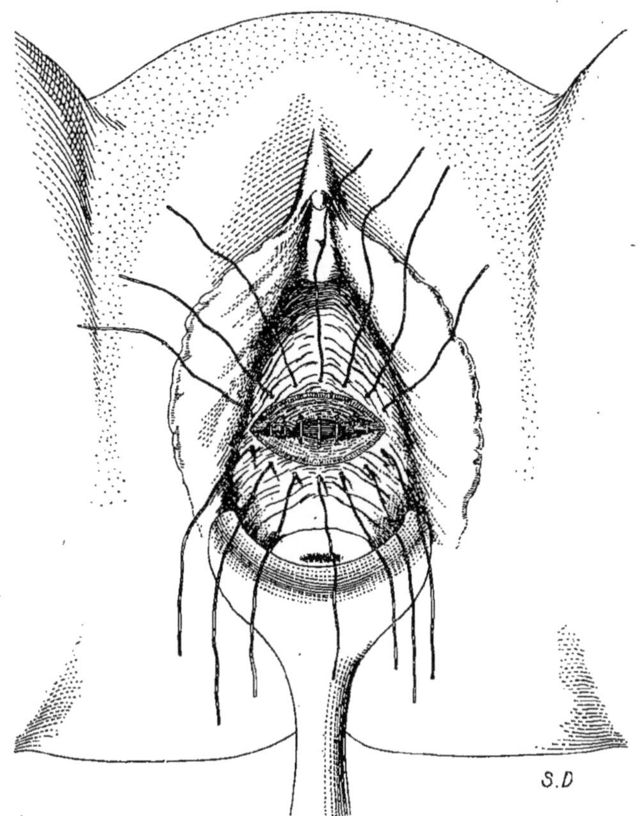

Fig. 83.
Mise en place des fils, après avivement.

employer le chasse-fil, ils sont les seuls qui puissent servir. En dehors des toutes petites fistules, je ne crois pas qu'il soit prudent de confier une suture au seul catgut, sous le prétexte qu'on est ainsi dispensé d'enlever les fils. Mieux vaut un fil non résorbable et qui ne puisse comme le crin de Florence, ni s'infecter, ni irriter les tissus.

Dans quelques cas, lorsque les tissus sont souples et que le rapprochement se fait bien, on pourra placer sur la muqueuse vésicale avivée un surjet au catgut fin, ou quelques points séparés au même catgut. C'est une sécurité de plus (fig. 84).

Il faut s'assurer de l'affrontement exact des lèvres de la plaie et de la perfection de la suture. Le succès est à ce prix.

En général, cette opération est très simple. Mais lorsque l'abaissement de l'utérus est impossible, et surtout lorsque l'utérus n'existe plus, elle peut devenir extrêmement difficile. C'est alors que la position latérale de SIMS peut être indiquée, et qu'il faut avoir à sa disposition un outillage approprié.

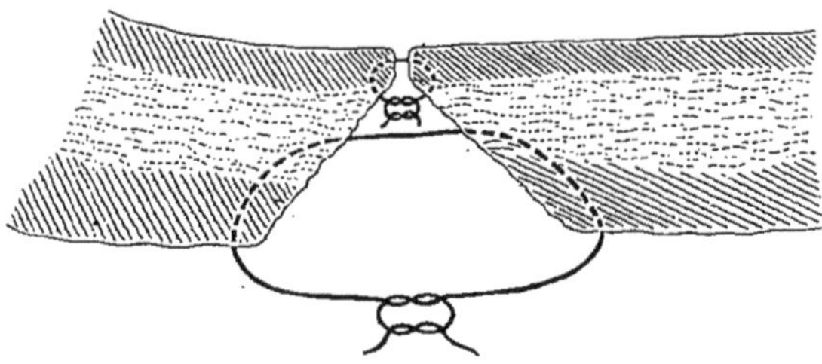

Fig. 84.
Suture après avivement.

Procédé du dédoublement. — Ce procédé, qui n'est d'ailleurs qu'une application locale d'un procédé général, consiste à dédoubler la cloison vésico-vaginale.

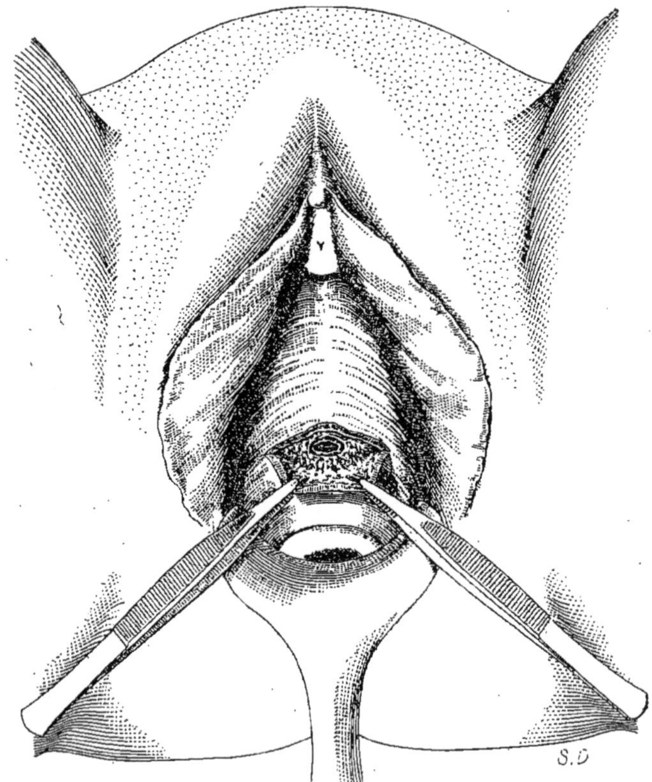

Fig. 85.
Procédé par dédoublement. Constitution du lambeau inférieur.

Ce dédoublement se fait facilement, au bistouri ou aux ciseaux courbes, par une incision transversale. La cloison dédoublée est ainsi divisée en deux lambeaux.

un vésical et un vaginal, qui s'écartent l'un de l'autre. Le dédoublement doit être étendu, et les lambeaux doivent avoir une face cruentée de 1 centimètre et demi à 2 centimètres environ (fig. 85). On adosse alors avec du catgut fin, soit par des points séparés, soit par une suture en bourse, les faces cruentées des lambeaux vésicaux qui se font vis-à-vis, de sorte que la muqueuse vésicale est ainsi repoussée dans la vessie (fig. 86). On peut même, dans certains cas, et c'est le conseil que donne Ricard, négliger cette suture et abandonner les lambeaux vésicaux à eux-mêmes. Les lambeaux vaginaux seront soigneusement adossés, eux aussi, par leur face cruentée, faisant ainsi saillie dans la cavité vaginale (fig. 86). Le crin de Florence et une aiguille à pédale sont suffisants dans les cas simples.

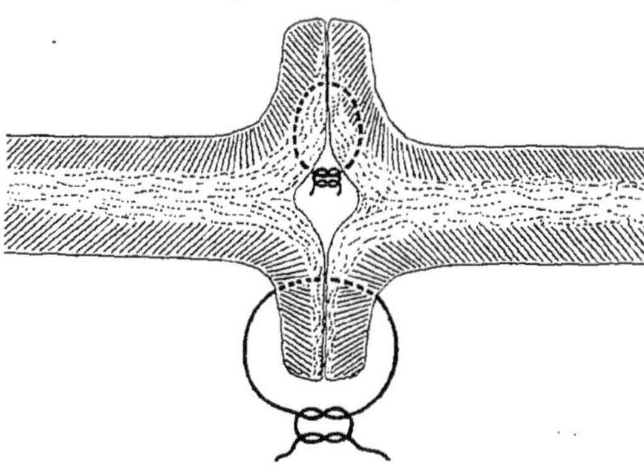

Fig. 86.
Suture après dédoublement. La muqueuse vésicale est d'abord suturée puis enfoncée sous la suture de la muqueuse vaginale.

Procédé de Fergusson-Braquehaye. — On sectionne la muqueuse vaginale circulairement, à 1 centimètre environ autour de la fistule, puis on dédouble la cloison, en se dirigeant de la périphérie vers le centre, de la ligne d'incision vers l'orifice fistuleux qu'on a soin de ne pas atteindre (fig. 87). On obtient ainsi une collerette adhérente au pourtour entier de la fistule. On la renverse vers la vessie en suturant l'une à l'autre, avec de fins catguts, les faces cruentées (fig. 88). Il reste alors une vaste surface saignante assez semblable à l'avivement américain. On suture cette surface saignante comme dans le procédé de Marion Sims. On a ainsi deux plans superposés constitués l'un et l'autre par la muqueuse vaginale. Il est évident que cette double épaisseur de plans solides est une condition favorable pour la réussite de l'opération.

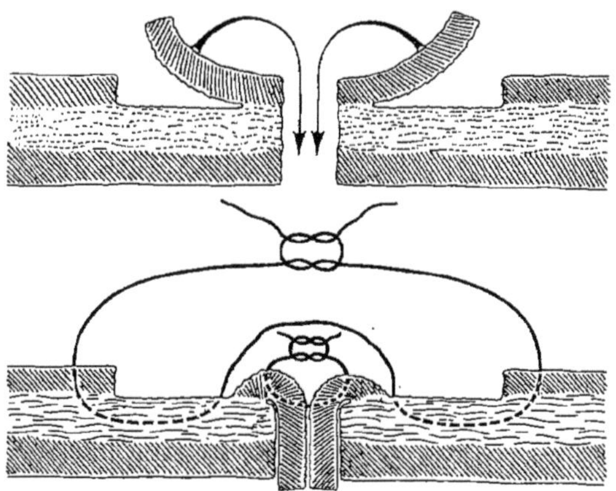

Fig. 87 et 88.
Procédé de Fergusson-Braquehaye. Coupe schématique de l'avivement et des sutures.

On peut encore, à l'exemple de Rastouil, dédoubler la cloison vésico-vaginale, comme à l'ordinaire, et suturer l'une à l'autre les lèvres ainsi dédoublées par-dessus la collerette centrale. C'est donc une combinaison du procédé de Fergusson-Braquehaye et du dédoublement. Mais je pense que, de tous ces procédés, les plus simples sont les meilleurs.

A priori, les procédés par dédoublement sont supérieurs à l'avivement simple, parce qu'ils n'entraînent pas de perte de substance et permettent d'utiliser en totalité l'étoffe muqueuse que l'on a à sa disposition.

Soins consécutifs. — Il est bon, lorsque l'opération est terminée, de soigner l'étanchéité de la suture. Une injection d'eau bouillie poussée dans la vessie permettra de voir s'il y a un suintement quelconque à son niveau ; s'il en était ainsi, on mettrait un nouveau fil au point où filtre le liquide.

On a beaucoup discuté sur la meilleure conduite à tenir pour favoriser, pendant les jours qui suivent l'opération, la réunion des parties avivées.

Il est bon de mettre le malade dans le décubitus latéral, qui est peut-être le plus reposant pour les malades, à condition qu'elles se couchent tantôt d'un côté, tantôt de l'autre. Une sonde à demeure, pendant les trois premiers jours évitera la réplétion de la vessie et le tiraillement des sutures, et, si on ne la laisse pas trop longtemps, n'aura pas l'inconvénient d'irriter la vessie. Après le troisième jour, la malade sera fréquemment sondée, toutes les trois heures, par exemple ; ce n'est que vers le dixième jour qu'il faudra enlever les fils et permettre à la malade d'uriner seule.

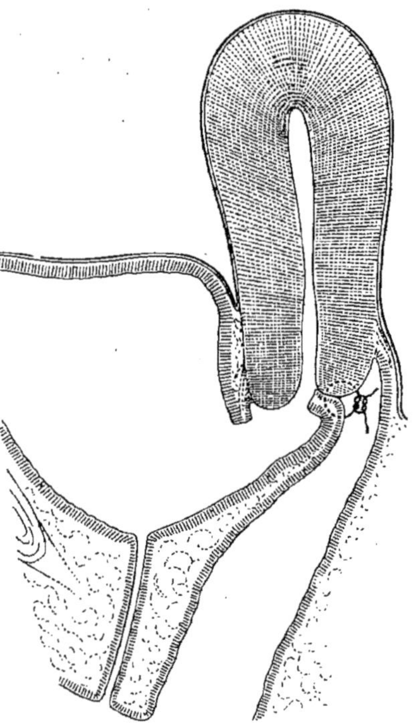

Fig. 89.
Procédé de Courty.

Opérations complexes.

Il est aujourd'hui très commun de guérir les fistules vésico-vaginales ordinaires en une seule opération. Il faut cependant s'y reprendre quelquefois à deux ou plusieurs fois pour en venir à bout.

Mais dans certains cas, — fistules consécutives à l'hystérectomie, fistules vésico-utérines, — les difficultés peuvent être beaucoup plus grandes, et il faut alors avoir recours à des procédés spéciaux.

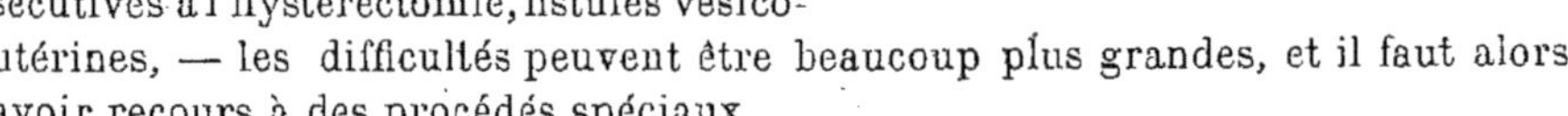

Dans les fistules consécutives à l'hystérectomie vaginale, il peut y avoir de grandes difficultés. L'absence de l'utérus enlève tout point d'appui solide pour l'abaissement de la fistule, qui est toujours très haut située, souvent au fond d'un conduit cicatriciel irrégulier et rétracté. L'avivement, les incisions sont difficiles, et les sutures ne le sont pas moins. C'est ici que les chasse-fils et les instruments spéciaux peuvent rendre de grands services.

Les difficultés sont grandes, également, dans les fistules qui intéressent le col, d'autant plus que celui-ci est en général dur, rétracté, cicatriciel. Dans l'impossibilité où l'on est parfois de faire un avivement convenable, surtout lorsque la lèvre antérieure du col est détruite, on peut, à l'exemple de Courty, suturer la lèvre inférieure de la fistule à la lèvre postérieure du col, enfermant ainsi le col dans la vessie (fig. 89). Il est évident que cette solution ne saurait être adoptée qu'après l'échec de tous les autres procédés, et en particulier des procédés d'occlusion par voie sus-pubienne.

Les fistules *vésico-utérines* proprement dites sont parfois plus faciles à traiter que les fistules vésico-cervicales.

Le procédé le plus simple et le plus régulier consiste à inciser le cul-de-sac vaginal antérieur et à séparer la vessie de l'utérus, comme dans les premiers temps de l'hystérectomie vaginale.

L'orifice vésical est suturé à part au catgut. Puis l'utérus est attiré aussi bas que possible et l'orifice fistuleux est avivé et suturé. Le fait que souvent, après l'opération, les deux orifices, vésical et utérin, ne se correspondent plus, facilite la guérison.

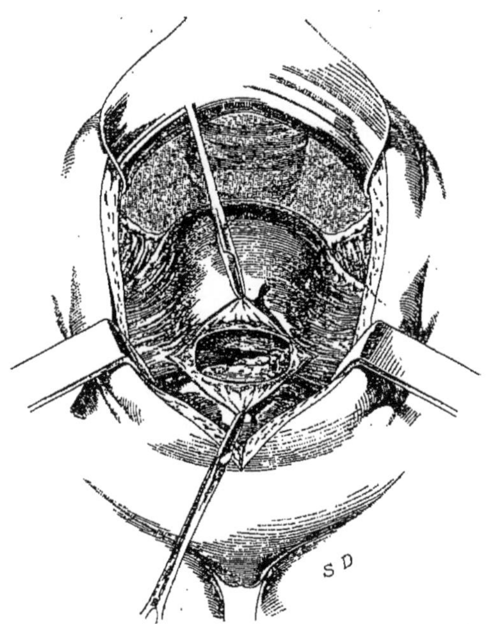

Fig. 90.
Opération d'une fistule vésico-utérine par voie sus-pubienne.

Dans certains cas on pourrait employer le procédé de Sänger. Voici en quoi il consiste :

Le col est divisé, par des incisions commissurales, en deux valves, l'une antérieure, l'autre postérieure.

La valve antérieure contient la fistule. Il est alors quelquefois possible d'aviver cette fistule au niveau de son orifice dans la cavité utérine. Puis les deux valves sont accolées de nouveau en veillant à ce que la région de la fistule corresponde à un point cruenté de la valve postérieure qui vient s'appliquer sur lui et contribue à la fermer.

Il n'y a aucune suture, aucune manœuvre au niveau même de l'orifice vésical de la fistule. Si ce procédé échoue, ce qui me paraît devoir être fréquent, on pourra toujours revenir au procédé précédent.

Dans les cas difficiles de fistules vésico-vaginales ou vésico-utérines et lorsque les procédés par la voie vaginale ont échoué ou sont impraticables, il reste les procédés par voie sus-pubienne.

Le plus simple et le meilleur est celui de Trendelenburg.

La malade étant dans la position déclive, on fait une incision sus-pubienne, médiane et verticale, qu'on élargira s'il le faut, en débridant les muscles droits. Puis on ouvre la vessie en l'attaquant par sa face antérieure, et on écarte les lèvres de la plaie vésicale, avec un instrument approprié, de façon à se donner du jour.

Puis, faisant au besoin repousser le bas-fond vésical par le doigt d'un aide introduit dans le vagin, on avive la fistule. Le mieux est de faire ici, comme dans le vagin, un dédoublement de la cloison et de suturer la muqueuse vésicale en affrontant aussi bien que possible les faces cruentées. Ce temps peut être très délicat. Il demande un bon outillage : longue pince à disséquer, aiguille à pédale fine et très courbe, etc.

La suture terminée, la vessie peut être complètement refermée, en laissant une sonde à demeure. Ce n'est que si on redoutait des phénomènes d'infection que l'on pourrait laisser la vessie ouverte avec un siphon de Périer. Mais la présence du drain vésical risque fort de produire des désordres au niveau de la suture.

On peut encore, à l'exemple de Vittel, faire une laparotomie, entrer dans le péritoine, puis inciser ce péritoine au niveau du cul-de-sac vésico-utérin, et décoller la vessie de l'utérus. On suture alors la vessie et l'utérus isolément, on reconstitue le péritoine pelvien et on referme le ventre. Ce procédé est parfaitement logique et peut donner de beaux succès, mais il paraît évidemment inférieur au procédé direct de Trendelenburg (fig. 90).

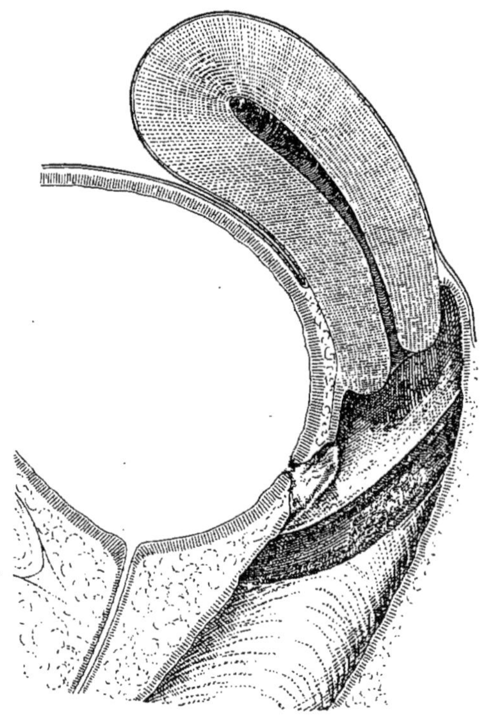

Fig. 91.
Colpocleisis. Avivement circulaire du vagin.

Procédés d'exception. — Dans des cas très exceptionnels et surtout pour des fistules très haut situées, on pourra avoir recours au procédé de Michaux, qui aborde le vagin par voie ischio-rectale. Une longue incision parallèle au sillon inter-fessier, à 25 millimètres de la ligne médiane, conduit dans la fosse ischio-rectale. On refoule la graisse jusqu'à ce qu'on arrive dans le haut de la fosse ischio-rectale, au fond de la plaie et en avant, sur le vagin doublé du releveur. On l'incise sur sa partie latérale, et on a alors un jour considérable sur le col de l'utérus, la partie supérieure du vagin, la région du cul-de-sac antérieur et la partie de la cloison vésico-vaginale située du côté opposé à l'incision. On peut ainsi pratiquer un avivement qui eût été impossible par la voie vaginale directe. Quelque ingénieux que soit ce procédé, il ne vaut pas la voie sus-pubienne transvésicale.

Enfin, lorsqu'aucune opération n'a pu fermer une fistule vésico-génitale, il reste une dernière ressource, l'oblitération de l'orifice cervical s'il s'agit d'une fistule vésico-utérine ; l'oblitération du vagin ou *colpocleisis* s'il s'agit d'une fistule vésico-vaginale.

Cette oblitération du vagin se fait par un avivement circulaire de 2 ou 3 centimètres de largeur, passant en avant immédiatement au-dessous de la fistule et remontant en arrière le plus haut possible. On obtient ainsi un véritable anneau cruenté circonscrivant l'orifice de la fistule, le col utérin et la partie supérieure du vagin.

La demi-circonférence antérieure de cet anneau est soudée à la demi-circonférence postérieure par des fils appropriés (voy. fig. 92). On peut aussi souder l'une à l'autre les deux demi-circonferences latérales. Si la soudure est complète la partie supérieure du vagin constitue une diverticule vésical, et grâce au soin que l'on a pris de faire remonter l'avivement le plus haut possible sur la paroi postérieure du vagin, il reste un vagin qui, dans les cas heureux, peut être à peu près suffisant.

Dans les fistules très bas situées et que des opérations répétées n'auront pu

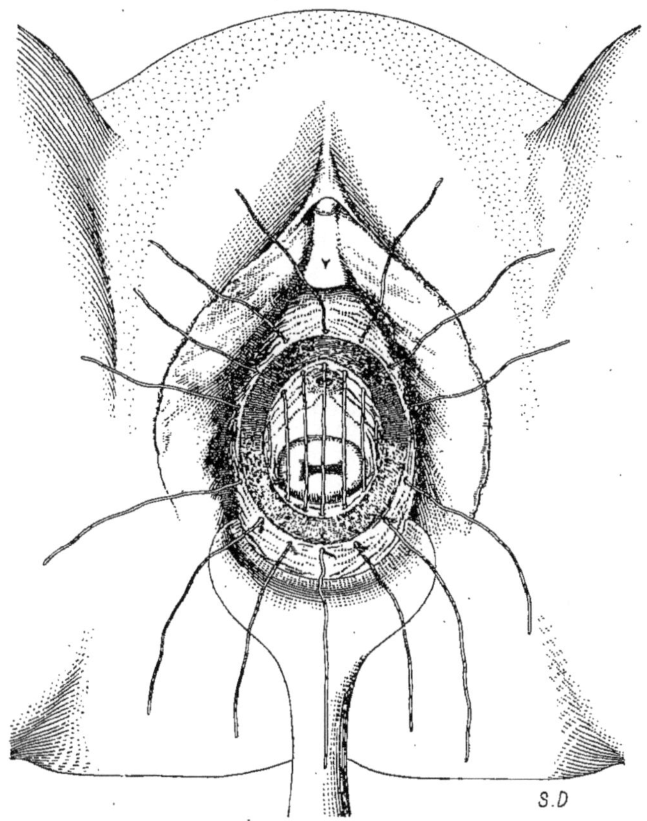

Fig. 92.
Colpocleisis. Suture de l'avivement circulaire du vagin, de façon à constituer une cloison transversale.

guérir, il reste une dernière ressource, l'oblitération de la vulve ou *épisiorraphie* par avivement et suture des grandes lèvres.

On a exécuté quelquefois (BAKER-BROWN, MAISONNEUVE, ROZE) l'oblitération complète de la vulve, après création d'une fistule recto-vaginale, dans des cas où il y avait incontinence d'urine par destruction du sphincter du col et de la vessie. Dans ces conditions la vessie, le vagin et le rectum constituent un cloaque formé par le sphincter anal. Mais on peut se demander si les accidents d'infection et les troubles de toute sorte qui en résultent ne font pas parfois de cette opération un remède pire que le mal.

FISTULES URÉTHRO-VAGINALES

Les fistules uréthro-vaginales n'ont pas, tant s'en faut, l'importance des fistules vésico-vaginales. Non seulement elles sont plus rares, mais elles ne constituent en général qu'une infirmité très légère, si on les compare aux autres. Cependant, lorsque le col vésical a été détruit, il en résulte une incontinence d'urine qui fait de ces fistules les plus rebelles et les plus difficiles à guérir des fistules urinaires, car la fermeture de la fistule ne saurait reconstituer le sphincter et l'incontinence persiste presque toujours. Mais c'est là en réalité une fistule particulière, la fistule uréthro-cervico-vaginale, heureusement fort rare.

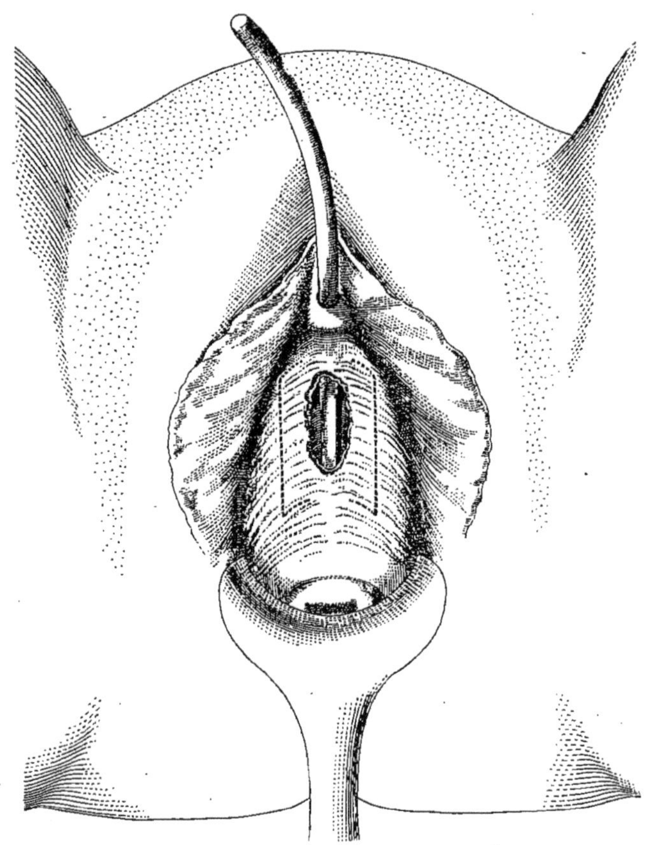

Fig. 93.
Uréthroplastie. Taille des lambeaux.

Les signes des fistules uréthrales communes sont des plus simples. Rien n'est plus facile, par le cathétérisme, que de se rendre un compte exact du siège, de la forme, de la dimension de la fistule. Celle-ci peut quelquefois n'être qu'un pertuis imperceptible, ou laisser passer l'extrémité d'une sonde, ou même occuper la plus grande partie de l'urèthre qui, dans certains cas, peut être complètement détruit.

Les signes fonctionnels sont évidents. La miction seule est troublée. Au moment où l'urine est émise, elle passe en partie par le vagin et s'écoule d'une façon irrégulière et qui peut être fort gênante. Mais, dans l'intervalle des mictions, l'écoulement est nul. Il ne se produit qu'en cas de destruction du sphincter cervical.

Le *traitement* est des plus simples, au moins en théorie. Certaines fistules de très petit diamètre peuvent guérir par une ou plusieurs cautérisations. Mais, dès que le diamètre a quelque importance, le meilleur traitement est l'*autoplastie par dédoublement*. Elle s'exécute comme pour les fistules vésico-vaginales, mais elle est beaucoup plus simple à cause de la situation plus superficielle de la perte de substance.

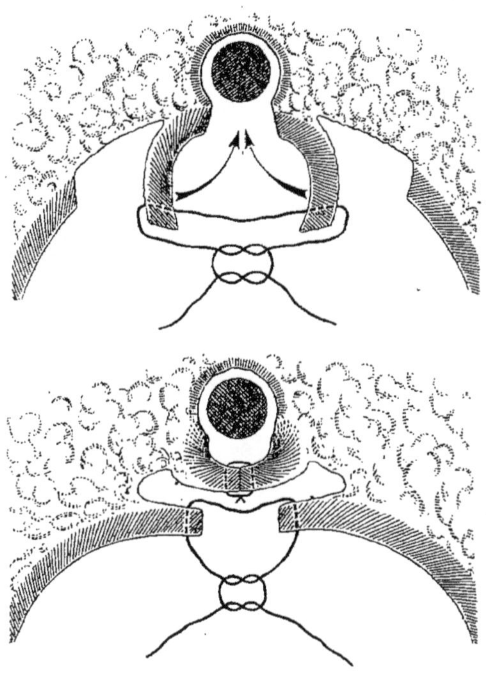

Fig. 94 et 95.
Uréthroplastie. Suture des lambeaux uréthraux.

Lorsque l'urèthre est détruit sur toute sa longueur on fait une véritable autoplastie à lambeaux. Les lambeaux sont pris aux points les plus favorables, là où se trouve une muqueuse souple et plastique. En général, on prend des lambeaux muqueux de chaque côté de la ligne médiane. Un rectangle dont la paroi supérieure de l'urèthre détruit occupe le grand axe est circonscrit par des incisions. Les parties latérales de ce rectangle sont disséquées de dehors en dedans et rabattues sur la ligne médiane, la face muqueuse s'appuyant sur une sonde introduite dans la vessie, la face cruentée à l'extérieur. Ces deux lambeaux sont suturés sur la ligne médiane. Puis les lèvres de la plaie, légèrement décollées, sont ramenées vers le milieu et suturées l'une à l'autre, leur face profonde cruentée venant s'appliquer et se souder à la face cruentée des premiers lambeaux (fig. 94 et 95).

On peut tenter de guérir les fistules uréthro-cervicales en avivant largement le col et en le suturant exactement de façon à rapprocher l'une de l'autre les deux extrémités du sphincter vésical détruit, s'il reste encore des vestiges suffisants de ce sphincter. Dans quelques cas heureux l'incontinence pourra ainsi être supprimée ou atténuée. Mais si cette opération ne réussit pas, il faut renoncer à tout espoir de guérison, les remèdes proposés, occlusion du vagin après ouverture d'une brèche recto-vaginale, création d'un méat hypogastrique après oblitération du col de la vessie, constituant des infirmités plus tristes encore que celles que l'on veut guérir.

FISTULES DE L'URETÈRE

On rencontre, très rarement, des fistules *uretéro-utérines* et beaucoup plus souvent des fistules *uretéro-vaginales.*

Les fistules uretéro-utérines sont toujours des fistules cervicales. Elles sont consécutives à l'accouchement, tandis que les fistules uretéro-vaginales sont dues, dans l'immense majorité des cas, à un pincement de l'uretère au cours de l'hystérectomie vaginale, ou à sa blessure au cours de quelque intervention pelvienne et en particulier de l'hystérectomie pour cancer. Les fistules obstétricales sont tout à fait exceptionnelles.

Le premier signe de la fistule uretéro-génitale, c'est l'écoulement de l'urine par le vagin. Cet écoulement est constant. Mais à l'inverse de ce qui se voit dans les fistules vésico-vaginales, la vessie se remplit de son côté, du fait de la sécrétion du rein opposé et il y a des mictions normales. Si on a pu recueillir l'urine qui vient de la fistule, on peut constater qu'elle est égale en quantité à l'urine qui vient de la vessie. Mais c'est là un signe qui n'a qu'une valeur relative. Le cathétérisme de l'uretère en a beaucoup plus, car il permet de constater l'arrêt du cathéter au niveau de la fistule où existent en général des brides cicatricielles et une rétraction qui rend le passage de la sonde impossible.

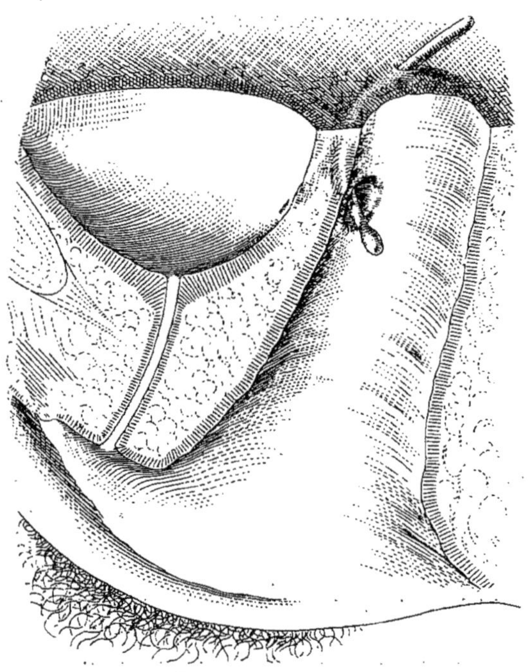

Fig. 96.
Fistule uretéro-vaginale.

L'injection de liquide coloré dans la vessie est négative. Le liquide ne sort pas par le vagin. Enfin la cystoscopie montre l'intégrité de la vessie et permet de voir que l'uretère du côté malade ne donne pas issue à ces petits jets intermittents que l'on a coutume de voir.

Dans la fistule uretéro-utérine, l'examen direct permet de voir l'urine sortir par le col utérin. Mais les fistules uretéro-vaginales sont en général très difficiles à voir. Presque toujours, en effet, l'utérus manque, puisque ces fistules sont précisément consécutives à son extirpation, le fond du vagin est transformé en un infundibulum cicatriciel, dans lequel débouche une fistule plus ou moins profonde, et où il est fort difficile d'introduire un cathéter avec quelque précision. Il ne faut pas compter pouvoir faire pénétrer une sonde uretérale dans le bout supérieur de l'uretère. Si on y parvient ce ne sera que grâce au hasard.

Les fistules uretérales, lorsqu'elles sont incomplètes, c'est-à-dire lorsqu'il y a eu seulement un pincement latéral de l'uretère, guérissent souvent seules. Lorsque l'uretère a été sectionné ou sphacélé sur toute sa largeur, la fistule persistera indéfiniment,

Traitement. — Une fistule uretéro-génitale étant une infirmité aussi cruelle qu'une fistule vésico-vaginale, il ne faut reculer devant aucune difficulté pour la guérir.

Il y a, pour obtenir l'arrêt de l'écoulement de l'urine, deux traitements très différents. Le traitement direct qui consiste à oblitérer la fistule par des opérations plastiques. Et le traitement indirect qui a pour but soit de dériver l'urine en la conduisant dans la vessie, *uretéro-cystonéostomie*, ou au besoin dans le rectum, *uretéro-rectostomie*, soit de tarir son écoulement en supprimant sa source, *néphrectomie*.

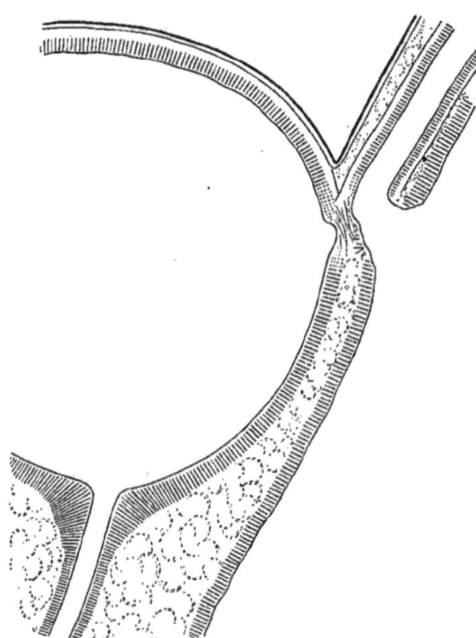

Fig. 97.
Fistule uretéro-vaginale (demi-schématique).

Dans les fistules *uretéro-utérines*, il ne faut pas espérer guérir la fistule par une opération directe, le mieux est donc d'avoir d'emblée recours à l'abouchement de l'ure tère dans la vessie.

Mais dans les fistules *uretéro-vésico-vaginales* et *uretéro-vaginales*, il est parfois possible d'obtenir une guérison par une autoplastie directe.

Dans la fistule *vésico-uretéro-vaginale*, lorsque la fistule siège à peu près au niveau du point d'abouchement de l'uretère dans la vessie, l'opération n'est pas beaucoup plus compliquée que celle d'une fistule vésico-vaginale commune. Le procédé du dédoublement paraît être ici le meilleur. Après incision de la muqueuse vaginale on tombe sur la vessie au niveau de la terminaison de l'uretère. On dissèque celui-ci et on le repousse dans la vessie. Il ne reste qu'à fermer la fistule vésicale et à accoler les lèvres de la plaie vaginale comme à l'ordinaire.

Dans la fistule *uretéro-vaginale*, il est très difficile d'obtenir un résultat favorable par l'oblitération directe de la fistule. L'avivement, ou le dédoublement de la muqueuse vaginale au niveau de la fistule ne suffit pas, car l'uretère est déformé, rétréci et l'urine n'a que bien peu de chances de reprendre son cours normal par le bout inférieur de l'uretère. La suture se désunit et tout est à recommencer. On peut avoir plus de chances de succès en allant, dans certains cas favorables, cathétériser l'uretère par la vessie. La sonde arrive au niveau de la fistule uretérale. On peut alors, par une dissection vaginale, trouver l'extrémité de cette sonde, la faire passer dans le bout supérieur de l'uretère qu'il est parfois assez facile de trouver dans la plaie vaginale, parce qu'on voit à son

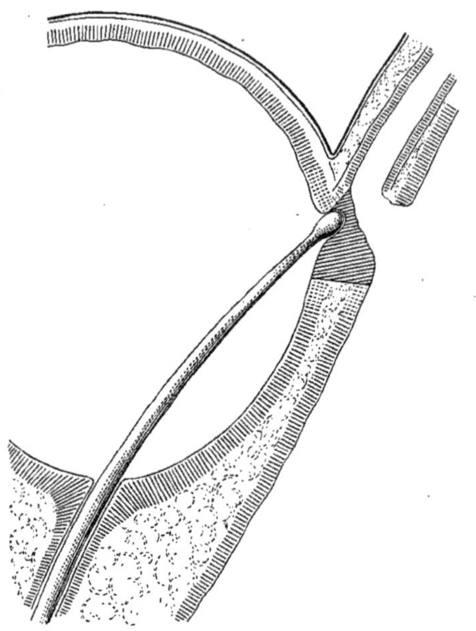

Fig. 98.
Fistule uretéro-vaginale. Une sonde uretérale est introduite dans la vessie. Celle-ci va être ouverte au niveau de la zone ombrée.

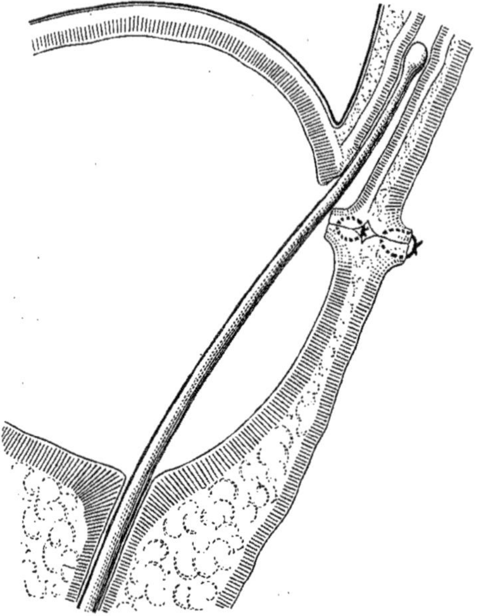

Fig. 99.
La sonde a été attirée par la brèche vésicale et introduite dans l'uretère. Les tissus cruentés sont suturés au niveau de la fistule.

niveau poindre un peu d'urine, et suturer par-dessus, sinon les parois de l'ure-

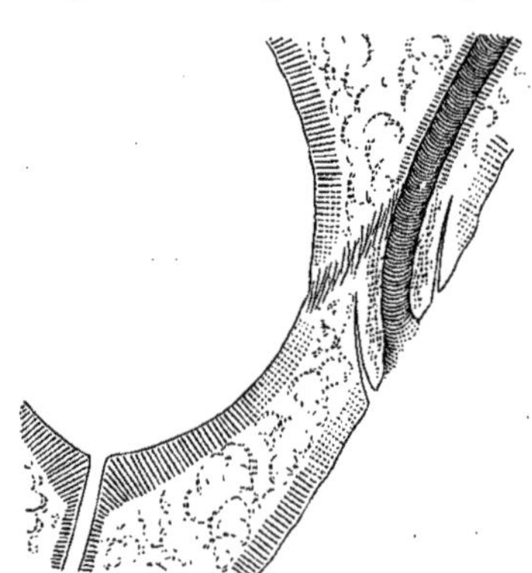

Fig. 100.
Fistule uretéro-vaginale.
Amorce de la libération de l'uretère.

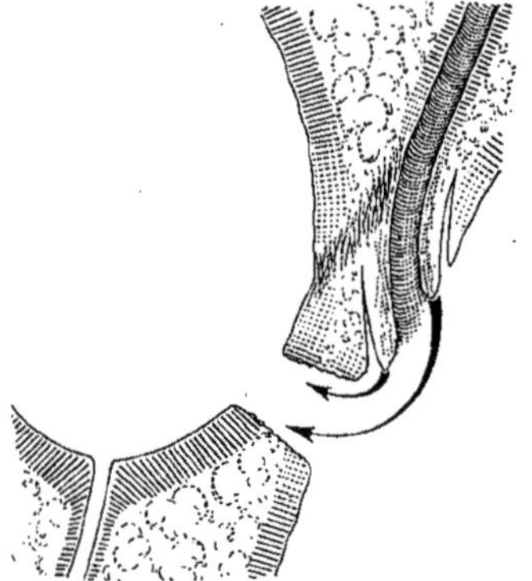

Fig. 101.
La vessie est ouverte.
L'uretère va être suturé dans l'orifice.

tère, au moins les tissus cruentés qui l'entourent en laissant la cicatrisation se faire par-dessus la sonde à demeure.

Mais ce sont là des interventions d'une délicatesse extrême. On aura plus de chances de succès, lorsque la fistule uretéro-vaginale ne siège pas trop loin de l'embouchure de l'uretère, en transformant cette fistule en une fistule uretéro-vésico-vaginale. Pour y parvenir, il suffit d'ouvrir la vessie le plus près possible de l'embouchure de l'uretère. La vessie ouverte, on cherche l'orifice de l'uretère et on y introduit une sonde. Il peut d'ailleurs être plus facile de l'introduire auparavant par la cystoscopie ou le cathétérisme direct. On incise l'uretère jusqu'à la fistule, et on a ainsi une sorte de prolongement de la vessie jusqu'au niveau de l'orifice fistuleux. On introduit alors la sonde dans le bout supérieur et on suture cette large plaie vésicale par dédoublement comme dans l'opération commune (fig. 98, 99).

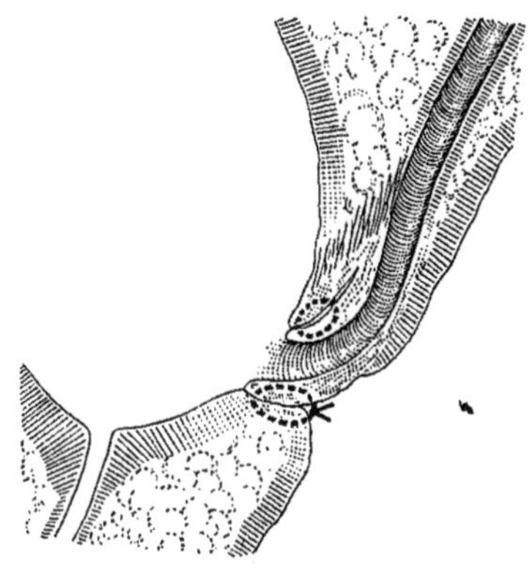

Fig. 102.
Suture de l'uretère dans l'orifice vésical.

Mais on conçoit la délicatesse de ces manœuvres exécutées au fond du vagin, surtout lorsque l'utérus manque et qu'il y a de grandes difficultés à attirer vers la vulve la région où l'on doit pratiquer ces sutures minutieuses. Il ne faut donc pas s'étonner de voir ces opérations échouer souvent.

Quand on n'a pu parvenir à oblitérer la fistule par une de ces interventions, qui ont au moins le mérite d'être inoffensives, il existe encore une ressource, c'est l'abouchement de l'uretère dans la vessie.

On peut réaliser cet abouchement par voie vaginale. Cette opération, qui peut se faire par divers procédés ne différant entre eux que par des points de détail qui tiennent à la disposition particulière de chaque fistule, s'exécute d'après le plan général suivant : on circonscrit l'orifice fistuleux par une incision de la muqueuse vaginale et on libère l'uretère en l'attirant autant que possible vers le bas, puis on ouvre la vessie et on fixe dans cette ouverture l'extrémité de l'uretère libéré avec la collerette vaginale qui l'entoure. Il est bon de multiplier les points de suture sur toutes les parties cruentées. La mise en place d'une sonde uretérale sortant par l'urèthre et restant à demeure pendant quelques jours est une condition du succès, car elle évite tout étranglement de l'uretère par la striction des fils (fig. 100, 101, 102).

Quand l'abouchement de l'uretère dans la vessie par voie vaginale a échoué ou paraît impossible, on peut exécuter l'uretéro-cystonéostomie par voie abdominale. Ce n'est pas ici le lieu de décrire cette opération, bien facile à concevoir, et beaucoup plus facile à exécuter que l'abouchement vaginal. Mais elle a le défaut d'être plus grave, car elle peut, en somme, se terminer par la mort. On ne la fera donc, je le répète, que si l'abouchement vaginal a échoué ou paraît impossible.

On n'aura jamais recours, dans ces conditions, à l'abouchement de l'uretère dans le côlon. Cette opération, qui peut rendre de grands services dans les cas d'exstrophie vésicale, ne doit pas être admise lorsqu'il s'agit de l'abouchement d'un seul uretère. Elle risque de provoquer l'infection ascendante de l'uretère et du rein correspondant. Elle laisse la malade dans une situation assez pénible, par suite du besoin fréquent d'évacuer l'urine qui s'accumule dans le rectum. Aussi, lorsque tout a échoué et lorsqu'on a la certitude que le rein opposé est sain, la meilleure conduite à tenir pour délivrer une malade d'une fistule urétérale que rien n'a pu guérir, est-elle la *néphrectomie*, qui est relativement bénigne et a l'avantage de guérir la malade d'une façon radicale et définitive.

FISTULES STERCORALES

Il peut s'établir entre les voies digestives et les voies génitales diverses communications anormales, soit entre l'intestin et l'utérus, *fistules intestino-utérines*, soit entre l'utérus et le rectum, *fistules recto-utérines*, soit entre l'intestin et le vagin, *fistules entéro-vaginales*, soit enfin entre le vagin et le rectum, *fistules recto-vaginales*. Celles-ci sont de beaucoup les plus communes. Les fistules intestino-utérines, extrêmement rares et les fistules recto-utérines, qui n'existent guère en dehors du cancer, n'ont aucun intérêt clinique.

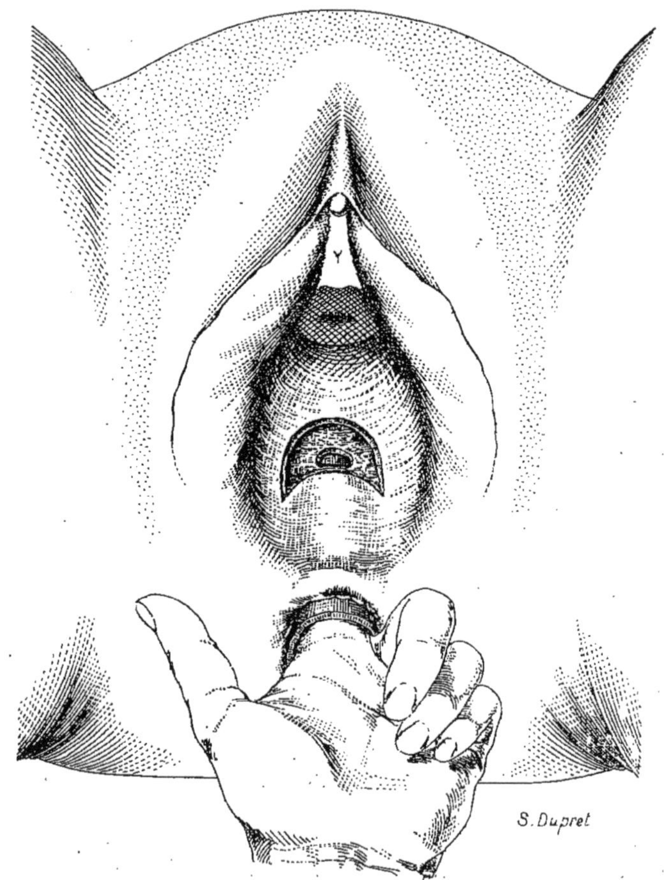

Fig. 103.
Procédé de Le Dentu. Excision d'un croissant de muqueuse au-dessus de la fistule.

FISTULES RECTO-VAGINALES

En dehors des fistules congénitales, qui sont de véritables malformations, les fistules recto-vaginales acquises peuvent survenir spontanément, ou faire suite à un traumatisme obstétrical, accidentel ou opératoire.

Un abcès de la cloison peut, en s'ouvrant à la fois dans le rectum et dans le vagin, déterminer une communication permanente. De même une hématocèle,

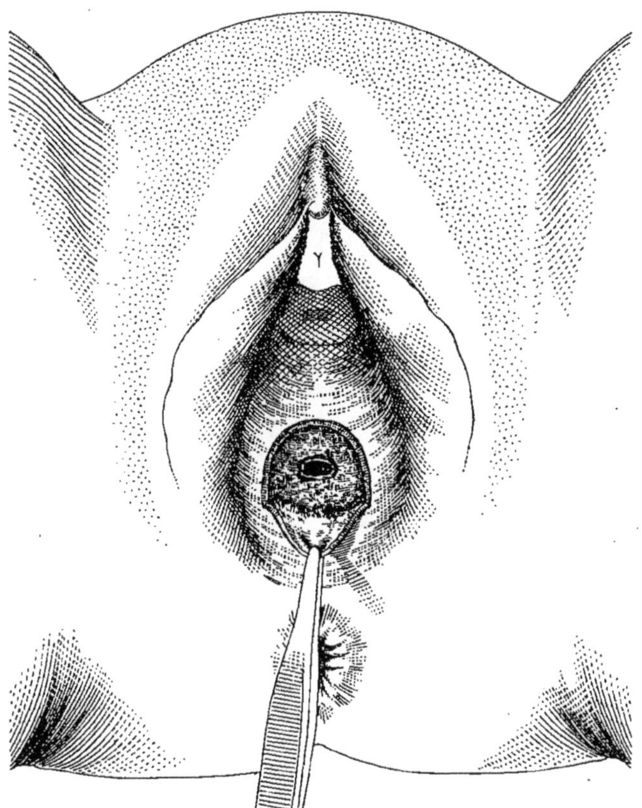

Fig. 104.
Dissection du lambeau inférieur.

un foyer de suppuration pelvienne peut donner lieu, par le même mécanisme, à des fistules souvent très complexes. Les corps étrangers du vagin, et en particulier certains pessaires peuvent également produire des ulcérations et des perforations complètes.

Au cours de l'accouchement, une application de forceps ou de basiotribe peut déchirer la cloison. Mais c'est surtout la rupture du périnée qui, en s'étendant à la cloison, donne lieu, après soudure des plans superficiels du périnée, à une fistule recto-vaginale qui persiste au-dessus.

Enfin certains traumatismes, coups de corne, chute sur un corps aigu, et surtout certaines opérations comme l'hystérectomie vaginale peuvent donner lieu, par suite d'une déchirure accidentelle ou du sphacèle produit par les pinces à demeure, à des fistules plus ou moins étendues.

Les fistules siègent plus ou moins haut, et Verneuil avait distingué des fistules recto-vulvaires, recto-vaginales inférieures, recto-vaginales supérieures. Comme la plupart de celles qui sont consécutives à l'hystérectomie, elles sont parfois réduites à un pertuis minuscule qui ne laisse passer que les gaz. Il est rare de les voir dépasser la dimension d'une pièce de un franc.

Il peut y avoir en même temps d'autres lésions cicatricielles résultant du

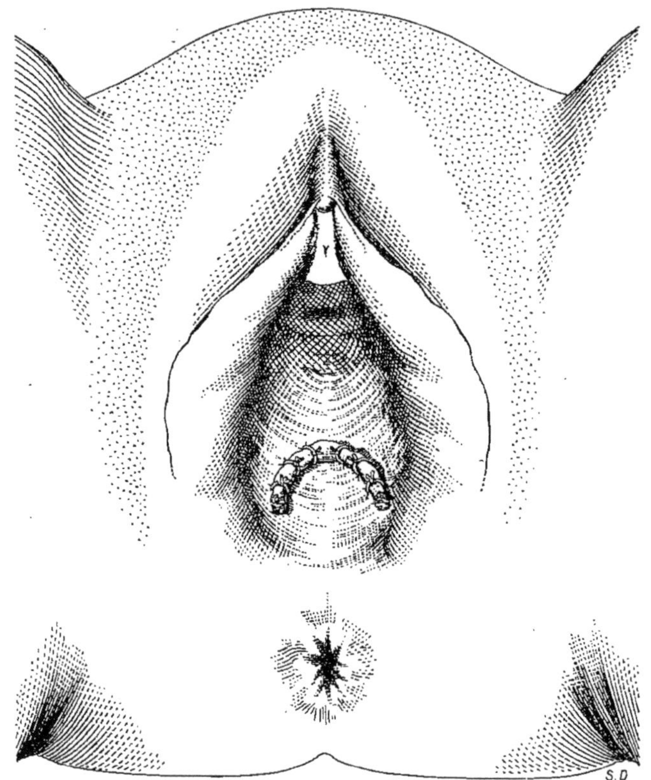

Fig. 105.
Le lambeau a été suturé à la lèvre opposée en oblitérant la fistule.

traumatisme primitif, comme aussi des lésions d'irritation produites par le contact permanent des matières intestinales qui viennent souiller la muqueuse.

La plupart des fistules ont un trajet direct, la muqueuse du rectum et celle du vagin se continuant sans interruption au niveau du bord de l'orifice. Mais certaines fistules peuvent avoir un trajet très compliqué. Tels sont par exemple les trajets fistuleux qui, partant d'un même foyer pelvien suppuré, vont s'ouvrir d'un côté dans le rectum et de l'autre dans le vagin.

Le passage des gaz et des matières par le vagin constitue le signe principal des fistules recto-vaginales. L'examen direct, l'exploration avec un stylet permet en général de se rendre un compte exact des dispositions de la fistule. Quelquefois, pour des fistules haut situées, comme celles qui sont consécutives à l'hystérectomie vaginale, il sera nécessaire d'injecter dans le rectum un liquide coloré. Sa sortie par le vagin renseignera sur le siège et l'importance de la fistule. Cette expérience, comme aussi l'examen de la qualité des matières intestinales, permettra de reconnaître si c'est dans le rectum ou dans l'intestin grêle que va s'aboucher la fistule.

Traitement. — On peut agir vis-à-vis des fistules recto-vaginales comme dans

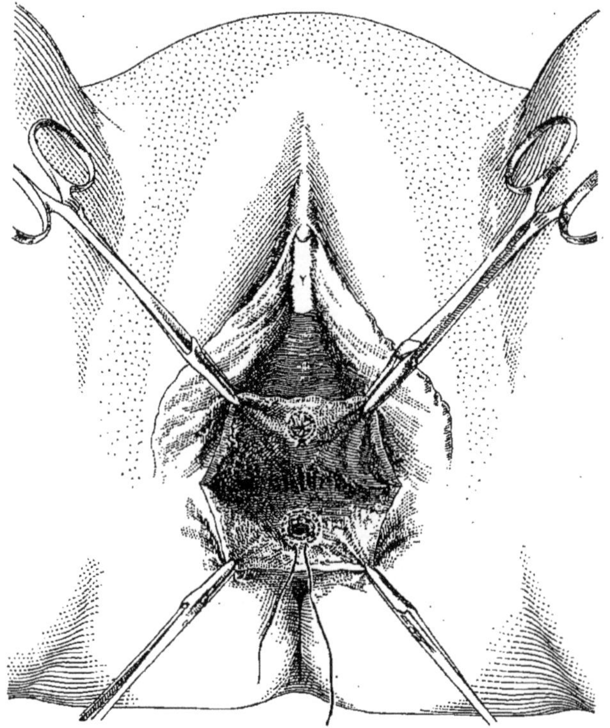

Fig. 106.
Dédoublement du périnée. Les deux orifices fistuleux sont fermés par un catgut.

les fistules vésico-vaginales. L'avivement de Marion Sims, le dédoublement, le procédé de Fergusson-Braquehaye sont applicables sur la paroi postérieure du vagin comme sur sa paroi antérieure. Ils s'exécutent de même, et je ne reviens pas sur ces détails de technique.

Fritsch (1888) et Le Dentu (1890) ont imaginé un procédé de glissement qui leur a donné des succès. Un croissant de muqueuse situé au-dessus ou au-dessous de la fistule est excisé. Le lambeau correspondant à la concavité du croissant et qui vient affleurer la fistule est disséqué et suturé à la lèvre opposée, qui constitue la convexité du croissant. L'orifice fistuleux est ainsi recouvert par ce lambeau qui glisse au-devant de lui.

Segond a exécuté un procédé compliqué et qui ne trouvera que de rares indications. Après dilatation de l'anus, il incise circulairement le rectum, à travers cette dilatation, puis il dissèque le rectum sur tout son pourtour, jusqu'à la fistule, dont il sectionne le trajet. Le rectum est abaissé jusqu'à ce que l'orifice rectal de la fistule arrive au niveau de l'anus. La partie du rectum située au-dessous de la fistule est alors reséquée et la tranche de section du rectum est suturée à l'anus. Dans ces conditions il n'y a plus d'ouverture fistuleuse dans le rectum. Il ne reste plus qu'à suturer, par le vagin, l'orifice vaginal de la fistule. Ce procédé nécessite de bien gros délabrements et doit être considéré comme un procédé d'exception.

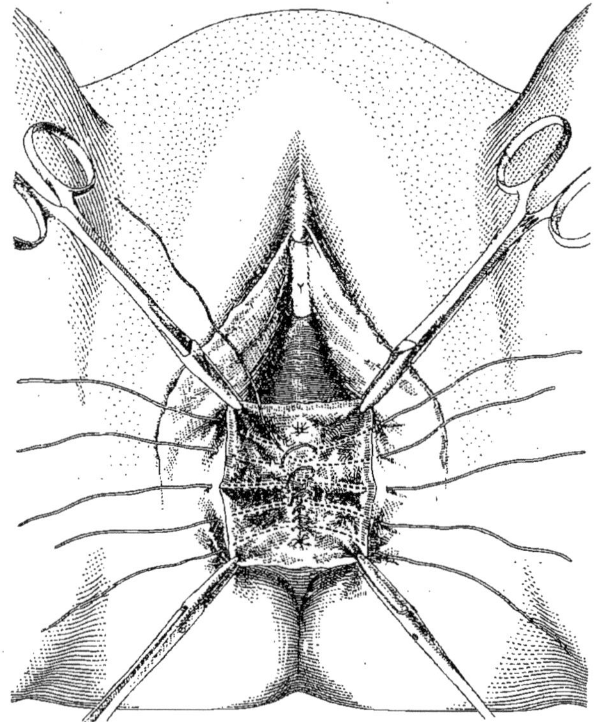

Fig. 107.
Suture du dédoublement périnéal.

En réalité, le procédé de choix, surtout pour les fistules de la partie inférieure du vagin, c'est le *dédoublement périnéal* de Lawson Tait, identique à celui que l'on exécute dans les déchirures du périnée ou des prolapsus génitaux. Le périnée est dédoublé et la muqueuse vaginale relevée en haut. Il faut que le dédoublement remonte sensiblement au-dessus de la fistule. Dans ces conditions l'orifice rectal et l'orifice vaginal de la fistule se trouvent séparés, celui-ci perforant le lambeau vaginal qui résulte du dédoublement. Il ne reste plus qu'à fermer isolément chaque orifice et à suturer le périnée par des fils transversaux, comme dans une périnéorraphie commune. Dans ces conditions une zone plus ou moins épaisse de tissus cruentés vient s'interposer entre les deux orifices fistuleux, et lorsque la réunion se fait la fistule se trouve guérie.

Dans certains cas, et en particulier lorsque le périnée intact au-dessous de la fistule est très mince on peut le fendre complètement. La fistule se trouve alors transformée en une déchirure complète du périnée et de la cloison recto-vaginale qu'on traite comme telle par une périnéorraphie complète, suivant les procédés indiqués plus haut.

FISTULES ENTÉRO-VAGINALES

Ces fistules ne sont pas très rares. Elles succèdent parfois à un accouchement au cours duquel il y a eu déchirure du cul-de-sac postérieur. Cette déchirure est à peu près fatalement méconnue. L'intestin s'y engage, il y est comprimé, se sphacèle et une fistule s'établit. Il est actuellement plus commun de voir ces fistules succéder à une hystérectomie vaginale, au cours de laquelle il y a eu déchirure de l'intestin adhérent ou pincement malencontreux par un clamp mal placé.

La fistule siège presque toujours dans le cul-de-sac postérieur. Quand l'utérus a été enlevé, elle débouche, bien entendu, au fond du vagin. Elle intéresse presque toujours l'intestin grêle, quelquefois le côlon pelvien. Parfois il y a, entre le vagin et l'intestin, un trajet complexe, comme lorsqu'un foyer pelvien suppuré s'est ouvert à la fois et dans le vagin et dans une anse intestinale.

L'orifice est plus ou moins large, à bords cicatriciels souvent irréguliers, avec une zone enflammée plus ou moins étendue causée par l'irritation produite par les matières.

L'issue des gaz et des matières intestinales est le signe évident de ces fistules. La qualité des matières permet de faire le diagnostic. Les matières demi-liquides de l'intestin grêle ne ressemblent en rien aux matières plus ou moins solides du gros intestin. L'examen direct, l'injection d'un liquide coloré dans le rectum permettent souvent de dire, lorsque la fistule siège sur le gros intestin, à quelle hauteur elle se trouve.

Traitement. — Les petites fistules guérissent souvent seules. Mais dès que leurs dimensions sont sérieuses, il ne faut pas compter sur cette terminaison favorable.

En dehors de quelques cas exceptionnels dans lesquels on a pu guérir des fistules de cette nature par des opérations vaginales, il ne faut pas songer à les attaquer par le vagin. On ne peut, en général, rien faire de bon par cette voie étroite et incertaine.

La seule conduite raisonnable consiste à ouvrir le ventre et à aller par une opération attentive et par une dissection délicate, dégager l'intestin malade et suturer avec soin l'ouverture qu'il présente.

La fistule vaginale guérit seule. Il est même souvent utile de l'agrandir en y laissant un drain.

Il est impossible de décrire cette opération qui varie avec chaque cas. On conçoit cependant qu'elle soit délicate, souvent très difficile et d'une incontestable gravité. Mais si elle peut être suivie d'échecs et entraîner parfois des catastrophes, elle donne le plus souvent d'admirables succès.

QUATRIÈME PARTIE

TROUBLES FONCTIONNELS ET DYSTROPHIQUES

CHAPITRE PREMIER

ACCIDENTS DE LA PUBERTÉ

PUBERTÉ

On désigne sous le nom de *puberté*, la période de la vie pendant laquelle se prépare la maturité des organes de la génération.

Elle se manifeste, dans les deux sexes, par l'apparition des caractères sexuels secondaires : développement du système pileux (*pubere*, se couvrir de poils), modifications des formes extérieures, etc., et, chez la jeune fille, par un écoulement sanguin qui reviendra chaque mois pendant toute la période active de la vie génitale.

C'est cette *pemière menstruation* qui pour le sexe féminin constitue le phénomène le plus caractéristique de la puberté. Il s'accompagne d'ailleurs de changements importants et rapides dans la plupart des appareils de l'organisme : accroissement de la taille, élargissement du bassin, réactions psychiques et angionévrotiques, etc.

En réalité, les transformations qui aboutissent à la crise pubèrale ne s'accomplissent pas en quelques semaines, ni en quelques mois : elles font essentiellement partie de l'évolution de l'être humain. Elles commencent bien avant les premières manifestations du flux menstruel et elles se prolongent fort longtemps après. A peine ébauchées dans la première enfance, elles s'accentuent peu à peu, d'une manière presque insensible, et permettent déjà la différenciation des sexes, dès l'âge de quatre ou cinq ans, d'après certaines particularités de la physionomie, de l'habitus extérieur, de l'intelligence, du caractère. Mais c'est à l'approche de la puberté que ces modifications aussi intenses que soudaines méritent toute l'attention des familles et du médecin.

Rudimentaires jusqu'à l'âge de huit ou neuf ans, l'utérus et les ovaires[1]

[1] Mlle FRANCILLON. La Puberté chez la femme. Th. Paris, 1906.

acquièrent, en deux ou trois ans, des dimensions doubles de celles qu'ils conservaient depuis la naissance. En même temps le squelette s'allonge, le diamètre transversal du bassin augmente, les seins grossissent, les formes grêles de la fillette s'arrondissent par un développement régulier du tissu adipeux, des poils apparaissent au pubis, aux aisselles : en quelques mois, la fillette devient une jeune fille.

La croissance est sensiblement plus prononcée et plus rapide chez les filles que chez les garçons. Sans entrer dans tous les détails de l'accroissement des os, on peut dire que la taille d'une fillette augmente souvent, dans cette période, de 6 à 7 centimètres, davantage même, au cours d'une année et son poids, de 3 à 4 kilogrammes, tandis que l'allongement moyen des garçons ne dépasse guère 3 à 5 centimètres, et l'augmentation de leur poids 1^{kg},500 à 2^{kg},800.

Le système nerveux, très impressionnable, de la fillette, ressent plus vivement, et transmet d'une façon plus accentuée aux autres organes, le contre-coup de l'ébranlement causé par ces brusques changements. Aussi la crise de la puberté provoque-t-elle dans le sexe féminin des réactions plus vives et plus prolongées que dans le sexe masculin.

L'appareil génital joue un rôle prépondérant dans ces transformations : les sécrétions internes de l'ovaire ont une action incontestable sur le développement du tissu osseux, ce sont elles qui l'orientent vers le type féminin. La castration, pratiquée avant la puberté, détermine l'allongement des membres inférieurs avec étroitesse du bassin, elle laisse à l'ensemble du corps un caractère d'infantilisme.

Mais cette influence trophique n'est pas la propriété exclusive de l'ovaire; elle appartient également à d'*autres glandes vasculaires sanguines : le thymus, l'hypophyse*, et surtout le *corps thyroïde*, auquel l'unissent de curieuses corrélations.

Il semble que ces glandes exercent une action synergique en vue du développement, et qu'elles soient, dans une certaine mesure, solidaires : Hofmeister a observé chez des lapines thyroïdectomisées une hypertrophie folliculaire des ovaires. Des greffes de glande thyroïde feraient réapparaître les règles, d'après Horsley. En revanche, l'insuffisance ovarienne coïncide fréquemment avec l'insuffisance thyroïdienne, chez les myxœdémateuses par exemple.

Ces troubles de la glande interne de l'ovaire, et ceux qui surviennent dans le fonctionnement des autres glandes sanguines, qu'ils se traduisent par une *hypersécrétion* ou par une *hyposécrétion*, ont un retentissement très marqué sur la nutrition, sur la circulation, ils contribuent pour une grande part à la genèse des divers accidents qui accompagnent la puberté.

A cette action directe, d'origine glandulaire, s'ajoute une influence réflexe, qui a son point de départ dans les modifications des organes génitaux, et qui, par l'intermédiaire du système nerveux, se répercute sur les différents viscères.

La distinction entre ces deux ordres de phénomènes n'est pas aussi simple qu'elle le paraît au premier abord. En présence des troubles nerveux par exemple, il est difficile de faire la part exacte de l'élément toxique, résultant des sécrétions internes, et celle des perturbations purement réflexes.

Dans les conditions normales, quand il s'agit d'un organisme sain, exempt de toute tare, la menstruation s'établit en quelque sorte sans effort; les troubles

[1] Hofmeister. Zur Physiologie der Schilddrüse. *Fortschritte der Medizin*. Bd. X.

auxquels elle donne lieu ne dépassent guère ceux que l'on observe chez la plupart des femmes à chaque époque cataméniale. Lorsque le travail de la puberté s'est révélé par le développement du bassin et de la poitrine, par l'apparition des poils à la région pubienne et aux aisselles, la première menstruation peut apparaître inopinément, sans avoir provoqué de véritables malaises.

Parfois, elle s'annonce plusieurs mois à l'avance, par des sensations de pesanteur, ou même par de véritables douleurs au niveau des reins et dans les régions inférieures de l'abdomen, par une tension exagérée et par une sensibilité anormale des seins ; ces phénomènes durent plusieurs jours, puis ils disparaissent, pour revenir quatre semaines plus tard, dans des conditions analogues, s'accompagnant de quelques troubles nerveux : inaptitude au travail, tristesse, dépression ou excitation.

A ces malaises, l'approche du flux menstruel ajoute un certain éréthisme cardiovasculaire, une sensation de congestion pelvienne accompagnée de chaleur à la vulve, avec ou sans prurit ; il se produit d'abord pendant quelques heures un suintement séro-muqueux blanchâtre, qui prend une teinte rosée, puis devient franchement sanguinolent, et fait bientôt place au sang presque pur, mélangé de sécrétions génitales. L'hémorragie dure trois ou quatre jours, puis l'écoulement plus pâle aboutit peu à peu à un liquide presque incolore, qui finit lui-même par disparaître.

L'abondance du flux cataménial est très variable ; elle se modifie chez une même femme sous l'influence du régime, de l'exercice, du climat, etc. La perte est généralement faible au début de l'instauration menstruelle, elle augmente, pour rester longtemps stationnaire, et elle diminue généralement à l'approche de la ménopause.

A l'état normal, le sang menstruel a peu de tendance à se coaguler, et c'est un des caractères qui le différencient de celui des hémorragies pathologiques. Cette particularité est due aux sécrétions utérines et vaginales qu'il renferme. Cependant, on trouve souvent de petits caillots entourant les débris épithéliaux qui s'éliminent à cette époque, et surtout les fausses membranes qui résultent de la desquamation plus ou moins complète de la muqueuse dans certains cas de dysménorrée.

Sa couleur est loin d'être constante : pâle chez les anémiques, elle devient d'un pourpre presque noir chez certaines arthritiques congestives.

Le sang menstruel exhale une odeur *sui generis* qui aide à le reconnaître ; elle est en rapport avec les sécrétions génitales et varie avec la quantité et la qualité de ces sécrétions ; chez quelques femmes elle est extrêmement prononcée, au point de leur causer une véritable gêne ; sa réaction est franchement alcaline.

Il est à peine besoin de dire que les propriétés malfaisantes ou curatives[1], que prête au sang menstruel l'imagination populaire, ne sont nullement justifiées.

ÉPOQUE DE LA PUBERTÉ

De nombreux auteurs ont cherché à déterminer l'âge moyen auquel se produit la première menstruation. D'après les diverses statistiques qui ont été publiées, c'est généralement de quatorze à quinze ans[2] que s'établit la fonction mens-

[1] BIDAULT. Les superstitions médicales du Morvan. Th. Paris, 1899.

[2] Mlle FRANCILLON. *Loc. cit.*

truelle dans notre pays. Il n'existe pas de différences très marquées entre les populations du Midi et celles du Nord de la France, non plus qu'entre les diverses races qui se partagent notre territoire, les variations que l'on a pu observer ne portent que sur quelques mois.

Il en est autrement lorsque l'on envisage des latitudes très écartées et des races n'ayant entre elles aucune parenté. Mlle FRANCILLON a relevé dans sa thèse, les moyennes établies dans divers pays. Si l'on compare au point de vue de la première menstruation, la Laponie (dix-huit ans, d'après WRETHIN), le Brésil (dix ans d'après PEIXOTO) l'Arabie, l'Egypte, l'Inde l'Abyssinie (huit ou dix ans), on arrive à des écarts de huit ou dix ans. Dans un intéressant travail[1], J. ROUVIER a bien montré l'influence de la race chez des femmes habitant le même pays. Les jeunes filles Druses ou les Musulmanes qui habitent la Syrie seraient réglées environ un an plus tôt que les Arméniennes ou les Bédouines. L'hérédité paraît jouer un rôle incontestable : dans certaines familles la menstruation s'établit assez régulièrement au même âge, et cette particularité est surtout frappante quand elle coïncide avec une avance ou un retard sur la moyenne.

Toutefois il ne se dégage de toutes ces recherches aucune conclusion réellement pratique, car sans aller jusqu'aux cas exceptionnels, on peut rencontrer dans la population parisienne des écarts aussi accentués que ceux qui ont été signalés entre les Laponnes et les Hindoues.

Dans ces conditions, il est assez difficile de définir avec précision ce que l'on doit entendre par *menstruations précoces* et par *menstruations tardives*.

Cependant il est permis de considérer comme précoce une menstruation qui apparaît *avant la dixième année*, et comme tardive celle qui débute *après seize ans*.

Menstruation précoce. — Il en existe d'assez nombreux exemples : depuis neuf ans jusqu'à un an, neuf mois, et même quatre mois ! Il s'agit presque toujours d'enfants qui présentaient un développement fort au-dessus de leur âge : seins arrondis, globuleux, pubis garni de poils, etc. Chez quelques-unes de ces enfants la maturité a été confirmée par l'apparition d'une grossesse également prématurée, à huit ans, par exemple[2].

Dans la majorité des cas, cette précocité n'a eu aucune conséquence fâcheuse pour la santé générale. Quelquefois cependant, ce développement exceptionnel a été plutôt défavorable, ces fillettes vieillies avant l'âge, ont eu une longévité fort au-dessous de la moyenne.

Ni soins hygiéniques, ni traitement ne sauraient d'ailleurs modifier ou enrayer cette disposition.

Menstruation tardive. — Les retards dans l'apparition du flux menstruel sont plus intéressants pour nous. S'ils sont parfois compatibles avec une bonne santé générale, ils décèlent souvent un organisme faible, peu résistant et doivent tenir en éveil la sollicitude du médecin.

Le plus souvent il s'agit d'un retard causé par un affaiblissement qui résulte de quelque maladie aiguë récente : fièvre typhoïde, variole, scarlatine grave, qui a troublé l'ovulation, ou d'une maladie chronique en évolution : tuberculose, chlorose, etc.

[1] J. ROUVIER. Recherches sur la menstruation en Syrie. Paris, 1887.

[2] CARUS cité par RACIBORSKI.

Quand la menstruation n'a pas paru à dix-huit ans, et surtout à vingt ans, alors que l'état général des jeunes filles est satisfaisant, on peut soupçonner une anomalie de l'appareil génital, celle-ci toutefois ne doit être affirmée que lorsqu'elle a été démontrée par une exploration complète et minutieuse. Il ne faut pas oublier que certaines femmes ont eu des enfants sans avoir été jamais réglées.

Malgré ces exceptions, les *menstruations tardives* peuvent inspirer quelques craintes au sujet de la santé générale. Elles témoignent habituellement d'un faible développement génital, les femmes tardivement menstruées sont peu fécondes, et, contrairement à l'opinion généralement admise, leurs règles disparaissent beaucoup plus tôt. C'est parmi elles qu'on rencontre surtout la *ménopause précoce* [1].

Hémorragies supplémentaires. — On a signalé depuis longtemps les hémorragies supplémentaires, véritables déviations des règles [2] qui s'observent à tout âge, mais particulièrement à l'époque de la puberté.

Ces pertes de sang ont pour caractère essentiel leur périodicité; elles accompagnent le flux menstruel ou le remplacent quand il vient à manquer.

Elles se produisent par diverses voies; ce sont par ordre de fréquence, l'estomac, les mamelles, les poumons, la muqueuse nasale, les alvéoles dentaires, l'intestin, et exceptionnellement, les conjonctives, les glandes salivaires ou divers points du revêtement cutané, qui leur donnent naissance (Parrot).

Ces faits sont loin d'être aussi fréquents que l'admettaient les anciens auteurs, et leur interprétation n'est pas toujours aussi simple qu'on le pensait.

Les rapports étroits qui existent entre les mamelles et les organes génitaux permettent de comprendre les réactions qui se produisent de ce côté. La turgescence des seins, l'existence d'un suintement au niveau du mamelon, à l'époque des règles, sont d'observation fréquente; l'écoulement de sang ne constitue que l'exagération d'un processus fluxionnaire habituel. Les épistaxis trouvent une explication facile dans les relations de la muqueuse nasale, de la portion externe des cornets inférieurs, avec l'appareil génital qu'a signalées Fliess.

Les autres déviations menstruelles ont un caractère moins exclusivement physiologique; elles impliquent presque toujours une prédisposition locale, résultant d'altérations antérieures ou concomitantes. L'exagération momentanée de la pression artérielle, qui accompagne la menstruation, accroît les processus congestifs que des lésions latentes entretiennent dans divers organes. Nombre d'hémoptysies ou d'hématémèses supplémentaires sont en réalité les premières manifestations d'une congestion pulmonaire de nature tuberculeuse (Noel Gueneau de Mussy, Sabourin), ou d'une irritation de l'estomac, aboutissant à des érosions de la muqueuse. Les hémorragies intestinales sont généralement en rapport avec des hémorrhoïdes, et celles qui surviennent aux gencives, à la peau, doivent inspirer quelques craintes, au sujet d'altérations du sang (hémophilie).

[1] A. Siredey. *Soc. Obstétr., Gyn. et Péd.*, 1903 et Mme Darcanne-Mouroux. Th. Paris, 1904.

Puech. De la déviation des règles et de ses rapports avec l'ovulation. *Acad. des Sciences*, 1863.

[3] Fliess. *Verhandl. Kongress für inn. Med.*, 1893.

Enfin, on n'oubliera pas que les hémorragies, comme les lésions cutanées[1] que l'on rencontre chez les hystériques ne sauraient être acceptées sans un contrôle rigoureux.

ACCIDENTS DE LA PUBERTÉ

Les accidents de la puberté sont de deux ordres : les uns sont en rapport avec les brusques modifications qu'entraîne dans l'économie l'évolution pubérale ; ils se rencontrent dans les divers appareils de l'organisme ; les autres ont leur siège dans l'appareil génital, et sont liés à un fonctionnement défectueux des organes qui le composent ; ils résultent soit d'un développement insuffisant, soit de dystrophies héréditaires ou acquises, dont l'influence se fait sentir d'ailleurs bien au delà de la puberté. Les désordres du premier groupe n'appartiennent pas en propre à la pathologie génitale, néanmoins ils méritent d'intéresser le gynécologue qui est consulté très souvent à leur sujet.

Déformations. — Le brusque allongement du squelette, provoque fréquemment chez les jeunes filles des douleurs et des déviations de la taille.

Les douleurs siègent au niveau des épiphyses, particulièrement aux membres inférieurs. Elles apparaissent surtout à la suite d'une longue marche, ou d'une station debout prolongée. Quelquefois elles se font sentir le long de la colonne vertébrale. Elles sont en rapport avec le travail actif dont les os sont le siège, et cèdent promptement sous l'influence du repos.

Les déviations du rachis sont plus importantes : elles tiennent à une certaine faiblesse du tissu osseux et des ligaments, en même temps qu'à la négligence des enfants qui ne font aucun effort pour se relever et pour maintenir le buste droit. Cette tendance est encore augmentée par les travaux scolaires, par la couture, qui, exigeant une attention prolongée, amènent les fillettes à se pencher en avant ; cette attitude est souvent aggravée par la myopie.

Dans la station debout, nombre d'enfants prennent une attitude déhanchée, ne s'appuient que sur un pied et se penchent de l'autre côté.

Il est à remarquer que le développement du squelette ne se fait pas toujours d'une façon régulière et symétrique. Il existe parfois une grande disproportion entre l'accroissement des parties inférieures du corps et celui du buste : le bassin s'élargit normalement, les jambes s'allongent, mais le thorax reste grêle et étroit. Cette particularité est très fréquente chez les enfants des villes qui manquent d'air et qui n'exercent pas leurs membres supérieurs.

Appareil respiratoire. — L'influence directe de la puberté ne se fait sentir que sur les voies respiratoires supérieures.

La muqueuse nasale dans la portion externe des cornets supérieurs, sur 1/5e environ de son étendue, se tuméfie au moment de règles ; lorsqu'il existe une déviation de la cloison, elle peut gêner l'entrée de l'air et donner lieu à des crises pseudo-asthmatiques (P. DALCHÉ). Le larynx s'accroît, la voix change et prend chez la femme un timbre plus élevé ; elle est constamment voilée au moment de la mue ; cette gêne se reproduit chez quelques femmes aux époques menstruelles.

[1] *Soc. méd. des hôp.*, 1908.

L'éréthisme cardio-vasculaire qui accompagne la fluxion cataméniale provoque assez souvent de petites poussées congestives du côté des voies respiratoires. Il en résulte une recrudescence des lésions chroniques des fosses nasales, des tumeurs adénoïdes, des rhino-pharyngites, une exagération de la dyspnée chez les personnes qui présentent des crises d'asthme, et parfois des hémoptysies, dont la fâcheuse valeur séméiologique a été déjà signalée.

Appareil circulatoire. — Le retentissement de la puberté est beaucoup plus accentué sur l'appareil circulatoire : le cœur atteint un volume presque double à cette époque. Si le thorax ne s'est pas développé parallèlement, il en résulte une disproportion entre le cœur et la paroi thoracique (*pseudo-hypertrophie de la puberté*). On observe dans ces conditions, des douleurs, des palpitations et un certain nombre de malaises dus à la fatigue du cœur.

Le pouls augmente de fréquence au moment des règles et sa tension est plus élevée, comme l'avaient montré les recherches de Huchard, confirmées récemment par A. Siredey et Marthe Francillon[1]. Ce phénomène augmente en cas de dysménorrhée. Dans les dystrophies ovariennes, la tachycardie prend des proportions beaucoup plus accentuées; il s'agit alors d'accidents qui pourraient faire croire à l'éclosion d'une maladie de Basedow.

Avec la puberté coïncident certaines anomalies dans le développement du cœur et des vaisseaux. C'est à cet âge que l'on constate habituellement les premiers symptômes du *rétrécissement mitral primitif* et ceux de l'*aplasie artérielle*. On observe dans le premier cas des troubles variés : dyspnée, congestions pulmonaires, etc., qui sont souvent aggravés sous l'influence des règles. La seconde affection conduit à la chlorose ; mais celle-ci n'est peut-être pas uniquement liée aux lésions artérielles, comme l'enseignait Virchow : elle résulterait des troubles génitaux (Chrobak, Charrin[2]) et des phénomènes d'auto-intoxication que ceux-ci provoquent dans l'économie.

Albuminurie. — Leube[3] a différencié des albuminuries physiologiques l'albuminurie de la puberté, qui serait due à une mauvaise qualité du sang et à une tendance aux stases, en rapport avec un certain degré d'insuffisance cardiaque. Elle n'a d'ailleurs pas de gravité réelle. Il s'agit quelquefois du réveil de lésions consécutives aux déterminations rénales antérieures de quelque maladie infectieuse.

Peau. — La crise de la puberté n'épargne pas les téguments.

Elle se fait sentir tout particulièrement sur l'épiderme et sur l'appareil pilo-sébacé qui en dépend.

En même temps que des poils apparaissent sur le pubis et aux aisselles, on constate, sur toute la surface du corps, et spécialement à la face, une activité insolite des glandes sébacées : elles deviennent plus apparentes, manifestement plus grosses, sécrètent davantage. Dans les conditions normales, la peau est plus onctueuse, plus souple, mais cette suractivité fournit un terrain favorable aux

[1] A. Siredey et Marthe Francillon. Recherches sur les modifications de la pression artérielle au cours de la menstruation, *Soc. méd. des Hôpitaux*, 1905.

[2] Charrin. Leçons de pathogénie appliquée à la clinique. Paris, 1897.

[3] Leube. *Sitzungsberichte der Erlanger Societas physico-medica*, 1877.

microbes qui pullulent à la surface de l'épiderme; il en résulte de nombreux inconvénients, depuis les diverses variétés de l'*acné ponctuée*, *indurée*, *rosacée*, jusqu'à la *séborrhée grasse diffuse* et à l'*eczéma séborrhéique* qui en est souvent la conséquence.

Les formes que revêt l'acné sont déterminées par le tempérament *nerveux arthritique* ou *lymphatique*, et par la coïncidence fréquente de troubles digestifs avec dilatation de l'estomac, constipation. Ces causes s'ajoutent à l'influence de la puberté; elles aggravent et prolongent les accidents cutanés au grand désespoir des jeunes filles.

Il est fréquent aussi d'observer, à cet âge, l'exagération d'un *processus ichtyosique* dont le début remonte à l'enfance. L'*ichtyose* peut se présenter sous la forme diffuse, dite *serpentine*, et provoquer une exfoliation abondante, continue, des cellules épidermiques. Le plus souvent, elle se localise autour des follicules pilo-sébacés, qui deviennent durs, saillants, rouges et donnent à la peau un aspect rugueux très caractéristique. Ces lésions siègent principalement sur la face externe et postérieure des bras, où elles persistent avec une ténacité décourageante : c'est la *xérodermie pilaire* (Besnier) ou *kératose pilaire*.

On voit aussi s'accroître, à cet âge, des *nævi vasculaires* ou *pigmentaires* qui étaient à peine perceptibles dans l'enfance, et dont le développement rapide peut encore être mis sur le compte de la puberté.

En dehors de ces manifestations qui semblent directement en rapport avec l'évolution sexuelle, il se produit, à l'occasion de la puberté, diverses réactions vasculaires et nerveuses qui se renouvellent, habituellement ou accidentellement, aux époques menstruelles.

Ce sont des *rougeurs subites*, des *éruptions variées* d'*herpès*, d'*eczéma*, d'*urticaire*. Il se produit quelquefois chez les jeunes filles, des bouffées de chaleur, mais elle sont moins fréquentes et moins accentuées que celles qui surviennent à l'approche de la ménopause. Un certain nombre de femmes sont sujettes à *des poussées d'urticaire*, à de l'*eczéma*, dès les premières menstruations, et ces accidents se reproduisent irrégulièrement de temps à autre, coïncidant avec le flux cataménial. Danlos [1], Vrain [2], en ont cité quelques exemples.

L'herpès n'est pas rare au cours de la menstruation ; il apparaît ordinairement sur les organes génitaux externes, grandes et petites lèvres, ou sur la face interne des cuisses, mais il peut survenir en d'autres régions, autour de la bouche, du nez, sur les oreilles, ou sur les conjonctives.

On voit aussi des éruptions liées à une maladie infectieuse telles que le *lupus érythémateux*, certaines variétés de *tuberculides* se développer avec une prédilection marquée au moment de la puberté, et subir des recrudescences périodiques en rapport avec les règles.

On a observé maintes fois l'érysipèle[3] de la face au moment de la menstruation.

Tube digestif. — Les troubles digestifs sont fréquents chez les jeunes filles; il est difficile toutefois de les rattacher directement à l'évolution pubérale.

[1] Danlos. Les éruptions menstruelles. Th. Paris, 1874.

[2] Vrain. La menstruation et la grossesse dans leurs rapports avec quelques éruptions diathésiques.

[3] Salvy. Des rapports de la menstruation et de l'érysipèle. Th. Paris, 1896.

La répercussion sur l'estomac et sur l'intestin, d'affections utéro-annexielles est chose assez commune. Il est possible que, par un mécanisme analogue, la fluxion utéro-ovarienne et les réactions nerveuses qu'elle provoque compromettent momentanément les fonctions digestives. Mais il serait excessif de voir dans ces phénomènes la cause réelle de maladies de l'estomac et de l'intestin.

Les dyspepsies que l'on rencontre à l'âge de la puberté, relèvent d'éléments multiples, parmi lesquels l'influence génitale proprement dite n'a qu'une part restreinte.

Les jeunes filles, et souvent leurs familles, n'ont qu'un souci très modéré de l'hygiène alimentaire. Les repas sont pris hâtivement, quelquefois irrégulièrement, à cause des exigences de certains travaux professionnels, des études ou de la vie mondaine; on abuse des hors-d'œuvre, des crudités, des pâtisseries, on néglige complètement les fonctions intestinales, et la thérapeutique aidant, sous la forme de vins ou d'élixirs toniques, de laxatifs ou eupeptiques variés, on désorganise trop souvent les voies digestives les mieux conditionnées. Loin d'être la cause de ces désordres l'appareil génital en est plutôt la victime : la constipation, les troubles gastriques, l'entéro-colite, exercent une fâcheuse influence sur la circulation utéro-ovarienne, et peuvent même devenir une menace d'infection pour l'utérus et les annexes.

Quand le tube digestif est malade, il ressent, comme d'autres organes, une répercussion de la congestion cataméniale : elle accentue la gêne au niveau des viscères ptosés, ramène des poussées d'entérocolite, et provoque surtout une recrudescence significative des douleurs, lorsqu'il existe une appendicite chronique. Le Gendre a très judicieusement insisté sur cette dernière complication, et il a bien montré la prépondérance des altérations intestinales, puisque l'ablation de l'appendice fait disparaître les malaises.

Ces déterminations sont d'autant plus difficiles à interpréter, pour le médecin, que des ovaires douloureux donnent lieu fréquemment à des irradiations dans la cavité abdominale, qui font croire à des lésions de l'S iliaque ou de l'appendice cæcal.

Les hémorrhoïdes subissent généralement d'une manière assez vive l'influence de la menstruation, mais ce phénomène est aussi rare à l'époque de la puberté qu'il devient fréquent à un âge plus avancé, et surtout à l'approche de la ménopause.

Système nerveux. — De tous les appareils de l'économie, c'est le sytème nerveux qui ressent le plus vivement l'influence de la puberté.

Même dans les conditions normales, chez les jeunes filles exemptes de toute tare, l'évolution de la puberté provoque toujours du côté du système nerveux des modifications très appréciables. On en peut constater dans la sensibilité générale et du côté des organes des sens. Les recherches de Marro[1] montrent que la sensibilité tactile, très vive chez l'enfant, diminue à l'époque de la puberté. La sensibilité olfactive augmente; l'acuité visuelle diminue quelquefois (Terrien); le champ visuel est souvent rétréci (Finkelstein), surtout au moment des règles. La motilité bénéficie d'un accroissement très marqué des forces, en rapport avec le développement rapide de l'organisme.

La transformation intellectuelle et morale n'est pas moins importante que les

[1] Marro. La puberté chez l'homme et la femme. *Traduction de la 2e éd. ital.* Paris, 1902.

changements survenus dans l'état physique (Francillon). Les psychologues, les littérateurs ont insisté depuis longtemps sur cette période de trouble, de mélancolie, sur ces alternatives de dépression et d'excitation, qu'amènent chez la jeune fille les changements de la puberté. Elle a une certaine tendance à la solitude, à la mélancolie ; elle est plus portée à l'enthousiasme, mais aussi plus irritable. Elle se laisse aller à la rêverie et fixe moins facilement son attention sur les études, sur les travaux sérieux. Marro, observant la population peu choisie d'un asile pour jeunes filles abandonnées, a signalé à cet âge la fréquence de l'indiscipline, des actes de révolte, ainsi que celle des délits de tout genre. Dans les pensionnats, dans les lycées on a pu faire, toutes proportions gardées, des constatations analogues. C'est dans les classes qui correspondent à l'établissement de la première menstruation, que les élèves fournissent une moindre somme de travail, et qu'elles méritent le plus grand nombre de punitions.

Les jeunes filles éprouvent souvent des maux de tête qu'il serait excessif de rattacher en totalité à la crise pubérale. Ils sont imputables, parfois, à des troubles gastriques et intestinaux : une hygiène alimentaire plus sévère, une surveillance plus attentive des fonctions intestinales en ont promptement raison.

D'autres fois la céphalalgie est motivée par des troubles de la vue : la myopie, et plus rarement l'hypermétropie exigent de la part des enfants de constants efforts d'accommodation, que suit une certaine fatigue, accompagnée d'irradiations douloureuses dans toute la région frontale.

Plus souvent elle est en rapport avec le surmenage : les programmes scolaires, pour les deux sexes, sont beaucoup trop chargés. L'étude des leçons, la préparation des devoirs, exigent une application soutenue, qui fatigue ces jeunes cerveaux, une réclusion prolongée, qui prive les fillettes d'air et d'exercice à l'époque où elles en ont le plus grand besoin.

A côté de ces malaises qu'une hygiène mieux comprise doit faire disparaître, il existe réellement une *céphalalgie*, liée à la fonction génitale; elle se manifeste non seulement à la puberté, mais à chaque période menstruelle, tantôt sous la forme d'une douleur diffuse provoquant une sensation de constriction pénible, avec tendance aux vertiges, et rendant tout travail impossible, tantôt sous la forme d'une crise de migraine, franchement localisée à un seul côté de la tête, avec son cortège habituel de vomissements et de troubles oculaires.

Dans certains cas, il s'agit de douleurs névralgiques bien caractérisées, qui ne s'accompagnent pas des phénomènes propres à la véritable migraine ; elles siègent le plus habituellement sur la branche supérieure du trijumeau, mais on peut les observer aussi au niveau des branches inférieures, et plus rarement sur d'autres rameaux nerveux. Ces crises ont pour caractère essentiel de revenir périodiquement, avec plus ou moins d'intensité, à chaque époque menstruelle.

Il est difficile d'interpréter d'une manière précise la pathogénie de ces accidents. S'agit-il d'auto-intoxications d'origine génitale ? Les succès thérapeutiques obtenus par l'emploi de l'opothérapie ovarienne semblent plaider en faveur d'une *toxémie*.

Quoi qu'il en soit, ces maux de tête contribuent à entretenir, à exagérer l'énervement déjà trop fréquent à cette époque de la vie, et ils tiennent une place importante dans la pathologie de la puberté.

Il n'est pas rare de constater des phénomènes plus graves, relevant de *névroses* ou de *psychoses* qui troublent profondément la vie des jeunes filles.

Chez quelques-unes, les accidents éclatent dès la première apparition du flux menstruel ; insuffisamment averties, elles sont effrayées par la perte de sang, elles se croient dangereusement malades, et malgré tout ce qu'on peut leur dire pour les rassurer, elles sont longtemps dominées par une véritable nosophobie.

D'autres s'éprennent d'une ardente passion pour telle ou telle personne de leur entourage, sans aucun souci de son âge ou de sa situation, et elles se consument en regrets, en tristesse, de ne pouvoir réaliser leur idéal. Généralement ces crises n'ont pas une longue durée ; à mesure que l'équilibre se rétablit dans leur organisme, les jeunes filles rentrent en possession d'elles-mêmes et reprennent leur vie calme. Mais il n'en est pas de même pour celles qui sont sous le coup de quelque tare héréditaire : la puberté fait parfois éclore des troubles psychiques qui restaient latents.

La plupart des affections mentales, observées chez les jeunes sujets, éclatent à l'occasion de la puberté. On peut observer presque toutes les formes des vésanies : *manie simple ou compliquée de mélancolie, confusion mentale, délire hallucinatoire aigu, démence précoce, dégénérescence mentale* avec *kleptomanie; pyromanie, dipsomanie, perversions sexuelles, impulsion à l'homicide, délire religieux, paranoïa, folie périodique*, etc.

Il est impossible d'étudier ici ces psychoses dans tous leurs détails.

Legrand du Saule [1], Brière de Boismont [2] ont insisté sur les recrudescences que provoquent chez la plupart des démentes les périodes menstruelles, surtout lorqu'il s'agit d'impulsions au vol, à l'homicide, à l'incendie, etc.

Quelquefois les accidents semblent liés à l'aménorrhée, ou à la dysménorrhée, ils diminuent de fréquence et d'intensité quand la menstruation a repris son cours normal.

J. Voisin [3], dans un très intéressant rapport sur *les psychoses de la puberté*, a étudié ces désordres dans tous leurs détails.

Il pense qu'un certain nombre de délires sont en rapport avec des auto-intoxications, et considère les psychoses qui se développent au début de l'évolution pubérale comme moins graves que celles qui apparaissent dans le cours ou à la fin de la puberté. Ces deux considérations offrent un réel intérêt pour le gynécologue.

J. Voisin, avec les aliénistes qui se sont occupés de ces questions, attribue ces troubles mentaux à une tare antérieure, presque toujours héréditaire ; la puberté n'a d'autre rôle que de hâter leur éclosion.

INFLUENCE DE LA SANTÉ GÉNÉRALE SUR LA PUBERTÉ

En regard des désordres provoqués ou exagérés par la puberté, on ne doit pas oublier l'influence qu'exercent sur l'évolution génitale, les troubles de la santé générale.

Les tares de la première enfance ont un retentissement prolongé sur la nutrition ; elles retardent et compromettent le développement. Le *rachitisme*,

[1] Legrand du Saule. Les Hystériques.

[2] Brière de Boismont. De la folie puerpérale. *Ann. Méd.-Psych.*, 1851.

[3] J. Voisin. Les psychoses de la puberté. *Rapport au XIIIe Congrès international de médecine.* Paris, 1900.

résultat habituel d'une alimentation défectueuse dans les premiers mois de la vie, laisse des déformations persistantes du squelette qui sont plutôt aggravées que corrigées par la croissance hâtive de l'âge pubère. Il laisse, de plus, une certaine faiblesse de l'organisme, qui place les sujets dans des conditions inférieures à celles de leur âge réel. La puberté est tardive chez les fillettes rachitiques et elle se complique fréquemment d'incidents divers.

Certaines maladies infectieuses de l'enfance : *oreillons*, *fièvre typhoïde*, scarlatine, etc., ont quelquefois déterminé des altérations ovariennes, qui restent longtemps latentes et ne se révèlent que par un développement lent ou incomplet des organes de la génération.

Ces maladies ont pu d'ailleurs atteindre les autres glandes à sécrétion interne: le *corps thyroïde*, le *thymus*, l'*hypophyse*, et y laisser également des lésions qui sont ultérieurement le point de départ de dystrophies importantes. Il en est de même des maladies chroniques, héréditaires ou acquises : la *syphilis*, la *tuberculose*, l'*alcoolisme*, que l'on rencontre souvent à l'origine de certains processus dystrophiques. Il en résulte des altérations directes de divers organes, des phénomènes de *sclérose*, d'*aplasie*.

Le *rétrécissement mitral primitif* des jeunes filles, la *chlorose*, sont des causes fréquentes du retard de l'instauration menstruelle, et leur influence se fait longtemps sentir sur les fonctions ovariennes. L'*anémie* consécutive à des maladies du tube digestif, à l'infection paludéenne, au surmenage, à de mauvaises conditions hygiéniques, entretient dans l'organisme un état de faiblesse peu favorable à l'évolution de la puberté.

Le *lymphatisme*, et en particulier les *tumeurs adénoïdes* du pharynx, qui sont une de ses manifestations les plus communes, méritent à cette époque toute l'attention du médecin :

Nombre de fillettes, arrivées à l'âge de la puberté sans présenter les modifications qui se produisent habituellement dans ces conditions, ont des *tumeurs adénoïdes* de l'arrière-cavité des fosses nasales. Aux déformations caractéristiques du naso-pharynx et de la voûte palatine s'ajoute *une remarquable étroitesse du thorax*, avec *une insuffisance manifeste de la respiration*.

Dans de telles conditions l'organisme se développe lentement, d'une façon irrégulière, et l'appareil génital souffre, comme le reste de l'économie du mauvais état de la santé générale.

INFLUENCE DE LA PUBERTÉ SUR LES MALADIES AIGUES OU CHRONIQUES

La puberté n'exerce pas d'influence bien démontrée sur les maladies aiguës : les fièvres éruptives et autres maladies infectieuses, évoluent comme elles le feraient en d'autres circonstances ; elles peuvent avoir des conséquences plus graves, si elles trouvent l'organisme appauvri, déprimé par la crise qu'il vient de traverser. Dans ce cas, il ne faut pas l'oublier, la faiblesse peut tenir à un mauvais état de santé, antérieur à la puberté.

C'est une influence du même genre qui se fait sentir sur les maladies chroniques et en particulier sur la *tuberculose*.

Beaucoup de jeunes filles maigrissent dans la période qui précède la puberté, leur système nerveux subit un ébranlement plus ou moins accentué, leur nutrition se fait mal. Elles offrent moins de résistance, et s'il existe quelque part chez elle un foyer tuberculeux, il trouve un terrain très favorable à son développement. Aussi la tuberculose est-elle un accident assez fréquent lors de l'évolution pubérale.

PROPHYLAXIE DES ACCIDENTS GÉNÉRAUX DE LA PUBERTÉ

Tous les appareils de l'économie étant, en quelque sorte, solidaires, on doit s'appliquer, dès l'enfance, à surveiller leur fonctionnement et à maintenir par une bonne hygiène l'équilibre de l'organisme.

C'est surtout dans la *période prépubère* que la fillette a besoin de surveillance et de soins; beaucoup d'enfants, même dans les classes aisées, sont loin d'avoir une vie conforme aux exigences de l'hygiène; une aération insuffisante, une alimentation mal comprise, le manque d'exercice, le travail prématuré, sont les causes de la plupart des troubles qui compromettent la nutrition à l'époque de la puberté. On peut y ajouter certaines maladies infectieuses de l'enfance, ayant laissé du côté du cœur, des reins, de l'appareil respiratoire ou des glandes vasculaires sanguines, des séquelles qui, trop négligées, deviennent le point de départ de complications plus ou moins sérieuses.

On doit assurer aux enfants des repas réguliers, une alimentation substantielle et variée, dans laquelle les pâtes, les légumes et les fruits seront associés dans une très large mesure aux œufs et à la viande. On leur évitera les mets épicés, les viandes marinées et faisandées, l'abus des gâteaux et des sucreries, tout ce qui irrite l'estomac et excite le système nerveux.

Le vin largement étendu d'eau, la bière légère, le cidre en quantité modérée, peuvent être permis, s'ils sont tolérés par l'estomac; le thé, le café ne seront donnés qu'en infusions très légères; il n'y a d'ailleurs aucun inconvénient et on trouve de nombreux avantages à faire exclusivement usage d'eau pure et saine.

Il est indispensable de veiller au fonctionnement régulier de l'intestin : la constipation est extrêmement fréquente à tout âge; elle joue un rôle prépondérant dans la genèse des maladies du tube digestif; elle complique ou provoque nombre de troubles génitaux. Chez les enfants, et surtout chez les fillettes, elle est très souvent due à la négligence; il est important dès les premières années de la vie, de faire l'éducation de l'intestin; de l'accoutumer à des évacuations régulières: la volonté, l'habitude peuvent avoir une grande influence en pareil cas. Si elles ne suffisent pas, on recourra à un usage plus large des végétaux, à des massages, au besoin à des lavements ou à des suppositoires, mais on ne doit pas habituer les enfants à prendre des laxatifs, toujours irritants pour l'estomac et l'intestin.

On ne saurait trop mettre les familles et les médecins en garde contre l'abus des toniques de tout genre qui s'introduisent dans la plupart des maisons comme de véritables spécifiques de la puberté.

L'air n'est pas moins indispensable que la nourriture; or, les enfants des villes passent trop de temps dans les appartements, dans les classes ou dans les ateliers. Ils respirent mal, et chez un grand nombre d'entre eux on constate un thorax étroit, incomplètement développé. Cette fâcheuse disposition se complique souvent de tumeurs adénoïdes qui, obstruant la région postérieure des fosses nasales, augmentent encore l'étroitesse de la cage thoracique : il en résulte une insuffisance respiratoire manifeste. Des promenades quotidiennes, la marche, les jeux de plein air, surtout ceux qui exigent des mouvements des bras, le volant, les grâces, le tennis, la danse, la natation, et enfin des exercices de gymnastique respiratoire, auront, à ce point de vue, les plus heureux effets. Des séjours prolongés à la mer, à la montagne, achèveront de consolider la santé.

Les troubles cardio-vasculaires en rapport avec le rétrécissement mitral, l'aplasie artérielle primitive, réclament une vie calme, exempte d'exercices violents, une surveillance attentive des divers appareils.

Le système nerveux doit être l'objet d'une sollicitude toute particulière, en raison de l'impressionnabilité qu'il présente chez beaucoup de fillettes.

Le nervosisme résulte de prédispositions héréditaires, d'impressions acquises dans la première enfance. La prophylaxie des troubles nerveux relève à la fois de l'hygiène et de la pédagogie.

Dès le plus jeune âge, on doit éviter au cerveau de l'enfant toute excitation inutile : les démonstrations excessives de tendresse qu'on leur prodigue, les craintes que l'on manifeste à chaque instant sur leur santé, les histoires terrifiantes, les menaces à l'aide desquelles on prétend obtenir l'obéissance, exercent sur eux une influence pitoyable. A mesure que les fillettes grandissent et que leur intelligence s'éveille, elles prennent une part plus directe aux préoccupations, aux soucis de ceux qui les entourent ; la vue incessante de notre agitation, de nos ennuis, retentit fâcheusement sur elles.

A ces causes d'excitation s'ajoutent bientôt les études, dont le nombre et la variété exigent quelquefois des enfants un travail au-dessus de leurs forces : les repas sont pris hâtivement, on se précipite d'un cours à l'autre, on veille tard pour faire les devoirs, on se lève tôt pour apprendre les leçons. Les promenades, la gymnastique, sont négligées faute de temps. L'émulation, le désir de surpasser les autres et de satisfaire l'ambition des parents, ajoutent au surmenage une nouvelle cause d'énervement.

On comprend que, dans de telles conditions, l'ébranlement causé par la puberté trouve un terrain admirablement préparé pour des réactions nerveuses excessives.

C'est contre cet entraînement qu'il faut réagir si l'on veut maintenir l'équilibre de l'esprit comme celui du corps. Il importe de doser le travail selon la tolérance de chaque organisme, de laisser aux fillettes du temps pour la promenade, pour les exercices dont elles ont besoin, et de ne négliger aucune des précautions nécessaires au bon fonctionnement de tous les appareils de l'économie.

Le théâtre, les soirées mondaines sont peu favorables à la santé : les veilles qui en résultent sont une cause importante de fatigue, et les jeunes cerveaux n'ont rien à gagner à toutes ces émotions factices, qui exaltent leur imagination et les amènent à s'occuper d'une foule de questions qui ne sont pas de leur âge

Aux prédisposées, on recommandera de longs séjours à la campagne, plutôt dans les montagnes qu'au bord de la mer, et une vie calme, autant que possible exempte de fatigue et d'agitation.

Des lotions froides quotidiennes, des frictions aromatiques entretiendront la circulation du sang et contribueront à l'apaisement du système nerveux.

Soins à donner lors des époques menstruelles. — Dès que l'on constate quelques-uns des signes précurseurs de la puberté, il est bon d'avertir la fillette pour lui éviter l'émotion que peut lui causer l'apparition soudaine du sang. Chez quelques-unes, la surprise a provoqué des malaises nerveux, parfois même des phénomènes de dépression assez prolongés.

On a beaucoup exagéré les précautions que comporte la période menstruelle. Quand les choses se passent normalement, il n'y a rien à changer à la vie habituelle; les travaux, les études peuvent suivre leur cours, mais il convient d'éviter la fatigue, les exercices violents, tout ce qui serait de nature à exagérer la congestion utéro-ovarienne.

Ces précautions sont particulièrement nécessaires lors des premières menstruations; les longues marches, l'équitation, la bicyclette, la station debout prolongée, ont une certaine influence sur la durée et l'abondance de l'écoulement sanguin, et elles peuvent ainsi, dès l'origine, provoquer des *ménorragies*.

Les influences atmosphériques sont loin de mériter l'attention qu'on leur accorde généralement. Le léger malaise qui accompagne les règles peut augmenter la sensibilité au froid, et rendre l'organisme plus vulnérable, mais il est facile de se prémunir contre ces petits inconvénients, et ils n'obligent pas à renoncer aux occupations ou aux distractions accoutumées.

Par crainte du froid, un certain nombre de femmes ne changent pas de linge et ne prennent aucun soin de propreté pendant les périodes menstruelles; il en est qui ne voudraient même pas se laver les mains ou le visage à l'eau froide! Ces préjugés ne reposent sur aucun fondement; ils sont en désaccord avec les exigences de l'hygiène. Le sang, les sécrétions glandulaires qui souillent les linges ne sont pas seulement de nature à gêner les personnes délicates, mais, conservés plusieurs jours à l'entrée des voies génitales ils deviendraient facilement un élément d'infection.

Les soins de propreté sont nécessaires : il importe de changer de linge, de faire des lotions, plusieurs fois par jour, plus minutieusement que dans les conditions ordinaires. On peut se servir d'eau chaude ou d'eau froide. Les lotions chaudes sont plus agréables et nettoient mieux, mais les lotions froides ne justifient pas la crainte qu'elles inspirent : elles n'arrêtent réellement le flux menstruel que chez des personnes nerveuses et le plus souvent sous l'influence de la suggestion.

On évitera, pour les garnitures, l'emploi du linge neuf, trop rude, qui blesserait les grandes lèvres et la face interne des cuisses.

L'apparition des règles ne saurait empêcher les lavages du corps à l'eau froide, et même l'usage du tub ou des douches, non plus que les frictions sèches ou aromatiques pour les personnes qui y sont accoutumées.

On doit faire quelques réserves au sujet des bains : ils ont été trop peu usités jusqu'ici au cours de la menstruation, pour que leur action soit bien connue. Dans certaines stations thermales, on préconise systématiquement leur emploi et cette pratique donne de bons résultats.

Beaucoup de femmes exposées, par leur profession, au contact prolongé de l'eau, ne cherchent nullement à s'y soustraire lors des époques menstruelles, et elles n'en éprouvent aucun mal.

On a préconisé l'usage des injections, non seulement à partir de la puberté, mais même dans les années qui la précèdent. Cette pratique ne nous paraît guère recommandable : mal faites, les injections sont beaucoup plus nuisibles que réellement utiles. Le traumatisme occasionné par les canules, l'introduction dans les voies génitales d'eau insuffisamment aseptisée, ne sont pas des inconvénients négligeables. Les organes génitaux de la jeune fille qui ne sont pas infectés, qui ne sont pas exposés à des traumatismes, ne réclament aucune intervention directe.

S'il existe des malformations, celles-ci peuvent être justiciables d'un traitement chirurgical (atrésie des organes génitaux, imperforation de l'hymen, etc.) (Voir p. 123 et suivantes).

CHAPITRE II

TROUBLES DE LA MENSTRUATION

A l'état normal, les périodes menstruelles reviennent à des intervalles à peu près réguliers de quatre semaines environ. Ce chiffre, toutefois, n'a rien d'absolu, il varie d'une personne à l'autre; certaines femmes sont réglées tous les 24 ou 25 jours, d'autres ne le sont que tous les 30 ou 32 jours.

On observe d'ailleurs chez la même femme, sous l'influence de circonstances diverses, des écarts plus accentués, c'est-à-dire des avances ou des retards de quatre ou cinq jours, sans modifications appréciables de la santé générale.

Il en est de même de l'abondance et de la durée de l'écoulement menstruel qui, chez la même femme, peuvent présenter d'assez grandes variations, sans avoir réellement un caractère pathologique.

Malgré de nombreuses variations individuelles, il existe pour chaque femme une sorte de *type menstruel*, qui peut servir de guide au médecin dans ses investigations sur l'appareil génital. Il n'est pas indifférent qu'une femme dont les règles viennent *habituellement à date fixe*, ait un retard ou une avance de cinq ou six jours, alors même qu'il n'en résulte aucun dommage pour la santé; il est utile d'en rechercher la cause, parfois minime, mais dont la répétition pourrait amener des troubles plus sérieux.

Les désordres de la menstruation sont caractérisés tantôt par *un excès du flux sanguin*, tantôt par *ses irrégularités* ou par *son insuffisance*.

MENSTRUATIONS EXCESSIVES. MÉNORRAGIES

Il est difficile de préciser la quantité de sang qui s'écoule dans les conditions normales, à chaque menstruation. On observe, chez la même femme, d'une époque à l'autre, des différences très marquées, sans que ces écarts aient une réelle importance.

Cependant, par leur abondance excessive, par leur durée insolite, les règles revêtent parfois un caractère franchement hémorragique; elles laissent alors une faiblesse, une dépression, un état d'anémie qui dépassent notablement les malaises habituels.

Le plus souvent ces *hémorragies mensuelles* ou *ménorragies* sont consécutives à diverses maladies générales : affections du cœur, des reins, du foie, impaludisme, etc., ou à des altérations utéro-annexielles (*corps fibreux, métrite parenchymateuse, endométrite, lésions variées des annexes,* et en particulier à la *dystrophie scléreuse des ovaires*).

Mais quelquefois elles sont *primitives, idiopathiques*, survenant en dehors de toute lésion locale, de toute maladie générale appréciable.

Les *ménorragies secondaires* ont été déjà étudiées[1], au point de vue de leur valeur séméiologique et nous n'envisagerons ici que les *ménorragies primitives* en quelque sorte *essentielles*.

Elles se rencontrent surtout aux deux périodes extrêmes de la vie génitale : à l'époque de la puberté et au voisinage de la ménopause.

Chez quelques jeunes filles neuro-arthritiques, la menstruation prend d'emblée, le caractère *ménorragique*. Dès les premières époques, l'écoulement sanguin persiste pendant six ou huit jours, parfois davantage, ou présente une abondance insolite, sans dépasser la durée moyenne. Ce phénomène se reproduit régulièrement à chaque époque menstruelle, et l'on n'en trouve l'explication dans aucun désordre de la santé. Il tend généralement à augmenter, sans que les familles s'en préoccupent, la mère ou les sœurs de la jeune fille offrant parfois la même particularité. Dans quelques cas, ces ménorragies coïncident avec des irrégularités menstruelles; elles sont d'autant plus accentuées que le retard a été plus prolongé. D'autres fois le flux cataménial apparaît très régulièrement à des intervalles trop rapprochés, laissant à peine dix-huit ou vingt jours de répit entre deux époques.

Ces pertes de sang sont souvent aggravées par l'usage des ferrugineux et des toniques variés à l'aide desquels on croit devoir combattre l'anémie qui en résulte.

A la longue, elles donnent lieu à de véritables phénomènes d'épuisement, bien que des examens généraux et locaux renouvelés à diverses reprises ne révèlent aucune anomalie en dehors de ces troubles fonctionnels, dont la persistance finit par être inquiétante.

Dans d'autres cas, des bains chauds, des exercices violents ou prolongés, de longues courses en voiture ou à bicyclette, des modifications climatériques telles qu'un séjour à la mer ou à la campagne, une purgation, des excitations sexuelles, suffisent pour amener le retour des règles trois ou quatre jours, une semaine, ou même davantage, avant l'échéance habituelle.

Ces accidents ne sont pas exclusivement liées à la puberté, ils apparaissent à tout âge, sous l'influence d'une hygiène défectueuse, ou de fatigues excessives.

Mais c'est surtout dans les années qui précèdent la ménopause qu'on les observe fréquemment sous l'influence des circonstances les plus banales, sans qu'on puisse les expliquer par des lésions locales appréciables.

Les femmes sujettes à ces accidents appartiennent, par leurs antécédents héréditaires ou personnels, au tempérament neuro-arthritique, et c'est à une susceptibilité toute spéciale de leur système nerveux qu'elles doivent ces réactions insolites, si disproportionnées à la cause qui les produit.

[1] Voir *Séméiologie des affections génitales*, p. 154.

Ces hémorragies n'ont d'ailleurs de gravité réelle que si elles se renouvellent indéfiniment sous l'influence des circonstances les plus banales. Aussi leur traitement rationnel ne consiste pas seulement à arrêter la perte de sang ou à supprimer sa cause déterminante ; il doit avoir pour but de modifier par une bonne hygiène alimentaire, par l'hydrothérapie, par des exercices appropriés, et au besoin par l'opothérapie, ces organismes dont l'équilibre est si instable.

Ces phénomènes d'*hyperovarie* (Dalché) sont d'une interprétation difficile. Lorsqu'ils surviennent à un âge avancé, on peut les envisager comme résultant d'une hygiène défectueuse qui entretient un état de congestion dans les divers organes et plus particulièrement dans l'appareil génital.

Leur apparition chez des fillettes serait plus surprenante, si l'on ne relevait dans leurs antécédents une prédisposition manifeste affirmée par de véritables *ménorragies familiales*, ou par une hérédité neuro-arthritique très prononcée (goutte, maladie de Basedow, névropathies variées, etc.).

On sait d'ailleurs avec quelle facilité divers troubles de l'appareil circulatoire, même ignorés jusqu'à la puberté (rétrécissement mitral, albuminurie orthostatique, etc.), retentissent facilement sur la menstruation, dont ils augmentent la durée.

Traitement. — Deux mesures s'imposent en présence de ces ménorragies de la puberté : le repos au lit pendant toute la durée des règles et la suppression, au moins momentanée, des diverses causes occasionnelles qui semblent provoquer le retour des hémorrhagies.

Le repos au lit est un traitement trop simple pour être accepté facilement par les familles. Il a l'inconvénient d'entraîner de sérieuses complications au point de vue des études et des occupations de tout genre auxquelles se livrent les jeunes filles. Mais il est d'autant plus indispensable qu'il ne peut être remplacé ni par des médications internes, trop incertaines dans leurs résultats, ni par des soins locaux inapplicables à cet âge et dans ces conditions. Ces moyens, d'ailleurs, ne sont que des adjuvants, le repos constituant la base réelle du traitement.

Quand on a pu obtenir qu'une fillette atteinte de ménorragies essentielles garde le repos absolu au lit, pendant toute la durée de l'écoulement sanguin, il est rare que celui-ci ne diminue pas, dès le premier essai du traitement. L'époque suivante est moins prolongée ; à la troisième ou à la quatrième époque, les règles prennent un cours normal qu'elles gardent désormais. Il suffira de quelques précautions pour maintenir l'équilibre.

Dans l'intervalle des périodes menstruelles, on conseillera d'éviter les sports violents, l'abus de la marche. Les bains étant souvent l'occasion du retour prématuré des règles, on ne les permettra que très courts, plutôt frais que chauds (33° à 35°).

Chez les jeunes femmes, le repos absolu ne sera nécessaire que si les pertes sont excessives et laissent un épuisement très marqué. On conseillera d'éviter la fatigue, de prolonger le séjour au lit et de rester sur la chaise longue une partie de la journée. Des injections de 4 à 5 litres d'eau bouillie très chaude (48°-50°), faites dès le troisième jour et renouvelées quatre ou cinq fois dans les vingt-quatre heures, diminueront, en général, assez promptement le flux sanguin.

Il en sera de même pour les femmes qui sont au voisinage de la ménopause, mais, pour les unes comme pour les autres, on n'oubliera pas que le repos absolu au lit constitue une partie essentielle du traitement de toutes les hémorragies dès qu'elles prennent des allures sérieuses.

A tout âge, on pourra employer avec avantage les préparations de seigle ergoté, d'ergotine, d'hamamelis, d'hydrastis, de viburnum[1], etc., pendant les dix ou douze jours qui précèdent les règles et pendant la durée de l'écoulement sanguin.

On a récemment préconisé pour les cas de ce genre, l'*opothérapie thyroïdienne*, l'*opothérapie mammaire*.

On peut essayer de donner deux fois par jour 10 centigrammes d'extrait thyroïdien en pilules, cachets ou tablettes, à condition d'en surveiller les effets ou 0gr,15 à 0gr,20 d'extrait mammaire dans les mêmes conditions. Ce traitement doit être fait pendant douze ou quinze jours avant les règles. WILEZWISKI[1], de Varsovie, recommande l'usage de la *lécithine*, à la dose de 10 à 20 centigrammes, deux ou trois fois par jour, aux repas, également pendant les deux semaines qui précèdent l'époque menstruelle.

Les ménorragies, et surtout celles qui surviennent à l'époque de la ménopause, sont presque toujours améliorées de façon très notable par une hygiène alimentaire rigoureuse, comportant la suppression de tous les mets de haut goût, du vin pur, du thé, du café, l'usage très modéré de la viande, la prédominance du régime lacto-végétarien et quelquefois même le régime lacté.

Il est bon d'y joindre des boissons diurétiques, des cures à Vichy, Évian, Vittel, Martigny, Contrexéville, selon les circonstances. L'effet de ces cures annuelles peut être prolongé par de petites cures à domicile renouvelées tous les deux ou trois mois, pendant quinze ou vingt jours. S'il n'en résulte pas une diurèse suffisante, on y joindra quelques cachets de théobromine, 0gr,50, et de benzoate de lithine, 0gr,25, pris à jeun, avec le premier verre d'eau.

Ces diverses précautions ne sont pas incompatibles avec une vie active dans l'intervalle des règles.

IRRÉGULARITÉS DE LA MENSTRUATION

Chez quelques femmes, les fonctions menstruelles se font d'une façon irrégulière, presque en dehors des lois communes. Tantôt le flux sanguin apparaît capricieusement, sans aucune périodicité, avec ses symptômes habituels, la perte de sang conservant ses caractères normaux; tantôt l'irrégularité ne porte pas seulement sur le rythme de la menstruation, mais sur l'abondance et la durée de l'écoulement, en même temps que sur les symptômes qui l'accompagnent, les règles étant plus abondantes ou plus rares, et souvent plus douloureuses que de coutume. Ces phénomènes établissent en quelque sorte une transition entre les *ménorragies* et l'*insuffisance menstruelle*, car suivant la forme qu'ils affectent exclusivement, ou les alternances qu'ils présentent, on peut les attribuer à l'*hyperovarie* ou l'*hypoovarie* (DALCHÉ), ou à l'apparition successive de ces deux modes de réaction.

Ces désordres de la menstruation ont, le plus souvent, leur point de départ

[1] Voir *Traitement des métrorrhagies*, p. 111.
[2] *Bulletin médical*, 7 juillet 1909.

dans des altérations ovariennes ou dans des troubles de la santé générale qui ont eu un retentissement sur les fonctions des ovaires. Ils sont plus fréquents chez des femmes épuisées par la fatigue, par des privations, par une maladie chronique quelconque, néanmoins on peut les observer chez des personnes ayant toutes les apparences d'une excellente santé, et souvent chez des obèses. Il semble qu'une congestion excessive des plexus utéro-ovariens n'ait pas, sur l'évolution des follicules de de Graaf, une influence plus favorable que l'anémie.

Contrairement aux préjugés qui ont cours, ces irrégularités menstruelles sont plutôt la conséquence que la cause des modifications de la santé générale qui les accompagnent.

L'*insuffisance menstruelle* coïncide fréquemment avec l'*irrégularité de la menstruation*. Comme celle-ci, elle résulte, en général, d'altérations primitives ou secondaires des ovaires.

Elle se manifeste quelquefois dès le début de la menstruation, et dans ce cas, elle est presque toujours en rapport avec une puberté tardive. On la rencontre surtout chez les femmes qui n'ont été réglées qu'à dix-sept ans ou au delà. Elle coïncide d'ailleurs souvent avec la *dysménorrhée*.

Elle est essentiellement caractérisée par la faible abondance du flux sanguin, celui-ci ne se montrant que pendant quelques heures, un jour, deux jours au plus, ou bien se réduisant à un simple suintement qui tache à peine le linge, et se prolongeant pendant trois ou quatre jours. Sans être absolument vouées à la stérilité, les femmes qui présentent cette menstruation insuffisante sont peu fécondes et prédisposées aux fausses couches, comme l'a signalé Le Lorier [1].

Parfois les fonctions menstruelles ont débuté à peu près normalement, et elles s'accomplissent d'une manière satisfaisante pendant dix ou quinze ans, interrompues seulement par une ou deux grossesses ; puis, vers l'âge de trente ans, ou même plus tôt, elles diminuent peu à peu, progressivement et se réduisent à des proportions fort au-dessous de la normale qu'elles conservent plus ou moins longtemps.

Dans certains cas, cette situation aboutit à la *ménopause précoce*.

Les irrégularités menstruelles, comme la menstruation insuffisante, sont, avant tout, justiciables d'un *traitement général* qui variera selon les circonstances.

Le repos, une alimentation réconfortante, l'usage des toniques (fer, arsenic), les cures salines ou ferrugineuses, le séjour à la montagne, au bord de la mer, conviennent aux femmes anémiques, épuisées, dont l'état de langueur exige un relèvement de l'organisme. Aux femmes obèses, d'apparence pléthorique, convient le traitement contraire : une vie active au grand air, des exercices de gymnastique, une alimentation plus végétarienne que carnée, des cures à Vichy, Royat, Vittel, Contrexéville, Martigny, Évian, alternées avec une médication diurétique, des séjours prolongés à la campagne.

Si ces moyens ne suffisent pas, on y joindra un traitement opothérapique, *ovarien* pour les femmes débilitées, *thyro-ovarien* pour les neuro-arthritiques aux apparences pléthoriques, car ces accidents sont souvent en rapport avec des altérations des glandes vasculaires sanguines.

[1] Le Lorier. Étude sur l'aménorrhée primitive. Thèse Paris, 1904.

LEUCORRHÉE

A l'état normal, les sécrétions génitales passent inaperçues ; elles ne se révèlent qu'à l'occasion des règles, par un suintement blanc jaunâtre, tachant légèrement le linge, qui apparaît quelques heures, un ou deux jours, avant le flux sanguin, et se produit également dans les deux ou trois jours qui suivent la menstruation.

Dans une foule de circonstances, ces sécrétions exagérées, altérées, donnent lieu à un écoulement abondant, prolongé que l'on observe, non seulement aux époques menstruelles, mais d'une façon presque continue ; c'est ce qu'on désigne sous le nom de *pertes blanches*, *flueurs blanches*, *leucorrhée*.

Les anciens auteurs avaient exagéré le rôle de la leucorrhée ; non seulement, ils lui faisaient une place distincte dans la nosologie gynécologique, mais ils lui attribuaient volontiers les graves désordres de la santé générale qui, parfois, l'accompagnent.

Gallard[1] a bien défini son rôle véritable, en montrant qu'elle est toujours *symptomatique de lésions génitales* ou de *troubles de la santé générale*.

Sous l'influence des doctrines microbiennes, on eut une tendance exagérée à unifier les pertes blanches, en les rattachant d'une manière trop exclusive à l'infection génitale ; nombre de curettages, de pansements antiseptiques du col ou de la cavité utérine, furent, depuis vingt-cinq ans, la conséquence de ces théories trop absolues.

En réalité, la *leucorrhée* se présente sous des aspects bien différents suivant qu'elle est la conséquence d'*altérations génitales d'origine infectieuse*, ou simplement l'*exagération d'un processus normal*.

C'est cette dernière variété qui sera seule envisagée ici, la *leucorrhée symptomatique* ayant été étudiée avec la *séméiologie des affections génitales*[2].

Cette *leucorrhée*, que l'on appelle encore, improprement, *primitive* ou *idiopathique*, est constituée par un écoulement d'aspect laiteux, blanchâtre, peu homogène, qui laisse déposer, par le repos, un précipité caillebotté. Son importance est très variable : à peine perceptible chez quelques femmes, il ne se traduit que par une humidité exagérée de la vulve ; chez d'autres, il est assez abondant pour les obliger à se garnir.

Son origine est complexe et il est probable que les divers segments de l'appareil génital contribuent à sa production ; d'après son apparence, la muqueuse vaginale semble en être la principale source.

L'examen microscopique y décèle (fig. 108) : des cellules plates du vagin, des cellules cylindriques de la muqueuse utérine, les unes et les autres plus ou moins dégénérées, et des lymphocytes mélangés à de rares hématies — celles-ci n'y paraissant guère qu'à l'époque des règles. — On n'y rencontre ni globules de pus[3], ni polynucléaires, comme en présentent les écoulements d'origine infectieuse de la leucorrhée symptomatique. Au point de vue bactériologique on observe également des différences assez accentuées entre les sécrétions normales

[1] Gallard. *La menstruation et ses troubles*. Paris, 1885.

[2] Voir *Séméiologie des affections génitales*, p. 49.

[3] A. Siredey et Henri Lemaire. Étude sur la leucorrhée. *La Gynécologie*, 1904.

et pathologiques : au lieu des microbes pathogènes, *gonocoques*, *streptocoques*, et *cocci* variés qui existent à peu près exclusivement dans ces dernières, ce sont des *formes microbiennes allongées*[1], des *streptobacilles*, des *bacilles pseudodiphtériques*, des *filaments de leptothrix* qui dominent, dans les écoulements normaux (fig. 109).

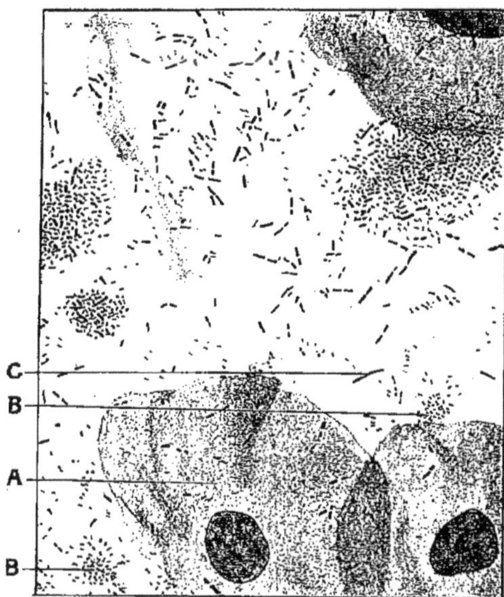

Fig. 108. — Sécrétions vaginales normales.

A, cellules de l'épithélium vaginal. — B, groupe de diplocoques (saprophytes). — C, bactéridie (saprophyte).

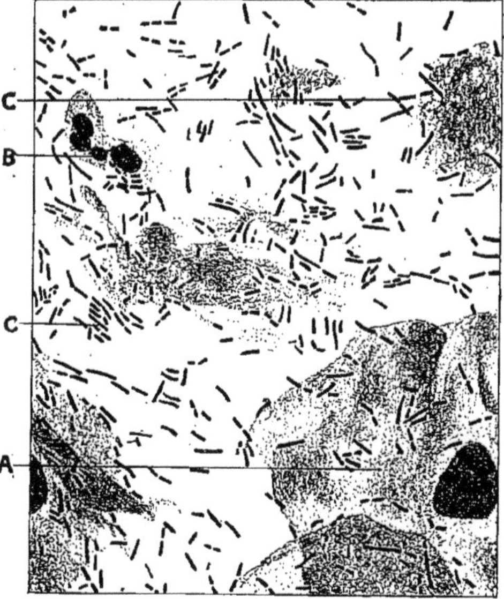

Fig. 109. — Sécrétions normales.

A, cellule de l'épithélium vaginal. — B, cellule en cytolyse avec noyau en voie de fragmentation. — C, bactéridies (saprophytes).

La leucorrhée s'observe dans des conditions très variées :

Chez des femmes bien portantes, indemnes de toute tare génitale, les pertes blanches, qui précèdent et suivent les règles, augmentent d'abondance et de durée sous l'influence des causes les plus banales, telles que : la marche prolongée, l'abus des sports, le surmenage intellectuel, les excitations génitales, les troubles digestifs, et en particulier la constipation. Il en est de même toutes les fois que l'organisme est affaibli, dans la convalescence d'une maladie aiguë, par exemple, et au cours de la plupart des maladies chroniques ; elles se prolongent alors bien au delà de la période menstruelle, et deviennent facilement permanentes.

Parfois la leucorrhée remplace en quelque sorte la menstruation. Elle se montre assez souvent, avec une périodicité remarquable, chez des fillettes, quelques mois avant l'apparition du flux menstruel. Bien qu'elle soit à peu près constante chez les malades épuisées, aménorrhéiques, elle présente une recrudescence très marquée aux époques cataméniales, et le liquide prend souvent une teinte rosée, ou un peu rouillée. Dans ces conditions, comme le faisait remarquer judicieusement Gallard, la leucorrhée est inti-

[1] A. Siredey et E. Bigart. Recherches sur la leucorrhée. *Soc. d'obst., de gyn. et de péd.*, 1905.

mement liée au processus cataménial. La congestion des réseaux vasculaires des muqueuses génitales, insuffisante pour amener leur rupture, provoque une transsudation du sérum, qui entraîne avec lui les cellules épithéliales dégénérées.

La même explication serait encore plus acceptable quand il s'agit de la leucorrhée qui succède à des fatigues exagérées. Mais combien d'autres cas échappent à cette interprétation ! Nulle part elle n'est plus fréquente et plus prononcée que chez les chlorotiques, souvent atteintes d'aplasie génitale, chez les tuberculeuses ou autres cachectiques, dont les fonctions génitales sont supprimées depuis longtemps. On la rencontre également chez de simples anémiques, chez des lympathiques, au cours du mal de Bright, ou d'affections cardiaques; en un mot, chaque fois que l'organisme est profondément débilité.

Or, l'examen local ne fait constater, dans ces conditions, aucun signe d'hyperémie : les muqueuses sont pâles, décolorées, les organes génitaux quelquefois peu développés, ou tout au moins peu portés à l'éréthisme. Il serait difficile d'invoquer ici un processus congestif. La permanence de l'écoulement serait peu compatible avec l'hypothèse d'une influence cataméniale même très prolongée.

Enfin, Pierre Delbet, J.-L. Championnière ont observé en dehors de toute complication infectieuse, des leucorrhées aussi intenses que surprenantes, chez des femmes qui avaient subi l'hystérectomie totale avec ablation des annexes.

Comme on le voit, la pathogénie de la leucorrhée est très obscure dans un grand nombre de cas.

Les anciens faisaient jouer un rôle excessif à la constitution, au tempérament des malades. Il est certain que nombre d'écoulements attribués jadis à des influences diathésiques, relevaient d'infections méconnues.

Il semble néanmoins que certaines conditions d'hérédité, de prédisposition individuelle, qui nous échappent en partie, jouent un rôle dans la genèse de la leucorrhée. On l'observe plus communément chez les blondes ou chez les rousses que chez les brunes; elle coïncide fréquemment, chez les lymphatiques, avec diverses manifestations du côté de la peau ou des muqueuses (blépharite, rhino-pharyngite chronique, etc.), avec des troubles digestifs, avec l'entéro-colite, chez les neuro-arthritiques.

La leucorrhée ne détermine par elle-même aucune lésion locale, aucune altération de la santé générale. Malgré l'humidité constante de l'orifice génital externe, il n'en résulte aucune complication chez les personnes soigneuses, qui prennent de grands soins de propreté. La négligence et l'incurie peuvent être la cause d'une irritation locale plus ou moins prononcée, mais il est exceptionnel d'observer dans la leucorrhée simple, de l'érythème de la face interne des cuisses et des érosions vulvaires ou inguino-crurales, comme en provoquent en quelques jours les écoulements infectieux et particulièrement ceux de la blennorrhagie. Quelquefois cependant, il en résulte des démangeaisons et à la suite des grattages, il se produit des vulvo-vaginites, dues à des infections secondaires.

Souvent ces complications sont imputables à une thérapeutique peu rationnelle. Les traumatismes occasionnés par des injections mal faites, l'usage d'injections très chaudes ou agrémentées de substances antiseptiques irritantes, déterminent des lésions vulvo-vaginales, qui sont le point de départ d'infections banales.

En somme, la leucorrhée simple, — qu'un examen clinique attentif et un contrôle microscopique minutieux, permettent de distinguer des écoulements infectieux, — n'est pas en rapport avec des altérations appréciables des organes génitaux; elle relève habituellement de troubles de la santé générale et ce sont eux qu'il importe avant tout de faire disparaître.

On conseillera le repos, le séjour à la campagne, des cures d'air, à la montagne ou à la mer, selon les circonstances, des cures thermales (La Bourboule, Saint-Nectaire, Forges, Orezza, Royat, etc.) appropriées au tempérament de chaque malade. L'usage du fer (protoxalate ou iodure de fer en pilules ou en dragées aux repas, eaux de Bussang, de Forges, d'Orezza), de l'arsenic (préparations arsenicales diverses, eau de La Bourboule, etc.), contribueront puissamment à relever l'organisme et à modifier les sécrétions génitales.

Le traitement local consistera surtout en des soins minutieux de propreté. On fera faire plusieurs fois par jour des lotions avec de l'eau bouillie et de préférence avec des décoctions astringentes de feuilles d'eucalyptus, de feuilles de ronce, auxquelles on ajoutera, pour un litre, une ou deux cuillerées à soupe d'extrait de Saturne ou bien encore une cuillerée à café d'alun ou de tanin; puis après avoir bien soigneusement essuyé la région, on la saupoudrera de ce mélange :

Talc	40 grammes.
Oxyde de zinc	8 —
Acide borique	4 —

en poudre très fine et bien mélangée.

La nuit, on interposera entre les lèvres de la vulve, après avoir bien lavé et poudré, un peu de coton ordinaire ou de gaze stérilisée.

A ces soins on ajoutera, chez les femmes mariées, des injections astringentes (décoctions de feuilles d'eucalyptus ou de noyer) additionnées de tanin [1] ou d'alun [2]. On ne les emploiera, chez les jeunes filles, que s'il existe des signes de vulvo-vaginite, ou si l'on est en présence d'un écoulement exceptionnellement abondant et persistant.

AMÉNORRHÉE

L'aménorrhée consiste dans l'*absence du flux menstruel* en dehors de la grossesse. Cette définition claire en devrait rendre le diagnostic aisé : il présente cependant de réelles difficultés, surtout au début et à la fin de la vie sexuelle.

Lorsqu'une jeune fille n'a pas encore été réglée, il est bien difficile de préciser le moment où l'on doit la considérer comme *aménorrhéique*. De même, quand une femme arrive prématurément à la ménopause, il est impossible de savoir s'il s'agit d'une suspension momentanée de l'écoulement menstruel ou de sa suppression définitive, et c'est le temps seul qui jugera la question.

L'*aménorrhée primitive* doit être distinguée de la *rétention des règles*. Celle-ci dépend de malformations congénitales ou acquises de l'appareil génital : imper-

[1]

Tanin, de	3 à 5 grammes.
Borate de soude	12 —

Pour un litre d'eau bouillie à 39-40°.

[2]

Alun	5 grammes.
Borate de soude	12 —

Pour un litre d'eau bouillie à 39-40°.

foration de l'hymen, atrésie du vagin, rétrécissement ou oblitération du canal cervical, etc. Elle s'accompagne d'accidents locaux très caractéristiques : douleurs extrêmement vives avec distension de la partie inférieure de l'abdomen. L'examen local révèle, au niveau de la vulve, du vagin ou du col utérin, l'existence d'un obstacle en amont duquel on perçoit la tumeur fluctuante que forme le sang menstruel accumulé.

L'aménorrhée, au contraire, ne donne lieu à aucun symptôme important. L'époque habituelle de la menstruation arrive sans que se produise le moindre écoulement sanguin. Il est remplacé par une légère leucorrhée, par des mucosités parfois striées de sang ; de même, certaines femmes éprouvent quelques-uns des malaises qui caractérisent le syndrome menstruel ; le plus souvent, ces phénomènes objectifs et subjectifs font complètement défaut, et rien ne rappelle la fonction absente.

Dans des cas exceptionnels, on observe des troubles portant soit sur les voies digestives, soit sur le système nerveux ou l'appareil circulatoire, mais ceux-ci n'ont rien de constant; s'ils se montrent au début, ils sont moins accentués aux époques suivantes et finissent par disparaître.

Durant la vie génitale de la femme, on pourra confondre avec l'aménorrhée la suppression physiologique des règles qui caractérise la grossesse. Aussi, chez toute femme nubile dont la menstruation vient à manquer, on doit songer à la grossesse et en rechercher minutieusement les symptômes. Cette précaution s'impose même dans le cas de puberté tardive ou de ménopause précoce, la fécondation ayant pu coïncider avec la première ovulation, ou se produire à l'occasion d'un réveil imprévu des fonctions utéro-ovariennes, avant l'apparition de l'écoulement sanguin.

C'est une des questions les plus délicates de la pratique gynécologique : elle exige, de la part du médecin, autant de tact que d'expérience clinique.

Certaines femmes ayant intérêt à dissimuler une grossesse, trompent impudemment le médecin sur la date des dernières règles, qu'elles rapprochent ou reculent, de telle sorte qu'il n'existe aucune concordance entre les commémoratifs et les constatations faites lors de l'examen. D'autres, inconscientes de leur état, ne fournissent que des renseignements vagues, dépourvus de toute signification précise.

Dans un cas comme dans l'autre, il suffit de penser à la possibilité d'une grossesse pour éviter une erreur. Un examen discret et attentif permettra de constater l'existence d'une saillie à l'hypogastre, d'une pigmentation exagérée de la ligne blanche, de modifications des seins, qui constitueront autant d'indices précieux, et motiveront une exploration plus complète ; on ne manquera pas de la renouveler si les résultats n'en sont pas décisifs.

L'aménorrhée peut être *permanente* ou *transitoire*. Elle est *primitive* si la menstruation n'a jamais existé, ou *secondaire* si elle a été supprimée après avoir présenté une évolution normale. L'une et l'autre peuvent être permanentes ou temporaires.

L'aménorrhée primitive est presque toujours liée à des malformations de l'appareil génital. Celles-ci sont très variées : depuis l'absence de l'utérus et des ovaires, jusqu'à leur complet développement, on observe toutes les nuances imaginables.

Lorsque l'aménorrhée coïncide avec l'absence ou avec un faible développement des caractères sexuels secondaires, elle peut faire soupçonner une erreur de sexe. Il est indispensable, dans ce cas, de se livrer à un examen approfondi des premières voies génitales, et en particulier de la vulve, du vagin, dont on observera les moindres particularités. L'urèthre dilaté, élargi, a été pris, plus d'une fois, pour l'orifice vulvo-vaginal : il suffit d'être prévenu de cette erreur pour l'éviter. Dans les cas difficiles on aura recours au cathétérisme. Lorsque l'exploration des grandes lèvres y fait découvrir quelque tumeur, on aura soin de s'assurer s'il s'agit d'une hernie, ou d'un testicule plus ou moins rudimentaire.

En dehors du pseudo-hermaphrodisme dont on cite, de temps à autre, quelques exemples, on rencontre plus fréquemment une aplasie plus ou moins accentuée des organes génitaux internes. L'utérus est réduit à quelques fibres musculaires formant une saillie longitudinale à peine perceptible en arrière de la vessie, et qui ne peut être appréciée que par le toucher rectal.

Plus souvent, l'utérus existe, mais il est fort au-dessous de ses dimensions normales ; il est resté à l'*état infantile*, grêle, fortement fléchi en avant ou en arrière, quelquefois recourbé en crosse, le fond descendant presque au même niveau que la partie inférieure du col; ou bien encore il se présente sous l'aspect d'une cornue de laboratoire, le fond étant légèrement globuleux, tandis que le col est long et étroit.

Quoique moins accessibles, les ovaires peuvent être perçus par le toucher vaginal et surtout par le toucher rectal. Ils sont aplatis, peu sensibles, plus rarement gros, durs et douloureux s'ils sont kystiques.

Cet arrêt de développement des organes génitaux s'accompagne habituellement d'autres signes d'infantilisme ou de diverses dystrophies : développement insuffisant de la taille, gracilité excessive du thorax et surtout du bassin, aplasie artérielle, rétrécissement mitral, etc. Mais il coïncide parfois avec toutes les apparences d'une robuste santé.

Les nombreux travaux publiés depuis un demi-siècle nous ont appris le rôle important que jouent les organes génitaux dans les transformations que subit l'organisme à l'époque de la puberté. Nous connaissons moins bien les lois qui président au développement de l'appareil génital. L'ovaire ne sécrète pas les ovules, il n'en est que le dépositaire ; son rôle consiste à les amener à maturité ; il a besoin, pour le faire, de trouver dans l'organisme des éléments favorables qui font quelquefois défaut. Une curieuse expérience d'un physiologiste italien, Foa[1], a montré que si l'on greffe sur une lapine adulte préalablement castrée, des ovaires de lapines très jeunes, ceux-ci prennent en quelques semaines un développement qui aurait exigé plusieurs mois ; c'est parce qu'ils ont trouvé dans un *organisme adulte* un terrain favorable. Ces conditions peuvent manquer s'il existe quelque tare antérieure, qui ne permette pas à l'économie de favoriser les fonctions ovariennes. On comprend également que des modifications survenues dans la santé générale, pendant la période active de la vie génitale, retardent ou entravent l'évolution des follicules de de Graaf.

Dans certains cas, on peut incriminer des troubles d'origine glandulaire et, en particulier, l'*insuffisance thyroïdienne*, isolée ou associée à des altérations *des autres glandes à sécrétion interne* et en particulier de l'*hypophyse*. Charrin

[1] Foa. *Arch. ital. de Biologie*, 1901.

et JARDRY[1] ont bien montré la *synergie thyro-ovarienne*, et le retentissement que peut avoir sur une de ces glandes le fonctionnement défectueux de l'autre.

L'aménorrhée ne s'observe pas seulement chez des myxœdémateuses ; elle est fréquemment la conséquence de l'*hypothyroïdie*, même dans ses formes atténuées. C'est ainsi qu'on la rencontre chez de belles jeunes filles paraissant complètement développées, mais dont les extrémités froides, violacées, la tendance à l'obésité, aux migraines, accusent un certain degré d'insuffisance thyroïdienne.

L'aménorrhée relève aussi, dans certains cas, de maladies générales : syphilis héréditaire, tuberculose, chlorose, affections du cœur, infections ou intoxications diverses, survenues au cours de l'enfance, que celles-ci aient provoqué l'altération des glandes vasculaires sanguines, ou qu'elles aient agi directement sur l'appareil génital pour entraver son évolution.

L'aménorrhée secondaire est celle que l'on observe chez des femmes qui ont été réglées normalement, et dont la menstruation disparaît tout à coup sous l'influence de causes locales ou de troubles de la santé générale.

L'ablation de l'utérus supprime forcément la menstruation ; il en est de même de l'exérèse des ovaires, quand elle est complète. Il n'est pas exceptionnel, cependant, de voir persister la menstruation après une *double ovariotomie*. On a cru longtemps qu'il s'agissait là d'une sorte d'entraînement amenant la répétition d'une hémorragie habituelle ; aujourd'hui la plupart des gynécologues pensent que, de petits fragments de glande ayant échappé à l'opération, entretiennent la fonction menstruelle.

Les graves altérations annexielles qui engendrent des suppurations pelviennes, les salpingo-ovarites et les fausses membranes qui en sont les conséquences, la dégénérescence scléro-kystique comme les gros kystes, la tuberculose, la syphilis, le cancer des ovaires, sont autant de causes d'aménorrhée.

Il est à remarquer, cependant, que la plupart de ces affections, au début, ont un effet contraire : elles entretiennent une hyperémie qui se manifeste par des ménorragies et même par des métrorragies, parfois rebelles.

L'utérus peut être également le siège de modifications qui compromettent son fonctionnement ; la sclérose primitive du parenchyme utérin, les scléroses secondaires consécutives à certaines variétés de métrite chronique, ou à des cautérisations répétées, entraînent la suppression des règles. Il en est de même de la *superinvolution* qui consiste dans une régression exagérée de l'utérus à la suite d'accouchements répétés ou d'allaitement prolongé. La menstruation interrompue par la grossesse ne reparaît ni après l'accouchement, ni après le sevrage, et on assiste à une atrophie régulière, progressive, de l'organe, qui devient plus grêle, tout en conservant sa forme normale, bien différent en cela de l'utérus infantile.

Les troubles de la santé générale ont un retentissement très marqué sur les fonctions menstruelles. S'il n'est pas rare d'observer des écoulements sanguins au début et au cours de quelques maladies infectieuses comme la fièvre typhoïde, le typhus, la variole, la scarlatine, etc., on voit assez souvent les règles disparaître pendant la période aiguë de ces maladies, et surtout pendant leur convalescence. C'est ainsi que plusieurs menstruations peuvent manquer ; il n'en

[1] JARDRY. Synergie thyro-ovarienne. Thèse Paris, 1907.

résulte d'ailleurs aucun inconvénient, les choses se rétablissent quelques mois plus tard, lorsque l'organisme a complètement repris son équilibre.

L'aménorrhée est à peu près constante au cours des maladies chroniques cachectisantes, dans les périodes avancées de la tuberculose, du cancer, chez les personnes atteintes de mal de Bright, chez les cardiaques à la phase de cachexie; chez les paludéennes affaiblies, anémiées, chez les diabétiques qui dépérissent.

Fournier l'a signalée chez des jeunes femmes syphilitiques, au début de la période secondaire. On l'observe également dans les intoxications chroniques dues à l'alcool, à l'opium, à la morphine, au tabac, au plomb, au sulfure de carbone, etc.

Elle compte parmi les symptômes habituels des anémies graves, de la chlorose; quelquefois cependant elle fait place à des hémorrhagies prolongées qui peuvent avoir une certaine gravité.

Elle accompagne fréquemment l'état de faiblesse et d'anémie que laissent les affections du tube digestif, telles que l'ulcère de l'estomac, l'entéro-colite, l'appendicite chronique, les diverses variétés de dyspepsie nervo-motrice avec ptoses viscérales; l'anorexie mentale, c'est-à-dire toutes les maladies qui apportent une entrave à la nutrition, et entraînent une déchéance de l'organisme, une sorte d'appauvrissement du sang, suivant l'expression populaire. On le croirait d'autant plus volontiers que, si les règles cessent définitivement dans les cachexies graves, elles reparaissent après une éclipse de plusieurs mois, ou même de plusieurs années, quand la santé générale s'est suffisamment relevée.

A côté de ces malades épuisées, dont toutes les fonctions languissent, on voit des femmes d'apparence saine et vigoureuse, cesser, comme elles, d'être réglées pendant un temps plus ou moins long et quelquefois définitivement. Certaines *neuro-arthritiques* au teint coloré, ayant une tendance marquée à l'obésité, qui, malgré un processus congestif intense caractérisé par des douleurs lombo-abdominales, par des sensations de pesanteur pelvienne avec retentissement sur la vessie et sur le rectum, perdent à peine pendant quelques heures et laissent passer deux ou trois époques menstruelles sans aucun suintement sanguin. Antérieurement dysménorrhériques, stériles ou peu fécondes, ces femmes n'ont qu'une faible activité génitale; leur utérus et leurs ovaires se sclérosent; malgré l'hyperémie intense dont ils sont le siège, un petit nombre de follicules seulement arrivent à maturité, et c'est là l'origine de ces intermittences prolongées qui durent parfois plusieurs années. On peut invoquer dans ce cas l'influence d'un *syndrome glandulaire tardif*, et en particulier d'une *hypothyroïdie* que tendraient à confirmer les migraines, le ralentissement de la nutrition, l'insuffisance des éliminations, souvent observés en pareil cas.

Il est probable encore que l'aménorrhée qui survient au cours de la maladie de Basedow est imputable aux altérations glandulaires de la thyroïde plutôt qu'aux troubles nerveux qui l'accompagnent.

Néanmoins, l'influence prépondérante et même exclusive du système nerveux est manifeste dans un grand nombre de cas. Les affections graves du cerveau, de la moelle ou de leurs enveloppes, peuvent entraîner la suppression des règles, soit dès leur début, soit à la période de cachexie, mais les maladies mentales, les simples psychoses entraînent un résultat analogue, avant même qu'elles aient retenti d'une manière accentuée sur la santé générale; c'est ce qu'on observe surtout chez les mélancoliques de diverses catégories.

Il n'est pas nécessaire, d'ailleurs, que le système nerveux soit aussi sérieusement troublé pour que l'aménorrhée se produise ; elle est quelquefois provoquée par la commotion nerveuse qui résulte d'un accident, d'une émotion brusque. Ces causes agissent surtout quand elles surprennent les femmes pendant la période menstruelle. Ces phénomènes maintes fois observés ont contribué à entretenir les préjugés et les craintes qui règnent encore à propos de la menstruation.

On a signalé également l'influence du froid, et spécialement celle de l'eau froide au moment des règles. Ces diverses causes peuvent agir sur les sujets dont le système nerveux est très impressionnable. Dans quelques cas, l'aménorrhée succède à un simple changement de vie : elle est fréquente au début de l'acclimatement, chez les jeunes filles ou jeunes femmes qui quittent la campagne pour vivre à la ville, chez celles qui entrent au couvent, et pour lesquelles l'activité fait place à la réclusion, enfin chez des prisonnières. Il est assez difficile de faire la part de l'aération insuffisante, du changement de nourriture et des préoccupations de tout genre que comportent ces diverses situations.

Dans certaines circonstances, l'aménorrhée résulte d'une véritable auto-suggestion, le plus souvent inconsciente. Elle a été maintes fois constatée chez des hystériques, sans motif appréciable. On l'observe assez souvent chez des femmes de tout âge, obsédées par le désir ou par la crainte de la maternité ; elle s'accompagne habituellement de divers signes subjectifs de grossesse et de météorisme qui entretiennent les illusions pendant plusieurs mois, en dépit des affirmations réitérées des médecins qui ont procédé à un examen minutieux de l'abdomen (*grossesses nerveuses*).

En général, ces aménorrhées ne provoquent aucun trouble important, à l'exception de celles qui apparaissent peu avant l'âge critique et qui donnent lieu à des bouffées de chaleur et à quelques malaises propres à la ménopause.

Les femmes ressentent parfois à la date des époques cataméniales certains symptômes qui font partie du syndrome menstruel, mais ces phénomènes sont peu accentués.

Exceptionnellement, chez les femmes nerveuses, on peut assister à l'éclosion de désordres multiples, portant sur la sensibilité ou sur le mouvement, et quelquefois se produisent des hémorragies vicariantes par diverses voies (épistaxis, hémoptysies, hématémèses, hémorragies intestinales, hémorragies par l'oreille (Pozzi), par la peau, ou des sécrétions complémentaires telles que diarrhées abondantes, sueurs profuses, écoulement de lait par les seins, éruptions d'urticaire, d'eczéma, etc. Ces phénomènes ne doivent être acceptés que lorsqu'ils ont été soumis à un contrôle très sévère, car on connaît la tendance des hystériques à la supercherie.

Si le diagnostic de l'aménorrhée est en général assez simple, il n'est pas toujours facile d'en déterminer exactement la cause, et il est plus difficile encore d'en fixer le pronostic. Contrairement à l'opinion qui, longtemps, a prévalu, elle est l'*effet* et non la *cause* des affections d'importance très variable qu'elle accompagne ; elle n'exerce aucune action directe sur leur marche et c'est uniquement de ces maladies que dépend, chez les femmes nerveuses, le pronostic de l'aménorrhée ; elle entretient une préoccupation qui s'ajoute encore à leurs tendances nosophobiques et contribue à augmenter leur dépression. L'apparition de l'aménorrhée et surtout sa persistance, chez une femme atteinte d'une affection chronique cachectisante comme la tuberculose, le diabète, etc., ont une signification fâcheuse en ce qu'elles soulignent la déchéance de l'organisme. Au contraire, le retour régulier de la menstruation chez des chlorotiques, chez des syphilitiques, témoigne du relèvement des forces ; chez des femmes nerveuses, dyspeptiques, ou simplement atteintes d'anorexie mentale, c'est un signe important de guérison.

L'aménorrhée, qu'elle soit primitive ou secondaire, ne porte, par elle-même, aucune atteinte à l'économie. Elle n'aggrave aucune des maladies au cours desquelles on l'observe.

Envisagé au point de vue du fonctionnement de l'appareil génital, son pronostic exige quelques réserves. Il est subordonné aux conditions locales ou générales qui provoquent l'aménorrhée.

Si rares que soient les erreurs de sexe, on doit y songer lorsqu'on est en présence d'une *aménorrhée primitive*. Chez un sujet dépourvu de tout écoulement périodique, et dont les caractères sexuels paraissent douteux : faible développement des seins et du système pileux, étroitesse du bassin, apparence masculine du visage, etc., un examen minutieux des organes génitaux externes, une exploration pratiquée par l'urèthre, par le rectum auront bientôt tranché la question, et ne laisseront aucune hésitation sur le pronostic.

Il en sera de même des femmes dont les organes génitaux auront été enlevés par une opération chirurgicale. Cependant, si l'on n'a fait qu'une ablation partielle des ovaires, l'utérus étant intact, les règles peuvent reparaître même après une suspension un peu prolongée et la conception n'est pas impossible.

Les suppurations pelviennes qui ont détruit une grande partie des ovaires et des trompes, laissé le reste au milieu de fausses membranes et d'adhérences ne permettent guère d'espérer le rétablissement des fonctions génitales. Il est difficile, toutefois, de préciser le degré des altérations incompatibles avec la maternité : on voit de temps à autre des femmes devenir enceintes après avoir présenté pendant longtemps une double lésion annexielle, accompagnée d'irrégularités menstruelles et en particulier de retards prolongés faisant croire à une suspension définitive des règles.

L'aménorrhée primitive et celle que l'on observe au cours des maladies générales, nous réservent les mêmes surprises.

André Petit [1] a réuni d'assez nombreuses observations de grossesses survenues chez des femmes aménorrhéiques depuis plusieurs mois, ou qui n'avaient pas encore été réglées. Lœwy a cité une femme qui n'a été réglée qu'à trente et un ans, après sa sixième grossesse.

Dans son travail sur l'aménorrhée primitive, Le Lorier [2] a signalé également des grossesses chez des femmes non menstruées, ou qui, n'ayant vu leurs règles qu'un très petit nombre de fois, étaient restées plusieurs années sans constater aucun écoulement sanguin.

La conception est encore plus fréquente au cours de l'aménorrhée secondaire : nous en avons rencontré plusieurs exemples chez des anémiques, chez des tuberculeuses ou chez des nourrices.

Ces faits sont d'une interprétation difficile. L'ovulation est-elle dans ces cas

[1] André Petit. De la conception dans l'aménorrhée. Th. Paris, 1888.

[2] Le Lorier. Étude sur l'aménorrhée primitive. Thèse de Paris, 1904.

indépendante de la menstruation, ou la fécondation a-t-elle coïncidé avec la maturation d'un follicule de de Graaf et la préparation d'une menstruation qu'elle a enrayée ?

L'évolution de ces grossesses n'est pas toujours heureuse; elles se terminent souvent par des avortements ou par des accouchements prématurés. D'après Le Lorier ces accidents s'observeraient dans un tiers environ des grossesses survenues chez des aménorrhéiques primitives. Ces mêmes accidents ne sont guère moins fréquents chez les femmes fécondées au cours de l'aménorrhée secondaire.

Quoi qu'il en soit, il est bien difficile de baser sur des règles précises le pronostic de l'aménorrhée, à ce point de vue, les conditions variant en quelque sorte avec chaque cas particulier.

Quand il s'agit d'aménorrhée primitive, plus la femme sera jeune, plus elle aura de chances de voir sa situation se modifier par l'apparition des règles ou par une conception inespérée. A partir de vingt-cinq, vingt-six ans, il est peu probable que la menstruation s'établisse; à partir de trente ans, on n'a plus guère le droit d'y compter. Cependant, jusqu'au delà de quarante ans, on ne peut avoir la certitude absolue qu'une grossesse est absolument impossible; et c'est surtout dans un examen local minutieux qu'on trouvera les éléments du pronostic. Cet examen s'impose pour toute jeune fille aménorrhéique qui songerait au mariage.

On s'informera s'il se produit à un moment quelconque un molimen qui semble déceler un processus d'ovulation. A défaut du véritable syndrome menstruel, on peut relever certains malaises périodiques dont la régularité méritera d'attirer l'attention et guidera dans la direction du traitement.

On recherchera avec soin les caractères sexuels secondaires, puis on explorera les organes génitaux externes et internes en s'assurant qu'il n'existe pas d'anomalie. Il est évident que s'il persiste le moindre doute sur le sexe, le mariage ne doit pas être permis. Il devient possible, si les premières voies génitales sont bien conformées, quel que soit l'état des organes profonds, que ceux-ci soient incomplètement développés ou qu'ils aient été enlevés par une opération chirurgicale. Toutefois la plus élémentaire délicatesse exige que les personnes intéressées soient informées de cette situation anormale.

En présence d'un utérus infantile, à plus forte raison d'un utérus pubescent, c'est-à-dire ayant subi déjà un commencement d'évolution pubérale, la situation est un peu moins défavorable, et s'il s'agit d'une personne jeune, au voisinage de la vingtième année, il est possible, mais non certain, que le mariage contribue à stimuler le développement de ces organes retardataires. L'aptitude à la fécondation est à peu près nulle tant que l'utérus conserve son apparence infantile, et des examens faits à quelques mois d'intervalle permettent de fixer le pronostic, surtout si cet état stationnaire des organes génitaux coïncide avec l'absence de tout molimen menstruel.

Il en est de même dans les cas d'aménorrhée secondaire; ici, toutefois, un élément important de pronostic est fourni par la tendance progressive de l'utérus à l'atrophie. Lorsque celle-ci est générale, uniforme, elle succède habituellement à des accouchements répétés ou à des allaitements prolongés; il s'agit de *superinvolution*; si elle ne porte que sur le col, elle sera vraisemblablement en rapport avec la *ménopause précoce* et, dans un cas comme dans l'autre, la stérilité en sera la conséquence naturelle.

Lorsque l'arrêt des règles est motivé par des troubles de la santé générale, le pronostic est encore plus incertain. Le plus souvent, l'aptitude à la fécondation est d'autant moins prononcée que l'organisme périclite davantage. On a cependant bien des surprises dans la pratique. Il n'est pas rare de rencontrer des signes de grossesse chez des cancéreuses et surtout chez des tuberculeuses avancées, alors que leur état inspire déjà de vives inquiétudes.

Traitement. — Le traitement de l'aménorrhée doit nécessairement varier selon les causes qu'on lui attribue et selon les circonstances dans lesquelles on l'observe.

Il est inutile d'insister sur les erreurs de sexe, relativement rares, sur les anomalies de développement incompatibles avec la menstruation.

Mais on est quelquefois consulté par des femmes ayant subi des mutilations opératoires dont elles ne connaissent pas l'étendue, et qui s'étonnent de ne pas voir revenir leurs règles. Il suffit d'un examen, dans tous ces cas, pour se rendre compte de l'inutilité d'un traitement.

Chez une jeune fille qui commence à dépasser l'âge habituel de la puberté, on s'efforcera de stimuler le développement général par la vie au grand air, par le séjour prolongé à la campagne. On recommandera des exercices variés : la marche, la bicyclette, l'équitation, la danse, des jeux de plein air, tout en évitant de les pousser jusqu'à la fatigue. Les reproches que certains auteurs adressent à l'équitation, et surtout à la bicyclette, ne visent que l'abus, toujours dangereux en pareil cas.

On conseillera la gymnastique, en particulier les mouvements congestionnants dans lesquels on fait agir les muscles du bassin et ceux des membres inférieurs. On y associera avec avantage le massage général.

Des cures climatériques à la montagne, pour les nerveuses, à la mer, pour les lymphatiques, seront très utiles.

On prescrira également des cures thermales à La Bourboule, Salies-de-Béarn, Biarritz, Salins-Moutiers, Salins-du-Jura, Forges, Orezza, Spa, etc..., suivant les indications fournies par l'état général, par les tendances héréditaires ou diathésiques.

En dehors de ces saisons d'eaux, l'hydrothérapie sera très utilement mise en œuvre, et elle compte à son actif de nombreux succès.

On emploie l'*électricité*, sous la forme de courants galvaniques, comme stimulant général et comme excitant local.

Enfin, dans certain cas, on recourra très avantageusement au *massage génital*, qui pourra être fait par la voie vaginale ou par la voie rectale. Après une série de massages, on constate parfois une augmentation du volume de l'utérus, et même un redressement des déviations qui coïncident si fréquemment avec les atrophies.

Nombreux sont les médicaments qui ont été considérés, à diverses époques comme des emménagogues ; il faut reconnaître que la plupart d'entre eux ont usurpé la faveur qui leur a été accordée. On ne prescrit plus guère aujourd'hui la *rue*, la *sabine*, l'*armoise*, l'*absinthe*, les *drastiques* dont l'action congestionnante se faisait sentir à la fois sur l'intestin et sur les organes génitaux.

On préconise encore le *safran*, associé au *fer*, l'*apiol* en capsules, etc..., mais leur action est bien irrégulière et incertaine.

L'usage du *fer*, de l'*arsenic*, et en particulier de l'*arséniate de fer*, donne de bons résultats chez des anémiques, aménorrhéiques primitives ou secondaires.

Depuis quelques années, l'*opothérapie* semble être la médication de choix dans les troubles fonctionnels des organes génitaux.

On emploie surtout les préparations de produits ovariens, soit sous la forme d'*ovarine*, d'*extraits ovariens*, qui renferment tous les éléments de la glande ou seulement ceux des *corps jaunes* (*ocréine*).

On a recommandé également le traitement *thyroïdien*. Renon a montré qu'en raison de l'association fréquente de troubles portant sur les diverses glandes vasculaires sanguines, il y avait avantage à instituer l'*opothérapie polyglandulaire*, en donnant simultanément des extraits *ovariens, thyroïdiens*, et *hypophysaires*.

Ces divers traitements, auxquels on doit des succès dans un grand nombre de cas, échouent, quelquefois alors même que les modifications peu accentuées de l'utérus sembleraient comporter un pronostic plus favorable.

DYSMÉNORRHÉE

On donne le nom de *dysménorrhée* à la menstruation *difficile, douloureuse*. Toutes les femmes éprouvant, au moment des règles, des malaises plus ou moins accentués, il n'est pas facile de déterminer le point précis où le syndrome menstruel cesse d'être normal. On observe des nuances infinies, depuis la menstruation presque inconsciente de quelques femmes privilégiées, et les douleurs extrêmement vives qui, pour d'autres, transforment chaque époque cataméniale en une crise presque aussi pénible qu'un accouchement.

Le flux mensuel s'annonce en général par des tiraillements, par des douleurs dans les reins, avec sensations de pesanteur dans la partie inférieure de l'abdomen. A ces phénomènes s'ajoutent des troubles réflexes variés : lourdeur de tête, migraine, nausées, vomissements, irritabilité nerveuse, etc. Cette *indisposition* n'empêche pas la plupart des femmes de vaquer à leurs occupations ; quand ces désordres sont assez accentués pour être incompatibles avec l'activité habituelle et pour nécessiter des soins spéciaux, ils présentent un caractère pathologique.

Les phénomènes qui se reproduisent périodiquement chez la femme comprennent : *la maturation des follicules de de Graaf, leur rupture, l'hémorrhagie utérine* qui l'accompagne.

A l'état normal, l'évolution des follicules se poursuit d'une manière ininterrompue, et les coupes faites sur des ovaires de jeunes filles ou de femmes adultes nous montrent ces éléments à tous les stades de leur développement. Ce travail se fait sans secousse, sans provoquer aucune réaction sur l'organisme. Les symptômes menstruels proprement dits ne se manifestent qu'au moment où va se faire la déhiscence de l'ovisac.

Lorsque des altérations ovariennes entravent la maturation des ovules, retardent leur rupture, lorsque des modifications de l'utérus empêchent l'écoulement du sang, il en résulte des désordres d'intensité variable qui se traduisent par des souffrances très vives dans l'appareil génital et par un certain nombre de troubles réflexes. C'est ce qui constitue *la dysménorrhée*.

On en a décrit diverses formes, basées tantôt sur la clinique, tantôt sur la physiologie pathologique. D'après la phase des fonctions menstruelles qui donne lieu à la crise, on peut distinguer une *dysménorrhée ovarienne*, en rapport avec une évolution défectueuse des follicules de de Graaf, et une *dysménorrhée utérine* caractérisée par la difficulté de l'écoulement sanguin. Il en existe une troisième variété, *la dysménorrhée membraneuse*, caractérisée par l'exfoliation de la muqueuse utérine.

En réalité, ces classifications sont un peu artificielles : si elles sont confirmées par la majorité des faits, il n'est pas rare de voir des contractions douloureuses de l'utérus succéder à des troubles de l'ovulation, et des membranes plus ou moins épaisses accompagner l'écoulement sanguin dans nombre de menstruations douloureuses.

Étiologie et pathogénie.

La dysménorrhée relève avant tout, et presque exclusivement, de causes locales ; elle est due, dans la plupart des cas, à des altérations des *ovaires* ou de l'*utérus*.

Il s'agit le plus habituellement d'un développement défectueux des ovaires ou d'altérations de ces organes consécutives à des dystrophies, à des infections. Tantôt ceux-ci conservent l'*état infantile;* l'évolution des follicules de de Graaf est à peine ébauchée, elle se fait irrégulièrement, plusieurs ovisacs prenant en quelque sorte leur essor en même temps, mais ils n'arrivent pas à maturité, ils forment dans le parenchyme de la glande de petits kystes entourés de tissu fibreux, qui persistent indéfiniment. Le tissu fibreux tend à envahir de plus en plus la trame de l'ovaire, il entoure les follicules primordiaux et contribue à empêcher leur développement. Cette ovarite scléreuse ou scléro-kystique a une fâcheuse tendance à s'accroître et à compromettre définitivement les fonctions génitales.

Tantôt les altérations ovariennes n'apparaissent que tardivement, au voisinage de la ménopause par exemple ; elles sont fréquemment en rapport avec le varicocèle pelvien qui entretient une congestion permanente dans les ovaires et y provoque un processus sclérogène différent du précédent, mais tout aussi défavorable à l'accomplissement des fonctions menstruelles. L'évolution des follicules, la congestion qui l'accompagne, déterminent des douleurs sans cesse croissantes.

Enfin, les lésions des ovaires sont souvent secondaires, consécutives aux infections de l'appareil génital : salpingo-ovarite, périovarite, abcès ovarien, etc., qui laissent la glande plus ou moins scléreuse, entourée de fausses membranes, et quelquefois fixée par des adhérences dans le cul-de-sac de Douglas. Dans ces conditions, le développement des follicules se fait mal et leur déhiscence ne se produit pas ; il en résulte de petits kystes qui augmentent le volume de l'organe, tiraillent les adhérences, les brides fibreuses, surtout dans les poussées congestives liées à la menstruation.

Les altérations de l'utérus, comme celles des ovaires, sont dues généralement à un développement défectueux. L'utérus est resté à l'*état infantile*, ou il s'est arrêté aux premières phases de l'*évolution pubérale*, uniformément petit et grêle, avec un col plus long que le corps dans le premier cas, le corps étant un peu plus développé dans l'*utérus pubescent* (Puech).

Ces utérus arrêtés dans leur évolution sont fortement fléchis en avant ou en arrière, ils présentent une courbure arrondie en forme de crosse et on sent quelquefois le fond qui descend aussi bas que l'extrémité inférieure du col. Exceptionnellement, la flexion se fait par une brusque coudure à angle droit ou à angle aigu.

Quelques-uns de ces utérus ont une cavité extrêmement étroite, et rétrécie encore au niveau de l'orifice cervico-utérin. D'autres, malgré leur exiguité, admettent un hystéromètre de petit calibre. Or, au moment des règles, la muqueuse est tuméfiée, épaissie, et elle apporte un nouvel obstacle à l'écoulement du sang en augmentant la sténose.

A côté de ces atrésies qui proviennent d'un arrêt de développement, on observe des atrésies cicatricielles, résultant de traumatismes et surtout de cautérisations intra-cervicales ou intra-utérines. Ces lésions étaient fréquentes à l'époque où l'on traitait les métrites par l'introduction de crayons à base de chlorure de zinc, ou au moyen d'autres caustiques. On en produit encore quelquefois lorsqu'on fait sur le col des applications trop prolongées ou insuffisantes de caustique Filhos.

Dans nombre de cas ce n'est pas la cavité de l'utérus qui oppose un obstacle à l'établissement du flux menstruel, ce sont les parois épaissies, sclérosées, vascularisées à l'excès, qui sont le siège d'une congestion intense, douloureuse, rendant chaque menstruation très pénible. Il s'agit tantôt de corps fibreux interstitiels, tantôt d'une simple hypertrophie scléreuse de l'organe. Quelquefois même l'augmentation de volume de l'utérus est peu accentuée, sa forme et sa consistance ont seules changé : l'organe a pris l'aspect d'une poire, et ses parois sont beaucoup plus fermes, plus dures qu'à l'état normal.

Enfin, la métrite, isolée ou associée à ces malformations et déformations, peut être une cause de dysménorrhée, dès qu'aux altérations de la muqueuse s'ajoutent des lésions du parenchyme utérin : métrite parenchymateuse, kystes glandulaires avec hypertrophie du col.

La coïncidence fréquente des lésions de l'utérus avec celles des ovaires explique les symptômes complexes, parfois confus, que l'on observe.

A côté de ces modifications purement locales, il convient de faire une certaine part aux troubles de la santé générale, mais ceux-ci sont loin d'avoir l'importance qu'on leur attribuait jadis.

On a invoqué l'influence des affections cardiaques, du neuro-arthritisme, du paludisme, de la chloro-anémie ; elle ne se fait réellement sentir que s'il en résulte des altérations ovariennes ou tout au moins des troubles très accentués de la circulation utéro-ovarienne. Cependant, on comprend que les affections mitrales exagèrent la stase veineuse dans le bassin, que la chloro-anémie s'accompagne d'aplasie ovarienne, que l'impaludisme, comme d'autres maladies infectieuses telles que les oreillons, la fièvre typhoïde, la syphilis, etc., aient pu déterminer des lésions ovariennes.

Quant au neuro-arthritisme, il n'est pas douteux que l'on soit en droit de lui attribuer un rôle important, quoique mal défini, dans la genèse de ces dystrophies scléreuses.

Il est d'ailleurs probable que, dans certains cas, l'action de ces diverses maladies ne se fait pas sentir seulement sur les glandes génitales, mais sur l'ensemble des glandes vasculaires sanguines.

Quelques auteurs envisagent d'une manière plus large l'influence des maladies générales : Jaccoud et Labadie-Lagrave ont qualifié autrefois de « migraines utérines » les crises dysménorrhéiques de certaines goutteuses.

Barnes[1] s'est élevé assez vivement contre la conception d'une *dysménorrhée essentielle* : « Il nous paraît difficile de réduire les accidents de la dysménorrhée à de simples troubles fonctionnels indépendants de toute modification de l'appareil génital, dit-il, ces lésions sont évidentes dans la plupart des cas, et nous ne sommes pas toujours autorisés à les nier quand elles échappent à nos moyens d'investigation. »

Symptômes.

Dysménorrhée ovarienne. — C'est celle qui correspond à la phase ovarienne de la menstruatiom. Simpson avait montré, déjà, l'importance des troubles de l'ovulation dans la dysménorrhée. Ils ont été mis en lumière, surtout, par Gallard[2], à une époque où l'on se préoccupait presque exclusivement des accidents mécaniques occasionnés par des déformations utérines ou tubaires (Bernutz).

Ce qui caractérise essentiellement la *dysménorrhée ovarienne*, c'est qu'elle porte sur les phénomènes initiaux de la menstruation. Les prodromes des règles augmentent, à la fois, de durée et d'intensité. Ils apparaissent quelques heures, un ou deux jours avant le flux sanguin, quelquefois beaucoup plus tôt; ils se manifestent par des tiraillements dans la région lombaire, par des sensasions de pesanteur dans le bas-ventre, qui s'accompagnent d'élancements vers la partie inférieure des fosses iliaques.

Ces malaises augmentent et font place bientôt à des douleurs aiguës parfois excessivement violentes; elles sont localisées d'abord dans les régions ovariennes, puis s'étendent peu à peu à la totalité de l'abdomen qui est dur, météorisé, et supporte à peine la plus légère pression. Ces phénomènes de *péritonisme* s'accentuent, provoquent des nausées, des vomissements, des besoins fréquents d'uriner, de la diarrhée avec ténesme rectal, ou des contractions spasmodiques de l'intestin entraînant une constipation absolue. Cependant, les malades, loin de s'immobiliser comme dans les affections péritonéales, ont une tendance très marquée à s'agiter, à se déplacer dans tous les sens ; elles passent de la position couchée à la position assise, et se livrent même à des contorsions bizarres, comme si un changement d'attitude devait leur procurer un peu de soulagement.

Chez certaines femmes, l'éréthisme vasculaire n'est pas limité aux plexus utéro-ovariens, il s'accompagne de poussées hémorrhoïdaires, de tuméfaction douloureuse des veines des membres inférieurs, de fluxions congestives au niveau d'un rein mobile. Chez d'autres, on observe des réactions nerveuses bien au delà des limites du bassin : accès d'oppression, de palpitations, crises convulsives hystériformes, etc. On a même signalé des attaques d'épilepsie ; toutefois, ces graves accidents ne surviennent que chez des sujets prédisposés, présentant quelque tare nerveuse.

L'évolution de chaque crise varie non seulement d'une femme à l'autre, mais chez la même femme, suivant les circonstances. Tantôt elle est unique, continue, les douleurs conservant toute leur acuité, depuis le début, et cessant dès l'appa-

[1] Barnes. *Traité clinique des maladies des femmes*, traduit par Cordes. Paris, 1876.

[2] Th. Gallard. *Leçons cliniques sur la mens ruation et ses troubles*. Paris, 1885.

rition de l'écoulement sanguin. Tantôt elle procède par poussées successives, se renouvelant plusieurs fois dans la même journée. Parfois les malaises persistent un ou deux jours, et ne disparaissent que peu à peu.

Lorsque la dysménorrhée ovarienne commence avec les premières menstruations, ou dans les années qui suivent immédiatement la puberté, elle est en rapport avec un développement défectueux des ovaires : *aplasie glandulaire, persistance de l'état infantile, dégénérescence scléreuse ou scléro-kystique.*

Aussi la dysménorrhée est-elle fréquente lorsque la *puberté est tardive,* et elle coïncide fréquemment avec des *irrégularités menstruelles.*

Sous l'influence d'un relèvement de la santé générale, on peut voir la dysménorrhée s'atténuer, disparaître peu à peu, et les fonctions ovariennes reprendre un cours presque normal. Le mariage exerce parfois, à ce point de vue, une action salutaire, l'excitation génitale venant stimuler l'atonie des ovaires. Mais souvent la sclérose tend au contraire à s'accentuer, les menstruations deviennent plus difficiles, plus douloureuses, et le mariage apporte un nouvel élément d'irritation.

Lorsque la dysménorrhée ne cesse pas de s'accroître dans les années qui suivent la puberté, elle comporte un pronostic sévère. Dans les cas favorables, il se produit une atténuation progressive des douleurs, ou tout au moins des périodes d'accalmie qui persistent plusieurs mois.

Une sclérose d'allure différente, au voisinage de la ménopause, donne lieu à des menstruations de plus en plus douloureuses, affectant la forme congestive. Pendant plusieurs jours, quelquefois une semaine avant l'apparition des règles, les malades éprouvent les symptômes d'une congestion utéro-ovarienne intense : douleurs lombo-abdominales avec sensation de plénitude, de gonflement, d'oppression ; ces malaises s'accentuent progressivement et prennent un caractère très aigu dans les heures précédant l'écoulement du sang, qui se fait d'ailleurs assez mal, par gouttes, pour cesser au bout d'un ou deux jours, ou pour aboutir à une hémorragie abondante, véritable débâcle, suivie d'un soulagement très prononcé.

La dysménorrhée qui débute à la période active de la vie génitale, après des accouchements, des fausses couches, ou à la suite de diverses affections pelviennes est due à des altérations secondaires d'origine infectieuse. Elle se manifeste par des phénomènes analogues à ceux qui caractérisent la dysménorrhée primitive, mais les douleurs sont plus diffuses, elles s'étendent davantage dans le bassin, elles se répercutent beaucoup plus vivement sur la vessie, sur le rectum, surtout si les ovaires malades sont en prolapsus dans le cul-de-sac postérieur. La crise n'est pas toujours limitée au début de la menstruation, elle se prolonge quelquefois pendant toute la période cataméniale.

C'est dans ces cas également que l'on observe des douleurs intermenstruelles. (*Mittelschmerzen* des auteurs allemands). Elles apparaissent régulièrement au milieu de l'intervalle qui sépare deux menstruations ; elles présentent des caractères assez analogues à ceux de la crise cataméniale, et s'accompagnent même, parfois, d'un léger suintement de sang. Comme Bouilly l'a démontré (*Semaine gynécologique*), ces accidents sont toujours motivés par des altérations annexielles. Il est probable que sous l'influence de la congestion intense, dont ces ovaires sont le siège, il se fait à ce moment une ébauche d'ovulation qui n'aboutit pas à la rupture du follicule.

Ces faits, d'ailleurs, ne sauraient être confondus avec la dysménorrhée.

Dysménorrhée utérine. — C'est celle qui répond à la phase utérine de la menstruation. Elle résulte d'un obstacle à l'écoulement du sang, et quelquefois des conditions dans lesquelles le sang transsude à la surface de la muqueuse.

Lorsqu'il existe une sténose du canal cervico-utérin, le sang s'accumule en arrière du rétrécissement, il distend la cavité utérine ; il forme bientôt un caillot sur lequel l'utérus se contracte énergiquement pour provoquer son expulsion.

Nulle part ce phénomène n'est plus marqué que lorsqu'il existe en même temps une flexion très prononcée de l'organe, en avant ou en arrière.

La crise débute un peu plus tard que dans la dysménorrhée ovarienne. Après des prodromes normaux, de durée moyenne, on voit apparaître quelques gouttes de sang à la vulve ; c'est alors que les accidents éclatent, parfois avec une soudaineté saisissante. Aux douleurs lombo-abdominales, qui font partie essentielle du syndrome utérin, s'ajoutent des coliques utérines ; sensations de constriction, de crampes, avec irradiations au périnée ainsi qu'à la partie supérieure des cuisses, ténesme vésical et rectal. Ces malaises durent quelques heures, parfois une journée entière ; les douleurs sont extrêmement vives, les femmes qui ont eu des enfants ne se trompent guère sur leur origine utérine, elles les comparent très justement aux souffrances de l'accouchement. On observe plus fréquemment encore que dans la forme précédente des nausées, des vomissements parfois même des tendances aux syncopes.

Si l'on examine la malade en pleine crise, la palpation minutieuse de l'abdomen combinée au toucher vaginal ou au toucher rectal, permet de sentir le corps de l'utérus globuleux, en contracture.

Au bout de quelques heures, la malade expulse un caillot de volume variable, qui est moulé sur la cavité utérine ; c'est alors que se produit la détente. Le sang s'écoule avec plus de facilité, et s'il persiste encore quelques malaises, ceux-ci sont légers. Ces accidents reviennent à chaque époque menstruelle, leur intensité seule varie.

Cette forme de dysménorrhée disparaît généralement à la suite d'une grossesse, ou du moins ses symptômes sont très atténués.

C'est l'argument sur lequel s'appuient ceux qui voient dans la sténose cervico-utérine la cause principale de ces accidents. Marion Sims, Schröder ont été les partisans les plus résolus de cette théorie mécanique de la dysménorrhée. Pour Schultze [1] la déviation, ne saurait être une cause suffisante de dysménorrhée s'il n'existe pas, en même temps une inflammation de la muqueuse utérine. Matthews Duncan frappé du caractère spasmodique de la crise, incrimine tout particulièrement le système nerveux. Beaucoup plus éclectique, Mac Naughton Jones [2] pense que les déviations de l'utérus, l'épaississement de ses parois, les exsudats qui l'entourent sont autant de causes de cette variété de dysménorrhée. C'est d'ailleurs l'interprétation qui résulte de l'étude rigoureuse des faits observés dans la pratique.

Dysménorrhée membraneuse. — Elle se confond souvent avec les variétés pré-

[1] Schultze. *Traité des déviations utérines*, trad. Hergott, Paris, 1884.

[2] Mac Naughton Jones. *Diseases of women and uterine therapeutics, ninth édition*, New-Yoork, 1905.

cédentes. Comme l'a fait remarquer Gallard, la menstruation normale s'accompagne de l'élimination de quelques lambeaux de la muqueuse utérine. Si l'on examine les débris qui restent sur les linges, on y rencontre, non seulement de petits caillots sanguins, mais des fragments de muqueuse assez facilement reconnaissables, quand on prend la peine de les chercher. Le microscope y décèle des cellules épithéliales du vagin et de l'utérus, mélangées à du mucus et à des globules rouges. Quelquefois ces éléments sont inclus dans un caillot fibrineux qui, étalé à la surface de la muqueuse, formait une membrane d'une certaine étendue, dont l'expulsion n'a provoqué aucune douleur. Quand la menstruation est difficile, cette desquamation est plus accentuée sans qu'il en résulte réellement de désordres nouveaux.

Aussi les limites de la dysménorrhée membraneuse sont-elles difficiles à préciser. Si sa fréquence a été méconnue par les uns, elle a été notablement exagérée par les autres.

Cependant, elle présente, au point de vue clinique, des allures assez spéciales qui permettent de lui assigner une place à part.

Elle est essentiellement caractérisée par l'*exfoliation* et l'*élimination douloureuse* d'une grande partie ou de la totalité de la muqueuse utérine à chaque époque menstruelle.

Au début de la crise, les symptômes qu'éprouvent les malades ne diffèrent pas sensiblement de ceux que l'on observe dans toutes les menstruations difficiles. Ils consistent en une exagération du syndrome menstruel.

On peut constater cependant que des réactions utérines coïncident d'emblée avec les douleurs ovariennes : en même temps que des maux de reins, que des élancements dans les fosses iliaques, les malades éprouvent dans la région hypogastrique des sensations très pénibles de crampes, de contractions. L'utérus, fortement congestionné, est augmenté de volume et très sensible à la moindre pression. Les souffrances sont à peu près continues; elles ont une durée variable, qui est rarement au-dessous d'une journée, et elles ne présentent pas ces accalmies passagères que l'on constate dans d'autres variétés de dysménorrhée.

On voit apparaître quelques gouttes de sang dès le début de la crise, mais l'écoulement ne s'établit pas franchement. Parfois un flot de sang s'échappe brusquement et s'arrête. Bientôt les douleurs augmentent, elles prennent de plus en plus le caractère de contractions utérines, d'abord intermittentes, puis de plus en plus rapprochées. Elles s'accompagnent de ténesme vésical et rectal, de nausées, de vomissements, d'irradiations dans les reins, dans les cuisses. Les traits du visage sont altérés, le nez s'effile, les extrémités se refroidissent ; la crise atteint quelquefois une intensité telle que certaines femmes se tordent littéralement sur leur lit et ne peuvent retenir leurs cris.

Enfin, le second ou le troisième jour, la malade expulse une masse dont l'aspect et le volume sont très variables : tantôt elle est constituée par de simples membranes plus ou moins épaisses, divisées en plusieurs lambeaux, ou formant une sorte de sac presque complet, tantôt par un corps globuleux, ovoïde, moulé sur la cavité utérine. Entre ces deux aspects on rencontre de nombreuses variétés intermédiaires, les membranes pouvant être recouvertes de caillots épais, et le bloc fibrineux morcelé en plusieurs fragments.

Cette expulsion provoque une détente immédiate qui s'accentue rapidement.

Elle est presque toujours suivie d'une perte de sang abondante qui prend parfois le type ménorragique.

Les crises n'ont pas toujours la même intensité, mais il est exceptionnel qu'elles ne soient pas assez violentes pour obliger la malade à garder le lit pendant une journée au moins. Elles se reproduisent à chaque époque menstruelle.

On observe la dysménorrhée membraneuse aussi bien chez des vierges que chez des femmes mariées. Son début ne remonte pas toujours à la puberté ; elle apparaît en général quelques années plus tard, ou même seulement après la mariage. Elle entraîne souvent la stérilité ; s'il survient une grossesse, les crises

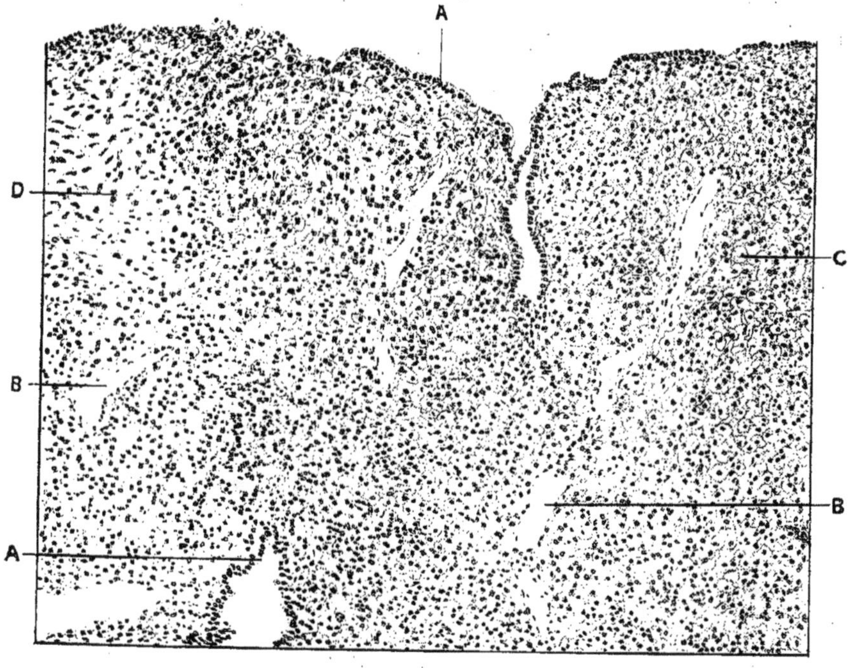

Fig. 110.
A, épithélium glandulaire. — B, vaisseaux sanguins. — C, chorion muqueux. — D, cellules fusiformes.

reviennent avec la menstruation. Quelquefois les accidents ne s'observent qu'après un ou plusieurs accouchements.

Bien que les produits éliminés au cours de la dysménorrhée membraneuse se présentent sous des aspects différents, les éléments qui les constituent sont à peu de chose près les mêmes.

Les membranes sont quelquefois réduites à une simple exfoliation de la muqueuse. Nous avons eu l'occasion d'en rencontrer qui formaient un étui presque complet, comme un doigt de gant. Le plus souvent elles se composent de lambeaux multiples dont la surface interne est recouverte de caillots sanguins étalés.

Les masses globuleuses font généralement songer à une fausse couche : l'œuf paraît avoir été expulsé en totalité ; d'autres fois, il existe à sa surface une déchirure par laquelle on croit que le produit de la conception a été éliminé, et les petits prolongements que l'on voit à sa périphérie donnent l'impression de villosités choriales.

En réalité, il s'agit, dans l'immense majorité des cas d'un *simple caillot sanguin* moulé sur la cavité utérine ; la fibrine s'est déposée par couches successives sur la muqueuse, à laquelle elle adhère d'une manière intime. Des productions du même genre peuvent se rencontrer dans la *dysménorrhée utérine* lorsqu'il existe un obstacle au cours du sang. La *dysménorrhée membraneuse* comporte de plus l'élimination de portions étendues de la muqueuse utérine, que seul l'examen histologique permet de reconnaître avec précision. Les lambeaux exfoliés sont constitués à la fois par les lamelles fibrineuses du caillot sanguin

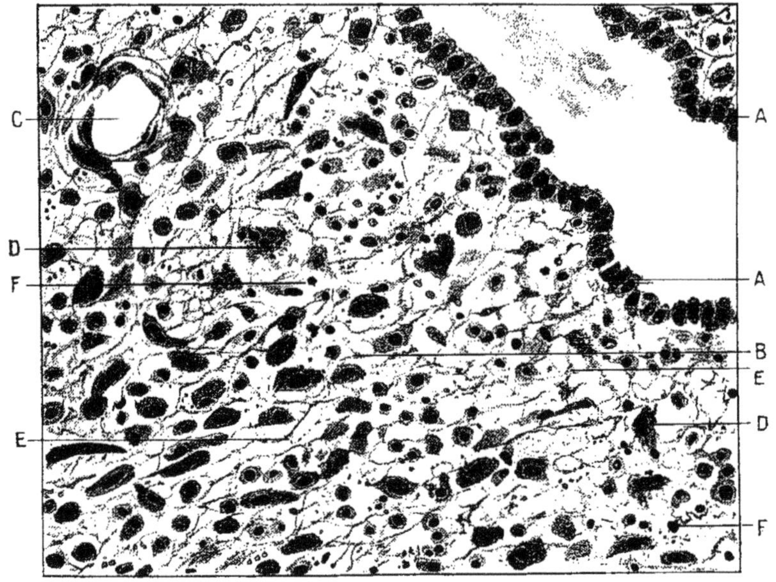

Fig. 111.
Fragment de membrane provenant d'une dysménorrhée membraneuse.
A, épithélium glandulaire. — B, chorion de la muqueuse. — C, vaisseau capillaire. — D, cellules du chorion en plasmolyse. — E, réticulum conjonctif du chorion. — F, noyaux libres.

et par des éléments de la muqueuse qui font corps avec lui : cellules épithéliales, cellules superficielles du chorion, plus ou moins dégénérées, mélangées à des hématies et à des lymphocytes. Il en résulte une membrane d'apparence diphtéroïde analogue à celle de la colite (fig. 110).

D'autres fois le processus de desquamation se fait sentir plus profondément et donne lieu à l'élimination de toute l'épaisseur de la muqueuse, sinon sur la totalité, du moins sur une grande partie de la cavité utérine. On constate alors, sur ces membranes plus épaisses, des glandes (fig. 111) et même des fragments de vaisseaux. Il existe presque toujours, dans ce cas, des hémorragies diffuses à diverses hauteurs du chorion.

Au point de vue anatomique, c'est la présence des glandes et des vaisseaux sanguins qui caractérise la dysménorrhée membraneuse. Dans quelques cas, d'ailleurs exceptionnels, on a la surprise de rencontrer, au milieu des fausses membranes et des caillots sanguins, de petits îlots placentaires (comme en montrent les figures 112, 113, 114); ils témoignent d'une grossesse interrompue à son début. Ils sont facilement reconnaissables à leurs grosses cellules polygonales qui, par leur forme, par leur groupement, sont assez caractéristiques pour qu'on ne puisse pas les confondre, quoi qu'on ait dit, avec des cellules normales de la muqueuse utérine.

Ce sont des constatations de ce genre qui avaient amené Raciborski et quelques autres auteurs à considérer la dysménorrhée membraneuse comme étant le plus

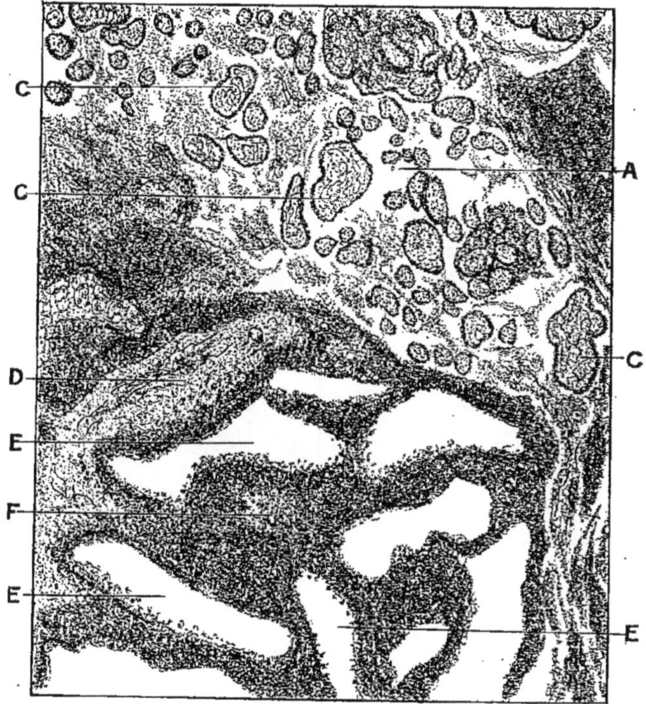

Fig. 112.
Débris de membrane rendus au cours d'une crise de dysménorrhée (avortement inconscient). Ensemble.
A, couche des villosités choriales. — C, villosités choriales. — D, caillot sanguin. — E, lacs sanguins. F, couche des cellules déciduales.

souvent un véritable avortement. Cette interprétation est excessive et injustifiée. Les débris placentaires manquent dans l'immense majorité des cas de dysménorrhée; mais on doit toujours les rechercher surtout lorsqu'il existe un retard de la menstruation.

Lepage (Soc. Obst., Gyn. de Fév. 1910), a vu dans des lambeaux de dysménorrhée membraneuse l'exfoliation de la muqueuse utérine au cours d'une grossesse ectopique.

La pathogénie et l'étiologie de la dysménorrhée membraneuse sont d'une interprétation difficile. La sténose du canal cervico-utérin, les malformations, les altérations de l'utérus et des annexes ne suffisent pas pour expliquer sa genèse, puisqu'on la voit quelquefois coïncider avec un utérus normal, parfaitement développé, et des annexes en bon état, ou après des accouchements multiples, alors que l'on ne peut incriminer ni l'étroitesse du conduit ni un autre obstacle sérieux à l'écoulement du sang.

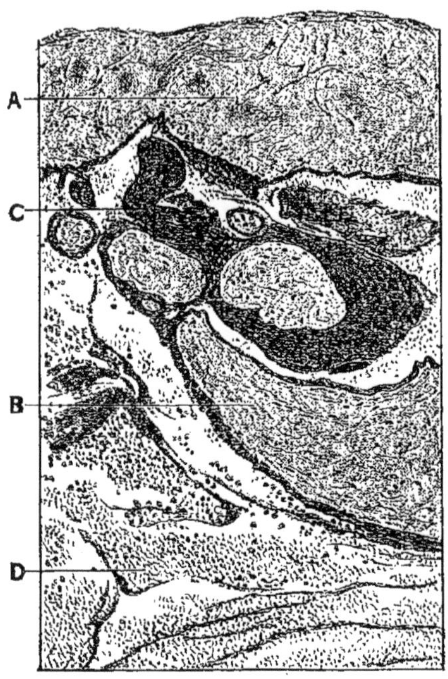

Fig. 113.

Débris de membrane rendus au cours d'une crise de dysménorrhée (avortement inconscient). Couche superficielle (détail).

A, paroi de la masse polypeuse. — B, villosité choriale. — C, caillot fibrineux ancien. — D, sang.

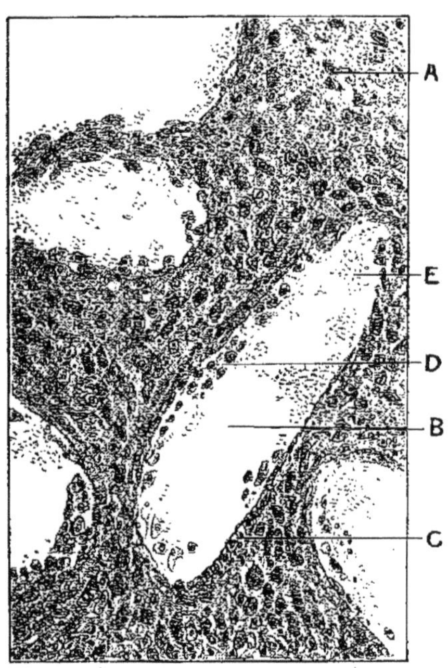

Fig. 114.

Débris de membrane rendus au cours d'une crise de dysménorrhée (avortement inconscient). Couche profonde (détail).

A, cellules déciduales dissociées par le sang. — B, cul-de-sac glandulaire avec leur épithélium cubique conservé en C, et desquamé en D. — E, globules sanguins.

Emmet invoquait un épaississement des éléments superficiels de la muqueuse qui localisait la rupture des vaisseaux à la couche profonde du chorion, d'où élimination des parties sus-jacentes.

Pour F. Siredey [1], la muqueuse, altérée déjà par une inflammation ancienne, se décollerait sous l'influence des contractions de l'utérus, et une nouvelle hémorragie, se produisant dans la profondeur, activerait et étendrait l'exfoliation de la muqueuse.

Il est vraisemblable que, superficielle ou profonde, la desquamation habituelle de la muqueuse utérine avec son cortège de douleurs est en rapport avec des

[1] F. Siredey. Article Dysménorrhée du *Dictionnaire de médec. et de chir. pratiques*.

phénomènes inflammatoires, comme l'ont admis Tyles, Smith, Bernutz. Elle mérite le nom d'*endométrite exfoliante* que lui donne Pozzi.

Il est difficile cependant de l'attribuer à l'infection, puisqu'on l'observe souvent chez des vierges, tandis qu'on ne la voit guère apparaître au cours d'une métrite.

Duplay a signalé l'influence de l'hérédité.

On la rencontre souvent chez des migraineuses ; sa coïncidence avec l'entérite muco-membraneuse a été signalée, mais ce fait est loin d'être fréquent.

En réalité, nous sommes assez mal fixés sur son étiologie. L'arthritisme, les divers états névropathiques semblent jouer un certain rôle dans sa genèse, qui exige à la fois une prédisposition de la muqueuse, résultant d'un trouble trophique, et une excitabilité toute particulière de l'utérus, puisque, dans quelques cas exceptionnels, la desquamation même étendue de la muqueuse utérine et l'élimination de lambeaux importants ne provoquent aucune réaction violente.

La dysménorrhée membraneuse est une affection très tenace, particulièrement rebelle à la thérapeutique ; elle est d'autant plus persistante qu'elle a débuté plus tôt; elle s'atténue quelquefois avec l'âge; néanmoins elle comporte un pronostic assez réservé en raison de sa durée, et aussi parce qu'elle constitue un sérieux obstacle à la conception, en même temps qu'elle prédispose à l'avortement.

Traitement.

Bien que la dysménorrhée relève de causes différentes, sa thérapeutique repose toujours sur un fond commun, applicable à la plupart des cas, et auquel il suffira d'ajouter le traitement local motivé par l'état de l'appareil génital.

Traitement de la crise. — Lorsque la crise éclate, il faut avant tout apaiser les douleurs, calmer le système nerveux et assurer le plus promptement possible, aux malades, le soulagement qu'elles réclament.

Si l'on est appelé avant l'apparition du flux menstruel, on prescrira avec avantage un bain chaud prolongé à 37°-38°, que l'on renouvellera, au besoin, deux ou trois fois dans les vingt-quatre heures, et dont on pourra élever progressivement la température jusqu'à 39° si les circonstances le permettent.

L'apparition d'un suintement sanguin plus prononcé ne constituerait aucune contre-indication et la détente produite par le bain chaud ne pourrait que faciliter l'écoulement physiologique. En dehors du bain, on imposera le repos au lit, on conseillera des onctions calmantes suivies de l'application de compresses humides chaudes, ou de cataplasmes chauds peu épais qu'on changera toutes les trois ou quatre heures.

Pour les onctions, on se servira de l'une ou l'autre de ces préparations :

A. Liniment avec :

Huile de camomille camphrée	āā 50 centimètres cubes.
Huile de jusquiame	
Teinture d'opium	10 grammes.
Chloroforme	12 —

B. Pommade avec :

Chloral	} ãã 15 grammes.
Camphre	
Teinture d'opium	10 —
Lanoline	20 —

On administrera des calmants, de préférence par la voie rectale, en raison de la tendance aux vomissements, si communs au cours de ces crises.

On emploiera de petits lavements à garder de 120 à 150 grammes d'eau bouillie simple ou de décoction de graines de lin bien chaude (50, 52°) auxquelles on ajoutera de *vingt* à *trente gouttes* du mélange suivant :

Teinture de belladone	} ãã 2 grammes.
Teinture de cannabis indica	
Laudanum de Sydenham	12 grammes.

Si les douleurs sont vives, on fera dissoudre dans le lavement, avant d'y ajouter la mixture calmante, de 0gr,50 à 1 gramme d'antipyrine.

Des lavements de 2gr,50 d'hydrate de chloral et de XX à XXV gouttes de laudanum rempliront à peu près le même but.

Ces lavements pourront être remplacés par les suppositoires suivants :

Chlorhydrate de morphine	2 centigrammes.
Extrait de belladone	} ãã 0gr,01.
Extrait de cannabis indica	
Antipyrine	0gr,50.
Beurre de cacao	3 grammes.

Ces doses seront modifiées, d'ailleurs, selon les circonstances.

On laissera un intervalle de quatre heures, au moins, avant de renouveler ces lavements ou suppositoires.

Si ces moyens ne procurent pas l'apaisement, on sera obligé de recourir aux injections de morphine. Mais c'est un procédé dont on devra se méfier ; par son retour périodique, il exposera singulièrement les jeunes femmes à une accoutumance dangereuse. Aussi ne doit-on l'employer que dans les cas où les souffrances des malades sont telles qu'il est urgent de les soulager.

Si l'estomac n'est pas trop intolérant, on trouvera encore des adjuvants précieux parmi les médicaments analgésiques : l'antipyrine[1], l'aspirine[2], le pyramidon[3], etc.

P. Dalché recommande de donner trois fois de suite, à une heure d'intervalle, XX gouttes d'*extrait fluide de séneçon* dans une cuillerée à soupe d'eau sucrée.

Dans certains cas on est arrivé à calmer (Fliess de Berlin) des crises de dysménorrhée en badigeonnant la *muqueuse pituitaire* avec des solutions de *cocaïne*

[1] Des cachets peuvent être ainsi formulés :

A. Antipyrine . . . . . 0gr,75 à 1 gramme.

Pour un cachet, un dès le début de la crise, un second trois heures plus tard si la douleur persiste.

[2] *B*. Aspirine . . . . . 0gr,75 à 1 gramme.
Caféine . . . . . 0gr,15 —

Pour un cachet, un dès le début de la crise, un second quatre heures plus tard s'il le faut.

[3] *C*. Pyramidon . . . . . 0gr,25.

Pour un cachet, à prendre au début de la crise ; renouveler quatre heures plus tard si les douleurs persistent ou de *morphine*. Bonnier a obtenu dans nombre de cas la suppression définitive des crises par la cautérisation de la région externe des cornets inférieurs.

Traitement préventif. —Mais la partie la plus importante du traitement de la dysménorrhée consiste à en prévenir le retour. C'est à ce point de vue qu'il est nécessaire d'en déterminer les causes avec toute la précision désirable ; elles sont souvent complexes, les altérations des ovaires s'ajoutant à celles de l'utérus et contribuant avec elles à la genèse des accidents.

La dysménorrhée des jeunes filles, qui débute à la puberté ou dans les années qui suivent, étant presque toujours liée à un développement défectueux des ovaires et souvent de l'utérus, on s'efforcera de faciliter, de stimuler l'évolution de ces organes en agissant sur la santé générale.

On veillera, avant tout, à l'observation rigoureuse des lois de l'hygiène, et on assurera à ces jeunes filles une bonne et saine alimentation, d'où seront exclus les mets qui favoriseraient les auto-intoxications et l'excitation nerveuse. On surveillera leur travail en les mettant à l'abri de toute fatigue physique ou intellectuelle excessive. On conseillera des promenades, des jeux de plein air, des exercices de gymnastique, le séjour à la campagne, à la montagne ou à la mer, des frictions aromatiques quotidiennes. On aura recours à l'hydrothérapie et particulièrement aux douches chaudes, aux bains chauds répétés, surtout dans la semaine qui précède les règles.

Malgré leur caractère banal, ces soins hygiéniques ont une grande importance et ils suffisent quelquefois pour améliorer la situation.

On y joindra l'usage de médicaments en rapport avec l'état général des jeunes filles : l'arsenic pour les lymphatiques, le fer pour les anémiques, dont les fonctions digestives s'accomplissent normalement.

Des cures à La Bourboule, aux eaux salines, aux stations ferrugineuses, compléteront avantageusement ces soins.

Il n'y a guère à compter sur les emménagogues : les infusions d'armoise, d'absinthe, sont loin de mériter la faveur dont elles ont joui jadis. L'*apiol* est encore utilisé avec avantage ; on ne doit pas seulement le prescrire au moment de la crise, mais cinq ou six jours avant l'époque cataméniale.

L'*opothérapie* est fort en honneur aujourd'hui ; si elle donne quelques déceptions; elle compte à son actif d'incontestables succès. Il est permis d'espérer qu'elle en procurera davantage lorsque nous connaîtrons mieux ses indications.

On la pratique, en employant exclusivement des *préparations ovariennes*, ou des *produits glandulaires associés*.

Dans le premier cas, on donne deux ou trois fois par jour, aux repas, des cachets, capsules ou tablettes de *poudre fraîche d'ovaire*, d'*extrait d'ovaire* ou de *corps jaune*, pendant deux ou trois semaines, en commençant cinq ou six jours après la fin des règles. Lorsqu'il existe quelques signes d'insuffisance tyroïdienne ou hypophysaire, on donne quotidiennement une ou deux doses d'extrait ovarien et une dose d'extrait thyroïdien ; quelquefois même on y ajoute une dose d'extrait hypophysaire de manière à combiner l'influence des diverses glandes vasculaires sanguines. Nous avons vu plusieurs cas de dysménorrhée rebelle très notablement améliorés par cette médication.

Enfin, lorsque l'*hygiène*, l'*hydrothérapie*, la *thérapeutique médicamenteuse* et l'*opothérapie* n'ont pas donné de résultat, on peut tenter utilement la *kinésithérapie :* électricité, massage, etc.

On a recours dans ce cas non seulement au *massage général* mais au *massage génital* dont nous avons obtenu également de bons effets.

La dysménorrhée que l'on observe au voisinage de la ménopause réclame une orientation bien différente du traitement. Il s'agit, le plus souvent de neuro-arthritiques présentant des tendances aux congestions, à l'obésité. On les améliorera surtout en traitant leur santé générale.

L'usage du lait, d'un régime lacto-végétarien, associé à un traitement diurétique renouvelé deux ou trois mois de suite, produit habituellement d'excellents effets. Des cures à Vittel, Martigny, Contrexéville, Vichy ou Royat sont le complément rationnel des mesures indiquées.

L'opothérapie polyglandulaire trouve ici ses indications, la tendance à l'obésité, le ralentissement des échanges, étant souvent des indices d'*hypothyroïdie*. Mais on devra l'appliquer avec ménagement et en surveiller l'action.

C'est encore dans cette variété de dysménorrhée que l'on emploiera utilement divers médicaments qui paraissent exercer une action favorable sur la circulation veineuse ; l'*hamamelis virginica*, l'*hydrastis canadensis*, le *viburnum prunifolium*, le *cannabis indica*, le *piscidia erythrina* en extraits aqueux ou en teintures, produisent de bons résultats chez quelques malades. Lawson-Tait, Bouilly, conseillaient également l'*ergotine* ou l'*ergot de seigle*[1].

Lorsque la dysménorrhée est imputable à des lésions utérines ou annexielles consécutives à des infections antérieures, la thérapeutique hygiénique ou médicamenteuse ne fournira qu'un faible secours. Son influence palliative n'est cependant pas à dédaigner. On fera les mêmes essais de traitement calmant ou préventif, mais il sera inutile d'insister si l'on n'obtient pas d'amélioration.

On cherchera surtout à modifier les reliquats des lésions locales par l'*hydrothérapie*, par des *cures thermales* et par des essais rationnels de *kinésithérapie* prudemment conduits. Les bains, les massages, assouplissent les adhérences, régularisent la circulation pelvienne et facilitent les fonctions menstruelles.

Si l'on est en présence d'altérations profondes ne cessant pas de s'aggraver, l'intervention chirurgicale s'imposera.

Lorsque la dysménorrhée est franchement d'origine utérine et en rapport avec un développement insuffisant, accompagné d'une flexion exagérée de l'organe, il est inutile de demander à la pharmacologie un secours qu'elle ne peut donner. On est autorisé à essayer l'*opothérapie polyglandulaire*, en même temps que le

[1] Voici quelques formules pour l'usage de ces médicaments :

A. Extrait américain d'hamamelis . . . . 30 grammes.
De X à XV gouttes dans un peu d'eau à chacun des trois repas.

B. Extrait fluide d'hydrastis canadensis . . . .
Extrait de viburnum prunifolium . . . . } ââ 10 grammes.
De X à XII gouttes cinq ou six fois par jour dans un peu d'eau sucrée.

C. Teinture de piscidia erythrina . . . .
Teinture de viburnum prunifolium . . . . } ââ 10 grammes.
XX gouttes quatre ou cinq fois par jour (Huchard).

D. Teinture d'hydrastis canadensis . . . .
— de viburnum prunifolium . . . . } ââ 8 grammes.
— de cannabis indica . . . .
— de piscidia erythrina . . . . } ââ 2 grammes.
De XX à XXV gouttes trois fois par jour.

E. Bromure de potassium 0gr,50
Seigle ergoté fraîchement pulvérisé 0gr,10
Pour un cachet, deux par jour aux repas.

massage gynécologique ; ces procédés isolés ou associés nous ont donné plusieurs fois des résultats satisfaisants. Si l'on échoue, on tentera la dilatation de l'utérus au moyen de laminaires. Pratiquée aseptiquement et lentement, cette opération n'est pas dangereuse, mais elle exige un repos au lit de huit à dix jours au moins. On doit procéder sans violence, en introduisant d'abord des tiges très fines et en n'augmentant pas trop rapidement leur calibre. On éprouve quelquefois, au début, une grande difficulté à faire pénétrer dans l'orifice cervico-utérin les laminaires les plus minces ; en raison de leur faible résistance elles se recourbent au niveau de la déviation. Dans ce cas, on commence par dilater exclusivement le col à l'aide de laminaires très courtes. A mesure que le col s'élargit, il entraîne la distension de l'isthme, et facilite l'accès ultérieur de la cavité utérine. On augmente la dilatation progressivement et on la maintient pendant quelques jours, une semaine au plus, en faisant des pansements avec de la gaze stérilisée.

Cette technique lente est préférable aux moyens violents : l'introduction trop brusque d'instruments rigides a provoqué quelquefois des lymphangites péri-utérines, qui n'ont pas contribué à améliorer la situation.

La dilatation amène le redressement de l'utérus; elle est souvent suivie d'une amélioration notable et prolongée, bien que l'organe reprenne son attitude vicieuse dès que l'on a cessé les pansements.

La situation est beaucoup plus embarrassante si l'on est en présence de ces cas complexes où l'aplasie de l'utérus coïncide avec une aplasie des ovaires ou avec une ovarite scléreuse primitive de nature dystrophique, comme on en observe même chez les jeunes filles.

On épuise quelquefois en vain toutes les ressources de l'hygiène et de la thérapeutique : l'opothérapie, l'électricité, le massage, les cures thermales et climatériques ne donnent aucun résultat ; les douleurs persistent en dépit de tous les efforts, chaque mois ramène les mêmes crises; avec les années celles-ci deviennent plus longues et les malades de plus en plus découragées s'acheminent vers *les plus fâcheuses névropathies.*

On hésite d'autant plus à provoquer un traitement radical qu'il s'agit habituellement de personnes peu avancées en âge, souvent même de jeunes filles. La crainte de compromettre leur avenir génital immobilise le médecin dans l'inaction et voue les malades à la souffrance.

L'abstention systématique, en pareil cas nous paraît peu rationnelle; nous n'hésitons pas à conseiller une laparotomie qui permettra de se rendre compte des lésions et d'y remédier. On a beaucoup exagéré les dangers immédiats de ces opérations et leurs risques éloignés. D'ailleurs, la castration n'est pas toujours obligatoire : il est de règle aujourd'hui de faire, quand on le peut, des opérations conservatrices; l'ablation des portions altérées des ovaires facilite le fonctionnement des parties saines.

En dépit des pamphlets inspirés peut-être par les excès de la chirurgie abdominale à ses débuts, nombre de malades ont dû leur complète guérison à une intervention chirurgicale qui ne s'est pas fait trop attendre.

La dysménorrhée membraneuse, en dehors des calmants et des divers modes de thérapeutique préventive, exige des soins locaux plus directs. Il est indispensable de modifier profondément la muqueuse malade si l'on veut éviter le retour des accidents. Nous avons obtenu quelques guérisons en appliquant sur la muqueuse utérine du bleu de méthylène en poudre chimiquement pur.

F. SIREDEY préconisait autrefois les cautérisations intra-utérines répétées. Au moyen d'un instrument ayant la forme d'un gros hystéromètre dont les faces correspondant à la courbure étaient creusées de petites cuvettes longitudinales chargées de *nitrate d'argent fondu*, il cautérisait largement la muqueuse utérine. En renouvelant ainsi plusieurs mois de suite, quelques jours après les règles, il obtenait, peu à peu, la destruction de la muqueuse malade.

POZZI conseille le curettage qu'on renouvellera, s'il le faut, à chaque récidive de l'endométrite exfoliante en le faisant suivre d'injections intra-utérines de teinture d'iode.

CHAPITRE III

ACCIDENTS DE LA MÉNOPAUSE

MÉNOPAUSE NORMALE

La ménopause, d'après la stricte signification du mot, est la suppression de l'hémorragie périodique que présentent les femmes pendant la période active de la vie génitale.

En clinique, suivant la très judicieuse définition de VINAY[1], on désigne sous le nom de ménopause une période de transition : « Le temps de passage entre la « parfaite régularité des règles, et le moment où leur suppression devient défi« nitive. »

En effet, dans les conditions normales, la menstruation disparaît peu à peu, progressivement. L'écoulement sanguin diminue d'abondance, il devient irrégulier, et cesse après quelques hésitations, quelques retours inopinés.

Parfois sa disparition, au lieu d'être graduelle, se fait subitement : soit d'une manière spontanée, soit à la suite de l'ablation des ovaires, ou au cours de quelques maladies cachectisantes ; plus rarement à la suite d'une maladie aiguë d'une certaine gravité : fièvre typhoïde, suppuration prolongée, hémorragie gastrique ou intestinale, traumatisme, violente impression nerveuse, etc.

Qu'elle soit brusque ou lente, la suppression du flux cataménial entraîne presque toujours un certain nombre de troubles, qui se font sentir dans toute l'économie.

Les anciens auteurs avaient de ces phénomènes une interprétation très simple ; ils voyaient là des accidents dus à *la pléthore :* le sang des règles, ne s'écoulant plus au dehors, occasionnait des désordres dans divers organes.

La question se présente aujourd'hui sous un aspect très différent.

On sait que la ménopause ne consiste pas seulement dans la suppression de la ponte ovulaire et de l'hémorragie qui l'accompagne ; elle entraîne la disparition de la sécrétion interne de l'ovaire, dont l'*action antitoxique hypotensive,*

[1] VINAY. La ménopause. *Encyclopédie scientifique*, Paris, 1908.

modératrice des nerfs du cœur, *accélératrice* des processus de combustion et d'oxydation, contribue à maintenir l'équilibre de l'organisme.

A mesure que cette sécrétion diminue, on constate un certain nombre de troubles trophiques et de malaises qui sont en rapport avec l'*insuffisance ovarienne*.

Tandis que l'influence de la puberté se manifestait par des modifications accentuant, dans les formes extérieures, les caractères différentiels des sexes, celle de la ménopause tend à les atténuer : les seins diminuent de volume, les contours s'alourdissent, la taille perd de son élégance, la voix prend un timbre plus fort, les traits du visage deviennent plus durs, quelques poils apparaissent à la lèvre supérieure et au menton.

En même temps se produisent des troubles vaso-moteurs qui, malgré leurs apparences congestives, résultent non de la pléthore, mais d'une *toxémie momentanée*. Ils consistent en des bouffées de chaleur montant subitement au visage, qu'elles colorent d'une rougeur intense, puis elles s'étendent aux membres : les mains, les joues, le front, donnent au toucher une véritable sensation de chaleur. Elles s'accompagnent quelquefois de sensations d'étouffement, d'une certaine gêne épigastrique et précordiale.

Ces phénomènes se renouvellent un grand nombre de fois par jour, à de courts intervalles, laissant aux malades une impression très pénible. Le pouls s'accélère et devient parfois très rapide. Ces poussées congestives sont fréquemment suivies de sueurs, de sensations de défaillance. Ces malaises surviennent de préférence la nuit, ou bien pendant et après les repas ; ils augmentent en société, sous l'influence de l'émotion ; certaines femmes en sont incommodées à tel point qu'elles recherchent la solitude.

On observe en même temps des changements de caractère, des accès de tristesse, de l'insomnie, des bourdonnements d'oreille, des vertiges, une dépression physique notable avec tendance à l'immobilisation, qui exagère encore les dispositions à l'obésité que confère la ménopause.

A l'état normal ces désordres ,qui constituent les symptômes habituels de la ménopause, sont modérément accentués et très supportables. Après avoir présenté pendant quelques mois une progression croissante, ils diminuent lentement, l'organisme s'adapte aux conditions nouvelles, et peu à peu le calme renaît.

L'importance de ces troubles est d'ailleurs très variable ; ils sont plus prononcés quand la ménopause est soudaine, aussi est-ce à la suite de l'ablation des ovaires qu'ils atteignent habituellement leur maximum d'intensité. Il serait toutefois excessif de vouloir poser à ce sujet des règles précises, car il faut tenir compte à la fois de la qualité des ovaires supprimés, et des prédispositions héréditaires ou acquises de chaque femme. Quand les fonctions ovariennes sont réduites au minimum par le fait de lésions locales, ou sous l'influence d'altérations graves de la santé générale, leur suppression brusque passe à peu près inaperçue. Il n'en est pas de même si les ovaires sont en pleine activité, et s'il existe une impressionnabilité excessive du système nerveux. Ces divers malaises prennent alors des proportions pathologiques, et constituent *les accidents de la ménopause*.

Ce terme ne doit s'appliquer qu'aux seuls phénomènes résultant de l'*insuffisance ovarienne*. La ménopause est très redoutée des femmes, ainsi qu'en témoigne le terme d'*âge critique*, consacré par la tradition. En réalité, sa réputation est surfaite parce qu'on lui attribue des méfaits qui lui sont complètement étrangers.

Il ne faut pas oublier que c'est au voisinage de la cinquantaine que se font sentir le plus vivement les influences diathésiques ; c'est également l'âge le plus favorable au développement des maladies organiques.

Nombre d'affections cardiaques, compensées jusque-là, s'aggravent ; c'est à ce moment qu'apparaissent le diabète, la goutte, les rhumatismes chroniques, que l'asthme, les bronchites tuberculeuses ou autres, se compliquent d'emphysème, etc. Or, le sexe masculin ne confère aucune immunité contre ces maladies.

Du côté des organes génitaux, la disparition des congestions périodiques, la régression atrophique de l'utérus et des ovaires, favorisent plutôt l'amélioration de quelques affections utérines ou annexielles, qui étaient le siège d'incessantes rechutes. Les fibromes tendent à diminuer, ou tout au moins ils cessent souvent de s'accroître. Il n'est nullement démontré que les cancers de l'appareil génital soient influencés par la ménopause : comme les cancers des autres organes, dans les deux sexes, ils sont un peu plus fréquents à cet âge, mais on les observe malheureusement à toutes les périodes de la vie, depuis les années qui suivent la puberté jusqu'à une vieillesse avancée.

ÉPOQUE DE LA MÉNOPAUSE

De nombreuses statistiques ont été établies pour fixer l'âge moyen de la ménopause selon les races, le climat, etc. Il ne s'en dégage aucune conclusion précise ; il existe à ce point de vue, entre les femmes d'une même race, vivant sous la même latitude, dans des conditions à peu près identiques, des différences plus accentuées que celles que l'on observe des régions Polaires à l'Équateur.

En France, la ménopause s'établit, en général, entre quarante-cinq et cinquante ans ; le plus souvent de quarante-six à quarante-huit ans, mais certaines femmes cessent d'être réglées à quarante ans, et même plus tôt, tandis que d'autres le sont encore à cinquante-cinq ans. Dans un cas comme dans l'autre il n'en résulte d'ailleurs aucun inconvénient.

Contrairement à une opinion très répandue, une *puberté précoce* n'entraîne nullement une *ménopause prématurée*. Ce sont, au contraire, les femmes menstruées *tardivement* qui cessent de voir leurs règles à un âge peu avancé.

Ménopause précoce. — On peut envisager, comme représentant un type clinique[1] spécial, les femmes qui cessent d'être réglées très prématurément, au-dessous de trente-cinq ans, par exemple (Vinay), en dehors de toute mutilation chirurgicale ou accidentelle, et de toute maladie grave, telle que la tuberculose, le cancer, la chlorose, le diabète, l'impaludisme, etc.

Les cas de ce genre ne sont pas très rares, dans la pratique ; ils ont été particulièrement étudiés par l'un de nous et par Mme Darcanne-Mouroux, dans sa thèse.

Ils appartiennent à trois groupes différents : 1° des *femmes nerveuses* dont les règles disparaissent brusquement à la suite d'une violente émotion morale : perte subite d'un proche parent, commotion résultant d'un accident, etc.

2° Des femmes qui, à la suite d'*acccouchements multiples et rapprochés*, ou de *lactation prolongée*, ont subi une régression exagérée de l'utérus, aboutissant à

[1] A. Siredey. La ménopause précoce. *Soc. d'obstét., de gyn. et de pédiatrie*, déc. 1903.

une atrophie très prononcée de l'organe, phénomène connu sous le nom de *superinvolution*.

3° Des femmes ayant toutes les apparences d'une bonne santé, qui n'ont eu ni accouchement récent, ni allaitement, ni secousse physique ou morale, et chez lesquelles la ménopause s'établit spontanément, douze et quinze ans avant la date habituelle[1].

Ce sont ces dernières qui réalisent le type le plus complet de cette curieuse particularité. Elles ont été le plus souvent réglées tard, entre quinze et vingt ans, perdant peu, quelquefois d'une façon irrégulière, et l'époque cataméniale ne détermine chez elles que des réactions faiblement accentuées. Elles sont en général stériles ou peu fécondes, malgré un réel désir d'avoir des enfants.

Quelques-unes cependant sont menstruées régulièrement, dans des conditions normales, suffisantes, et elles ont eu un ou deux enfants au début de leur mariage.

Dès l'âge de trente ans, vingt-huit même, la menstruation diminue d'abondance, s'espace de plus en plus; pendant plusieurs mois, une ou deux années même, elles tachent à peine leur linge, puis le sang cesse de paraître.

Cette extinction précoce des fonctions génitales ne s'accompagne en général d'aucun trouble important : les étouffements, les bouffées de chaleur, les sueurs et les palpitations, symptômes habituels de la régression ménopausique, ne s'observent chez elles que d'une manière très atténuée. Il en est de même dans les deux autres catégories relevant de la *superinvolution* et des *troubles nerveux*. La plupart de ces femmes ont une tendance marquée à l'obésité.

Il s'agit en somme, dans tous ces cas, d'une disparition prématurée des fonctions de l'ovaire, tantôt liée à une dystrophie *primitive*, ayant entraîné un développement insuffisant de l'organe, tantôt en rapport avec une dystrophie *secondaire*, d'origine nerveuse, ou consécutive à un processus exagéré d'involution *post partum*.

L'examen de l'appareil génital permet de constater des modifications assez nettes de l'utérus, analogues à celles que l'on rencontre au moment de la ménopause : le col diminue sensiblement de volume, tandis que le corps utérin reste à peu près normal et ne régresse que plus tard. Cette atrophie du col est très importante en ce qu'elle permet assez promptement de distinguer ces ménopauses précoces des aménorrhées transitoires que l'on observe à tout âge.

L'utérus superinvolué présente habituellement une atrophie diffuse, plus complète, qui porte sur le corps comme sur le col.

Ménopause tardive. — On a cité, par contre, des ménopauses tardives, les femmes ne cessant de voir leurs règles qu'à cinquante-cinq ans et même après soixante ans. On pourrait se demander si la fluxion périodique n'est pas entretenue, dans quelques cas, par une lésion utérine ou annexielle : fibrome, salpingite ancienne, ptoses, etc.

L'un de nous a suivi une femme qui, à l'âge de soixante-douze ans, vingt-deux ans après la ménopause, présenta chaque mois, pendant cinq ou six jours, des métrorragies qui se renouvelèrent avec une régularité remarquable, pendant onze ans, c'est-à-dire jusqu'à sa mort. Elle avait un prolapsus utérin très

[1] Mme DARCANNE-MOUROUX. La ménopause précoce. Th. Paris, 1904.

accentué pour lequel elle refusait d'ailleurs toute espèce de soins. Elle succomba à des troubles cardiaques.

Il ne semble pas que ces hémorragies retardataires exercent une influence marquée sur la santé générale. Elles peuvent contribuer à affaiblir un organisme peu résistant ; elles sont une cause de préoccupation pour les familles et surtout pour le médecin qui redoute toujours quelque surprise.

Ménopause artificielle. — La ménopause artificielle est provoquée par l'ablation des organes génitaux. De nombreuses observations et en particulier celles de JAYLE, qui a consacré à ce sujet des études très documentées, ont établi que la suppression de l'utérus, bien qu'elle entraîne la disparition des règles, est loin d'avoir les mêmes conséquences que la castration ovarienne. C'est celle-ci surtout qui provoque l'éclosion des troubles variés et parfois très prononcés que l'on observe en pareil cas.

Les réactions sont généralement plus accusées que dans la ménopause naturelle, la brusque suppression des fonctions ovariennes surprenant en quelque sorte l'organisme.

Les symptômes que l'on constate sont les mêmes que dans les conditions physiologiques : bouffées de chaleur, étouffements, palpitations, mais ils sont plus intenses, plus prolongés et se compliquent fréquemment de troubles digestifs, d'accidents nerveux, qui donnent lieu parfois à des malaises très complexes.

ACCIDENTS DE LA MÉNOPAUSE

On retrouve dans la plupart des accidents de la ménopause les phénomènes observés dans les conditions normales, mais ils sont exagérés, au point de provoquer des troubles sérieux de la santé générale. Il s'y ajoute d'ailleurs des réactions nerveuses en rapport avec des prédispositions héréditaires ou acquises; ce ne sont en réalité que des phénomènes secondaires, qui ne se rattachent pas directement à l'insuffisance ovarienne.

Nutrition. — La suppression des fonctions ovariennes entraîne une diminution des combustions organiques et du coefficient d'oxydation, qui a pour conséquence habituelle des éliminations insuffisantes : le taux de l'urée, des phosphates, des chlorures, reste notablement au-dessous de la moyenne, tandis que l'acide urique augmente. Il en résulte une prédisposition aux diverses maladies que BOUCHARD[1] attribuait au ralentissement de la nutrition ; celles-ci surviendront d'autant plus facilement qu'elles trouveront un tempérament préparé par l'hérédité ou par une mauvaise hygiène antérieure.

L'*obésité* est une des conséquences les plus fréquentes de la ménopause : elle se développe quelquefois avec une rapidité et une intensité qui dénoncent son caractère morbide. La graisse se localise surtout sur la paroi abdominale antérieure, de chaque côté de la ligne blanche, au niveau des seins, sur les hanches. Elle affecte, dans certains cas, des allures asymétriques qui impressionnent désagréablement la coquetterie des malades.

SICARD et BERKOVITCH ont observé la *maladie de Dercum*, l'obésité douloureuse

[1] BOUCHARD. Maladies par ralentissement de la nutrition. Paris 1882.

à la suite de castrations chirurgicales. Rénon en a rencontré plusieurs cas à la suite de la ménopause.

Vinay a signalé, chez quelques femmes, l'*amaigrissement* au lieu de l'obésité, mais il était presque toujours dû à des complications gastriques, à de l'épuisement nerveux ou à une cachexie basedowienne.

Rhumatisme. — La vraie *goutte* avec ses manifestations classiques est rare chez la femme ; elle se confond souvent avec les manifestations du *rhumatisme chronique,* sous la forme de monoarthrite, ou de polyarthrites déformantes (nodosités d'Heberden, rhumatisme noueux, etc.). Ces manifestations s'observent surtout au moment de la ménopause et dans les années qui suivent (Dalché). Elles semblent souvent en rapport avec l'insuffisance thyroïdienne (Léopold Lévi).

Varices, hémorrhoïdes. — Les *varices,* les *hémorrhoïdes* surviennent très fréquemment dans ces conditions. Nombre de femmes présentent dans les années qui précèdent la ménopause un développement anormal des veines des membres inférieurs et de l'anus ; la fluxion menstruelle provoque une congestion intense de ces veines dilatées qui sont tendues et très douloureuses. Ces accidents persistent quelquefois, avec la même périodicité, plusieurs mois après la disparition des règles.

Il est à remarquer que ces varices douloureuses des membres inférieurs coïncident ordinairement avec de l'arthrite sèche des genoux, et que les poussées fluxionnaires s'observent en même temps du côté des veines et du côté des articulations.

Éruptions. — Les manifestations cutanées ne sont pas rares à l'époque de la ménopause : elles se présentent sous la forme d'*urticaire,* d'*eczéma,* de *couperose de la face,* etc., qu'exagère presque toujours un fonctionnement défectueux de l'appareil digestif.

Il importe de signaler tout particulièrement l'*eczéma* et surtout le *prurit* des organes génitaux externes, survenant en dehors du diabète ou de toute autre maladie générale.

L'*eczéma* se caractérise par la rougeur des grandes lèvres, localisée à leur face interne, et accompagnée quelquefois d'une certaine tuméfaction de la région. Il existe également une rougeur diffuse du vagin qui se prolonge jusque dans sa profondeur et même sur le col utérin. Toutes les muqueuses irritées sont rouges, elles desquament abondamment et présentent un aspect suintant. Elles sont le siège d'une cuisson *très vive.*

Le *prurit* ne s'accompagne pas forcément de lésions cutanées, en dehors de celles que provoquent les grattages répétés : épaississement de la peau avec aspect brillant, ardoisé de l'épiderme, parfois lichénifications secondaires avec pigmentation consécutive. Il se produit par crises fréquentes revenant surtout la nuit, qui poussent les malades à se gratter jusqu'à se déchirer l'épiderme. Ce besoin de plus en plus impérieux, dégénère en une véritable obsession qui trouble les malades jour et nuit, les empêche de dormir et même de vaquer à leurs occupations.

Troubles rénaux. — Les modifications survenues dans la secrétion urinaire ont sur les reins un retentisssement qui a été bien étudié par Le Gendre[1] : parfois, il survient de l'insuffisance rénale, assez accentuée pour entraver l'élimination des poisons et provoquer de petits accès d'urémie : céphalée, vomissements, avec douleurs lombaires, ascite même, etc.

La lithiase rénale n'est pas rare, à la suite de la ménopause, et elle aggrave fâcheusement ces complications rénales.

Chlorose. — A côté de ces troubles trophiques, il faut citer la *chlorose* qui, beaucoup plus rarement qu'à l'époque de la puberté, apparaît quelquefois sous l'influence de la ménopause. Elle succède dans certains cas à des hémorragies prolongées. Hayem a insisté sur ses relations fréquentes avec des troubles de l'estomac (vingt fois sur vingt-deux d'après cet auteur).

Il n'en est pas moins vrai que la chlorose peut s'observer à cet âge sous l'influence des modifications survenues dans les sécrétions ovariennes[2].

Ses symptômes ne diffèrent pas de ceux qu'elle présente chez les jeunes filles. Elle guérit le plus souvent, quand l'équilibre est rétabli dans l'organisme.

Troubles digestifs. — Barié[3], A. Robin, et plus récemment Dalché[4] ont étudié les troubles digestifs de la ménopause. Ils relèvent moins directement de l'insuffisance ovarienne que les accidents vasculaires et nerveux. Ils se rattachent cependant aux modifications de l'appareil génital par les poussées fluxionnaires qui les caractérisent, et qui provoquent presque toujours des recrudescences aux époques menstruelles, surtout quand celles-ci sont irrégulières et incomplètes. Puech avait insisté jadis sur la fréquence des hématémèses supplémentaires, tout en signalant les *altérations de la muqueuse gastrique* qui les accompagnent. En effet, ce sont le plus souvent des lésions antérieures portant sur les différentes parties du tube digestif, qui sont le point de départ des accidents de la ménopause : l'irritation de la muqueuse gastrique, les érosions ou les ulcérations qui lui succèdent, les inflammations de l'intestin, les hémorrhoïdes, ne résultent pas des modifications génitales, elles sont simplement influencées par les processus congestifs auxquels celles-ci donnent lieu.

Une mauvaise hygiène alimentaire, l'abus des boissons alcooliques, du thé, du café et des médicaments, sont à tout âge les agents les plus habituels de ces dyspepsies gastro-intestinales, et ces causes sont réellement plus fréquentes à l'âge de la ménopause qu'aux autres époques de la vie.

Troubles cardiaques. — Les sécrétions de l'ovaire paraissent avoir une action *hypotensive* en même temps qu'elles *modèrent les nerfs du cœur ; leur suppression* provoque des désordres assez prononcés du côté de l'appareil circulatoire.

Ce sont tout d'abord des accidents d'*hypertension intermittente*, qui ne font qu'exagérer les bouffées de chaleur, les poussées congestives que ressentent la plupart des femmes à l'approche de la ménopause. Les crises sont à la fois plus violentes et plus longues : elles donnent lieu à de l'essoufflement sous l'influence du moindre effort, à des maux de tête, à des vertiges, à des étourdissements. Le

[1] Le Gendre. La ménopause et le rein. *Bull. Soc. méd. des hôp.*, 1897.

[2] Charrin. Leçons de pathogénie appliquée à la clinique, Paris, 1898.

[3] Barié. Étude sur la ménopause. Th. Paris, 1877.

[4] Dalché. Troubles gastriques de la ménopause et leur traitement. *Bull. de Thérap.*, 1900.

pouls est tendu, vibrant, les battements du cœur très accentués et perceptibles pour les malades.

Dans d'autres cas, ce sont des *troubles de l'innervation cardiaque* qui dominent, sous la forme de palpitations, de tachycardie. L'accélération des battements du cœur a été depuis longtemps décrite par Bowles [1], puis par Moon [2], au cours d'affections utéro-ovariennes. Kisch [3], de Berlin, en a réuni un certain nombre d'exemples.

Ces accidents s'observent assez fréquemment en dehors de toute altération utérine ou annexielle, sous la seule influence de la ménopause : ils consistent en des phénomènes assez analogues à ceux de la maladie de Basedow. Il survient plusieurs fois par jour des crises de tachycardie paroxystique, au cours desquelles on peut compter 150, 160 et même 180 pulsations à la minute. Ces accès s'accompagnent de sueurs profuses, de sensations très pénibles dans la région précordiale. Ils se montrent aussi bien au repos qu'à l'occasion des mouvements ; ils ont souvent leur maximum de fréquence pendant la nuit.

Il s'agit là d'une des manifestations les plus pénibles de l'*insuffisance ovarienne*. Ces crises impressionnent vivement les malades. Elles les laissent profondément déprimées et contribuent à engendrer chez elles une tendance à la mélancolie.

Malgré l'analogie de ces symptômes avec la tachycardie basedowienne, il n'existe habituellement ni exophtalmie, ni goitre. On a signalé cependant, parfois, une légère tuméfaction thyroïdienne.

Habituellement, malgré leurs allures dramatiques, ces accès de tachycardie, comme l'hypertension, ne sont que des accidents transitoires, sans gravité réelle. Ils disparaissent peu à peu, à mesure que l'équilibre se rétablit dans l'organisme, après avoir troublé singulièrement l'existence des malades pendant dix-huit mois, deux ans et même davantage.

Chez les femmes qui ont une hypertrophie de la glande thyroïde, on voit quelquefois apparaître à cette époque des phénomènes d'*hyperthyroïdisation* (Vinay) qui aboutissent réellement au goitre exophtalmique, et se manifestent par les symptômes classiques de la maladie de Basedow ou par des phénomènes frustes consistant en de l'insomnie, du tremblement, de la tachycardie et une plus grande irritabilité du caractère. Ces accidents, qui sont franchement d'origine thyroïdienne, méritent d'être opposés aux phénomènes analogues résultant de la seule insuffisance ovarienne. Ils sont dus à une suractivité momentanée de la sécrétion thyroïdienne.

Quelle que soit l'origine des troubles vasculaires, les malaises, au lieu de diminuer, persistent, s'accentuent parfois après la ménopause, et deviennent le point de départ de véritables *cardiopathies* qui ont été étudiées par Huchard et par Clément, de Lyon. Ces cardiopathies affectent généralement le type artériel ; Huchard [4] en a parfaitement décrit toutes les variétés, depuis la simple tachycardie nerveuse avec hypertension, jusqu'à la sclérose artérielle et myocardique, avec ou sans adipose du cœur.

[1] Bowles. *Brit. Méd. Journ.*, 1867.

[2] Moon. *Brit. Méd. Journ.*, 1874.

[3] Kisch. Les tachycardies de la ménopause. *Berliner klin. Wochenschrift*, 1889 et 1891.

[4] Huchard. Traité clinique des maladies du cœur et des vaisseaux, Paris, 1873 et éditions successives.

Enfin, les affections cardiaques préexistantes sont souvent aggravées au moment de la ménopause, par l'adjonction de ces crises hypertensives et tachycardiques. Les troubles qui surviennent du côté de l'innervation du cœur, à cette occasion, contribuent à diminuer la résistance du myocarde et à hâter l'asystolie.

Vinay signale, à côté de ces formes qui sont de beaucoup les plus fréquentes, l'*hyposthénie* qu'a étudiée Pawinski[1].

L'hypotension artérielle coïncide, dans ce cas, avec des symptômes de dépression physique et morale. Malgré un affaiblissement prononcé des contractions cardiaques et des bruits perçus à l'auscultation, ces troubles peuvent guérir, comme les autres accidents de la ménopause, mais ils ont une signification plus grave lorsqu'on les constate chez des femmes dont le cœur était malade antérieurement.

Troubles nerveux. — Le système nerveux, comme l'appareil circulatoire, est le siège d'accidents variés, à l'occasion de la ménopause.

En dehors des phénomènes vaso-moteurs (bouffées de chaleur, étourdissements, vertiges, etc.), qui sont sous la dépendance du système nerveux ganglionnaire, on constate maintes perturbations légères ou graves des fonctions nerveuses, à l'âge de retour.

La perte de la mémoire, signalée par quelques auteurs, est en réalité commune aux deux sexes, vers la cinquantaine. Les modifications du caractère sont plus fréquentes et plus sensibles, à cet âge, chez la femme que chez l'homme.

On observe assez souvent des phénomènes d'ordre névrosique qui relèvent de la *neurasthénie* ou de l'*hystérie*. Toutefois, l'hystérie est rarement primitive dans ces conditions, elle est presque toujours la reproduction de désordres qui ont existé à une époque antérieure.

La neurasthénie est plus fréquente ; elle donne lieu à une *irritabilité nerveuse* très prononcée (Tilt[2]) se traduisant par une impressionnabilité exagérée, au point de vue physique, comme au point de vue moral. Les femmes se fatiguent constamment par une tension d'esprit excessive sur les sujets les plus insignifiants. Tout devient pour elles cause de souci et d'inquiétude. A une activité immodérée, que rien n'exige, succède une dépression peu justifiée, qui s'accompagne de maux de tête, de vertiges, d'insomnie, de sensations de fatigue, avec douleurs le long de la colonne vertébrale et dans les membres, avec fourmillements et engourdissements dans les mains et les pieds.

Ces divers troubles, qui s'accentuent à la suite des hémorragies, si communes à cet âge, inquiètent beaucoup les femmes. Elles voient leurs forces diminuer, elles fixent moins facilement leur attention sur les objets qui les intéressent, et quand elles s'aperçoivent que le travail physique et intellectuel leur devient plus difficile, elles éprouvent le sentiment pénible de leur amoindrissement.

Tantôt leurs préoccupations se portent sur leur santé, et le souci qu'elles prennent de leurs malaises les leur fait paraître moins supportables : de là, leurs plaintes continuelles au sujet de leurs digestions, de leurs palpitations, de leurs congestions, qui leur apparaissent toujours comme un danger menaçant.

Tantôt leurs tourments sont d'ordre purement psychique : elles songent à leur

[1] Pawinski. Tension artérielle dans la ménopause. *Acad. Méd.*, 1904.

[2] Tilt. The change of life in health and disease, London, 1870.

jeunesse perdue, à leurs charmes défaillants, et elles sont en proie à des regrets auxquels se mêle souvent la jalousie.

VÉSANIES. — Ces préoccupations, chez des prédisposées, sont parfois le point de départ de désordres plus graves qui peuvent aller jusqu'à la vésanie.

D'après GARAT[1], chez un tiers environ des femmes aliénées, la folie a éclaté à l'époque de la ménopause. Elle se présente sous différentes formes :

Erotisme. — Les troubles mentaux affectent fréquemment le type érotique. Chez nombre de femmes le sens génital ne se développe qu'un peu tard; il n'est pas rare de le voir augmenter jusqu'à la ménopause et lui survivre. C'est ce qui explique certaines unions grotesques, ou de singuliers écarts de conduite, chez des femmes qui paraissaient jusque-là pondérées.

On observe parfois un véritable *délire érotique* qui, tantôt reste platonique et se traduit par une adoration muette, timide, ou par une tendresse ombrageuse, inquiète, tantôt par des hallucinations ou même par des actes qui nécessitent bientôt l'internement.

Ces excitations anormales peuvent avoir leur origine dans une irritation des organes génitaux externes : eczéma, prurit; elles surviennent aussi spontanément, par poussées soudaines, comparables aux bouffées de chaleur si communes à cet âge.

Mysticisme. — Le délire mystique est une forme fréquente des vésanies de la ménopause. Il se manifeste par des hallucinations de la vue, de l'ouïe, qui mettent la malade en communication avec divers personnages célestes. Cette folie est souvent panachée d'érotisme, sous les formes les plus grossières, l'appareil génital demeurant toujours le foyer autour duquel évoluent les visions et apparitions de tout genre.

Mélancolie. — Dans quelques cas, les troubles psychiques revêtent la forme mélancolique : les malades accusent sans cesse des préoccupations d'ailleurs peu motivées sur leur situation de fortune, sur la santé des leurs ; elles pleurent des parents qu'elles ont perdus quelque vingt ans auparavant.

A cette tristesse se mêlent des pensées de jalousie : elles se croient trahies, abandonnées, et imaginent des complots dont elles sont victimes. De *persécutées* elles deviennent facilement *persécutrices* et constituent un danger pour ceux qui vivent avec elles.

Quelquefois les obsessions se localisent sur les viscères abdominaux ou pelviens, et partant d'un point de départ vrai, généralement un trouble ayant son siège dans le tube digestif ou dans les organes génitaux, elles aboutissent à l'*hypocondrie*, à la *lipémanie;* elles donnent lieu à des accidents durables et de guérison très difficile.

Quelle que soit la forme que revêtent ces psychoses, il ne faut pas oublier qu'elles ne sont jamais créées par la seule influence de la ménopause, le rôle de celle-ci consiste à faciliter, à accélérer leur éclosion et à leur donner, en quelque sorte, pour centre l'appareil génital.

Mais ici, comme pour la plupart des vésanies, la cause fondamentale de ces ébranlements réside dans une débilité de la cellule nerveuse, élément essentiel de la prédisposition à la folie.

[1] GARAT. Influence de la ménopause sur le développement de la folie. Th. Paris, 1892.

Prophylaxie et traitement des accidents de la ménopause. — Les désordres que l'on observe à l'époque de la ménopause sont dus, pour une grande part, à des troubles vasculaires ou nerveux qui relèvent autant de la santé générale que des modifications survenues dans l'appareil génital. Ils peuvent être prévenus ou atténués par une bonne hygiène et, ils sont, le plus souvent, justiciables d'un traitement médical.

Il importe de prendre de bonne heure les mesures nécessaires pour maintenir l'équilibre de l'organisme ; c'est parce que l'on intervient trop tard que l'on ne peut plus enrayer les processus dystrophiques observés à cette époque.

Dès que l'on constate, entre trente-cinq et quarante ans, une tendance à l'embonpoint, des varices, des douleurs articulaires, de la dyspepsie flatulente, ou diverses manifestations cutanées : urticaire, eczéma, prurit, etc., on doit surveiller de près l'alimentation, interdire les épices, les mets de haut goût, le vin pur, le café, le thé, tout ce qui peut exciter le système nerveux et exagérer les dispositions arthritiques. On recommandera d'éviter les repas trop copieux, l'abus de la viande, de faire dans l'alimentation une part très large aux légumes, aux fruits.

On prescrira de l'exercice, et en particulier de la marche à laquelle les femmes sont souvent réfractaires. On surveillera les urines et on combattra par des soins appropriés l'excès d'acide urique, l'insuffisance des éliminations. Ce traitement hygiénique trouvera un adjuvant de premier ordre dans des cures thermales, en rapport avec l'état général des malades : Vichy, Brides conviendront tout particulièrement aux obèses, Châtel-Guyon à celles qui sont constipées, Royat, Pougues aux nerveuses dont l'estomac est irritable, Evian, Vittel, Contrexéville, Martigny, à toutes celles dont les urines sont chargées de sable ou qui ont de la tendance à l'hypertension. Il est utile de joindre au traitement interne les bains, les massages, tout ce qui peut entretenir les fonctions de la peau et favoriser les éliminations par les diverses voies.

Il ne faut pas oublier qu'à l'effet des eaux s'ajoute l'influence d'un air vivifiant et d'un repos que les malades ne sauraient pas toujours s'accorder chez elles.

Pour celles qui ne peuvent pas faire de cures thermales, on aura recours à l'usage intermittent des alcalins, associés à des eaux minérales.

On peut donner, par exemple, pendant huit ou dix jours par mois, le matin, un quart d'heure avant le premier déjeuner, un cachet de

Benzoate ou carbonate de lithine	0.25 centigrammes.
Théobromine	0.50 —

avec un verre d'eau de Vittel (Grande Source) ou d'Evian, ou bien une cuillerée à café d'un mélange de

Benzoate de soude	20 grammes.
Bicarbonate de soude	40 grammes.

dans un peu d'eau d'Evian ou de Royat (source Saint-Mart), ou bien encore un verre d'eau de Vichy (Grande-Grille) tiédie au bain-marie.

On prescrira en même temps des bains alcalins fréquents, des frictions aromatiques.

Contre les accidents plus directement liés aux troubles de la sécrétion ovarienne, le même traitement convient encore : en augmentant la diurèse, en stimulant les éliminations, on favorisera l'évacuation des éléments toxiques de provenance génitale.

On aura de plus, la ressource d'essayer l'*opothérapie* qui, souvent, donne d'excellents résultats : on prescrira l'*extrait d'ovaire* ou de *corps jaune*, soit pur, soit associé à de petites doses d'*extrait thyroïdien* ou d'extrait *hypophysaire* (RÉNON) suivant qu'il existera de la faiblesse avec tendance à l'obésité, ou de l'hypertension.

On fera disparaître de la sorte la plupart des troubles intéressant l'appareil circulatoire, le tube digestif et ses annexes, ainsi que les accidents cutanés.

Les lésions de la peau exigeront des soins locaux appropriés : scarifications linéaires, radiothérapie ou radiumthérapie très prudemment dirigées pour combattre les rougeurs, la couperose de la face. Les eczémas, selon leurs variétés, réclameront l'application de pommades soufrées, de pommades au goudron ou de simples onctions avec une pâte à l'oxyde de zinc ou au bismuth.

Le prurit vulvaire est quelquefois l'un des accidents les plus pénibles et les plus rebelles de cette période. Il réclame un régime particulièrement sévère, parfois l'usage exclusif du lait et des légumes pendant un temps assez long.

On devra éviter les injections trop chaudes ou renfermant des substances irritantes, en particulier du salol, de l'acide phénique, des antiseptiques complexes, etc. On se contentera d'injections et de lotions émollientes (décoctions de sureau, de camomille) ou isotoniques, faiblement alcalinisées (chlorure de sodium et benzoate de soude ââ 7 grammes par litre).

S'il existe des écoulements, on les combattra en s'attaquant à leurs causes : endométrite sénile, polypes, vaginites, etc. Des injections au permanganate de potasse (1/4000), à l'eau oxygénée (de 3 à 4 cuillerées à soupe par litre), suivies de pansements appropriés, modifieront rapidement ces sécrétions et l'irritation vulvaire qui en est la conséquence.

Quelquefois celle-ci reparaît, pour ainsi dire, sans cause appréciable.

Au moment des crises on aura recours à des applications locales de tampons d'ouate hydrophile imbibés d'eau bouillie très chaude ; on ne fera que des attouchements répétés, sans exercer de frictions. Après avoir bien essuyé on fera des onctions avec une pommade inerte[1] suivie de poudrage.

Si le prurit est très rebelle on ajoutera à l'eau destinée aux lotions du choral dans la proportion de 1/100, du bromure de potassium 1/200 et on essaiera des pommades à la pâte de zinc ichthyolée, en ayant soin d'isoler les parties malades au moyen de petites lanières de gaze stérilisée[2].

[1] Pommade simple avec :

Vaseline	18 grammes.
Lanoline	12 —
Carbonate de bismuth	10 —

Pour onctions.

Poudre composée :

Talc	40 grammes.
Carbonate de bismuth et oxyde de zinc . . . . ââ	10 —

Pommade ichthyolée :

Vaseline	18 grammes.
Lanoline	12 —
Oxyde de zinc ou carbonate de bismuth	10 —
Ichthyol.	1 gramme.

[2] BROCQ conseille des lotions avec la préparation suivante, tiédie au bain-marie :

Acide phénique	0gr,50 à 1 gramme.
Acétate de morphine.	0gr,40
Acide cyanhydrique à 1/100e	3 à 10 grammes.
Glycérine	50 —
Eau, ...	120 —

Enfin, on fera des badigeonnages au nitrate d'argent en solutions de plus en plus fortes. On commencera à 1/50 pour aller jusqu'à 1/20 et même 1/10.

Au traitement local, il est bon d'associer l'hydrothérapie chaude prolongée.

Dans les formes exceptionnellement tenaces, on conseillera les scarifications linéaires, les courants de haute fréquence, les effluves locales, avec grandes et longues étincelles.

KÜSTNER a proposé la résection des muqueuses.

Les troubles nerveux de la ménopause doivent être l'objet d'une sollicitude toute particulière. Les accidents que l'on observe du côté du système nerveux vaso-moteur, et en particulier les phénomènes cardio-vasculaires, sont justiciables du repos, des diurétiques; il sera souvent utile d'y joindre l'*opothérapie*, sous la forme d'*extrait d'ovaire* ou de *corps jaune* à la dose de 15 à 20 centigrammes deux fois par jour, aux repas.

Les désordres qui surviennent dans les différents viscères, estomac, intestins, réclament une hygiène sévère, l'hydrothérapie.

Quant aux manifestations d'ordre psychique, elles méritent une grande attention. Si elles ne dépassent pas les limites d'une émotivité excessive, avec tendance à la tristesse, susceptibilités peu motivées, elles n'imposeront à l'entourage que des ménagements. A un degré plus accentué, il faut assurer aux malades de la distraction : un déplacement temporaire, un séjour dans d'autres milieux, auront plus d'effet que des médications prétendues calmantes. Enfin, dans les formes plus accentuées se manifestant par des impulsions, par des défaillances de la volonté, il est bon d'assurer aux malades un isolement plus complet, et quelquefois une cure prolongée dans un établissement d'hydrothérapie; c'est le meilleur moyen de les mettre à l'abri de leurs propres entraînements.

Le caractère temporaire de ces troubles atténue leur gravité dans la majorité des cas.

CHAPITRE IV

CONGESTION UTÉRINE

Historique. — Pendant longtemps les anciens auteurs avaient décrit, à côté de la métrite, la congestion, l'engorgement de l'utérus, les granulations du col, les ulcérations, la leucorrhée, etc., dont ils faisaient autant de maladies distinctes.

La congestion, surtout, dominait toute la pathologie génitale de la femme : c'était, à la fois, la plus fréquente des maladies de la matrice, et le point de départ de toutes les altérations graves de l'utérus et des annexes. La *congestion* conduisait à l'*engorgement*, et l'engorgement aboutissait, suivant les cas, « *à la suppuration, aux indurations cartilagineuses ou osseuses* (!), et même *au cancer*[1] *!*

[1] DUPARCQUE. Traité des maladies de la matrice. Paris, 1839.

Récamier[1] semble avoir eu une conception beaucoup plus nette des phénomènes fluxionnaires de l'appareil génital qu'il comparait aux poussées hémorrhoïdaires.

Aran[2] a fait des symptômes de la congestion un tableau magistral, que l'on pourrait reproduire actuellement sans retouches, mais il a attribué à l'hyperémie simple des faits appartenant à des affections bien définies : rétentions placentaires, annexites, phlegmasies péri-utérines, etc.

Ces exagérations ont contribué beaucoup au discrédit dans lequel est tombée la congestion utérine : elles sont encore invoquées aujourd'hui, quand on veut combattre toute interprétation qui est de nature à porter atteinte au dogme de *la métrite une et indivisible*.

L'école anatomique, d'ailleurs, hésitait à admettre des troubles fonctionnels ne reposant pas sur des lésions bien et dûment établies.

Courty [3], dans son traité qui fut longtemps classique, s'efforça en vain de maintenir la congestion comme une modalité clinique, méritant de garder sa place à côté des inflammations et des néoplasmes. Les distinctions qu'il cherchait à établir entre l'hyperémie et l'inflammation parurent subtiles et quelque peu entachées d'hérésie vitaliste.

Les ouvrages de Bernutz[4], ceux de Gallard[5], n'en tiennent pas grand compte.

F. Siredey[6] et H. Danlos, puis de Sinety[7], dans d'excellents articles qui reflètent l'état de la science à l'époque où ils ont été écrits, avaient résolument rejeté la congestion utérine, « qui ne repose sur aucune base anatomique précise, et dont on ne peut établir cliniquement les limites avec les inflammations de l'utérus ».

Enfin, les notions bactériologiques ont porté le dernier coup à la congestion utérine en faisant de l'infection le pivot de la pathologie génitale : désormais l'*unification des métrites* reposait à la fois sur l'anatomie pathologique et sur la pathogénie ; les troubles de la circulation pelvienne descendaient au second plan, comme un élément étiologique accessoire.

On ne tarda pas, cependant, à s'apercevoir que la bactériologie et l'anatomie pathologique ne fournissaient pas l'explication de tous les désordres qui surviennent dans l'appareil génital de la femme.

A côté d'altérations organiques bien définies, ou d'infections microbiennes manifestes, on constate divers accidents, de durée et d'intensité variables, qui paraissent en rapport avec des troubles passagers de la circulation utéro-ovarienne, facilement renouvelables, mais qui ne s'accompagnent pas toujours de lésions persistantes.

Dans un remarquable travail qui n'a pas eu à l'époque tout le retentissement qu'il méritait, Doléris[8] a montré qu'il convenait de faire une part, dans la

[1] Récamier. Académie de médecine, 1850.

[2] Aran. Leçons cliniques sur les maladies de l'utérus et de ses annexes. Paris, 1857.

[3] Courty. Traité pratique des maladies de l'utérus et de ses annexes. Paris, 1866.

[4] Bernutz et Goupil. Clinique sur les maladies des femmes. Paris, 1860.

[5] Gallard. Maladies des femmes. Paris, 1873.

[6] F. Siredey et H. Danlos. Article « Utérus » du *Dict. de Méd. et de Chir. Prat.*

[7] De Sinéty. Art. Métrite. *Dictionn. Encyclopédique des Sciences Médicales.*

[8] Doléris. Troubles physiologiques non inflammatoires de l'utérus. *Nouvelles Archives d'Obst. et de Gyn.*, 1893.

pathologie génitale, aux *troubles physiologiques non inflammatoires de l'utérus*, et il en a fourni, depuis, maintes preuves, même en ce qui concerne les annexes.

A la suite de cet important mémoire, on vit paraître de nombreuses publications relatant des métrorragies au cours ou à la suite de maladies infectieuses (fièvre typhoïde, fièvre paludéenne, syphilis, etc.) ou d'affections hépatiques, rénales, cardiaques : Pichevin et A. Pettit[1], Paul Petit[2], Lardier[3], Ozenne[4], P. Dalché[5], A. Saizy[6], etc.

Les médecins ont d'ailleurs défendu à diverses reprises les vieilles traditions qui subordonnaient certains accidents génitaux à des troubles de la santé générale.

Albert Robin[7], dans ses excellentes leçons cliniques de la Pitié, a magistralement exposé l'influence qu'exercent les perturbations de l'organisme sur l'utérus et ses annexes, sains ou malades. Les mêmes idées ont été d'ailleurs soutenues par d'autres auteurs[8].

Mais c'est surtout G. Richelot[9] qui, dans son enseignement de l'hôpital Saint-Louis, réhabilita la congestion utérine d'origine neuro-arthritique, et lui fit une place importante dans la clinique gynécologique. Il alla beaucoup plus loin, en rattachant aux processus congestifs non seulement les phénomènes douloureux, les hémorrhagies fugaces que présentent quelques femmes, mais encore certaines altérations persistantes du parenchyme utérin qu'il considère comme des *dystrophies scléreuses d'origine arthritique*.

Cette conception nouvelle de la *sclérose utérine hypertrophique* s'appuyait d'ailleurs sur de patientes études anatomo-pathologiques et cliniques qui ont été exposées dans la thèse de Hepp[10] et dans l'excellent livre de G. Richelot[11], publié quelques années plus tard.

Si concluantes que soient les observations de Richelot, elles n'ont pas convaincu la plupart des chirurgiens, qui persistent à envisager ces dystrophies comme étant la conséquence d'une infection antérieure ou concomitante.

Certains faits de Richelot ont été observés avec assez de précision pour justifier son interprétation, mais il faut reconnaître que la longue durée du processus sclérogène, les incidents divers qui surviennent au cours de sa lente évolution, ne permettent pas toujours d'éliminer avec certitude tout soupçon d'infection primitive ou secondaire.

[1] Pichevin et A. Pettit. Lésions vasculaires et métrorragies. *Semaine médicale*, 1896.

[2] Paul Petit. Angioscléroses et ménorragies rebelles. *Journ. Méd., Paris*, 1897.

[3] Lardier. *Bulletin médical des Vosges*, 1888.

[4] Ozenne. *Journ. de Méd. de Paris*, 1897.

[5] P. Dalché. Métrorragies dans les maladies du foie. *Bull. Soc. Méd. Hôp.*, 1897.

[6] A. Saizy. Les troubles des organes génitaux de la femme au cours des affections rénales. Th. Paris, 1898.

[7] A. Robin. Du traitement hydro-minéral dans les maladies des femmes. *Bull. génér. de Thérapeutique*, juin-septembre 1899.

[8] A. Siredey. Art. Maladies des organes génitaux de la femme. *Traité de Médecine et de Thérapeutique*. Paris, 1898. A Siredey. La congestion utérine. *La Gynécologie*, 1900.

[9] G. Richelot. Les pseudo-métrites des arthritiques nerveuses. *Bull. Méd.*, 1899.

[10] Hepp. Sclérose utérine et métrite chronique. Th. Paris, 1899.

[11] Richelot. La chirurgie de l'Utérus. Paris, 1902.

[12] Société d'Obstétrique, de Gynécologie et de Pédiatrie, 4 mai 1900.

Il nous semble assez légitime d'admettre, à côté des scléroses primitives, des métrites parenchymateuses[1] d'origine plus complexe.

Ces discussions ont fait oublier l'importance de la congestion utérine, et aucun des traités de gynécologie, publiés depuis quarante ans, ne lui accorde la place qui lui revient de droit dans la pathologie génitale.

Cependant, il est impossible de méconnaître le rôle prépondérant, sinon exclusif, qu'elle joue dans ces accidents passagers, fugaces, que nous révèle à chaque instant l'observation clinique. La courte durée de ces phénomènes, les faibles traces qu'ils laissent dans l'appareil génital, montrent qu'ils sont imputables à de simples troubles fonctionnels dont il importe de bien connaître les causes et la marche pour leur appliquer une thérapeutique rationnelle.

« La congestion », disait Aran, « fait en quelque sorte partie intégrante des fonctions du système utérin, puisqu'elle est indispensable à la ponte ovulaire et à la production de l'hémorragie périodique qui l'accompagne. Si elle est exagérée, ou prolongée outre mesure, elle constitue un accident morbide d'une réelle importance. Il en est de même, à plus forte raison, lorsqu'elle survient en dehors des époques cataméniales. »

Or, les phénomènes que l'on observe en pareil cas sont assez précis, assez constants pour que l'on puisse en faire une véritable entité morbide, et décrire à côté des métrites la *congestion utérine.*

CONGESTION UTÉRINE PRIMITIVE.

Symptômes. — L'hyperémie de l'appareil génital peut s'observer en dehors de toute maladie proprement dite ; elle est alors *primitive ;* elle est *secondaire* quand on la rencontre au cours de diverses affections générales ou locales.

Quelle qu'en soit la cause, les symptômes auxquels elle donne lieu sont à peu près les mêmes dans la plupart des cas ; ils sont toutefois plus accusés et présentent en quelque sorte plus d'acuité dans les formes primitives que dans les formes secondaires. Ils se résument en général au *syndrome menstruel*, plus ou moins accentué.

En effet, les femmes qui subissent une poussée congestive du côté de l'appareil génital, éprouvent des phénomènes analogues à ceux qui annoncent ou accompagnent les règles, et quand ces accidents coïncident avec la crise cataméniale, comme cela se produit souvent, ils en exagèrent sensiblement l'intensité et la durée.

Ces symptômes consistent en des sensations de pesanteur dans les reins, dans la cavité pelvienne et dans la région périnéale. Cette pesanteur s'accompagne quelquefois de véritables douleurs qui, partant des lombes, descendent le long des fosses iliaques et gagnent la partie supérieure des cuisses.

Il n'est pas rare d'observer en même temps diverses manifestations du côté d'autres organes : recrudescence de troubles dyspeptiques, de phénomènes d'entérocolite, de migraines, accroissement de la gêne causée par un rein mobile, etc.

La congestion se présente sous deux aspects très différents : la forme sèche et la forme hémorragique ; cette dernière est la plus fréquente et la mieux connue.

[1] A. Siredey. La métrite parenchymateuse. *La Gynécologie*, 1902.

Congestion sèche.

Dans nombre de cas, ce n'est pas la perte de sang qui constitue la note dominante du processus congestif, c'est l'exagération de l'intensité et de la durée du syndrome menstruel. Les sensations de fatigue, de pesanteur, se transforment en de véritables douleurs, tantôt sourdes et prolongées, tantôt aiguës et lancinantes. En même temps s'accentuent les réactions du côté des organes voisins, qui provoquent de plus fréquents besoins d'uriner et d'aller à la garde-robe, parfois même du ténesme vésical ou rectal.

Souvent on observe une hyperesthésie très marquée de l'abdomen, avec météorisme, nausées, qui pourraient faire songer à des lésions des annexes ou du péritoine pelvien.

Dans quelques cas, les accidents ont moins d'acuité, mais leur persistance les rend peut-être encore plus pénibles : les femmes ressentent des tiraillements dans les lombes, une pesanteur insupportable dans la région pelvienne, comme si tous les organes du bassin étaient augmentés de volume ; la marche, la station debout deviennent très difficiles. Il résulte de ces désordres un malaise perpétuel qui retentit sur le système nerveux et trouble profondément la santé générale.

A ces phénomènes douloureux, aigus ou chroniques, s'ajoute fréquemment de la leucorrhée due à une hypersécrétion glandulaire, en rapport avec la vascularisation excessive de l'utérus. Les pertes sont constituées par des mucosités filantes, claires, transparentes ou teintées de sang, mais n'ayant ni l'abondance ni l'aspect louche, purulent, que l'on observe dans le catarrhe utérin.

Au toucher, la matrice paraît augmentée de volume, elle est plus lourde et plus sensible qu'à l'état normal ; cependant, elle conserve sa mobilité. Les culs-de-sac sont parfois douloureux, mais ils restent libres ; on y perçoit quelquefois des battements ; il est tout à fait exceptionnel d'y rencontrer, sous la forme de paquets de ficelle, les masses variqueuses du plexus utéro-ovarien qui ont été décrites par certains auteurs, et comparées au varicocèle de l'homme.

Le spéculum montre la turgescence du col utérin, sa coloration violacée ou rouge foncé, et la présence fréquente, à son orifice, d'une goutte de mucus sanguinolent.

La vulve est généralement violacée, ses veines sont dilatées, en même temps que la région anale est le siège d'hémorrhoïdes.

Souvent, la distension des vaisseaux sanguins se montre bien au delà des limites du bassin : les veines des membres inférieurs sont saillantes, douloureuses, non seulement au voisinage du pli inguinal, mais le long de la cuisse et jusque dans les mollets. Chez certaines malades variqueuses, les douleurs des jambes sont quelquefois plus accentuées que les douleurs abdominales.

Ces accidents ont une durée très variable ; ils surviennent habituellement trois ou quatre jours avant les règles, mais ils peuvent apparaître plus tôt, devancer de huit ou dix jours l'époque menstruelle, ou même commencer exactement au milieu de l'espace intercalaire pour se prolonger, avec ou sans interruption, jusqu'à l'époque cataméniale.

En général, ces phénomènes congestifs augmentent progressivement : les douleurs vives qu'ils occasionnent, les réactions nerveuses qui en résultent, engendrent un état de malaise de plus en plus pénible, et dès que le sang s'écoule franchement, une détente générale et locale se produit d'emblée. Ce brusque apaisement est un des traits les plus saillants de ces congestions utéro-ovariennes ; on l'observe même quand la perte de sang est très modérée.

Il n'existe aucun rapport précis entre l'intensité des prodromes et l'abondance de l'écoulement sanguin.

Certaines crises, très douloureuses et prolongées, se terminent par un léger suintement de sang qui durera à peine quelques heures par jour, pendant deux ou trois jours, tandis que de violentes hémorragies surviennent sans que les phénomènes prémonitoires aient été plus prononcés qu'ils ne le sont aux époques menstruelles normales. En général, les phénomènes de fluxion sont d'autant plus intenses et d'autant plus prolongés que l'écoulement du sang se fait attendre davantage, ou manque complètement.

Congestion hemorragique.

Le plus souvent, la congestion revêt la forme *ménorragique*. Les pertes de sang ont une abondance et une durée très variables. Tantôt le sang s'écoule à flots, dès le début, tantôt les règles commencent comme de coutume et présentent vers le troisième ou le quatrième jour une recrudescence insolite ; dans quelques cas, la menstruation semble évoluer d'une manière normale, mais l'écoulement sanguin dépasse notablement la durée habituelle ; il peut donner lieu à un suintement ininterrompu, pendant plusieurs semaines, et se confondre avec l'époque suivante, que signale un accroissement de l'hémorragie.

Bien que ces pertes surviennent presque toujours à l'occasion des périodes menstruelles, elles se présentent aussi à d'autres moments : on observe toutes les variétés, depuis les métrorragies abondantes, profuses, jusqu'à des suintements presque insignifiants.

Elles apparaissent fréquemment au milieu de l'espace intermenstruel et se reproduisent avec une certaine régularité, comme une menstruation supplémentaire.

Au premier moment, l'écoulement du sang amène une détente manifeste dans les symptômes généraux et les malades en éprouvent un réel soulagement, mais quand l'hémorragie est exagérée, elle provoque un état de faiblesse et d'anémie qui aggrave sensiblement les troubles nerveux et facilite le retour des pertes.

Il n'est pas rare de voir, chez la même femme, la *congestion sèche* alterner avec la *congestion hémorragique*. Sous quelque aspect que se présentent les poussées congestives, elles ne sont pas indissolublement liées à la fluxion mensuelle physiologique. Alors même qu'elles ne se produisent qu'à l'occasion des règles, elles ne reviennent pas fatalement à chaque époque. Des crises douloureuses ou de violentes hémorragies, observées régulièrement à deux ou trois époques menstruelles, peuvent disparaître pendant plusieurs mois, et revenir inopinément.

Cette prompte disparition des phénomènes fluxionnaires est d'ailleurs un des principaux arguments que l'on puisse invoquer en faveur de leur caractère idiopathique.

RÉPERCUSSIONS VISCÉRALES DE LA CONGESTION

La congestion utérine coïncide, chez beaucoup de femmes, avec des désordres multiples du côté des viscères abominaux ou pelviens, avec des manifestations arthritiques variées ou avec des névroses : dyspepsie gastro-intestinale, entérite muco-membraneuse, ptose rénale, hépatique, intestinale, déviations utérines, prolapsus, arthropathies, migraines, neurasthénie, etc.

Il est d'autant plus difficile, en présence de ces complications, de faire la part réelle des symptômes qui relèvent de la congestion, et de ceux qui appartiennent à ces affections, que ces divers troubles retentissent fréquemment les uns sur les autres. Les déplacements des viscères abdominaux, les attitudes vicieuses de l'utérus et de ses annexes, provoquent l'hyperémie génitale par la gêne qu'ils apportent dans la circulation pelvienne : et les fluxions génitales, physiologiques ou pathologiques, exercent une action manifeste sur les organes déplacés ou malades.

Certaines femmes, sans passé génital, qui ont un rein mobile, en souffrent surtout dans la période qui précède l'époque menstruelle. On observe également, au moment des poussées congestives, une recrudescence des crises de dyspepsie ou d'entérite.

Les migraines, les phénomènes de dépression ou d'excitation nerveuse, présentent aussi des fluctuations qui sont en rapport avec les accidents génitaux, et cessent dès que se produit l'écoulement sanguin.

D'autres malades offrent, au contraire, ces curieux phénomènes d'alternance ou de substitution qui sont si communs chez les arthritiques : des fluxions articulaires, des migraines, des douleurs viscérales, des crises de dyspepsie s'améliorant subitement ou disparaissant d'une manière soudaine quand surviennent les poussées de congestion génitale.

FORMES CLINIQUES DE LA CONGESTION UTÉRINE

Les différents aspects de la congestion utérine sont assez directement en rapport avec l'âge et la situation des malades.

Congestion chez les jeunes filles. — Au moment de la puberté, la congestion affecte presque toujours la forme ménorragique.

Elle se manifeste souvent, dès les premières apparitions du flux menstruel, par une perte de sang d'emblée violente, ou d'abondance moyenne, mais surtout très prolongée, sans que les prodromes de la menstruation aient été plus longs ou plus accentués que de coutume.

Lorsque la dysménorrhée existe, en pareil cas, elle indique toujours des altérations ovariennes ou utérines, résultant d'une malformation, d'une dystrophie congénitale ou acquise : ovarite scléro-kystique, utérus infantile avec atrésie cervico-utérine, déviations etc., et elle entraîne un pronostic plus fâcheux.

Il s'agit ordinairement de jeunes filles bien portantes, de souche neuro-arthritique, chez lesquelles la ménorragie passe inaperçue, en raison même de l'absence de tout incident douloureux ou insolite.

L'écoulement sanguin dure six ou sept jours, ne laissant au début qu'un peu de fatigue ou de faiblesse, promptement dissipées, et l'on espère que les époques suivantes amèneront une modification favorable. Loin de s'amender, les mêmes accidents se renouvellent à chaque période menstruelle, et le plus souvent, la durée et l'abondance de la perte de sang augmentent progressivement.

Cette situation se prolonge durant plusieurs mois, sans qu'on y prenne garde, et comme on trouve, à côté de ces jeunes filles ménorragiques, des mères ou des sœurs, également arthritiques, qui présentent les mêmes accidents, on s'accoutume volontiers à considérer ces petites misères comme faisant partie des traditions de la famille, et on les accepte avec résignation.

La santé générale, qui n'en souffrait pas beaucoup à l'origine, ne tarde pas à être menacée : les téguments et les muqueuses se décolorent, les forces et l'appétit s'en vont, les symptômes d'anémie s'accentuent, les hémorragies deviennent plus abondantes et plus prolongées.

Les parents — souvent aussi les médecins — incriminent l'anémie, et on ne néglige rien pour la combattre. Or, les préparations ferrugineuses, les élixirs et vins toniques qu'on leur donne à profusion, bien loin d'atténuer ces accidents, les exagèrent, en augmentant les tendances congestives et en facilitant le retour des hémorragies.

Cependant, la jeune fille poursuit son programme habituel de leçons, de cours, de travaux variés, de promenades, et souvent on y ajoute de nouveaux éléments de fatigue sous prétexte de lui procurer l'exercice et la distraction que l'on juge indispensables aux anémiques.

Ce genre de vie conduit assez rapidement les jeunes filles à un état d'anémie grave, et, à cette période, l'aspect pâle et cireux des téguments ne fait guère songer à des accidents congestifs, si l'on ne procède pas à un interrogatoire minutieux des malades et de leurs familles.

Congestion utérine chez les jeunes femmes. — Pendant la période active de la vie génitale, la congestion prend d'autres allures. La santé générale s'est souvent améliorée : les influences diathésiques ne se font pas encore sentir d'une manière exagérée : l'appareil génital a achevé son développement, et la menstruation est devenue plus facile. Mais les rapports sexuels et les grossesses ont apporté dans l'organisme de nouveaux éléments de trouble : les excitations génésiques, répétées, exagérées, les fatigues de tout genre, provoquent assez fréquemment des phénomènes congestifs qui se traduisent par des douleurs et par un léger écoulement de sang.

Les hémorragies abondantes sont rares. Il s'agit plutôt de congestion sèche caractérisée par des sensations de pesanteur, par des tiraillements plus ou moins pénibles, qu'accompagne un suintement de sang très modéré tachant légèrement le linge d'une façon presque continue. Ces accidents succèdent aux règles mais ils apparaissent souvent, pendant quelques jours, dans l'intervalle des règles.

Avec la fécondation et l'accouchement, ou les fausses couches, surviennent des conditions nouvelles qui apportent de profondes modifications dans la texture de l'utérus et dans la circulation utéro-ovarienne : état variqueux des plexus veineux, retard de l'involution, développement plus accentué des vaisseaux de l'utérus. Toutes ces conditions tendent à rendre plus fréquents, et souvent chroniques, des troubles qui, à l'origine, étaient purement accidentels et passagers.

Congestion au voisinage de la ménopause. — C'est surtout à partir de trente-cinq ans que se manifestent les tendances congestives dont l'importance ne cessera pas de s'accroître jusqu'à la ménopause. A ce moment les influences diathésiques se font d'autant plus vivement sentir que l'appareil génital a été plus ou moins éprouvé par des grossesses, accouchements et accidents divers. On voit d'ailleurs commencer quelquefois prématurément, à cet âge, le travail de régression qui accompagne la ménopause.

Aussi est-ce dans cette période que la congestion utérine a son maximum de fréquence et qu'elle tend à devenir chronique.

Chez certaines femmes, ces phénomènes congestifs apparaissent d'une manière précoce, dès l'âge de trente ans ; le plus habituellement ils ne s'observent que cinq ou dix ans plus tard. Ils coïncident souvent avec des stases sanguines du côté de divers organes, et avec une tendance marquée à l'obésité.

Il s'agit, en général, de personnes robustes, de belle apparence, jouissant d'une bonne santé, malgré leur hérédité arthritique parfois très chargée. Habituellement peu fécondes, malgré leur incontestable désir de maternité, dans certains cas indemnes de toute lésion génitale antérieure, elles présentent à des degrés variables le syndrome congestif qui a été décrit plus haut.

L'examen local ne révèle rien d'anormal, si ce n'est une sensibilité exagérée de l'utérus et une coloration foncée du col. L'écoulement menstruel se produit, moins abondant que de coutume : la malade est soulagée, et les mêmes malaises reviennent à l'époque suivante, ou après une trêve de quelques mois.

A mesure que ces phénomènes se renouvellent, ils deviennent plus intenses, les rémissions moins longues et moins complètes. Malgré la diminution de l'écoulement cataménial, la congestion augmente et prend de plus en plus le type douloureux. Parfois survient une hémorragie violente et prolongée, véritable débâcle qui est suivie d'une détente plus accusée, mais le retour des accidents ne se fait guère attendre plus de quelques mois (*métrorragies de la ménopause*).

A cette période, on confond très volontiers ces désordres avec la dysménorrhée ; l'insuffisance de l'écoulement sanguin, la dépression nerveuse commune à ces malades, et qui les rend incapables de supporter la moindre fatigue, le plus léger effort, les font considérer comme des anémiques ; on les traite par des ferrugineux, par des préparations toniques à base de vin, d'alcool, de phosphates : cette médication ne manque pas d'aggraver leur état en stimulant les tendances congestives et en exagérant les réactions nerveuses.

Bien loin d'être des anémiques, la plupart de ces femmes sont plutôt des *pléthoriques*, comme l'entendaient les anciens. Quelques-unes présentent des altérations notables de certaines glandes vasculaires sanguines, du corps thyroïde en particulier (Léopold Lévi et H. de Rothschild. Soc. méd. des hôpitaux, 1908).

Ce sont, en général, des personnes d'apparence vigoureuse, d'une corpulence plutôt exagérée ; leur visage, ordinairement coloré et sillonné de petits vaisseaux, devient très rouge après les repas, surtout quand le corset réprime trop énergiquement les écarts de la taille. Le ventre est proéminent, la peau surchargée de graisse, les membres inférieurs sont sillonnés de varices plus ou moins saillantes et de veinules qui dessinent sur les cuisses de fines marbrures rougeâtres. Souvent constipées, dyspeptiques, hémorrhoïdaires, migraineuses, elles se plaignent de vertiges, d'une certaine lourdeur de tête, d'inaptitude au travail, de faiblesse physique et d'apathie intellectuelle, qui jurent avec leurs formes extérieures. Parfois, elles ont des crises d'oppression, des palpitations, des accès de tachycardie, des sueurs profuses, des douleurs articulaires, musculaires ou névralgiques. Leurs urines sont rares, pauvres en urée et en chlorures, fortement chargées d'acide urique.

On voit ces divers accidents se reproduire chez elles, par poussées successives, quelques jours avant les règles, ou à des intervalles irréguliers, sous l'influence de fatigues, d'écarts de régime.

Congestion utérine après la ménopause. — La ménopause apporte, en général, l'apaisement dans l'appareil génital. Avec la disparition du flux menstruel, se dissipent peu à peu les processus congestifs qui l'accompagnaient. Mais cette transformation ne s'opère pas instantanément : elle se fait d'une manière progressive, et quelquefois avec une certaine lenteur. La menstruation devient d'abord irrégulière, ses arrêts sont de plus en plus prolongés, mais quand elle reparaît, il n'est pas rare qu'elle soit précédée des mêmes malaises. Plusieurs mois après la ménopause on peut observer de nouvelles poussées fluxionnaires suivies bientôt d'un écoulement de sang.

Toutefois, ce phénomène ne se reproduit guère que lorsqu'il existe quelque altération de l'appareil génital : corps fibreux, ptose utérine, lésions annexielles, etc. Isolées et relativement peu éloignées de la ménopause, la poussée congestive et l'hémorragie qui la suit n'ont pas un caractère bien grave. Il en serait tout autrement si elles venaient à se répéter d'une manière prolongée.

On doit toujours tenir pour suspectes les métrorragies qui surviennent après la ménopause.

CONGESTIONS UTÉRINES SECONDAIRES

Au point de vue clinique, la congestion utéro-ovarienne qui survient à titre d'incident ou de complication au cours des diverses maladies, a des allures très différentes de celles que présente la congestion primitive.

Elle est presque toujours hémorragique et ne se traduit que par des écoulements de sang plus ou moins accentués.

Ce n'est guère que dans les périodes avancées des affections cardiaques, et particulièrement chez les malades atteintes de lésions mitrales, que l'on retrouve les *formes sèches de la congestion* avec prédominance marquée des douleurs lombaires, des sensations de gonflement, avec tension exagérée de l'abdomen, pesanteur dans le bassin et dans les cuisses, pendant la semaine qui précède les règles ; parfois même, ces accidents débutent quelques jours après la menstruation, ou vers le milieu du mois, et ils persistent jusqu'à l'époque suivante qui est souvent retardée.

Chez les *aortiques*, chez les *artério-scléreuses*, on peut observer, quoique plus rarement, ces poussées congestives, mais ce sont les pertes de sang qui dominent, sous la forme ménorragique ; elles sont abondantes et suivies d'un grand soulagement.

Au début des affections mitrales, et surtout chez les jeunes filles qui ont un rétrécissement mitral pur, à l'époque de la puberté, la congestion se traduit par des ménorragies plus ou moins prolongées, qui sont souvent le premier indice de cette maladie ; il en est de même dans les affections mitrales acquises ; ce n'est que plus tard, à mesure que l'on arrive à la période cachectique des maladies du cœur, que l'on voit apparaître les douleurs avec les irrégularités menstruelles ou l'aménorrhée.

Dans les *maladies des reins*[1], les hémorragies ne sont pas rares ; elles apparaissent aussi bien au moment des règles que dans leur intervalle.

[1] A. Saizy. Les troubles des organes génitaux de la femme au cours des affections rénales.

Les affections du foie retentissent de diverses manières sur la circulation utéro-ovarienne : qu'il s'agisse de troubles mécaniques occasionnés par une ascite, ou de phénomènes réflexes en rapport avec des crises de lithiase, la congestion utérine se manifeste exclusivement par des hémorragies.

Il en est de même pour les *congestions* qui ont été signalées chez des hémiplégiques ou au cours de diverses maladies nerveuses.

Dans les *maladies infectieuses*, telles que la fièvre typhoïde, la variole, l'érysipèle, le rhumatisme articulaire aigu, la grippe, etc., la congestion se traduit par une prolongation des règles ou par des pertes de sang d'abondance variable, qui surviennent inopinément.

Dans les congestions liées à des altérations génitales, ce sont encore les hémorragies qui dominent. Il serait d'ailleurs bien difficile de faire la part des altérations de l'utérus et de celles des annexes, dans les douleurs que l'on peut observer à cette occasion.

Marche, complications. — Lorsque ces pousseés congestives sont passagères et peu prolongées, elles n'entraînent pas de désordres persistants dans l'appareil génital : elles provoquent une augmentation momentanée du volume de l'utérus et une sensibilité exagérée des ovaires.

Le repos, une vie calme, un régime et des soins appropriés amènent un apaisement assez prompt, et les organes reprennent leur apparence normale.

Il n'en est pas de même lorsque la congestion devient chronique : elle est périodiquement exagérée par la fluxion menstruelle physiologique, fréquemment aggravée par les excitations de tout genre qui peuvent se faire sentir dans la sphère génitale. Il en résulte un état d'éréthisme presque permanent. A la distension des vaisseaux sanguins s'ajoutent bientôt des troubles dystrophiques qui consistent à la fois dans la production de tissu fibreux autour des vaisseaux et dans l'hyperplasie des éléments musculaires : c'est là le point de départ d'une hypertrophie plus ou moins accentuée de l'utérus. (*Sclérose, Hypertrophie scléreuse.*)

Ces utérus congestionnés ne sont nullement à l'abri de l'infection, ils y sont même prédisposés par l'hypersécrétion dont ils sont souvent le siège et par un certain élargissement du col, qui laisse l'orifice béant.

La métrite qui survient en pareil cas emprunte aux altérations primitives des parois une physionomie spéciale. Elle se présente d'emblée sous la forme de *métrite parenchymateuse* qui sera décrite plus loin.

Étiologie et pathogénie de la congestion utérine. — On ne discute guère le rôle des maladies générales dans l'étiologie des congestions utéro-ovariennes.

On a depuis longtemps observé des métrorragies sous l'influence de la fièvre typhoïde (épistaxis utérines de Gubler), de la variole, même en dehors des formes hémorragiques, de l'érysipèle, du rhumatisme articulaire aigu, de la grippe, de l'impaludisme[1], de la syphilis[2], etc. On peut ajouter à cette liste le scorbut, certaines variétés de purpura, qui n'épargnent pas plus l'utérus que d'autres organes.

Les anciens auteurs considéraient la chlorose comme une cause fréquente d'hémorragies utérines. Elle n'y donne lieu que bien rarement (Hayem), elle s'accompagne beaucoup plus souvent d'aménorrhée.

[1] Lardier. *Bulletin Médical des Vosges*. 1888.

[2] Ozenne. *Journ. de Méd. de Paris*, 1898.

Les affections cardiaques entretiennent, dans l'appareil génital, une stase permanente, qui subit une recrudescence à chaque époque menstruelle. Les recherches de DUROZIER, les leçons de notre maître le professeur LANDOUZY, la thèse de Mrs MARSCHALL ont bien mis en lumière la fréquence des hémorragies au cours du rétrécissement mitral primitif. HUCHARD a observé également des ménorragies au cours de l'hypertension artérielle.

Les maladies des reins sont aussi la cause de métrorragies; il en est de même des affections du foie[1] ; quand elles se compliquent d'ascite, elles amènent une gêne mécanique de la circulation de l'abdomen par compression des grosses veines; la lithiase semble agir par voie réflexe.

Les affections du système nerveux n'ont qu'un retentissement modéré sur l'appareil génital. On a signalé quelques métrorragies chez des hémiplégiques. Cette complication est beaucoup plus fréquente chez les hystériques et surtout chez les femmes atteintes de la maladie de Basedow.

S'il est assez facile de comprendre la part que peuvent prendre ces diverses maladies dans la genèse des congestions utérines et des métrorragies, il est plus difficile d'interpréter la pathogénie de ces accidents. Dans les affections cardiaques, il est probable qu'il s'agit principalement de phénomènes mécaniques : stase veineuse chez les mitrales, excès de la pression artérielle dans les affections aortiques, chez les artério-scléreuses et chez les basedowiennes; en même temps, les vaisseaux de l'utérus peuvent présenter des lésions encore mal connues. Il en est sans doute de même chez certaines hémiplégiques. Chez les rénales, on a invoqué l'excès de pression et des altérations du sang liées à des phénomènes toxiques.

Quand il s'agit des maladies infectieuses, l'interprétation est plus difficile. Dans certains cas de fièvre typhoïde, de variole, de rhumatisme, il semble qu'il n'y ait pas autre chose qu'une poussée congestive, ne laissant à sa suite aucune lésion de la muqueuse ou des vaisseaux, aucun trouble fonctionnel. Doit-on mettre en cause des modifications du sang, ou des altérations vasculaires? Cette dernière hypothèse semblerait plus vraisemblable, si l'on envisage des faits un peu différents, dans lesquels PICHEVIN et A. PETTIT[2], PAUL PETIT[3], ont observé des métrorragies rebelles, graves, liées à des artérites consécutives à une fièvre typhoïde.

Au cours de la syphilis, OZENNE[4] a rencontré des lésions vasculaires ou des dégénérescences ovariennes. Les affections de l'utérus et de ses annexes sont fréquemment la cause de la congestion utérine. Toutefois, il est bien difficile de préciser leur rôle et de distinguer ce qui appartient à la congestion proprement dite et aux lésions de la muqueuse, dans la genèse des hémorragies.

Il est incontestable que certaines altérations de l'utérus et de ses annexes provoquent et entretiennent des poussées congestives qui constituent quelquefois les principaux symptômes de ces affections; c'est ce qu'on observe pour les déviations et déplacements de l'utérus, les fibro-myomes, la dégénérescence scléro-kystique des ovaires et quelques salpingo-ovarites chroniques.

[1] P. DALCHÉ. Les métrorragies dans les maladies du foie. *Bull. Soc. Méd. des hôp.*, 1897.

[2] PICHEVIN et A. PETTIT. Lésions vasculaires et métrorragies. *Sem. Gynéc.*, 1896.

[3] PAUL PETIT. Angioscléroses et métrorragies rebelles. *Journ. de Méd. de Paris*, 1898.

[4] OZENNE. *Journal de Médecine de Paris*, 1898, et *Congrès d'Obst., de Gyn. et de Pédiatrie*, Rouen, 1904.

Les versions et flexions de l'utérus, et surtout les déviations en arrière, entretiennent une vascularisation excessive de l'organe, avec phénomènes douloureux ou métrorragies. Il en est de même des prolapsus qui, comme les lésions précédentes, donnent lieu à de simples troubles mécaniques.

Les corps fibreux jouent un rôle analogue : ils gênent, compriment les vaisseaux et exagèrent la vascularisation de l'utérus, mais les troubles qu'ils occasionnent ne sont pas exclusivement d'origine mécanique, puisque la castration ou la ménopause naturelle font disparaître ces accidents.

La congestion est l'un des principaux symptômes de la dégénérescence scléro-kystique des ovaires. Elle donne lieu, par voie réflexe, à des hémorragies, à des crises douloureuses qu'il serait difficile d'interpréter autrement.

On observe également des hémorragies et des poussées congestives douloureuses au cours de certaines affections des annexes : kystes ovariques avec torsion du pédicule, salpingo-ovarites, grossesses extra-utérines, etc.

La congestion primitive relève de causes multiples :

Au premier rang, il convient de citer la fatigue, sous toutes les formes, et particulièrement la station debout prolongée à laquelle sont astreintes les vendeuses dans les magasins, les longues marches, l'usage répété de la machine à coudre à pédales, l'abus de la bicyclette et surtout de l'automobile, de la danse, de l'équitation, de divers sports (tennis, etc.). Certes, l'immobilité permanente serait loin d'être favorable à la santé générale de la femme et au bon fonctionnement de son appareil génital ; le travail, les exercices variés, l'usage modéré des sports méritent, à tous les points de vue, d'être recommandés, mais les abus sont dangereux, et il n'est pas possible de fixer à ce propos des règles générales, la résistance de chaque femme reposant sur des circonstances individuelles que rien ne permet de mesurer à l'avance. L'abus commence au moment où surviennent de réels inconvénients.

On voit fréquemment des crises de congestion utérine apparaître à la suite de travaux pénibles et inaccoutumés, après un déménagement ou après un long voyage, par exemple.

Les excès de coït, et surtout les excitations anormales ou prolongées, ont une importance toute spéciale : il en résulte un éréthisme persistant de l'appareil génital, qui s'accompagne rapidement de douleurs lombo-abdominales, de sensations de fatigue et de suintements sanguinolents témoignant d'une hyperémie manifeste de l'utérus.

Il est bien difficile d'apprécier les effets du froid ou de la chaleur sur la circulation utéro-ovarienne. Cependant, quelques femmes accusent des poussées congestives à la suite d'un refroidissement.

L'action des bains trop chauds est moins contestable, elle donne lieu souvent à des métrorragies. Les bains froids auraient plutôt un effet opposé, mais chez certaines femmes aux réactions très vives, ils peuvent occasionner des phénomènes de fluxion utéro-ovarienne.

Il existe à ce propos des susceptibilités individuelles parfois surprenantes dont on doit toujours tenir compte. La nature de l'eau employée pour le bain est loin d'être négligeable : les eaux sulfureuses, ou chlorurées sodiques fortes, surtout au début d'une cure, provoquent quelquefois des réactions violentes sur la circulation utéro-ovarienne, et leur emploi nécessite toujours une surveillance attentive de la part du médecin.

Il en est de même de certaines conditions climatériques : le séjour à la montagne ou à la mer amène assez fréquemment des poussées congestives du côté de divers appareils, et en particulier du côté des organes génitaux; nulle part le caractère idiopathique de ces fluxions n'apparaît plus nettement que dans ce cas. Un grand nombre de femmes bien portantes voient leurs règles revenir prématurément, ou présenter une durée exceptionnelle lorsqu'elles atteignent une forte altitude (1.200 mètres et au-dessus). A la mer également, des femmes saines, menant une vie paisible, sont prises de ménorragies ou de congestions douloureuses.

Ces accidents disparaissent d'ailleurs avec une grande rapidité, sans laisser de traces, lorsque l'acclimatement est complet.

Les écarts d'alimentation ne sont pas négligeables : l'abus du vin, des liqueurs, des mets épicés, excite la circulation et facilite l'hyperémie.

Les troubles digestifs, si fréquents à la suite d'une mauvaise hygiène alimentaire, peuvent se compliquer du relâchement des viscères et des tissus fibreux de l'abdomen : la dilatation de l'estomac, les ptoses intestinales hépatiques, rénales, gênent la circulation intra-abdominale. Il en est de même de la constipation et de la réplétion exagérée de la vessie, auxquelles tant de femmes s'habituent avec trop d'indifférence.

Mais ce ne sont là que des causes déterminantes, occasionnelles : la raison essentielle de ces congestions réside dans une disposition particulière de l'organisme. Les femmes qui présentent ces accidents appartiennent presque exclusivement à la famille neuro-arthritique; on trouve dans leurs antécédents héréditaires ou personnels quelques-unes des maladies qui caractérisent, pour le Professeur Bouchard le ralentissement de la nutrition. Les théories peuvent changer, mais l'observation clinique nous montre toujours les mêmes groupements pathologiques, quel que soit le nom sous lequel on cherche à les réunir.

Ces malades ont un système nerveux très impressionnable, qui provoque à distance des réactions accentuées, sous l'influence des causes les plus variées, et quelquefois les plus minimes; ces réactions se manifestent principalement du côté du système vaso-moteur, sous la forme de poussées congestives centrales ou périphériques.

Cette tendance aux congestions est un des attributs les plus communs de la diathèse arthritique. On peut rappeler à ce propos les fluxions hémorrhoïdaires des goutteux, les crises de congestion pulmonaire qu'ils présentent, et, à un degré moindre, mais plus facilement constatables, les congestions pharyngées, laryngées, et les poussées d'hyperémie qui se produisent si souvent du côté de la face.

En même temps, les altérations des parois vasculaires sont fréquentes chez les arthritiques, et en particulier l'état variqueux des veines, conséquence de leur sclérose précoce. Ces altérations favorisent encore la stase sanguine.

Prophylaxie et Traitement. — La prophylaxie de la congestion utérine réside essentiellement dans une bonne hygiène générale : elle est basée sur cette notion que tout ce qui sera de nature à élever la pression artérielle, à provoquer de l'éréthisme cardio-vasculaire, aura un fâcheux retentissement sur l'appareil génital dont les circonstances font, chez certaines femmes, un *locus minoris resistantiæ*.

Le régime alimentaire a, en pareil cas, une importance plus grande qu'on ne serait tenté de le croire. On devra éviter les repas trop copieux, l'usage des mets de haut goût, des épices, du vin, l'abus de la viande, du thé, du café, les nombreuses préparations dites toniques et reconstituantes, dont on abuse souvent sous divers prétextes. On veillera à la régularité des fonctions intestinales, la coprostase exerçant une influence fâcheuse sur la circulation pelvienne.

Nombre de fluxions génitales sont enrayées ou atténuées par ces précautions élémentaires, indispensables surtout à l'époque de la ménopause.

L'hygiène du vêtement est trop souvent négligée : on n'oubliera pas que la compression exercée par le corset ou par une ceinture abdominale trop serrée peut entraver la circulation.

On se méfiera du séjour au bord de la mer ou à une altitude excessive (supérieure à 1.000 ou 1.200 mètres).

Il faut mettre ces malades en garde contre les inconvénients de la fatigue et contre ceux d'un repos exagéré. On interdira l'abus des sports, la marche prolongée, les longues courses en voiture, et surtout en automobile, le tennis, la danse, l'équitation, ou le surmenage intellectuel. Mais l'immobilisation prolongée ne serait pas exempte d'inconvénients : elle exagérerait les tendances arthritiques, l'obésité, la constipation et les phénomènes de stase qui en sont souvent la conséquence. Des promenades à pied quotidiennes, l'usage discret de la bicyclette (J.-L. Championnière) sont plutôt favorables.

Il ne suffit pas de prévenir l'éréthisme cardio-vasculaire, il faut encore activer le fonctionnement des divers émonctoires, de manière à favoriser l'élimination des toxines et des déchets qui encombrent l'organisme.

Les frictions aromatiques sur tout le corps, les bains fréquents, exercent une excellente influence sur les fonctions de la peau.

Chez certaines femmes toutefois, les bains chauds provoquent trop facilement le retour des règles et congestionnent l'appareil génital. Il faut prescrire dans ces cas des bains très courts et à une température peu élevée (35° à 36° au plus).

Chez les femmes un peu fortes, des massages généraux aideront à régulariser la circulation et stimuleront la diurèse. A ce point de vue, l'action de diverses eaux minérales prises en boisson est très salutaire.

On peut instituer de temps à autre, tous les deux mois par exemple, une véritable cure de déchloruration qui abaissera un peu la tension artérielle et favorisera les éliminations.

La question des cures thermales a été traitée magistralement par le Professeur A. Robin dans ses leçons de la Pitié et dans l'excellent livre qu'il a publié en collaboration avec P. Dalché[1]. Les eaux chaudes de Néris, Luxeuil, Bourbonne, Plombières, conviennent aux formes douloureuses de la congestion. dans lesquelles l'éréthisme nerveux prédomine. Les stations sulfureuses faibles, telles que Saint-Sauveur, Cauterets, Bagnères-de-Bigorre sont bien supportées par les malades atones, sujettes à la dépression nerveuse. Salies-de-Béarn, Biarritz, Salins-du-Jura, Salins-Moutiers, La Mothe, produisent parfois d'excellents effets sur les malades

[1] A. Robin et P. Dalché. Traitement des métrites. Paris, 1900.

atteintes de myomes et sur les simples congestives, mais leur action est très irrégulière, et elles exigent une grande surveillance à cause de l'éréthisme cardio-vasculaire qu'elles provoquent parfois.

Lorsqu'il existe des troubles généraux de la nutrition, comme on en observe fréquemment chez ces malades, il est préférable de recourir à des eaux diurétiques simples ou lithinées comme Vittel, Évian, Contrexéville, Martigny, Royat, etc. Châtel-Guyon convient aux réfractaires de la constipation, Vichy, Brides aux arthritiques obèses.

Le traitement local ne visera guère que les crises de congestion. Il suffit dans, l'intervalle, de conseiller l'usage des injections alcalines tièdes à 39°-40°, tous les deux ou trois jours, plus souvent s'il existe des lésions cervicales ou utérines qui les réclament.

Lorsque quelques symptômes annoncent le début des congestions, ou si elles sont liées à la période menstruelle, on donnera, une semaine avant, des préparations[1] d'hamamelis, d'hydrastis, de viburnum, isolées ou associées. Leur action est un peu inconstante et elles ont l'inconvénient de fatiguer l'estomac.

Pendant cette même période prémenstruelle, on pourra recourir à des pansements locaux, soit à des ovules glycérinés à base de tanin, d'iodure de potassium, d'ichthyol, de thigénol, que la malade appliquera elle-même, soit à des pansements faits par le médecin. On se sert, dans ce cas, de tampons d'ouate hydrophile, ou mieux, de gaze stérilisée, que l'on imbibe de préparations[2] variées dont le choix sera fixé par tâtonnement. Certaines malades ne supportent aucun de ces pansements, qui les irritent. D'autres en éprouvent un réel soulagement.

Les anciens auteurs, Gallard en particulier, attachaient avec raison une réelle importance à ces tampons glycérinés qui, par leur influence exosmotique, constituaient à leurs yeux une véritable *saignée blanche*.

Au moment même de la crise, qu'il s'agisse de douleurs aiguës avec tension locale très accentuée ou d'hémorragies abondantes, on imposera le repos absolu au lit.

Dans les congestions sèches, on aura recours à des émissions sanguines répétées : sangsues, ou plutôt scarifications linéaires du col, que l'on pourra faire précéder et suivre de l'application de ventouses de Bier.

[1] Formules à employer

Mélange avec

Teinture d'Hamamelis	} ââ 10 grammes.
Teinture d'Hydrastis	
Teinture de Viburnum	

En prendre de 15 à 18 gouttes dans un peu d'eau sucrée à chacun des trois repas.

ou bien :

Teinture d'Hydrastis	} ââ 8 grammes.
Teinture de Viburnum	
Teinture de Cannabis indica	} ââ 2 grammes.
Teinture de Piscidia	

De 15 à 20 gouttes deux fois par jour.

[2] Mixture pour pansements vaginaux :

Glycérine	200 grammes.
Thigénol	50 —

ou bien :

Glycérine	200 grammes.
Borate de soude	20 —
Tanin	5 —

On prescrira, pour apaiser les douleurs, des onctions calmantes[1] sur le ventre, des pansements humides chauds, des lavements d'un verre de décoction très chaude de graines de lin ou de racines de guimauve (50° à 55°), additionnée de 25 à 30 gouttes de laudanum.

Dans les formes hémorragiques, le repos s'impose encore plus rigoureusement; il doit être poursuivi au delà de la durée des pertes de sang. Sévèrement appliqué dans les ménorragies essentielles des jeunes filles, il suffit le plus souvent pour amener leur guérison.

Si les pertes de sang résistent au repos on emploiera, dès le troisième jour, les injections d'eau bouillie chaude à 48°-50°, 5 à 6 injections par jour de 4 à 6 litres chacune faites lentement sous une pression de 40 à 50 centimètres au plus.

Lorsque l'hémorragie est très abondante, on peut recourir aux injections hypodermiques d'ergotine, d'ergotinine, ou, mieux encore, aux injections hypodermiques de 5 à 50 centimètres cubes d'une solution de gélatine à 1/100e, parfaitement stérilisée (H. Chaput).

CHAPITRE V

SCLÉROSE UTÉRINE

Les gros utérus scléreux n'avaient pas échappé à l'observation des anciens auteurs. Dans les descriptions que Duparcque, Lisfranc, Becquerel nous ont laissées de la congestion, de l'inflammation chronique, de l'engorgement, il est facile de reconnaître la *sclérose hypertrophique de l'utérus* : il est vrai qu'elle était souvent confondue avec les corps fibreux et avec le cancer.

Scanzoni, Aran, Gallard, F. Siredey et Danlos se sont montrés plus explicites, mais ils ne voyaient dans les utérus hypertrophiés aux sinus gorgés de sang, qu'une extension du processus inflammatoire, caractérisant la métrite parenchymateuse.

Les auteurs allemands, et en particulier Schröder, Hofmeier, n'ont pas méconnu l'importance de ces altérations du parenchyme utérin, même à une époque où l'infection de la muqueuse dominait toute la pathologie utérine.

Ce sont surtout les travaux de G. Richelot[2] qui, dans ces dernières années ont

[1] Liniment

Huile d'amandes douces	ãã 50 centimètres cubes.
Huile de jusquiame	
Teinture d'opium	10 grammes.
Chloroforme	12 grammes.

ou bien :

Chloral	ãã 15 grammes.
Camphre	
Laudanum de Sydenham	20 grammes.
Lanoline	10 —

[2] G. Richelot, *Soc. de chirurgie*, mai 1900. — G. Richelot et Barozzi, la *Gynécologie*, 1901.

bien fait voir l'importance de la sclérose utérine et ses rapports avec *la congestion primitive des arthritiques nerveuses.*

Il semble bien que la congestion soit la cause principale de la sclérose, mais celle-ci peut être également influencée par diverses maladies antérieures. La fièvre thyphoïde, la variole et quelques autres maladies infectieuses tel la syphilis par exemple, peuvent jouer un rôle dans ces processus sclérogènes.

Anatomie pathologique. — Aran[1] a donné une remarquable description de ce gros utérus scléreux, dont il avait bien saisi les relations étroites avec les processus congestifs :

« Cette congestion », dit-il, « ne peut pas durer longtemps sans imprimer à la matrice une augmentation sensible de volume. Or, cette augmentation de volume ne tient pas seulement à l'augmentation de vascularité, à l'afflux, à la stase du sang dans le système capillaire de l'organe utérin, mais à l'accroissement d'épaisseur des parois et à la dilatation simultanée des cavités ; principalement de la cavité du corps. C'est chose curieuse que de voir combien cette cavité peut se trouver agrandie, même chez des femmes qui n'ont jamais eu d'enfants...

« ... L'induration qui est souvent peu marquée, et qu'il n'est possible de saisir qu'avec une certaine attention, peut être portée assez loin pour donner au tissu utérin un caractère presque ligneux. A la coupe, ce tissu offre, en général, un aspect décoloré, comme anémié ; une teinte jaunâtre semble infiltrer l'organe dans toute son épaisseur; il arrive, cependant, qu'on y trouve dans certains points, une trace d'injection vasculaire encore très visible; quelquefois, enfin, tout l'utérus a été trouvé vivement congestionné, et cette congestion est généralement en rapport avec une dilatation des sinus veineux de l'organe et des plexus veineux qui sont situés sur ses parties latérales. Sous le scalpel, le tissu induré crie, parfois aussi, comme du tissu fibreux. »

Tels sont, en effet, les caractères que présente à l'œil nu l'utérus scléreux. Il est notablement augmenté de volume ; il atteint parfois des dimensions trois ou quatre fois plus grandes qu'à l'état normal. Sa configuration est également modifiée: tantôt il est cylindroïde, tantôt il présente la forme d'une poire renversée, le corps étant plus développé que le col.

L'examen histologique confirme les constatations que l'on a pu faire à l'œil nu : la vascularisation excessive des parois utérines, l'hyperplasie des éléments fibreux et musculaires du parenchyme utérin. Les vaisseaux sont largement dilatés. On peut les suivre à travers la trame musculo-fibreuse de l'organe, jusque dans leurs ramifications les plus ténues ; partout ils sont entourés d'un tissu conjonctif épais et dense qui pénètre avec eux entre les faisceaux de fibres lisses. Dans certains cas signalés par Guérin, par Schmidt, les vaisseaux plus nombreux et plus larges qu'à l'état normal formaient un véritable *tissu angiomateux.*

L'accroissement des éléments fibreux et conjonctifs peut se faire avec une symétrie assez parfaite, les proportions de l'un et de l'autre tissu restant les mêmes dans l'utérus hypertrophié. Mais souvent l'un des éléments prédomine d'une façon très accentuée ; quelques-uns de ces gros utérus paraissent presque exclusivement fibreux, les bandelettes scléreuses qui entourent les vaisseaux se

[1] Aran, *Leçons sur les maladies de l'utérus et de ses annexes*, Paris, 1898.

prolongeant en larges tractus au milieu des éléments musculaires qu'elles tendent à étrangler ; d'autres présentent, au contraire, un développement considérable du tissu musculaire lisse.

Les fibres-cellules ne sont pas seulement plus nombreuses qu'à l'état normal, leurs dimensions sont manifestement accrues, comme on l'observe au cours de la grossesse. Dans un cas étudié par l'un de nous, l'aspect des coupes était assez exactement celui que présente l'utérus gravide.

Le tissu fibreux, qu'on l'examine au voisinage des gros vaisseaux, où il forme d'épais tractus (fig. 115) ou dans ses prolongements plus ténus à travers les faisceaux musculaires, est entièrement constitué par des fibres lamineuses plus ou

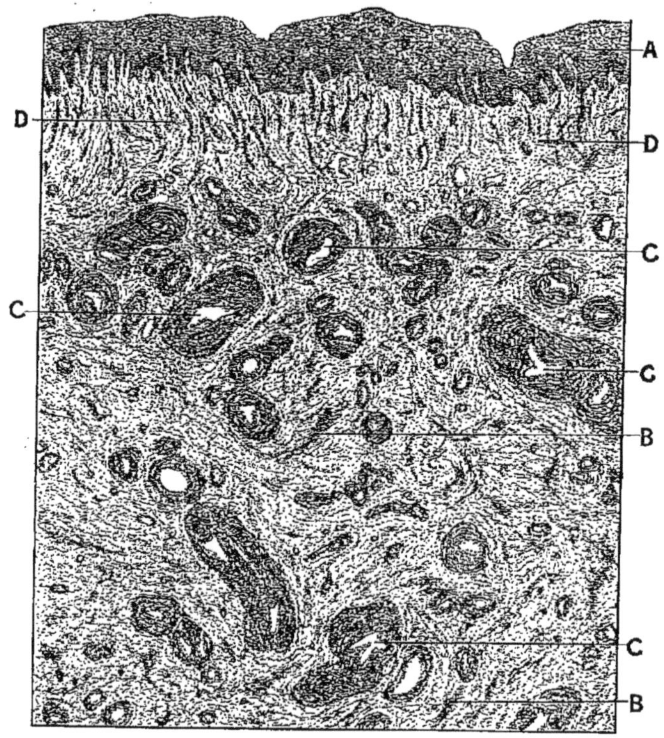

Fig. 115.
Hypertrophie scléreuse du col utérin.
A, muqueuse du col utérin : portion vaginale. — B, tissu musculo-conjonctif du col utérin. — C, artères déformées et épaissies (artérite chronique). — D, capillaires sanguins.

moins serrées au milieu desquelles se rencontrent des cellules conjonctives peu nombreuses qui paraissent en voie d'atrophie, mais on n'y rencontre ni amas leucocytaires, ni traînées de lymphocytes, ni polynucléaires, rien, en un mot, de ce qui caractérise un processus réellement inflammatoire.

C'est en s'appuyant sur de nombreuses observations de ce genre que, sous l'inspiration de Richelot, Hepp[1] a pu démontrer dans sa thèse la nature dystrophique de cette hypertrophie scléreuse.

[1] Maurice Hepp, *La sclérose utérine*, Th. Paris, 1899.

Il faut convenir cependant que la sclérose utérine *pure* est loin d'être fréquente : nombre de ces utérus scléreux hypertrophiés ont été infectés à une période quelconque de leur évolution ; aux troubles dystrophiques se sont ajoutés des phénomènes inflammatoires les rattachant à la métrite parenchymateuse, dont il sera question plus loin.

D'autres présentent à un moment donné des formations nodulaires qui caractérisent les fibro-myomes. Aussi est-il bien difficile de tracer une ligne de démarcation nette entre l'hypertrophie scléreuse et l'utérus myomateux.

Nous avons rencontré plusieurs fois de ces gros utérus lisses, d'apparence régulière, offrant extérieurement tous les caractères de la sclérose simple, et l'examen microscopique révélait sur les coupes l'existence de nodules, véritables fibromes en miniature, ou faisait découvrir des fibres-cellules disposées en tourbillons, dont la disposition évoquait l'idée de myomes rudimentaires.

D'autres présentent sur leur surface deux ou trois petits corps fibreux sous-péritonéaux, offrant à peine le volume d'une cerise, et alors que le développement total de l'organe correspondrait à celui d'un utérus gravide de trois mois au moins.

Au voisinage de ces fibromes, comme sur des régions éloignées, le microscope montre le même accroissement et la même multiplication des fibres musculaires lisses, avec prolifération accentuée du tissu fibreux interstitiel. Il existe donc nettement dans ces cas, une hypertrophie en masse de l'utérus qui ne paraît pas influencée directement par des myomes, bien qu'elle puisse coïncider avec eux.

Quelquefois l'utérus hypertrophié est en même temps rétrofléchi ou rétroversé. G. Richelot considère d'ailleurs cette déviation comme une conséquence du neuro-arthritisme.

L'utérus scléreux n'atteint pas toujours ces dimensions exagérées, qui impliquent le plus souvent un arrêt d'involution à la suite d'un accouchement, ou la complication de myomes.

Dans certains cas, chez des vierges par exemple, qui sont restées à l'abri de toute infection, il n'est pas beaucoup plus gros qu'un œuf de poule, mais il présente en général une forme globuleuse et une consistance très ferme.

Plus rarement il conserve son volume normal ou le dépasse à peine, ne se faisant remarquer que par la dureté exceptionnelle de ses parois.

La muqueuse est le plus souvent épaissie, vascularisée à l'excès, mais on ne constate ni érosion, ni renversement du col, et l'examen microscopique ne décèle pas de processus inflammatoire.

Il existe presque toujours, dans ces cas, des altérations concomitantes des ovaires. Ceux-ci renferment de petits kystes folliculaires et semblent avoir subi la même dégénérescence scléreuse.

On constate également, dans un grand nombre de cas, un état variqueux des vaisseaux utéro-ovariens qui sont notablement plus sinueux et plus distendus qu'à l'état normal.

Symptômes. — Les symptômes de la sclérose utérine commençante sont à peu près les mêmes que ceux de la congestion utérine. Ils rappellent le syndrome menstruel dont la persistance, la continuité, deviennent pour les femmes une cause d'énervement pénible.

Les douleurs lombo-abdominales commencent plusieurs jours avant les règles ; elles cessent généralement avec l'arrivée du sang, mais elles persistent parfois encore pendant plusieurs jours.

L'abondance du flux sanguin est très variable ; elle est plus prononcée chez les jeunes filles, surtout chez les jeunes femmes, et elle diminue à mesure qu'on se rapproche de la ménopause. Il se produit souvent à cette époque de la congestion sèche, mais celle-ci peut apparaître à tout âge ; il est fréquent de la voir alterner avec la congestion hémorragique.

A mesure que les règles deviennent plus rares, plus espacées, les douleurs augmentent, et c'est leur accroissement, coïncidant avec l'augmentation du volume de l'utérus, qui constitue le principal symptôme de cette affection.

La leucorrhée manque rarement, elle consiste en un écoulement glaireux clair, plus fluide que ne l'est habituellement le catarrhe cervical ; elle n'a pas l'aspect purulent s'il n'existe pas de métrite concomitante ; l'examen microscopique n'y décèle pas de polynucléaires.

Les douleurs et les pertes blanches augmentent notablement sous l'influence de la fatigue, surtout dans les périodes qui précèdent l'époque menstruelle.

Elles s'accompagnent quelquefois de prurit des grandes lèvres, d'érythème et même d'eczéma, bien que les sécrétions génitales ne paraissent pas très irritantes.

La menstruation est souvent difficile et douloureuse au début, elle est suivie d'un soulagement très marqué.

On observe assez souvent chez ces malades des troubles gastro-intestinaux, caractérisés par de la dyspepsie flatulente, de l'entérite muco-membraneuse, des crises de migraine, des douleurs articulaires également en rapport avec le neuro-arthritisme. Ces phénomènes présentent parfois une curieuse alternance avec les accidents génitaux.

Les troubles vaso-moteurs de la ménopause sont d'ailleurs très accentués chez la plupart de ces malades, et contribuent à entretenir la dépression qui contraste avec l'apparence florissante de leur santé.

Le toucher vaginal combiné au palper de l'abdomen révèle l'accroissement de l'utérus : il est très variable, et l'on peut rencontrer tous les degrés, depuis l'utérus normal jusqu'à l'*utérus géant* qui atteint presque l'ombilic. Sa surface est lisse, régulière, sa consistance très ferme ; ses dimensions, comme celles de l'utérus myomateux, augmentent au voisinage des règles pour diminuer quelques jours après la fin de l'époque, de sorte qu'on ne peut se rendre compte de son évolution que si l'on renouvelle l'examen dans des conditions comparables.

Le col est gros, souvent pâle et comme nacré, au moment des poussées congestives il a une teinte violacée, livide ; il n'est le siège d'aucune altération importante s'il n'existe pas de métrite ; ses parois rigides laissent le canal cervico-utérin plus ouvert qu'à l'état normal ; aussi est-il facile d'y introduire l'hystéro-mètre qui pénètre jusqu'à 8, 10 et même 12 centimètres ; on sent son extrémité supérieure libre dans la cavité utérine agrandie.

Marche. — La sclérose utérine évolue de façon très variable : elle est soumise à une foule de circonstances qui peuvent accélérer ou retarder sa marche. En général, les poussées congestives tendent à s'accroître jusqu'à la ménopause.

Lorsqu'elles revêtent la forme sèche, les douleurs augmentent d'intensité et de durée ; il en est de même des réactions qu'elles provoquent dans l'organisme : les malaises de tout genre, les arthrophaties, les crises de dépression nerveuse s'accentuent, et certaines de ces malades présentent des désordres tels qu'il serait difficile d'en déterminer avec précision le point de départ si l'on n'avait eu l'occasion de les suivre. Les accidents persistent pendant la ménopause, subissant des recrudescences en rapport avec la disparition du flux sanguin, tandis que le retour momentané des règles est suivi d'amélioration.

Les formes hémorragiques, moins bruyantes dans leurs manifestations, n'en sont que plus dangereuses : l'écoulement du sang provoque tout d'abord une détente qui paraît favorable, les malades supportent assez bien ces hémorragies et quand celles-ci augmentent de durée et d'abondance, au moment de la ménopause, elles y font à peine attention.

Les pertes de sang augmentent, laissant un état d'anémie qui facilite encore le retour de nouvelles hémorragies, et les malades s'acheminent peu à peu vers l'épuisement. De temps à autre, à des intervalles irréguliers et quelquefois sans cause déterminante appréciable, il se produit de graves hémorragies qui créent un véritable danger.

Dans les cas favorables, sous l'influence du repos, d'une vie calme, d'un régime sévère, on peut maintenir les malades en équilibre, et leur faire traverser la ménopause sans péril.

La grossesse est peu compatible avec la sclérose utérine. On voit cependant, au début du processus dystrophique, des femmes de 30 à 35 ans qui deviennent enceintes. La grossesse et l'accouchement se passent bien, mais l'évolution de l'utérus après l'accouchement se fait avec une certaine lenteur et elle s'accompagne souvent d'hémorragies.

Les règles ne disparaissent que lentement et plus tard que de coutume : il est rare qu'elles cessent d'emblée : après une éclipse de quelques mois, il survient souvent une brusque perte de sang, suivie également de quelques mois de calme.

Après la ménopause l'utérus conserve longtemps son volume exagéré, et ce n'est qu'au bout de plusieurs années que l'on constate une régression appréciable. Il exige pendant toute cette période une surveillance attentive, et on doit se méfier des suintements de sang, des pertes blanches qui sont souvent l'indice d'accidents nouveaux d'un autre genre.

Complications. — La plus fréquente est la métrite : elle résulte d'infections antérieures ou plus ordinairement postérieures à la sclérose. Elle se révèle par des sécrétions muco-purulentes et par une recrudescence des douleurs.

Il en est de plus graves : le sarcome ou le cancer épithélial, qui d'après les observations de Richelot s'observent avec une fréquence inquiétante dans ces utérus scléreux hypertrophiés. Cette transformation s'opère insidieusement, elle s'annonce surtout par des hémorragies, par une exagération des sécrétions, coïncidant avec un accroissement des douleurs, et quelquefois par une tuméfaction appréciable de l'utérus.

Diagnostic. — Le diagnostic de la sclérose utérine est relativement facile, tant qu'il s'agit de distinguer la dystrophie scléreuse d'une banale métrite.

Celle-ci se caractérise par des altérations de la muqueuse et par des sécrétions catarrhales, habituellement purulentes, ou tout au moins louches. Lorsque l'utérus paraît augmenté de volume au cours d'une métrite, c'est presque exclusivement sur le col que porte l'accroissement. Il est épaissi, quelquefois allongé, ses lèvres sont renversées, farcies de petits kystes, tandis que la muqueuse tuméfiée fait saillie au niveau de l'orifice. Le corps utérin ne participe à cette hypertrophie que s'il est resté subinvolué à la suite d'un accouchement ou d'une fausse couche. C'est une des formes de la métrite parenchymateuse.

D'autres fois, la métrite parenchymateuse provient d'une infection consécutive à l'hypertrophie scléreuse, il est malaisé de se rendre compte de son caractère secondaire si l'on n'a pas suivi la marche de la maladie.

La longue évolution de la sclérose utérine, et les signes physiques exposés plus haut ne permettront pas de confondre cette affection avec le cancer du corps utérin, dont l'apparition est beaucoup plus tardive et dont les hémorrhagies sont irrégulières.

Les fibro-myomes sont d'un diagnostic beaucoup plus difficile, et leur très fréquente coexistence avec l'hypertrophie scléreuse exige toujours de grandes réserves, même dans les cas en apparence les plus nets.

Pronostic. — Le plus souvent, la sclérose utérine ne constitue pas une affection dangereuse, en ce qu'elle peut évoluer jusqu'à la ménopause sans provoquer d'accidents réellement graves, mais elle ne saurait être considérée comme une maladie bénigne. Elle expose les malades à des souffrances, à des hémorrhagies qui compliquent singulièrement leur existence.

De plus, elle paraît constituer une certaine prédisposition au cancer.

En dehors même des complications elle peut mettre la vie en danger par les hémorragies qu'elle provoque. L'absence de tumeur proprement dite rend les malades et même les médecins trop optimistes, et il n'est pas rare de voir les malades succomber à l'épuisement si elles ne sont pas secourues en temps opportun.

Traitement. — Dans les phases initiales de la sclérose, son traitement se confond avec celui de la congestion utérine : un régime destiné à combattre le neuro-arthritisme, des cures thermales appropriées au tempérament de la malade et renouvelées s'il le faut, plusieurs années de suite, en sont la base essentielle. Ces moyens suffisent plus souvent qu'on ne le croit pour maintenir les malades en équilibre et pour atteindre sans péril la ménopause.

Contre les hémorrhagies on aura recours aux moyens habituels : injections très chaudes, fréquentes et prolongées, ou applications de glace sur le ventre avec injections froides. On y ajoutera les classiques préparations d'ergotine ou d'ergotinine, d'hydrastis, d'hamamelis, de viburnum, etc., le tamponnement simple ou gélatiné, l'électrothérapie, etc.

Mais on ne devra pas oublier que ces divers procédés thérapeutiques ne sont que des palliatifs destinés à combattre la perte de sang et à parer au danger immédiat qui peut en résulter. Si celle-ci se renouvelle, si elle constitue par sa répétition une menace pour l'organisme, c'est à sa cause même qu'il faut s'attaquer.

On peut hâter la ménopause en détruisant les ovaires par les rayons de Röntgen.

Si les hémorrhagies persistent et prennent un caractère menaçant on ne doit pas hésiter à conseiller l'hystérectomie, comme s'il s'agissait de véritables fibromyomes.

CHAPITRE VI

CONGESTION ET SCLÉROSE DES OVAIRES

CONGESTION OVARIENNE

L'influence de la congestion n'est pas limitée à l'utérus : elle se fait sentir dans tout l'appareil génital et particulièrement dans les *ovaires.*

Quand on connaît la richesse des plexus utéro-ovariens, les anastomoses qui unissent les vaisseaux de l'utérus à ceux des ovaires, et la vascularisation intense de ces glandes, il est difficile d'imaginer un processus congestif qui serait limité à l'utérus, sans intéresser les ovaires.

Cependant, on chercherait en vain, dans les auteurs, une description de la congestion ovarienne. Les symptômes auxquels elle donne lieu sont loin d'être assez caractéristiques pour s'imposer à l'attention, et pour dénoncer leur origine avec certitude. Elle se traduit par des sensations de pesanteur douloureuse dans les reins, prenant la forme d'élancements, et s'exagérant sous l'influence de la marche ou de la position assise. A ces malaises s'ajoutent de petits écoulements de sang par l'utérus, parfois un retour prématuré des règles.

Ces phénomènes offrent, comme on le voit, une similitude parfaite avec les symptômes habituels de la menstruation. Or, il serait à peu près impossible de déterminer la part exacte de l'utérus et celle des glandes ovariennes dans ce syndrome physiologique. En réalité, la congestion des ovaires ne se révèle que lorsqu'elle atteint une intensité exceptionnelle, comme on l'observe dans certains cas de dysménorrhée.

A ce degré, il ne s'agit plus de troubles fonctionnels passagers, l'hyperémie est déjà compliquée de lésions persistantes caractérisées par une *dystrophie scléreuse* de l'organe.

SCLÉROSE OVARIENNE
OVARITE SCLÉREUSE PRIMITIVE

Cette affection est beaucoup plus fréquente et mieux connue que la *sclérose utérine,* mais elle a été fort discutée et n'a conquis que lentement sa place dans la nosologie.

Historique. — L'ovarite primitive ne s'est dégagée que peu à peu du cahos des affections pelviennes. Entrevue par Lisfranc, elle fit l'objet d'un important travail de CHÉREAU[1], puis elle fut étudiée par TILT, en Angleterre (1850). Mais ces essais n'eurent pas grand succès. On ne s'intéressait, à cette époque, qu'à la pelvi-péritonite ou au phlegmon du ligament large, et on accueillait avec septicisme toutes les autres tentatives de localisation.

A peu près seul de son temps, GALLARD[2] avait bien saisi l'importance des lésions ovariennes et montré leur caractère primitif, dans quelques cas ; ses leçons sur ce sujet restèrent sans écho, dans notre pays. CORNIL et RANVIER, DE SYNÉTY, ne faisaient aucun cas de l'ovarite, qui leur paraissait consécutive aux altérations des divers organes pelviens.

QUÉNU[3], dans sa thèse inaugurale, avait déjà séparé des autres tumeurs les ovaires scléreux à petits kystes, et montré la sclérose des artères qui les accompagnait. FERRAND, dans son article « Ovaires » du *Dictionnaire Encyclopédique des Sciences Médicales*, appela de nouveau l'attention sur l'*ovarite*.

La thèse de DALCHÉ[4], puis celle de CONZETTE[5], le classique et intéressant travail de Paul PETIT[6], le *Traité de Gynécologie* de S. BONNET et PETIT[7] en donnèrent d'excellentes descriptions cliniques et anatomo-pathologiques, qui réhabilitèrent définitivement en France l'*ovarite primitive*.

Les chirurgiens étrangers, MARTIN, LAWSON TAIT, TRÜCKMÜLLER, n'avaient pas perdu de vue l'ovarite primitive dont ils avaient signalé de nombreux exemples, et ils reconnaissaient son origine congestive. Palmer DUDLEY[8] invoquait judicieusement l'influence du varicocèle pelvien sur sa production dans quelques cas. J.-L. CHAMPIONNIÈRE[9] incriminait principalement les traumatismes et les perturbations menstruelles. L'un de nous[10] a insisté déjà sur son origine diathésique et congestive. Un travail tout récent de ROUX DE BRIGNOLES[11] attribue également la sclérose ovarienne à la congestion. S'inspirant des travaux de PONCET, il rattache certains cas de dégénérescence scléreuse des ovaires à la tuberculose ; cette interprétation applicable à quelques ovarites primitives ne paraît cependant pas susceptible d'être généralisée.

Quoi qu'il en soit, l'ovarite primitive n'est plus guère discutée aujourd'hui ; elle figure dans la plupart des traités classiques, et si elle est trop souvent confondue avec les ovarites infectieuses comme l'est encore la sclérose utérine avec les métrites, c'est parce que ses altérations propres se sont maintes fois compliquées d'infections qui ont modifié son aspect initial. Cependant sa pathogénie, ses lésions, ses symptômes, sont assez nets pour qu'on lui accorde la place qu'elle mérite parmi les *troubles dystrophiques* de l'appareil génital.

[1] CHÉREAU. Mémoire pour servir à l'étude des maladies des ovaires, Paris. 1844.
[2] GALLARD. Leçons cliniques sur les maladies des femmes, 1873.
[3] QUÉNU. Anatomie pathologique des kystes non dermoïdes de l'ovaire. Thèse Paris, 1881.
[4] P. DALCHÉ. De l'ovarite. Thèse Paris, 1881.
[5] CONZETTE. Contribution à l'étude des ovaires à petits kystes. Thèse Paris. 1890.
[6] PAUL PETIT. Ovarites et kystes de l'ovaire. Nouv. Arch. de Gynécologie, 1888.
[7] S. BONNET et P. PETIT. Traité pratique de gynécologie. Paris, 1894.
[8] P. DUDLEY, New-York hed. Journ., 1888.
[9] J.-L. CHAMPIONNIÈRE. Ovarite. Salpingite. Adhérences, 1889.
[10] A. SIREDEY. Hygiene des maladies de la femme. Paris, 1906.
[11] ROUX DE BRIGNOLES. Sclérose utéro-annexielle en dehors de la ménopause, *la Gynécologie*. Septembre 1909.
[12] Un très important mémoire de MM. E. FORGUE et G. MASSABAU de Montpellier actuellement en publication dans les Revues de Gynécologie et de chirurgie abdominale nous paraît de nature à jeter une vive lumière sur l'*Ovaire à petits kystes* (janvier et février 1910.

Anatomie pathologique. — Les altérations de l'*ovarite dystrophique primitive* diffèrent très notablement de celles des *ovarites infectieuses.* Elles sont assez souvent symétriques avec une légère prédominance du côté gauche. Lorsqu'elles sont unilatérales, elles portent presque toujours sur l'ovaire gauche.

Tantôt l'ovaire est notablement augmenté de volume, tantôt il conserve à peu près ses dimensions normales, tandis que d'autres fois il est rétracté, atrophié. Sa surface ne présente pas seulement les dépressions et les sinuosités que l'on remarque à l'état normal, elle est irrégulière et parsemée de petits kystes dont le volume est généralement en raison inverse de leur nombre. Les uns sont gros comme une tête d'épingle, les autres sont comme une lentille, comme un pois, plus rarement comme un noyau de cerise, ou davantage. Ils forment de petites saillies transparentes, qui se déchirent avec la plus grande facilité et laissent échapper un liquide clair, parfaitement limpide. D'autres kystes plus profonds ne se reconnaissent qu'à leur saillie, le tissu qui les recouvre est trop épais pour laisser distinguer leur transparence. Exceptionnellement on en rencontre qui renferment du sang.

Dans l'intervalle de ces vésicules, le tissu cortical de l'ovaire est épaissi, dur, il se présente sous un aspect blanc nacré et offre sous le doigt une résistance plus marquée qu'à l'état normal. Mais on ne voit généralement pas de fausses membranes, pas d'adhérences à sa surface. La vascularisation superficielle est très variable ; sillonnée de gros vaisseaux dilatés dans quelques cas, la glande est, dans d'autres cas, remarquablement pâle.

Quelquefois on a trouvé les ovaires prolabés dans le cul-de-sac postérieur ; ils ont souvent contracté des adhérences avec le péritoine pelvien et leur surface est recouverte de fausses membranes.

Une section verticale parallèle à l'axe de l'ovaire permet de constater la dureté exceptionnelle des tissus que l'on traverse ; elle fait découvrir une vascularisation excessive, reconnaissable à l'œil nu. De gros plexus veineux s'étalent au niveau du hile et pénètrent dans l'épaisseur du parenchyme. Les vaisseaux que l'on aperçoit dans l'intérieur de la glande sont notablement plus gros et plus distendus qu'à l'état normal. Le parenchyme glandulaire est farci de kystes, formant des lacunes remplies de liquide clair, d'autres renferment un liquide rougeâtre ou chocolat. Les kystes sont d'autant plus nombreux qu'ils sont moins volumineux. Ces vacuoles sont séparées par des bandelettes fibreuses très dures. On les rencontre surtout à la périphérie, mais il en existe quelquefois dans la profondeur, jusqu'au voisinage du hile.

Au microscope, il est facile de reconnaître que les kystes ont une double origine : les kystes clairs, beaucoup plus abondants, sont constitués par des follicules de de Graaf qui, sans doute sous l'influence d'une violente congestion de la glande, se sont développés en grand nombre, comme s'ils s'acheminaient vers leur rupture physiologique. La déhiscence ne s'étant pas produite, leurs éléments ont subi peu à peu une dégénérescence plus ou moins rapide ; il n'est pas rare de rencontrer à la fois, dans le champ du microscope, des follicules complets dans lesquels on reconnaît l'ovule au milieu de son disque proligère (fig. 116), des ovisacs dont la paroi distendue est encore tapissée d'une couche régulière de cellules cubiques, d'autres enfin qui ne renferment plus de cellules et sont réduits à une simple poche. Tous les kystes folliculaires ne sont pas exclusivement clairs et transparents; quelques-uns ont été le siège d'une petite hémorrhagie et sont remplis d'un liquide sanguinolent.

Les vacuoles au contenu brun rougeâtre ou franchement sanguin appartiennent le plus souvent à des corps jaunes qui subissent aussi la dégénérescence kystique; quelques-unes, au lieu de sang, sont remplies d'une substance colloïde qui prend mal la coloration. Les parois des corps jaunes sont notablement

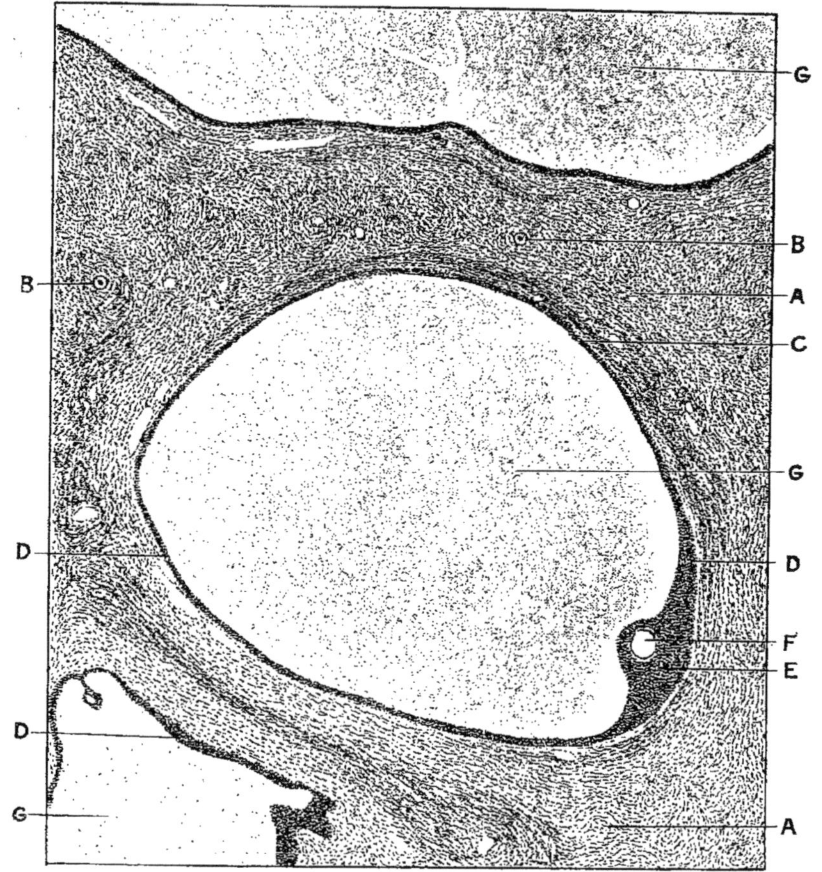

Fig. 116.
Couche corticale d'un ovaire avec des kystes folliculaires en voie de formation.
A, couche ovigère. — B, follicules de de Graaf au début de leur évolution. — C, kyste folliculaire en voie de formation avec D, la paroi folliculaire. — E, le cumulus proligère. — F, l'ovule. — G, cavité du kyste.

épaissies et leurs sinuosités s'effacent en partie sous la pression du liquide qui les distend.

Tous ces kystes sont entourés de tissu fibreux dense qui pénètre sous la forme de marbrures dans la trame de l'ovaire, et tend à se substituer peu à peu aux cellules du parenchyme (fig. 116).

Cette sclérose, dans toute son étendue, conserve son caractère dégénératif, elle ne s'accompagne pas de *traînées de cellules embryonnaires* et moins encore

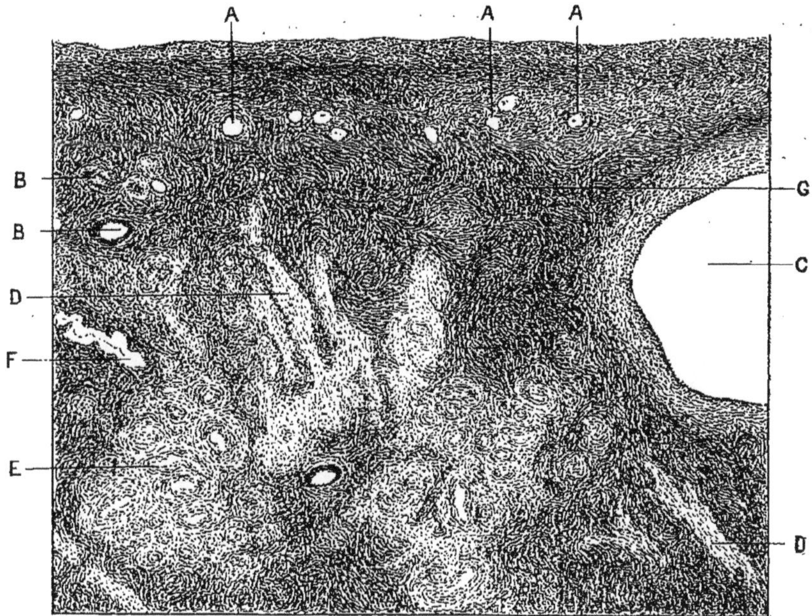

Fig. 117.

Dégénérescence scléro-kystique primitive de l'ovaire (ensemble). Couche corticale.

A, follicules atrésiés. — B, follicule en voie d'accroissement. — C, kyste folliculaire. — D, travées scléreuses. — E, artères. — F, cicatrice de corps jaune. — G, Stroma ovarien.

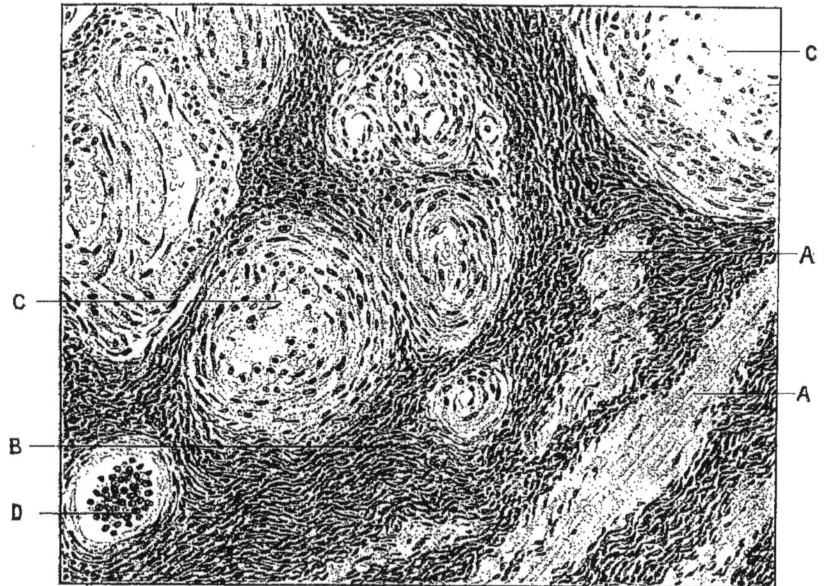

Fig. 118.

Dégénérescence scléro-kystique primitive de l'ovaire. Lésions scléreuses et artérielles (détail).

A, travées scléreuses. — B, stroma ovarien. — C, artères à parois épaissies. — D, follicule en évolution.

de *polynucléaires* ou d'autres éléments accusant un processus infectieux, tandis que les ovarites infectieuses qui résultent de maladies générales ou accompagnent la salpingite, donnent lieu souvent à des abcès ou présentent tout au moins les caractères histologiques des lésions infectieuses.

Au niveau du hile les vaisseaux sont très développés et très congestionnés, on voit des artères hélicines gonflées de sang, leurs parois sont épaissies et présentent des signes d'artérite (Quénu) (fig. 117 et 118).

Dans la région corticale on rencontre des ovules en nombre très variable. Sur

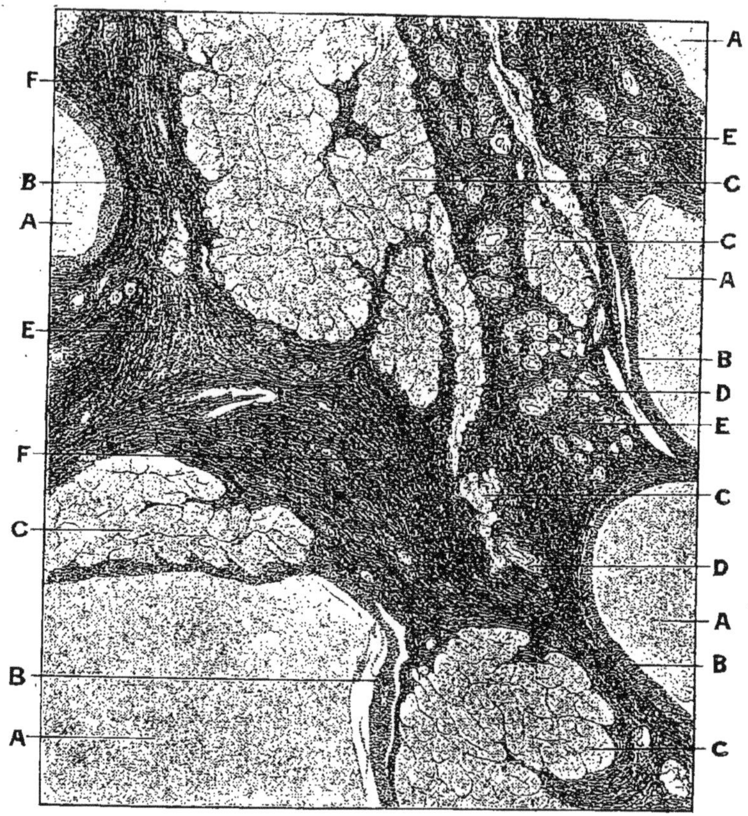

Fig. 119.
Couche corticale d'un ovaire à petits kystes.
A, kystes folliculaires. — B, membranes des kystes folliculaires. — C, corps jaunes cicatriciels. — D, vaisseaux sanguins sclérosés. — E, tissu scléreux. — F, Stroma ovarien.

certains points, ils semblent avoir disparu, et il faut les chercher avec attention pour les découvrir, tandis que d'autres fois ils sont aussi abondants qu'à l'état normal. Nombreux ou rares, ils sont généralement *atrésiés* (fig. 117). Dans certains cas où les kystes sont peu nombreux, on observe une *atrésie* diffuse des ovules qui, avec la *sclérose* et l'*hyperémie* semble résumer toutes les lésions ovariennes.

On a longuement discuté les rapports réciproques de la sclérose et de la dégénérescence kystique. Conzette considère l'hydropisie folliculaire comme représentant le phénomène initial : la sclérose serait la conséquence d'une irritation produite par le follicule distendu, tandis que d'autres auteurs attribuent la genèse des kystes folliculaires à la dégénérescence fibreuse du stroma ovarien qui ne permet pas aux ovisacs de s'ouvrir comme ils le font à l'état physiologique. Paul Petit fait remarquer que la sclérose n'est pas exclusivement localisée à la périphérie des kystes, elle est souvent diffuse et manque parfois au voisinage de kystes rudimentaires, ce qui le conduit à penser que les deux lésions ont une évolution parallèle, simultanée, et qu'elles paraissent être l'une et l'autre en rapport avec l'*hyperémie* excessive des vaisseaux de l'ovaire.

Étiologie et pathogénie. — En effet, la plupart des auteurs qui se sont occupés de l'*ovarite scléro-kystique*, frappés de ses allures spéciales, des altérations particulières qui la caractérisent, de la vascularisation si remarquable qui l'accompagne, font jouer à la *congestion* un rôle prépondérant dans la pathogénie de cette curieuse affection. Cependant quelques chirurgiens hésitent encore à la distinguer de l'ovarite infectieuse commune, et s'efforcent de rechercher, même chez les jeunes filles, une infection génitale méconnue à l'origine du processus sclérogène. Parfois des infections secondaires, blennorrhagiques ou autres, qui n'épargnent pas plus les ovaires scléro-kystiques que les ovaires sains, sembleraient de nature à légitimer cette interprétation. Dans d'autres cas, l'existence d'une rétroflexion de l'utérus peut encore laisser soupçonner une infection qui aurait son point de départ dans les phénomènes de rétention dont la cavité utérine distendue est souvent le siège. Enfin, il n'est pas rare de voir l'ovarite scléreuse coïncider avec l'appendicite, et on serait tenté de rechercher un lien entre ces deux affections, mais la prédominance habituelle de la sclérose ovarienne à gauche ne permet guère de subordonner l'une à l'autre.

Le plus souvent, l'observation clinique nous montre les phénomènes de dystrophie ovarienne débutant dès la puberté, ou dans les années qui suivent, chez des jeunes filles indemnes de toute infection génitale. D'ailleurs, au cours des interventions que motive quelquefois cette affection, on ne découvre le plus souvent aucune infection appréciable des organes du bassin, et seules, la *congestion intense des ovaires*, leur *dégénérescence kystique* ou *scléreuse* ont frappé l'attention des opérateurs.

S'il s'agit bien là d'un trouble initial, comme beaucoup de gynécologues le pensent, il y aurait un grand intérêt à déterminer l'origine de cette hyperémie. Il faut convenir qu'à ce point de vue nous ne sommes pas encore très avancés, la plupart des causes invoquées, pour l'expliquer, étant loin d'être concluantes.

On comprend que la *congestion passive* des ovaires résultant d'une gêne permanente ou répétée de la circulation veineuse, occasionnée par un fibrome, par des kystes du parovaire, par diverses tumeurs pelviennes, ou même par des grossesses rapprochées, devienne une cause de sclérose. Les ovaires scléro-kystiques, que l'on rencontre fréquemment au cours d'hystérectomies pratiquées pour des corps fibreux, pourraient reconnaître cette origine.

Mais le plus souvent la dégénérescence scléreuse se produit en dehors de ces conditions : elle apparaît chez des personnes jeunes qui n'ont eu ni grossesse, ni tumeur pelvienne; il n'est pas rare de l'observer chez des vierges. Il s'agit d'une *congestion active*, qui débute avec la période d'activité génitale et cesse avec elle ; elle ne se produit ni chez les fillettes en bas âge, ni chez les femmes qui ont dépassé la ménopause.

On a invoqué, pour l'expliquer, tout ce qui est susceptible d'exagérer la circulation pelvienne ou de la gêner : la fatigue, la station debout à peu près permanente des vendeuses dans les magasins, l'usage de la machine à coudre à pédales, l'abus de la marche, de la bicyclette, de la danse, surtout au moment des règles. Ces diverses causes sont trop banales pour avoir une influence réellement décisive ; malgré le surmenage excessif de nombre de jeunes ouvrières, *la dégénérescence scléro-kystique des ovaires* est loin d'être aussi fréquente, chez elles, que semblaient le faire craindre les fatigues et les imprudences de tout genre auxquelles elles s'exposent.

Il est plus rationnel d'incriminer les pratiques anticonceptionnelles, les excitations sexuelles exagérées ou anormales, surtout quand elles se produisent d'une manière précoce. Les phénomènes de congestion momentanée que l'on observe, même au cours de la vie conjugale régulière et paisible, accentuent l'importance de cette cause. Cependant la plupart des jeunes filles qui, dès le début de la puberté, présentent des signes de sclérose ovarienne ne prêtent guère à des soupçons de ce genre.

Convient-il de faire une part aux travaux intellectuels, au surmenage cérébral ? Il n'est nullement démontré que l'ovarite scléreuse soit plus fréquente chez les jeunes filles qui poursuivent une haute culture intellectuelle. LAWSON TAIT accuse la vie sédentaire motivée par les études que l'on impose aux jeunes filles, les longues heures qu'on leur fait passer devant un piano, sur un siège peu confortable, les lectures sentimentales, les rêveries qui deviendraient la cause d'une excitation nerveuse capable de troubler la circulation de l'appareil génital. Ces imputations ne sont guère justifiées : les ouvrières immobilisées dans des ateliers de couture, les employées de diverses administrations, sont dans des conditions hygiéniques plus défavorables que la jeune fille du monde qui étudie son piano, et leurs rêveries, leurs conversations, les exemples qu'elles ont sous les yeux, les disposeraient souvent plus que celle-ci à l'éréthisme génital.

On rencontre d'ailleurs l'ovarite chronique en dehors des intellectuelles, chez des personnes qui vivent à la campagne à l'abri du surmenage et même chez des idiotes.

Aussi serait-il préférable d'avouer que nous ne connaissons pas les origines réelles de cette affection et que nous sommes réduits à de simples conjectures à ce propos.

Il paraît incontestable que la chlorose (DALCHÉ) joue un rôle important dans la production de ces ovarites, l'aplasie artérielle entraînant l'aplasie génitale. On peut invoquer également d'autres troubles du développement relevant de tares héréditaires causées par la syphilis, l'alcoolisme, la tuberculose (DALCHÉ) des parents.

Parmi ces influences dystrophiques, le neuro-arthritisme tient assurément la première place. Son action sclérogène qui se fait si fréquemment sentir sur divers organes, n'épargne pas l'appareil génital. La fréquence plus grande des altérations ovariennes primitives dans les classes aisées, où l'arthritisme est en quelque sorte endémique, la fréquence toute particulière des troubles nerveux, de la goutte, du rhumatisme, des affections cutanées, parmi les ascendants des dysménorrhéiques, plaident en faveur de l'origine diathésique de cette dystrophie, dont les diverses circonstances qui viennent d'être indiquées favorisent l'évolution.

Symptômes et marche. — L'ovarite primitive débute à la puberté, quelquefois même dans les mois qui la précèdent. Elle s'annonce alors par une certaine difficulté de l'instauration menstruelle. A plusieurs reprises, les fillettes éprouvent, à date fixe, des douleurs dans les reins, dans le ventre, semblant indiquer l'arrivée du flux menstruel, et celui-ci fait défaut. Ces malaises se renouvellent pendant plusieurs mois, avec une intensité variable, mais tendant plutôt à s'accroître, puis le sang paraît sans que la situation se modifie, chaque époque ramenant à peu près les mêmes souffrances.

D'autres fois les premières menstruations se produisent normalement, sans provoquer de troubles excessifs; à peine se font-elles remarquer par l'abondance ou la prolongation de l'écoulement sanguin, plus rarement par son insuffisance. Puis peu à peu le syndrome menstruel s'accentue, les vagues malaises du début se précisent davantage et font place bientôt à des douleurs aiguës intolérables qui reviennent à chaque époque, avec une intensité variable, mais souvent croissante.

La dysménorrhée reste pendant assez longtemps le seul symptôme de l'ovarite; elle est presque toujours prémenstruelle, et cesse avec l'apparition du sang, quelquefois elle persiste pendant les trois ou quatre premiers jours de l'écoulement sanguin, et ne diminue que progressivement. Il est inutile d'insister ici sur les caractères de la dysménorrhée qui ont été décrits[1] plus haut.

Les sécrétions physiologiques qui précèdent et suivent les règles sont légèrement accrues. Les douleurs sont d'abord limitées aux périodes menstruelles; elles ne se renouvellent pas durant l'espace intercalaire. Mais à chaque période les malaises augmentent peu à peu de durée et d'intensité. On espère toujours qu'ils s'atténueront avec l'âge, à mesure que l'organisme achèvera son développement. Il en est quelquefois ainsi : la dysménorrhée très accentuée de quatorze à vingt ans, s'apaise, soit à la faveur d'une amélioration de la santé générale, soit sous l'influence d'une bonne hygiène et d'une thérapeutique rationnelle, soit encore sous l'influence du mariage qui stimule les fonctions ovariennes.

Mais souvent les mêmes troubles persistent en dépit de l'hygiène et des soins les plus attentifs. Les douleurs existent pendant toute la durée des règles, elles les devancent de quelques jours et se reproduisent ainsi huit à dix jours par mois. Certaines femmes présentent une crise intermédiaire (*Mittelschmerzen*) de quelques heures, ou même d'une journée, au milieu de l'intervalle qui sépare les époques.

En dehors de ces recrudescences, le calme n'est que relatif : la région ovarienne, des deux côtés, est le siège d'une sensation pénible que les femmes comparent à des phénomènes de tension, de pesanteur, ou à des brûlures. Les secousses produites par la marche, par la voiture, exagèrent ces malaises. Il en est de même des efforts de défécation, de la distension du rectum par des matières fécales, de l'introduction rapide de grands lavements.

Le coït réveille généralement les douleurs surtout lorsqu'un ovaire est en prolapsus dans le cul-de-sac de Douglas. Il en est de même de toutes les excitations de l'appareil génital.

Les résultats fournis par l'examen de ces malades ne sont guère en rapport avec les phénomènes subjectifs qu'elles accusent.

Le ventre ne présente aucune déformation; il reste souple; la palpation des

[1] Voir dysménorrhée, p. 207.

fosses iliaques, de l'hypogastre, pratiquée en dehors des règles, dans les périodes de calme relatif, fait constater l'existence d'un point douloureux assez limité à l'intersection de la ligne iléo-pubienne et d'une ligne allant de l'ombilic à l'éminence iléo-pectinée. Le toucher vaginal, s'il n'existe pas de modifications de l'utérus, ne révèle qu'une sensibilité assez vive à la partie supérieure et profonde des culs-de sac latéraux, principalement du côté gauche, mais on ne perçoit pas de résistance, pas d'empâtement net. S'il existe un prolapsus d'un ovaire on le sent dans le cul-de-sac postérieur, généralement augmenté de volume, et en l'effleurant le doigt provoque une douleur extrêmement vive.

L'exploration par le rectum est plus décisive, elle permet de sentir l'ovaire même s'il est resté en place ; il est presque toujours un peu gros, dur, bosselé et très sensible. Quelquefois, le simple contact n'éveille pas de douleur mais, si l'on combine le palper au toucher, dès qu'on presse même légèrement l'ovaire entre le doigt vaginal ou rectal et la main appliquée sur l'abdomen, on provoque une souffrance caractéristique.

Au voisinage des règles, le ventre est un peu tendu vers la partie inférieure des fosses iliaques, et la pression est plus douloureuse. Il en est de même du toucher vaginal ou rectal, qui permet de constater une tuméfaction notable de l'ovaire, en même temps qu'une sensibilité très exagérée qui dépasse les limites de la glande.

L'ovarite chronique coïncide fréquemment avec d'autres altérations de l'appareil génital, en particulier avec un développement incomplet de l'utérus, compliqué d'antéflexion ou de rétroflexion, parfois même avec des corps fibreux. Ce n'est guère qu'au moment des règles que ces particularités modifient les symptômes habituels de la dystrophie ovarienne, en y ajoutant des douleurs hypogastriques et une prolongation des phénomènes dysménorrhéiques.

La menstruation est généralement troublée au cours de la dégénérescence scléro-kystique des ovaires : elle revêt le type ménorrhagique mais les petits ovaires aplasiés des chlorotiques s'accompagnent le plus souvent d'aménorrhée ou tout au moins d'irrégularités menstruelles très prononcées. A une période avancée de leur évolution, la sclérose augmentant, les gros ovaires du début s'atrophient et conduisent également à l'aménorrhée. Celle-ci provoque une certaine détente, en mettant les malades à l'abri des recrudescences mensuelles qui leur sont si pénibles.

Les désordres de la santé ne restent pas longtemps limités à la sphère génitale : épuisées par les crises dysménorrhéiques, affaiblies par les hémorrhagies, énervées par les élancements continuels qu'elles ressentent dans les reins et dans le bas-ventre, les malades sont à peu près condamnées à l'inactivité.

Elles passent leurs tristes jours étendues sur le lit ou sur une chaise longue, vouées à la stérilité, digérant mal, perdant l'appétit, les forces, le courage. A leurs souffrances physiques s'ajoutent des préoccupations morales faciles à comprendre, qui achèvent de préparer le terrain pour l'apparition des névroses.

Aussi, loin de s'améliorer avec les années, leur situation tend presque toujours à s'aggraver, car même au moment de la ménopause, quand l'arrêt des fonctions menstruelles amène l'apaisement dans l'appareil génital, les troubles digestifs, les accidents nerveux persistent. Quelques-unes sont devenues morphinomanes, à la suite des injections de morphine motivées par leurs souffrances.

Diagnostic. — Le diagnostic de l'*ovarite scléro-kystique* est généralement facile ; les crises de dysménorrhée, les douleurs qui persistent dans l'intervalle des règles, les irrégularités menstruelles ne laissent guère de doute sur la nature de l'affection. L'exploration attentive de l'abdomen par le palper combiné au toucher vaginal et surtout au toucher rectal, permettra de confirmer l'impression fournie par l'interrogatoire des malades. Si la lésion siège exclusivement du côté droit, en raison de sa localisation insolite, elle pourra faire croire à une appendicite et c'est l'examen génital qui tranchera la question.

L'erreur inverse est beaucoup plus fréquemment commise : on prend plutôt une appendicite chronique pour une lésion ovarienne. Or, la prédominance des troubles digestifs, l'absence de tumeur annexielle, de sensibilité dans les culs-de-sac, feront éliminer l'ovarite. Un examen local minutieux permettra, dans d'autres cas, de reconnaître l'existence simultanée d'une appendicite et d'une ovarite chronique, que pourra déjà faire soupçonner un interrogatoire bien conduit.

Une autre cause d'erreur réside dans la tendance qu'ont beaucoup de médecins à considérer comme des accidents d'ordre purement névrosique les douleurs dont on ne trouve pas toujours une explication matérielle satisfaisante. Les lésions de l'ovarite chronique se réduisent à peu de chose, et elles ne sont pas toujours faciles à constater pour qui n'a pas une certaine expérience de la gynécologie.

Maintes fois des médecins consciencieux, rencontrant sous le doigt, au fond d'un cul-de-sac vaginal un ovaire à peine augmenté de volume et suffisamment mobile, ne se décident pas à y voir la cause des souffrances si vives qu'accusent les femmes, et il leur paraît plus rationnel d'incriminer le système nerveux. Cette conception est éminemment préjudiciable aux malades ; si le système nerveux est troublé, un examen approfondi des commémoratifs et des symptômes permettra de se rendre compte de la véritable cause du mal.

Pronostic. — L'ovarite scléro-kystique a une marche essentiellement chronique. Elle ne met pas directement la vie en danger ; dans ses formes les plus légères, elle ne constitue qu'une gêne intermittente, mais souvent celle-ci devient fréquente, permanente même. Il n'est pas rare qu'elle se transforme en une véritable douleur parfois continue avec des recrudescences très accentuées. Dans ses formes plus sévères, les maladies qu'elle occasionne, les désordres qu'elle entretient dans les fonctions utérines, la répercussion qu'elle a sur le système nerveux, en font une affection réellement grave.

Prophylaxie et traitement. — Bien que nous ne connaissions pas avec une certitude absolue les causes réelles de cette dystrophie scléreuse, nous savons qu'elle est consécutive à une hyperémie intense des ovaires, et, si nous sommes impuissants contre la sclérose lorsqu'elle est constituée, nous pouvons dans une certaine mesure protéger l'ovaire contre les processus congestifs qui le menacent. On n'y parviendra qu'en instituant, dès l'origine, un traitement approprié.

La dysménorrhée, les irrégularités menstruelles, les ménorragies, les pertes blanches, méritent d'attirer l'attention à tout âge et particulièrement lors de l'instauration menstruelle. Dès que le médecin constate des signes d'hyperémie ovarienne, il doit mettre les malades en garde contre tout ce qui serait de nature à l'augmenter : il imposera un régime alimentaire approprié, d'où seront exclus tous les mets excitants : il interdira le séjour au bord de la mer, les sports, les exercices violents, la fatigue sous toutes les formes, et surveillera l'accomplissement régulier des fonctions intestinales.

On défendra un travail trop assidu, entraînant une réclusion prolongée. On conseillera les jeux de plein air, une gymnastique décongestionnante, des bains salés, des lotions froides et des frictions aromatiques quotidiennes pour stimuler la circulation de la peau. Les cures d'air seront toujours très utiles; nombre de jeunes filles dysménorrhéiques à la ville, cessent de l'être à la campagne.

Le développement normal des organes génitaux étant subordonné à la santé générale, celle-ci devra être l'objet de la préoccupation du médecin à l'époque de la puberté. On surveillera l'hygiène des fillettes de manière à préparer et à faciliter la transformation qui doit se produire chez elles : le séjour au grand air, des exercices rationnels, leur permettant de développer leurs poumons et leurs muscles, une alimentation saine, d'autant plus sévèrement surveillée qu'il s'agira de combattre des tendances arthritiques, une existence calme, exempte de surmenage, les aideront à traverser cette crise.

Si l'on remarque dès le début de la puberté quelque trouble dans les fonctions menstruelles on s'efforcera d'y remédier. On ne saurait trop réagir contre la tendance, qu'ont beaucoup de femmes, à croire et à répéter que la *douleur fait partie essentielle du fonctionnement de l'appareil génital féminin,* et qu'une personne courageuse n'en doit pas tenir compte. Ce préjugé a contribué à l'aggravation de nombreux désordres, qu'un traitement précoce pouvait faire disparaître ou enrayer.

Des cures thermales choisies avec discernement et renouvelées plusieurs années de suite exerceront une heureuse influence sur le développement de l'appareil génital. La Bourboule, Saint-Nectaire, Uriage, conviennent particulièrement aux anémiques. Salies-de-Béarn, Salins-Moutiers, Salins du Jura, la Mouillère, Besançon, Bex, Biarritz-Briscous se recommandent aux lymphatiques. Saint-Gervais, Bagnères-de-Bigorre, Ussat, Luxeuil, Néris, Plombières, Bourbonne, Bourbon-l'Archambault, Bourbon-Lancy, à celles dont le système nerveux est très irritable.

En dehors de ces cures thermales, on aura recours à l'opothérapie qui, bien dirigée, donne parfois des résultats inespérés. On conseillera, par séries de quinze à vingt jours, en commençant une semaine environ après la fin des règles, l'*opothérapie thyro-ovarienne,* 0gr10 d'extrait thyroïdien et 0gr,20 ou 0gr,40 d'extrait ovarien par jour. L'effet du traitement sera jugé au bout de deux ou trois mois.

En cas d'insuccès, on prescrira, d'une manière prolongée, l'usage de préparations d'hydrastis, de viburnum, etc., que l'on fera prendre dans les deux semaines qui précèdent les règles.

Au moment des crises douloureuses, on imposera dès le début le repos au lit, et on emploiera les calmants, à doses suffisantes, en ne recourant aux injections de morphine que s'il est impossible de faire autrement.

Enfin, à ces diverses moyens, dans les cas rebelles, on ajoutera des massages gynécologiques applicables même à des jeunes filles — en utilisant la voie rectale. On en obtient parfois des résultats excellents et durables.

Quand tous les traitements rationnels ont échoué, on peut faire utilement appel au chirurgien.

Les indications opératoires dépendent moins de l'importance apparente des lésions que des troubles auxquels elles donnent lieu. On peut se réduire à l'expectation en présence de certaines salpingites ou de corps fibreux occasionnant à peine une gêne appréciable ; mais il n'en est plus de même quand il s'agit d'une lésion, si minime soit-elle, qui provoque tant de graves désordres dans l'organisme et entretient la stérilité.

Comme celles de l'appendicite chronique, les lésions de l'ovarite scléro-kystique, envisagées en elles-mêmes ne semblent pas de nature à motiver une laparotomie. Il est cependant préférable de s'y résoudre lorsque le diagnostic est bien et dûment établi, et que l'échec de la thérapeutique médicale est suffisamment démontré. Les résultats sont d'autant plus satisfaisants que l'intervention s'est fait moins attendre. C'est dans ces cas d'ailleurs que beaucoup de chirurgiens préconisent les opérations conservatrices, l'ignipuncture et surtout la résection partielle des ovaires scléro-kystiques. WALTHER a vu souvent des femmes qui étaient restées longtemps inféconde, avoir une ou plusieurs grossesses à la suite de ces ablations soigneusement limitées aux portions malades des ovaires. Mais il n'est pas toujours très facile, au cours de l'opération, de se rendre un compte bien exact, par le simple examen de ces ovaires des parties qui sont réellement malades et de celles qui ne le sont pas.

CHAPITRE VII

STÉRILITÉ

La stérilité est l'*inaptitude à la fécondation.* La conception, chez la femme, comme chez tous les mammifères, exige la conjonction des deux principes, mâle et femelle, la pénétration des *spermatozoïdes* dans l'*ovule.*

Il est de toute nécessité que ces éléments se présentent, l'un et l'autre, dans des conditions favorables, c'est-à-dire que l'*ovule* soit arrivé à *maturité,* et que les *spermatozoïdes* soient *vivants.*

Pour que l'œuf fécondé se développe, il faut que l'ovule accomplisse sa migration normale et se fixe sur la muqueuse utérine. A vrai dire, cette dernière condition n'est pas absolument indispensable ; il peut s'implanter sur la muqueuse tubaire ou sur le péritoine voisin : son évolution sera sérieusement compromise, sans être entravée définitivement, mais elle constituera pour la femme un grave danger.

Causes de la stérilité. — Toutes les circonstances qui sont de nature à altérer la qualité des deux éléments générateurs, ou à empêcher leur contact, seront autant d'obstacles à la procréation.

Parmi ces causes d'infécondité, les plus nombreuses dépendent de la femme, mais on est injuste envers elle en exagérant sa part de responsabilité ; il s'en faut que l'homme soit toujours à la hauteur de sa tâche. D'après GROSS, ENGELMANN, que cite MACNAUGHTON-JONES[1], dans 1/6e et même 1/5e des ménages sans enfants, la stérilité serait imputable au mari. Cette proportion n'a rien d'excessif si l'on songe à la fréquence des maladies vénériennes, dans le sexe masculin, aux altérations de l'épididyme ou du testicule qui en sont la conséquence et aux autres tares qui peuvent amener l'impuissance ou l'agénésie.

Ce sont des considérations que l'on ne doit jamais perdre de vue lorsque l'on est en présence d'une femme qui se désole de son infécondité, et chez laquelle on ne découvre aucun empêchement décisif à la conception.

Les causes de la stérilité, chez la femme, résident presque exclusivement dans des altérations variées de l'appareil génital ; les unes entravent la maturation des follicules de de Graaf, les autres empêchent la pénétration du sperme dans les organes génitaux profonds.

Elles sont d'importance très inégale, les unes constituant un *obstacle absolu* à la procréation, les autres n'ayant qu'une *valeur relative*, quelquefois *temporaire*.

ANOMALIES. — Au premier rang se placent les malformations de l'appareil génital : l'absence complète des organes féminins est presque toujours en rapport avec une erreur de sexe (*pseudo-hermaphrodisme*).

En dehors de ces cas, l'*absence congénitale des ovaires* n'a jamais été signalée chez des êtres viables ; on ne rencontre que très exceptionnellement l'*absence des trompes ou de l'utérus;* il est moins rare d'observer l'*absence du vagin* ou l'*imperforation complète de l'hymen*. Ces anomalies entraînent fatalement la stérilité si l'on ne peut y remédier.

L'abouchement du vagin dans le rectum aurait des conséquences moins formelles, si l'on en croit la célèbre observation de LOUIS, censurée en Sorbonne, qui relatait l'histoire d'une jeune fille fécondée par la voie rectale.

A la suite de ce scandale, le pape Benoît XIV crut devoir ouvrir une ... porte de derrière aux amants en quête de « de ressources pour remplir le vœu de la reproduction » dans les cas de ce genre.

L'atrésie même accentuée de l'hymen ou du vagin ne constitue pas un obstacle insurmontable la fécondation pouvant se produire quand le sperme est déposé à l'entrée de la vulve.

MUTILATIONS CHIRURGICALES. — Les mutilations d'ordre chirurgical paraissent au premier abord plus décisives. L'hystérectomie totale ou partielle ne laisse assurément aucun espoir de maternité.

Il n'en est pas de même des opérations pratiquées sur les ovaires et sur les trompes. Les résections partielles de ces organes sont fréquemment suivies de grossesses, et comme l'a fait remarquer Mme BOYER (*Bulletin médical*, 1905), l'ablation d'un ovaire et d'une trompe malades facilite le fonctionnement des organes sains de l'autre côté. Bien plus, on a vu la fécondation survenir d'une manière bien imprévue, à la suite d'une *double ovariotomie*, par suite de la conservation involontaire de quelques fragments d'ovaire. En pratiquant l'ablation d'un ovaire en même temps que celui de la trompe du côté opposé, un grand nombre de chirurgiens ont coutume de mettre la trompe saine en contact avec l'ovaire qui reste, et cette pratique a permis parfois de nouvelles conceptions.

[1] MACNAUGHTON-JONES. *Diseases of women and uterine therapeutics*, New-York, 1905.

Une récente et très intéressante observation de SCHWARTZ et de Mme BOYER[1] a montré que cette précaution n'était même pas indispensable : six mois après une exérèse croisée de ces organes, *sans rapprochement de l'ovaire gauche sain et de la trompe droite saine*, la fécondation se produisit selon toute vraisemblance par la transmigration interne spontanée de l'ovule fécondé à moins que de très minimes fragments de l'ovaire droit n'aient été conservés à l'insu d'un chirurgien aussi expérimenté.

ARRÊT DE DÉVELOPPEMENT. — Les arrêts de développement de l'appareil génital féminin sont une des causes les plus importantes de la stérilité. Chez certaines femmes l'utérus demeure à l'*état infantile*, tel qu'il était avant la puberté ; chez d'autres il ne dépasse pas la première phase du développement qu'avait provoquée l'évolution pubérale (*utérus pubescent*) ; l'un et l'autre ne possèdent pas d'aptitude à la procréation, d'autant plus qu'il existe presque toujours en pareil cas un certain degré d'*aplasie ovarienne*.

HYPERINVOLUTION. — On peut rapprocher de l'arrêt de développement des organes génitaux internes les processus de régression que l'on observe dans certaines circonstances encore mal connues, le plus souvent à la suite d'accouchements multiples et rapprochés, de lactations successives ou prolongées (*superinvolution de l'utérus*), aboutissant à une atrophie très marquée de l'organe qui s'accompagne probablement de troubles analogues du côté des ovaires, car les fonctions menstruelles disparaissent définitivement dans ces conditions. Des phénomènes du même genre surviennent plus rarement, en dehors de la grossesse, chez des jeunes filles ou jeunes femmes dont les fonctions génitales étaient jusque-là régulières ; il s'agit alors soit de troubles nerveux, soit d'insuffisance glandulaire.

INVOLUTION SÉNILE. — Enfin, il faut ajouter à cette énumération les modifications imprimées par l'âge à l'appareil génital, le tissu fibreux se substituant partout peu à peu, aux éléments glandulaires. Cette *involution sénile* se produit quelquefois d'une manière prématurée (*ménopause précoce*), chez des femmes jeunes qui paraîtraient en pleine activité génitale. Toutes ces *dystrophies régressives* conduisent rapidement à l'infécondité.

AFFECTIONS DES OVAIRES. — Un grand nombre de maladies de l'appareil génital entravent la procréation d'une manière momentanée ou définitive, et leur influence à ce point de vue est loin d'être proportionnée à leur étendue ou à leur gravité ; elle est d'ailleurs très inconstante et il serait difficile de formuler des règles précises à cet égard.

Les tumeurs de l'ovaire telles que kystes, cystosarcomes, sarcomes purs ou fibro-sarcomes, compromettent gravement les fonctions ovariennes ; elles compriment les follicules sains et les empêchent de se développer.

Il n'est pas rare cependant de voir une grossesse coïncider avec un ou plusieurs gros kystes ovariques, poursuivre son évolution normale pendant plusieurs mois, et arriver même au terme physiologique sans accident. Au contraire,

[1] E. SCHWARTZ, chirurgien de l'hôpital Cochin, et Mme BOYER. Transmigration interne de l'ovule fécondé. (*Presse médicale*, 7 avril 1909.)

la *dégénérescence scléro-kystique diffuse*, malgré des lésions moins apparentes, moins massives, entraîne presque constamment l'infécondité. Il semble que les microkystes et la sclérose qui les entoure empêchent le fonctionnement des parties saines de l'organe.

Il en est de même des altérations consécutives aux *salpingo-ovarites*; elles consistent en des abcès, en des adhérences avec sclérose progressivement envahissante, qui détruit les follicules primordiaux et arrête le développement des ovisacs.

Les *déplacements ovariens*, habituellement d'origine pathologique, les *hernies des ovaires* (P. Brouardel), se rencontrent assez souvent chez des personnes stériles. P. Brouardel[1] en a relevé plusieurs exemples témoignant d'un vice héréditaire, dans certaines familles.

Lésions des trompes. — Bien que les trompes jouent un rôle moins actif dans les fonctions génitales, leurs altérations comptent parmi les causes principales de l'infécondité, l'*oblitération des trompes*, conséquence habituelle de leur inflammation, arrêtant à la fois la *marche des spermatozoïdes* vers l'ovaire et la *migration de l'ovule*. La salpingite se complique d'ailleurs de lésions ovariennes et péritonéales, qui ajoutent encore de nouveaux obstacles aux fonctions génitales.

La perméabilité de la trompe est-elle définitivement supprimée par le processus inflammatoire ? Les altérations que l'on constate sur les pièces enlevées au cours des opérations pratiquées sur les annexes, semblent bien concluantes à cet égard.

Cependant, on observe de temps à autre des grossesses, chez des femmes qui avaient présenté, pendant plusieurs mois, tous les signes cliniques de lésions annexielles doubles. Si ces faits incontestables ne prouvent pas le retour de la perméabilité de la trompe, à la suite de son inflammation, ils nous montrent du moins que son oblitération n'en est pas une conséquence absolument certaine et que nous ne sommes pas toujours autorisés à l'affirmer, dans tous les cas. Les fibromes et autres tumeurs de la trompe peuvent également rétrécir sa lumière et gêner la fécondation.

Corps fibreux. — Les altérations si fréquentes de l'utérus sont très souvent des causes de stérilité. Celles du parenchyme utérin paraissent avoir à ce point de vue moins d'importance que celles de la muqueuse. Il est assez fréquent de voir une grossesse évoluer sur un utérus renfermant des *corps fibreux*, ou dont les parois sont infiltrées de *nodules cancéreux*, ce sont là cependant des circonstances qui diminuent notablement la tendance à la conception.

Métrites. — L'*endométrite*, au contraire, les polypes muqueux (Ch. West[2]), les corps fibreux sous-muqueux entraînent fréquemment l'infécondité.

On ne saurait toutefois formuler à ce propos aucune règle précise. Dans nombre de cas les *fibro-myomes* ne permettent pas à la femme de concevoir ou provoquent des fausses couches successives et précoces, tandis que la fécondation se produit au cours d'une métrite.

Les *métrites blennorrhagiques* constituent beaucoup plus longtemps que les

[1] P. Brouardel. *Le Mariage*. Paris, 1900.

[2] Ch. West. *Traité des maladies des femmes*, trad. par Mauriac, 1869.

métrites puerpérales ou *banales*, un obstacle à la maternité. Nombre de jeunes femmes contaminées dès le début du mariage demeurent indéfiniment stériles, sans présenter d'autres lésions qu'une métrite cervicale chronique avec hypersécrétion. Il est probable que ce catarrhe abondant compromet la vitalité des spermatozoïdes et leur oppose une barrière infranchissable.

Déviations utérines. — Un grand nombre de gynécologues attribuent un rôle prépondérant aux déviations utérines, et cette opinion est tellement répandue qu'on rencontre rarement une femme inféconde chez laquelle on n'ait pas invoqué cette cause, alors même que l'utérus ne dépasse pas l'antéflexion normale physiologique. Il y a là une grosse exagération, d'autant plus dangereuse qu'elle provoque des tentatives répétées de redressement, de dilatation, qui sont trop souvent suivies d'*infection* et de *stérilité définitive*.

Sans partager absolument les idées de Fritsch, qui refuse toute influence aux flexions utérines, dans la stérilité comme dans la dysménorrhée, il est permis de penser que la coudure de l'utérus antéfléchi ou rétrofléchi est bien rarement assez prononcée pour empêcher le passage des spermatozoïdes alors que les sécrétions et le sang menstruel s'écoulent au dehors avec une facilité relative.

La difficulté que l'on éprouve à introduire l'hystéromètre, dans quelques cas, ne prouve pas l'imperméabilité du canal cervico-utérin, car il y a loin des dimensions de l'hystéromètre le plus ténu à celles du spermatozoïde le plus plantureux. L'un de nous a vu la fécondation se produire chez une femme victime de cautérisations antérieures au chlorure de zinc ; elle éprouvait de violentes crises de dysménorrhée ; le canal cervico-utérin, considérablement rétréci, admettait à peine un petit stylet de trousse. La constatation fort imprévue de la grossesse arrêta une intervention projetée depuis plusieurs semaines, et que diverses circonstances avaient retardée.

En réalité, la *déviation du canal cervico-utérin* et la *sténose* qui en résulte ne diminuent que dans une faible mesure les chances de maternité. On peut invoquer leur influence chez des femmes dysménorrhéiques, qui présentent une flexion extrêmement accentuée, et les intéressantes observations de Baudron[1] montrent bien l'efficacité d'un traitement mécanique en pareille occurrence.

Mais, dans la majorité des cas, l'infécondité dépend moins de la déviation même de l'utérus que de certaines lésions ou déformations concomitantes.

La métrite est la règle dans les flexions ou versions acquises, complications d'un état infectieux antérieur ; elle est d'autant plus persistante qu'elle est entretenue par l'attitude vicieuse de l'organe. Il s'y ajoute fréquemment des altérations des annexes, du péritoine, du tissu cellulaire pelvien, des adhérences, qui constituent autant d'obstacles dont on ne saurait méconnaître l'importance.

Quoique moins commune dans les flexions congénitales, la métrite vient aussi quelquefois les compliquer. Mais ici, ce qui domine, ce sont les autres malformations concomitantes : *état infantile ou pubescent de l'utérus, longueur insolite du col*, en arrière duquel se font dans le coït, « les fausses routes vaginales » de Pajot, *forme conique du museau de tanche* avec orifice étroit, offrant un accès difficile aux spermatozoaires ; et souvent à ces utérus grêles correspondent des *ovaires médiocres, incomplètement développés*. Tous ces éléments méritent

[1] Baudron. De l'antéflexion congénitale dans ses rapports avec la stérilité. Congrès d'Obst. Gyn. et Péd. de Nantes, 1901.

d'être pris en considération, et leur importance l'emporte souvent sur celle de la déviation.

Les lésions de la vulve et du vagin — abstraction faite des malformations — ne tiennent qu'une place assez restreinte parmi les causes de la stérilité : les inflammations aiguës du vagin et de la vulve, les ulcérations, les tumeurs de ces organes, apportant une entrave au coït, empêchent la fécondation. Le vulvo-vaginisme, par sa persistance, oppose un obstacle sérieux et quelquefois prolongé à l'accomplissement des fonctions sexuelles, mais la stérilité n'en est pas fatalement la conséquence. Maints exemples prouvent que la conception peut se faire sans que le coït soit complet. Des femmes atteintes de vulvo-vaginisme très prononcé ou affligées d'un hymen résistant, ont été fécondées à la suite de rapports superficiels, sans pénétration du pénis, le sperme ayant été projeté à travers la fente vulvaire ou même simplement déposé sur ses lèvres.

Maladies générales. — Les diverses maladies qui atteignent l'organisme peuvent avoir un retentissement marqué sur les fonctions génitales, mais il est impossible d'apprécier exactement leur influence.

La fécondation aura moins de chances de se produire dans la convalescence des maladies aiguës graves, comme la fièvre typhoïde, la variole, au cours des maladies chroniques telles que la chlorose, le cancer, la tuberculose, la syphilis, le diabète, le mal de Bright, les affections du cœur, l'impaludisme, etc., c'est-à-dire lorsque l'organisme est épuisé. Cette loi, malheureusement, n'a rien d'absolu, et on n'observe que trop souvent des grossesses chez des cardiaques, chez des tuberculeuses ou chez des cancéreuses, même à une période avancée de la maladie, au grand dommage de la mère et de l'enfant.

La syphilis mérite à ce propos une mention particulière ; tandis qu'elle n'entrave guère la conception à la période secondaire, où elle provoque habituellement des fausses couches, elle semble agir plus particulièrement sur l'ovule à la phase tertiaire et le stériliser assez fréquemment.

Intoxications. — Les intoxications, par l'alcool, le plomb, le tabac, le sulfure de carbone (Delpech), semblent exercer une action analogue ; elles empêchent la fécondation ou compromettent l'évolution de la grossesse. Il est probable qu'elles agissent en provoquant des altérations ovariennes encore insuffisamment connues.

Influences diathésiques. — On peut rapprocher de ces faits l'infécondité des obèses qui est liée peut-être, dans quelques cas, à des troubles des glandes vasculaires sanguines (insuffisance thyroïdienne ou hypophysaire), peut être à des tendances uricémiques ; dans certains cas où il existe une acidité excessive du vagin qui exerce sur les spermatozoïdes une action destructive immédiate, on peut également la rattacher à des influences diathésiques.

Influence de l'age. — Bien avant que les ovaires et l'utérus aient subi d'une manière appréciable l'atrophie scléreuse qui caractérise la régression sénile, l'âge diminue sensiblement l'aptitude à la fécondation (Kiwisch) ; il serait difficile toutefois de fixer un terme à l'accomplissement des fonctions génitales, puisqu'on voit des femmes enfanter entre 40 et 50 ans, ou même au-delà, exceptionnellement.

Influence des troubles de la menstruation. — Bien que la menstruation nous apparaisse comme le témoignage le plus manifeste de l'ovulation, ces deux phénomènes ne sont pas indissolublement liés.

Il n'est pas rare d'observer une grossesse chez des femmes qui n'ont jamais été réglées, ou bien au cours d'une aménorrhée datant de plusieurs mois, de plusieurs années même.

Toutefois, les irrégularités menstruelles et l'aménorrhée étant habituellement en rapport avec des lésions des ovaires ou tout au moins avec un fonctionnement défectueux de ces organes, prédisposent plutôt à la stérilité.

Il en est de même des congestions utéro-ovariennes que présentent les neuro-arthritiques sous l'influence d'une hygiène défectueuse. Les excès génitaux, les excitations anormales, les pratiques anticonceptionnelles compromettent réellement les fonctions de reproduction. La stérilité définitive fait le désespoir de nombre de jeunes femmes qui voulaient, au début de leur mariage, s'affranchir momentanément des charges de la maternité.

Stérilité inexpliquée. — Enfin, à ces diverses causes, ayant pour base soit des lésions anatomiques appréciables, soit des troubles fonctionnels manifestes, s'ajoutent d'autres influences encore plus difficiles à déterminer ; car il existe de véritables idiosyncrasies qui échappent à toute explication précise.

Certaines femmes dont tous les organes sont bien constitués, dont toutes les fonctions s'accomplissent régulièrement, demeurent impropres à la procréation — le mari, bien entendu, étant hors de cause.

Les mariages consanguins seraient assez souvent stériles, d'après quelques auteurs, mais il ne manque pas d'exemples contradictoires.

On serait en droit d'invoquer parfois une prédisposition héréditaire, les femmes d'une même famille ayant une infécondité remarquable (P. Brouardel, *loc. cit.*).

On a cité maintes fois des ménages stériles dont les membres dissociés retrouvent dans d'autres unions leur aptitude à la procréation.

Enfin, ne voit-on pas quelques femmes qui sont restées douze ans, quinze ans, ou même davantage sans avoir de grossesse, devenir enceintes, bien que rien n'ait été changé dans leur vie conjugale ?

Il serait difficile, en vérité, de fournir une explication satisfaisante de tous ces faits incohérents, dont la constatation n'a pas d'autre intérêt que d'atténuer le pronostic de la stérilité.

Il ne semble pas que l'acuité du sens génésique ait une réelle influence sur la fécondation. On rencontre à chaque instant des multipares qui sont devenues d'excellentes mères de famille, malgré une indifférence absolue et une immuable frigidité, tandis que des femmes passionnées et d'une ardeur au-dessus de la moyenne restent stériles. Les conceptions observées à la suite de viols, de surprises pendant le sommeil, au cours de l'ivresse, ont suffisamment établi la passivité de la femme et sa participation involontaire à la procréation.

On serait donc mal fondé à invoquer des causes psychiques pour expliquer la stérilité : le défaut de sympathie, l'incompatibilité d'humeur, la répulsion même, diminuent les chances de fécondité, en éloignant le rapprochement, mais si celui-ci se produit, ces circonstances n'empêchent nullement la rencontre de l'ovule et des spermatozoïdes, seul phénomène décisif au point de vue de la reproduction.

Diagnostic et pronostic. — Le médecin est très souvent consulté par des femmes qui se désolent de n'avoir pas d'enfants. Elles se présentent dans des conditions bien différentes : quelques-unes commencent à s'en émouvoir dès les premiers mois de leur mariage, tandis que d'autres ont attendu de longues années avant de chercher un remède à cette situation ; on en voit même qui, mariées sur le tard, viennent invoquer le secours du médecin à la veille de la ménopause.

Chez les premières, le diagnostic de stérilité ne s'impose nullement : le retard de la conception est dû, plus souvent qu'on ne serait tenté de le croire, à des erreurs de technique.

Dans un grand nombre de cas, le coït n'est pas complet : craignant de provoquer de la douleur, le mari se contente de contacts superficiels, qui diminuent sensiblement les chances d'imprégnation.

Quelques femmes initiées aux pratiques de l'antisepsie, croiraient manquer à tous leurs devoirs si elles ne faisaient pas matin et soir une injection de sublimé ou d'acide phénique dont il reste dans leur vagin une quantité suffisante pour stériliser les germes qui y seront déposés quelques minutes plus tard.

D'autres croient sincèrement avancer la réalisation de leurs rêves en travaillant sans repos ni trêve à son accomplissement, tandis qu'elles provoquent un éréthisme prolongé de l'appareil génital qui est plus propre à l'entraver.

Ces circonstances doivent être connues si l'on veut y porter remède ; aussi faut-il interroger soigneusement les femmes, avec toute la discrétion désirable, sur les particularités qui sont de nature à éclairer la situation.

L'examen local devra être fait minutieusement : on se rendra compte de l'état des organes génitaux externes, de la déchirure plus ou moins complète de l'hymen, des phénomènes de vulvo-vaginisme ou des anomalies qui existent sur les premières voies génitales.

Le toucher vaginal associé à la palpation de l'abdomen, et complété s'il le faut par le toucher rectal, permettra d'apprécier le développement de l'utérus; son volume, sa forme, ses déviations, de constater les tumeurs, les lésions annexielles, les brides ou adhérences qui peuvent entraver les fonctions génitales.

Le spéculum renseignera sur l'état du col et sur les modifications de sa muqueuse. Enfin, pour explorer la cavité utérine, on emploiera l'hystéromètre avec toutes les précautions que commande la plus élémentaire prudence.

On pourra découvrir ainsi, dans un grand nombre de cas, des lésions ou des déformations expliquant la stérilité, mais, sauf le cas d'anomalies incompatibles avec la procréation, il est difficile de se prononcer avec certitude sur leur valeur.

Les altérations annexielles d'origine infectieuse, surtout celles qui succèdent à la blennorrhagie, comportent à ce point de vue un pronostic plus sévère que les tumeurs non inflammatoires telles que les kystes de l'ovaire.

Les phlegmons du ligament large et du tissu cellulaire pelvien compromettent beaucoup moins les fonctions génitales que les suppurations tubaires ou ovariennes.

Des fibro-myomes interstitiels ou sous-péritonéaux, peu volumineux, n'apportent qu'une entrave relative à la conception. Il n'en est pas de même des fibromes sous-muqueux ou des tumeurs fibreuses multiples, diffuses, qui infiltrent parfois la totalité du parenchyme utérin.

Les métrites cervicales blennorrhagiques avec catarrhe abondant, permanent, ou les vieilles métrites *post partum* avec col déchiqueté et farci de kystes, opposent un obstacle plus sérieux à la fécondation que l'endométrite du corps utérin avec lésions cervicales modérées.

Les arrêts de développement, qui caractérisent l'utérus infantile ou l'utérus pubescent, entraînent fatalement l'infécondité; mais, si on les observe chez des femmes jeunes, il est permis d'espérer le développement ultérieur de l'appareil génital.

Les déviations, d'une manière générale, sont loin de justifier dans tous les cas le rôle prépondérant qu'on leur attribue. Leur pronostic dépend de l'excès de la déviation, dont il est facile de se rendre compte par le toucher, par l'emploi de l'hystéromètre, et surtout par les troubles fonctionnels qui en résultent : une dysménorrhée intense est de mauvais augure dans la circonstance ; l'aspect grêle de l'utérus, l'allongement excessif du col, sa forme conoïde accentuent singulièrement la valeur de la déviation.

Il importe de se rendre compte de la santé générale : un certain nombre de ces jeunes femmes inféconds sont des chlorotiques, des prétuberculeuses ; d'autres sont atteintes de rétrécissement mitral primitif, etc., et ces conditions aggravent le pronostic de la stérilité.

L'âge est un élément très important : en dehors de toute lésion génitale, les aptitudes à la fécondation diminuent sensiblement au voisinage de la quarantaine ; elles peuvent être considérées comme à peu près nulles chez des femmes mariées depuis quinze ou vingt ans, quand elles ne se sont pas manifestées plus tôt. On a cependant quelques surprises à ce propos.

Traitement de la stérilité. — Si l'examen génital a révélé quelque lésion ou malformation que l'on puisse logiquement considérer comme étant la cause de la stérilité, c'est dans ce sens que le traitement devra être dirigé.

On s'appliquera à obtenir la guérison des vulvo-vaginites, du vulvo-vaginisme qui met obstacle au coït, des métrites qui empêchent les spermatozoïdes de rejoindre l'ovule. Le repos, des soins médicaux prolongés, des cures thermales ou climatériques, auront plus d'une fois raison des lésions annexielles et rétabliront l'intégrité des fonctions génitales.

Si l'on constate un arrêt du développement de l'utérus (*utérus infantile ou pubescent*), on stimulera son évolution par le massage gynécologique, en même temps qu'on relèvera l'état général par l'hydrothérapie, par des cures salines, par le séjour à la mer ou à la montagne (Biarritz, Saint-Moritz, Bussang, etc.).

Le même traitement sera applicable aux antéflexions qui coïncident avec un faible développement de l'utérus et même aux déviations secondaires qui surviennent dans l'âge adulte. En régularisant la circulation de l'utérus, en redressant quelquefois ses courbures, et en combattant l'atonie générale de l'appareil génital, le massage facilitera la conception.

Si les déviations ne sont pas exagérées, il suffit parfois d'un simple changement de position dans le coït pour remédier à l'obstacle,

On pourra recourir à la dilatation lente à l'aide de laminaires (Baudron), que l'on fera suivre également de massages.

La préoccupation du traitement génital, ne fera pas perdre de vue la santé générale dont l'influence s'ajoute fréquemment à celle des désordres locaux, qu'elle dépasse quelquefois en importance.

On s'efforcera de fortifier les anémiques, les chlorotiques, par des cures d'air, d'hydrothérapie et des médicaments appropriés à leur état : fer, arsenic, suivant les cas.

Aux arthritiques ayant quelque tendance à l'obésité, on conseillera des cures d'amaigrissement avec alimentation réduite, régime lacto-végétarien ou régime lacté pur, des saisons à Vichy, Brides, Vittel, Contrexéville, Martigny, Évian, l'opothérapie thyro-ovarienne, si la menstruation est irrégulière ou insuffisante.

En présence de jeunes femmes atteintes de rétrécissement mitral pur, de prétuberculeuses et, à plus forte raison, de celles que leurs antécédents pleurétiques ou adénopathiques ne permettent plus de considérer comme de simples suspectes, le médecin devra traiter leur état général en se gardant bien de tenter quoi que ce soit pour faciliter une maternité aussi peu enviable pour elles-mêmes que pour leur progéniture. Il faut leur faire prendre patience, diriger leurs désirs vers l'avenir, non vers le présent, et assurer avant tout leur guérison.

Quand une expérience suffisante a démontré l'inefficatité du traitement médical, le médecin doit céder la place au chirurgien : le redressement de quelques déviations, la résection de certains cols trop longs, la restauration de cols trop étroits (*stomatoplastie* de Pozzi)[1] la résection d'un lambeau sur le canal cervico-utérin rétréci (Doléris), l'exérèse de tumeurs ou de masses annexielles enflammées, la destruction d'adhérences gênantes, permettront dans un grand nombre de cas une fécondation que l'on aurait volontiers jugée impossible.

Mais avant d'aborder le traitement chirurgical de la stérilité, avant même d'entreprendre un traitement médical pénible ou onéreux pour les femmes, il est indispensable de s'assurer de la fécondité du mari, en pratiquant l'examen microscopique du sperme, seul moyen de contrôle certain ; en dépit d'apparences herculéennes, d'organes surabondamment développés, et d'affirmations qui sembleraient convaincantes, les spermatozoïdes peuvent faire complètement défaut ou n'apparaître que sous la forme d'unités isolées, grêles, sans vitalité. Il serait superflu, dans ces cas, de préparer laborieusement le terrain pour recevoir une graine stérile.

Si nettes que soient ses constatations à ce point de vue, le médecin doit se montrer très prudent et très peu explicite dans ses conclusions, une fécondation ultérieure étant toujours possible.

Enfin, un certain nombre d'auteurs ont conseillé, après l'échec de tous les traitements médicaux et chirurgicaux, de recourir à la fécondation artificielle. Si peu tentant que soit ce procédé, qui soulève de très justes objections d'ordre moral, on serait, à la rigueur, autorisé à y recourir *dans quelques cas exceptionnels*, pour des femmes réellement affolées de maternité, que l'obsession de leur foyer vide entretient dans une mélancolie inquiétante. Mais le médecin ne saurait s'entourer de trop de garanties avant de se résigner à une intervention de ce genre.

[1] *Bullet. Acad. Médecine*, 1909.

CHAPITRE VIII

DÉPLACEMENTS ET DÉVIATIONS DE L'UTÉRUS

A l'état normal, l'utérus est, en quelque sorte, suspendu au milieu de la cavité pelvienne, entre la vessie et le rectum. Le toucher vaginal, le palper abdominal, permettent de constater qu'il est mobile, que ses rapports, sa direction changent suivant l'état de vacuité ou de réplétion de la vessie et du rectum. La plus légère pression du doigt peut le déplacer dans le sens transversal ou dans le sens antéro-postérieur, le faire basculer sur un axe fictif qui traverserait l'isthme utérin de droite à gauche sur un plan horizontal ; elle peut même exagérer ou redresser sa courbure normale.

Néammoins, ces manœuvres n'entraînent ni un déplacement permanent, ni une déformation persistante de l'utérus. Suffisamment fixé par ses ligaments fibreux, par les replis péritonéaux qui l'enveloppent, l'utérus ne perd sa forme et sa situation que sous l'influence de circonstances pathologiques modifiant sa propre texture ou celle des tissus fibreux qui le maintiennent en position normale.

On doit distinguer les *déplacements* proprement dits des *déviations*. Dans le premier cas, sans avoir subi de modification importante, l'utérus se trouve entraîné en avant ou en arrière (*antéposition* ou *rétroposition*), à droite ou à gauche (*latéroposition*) ; il s'élève dans la cavité abdominale, (*élévation*) ou descend dans le bassin (*prolapsus*), jusqu'à l'orifice vulvaire.

Dans le second cas, l'utérus demeure à sa place, mais tantôt il bascule autour d'un axe transversal, sa forme n'étant pas modifiée, et il se renverse en avant ou en arrière (*versions*) ; tantôt il conserve ses rapports normaux et s'incurve (*flexions*) en avant, en arrière, ou sur les côtés.

DÉPLACEMENTS

Des divers modes de déplacement de l'utérus, un seul présente un réel intérêt au point de vue pathologique, c'est *l'abaissement* ou *prolapsus ;* les autres n'offrent qu'un intérêt purement séméiologique.

ÉLÉVATION

L'utérus peut être attiré dans la cavité abdominale par des adhérences contractées au cours de la grossesse ou dans les suites de couches : plus souvent il est entraîné par des tumeurs ovariennes ou parovariennes, qui ont franchi les limites du bassin, et se développent dans l'abdomen. D'autres fois, il est refoulé de bas en haut par des tumeurs pelviennes : fibromes ou kystes du ligament large, fibromes du col, et, plus exceptionnellement, vaste épanchement sanguin dans le vagin imperforé (*hématocolpos*) ou dans le cul-de-sac de Douglas, etc...

Lorsqu'on pratique le toucher dans ces conditions, on ne trouve pas l'utérus à sa place, et ce n'est qu'en palpant attentivement l'abdomen que l'on découvre une masse dont la forme et la consistance rappellent l'utérus.

Un examen local approfondi fera reconnaître la position anormale de l'utérus et les circonstances qui l'ont déterminée. La seule cause d'erreur que l'on pourrait rencontrer consisterait à prendre pour l'utérus une tumeur indépendante de lui.

ANTÉPOSITION

C'est, de ces divers déplacements, celui que l'on rencontre le plus souvent. Il est dû à une tumeur ou à un exsudat inflammatoire situés en arrière de l'utérus. On l'observe surtout dans l'hématocèle, dans la pelvi-péritonite : le liquide épanché dans le cul-de-sac postérieur refoule l'utérus, l'accole en quelque sorte à la symphyse pubienne, à tel point qu'il échappe quelquefois à un premier toucher vaginal, et on ne le découvre que si on le cherche tout à fait en avant et très haut. Une grossesse extra-utérine, une trompe kystique, qui a contracté des adhérences dans le cul-de-sac postérieur, peuvent entraîner des conséquences analogues. Il en est de même des fibromes développés au niveau de la paroi postérieure.

Plus exceptionnellement, il s'agit de kystes intra-ligamentaires, de tumeurs osseuses, sarcomes de la colonne vertébrale, méningocèle (Kroner et Marchand).

La présence du col utérin derrière la symphyse amène quelquefois un observateur peu expérimenté à croire qu'il s'agit d'une simple rétroflexion compliquée d'altérations annexielles et à méconnaître la véritable nature des lésions pelviennes.

Mais si accentuée que soit la déformation d'un utérus rétrofléchi, elle n'applique pas le col contre la symphyse, comme le font les tumeurs du cul-de-sac postérieur. De plus, il suffit d'une exploration minutieuse pour discerner le déplacement total de l'utérus.

RÉTROPOSITION

Celle-ci est beaucoup plus rare ; elle tient généralement à la fixation de l'utérus en arrière par des brides, résultant d'une péritonite ou d'une hématocèle pelvienne. Elle a été observée d'une manière exceptionnelle sous l'influence d'un kyste intra-ligamentaire (Legueu), d'une collection sanguine développée dans le cul-de-sac antérieur, ou d'une tumeur vésicale.

Cette variété de déplacement n'entraîne pas d'autre difficulté de diagnostic que celle qui résulte de la surprise qu'on éprouve à la rencontrer. La présence du col dans le cul-de-sac postérieur coïncidant avec une masse plus ou moins volumineuse en avant, porte à chercher l'explication de cette tumeur dans une altération de l'utérus due à des corps fibreux, par exemple.

LATÉRO-POSITION

Le toucher rectal permettra de se renseigner sur la position exacte de l'organe et de discuter plus utilement la nature de la tumeur qui l'a refoulée.

Les déplacements latéraux de l'utérus s'observent très fréquemment au cours des inflammations pelviennes : phlegmons du ligament large, paramétrites.

Quand la masse juxta-utérine est considérable, elle refoule en totalité l'utérus du côté opposé ; moins volumineuse, elle lui imprime une direction oblique, suivant qu'elle appuie exclusivement sur le corps (lésions de la loge supérieure du ligament) ou sur le col (lésions de la gaine hypogastrique).

Quand les lésions sont guéries, que la phlegmasie se soit terminée par résolution ou par suppuration, la rétraction celluleuse qui se produit au niveau du foyer attire ultérieurement l'utérus du côté malade ; il est rare que le déplacement soit total dans ce cas ; il y a plutôt *inclinaison* donnant lieu à une *latéroversion.*

DÉVIATIONS DE L'UTÉRUS

Les déviations de l'utérus sont beaucoup plus intéressantes, en raison du rôle important qu'elles jouent dans la pathologie génitale. Malgré leur fréquence et les nombreux travaux qui ont été consacrés à leur étude, leur pathogénie est encore assez obscure.

Certains auteurs se contentent d'envisager dans leur ensemble les déviations de l'utérus sans chercher à distinguer *les flexions* des *versions,* les unes et les autres donnant lieu à des accidents à peu près analogues.

Il ne nous semble pas qu'il en soit ainsi ; une analyse plus rigoureuse des faits observés nous montre que si les *flexions* et *versions* peuvent exister simultanément, on les rencontre aussi séparément ; souvent leurs symptômes diffèrent ; elles n'ont pas toujours les mêmes causes ni la même évolution, et ces détails ont une réelle importance si l'on envisage leur prophylaxie et leur thérapeutique.

A l'état normal, l'utérus est légèrement fléchi en avant, en même temps qu'il s'incline un peu sur la vessie, lorsque celle-ci est vide ou modérément distendue. Aussi éprouve-t-on quelque embarras à tracer une ligne de démarcation précise entre l'*antédéviation normale* et l'*antédéviation pathologique.* Celle-ci ne saurait être appréciée par la mesure de l'angle de flexion, assez variable et toujours discutable. SCHULTZE[1] insiste sur la stabilité de l'utérus dans sa situation anormale et sur la limitation des mouvements normaux, comme signes de déviation. En réalité, c'est surtout l'exagération de la flexion ou de la version qui décèle son caractère pathologique.

Cette difficulté n'existe pas pour les *rétrodéviations* qui, toutes, sont franchement *pathologiques.*

Étiologie et pathogénie des déviations utérines. — On a beaucoup disserté sur la valeur des ligaments fixateurs et sur la part qui leur revient dans les déviations. La plupart des auteurs considèrent aujourd'hui comme accessoire le rôle des *ligaments ronds et larges,* tandis qu'ils accordent une part prépondérante aux *ligaments utéro-sacrés,* ou d'une manière plus générale au *ligament pelvi-recto-génital* (PIERRE DELBET, PAUL PETIT), véritable sangle sacro-pubienne, émanation de l'aponévrose supérieure du périnée, qui maintient à leur place les organes du bassin.

Très importantes lorsqu'il s'agit d'instituer un traitement chirurgical, ces discussions n'ont qu'une valeur relative quand on envisage la pathogénie des déviations utérines. En général, celles-ci sont dues à des modifications complexes, qui portent avec une prédominance variable, sur le parenchyme utérin, sur les divers ligaments pelviens et même sur les tissus fibreux de l'abdomen.

Elles se produisent d'ailleurs dans des conditions assez différentes et il importe d'en préciser l'origine si l'on veut se rendre compte de leur mécanisme.

[1] SCHULTZE. *Traité des déviations utérines,* traduit par Hergott. Paris, 1884.

VERSIONS UTÉRINES

Dans l'immense majorité des cas, les antéversions et rétroversions s'observent à la suite d'accouchements ou de fausses couches. Elles ont pour cause principale *un arrêt d'involution* résultant d'une *infection utérine;* celle-ci a souvent eu pour point de départ une rétention des débris placentaires ou des membranes, et quelques auteurs ont expliqué par les altérations locales, qui se produisent au niveau de l'insertion placentaire, la résistance moindre de la paroi qui, plus tard, s'infléchira.

Mais la rétention placentaire n'est pas la cause unique de la subinvolution : celle-ci s'observe également sous l'influence de la métrite tardive qui survient deux ou trois semaines après l'accouchement.

L'utérus gros, cylindroïde, est plus pesant qu'à l'état normal : il a perdu sa souplesse, il est mal soutenu par ses ligaments que la grossesse a tiraillés, distendus, et la pression des viscères abdominaux, dans la situation verticale, tend à le refouler en avant ou en arrière.

Les métrites puerpérales survenues dans ces conditions se compliquent fréquemment de lymphangite, qui étend l'infection au *paramétrium* et au *péritoine pelvien*. L'inflammation du tissu cellulaire péri-utérin gagne les ligaments utéro-sacrés ; leur rétraction ultérieure, les brides péritonitiques qui se sont formées dans le cul-de-sac de Douglas, contribueront à attirer le col en arrière, tandis que le corps utérin, rigide, s'inclinera dans le cul-de-sac antérieur.

Une inflammation plus étendue du cul-de-sac de Douglas, un relâchement plus accentué des ligaments utéro-sacrés, des ligaments ronds et larges, coïncidant quelquefois avec un redressement antérieur, exagéré, de l'utérus, amèneront sa chute en arrière, dans des conditions semblables ; et s'il est facile de comprendre le principe de la déviation utérine, il est difficile de préciser les conditions qui déterminent son orientation.

Aran[1] fait remarquer que l'antéflexion physiologique de l'utérus tend à diminuer avec les années, que le corps utérin se redresse sous la double influence de l'âge et des grossesses successives, prenant de plus en plus l'attitude droite, indifférente, qui le prédispose aux déplacements en arrière.

Ce qui montre bien l'influence prépondérante de l'infection *post partum* et de la subinvolution sur les déviations de l'utérus, c'est le rôle à peu près nul des autres variétés de métrites dans leur production. Au cours des *métrites blennorrhagiques* ou des *inflammations banales de l'utérus*, quand une grossesse n'est pas venue modifier sa texture, les déviations sont tout à fait exceptionnelles.

On ne les rencontre qu'à la faveur de paramétrites, ou d'annexites, ayant déterminé dans le cul-de-sac postérieur des brides, des adhérences qui ont entraîné le plus souvent l'utérus en arrière.

Des tumeurs et en particulier des corps fibreux siégeant sur une seule paroi de l'utérus, peuvent également le faire pencher en avant ou en arrière. Quelquefois, de simples modifications de structure comme on en voit dans la métrite parenchymateuse, produisent des conséquences analogues.

Enfin, on a signalé, plus rarement, de brusques déviations d'utérus d'apparence normale, sous l'influence d'un violent effort, d'une chute, d'un trauma-

[1] Aran. *Maladies de l'utérus et de ses annexes.*

tisme : Edwards a vu l'antéversion se produire subitement sous l'influence de vomissements violents occasionnés par le mal de mer.

Ces accidents ne se rencontrent guère que chez des chlorotiques, des neurasthéniques, dont la nutrition générale est défectueuse, et qui présentent une faiblesse particulière de leurs tissus fibreux. C'est dans ces conditions qu'on peut observer, d'une manière très exceptionnelle, le renversement de l'utérus, sans traumatisme préalable, chez des femmes atteintes de ptoses viscérales multiples.

FLEXIONS

Tandis que les *versions* sont toujours acquises, les flexions de l'utérus reconnaissent deux origines distinctes : les unes sont *secondaires :* elles succèdent aux *versions ;* les autres sont *primitives, congénitales*, ou tout au moins datent *de l'enfance :* elles sont essentiellement d'*ordre dystrophique*.

Flexion secondaire. — L'observation attentive des déviations utérines consécutives aux accouchements ou aux fausses couches permet de se rendre compte de la manière dont elles se produisent. Si l'on examine les malades à des intervalles de huit ou dix jours, on suit, étape par étape, toutes les phases des transformations que subit leur utérus. Au début, en même temps que les signes de métrite, on constate un gros utérus de forme à peu près cylindrique, quelquefois en position normale, plus souvent en position indifférente, c'est-à-dire presque droit dans le bassin. Quelques semaines plus tard, son attitude s'est modifiée, le fond de l'organe tend à s'incliner en avant ou en arrière, d'abord légèrement ; l'inclinaison augmente peu à peu et l'utérus prend de plus en plus la direction horizontale, qu'il conserve aussi longtemps que ses parois restent rigides. Les gros utérus scléreux gardent indéfiniment cette attitude.

Mais le plus souvent, le parenchyme utérin perd de sa consistance ; la métrite aidant, ses parois se ramollissent et tendent à s'incurver sous la pression des viscères abdominaux, qui ajoutent leur influence à celle des brides tiraillant le col en arrière. C'est ainsi que la *version* se complique peu à peu de *flexion*.

Ces *déviations secondaires* sont assurément les plus communes. Elles sont faciles à reconnaître, d'après l'aspect subinvolué de l'utérus et la métrite chronique qui l'accompagne.

Flexion congénitale ou primitive. — Dans nombre de cas, la flexion de l'utérus se produit par un mécanisme tout différent : elle est *primitive* et apparaît d'emblée, dès le jeune âge, en dehors de tout processus inflammatoire ou infectieux.

Soudry, cité par Aran, a constaté l'antéflexion chez des fœtus, chez de très jeunes fillettes ; et des faits de ce genre ont été signalés par de nombreux observateurs. La planche qui reproduit le dessin calqué de 20 utérus de fillettes de dix-huit mois à treize ans recueillis au hasard et préparés avec soin par Henri Lemaire montre que 18 d'entre eux sont antéfléchis, dont 6 d'une manière très prononcée, et 2 présentent un certain degré de rétroflexion (fig. 120).

S'agit-il là de véritables déformations congénitales dans le sens propre du mot ? On est tenté de le croire, malgré l'affirmation de Schultze, qui n'admet que des déviations *infantiles*, et non *congénitales*. Il les considère comme étant essentiellement liées au *développement défectueux* de l'utérus, et non à sa *confor-*

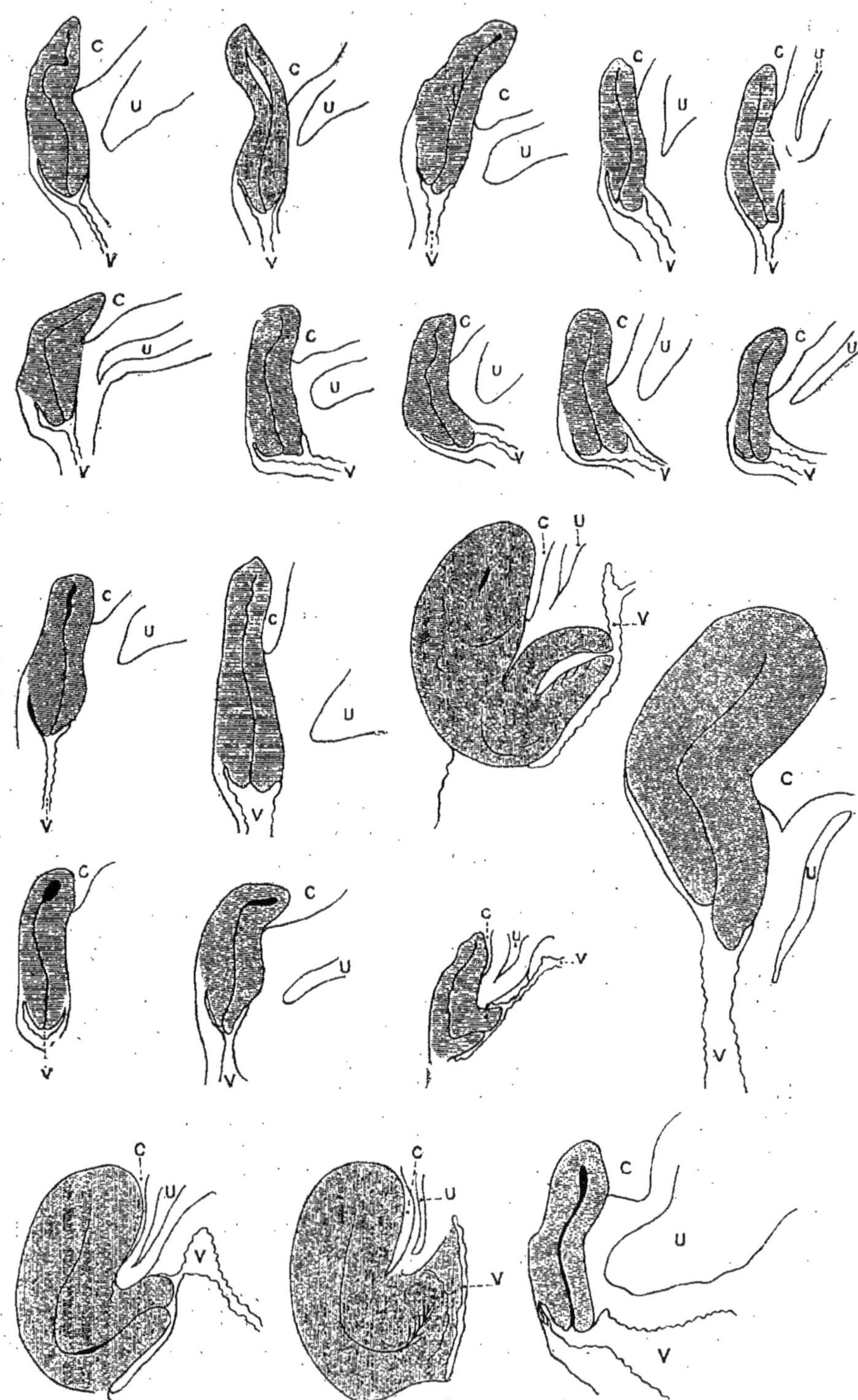

Fig. 120.
V, vagin. — U, vessie. — C, cul-de-sac péritonéal antérieur.

mation initiale. Cette distinction paraît un peu subtile, car l'anomalie du développement ne peut dépendre que d'une prédisposition particulière de l'enfant.

Quoi qu'il en soit, ces déviations rudimentaires dans la première enfance, augmentent peu à peu, elles s'accentuent surtout à l'époque de la puberté.

Elles coïncident parfois avec une certaine étroitesse du bassin et avec un développement insuffisant de tout l'appareil génital : *brièveté du vagin*, *aplasie de l'utérus*, des *ovaires* et des *trompes* qui demeurent à l'*état infantile*. Le corps utérin rudimentaire, sans consistance, subit la pression des viscères abdominaux et s'incurve sur la vessie.

D'autres fois l'utérus atteindra des dimensions normales, en apparence, mais ses parois inégalement développées, ou un allongement anormal de l'isthme (Doléris), le prédisposeront à la *flexion* dans un sens ou dans l'autre.

C'est surtout l'arrêt de développement du col utérin et du vagin qui, d'après Schultze, joue un rôle prépondérant dans la genèse de ces déviations.

Au moment de la puberté, quand les divers segments de l'appareil génital se développent d'une manière normale et symétrique, le canal vaginal augmente de profondeur, il devient plus oblique d'avant en arrière et de bas en haut, tandis que l'utérus se porte en avant, formant presque un angle droit avec le vagin. Lorsque le col utérin subit un retard dans son évolution, il conserve les proportions relativement exagérées qu'il avait avant la puberté, se maintient dans l'axe du vagin, et demeure fixé dans cette position sans pouvoir suivre le mouvement de l'utérus. L'immobilisation du col est d'autant plus prononcée que cette persistance de l'état infantile coïncide fréquemment avec une brièveté anormale du vagin, qui résulte aussi d'un arrêt de développement.

Dans ces conditions, le corps utérin lui-même reste dans la direction du vagin ; il s'incurve au niveau de l'isthme, sous la pression de la masse intestinale, se portant en avant ou en arrière, selon que celle-ci se fait sentir sur sa face posrieure ou sur sa face antérieure. Quand le raccourcissement congénital du vagin prédomine sur la paroi antérieure, le col est attiré davantage en bas et en avant, tandis que le corps de l'utérus s'incline vers le sacrum : cette disposition paraît être la cause la plus habituelle de la *rétroflexion congénitale ou infantile*.

Ces déviations primitives de l'utérus sont faciles à reconnaître; l'utérus est le plus souvent *fléchi* en *forme de crosse*, sa courbure est arrondie, régulière ; on constate presque toujours en même temps une brièveté anormale du vagin avec persistance de l'*état infantile* que caractérisent la longueur insolite du col, sa forme effilée, conique, et souvent aussi le développement incomplet de l'utérus.

En somme, l'*arrêt d'involution*, consécutif aux infections *post partum*, et l'arrêt de *développement* constituent les causes fondamentales des déviations de l'utérus.

Les autres circonstances invoquées par les divers auteurs ne jouent qu'un rôle accessoire : le lymphatisme, la chlorose, les excès précoces, l'usage de la machine à coudre à pédales, l'abus de la bicyclette, la station debout prolongée, les fatigues exagérées, n'ont qu'une influence secondaire, de nature à aggraver les méfaits de la subinvolution ou de la métrite.

Cependant, G. Richelot[1], à côté des déviations congénitales ou acquises, consécutives à un arrêt de développement ou à une infection utérine, a décrit, comme une entité morbide, la *rétroflexion des arthritiques nerveuses*, qui lui paraît

[1] G. Richelot. *Chirurgie de l'utérus*. Paris, 1902.

causée par la congestion, par la tendance à la sclérose, en dehors de tout processus infectieux. Si les faits de ce genre ne sont pas toujours d'une interprétation facile, ils ne semblent pas en contradiction avec les principes qui viennent d'être exposés, et ne doivent pas faire l'objet d'une classification spéciale. Les rétrodéviations observées chez les neuro-arthritiques, à la suite d'accouchements ou de métrites, peuvent emprunter au terrain sur lequel elles évoluent une physionomie particulière, due à la prédominance des phénomènes congestifs et à la tendance à l'hypertrophie scléreuse qui caractérise ces malades. Les gros utérus rétrofléchis, que l'on observe chez des nullipares et même chez des vierges, subissent une évolution analogue, mais les uns comme les autres ont eu leur point de départ dans une dystrophie congénitale, ou acquise, soit dans un arrêt d'involution résultant d'une infection *post partum*.

ANTÉVERSION

L'antéversion pure n'est pas rare ; elle n'est souvent que la première étape de l'antéflexion acquise, mais on l'observe également d'une manière persistante, sans qu'elle s'accompagne d'incurvation de l'utérus.

Étiologie. — Ses causes les plus habituelles sont les modifications de texture que présente l'utérus à la suite d'accouchements, de fausses couches (*subinvolution*), d'inflammations chroniques (*métrites parenchymateuses*), ou de certaines dystrophies (*hypertrophies scléreuses*). Ces altérations coïncident d'ailleurs avec le relâchement des divers ligaments ronds, larges, utéro-sacrés, que ceux-ci aient été distendus par la grossesse, ou altérés par des processus inflammatoires et dystrophiques. L'utérus déformé, plus gros, plus lourd et moins souple qu'à l'état normal, incomplètement soutenu par ses ligaments, accentue son inclinaison en avant, tombe en quelque sorte dans le cul-de-sac antérieur et ses parois fermes, rigides, supportent sans fléchir, le poids de la masse intestinale.

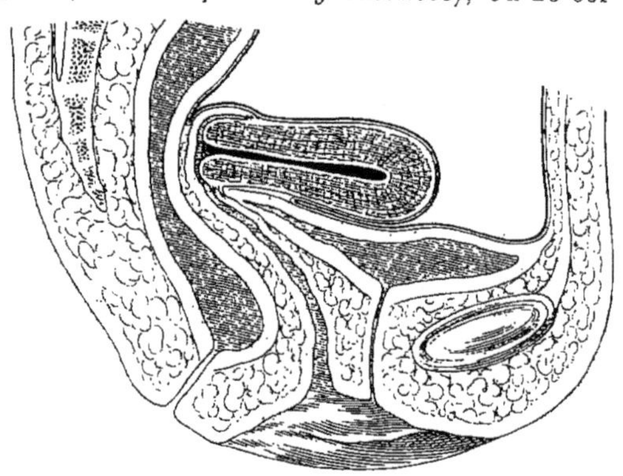

Fig. 121.
Antéversion.

Quelquefois un myome développé sur le fond de l'organe, ou sur sa face antérieure, entraînera sa chute en avant sans que les ligaments soient altérés.

Parfois ce renversement se produit à la suite d'efforts, sans lésions appréciables de l'utérus, chez des femmes qui présentent des ptoses viscérales multiples. C'est l'appareil ligamenteux qui est insuffisant en pareil cas.

Anatomie pathologique. — Les altérations qui accompagnent l'antéversion sont à peu près limitées au parenchyme utérin.

On a décrit des exsudats pelviens : ils manquent le plus souvent, ou se réduisent à un simple épaississement du péritoine qui revêt l'utérus. Les adhérences au niveau du cul-de-sac péritonéal antérieur sont exceptionnelles. Il existe quelquefois un léger degré de rétraction des ligaments utéro-sacrés attirant le col en arrière.

L'utérus est augmenté de volume, il a une forme cylindroïde assez spéciale (fig. 121) qui est due à l'effacement de l'isthme ; ses parois sont épaissies, fortement vascularisées. Il existe presque toujours de la métrite concomitante, que celle-ci soit primitive ou secondaire.

Symptômes. — Les symptômes de l'antéversion utérine sont assez difficiles à distinguer de ceux de la métrite qui l'accompagne si souvent. Cependant, il nous semble que beaucoup d'auteurs ont fait une part excessive à cette complication ; elle manque quelquefois, sans que les malaises accusés par les femmes en soient notablement diminués.

Les désordres qu'entraîne dans la circulation pelvienne l'utérus antéversé, la pression qu'il exerce sur les autres organes du bassin, engendrent un certain nombre de troubles, qui réalisent, à quelques modifications près, le *syndrome utérin* commun à toutes les affections de la matrice : douleur lombo-abdominale, tiraillements dans la partie inférieure de l'abdomen, troubles menstruels, leucorrhée, etc.

Les douleurs sont modérées, elles se réduisent plutôt à une sensation de pesanteur, qui s'accroît sous l'influence de la marche ou de la station debout prolongée. Quelques malades accusent une pression dans la région périnéale.

Les réactions vésicales sont plus accentées qu'elles ne le sont généralement dans la métrite, elles se caractérisent par des besoins plus fréquents d'uriner et même par de la cystalgie avec ténesme, que celle-ci résulte de la compression du fond de l'utérus sur la vessie, ou de simples troubles circulatoires comme le pense Schultze. Le rectum est quelquefois irrité par la pression du col, il en résulte une exagération de la constipation, si fréquente chez les génitales, plus rarement de faux besoins et un peu de ténesme.

Ces divers troubles s'accentuent sensiblement à l'approche des règles, révélant ainsi leur nature congestive ; ils donnent lieu à de véritables douleurs qui ne permettent pas à certaines femmes de continuer leurs occupations.

La menstruation est surtout modifiée dans ses prodromes, en raison de ces poussées congestives ; mais elle prend rarement la forme ménorragique.

La leucorrhée est plus directement en rapport avec la métrite, elle est d'abondance variable, et se réduit à une simple hypersécrétion de mucus filant, clair, si l'infection utérine est éteinte.

Cette situation se complique fréquemment de désordres qui relèvent de ptoses viscérales ou d'accidents réflexes : dyspepsie gastro-intestinale, troubles nerveux à forme dépressive, phénomènes d'alanguissement, etc.

Dans les formes moyennes, les malaises sont supportables et ne deviennent réellement très pénibles qu'au voisinage de la menstruation. Dans les formes excessives, les femmes peuvent à peine se tenir debout ; elles sont prises fréquemment de défaillances, en même temps que leur santé générale est gravement compromise par des troubles de nutrition et par la neurasthénie.

Diagnostic. — Le diagnostic de l'antéversion est facile. Les symptômes accusés par les malades permettent déjà de pressentir la déviation utérine. L'examen local ne laissera d'hésitation qu'à un observateur inexpérimenté.

Le doigt introduit dans le vagin percevra l'utérus augmenté de volume étendu comme un gros cylindre, d'avant en arrière, au fond du vagin.

Quelquefois, le fond est situé plus bas que le col; on a quelque peine à découvrir celui-ci dans le cul-de-sac postérieur, l'orifice dirigé obliquement en haut et en arrière. Dans ces conditions, le doigt n'atteignant pas toujours le museau de tanche, on pourrait croire que l'utérus est en rétroversion. On évitera cette erreur si, après s'être assuré de la mobilité de l'organe, on relève modérément son extrémité antérieure de manière à arriver plus facilement sur le col.

Quelquefois le fond dur, résistant, de l'utérus, dans le cul-de-sac antérieur, pourrait faire croire à l'existence d'un fibrome, mais un léger déplacement de l'organe de bas en haut permettra de rectifier le diagnostic.

Les exsudats et brides péritonitiques sont assez exceptionnels dans le cul-de-sac antérieur pour qu'on ne puisse guère les considérer comme des causes d'erreur.

Dans les cas réellement difficiles, lorsqu'on se trouve en présence d'un utérus déformé par des fibromes, on combinera le toucher vaginal au toucher rectal. On pourra mobiliser ainsi plus facilement l'utérus et préciser ses rapports.

Pronostic. — Le pronostic de l'antéversion, envisagée en elle-même, n'est pas inquiétant, mais il peut emprunter une gravité réelle aux circonstances qui l'accompagnent.

Dans les formes excessives compliquées de ptoses viscérales multiples, de dyspepsie, de neurasthénie, la nutrition des malades, l'équilibre de leur système nerveux sont sérieusement compromis, et il en résulte des troubles graves de la santé générale, auxquels il n'est pas toujours facile de remédier, même par une intervention chirurgicale.

Traitement médical de l'antéversion. — De toutes les déviations de l'utérus, l'antéversion est celle qui peut se contenter le plus facilement d'une thérapeutique médicale. Il faut traiter la métrite, et corriger autant qu'on le peut le déplacement de la matrice.

Le traitement de la métrite sera subordonné aux particularités qu'elle présente mais il devra être aussi complet que possible, et, pour le faciliter, on n'hésitera pas à imposer le repos au lit, favorable également à l'antéversion.

Contre le déplacement on aura recours au massage gynécologique prolongé, suivi de columnisation dans laquelle on s'efforcera de tasser le pansement en arrière du col pour le ramener le plus possible en avant.

On essaiera des différents pessaires : anneau de Dumontpallier, pessaires de Hodge, de Gaillard Thomas, de Graily Hewitt, etc. Avec quelques tâtonnements et des modifications inspirées par les circonstances on arrivera à soulager les malades.

On associera à ces moyens le massage général, l'usage de ceintures abdominales destinées à relever les viscères et à diminuer la pression pelvienne.

Enfin, on s'efforcera de traiter l'état général des malades : cure thermale, cure d'altitude, etc., suivant les exigences de chaque cas particulier.

ANTÉFLEXION

L'antéflexion est de beaucoup la plus commune des déviations de l'utérus ; c'est aussi celle qui entraîne le moins de désordres dans l'appareil génital ;

nombre de femmes présentent une antéflexion très prononcée de l'utérus sans en éprouver d'inconvénients sérieux.

Étiologie. — L'étiologie de l'antéflexion a été indiquée plus haut, et il est inutile de revenir sur les discussions qui ont été soulevées à propos de son origine *congénitale* ou *infantile*.

Ce qui est incontestable, c'est qu'elle apparaît, dans certains cas, comme une *malformation* en rapport avec un vice de développement, et dans d'autres cas comme une *déformation* consécutive à une infection *post partum*, plus rarement à une métrite compliquée de lésions péri-utérines ou annexielles, ou bien à une tumeur utérine.

Anatomie pathologique. — Lorsqu'on est en présence d'une antéflexion congénitale ou infantile, à moins d'infection ultérieure, on ne constate ni paramétrite, ni adhérences péritonitiques. L'utérus, dans toute son étendue, est plus grêle qu'à l'état normal, son aspect est assez variable suivant les troubles survenus dans son développement. Le plus souvent il est recourbé en crosse, le centre de la courbure répondant à l'isthme allongé, le col et le corps sont à peu près d'égale longueur, le fond de l'utérus arrive plus ou moins haut, quelquefois il descend au niveau de l'extrémité inférieure du col. Si l'arrêt de développement a été plus précoce, le corps utérin est resté rudimentaire, ses dimensions sont inférieures à celles du col ; on le rencontre derrière la symphyse, présentant une courbure de petit rayon, ou même une flexion angulaire. Parfois le corps utérin a des dimensions normales, tandis que le col, long, grêle et pointu, garde seul des caractères d'infantilisme (fig. 125).

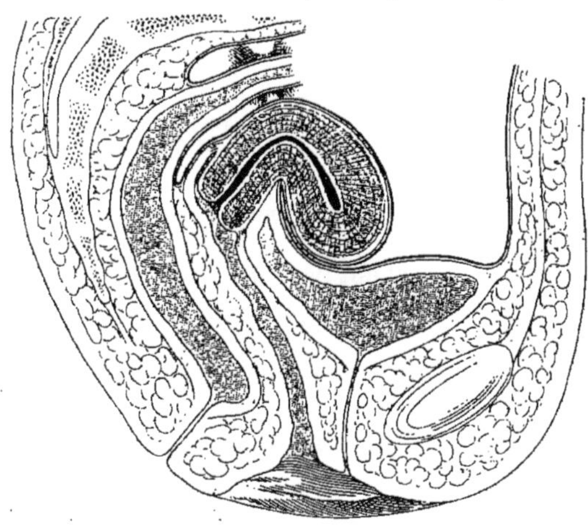

Fig. 122.
Antéflexion.

En même temps que ces modifications de l'utérus, il existe fréquemment des altérations ovariennes d'ordre dystrophique : ovaires scléro-kystiques, aplasie ovarienne, etc.

Ces déviations coïncident avec un arrêt de développement du tissu musculaire de l'utérus. Rokitansky voyait dans cette atrophie la cause principale de la flexion utérine, tandis que Virchow considérait ces troubles trophiques comme consécutifs à la flexion utérine.

Ces deux opinions opposées ne sont pas aussi contradictoires qu'elles le paraissent. Si l'asymétrie des parois utérines, que l'on rencontre fréquemment chez les très jeunes fillettes, constitue sans doute une prédisposition à la coudure, il est incontestable que l'amyotrophie est constante, au niveau de la déviation, dans tous les utérus fortement fléchis. Elle présente son maximum sur la paroi qui a cédé, mais elle existe également à un degré plus faible sur la paroi opposée. Quelquefois, dans les flexions consécutives à la subinvolution ou à la métrite, elle est masquée par l'hyperplasie conjonctive qui donne au parenchyme utérin une certaine rigidité.

Mais souvent les parois sont souples, molles, elles offrent si peu de résistance au niveau de l'angle de flexion qu'on meut le corps utérin dans toutes les directions, et qu'on peut même lui faire exécuter, dans le sens transversal, des mouvements de rotation autour du col. On comprend, dans ces conditions, que l'on puisse voir une déviation en avant se transformer en une déviation en arrière sous l'influence de causes accessoires peu importantes.

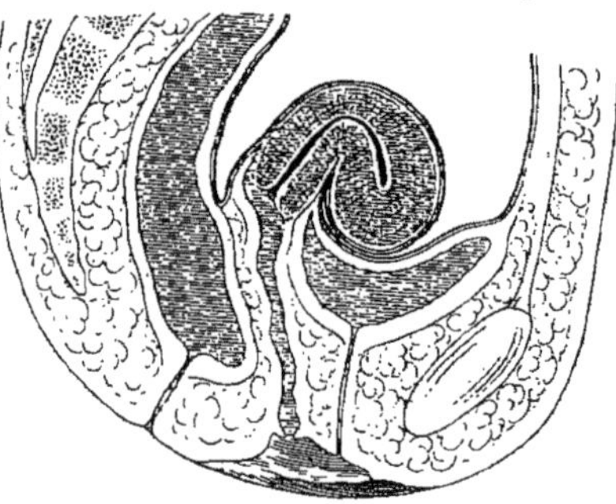

Fig. 123.
Antéflexion.

Dans l'*antéflexion acquise*, l'aplasie fait défaut, et on ne relève pas de disproportion notable entre le corps et le col de l'utérus. L'arrêt d'involution qui préside généralement à leur genèse leur a plutôt laissé des dimensions exagérées ; les métrites ou les tumeurs, qu'on trouve quelquefois à l'origine des déviations, ont également déterminé une augmentation de volume de l'organe. Ces diverses conditions peuvent donner plus de fermeté, plus de résistance aux parois, mais elles n'empêchent pas celles-ci de s'atrophier ultérieurement au niveau de la courbure, qui est moins arrondie et revêt plutôt la forme anguleuse (fig. 123).

La métrite est une complication très fréquente de l'antéflexion. Elle se caractérise par des lésions de la muqueuse qui est rouge, épaissie, bourgeonnante, surtout en amont de la coudure (Doléris), et par un épaississement plus ou

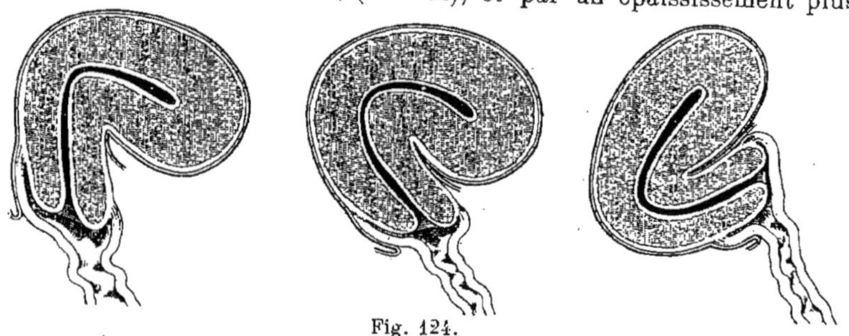

Fig. 124.
Divers types d'antéflexion.

moins accentué du parenchyme utérin, qui résulte à la fois de réactions inflammatoires péri-glandulaires et de l'hyperémie intense due aux troubles de la circulation locale.

Gaillard-Thomas a décrit trois modes d'antéflexion (fig. 124) selon que la flexion porte à la fois sur le col et sur le corps, sur le col seul, le corps restant à sa place, ou sur le corps seul, le col demeurant dans l'axe du vagin. Ces classifications sont forcément artificielles ; la forme et la direction des déviations varient suivant leur mode d'apparition, l'état antérieur de l'utérus, le siège et l'étendue des lésions péri-utérines ou péritonitiques qui provoquent le déplacement.

Le type le plus complet de la flexion cervico-corporelle s'observe dans l'antéflexion congénitale (fig. 125), et il peut être modifié par une infection intermittente, par le développement de brides cicatricielles qui modifieront l'altitude du col.

Lorsqu'il existe une rétraction marquée des ligaments utéro-sacrés, consécutive à une paramétrite, le col est attiré, fixé en arrière (fig. 126), et l'utérus primitivement antéversé s'infléchit au niveau des brides qui immobilisent le col, le corps seul se penchant en avant. Cette variété est caractéristique de l'antéflexion secondaire, provoquée par des lésions péri-utérines. On rencontre quelquefois des fibromes inclus dans la paroi antérieure et qui, par leur poids, ont entraîné l'utérus en avant.

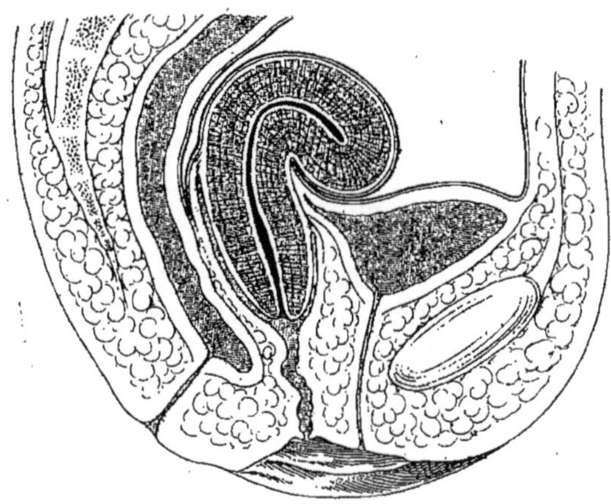

Fig. 125.
Antéflexion congénitale.

On peut également trouver des lésions annexielles, salpingo-ovarites, pelvi-péritonites, etc., qui témoignent du processus infectieux, origine première de la déformation de l'organe.

Symptômes. — Contrairement à l'opinion de Velpeau qui faisait jadis des déviations utérines la base de la pathologie génitale de la femme, les troubles auxquels donne lieu l'antéflexion sont très variables et généralement peu prononcés. Si les descriptions qu'on en trouve dans les divers auteurs sont encore trop chargées, c'est parce qu'on ne distingue pas suffisamment les phénomènes dus à la déviation proprement dite, de ceux qui sont imputables aux métrites, paramétrites, annexites, qui ont précédé l'antéflexion ou sont venues la compliquer.

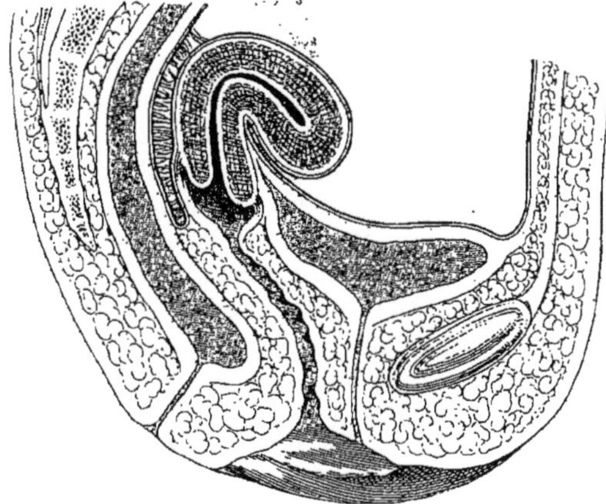

Fig. 126.
Antéflexion avec adhérences postérieures.

Chez un grand nombre de femmes, l'antéflexion congénitale ne provoque aucun accident; elle passerait inaperçue si elle ne s'était pas révélée à l'occasion d'un examen médical.

Son symptôme le plus constant et le plus pénible paraît être la *dysménorrhée ;*

modérée dans quelques cas, elle est parfois très intense et cause aux malades de vives souffrances, dont le renouvellement périodique retentit d'une manière fâcheuse sur leur santé générale.

Elle affecte le plus souvent la forme de *dysménorrhée utérine* et revêt un caractère spasmodique très accentué. Sa pathogénie est encore discutée.

Simpson, Marion Sims, Schröder ont depuis longtemps invoqué la théorie mécanique; la coudure de l'utérus entraîne un certain degré de sténose qu'augmente la muqueuse tuméfiée par la fluxion menstruelle, et il en résulte un obstacle à l'écoulement du sang : celui-ci s'accumule dans la cavité utérine et n'est expulsé qu'au moyen de contractions très pénibles rappelant quelquefois les douleurs de l'accouchement.

Scanzoni, Fritsch[1], Schultze[2] combattent très vivement cette opinion. Ayant introduit plusieurs fois, en pleine crise, des hystéromètres ou des sondes dans l'utérus, ils n'ont constaté ni le rétrécissement incriminé, ni la présence du sang dans sa cavité. Ils en concluent qu'il s'agit là de simples phénomènes spasmodiques, se passant uniquement dans les parois de l'utérus : en raison de la déviation utérine, la congestion du parenchyme utérin, celle de la muqueuse seraient beaucoup plus accentuées qu'à l'état normal et leur tuméfaction qui fait essentiellement partie du processus cataménial se ferait plus difficilement. De plus, la métrite, complication fréquente de l'antéflexion, exagérerait la sensibilité de tout l'organe et les réactions dont il est le siège.

Malgré la valeur de ces objections, les gynécologues français. et en particulier Pozzi[3], Labadie-Lagrave[4] et Legueu se déclarent partisans de la théorie mécanique en faveur de laquelle plaident les caractères si franchement spasmodiques des douleurs, la détente qui suit l'écoulement du sang, et les excellents résultats obtenus par la dilatation du canal cervico-utérin.

Des divergences aussi déconcertantes ne peuvent s'expliquer que par l'observation de faits différents. L'antéflexion ne constitue pas toujours un phénomène isolé; *primitive*, *congénitale* ou *infantile*, elle coïncide quelquefois avec l'aplasie ou la sclérose des ovaires, cause fréquente de dysménorrhée; *secondaire* et *acquise*, elle s'accompagne de tumeurs fibreuses, de lésions des annexes, du paramètre ou du péritoine pelvien, et chacune de ces complications peut être une cause de dysménorrhée sans l'intervention de phénomènes mécaniques. Il est donc possible que les accidents douloureux qu'on observe au moment des règles, relèvent tantôt de la *sténose cervico-utérine* provoquée par la flexion, tantôt de *lésions concomitantes*, et cette diversité d'origine expliquerait certains insuccès de la thérapeutique.

La stérilité n'est pas moins fréquente que la *dysménorrhée* au cours de l'antéflexion. Nombre de femmes inféconds présentent une déviation marquée de l'utérus en avant (Labadie-Lagrave et Legueu, Baudron[5]), et la dilatation lente de l'organe a été maintes fois suivie de conception. Les faits de ce genre abondent; ils établis-

[1] Fritsch. *Traité des maladies des femmes*, 8e édition, traduit par Star. Paris, 1898.

[2] Schultze. *Traité des déviations utérines*, traduit par Hergott, 1884.

[3] Pozzi. *Traité de gynécologie*, 4e édition. Paris, 1905.

[4] Labadie-Lagrave et Legueu. *Traité médico-chirurgical de gynécologie*. Paris, 1898.

[5] Baudron. De l'antéflexion congénitale de l'utérus et de ses rapports avec la stérilité (*Congrès d'obst., gyn., et péd., de Nantes*, 1901).

sent assez nettement le rôle des troubles mécaniques en pareil cas. Mais il s'en faut que cette interprétation puisse êt regénéralisée. SCHULTZE, FRITSCH ont fait remarquer avec raison que la flexion de l'utérus est rarement assez prononcée pour donner lieu à une sténose capable d'empêcher le passage des spermatozoïdes.

Bien souvent, la déviation n'est qu'un obstacle apparent, comme le démontre le cathétérisme intra-utérin ; la stérilité relève plutôt des altérations ovariennes et des diverses lésions utérines, péri-utérines ou annexielles qui l'accompagnent, sans compter l'insuffisance trop souvent oubliée de l'organisme masculin.

Les *douleurs*, que beaucoup d'auteurs placent au premier plan, font le plus habituellement défaut. Elles ne se montrent guère que lorsqu'il existe une complication de métrite. Aussi sont-elles plus communes dans l'antéflexion secondaire que dans l'antéflexion primitive. Elles sont surtout accentuées au début de l'affection, lorsque l'utérus est encore en subinvolution et sujet à des poussées congestives; elles se manifestent sous l'influence de la marche, de la station debout prolongée, de la fatigue.

Au syndrome utérin s'ajoutent fréquemment divers troubles du côté de la vessie et du rectum : besoins fréquents d'uriner, cystalgie, dysurie, qui semblent imputables à la pression qu'exerce sur la vessie le fond de l'utérus. On observe également des phénomènes d'irritation du côté du rectum, parfois même du ténesme. Ils sont plus rares toutefois que dans l'antéversion pure, et sont dus à la périmétrite concomitante.

L'antéflexion ne provoque *par elle-même* aucun trouble menstruel en dehors de la dysménorrhée; quelquefois, on observe des *irrégularités dans les règles*, des *ménorragies* alternant avec de longues périodes d'*aménorrhée*. Il faut incriminer alors l'état des ovaires (aplasie, dégénérescence scléro-kystique).

Chez les jeunes filles mal réglées, il n'est pas rare de constater des *pertes blanches*, celles-ci sauf infection intercurrente, sont dues à l'anémie, aux mauvaises conditions de la santé générale. En dehors de ces cas elles relèvent de la métrite.

Les troubles réflexes sont habituellement peu prononcés ; ils ne se rencontrent dans l'antéflexion primitive que s'il existe des altérations ovariennes importantes ou des désordres fonctionnels très accentués.

Moins rares dans l'antéflexion acquise, ils dépendent le plus souvent des ptoses viscérales. On peut alors voir se dérouler toute la série des accidents gastro-intestinaux qui caractérisent les dyspepsies nerveuses.

Chez quelques femmes le nervosisme est entretenu par la stérilité; cette considération constitue un argument important en faveur de la dilatation, si celle-ci est motivée par l'état de l'utérus; on s'en rendra compte par l'emploi de l'hystéromètre avec toutes les précautions d'usage.

Diagnostic. — Le diagnostic de l'antéflexion est facile; il suffit d'explorer méthodiquement l'utérus et les culs-de-sac vaginaux par le toucher combiné au palper abdominal, pour reconnaître la forme et la situation de l'organe.

L'attitude du col est un peu variable suivant que l'utérus antéfléchi est, ou n'est pas antéversé. Dans le premier cas on sent le col à sa place normale, dans l'axe du vagin plus ou moins incliné en avant. S'il existe de l'antéversion, le col, même lorsqu'il présente une concavité antérieure, se trouvera en arrière, appuyé contre le rectum. Le corps de l'utérus se présente en avant, derrière la symphyse. On distingue assez nettement l'angle qu'il fait avec le col.

L'apparence grêle du corps utérin, la forme arrondie de la courbure, doivent faire penser à une antéflexion congénitale ou infantile. La flexion en masse du corps à la partie inférieure de l'isthme, le col étant retenu en arrière, caractérise l'antéflexion *post partum* consécutive à un arrêt d'involution et à une paramétrite postérieure.

Il n'existe de difficulté réelle que lorsque l'antéflexion coïncide avec des corps fibreux ou des lésions annexielles.

Un myome de la paroi antérieure pourrait être confondu avec le fond de l'utérus antéfléchi. De même, de gros utérus scléreux, infiltrés ou non de myomes, débordent le col de tous côtés, et on ne se rend compte de la direction exacte de l'utérus que si l'on a recours à l'exploration au moyen de l'hystéromètre.

Plus rarement l'existence d'une masse annexielle, d'une paramétrite fusant à la partie antérieure et inférieure du ligament large, pourrait constituer une cause d'erreur, qu'un examen plus minutieux permettra d'éviter.

Pronostic. — Le pronostic de l'antéflexion est subordonné à son évolution. Qu'elle soit congénitale ou acquise, elle offre un caractère sérieux chaque fois qu'elle engendre des troubles qui compromettent les fonctions génitales et sont susceptibles de retentir sur la santé générale. Le plus souvent elle est sans gravité réelle.

Dans un assez grand nombre de cas, les malaises provoqués par l'antéflexion tendent à s'améliorer sous l'influence de l'âge et d'un traitement approprié aux circonstances.

Le développement de l'utérus se fait peu à peu, plus lentement, plus tard que de coutume ; la dysménorrhée diminue, les accidents disparaissent. Certains utérus grêles, franchement infantiles, recourbés en crosse, semblant voués définitivement à l'aplasie, augmentent ainsi de volume et se rapprochent de l'apparence physiologique.

On peut espérer cette solution chez des personnes jeunes, au-dessous de 20 ans, dont la menstruation est régulière et de durée normale. Lorsque l'antéflexion coïncide avec l'aménorrhée ou avec des irrégularités menstruelles très prononcées, indiquant un fonctionnement défectueux des ovaires, au voisinage, ou au delà de la vingtième année, le pronostic est plus sévère en ce qui concerne la maternité; il est probable que l'appareil génital n'atteindra jamais son développement normal.

Le mariage et surtout la grossesse exercent quelquefois une influence favorable. Mais il ne faut pas oublier que la déviation utérine, lorsqu'elle est très prononcée, diminue les chances de fécondation. La grossesse même ne supprime pas toujours la dysménorrhée, et s'il se produit une infection dans les suites de couches, l'endométrite, qui en résulte, aggrave manifestement la situation.

Qu'il s'agisse d'une antéflexion primitive ou secondaire, la plus fâcheuse complication qui la menace est assurément la métrite. C'est elle, en effet, qui entretient et augmente la plupart des malaises continuels que l'on met habituellement sur le compte de l'antéflexion. La déviation de l'organe provoquant l'accumulation des mucosités dans la cavité utérine, entretient l'infection et en exagère les effets.

Dans certains cas, l'antéflexion a entravé l'évolution de la grossesse. HASLETT[1] s'est vu dans l'obligation de provoquer l'avortement pour mettre fin à des vomissements incoercibles, chez une femme qui présentait une antéflexion. Il est vrai que des accidents analogues s'observent en dehors de toute déviation accentuée.

Les faits cités par LÉVY[2] dans sa thèse sont plus directement en rapport avec l'antéflexion. La paroi antérieure atrophiée ne participait pas à l'ampliation de l'utérus qui se faisait uniquement aux dépens de la paroi postérieure. Il en résultait des présentations anormales, des positions transverses ou obliques, causes fréquentes d'avortement ou de dystocie.

Traitement médical de l'antéflexion. — L'antéflexion congénitale est généralement méconnue, quand elle ne donne lieu à aucun symptôme ; aussi serait-il difficile de chercher à la traiter d'une manière précoce.

On devra la soupçonner chez les jeunes filles qui présentent, dès la puberté, des signes de dysménorrhée utérine, et l'exploration rectale des organes génitaux pourra la faire découvrir.

On accentuera le traitement institué pour la dysménorrhée : opothérapie, hydrothérapie, cures thermales ou climatériques.

S'il n'en résulte pas de soulagement, on tentera le massage par la voie rectale ou même par la voie vaginale, si les accidents de dysménorrhée sont très accentués. Si l'on n'obtenait aucun résultat, on serait autorisé à tenter la dilatation de l'utérus, que l'on ferait suivre de massages gynécologiques exécutés doucement, prudemment, et selon toutes les règles de l'asepsie.

Quand on constate, chez une jeune femme stérile, une antéflexion très prononcée avec *aplasie utérine*, *aménorrhée*, ou avec de *grandes irrégularités menstruelles, sans dysménorrhée*, on peut hésiter à entreprendre la dilatation de l'utérus, dont les résultats sont incertains, et si l'on s'y résout, on devra le faire avec toutes les précautions désirables, l'infection de l'utérus étant de nature à aggraver singulièrement la situation.

BAUDRON[3] recommande avec raison la dilatation lente et progressive, de préférence à la dilatation brusque, qui exige l'emploi du chloroforme et donne des résultats moins durables.

La ceinture est recommandable, mais on s'illusionne quand on croit qu'elle agit directement sur l'antéflexion. Le fond de l'utérus est recourbé derrière la symphyse ; on a quelque peine à le saisir quand on associe le palper au toucher vaginal, et il est facile de se rendre compte que les appareils les plus perfectionnés que l'on applique sur l'abdomen le laissent parfaitement indifférent.

Mais si on ne demande à la ceinture que ce qu'elle peut donner, elle rendra des services incontestables en relevant les viscères abdominaux fréquemment enclins aux ptoses. La sangle de GLÉNARD et les corsets abdominaux sont préférables à ce point de vue.

La thérapeutique locale doit consister surtout à traiter l'infection utérine quand elle existe et à relever l'utérus au moyen de pessaires appropriés.

[1] HASLETT. *Brit. med., Journ.* 1884.

[2] LÉVY. Considérations sur l'antéflexion pathologique de l'utérus et son traitement. Thèse Paris, 1897.

[3] BAUDRON. Congrès de Nantes, 1901. *loc., cit.*

Les soins locaux ne diffèrent pas de ceux que réclame habituellement la métrite, mais il est indispensable de les faire précéder de la dilatation de l'organe, qui seule assurera l'écoulement des sécrétions, et d'un nettoyage sérieux de la muqueuse. Au cours des pansements on s'efforcera de maintenir l'utérus dans une bonne position, en bourrant de gaze stérilisée le cul-de-sac vaginal postérieur, de manière à refouler le col utérin en avant. La métrite guérie, on appliquera un pessaire dont le choix devra varier selon la forme et la situation de l'utérus.

L'anneau de Dumontpallier, le pessaire de Hodge, modifient quelquefois très avantageusement la situation de l'utérus; ils sont d'un emploi commode. Plus compliqués, le pessaire de G. Thomas, celui de Graily Hewitt, permettent de fixer l'utérus avec plus de précision, mais ils sont d'un placement difficile.

Malgré les excellents résultats qu'elles ont donnés entre les mains de quelques auteurs, les tiges intra-utérines (Simpson, Fehling, Lefour, Milton, Paul Petit), nous paraissent peu recommandables. Outre la difficulté qu'on éprouve à les maintenir en place, elles peuvent, malgré toutes les précautions prises, contribuer à entretenir l'infection.

RÉTRODÉVIATION

Les rétrodéviations ont un caractère pathologique beaucoup plus accentué que les déviations en avant; elles sont en même temps plus fréquentes chez les femmes qui ont eu des enfants.

Les antédéviations, très communes dans la jeunesse (Aran), perdent de leur importance avec l'âge; les unes ont disparu par le développement tardif de l'utérus, d'autres ont été améliorées par la grossesse; celles qui persistent ne font guère parler d'elles. Il n'en est pas de même des rétrodéviations; à toutes les périodes de la vie génitale de la femme, elles donnent lieu à des accidents qui méritent d'attirer l'attention du médecin : *congénitales* ou *infantiles*, elles occasionnent déjà des troubles importants dans la santé des jeunes filles et des jeunes femmes; *survenues plus tard*, à la suite d'*accouchements* ou de *fausses couches*, elles entretiennent de graves désordres dans l'appareil génital.

RÉTROVERSION

Comme le fait remarquer très judicieusement Fritsch, la rétroversion de l'utérus n'est, le plus souvent, qu'une *situation transitoire*. Elle s'observe à peu près exclusivement dans les suites de couches; elle est, en quelque sorte, fonction de la subinvolution de l'utérus.

Étiologie. — Les parois épaissies, rigides de l'utérus arrêté dans son involution, lui donnent une forme cylindroïde; ses dimensions exagérées l'élèvent un peu au-dessus du bassin; incomplètement soutenu par ses ligaments, refoulé par la vessie, il reste quelque temps dans une attitude indifférente, à peu près droite, puis il tend à se porter en arrière, et, sous la pression des viscères abdominaux, il s'incline franchement dans cette direction.

On a cité des cas de rétroversion congénitale (Martin) ou traumatique (Tillaux), mais ce sont des faits exceptionnels.

Anatomie pathologique. — Les lésions de la rétroversion se bornent à celles de l'utérus subinvolué. Elles consistent en une déformation générale de l'organe qui a perdu sa courbure normale en avant et en une augmentation de volume de ses parois, due à la lenteur du processus de régression ; les vaisseaux sanguins sont congestionnés, les vaisseaux lymphatiques distendus par les éléments musculaires dégénérés qu'ils éliminent. Les espaces conjonctifs péri-vasculaires sont agrandis, infiltrés de leucocytes, et parfois d'œdème ; dans son ensemble, le parenchyme utérin est plus rigide qu'à l'état normal.

Il existe presque constamment des lésions de la muqueuse, indice de la métrite qui a retardé l'involution. Il n'est pas rare non plus de rencontrer autour de l'utérus un peu d'irritation du péritoine ou du tissu cellulaire pelvien, surtout au niveau du cul-de-sac de Douglas et des ligaments utéro-sacrés Le relâchement de ceux-ci et des autres appareils de soutien, ligaments ronds, ligaments larges, distendus et tiraillés par la grossesse, entre pour une part dans la genèse de la déviation utérine. Exceptionnellement, on trouve dans le cul-de-sac postérieur des adhérences dues à une pelvi-péritonite prenant son origine au niveau des trompes et qui pourrait être, d'après Pozzi, le phénomène initial.

Quelquefois l'utérus *rétroversé* conserve sa forme *antéfléchie* (Fritsch).

Symptômes. — Les symptômes de la rétroversion récente relèvent à la fois de ceux de la déviation utérine et de la subinvolution.

Les malades éprouvent une sensation de pesanteur en arrière du bassin, dans la région périnéale. Simplement désagréable, agaçante par sa persistance, elle devient parfois franchement douloureuse. Elle est notablement accentuée par la marche, par la station debout prolongée, surtout quand elle est accompagnée d'efforts des bras. La station assise n'est pas mieux supportée que la station verticale.

Il est fréquent d'observer dans ces conditions un suintement sanguin plus ou moins abondant, qui alterne avec l'expulsion de mucosités rougeâtres. Ces phénomènes appartiennent plutôt à la *subinvolution* ou à la *métrite concomitante* qu'à la *rétroversion*.

Les malades accusent presque toujours des troubles du côté de la vessie et du rectum. Le col utérin porté en avant vient appuyer sur le col vésical ; il provoque des phénomènes de dysurie, parfois de cystalgie. Mais c'est surtout du côté du rectum que retentit la rétroversion. La pression du fond de l'utérus sur l'intestin, les fausses membranes qui se sont développées primitivement ou secondairement dans le cul-de-sac de Douglas, gênent la circulation des matières, et augmentent la constipation déjà si commune chez les génitales. Relativement modérés, aussi longtemps que l'utérus reste mobile, ces désordres s'aggravent quand il s'est produit des adhérences.

Diagnostic. — Les symptômes accusés par les malades, l'apparition des malaises à la suite d'un accouchement ou d'une fausse couche, peuvent déjà faire pressentir la rétrodéviation. Le toucher combiné au palper de l'abdomen ne laisse aucun doute sur son existence. Le doigt perçoit l'utérus allongé d'avant en arrière au fond du vagin, le col relevé derrière la symphyse, difficile à saisir avec le doigt ou le spéculum, tandis qu'on trouve le fond de l'utérus en arrière, tantôt oblique en haut, tantôt sur un plan horizontal, quelquefois même descendant au-dessous du niveau du col.

L'erreur la plus souvent commise consiste à croire antéversé l'utérus fortement couché en arrière, parce que le doigt, atteignant avec peine ses extrémités, ne distingue pas le col du corps.

On peut croire aussi à l'existence d'un fibrome, d'une tuméfaction inflammatoire remplissant le cul-de-sac postérieur. Il suffit d'imprimer de légers mouvements de bascule à l'utérus ou de pratiquer le toucher rectal pour préciser sa situation exacte. S'il le faut, on aura recours au cathétérisme utérin.

Pronostic. — La rétroversion est généralement une complication fâcheuse ; elle est le plus souvent la première étape de la rétroflexion, et fait entrevoir une longue série de troubles qui compromettront plus ou moins gravement la santé de la femme. Si la déviation utérine s'accompagne d'un certain degré d'abaissement, le pronostic en est sensiblement aggravé, car cette complication indique le relâchement des tissus fibreux du bassin. Si, au contraire, l'utérus demeure élevé dans la cavité pelvienne, si le périnée reste ferme, résistant, on peut espérer qu'un traitement sérieux et précoce permettra de modifier l'utérus et de corriger sa déviation.

Traitement. — On devra se préoccuper autant de l'involution défectueuse que de l'attitude vicieuse de l'utérus.

On recommandera aux malades de garder le plus possible le repos, en se couchant sur le ventre. Des irrigations vaginales ou intra-utérines, s'il le faut, des pansements appropriés amélioreront l'endométrite. On les fera suivre d'une *columnisation* au moyen de laquelle on s'efforcera de maintenir l'utérus en bonne position. Des massages suivis de columnisation ou de l'application d'un pessaire de Hodge, pourront, dans une certaine mesure, contribuer à la réduction de l'utérus. Des cures thermales à Luxeuil, Néris, Bourbonne, Plombières, Saint-Sauveur, Ussat, Bagnères-de-Bigorre, aidant à décongestionner l'utérus, faciliteront à son redressement ultérieur.

Il sera très utile de faire porter aux malades une sangle abdominale pour atténuer la pression des viscères sur l'utérus incliné. On surveillera la constipation, cause fréquente de complications.

RÉTROFLEXION

La flexion de l'utérus en arrière est beaucoup plus souvent *acquise* que *congénitale* ou *infantile*, mais les auteurs ont manifestement exagéré le caractère exceptionnel de cette dernière.

Il n'est pas rare de rencontrer la rétroflexion chez de très jeunes fillettes, qui n'ont jamais eu la moindre infection génitale ; on peut la constater avant la puberté, quand on fixe son attention sur ce détail au cours des autopsies ou de certaines recherches cliniques qui exigent une exploration rectale. Si on la diagnostique généralement après la puberté, c'est parce que des troubles menstruels, des douleurs pelviennes, qui manquaient dans le premier âge, motivent un examen de ce côté.

En réalité, la *rétroflexion primitive, congénitale ou infantile,* quoique sensiblement moins fréquente que l'antéflexion, mérite une place à côté d'elle, dans la nosologie génitale, et elle doit être distinguée de la *rétroflexion secondaire acquise*, dont elle diffère par son évolution.

Étiologie. — *La rétroflexion primitive* reconnaît pour cause, comme *l'antéflexion primitive*, un vice de développement de l'utérus. Il est inutile de revenir d'une manière détaillée sur les explications qui ont été données plus haut : la persistance de l'état infantile du col, avec brièveté du vagin, immobilise le segment inférieur de l'utérus et ne lui permet pas de se porter en avant, comme il devrait le faire, dans son développement normal. Qu'une brièveté exagérée de la paroi vaginale antérieure, ou un défaut de souplesse de l'utérus le maintiennent en position droite, indifférente, ou légèrement tourné vers le sacrum, la pression des viscères abdominaux l'a bientôt incliné en arrière, et la flexion, favorisée peut-être par une résistance moindre de la paroi postérieure, ne tarde pas à se produire.

Chez des jeunes filles, chez des jeunes femmes nullipares et indemnes de toute infection, on rencontre de ces utérus grêles, rétrofléchis, en crosse, avec col long et infantile, dont l'aspect rappelle celui de l'antéflexion congénitale. Aussi est-il excessif d'invoquer l'abus de la bicyclette, la masturbation, pour expliquer une déviation imputable à un simple *trouble de développement*.

La *rétroflexion acquise* est beaucoup plus commune. Elle a presque toujours pour origine la *subinvolution* qui accompagne les métrites *post partum*, légères ou graves. Elle est donc une conséquence secondaire de l'*infection*, mais celle-ci ne semble agir qu'à la faveur d'altérations parenchymateuses, qui ont modifié la texture de l'utérus.

Il est très rare qu'elle survienne d'emblée ; elle succède généralement à la rétroversion. L'utérus étant incliné du côté du sacrum, la masse intestinale appuie sur sa face antérieure, et toute augmentation de pression qui se produit sous l'influence d'efforts, de secousses, tend à le refouler de plus en plus en arrière. Si relâchés que soient les ligaments, il arrive un moment où ceux-ci résistent encore au niveau de la partie inférieure de l'isthme, et l'utérus se recourbe d'autant plus facilement que son parenchyme primitivement dur, rigide, ne tarde pas à présenter une mollesse remarquable ; il se laisse pétrir par les doigts, un pessaire y détermine une empreinte durable. Il s'incurve ainsi de manière à descendre jusqu'au fond du cul-de-sac de Douglas, plus profond que le cul-de-sac antérieur, et le col se porte en avant, de sorte qu'il persiste habituellement, avec la rétroflexion, un certain degré de rétroversion.

Il est très rare que la rétroflexion acquise survienne en dehors de l'état puerpéral, au cours des métrites banales ou blennorrhagiques par exemple, si ce n'est à la suite de lésions du cul-de-sac postérieur qui ont laissé des brides, des adhérences susceptibles d'attirer l'utérus en arrière.

Cependant, on l'observe quelquefois au cours de la métrite parenchymateuse ou de scléroses utérines primitives (G. Richelot) qui ont également modifié la forme et la situation de l'organe.

Anatomie pathologique. — L'utérus rétrofléchi se présente sous des aspects assez différents, suivant la cause qui lui a donné naissance et les accidents qui sont venus compliquer la situation.

Dans la rétroflexion congénitale, on constate souvent un certain degré d'aplasie : le col est long et grêle, l'utérus peu développé, recourbé en crosse. Le plus souvent il est augmenté de volume, et sa configuration représente assez exactement celle d'une *cornue de laboratoire* se terminant, après une flexion brusque, par un col allongé (fig. 129). Cette augmentation de volume est due à la congestion de l'organe ou à une métrite concomitante. En raison de la déclivité du fond de l'utérus, les sécrétions, le sang menstruel, s'écoulent difficilement au dehors, distendent sa cavité et la prédisposent à l'infection.

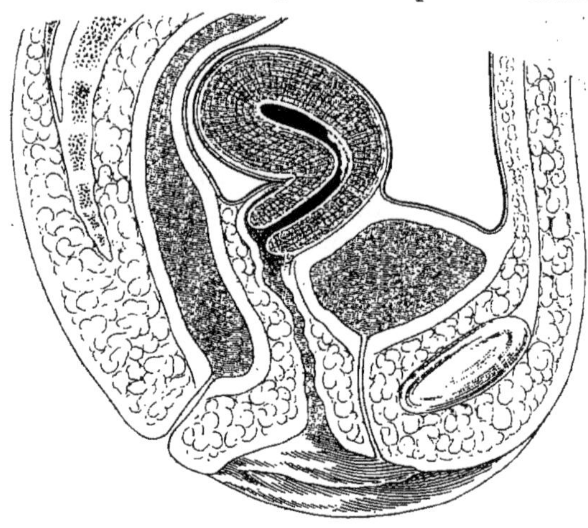

Fig. 127.
Rétroflexion post partum (début).

Dans la plupart de ces cas de rétroflexion congénitale, il existe une remarquable brièveté du vagin qui augmente encore les chances de traumatisme et d'infection.

La *rétroflexion postpartum* débutant généralement par la rétroversion, on peut suivre son évolution dès le début : l'utérus subinvolué s'incurve (fig. 127) d'abord à la façon d'une banane, le col et le corps conservant à peu près leurs dimensions. A une époque plus avancée, le fond de l'utérus fortement recourbé dans le cul-de-sac de Douglas est beaucoup plus gros que le col (fig. 128), et sa cavité est presque toujours distendue, comme on peut s'en assurer par l'hystérométrie. L'utérus scléreux (G. Richelot) est uniformément gros et dur, aussi rétroversé que rétrofléchi.

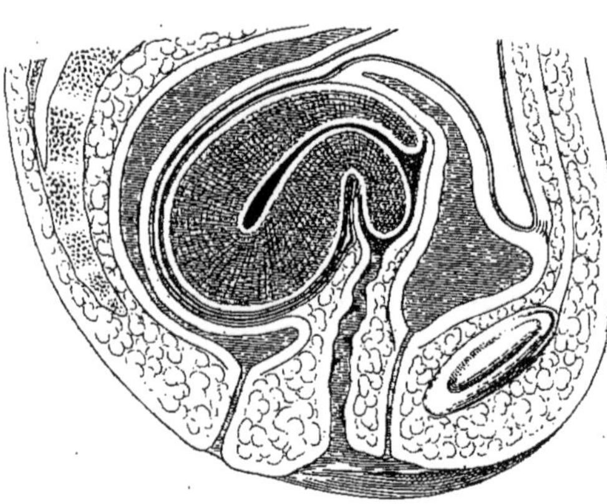

Fig. 128.
Rétroflexion post partum (phase plus avancée).

Quelquefois on trouve sur ces utérus rétrodéviés des myomes plus ou moins développés qui ont contribué à entraîner la flexion de l'organe.

Tous les auteurs ont signalé les altérations que présentent les parois utérines. Il existe presque constamment une atrophie du parenchyme et particulièrement des éléments musculaires au niveau de l'angle de flexion, sur les deux parois, avec une prédominance marquée sur la paroi inférieure. Ed. Martin attribue à la rétention placentaire la localisation des altérations initiales qui provoqueront ultérieurement la déviation.

Les lésions péri-utérines sont encore plus importantes au point de vue clinique

que les altérations du parenchyme utérin. Elles jouent un rôle capital dans l'histoire des rétrodéviations.

Les rétroflexions congénitales (fig. 129) ne s'accompagnent le plus souvent d'aucune altération du paramètre ou du péritoine pelvien. Quelquefois, cependant, la salpingo-ovarite, des inflammations du péritoine ou du tissu cellulaire péri-utérin sont venues compliquer la métrite, si fréquente en pareil cas, et elles ont laissé des exsudats, des adhérences, un relâchement ou un épaississement des ligaments, toutes circonstances qui exercent une influence marquée sur l'évolution clinique de la rétroflexion.

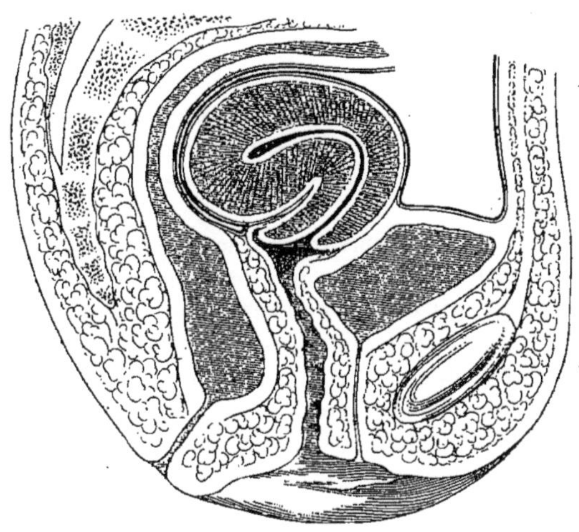

Fig. 129.
Rétroflexion congénitale.

Ces accidents, rares dans la rétroflexion congénitale, deviennent la règle dans les rétroflexions *post partum*. Celles-ci ont été précédées de métrite, d'altérations des annexes, du péritoine, des ligaments et du tissu cellulaire pelvien; dès leur début il est survenu parfois des adhérences qui ont fixé l'utérus dans le cul-de-sac postérieur.

Plus tard, l'utérus rétrofléchi se congestionne, s'infecte de nouveau, et réagit sur tous les organes qui l'entourent. Dans certains cas on constate des poussées de périmétrite, de salpingite, qui aboutissent à la formation d'exsudats et d'adhérences. Aussi rencontre-t-on fréquemment des fausses membranes épaisses, enclavant l'utérus dans le cul-de-sac péritonéal, des trompes et des ovaires en prolapsus dans la cavité de Douglas et soudés à la partie postérieure ou au fond de l'utérus rétrofléchi. Quelquefois le rectum lui-même est entouré de ces exsudats et fixé à l'utérus par des brides.

C'est d'après complications que l'on a divisé les rétroflexions en *réductibles, résistantes* ou *adhérentes* (Trélat) : ces particularités dominent leur évolution et leur pronostic.

Symptômes. — *La rétroflexion de l'utérus* occupe une place importante dans la pathologie génitale de la femme, en raison des désordres locaux qu'elle provoque et du retentissement qu'elle a sur la santé générale.

Cependant, *la rétroflexion congénitale ou infantile* ne provoque aucun trouble grave; elle reste latente jusqu'à la puberté, et, souvent, fort au delà.

Elle donne lieu parfois à de la dysménorrhée qui, le plus souvent, revêt la forme utérine et présente les mêmes caractères que la dysménorrhée de l'antéflexion. Comme celle-ci elle peut être complexe, s'accompagner d'irrégularités menstruelles, d'aménorrhée ou de ménorragies, si elle coïncide avec un développement défectueux des ovaires (*aplasie* ou *dégénérescence scléro-kystique*).

Dans certains cas, l'attention est appelée sur l'utérus par des hémorragies qui surviennent quelques années après la puberté, tantôt liées aux règles, tantôt indépendantes du processus cataménial. Ces pertes de sang alternent avec des pertes blanches plus ou moins accentuées. Le repos au lit, un régime sévère et même l'emploi de diverses médications rationnelles, ne donnent que des résultats peu satisfaisants ; les hémorragies persistent, quelques douleurs vagues surviennent de temps à autre, et quand on se décide à pratiquer l'examen local, on constate une rétroflexion que rien ne faisait soupçonner jusque-là. L'utérus est gros, sensible, le col long, effilé.

Il s'agit là d'une forme spéciale d'*endométrite virginale*, dans laquelle une infection banale, autochtone, a profondément altéré la muqueuse utérine ; sous l'influence de la déviation persistante, les secrétions se sont accumulées dans la cavité utérine, celle-ci s'est dilatée, et de nouveaux germes provenant du vagin ont entretenu et accentué l'infection.

D'autres fois, la rétroflexion congénitale, absolument ignorée jusqu'au mariage, se révèle, à l'occasion des premiers rapports sexuels, par des douleurs violentes et prolongées. La brièveté anormale du vagin expose non seulement le col utérin, mais le corps rétrofléchi et le cul-de-sac de Douglas, à des traumatisme répétés, qui provoquent une vive irritation dans toute la région, ainsi qu'en témoigne la sensibilité excessive du col et des culs-de-sac vaginaux.

Le col utérin congestionné, parfois légèrement entrebâillé sous l'influence des chocs qu'il a subis, donne plus facilement accès aux nombreux microbes que renferme le vagin ; ceux-ci envahissent l'utérus, parfois même les annexes et le tissu cellulaire pelvien : il en résulte une véritable *périmétro-salpingite diffuse*, généralement peu grave. Mais le pronostic changerait singulièrement si, parmi les saprophytes du vagin, s'étaient glissés quelques *gonocoques*, comme on l'observe malheureusement trop souvent.

Un détail montre bien l'influence des traumatismes sur la genèse de ces accidents : ceux-ci sont presque nuls chez les femmes qui vivent dans la continence, ou dont le vagin a conservé des dimensions normales. La rétroflexion reste parfois indéfiniment latente et ignorée, si elle n'est pas découverte ultérieurement à l'occasion d'une métrite intercurrente ou d'une grossesse.

La *rétrodéviation acquise* est rarement silencieuse.

Dès la phase de rétroversion, elle s'annonce par le *syndrome utérin*, et plus particulièrement par une pesanteur à la partie inférieure du bassin, au voisinage du rectum, qui s'accentue quand la déviation est plus prononcée.

Au début, la *rétroflexion* se traduit par des phénomènes analogues, imputables surtout à la congestion passive, résultant de l'attitude défectueuse de l'organe : les femmes *sentent* leur utérus qui leur paraît plus lourd, elles éprouvent une gêne assez marquée qui, sous l'influence de la fatigue, prend les proportions d'une véritable douleur, d'abord intermittente, puis de plus en plus continue, avec des recrudescences occasionnées par des efforts, par une longue course en voiture, en automobile, ou par toute autre cause susceptible de déplacer brusquemment l'utérus ou de le contusionner.

La marche, la station debout prolongée, augmentent les malaises ; il en est de même de la position assise et surtout du léger effort que fait la malade pour s'asseoir ou pour se relever. L'hésitation que l'on surprend chez une femme, au moment d'exécuter ce mouvement, a une réelle valeur séméiologique.

La présence de l'utérus dans le cul-de-sac de Douglas gêne le rectum, et tend à exagérer la constipation. Les efforts d'expulsion sont douloureux ; après l'évacuation des matières, la pression de l'utérus sur l'intestin éveille souvent de faux besoins qui peuvent aller jusqu'au ténesme.

Le contact du col au niveau de la vessie, lorsque la rétroflexion s'accompagne de rétroversion, provoque des phénomènes de dysurie, de cystalgie.

Ces accidents présentent un accroissement manifeste quand une poussée de congestion active s'ajoute à l'hyperémie habituelle ; c'est ce qu'on observe dans les quelques jours qui précèdent les règles, ou sous l'influence d'excitations activant la circulation génitale. En revanche, une légère détente se produit dans les jours qui suivent l'écoulement sanguin physiologique.

La menstruation est presque toujours troublée; elle est généralement plus abondante et de plus longue durée qu'à l'état normal. Elle est aussi plus douloureuse, et cette particularité est d'autant plus frappante qu'on l'observe chez des multipares qui, avant leur déviation utérine, ne souffraient pas au moment des règles. Cette dysménorrhée n'a pas de caractères bien définis ; elle ne semble pas motivée par un obstacle mécanique ; elle paraît plutôt sous la dépendance des altérations du parenchyme utérin ou des complications annexielles.

On observe parfois des irrégularités menstruelles, des périodes d'aménorrhée qui sont suivies de ménorragies.

La leucorrhée est fréquente, sa nature est subordonnée aux lésions de la muqueuse utérine. Elle peut varier depuis la simple hypersécrétion, claire, limpide, jusqu'au catarrhe purulent.

En effet, la métrite est la complication habituelle de la rétroflexion, et si leurs symptômes se confondent dans une certaine mesure, l'élément inflammatoire donne à ceux-ci une acuité et une persistance qui les rendent plus pénibles.

La métrite existait avant la déviation, elle a été généralement la cause première de la subinvolution et des troubles de la statique utérine qui l'ont suivie, puis l'infection s'est éteinte avec le temps, et à certains moments on n'en trouve presque plus trace. Mais elle se réveille avec une facilité extraordinaire sous l'influence des causes les plus minimes, soit par l'apport de nouveaux microbes pathogènes, soit par un accroissement de la virulence des germes autochtones. En raison de la situation déclive du fond de l'utérus, les sécrétions s'accumulent dans sa cavité, la distendent, et il en résulte des circonstances éminemment favorables à la réinfection.

On a beaucoup disserté sur les causes de l'hypersensibilité de l'utérus rétrofléchi, et chaque auteur, entraîné par ses préférences théoriques, en fournit une explication différente.

On a incriminé tour à tour la mobilité excessive de l'utérus, les tiraillements exercés sur le péritoine pelvien et sur les ligaments, la congestion utérine, la métrite, les complications annexielles, les troubles nerveux, etc... En réalité, chacun de ces divers éléments joue un rôle, selon les circonstances, et il serait difficile de préciser la part exacte de chacun d'eux.

Le caractère latent des rétroflexions congénitales montre que la déviation n'entraîne pas fatalement la souffrance ; elle prédispose à certains troubles fonctionnels qui la provoquent : dysménorrhée, difficulté des rapprochements sexuels, rétention des sécrétions, etc. Ces perturbations sont beaucoup plus accentuées dans les rétroflexions acquises en raison de la métrite préexistante, des altérations parenchymateuses liées à la subinvolution utérine, et de la susceptibilité toute particulière des annexes qui souvent ont déjà participé à l'infection primitive.

Formes de la rétroflexion. — Trois éléments dominent l'évolution des rétroflexions, *l'hyperémie passive*, continuelle, résultant de la circulation défectueuse du parenchyme utérin en raison de sa déclivité ; *les poussées de congestion active* imputables au processus menstruel, aux excitations génitales diverses, au neuro-arthritisme; enfin, *les infections* qui envahissent si fréquemment l'utérus, les annexes et le tissu cellulaire sous-péritonéal.

Réduits à leurs proportions rudimentaires, les troubles relevant de la simple hyperémie passive se caractérisent par la sensation de pesanteur, par la gêne mal définie qui a été décrite précédemment; ils sont peu intenses, sans gravité réelle, mais pénibles et déprimants par leur continuité. Les poussées congestives qu'occasionne la menstruation, les efforts, les traumatismes, les fatigues de tout genre, le neuro-arthitisme, aggravent momentanément ces malaises et amènent des crises aiguës, d'intensité variable, généralement de courte durée. Chez les arthritiques, ces phénomènes congestifs sont plus prononcés, plus persistants, et ils sont le point de départ d'une hypertrophie scléreuse qui aggrave notablement la rétroflexion (G. Richelot). L'augmentation de volume de l'utérus exagère sa pression sur les organes voisins ; en même temps, son état d'éréthisme presque permanent accentue les réactions douloureuses dont il est le siège et celles qui se font sentir dans les régions ambiantes. C'est alors que les malades éprouvent au niveau du périnée une pesanteur continue qui gêne la marche, la station debout, et restreint singulièrement leur activité.

Avec l'infection, les conditions changent : l'utérus augmente de volume, il devient plus sensible, en même temps qu'il est le point de départ de petites poussées de lymphangite qui gagnent le tissu cellulaire sous-péritonéal, les ovaires, les trompes. Celles ci, d'ailleurs, peuvent recevoir directement l'infection de la cavité utérine, par la continuité des muqueuses.

Il se produit alors une véritable *périmétro-salpingite diffuse*. Tous les organes contenus dans le bassin sont le siège d'une sensibilité extrêmement vive qu'exaspère le plus léger attouchement. L'introduction d'un doigt, d'une canule, le contact d'un liquide trop chaud ou trop froid, ou dont la pression n'est pas suffisamment modérée, causent aux malades de très vives souffrances. Non seulement la marche, la station debout leur sont impossibles, mais elles éprouvent des douleurs pelviennes qui se font sentir même au repos, et parfois des réactions péritonitiques qui s'étendent à toute la région sous-ombilicale, provoquant des nausées, du ténesme rectal et vésical, etc...

Comme il s'agit habituellement d'infections peu virulentes, dues à des microbes endogènes, en quelque sorte atténués par un long séjour dans le vagin ou dans la cavité utérine, ces accidents, malgré leurs bruyantes manifestations initiales, ne constituent pas une menace pour la vie des malades; mais ils aboutissent à de nouvelles altérations des ligaments, des annexes, du péritoine et du tissu cellulaire, qui laisseront des épaississements, des brides, des adhérences, constituant autant de nouvelles causes de gêne et de complications pour l'avenir.

Ces diverses phases de la rétroflexion représentent autant de formes différentes, que l'on peut rencontrer, à quelques mois de distance, chez la même malade, tandis que d'autres se maintiendront presque indéfiniment au stade initial, ou verront les accidents diminuer ; chez d'autres encore, bien que l'état de l'utérus et des annexes reste sensiblement le même, ou s'améliore, la santé générale périclitera par le fait des nombreuses manifestations extra-génitales que l'on observe trop souvent à la suite des rétrodéviations de l'utérus.

Complications. — Les rétrodéviations comptent assurément parmi celles des affections utérines qui retentissent le plus vivement sur la santé générale.

Il a été plusieurs fois question, au cours des symptômes de la rétroflexion, de dysurie, de ténesme rectal qui résultent de la pression de l'utérus sur les réservoirs naturels. Ces accidents peuvent aller jusqu'à un arrêt fonctionnel complet, provoqué par des phénomènes de contracture spasmodique plutôt que par un véritable obstacle mécanique. On a signalé en effet la rétention d'urine, l'occlusion intestinale, comme des conséquences de la rétroflexion : ce sont des accidents graves, mais exceptionnels, leur répétition constitue pour certaines femmes un danger, tant au point de vue des auto-intoxications immédiates, qu'à celui des infections qui peuvent résulter ultérieurement de cathétérismes répétés de la vessie, et de l'irritation rectale produite par l'abus des purgatifs.

Pinard et Varnier[1], Haultain[2] ont signalé la gravité de certaines cystites gangréneuses ou exfoliantes survenues sous l'influence de la compression exercée par l'utérus gravide rétrodévié. Il s'agit là encore de faits insolites sur lesquels il n'est pas nécessaire d'insister.

Beaucoup plus importante est l'étude des troubles digestifs et nerveux, des phénomènes de dépression, d'anémie que l'on rencontre chez les femmes atteintes de rétroflexion utérine, et dont la fréquence est telle qu'ils font, en quelque sorte, partie des symptômes habituels de cette affection.

La constipation est la règle : elle s'accompagne assez souvent d'entérite glaireuse, d'abord limitée au rectum, mais qui tend à envahir l'S iliaque et même les autres régions du côlon. Un grand nombre de femmes atteintes de rétroflexion utérine présentent au bout de quelque temps de l'entérite muco-membraneuse, avec tout son cortège de contractions spasmodiques, de crises dysentériformes suivies de l'expulsion de glaires sanguinolentes, ou de membranes concrètes.

La pathogénie de ces accidents est encore très obscure. On a invoqué la propagation de l'infection génitale au rectum[3], et son extension par voie ascendante aux autres portions du gros intestin. Cette explication est loin de s'appliquer à tous les cas. L'observation clinique nous montre que l'entéro-colite généralisée succède rarement à l'infection prolongée du rectum qui résulte de l'ouverture d'un abcès pelvien dans sa cavité, alors même qu'elle est entretenue durant plusieurs mois par la persistance d'un trajet fistuleux. S'il est assez habituel de la rencontrer quand la rétroflexion s'accompagne de pelvi-péritonite ou de lésions annexielles ayant contracté des adhérences avec l'intestin, elle s'observe aussi souvent alors que la rétroflexion n'a pas dépassé son premier stade, l'utérus demeurant libre et mobile dans la cavité pelvienne.

[1] Pinard et Varnier. Cystite gangréneuse et rétroversion. *Ann. gyn. et obst.* 1887.

[2] Haultain. Exfoliation of the bladder in the female. *Edit., med. Journ.* 1890.

[3] *Presse médic.*, 1902.

Ici, comme au cours d'autres affections génitales, on est souvent frappé du contraste paradoxal qui existe entre les lésions et les symptômes.

En effet, certaines malades paraissent à première vue profondément anémiques : le nombre de leurs globules rouges, la proportion d'hémoglobine qu'ils renferment, sont au-dessous de la normale ; leurs traits tirés, leur visage pâle et amaigri, expriment la souffrance ; elles accusent une sensation de faiblesse dans les reins, dans les membres inférieurs, qui s'oppose à leur mobilisation autant que les douleurs dont l'appareil génital est le siège. Cet ensemble donne l'idée de graves lésions pelviennes, et l'on est surpris de rencontrer un utérus de volume normal, modérément rétrofléchi, peu sensible au toucher ; quelquefois, les annexes paraissent indemnes, plus souvent on les trouve en prolapsus dans le cul-de-sac postérieur, ne présentant ni augmentation de volume, ni hyperesthésie prononcée.

En revanche, un examen plus approfondi révélera des désordres qui s'étendent bien au delà de la sphère génitale : dyspepsie gastro-intestinale, entéro-colite, ptoses viscérales multiples, phénomènes de cholémie avec ou sans infection des voies biliaires et, par-dessus tout, profonde dépression nerveuse avec asthénie musculaire et tendance à la mélancolie.

Il est impossible, dans de telles conditions, de maintenir au premier plan les lésions de l'appareil génital. Ces malades sont avant tout des nerveuses : les accidents utérins n'ont été que le prétexte des perturbations variées survenues ultérieurement chez elles. Mais ce point de départ imprime à la névrose des allures un peu spéciales qui trahissent l'auto-suggestion initiale. Les désordres de la statique utérine conservent une place excessive dans leurs préoccupations. Il leur semble que leurs organes génitaux sont incomplètement soutenus, qu'ils tombent vers la vulve, bien que l'examen les montre toujours à une hauteur à peu près normale dans la cavité pelvienne, et cette crainte constante les porte de plus en plus à l'immobilité et à la claustration.

Il est d'autres complications de la rétroflexion qui, bien que relevant plutôt de l'obstétrique que de la gynécologie, méritent d'être signalées : c'est la faible aptitude à la fécondation, et la tendance à l'avortement qui résultent de la position vicieuse de l'utérus.

Dans les rétroflexions *congénitales* ou *infantiles*, la stérilité est due surtout au développement défectueux de l'appareil génital dans son ensemble, mais la conformation spéciale de l'utérus y prédispose dans une large mesure. Le col d'apparence infantile, d'une longueur exagérée, est resté en avant, tandis que le pénis s'engage en arrière de lui, dans ce qu'on a appelé *une fausse route vaginale postérieure*. Il en résulte une faible tendance à la pénétration des spermatozoïdes.

Dans les rétrodéviations acquises, l'obstacle à la fécondation réside surtout dans la métrite ainsi que dans ses complications annexielles et pelviennes.

Cependant la fécondation se produit moins rarement que ne tendraient à le faire croire ces conditions défavorables. La rétroflexion expose tout particulièrement à l'avortement ; celui-ci, dans les six ou huit premières semaines, est souvent dû au coït ; il se produit, quelquefois, à la suite même de rapports sexuels qui ont été douloureux. Des injections vaginales, faites sans précaution, à cette période pourraient être également dangereuses à ce point de vue.

Au cours du troisième ou du quatrième mois, l'avortement est la conséquence du redressement spontané de l'utérus, qui tend à s'élever dans l'abdomen et à reprendre son antéflexion normale. Il en résulte parfois des décollements placentaires qui donnent lieu à des hémorrhagies, et s'accompagnent de l'expulsion du fœtus.

Un autre accident plus rare consiste dans l'enclavement de l'utérus rétrofléchi gravide : le segment supérieur de l'organe se développe dans le bassin et y reste, en quelque sorte bloqué, l'utérus ne pouvant se redresser pour gagner la cavité abdominale, il en résulte des symptômes de compression, des douleurs comme il s'en produit dans la grossesse extra-utérine et que la réduction de l'utérus peut seule faire cesser.

Marche. — L'évolution des rétrodéviations est très variable : abandonnées à elles-mêmes, sans soins et sans précautions, elles parcourent en général, plus ou moins lentement, les divers stades esquissés plus haut, qui les font passer de la rétroflexion simple, mobile, relativement tolérée, à la rétroflexion douloureuse avec ou sans hypertrophie de l'utérus, puis à la rétroflexion compliquée d'inflammations pelviennes qui l'immobilisent et la rendent irréductible. La rapidité avec laquelle se succéderont ces divers accidents dépendra d'une foule de circonstances : les travaux pénibles auxquels sont obligées de se livrer les malades, les fatigues et les excès de tout genre, les infections nouvelles, sont autant de causes d'aggravation, quelquefois rapide.

La rétroflexion congénitale peut rester indéfiniment stationnaire, latente même, si elle n'est pas mise en évidence par quelque traumatisme local ou par une métrite.

Chez des femmes bien soignées et bien surveillées, de nouvelles grossesses, rendant à la suite de l'accouchement le parenchyme utérin plus souple, plus malléable, permettront de corriger la déviation. En dehors même d'un nouvel accouchement, il n'est pas rare de voir des rétroflexions se modifier d'une manière aussi remarquable qu'imprévue, sous l'influence de manœuvres, de massages, et parfois même spontanément. D'un examen à l'autre, on trouve en position droite, indifférente, ou même franchement antéfléchi, un utérus que l'on avait constaté en rétroflexion, et inversement ; aussi ne doit-on manifester aucune surprise si les conclusions auxquelles on arrive diffèrent de celles qui ont été précédemment émises par un autre confrère.

Chez les femmes qui ne peuvent s'accorder tous les soins nécessaires, de nouvelles grossesses et de nouveaux accouchements sont le plus souvent le point de départ d'une aggravation : la subinvolution de l'utérus loin de se corriger, s'accentue, les ligaments tiraillés perdent de plus en plus de leur résistance, de nouvelles infections surviennent, qui laissent des adhérences.

Le relâchement des tissus fibreux gagne les aponévroses périnéales, et souvent la rétroflexion se complique encore de *rectocèle*, de *cystocèle* et de *prolapsus utérin*.

Au contraire, le veuvage réel, la suppression de l'activité génitale, coïncidant avec du repos et une vie calme, peuvent non seulement retarder, mais enrayer les désordres dus à la rétroflexion : celle-ci est alors susceptible d'amélioration, même quand il existe déjà des adhérences et diverses complications.

Quoi qu'il en soit, la rétroflexion n'a pas une évolution continue, régulière comme d'autres affections de l'appareil génital. Essentiellement chronique, elle donne lieu à des malaises ininterrompus d'intensité variable, créant une sorte d'infirmité presque permanente avec de légères accalmies. Ces malaises s'accentuent quand l'utérus s'est hypertrophié, comme on l'observe chez les arthritiques nerveuses, ou quand des brides l'ont fixé au cul-de-sac de Douglas, aux annexes ou à l'intestin. Il en résulte alors un état de souffrance à peu près permanent, qui fait de ces pauvres femmes de véritables malades.

Mais un des phénomènes caractéristiques de la rétroflexion utérine, ce sont les recrudescences qui se produisent de temps à autre sous l'influence du processus menstruel, de fatigues, de petites poussées de métrite, et qui donnent lieu à des crises aiguës, violentes, très douloureuses, immobilisant les malades pendant plusieurs semaines. C'est au cours de ces crises que surviennent la plupart des complications.

Diagnostic. — Bien qu'elle soit assez facile à reconnaître pour un observateur expérimenté, la rétroflexion prête plus souvent à l'erreur que l'antéflexion. Réduite à son aspect le plus simple, telle qu'on l'observe dans sa forme congénitale ou infantile, elle ne peut être méconnue, le toucher vaginal, combiné à la palpation de l'abdomen, permettant de reconnaître la situation réciproque du corps utérin et du col.

Il en est de même de l'utérus rétrofléchi *post partum* quand il n'existe aucune complication. Si la main qui palpe l'abdomen ne perçoit pas le fond de l'utérus incliné en arrière, elle peut du moins, de concert avec le doigt vaginal, constater son absence à sa place habituelle, derrière la symphyse. Les doigts, introduits dans le vagin, rencontrent immédiatement le col, et l'angle de flexion qui le sépare du fond de l'utérus couché dans le cul-de-sac de Douglas. La transmission intégrale, à l'un des segments de l'utérus, des mouvements imprimés à l'autre segment fournit presque toujours une confirmation suffisante du diagnostic. Dans les cas douteux, on pourrait recourir à l'hystéromètre, mais c'est un procédé qu'il est préférable d'éviter.

La difficulté réelle ne commence qu'avec l'adjonction d'une autre lésion, que celle-ci ait son siège dans l'utérus (corps fibreux), dans les annexes, dans le péritoine ou le tissu cellulaire du bassin.

La présence au niveau du cul-de-sac de Douglas d'un fibrome, d'une tumeur ovarienne ou tubaire, d'un noyau inflammatoire dans le tissu cellulaire sous-péritonéal, ou dans le péritoine pelvien, peuvent indûment faire croire à une rétroflexion. Il suffit d'un examen méthodique pour éviter cette erreur. La saillie d'un fibrome, celle d'un exsudat inflammatoire ou d'une tumeur annexielle, donnent rarement sous le doigt la même impression que le parenchyme utérin dévié. Elle se caractérise soit par un brusque soulèvement (fibrome, paramétrite), soit par une tumeur (salpingite, salpingo-ovarite), que sépare de la paroi utérine un sillon assez facile à distinguer de l'angle présenté par l'utérus fléchi. On doit rechercher la consistance uniforme de l'utérus dévié, tandis que celle des tumeurs est assez différente pour qu'on la reconnaisse rapidement.

Lorsqu'il y a juxtaposition de l'une de ces tumeurs à l'utérus rétrofléchi, la difficulté n'est pas beaucoup plus considérable. En présence d'une masse un peu confuse occupant le cul-de-sac postérieur, on devra explorer avec un soin minutieux le cul-de-sac antérieur et l'hypogastre, pour s'assurer de l'absence du fond de l'utérus en cette région, puis l'index ou les deux premiers doigts introduits dans le vagin suivront exactement la paroi postérieure du col, chercheront parmi la masse occupant le cul-de-sac postérieur celui de ses éléments qui se continue directement avec le col et présente la même consistance que lui. La paroi postérieure de l'utérus est d'ailleurs reconnaissable à sa crête médiane (Le Dentu, Pichevin). Les fibromes, les tumeurs inflammatoires ou kystiques sont plus irrégulières, elles offrent des particularités de forme, de consistance qui permettent de les distinguer par le toucher vaginal ou par le toucher rectal. Enfin, si le doute persiste, l'hystéromètre, employé avec toutes les précautions indispensables, tranchera la question.

La grossesse tubaire, l'hématocèle enkystée, malgré leurs symptômes si spéciaux peuvent être une cause d'erreur en ce que, siégeant en arrière de l'utérus, elles le refoulent en antéposition, et lorsqu'on sent le col en avant, derrière la symphyse, on est tenté de prendre pour le corps utérin la masse qui s'étend dans le cul-de-sac de Douglas ; mais la grossesse ectopique n'offre ni la consistance de l'utérus, ni sa forme ; elle est plus latérale que franchement postérieure, l'hématocèle s'étale en cœur de carte à jouer des deux côtés de la ligne médiane ; l'une et l'autre, d'ailleurs, sont infiniment plus sensibles que l'utérus rétrofléchi.

Il ne suffit pas de diagnostiquer la rétroflexion, il faut se rendre compte de sa nature, de sa forme, des complications locales auxquelles elle donne lieu, et, à ces divers points de vue, l'exploration directe sera plus concluante que les commémoratifs les plus détaillés.

La rétroflexion congénitale ou infantile est reconnaissable, comme l'antéflexion, aux caractères persistants d'infantilisme que présente l'appareil génital : le vagin a souvent une brièveté insolite ; le col, long, en museau de tapir, s'applique contre la paroi vaginale antérieure. Le corps fléchi en crosse, grêle comme le col, ou légèrement renflé, globuleux comme une cornue, occupe le cul de-sac péritonéal postérieur, libre de toute adhérence.

Dans la rétroflexion acquise telle qu'on l'observe à la suite d'un accouchement ou d'une fausse couche, l'utérus est généralement augmenté de volume, le corps plus ou moins recourbé dans le cul-de-sac de Douglas. Ses dimensions varient suivant qu'on l'examine dans une période de calme ou au cours d'une poussée congestive. Dans le premier cas, il n'offre qu'une sensibilité modérée, et se laisse facilement déplacer dans tous les sens, s'il n'est pas retenu par des adhérences. En appuyant avec un ou deux doigts sur sa face postérieure, on arrive à le redresser et à le mettre en position droite, indifférente, qu'il garde quelques instants. Sa mobilité, sa malléabilité, font comprendre que des manœuvres de ce genre puissent le ramener dans sa situation normale. Au moment des poussées congestives il est plus gros, plus rigide, sa sensibilité est assez vive pour qu'on puisse difficilement le déplacer, et surtout le redresser, même quand il n'est pas fixé dans le cul-de-sac postérieur par des brides ; si l'on y parvient, il reprend son attitude rétrofléchie dès que la pression cesse.

Le col est quelquefois dans l'axe du vagin, plus souvent appliqué contre la paroi vaginale antérieure, car il est assez rare qu'il n'existe pas simultanément un certain degré de rétroversion. Il est le plus souvent fendu, et même un peu béant. Cette dernière particularité est d'autant plus prononcée que le col est plus rapproché de la vulve, soit par l'abaissement de l'utérus, soit par l'allongement de la portion cervicale, soit par la faible profondeur du vagin. Dans ces conditions, les canules à injection, de même que tout ce qui entre dans le vagin, tendent constamment à pénétrer dans le col, à l'insu même de la femme ; ce détail contribue dans une large mesure à entretenir ou à renouveler l'infection, et par suite à augmenter les douleurs.

Quand on rencontre un utérus gros, dur, hypertrophié, remplissant presque le cul-de-sac de Douglas, sensible à la pression, on peut songer à une sclérose de l'organe, qui ne permettra guère sa réduction, même s'il n'a pas contracté d'adhérences. On le soulève difficilement et, dès qu'on veut changer son attitude, on provoque de la souffrance.

Mais il importe surtout de préciser les rapports de l'utérus rétrofléchi avec les annexes et le péritoine pelvien, car c'est le point qui aura une importance décisive pour le pronostic et pour le traitement de la rétroflexion.

Très souvent, on constate une mobilité relative de l'organe, qui se laisse déplacer dans le sens transversal ou dans le sens antéro-postérieur, mais dès que l'on veut donner une extension plus grande au mouvement, on est arrêté par une douleur très vive, et l'on peut se rendre compte qu'il existe sur le fond même de l'utérus ou sur sa face postérieure une masse salpingo-ovarienne, adhérente et très sensible.

Quelquefois l'utérus rétrofléchi est en quelque sorte enclavé dans le cul-de-sac de Douglas et entouré de brides péritonéales qui le fixent aux organes voisins ; tout déplacement est alors impossible.

Pronostic. — Le pronostic des rétrodéviations, et en particulier de la rétroflexion, est manifestement plus sévère que celui des autres déviations utérines.

Réduite à sa forme congénitale ou infantile, la mieux tolérée, elle expose, comme l'antéflexion, à la dysménorrhée, et, dans une certaine mesure, à la stérilité : elle est la cause de métrites virginales qui compliquent singulièrement la vie des jeunes filles.

Elle apporte un grand trouble dans la vie conjugale, et donne plus de gravité aux métrites et aux accidents divers dont l'appareil génital peut être le siège. Ces désordres sont d'autant plus accentués que la brièveté du vagin expose davantage l'utérus aux traumatismes physiologiques ou accidentels.

La rétroflexion acquise est plus souvent encore une source de malaises et d'ennuis pour les femmes. Dans ses formes les plus légères, elle les expose à des crises douloureuses fréquentes ; elle réclame constamment des précautions peu compatibles avec les exigences de la vie ; elle restreint leur activité d'une manière extrêmement préjudiciable à leurs intérêts matériels et moraux.

Elle compromet sérieusement les fonctions génitales, provoque de la dysménorrhée, des irrégularités menstruelles, parfois des ménorragies. Elle constitue un obstacle à la fécondation, une prédisposition à l'avortement et à des complications très sérieuses aux diverses époques de la grossesse.

Dans ses formes plus graves, elle est par elle-même une cause permanente de souffrances : par ses complications, elle occasionne des accidents importants dans la sphère génitale et retentit de la façon la plus fâcheuse sur la santé générale.

A toutes ses périodes et dans toutes ses variétés, elle exerce une action dépressive très marquée sur le système nerveux, et conduit souvent les malades à la neurasthénie.

Traitement médical de la rétroflexion. — La *rétroflexion congénitale ou* *infantile*, quand on l'observe chez des sujets jeunes, est justiciable d'un traitement médical, destiné, non pas à combattre la déviation elle-même, mais à stimuler le développement des organes génitaux : la gymnastique, le massage général, l'hydrothérapie, les cures thermales, les cures d'air et d'altitude, trouvent ici leur indication comme lorsqu'il s'agissait de l'antéflexion.

On y joindra quelquefois avec avantage, l'opothérapie ovarienne pure, ou de préférence associée à la médication thyroïdienne (Hertoghe).

Le massage gynécologique peut rendre de grands services en pareil cas, en favorisant la croissance de l'utérus et en corrigeant son attitude vicieuse. Il est d'un emploi délicat chez les jeunes filles, mais on peut le pratiquer par la voie rectale.

Si l'on est consulté au début du mariage, on conseillera aux jeunes femmes de prendre les précautions que réclament la brièveté du vagin et la situation déclive du fond de l'utérus. En leur évitant ou en atténuant les traumatismes qui menacent ces organes, on préviendra dans une certaine mesure quelques-unes des complications de la rétroflexion.

La prophylaxie de la rétroflexion acquise réside surtout dans l'observation rigoureuse de l'asepsie au cours des accouchements, fausses couches et soins consécutifs, ainsi que dans une surveillance minutieuse des suites de couches.

Lorsque l'involution utérine paraît lente, on doit penser à une infection de la muqueuse ; on aura recours à des injections intra-utérines, à des pansements intra-utérins, ou même au curettage, si l'on soupçonne la rétention de débris placentaires. On maintiendra les femmes au repos, en leur conseillant de se coucher sur le ventre ou sur le côté, en demi-pronation, plutôt que sur le dos.

Puis, dès que l'on constate une tendance de l'utérus à se porter en arrière ou à se maintenir dans la situation droite, on peut pratiquer doucement, selon toutes les règles de l'asepsie, des massages légers, qui ramèneront facilement, dans une position normale, l'utérus assez malléable à cette période. Ces massages seront encore très favorables à une époque plus avancée, quand l'utérus nettement fléchi en arrière, n'est retenu par aucune adhérence. Car c'est surtout à l'origine de la déviation que le traitement médical peut être utile.

On essaiera encore utilement ce qu'on a appelé la réduction par la position : soir et matin, en se mettant au lit et avant de se lever, la femme se placera dans la situation genu-pectorale le plus longtemps possible. On commencera par de petites séances de dix minutes, un quart d'heure, qui seront progressivement augmentées. Dans cette attitude, si l'on a soin d'introduire dans le vagin un spéculum de bain, ou une grosse canule pour y faire pénétrer l'air (Courty, Tarnier), l'utérus se trouve entraîné en bas et en avant, la répétition de cette manœuvre, associée à l'habitude de dormir en décubitus abdominal ou tout au moins en demi-pronation sur le côté, contribue à corriger la déviation.

On surveillera très attentivement les fonctions intestinales, la constipation étant une cause fréquente de complications en pareil cas : elle augmente les douleurs causées par la rétroflexion et peut devenir le point de départ d'accidents gastro-intestinaux. On évitera les drastiques recommandés à tort par les anciens auteurs ; leur action irritante sur la muqueuse du gros intestin, provoquerait facilement de l'entéro-colite. On leur préférera l'huile de ricin à petites doses, renouvelées tous les jours ou tous les deux jours, la magnésie, la manne, et surtout on prescrira aux malades un régime alimentaire approprié dans lequel on fera une part très large aux légumes, aux pâtes, aux compotes de fruits.

S'il le faut, on conseillera des lavements simples, huileux ou glycérinés, des suppositoires à l'huile ou à la glycérine, etc.

On recommandera aux femmes de ne pas rester trop longtemps sans uriner. Sans accepter le rôle excessif que l'on a attribué, dans la genèse des rétro-déviations, à la vessie distendue, il faut reconnaître que sa pression sur un utérus prédisposé tend à le rejeter en arrière.

Il y a également intérêt à diminuer la pression de la masse intestinale sur l'utérus. A ce point de vue, une bonne ceinture abdominale ou un corset-ceinture, rendent des services incontestables, sans avoir toutefois, comme on l'a dit, une action réelle sur la déviation elle-même. Le choix de la ceinture variera selon les circonstances : s'il existe des ptoses viscérales multiples, on donnera la préférence à la sangle de GLÉNARD.

Mais on s'attachera principalement à conserver et à consolider les moyens naturels de contention de l'abdomen. On stimulera par des massages, par des exercices de gymnastique appropriés, les muscles obliques et transverses de l'abdomen, les grands droits, tout ce qui peut donner plus de fermeté à la paroi.

Enfin, les principales complications des déviations utérines, en particulier de la rétroflexion, étant la congestion et l'infection de l'utérus, on s'efforcera de les prévenir dans la mesure du possible.

On conseillera aux femmes de s'abstenir de travaux pénibles, d'éviter les violents efforts, les sports, les longues courses en voiture, en automobile ou à bicyclette, surtout si elles se répètent à de courts intervalles, les marches excessives, les excursions de montagnes, les excès de tout genre. Il serait fort utile de leur faire garder le repos au moment des périodes menstruelles, et pendant les deux ou trois jours qui les précèdent, sans rester absolument au lit, sauf le cas de douleurs ou de ménorragies, elles devraient au moins restreindre considérablement leur activité, et passer quelques heures sur la chaise longue, dans la journée.

Pour prévenir la métrite, on prescrira des injections quotidiennes d'un ou de deux litres d'une solution alcaline, faites avec toutes les précautions désirables. Si la leucorrhée augmente et prend l'aspect de catarrhe muco-purulent, on aura recours, surtout une semaine avant et une semaine après les règles, à des tampons glycérinés ou à des ovules, appliqués tous les jours ou tous les deux jours.

Au moment des crises aiguës, en rapport avec une poussée congestive ou avec le début d'une métrite, on imposera le repos au lit, des compresses humides chaudes sur le ventre, des injections émollientes biquotidiennes à 39°, 40°, et des bains. On y joindra très avantageusement de petits lavements très chauds de décoctions émollientes simples ou additionnées de diverses préparations calmantes (laudanum, belladone, etc.).

S'il existe de la métrite, on n'entreprendra son traitement qu'en dehors de ces crises aiguës. On évitera les injections intra-utérines, les instillations qui sont souvent mal supportées, à cause de la déclivité du fond de l'utérus. Il sera toujours préférable, après s'être assuré de la mobilité de l'organe, de le dilater, les malades étant immobilisées au lit, et d'instituer un traitement approprié, aussi complet que possible.

Ces mesures prophylactiques préviendront dans une large mesure les complications qui sont les causes habituelles des douleurs, dans la rétroflexion de l'utérus, et elles auront l'avantage de permettre longtemps aux malades de tolérer leur déviation.

Quant aux divers procédés de douceur qui viennent d'être indiqués pour combattre la rétroflexion, ils rendent plus de services qu'on ne le croit généralement. Employés tour à tour ou simultanément, dès le début, ils suffisent quelquefois pour corriger la déviation de l'utérus ou tout au moins pour en atténuer les inconvénients.

Réduction de la rétroflexion. — La réduction de l'utérus rétrofléchi au moyen de la main ou d'instruments, fait encore partie du traitement médical proprement dit. Quelle que soit son utilité dans un grand nombre de cas, on ne saurait méconnaître les abus auxquels elle a donné lieu, et les graves accidents qui en résultent parfois.

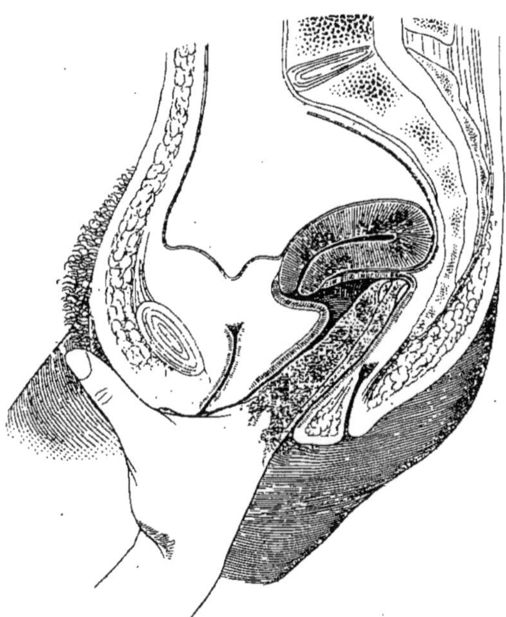

Fig. 130.
Réduction de l'utérus rétrofléchi. 1er temps.

Lorsqu'on est en présence d'un utérus souple, mobile, non adhérent, il n'y a aucun inconvénient à tenter la réduction ; elle est généralement facile à obtenir.

La malade étant couchée sur le dos ou sur le côté, on introduit deux doigts (fig. 130) dans la cavité vaginale, jusqu'au fond du cul-de-sac postérieur, on appuie doucement sur l'utérus, on cherche à le redresser, en refoulant sa face postérieure et en exerçant de légers mouvements de massage qui tendent à l'assouplir. Dès que la main appliquée sur l'abdomen peut saisir le fond de l'utérus relevé (fig. 131), elle le repousse doucement vers la symphyse pubienne. La manœuvre est assez facile à exécuter lorsque la déviation est récente, qu'il n'existe pas de brides retenant l'utérus en arrière et qu'on n'est pas gêné par une rigidité excessive de l'organe ; elle n'offre aucun danger.

Il n'en est pas de même des réductions *violentes* que conseillent cependant la plupart des auteurs.

L'utérus étant fixé dans le cul-de-sac de Douglas par des adhérences, le massage, les mouvements de pression sont impuissants à le dégager. On se heurte non seulement à l'obstacle mécanique que créent les brides celluleuses ou péritonitiques, mais aux contractions musculaires réflexes qu'oppose involontairement la malade. Aussi SCHULTZE n'hésite pas à conseiller d'opérer la réduction sous le chloroforme, soit au moyen des doigts, soit en se servant d'instruments appropriés.

La malade étant endormie, on peut redresser l'utérus par les mêmes manœuvres qui viennent d'être indiquées, en employant un peu plus de force, sans toutefois agir brutalement. SCHULTZE conseille de dilater préalablement l'utérus et d'introduire dans sa cavité l'index pour exécuter le redressement.

On se sert le plus souvent d'un hystéromètre. Après l'avoir introduit avec toutes les précautions d'usage, en arrière, dans la cavité utérine, on imprime au manche un mouvement de rotation en avant analogue à celui qu'exécutaient jadis les virtuoses du cathétérisme vésical, quand ils pratiquaient « le tour de maître ». Le fond de l'utérus se trouve ainsi ramené en avant, à sa place normale.

TRÉLAT se servait d'un redresseur de son invention dont l'extrémité, une fois mise en place, pouvait se relever peu à peu, lentement, au gré de l'opérateur, en laissant moins de place à l'imprévu que la manœuvre circulaire plus brillante de l'hystéromètre. Cependant après avoir employé ce procédé pendant plusieurs années, avec sa prudence habituelle, TRÉLAT y renonça. Son exemple mérite assurément d'être suivi.

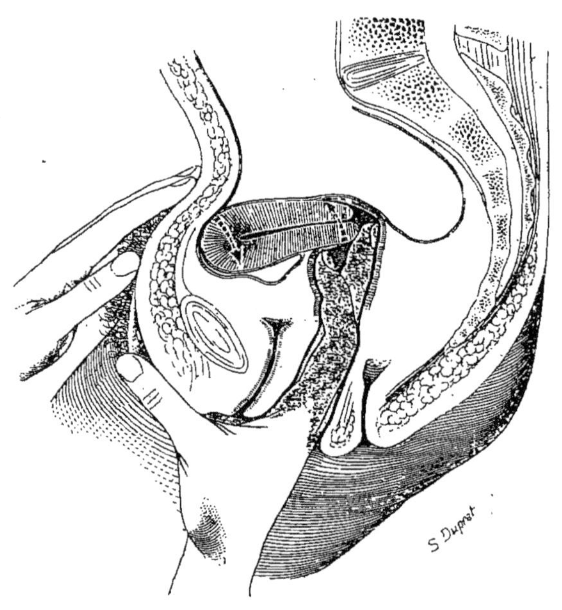

Fig. 131.
Réduction de l'utérus rétrofléchi. 2e temps.

Malgré l'accueil assez favorable que font la plupart des traités de gynécologie à ces moyens, ils nous paraissent peu recommandables. Il est possible qu'entre des mains expérimentées et habiles ils donnent parfois de bons résultats, mais ils sont loin d'être inoffensifs. L'enthousiasme avec lequel FRISTCH, partisan de cette « manière forte », décrit les modifications qui se produisent sous la main de l'opérateur, « la crépitation, la déchirure des adhérences », ne peut faire oublier le danger de pareils traumatismes au voisinage d'utérus et d'annexes mal débarrassés de leur infection. FRITSCH reconnaît lui-même que cette méthode échoue devant certaines adhérences, et il signale un cas où malgré toute son habileté il laissa dans le cul-de-sac postérieur un hématome que lui fit découvrir, quelques jours plus tard, une laparotomie !

On peut à la vérité ne pas considérer comme absolument irréductible un utérus dès que les premières tentatives de déplacement sont un peu douloureuses et il est permis de renouveler les tractions doucement, prudemment, à diverses reprises, mais en principe on doit craindre toute manœuvre violente, et l'observation clinique ne nous fait que trop souvent constater les graves inconvénients de cette thérapeutique agressive.

En pareil cas les massages paraissent infiniment préférables, comme l'ont démontré les recherches de Stapfer. Nous avons eu l'occasion d'en constater maintes fois les bons effets; quand ils n'amènent pas le redressement complet de l'utérus ils assouplissent, du moins, les adhérences, libèrent les annexes et laissent presque toujours une amélioration satisfaisante.

Les rétroflexions irréductibles, échappant à l'action du massage et des divers procédés de douceur, sont justiciables de la chirurgie.

Fixation de l'utérus. — Lorsqu'on a réduit l'utérus rétrofléchi, il ne tarde pas à reprendre son attitude vicieuse, s'il est abandonné à lui-même. Aussi doit-on chercher à le fixer, dans une position aussi rapprochée que possible de la normale.

Les pansements vaginaux n'y parviennent guère. Seule, la columnisation minutieusement pratiquée, à la suite des séances quotidiennes de massage, par exemple, peut maintenir, dans une certaine mesure, les résultats acquis. C'est un pansement de choix, à une époque rapprochée de l'accouchement ou de la fausse couche, alors que les culs-de-sac sont encore un peu sensibles ; il permet d'ailleurs de soigner la métrite, soutient l'appareil génital qui tend souvent à descendre, et apporte très rapidement aux malades un soulagement marqué. Il n'a guère d'autre contre-indication que l'irritabilité de la vessie qui empêche quelquefois de le supporter.

Pessaires. — Les pessaires, malgré toutes les critiques dont ils ont été l'objet, constituent encore à l'heure actuelle l'un des meilleurs moyens de redressement et de contention que l'on puisse opposer aux flexions utérines et surtout aux rétroflexions. S'ils n'offrent pas tous les avantages que l'on a prétendu en obtenir, ils sont loin d'avoir les inconvénients qu'on leur prête. On leur reproche d'être des instruments malpropres, qui irritent les parois vaginales, les ulcèrent quelquefois et augmentent l'infection. Ces critiques sont excessives : elles visent les pessaires de fabrication défectueuse, qui sont mal appliqués, insuffisamment entretenus. Ces inconvénients ne font pas partie inhérente de l'instrument ; si celui-ci est bien choisi, soigneusement mis en place et tenu parfaitement propre, il rend d'incontestables services, comme l'a très bien démontré Pichevin (*Semaine Gynécologique*). Il n'est plus de mode de laisser, comme le faisaient nos ancêtres, un pessaire dans le fond du vagin pendant un nombre illimité d'années, jusqu'à ce qu'il soit incrusté de sels calcaires.

Il faut tout d'abord choisir un pessaire approprié au cas que l'on veut traiter. Pour la *rétroflexion*, le simple anneau de Dumontpallier a bien rarement quelque efficacité. Il est préférable d'employer le pessaire de Hodge, ou celui de Gaillard-Thomas dont la courbure est plus prononcée, en même temps que son extrémité plus massive se prête mieux au relèvement de l'utérus.

Le pessaire de Hodge en celluloïd, est un modèle de choix. Il suffit de le tremper dans de l'eau bouillante pour modifier à volonté ses courbures. Fritsch demande avec raison que celles-ci soient très accentuées. Les pessaires de Hodge ou de Gaillard-Thomas s'introduisent en les plaçant parallèlement à la fente vulvaire, la femme étant couchée sur le dos, ou sur le côté, et la déviation réduite. Quand il a pénétré dans le vagin, on lui fait décrire un mouvement de rotation qui permet d'appliquer, la concavité en avant, son extrémité la plus large, tout au fond du cul-de-sac vaginal postérieur, de manière à refouler le fond de l'utérus en avant, tandis que son extrémité inférieure s'appuie sur la symphyse pubienne. On doit s'assurer que le pessaire est bien en place, qu'il embrasse nettement le col et ne cause aucune gêne à la malade. Après lui avoir fait faire quelques mouvements, il est bon de la toucher debout pour s'assurer que rien n'a bougé. On peut également contrôler par le toucher rectal son action sur le fond de l'utérus.

On doit revoir la malade au bout de huit ou dix jours pour se rendre compte de la façon dont le pessaire est toléré. On profite de la circonstance pour nettoyer le pessaire, ainsi que le vagin, dont on surveille attentivement les parois, et on remet l'instrument en place. S'il n'en résulte aucun inconvénient, on peut le laisser un maximum de quatre ou cinq semaines, sans y toucher. En principe, il est bon de le surveiller après chaque époque menstruelle.

Les malades feront, matin et soir, une injection détersive à une température

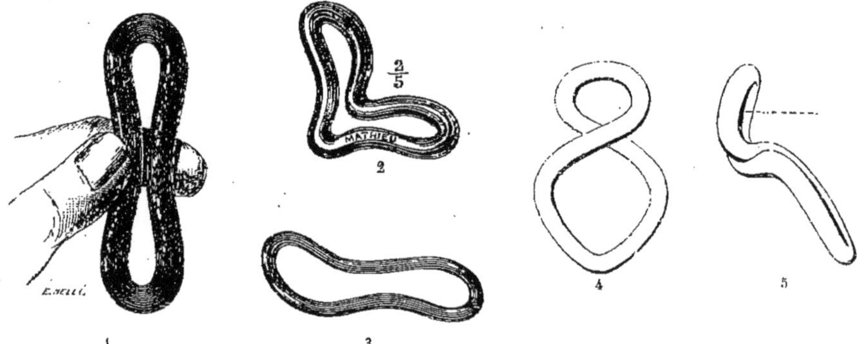

Fig. 131 *bis*. — Différents modèles de pessaires.

1, Anneau de Dumontpallier. — 2, Pessaire de Graily Hewit. — 3, Pessaire de Sims. — 4 et 5, Pessaire en 8, de Schultze (face et profil).

ne dépassant pas 38°, d'eau bouillie avec bicarbonate de soude ou liqueur de Labarraque. La malade peut circuler, mais elle doit éviter les efforts violents. Beaucoup de médecins autorisent le coït dans ces conditions ; il ne semble pas en résulter de complications sérieuses. Cependant l'abstention paraîtrait préférable en raison des traumatismes réciproques qu'il peut amener.

Schultze, pour mieux assurer le redressement de l'utérus rétrofléchi, cherche à agir sur le col qu'il refoule directement en arrière au moyen d'un pessaire en 8 de chiffre, dont une des boucles le fixe. Fritsch utilise dans le même but, un pessaire de Hodge muni d'une barre transversale. Schultze a imaginé un pessaire en forme de traîneau, d'une introduction un peu difficile, qui saisit le col entre ses deux extrémités et remonte l'utérus maintenu en position droite.

Si le pessaire provoque la moindre douleur, la moindre gêne, il faut l'enlever, et conseiller à la malade de le retirer elle-même si elle en éprouve quelque inconvénient, lorsqu'elle n'est plus sous la surveillance du médecin. On la tromperait en lui disant qu'elle s'accoutumera à l'instrument, et que la gêne disparaîtra avec le temps. Si le pessaire fait souffrir c'est parce que sa forme, ses dimensions ne conviennent pas, ou bien parce que ses parois sont rugueuses, insuffisamment polies. Plus souvent la douleur résulte de l'état des organes : irritation produite au niveau d'adhérences ou d'annexes que comprime l'instrument, sensibilité anormale de l'utérus congestionné ou enflammé.

A chaque examen, on explore attentivement les parois vaginales, et si l'on découvre la plus petite érosion ou une rougeur accompagnée d'une certaine sensibilité, il est préférable de ne pas remettre le pessaire et de le remplacer par une columnisation, pour en tenter de nouveau l'application après quelques jours de repos. Même quand il est parfaitement toléré, il est bon de ne pas en prolonlonger l'emploi au delà de six mois, d'un an au plus. Quelquefois on peut avoir recours à des applications intermittentes qui suffisent pour maintenir les choses en place.

Bien toléré, le pessaire apporte aux malades un soulagement réel, il diminue les sensations de pesanteur anormale, les tiraillements qui constituent le fond de leurs malaises habituels ; il prévient les poussées congestives, et, en assurant l'écoulement des sécrétions, il facilite le traitement de la métrite.

A ces multiples points de vue, et avec les réserves que nous venons de formuler, son emploi est recommandable.

DÉVIATIONS LATÉRALES

Les déviations latérales de l'utérus sont bien loin d'avoir la même importance que les déviations en avant ou en arrière. Elles sont d'ailleurs fréquemment associées à celles-ci.

Elles ne sont jamais primitives ou congénitales ; si l'utérus s'est développé d'une façon asymétrique, une de ses cornes, plus saillante que l'autre peut faire croire indûment à une flexion latérale de l'organe.

Elles sont toujours acquises et résultent d'adhérences péritonitiques, de brides du tissu cellulaire sous-péritonéal, qui attirent le corps utérin et le fixent dans une attitude défectueuse. Sa cause la plus habituelle est le phlegmon de la partie supérieure du ligament large ; après avoir repoussé l'utérus du côté sain, dans sa période aiguë, il donne lieu à des rétractions cicatricielles qui, ultérieurement, incurvent le corps utérin dans la direction du foyer ancien.

Diverses tumeurs, kystes tubaires, kystes ovariens ou parovariens, fibromes, etc., refoulant le corps utérin peuvent le faire pencher du côté opposé.

D'autres fois, il s'agit d'une véritable torsion de l'utérus antéfléchi ou rétrofléchi qui, incomplètement redressé, présente sa courbure sur un des plans latéraux ; cette déformation est également motivée par des adhérences antérieures.

Quoi qu'il en soit, les versions ou flexions latérales de l'utérus ne sauraient tenir une grande place dans la nosologie, parce qu'elles n'ont guère de symptômes qui leur soient propres, en dehors des signes physiques qu'elles présentent. Elles ne sont, d'ailleurs, jamais aussi prononcées que les antéflexions ou rétroflexions. N'appuyant ni sur la vessie, ni sur le rectum, ne comprimant aucun des organes importants de la région, elles peuvent facilement passer inaperçues.

On en découvre habituellement l'existence à l'occasion d'un examen gynécologique, motivé par une circonstance quelconque, presque toujours indépendante de cette particularité.

La plupart des symptômes que ressentent les malades appartiennent non pas à la déviation utérine, mais aux reliquats de l'affection primitive qui lui a donné naissance : les douleurs, la dysménorrhée, les pertes de sang ou la leucorrhée qui existent en pareil cas, trouvent leur explication dans les lésions de l'utérus, des ovaires ou des trompes.

En réalité, les déviations latérales de l'utérus n'offrent de l'intérêt qu'au point de vue du diagnostic.

Lorsque le toucher fait sentir le fond de l'utérus incliné à droite ou à gauche, on pense moins à une déformation de l'organe qu'à une tumeur fibreuse ou kystique occupant le ligament large. Il suffira d'explorer plus attentivement la cavité pelvienne pour éviter cette erreur. Si l'on conservait quelque hésitation l'emploi de l'hystéromètre lèverait tous les doutes.

TRAITEMENT CHIRURGICAL DES DÉVIATIONS UTÉRINES

L'intervention chirurgicale est bien rarement indiquée dans l'*antéversion* ou l'*antéflexion* utérines. Le traitement médical dirigé contre la métrite, le massage, la dilatation utérine suffisent le plus souvent à guérir ou tout au moins à atténuer dans une large mesure les troubles dysménorrhéïques qui accompagnent ces vices de position. Cependant au cas où le traitement médical aurait échoué et où les douleurs et les troubles persisteraient, on serait autorisé à essayer de l'intervention sanglante.

L'*hystéropexie* a été exécutée, et l'on conçoit fort bien qu'elle puisse donner de beaux succès. Mais c'est une opération bien importante pour une affection bien légère.

On peut en dire autant de la *cunéo-hystérectomie* de Thiriar. On sait quelle est cette opération, dirigée surtout contre la rétroflexion. Au niveau de l'angle saillant postérieur formé par la coudure utérine, on taille, après laparotomie, un coin à grand axe transversal, en plein tissu utérin, mais sans atteindre la muqueuse. Les lèvres horizontales de cette perte de substance sont alors réunies par une suture au catgut. La paroi postérieure de l'utérus est ainsi raccourcie de toute la hauteur du coin musculaire extirpé et l'utérus se trouve redressé (voir fig. 147 et 148).

On peut aussi, à l'exemple de Reed, pratiquer une opération analogue par la voie vaginale, après ouverture du cul-de-sac postérieur.

Les opérations sur le col, sans avoir l'inconvénient de nécessiter une laparotomie ont sans aucun doute une certaine efficacité.

Dudley raccourcit la lèvre postérieure du col de la façon suivante : il incise cette lèvre postérieure sur la ligne médiane, jusqu'au fond du cul-de-sac vaginal (fig. 132). Chacune des lèvres de l'incision est alors repliée sur elle-même comme l'indique la figure 133, de façon à faire en son milieu un angle à sommet extérieur et à suturer transversalement, par des fils verticaux, les deux moitiés ainsi rapprochées. Il en résulte un élargissement de l'orifice cervical et une diminution de hauteur de la lèvre et par conséquent de la paroi postérieure de l'utérus.

La lèvre antérieure qui devient trop longue par rapport à la lèvre postérieure est alors excisée en partie et réunie par des fils transversaux. L'opération terminée les sutures ont la disposition de la figure 135.

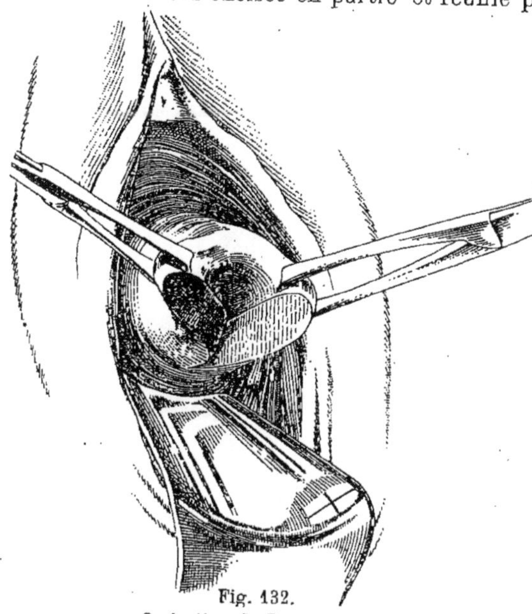

Fig. 132.
Opération de Dudley (1).

Dudley aurait obtenu, par cette opération, un grand nombre de bons résultats. On s'explique mal comment le raccourcissement de la lèvre postérieure, c'est-à-dire de la portion sous-vaginale de la paroi utérine peut influer sur la longueur de cette paroi dans sa portion sus-vaginale, au niveau de laquelle se fait la coudure dans l'antéflexion, et nous aurions quelque tendance à croire que les bons effets de cette opération sont dus à une amélioration des phénomènes de métrite, plutôt qu'à la correction mécanique de la déviation.

C'est d'ailleurs la façon de voir de Pozzi, qui se loue beaucoup du traitement de l'antéflexion utérine par la stomatoplastie par évidement commissural du col.

Mais tous ces traitements sont en somme assez précaires. Ils ont parfois plus d'inconvénients que d'avantages, et c'est surtout dans la rétrodéviation utérine que le traitement chirurgical donne de beaux succès.

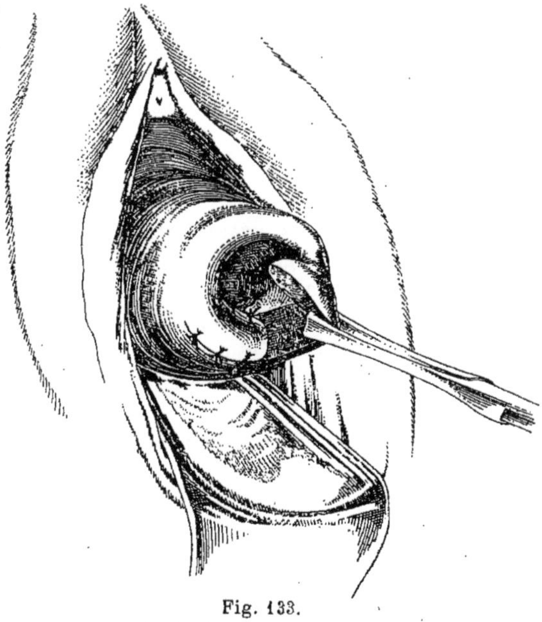

Fig. 133.
Opération de Dudley (2).

Rétrodéviation. — Les moyens chirurgicaux qui ont été proposés et mis en œuvre pour remédier aux rétrodéviations utérines sont extrêmement nombreux. Mais ils sont d'une valeur très inégale. Ils diffèrent essentiellement suivant qu'ils nécessitent la laparotomie ou ne demandent au contraire que des manœuvres extrapéritonéales. Nous décrirons sommairement la plupart d'entre eux avant de les comparer et d'étudier leurs indications respectives.

L'opération la plus ingénieuse et la plus originale, sinon la meilleure, est le *raccourcissement extra-abdominal des ligaments ronds*, ou opération d'ALQUIER-ALEXANDER-ADAMS. C'est ALQUIER qui, dès 1840, la proposa. Mais elle ne fut exécutée qu'en 1881 par ALEXANDER qui la publia en 1882, alors qu'ADAMS, qui en avait décrit le manuel opératoire dès 1882, fit sa première opération deux mois seulement après ALEXANDER. Le principe en est très simple et très élégant. On sait

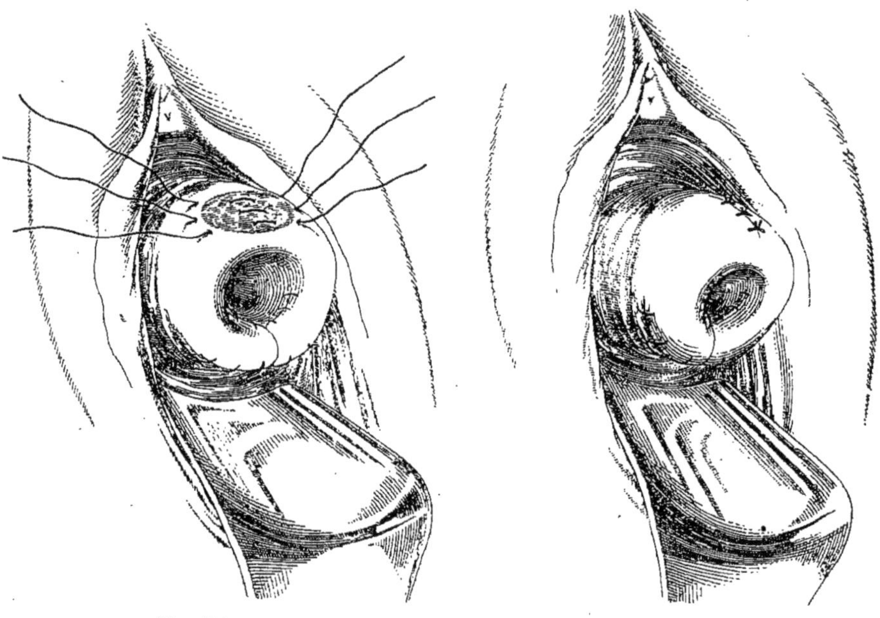

Fig. 134.
Opération de DUDLEY (3).

Fig. 135.
Opération de DUDLEY (4).

que les ligaments ronds, partant des cornes utérines vont de chaque côté s'engager dans le canal inguinal qu'ils traversent pour sortir par son orifice externe et aller se perdre dans les grandes lèvres. Si donc on vient à isoler les ligaments ronds à leur sortie du canal inguinal et à les attirer au dehors, on attirera en même temps le fond de l'utérus qui se rapproche de plus en plus de la paroi abdominale antérieure. Telle est, dans ses grandes lignes, l'opération d'ALEXANDER.

Une incision de 6 à 8 centimètres, parallèle à l'arcade crurale et située au niveau de l'orifice externe du canal inguinal, permet de découvrir le ligament rond. Celui-ci apparaît dans la graisse qui remplit la région comme un cordon rosé, de volume très variable, dont les fibres semblent souvent se dissocier au sortir de l'orifice inguinal pour s'éparpiller dans la grande lèvre. Avec un peu d'habitude, on le découvre en général facilement, on l'isole et on l'attire énergiquement au dehors, en prenant soin toutefois de ne point le rompre. Il nous importe aujourd'hui fort peu de savoir si, en l'attirant, on peut entraîner en même temps un diverticule péritonéal, ou si le canal de Nuck persiste quelquefois. Il est certain que souvent, lorsqu'on attire fortement le ligament, on ouvre le péritoine. Il est d'ailleurs nécessaire, pour voir clairement ce que l'on fait, d'inciser la paroi antérieure du canal inguinal.

L'opération est répétée du côté opposé. On procède alors à la réduction de l'utérus rétrofléchi en se faisant aider au besoin par un aide qui va, en introduisant les doigts dans le vagin, repousser en avant le fond de l'utérus (p. 137), et lorsqu'on se rend compte que celui-ci a été attiré autant qu'il peut l'être, ce qui n'arrive guère que lorsque les ligaments ronds ont été découverts sur une longueur de 10 centimètres environ, il ne reste plus qu'à fixer les ligaments. Il existe pour cette fixation de multiples procédés, — fixation directe par des catguts qui traversent à la fois les lèvres du canal inguinal et le ligament rond, passage dans des boutonnières de chaque côté des piliers (Segond), fixation au

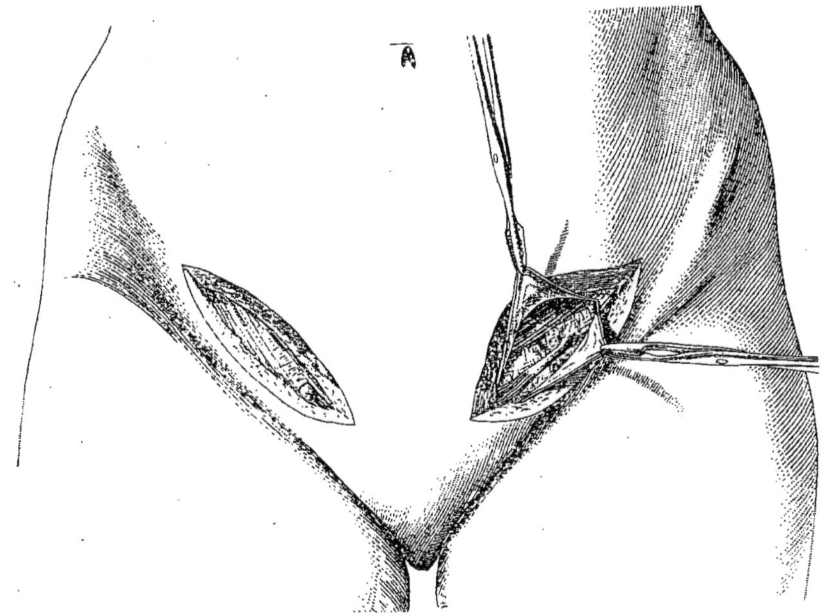

Fig. 136.
Opération d'Alexander. Découverte des ligaments ronds.

ligament rond du côté opposé (Doléris), etc. — Tous ces procédés donnent sensiblement les mêmes résultats et les meilleurs sont les plus simples.

Cette opération si élégante, inoffensive et qui donne souvent de bons résultats, a cependant un grave défaut, celui de ne remédier qu'aux rétroversions très mobiles et de ne permettre aucune intervention sur les lésions qui accompagnent si souvent les rétrodéviations, en causant plus de troubles et de douleurs que la rétrodéviation elle-même.

Nous en dirons autant des opérations vaginales qui permettent, elles aussi, de remédier dans une certaine mesure à la position vicieuse de l'utérus, mais qui ne permettent ni de se rendre compte de ses causes, ni de traiter les lésions annexielles qui peuvent la compliquer.

Le principe de ces opérations vaginales, de ces *vagino-fixations*, est des plus simples. Il s'agit d'aller, par le cul-de-sac antérieur du vagin, fixer la paroi antérieure de l'utérus à la partie supérieure du vagin. Divers procédés, en particulier ceux de DÜHRSSEN, de MACKENRODT, de LE DENTU-PICHEVIN, permettent d'y parvenir. Le meilleur est sans contredit le dernier qui, grâce à une incision plus grande du vagin, donne plus de jour et permet au chirurgien de mieux se rendre compte de ce qu'il fait. Mais il n'y a pas entre ces divers procédés de différence essentielle.

La malade étant dans la position gynécologique et le col étant attiré vers le bas, la paroi vaginale antérieure est incisée sur presque toute sa longueur, depuis la région uréthrale jusqu'à la lèvre antérieure du col. Le vagin est alors séparé de la vessie sur toute la hauteur de cette incision et sur une largeur de deux centi-

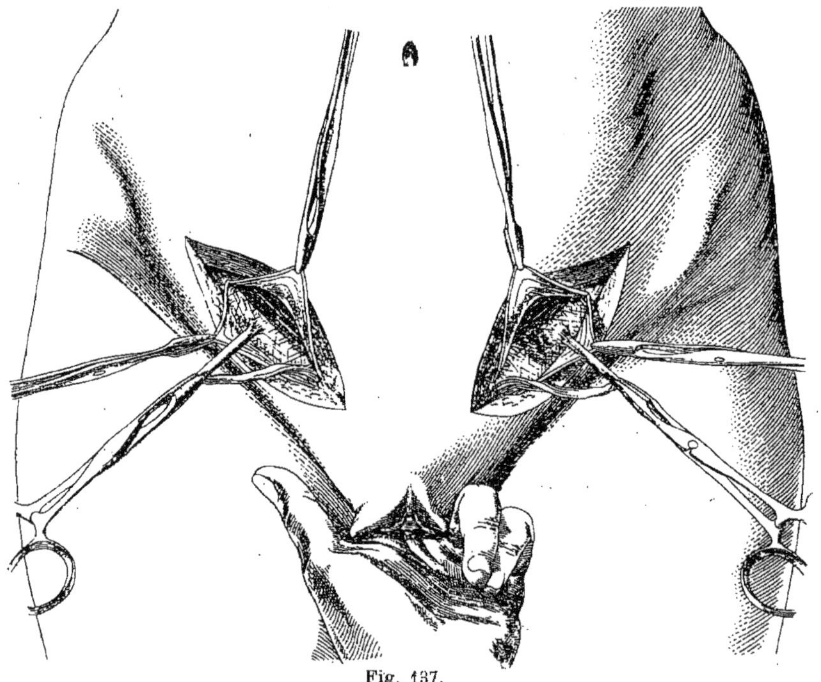

Fig. 137.
Opération d'ALEXANDER. Les ligaments ronds sont attirés au dehors pendant que les doigts d'un aide introduits dans le vagin réduisent la rétrodéviation.

mètres environ de chaque côté. Cette dissection est délicate et expose à la blessure de la vessie. Lorsque celle-ci est bien isolée du vagin, on la sépare du col utérin en dissociant avec le doigt la couche celluleuse qui les unit et on arrive ainsi jusqu'au niveau du cul-de-sac péritonéal que l'on ouvre. Il est alors facile, surtout si l'on porte l'utérus en avant, au moyen d'une pince intra-utérine appropriée ou d'un hystéromètre, d'explorer la face antérieure de l'utérus et de placer sur elle, immédiatement au niveau de l'isthme et au-dessus de lui quelques fils *verticaux* destinés à attirer vers le bas la face antérieure de l'utérus et à le faire basculer.

On place alors une série de fils transversaux qui intéressent à la fois les deux lèvres de l'incision vaginale et la face antérieure de l'utérus dans laquelle ils pénètrent à 5 millimètres de profondeur environ. Ces fils sont placés aussi près que possible du fond de l'utérus et étagés sur toute la face antérieure, de sorte que, lorsqu'ils sont serrés et que les sutures sont faites, le fond de l'utérus est fixé à la

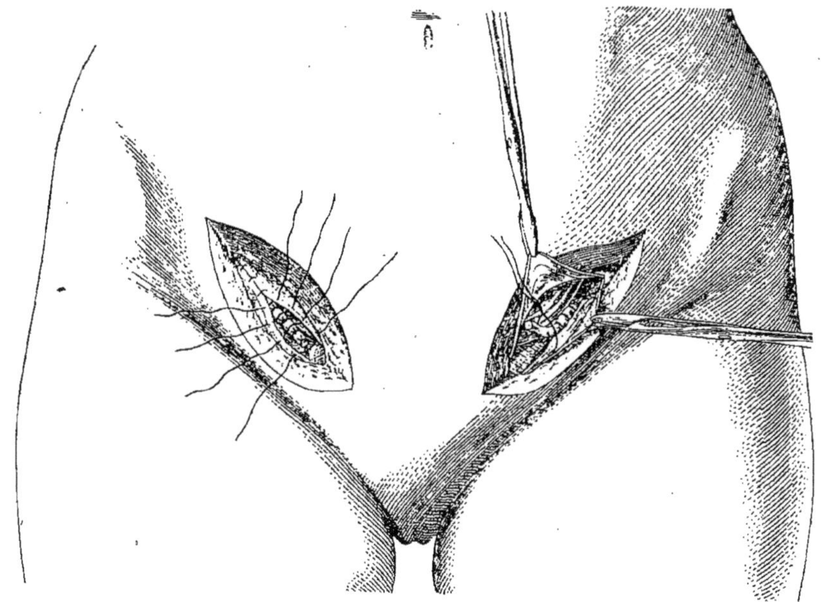

Fig. 138.
Opération d'Alexander. Suture des ligaments aux piliers du canal inguinal.

partie inférieure de la paroi vaginale antérieure et l'isthme à sa partie supérieure.

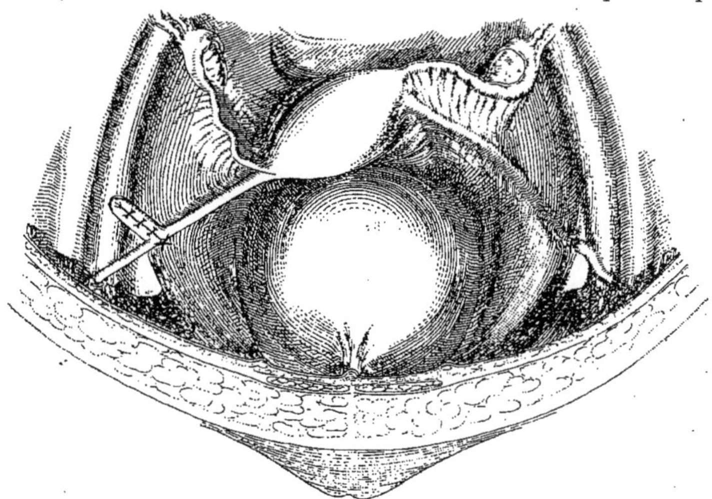

Fig. 139.
Raccourcissement intra-péritonéal des ligaments ronds. Procédé de Wylie.

Ces diverses vagino-fixations et en particulier celles qu'on obtient par le procédé de Le Dentu, ont une efficacité réelle, et l'on comprend comment l'utérus, fixé par sa face antérieure à la partie antérieure du vagin, est dans l'impossibilité de revenir à sa position défectueuse.

Mais cette efficacité même constitue un des inconvénients principaux de l'opération. Celle-ci, en effet, outre qu'elle est assez difficile à bien exécuter et qu'elle expose toujours à la blessure de la vessie, présente le grand défaut de mettre obstacle à la grossesse. Quand l'opération a réussi, c'est-à-dire quand il y a une véritable soudure entre la face antérieure de l'utérus et la paroi vaginale, au moins sur une certaine partie de sa hauteur, on comprend que le développement de l'utérus gravide soit très sérieusement entravé. Il lui est en effet impossible de se redresser et de s'élever sans déterminer sur la soudure utéro-vaginale des tractions violentes qui amènent des désordres dans ce tissu de cicatrice et qui, le plus souvent, provoquent l'interruption de la grossesse.

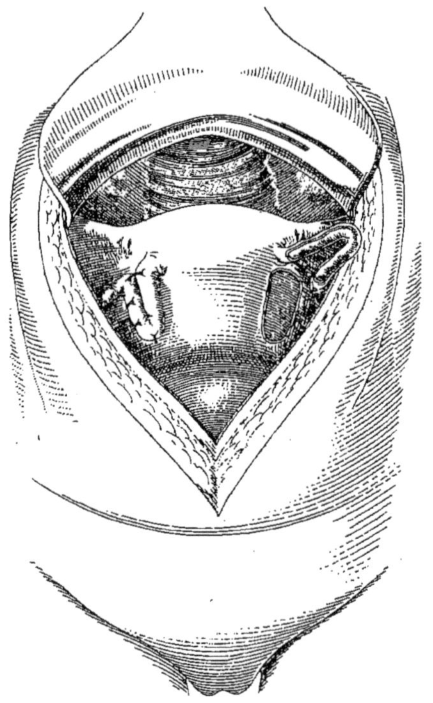

Fig. 140.
Raccourcissement intra-péritonéal des ligaments ronds. Procédé de DUDLEY.

Donc, si ce procédé est efficace, il sera bon, en principe, de ne l'appliquer que chez des femmes qui ont perdu l'espoir d'avoir des enfants.

Mais, d'une manière générale, ces opérations vaginales sont, comme l'opération d'ALEXANDER, très inférieures aux interventions par l'abdomen, qui ont le grand avantage de permettre au chirurgien de se rendre un compte exact des lésions qui accompagnent si souvent la rétroversion, de porter remède à ces lésions et de réduire dans des conditions parfaites des rétroflexions adhérentes qu'on est dans l'impossibilité absolue de redresser par des manœuvres indirectes.

Lorsque, après laparotomie, l'utérus rétrofléchi a été remis dans sa position normale, il y a plusieurs moyens de le retenir en place.

On peut, soit agir sur les ligaments ronds par un *raccourcissement intra-péritonéal;* soit fixer les ligaments ronds à la paroi abdominale et maintenir ainsi l'utérus par l'intermédiaire d'une *ligamentopexie ;* soit enfin fixer l'utérus lui-même à la paroi abdominale par l'*hystéropexie*.

RACCOURCISSEMENT INTRA-PÉRITONÉAL DES LIGAMENTS RONDS. — Pratiqué pour la première fois par WYLIE en 1886 et par RUGGI à peu près à la même époque, ce raccourcissement consiste dans une plicature semblable à celle des figures ci-jointes. On conçoit que sous l'influence de ce raccourcissement, qu'on fait porter sur les deux ligaments, le fond de l'utérus soit attiré en avant, par le même mécanisme que dans l'opération d'ALEXANDER (fig. 139-140).

Il en est de même dans le *procédé de* Dudley (fig. 140) dans lequel le ligament rond, plissé au niveau de son insertion sur la corne utérine, est en même temps raccourci et fixé sur la paroi antérieure de cette corne utérine.

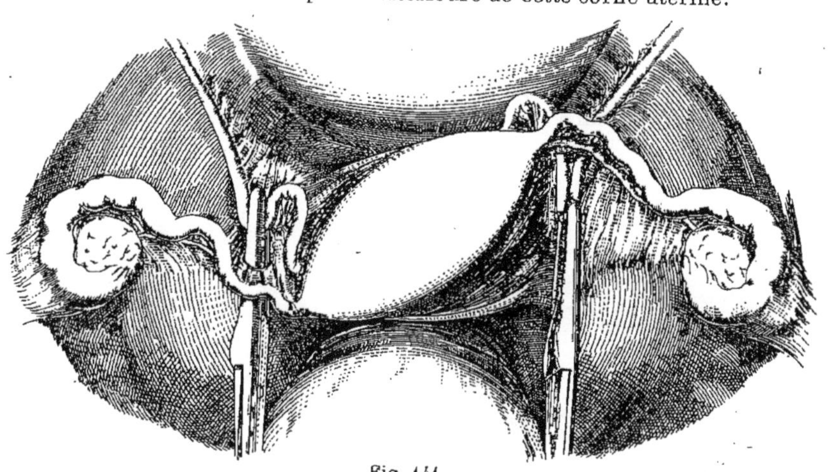

Fig. 141.
Procédé de Baldy-Dartigues (1). Les ligaments ronds sont attirés derrière l'utérus à travers une boutonnière des ligaments larges.

Le raccourcissement des ligaments ronds a été pratiqué un très grand nombre de fois. C'est une bonne opération, qui maintient très souvent l'utérus réduit. Elle n'a aucune influence sur l'évolution de la grossesse. Mais on comprend que quelquefois les ligaments puissent se laisser distendre, et que la rétroflexion se reproduise. C'est pourquoi, bien que n'ayant aucune objection sérieuse à lui faire, nous pensons qu'il faut lui préférer la fixation des ligaments à la paroi abdominale.

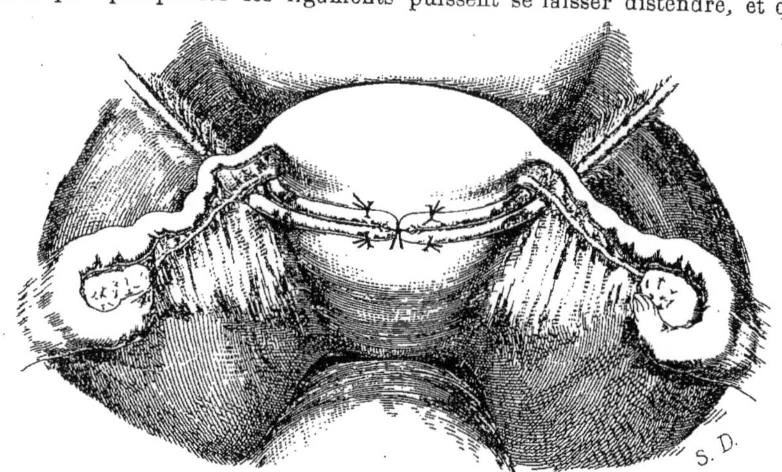

Fig. 142.
Procédé de Baldy-Dartigues (2). Mode de fixation des ligaments ronds.

Procédé de Baldy-Dartigues. — Dartigues a exécuté en 1905 et décrit en 1906 un procédé extrêmement élégant, déjà décrit, il est vrai, en 1903 par BALDY, mais qui était resté totalement inconnu en France.

Avec une pince de Kocher traversant l'aileron supérieur du ligament large d'arrière en avant, on va saisir le ligament rond vers son tiers interne et on le ramène en arrière, à travers la boutonnière de l'aileron supérieur jusque vers la partie moyenne de la face postérieure de l'utérus. On fait de même du côté opposé et on réunit l'un à l'autre les deux ligaments qu'on fixe en même temps

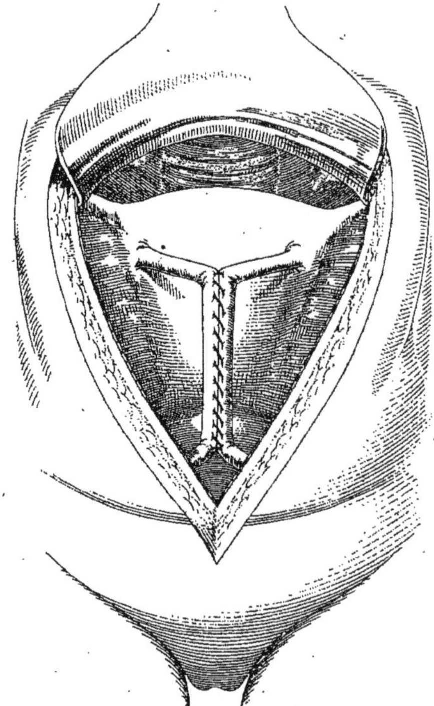

Fig. 143.
Ligamentopexie. Les ligaments ronds sont accolés.

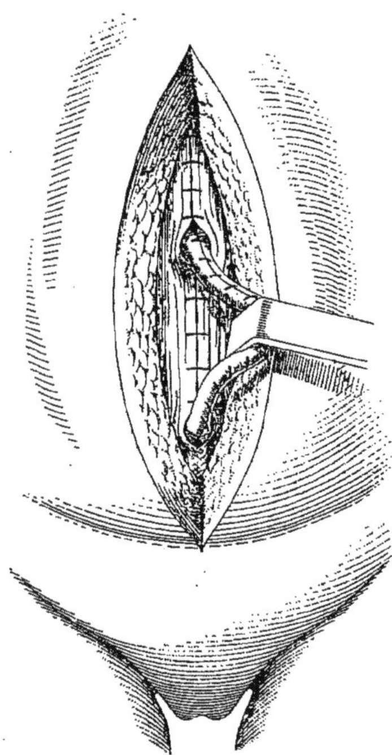

Fig. 144.
Ligamentopexie. Fixation des ligaments ronds dans la paroi.

à la paroi postérieure de l'utérus. Celui-ci est donc appuyé par sa face postérieure sur les ligaments ronds qui le soutiennent comme une sangle passant derrière lui. Le résultat immédiat est parfait (fig. 141, 142). Il est indispensable de fixer les ligaments ronds à la paroi postérieure avec des fils non résorbables si l'on peut éviter le glissement de la sangle vers le col et la reproduction de la déviation. On a observé des grossesses normales après exécution de ce procédé. Mais il ne présente évidemment pas, au point de vue des récidives, la même sécurité que les procédés de fixation directe des ligaments à la paroi.

LIGAMENTOPEXIE. — Cette opération est extrêmement simple.

Dès l'ouverture du ventre on réduit la rétroflexion, puis on saisit avec des pinces les deux ligaments ronds près de la corne utérine, on les amène dans la plaie et on les y fixe par un certain nombre de catguts. On peut les disséquer sur une certaine longueur et les fixer régulièrement dans la paroi en suturant au-dessous d'eux le plan péritonéal et le plan musculaire (fig. 143, 144). On peut, plus simplement, les suturer aux lèvres de la plaie, en fixant chacun d'eux par trois ou quatre catguts. Cela n'a aucune importance, le principal est qu'ils soient pris solidement dans la paroi. Dans ces conditions, l'opération terminée, le fond de l'utérus se trouve presque au contact de la paroi, et quand bien même, sous l'influence du poids de l'utérus, les segments des ligaments ronds qui unissent les cornes utérines à la paroi abdominale viendraient à s'allonger un peu, l'utérus n'en conserve pas moins, dans l'immense majorité des cas, une position

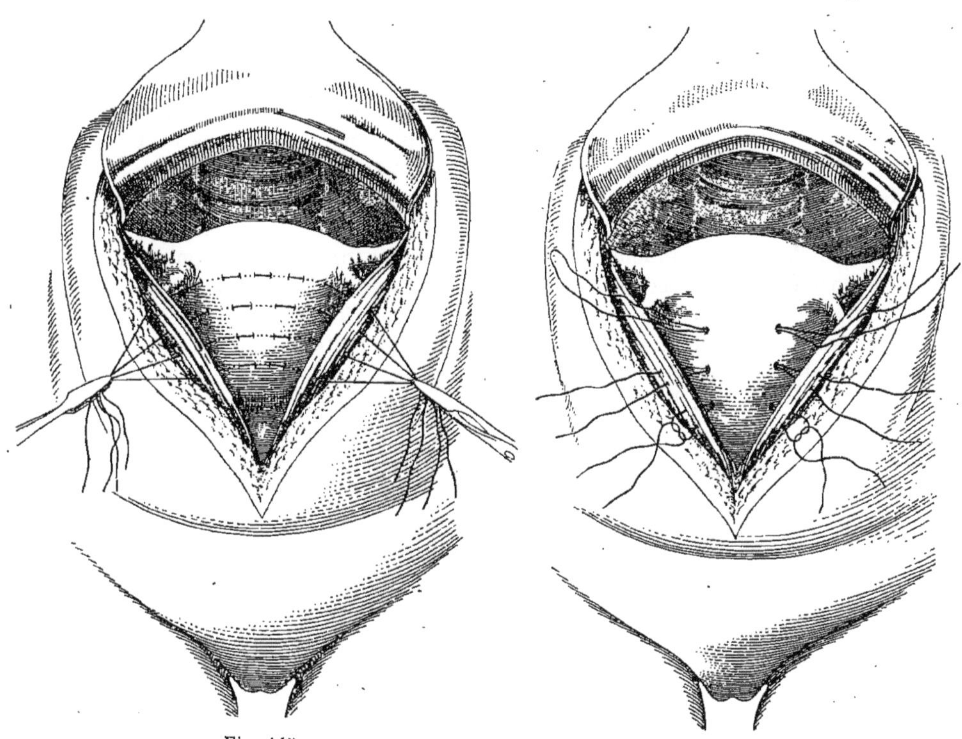

Fig. 145.
Hystéropexie. Procédé de TERRIER.

Fig. 146.
Hystéropexie. Procédé de LEGUEU.

satisfaisante. En outre le fond de l'utérus, qui reste libre et mobile, a toute latitude pour se développer en cas de grossesse. Les grossesses et les accouchements normaux qui se sont produits après cette opération ne se comptent plus, et si on a pu, dans quelques cas exceptionnels, observer des avortements par suite d'un obstacle à l'ascension du fond de l'utérus maintenu par les ligaments, cet accident se produit trop rarement pour jeter la défaveur sur une opération qui est en somme excellente et donne dans un très grand nombre de cas des résultats parfaits.

L'*hystéropexie* a joui pendant longtemps de la faveur qui s'attache aux opérations nouvelles. KŒBERLÉ l'avait exécutée en 1869, en fixant dans la paroi la corne utérine et le pédicule des annexes qu'il venait d'enlever. Mais ce n'est qu'en 1877 qu'elle fut de nouveau pratiquée par Sims, puis par Kaltenbach, pour un prolapsus utérin. Déjà, à cette époque, elle fut très souvent pratiquée en Allemagne et en Amérique. Terrier fut le premier à la faire en France en 1888. Depuis lors elle fut faite très souvent, beaucoup plus que dans ces dernières années, où les divers inconvénients qu'on lui a reconnus l'ont fait abandonner par beaucoup de chirurgiens.

Le ventre ouvert, la fixation peut se faire de plusieurs façons, qui ne diffèrent bien souvent que par d'insignifiants détails. Terrier passait, comme Czerny, un certain nombre de soies faufilées sur la face antérieure de l'utérus et nouées dans les lèvres de la plaie (fig. 145).

Pozzi, au lieu de fils séparés, emploie un long surjet qui passe en même temps dans les lèvres de la plaie et dans la paroi utérine

Legueu a décrit une suture un peu différente. Il fixe l'utérus par trois fils de soie doubles, dont les deux chefs sont, de chaque côté, passés dans les tissus et noués l'un à l'autre, ainsi que le montre la figure 146.

En somme, tous ces procédés donnent un résultat identique, l'accolement, la fixation de l'utérus à la paroi abdominale antérieure.

Mais on s'aperçut rapidement que l'hystéropexie présentait au point de vue de la grossesse de sérieux inconvénients. La fixation de l'utérus au niveau de sa face antérieure et près de son fond, empêche son libre développement et provoque des tiraillements, des douleurs, des avortements nombreux, des présentations vicieuses par inclinaison de l'axe utérin, des hémorragies de la délivrance par obstacle à la rétraction. Sur 154 grossesses, Villeneuve en a trouvé 64 troublées par des douleurs ou des accidents plus ou moins graves, et c'est là un chiffre suffisant pour faire rejeter d'une façon absolue l'hystéropexie, au moins chez les femmes qui sont encore susceptibles d'avoir des enfants.

Cependants les dangers de l'hystéropexie ont été sérieusement atténués par l'adoption de l'hystéropexie basse. — On pratique la fixation utérine, non plus au niveau de la face antérieure et du fond de l'utérus, mais *au niveau de l'isthme*, immédiatement au-dessus du cul-de-sac vésico-utérin, en un point qui, en cas de grossesse, correspond au segment inférieur de l'utérus. Celui-ci pourra donc se développer tout à son aise au-dessus de son point de fixation.

Il n'est pas douteux que cette modification ait singulièrement atténué les inconvénients de l'hystéropexie au point de vue de la grossesse.

Cunéo-hystérectomie. — Jonnesco a pratiqué, pour remédier à la rétroflexion, l'extirpation cunéiforme d'un fragment de la paroi antérieure, suivie de la suture de la brèche ainsi faite. C'est une opération identique à la cunéo-hystérectomie de Thiriar pour réduire l'antéflexion voir p. 319 (fig. 147, 148).

Cette opération, qui a également été pratiquée par le vagin, après l'incision du cul-de-sac antérieur, paraît pour diverses raisons inférieure aux autres opérations que nous venons de décrire.

Indications. — Nous sommes donc loin d'être désarmés contre la rétroflexion utérine, et le plus difficile est de choisir parmi ces diverses opérations celle qui paraît la meilleure.

Et d'abord il faut poser en principe que, dans les conditions actuelles de la chirurgie, le fait de pratiquer la laparotomie pour exécuter quelqu'une des interventions simples que nous venons de décrire, n'aggrave pas l'opération d'une façon sensible. Dans ces conditions il est de toute évidence que les opérations intra-abdominales, qui permettent de se rendre exactement compte des lésions annexielles et périutérines qui accompagnent si fréquemment la rétroversion, sont supérieures aux opérations extra-abdominales, opération d'Alexander et vagino-fixations. On ne pratiquera donc celles-ci que dans des conditions tout à fait exceptionnelles, et qu'il est, à vrai dire, fort difficile de préciser.

Quant aux opérations abdominales, il n'est pas douteux que l'hystéropexie et la fixation pariétale des ligaments ronds soient plus efficaces que la simple plicature des ligaments ronds, qui, bien qu'elle soit, en réalité, une bonne opération, peut exposer à des récidives.

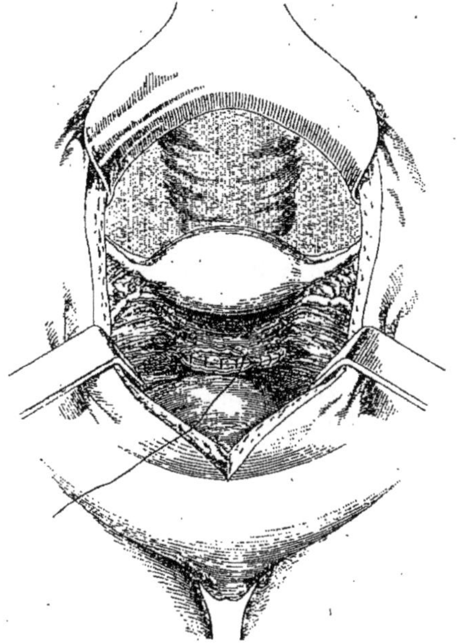

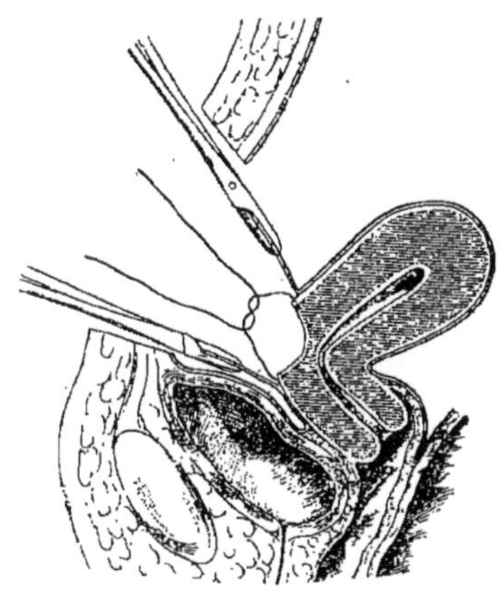

Fig. 147.
Cunéo-hystérectomie antérieure contre la rétroflexion.

Fig. 148.
Cunéo-hystérectomie antérieure. Suture transversale réduisant la rétroflexion.

Mais comme l'*hystéropexie*, même basse, présente au point de vue de la grossesse d'indéniables inconvénients, qui sont pour ainsi dire négligeables dans la *ligamentopexie*, nous pensons que c'est à cette dernière opération qui est à la fois la plus simple, la plus bénigne et la plus efficace qu'il faut donner la préférence dans le traitement des rétrodéviations utérines.

CHAPITRE IX

PROLAPSUS GÉNITAUX

On dit qu'il y a *prolapsus génital* lorsque l'utérus, ou le vagin, ou, ce qui est le plus commun, l'utérus et le vagin réunis s'abaissent dans une certaine mesure.

Il est exceptionnel que ces deux organes ne soient pas associés dans leur chute. Mais l'abaissement du vagin est pour ainsi dire toujours primitif. C'est le vagin qui, sous des influences diverses, s'effondre plus ou moins et descend à travers la vulve.

L'utérus, qui lui est fixé, ne peut faire autrement que de descendre avec lui. Le prolapsus vaginal n'existe guère sans qu'il y ait en même temps un certain degré de prolapsus utérin. Le prolapsus utérin existe moins encore sans prolapsus vaginal. C'est pourquoi le terme plus large de prolapsus génital est celui qui répond le mieux à ce qui se passe dans la réalité.

Étiologie. — Bien qu'on ait pu l'observer chez *des enfants* et chez *des vierges*, le prolapsus génital est une affection de la *femme adulte*. Sa cause première, celle qui, de beaucoup, prime toutes les autres, c'est l'accouchement. Plus les grossesses se multiplient, plus les accouchements se répètent, plus grandes sont les chances d'effondrement périnéal et de prolapsus génital. C'est là un fait de toute évidence. On sait la distension subie par tous les tissus du diaphragme musculaire du bassin au moment de l'accouchement. En dehors de la tunique musculaire du vagin lui-même, le releveur de l'anus et les muscles du périnée, en un mot tout ce qui constitue la charpente musculaire du plancher pelvien sont soumis à des violences qui parfois dépassent leur limite d'élasticité et sont atteints de ruptures partielles qui ne se réparent qu'imparfaitement dans le travail de reconstitution qui fait suite à l'accouchement. Le plus souvent la peau résiste et sort intacte de cette épreuve ; parfois elle se rompt et la déchirure périnéale vient s'ajouter aux autres causes d'affaiblissement du plancher pelvien. Mais bien souvent aussi, malgré l'intégrité apparente de la peau, le périnée sort profondément affaibli de ces épreuves répétées.

Cependant les accouchements multipliés ne suffisent pas car, quelque grand qu'il soit, le nombre de femmes atteintes de prolapsus génital est faible relativement au nombre des femmes qui accouchent. Il est évident qu'il faut une prédisposition. Ce sont les femmes à tissus peu résistants, les femmes chez lesquelles on rencontre les éventrations, les hernies, les vergetures, les ptoses de toute espèce et qui, pour la plupart, font partie de la grande famille des arthritiques, qui voient d'une façon presque exclusive apparaître le prolapsus.

Bien entendu les accouchements laborieux seront plus nuisibles que les accouchements tout à fait normaux. Le volume excessif de la tête fœtale, la nécessité d'appliquer le forceps, tout ce qui rend l'accouchement plus difficile et tend à augmenter le traumatisme périnéal doit être invoqué comme cause directe du prolapsus génital.

La grossesse elle-même, en dehors de l'accouchement qui la termine, a une influence directe. Si elle n'agit pas sur le périnée lui même, bien qu'elle y puisse produire, par son existence même, des modifications de nutrition favorables à son effondrement, elle agit sur les ligaments utérins, et en particulier sur les ligaments utéro-sacrés, qu'elle allonge, qu'elle distend, et qui, à la suite d'une involution utérine défectueuse, peuvent ne pas reprendre leur tonicité première, et permettre les déviations et l'abaissement de l'utérus.

Mais la grossesse et l'accouchement n'expliquent pas tous les prolapsus, puisqu'on en rencontre chez des nullipares, chez des vierges, chez des enfants. Chez celles-ci on est bien obligé d'admettre une faiblesse congénitale du plancher pelvien ou des ligaments de l'utérus. Ces divers organes ne résistent pas à un effort violent ou à une série d'efforts répétés, et le prolapsus se produit comme une véritable hernie vulvaire, qui ne diffère des hernies communes que par son siège particulier et ses dispositions anatomiques.

L'*effort* joue aussi un grand rôle dans la production du prolapsus commun, celui de la femme multipare, et les femmes qui sont astreintes à des professions pénibles, celles qui travaillent debout, ou que la routine, l'ignorance ou la nécessité forcent à se lever trop peu de temps après leur délivrance, seront les victimes les plus communes de cette affection trop fréquente.

Anatomie pathologique. — Les prolapsus génitaux varient infiniment suivant le degré de relâchement des organes destinés à soutenir l'utérus et l'importance de l'effondrement pelvien. Depuis la simple béance de la vulve élargie, sans abaissement véritable de l'utérus et des parois vaginales, jusqu'à la hernie complète du vagin, de l'utérus et même d'anses intestinales accompagnant dans sa descente le cul-de-sac de Douglas entraîné avec l'utérus et formant à l'extérieur une tumeur parfois énorme, on peut tout observer. Mais, dans cette chaîne ininterrompue de lésions de même nature, il est bon, pour la commodité de la description, d'établir quelques limites artificielles, qui correspondent d'ailleurs à des aspects variables de la maladie.

C'est presque toujours la paroi antérieure du vagin, plus mal soutenue, puisqu'elle correspond à l'orifice vulvaire, alors que la paroi postérieure repose sur le périnée, c'est, disons-nous, presque toujours la paroi antérieure du vagin qui s'affaisse la première et vient apparaître à l'extérieur entre les lèvres de la vulve. Cette paroi antérieure correspond à la vessie et c'est, par conséquent, la vessie qui vient constituer une véritable tumeur herniaire. Ce premier degré de prolapsus est une *cystocèle*. Son volume est variable, et si, dans les cas les plus légers, elle ne constitue qu'une tumeur grosse à peine comme une noix, elle peut souvent atteindre le volume d'une orange et même davantage.

Quelquefois le prolapsus, correspondant à la partie la plus inférieure de la paroi vaginale antérieure, n'intéresse pas la vessie, située plus haut, mais seulement l'urèthre. Il s'agit alors d'une *uréthrocèle* qui présente quelques caractères particuliers sur lesquels nous reviendrons plus loin.

La paroi vaginale postérieure, maintenue par le périnée, fait plus rarement hernie. Elle est doublée par le rectum, et dès que la tumeur qu'elle constitue est un peu importante, elle l'entraîne avec elle, comme la paroi antérieure entraînait la vessie. C'est donc une *rectocèle*. Elle peut exister seule, mais le fait est relativement rare, et dans l'immense majorité des cas, lorsque la rectocèle existe, elle ne fait qu'accompagner une cystocèle plus volumineuse.

Cette issue au dehors des parois antérieure et postérieure du vagin, qui se retournent en doigt de gant, entraîne fatalement l'utérus qui leur est fixé et descend avec elles. Son col se rapproche de plus en plus de la vulve, et, dans les cas un peu accentués, finit par apparaître au dehors entre les deux saillies constituées par la cystocèle et par la rectocèle. Un pas de plus et, sous l'influence de la poussée abdominale, le vagin se retourne entièrement, entraînant toujours le col qui, cette fois, fait complètement saillie au dehors, si bien que la vessie, le rectum, ou tout au moins sa paroi antérieure, et l'utérus situé entre les deux s'extériorisent complètement. Dans ces conditions, les culs-de-sac vaginaux n'existent plus et, les lèvres du col, souvent exulcérées, se continuent directement avec les parois du vagin.

Mais bien souvent le col subit une modification profonde. Il s'allonge sensiblement, et c'est là l'*allongement hypertrophique du col*, bien mis en lumière en 1860 par Huguier, qui voulait lui faire jouer un rôle pathogénique considérable, et sur lequel on insistait tant autrefois.

Le col, en effet, peut s'allonger de plusieurs centimètres presque exclusivement aux dépens de sa portion sus-vaginale, la portion sous-vaginale, le museau de tanche, disparaissant au contraire presque toujours, au moins dans les cas avancés. Mais cet allongement n'est point primitif, et ce n'est point lui, comme le voulait Huguier, cédant au penchant naturel qu'ont les hommes à attacher aux faits qu'ils ont découverts plus d'importance qu'ils n'en ont, ce n'est point lui qui, par son poids, par l'abaissement de ses insertions vaginales, détermine le prolapsus. Il n'en est que la conséquence, et il est de toute évidence que cet allongement du col, cette hypertrophie cervicale sont dus aux tractions exercées en sens inverse sur le col par les insertions vaginales qui tendent à l'abaisser, alors que les ligaments supérieurs, en particulier les ligaments utéro-sacrés, tendent à le maintenir, et surtout aux phénomènes de stase circulatoire, de congestion active et d'infection chronique dont il est le siège par le fait même des désordres apportés à sa statique et à sa nutrition par l'affaissement du diaphragme pelvien.

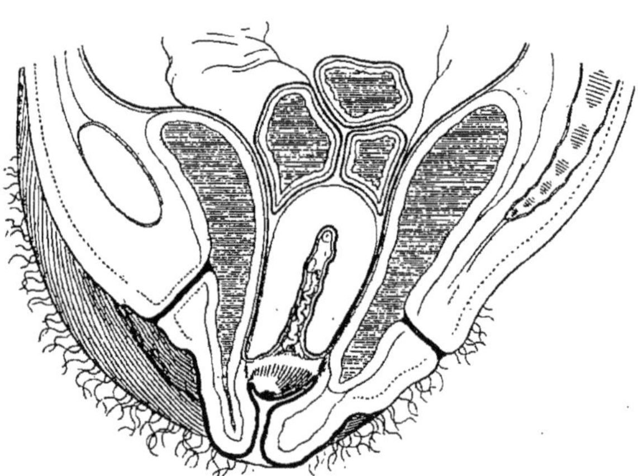

Fig. 149.
Prolapsus génital. La vessie et le rectum font hernie (cystocèle et rectocèle). L'utérus est abaissé.

Dans les prolapsus complets, lorsque le vagin, complètement retourné, a entraîné à sa suite la vessie, la paroi antérieure du rectum et l'utérus lui-même, il est important de se rendre compte de la disposition des culs-de-sacs péritonéaux. Le péritoine, invariablement fixé à l'utérus, descend avec lui. Le cul-de-sac vésico-utérin, qui s'arrête au niveau de l'isthme, reste toujours éloigné du col, d'autant plus éloigné même que celui-ci a subi un allongement assez important. Mais le cul-de-sac de Douglas, qui, lui, empiète normalement sur la paroi vaginale postérieure, entraîné par la descente du vagin et de l'utérus, s'insinue dans la masse prolabée entre la paroi postérieure de l'utérus descendu et la face correspondante du vagin retourné et du rectum qui l'accompagne (fig. 150). Le plus souvent ce cul-de-sac péritonéal reste vide. Mais les anses intestinales s'y glissent parfois et, sous l'influence de la poussée abdominale, elles y constituent une véritable hernie susceptible d'étranglement, et qui peut, en tout cas, devenir l'origine de difficultés et même d'accidents, lors de la cure opératoire de certains prolapsus invétérés. Ces *entérocèles vaginales postérieures*, bien que rares, se voient donc quelquefois. Mais les *entérocèles antérieures*, par suite des dispositions anatomiques dont il a été parlé plus haut, sont, elles, tout à fait exceptionnelles.

Il va sans dire que le prolapsus génital peut se compliquer de déviations utérines plus ou moins accentuées, et en particulier d'une antéflexion ou d'une rétroflexion, qui viennent modifier quelque peu la physionomie de la maladie.

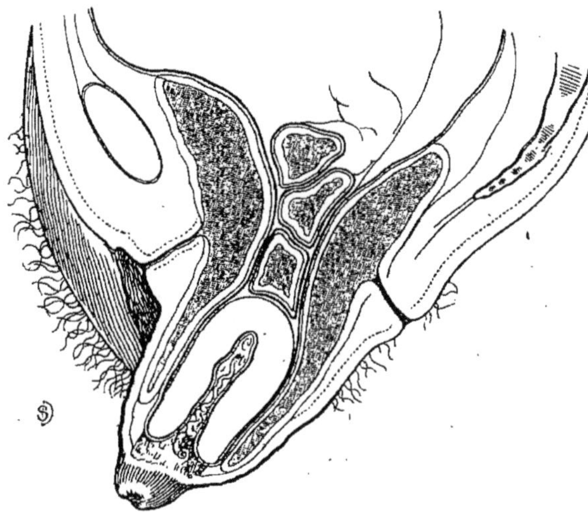

Fig. 150.
Prolapsus utérin complet. Le vagin est retourné en doigt de gant et le col fait saillie au dehors.

Symptômes et diagnostic. — Dans les cas avancés et même dans les cas moyens, le prolapsus génital se reconnaît au premier coup d'œil. On aperçoit, entre les lèvres de la vulve béante, en avant pour la cystocèle, en arrière pour la rectocèle, une tuméfaction rosée, plus ou moins saillante, et barrée de rides transversales dues aux plis de la muqueuse vaginale. La partie moyenne est en général un peu épaissie et surélevée. C'est en effet la colonne vaginale médiane, accentuée surtout en avant, qui persiste sur la muqueuse prolabée. Parfois elle disparaît, ainsi d'ailleurs que les plis transversaux, dans certains prolapsus volumineux dont la distension a effacé les rides en amincissant les tissus. En général, la partie antérieure de la vulve est remplie par une tuméfaction d'un certain volume, qui est la cystocèle, tandis qu'en arrière, vers la fourchette, il n'y a qu'une légère hernie de la muqueuse postérieure, grosse à peine comme une noisette ou une noix. C'est la rectocèle, qui, même lorsqu'elle est importante, reste plus facilement cachée dans la profondeur et ne devient bien visible que sous l'influence d'un effort. Parfois, lorsque la cystocèle et la rectocèle sont toutes deux bien développées, l'aire de la vulve se trouve occupée par deux tumeurs, l'une antérieure, l'autre postérieure, accolées l'une à l'autre et séparées par une ligne transversale qui n'est autre chose que la lumière du vagin (fig. 149).

Dans les cas légers, il est indispensable, pour bien se rendre compte des lésions, de faire faire à la malade un effort assez violent. Sous l'influence de la poussée abdominale, la vulve s'entrouvre et l'on voit apparaître les saillies presque toujours inégales de la cystocèle en avant et de la rectocèle, en arrière, vers la fourchette.

Dans le prolapsus léger ou moyen, le col utérin n'est pas visible à l'extérieur, mais le toucher vaginal le montre plus ou moins abaissé, en général effacé, entouré de culs-de-sac peu profonds (fig. 149).

Parfois, dans certains prolapsus qui tiennent surtout à un relâchement des ligaments utérins, alors que le périnée a conservé une résistance à peu près normale, l'utérus étant descendu sans que le vagin ait sensiblement varié, les culs-de-sac vaginaux péri-utérins sont au contraire augmentés en profondeur. Mais ce sont là des circonstances exceptionnelles.

Dans les cas où le prolapsus est accentué, on peut sentir le col à la vulve, surtout lorsque la malade est debout, ou l'apercevoir, lorsqu'elle est couchée, au moindre entrebaillement des lèvres.

Lorsque le prolapsus est complet et que l'ensemble des organes prolabés forme une tumeur pendant entre les cuisses, le col, complètement effacé, montre son orifice à la partie inférieure de la tumeur. Dans ces conditions, il est presque toujours enflammé, ulcéré, suintant, et les phénomènes d'infection chronique dont il est le siège retentissent toujours plus ou moins sur l'utérus entier. La muqueuse vaginale est elle-même plus ou moins épaissie, enflammée et même excoriée. Une exploration bimanuelle attentive permet souvent de reconnaître l'augmentation de volume et surtout de longueur de l'utérus. C'est l'allongement hypertrophique du col dont nous avons parlé plus haut. Il est plus facile encore de mesurer cet allongement par l'hystérométrie.

Il est également facile, par la palpation, de se rendre compte de la disposition de l'utérus et de la *réductibilité* du prolapsus.

Le cathétérisme et l'exploration vésicale permettent de reconnaître dans quelle mesure la vessie participe au prolapsus antérieur et le toucher rectal donne des notions précises sur la disposition de la rectocèle.

Il est inutile d'insister sur les troubles fonctionnels, pesanteur, fatigue, douleurs lombaires et pelviennes, métrite, cystite, perturbation dans les règles et dans les mictions, troubles réflexes de toute nature, qui forment le cortège ordinaire de cette affection.

Mais ces divers phénomènes peuvent être très variables, et, comme il arrive souvent dans les affections génitales, tout à fait disproportionnés avec l'importance des lésions. C'est ainsi qu'on voit des femmes atteintes de prolapsus complet, qui n'accusent ni douleur, ni gêne et travaillent toute la journée avec leur utérus entre les jambes, tandis que d'autres sont tourmentées par des douleurs vives et demeurent presque impotentes, alors qu'elles n'ont que des lésions en apparence légères.

La grossesse, en forçant l'utérus à se développer dans le grand bassin, peut faire momentanément disparaître le prolapsus, qui, à la suite de l'accouchement, aura plus de tendance encore à se reproduire.

L'*uréthrocèle*, d'ailleurs assez rare, et qui est due au prolapsus isolé de la paroi inférieure de l'urèthre, présente des caractères un peu spéciaux. La tuméfaction est située tout à fait à la partie antérieure, immédiatement au-dessous du méat urinaire avec lequel elle semble se continuer. Elle dépasse rarement le volume d'une noix et est constituée soit par un diverticule de l'urèthre, communiquant avec ce canal par un orifice plus ou moins étroit, soit par un élargissement de sa paroi inférieure. Elle est moins réductible que la cystocèle commune et moins sensible à l'influence de la poussée abdominale. La muqueuse est souvent épaissie à son niveau. Le cathétérisme de l'urèthre permet de se rendre compte de ses rapports exacts.

L'uréthrocèle est souvent douloureuse, car cette cavité diverticulaire se vide souvent mal, s'infecte, parfois s'encombre de calculs et peut devenir purulente.

C'est donc là une affection qu'il faut connaître, car elle diffère sensiblement du prolapsus génital ordinaire et de la cystocèle commune.

Il suffira d'un peu d'attention pour distinguer les prolapsus génitaux de quelques affections, kystes du vagin, polypes utérins, inversion utérine, qui ne leur ressemblent que très superficiellement.

L'apparition brusque du prolapsus génital, sorte de hernie de l'utérus à travers l'orifice vulvaire, est tout à fait exceptionnelle. Le prolapsus s'établit lentement. Mais il progresse sans cesse. La guérison spontanée n'existe pas, et c'est, en conséquence, une des affections gynécologiques qui réclame le plus impérieusement un traitement efficace.

Traitement. — Bien des prolapsus génitaux seraient évités si les femmes restaient étendues plus longtemps après l'accouchement. Car nous ne pensons pas qu'il soit bon, comme un certain nombre de gynécologues ont une tendance à le faire, surtout en Allemagne, de faire lever les femmes dans les premiers jours qui suivent un acte aussi grave. Mais beaucoup de femmes sont victimes des conditions sociales dans lesquelles elles sont placées. La routine, l'ignorance, la misère, les nécessités du travail quotidien les obligent à se lever trop tôt, avant l'achèvement de l'involution utérine, et lorsque le prolapsus est constitué, il ne reste plus qu'à s'efforcer de le guérir, ou au moins de le soulager.

Le seul traitement vraiment efficace des prolapsus génitaux est le traitement chirurgical. C'est le plus simple, le plus constant, nous dirons même le seul constant dans ses résultats. Mais il n'est pas toujours applicable. Il est des femmes qui refusent toute opération, comme c'est leur droit, et dans ces conditions nous avons le devoir d'essayer de les soulager par d'autres moyens. Il en est que leur âge, leur obésité, l'état de leurs viscères, les troubles cardiaques, le diabète, l'albuminurie, mettent hors d'état de subir une opération pour une affection dans laquelle la vie n'est pas menacée. Pour ces diverses malades nous aurons recours aux traitements palliatifs qui sont à notre disposition.

Nous n'avons qu'une confiance restreinte dans l'emploi de la *position genu-pectorale* préconisée par certains chirurgiens américains, en particulier par Skene, et employée pendant dix minutes à un quart d'heure, plusieurs fois par jour, sur une chaise-longue appropriée. Ce traitement ne peut soulager que des prolapsus insignifiants et qui guériraient beaucoup plus vite et beaucoup mieux par toutes les autres méthodes.

Le *massage* peut donner de meilleurs résultats. Lorsqu'il est pratiqué par une personne qui en connaît à fond la technique et les ressources, il peut rendre à la musculature du bassin une partie de sa tonicité perdue et améliorer sensiblement certaines malades, choisies parmi celles qui n'ont pas de lésions graves et invétérées, parmi les jeunes femmes et parfois les jeunes filles qui, sous l'influence d'un effort violent, ont présenté un prolapsus subit, parmi celles surtout, beaucoup moins rares, qui ont conservé un périnée suffisant, et dont le prolapsus est dû à un relâchement des ligaments utérins auxquels le massage rendra une partie de leur force et de leur action.

Mais le moyen le plus simple et le plus communément employé pour obvier aux multiples inconvénients du prolapsus, c'est l'emploi des *pessaires*. Il ne faut pas leur demander plus qu'ils ne peuvent donner, mais il n'en faut pas trop médire sous le prétexte, d'ailleurs exact, que le meilleur des pessaires ne vaut pas la moins bonne des opérations. Lorsque celles-ci ne sont pas possibles, les pessaires constituent une ressource dont il faut savoir user.

Parmi les pessaires innombrables et dont nous n'entreprendrons pas l'inutile énumération, les uns obvient à la chute de l'utérus en prenant un point d'appui sur les tissus ambiants, les autres prennent au contraire leur point d'appui sur une ceinture fixée à la taille de la malade.

Les pessaires varient singulièrement de forme. Mais, si l'on peut admettre que les pessaires à forme plus ou moins irrégulière et contournée aient quelques indications dans les déviations utérines (voir p. 316), lorsqu'il s'agit de soutenir simplement cet organe et de l'empêcher de faire saillie à l'extérieur, le pessaire le plus simple sera le meilleur, et sous ce rapport, le pessaire à anneau de Dumontpallier en caoutchouc malléable, est en même temps le plus commode et le plus efficace. Introduit dans le fond du vagin, tout autour du col utérin, il écarte les parois vaginales. Si le périnée présente encore quelque résistance, le pessaire, appuyant sur les tissus profonds du plancher périnéal et ne pouvant descendre lui-même, empêche la descente de l'utérus. Mais il faut, pour qu'il ait une action réelle, que le périnée ait encore quelque solidité.

Si le périnée ne tient plus, il faut, pour que le pessaire puisse encore remplir un rôle, qu'il vienne s'appuyer sur les parties latérales de la filière pelvienne, muscles releveurs de l'anus et tissus qui doublent les parois du bassin. Dans ces conditions, le pessaire, s'il peut momentanément rendre des services, ne laisse pas que d'avoir de graves inconvénients. D'abord il n'agit qu'en distendant encore les parois vaginales, il fatigue les muscles sur lesquels il s'appuie et contribue encore à élargir le canal vaginal et l'orifice vulvaire, en aggravant finalement le prolapsus qu'il est destiné à soulager. Il peut en outre déterminer des compressions des uretères et de la vessie et produire par ce fait des troubles assez pénibles. Enfin, s'il n'est pas entretenu dans un état de propreté absolue et même malgré les soins les plus méticuleux, il peut provoquer des phénomènes d'irritation, d'inflammation de la muqueuse vaginale et souvent même de véritables accidents plus douloureux et plus insupportables que ceux que provoquait auparavant le prolapsus lui-même.

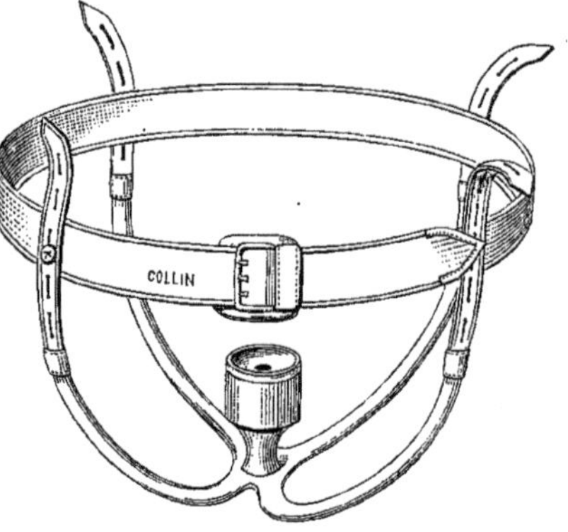

Fig. 151.
Pessaire de Borgnet pour prolapsus utérin.

Lorsque l'anneau de Dumontpallier ne peut tenir faute de point d'appui, on peut alors utiliser les pessaires de modèles divers : pessaires de Scanzoni, de Courty, de Cutter, de Borgnet, etc., qui sont tous fondés sur le même principe et sont destinés à soutenir l'utérus par une tige centrale pénétrant verticalement dans le vagin, jusqu'au col, et soutenue elle-même par un appareil passant entre les jambes et fixé à une ceinture (fig. 151).

Tous ces pessaires, tous ces *hystérophores*, comme on les appelle encore, rendent des services. Mais quand les malades peuvent être opérées et acceptent une opération, celle-ci vaut mieux que le meilleur des appareils.

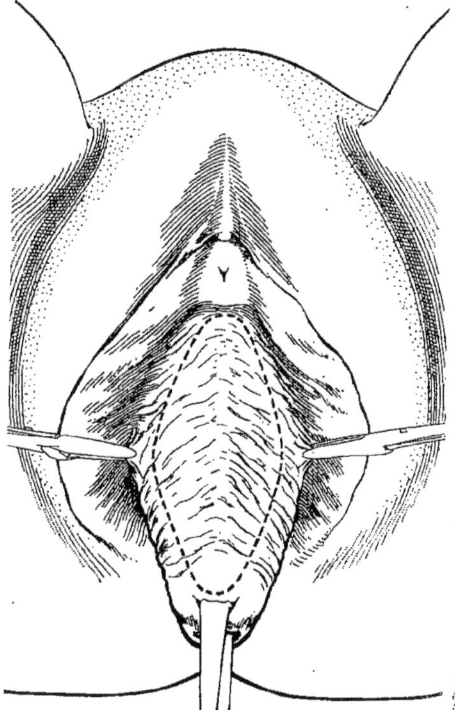

Fig. 152.
Colpo-périnéorraphie antérieure. Avivement ovalaire.

Traitement chirurgical. — Les diverses méthodes de traitement sanglant des prolapsus génitaux diffèrent beaucoup les unes des autres suivant que l'on s'adresse aux moyens de contention de l'utérus, c'est-à-dire au périnée et au vagin, à ses moyens de suspension, c'est-à-dire à ses ligaments, ou enfin à l'utérus lui-même.

C'est ainsi qu'on exécutera des *colpopérinéorraphies*, des *fixations* utérines par l'intermédiaire des ligaments ou *ligamentopexies*, enfin des *hystéropexies* directes ou même des *hystérectomies*, soit partielles, soit totales.

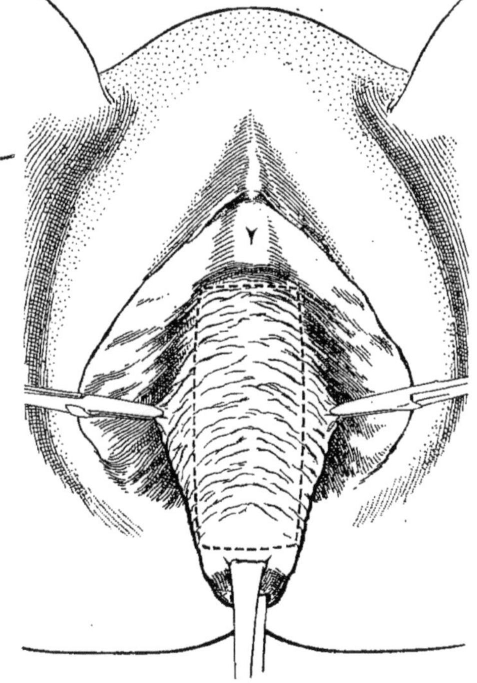

Fig. 153.
Colpo-périnéorraphie antérieure. Avivement rectangulaire.

Ces diverses méthodes peuvent d'ailleurs être combinées, et dans un grand nombre de cas, lorsqu'on se trouve devant un utérus dont le col présente l'hypertrophie sus-vaginale dont il a été parlé plus haut, il est tout indiqué de pratiquer une amputation de ce col aussi haut que possible, et de la combiner par exemple à une colpo-périnéorraphie. De même, comme nous le verrons plus loin, l'hystérectomie risquerait fort de rester inutile si elle n'était accompagnée d'une colpopérinéorraphie étendue.

De toutes ces opérations les meilleures, disons-le tout de suite, sont celles qui s'adressent au périnée : ce sont en même temps les moins graves et les plus efficaces; c'est donc à elles, c'est aux diverses *colpo-périnéorraphies* que l'on aura recours dans l'immense majorité des cas. Les fixations ligamenteuses et l'hystérectomie ne seront indiquées qu'à titre exceptionnel.

Nous étudierons d'abord les divers procédés de colpo-périnéorraphie dont plusieurs ont déjà été décrits à propos des ruptures du périnée.

Toutes les fois que le col présentera une hypertrophie notable, soit dans sa portion sous-vaginale, soit dans sa portion sus-vaginale, il sera indiqué de l'amputer. Cette opération préliminaire qui aura pour effet de diminuer, en même temps que sa longueur, le poids de l'utérus, et d'amener par le travail de cicatrisation une sclérose partielle de la partie de l'organe conservé, ne diffère en rien de l'amputation ordinaire si souvent appliquée aux métrites du col. C'est l'opération de Schrœder. Elle doit être seulement plus complète encore s'il est possible. Il faut remonter très haut par une sorte d'évidement conoïde du col utérin sans s'appliquer outre mesure à reconstituer un col sous-vaginal. Quelquefois même on fait, et c'était souvent la pratique de Bouilly, une véritable désinsertion vaginale, de façon à amputer le col utérin sensiblement au-dessus de l'insertion du vagin, et à enlever la plus grande partie possible du col hypertrophié.

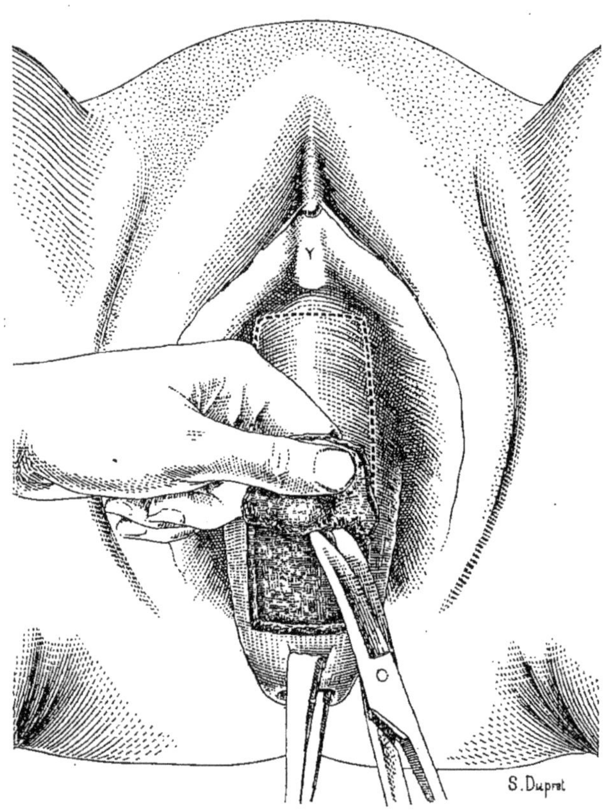

Fig. 154.
Colpo-perinéorarphie antérieure. Dissection du lambeau aux ciseaux courbes.

Cette opération préliminaire étant faite, on exécute alors sur le vagin et le périnée les opérations plastiques qui paraissent les mieux indiquées.

Ces opérations ont un double but : 1° rétrécir le vagin en supprimant une partie de sa muqueuse herniée et exhubérante; 2° reconstituer le périnée. C'est ainsi qu'on exécutera tantôt des colporraphies antérieures ou postérieures, tantôt des périnéorraphies, tantôt et le plus souvent, des opérations combinées, portant à la fois sur le vagin et le périnée, des colpo-périnéorraphies postérieures accompagnées ou non d'une colporraphie antérieure.

La plupart de ces opérations sont identiques à celles qui ont été décrites à propos des ruptures incomplètes du périnée, on y retrouve les mêmes méthodes de périnéorraphie par avivement, et de périnéorraphie par dédoublement (voir p. 137 et suivantes). Nous ne décrirons ici que les procédés qu'il est indispensable de connaître sans prétendre à les décrire tous, car beaucoup d'entre eux ne diffèrent les uns des autres que par d'insignifiants détails.

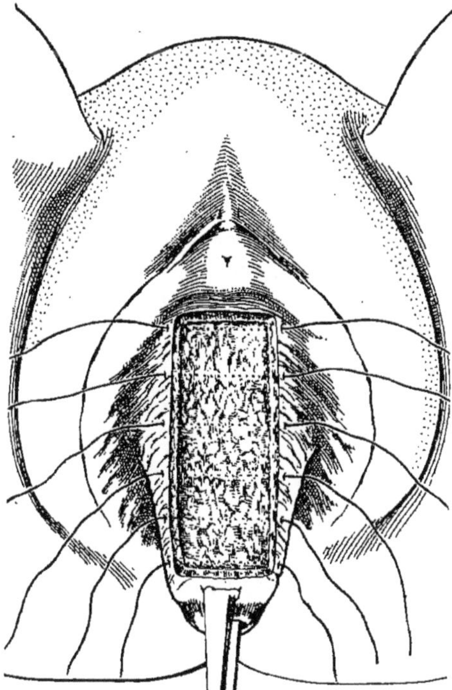

Fig. 155.
Placement des fils.

Colporraphie antérieure. — Cette opération s'exécute seule lorsque la malade présente un certain degré de colpocèle, sans changement notable du côté de la vulve et de la paroi postérieure du vagin. Elle est le plus souvent combinée à la colpo-périnéorraphie postérieure, dans les cas de prolapsus un peu accentué.

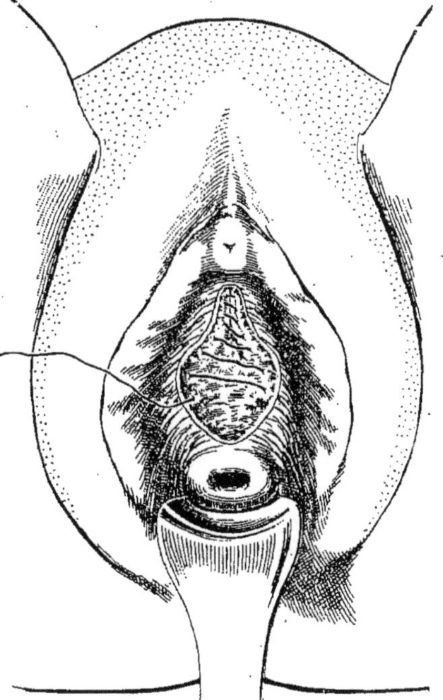

Fig. 156.
L'avivement est rétréci par un surjet au catgut sur les plans profonds.

Il s'agit de rétrécir la paroi antérieure du vagin par excision d'une certaine étendue de muqueuse exubérante. La muqueuse vaginale étant bien exposée et bien repérée avec des pinces de Kocher, on procède à l'avivement. Celui-ci sera soit ovalaire (fig. 152), lorsque la muqueuse à enlever n'est pas très étendue, soit rectangulaire lorsqu'on veut supprimer une grande quantité de tissu (fig. 153).

Il est toujours bon de tracer avec la pointe d'un bistouri, sur la muqueuse bien exposée, les limites de l'avivement. Puis on enlève avec de bons ciseaux courbes le lambeau de muqueuse, en commençant par le bas, de façon à être moins gêné par le sang. Cette dissection doit être prudente, de façon à ne pas intéresser la vessie. La meilleure façon d'éviter tout accident consiste, dès qu'on a décollé un petit lambeau de muqueuse à la partie inférieure, à le saisir avec une pince plate, puis avec les doigts, les ciseaux avivant alors directement sous le doigt qui contrôle leur action et apprécie à chaque instant l'épaisseur de la muqueuse (fig. 154).

L'écoulement sanguin est quelquefois assez abondant, surtout dans les vieux prolapsus avec parois vaginales épaissies. Il faut saisir les vaisseaux appréciables, presque toujours des veines assez larges, et faire une hémostase soignée avec du catgut fin. Plus l'hémostase sera parfaite, meilleure sera la réunion. On réduit l'hémorragie à son minimum et on gagne du temps en décollant la muqueuse vaginale de la paroi de la vessie avec le doigt coiffé d'une compresse et sans se servir des ciseaux.

La suture sera faite au catgut, en ayant soin de charger les plans profonds, ou tout au moins de faufiler ces plans profonds, de façon à éviter les espaces morts, source d'hématomes et cause de désunion et d'échec. On placera ainsi quatre, cinq, six points séparés, dont on n'aura plus à s'occuper par la suite (fig. 155).

Si l'avivement est très large, il pourra être utile de faire d'abord dans la profondeur, soit quelques points séparés, soit un surjet avec un catgut fin, de façon à diminuer sa largeur (fig. 156). On pourra aussi exécuter, à l'exemple de Lejars, des sutures croisées en lacet de bottine comme dans la fig. 157. Un plan superficiel de sutures séparées terminera l'opération (fig. 158).

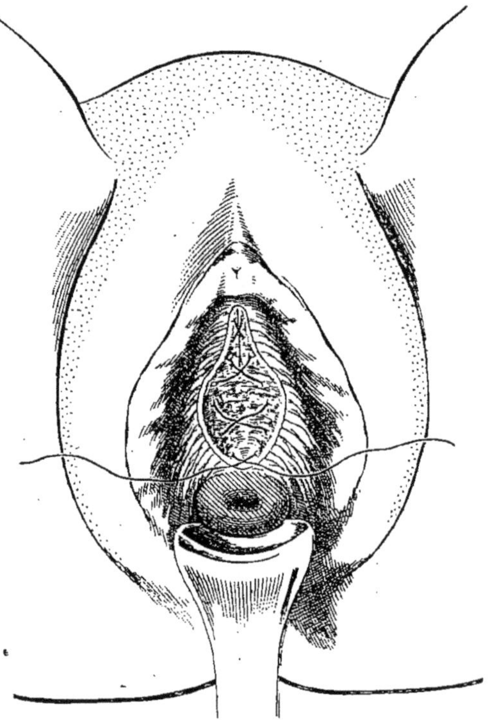

Fig. 157.
Suture profonde en lacet de bottine (Lejars).

Dans quelques cas il pourra être avantageux de faire un *avivement triangulaire* (Doléris). Ces cas sont ceux dans lesquels la distension vaginale s'est faite surtout au-dessous du col, sans participation sérieuse de la partie inférieure du vagin. Dans ces conditions c'est la partie avoisinant le col qui demande seule à être avivée et rétrécie. Un avivement triangulaire et des sutures appropriées qui donnent à la plaie, lorsqu'elle est fermée, la forme d'un ⊥, permettront d'obtenir le résultat cherché (fig. 160, 161).

Colpo-périnéorraphie postérieure. — La plupart du temps, c'est le périnée qui demande à être consolidé, mais comme il est, en même temps, indispensable de rétrécir la paroi postérieure du vagin, plus ou moins atteinte de rectocèle, c'est à une *colpo-périnéorraphie postérieure* que l'on aura recours.

Cette opération est identique à celle qui a été décrite à propos des ruptures incomplètes du périnée (voir p. 139).

Nous ne dirons donc rien des procédés si couramment employés d'Hegar, qui est le type du procédé par avivement et de Lawson-Tait, ou procédé par dédoublement, déjà expliqués tout au long (p. 140 et 143). Mais nous exposerons rapidement quelques autres procédés qui peuvent, dans certains cas, trouver des indications particulières, et qu'il faut connaître, ne fût-ce, au besoin, que pour les combiner entre eux. Les principes généraux qui dominent la technique de ces opérations plastiques sur le périnée, position de la malade, instrumentation, procédés d'avivement, matériel de suture, etc., sont toujours les mêmes, et nous n'y revenons pas.

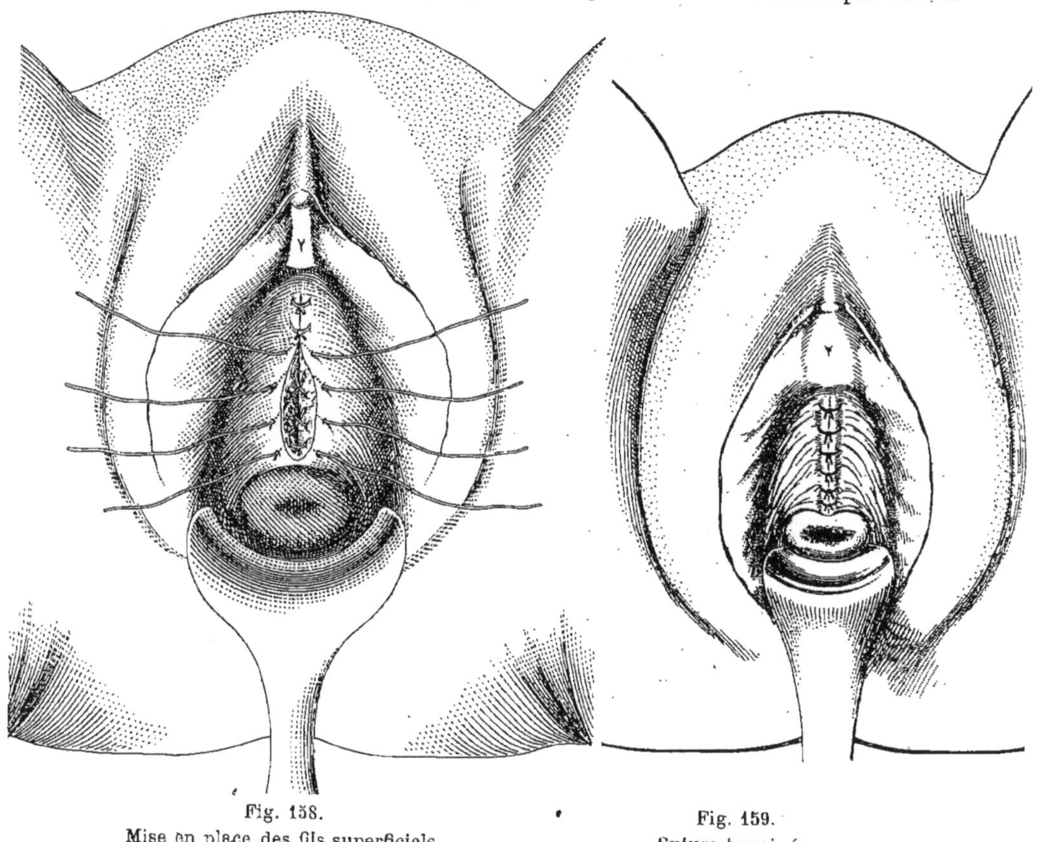

Fig. 158.
Mise en place des fils superficiels.

Fig. 159.
Suture terminée.

Procédé de Doléris. — Ce procédé, auquel son auteur a donné le nom de *colpo-périnéoplastie par glissement*, ressemble à la fois au procédé d'Hegar et à celui de Lawson-Tait. C'est une sorte de procédé d'Hegar par dédoublement, mais avec conservation d'une partie du lambeau muqueux vaginal.

On incise circulairement la fourchette jusque vers l'extrémité postérieure des petites lèvres, au point où l'on veut fixer les limites du périnée reconstitué (fig. 162).

On sépare par dédoublement la muqueuse vaginale postérieure de la paroi rectale. Ce dédoublement est très facile à faire grâce au plan de clivage qui sépare le rectum du vagin et dans lequel, en écartant les tissus avec le doigt, on peut remonter très haut. On remontera d'autant plus haut que la rectocèle sera plus prononcée. On aura ainsi une large plaie en forme d'entonnoir aplati d'avant en arrière.

On place alors les sutures et c'est ici que le procédé présente une particularité originale. Le premier fil, s'enfonçant à droite de la ligne médiane chemine sous

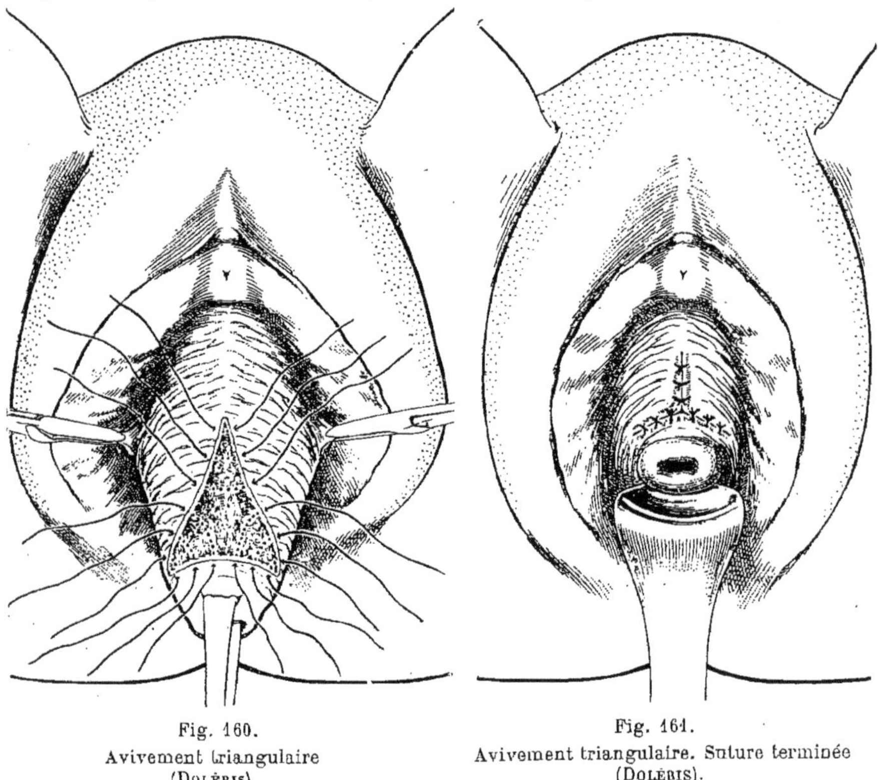

Fig. 160.
Avivement triangulaire (Dolèris).

Fig. 161.
Avivement triangulaire. Suture terminée (Dolèris).

les tissus, en contact avec le rectum, sort vers la partie la plus profonde de la plaie, et va pénétrer le plus haut possible dans le lambeau vaginal, qu'il ne doit pas perforer. Il chemine pendant quelques millimètres dans la partie profonde et sous-muqueuse de ce lambeau vaginal, en sort pour pénétrer de nouveau dans les tissus prérectaux et sortir à gauche de l'incision. On place ainsi, en dehors du premier, deux autres fils qui vont comme lui mordre dans le lambeau vaginal, près de sa racine (fig. 163). Lorsqu'on serre ces fils, ils reconstituent le périnée et abaissent dans une certaine mesure le lambeau vaginal qui vient se souder au corps périnéal sur la ligne médiane. Mais il reste alors par suite de l'abaissement de cette muqueuse vaginale un lambeau flottant qu'on tranche d'un coup de ciseaux, au ras du périnée (fig. 164). Il ne reste plus qu'à adosser la tranche de ce lambeau aux bords de la plaie périnéale par deux ou trois points de suture superficiels, situés en avant des points profonds. Quand

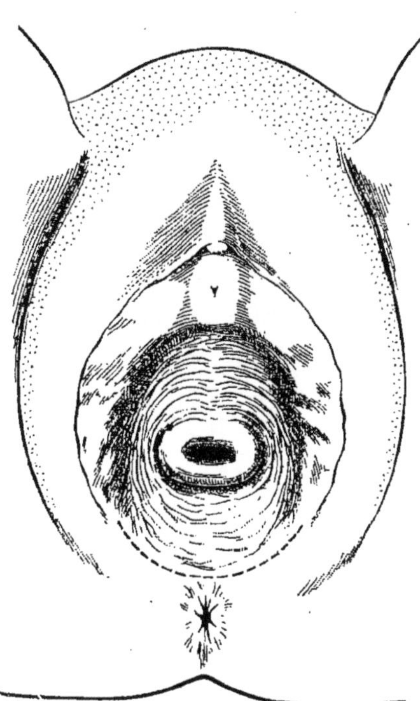

Fig. 162.
Colpo-périnéoplastie. Tracé de l'incision Doléris).

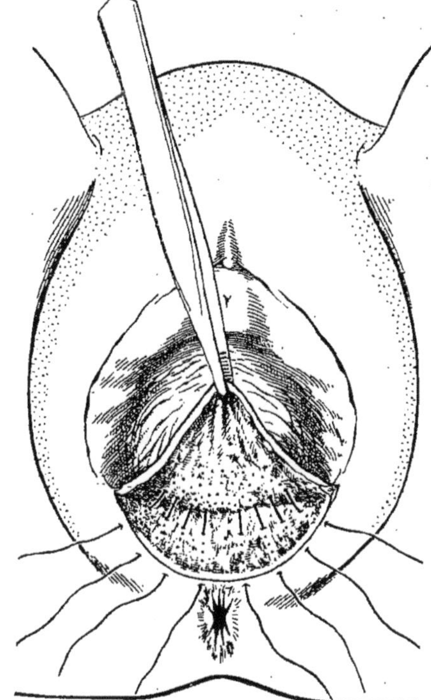

Fig. 163.
Colpo-périnéoplastie. Passage des fils (Doléris).

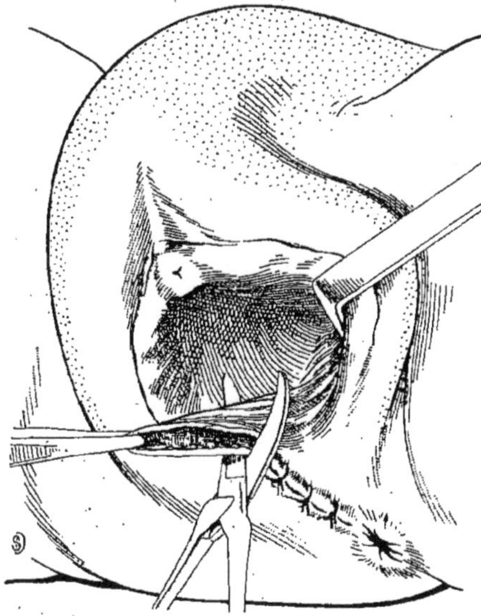

Fig. 164.
Excision du lambeau exubérant (Doléris).

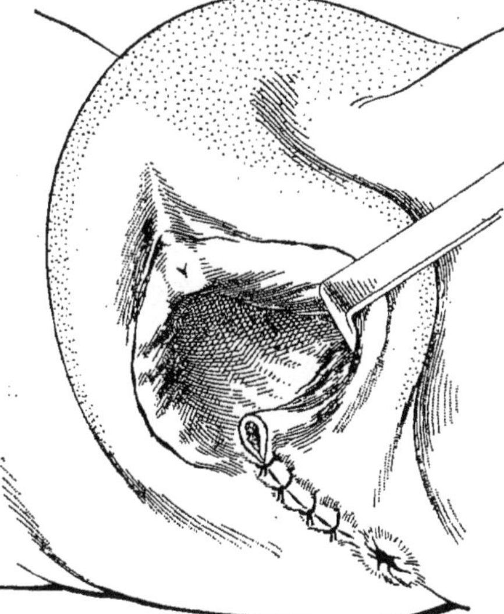

Fig. 165.
Opération terminée (Doléris).

l'opération est terminée tous les fils sont extérieurs (fig. 165). Cette particularité permet de faire l'opération avec des crins de Florence sans ennuis pour les enlever.

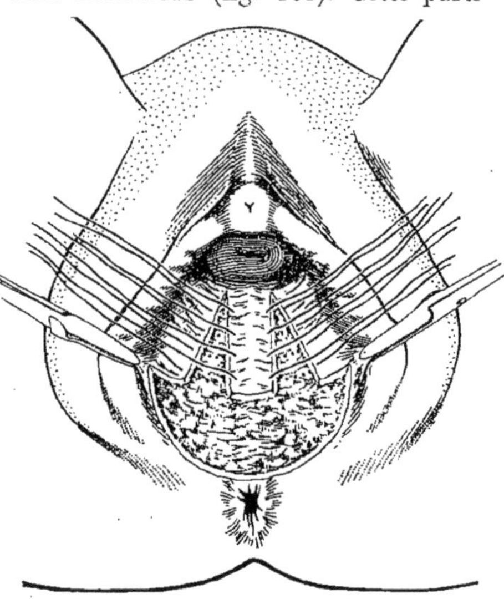

Fig. 166.
Colpo-périnéorraphie postérieure. Procédé de Martin. Avivement et mise en place des fils supérieurs.

Procédé de Martin. — Dans ce procédé on conserve la colonne postérieure du vagin, souvent solide et résistante. Les figures ci-jointes montrent mieux que toute description la forme de l'avivement et la disposition des fils (fig. 166, 167, 168). Les fils sont moins serrés et moins tendus que dans le procédé de Hégar, ils coupent peut-être un peu moins les tissus. Mais ce sont là des avantages un peu théoriques qui ne suffisent pas à compenser les inconvénients qui résultent de la complication plus grande de l'opération et de sa plus longue durée.

Procédé d'Emmet. — Ce procédé, très répandu en Amérique, ne diffère pas sensiblement de celui de Martin. Comme dans celui-ci, la colonne postérieure du vagin est conservée et flanquée de deux avivements angulaires qui

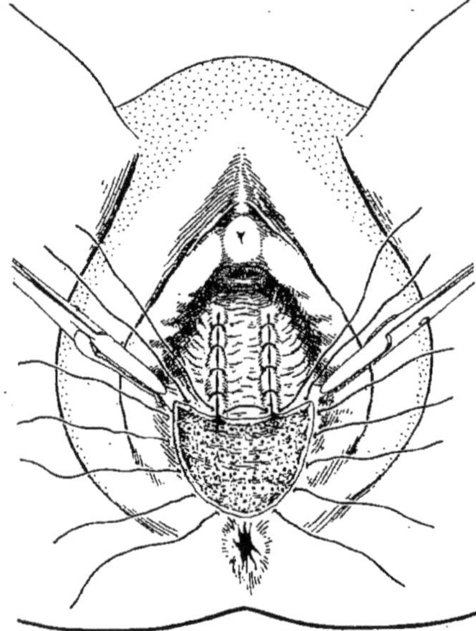

Fig. 167.
Procédé de Martin. Les fils supérieurs sont serrés. Mise en place des fils inférieurs.

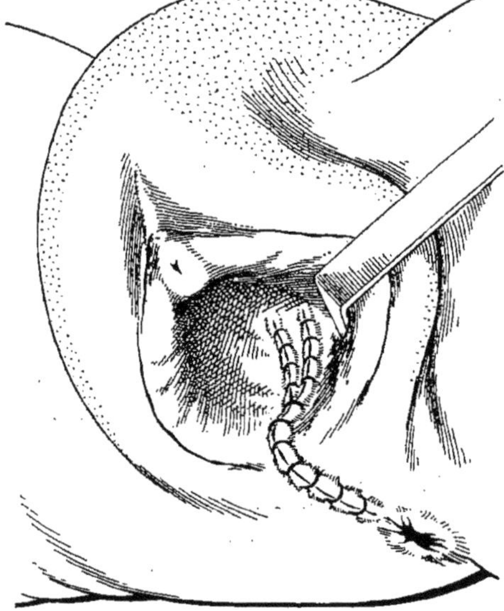

Fig. 168.
Procédé de Martin. Opération terminée.

donnent en somme à l'avivement vaginal la forme d'un H dont la base repose sur la large surface périnéale avivée. Il n'y a que des différences insignifiantes dans le passage des fils. Mais le résultat plastique est identiquement le même, et les résultats thérapeutiques ne doivent pas sensiblement différer.

Procédé de Lanelongue. — Duvergey nous a fait récemment connaître[1] un procédé employé depuis longtemps par Lanelongue, de Bordeaux. Dans ce procédé le chirurgien s'applique surtout à rétrécir le vagin en enlevant la muqueuse de la paroi postérieure sur toute sa hauteur, de la fourchette à la lèvre postérieure du col utérin. La délimitation du lambeau se fait par un artifice assez ingénieux. Une longue valve vaginale large de 3 à 5 centimètres environ suivant les cas, est introduite dans le vagin jusqu'au col utérin, et déprime la paroi postérieure, exactement sur la ligne médiane. C'est cette valve qui servira à délimiter les contours du lambeau de muqueuse à enlever. Il suffit d'inciser cette muqueuse longitudinalement, en glissant un bistouri du col utérin vers la fourchette de chaque côté de la valve conductrice (fig. 169). Une incision transversale est alors faite sur la fourchette, et il ne reste plus qu'à disséquer le lambeau. On a bien soin, au moment de suturer, de prendre les plans musculaires profonds, qui renferment les bords internes des releveurs, et on rétrécit ainsi la paroi vaginale sur toute sa hauteur en reconstituant une colonne postérieure. Trois ou quatre points suffisent à refaire le périnée en transformant la plaie transversale de la fourchette en une plaie longitudinale (fig. 170, 171).

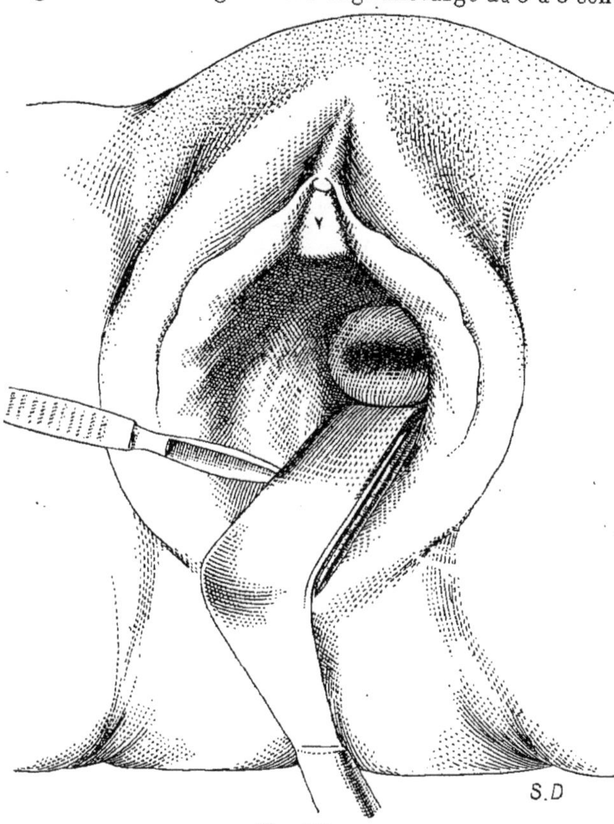

Fig. 169.
Procédé de Lanelongue. Délimitation du lambeau.

Myorraphie des releveurs de l'anus. — Pierre Delbet, Duval et Proust ont insisté, avec observations et recherches anatomiques à l'appui, sur l'avantage qu'il peut y avoir à suturer l'un à l'autre les faisceaux du releveur de l'anus qui descendent de chaque côté dans l'épaisseur de la cloison recto-vaginale. Dans

[1] *Presse médicale*, 1903, p. 843.

les conditions normales, ces deux faisceaux musculaires, s'insérant au pubis de chaque côté de la symphyse, contournent le vagin et s'insinuent derrière lui pour venir se réunir et même s'entrecroiser vers la partie antérieure et inférieure du rectum. Ils contribuent donc à fermer le bassin et s'opposent efficacement à la descente des organes qui y sont contenus. La partie supérieure du vagin et l'utérus ne peuvent descendre jusqu'à la vulve qu'à condition de les écarter, et, par conséquent leur suture sur la ligne médiane s'opposera au prolapsus des organes situés au-dessus d'eux.

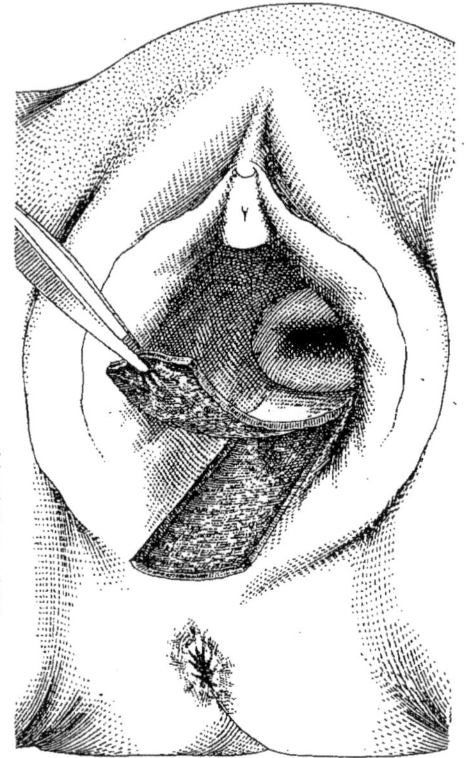

Fig. 170.
Procédé de LANELONGUE. Excision du lambeau.

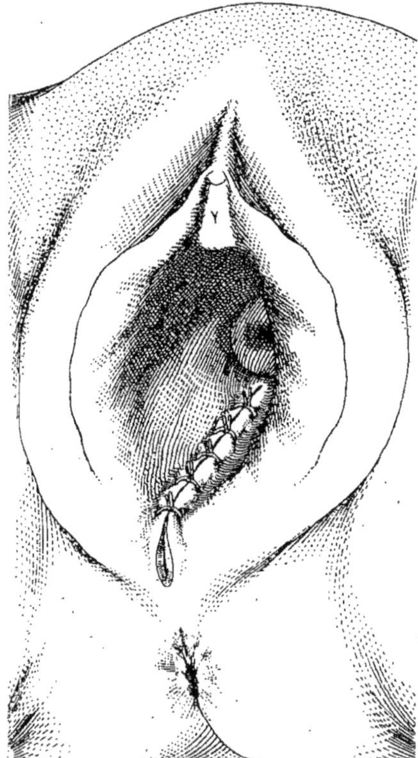

Fig. 171.
Procédé de LANELONGUE. Opération terminée.

L'incision de la fourchette et le dédoublement de la cloison recto-vaginale se font comme dans le procédé de DOLÉRIS. Il faut trouver le plan de clivage de la cloison si l'on veut parvenir facilement jusqu'au cul-de-sac de Douglas. La petite bandelette recto-vaginale signalée par PROUST et DUVAL constitue à cet effet un point de repère précieux. Il faut la sectionner. Lorsque le dédoublement est complet on sent alors de chaque côté une bandelette oblique et résistante qui n'est autre chose que le faisceau interne du releveur de l'anus (fig. 173). On le dénude soigneusement jusqu'à la hauteur du Douglas. On suture alors face à face les deux portions symétriques du releveur en passant en même temps le fil dans la paroi vaginale de façon à la solidariser avec les muscles (fig. 174, 175). On place ainsi plusieurs fils jusqu'à la partie inférieure des releveurs et on les noue. Les plans superficiels sont reconstitués et la peau est suturée comme dans le procédé de Doléris (fig. 163-165).

Il n'y a aucune objection à faire à ce procédé, si ce n'est la précision qu'il demande dans la dissection du périnée. En réalité dans les périnéorraphies bien faites, lorsque les fils sont profondément placés et chargent largement les tissus

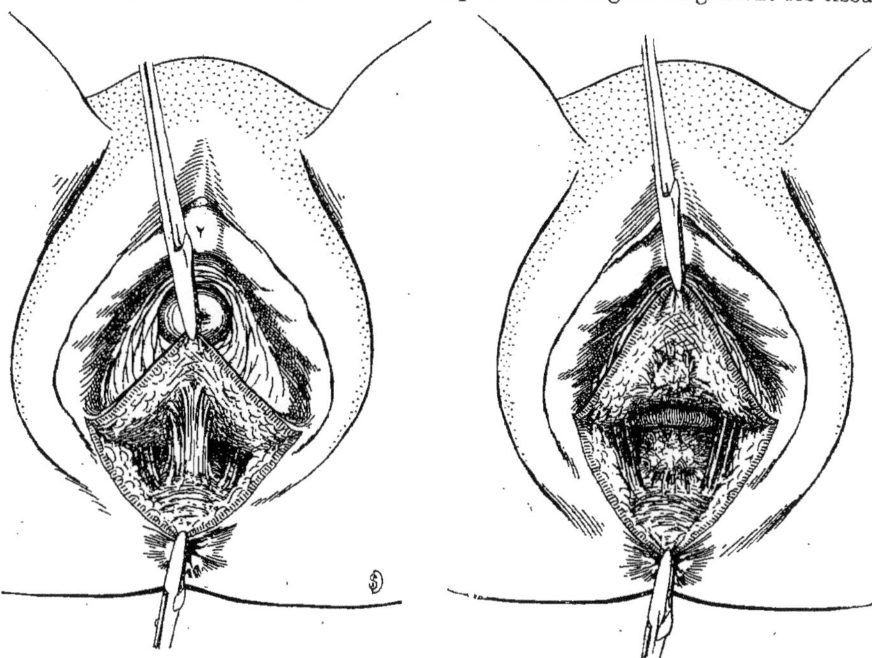

Fig. 172.
Myorraphie des releveurs. Bandelette recto-vaginale.

Fig. 173.
Après dédoublement de la cloison et section de la bandelette recto-vaginale, on aperçoit de chaque côté les faisceaux du releveur. En haut le cul-de-sac de Douglas.

périnéaux de chaque côté de la ligne médiane, les releveurs sont chargés avec le reste et sont rapprochés l'un de l'autre. L'opération est moins régulière, moins scientifique, moins anatomique, mais le résultat qu'elle donne est sensiblement le même. Peut-être même est-il meilleur car rien n'est moins démontré que la solidité de sutures placées sur les bords dénudés des releveurs. Les fibres musculaires sont trop friables et mieux vaut qu'elles soient doublées d'une couche épaisse de tissus voisins.

Procédé de Marion. — Marion a proposé et appliqué, d'abord chez des vierges atteintes de prolapsus de la paroi postérieure du vagin faisant saillie à travers l'hymen, puis chez des malades ordinaires, un procédé tout particulier. Ce procédé consiste dans la suppression du cul-de-sac de Douglas par des sutures appropriées.

Après laparotomie, on passe successivement plusieurs fils en bourse sous le péritoine du cul-de-sac de Douglas. Pour placer ces fils, on saisit le fond du cul-de-sac avec une pince et, l'attirant vers le haut, on place tout autour un fil sous-péritonéal qui est serré après l'enlèvement de la pince. Quatre fils sont ainsi placés. Cette opération réalise l'accolement de la paroi vaginale postérieure et de la face postérieure du col avec la face antérieure du rectum.

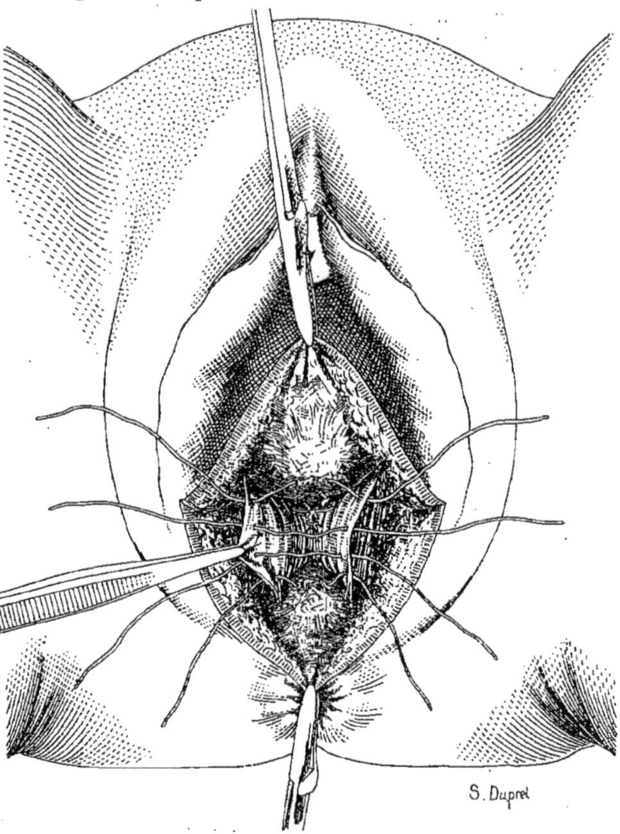

Fig. 174. — Suture des releveurs et mise en place des fils.

Il est de toute évidence que la suppression du Douglas, en s'opposant à la descente des anses grêles vers le périnée sous la poussée abdominale, supprime en même temps cette sorte de hernie vaginale qui en est la conséquence, et qu'il en résulte une amélioration manifeste dans les phénomènes du prolapsus génital.

Cette opération ingénieuse semble, par sa gravité relative, hors de proportion avec les lésions qu'elle est appelée à guérir. Elle ne paraît justifiée qu'à titre d'opération complémentaire, lorsque le prolapsus génital s'accompagne de lésions utérines ou annexielles nécessitant par elles-mêmes une laparotomie.

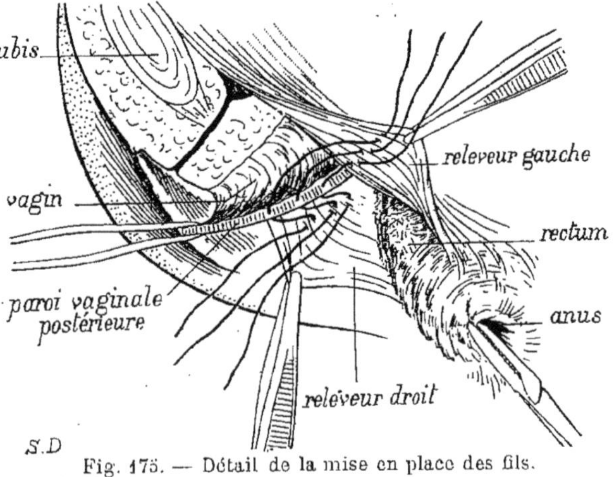

Fig. 175. — Détail de la mise en place des fils.

Tous ces derniers procédés d'autoplastie qu'il n'est pas défendu de combiner entre eux constituent des armes puissantes contre les prolapsus génitaux.

Mais ce ne sont pas les seules. A côté des colpo-périnéorraphies proprement dites, on a décrit de nombreuses opérations souvent ingénieuses, mais tombées dans l'oubli à la suite de la généralisation des opérations précédentes. Il en est une cependant qui, à notre avis, ne mérite pas d'être oubliée, que nous avons pratiquée plusieurs fois et qui nous a donné des résultats excellents. C'est le *cloisonnement du vagin* de Le Fort. Cette opération n'est indiquée que dans le prolapsus complet, lorsque l'utérus, entraîné par le vagin complètement renversé, fait saillie entre les cuisses. Mais alors elle donne des résultats qui soit la plupart du temps supérieurs à ceux des périnéorraphies communes.

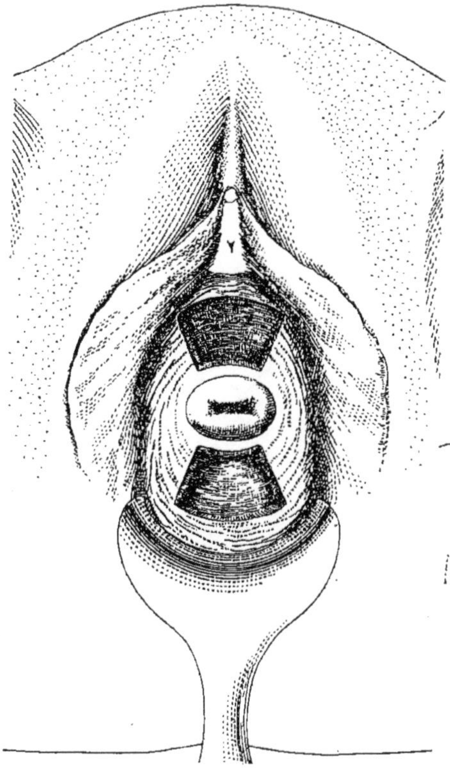

Fig. 176.
Cloisonnement du vagin. Avivements antérieur et postérieur vus de face.

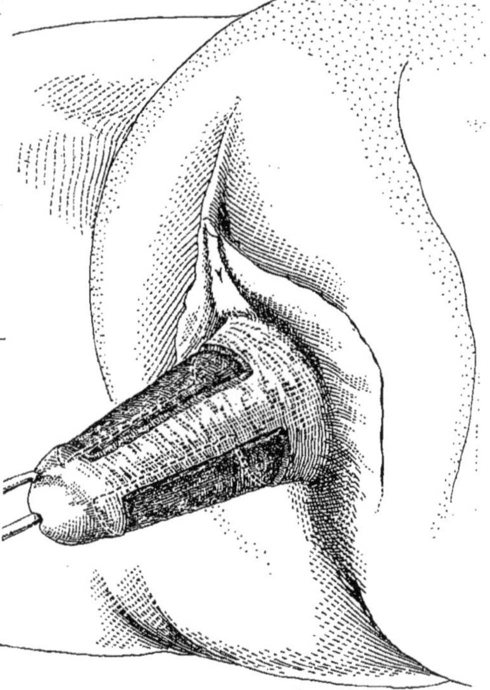

Fig. 177.
Cloisonnement du vagin. Avivement vu de profil.

Elle est d'ailleurs fort simple en théorie et non moins facile à exécuter qu'à comprendre.

Procédé de Le Fort : cloisonnement du vagin. — Le prolapsus étant complètement extériorisé, on avive sur la paroi vaginale antérieure un rectangle de 3 ou 4 centimètres de largeur, et auquel on donne le plus de longueur possible, 6 ou 8 centimètres au minimum. Il doit siéger sur la ligne médiane et s'étendre d'un point situé à 2 ou 3 centimètres du méat jusqu'au voisinage du col, à 2 centimètres environ de son insertion vaginale. Un avivement symétrique, de même longueur, de même largeur et situé bien exactement lui aussi sur la ligne médiane, est alors pratiqué sur la paroi vaginale postérieure. L'hémostase étant assurée, il s'agit alors de suturer et d'accoler l'une à l'autre les deux surfaces cruentées. On réduit le col, et, par dessus le col réduit, on suture au catgut les parties voisines des deux surfaces avivées. Les sutures doivent être faites avec soin, les lèvres des incisions soigneusement affrontées et des surjets au catgut perdu doivent réunir les surfaces cruentées. Dans ces conditions, au fur et à mesure que les sutures avancent, le prolapsus se réduit et quand l'affrontement des surfaces avivées est terminé, la réduction est complète. On peut d'ailleurs faire suivre cette opération d'une périnéorraphie. Mais celle-ci est le plus souvent inutile. On comprend en effet que si la réunion se fait, si les parois vaginales antérieure et postérieure se soudent l'une à l'autre, la reproduction du prolapsus est impossible. Il faudrait, pour voir survenir la récidive, un échec complet de la réunion ou une rupture de la cicatrice, lorsque celle-ci existe. Dans les prolapsus invétérés traités par la colpo-périnéorraphie simple, c'est-à-dire, en somme, par un simple rétrécissement de la vulve et du vagin, il peut y avoir distension nouvelle et par conséquent récidive. Lorsque le vagin a été cloisonné, la cloison ainsi faite forme sous l'utérus une sangle qui ne peut laisser passer l'utérus qu'à condition de se rompre.

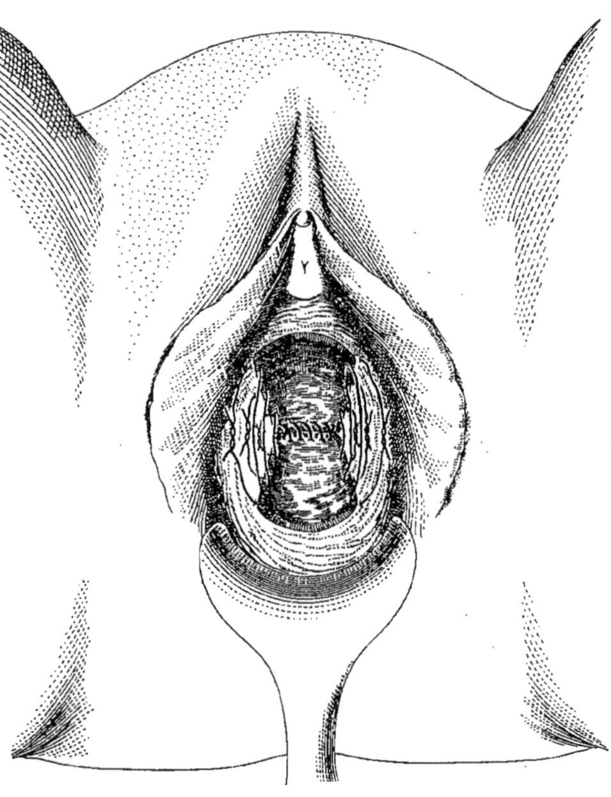

Fig. 178.
Cloisonnement du vagin. Mise en place des fils et affrontement des surfaces cruentées.

Les résultats donnés par cette opération si simple sont très satisfaisants, et elle mérite d'être employée dans les prolapsus des femmes âgées, car bien qu'on ait signalé une grossesse suivie d'accouchement chez une femme ayant subi le cloisonnement du vagin, il est évident qu'on ne saurait la pratiquer que chez des femmes auxquelles leur âge a enlevé tout espoir de maternité.

Opérations sur les ligaments. — Nous n'en dirons qu'un mot. Ces opérations,

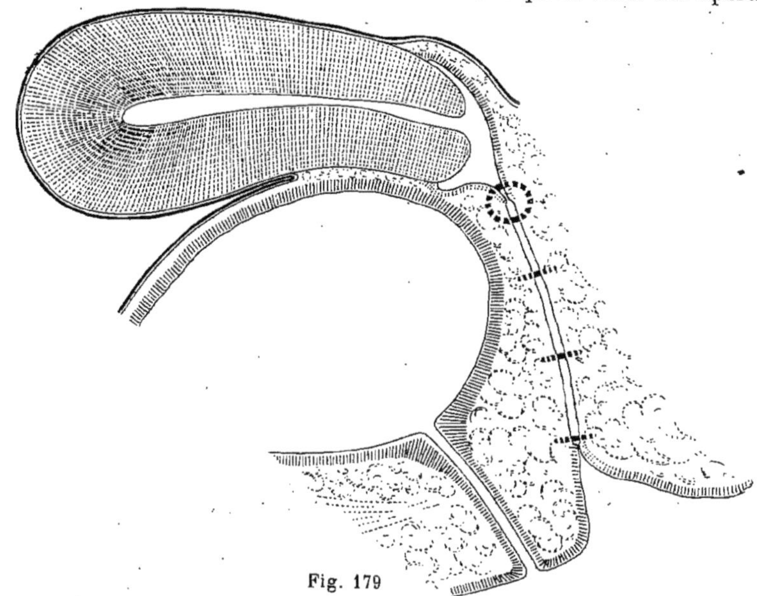

Fig. 179
Cloisonnement du vagin. Figure schématique. Coupe antéro-postérieure, montrant l'adossement des parois antérieure et postérieure du vagin.

qui peuvent donner de bons résultats lorsqu'il s'agit simplement de remédier à une déviation utérine, et en particulier une rétroversion sont tout à fait insuffisantes pour corriger un prolapsus utérin et le maintenir réduit. Sans doute elles ont pu parfois donner des succès, car en chirurgie il n'y a pas d'opération qui ne donne des succès. Mais ces succès, lorsqu'ils existent, ne sont obtenus qu'au prix d'opérations plus complexes et plus graves que les interventions sur le périnée. Celles-ci sont à la fois plus simples, plus bénignes et plus efficaces. Cependant dans certains cas graves, il est parfois indiqué de compléter une opération périnéale par une fixation pariétale des ligaments ronds et en particulier par la fixation des liga-

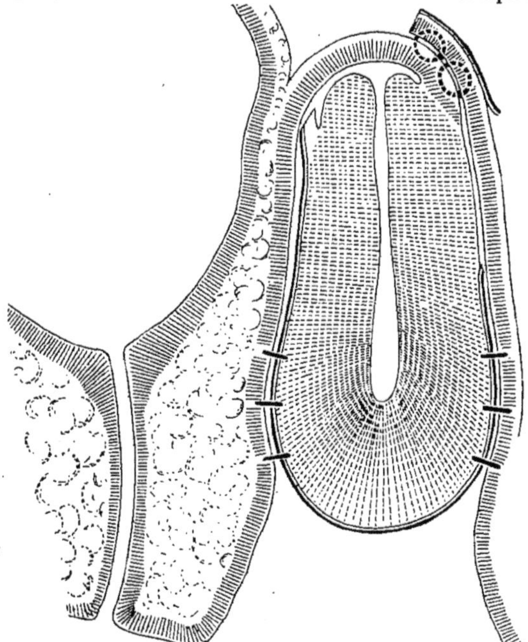

Fig. 180.
Opération de Freund. Fixation de l'utérus dans le vagin après renversement à travers le cul-de-sac postérieur.

ments ronds à la paroi abdominale. Mais celle-ci, employée isolément, ne suffit pas. Il en est de même du raccourcissement des ligaments utéro-sacrés, du raccourcissement des ligaments ronds par le vagin, et autres interventions plus ou moins complexes dont l'étude et la description ne feraient qu'embrouiller une question fort simple.

Les opérations qui s'adressent à l'utérus lui-même sont plus intéressantes et demandent à être étudiées de plus près car il y a des cas où elles sont indiquées.

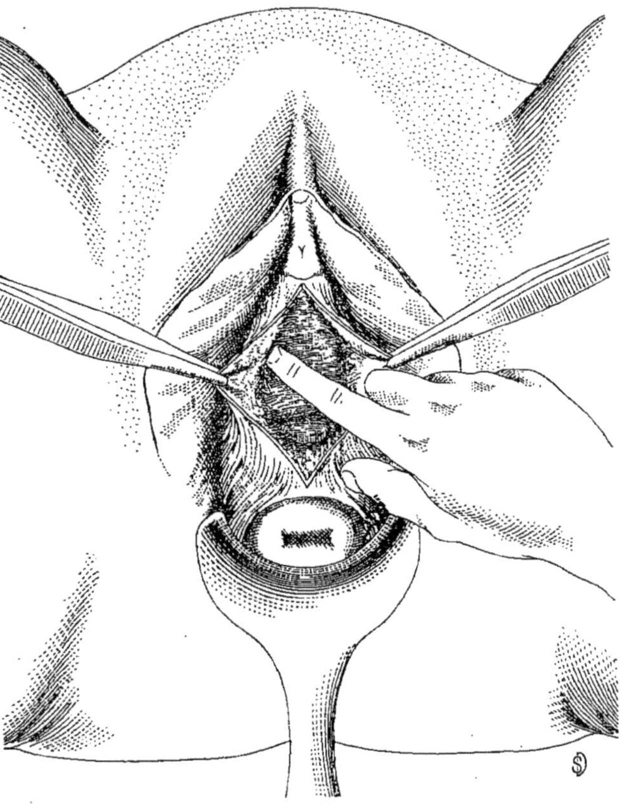

Fig. 181.
Opération de Fritsch et de Wertheim. Incision de la paroi vaginale antérieure et dissection de la vessie.

Nous n'avons qu'une confiance limitée dans les diverses *hystéropexies abdominales*. Nous ne pensons pas qu'on puisse confier aux simples adhérences résultant d'une fixation de l'utérus à la paroi abdominale la charge de maintenir réduit un prolapsus de quelque importance, et de supporter la poussée abdominale qui s'exerce sur le plancher pelvien.

Il ne faut pas demander aux opérations plus qu'elles ne peuvent donner, et, si l'on conçoit qu'une hystéropexie puisse maintenir en place un utérus qui tend à tomber en arrière, il paraît excessif de vouloir lui confier le soutien d'un effondrement périnéal, car, pour un prolapsus de peu d'importance, encore une fois, nous avons des opérations meilleures et moins graves, et c'est à elles qu'il faut avoir recours.

L'hystéropexie abdominale ne peut être acceptée que comme complément à une opération périnéale, pour soutenir l'utérus seul, si pour une raison quelconque il continuait à gêner la malade par son abaissement, malgré une périnéorraphie soignée. Encore vaut-il mieux, dans ce cas, pratiquer une simple fixation des ligaments ronds, comme il vient d'être dit.

Il en est de même des divers procédés d'*hystéropexie vaginale* dont on use et dont on abuse à l'étranger à la suite des nombreuses opérations de MACKENRODT et surtout de DUHRSSEN.

Nous avons discuté ces interventions à propos des déviations utérines, et ici encore, si l'on peut concevoir qu'on vienne prendre un point d'appui sur le vagin pour empêcher l'utérus de basculer en arrière, nous nous refusons à comprendre comment on aurait recours au même moyen pour corriger un prolapsus, qui est précisément dû à l'abaissement du vagin lui-même, nous ne voyons pas comment on pourrait empêcher un utérus de descendre en le fixant précisément à l'organe même qui l'entraîne.

Nous ne conseillons donc pas ces opérations, qui ont en outre le défaut d'être sensiblement plus graves et beaucoup plus compliquées que les colpo-périnéorraphies ordinaires.

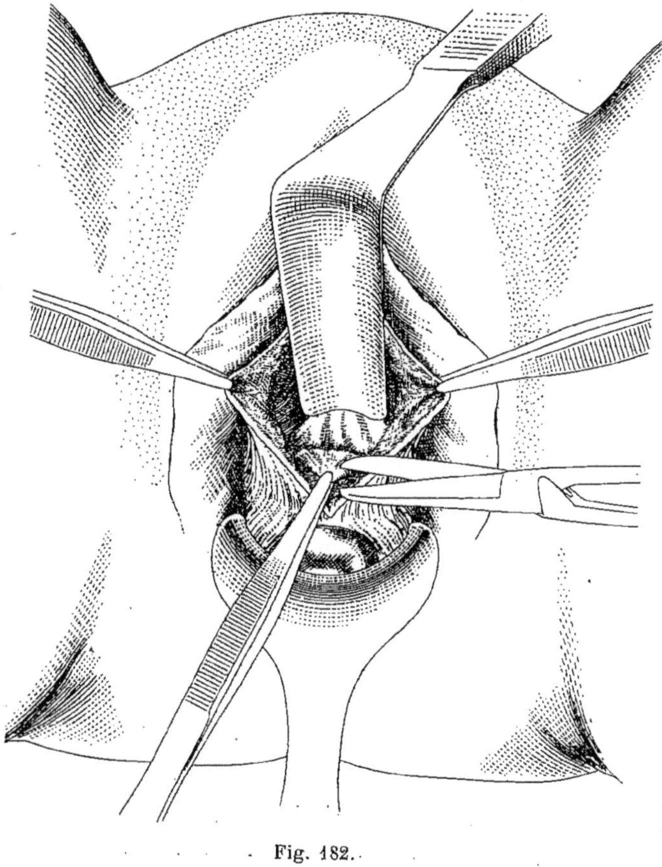

Fig. 182.
Ouverture du cul-de-sac vaginal antérieur.

Mais il est des cas dans lesquels on peut agir sur l'utérus, et lorsqu'un utérus prolabé est enflammé, saignant, malade, lorsqu'il présente, comme on le voit assez souvent, un col suspect, il n'y a que des avantages à l'enlever. L'*hystérectomie vaginale* a été faite très souvent dans ces conditions. En réalité, elle n'a pas pour but de guérir le prolapsus génital, car l'extirpation de l'utérus entraîné par le vagin n'est d'aucune action sur le prolapsus du vagin lui-même, mais elle rend plus sûr et plus efficace le maintien des tissus prolabés par une colpo-périnéorraphie complémentaire et qu'il est indispensable d'exécuter. Dans ces conditions l'hystérectomie vaginale sur un utérus extériorisé est une opération très facile, qu'on termine par des ligatures.

De plus on peut, à l'exemple de QUÉNU, une fois l'hystérectomie terminée, fixer l'un à l'autre les deux ligaments larges au moyen des fils qui ont servi aux ligatures en étages de ces mêmes ligaments larges. Dans ces conditions, les ligaments larges et le fond du vagin forment un bloc cicatriciel maintenu vers le haut par les ligaments larges eux-mêmes. Il y a là une sorte de *colpopexie* qui ne peut qu'être favorable au maintien de la guérison.

Fritsch et Pozzi ont enlevé en même temps que l'utérus de larges lambeaux vaginaux, et il est évident que moins il restera d'étoffe vaginale, moins elle aura de tendance à faire issue au dehors.

L'*hystérectomie abdominale* paraît moins recommandable que la vaginale, cependant elle peut être conseillée, s'il y a quelque lésion utérine ou annexielle qui légitime l'ouverture de l'abdomen. Dans ces conditions elle présente un avantage, celui de pouvoir fixer le moignon du col soit aux ligaments larges comme Jacobs, soit même, ce qui vaut mieux peut-être, à la paroi abdominale, comme Legueu, en exécutant ainsi une colpopexie véritable et qui ne peut manquer d'avoir une certaine efficacité. Mais il faut craindre de voir à la suite d'un effort quelconque, céder la suture qui unit le moignon à la paroi et survenir des accidents.

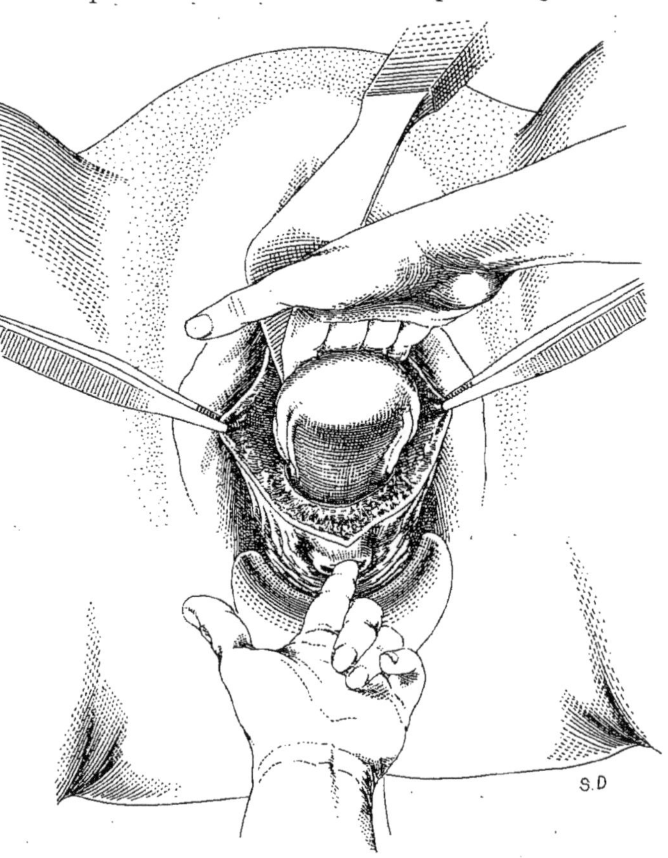

Fig. 183.
L'utérus est attiré à travers le cul-de-sac antérieur.

Freund avait songé, non pas à enlever l'utérus, mais à s'en servir pour obvier aux accidents du prolapsus lui-même. Il le renversait dans le vagin en le faisant passer soit par le cul-de-sac postérieur, soit par le cul-de-sac antérieur et le fixait dans cette position nouvelle (fig. 180). Cette façon de faire n'avait guère que des inconvénients. L'utérus s'enflammait, se recouvrait de granulations, suppurait et le remède était pire que le mal.

Fritsch et surtout Wertheim ont perfectionné cette méthode. Ce dernier vient fixer l'utérus renversé entre le vagin et la vessie, par la technique suivante : La paroi vaginale antérieure est incisée sur la ligne médiane, du méat jusqu'au col. Les deux lambeaux ainsi constitués sont séparés de la vessie (fig. 181). Puis le vagin est désinséré circulairement, comme dans le premier temps de l'hystérectomie vaginale, la vessie est décollée, le cul-de-sac péritonéal antérieur est ouvert, et une valve vient protéger la vessie (fig. 182). Le col utérin est amputé plus ou moins haut suivant sa longueur, et sa lèvre postérieure est fixée à la tranche vaginale postérieure. Ce temps n'est d'ailleurs pas indispensable, et le col peut être conservé s'il n'est pas trop hypertrophié. L'utérus est alors descendu par bascule antérieure, le fond passant le premier pendant que le doigt refoule le col vers le haut. Les annexes qui viennent avec l'utérus peuvent être, soit enlevées, soit laissées dans le ventre, soit séparées de l'utérus au niveau de la racine des trompes, afin de rendre toute fécondation impossible, s'il s'agit d'une femme encore jeune (fig. 185). Le péritoine est alors fixé à la face postérieure de l'utérus, qui vient au contact de la vessie, et la partie antérieure du col est suturée à la tranche vaginale correspondante (fig. 186). Puis les deux lambeaux vaginaux sont réunis l'un à l'autre en enfermant entre leur face profonde et la vessie, le corps utérin avec la face antérieure duquel ils se trouvent en contact. On termine par une périnéorraphie postérieure (fig. 185, 186).

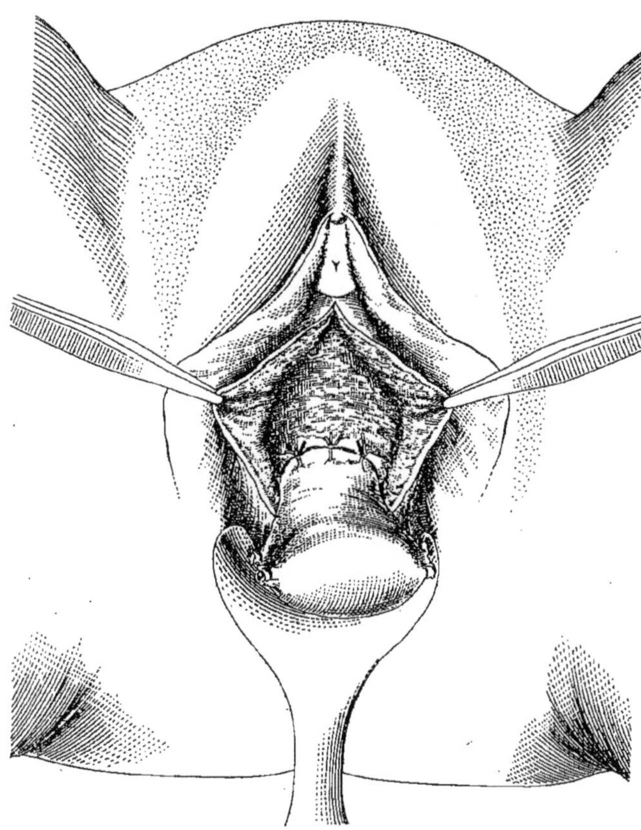

Fig. 184.
Les annexes ont été sectionnées. La paroi postérieure du col est suturée à la tranche vaginale antérieure et au péritoine du cul-de-sac correspondant.

Nous n'avons pas l'expérience de cette opération ingénieuse dont disent beaucoup de bien ceux qui l'ont pratiquée. On conçoit que le tampon formé par le corps de l'utérus constitue un obstacle sérieux à la descente de la vessie, tandis que l'inversion du col utérin entraîne vers le haut le fond du vagin. Mais, en dehors de sa gravité relative, cette opération présente des inconvénients évidents et il semble, en résumé, que c'est là une méthode bien compliquée et qui ne détrônera pas les opérations si simples et si sûres que nous avons à notre disposition.

Et maintenant que faire et comment choisir parmi tous ces procédés si différents comme principe, comme technique, comme gravité, comme efficacité.

Dans l'immense majorité des cas, et chez les femmes encore jeunes, c'est aux opérations périnéales que l'on aura recours. Neuf fois sur dix, au minimum, le prolapsus génital sera traité par la *colpo-périnéorraphie postérieure*. Bien souvent celle-ci sera complétée, dès qu'il y aura une cystocèle, légère ou sérieuse, par une colporraphie antérieure. Si l'utérus est allongé, hypertrophié, en état d'infection chronique, on pratiquera en même temps une *amputation du col.*

Si l'utérus est abaissé ou en rétroversion accentuée et que, malgré la reconstitution du périnée, le col arrive encore à la vulve ou immédiatement au-dessus d'elle, on pourra compléter l'opération périnéale par une *hystéropexie*, ou mieux encore, à notre avis, par une *fixation des ligaments ronds* dans la paroi abdominale.

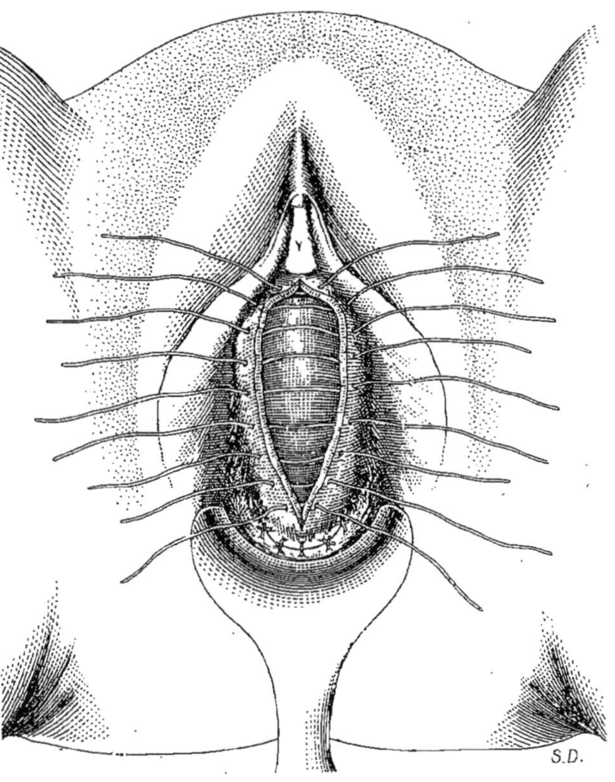

Fig. 185.
L'utérus est enfermé entre la vessie et la paroi antérieure du vagin suturée au-devant de lui.

Si la femme est âgée, et présente un prolapsus complet, un utérus petit et peu malade, le *cloisonnement du vagin*, complété au besoin par une périnéorraphie postérieure, donnera de bons résultats.

Si l'utérus est malade, suppurant, si le col est suspect de dégénérescence maligne, on pratiquera l'*hystérectomie vaginale* suivie d'une colpo-périnéorraphie et d'une colporraphie antérieure.

Si l'utérus est volumineux, fibromateux, si les annexes sont malades, ou qu'on juge utile de les examiner directement avant de se prononcer à leur sujet, on fera une *laparotomie* qui permettra au besoin de pratiquer une hystérectomie et de fixer le moignon cervical dans la paroi abdominale. Cette opération sera, bien entendu complétée, soit immédiatement, soit plus tard, par une colpo-périnéorraphie.

En somme, la *colpo-périnéorraphie* est le traitement fondamental des prolapsus génitaux, les autres opérations, quelles qu'elles soient, ne seront pratiquées qu'à titre exceptionnel. Ce sont des opérations complémentaires et qui ne font qu'ajouter leur action à l'action principale, et presque toujours

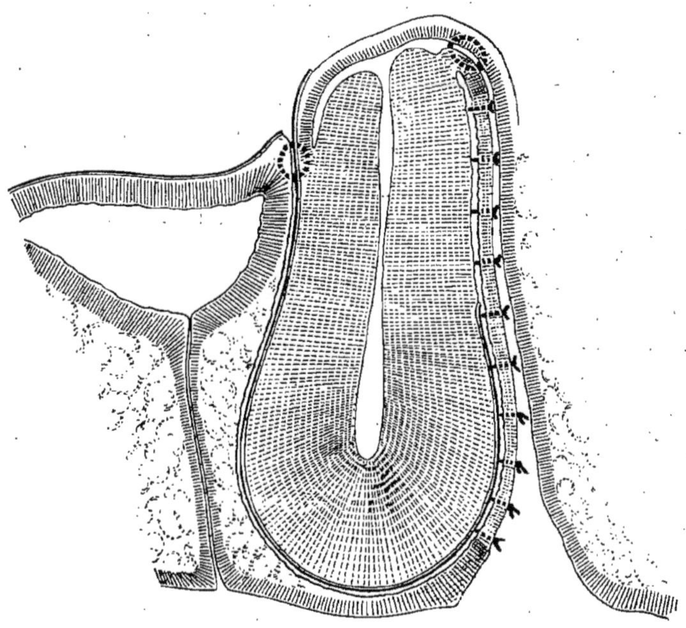

Fig. 186.
Inclusion de l'utérus entre la vessie et la paroi vaginale.

suffisante, des opérations plastiques que l'on pratique sur la vulve et sur le périnée.

CHAPITRE X

INVERSION UTÉRINE

Dans l'*inversion utérine,* l'utérus se retourne en doigt de gant, de façon à ce que sa face muqueuse devienne extérieure, tandis que sa cavité centrale est, au contraire, constituée par sa face péritonéale.

Ce n'est point, comme on pourrait le croire, le dernier terme du processus qui provoque la formation des prolapsus génitaux, et qui, après le renversement du vagin, produirait le renversement de l'utérus, car l'inversion utérine peut fort bien exister sans qu'il y ait trace de prolapsus génital. C'est un accident particulier et qui reconnaît des causes spéciales.

Pour que l'inversion utérine se produise, il faut que le fond de l'utérus retourné s'évagine à travers le col. Il est donc de toute nécessité que l'orifice cervical soit assez largement dilaté pour le laisser passer. Cette condition indispensable ne se rencontre guère que dans deux circonstances : lorsque le col vient d'être brusquement dilaté par l'accouchement, ou lorsqu'il a progressivement cédé à la poussée d'un polype intra-utérin. D'autre part, c'est parfois le fond de l'utérus inversé qui, tendant à descendre sous l'influence de la poussée intestinale, provoque la dilatation du col et finit par produire l'inversion complète.

Il est facile de comprendre comment, à la fin d'un accouchement, au moment

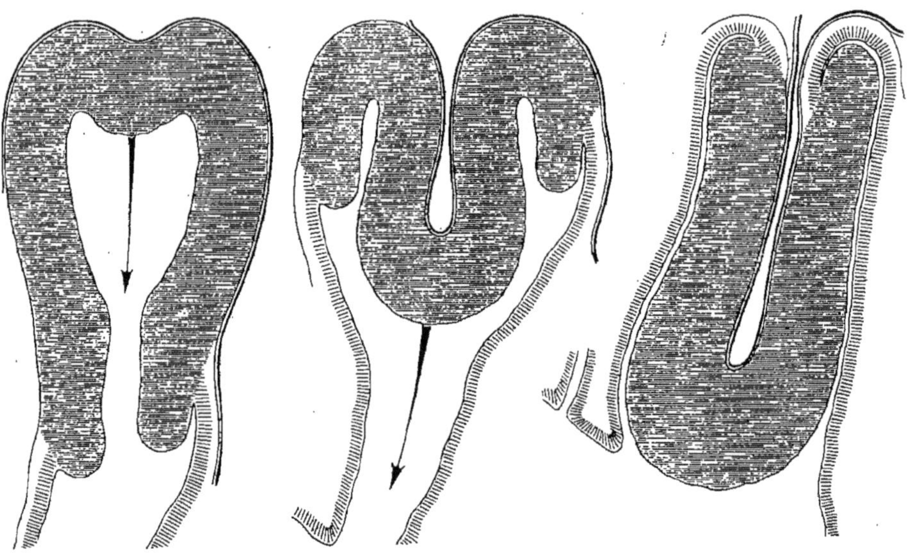

Fig. 187.
Mécanisme de l'inversion uterine dans l'accouchement. Amorce de l'inversion; inversion incomplète; inversion complète.

même de la délivrance, peut se produire une inversion utérine. Si, par exemple, le placenta est inséré sur le fond même de l'utérus, et qu'on vienne à tirer sur le cordon d'une façon intempestive, avant le décollement complet du placenta, le fond de l'utérus, encore souple et malléable, pourra être entraîné par le placenta adhérent et constituer ainsi l'amorce d'une inversion. Si le placenta adhère d'une façon exceptionnelle, si la traction est brutale et l'utérus particulièrement souple, il pourra y avoir d'emblée une inversion complète : c'est *l'inversion utérine aiguë*, la moins dangereuse peut-être, car elle peut être immédiatement reconnue et réduite. Mais l'inversion peut rester incomplète et le fond de l'utérus retourné peut constituer une simple saillie dans l'intérieur de l'utérus, ou descendre plus ou moins bas, tout près du col, traverser le col lui-même et faire issue dans le vagin, tout en laissant persister un sillon entre la partie supérieure de l'utérus évaginé, et la partie inférieure qui l'engaine. Enfin, le retournement peut être absolu, l'utérus entier faisant saillie dans le vagin, et venant même présenter à l'extérieur sa muqueuse saignante (fig. 187).

Un polype inséré sur le fond de l'utérus et descendant peu à peu à travers le col qu'il dilate peut provoquer, par un mécanisme identique, une inversion plus ou moins complète, mais qui, dans ces conditions, se fera en général d'une façon beaucoup plus lente.

Enfin le fond de l'utérus inversé au cours d'un accouchement, par exemple, pourra, faute d'avoir été réduit, agir comme un polype, et constituer peu à peu, en dilatant le col, une véritable inversion.

Bien entendu, suivant le degré de l'inversion et les conditions dans lesquelles

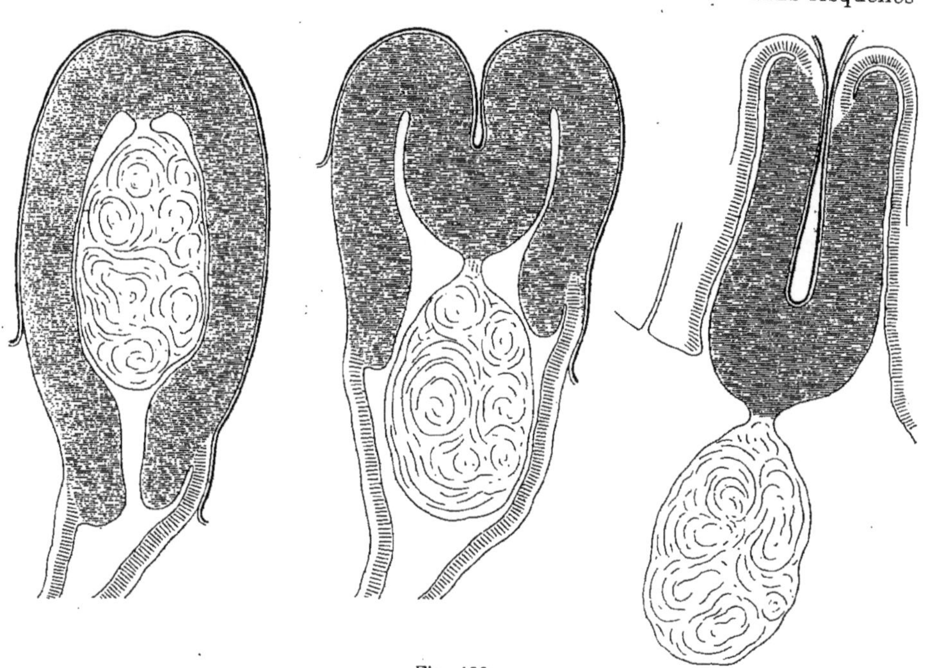

Fig. 188.
Mécanisme de l'inversion utérine dans un cas de polype utérin.

elle se sera produite, elle pourra être *aiguë* ou *chronique*, *incomplète* ou *complète*.

Anatomie pathologique. — Les lésions varient naturellement beaucoup suivant le degré de l'inversion et la cause qui l'a fait naître.

Dans l'inversion incomplète, qu'il est d'ailleurs, lorsqu'elle est peu accusée, à peu près impossible de reconnaître à l'examen clinique, le fond de l'utérus, déprimé en cupule sur sa face péritonéale, forme une saillie dans l'intérieur de la cavité utérine. Plus l'inversion s'accentue, plus cette saillie s'accuse, si bien que, lorsque la dépression centrale s'étend jusqu'aux cornes qui sont entraînées avec la racine des trompes dans l'entonnoir péritonéal ainsi formé, la cavité utérine se trouve remplie par une masse globuleuse qui vient affleurer jusqu'au col et peut faire à travers l'orifice cervical une saillie plus ou moins marquée. Un pas de plus et la masse intra-utérine devient une tumeur vaginale, sortant de l'utérus et se prolongeant dans la cavité du vagin, à travers le col, par un pédicule en général assez épais, puisqu'il est constitué par toute la largeur du corps utérin.

Mais il y a alors, fait capital et qui constitue un précieux moyen de diagnostic, un sillon plus ou moins profond que l'on peut explorer soit avec le doigt, soit avec un hystéromètre et qui sépare la face extérieure de la tumeur de la face interne du col. Lorsque l'inversion est complète, ce sillon circulaire n'existe plus; il n'y a plus de col; il est lui-même inversé et sa face interne, devenue extérieure, se continue sans ligne de démarcation bien nette avec la muqueuse des culs-de-sac vaginaux (fig. 187, 188). Le cas est d'ailleurs très rare. Bien entendu la muqueuse utérine qui forme la surface de la tumeur a perdu ses caractères normaux, elle est plus ou moins altérée et atteinte d'inflammation chronique. L'infundibulum péritonéal qui occupe le centre de l'utérus inversé peut être tapissé par la séreuse lisse ou être plus ou moins oblitéré par des adhérences. Les trompes qui vont s'insérer vers la partie la plus profonde de l'entonnoir sortent dans l'intérieur de la cavité péritonéale, avec les ovaires qui les accompagnent. Une anse grêle peut s'introduire dans la cavité et au besoin s'y étrangler, mais le cas est tout à fait rare.

Symptômes et diagnostic. — L'inversion aiguë, celle qui se produit au moment même de l'accouchement ou de la délivrance, ne donne lieu à des symptômes un peu nets que lorsqu'elle est assez accentuée. Il faut qu'il y ait, pour qu'on puisse s'en apercevoir immédiatement, une tumeur qui arrive jusqu'à la vulve. Dans ces conditions, la constatation d'une masse molle, rouge et saignante dans le vagin fera immédiatement songer à une inversion. L'absence au-dessus du pubis du corps utérin, qui doit normalement s'y trouver après la délivrance, viendra préciser le diagnostic qui sera confirmé par l'exploration directe. Si l'utérus inversé n'arrive pas jusqu'à la vulve, c'est l'absence du globe utérin au-dessus du pubis, la persistance d'un écoulement sanguin, parfois la continuation de douleurs dues à la contraction du col sur la masse utérine engagée entre ses lèvres, qui montreront qu'il y a quelque chose d'anormal, provoqueront une exploration vaginale, et permettront de découvrir l'inversion et de préciser son importance.

Dans les cas chroniques, les phénomènes sont moins nets. Ce sont à peu près ceux d'un polype utérin : tumeur vaginale, de consistance en général assez ferme, rouge, tomenteuse, bourgeonnante, facilement saignante, et dont l'aspect ne rappelle d'ailleurs en rien celui de la muqueuse utérine. Parfois on peut voir, près du point le plus déclive de la tumeur, une ou deux dépressions qui correspondent aux cornes de la cavité utérine inversée. Les trompes s'ouvrent au fond de ces dépressions, mais ce serait perdre son temps que de chercher à découvrir leur lumière et à les cathétériser.

C'est la constatation exacte des rapports du col avec la tumeur qui sera l'élément le plus précieux du diagnostic. La recherche du sillon circulaire qui sépare le col de la tumeur dans l'inversion incomplète, la vérification de l'absence absolue du col dans l'inversion complète, l'exploration bimanuelle de la cavité pelvienne, qui montrera l'absence du corps utérin dans sa situation normale, tels sont les signes principaux qui permettront de reconnaître l'inversion utérine. Ici, comme dans bien d'autres cas, pour éviter une erreur, il suffira d'y penser. Si l'on n'y pense pas, on sera presque fatalement entraîné à confondre l'inversion chronique avec un *polype utérin*, erreur qui peut avoir des conséquences graves, car elle peut conduire à commettre, au cours du traitement, des fautes irréparables.

Sauf dans quelques cas exceptionnels d'inversion incomplète légère, cette affection ne saurait guérir spontanément. Elle s'aggrave sans cesse. L'inflammation, l'infection qui atteignent fatalement la muqueuse utérine, entretiennent des douleurs et une suppuration constantes, des pertes, des hémorragies. Des annexites, des suppurations pelviennes peuvent se déclarer, la striction produite par le col, aggravée par les phénomènes septiques, peuvent produire le sphacèle du corps utérin et provoquer en fin de compte des complications mortelles.

Traitement. — L'inversion utérine est donc une affection assez grave pour

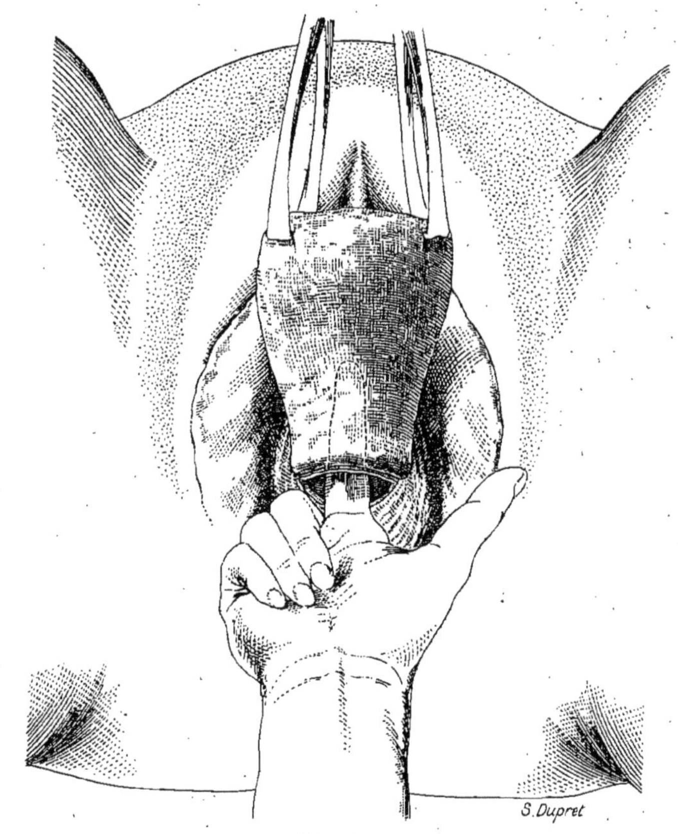

Fig. 189.
Ouverture du cul-de-sac postérieur et exploration de l'infundibulum utérin.

qu'on puisse poser en principe qu'elle doit toujours être traitée, et le plus tôt possible.

L'inversion aiguë doit être réduite immédiatement, qu'elle soit incomplète ou complète. D'ailleurs la réduction en est en général facile. Mais il faut agir dans l'intervalle de deux contractions utérines. L'utérus est alors souple, le vagin est large et la main peut facilement s'y introduire pour réduire l'utérus par une

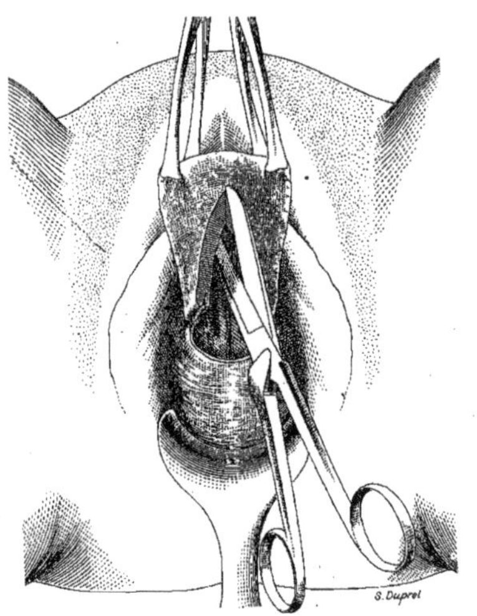

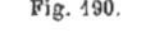

Fig. 190.

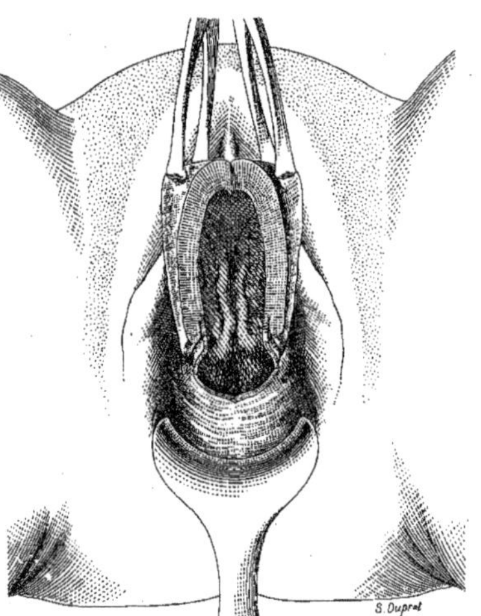

Fig. 191.

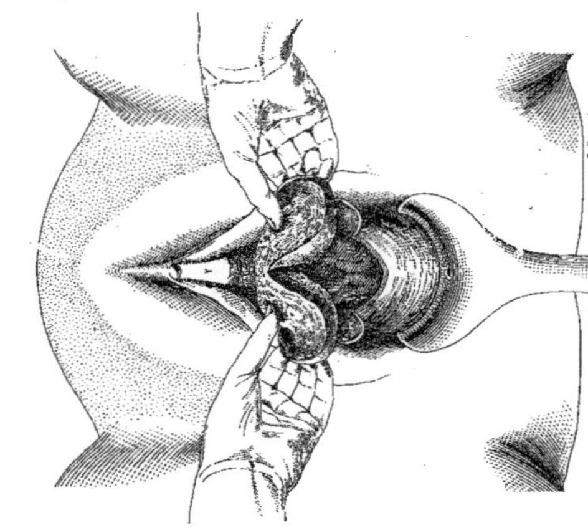

Fig. 192.
Retournement de l'utérus.

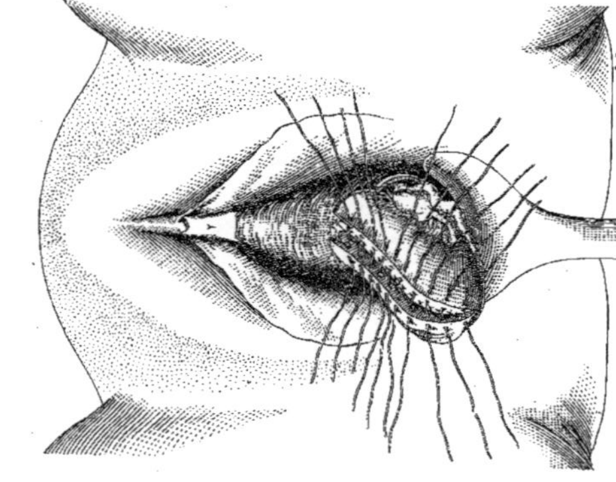

Fig. 193.
Suture de la paroi utér[illegible]

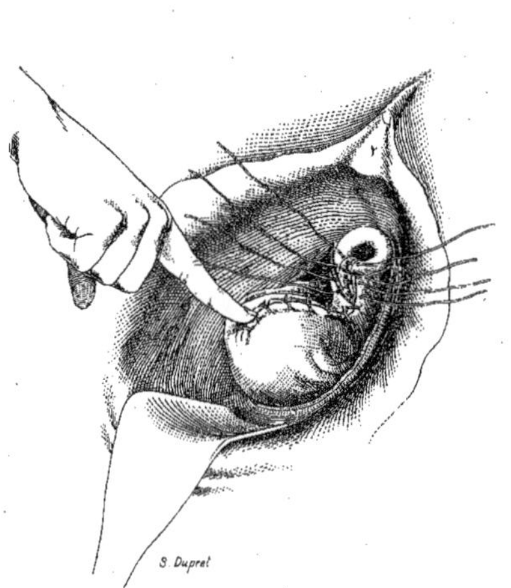

Fig. 194.

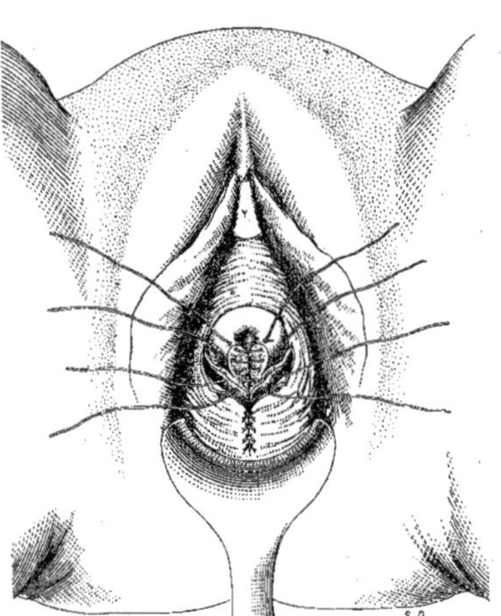

Fig. 195.
L'utérus est réduit. Derniers points de suture.

véritable expression si l'inversion est incomplète, pour lui faire subir un retournement complet en le repoussant avec le poing, si l'inversion est totale.

Dans l'inversion chronique, il ne faut pas espérer pouvoir réduire directement l'utérus. Les lésions sont en général trop profondément constituées pour que l'utérus ait gardé la souplesse nécessaire et l'on est conduit soit à le réduire chirurgicalement, soit, au besoin, à l'enlever.

La *réduction sanglante* de l'utérus inversé est quelquefois assez simple. Il suffit, à l'exemple de Segond, dans certains cas d'inversion incomplète, de sectionner latéralement, de chaque côté, les lèvres du col jusqu'à l'isthme. Puis on saisit avec des pinces les lèvres de l'incision, sans trop tirer, en laissant l'utérus à peu près à sa place, et on peut alors, en général, à la faveur de ce débridement cervical, pratiquer la réduction. Il est inutile de suturer les incisions latérales.

Mais bien souvent cette méthode de réduction sanglante presque directe n'est pas applicable. Il faut, pour que l'utérus inversé puisse se désinvaginer, même à travers un col débridé, qu'il ait conservé une certaine souplesse. Il n'en est pas toujours ainsi, loin de là, et dans la plupart des cas d'inversion chronique complète ou presque complète, il faut employer une autre méthode. La *colpohystérotomie postérieure* de Kustner, perfectionnée par Piccoli, Morisani, Sava, etc., en France par Duret, permet d'y parvenir, et d'une façon très élégante [1]. Koehrer, Spinelli, Oui, ont pratiqué et perfectionné la *colpohystérotomie antérieure* : elle est, pour ainsi dire, calquée sur la précédente, mais elle paraît un peu plus difficile, à cause de la présence de la vessie, plus facile à blesser que le rectum dans la colpohystérotomie postérieure. C'est donc celle-ci que nous décrirons, d'après la technique de Duret.

Colpohystérotomie postérieure. — Il est bon de nettoyer à fond le vagin et l'utérus, dont il faut parfois curetter la surface constituée par la muqueuse exubérante et fongueuse. Puis on tire au besoin sur cet utérus, de façon à rendre l'inversion aussi complète que possible.

L'utérus étant relevé vers le haut par deux pinces qui tiennent ses cornes, on incise transversalement le cul-de-sac postérieur du vagin, immédiatement au-dessous de son point d'insertion sur le col et on ouvre le cul-de-sac de Douglas. Par cette ouverture, on explore avec le doigt l'infundibulum utérin dans lequel pénètrent les racines des trompes, et parfois une anse intestinale qu'il faut avoir soin d'extraire et de repousser vers la cavité abdominale (fig. 189).

On incise alors sur la ligne médiane la paroi postérieure de l'utérus, du col vers le fond. L'incision doit porter sur toute la hauteur de la paroi (fig. 190). L'infundibulum tapissé de péritoine doit être ainsi largement ouvert (fig. 191).

« Il s'agit alors de réduire sur place l'utérus inversé. Plaçant les pouces sur la paroi antérieure que l'on repousse en arrière, tandis que les autres doigts vont saisir et attirer en avant les lèvres de l'incision longitudinale postérieure, on retourne la paroi utérine. Ce temps est toujours extrêmement facile et une fois terminé, l'opération en est au point suivant : on a une section transversale du cul-de-sac postérieur ; l'utérus est dans le vagin, le fond en bas ; la surface postérieure, divisée, est devenue antérieure, et la surface péritonéale, primiti-

[1] Voir Fresson, *Traitement de l'Inversion utérine*. Th. Paris, 1902.

vement interne, se retrouve en dehors; il est alors dans la position qu'il occupe dans l'hystérectomie vaginale, quand, après incision du cul-de-sac postérieur, on attire le fond et on le bascule complètement en bas et en avant. Il ne s'agit plus maintenant que de fermer la brèche extérieure et de remettre l'organe en place » (Fresson, fig. 192, 193).

Pendant cette manœuvre, les annexes qui étaient auparavant dans l'infundibulum pelvien sont devenues extérieures. Plus ou moins accolées à la paroi postérieure de l'utérus, elles pénètrent dans le ventre par l'orifice transversal du Douglas, en même temps que les pédicules utéro-ovariens et le reste des ligaments larges.

L'utérus est maintenant fendu sur toute sa hauteur. On suture l'incision par deux plans superposés, l'un sur la muqueuse, maintenant profonde, l'autre sur la couche musculo-péritonéale (fig. 193).

L'utérus est ainsi reconstitué, mais il pend dans le vagin, complètement renversé, le fond en bas, le col en haut. Sa paroi postérieure, qui a été incisée, est en avant, sa paroi antérieure, sur laquelle s'appliquent les annexes et les ligaments larges est en arrière (fig. 194).

Il s'agit alors de le réintégrer dans la cavité pelvienne en le faisant passer par l'ouverture du cul-de-sac postérieur, que l'on agrandit au besoin. On le fait donc basculer en conduisant son fond en arrière et en haut, vers l'orifice du Douglas, dans lequel il pénètre. A ce moment la paroi postérieure reprend sa situation normale; elle était antérieure lorsque l'utérus pendait renversé dans le vagin, elle redevient postérieure, maintenant qu'il est redressé dans l'abdomen (fig. 195, 196). Il ne reste plus qu'à suturer les deux lèvres de l'incision vaginale postérieure. Mais il est prudent de laisser un drain dans le cul-de-sac de Douglas.

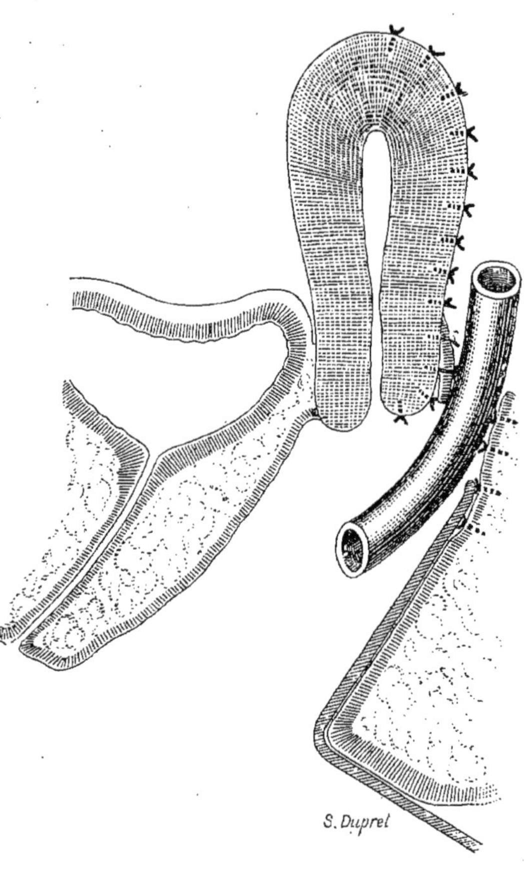

L'utérus a repris sa place. Demi-schématique.

Cette façon d'opérer a donné de très nombreux succès.

Lorsque l'utérus est trop malade, lorsque la femme a dépassé la ménopause et qu'en un mot la conservation de l'utérus paraît devoir être plus nuisible qu'utile, il reste une dernière ressource, l'*hystérectomie*.

Celle-ci est en général très simple. Elle demande seulement quelques précautions. Il faut avoir soin de bien repérer la cavité vésicale, afin de voir quelles sont exactement ses limites du côté du col inversé. Puis, le vagin sectionné en avant, on décolle la vessie avec prudence et on tombe dans le péritoine. Il faut avoir soin, à ce moment, de vérifier si aucune anse intestinale ne vient s'insinuer dans l'infundibulum utérin. On examine alors les annexes qui se présentent à l'entrée même de cet infundibulum, on pince et on sectionne les pédicules utéro-ovariens. Les pédicules utérins, situés sur les côtés et plongeant vers l'utérus, sont également reconnus et pincés, et il ne reste plus qu'à sectionner, du péritoine vers la face muqueuse, la paroi postérieure du vagin. Rien n'est plus simple, alors, que de remplacer les pinces par des ligatures. Cette hystérectomie vaginale, bien que s'écartant à cause de la disposition même de l'utérus des hystérectomies communes, est en réalité très facile pour quiconque a quelque habitude de la chirurgie utérine.

CINQUIÈME PARTIE

INFECTIONS GÉNITALES

CHAPITRE PREMIER

PATHOLOGIE GÉNÉRALE

HISTORIQUE

Les maladies des femmes ont de tout temps attiré l'attention des médecins, mais ce n'est qu'à une époque très rapprochée de nous que l'on s'est rendu compte de leur véritable nature.

D'après la Bible, le Talmud, la femme qui avait des écoulements par les organes génitaux était considérée comme impure, et tout commerce avec elle était formellement interdit. S'agissait-il là d'une extension irraisonnée des préjugés relatifs à la menstruation, ou d'une crainte réelle de contagion, basée sur l'observation de quelques faits? Il serait bien difficile de l'affirmer, alors qu'on ne retrouve aucune trace de cette intuition dans les ouvrages consacrés à la médecine.

Cependant on avait remarqué les rapports que présentaient les maladies des femmes avec les accidents qui compliquaient les accouchements ou fausses couches, et on leur imputait la même origine.

Hippocrate et Galien s'entendaient, à plusieurs siècles de distance, pour attribuer à la *rétention des lochies* les graves accidents observés chez les accouchées. Cette tradition fut pieusement gardée ; on y ajouta la *rétention des règles*, et elle donna pleine satisfaction aux médecins jusqu'à la fin du XVIIe siècle.

Puzos lui opposa (1686) *les métastases laiteuses ;* elles eurent d'autant plus de succès que les anatomo-pathologistes de l'époque se plaisaient à retrouver dans les suppurations viscérales et pelviennes *un lait corrompu* ou *un mélange de lait et de sang*. Bichat (1801) ruina cette doctrine en montrant que c'était simplement du pus et non du lait que l'on rencontrait dans les abcès pelviens et dans certaines phlébites.

A ce cahos succéda la *période anatomique.* S'inspirant de la méthode si féconde de Laennec, les médecins s'inquiétèrent un peu moins des théories nuageuses qui avaient occupé leurs devanciers, et cherchèrent à déterminer, au moyen d'observations cliniques et d'autopsies, le siège et la nature des lésions génitales.

Le spéculum, connu de Paul d'Egine et même des Hébreux, n'était plus guère employé depuis longtemps et ne figurait qu'à titre de curiosité dans l'arsenal médico-chirurgical. Récamier le remit en honneur : on crut qu'il allait renouveler la pathologie et la thérapeutique gynécologiques. Il fut loin de tenir ses promesses et arrêta trop longtemps les médecins en contemplation devant les ulcérations du col. En même temps les autopsies ne donnèrent que des déceptions ; on se trouvait généralement en présence d'altérations diffuses, complexes, que chacun pouvait interpréter selon ses préférences doctrinales. Cependant, quelques affections se dégagèrent lentement du groupe confus que formaient les maladies génitales : l'*hématocèle*, les *déviations utérines*, la *périmétrite*, la *pelvi-péritonite*, etc..., prirent rang, peu à peu, dans la nosologie.

Récamier[1], Bourdon[2], Velpeau[3], Bernutz[4] avaient observé les premiers l'*hématocèle ;* ils ont pu se tromper dans l'interprétation qu'ils en ont donnée, mais ils nous en ont laissé une bonne description clinique, que compléta plus tard Nélaton[5].

En dehors de cet essai d'isolement, la pathologie pelvienne demeurait très obscure. En 1849, on ne parlait encore que d'engorgement (Lisfranc), de déviation et de flexion de la matrice (Velpeau), pour expliquer la plupart des maladies de l'utérus et de ses annexes. Puis on disserta sur la prépondérance de la phlébite (Dance, Béhier), de la lymphangite (Cruveilhier).

Cependant, les recherches de Nonat[6], celles de Bernutz[7], basées sur l'anatomie pathologique et sur la clinique, firent connaître deux localisations nouvelles, que longtemps les élèves de ces deux maîtres opposèrent l'une à l'autre avec une intransigeance qui nous paraît aujourd'hui singulièrement exagérée : Nonat et son élève Martin distinguaient des métrites les lésions inflammatoires du *tissu cellulaire péri-utérin* qu'ils considéraient comme leur complication principale ; pour Bernutz, la *pelvi-péritonite* était la conséquence la plus habituelle des inflammations de l'utérus. Ces divers travaux réalisèrent de notables progrès dans l'étude des maladies génitales de la femme. La remarquable thèse de F. Siredey[8] montre bien la *fréquence et l'importance des altérations annexielles au cours des métrites*, et leurs diverses formes anatomiques. Le livre de Bernutz et Goupil[9] consacra la prépondérance de la *pelvi-péritonite* qui, pendant une vingtaine d'années, domina toute la pathologie génitale de la femme, laissant au second plan les altérations des ovaires et des trompes.

[1] Récamier. *Gaz. des Hôp.*, 1831.

[2] Bourdon. Tumeurs fluctuantes du petit bassin. *Rev. Méd.*, 1841.

[3] Velpeau. *Ann. chir. franç. et étrang.*, 1845.

[4] Bernutz. Mémoire sur les accidents produits par la rétention du flux menstruel. *Arch. génér. de Médecine*, 1848.

[5] Nélaton. *Gaz. Hôpitaux*, 1851.

[6] Martin. Les phlegmons du ligament large et du tissu cellulaire péri-utérin. Th. Paris, 1851. — Nonat. Traité pratique des maladies de l'Utérus.

[7] Bernutz et Goupil. *Arch. de Médecine*, 1857.

[8] F. Siredey. De la fréquence des altérations des annexes dans les maladies utérines. Th. Paris, 1860.

[9] Bernutz et Goupil. Clinique médicale sur les maladies des femmes. Paris, 1860.

J. Lucas Championnière, dans un important mémoire, puis dans sa thèse[1] inaugurale, donna une description magistrale des lymphatiques utérins, et mit en évidence leur rôle — jadis entrevu par J. Cruveilhier[2] — dans la propagation des inflammations de l'utérus au péritoine et au tissu cellulaire du ligament large.

Bientôt, grâce aux progrès de la chirurgie, on put entreprendre sur la cavité abdominale nombre d'opérations que l'on n'osait pas aborder, et ces interventions précoces permirent d'étudier, chez la femme vivante, des lésions ignorées ou jusque-là mal interprétées.

Après avoir été longtemps méconnue, l'importance de la salpingite éclata à tous les yeux ; elle conquit bientôt la première place parmi les complications des maladies utérines, et menaça d'absorber toute la pathologie génitale, comme l'avait fait naguère la pelvi-péritonite.

Mais si l'on connaissait mieux les symptômes des maladies génitales et leurs lésions, on n'était guère fixé sur leur nature.

Dans un important ouvrage sur *les affections de l'utérus*[3], Martineau se préoccupait presque exclusivement de mettre en relief l'influence des diathèses qui présidaient à leur éclosion et engendraient les diverses variétés de métrites. Bien que l'auteur eût recueilli les éléments de son travail à Lourcine, il ne faisait qu'une part très restreinte à la *blennorrhagie*, dont les déterminations sur les premières voies génitales étaient seules connues à cette époque. Malgré un éloquent plaidoyer que Gosselin avait fait au nom de la clinique en faveur de sa spécificité, elle passait encore, aux yeux des vénéréologues les plus autorisés, pour une inflammation banale; aussi importait-il peu, dans ces conditions, de préciser ses rapports avec les altérations des organes génitaux profonds.

Dans le domaine de l'obstétrique on était un peu plus avancé; ceux-là même qui ne voulaient pas accepter la notion de la *fièvre puerpérale, maladie essentielle*, analogue aux autres fièvres pestilentielles, telle que la concevaient Paul Dubois, Danyau, Depaul, se rendaient compte qu'il y avait quelque chose de contagieux dans les maladies qui sévissaient sur les accouchées. Hervieux[4] avait invoqué le *poison puerpéral* qui se développait dans les lochies fétides à la faveur de l'encombrement, de l'aération insuffisante, des mauvaises conditions hygiéniques. Si vagues que fussent ces théories, elles amenèrent de réels progrès, et aboutirent à des résultats pratiques. Le Fort, au cours d'un voyage d'études médicales à travers l'Europe, avait vu fonctionner les Maternités dans divers pays ; à son retour il publia son intéressant livre sur les Maternités, qui montrait bien l'importance de l'hygiène dans les soins à donner aux femmes en couches, et précisait même le rôle de la contagion dans les suites de couches pathologiques.

Tarnier, qui depuis longtemps avait vu et suivi les méfaits de l'encombrement dans les salles d'accouchement de l'époque, s'efforça de transformer le service de la Maternité qu'il dirigeait. Il préconisait l'isolement des accouchées, leur installation dans des locaux vastes, parfaitement aérés, bien tenus et propres. Un abaissement rapide de la mortalité des accouchées suivit ces innovations. F. Siredey, dans son service d'accouchement de l'hôpital Lariboisière, s'inspira

[1] J.-L. Championnière. Lymphatiques utérins et lymphangite utérine. Th. Paris, 1870.

[2] J. Cruveilhier. Anatomie pathologique.

[3] L. Martineau. Les affections de l'Utérus. Paris, 1878.

[4] Hervieux. Traité clinique et pratique des maladies puerpérales, suites de couches. Paris, 1870.

des mêmes notions d'hygiène générale, éloignant des parturientes les élèves qui disséquaient ou faisaient des autopsies, restreignant au minimum indispensable les explorations et les interventions au cours de l'accouchement. Il appliquait les mêmes principes à la consultation de gynécologie médicale qu'il avait fondée à l'hôpital Lariboisière et il en obtint d'excellents résultats.

Ces mesures si simples, inspirées uniquement par le souci de l'hygiène et de la propreté, constituaient déjà un progrès important pour l'époque. Aussi a-t-on pu dire [1], sans exagération, qu'il fut, comme Tarnier, un des précurseurs des doctrines modernes ; ces observateurs sagaces, sans connaître la nature du principe contagieux, avaient pressenti son origine exogène et cherchaient à protéger leurs malades contre l'importation de tout élément nuisible.

A la conception vague d'infection résultant de miasmes insaisissables, apportés par l'air, pénétrant dans l'organisme à la façon d'un poison subtil, les admirables découvertes de Pasteur substituèrent la notion de *germes vivants*, indéfiniment reproductibles, et en même temps qu'elles fournirent une base plus précise à la pathogénie des diverses maladies, elles ouvrirent une voie plus féconde à l'hygiène et à la thérapeutique.

La découverte de ces germes, portant avec eux l'infection dans les divers organes qu'ils envahissent, permit de comprendre le rôle de la contagion non seulement dans les graves maladies des accouchées, mais dans les diverses affections qui atteignent, à toutes les périodes de sa vie, les organes génitaux de la femme.

Les recherches poursuivies depuis plus de vingt ans n'ont pas encore établi d'une manière précise la part de chaque microbe pathogène dans les maladies utéro-ovariennes ; toutefois, elles ont mis en lumière l'influence prépondérante de la *blennorrhagie*, non seulement dans ses phases aiguës, mais même dans ses formes chroniques réputées jadis inoffensives. En révélant la présence du gonocoque dans la *goutte militaire*, la bactériologie a ouvert à la thérapeutique et surtout à la prophylaxie, des voies nouvelles dont il est permis d'espérer d'heureux effets pour l'avenir.

Dès 1870, Haussmann[2], s'inspirant des travaux de Pasteur, avait signalé la présence de bactéries dans les sécrétions génitales de la femme. Maintes fois renouvelées depuis, les recherches de ce genre ont surabondamment prouvé l'existence d'organismes variés dans les organes génitaux ou sains des malades.

Doléris, dans sa thèse[3] inaugurale, avait fait voir l'importance des germes observés par Pasteur dans les lochies des femmes infectées, tandis qu'il n'en existait pas dans les écoulements des femmes saines. Mais c'est surtout F. Widal[4] qui prouva l'origine streptococcique de la fièvre puerpérale en montrant dans le sang et dans les viscères des accouchées qui succombaient à l'infection, de nombreuses chaînettes de streptocoques. A peu près à la même époque, Schröder[5] défendait l'origine infectieuse des métrites, que confirmèrent les recher-

[1] Rendu. *Bull. Soc. Méd. des hôpitaux*, 1890.

[2] Haussmann. Die Parasiten der Weiblichen Geschlechtsorgane. Berlin, 1870.

[3] Doléris. Essai sur la pathogénie et la thérapeutique des accidents infectieux des suites de couches. Th. Paris, 1880.

[4] F. Widal. Etude sur l'infection puerpérale, la phlegmatia alba dolens et l'érysipèle. Th. Paris, 1889.

[5] Schröder. Maladies des organes génitaux de la femme, 6e édit. allemande. Trad. Bruxelles, 1886.

ches de Doléris [1], de Goenner [2], de Winter [3], de Döderlein [4], de Maurice Péraire [5].

De nombreux travaux poursuivis en divers pays, de 1886 à 1895 (Witte, Schauta, Ortmann, Wertheim, Em. Reymond [6], etc.), démontrent que les mêmes organismes rencontrés à la surface de la muqueuse utérine ou dans les glandes, se retrouvent dans les lésions ovariennes, tubaires, péritonéales, etc., qui compliquent les métrites.

La plupart de ces auteurs, constatant chez les femmes atteintes de métrite les mêmes microbes que ceux qui ont été signalés chez les accouchées malades, tendaient à admettre que le plus souvent l'inflammation de l'utérus reconnaissait pour cause une infection bénigne, atténuée, survenue à la suite d'un accouchement ou d'une fausse couche, et susceptible de rester longtemps latente.

Cependant, les recherches poursuivies sur ce sujet faisaient découvrir un élément nouveau dont l'importance est considérable dans la pathologie génitale de la femme : le *diplococcus de Neisser* [7], ou *gonocoque*, découvert par cet auteur en 1879, dans les sécrétions uréthrales de malades blennorrhagiques, et considéré, sans conteste, comme l'agent pathogène de la blennorrhagie.

Les anciens auteurs localisaient à peu près exclusivement dans le vagin la blennorrhagie de la femme. On avait vaguement parlé d'uréthrite, de métrite blennorrhagiques, mais on les considérait presque comme des faits exceptionnels, observés seulement dans la période aiguë de la maladie.

Bumm [8] découvrit des gonocoques dans le muco-pus du catarrhe cervical; Steinschneider [9] en rencontra dans l'urèthre des femmes leucorrhéiques ; il montra que longtemps après qu'ils ont disparu de l'urèthre et du vagin, ils se retrouvent dans les sécrétions du col et du corps de l'utérus; Wertheim [10] confirma ces données. Après eux, Westermark [11], Orthmann [12], Witte [13], Schauta [14], Morax [15] Reymond [16], ont signalé la présence du gonocoque dans les sécrétions purulentes des trompes, dans des abcès péri-tubaires ou ovariens.

Ces travaux ont définitivement établi la nature infectieuse des métrites et de leurs complications. Cette notion n'étant plus discutée aujourd'hui, il est inutile d'insister sur les détails des recherches qui ont servi à l'établir, et que tous les gynécologues ont pu contrôler.

Cependant nous ne connaissons encore que dans ses grandes lignes la patho-

[1] Doléris. De l'endométrite et de son traitement. *Nouv. Arch. d'Obst. et de Gyn.*, 1887.

[2] Goenner, *Centralblatt für Gynäck.*, 1887.

[3] Winter. Die Mikroorganismen im Genitalcanal der gesunden Frau (*Zeitschr. für Geb. und Gynaek.*, 1888).

[4] Döderlein. Uber Verkommen und Bedeutung der Mikroorganismen in der Lochien gesunder und kranker Wochnerinen. *Centralblatt für Gynaek.* 1888.

[5] Maurice Peraire. Des endométrites infectieuses. Th. Paris, 1889.

[6] Em. Reymond. Anatomie pathol. et Bactériol. des salpingo-ovarites. Th. Paris, 1892.

[7] Neisser. *Centralblatt für die med. Wissench.*, 1879.

[8] Bumm. Beitrage zur Kenntiss der Gonorrhoea der weibl. Genit. *Arch. für Gyn.*, 1884.

[9] Steinschneider. *Berlin. klin. Wochenschrift*, 1887.

[10] Wertheim. *Arch für Gyn.* de 1885 à 1892.

[11] Westermark. *Centralblatt für Gyn.*, 1886.

[12] Orthmann. *Berl. Klin. Wochenschr.*, 1887.

[13] Witte. *Centralblatt für Gyn.*, 1892.

[14] Schauta. *Arch. für Gyn.*, 1893 et 1894.

[15] Morax. *Ann. de Gyn. et d'Obst.*, 1891.

[16] E. Reymond. Th. Paris, 1892.

génie des maladies génitales. Il s'en faut que nous puissions toujours déterminer avec une précision rigoureuse la nature *des microbes,* agents de l'infection, le rôle *des associations microbiennes,* enfin l'influence *du terrain* sur la genèse et la marche du processus infectieux.

PATHOGÉNIE

LES MICROBES

La première difficulté qui se présente, pour ceux qui veulent étudier les infections génitales, réside dans la multiplicité des germes que l'on rencontre, non seulement chez les malades, mais surtout chez les femmes saines. WINTER [1], dans son étude sur la bactériologie du canal génital *normal*, en a décrit 27 espèces différentes, et il est probable qu'on en pourrait trouver davantage. Leur nombre est plus restreint à l'état pathologique ; il semble que les saprophytes aient une tendance marquée à disparaître quand un microbe pathogène se développe à côté d'eux. Mais la nature de ces microbes pathogènes est assez variée, d'après les recherches qui viennent d'être rappelées.

On a signalé dans les sécrétions utérines et dans le pus des abcès péri-utérins, tubaires ou ovariens, le *streptocoque*, le *staphylocoque*, le *gonocoque*, le *bacille de Koch*, le *coli-bacille*, plus rarement le *pneumocoque*, et même exceptionnellement l'*actynomycète* (ZEHMANN).

J. HALLÉ [2], dans son excellente thèse, a mis un peu d'ordre au milieu de cette confusion. Etudiant les organismes du canal génital chez l'enfant, il a montré que les nombreux cocci et les diverses formes bacillaires que l'on rencontre d'une façon banale, sont de simples *saprophytes;* les seuls microbes réellement pathogènes seraient le *gonocoque* et le *streptocoque;* le pneumocoque, le colibacille et le bacille de Koch n'intervenant que d'une manière accidentelle, le plus souvent à titre de complication. A côté de ces germes *aérobies* il a signalé des *anaérobies* d'autant plus nombreux que les recherches portent sur le fond du vagin. JEANNIN a mis en lumière le rôle important des *anaérobies* dans l'infection puerpérale ; HALLÉ avait déjà fait remarquer l'intervention de ces éléments dans certaines métrites fétides.

Cette conception de J. HALLÉ est parfaitement d'accord avec les constatations faites par ceux qui ont étudié, au point de vue bactériologique, les lésions annexielles, complications habituelles des métrites : ce sont presque toujours des *streptocoques* et des *gonocoques* qu'ils ont rencontrés dans les collections péri-utérines ou péri-tubaires.

Mais si ces deux organismes jouent un rôle prépondérant dans les infections d'une certaine gravité, il serait excessif de considérer comme négligeables le *staphylocoque* que BRIEGER [3], ZWEIFEL [4], GOTTSCHALK et IMMERWAHR [5] ont ren-

[1] WINTER. Die Mikroorganismen im Genitalcanal der gesunden Frau. *Zeitschrift für Geb. und Gyn.*, 1888.

[2] J. HALLÉ. Th. Paris, 1899.

[3] BRIEGER. Charité Ann., 13e année.

[4] ZWEIFEL. *Soc. de Gyn.* de Leizig, 1887.

[5] GOTTSCHALK et IMMERWAHR. *Arch. f. Gyn.*, 1896.

contré dans certaines endométrites, le *coli-bacille*, observé par Krönig dans des conditions analogues, sans compter d'autres microbes dont la nature et les propriétés nous sont encore inconnues. Ici, comme dans toutes les cavités ouvertes, l'infection peut avoir des sources multiples, que l'observation la plus rigoureuse ne permet pas toujours de préciser.

Il ne faut pas oublier, d'ailleurs, qu'on rencontre de fréquents exemples d'*associations microbiennes*, et parfois même des *substitutions microbiennes*. Hallé[1] a trouvé le streptocoque associé au coli-bacille et à des anaérobies. L'infection puerpérale streptococcique se complique souvent de blennorrhagie; le bacille tuberculeux envahit des trompes et des ovaires altérés par le gonocoque, comme on voit, chez l'homme, l'épididymite tuberculeuse succéder à l'épididymite blennorrhagique.

Dans les formes chroniques de la blennorrhagie, le gonocoque disparaît, d'abord d'une façon intermittente, puisqu'on ne le retrouve que dans les deux ou trois jours qui précèdent et surtout dans les jours qui suivent les règles, lorsque les glandes se vident plus complètement, puis il disparaît et les recherches les plus minutieuses ne révèlent plus sa présence. Or, il est remplacé fréquemment par des staphylocoques ou par divers saprophytes qui entretiennent une infection secondaire.

On a beaucoup discuté sur l'origine *endogène* ou *exogène* de l'infection ; la question n'est pas aussi complexe qu'on veut bien le dire, et l'observation clinique est d'accord avec les données bactériologiques pour nous montrer que l'infection peut aussi bien venir de l'intérieur que de l'extérieur.

Infections endogènes. — Il n'est pas douteux que chez les femmes les plus saines, chez les jeunes filles les plus pures, on rencontre d'innombrables microbes sur la muqueuse des premières voies génitales.

Stroganoff[2] a constaté que la muqueuse du vagin est stérile dans les premières heures qui suivent la naissance ; les microbes y apparaissent peu à peu les jours suivants. Wahle[3] en a rencontré plusieurs fois douze ou quinze heures après la naissance.

D'après Winter[4], on trouverait à tout âge, dans les conditions normales, même chez des vierges, des microbes sur toute la surface du vagin et sur la muqueuse intra-cervicale ; seules, la muqueuse de l'utérus et celle des trompes seraient stériles.

Cette opinion n'a pas été admise par la plupart des auteurs qui se sont occupés de cette question : Straus et Sanchez Toledo[5], Maurice Péraire[6], n'ont pas observé de microbes dans le canal cervical sain. Witt, Stroganoff, n'en ont rencontré dans la cavité du col utérin *que chez les femmes qui avaient subi des examens antérieurs*.

Döderlein, dans ses recherches sur les femmes enceintes, est arrivé à des con-

[1] J. Hallé. Th. inaug. cit.

[2] Stroganoff. Wratsch, 1893.

[3] Wahle. Das bakteriologische Veralten des Scheidensekretes Neugeborener. *Zeitschr. für Geb. und Gynaek.*, 1895.

[4] Winter. *Loc. cit.*

[5] Straus et Sanchez Toledo. *Soc. Biol. et Annales Inst. Pasteur*, 1888.

[6] M. Péraire. Thèse inaug. cit.

clusions identiques : le raclage de la muqueuse cervicale, pratiqué avec toutes les précautions désirables, ne lui a donné que des cultures stériles.

La multiplicité des microbes obtenus, par un raclage superficiel de la muqueuse du vagin, leur variété, ne permettent guère de distinguer les espèces et d'en faire un classement précis. On peut toutefois relever quelques indications qui ont un réel intérêt dans la pratique.

Les recherches poursuivies pendant plusieurs années à la consultation de gynécologie médicale de l'hôpital Saint-Antoine [1] nous ont montré que les caractères morphologiques des germes donnent une idée assez exacte de leur valeur séméiologique. Dans les infections aiguës, on n'observe que des *formes microbiennes courtes :* nombreux cocci isolés, diplocoques, staphylocoques, petites chaînettes de streptocoques, etc. Les *éléments bacillaires* et surtout les *formes longues*, pseudo-bacilles diphtéritiques, strepto-bacilles, leptothrix et filaments divers, dominent chez les femmes saines et surtout chez les vierges, mélangés à de rares cocci.

Or, tous ces germes qui existent à l'état physiologique semblent inoffensifs. Döderlein [2] admet qu'à l'état normal, lorsque la muqueuse du vagin présente une *réaction acide*, elle ne renferme pas d'*organismes pyogènes*, ceux-ci ne pouvant se développer que dans un milieu alcalin. Cette acidité spontanée du vagin serait due à une bactérie produisant de *l'acide lactique*.

D'après Witte [3], les sécrétions normales du vagin renferment 0,75 centig. p. 100 d'acide lactique, alors qu'une proportion de 0,07 p. 100 de cet acide suffirait pour détruire le staphylocoque et pour empêcher le développement du streptocoque.

Ces conclusions ont été confirmées par les recherches de Krönig et de Menge [4]. Elles sont d'accord avec ce que nous enseignait l'observation clinique : dans les conditions normales, les nombreux microbes qui pullulent à l'entrée du canal génital sont inoffensifs. La muqueuse vulvo-vaginale n'est pas seulement défendue par son épithélium pavimenteux stratifié, elle possède des propriétés microbicides qui lui permettent de protéger dans une large mesure les voies génitales profondes.

Elle détruit une partie des germes qui existent à sa surface, et elle atténue la virulence des autres. S'agit-il là de phénomènes d'ordre purement chimique, ou d'un processus de phagocytose comme l'organisme nous en fournit tant d'exemples ? Il est possible que ces deux influences agissent simultanément.

Quoi qu'il en soit, il semble démontré que, chez une femme saine, les microbes ne dépassent pas l'orifice externe du col utérin, et cette considération est de nature à mettre en garde contre les explorations intra-utérines qui ne sont pas rigoureusement indispensables.

Les moyens de défense de la muqueuse vulvo-vaginale échouent cependant contre un des agents les plus importants de l'infection génitale : le *diplocoque de Neisser*, ou *gonocoque*, organisme franchement *exogène* d'ailleurs, résiste à toutes les influences chimiques ou phagocytaires dont dispose le vagin. Dès

[1] A. Siredey et E. Bigart. *Soc. Obst., Gyn. et Pédiat.*, juin 1905.

[2] Döderlein. Das Scheidensecret und seine Bedeutung für das puerperal Fieber, Leipzig, 1892.

[3] Witte. Bakter. Untersuch. bei Pathol., 1893.

[4] Krönig et Menge. Bakteriologie der weibl. Genitalcanals. Leipzig, 1897.

qu'il a été mis en contact avec la muqueuse vulvaire ou vaginale, parfaitement saine et intacte, il se fixe sur elle et s'y développe sans rien perdre de sa virulence. Il a même une propension marquée à gagner de proche en proche et à envahir les organes profonds.

Il existe à ce point de vue, entre le gonocoque et les autres microbes pathogènes, une différence capitale sur laquelle on n'a pas suffisamment insisté.

Le streptocoque, le staphylocoque et la plupart des autres organismes infectieux, n'ont pour ainsi dire pas d'action sur les épithéliums sains du vagin et du col utérin. Ce n'est qu'à la faveur d'une irritation, d'une solution de continuité, d'un traumatisme, créant à la surface des muqueuses une porte d'entrée, si minime soit-elle, qu'ils pénètrent dans la profondeur des tissus où leur virulence s'exalte.

En dehors du gonocoque, les infections vulvaires et vaginales ne surviennent guère qu'à l'occasion de traumatismes (défloration, introduction de corps étrangers, etc.), de certaines éruptions vésiculeuses (herpès ou aphtes) qui ouvrent une brèche dans l'épithélium, à la suite d'une véritable brûlure produite par des agents chimiques ou physiques, ou enfin sous l'influence d'une irritation locale produite chez des personnes peu soigneuses par l'accumulation de débris épithéliaux qu'attaquent les saprophytes.

C'est dans ces conditions que l'infection de la muqueuse peut gagner de proche en proche et envahir le col utérin.

Cette progression est d'ailleurs facilitée ou hâtée par les traumatismes : elle peut rester longtemps localisée à la partie inférieure du vagin, et le coït, l'introduction inopportune d'un doigt, d'un instrument quelconque, porteront les germes sur le col utérin. C'est ce qu'on observe également pour le gonocoque.

La blennorrhagie accidentelle des petites filles reste longtemps localisée à la vulve, à l'orifice de l'urèthre, à la partie inférieure du vagin, et son extension est due le plus souvent aux circonstances qui viennent d'être indiquées.

Cette complication s'observe même quand ces vulvo-vaginites, passées à l'état chronique, sont en quelque sorte oubliées ; et c'est probablement sous l'influence de ce microbisme latent que l'on voit éclater soudainement, chez des jeunes filles à l'abri de tout soupçon des métrites en apparence spontanées, dont les sécrétions renferment des gonocoques, reliquat éloigné d'une infection antérieure parfois très ancienne.

Il n'est pas impossible que les autres vulvites de l'enfance soient également, par un processus analogue, le point de départ éloigné des métrites cervicales non gonococciques de quelques jeunes filles. Ces derniers faits sont beaucoup plus discutables, car l'absence de gonocoques dans un écoulement ancien ne permet pas de nier la nature blennorrhagique de l'infection ; à une période avancée de la maladie, le gonocoque disparaît, en général, cédant la place à d'autres microbes qui donnent lieu à des infections secondaires.

On a signalé, en dehors des traumatismes, certaines influences qui sont de nature à modifier le terrain, à diminuer la résistance des muqueuses génitales, ou à stimuler le développement des germes et à exagérer leur virulence.

C'est ainsi que doivent agir les maladies générales : fièvre typhoïde, rougeole, grippe, scorbut, etc. (Siredey et Danlos, Pozzi, Gottschalk, Goldberg), au cours desquelles on a signalé des complications du côté de l'appareil génital, mais ce fait est assez exceptionnel pour que l'un de nous n'en ait observé que deux exemples, depuis quatorze ans, dans un service de médecine très actif, chez une pneumonique et chez une typhoïdique.

La *tuberculose* atteint par la voie sanguine les ovaires et les trompes, elle envahit beaucoup plus rarement l'utérus de cette façon. Les lésions tuberculeuses du col utérin proviennent souvent d'infection ascendante.

Les diathèses ne peuvent-elles pas agir à la façon des maladies générales, en provoquant certaines modifications des tissus ou des humeurs? Contrairement à l'opinion jadis soutenue, avec une conviction entraînante, par MARTINEAU[1], on peut affirmer que les influences diathésiques ne sauraient créer une métrite ou une salpingite. Mais il est incontestable que les poussées congestives des neuro-arthritiques, avec l'hypersécrétion qu'elles provoquent, facilitent, dans une certaine mesure, l'invasion du col par les germes morbides.

Or, les moyens de défense du col utérin sont sensiblement inférieurs à ceux du vagin : son épithélium cylindrique, son mucus alcalin, sont plus favorables au développement des germes. Il semble cependant, d'après MENGE et KRÖNIG, que les sécrétions cervicales aient aussi un pouvoir microbicide.

Comme nous le montre l'observation clinique, certaines infections restent limitées à la muqueuse cervicale; et cela s'observe non seulement pour les infections banales, dont la virulence est modérée, mais même pour le gonocoque.

Si précaire que soit la barrière opposée aux infections par l'orifice cervico-utérin, elle a une réelle efficacité chez les multipares. Quand les germes ont pénétré dans le corps utérin, ils ne trouvent plus de résistance et envahissent promptement toute sa cavité. Cette dernière étape est encore souvent favorisée par l'introduction d'instruments, mais il est d'autres circonstances qui peuvent amener la progression des microbes.

On a souvent invoqué l'influence de la leucorrhée : il n'est pas rare, en effet, de voir l'endométrite succéder à des pertes blanches prolongées, chez une jeune fille anémique, par exemple. L'écoulement a servi de véhicules aux micro-organismes du vagin pour pénétrer dans le col, puis, du col, dans l'utérus. A plus forte raison serait-on en droit d'imputer à la leucorrhée l'extension d'une métrite cervicale à la cavité utérine. Il y a lieu cependant d'incriminer parfois des essais de traitement local, et en particulier des injections mal faites, qui auraient apporté des germes du dehors.

L'influence de la menstruation pourrait, à la rigueur, servir de véhicule aux microbes du vagin et les faire pénétrer dans le col légèrement entrebaillé. Mais surtout, la rétention du sang menstruel, dans un utérus fortement fléchi ou incliné, particulièrement en arrière, ou la stagnation de menus débris de muqueuse avec quelques petits caillots sanguins, par suite de l'étroitesse de l'hymen, suffisent pour exagérer la virulence des germes de tout genre que renferment les voies génitales.

Il n'est pas de conditions plus favorables à l'auto-infection que les rétentions placentaires et déciduales que l'on observe quelquefois à la suite d'accouchements et beaucoup plus souvent à la suite de fausses couches. Les débris de placenta, les caillots sanguins offrent un excellent terrain de culture aux streptocoques, aux staphylocoques et surtout aux anaérobies ; tous ces organismes pénètrent dans la cavité utérine à la faveur de l'écoulement lochial, d'autant

[1] MARTINEAU. Affections de l'utérus. Paris, 1878.

plus facilement que le retard de l'involution, constant en pareil cas, maintient le col béant.

Les avortements spontanés, précoces, comme on en observe chez les jeunes mariées, sont d'autant plus dangereux, à ce point de vue, qu'ils passent quelquefois inaperçus. Les femmes ne se rendent pas compte de la nature spéciale des pertes de sang accompagnées de coliques, qui surviennent après un retard d'une ou deux semaines; elles ne prennent aucune précaution, et elles n'ont conscience du mal que quand il existe déjà depuis quelque temps.

Les traumatismes ont une importance toute particulière dans la genèse des auto-infections : en introduisant un hystéromètre, une sonde intra-utérine, un spéculum, préalablement stérilisés, on peut provoquer sur le col ou sur le fond du vagin de petites déchirures de la muqueuse, qui serviront de portes d'entrée aux microbes vaginaux. Le séjour prolongé, dans le vagin, de pessaires, de débris de canules, irrite la muqueuse et crée des foyers locaux d'infection qui peuvent s'étendre et gagner les organes profonds.

Les excès vénériens agissent parfois à la façon d'un traumatisme.

Walthard[1], de Berne, a décrit, à côté des *métrites infectieuses, des métrites toxiques,* dans lesquelles les lésions de la muqueuse et des glandes résulteraient de la seule action des toxines microbiennes sécrétées même par de vulgaires saprophytes.

En somme, on ne peut nier les infections endogènes, mais elles sont relativement rares, et si l'on en excepte les accidents puerpéraux, elles n'ont pas, en général, une grande gravité.

Infections exogènes. — Les infections exogènes sont beaucoup plus importantes en raison de leur fréquence et de leur gravité ; ce sont elles qui jouent un rôle prédominant dans la pathologie génitale de la femme.

Les micro-organismes véritablement malfaisants sont tous apportés du dehors : les microbes réellement spécifiques tels que le gonocoque, le bacille de Koch, ne se rencontrent pas sur les muqueuses génitales chez des femmes saines ; quant aux streptocoques et aux staphylocoques, il n'y a guère lieu de redouter ceux dont un séjour prolongé dans les premières voies génitales a atténué la virulence ; les plus dangereux sont ceux qui sont apportés dans le vagin ou sur le col.

Le plus souvent, il s'agit d'une contamination directe ; elle est due à des instruments malpropres : hystéromètres, sondes, pinces, forceps, qui, ayant servi pour d'autres malades, n'ont pas été suffisamment aseptisés, objets de pansement incomplètement stérilisés, eau non bouillie[2], etc. Les doigts des infirmières, des sages-femmes et du médecin lui-même, exigent à ce propos une surveillance méticuleuse ; malgré des nettoyages apparents, rien n'est plus commun que de porter l'infection d'une malade à l'autre.

Si la contagion blennorrhagique est le plus souvent d'origine vénérienne, elle se produit maintes fois accidentellement, par l'intermédiaire d'éponges, de serviettes, de cuvettes et autres objets servant à la toilette.

[1] Walthard. *Zeitschrift für Geb. u. Gynaek.*, 1902.

[2] Boshouwers (*Berlin. klinische Wochenschrift*, 24 août 1908) a cité un cas de vaginite et de métrite chez une vierge, dû au staphylocoque doré. Il a pu retrouver dans l'eau de puits qui servait aux injections le même microbe qu'il avait constaté dans les sécrétions génitales.

La tuberculose atteint habituellement l'appareil génital par la voie sanguine ; quand elle siège sur l'intestin et le péritoine, elle peut également se propager par contact direct ou par la voie des lymphatiques.

Dans ces différents cas, elle se localise presque toujours, à l'origine, sur les ovaires et les trompes ; elle ne gagne que plus tard l'utérus. D'autres fois, elle suit la voie ascendante et frappe d'emblée le col de l'utérus ou les voies génitales inférieures. Elle provient d'une inoculation directe, le plus habituellement d'origine vénérienne, ou bien elle est due à des bacilles venant de l'intestin ou de la vessie. Exceptionnellement, elle résulte de contacts avec des linges ou des objets souillés par des crachats. On peut rappeler à ce propos une jeune fille citée par Barthélemy, qui contracta une tuberculose génitale en se servant, pour sa toilette intime, d'une cuvette dans laquelle son père, tuberculeux avéré, expectorait chaque jour.

A côté de tous ces cas où la contamination s'est produite d'emblée, ou en plusieurs temps, par le transport direct des germes sur diverses parties de l'épithélium génital, il est intéressant de rappeler les épidémies de fièvre puerpérale observées jadis, dans certains hôpitaux, en même temps que des érysipèles ou des infections chirurgicales (Pozzi). La contagion pouvait-elle se faire à distance, les microbes étant transportés par l'air ?

Il est difficile de se rendre compte aujourd'hui de ce qui se passait à une époque où l'on ne prenait aucune précaution contre des organismes dont on ignorait l'existence, mais il est plus vraisemblable de supposer, qu'ici encore, la contamination était directe, l'élément contagieux étant apporté par les doigts du personnel, par le linge que l'on ne songeait pas à stériliser, et par une foule d'autres détails qui échappaient à des observateurs non prévenus.

Quoi qu'il en soit, la prépondérance manifeste des infections exogènes a une importance toute particulière au point de vue de la prophylaxie des maladies génitales. Elle montre que c'est, avant tout, contre *les germes du dehors* qu'il convient de protéger la femme.

ÉTIOLOGIE

Dans l'immense majorité des cas, les infections utérines surviennent à l'occasion de la parturition ou des rapports sexuels ; elles sont quelquefois provoquées par des traumatismes ; elles peuvent être favorisées par des malformations congénitales ou acquises ; plus rarement elles semblent imputables à diverses causes banales.

Parturition. — Les accouchements et les fausses couches sont une des causes les plus fréquentes de l'infection de l'utérus. Les examens répétés au cours du travail, les versions, applications de forceps, que certaines circonstances rendent indispensables, l'introduction d'une tige de métal ou d'une sonde, quand il s'agit d'avortement provoqué, amènent souvent des micro-organismes pathogènes jusque dans l'utérus.

Dès que le fœtus et le placenta sont expulsés, ces germes trouvent un terrain exceptionnellement favorable à leur développement : la cavité utérine distendue, en grande partie dépouillée de sa muqueuse, avec ses gros sinus veineux béants au niveau de la plaie placentaire, offre aux microbes une vaste surface d'inoculation. Aussi les infections survenues dans ces conditions ont presque toujours des allures très graves. Elles donnent lieu aux formes aiguës septicémiques ou pyohémiques de la fièvre puerpérale, et causent souvent la mort.

Dans quelques cas, les accidents ont moins de brutalité; malgré les inquiétantes manifestations du début, les malades guérissent, mais l'infection utérine persiste, laissant des altérations plus ou moins prononcées de la muqueuse et du parenchyme utérin.

Le plus habituellement, l'accouchement ou les fausses couches se font normalement, et c'est dans les suites de couches que se produit l'infection. Parfois il est resté dans la cavité utérine de petits débris placentaires ou déciduaux, ou bien une flexion accentuée de l'utérus, surtout en arrière, provoque l'accumulation dans sa cavité de caillots sanguins, de sécrétions lochiales, en même temps que le col, largement ouvert, donne accès aux germes du vagin et à ceux que des injections insuffisamment aseptiques peuvent apporter dans les voies génitales.

Les chances d'infection sont notablement accrues quand les accouchements ou avortements se sont compliqués de rétention placentaire. Quelquefois il ne reste que de très petits fragments de placenta ou de membranes, qui passent inaperçus — l'hémorragie à laquelle ils donnent lieu n'exagérant que légèrement la teinte de l'écoulement lochial — et constituent des foyers d'infection qui auront toujours une tendance à s'étendre.

A mesure qu'on s'éloigne de l'accouchement, l'infection devient moins grave, mais elle n'en laisse pas moins des désordres sérieux et persistants du côté de l'utérus.

On oublie trop facilement que le processus d'involution de l'utérus, c'est-à-dire son retour à l'état normal, se fait très lentement, et dépasse notablement la durée que l'on assigne aux suites de couches. Chez les femmes qui nourrissent leur enfant, l'involution est un peu plus rapide, mais chez celles qui ne nourrissent pas, d'après les recherches de A. Mayor[1] (de Genève), on trouve encore plus de trois mois après l'accouchement, des lymphatiques distendus, une paroi utérine épaissie et des fibres musculaires qui n'ont pas encore achevé leur transformation.

On comprend que l'utérus reste plus vulnérable pendant plusieurs mois et soit plus accessible aux infections secondaires. Aussi la reprise prématurée du travail, des sorties, des fatigues et surtout des rapports sexuels, est-elle la cause fréquente de métrites.

Il n'est pas rare de voir la métrite gonococcique aiguë succéder à un accouchement : tantôt la blennorrhagie contractée pendant la grossesse était restée purement vaginale, tantôt il existait antérieurement une blennorrhagie limitée au col utérin, puis, dans un cas comme dans l'autre, le diplococcus de Neisser a envahi la cavité utérine après la délivrance et a rencontré des circonstances éminemment favorables à son développement rapide.

Rapports sexuels. — Le coït est la cause principale de l'infection blennorrhagique, non seulement dans les formes aiguës ou subaiguës de la maladie, comme le croyaient les anciens, mais surtout dans les formes chroniques : *la goutte*

[1] Albert Mayor. *Archives de Physiol. expér. et pathol.*, 1884.

militaire, que l'on a si longtemps considérée comme inoffensive, est l'origine la plus habituelle de l'infection des jeunes mariées. Au repos, l'écoulement matinal du mari conserve indéfiniment son apparence insignifiante. Quelquefois même l'examen bactériologique du liquide n'y décèle pas de gonocoques; ceux-ci restent longtemps dissimulés dans les glandes de l'urèthre ; ils s'en échappent à l'occasion des excitations répétées et prolongées des premières nuits conjugales et trouvent dans l'inflammation banale de la muqueuse vulvo-vaginale, irritée par la défloration, un terrain de culture sur lequel ils prospèrent rapidement.

En dehors du danger qu'il présente au point de vue de la contagion, le coït est souvent une cause déterminante d'infection, par suite du traumatisme qu'il exerce sur les organes génitaux de la femme. Les excès vénériens éveillent un éréthisme prolongé de l'appareil génital qui s'accompagne de congestion et d'hypersécrétion de l'utérus, le rendant beaucoup plus accessible [1] aux germes pathogènes; certaines infections banales n'ont pas d'autre origine.

Cette influence est tout particulièrement marquée quand il existe une brièveté anormale du vagin, qui expose à des contusions directes du col et du corps utérin souvent rétrofléchi en pareil cas.

Chez nombre de jeunes femmes, on voit, en dehors d'accouchements, de fausses couches, ou d'infection blennorrhagique, des métrites banales imputables à cette cause, et il suffit de les mettre en garde contre le danger de ces traumatismes pour prévenir le retour de ces accidents, que l'on peut éviter avec quelques précautions. La métrite balistique des anciens auteurs n'est certes pas une fiction, si elle reste limitée à quelques cas bien déterminés.

Traumatismes. — L'influence des traumatismes dans la genèse des métrites est admise par tous les auteurs ; toutes les opérations de petite chirurgie que l'on pratique sur le col, dans le traitement des métrites : incisions de kystes glandulaires, excisions de polypes, scarifications linéaires du col, introductions de laminaires, d'hystéromètres, de sondes, de curettes, de pansements intra-utérins, et surtout de crayons rigides, peuvent être des causes d'infection si elles ne sont pas pratiquées avec des instruments parfaitement aseptiques. Elles sont, de plus une nouvelle source de danger par les solutions de continuité, même les plus insignifiantes en apparence, qu'elles provoquent. Il n'est pas rare qu'une exploration à l'aide d'un hystéromètre, une application de crayon rigide antiseptique, soient suivies de douleurs, de réactions utérines et péri-utérines, parce qu'elles ont fait pénétrer dans les tissus des microbes pathogènes qui habitaient la cavité vaginale, et qu'une simple injection ne fait jamais disparaître entièrement.

L'application sur le col d'un pessaire trop volumineux, ou d'un appareil de redressement dans sa cavité, l'introduction accidentelle ou volontaire de corps étrangers dans le vagin, sont souvent la cause de traumatismes vaginaux et cervicaux qui favorisent la pullulation des micro-organismes et facilitent leur pénétration dans le col.

Lorsqu'il existe une brièveté anormale du vagin ou un prolapsus de l'utérus, les canules à injection blessent les lèvres du col ; elles pénètrent même dans sa cavité, y introduisent des germes, en même temps que la pénétration du liquide dans la cavité utérine constitue une nouvelle cause de danger.

[1] A. Siredey. La métrite des jeunes mariées. *Journal des Praticiens*, 1905.

Le spéculum manié par des mains inexpérimentées donne lieu parfois à des traumatismes du col. Le toucher digital répété n'est pas toujours inoffensif ; il est surtout nuisible, comme le spéculum lui-même, par les microbes qu'il apporte sur le col.

Le choc produit par des injections sous forte pression n'est pas négligeable ; il en est de même des injections alternativement chaudes ou froides, qui provoquent quelquefois des réactions congestives du côté de l'utérus. Mais ce que l'on doit redouter surtout dans les injections, c'est l'aseptisation insuffisante du liquide. Beaucoup de femmes se servent d'eau froide quelconque ou simplement tiédie, sans s'inquiéter des germes qu'elles apportent ainsi dans les voies génitales.

L'abus des antiseptiques, la température trop élevée de l'eau, occasionnent parfois des brûlures du fond du vagin et du col utérin qui provoquent secondairement une légère infection cervicale.

Menstruation. — On a souvent incriminé la menstruation comme un élément étiologique important des métrites.

La turgescence de tout l'utérus, la congestion intense dont il est le siège, l'hypersécrétion glandulaire et même la desquamation partielle de la muqueuse, plus ou moins prononcée suivant les sujets, constituent un terrain propice au développement des microbes pathogènes, d'autant plus que le sang qui s'écoule par les voies génitales peut leur servir de véhicule pour pénétrer dans la cavité utérine. Aussi est-il préférable, sauf nécessité absolue, de s'abstenir d'explorations et d'interventions à ce moment. Le coït, dans ces conditions, est loin d'être inoffensif, pour les mêmes raisons.

Mais si la menstruation prédispose à l'infection, il est difficile d'admettre qu'elle la provoque directement chez une femme saine.

Les troubles menstruels, arrêts brusques de l'écoulement sanguin, irrégularités, n'ont pas à ce point de vue l'influence qu'on leur attribue généralement. Loin d'être la cause des désordres que l'on observe dans l'appareil génital, ils en sont plutôt la conséquence.

Au contraire, les poussées congestives, liées à la menstruation, jouent un rôle considérable dans les processus dystrophiques indépendants de l'infection. C'est le plus habituellement à l'occasion des règles que surviennent les crises douloureuses auxquelles donnent lieu les ovaires scléro-kystiques et les gros utérus scléreux.

Malformations congénitales ou acquises. — La division congénitale de l'utérus (utérus didelphe) n'a aucune influence sur la genèse des métrites ; il en est de même de l'arrêt de son développement : un utérus infantile ou pubescent, sans être à l'abri des infections, y serait plutôt moins exposé.

L'hypertrophie totale de l'utérus y prédispose, car elle s'accompagne toujours d'une hypersécrétion qui sert de véhicule aux germes. Il en est de même de l'allongement hypertrophique du col, du prolapsus utérin, de la brièveté anormale du vagin, en un mot de tout ce qui, rapprochant l'orifice cervical de la vulve, l'expose davantage aux traumatismes et aux invasions microbiennes.

Les déchirures du col, consécutives aux accouchements, si elles ne jouent pas le rôle prépondérant que leur attribuait Emmet, contribuent largement à l'infection de l'utérus ; elles maintiennent le col béant, ouvert à tous les germes et privent ainsi l'appareil génital d'un de ses moyens naturels de défense.

Les déchirures vulvaires ont des conséquences analogues, quoique moins accentuées; l'écartement trop facile des lèvres donne accès aux poussières et aux impuretés du dehors. Souvent d'ailleurs elles se compliquent d'abaissement de l'utérus qui ne fait qu'accroître ces inconvénients.

Les déviations de l'utérus, qu'elles soient congénitales ou acquises, ont une part importante dans l'étiologie des métrites. L'utérus fortement antéversé ou rétroversé se vide mal : les sécrétions sont retenues dans sa cavité et préparent aux microbes un excellent terrain de culture. Ces inconvénients s'exagèrent très notablement quand l'organe, au lieu d'être simplement renversé, mais presque droit, se trouve fléchi avec une courbure quelquefois très prononcée.

C'est surtout à ce propos qu'on peut invoquer judicieusement l'influence de la menstruation : le sang s'accumule dans la cavité utérine, il s'écoule incomplètement au dehors, forme de petits caillots qui distendent le canal cervico-utérin et favorisent l'entrée des micro-organismes. Ces conditions paraissent être le point de départ de certaines métrites virginales.

Causes banales. — Après cette longue énumération, il ne reste pas grand'chose à dire des causes banales, auxquelles les anciens faisaient une part excessive.

Les maladies générales, les diathèses, n'engendrent pas directement l'infection utérine ; elles n'y prédisposent que dans une mesure assez restreinte en modifiant le terrain, soit parce qu'elles diminuent la résistance de la muqueuse, soit parce qu'elles provoquent des troubles vasculaires qui entretiennent la congestion de l'organe et exagèrent les sécrétions.

Les diathèses, et en particulier la diathèse neuro-arthritique, ont au contraire une influence prépondérante dans les troubles dystrophiques indépendants de l'infection, mais elles peuvent avoir une action particulière sur la marche des métrites, par une accentuation du processus sclérogène.

L'influence de la fatigue n'est pas discutable : les longues marches, les longues courses en voiture, surtout en automobile, l'abus de la bicyclette, la station debout prolongée, comme l'exigent certaines professions (vendeuses dans les magasins, coiffeuses, dentistes, etc.), spécialement chez les femmes atteintes de déviations utérines, contribuent à entretenir la congestion de l'appareil génital, elles diminuent sa résistance et favorisent son infection.

On ne parle plus aujourd'hui, avec raison, de l'influence du froid, de la chaleur, de celle de l'alimentation et, en particulier, du café au lait dans la genèse de la leucorrhée.

La question d'âge n'a d'autre importance que celle des circonstances particulières à chaque époque de la vie : les métrites s'observent presque exclusivement, comme on peut le prévoir, dans la période de l'activité génitale, c'est-à-dire chez des femmes qui ont des rapports sexuels, des accouchements ou des fausses couches. Elles sont très rares chez les vierges authentiques. On les rencontre parfois chez les vieilles femmes, en dehors même du réveil d'une infection ancienne ; elles sont d'une interprétation assez difficile et paraissent liées à des infections d'un genre spécial dues à l'incurie, à des rétentions en rapport avec des cloisonnements transversaux du vagin, etc. Chez les petites filles les métrites sont exceptionnelles quoique les infections vulvo-vaginales soient très fréquentes. Depuis longtemps, les recherches[1] cliniques et bactériologiques entreprises dans les hôpitaux d'enfants et dans maints dispensaires[2], ont fait justice des vulvites scrofuleuses, arthritiques, etc.; elles ont montré que la plupart des écoulements muco-purulents des fillettes en bas âge sont de nature *blennorrhagique*. En général, l'infection reste localisée au niveau de la vulve et de la partie inférieure du vagin où elle persiste très longtemps. C'est là, sans doute l'origine des phénomènes de microbisme latent, qui, beaucoup plus tard sont le point de départ de métrites, chez des jeunes filles ou chez des jeunes femmes en dehors de toute infection nouvelle.

L'étiologie de ces infections blennorrhagiques est intéressante à étudier, car elle n'est pas de nature vénérienne, dans l'immense majorité des cas.

La contagion se fait dans la famille, dans les crèches, dans les écoles, etc. Elle est due à des attouchements d'autres fillettes contaminées, et plus souvent à des contacts fortuits de la vulve avec du muco-pus blennorrhagique, déposé sur des bancs, sur des sièges de cabinets d'aisance, et à des lotions pour lesquelles on se sert d'éponges, de cuvettes, de linges, souillés par d'autres fillettes ou par des femmes malades.

A ces causes s'ajoutent, dans la famille, l'habitude très fréquente de faire coucher deux enfants dans le même lit, ou de faire partager à une petite fille le lit d'une grande personne ; un certain nombre de jeunes mères, blennorrhagiques inconscientes, contaminent ainsi leurs fillettes, à leur insu.

Ces contagions sont beaucoup plus fréquentes qu'on ne peut le croire, et elles aident à comprendre certains faits étranges de la pathologie génitale des jeunes filles[3].

MARCHE DE L'INFECTION

Quand les microbes ont envahi la cavité utérine, ils se fixent sur l'épithélium qu'ils altèrent promptement, envahissent les glandes et pénètrent dans le chorion muqueux. Il est rare, d'ailleurs, qu'ils s'arrêtent là : ils s'insinuent par les fentes lymphatiques dans l'épaisseur du parenchyme utérin, se répandent autour des vaisseaux, dans les interstices des faisceaux de fibres lisses, et peuvent gagner ainsi les couches superficielles, et même le péritoine qui recouvre l'utérus.

D'après Schauta, Charrier, Zweifel, E. Reymond, le gonocoque se localiserait plus particulièrement à la surface des muqueuses, tandis que le streptocoque aurait beaucoup plus de tendance à pénétrer dans la profondeur des tissus.

[1] Marfan. Leçons professées à l'hospice des Enfants.

[2] J. Laborde. Vulvo-vaginite des petites filles. Th. Paris, 1896.

[3] L'un de nous a observé, il y a quelques années une jeune fille de dix-huit ans, parfaitement vierge, atteinte de métrite blennorrhagique, démontrée par plusieurs examens bactériologiques, et à propos de laquelle l'interrogatoire le plus minutieux ne révélait aucune manœuvre suspecte. Cette jeune fille avait une sœur mariée en province. Elle allait souvent chez elle et y passait plusieurs semaines. Elle couchait alors dans la chambre de sa petite nièce, âgée de trois ans ; chaque matin elle la prenait dans son lit et jouait avec elle. C'est au retour d'un de ces voyages qu'elle s'aperçut pour la première fois d'un écoulement qui empira rapidement. Grâce à l'obligeance et à la sagacité d'un aimable confrère, il fut facile de remonter à la source du mal. Le père de l'enfant était atteint de blennorrhagie qu'il avait communiquée à sa femme, et celle-ci, malgré toutes les recommandations de son médecin, avait contaminé sa fillette, qui elle-même avait donné le mal à sa jeune tante.

Les recherches de Wertheim, celles de Maddlener[1] ont montré que le gonocoque lui-même s'infiltre souvent à travers le parenchyme utérin, et gagne quelquefois le cul-de-sac de Douglas.

Il est impossible d'établir des règles précises à cet égard : on a retrouvé dans la profondeur des tissus, et dans des lésions à distance, les mêmes microbes pathogènes que l'on a constatés sur la muqueuse utérine, et aucun d'eux ne semble avoir le privilège d'une évolution spéciale.

Il est probable que les tendances envahissantes des microorganismes dépendent de leur activité, de leur virulence et de certaines circonstances accessoires, beaucoup plus que de leur nature. L'observation clinique nous montre des différences très tranchées dans la marche du même processus infectieux : certaines métrites gonocciques donnent lieu à des réactions limitées et modérées, tandis que d'autres s'accompagnent, d'emblée, de complications multiples et parfois très graves. Il en est de même pour les streptocoques, et sans doute pour les autres germes qui envahissent l'appareil génital.

Mais l'infection ne reste pas limitée à la muqueuse et au parenchyme de l'utérus, elle s'étend souvent aux annexes, dont elle trouble profondément les fonctions, et c'est là une des plus fâcheuses conséquences des métrites.

On a beaucoup discuté sur les voies que suivent les microbes pathogènes pour envahir les trompes et les ovaires.

Tandis que J. Lucas-Championnière, s'appuyant sur l'étude approfondie qu'il avait faite autrefois du rôle des lymphatiques dans la transmission des infections utérines, a soutenu, dès le début, que l'extension du processus pathogène était le plus souvent d'origine lymphangitique. Terrier, Terrillon, Quénu, et avec eux la plupart des chirurgiens, invoquaient les infections ascendantes, observées dans les voies biliaires et dans l'appareil urinaire, pour admettre la migration progressive des germes, de la muqueuse utérine à celle de la trompe, prolongement naturel de la cavité de la matrice, puis aux ovaires et au péritoine pelvien.

Aujourd'hui on se montre beaucoup moins exclusif : la clinique, l'anatomie pathologique et la bactériologie, ont démontré que l'infection pouvait suivre indifféremment l'une ou l'autre de ces voies, et quelquefois les deux voies simultanément. Il n'est même pas rare, comme l'admettait F. Siredey[2] à une époque où l'on ne connaissait pas les microbes, que l'infection se fasse aussi bien par les veines que par les lymphatiques.

Bumm[3] a signalé la présence du streptocoque dans les veines ; Gartner[4], Giglio[5] E. Reymond, l'ont rencontré dans les lymphatiques et dans les veines.

Nous ne connaissons pas encore avec précision les circonstances qui provoquent la migration des germes pathogènes et qui les dirigent dans une voie plutôt que dans une autre. Les recherches anatomo-pathologiques et bactériologiques ne nous ont donné, à ce propos, aucun éclaircissement ; seule, l'observation clinique nous fournit quelques éléments qui peuvent nous aider à interpréter les faits.

Dans certains cas, l'infection ne paraît pas avoir de tendance à l'extension ;

[1] Maddlener. Ueber Metritis Gonorrhoica. *Centralblatt für Gynäk.*, 1895.

[2] F. Siredey. La fièvre puerpérale n'existe pas. *Ann. Gyn.*, 1875.

[3] Bumm. *Arch. für Gynäk.*, 1891.

[4] Gartner. *Arch. Gyn. et Obst.*, 1889.

[5] Giglio. *Annali di Obst. e Gyn.*, Milano, 1893.

elle reste limitée à l'utérus, ne provoquant que des réactions très modérées ; elle est à peu près stationnaire pendant plusieurs semaines, plusieurs mois même, puis décroît peu à peu, ne donnant lieu qu'à des symptômes de plus en plus vagues. Cette évolution spontanée de la métrite vers la guérison, plus fréquente qu'on ne le pense généralement, n'a guère été signalée que par G. Richelot[1]. Mais l'inflammation persiste beaucoup plus longtemps au niveau du col.

A côté de ces formes chroniques d'emblée, aux allures paisibles, on voit des infections qui se développent avec une rapidité déconcertante, les déterminations annexielles se révélant quelques jours à peine après l'apparition de la métrite, sans que leur développement ait été motivé par un incident appréciable.

Il n'est pas douteux qu'il s'agisse là de microbes de virulence très différente, alors même que la bactériologie nous démontre qu'ils sont quelquefois de même nature.

On peut voir une vieille métrite, depuis longtemps stationnaire ou en voie d'amélioration, présenter tout à coup une recrudescence insolite, ou se compliquer brusquement de salpingo-ovarite, alors que des microbes, qui semblaient avoir perdu leur activité, recouvrent une virulence nouvelle. Presque toujours l'aggravation a été motivée par une cause appréciable, le plus souvent par un traumatisme : introduction d'un hystéromètre, d'une sonde, d'un crayon médicamenteux, d'une laminaire, injection intra-utérine, tentative de redressement, tiraillements exercés dans le but d'abaisser l'utérus, massage, etc...

A la faveur d'une solution de continuité produite à la surface de la muqueuse, ou par suite de la déchirure d'adhérences, on a facilité la migration, dans les réseaux lymphatiques ou dans le péritoine pelvien, de germes immobilisés dans un vieux foyer d'infection, où ils achevaient de perdre leur malignité. On peut admettre également l'influence d'une fatigue exagérée, agissant localement, à la façon d'un véritable traumatisme, en même temps qu'elle diminue la résistance des tissus.

Cependant, on voit maintes fois des complications annexielles survenir en dehors de ces causes, sans que l'on puisse en préciser l'étiologie. Il est probable qu'il faut invoquer, dans ces cas, des associations microbiennes qui nous échappent. On rencontre fréquemment, dans les lésions suppurées des annexes ou du tissu cellulaire pelvien, le staphylocoque réuni au streptocoque, au gonocoque ou même à d'autres organismes, et on comprend que l'intervention de germes nouveaux, qui pénètrent accidentellement dans le canal génital par voie ascendante, donne au processus morbide une activité nouvelle.

En dehors des microbes venant des voies génitales, il en est qui peuvent avoir une autre provenance, et dont l'intervention est moins facile à apprécier : on a signalé la présence, dans les abcès pelviens, du *pneumocoque*, du *coli-bacille*. Or, il faut bien reconnaître qu'ils ne sont pas toujours d'origine vaginale.

Par sa localisation habituelle à une seule trompe, le pneumocoque semble provenir d'une infection sanguine, et cependant sa présence ne coïncide guère avec l'existence d'une pneumonie.

Les abcès qui renferment le *bacterium coli* se rencontrent presque toujours au milieu d'adhérences qui unissent les annexes aux tuniques intestinales. Il est donc probable que cet organisme a traversé les parois de l'intestin pour gagner

[1] G. Richelot. La chirurgie de l'utérus.

la trompe. La coexistence assez fréquente de troubles du côté de l'appendice avec une salpingo-ovarite droite, tendrait également à faire penser que les lymphatiques, décrits par Clado, entre la trompe et l'appendice cæcal, fournissent au coli-bacille une voie d'accès.

Quoi qu'il en soit, les infections de l'intestin peuvent retentir sur les organes génitaux, et c'est de ce côté, peut-être, que l'on trouverait l'explication de certaines complications ou aggravations dont la cause nous échappe.

Que la migration des microbes de l'utérus vers les annexes se fasse directement par la *continuité des muqueuses*, ou indirectement par l'*intermédiaire des vaisseaux lymphatiques ou des veines*, on se rend facilement compte des localisations diverses qui peuvent en résulter, selon que les microbes pathogènes se fixeront plus particulièrement sur les *trompes*, sur les *ovaires*, sur le *péritoine*, ou sur le *tissu cellulaire pelvien*. C'est ainsi que prennent naissance les infections annexielles : salpingites, salpingo-ovarites, ovarites, pelvi-péritonites, paramétrites, phlegmons des ligaments larges, etc., dont les lésions se suivent, s'entremêlent, se compliquent de mille manières et se présentent sous des aspects d'une variété infinie. Il est quelquefois malaisé de suivre les diverses phases de la maladie ; il est rare qu'elle évolue régulièrement : elle procède le plus souvent par poussées capricieuses dont les lois nous échappent. Une métrite aiguë pourra revêtir, au début, des allures graves et ne donnera lieu à aucune complication du côté des annexes, tandis qu'une inflammation de l'utérus, en apparence légère, sera suivie de graves lésions du côté des trompes et des ovaires. Quelquefois même, l'infection initiale de l'utérus passe inaperçue, et ce n'est que plus tard, lorsqu'elle a entraîné de graves altérations annexielles que les malades se souviennent d'avoir eu pendant quelques semaines des pertes blanches et des malaises insolites, auxquels elles n'avaient pas accordé d'attention.

Il n'y a souvent aucun rapport entre les désordres observés à l'origine de la trompe et ceux que l'on constate au niveau du pavillon. Les microbes ne font qu'effleurer une partie de la muqueuse pour se fixer sur une autre région.

La contamination de l'utérus se fait quelquefois par voie descendante ; c'est ce qui se passe fréquemment dans la tuberculose primitive des ovaires et des trompes, où les bacilles amenés par les sécrétions tubaires ne viennent que tardivement s'installer sur la muqueuse utérine et sur celle du vagin.

On voit des phénomènes du même genre dans d'autres affections des annexes : la métrite paraît avoir été guérie par un curettage ou par des pansements appropriés, et sans réinoculation nouvelle, venue du dehors, il se produit une rechute, le liquide qui s'écoule des trompes malades venant souiller l'utérus, et ces infections descendantes ne sont pas un des moindres écueils que l'on rencontre dans le traitement des métrites.

INFLUENCE DES MALADIES GÉNÉRALES SUR LES AFFECTIONS DE L'UTÉRUS ET DE SES ANNEXES

Les anciens faisaient jouer un rôle considérable aux maladies générales dans la genèse des affections génitales : la plupart des inflammations de la vulve, du vagin et de l'utérus, étaient, à leurs yeux, d'origine diathésique : le lymphatisme l'arthritisme, l'herpétisme apparaissaient comme la raison suprême des divers processus morbides.

La notion des germes infectieux a fait promptement justice de ces exagérations, mais elle a provoqué au début une réaction excessive qui tendait à un isolement complet de l'appareil génital au point de vue pathologique.

On est revenu à une conception plus rationnelle et plus large de la pathologie génitale : l'utérus ne saurait échapper aux lois qui régissent la circulation et la nutrition ; aussi est-il soumis, dans une certaine mesure, aux influences diathésiques. Ses rapports de contiguité avec les viscères voisins, les relations que lui assure le système nerveux avec des organes plus ou moins éloignés, l'associent quelquefois à des maladies qui ont leur origine en dehors de lui.

Les récents travaux de Charrin, Jardry ont mis en lumière les relations qui existent entre l'*ovaire* et quelques glandes vasculaires sanguines, telles que le *corps thyroïde*, l'*hypophyse*. L'insuffisance ovarienne coïncide fréquemment avec l'insuffisance thyroïdienne. Dalché[1], Rénon[2] en ont montré des exemples intéresssants. Léopold Lévi et H. de Rothschild ont étudié les bons effets de l'opothérapie thyroïdienne sur les irrégularités menstruelles dans l'insuffisance thyroïdienne. Rénon a fait entrer en ligne de compte le rôle de l'hypophyse au point de vue pathogénique comme au point de vue thérapeutique.

On peut encore rappeler certaines affinités assez mal expliquées comme celles qui existent entre l'appareil génital et la portion externe de la muqueuse qui recouvre les cornets inférieurs. Si l'on voit celle-ci réagir sous l'influence des règles ou des excitations génitales les diverses irritations physiologiques, pathologiques ou thérapeutiques[3] dont elle est le siège se font sentir vivement sur l'appareil génital.

Depuis que Fliess de Berlin (en 1897) a appelé l'attention sur ce point, on a observé maintes fois des phénomènes congestifs intenses sur quelques points de la muqueuse pituitaire offrant la structure des tissus érectiles. Ces *points sexuels* de Fliess sont : la tête du cornet inférieur, le tubercule de la cloison, parfois la tête et la surface interne du cornet moyen[4]. Leur tuméfaction au moment des périodes menstruelles chez certaines femmes dysménorrhéiques justifie pleinement les essais de thérapeutique nasale préconisés par cet auteur.

Les intoxications, qui provoquent de si graves désordres dans la plupart des viscères, ne semblent pas avoir d'action sur l'appareil génital, Delpech a signalé jadis la fréquence de l'avortement chez les femmes empoisonnées par le sulfure de carbone ; on a fait des observations analogues chez les cigarières, mais on n'a décrit dans ces conditions aucune lésion utérine ou annexielle. En dehors de la cantharide qui produit une très vive congestion des organes génitaux, on ne connaît aucune substance capable d'altérer manifestement l'utérus et les ovaires.

Il est d'observation courante qu'un grand nombre de maladies, légères ou graves, s'accompagnent de troubles menstruels : de simples amygdalites, des in-

[1] Dalché. *Soc. Méd. Hôp.*, 1895.

[2] Rénon. *Soc. Méd. Hôp.*, 1908.

[3] Dalché. Traitement des métrites.

[4] G. Mahu. Relations entre la muqueuse du nez et l'appareil génital de la femme. *Presse médicale*, 16 mars 1910.

fections gastro-intestinales sans la moindre gravité, provoquent souvent l'apparition prématurée des règles, six ou huit jours avant la date ordinaire, comme s'il se produisait à cette occasion une poussée congestive du côté de l'appareil génital. Il n'en résulte habituellement aucun autre désordre.

Quelques auteurs ont constaté des poussées aiguës de métrite (GOTTSCHALK) et de périmétro-salpingite (POZZI [1]) au cours de la grippe; MASSIN a décrit des lésions épithéliales de la muqueuse utérine au cours de quelques maladies infectieuses. On connaît depuis longtemps les métrorragies des varioleuses et des typhoïdiques, les ovarites ourliennes, etc.

S'agit-il, dans tous ces cas, d'altérations cellulaires, de lésions vasculaires, réellement spécifiques, ou d'infections secondaires dues à l'accroissement de la virulence des microbes contenus dans les voies génitales? Il s'en faut que la question soit tranchée actuellement d'une manière certaine.

La plupart de ces accidents sont passagers, et généralement peu graves.

Il n'en est pas de même de certains troubles qui ont été étudiés depuis quelques années, et qui mettent en lumière l'importance des altérations vasculaires de l'appareil génital à la suite de quelques maladies infectieuses. PICHEVIN et AUG. PETTIT [2] ont constaté une sclérose utérine remarquable chez une femme qui avait été atteinte antérieurement de fièvre typhoïde; QUÉNU, PILLIET et BARADUC, PAUL PETIT ont cité des faits analogues.

Les communications faites au Congrès de gynécologie de Rouen en 1904, par Mlle M. ROBINEAU [3], par le Dr JEANNE [4] et par le Dr OZENNE [5] ont appelé l'attention sur le rôle, souvent méconnu, de la syphilis dans certaines affections utérines et annexielles. Les altérations qu'ils ont décrites intéressaient exclusivement le tissu conjonctif et les vaisseaux utérins ou ovariens.

En résumé, les maladies infectieuses ne jouent pas un rôle très actif dans la pathologie génitale; elles ne retentissent que rarement sur l'utérus et sur les annexes, et quand elles y déterminent des altérations, celles-ci sont presque exclusivement d'ordre vasculaire et interstitiel; quand elles surviennent au cours d'une métrite ou d'une salpingo-ovarite, elles n'en modifient que très exceptionnellement l'évolution.

Les affections du système nerveux, du cœur et des vaisseaux, des reins et du foie, ont encore une action plus limitée sur les maladies de l'utérus et des annexes; elles n'en provoquent pas l'éclosion et n'influencent pas sensiblement leur marche. Cependant elles contribuent à entretenir, soit directement, comme cela se produit au cours des affections mitrales, soit par voie réflexe, une *congestion* plus ou moins prononcée dans l'appareil génital, qui peut donner lieu parfois à des troubles fonctionnels assez accentués : métrorragies, douleurs, etc.

Le diabète, à la suite des phénomènes d'irritation et des éruptions qu'il provoque du côté des organes génitaux externes, est souvent la cause de vulvites et de vulvo-vaginites, mais l'inflammation qui en résulte n'a guère de tendance

[1] POZZI. Traité de Gyn.

[2] PICHEVIN et AUG. PETTIT. *Sem. Gyn.*, 1896.

[3] Mlle MARGUERITE ROBINEAU. Contribution à l'étude de la syphilis utérine. IVe Congrès de Gyn., 1904.

[4] JEANNE. A propos de la syphilis péri-utérine. IVe Congrès de Gyn., 1904.

[5] Dr OZENNE. Sur une variété de sclérose des ovaires d'origine syphilitique. IVe Congrès Gyn., 1904.

à envahir les organes profonds. Il en est de même des herpès, eczémas, prurigos de la vulve que l'on observe en dehors de la glycosurie.

Goldberg a signalé une métrite hémorrhagique dans un cas de scorbut.

Virchow, Schröder, ont montré que la chlorose avec aplasie artérielle s'accompagne souvent d'un développement incomplet de l'appareil génital.

Doléris, G. Richelot, A. Siredey, Paul Petit, ont remis en honneur les influences diathésiques trop dédaignées, en montrant la part du neuro-arthritisme dans la genèse de phénomènes congestifs et de dystrophies indépendantes de toute infection.

Les troubles trophiques que détermine le neuro-arthritisme dans l'appareil génital, sont essentiellement caractérisés par une tendance à la sclérose, qui se manifeste également d'une manière fréquente dans d'autres organes.

Il n'est pas indifférent de remarquer que les maladies infectieuses et les troubles circulatoires, dépendant d'autres affections, agissent à la façon de l'arthritisme, en provoquant dans l'utérus et dans les ovaires une hyperémie qui aboutit à un processus sclérogène. Cette notion a une grande importance dans l'interprétation des altérations du parenchyme utérin que l'on cherche encore à rattacher trop exclusivement à l'infection utérine.

Les maladies de l'estomac, celles de l'intestin grêle, laissent l'appareil génital assez indifférent.

Il n'en est pas de même des affections du gros intestin, dont les rapports avec les maladies génitales de la femme sont aussi fréquents que variés. Le rectum n'est séparé de l'utérus que par un cul-de-sac du péritoine. Les lymphatiques de ces organes communiquent au niveau des ligaments utéro-sacrés ; ces connexions deviennent plus étendues et plus intimes lorsque des adhérences se sont produites, qui unissent le rectum à l'utérus ou aux annexes en prolapsus dans le cul-de sac de Douglas. On ne saurait oublier, d'autre part, la continuité des fosses iliaques avec le bassin, non plus que les lymphatiques décrits par Clado, qui vont de l'appendice cæcal à la trompe droite. On comprend que, dans ces conditions, les infections se propagent facilement d'un organe à l'autre.

Il n'est pas rare de voir l'appendicite coïncider avec des lésions annexielles du côté droit, et il est souvent difficile de déterminer quelle est celle de ces deux affections qui a été la cause de l'autre.

Les poussées d'entéro-colite se compliquent fréquemment d'une recrudescence dans les inflammations préexistantes de l'utérus et des annexes.

Doit-on aller plus loin dans cette voie, et soupçonner une origine intestinale à certaines infections de l'utérus et des annexes, dont la cause nous échappe, comme on en voit quelques exemples chez des jeunes filles ? Quelques auteurs l'ont admis, et un certain nombre de faits classiques plaident en faveur de cette interprétation, mais on ne peut pas dire que la démonstration en soit faite de manière indiscutable.

INFLUENCE DES AFFECTIONS GÉNITALES SUR L'ORGANISME

Les maladies génitales de la femme ont un retentissement très marqué sur la santé générale. Ce détail n'avait pas échappé à l'observation des anciens, qui traduisaient par l'aphorisme, bien connu, « *mulier tota est in utero* », le rôle considérable que joue la matrice dans l'organisme féminin. En réalité, comme le fait remarquer Jayle, c'est l'*ovaire*, bien plus que l'utérus, qui domine la femme, mais le retentissement sur toute l'économie des maladies utéro-ovariennes ne fait de doute pour personne.

Sans envisager ici les graves accidents d'ordre septicémique ou pyohémique qui résultent de suppurations pelviennes, l'urémie qui complique si souvent le cancer et quelquefois les fibromes, on peut signaler des désordres nombreux et variés, qui ont leur origine dans les affections génitales. Ces complications relèvent de diverses causes dont il n'est pas toujours facile de préciser le rôle exact.

Les inflammations de l'utérus et des annexes se propagent fréquemment, par la voie des lymphatiques, aux organes pelviens, et les accidents qui en résultent peuvent s'étendre à d'autres parties de l'intestin ou des voies urinaires ; elles donnent lieu à des déterminations multiples qui n'ont aucun rapport avec ces localisations initiales. Il s'agit le plus souvent de phénomènes réflexes, mais il convient de faire, dans quelques cas, la part des troubles sécrétoires provoqués par des lésions ovariennes, et celle de l'influence qu'exercent les perturbations héréditaires ou acquises du système nerveux ; il s'en faut que ces divers éléments soient toujours appréciés à leur juste valeur.

Appareil respiratoire. — *Toux utérine.* — On observe assez souvent chez les femmes atteintes d'affections génitales une toux brève, spasmodique, quinteuse, d'une ténacité décourageante, mais sans lésion appréciable des poumons. Ce détail, signalé depuis longtemps par Aran, a été remis en lumière récemment par Pozzi et par son élève P. Muller, qui considèrent cette toux comme un phénomène purement réflexe. Une toux analogue est aussi commune au début de la grossesse.

Les réactions laryngées d'origine génitale ne sont d'ailleurs pas rares à l'état physiologique. Chez quelques femmes la voix est modifiée à l'occasion des règles, au point de les empêcher de chanter.

En général, il ne s'agit pas d'un simple trouble nerveux d'ordre spasmodique, mais bien d'une congestion passagère plus ou moins accentuée des muqueuses de l'appareil respiratoire, qui paraît avoir son maximum au niveau du nez, mais qui peut s'étendre à d'autres régions. On en rencontre de nombreux exemples, depuis l'hyperémie de la muqueuse nasale qui coïncide avec les règles ou avec des phénomènes d'éréthisme génital, jusqu'aux hémoptysies. Cet accident, il est vrai, résulte plutôt de l'augmentation de la pression artérielle qui accompagne la fluxion menstruelle au cours d'excitations génésiques; il ne s'observe d'ailleurs que chez de grandes névropathes ou plus souvent encore chez des tuberculeuses.

Troubles cardiaques. — Les troubles cardiaques[1] consistent surtout en des palpitations qui s'accompagnent d'étouffements et de gêne précordiale parfois assez prononcée. Ces accidents surviennent le plus souvent dans les formes douloureuses des affections génitales et coïncident avec la recrudescence des

[1] Mlle Roussel. Troubles sympathiques du cœur dans les maladies de l'utérus. Th. Paris, 1891.

douleurs. Mais ils existent aussi dans les formes chroniques, où les souffrances sont modérées.

Chez des femmes atteintes de congestion utérine, simple ou liée à des fibromyomes, ces palpitations prennent des proportions beaucoup plus accentuées : elles s'accompagnent d'hypertension, et se produisent par crises suivies de sueurs, de tremblement, non seulement sous l'influence de la marche, des efforts, mais même au repos, pendant la nuit. Ces accidents sont surtout fréquents au voisinage de la ménopause, et donnent lieu à de véritables *crises de tachycardie paroxystique*. Ils provoquent à la longue la dilatation du cœur et même des phénomènes d'asystolie.

Ils semblent être de nature réflexe, mais il est probable que, dans certains cas, ils sont aggravés, sinon engendrés, par un fonctionnement défectueux des ovaires malades donnant lieu à des phénomènes d'auto-intoxication. On sait que des troubles analogues constituent l'un des principaux accidents de la ménopause.

Appareil urinaire. — Les crises de cystite qui surviennent au cours des affections utéro-annexielles n'ont pas, le plus souvent, de gravité réelle : l'inflammation n'a pas beaucoup de tendance à envahir les uretères et les reins. Elle se caractérise par des douleurs, du ténesme, un aspect trouble des urines, et par l'émission de quelques mucosités. Ces accidents cèdent rapidement sous l'influence d'un traitement approprié.

Il n'en est pas de même quand la cystite est due à une infection primitive de l'urèthre par le gonocoque, ou quand elle résulte de l'ouverture d'un abcès pelvien dans la vessie. La cystite, dans ces deux cas, est beaucoup plus rebelle, plus grave, et elle a une tendance plus marquée à l'infection ascendante. A la suite de l'ouverture d'un abcès dans la vessie, la muqueuse de l'urèthre s'infecte profondément, elle s'épaissit et donne lieu fréquemment à de petites saillies polypeuses ou villeuses qui peuvent siéger sur toute la longueur du canal. Cette infection prolongée de la vessie a des conséquences encore plus graves lorsqu'elle envahit les uretères et se complique de pyélo-néphrite.

Les tumeurs cancéreuses et plus rarement les fibromes peuvent amener l'oblitération des uretères, l'hydronéphrose et l'urémie.

Appareil digestif. — Le fonctionnement du tube digestif est presque toujours compromis chez les génitales. Les premiers en date et les plus constants des troubles que présentent les voies digestives, s'observent du côté du rectum.

Dans les métrites, ou les salpingo-ovarites aiguës, les malades accusent des sensations de ténesme, de faux besoins qui, malgré des efforts répétés, n'aboutissent qu'à une évacuation incomplète du contenu de l'intestin.

Il se produit dans quelques cas une *rectite dysentériforme* qui donne lieu à des douleurs, à l'expulsion de glaires sanguinolentes. Cette complication se rencontre surtout lorsqu'il existe dans le cul-de-sac de Douglas une collection purulente qui menace de s'ouvrir dans l'intestin.

Dans les formes chroniques, des brides péritonéales ou cellulo-fibreuses, des déviations utérines, des tumeurs, compriment le rectum et gênent la circulation des matières fécales. Aussi la *constipation* est-elle la règle, dans la plupart des affections génitales de la femme ; elle est notablement accrue par le repos au lit et par l'immobilité que l'on impose aux malades.

Cette constipation se complique souvent d'hémorrhoïdes qui rendent encore la défécation plus difficile, plus douloureuse, et augmentent la rétention stercorale. A ces hémorrhoïdes s'ajoutent parfois des fissures anales, cause nouvelle de souffrances.

L'irritation entretenue par les matières fécales accumulées dans le gros intestin est quelquefois le point de départ d'une *colite* au cours de laquelle apparaissent des accidents gastro-intestinaux d'intensité variable : tympanisme, selles glaireuses ou muco-membraneuses, dilatation spasmodique de l'estomac avec ou sans phénomènes d'acidité.

Quelquefois, les manifestations gastriques apparaissent d'emblée ; elles sont caractérisées par de la *dyspepsie nervo-motrice*, que compliquent bientôt des troubles de la sécrétion gastrique et des accidents intestinaux. Ceux-ci retentissent assez rapidement sur les voies biliaires. Aran avait déjà noté la coïncidence fréquente de la lithiase biliaire avec les affections génitales.

Maintes fois cet état des voies digestives est aggravé par les médicaments dont les malades abusent trop facilement. Les préparations soi-disant eupeptiques, apéritives, toniques, reconstituantes, à base d'alcool ou de vins généreux, les laxatifs et purgatifs de tout genre, pris au hasard, sans direction, sur les conseils d'amies ou sous la suggestion des réclames, achèvent de désorganiser la muqueuse de l'estomac et celle de l'intestin.

Troubles nerveux. — De tous les appareils de l'économie, le plus généralement atteint est le système nerveux.

Sa participation au processus morbide se traduit surtout par des phénomènes d'*asthénie* qui se manifestent non seulement du côté des centres nerveux, mais même dans la sphère du grand sympathique.

La plupart des troubles gastriques et circulatoires relèvent, en effet, d'un fonctionnement défectueux du système nerveux ganglionnaire, qui transmet aux fibres musculaires lisses des vaisseaux et des viscères abdominaux une excitation insuffisante.

Souvent, il existe en même temps, un relâchement marqué de tous les tissus fibreux de l'abdomen, qui aboutit à des ptoses viscérales multiples : l'abaissement du foie, le déplacement des reins, les coudures de l'intestin, viennent augmenter, dans une large mesure, la dyspepsie et les douleurs abdominales.

On constate également des phénomènes vaso-moteurs qui provoquent des poussées congestives de divers côtés, des battements excessifs de l'aorte abdominale revêtant l'apparence de véritables mouvements d'expansion.

Les troubles nerveux ne restent pas limités au domaine des nerfs splanchniques, ils envahissent bientôt les nerfs spinaux, d'abord ceux de la région lombaire qui fournissent des filets à l'utérus, les nerfs sacrés, et puis, à la faveur des anastomoses, les nerfs thoraciques, donnant lieu à des névralgies tenaces, rebelles, qui se manifestent par des douleurs sourdes, à peu près continues, présentant de temps à autre des recrudescences extrêmement pénibles, qui se renouvellent chaque jour, irrégulièrement, ou à des heures fixes.

Les souffrances sont habituellement localisées à la partie inférieure de l'abdomen et au bassin (*grandes névralgies abdominales* de G. Richelot) ; le nerf crural est leur siège de prédilection, mais elles se présentent quelquefois sous la forme de névralgies de la région coccygienne ou de névralgie sciatique.

Il est à remarquer qu'elles ne sont nullement influencées par l'étendue et la gravité des lésions pelviennes. Plutôt rares dans les formes sévères des affections génitales, elles apparaissent généralement à une période avancée de la maladie, et si l'on peut quelquefois les expliquer par des adhérences, par des brides, qui enclavent des filets nerveux, elles se manifestent le plus souvent sans que l'on puisse leur assigner une cause matérielle évidente. Tantôt on constate une simple déchirure du col avec une zone d'induration douloureuse, tantôt il s'agit d'ovaires scléreux à petits kystes, sans adhérences à la paroi, ou d'un noyau de salpingite qui paraît isolé et peu important.

Les névralgies, d'ailleurs, ne sont pas toujours localisées au bassin ou à l'abdomen; elles peuvent siéger au niveau des espaces intercostaux. On observe parfois des névralgies faciales et même des crises de migraine, comme on peut en rencontrer au moment des règles. Il est évident que ces malaises relèvent avant tout d'un trouble général de l'économie, qui a eu son point de départ dans l'affection génitale.

Dans un grand nombre de cas, l'ébranlement du système nerveux va plus loin; il se fait sentir dans le domaine psychique et se manifeste sous des formes variées qui peuvent aller depuis la *simple dépression nerveuse* jusqu'à la *vésanie* parfaitement caractérisée.

Folie. — La folie d'origine génitale est depuis longtemps connue et décrite dans la pathologie mentale. Elle a son maximum de fréquence à la puberté, ainsi qu'à la ménopause; on l'observe encore à la suite des accouchements, chaque fois, en un mot, que l'appareil génital présente des transformations à la fois rapides et accentuées. Tous les aliénistes sont d'accord pour reconnaître que, malgré les importantes modifications provoquées dans l'organisme par ces divers états physiologiques, ni la puberté, ni la ménopause, ni la maternité ne créent la folie; elles ne fournissent qu'un prétexte à son éclosion, chez des dégénérées, comme auraient pu le faire des traumatismes, de violentes commotions morales, etc.

Les maladies génitales ont-elles à ce point de vue des conséquences analogues? On en rencontre assurément quelques exemples, et on comprend que l'ébranlement causé au système nerveux par une longue maladie, source permanente de préoccupations et de chagrins intimes, achève la désorganisation d'un cerveau prédisposé à la vésanie, mais c'est là une complication rare.

Depuis le remarquable essor de la chirurgie gynécologique, la folie génitale s'est accrue d'un nouveau chapitre, celui des *vésanies post-opératoires.* On s'est beaucoup ému, il y a quelques années, de certains cas de folie observés chez des femmes jeunes, à la suite d'opérations pratiquées sur les organes génitaux, et surtout à la suite de l'ablation des ovaires.

Ces accidents ont été l'objet d'intéressantes discussions à la Société de Chirurgie de Paris, et une étude minutieuse des faits a permis de faire justice des critiques exagérées dont la chirurgie a été l'objet.

Il est incontestable que certaines malades ont perdu la raison à la suite d'une intervention chirurgicale, et cette complication, quoique très rare, a été plus fréquente au cours de l'ovariotomie que dans la pratique d'opérations plus graves. Mais il n'y a pas lieu d'en être surpris quand on voit de simples phénomènes physiologiques comme ceux qui accompagnent la puberté, la ménopause, l'accouchement donner lieu parfois à des accidents analogues.

Assurément, on trouve dans les divers éléments de l'acte opératoire des causes multiples d'ébranlement pour le système nerveux : l'angoisse de l'attente l'intoxication passagère due au chloroforme ou à l'éther, le choc physique et moral que cause l'opération, sont autant de circonstances qui peuvent exercer une fâcheuse influence sur des cellules nerveuses insuffisamment résistantes.

On a invoqué, par surcroît, les perturbations qu'apporte dans l'économie la suppression brusque des sécrétions ovariennes. Elle a des effets immédiats analogues à ceux qui accompagnent la suppression des règles, un peu plus accentués parfois que ceux de la ménopause spontanée normale, mais ils consistent essentiellement en des phénomènes vaso-moteurs plus ou moins intenses : bouffées de chaleur, sueurs profuses, crises de tachycardie, etc.

Encore faut-il observer que l'on enlève généralement des ovaires dont les fonctions étaient fortement compromises, par suite des altérations dont ils sont le siège.

Ni le traumatisme chirurgical, ni la ménopause prématurée qui en est la conséquence ne peuvent être rendus responsables des troubles mentaux. Ceux-ci résultent avant tout d'une prédisposition héréditaire ou acquise, à laquelle l'ablation des annexes n'ajoute qu'un bien faible appoint.

Si l'on ne constate que d'une manière exceptionnelle des désordres aussi graves, il est très fréquent d'observer chez les malades atteintes d'affections génitales des accidents nerveux variés et complexes, auxquels il est parfois difficile d'attacher une étiquette précise.

Comme l'avait déjà fait remarquer Courty, l'hystérie vraie, avec ses crises convulsives, ses paralysies de la sensibilité et du mouvement, n'a été signalée que très rarement ; son développement était antérieur à l'éclosion de la maladie utéro-annexielle, ou indépendant d'elle.

Neurasthénie. — Les troubles, que présentent le plus habituellement les malades atteintes d'affections génitales, consistent en des phénomènes de dépression physique et morale qui appartiennent plutôt au cadre de la neurasthénie. Affaiblies par les douleurs, souvent anémiées par des pertes de sang, ou tout au moins par le séjour prolongé à la chambre, au lit ou sur la chaise longue, ces malheureuses femmes maigrissent, perdent leurs forces et se laissent aller de plus en plus au découragement. Elles tournent désormais dans un cercle vicieux d'où elles ne sortent que difficilement : l'élément nerveux accroît les troubles digestifs, et le mauvais état de leur nutrition contribue à exagérer leur nervosité.

Attristées par la longue durée de leur maladie, effrayées par la crainte d'une affection cancéreuse, obsédées par la menace d'une opération chirurgicale, condamnées à la réclusion et à l'immobilité, vouées à la stérilité, ces pauvres malades, qui ne peuvent être ni épouses, ni mères, souffrent encore plus moralement que physiquement. Maintes fois s'ajoutent à ces misères des chagrins intimes qui en sont la conséquence, et qui viennent encore aggraver leur tristesse.

On comprend qu'une telle situation entraîne la dépression et l'épuisement.

Il en est de ces accidents comme des phénomènes douloureux ; leur importance n'est nullement en rapport avec celle des lésions génitales. Ainsi que le faisait judicieusement remarquer Bouilly, ce ne sont pas les formes graves des maladies utérines et annexielles qui conduisent aux névroses. Les grosses tumeurs utérines ou ovariennes, les vastes abcès pelviens, les affections cancéreuses même, provoquent moins de réactions nerveuses que des lésions légères, peu étendues, mais persistantes, des ovaires, des trompes, ou que certaines déviations utérines.

Quelques malades ne présentent que des altérations peu accentuées, discutables, très différemment interprétées par les médecins, et c'est souvent chez elles que l'on constate les troubles nerveux les plus accentués.

Les *névroses*, comme les *psychoses*, proviennent avant tout d'une susceptibilité particulière des éléments nerveux. Elles ont pour cause fondamentale une prédisposition héréditaire ou acquise, et les diverses circonstances qui favorisent leur éclosion ne sont que des causes déterminantes secondaires.

Ce fait est si vrai que de vulgaires neurasthéniques, indemnes de tout accident génital, présentent tous les symptômes subjectifs d'une affection utéro-annexielle, et seul l'examen local démontre que ce sont de « fausses utérines », dont l'attention a été appelée sur leur appareil génital au cours de leurs nombreuses pérégrinations chez divers médecins.

Lorsqu'elle s'est développée, la neurasthénie constitue désormais la note dominante de la maladie ; ici, comme ailleurs, elle se manifeste par une série de phénomènes diffus et parfois incohérents : douleurs vagues, à localisations multiples et déconcertantes, troubles capricieux des voies digestives, obsessions nosophobiques, etc. Les malades, éprises de changement, sont sans cesse à la recherche de consultations nouvelles, elles essaient les traitements les plus bizarres et présentent de temps à autre des guérisons merveilleuses, promptement suivies de rechutes.

C'est dans ces conditions que quelques médicaments deviennent tout particulièrement dangereux : les préparations alcooliques, d'une part, auxquelles certaines malades demandent, plus souvent qu'on ne le croit, l'excitation dont elles ont besoin, d'autre part, la morphine qui engendre rapidement chez elles l'accoutumance, et les conduit en peu de temps à la morphinomanie, à laquelle les prédispose leurs tares nerveuses.

Il ne faut pas oublier que ces accidents névrosiques survivent presque toujours aux affections utéro-annexielles qui leur ont servi de point de départ. On les voit persister après des opérations qui ont enlevé tous les organes malades, et souvent même les douleurs deviennent plus violentes : l'intervention chirurgicale a exagéré les troubles nerveux, comme DEBOVE[1] en a signalé des exemples. Cette considération est de nature à ralentir le zèle du chirurgien lorsqu'il est en présence de ces grandes névropathes.

PROPHYLAXIE DES INFECTIONS GÉNITALES

Les inflammations des organes génitaux de la femme étant dues à l'infection, la prophylaxie de ces maladies consiste à défendre les muqueuses génitales contre les germes qui les menacent.

Certains auteurs, poussant jusqu'à leurs limites extrêmes les conclusions qui se dégagent des théories microbiennes, ont préconisé la désinfection systéma-

[1] DEBOVE. *Bull. Soc. Méd. des Hôpitaux*, 1891.

tique du vagin, porte d'entrée habituelle des germes qui infectent l'utérus, non seulement à l'aide d'injections antiseptiques, mais au moyen de lotions, de savonnages minutieux, qui seraient pratiqués quotidiennement, même chez des jeunes filles !

Il y a là une exagération inutile et dangereuse : de pareils lavages ne pourraient jamais aboutir à une stérilisation complète du vagin, et s'ils réussissaient à l'assurer momentanément, ils n'empêcheraient pas les germes d'y pénétrer au bout de peu de temps. Or, les traumatismes, que nécessiteraient ces soins compliqués seraient loin d'être inoffensifs pour les muqueuses, sans compter les inconvénients de tout genre qui pourraient en résulter.

S'il est impossible de mettre le vagin complètement à l'abri des microbes ou de détruire tous ceux qui ont pénétré dans sa cavité, on ne doit pas perdre de vue cette considération rassurante que la muqueuse vaginale est pourvue de moyens de défense naturels, qui suffisent pour la protéger contre la plupart des germes pathogènes, à l'exception du *gonocoque*. Quant à l'utérus, les micro-organismes ne l'envahissent que lorsqu'ils sont introduits par le doigt, par des instruments, ou à la faveur de traumatismes divers, et même dans ces conditions, les microbes les plus dangereux pour lui ne sont pas ceux dont la virulence a été atténuée par un long stage dans le vagin, mais ceux qui sont *apportés du dehors*.

Le microbe le plus redoutable pour la femme est assurément le *gonocoque* : il la menace à tout âge, et il suffit qu'il se trouve en contact avec les premières voies génitales pour qu'il se greffe sur elles ; il s'y développe et il atteint ultérieurement les organes profonds. Les autres germes pathogènes ne sont réellement dangereux qu'à l'occasion des accouchements, des fausses couches ou des divers traumatismes qui peuvent se produire sur l'appareil génital. Ce sont ces notions qui dominent toute la prophylaxie des maladies génitales de la femme.

Il importe de prendre, dès le plus jeune âge, les précautions nécessaires pour protéger la petite fille contre le gonocoque : les serviettes, les éponges, les cuvettes qui servent à sa toilette doivent être rigoureusement personnelles ; il est préférable de remplacer les éponges, difficilement stérilisables, par du coton hydrophile que l'on jette chaque fois. Les personnes qui donnent des soins à la fillette doivent se laver soigneusement les mains avant de procéder à sa toilette. On évitera, sous quelque prétexte que ce soit, de faire partager à l'enfant le lit d'une autre personne, tous les écoulements génitaux pouvant, à l'insu de celles qui en sont atteintes, présenter un caractère contagieux.

C'est la négligence de ces menus détails qui est la cause ordinaire des contagions familiales si fréquemment observées.

Dans les infirmeries, dans les crèches, on doit redoubler d'attention à ce point de vue et éviter entre les petites filles tout contact suspect.

Bien qu'elles soient loin d'avoir la même gravité, il faut chercher à prévenir les vulvites banales qui deviennent quelquefois une source d'infection tardive : elles sont dues surtout à la malpropreté, à la présence de corps étrangers (poussières, sable, etc...), à la souillure occasionnée par les matières fécales ; de simples lavages matin et soir, renouvelés à l'occasion des garde-robes, en empêcheront le développement.

Ces mêmes précautions s'imposent plus particulièrement à l'époque de la puberté. Il importe peu de se servir, pour la toilette, d'eau chaude ou d'eau froide, même au moment des règles; il faut surtout que l'eau soit propre, bouillie ou filtrée. De grands bains sont à tous les âges le complément indispensable de l'hygiène générale et locale.

Avec le mariage, la prophylaxie de l'infection blennorrhagique cesse d'être individuelle; au point de vue de la pathologie génitale, les conjoints sont toujours placés sous le régime de la communauté. Aussi est-ce surtout le mari, importateur habituel du gonocoque dans le ménage, que doivent viser les mesures de défense contre l'infection. Lorsqu'un jeune homme a été atteint d'une uréthrite, même légère, on ne lui permettra le mariage qu'après s'être assuré de sa guérison complète et définitive, confirmée par une exploration répétée de l'urèthre avant la première miction du matin et par l'examen bactériologique des sécrétions.

La goutte militaire, même quand elle se présente sous la forme d'un suintement clair, d'apparence inoffensive, est la source fréquente des contagions conjugales, si graves pour la femme.

Malgré toutes ces précautions, on observe chez des jeunes filles ou chez des jeunes femmes, des vulvites ou des leucorrhées suspectes résultant quelquefois d'une contagion blennorrhagique qui aura pu passer inaperçue, ou provenant d'infections banales. On ne doit jamais s'en désintéresser : les pertes blanches prolongées, les irritations vulvaires réclament toujours l'attention du médecin. Soignées dès leur début, ces inflammations peuvent être arrêtées ; abandonnées à elles-mêmes, elles deviennent, tôt ou tard, le point de départ d'ennuyeuses complications. Beaucoup de femmes ou de jeunes filles ont le tort de ne pas s'en préoccuper parce qu'elles croient à tort que ces accidents sont communs à toutes les femmes.

En présence de la vulvo-vaginite consécutive à la défloration, si l'on relève le moindre caractère suspect, on fera l'examen microscopique des sécrétions, pour préciser la nature de l'écoulement et pour assurer un traitement aussi précoce que possible.

Avec la vie conjugale, la toilette du vagin devient facile : la pratique intermittente des injections a son utilité. Toutefois, on doit moins se préoccuper de l'influence bactéricide de l'injection que de son rôle comme simple mesure de propreté, pour débarrasser le vagin des débris épithéliaux qu'il renferme. Il n'est pas nécessaire d'employer des liquides trop chauds ou chargés de substances antiseptiques trop concentrées : tout ce qui serait de nature à irriter la muqueuse vaginale, à provoquer sa desquamation d'une manière excessive, contribuerait plutôt à faciliter l'infection.

En présence des accouchements ou des fausses couches, l'antisepsie, ou tout au moins une asepsie rigoureuse, s'imposent : le col béant, la plaie utérine, offrent un accès facile aux germes et un terrain de culture exceptionnellement favorable.

Les explorations, les manœuvres nécessitées par l'accouchement, doivent être réduites au strict nécessaire, et pratiquées avec les précautions les plus minutieuses.

Les examens répétés, les traumatismes de tout genre, augmentent toujours les causes d'infection. Les instruments, les doigts, les objets de pansement, sont les agents les plus habituels de l'importation des germes, et c'est presque toujours leur stérilisation insuffisante qui provoque les graves infections que l'on observe encore, de plus en plus rarement, il est vrai, chez les accouchées.

A défaut d'étuves, on peut trouver partout de l'eau bouillante pour stériliser les objets de pansement, de l'alcool pour un flambage sérieux des instruments, des brosses ou des linges rudes qui, bouillis, permettront d'assurer l'asepsie des mains et de faire la toilette de la parturiente.

Ces mêmes précautions s'appliqueront aux fausses couches, traitées souvent avec une légèreté dangereuse.

L'accouchement terminé, on examinera soigneusement le placenta pour s'assurer si la délivrance est complète. Si elle ne l'est pas, on s'empressera d'extraire, avec toutes les précautions d'usage, les fragments placentaires et les débris de membranes.

Les rétentions placentaires sont beaucoup plus fréquentes dans les fausses couches : qu'elles se révèlent par un début d'infection avec écoulement fétide, ou par des hémorragies répétées, elles nécessitent l'emploi de la curette ou du curage digital, accompagné, bien entendu, d'une asepsie rigoureuse.

Les suites de couches exigent une surveillance attentive : aussi longtemps que le col reste béant, que l'involution est incomplète, l'utérus est, à la fois, plus vulnérable, plus accessible aux germes, et plus apte à les cultiver. Les femmes s'infectent dans cette période par des injections incomplètement aseptiques, par des canules malpropres, par la reprise prématurée des rapports sexuels.

Les explorations médicales réclament également une attention spéciale dans ces conditions. D'ailleurs, même en dehors de l'état puerpéral, dans toute exploration des organes génitaux le médecin doit être non seulement propre, mais aseptique : il faut que les spéculums, pinces, hystéromètres, soient soigneusement flambés ou bouillis, que les mains soient minutieusement lavées, et tous les objets de pansements stérilisés selon les règles. L'usage des gants, que l'on peut faire bouillir partout, a, sous ce rapport, dans ces dernières années, singulièrement facilité la tâche du gynécologue.

Un médecin qui vient de faire une autopsie, de soigner une accouchée infectée, ou de plonger ses doigts dans un collection purulente, sans la protection de gants de caoutchouc, pourrait infecter une femme saine, même après des lavages répétés ; aussi est-il préférable de s'abstenir d'examens dans ces conditions.

Les traumatismes de tout genre jouant un rôle important dans la genèse et dans l'extension des infections génitales, on évitera toute manœuvre violente ; les explorations seront pratiquées très doucement, et on veillera à ce que les instruments ne blessent ni le col, ni le fond du vagin. On sera particulièrement réservé et prudent en ce qui concerne l'introduction d'hystéromètres, de sondes ou de tiges rigides dans la cavité utérine, et on ne tentera qu'avec beaucoup de ménagements le redressement de l'utérus fléchi ou retenu par des adhérences. On mettra les malades en garde contre les excès. Ces précautions seront encore plus rigoureuses aux époques menstruelles, qui prédisposent à l'infection.

Ces mesures de prophylaxie locale ne dispensent nullement d'appliquer les règles de l'hygiène générale, et d'insister spécialement sur celles qui peuvent avoir une influence favorable sur l'appareil génital.

Les congestions utérines exposent à l'infection et elles sont manifestement atténuées par un régime et par des soins appopriés dont l'indication a été donnée précédemment.

Quand la métrite s'est déclarée, la prophylaxie ne perd pas encore ses droits, car il s'agit de protéger les annexes. Or. si l'on n'a aucun moyen certain de modifier la virulence de l'infection, on peut du moins mettre les malades en garde contre les circonstances qui en favorisent l'extension. La fatigue, les traumatismes de tout genre, exerçant une influence manifeste sur la progression des inflammations génitales, il faut soumettre les malades au repos absolu dans les métrites aiguës et laisser de côté toute intervention directe qui serait de nature à blesser la muqueuse ; on évitera même toute exploration qui ne serait pas absolument nécessaire ; le ballottement imprimé à l'utérus, les tiraillements que l'on fait subir aux tissus péri-utérins, qui participent dans une certaine mesure à l'infection, sont loin d'être inoffensifs.

Dans les formes chroniques, le traitement de la métrite devient une obligation, mais il exige de la part du médecin beaucoup de prudence. Le repos absolu ne s'impose pas comme dans les formes aiguës; toutefois, il est indispensable de faire comprendre aux malades les graves inconvénients qui résulteraient pour elles d'exercices violents, de fatigues exagérées.

Ces précautions ont une importance toute particulière au moment des époques menstruelles, et c'est souvent pour les avoir négligées que les malades présentent à cette occasion des accidents du côté des annexes.

CHAPITRE II

VULVITES

Les affections des premières voies génitales ont une pathogénie plus complexe que celle des organes profonds.

Par sa portion cutanée, la *vulve* participe aux maladies du tégument externe, en même temps que sa muqueuse l'associe aux infections de l'appareil génital. Les diverses affections qui en résultent peuvent d'ailleurs se mélanger, se compliquer, et rendre plus confuse l'interprétation des accidents observés. C'est ainsi que des lésions purement cutanées des grandes lèvres, telles que furoncles, impétigo, érythème, provoqueront une certaine inflammation de la muqueuse, de même que des écoulements anciens ou récents engendreront des altérations cutanées, non seulement sur les grandes lèvres, mais sur la face interne des cuisses.

Il est bien difficile de faire un classement méthodique des *vulvites* : à côté d'*infections exogènes* dont la blennorrhagie représente, à la fois, le type le plus complet et le plus important, au point de vue clinique, on rencontre des *infections endogènes* sans spécificité bien déterminée, imputables aux organismes variés qui abondent en cette région.

Dans nombre de cas, ces microbes, habituellement inoffensifs, *simples sapro-*

phytes pour la plupart, ne sont devenus pathogènes que sous l'influence d'un *traumatisme local* ou de quelque *maladie générale,* soit une infection comme la *fièvre typhoïde*, la *rougeole*, etc., soit une *auto-intoxication* comme le *diabète,* etc.

Enfin, quelques dermatoses, *eczéma, érythème, prurit*, apparaissent tantôt comme des séquelles d'infections génitales, tantôt comme une manifestation primitive et parfois isolée de certains troubles de la santé générale.

I

VULVITES BANALES (SAPROPHYTIQUES)

Elles sont très fréquentes et s'observent à tout âge, dans les conditions les plus variées. L'infection étant presque toujours d'origine endogène et due aux germes qui pullulent à l'entrée des premières voies génitales, on peut admettre, sans exagération, que ce sont les circonstances qui président à leur éclosion qui ont, dans leur genèse, une part prépondérante.

Étiologie et pathogénie. — Les traumatismes tiennent la première place parmi les causes déterminantes de ces vulvites : la *défloration*, la *masturbation*, l'*introduction de corps étrangers* dans l'orifice génital, les *grattages*, provoquent des déchirures, des excoriations qui, soit par l'apport de microbes nouveaux, soit par exagération de la virulence des germes autochtones, sont le point de départ d'une inflammation vulvaire d'étendue et d'intensité variables.

La *défloration* mérite une mention spéciale parce que l'on n'accorde pas toujours aux accidents qu'elle provoque toute l'attention qu'ils méritent. Les premiers rapports sexuels entraînent une rupture plus ou moins violente de l'hymen ; quelquefois on a constaté des déchirures étendues de la vulve et du vagin, accompagnées d'hémorrhagies sérieuses; on a signalé des perforations du rectum ou du cul-de-sac vaginal postérieur, qui ont même causé la mort. Ce sont là, certes, des complications exceptionnelles, dans lesquelles la disproportion des organes a joué un rôle, mais où l'on ne saurait méconnaître une certaine part de brutalité. Ces graves accidents s'observent surtout en cas de viol.

Dans les circonstances ordinaires, la plaie hyménéale reste sensible pendant plusieurs jours, elle n'est cicatrisée qu'au bout d'une ou deux semaines et jusque-là elle est susceptible de s'infecter, d'autant plus facilement que la répétition des rapports sexuels vient trop souvent accroître l'irritation locale, et inoculer de nouveaux germes. Or, pendant toute cette période, autant par timidité que par ignorance, les jeunes femmes prennent rarement les soins qui leur seraient nécessaires; aussi la *vulvite* s'accentue, elle se complique de *vaginite*, et parfois de *métrite cervicale*. C'est encore dans ces conditions que peut se développer le *vulvo-vaginisme*, source nouvelle de complications et d'ennuis.

Les *attouchements*, les *grattages* donnent lieu plutôt à l'inflammation chronique de la vulve; il en est de même de l'*introduction de corps étrangers*. Il ne s'agit pas seulement ici de corps étrangers d'un certain volume, introduits le plus souvent dans une intention thérapeutique mal comprise, ou simplement dans un but érotique, mais de *sable*, de *poussières*, comme en récoltent les fillettes qui jouent dans la rue ; quelquefois ce sont des *matières fécales*, beaucoup plus rarement des *oxyures* égarés dans la région.

Il faut citer encore l'irritation causée par des écoulements provenant du *vagin* ou du *col utérin, leucorrhée* des jeunes filles ou des femmes enceintes, sécrétions cervicales de l'endométrite, etc., ou par le contact permanent de l'*urine* résultant d'une fistule vésico-vaginale ou d'une simple insuffisance du col vésical. Cette infirmité est plus fréquente qu'on ne le croit généralement, non seulement chez les malades atteintes de prolapsus utérin avec cystocèle, mais chez nombre d'autres femmes, dont tous les organes sont en position normale, et qui néanmoins ne peuvent rire, tousser, éternuer, faire un effort quelconque sans laisser écouler de l'urine.

A tout âge, les *soins insuffisants de propreté* sont une cause importante de vulvite. Les sécrétions sébacées, les débris épidermiques et épithéliaux s'accumulent entre les grandes et les petites lèvres, au voisinage du clitoris, fournissant aux microorganismes un riche terrain de culture. Cet inconvénient existe surtout chez les personnes grasses, et réclame de leur part une attention toute spéciale.

Enfin, la *grossesse*, le *diabète*, provoquent des modifications de la peau et de la muqueuse éminemment favorables à la pullulation des germes et au développement d'inflammations prolongées.

En dehors de ces maladies, les *influences diathésiques*, auxquelles on attachait tant d'importance il y a un demi-siècle, ne comptent plus aujourd'hui que comme des éléments de prédisposition. Le *neuro-arthritisme*, le *lymphatisme*, entretiennent parfois dans la région vulvaire des lésions cutanées, appartenant à diverses variétés d'eczémas qui peuvent conduire ultérieurement à l'infection de la muqueuse, à la suite de grattages. Ces mêmes affections contribueront quelquefois à retarder la guérison des inflammations vulvaires.

Symptômes. — Les symptômes qui caractérisent l'*inflammation de la vulve* varient avec son intensité et son acuité. Ils se réduisent parfois à une simple sensation de chaleur, à de violentes démangeaisons. On doit toujours songer à cette affection quand on voit les petites filles se gratter à chaque instant par-dessus leurs vêtements.

Plus accentuée, elle donne lieu à une cuisson presque ininterrompue ; lorsqu'elle a pour point de départ des plaies comme on en observe à la suite de la défloration, la douleur revêt un caractère plus aigu, elle s'accompagne d'une impression de gonflement qui gêne la marche. Quelquefois d'ailleurs il s'y ajoute un peu d'adénite inguinale.

Chaque émission d'urine provoque de véritables brûlures; dans les formes subaiguës ou chroniques, les malades ne souffrent réellement que lorsque l'urine vient baigner les surfaces irritées ; aussi beaucoup d'entre elles, et particulièrement les fillettes, se plaignent de *douleurs à la miction*, et même de rétention d'urine, qui pourraient égarer le diagnostic.

Ces malaises s'accompagnent d'un suintement séro-muqueux jaunâtre, ou quelquefois muco-purulent, qui tache le linge. L'écoulement est beaucoup plus abondant quand il existe en même temps de la vaginite, comme on l'observe chez les femmes enceintes, par exemple.

L'examen local permet de constater une rougeur diffuse de la région. Le sillon qui sépare les grandes et petites lèvres est rouge, encombré de débris épidermiques et de croûtelles jaunâtres provenant des sécrétions desséchées. Ces mêmes sécrétions se retrouvent sous la forme d'un enduit, de petites croûtes fixées sur les grandes lèvres ou suspendues aux poils qui les recouvrent. Elles se composent de sécrétions provenant à la fois des diverses glandes de la vulve, et des nombreuses glandes sébacées que renferment les grandes et les petites lèvres. Les petites lèvres sont légèrement tuméfiées, dans les formes ordinaires, souvent œdématiées dans les formes aiguës.

La muqueuse est d'un rouge vif, elle saigne facilement au moindre contact. Chez les fillettes, elle forme un bourrelet rouge, saillant à la partie antérieure de la vulve, visible avant d'écarter les lèvres. Toute la muqueuse est baignée de sécrétions jaunâtres ou opalines, visqueuses ; même quand on y rencontre du muco-pus, celui-ci est moins abondant que lorsqu'il s'agit d'infection blennorrhagique et il n'est pas de couleur verdâtre. Une exploration attentive de la région permettra de constater que les lésions, si diffuses et si aiguës qu'elles soient, restent superficielles. Elles se prolongent fréquemment à l'entrée du vagin, surtout à la suite de défloration ou d'excès, mais elles n'envahissent ni l'*urèthre*, ni les *follicules péri-uréthraux*. Il n'existe en général ni saillie, ni douleur au niveau des glandes de Bartholin, même quand les sécrétions de celles-ci paraissent augmentées.

Marche. — La vulvite simple guérit assez rapidement sous l'influence de traitements appropriés, mais elle peut passer à l'état chronique si l'on néglige de la traiter, et si la cause qui l'a déterminée persiste (incontinence d'urine, diabète, grossesse). La muqueuse vulvaire prend alors une teinte violacée, ardoisée, la cuisson et les démangeaisons ne cessent pas. D'après certains auteurs, les vulvites banales, dans leur forme chronique, pourraient provoquer secondairement l'infection des glandes de la région ; ce fait n'est pas absolument démontré. On peut dire que pareille complication est rare, et même tout à fait exceptionnelle. On ne l'observe qu'au cours de quelques maladies infectieuses graves ; en général les infections profondes sont l'apanage de la *vulvite blennorrhagique*.

Dans certains cas cependant, si la vulvite se complique de vaginite, une infection même banale pourra gagner le col utérin.

Diagnostic. — Le diagnostic de vulvite est assurément facile : les démangeaisons, les sensations de cuisson, les pertes blanches accusées par les malades constituent des indications assez précises. A défaut de ces renseignements, quand il s'agit de fillettes, l'attention sera mise en éveil par les taches constatées sur leur linge, par des grattages répétés. Ces symptômes révélateurs exigent un examen local, qui montrera la vulve baignée de sécrétions séro-muqueuses ou muco-purulentes, sous lesquelles apparaîtront tous les signes d'une vive inflammation locale, particulièrement accentuée sur la muqueuse et se prolongeant sur les surfaces cutanées des lèvres.

La vulvite étant reconnue, il importe, avant tout, de s'assurer si l'on est en présence d'une infection *simple, banale*, ou de *nature blennorrhagique*. Une exploration minutieuse de la région permettra le plus souvent d'établir le diagnostic d'après les seules données de la clinique : la faible abondance de l'écoulement, sa coloration gris-jaunâtre sans aucune teinte verdâtre, une rougeur modérée des grandes lèvres sans extension à la peau des cuisses, l'absence de lésions au niveau de l'urèthre et des follicules péri-uréthraux, seront autant d'arguments contre la blennorrhagie. Il sera toujours utile, d'ailleurs, de contrôler le diagnostic par un *examen bactériologique*.

En rapprochant des explications données par les malades, les particularités que révélera l'examen local, on arrivera généralement à déterminer la cause de l'inflammation vulvaire : déchirure récente de l'hymen, excès érotiques, corps étrangers, écoulement incessant d'urine, malpropreté, etc. Lorsqu'il s'agit d'une femme ayant dépassé la trentaine, on ne négligera jamais de faire l'examen de l'urine pour s'assurer si elle renferme du sucre.

Pronostic. — La vulvite simple n'a pas une grande gravité ; quand l'infection gonococcique est formellement éliminée, l'importance de la vulvite est en rapport avec sa cause et avec l'état général des malades.

Si les circonstances qui l'ont provoquée ne se renouvellent pas, la guérison sera promptement obtenue par des soins appropriés. Elle sera toutefois plus lente chez des sujets lymphatiques.

Même en cas d'incontinence d'urine, de diabète, si l'on ne peut faire disparaître la cause, on obtiendra toujours par le traitement local une amélioration durable.

Prophylaxie. — L'habitude d'une propreté minutieuse constitue le meilleur moyen de prévenir la vulvite.

Elle est due, dans le bas âge, au contact des langes souillés par les matières fécales ; on l'évitera en changeant plus souvent les enfants. Plus tard, on les fera laver après chaque garde-robe en ayant soin de ne pas porter sur la vulve des éponges ou des cotons chargés de matières fécales. A mesure que les fillettes grandiront, on leur fera conserver l'habitude de ces lavages.

On leur évitera les traumatismes de tout genre, et en particulier le frottement de pantalons trop étroits, ou faits de tissus qui pourraient irriter les muqueuses. Des pantalons fermés protégeront plus sûrement la fente vulvaire contre les poussières, le sable et les contacts de tout genre.

Les mêmes soins minutieux de propreté constitueront encore pour les adultes la mesure de protection la plus efficace ; ils s'imposent tout particulièrement aux femmes grasses, aux diabétiques, et à celles dont les urines s'écoulent involontairement. Des lavages fréquents, suivis de l'application de poudres inertes (talc avec 1/10e d'oxyde de zinc ou de carbonate de bismuth) protégeront suffisamment la région.

Traitement. — La vulvo-vaginite consécutive à la défloration n'exige pas un traitement bien compliqué : des lotions à l'eau bouillie, des bains locaux et généraux, le repos local, en constitueront la base essentielle.

D'ailleurs, en présence d'une vulvite aiguë, on songera beaucoup plus à calmer l'irritation locale qu'à instituer une médication microbicide. On prescrira matin et soir des bains de siège, ou tout au moins des bains sur le bidet, et des lotions après chaque émission d'urine. On emploiera pour ces bains et ces lotions de l'eau bouillie alcalinisée (15 à 20 grammes de bicarbonate de soude par litre) ; si les douleurs sont très vives, on remplacera avantageusement l'eau bouillie par des décoctions émollientes de pavot et de guimauve, de fleurs de sureau, préparées au moment de s'en servir et refroidies à 38°, 39° environ. Plus chaudes, elles procurent beaucoup moins d'apaisement.

Après ces bains ou lotions, on fera, dans les formes aiguës, des applications de compresses humides imbibées des mêmes décoctions émollientes ou d'eau bouillie chaude; on les exprimera légèrement et on les recouvrira de taffetas chiffon. On aura soin d'interposer des lanières de gaze humide entre les parties malades pour les isoler. Lorsque la cuisson sera moins vive, on fera suivre les lotions d'onctions légères avec des pommades [1] à l'oxyde de zinc ou au carbonate de bismuth. On y ajoutera un peu de cocaïne ou de stovaïne si la sensibilité persiste.

Dès que la cuisson a disparu, aussitôt après avoir fait les onctions, on poudre à profusion de

Talc	25 grammes.
Oxyde de zinc	5 —

en séparant autant que possible les parties malades au moyen de petites lanières de gaze stérilisée.

Dans les formes chroniques persistantes, on aura recours à des lotions astringentes (décoctions de feuilles d'eucalyptus, de feuilles de noyer, d'écorce de chêne); on fera des attouchements avec des tampons d'ouate hydrophile imbibés de la solution de Burow :

Alun	1 gramme.
Acétate de plomb	10 grammes.
Eau distillée	200 —

et on laissera entre les lèvres, au moins pendant la nuit, de petites mèches de gaze ou de coton hydrophile que l'on imbibera de glycérine au tannin à 1/25e.

En cas d'inflammation prolongée, s'il y a quelque tendance à l'exulcération des parties malades, on appliquera sur elles, au moyen d'un petit pinceau d'ouate, de la poudre d'érythrol (iodure double de bismuth et de cinchonidine) que préconisent A. Robin et P. Dalché, ou du dermatol.

VULVITES DES MALADIES INFECTIEUSES

Elles sont connues depuis fort longtemps et répondent à divers types cliniques susceptibles de varier pour la même maladie. Elles ont été signalées d'abord

[1] Pommades pour pansements vulvaires :

A.	Lanoline	12 grammes.
	Vaseline blanche	18 —
	Oxyde de zinc	10 —
B.	Chlorhydrate de cocaïne	1 gramme.
	Vaseline	18 —
	Lanoline	12 —
	Carbonate de bismuth	6 —
C.	Stovaïne	0,75 centigr.
	Lanoline	12 grammes.
	Vaseline	18 —
	Oxyde de zinc	6 —

dans la rougeole (Rilliet et Barthez), dans la diphtérie (Trousseau), dans la fièvre typhoïde. En réalité, on peut observer des complications vulvaires au cours de toutes les fièvres éruptives, et même d'autres maladies générales, comme l'érysipèle, la coqueluche, etc. Mais il s'agit de faits très différents dont on ne saurait faire un tableau d'ensemble.

Étiologie et pathogénie. — Dans certains cas, les accidents vulvaires ont un caractère franchement spécifique, ce sont des déterminations locales de certaines infections. Trousseau [1] a montré la *diphtérie de la vulve* évoluant parallèlement aux lésions pharyngées et laryngées. A la faveur de circonstances un peu particulières, cette localisation de la maladie pourrait être primitive. Henoch en a cité des exemples. C'est alors seulement qu'elle présenterait de réelles difficultés de diagnostic. Quand elle succède aux manifestations pharyngées, on ne peut guère se tromper sur la valeur de ces fausses membranes vulvaires, des adénopathies inguinales qui les accompagnent. La similitude des lésions de la vulve et de celles de la gorge ne laisse aucun doute sur leur véritable nature. L'*érysipèle* de la vulve ne présente également aucune difficulté. Il pout succéder à d'autres plaques d'érysipèle ou apparaître d'une manière primitive. On l'observe particulièrement chez les fillettes nouveau-nées, et il présente chez elles une grande gravité.

On a signalé des poussées érysipélateuses [2] périodiques sur la vulve, chez quelques femmes momentanément aménorrhéiques ; elles sont presque toujours bénignes. On les explique par une activité plus grande, sous l'influence de la congestion cataméniale, de germes latents qui persistent dans la région. Il ne faut pas oublier d'ailleurs que la fluxion menstruelle — qu'elle soit normale ou arrêtée dans son évolution — s'accompagne parfois d'érysipèle de la face ou d'autres régions.

Dans un autre groupe de faits, représentés par la *variole*, par la *varicelle*, on observe un mélange d'altérations banales et de lésions spécifiques. On voit apparaître sur divers points de la vulve des papules et des pustules de variole, des vésicules ou vésiculo-pustules de varicelle, déterminations habituelles de ces maladies, qui évoluent comme elles le feraient en d'autres points des téguments, donnant lieu à des suppurations locales, suivies de cicatrices, en même temps que le pus qui souille la muqueuse, y provoque une inflammation plus ou moins étendue. Quelquefois la vulvite surviendra en l'absence de toute éruption sur les lèvres de la vulve, le pus des lésions cutanées ayant été porté sur la muqueuse par les doigts ou par la chemise.

Mais, dans la majorité des cas, les complications vulvaires observées au cours des fièvres éruptives ou de diverses maladies générales, n'ont aucun caractère spécifique, et comme elles sont manifestement les mêmes, quelle que soit l'affection initiale, on ne peut faire jouer aucun rôle aux éruptions de rougeole, de scarlatine, de rubéole, etc., et aux modifications très superficielles qu'elles peuvent provoquer au niveau des organes génitaux.

Il est vraisemblable qu'il s'agit ici d'inflammations banales, dues à l'irritation

[1] Trousseau. *Cliniques médicales de l'Hôtel-Dieu.*

[2] J. Rouvier (de Marseille). *Quelques phénomènes supplémentaires des règles.*

des muqueuses par une urine fébrile plus concentrée, plus riche en urates (Epstein), par le contact des matières fécales (fièvre typhoïde), et surtout par l'insuffisance, au cours de ces maladies générales, de soins de propreté.

Par suite d'une résistance moindre des tissus, sous l'influence d'un mauvais état général, l'irritation vulvaire s'étend non seulement en surface, mais en profondeur : l'épithélium desquame, laissant de petites érosions, d'abord superficielles, qui ne tardent pas à s'agrandir. C'est alors qu'interviennent des infections secondaires auxquelles les *microbes anaérobies*, prennent une part prédominante, trouvant dans les altérations locales un terrain favorable à leur développement.

Ces complications s'observent surtout dans les milieux hospitaliers, dans diverses agglomérations, où l'encombrement, une aération défectueuse, créent de mauvaises conditions d'hygiène. C'est dans ces circonstances que se produisait autrefois, avec une fréquence qui faisait croire à une influence épidémique (Bouchut), dans la rougeole (Rilliet et Barthez), dans la variole ou dans la fièvre typhoïde, *la gangrène de la vulve* que l'on comparait volontiers au noma de la bouche : aujourd'hui ces deux graves complications sont tout à fait exceptionnelles. Les gangrènes étendues de la vulve ne se rencontrent plus guère que dans les graves délabrements accompagnés d'infection, à la suite d'accouchements difficiles.

Symptômes et marche. — La *diphtérie vulvaire*, l'*érysipèle de la vulve*, n'offrent aucune particularité importante ; l'une et l'autre se présentent ici avec les caractères propres des maladies dont elles ne sont qu'une localisation un peu insolite. Les fausses membranes de la diphtérie, l'érythème et le bourrelet de l'érysipèle ne demandent pas de description spéciale.

Il en est de même des déterminations *varioliques* ou *varicelleuses* qui sont, à la vulve, ce qu'elles sont en d'autres points des téguments.

Considérées à leur début, les vulvites de la rougeole, de la fièvre typhoïde, etc., ressemblent aux *vulvites banales* qui ont été décrites plus haut : elles s'annoncent par de violentes démangeaisons, par des cuissons accompagnées d'un léger écoulement blanc jaunâtre. Sous l'influence de chaque miction, les sensations de brûlure s'exaspèrent et arrachent des cris aux petites malades. Certaines fillettes, pour éviter cette douleur, se retiennent, à tel point qu'elles ont de la rétention d'urine, avec distension manifeste de la vessie.

Ces vulvites ont une certaine tendance à provoquer des érosions de la face interne des petites lèvres ou de la commissure postérieure ; c'est ce qu'il importe de surveiller avec soin, car ces ulcérations deviennent le point de départ des infections secondaires qui aboutissent à la *gangrène*.

Celle-ci vient d'une manière insidieuse, sans aggravation des douleurs, sans exagération de la tuméfaction locale : on voit apparaître, sur les bords des érosions, de petites plaques violacées ou grisâtres, quelquefois des vésicules remplies de sérosité sanguinolente, en même temps que les sécrétions ont une odeur fétide, et en deux ou trois jours se produit une eschare d'étendue variable qui se détache, laissant une ulcération à bords noirâtres, bientôt suivie d'une nouvelle eschare plus profonde.

Diagnostic. — Le diagnostic des vulvites au cours des maladies générales ne présente aucune difficulté réelle ; il suffit d'y songer et de prêter quelque attention aux plaintes des malades. L'existence d'un suintement même modéré, la dysurie, la rétention d'urine, réclament un examen de la vulve.

En raison de ses symptômes assez frustes, le début de la gangrène passerait facilement inaperçu si l'on n'y prenait pas garde. Dès que l'on a constaté de la vulvite, on doit surveiller tous les jours, avec soin, l'orifice génital : l'apparition d'érosions donnera déjà l'éveil ; une odeur plus prononcée des sécrétions, la constatation de plaques violacées à la surface, d'empâtement, d'induration dans l'épaisseur des lèvres, permettront de reconnaître cette grave complication.

Pronostic. — La vulvite banale des maladies infectieuses n'a par elle-même aucune gravité réelle ; elle est assez vite enrayée par un traitement approprié.

Si elle revêt un caractère ulcéreux, elle impliquera déjà de plus vives préoccupations.

Des plaques de gangrène, même limitées, ont toujours une signification fâcheuse, d'autant plus qu'il est impossible de prévoir, au début, où s'arrêteront le processus de sphacèle et les complications qui en résulteront.

Un foyer de gangrène peu étendu sera quelquefois le point de départ de phénomènes infectieux à déterminations multiples du côté des viscères ou de la périphérie : phlegmons gangréneux, endocardite, etc., pouvant occasionner la mort. Localement, la gangrène donne lieu à des désordres d'une réelle importance, et même lorsqu'elle guérit, elle laissera des cicatrices assez étendues, des rétractions susceptibles d'entraîner une déformation permanente de l'orifice vulvo-vaginal.

Prophylaxie et traitement. — On ne devra jamais négliger d'entretenir une propreté minutieuse des organes génitaux externes au cours des maladies infectieuses. Chaque miction sera suivie de lavages à l'eau bouillie additionnée de bicarbonate, de borate, ou de biborate de soude.

Ces précautions s'imposeront tout particulièrement s'il existe le moindre signe de vulvite ; on aura soin, après les lavages, de saupoudrer à profusion la région du mélange suivant :

Talc	30 grammes.
Oxyde de zinc.	6 —
Acide borique	4 —

en poudre très fine et bien mélangée.

Les pansements humides pouvant avoir l'inconvénient, dans ce cas, de faire macérer les éléments épithéliaux et de provoquer leur desquamation, on interposera entre les lèvres un peu de gaze stérilisée sèche, pour empêcher le contact des parties malades.

Si la vulvite s'accentue ou persiste, on fera, une ou deux fois par jour, des attouchements au moyen de petits tampons d'ouate hydrophile imbibés d'eau oxygénée à douze volumes, sans négliger, après les mictions et garde-robes, les lotions alcalines et le poudrage.

Chez les femmes, on fera matin et soir des injections vaginales d'un litre d'eau bouillie à 38° ou 39°, additionnée de 1/8e ou de 1/4 d'eau oxygénée. Ces injections seront pratiquées même chez des jeunes filles, au moyen d'une sonde molle et fine, si les sécrétions ont une odeur prononcée.

En cas d'érosion, on fera suivre les attouchements à l'eau oxygénée et les injections additionnées d'eau oxygénée, d'applications locales d'érythrol (A. Robin, P. Dalché).

Si, malgré tous ces soins, on observe des plaques de gangrène, on emploiera des pansements humides à l'eau oxygénée. Parrot conseillait, après nettoyage des ulcérations, de bourrer la vulve d'iodoforme. Epstein recommande l'emploi de caustiques chimiques. A ceux-ci toujours incertains dans leur action, il serait préférable de substituer le thermocautère.

Bien entendu, dans tous les cas de ce genre, il ne faut pas oublier le traitement général. On s'efforcera de relever l'organisme au moyen d'injections hypodermiques de sérum, d'huile camphrée, de strychnine. On alimentera les malades en soutenant leurs forces à l'aide de toniques variés.

II

VULVITES AVEC ÉRUPTIONS

A côté des vulvites banales, primitives ou consécutives à une maladie infectieuse, il y a lieu de consacrer une mention spéciale à certaines lésions de la vulve, dont la nature et l'origine véritables sont encore assez mal connues. Par certains côtés elles semblent, pour la plupart, relever d'un état infectieux imputable sinon aux organes génitaux, du moins à la santé générale. Elles donnent lieu, d'ailleurs, à des lésions locales qui s'accompagnent de réactions inflammatoires assez vives, et peuvent provoquer secondairement l'infection génitale.

IMPÉTIGO DE LA VULVE

L'*impétigo* se distingue de l'*herpès* et des *aphtes* en ce que les éléments qui constituent l'éruption sont, d'emblée, purulents. On les voit apparaître sur les grandes, sur les petites lèvres, sur la face interne des cuisses.

Ils procèdent par poussées brusques, soudaines, qui se répètent à plusieurs reprises, s'accompagnant de petits malaises et même de fièvre.

La localisation de l'éruption s'annonce par une cuisson très prononcée de la région, en même temps qu'il se produit une hypersécrétion muco-purulente assez accentuée.

On voit apparaître, presque simultanément, en divers points des grandes et des petites lèvres, des pustules dont la base est entourée d'un petit bourrelet rouge, Si les éléments éruptifs sont très rapprochés, la rougeur est beaucoup plus diffuse et les parties malades sont le siège d'une tuméfaction notable. Des lésions analogues surviennent à la face interne des cuisses et l'éruption peut avoir ainsi une certaine étendue.

On connaît assez mal les causes de l'impétigo de la vulve ; il dépend sans doute beaucoup plus de troubles de la santé générale que d'une infection locale ; sa localisation aux organes génitaux n'est pas facile à expliquer.

Chaque pustule, en s'ouvrant, laisse une petite ulcération qui est promptement cicatrisée. Lorsque les lésions sont très rapprochées, il en résulte des érosions étendues, mais sans gravité en raison de leur caractère superficiel.

Le pus qui baigne la vulve pourrait être une cause d'infection secondaire qu'il importe de prévenir.

Le traitement consiste à nettoyer très soigneusement toutes les parties malades.

De simples lotions ne suffisent pas (Brocq) ; il faut faire couler sur les lésions un véritable jet d'eau bouillie, sans pression exagérée, que l'on dirigera de haut en bas, obliquement, de manière à éviter d'envoyer le liquide dans le vagin et de faire refluer le pus vers les organes génitaux profonds. On se servira d'eau bouillie simple, de décoctions émollientes (sureau, guimauve), ou de sérum physiologique (eau salée à 7 grammes p. 1000).

Quand les phénomènes d'irritation auront diminué, on emploiera des solutions antiseptiques (sublimé à 1/2000e), on interposera entre les lèvres un peu de gaze stérilisée imbibée d'eau bouillie, et on maintiendra sur la vulve un pansement humide chaud (compresses imbibées d'eau bouillie, ou ouataplasmes).

Plus tard, on aura recours à des pansements secs, avec talc et oxyde de zinc.

VULVITE APHTEUSE

Sous le nom de *vulvite aphteuse,* Parrot a décrit une affection spéciale à l'enfance, qui mérite d'être distinguée des vulvites banales des maladies infectieuses, bien qu'elle se rencontre souvent au cours de la rougeole ; mais on l'a observée dans d'autres circonstances, quelquefois même sous la forme de petites épidémies. Epstein la considère comme une simple variété des vulvites banales.

Elle est caractérisée par l'apparition de vésicules qui diffèrent de celles de l'herpès par leurs dimensions plus grandes et par leur tendance moindre à se grouper. Ces vésicules apparaissent brusquement sur les petites lèvres, sur la face interne des grandes lèvres, et même sur la muqueuse.

Les vésicules ont, en général, de 1 à 4 millimètres de diamètre ; elles provoquent une légère cuisson, rarement un peu de malaise général.

Au bout de 36 à 48 heures, ces vésicules s'ouvrent, laissant suinter un liquide citrin quelquefois un peu sanguinolent. Elles sont remplacées alors par des ulcérations arrondies, régulières, assez semblables à celles que l'on constate si souvent sur la muqueuse de la bouche.

Lorsque ces vésicules sont rapprochées, les ulcérations se confondent. On voit alors des ulcérations dont l'étendue atteint un centimètre et même davantage. Elles sont entourées d'un bord rouge tuméfié et il se produit souvent autour d'elles une infiltration œdémateuse assez considérable.

C'est à ce moment que les lésions deviennent douloureuses ; elles sont le siège d'une cuisson très vive, et s'accompagnent d'un petit mouvement fébrile qui peut persister quelques jours.

L'affection dure un peu plus d'une semaine, dix à douze jours environ. Dans certains cas, elle a abouti à la gangrène de la vulve (Parrot, Epstein), mais cette grave complication ne s'observe que chez des enfants cachectiques et malpropres, elle est tout à fait exceptionnelle dans les conditions ordinaires, surtout quand les malades sont soignées dès le début.

Parrot conseillait des pansements secs à l'iodoforme. Il faisait recouvrir les ulcérations d'iodoforme en poudre et interposer entre les lèvres des mèches de gaze stérilisée ou d'ouate ordinaire stérilisée, que l'on saupoudrait d'iodoforme.

Brocq[1] estime qu'il est préférable de faire précéder ces pansements secs de lotions à l'eau boriquée.

On peut aussi toucher les ulcérations chaque jour, ou même matin et soir, si elles exhalent quelque odeur, avec de l'eau oxygénée à 12 volumes et, au lieu d'iodoforme, essayer des pansements secs à l'érythrol ou au dermatol.

HERPÈS VULVAIRE

L'herpès de la vulve est beaucoup plus fréquent que les éruptions précédentes ; il a également un caractère plus banal, car on l'observe à tout âge et dans les conditions les plus variées.

Étiologie et pathogénie. — Si l'on envisage les éruptions d'herpès dans leur ensemble, il est bien difficile de leur assigner une classification précise dans la nosologie. Tantôt elles surviennent au cours de certaines maladies infectieuses, quel que soit leur siège (pneumonie, méningite cérébro-spinale, etc.), tantôt elles s'accompagnent de fièvre et apparaissent comme un des éléments d'une maladie générale spéciale que certains auteurs ont qualifiée de *fièvre herpétique* (Parrot, Landouzy). Plus souvent elles s'observent à la suite de lésions nerveuses, de traumatismes, de troubles digestifs, etc.

On comprend, dans ces conditions, qu'il soit à peu près impossible de déterminer la nature et l'origine véritables des éruptions d'herpès que l'on rencontre sur les organes génitaux.

Mauriac avait décrit jadis l'*herpès névralgique*, entité légitimée par certains faits cliniques d'ailleurs assez rares. Diday et Doyon envisageaient l'herpès névralgique des organes génitaux comme un zona ; cette opinion n'a pas prévalu. Cependant, Brocq[2] a observé des cas d'herpès génital avec névralgies qui appartenaient bien manifestement au genre zoster.

D'autres fois on rencontre simultanément l'herpès des organes génitaux chez deux conjoints, et cependant l'inoculabilité de cette lésion n'a jamais été démontrée. Ravaut et Darré[3], dans leurs recherches sur le liquide céphalo-rachidien au cours de l'herpès génital, ont constaté 21 fois sur 26 une réaction leucocytaire assez intense, caractérisée par des lymphocytes. Une seule fois, dans un cas

[1] Brocq. *Traitement des maladies de la peau*, 1892.
[2] Brocq. *La Dermatologie pratique*. Paris, 1906.
[3] Ravaut et Darré. *Annales de Dermatol. et de syphil.*, 1904.

d'herpès névralgique de Mauriac, le liquide renfermait des polynucléaires. Jamais l'examen ne leur a révélé la présence de microbes.

Si ces données ne permettent pas d'interpréter d'une manière précise la pathogénie de l'*herpès génital*, elles semblent indiquer, du moins, la part prépondérante du système nerveux dans la genèse de cette éruption.

Les circonstances dans lesquelles on l'observe sont assez variées.

L'herpès est souvent provoqué par un traumatisme et en particulier par le coït; il apparaît surtout après la défloration, que celle-ci soit ou non suivie d'un écoulement suspect. On le voit parfois survenir au cours de la blennorrhagie. Chez quelques femmes, il coïncide avec les règles et revient périodiquement presque à chaque époque.

Symptômes. — L'*herpès génital* se présente sous deux aspects assez différents, suivant qu'il affecte la *forme discrète* ou la *forme confluente*.

Forme discrète. — C'est celle qui caractérise généralement l'herpès récidivant, qu'il soit d'origine menstruelle ou lié au coït. L'éruption est précédée d'une sensation de cuisson, parfois de brûlure intense, dans une région quelconque de la vulve, puis apparaissent de petites vésicules transparentes, très fines, le plus souvent par groupes de 4, 5, ou davantage. Elles siègent à la face interne des grandes lèvres, en un point quelconque des petites lèvres, sur le clitoris ou son capuchon. Elle affecte plus particulièrement les régions cutanées de la vulve, mais elle n'épargne pas complètement la muqueuse.

Au bout de deux ou trois jours, les vésicules se flétrissent, se dessèchent ou crèvent, donnant issue à un liquide citrin qui laisse de petites croûtelles jaunâtres parfois légèrement sanguinolentes à la suite de grattages, de frottements, et la guérison est complète au bout de quelques jours. Quelquefois cependant il se produit de petites érosions circulaires ou polycycliques, très superficielles, qui persistent plusieurs jours et disparaissent sans laisser de traces.

Dans la forme confluente, les accidents sont beaucoup plus accentués. L'éruption est précédée de phénomènes généraux d'intensité variable : fièvre, inappétence, courbature. Toute la vulve et quelquefois même les régions voisines, sont le siège d'une violente brûlure, et de démangeaisons très pénibles. On constate dès ce moment une rougeur diffuse avec tuméfaction énorme de la vulve : les petites lèvres sont doublées, triplées de volume ; le capuchon du clitoris est constitué par un bourrelet informe.

En examinant les surfaces malades, on distingue un semis très serré de fines vésicules, qui recouvrent dans presque toute leur étendue les grandes et petites lèvres, et envahissent même la face interne des cuisses, le sillon interfessier, la marge de l'anus.

Ces vésicules sont tantôt divisées en groupes distincts, tantôt rapprochées et formant de véritables nappes confluentes. Mélangées, confondues, elles apparaissent au bout de 24 ou de 48 heures, sous l'aspect de fausses membranes grisâtres ou blanchâtres (*vulvite couenneuse*). Elles ont des contours sinueux, festonnés, et une surface très irrégulière, plissée dans le sens de la longueur des grandes lèvres ou dans la direction des plis radiés de l'anus.

Cette affection est en général assez douloureuse pour rendre la marche impossible et pour obliger les malades à garder un repos absolu. Elle donne lieu à un écoulement muco-purulent qui exhale une odeur fétide. Lorsqu'il existe des vésicules au niveau de l'orifice de l'urèthre, la recrudescence des cuissons qui suit les mictions s'accompagne d'élancements très douloureux et parfois de ténesme. Aux souffrances causées par l'éruption s'ajoutent celles qui résultent d'une double adénopathie parfois très prononcée, que l'on observe pendant toute la durée de l'affection.

Au bout de deux ou trois jours, les fausses membranes se détachent spontanément et laissent au-dessous d'elles des ulcérations[1] plus ou moins étendues, d'aspect très variable, arrondies, polycycliques ou ovalaires selon qu'elles succèdent à des vésicules isolées ou à des groupes de vésicules. On voit apparaître, autour de ces ulcérations, un bourrelet rougeâtre qui est le point de départ du processus de réparation. A ce moment les ulcérations, encadrées de ce bourrelet et reposant sur une base tuméfiée, font une saillie qui leur donne une réelle ressemblance avec des plaques muqueuses[2]. Druelle et Levy-Bing[3] ont vu quelquefois l'herpès du vagin ou du col utérin succéder à l'herpès vulvaire.

Pronostic. — L'herpès vulvaire n'est pas une maladie grave, en ce qu'il ne compromet ni la vie, ni même la santé générale, mais il cause aux femmes de sérieux ennuis qui ne permettent pas de le considérer comme une affection négligeable.

Dans sa forme discrète, il y a lieu de redouter les récidives qui, désagréables par elles-mêmes, ont, de plus, l'inconvénient d'ouvrir des portes d'entrée à diverses infections. Dalché a observé un phlegmon de la grande lèvre à la suite d'herpès. Quelquefois les érosions consécutives aux vésicules sont, comme chez l'homme, le point de départ de l'inoculation de la syphilis, d'un chancre mou, etc.

Dans sa forme confluente, il prend les allures d'une véritable maladie douloureuse, qui exige plus d'une semaine d'immobilité, mais il n'aboutit que très exceptionnellement à la gangrène ou à des infections graves.

Diagnostic. — Le diagnostic de l'herpès génital est généralement facile : les fines vésicules qui le constituent permettent de le distinguer de l'impétigo et des aphtes (ces derniers spéciaux d'ailleurs à l'enfance).

Abandonnée à elle-même, l'éruption est assez caractéristique et ne prête pas beaucoup à l'erreur. Les ulcérations n'offrent jamais les bords décollés des chancres mous, elles n'en ont pas l'apparence phagédénique.

Au moment de la réparation, le bourrelet qui les entoure, la saillie qu'elles forment, peuvent faire songer à des plaques muqueuses et même à un chancre induré. Mais les commémoratifs, la présence d'altérations plus caractéristiques en même temps qu'un examen plus approfondi des lésions, fixeront assez promptement le diagnostic.

C'est plutôt dans les formes discrètes, localisées de l'herpès, que la difficulté

[1] Bruneau. Etude sur les éruptions herpétiques qui se font sur les organes génitaux de la femme. Thèse Paris, 1880.

[2] L. Brocq. *Loc. cit.*

[3] Druelle et Lévy-Bing. *Journ. des mal. cut. et syphil*, 1903.

existe, surtout quand l'éruption a été modifiée par la thérapeutique : cautérisations au nitrate d'argent, à la teinture d'iode, applications de sublimé, de salol, etc. Le derme et l'hypoderme irrités, indurés, laissent quelquefois, pendant plusieurs jours, l'impression d'un accident primitif que semble confirmer l'adénopathie concomitante.

Traitement. — Contre les éruptions en activité, une thérapeutique agressive aurait peu de succès. Il est préférable d'employer les lotions et topiques émollients : cataplasmes de fécule faits à l'eau boriquée, bains locaux et lavages avec des décoctions de têtes de camomille, de fleurs de sureau.

Après avoir essuyé très doucement les parties malades par des attouchements d'ouate hydrophile, on fait de légères onctions de cold-cream frais ou de pâte de zinc, en y ajoutant, s'il le faut, un peu de morphine ou de cocaïne pour calmer les douleurs, puis on saupoudre d'amidon ou de talc, en isolant les parties malades. Ce traitement convient aux formes confluentes comme aux formes discrètes, et jusqu'à ce que la cicatrisation des érosions soit franchement accentuée, on évitera tout ce qui pourrait irriter les surfaces exulcérées et provoquer des complications.

Les lésions guéries, on s'efforcera de prévenir le retour de l'herpès récidivant en modifiant la peau par des lotions astringentes au sulfate de zinc, au sulfate de cuivre (de 1/50e à 1/25e), par des badigeonnages avec des solutions de nitrate d'argent qui peuvent varier de 1/100e à 1/30e.

En même temps, on traitera l'état général en prescrivant une hygiène très sévère. On évitera les écarts de régime et les écarts de conduite, les excès de tout genre ; on prendra des soins minutieux de propreté, surtout avant et après les rapports sexuels.

III

VULVITE BLENNORRHAGIQUE

C'est de beaucoup la plus importante des inflammations de la vulve par sa fréquence et par les complications qui peuvent en résulter, aussi bien dans la santé générale que dans l'appareil génital.

Historique. — Pendant fort longtemps les vulvites furent considérées comme des manifestations diathésiques. Elles apparaissaient à nos ancêtres comme l'expression manifeste du lymphatisme, plus rarement de l'arthritisme et gardaient ainsi un caractère individuel.

Johann Storch (1732) avait, le premier, été frappé de voir une mère et sa fille présenter des pertes blanches. Ramel (1785) ayant rencontré chez deux fillettes en bas âge, en même temps que chez leur mère, un écoulement tenace rebelle, n'hésita pas à publier le fait comme un exemple de « *flueurs blanches héréditaires* ».

Pendant la plus grande partie du XIXe siècle, on persista dans les mêmes errements, que contribuèrent à entretenir les théories de Broussais sur l'inflammation, et celles de Ricord, qui n'admettait pas la spécificité de la blennorrhagie.

On s'inquiétait d'ailleurs d'autant moins de la leucorrhée si commune à tout âge, particulièrement chez les jeunes filles et chez les fillettes, même en bas âge, que les rapports sexuels ne semblaient jouer aucun rôle dans son apparition. On imaginait difficilement qu'une *affection vénérienne* pût se développer en dehors de tout commerce sexuel.

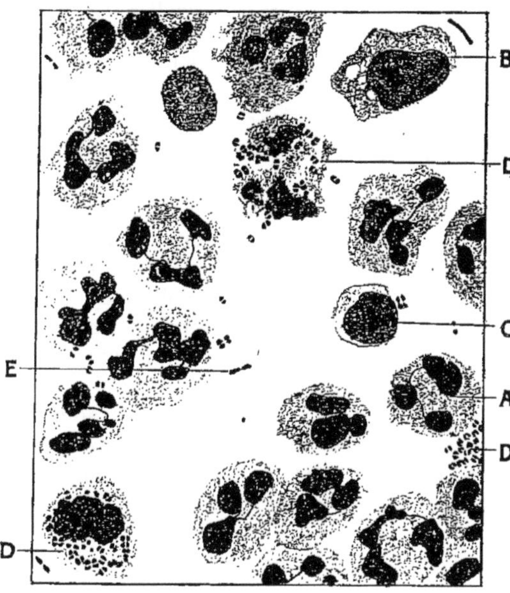

Fig. 197.
Sécrétions blennorrhagiques.
A, polynucléaire. — B, cellule épithéliale dégénérée. — C, mononucléaire. — D, gonocoques. — E, diplo-bacille (saprophyte).

Cependant, en 1846, les Annales de Cazenave relataient l'observation d'une blennorrhagie communiquée, dans un bain, par une femme à ses deux filles âgées de huit et de quatre ans. Förster signalait, en 1860, une observation de blennorrhagie observée chez trois petites filles dont le père et la mère étaient atteints de blennorrhagie ; la mère les lavait consciencieusement, chaque jour, avec la même éponge qu'elle employait pour sa toilette. Ces faits, envisagés comme des accidents exceptionnels, ne modifièrent pas sensiblement les idées reçues. Vingt ans plus tard, Bouchut, qui avait défendu la contagiosité d'une forme de leucorrhée infantile, croyait encore à sa diffusion par l'air.

La découverte de Neisser (1879) précisa la nature de l'élément contagieux; elle provoqua en Allemagne (Bumm, Finger, Wertheim, Pott de Halle), en France (Marfan, Péraire, Comby, Béclère, Jean Hallé) la publication de nombreuses recherches bactériologiques et d'observations cliniques, qui modifièrent profondément la conception que l'on avait des vulvites.

On put se convaincre que la plupart des vulvites infantiles, naguère imputées à des influences diathésiques, relevaient le plus souvent de la blennorrhagie.

Étiologie et pathogénie. — Le rôle du gonocoque dans la pathogénie des infections génitales, et en particulier des vulvites, n'est plus discuté aujourd'hui. Les erreurs qui ont été commises autrefois étaient dues à une technique insuffisante.

Réunis deux par deux, affectant la forme d'un grain de café, trapus, longs de 0,8 μ à 1,6 μ, larges de 0,6 μ à 0,8 μ, les gonocoques sont groupés en amas; on les rencontre à l'intérieur des leucocytes et des cellules épithéliales (fig. 197). Colorés par le bleu de méthylène ou le violet de gentiane, ils se décolorent dans l'alcool absolu et dans la solution de Gram (Roux). Ces diverses particularités permettent de les reconnaître avec une certitude à peu près absolue. Steinschneider y ajoute la coloration au brun de Bismarck que, seuls de tous les diplocoques, les gonocoques seraient aptes à fixer.

Enfin, quelques médecins allemands n'ont pas craint de recourir à l'expérimentation; or, l'inoculation de cultures de gonocoques sur un urèthre sain en provoquant une blennorrhagie aiguë, a confirmé les données bactériologiques.

Aussi éprouverait-on quelque étonnement à voir les discussions que soulève[1] encore la valeur séméiologique des gonocoques en médecine légale, si l'on ne savait qu'à ce point de vue la *certitude absolue* est de rigueur; si minimes que soient les chances d'erreur, elles suffisent, en pareille matière, pour motiver des réserves.

Sur le terrain clinique, l'hésitation n'est guère permise; les constatations que l'on peut faire sont aussi concluantes que toutes celles sur lesquelles nous avons coutume de baser nos diagnostics.

La vulvite blennorrhagique s'observe à tout âge, mais elle est relativement plus fréquente chez les enfants que chez les adultes. Presque toujours d'origine vénérienne chez la femme, la vulvite n'est qu'un épisode de la blennorrhagie aiguë ou subaiguë; elle est associée à la vaginite et à la métrite, et il est tout à fait exceptionnel qu'on la rencontre isolément. Elle manque habituellement dans les formes chroniques de la maladie, bien que celle-ci persiste, en quelque sorte indéfiniment, dans les culs-de-sac vaginaux et au niveau du col utérin.

Chez la fillette, au contraire, la vulvite est la *localisation habituelle*, souvent *unique* de la blennorrhagie; elle n'envahit guère que l'entrée du vagin; elle épargne en général les culs-de-sac vaginaux et l'utérus, bien qu'on l'ait vue quelquefois gagner l'utérus, les trompes et même le péritoine pelvien (Marfan, A. Broca[2]).

Les voies et moyens par lesquels le gonocoque s'inocule sur la muqueuse génitale ont été indiqués plus haut[3]. Il s'agit presque toujours, ici, d'une *contagion médiate* due au *contact fortuit* de l'orifice vulvaire avec des objets souillés de pus blennorrhagique. L'origine vénérienne de la contamination est très rare.

La contagion se fait le plus souvent *dans la famille* (usage en commun du lit, des serviettes et autres objets de toilette), à l'école (bancs, sièges des cabinets souillés par les sécrétions d'autres enfants, attouchements, etc.), dans les crèches, dans les hôpitaux (insuffisance d'asepsie et de précautions).

L'inoculation est facilitée, chez l'enfant en bas âge, par la conformation anatomique de la vulve, dont les grandes lèvres sont peu développées, tandis que les petites lèvres sont saillantes et s'écartent facilement, découvrant la muqueuse péri-uréthrale. Mais, comme le fait remarquer judicieusement Epstein, en dehors de cette prédisposition d'ordre anatomique, il existe manifestement, chez la petite fillette, une réceptivité toute particulière à l'égard du gonocoque.

L'observation clinique a montré à diverses reprises (Epstein) qu'une femme présentant un écoulement très ancien, non contagieux pour son mari, peut communiquer le mal à sa fillette, et que, chez celle-ci, l'infection blennorrha-

[1] *Société de médecine belge*, 1908.

[2] A. Broca. *Journal des Praticiens*, août 1909.

[3] *Etiologie et pathologie des infections génitales*, p. 377.

gique revêt la forme aiguë, comme si la virulence des germes était exaltée par leur passage sur la muqueuse de l'enfant. Cette disposition persiste bien au delà de la période infantile, ainsi que nous en fournissent la preuve, les jeunes mariées contaminées par une *vieille goutte militaire* d'apparence inoffensive [1].

Bien qu'elle reste dans la majorité des cas localisée à l'orifice génital externe, la blennorrhagie ne perd rien de sa virulence : elle peut donner lieu à des complications articulaires, viscérales (endocardites, etc.) ou gagner les organes génitaux profonds. Dans la plupart des cas, elle envahit les glandes de la région (follicules périuréthraux, glandes de Bartholin) et s'y maintient avec une persistance parfois décourageante.

Symptômes. — Les symptômes de la blennorrhagie ne diffèrent de ceux des inflammations banales de la vulve que par une intensité plus grande des réactions locales et par un écoulement purulent, verdâtre, assez abondant.

Les phénomènes subjectifs sont à peu près les mêmes : démangeaisons, cuissons allant jusqu'à de véritables brûlures, qu'exaspère la miction. Dans les formes aiguës, la douleur dépasse la fente vulvaire, elle s'étend aux petites et grandes lèvres qui sont tuméfiées, aux plis inguinaux dont les ganglions sont augmentés de volume ; les femmes marchent les jambes écartées et en souffrant.

Quand on découvre les malades, on trouve les linges abondamment souillés de larges taches d'un jaune verdâtre ; on est frappé du gonflement de toutes les parties qui entourent l'orifice génital. Il existe une rougeur diffuse des lèvres de la vulve qui se prolonge jusque sur la face interne des cuisses où elle est tout particulièrement accentuée, compliquée quelquefois d'excoriations superficielles, à un ou deux travers de doigt au-dessous du pli inguinal, au point où se produisent, dans la marche, des frottements chez les personnes grasses. Toutes ces surfaces sont baignées de pus crémeux, verdâtre.

Chez les sujets pubères, des grumeaux de pus, des croûtes s'attachent aux poils et provoquent dans les mouvements des tiraillements douloureux.

Les lèvres sont souvent accolées et quand on les écarte pour entrebâiller l'orifice, on fait sortir un flot de pus qui jaillit quelquefois. Si l'on essuie la muqueuse avec un peu de coton hydrophile, on voit qu'elle est rouge et comme boursoufflée dans toute son étendue, particulièrement au pourtour de l'urèthre. On distingue les follicules péri-uréthraux, dont l'orifice entouré d'un bord saillant, légèrement épaissi, laisse sourdre un peu de pus. L'urèthre forme aussi un relief plus accentué, ses bords sont rouges et gonflés. Lorsqu'on presse d'arrière en avant et de haut en bas le bulbe antérieur du vagin, on fait sortir une grosse goutte de pus. Souvent la vulvite se complique de vaginite, et l'écoulement a son maximum au niveau de l'orifice vaginal.

Chez les fillettes, le gonflement de la muqueuse est parfois si prononcé, au niveau de l'urèthre, qu'il donne l'impression d'un véritable prolapsus (A. Broca [2]). Il s'accompagne d'une vascularisation très intense : la muqueuse saigne au

[1] A. Epstein (de Prague). Art. vulvite et vulvo-vaginite du *Traité des maladies de l'enfance*, J. Grancher, Comby et Marfan. Paris, 1897).
Pourtier. Prolapsus de la muqueuse de l'urèthre chez la femme. Th. Paris, 1896.
[2] A. Broca. Prolapsus de l'urèthre chez les petites filles. *Ann. Gynéc.*, 1896.

moindre contact, d'une manière prolongée, et l'entourage de l'enfant croit qu'il s'agit de *menstruation prématurée* ou de *métrorragies* [1].

On observe même de petites érosions en divers points de la muqueuse enflammée, sur les bords des petites lèvres, et à la face interne des grandes lèvres. Le sillon qui sépare les grandes lèvres des petites est encombré de matière sébacée mélangée à du pus et quelquefois à du sang ; il s'y produit également de petites ulcérations. Le capuchon du clitoris est œdématié, plus rarement exulcéré. L'infection envahit fréquemment les glandes de Bartholin.

A la rougeur et à la tuméfaction des grandes lèvres s'ajoute souvent une inflammation des follicules pilo-sébacés ; quand ceux-ci réagissent isolément, ils donnent lieu à de petites saillies de forme conique, très douloureuses au toucher, facilement reconnaissables ; réunies en groupes, les folliculites forment de véritables papules dont la surface rouge, légèrement excoriée, ferait songer volontiers à une plaque muqueuse.

A mesure que la blennorrhagie devient chronique, les accidents perdent de leur intensité : le gonflement, la douleur diminuent, puis disparaissent, la rougeur s'atténue, elle se localise de plus en plus à la région antérieure de la vulve où elle se manifeste tantôt par une plaque continue, à peu près uniforme, tantôt par de petits cercles rougeâtres, violacés, qui tranchent sur le fond plus pâle de la muqueuse, et ont généralement pour centre l'urèthre ou les follicules péri-uréthraux. C'est là un des derniers refuges de l'infection blennorrhagique, elle s'y fixe d'une manière très prolongée. On retrouve quelquefois des rougeurs analogues à la base de l'hymen ou au niveau des caroncules.

D'après Epstein, on observerait à la longue, dans les régions guéries, une certaine atrophie de la muqueuse et même de la peau.

Les *condylomes acuminés* (papillomes, végétations simples, ou, en langage vulgaire, crêtes de coq, choux-fleurs, d'après leur apparence), exceptionnels chez les enfants, constituent une complication fréquente de la vulvite blennorrhagique chez la femme adulte. Ils apparaissent sous la forme « d'excroissances « plus ou moins longues, pédiculées, ramifiées, molles, d'un rouge vif, humides, « parfois même suintantes, et qui sont dues à une hypertrophie considérable « des papilles du derme [2] ».

Ces tumeurs se développent sur des surfaces cutanées ou muqueuses que baigne un liquide irritant. Elles coïncident le plus souvent, sinon toujours, avec un écoulement blennorrhagique.

Chez la femme elles ont pour siège de prédilection les petites lèvres, la face interne des grandes lèvres, l'orifice du vagin, la fourchette, la marge de l'anus.

Quand la blennorrhagie est accompagnée de grossesse, ces végétations atteignent, chez les femmes malpropres, des proportions considérables ; elles forment des tumeurs dépassant le volume du poing et même des deux poings. Elles offrent chez les femmes enceintes une coloration violacée, vineuse, tout à fait spéciale. Elles sont au contraire beaucoup plus discrètes chez les femmes très

[1] J. Comby. Hémorrhagies dans les vulvo-vaginites des petites filles. *Soc. Méd. Hôp.* Paris, 1896.

[2] L. Brocq. *Dermatologie pratique.* Paris, 1905.

soigneuses et se réduisent à de petites saillies mamelonnées, filiformes. C'est sous cet aspect qu'on les rencontre parfois chez les enfants, au voisinage de l'urèthre ou à la fourchette.

Elles sont constituées, anatomiquement, par de longues papilles formées de tissu conjonctif fibrillaire à la base (fig. 198), de tissu embryonnaire ou muqueux au sommet, avec des vaisseaux sanguins et lymphatiques très dilatés. On y remarque de nombreuses cellules épidermiques en karyokinèse.

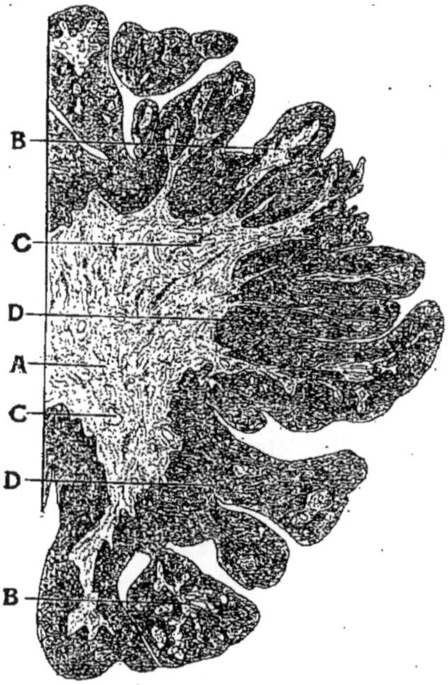

Fig. 198.
Papillome des grandes lèvres.
A axe du papillome. (Derme). — B, papilles dermiques. — C, vaisseau capillaire. — D, couches de l'épithélium pavimenteux.

De même que les végétations peuvent envahir la marge de l'anus, l'écoulement du pus blennorrhagique y détermine parfois des phénomènes d'irritation qui se traduisent par des cuissons, de la rougeur, et par de petites excoriations superficielles. Ces accidents peuvent dépasser la marge et envahir l'orifice anal, donnant lieu même à des fissures.

On a décrit la *blennorrhagie rectale* comme complication de la *blennorrhagie vulvaire* ou *vaginale*. Le fait n'est pas impossible, surtout chez des personnes malpropres. On comprend, par exemple, que l'introduction d'une canule pour un lavement, quand l'anus est souillé de pus blennorrhagique, soit le point de départ d'une inoculation de la maladie. Mais il s'agit là d'un accident peu commun ; la *blennorrhagie rectale* est généralement le résultat d'une contamination directe qui s'est produite dans des conditions sur lesquelles il est inutile d'insister.

Marche. — L'évolution de la vulvite blennorrhagique est très variable.

La période aiguë, inflammatoire, ne dure pas plus de trois à quatre semaines; peu à peu la cuisson spontanée, les brûlures à la miction, diminuent; on voit s'atténuer, puis disparaître la tuméfaction de la vulve, l'écoulement devient plus fluide, muco-purulent, et plus tard presque limpide. Cependant, la rougeur de la muqueuse, sans être aussi vive qu'au début, persiste très longtemps, et même quand elle a disparu, l'hypersécrétion continue, la maladie passe à l'état chronique.

La durée totale de l'affection est toujours très longue, et on s'illusionne trop facilement sur l'amélioration que donne le traitement. Les gonocoques cantonnés au fond des glandes péri-uréthrales, dans la muqueuse de l'urèthre, dans les glandes de Bartholin, peuvent rester longtemps silencieux, et de temps à autre ils révèlent leur présence par des rechutes qui surviennent, en dehors de toute inoculation nouvelle, sous l'influence de la menstruation ou d'excitations locales.

C'est ainsi qu'on voit se développer inopinément une *bartholinite*, quelquefois un *abcès* limité *à un seul follicule péri-uréthral*, et le pus qui s'écoule de ces lésions glandulaires est souvent, pour la muqueuse vulvaire, l'origine d'une réinoculation. Chez quelques malades, ces folliculites se répètent d'une manière en quelque sorte indéfinie, durant des mois.

Chez les fillettes qui ne présentent pas les mêmes causes d'exacerbation, l'infection n'est pas moins persistante, en dépit des traitements les plus rationnels. Bumm pense que dans la gonorrhée chronique, le gonocoque peut conserver sa virulence pendant cinq ans, dix ans et même davantage. Epstein[1] est du même avis, et il confirme par ses observations personnelles l'impression pessimiste de Bumm : plusieurs petites filles traitées par lui et *paraissant guéries*, présentaient encore des gonocoques dans leurs sécrétions *trois ou quatre ans* plus tard. Aussi est-on autorisé à penser avec lui que nombre de *métrites virginales* inexpliquées, que l'on rencontre après la puberté, sont des *séquelles éloignées d'une vulvite gonococcique* de l'enfance.

Les complications de la vulvite blennorrhagique ne sont malheureusement pas rares : l'infection peut rester localisée à son foyer initial, surtout quand il s'agit de fillettes en bas âge ; même dans ce cas, elle s'étend presque toujours à la partie inférieure du vagin. Chez la femme, la propagation à toute la muqueuse vaginale et à celle du col utérin est la règle. De là, les gonocoques envahissent trop souvent les trompes, les ovaires, le péritoine pelvien. Ces graves complications ne sont pas toujours épargnées à l'enfant, et on a signalé, dans ces dernières années, un certain nombre de péritonites à gonocoques chez des fillettes atteintes de vulvite blennorrhagique.

D'autres fois, l'infection qui siège à l'orifice uréthral gagne par voie ascendante, la vessie, les uretères et les reins. Elle peut être portée sur les muqueuses conjonctivales par les doigts ou par divers objets souillés de pus.

Enfin, même localisée à la vulve, comme elle l'est le plus souvent chez l'enfant, elle donne lieu quelquefois à des accidents à distance, véritables métastases d'ordre *gonohémique* : ce sont des *érythèmes infectieux*, des *arthrites*, des *endocardites*, des *phlébites*, des *conjonctivites*, celles-ci moins graves que celles qui résultent d'une inoculation directe du pus blennorrhique sur la conjonctive, etc.

Pronostic. — Comme on le voit, la vulvite blennorrhagique est loin d'être une maladie insignifiante ainsi qu'on l'a cru trop longtemps : elle est dangereuse pour autrui par sa contagiosité, dangereuse pour les malades par les complications articulaires cardiaques et autres, résultant de l'infection du sang, dangereuse encore par son extension aux organes génitaux profonds.

Elle est plus grave chez les femmes en pleine activité génitale que chez les petites filles, mais ici même elle comporte une part énorme d'imprévu, et elle exige toujours de sérieuses réserves.

Diagnostic. — Le diagnostic de vulvite est facile, les symptômes subjectifs, les phénomènes d'irritation que révèle l'examen local, même superficiel, ne

[1] Epstein, *Loc. cit.*

laissent aucun doute sur l'existence d'un processus inflammatoire. L'abondance des sécrétions, leur apparence franchement purulente, leur coloration verdâtre, l'irritation qu'elles provoquent à la face interne des cuisses, et, surtout, la prédominance des réactions inflammatoires à la partie antérieure de la vulve, la présence du pus à l'entrée de l'urèthre et dans les glandes péri-uréthrales, décèlent assez nettement la nature blennorrhagique de l'infection. Il est indispensable toutefois de recourir au microscope pour obtenir la confirmation bactériologique du diagnostic, et l'examen devra être renouvelé plusieurs fois si le résultat est négatif, en dépit des apparences. L'hésitation ne persistera cependant pas trop longtemps dans ce cas, la prompte efficacité du traitement, s'il s'agit d'une vulvite simple, viendra bientôt à l'appui des constatations microscopiques négatives.

Il n'est pas inutile d'appeler l'attention sur un point particulier du diagnostic qui peut prêter à de dangereuses erreurs. Dans la blennorrhagie infantile l'intensité des réactions inflammatoires, l'aspect saignant des lésions, les petites hémorragies qui se produisent au moindre attouchement, font souvent croire aux parents que leur fillette a été victime de violences directes. Celle-ci obsédée par les questions qu'on lui a posées, quelquefois par les menaces des personnes qui l'entourent, finit par avouer l'attentat et elle en fait une description d'autant plus émouvante qu'il paraît invraisemblable qu'elle ait inventé de toutes pièces ce récit. Si impressionnants que soient les commémoratifs qu'on lui expose, le médecin ne devra tenir compte que des lésions locales qu'il a sous les yeux ; et il se gardera bien de laisser échapper un soupçon de viol avant d'en trouver la preuve formelle dans des déchirures de l'hymen, dans des contusions de la région, etc. P. Brouardel a maintes fois eu l'occasion de signaler les graves conséquences d'un avis trop légèrement exprimé, sur un examen superficiel, dans de telles conditions.

Prophylaxie. — La prophylaxie consiste à éviter la contagion blennorrhagique qui, dans la période active de la vie génitale, reconnaît surtout une origine vénérienne, mais qui, *chez les enfants* et dans certaines circonstances exceptionnelles, peut être apportée par une foule d'agents, dont on ne se méfie pas assez. On aura soin d'assurer à la fillette l'usage exclusif des divers objets servant à sa toilette ; on ne lui permettra pas de partager le lit ou le bain d'une autre personne.

Pour la femme, les mesures prophylactiques se réduisent à des soins minutieux de propreté, qui s'imposeront surtout en voyage lorsqu'elle peut être exposée à son insu à des contacts suspects (cuvettes, baignoires, serviettes, draps, etc.).

Traitement. — Lorsque l'inflammation de la vulve est très aiguë, il faut l'apaiser au moyen de lotions émollientes, de bains locaux répétés, que l'on fera suivre assez rapidement d'injections ou de lavages avec des solutions de permanganate de potasse de 1/10000ᵉ à 1/5000ᵉ.

On fera sur la vulve des onctions avec de la pommade au collargol de 1/15ᵉ à 1/10ᵉ, puis des applications de compresses humides chaudes, en interposant entre les lèvres une mèche de gaze stérilisée. Si le collargol paraissait augmenter l'irritation des muqueuses, on le remplacerait par la pâte de zinc. On cesse d'ailleurs l'emploi des pommades dès que les accidents aigus s'apaisent.

Quand les phénomènes inflammatoires ont diminué, on se contente d'injections renouvelées 3 ou 4 fois par jour, de manière à empêcher les sécrétions de séjourner sur les parties malades. On a recours à des solutions de permanganate de potasse faibles d'abord, et on augmente progressivement jusqu'à 1/5000e, 1/4000e et même 1/2000e, en ayant soin d'abaisser le taux de ces solutions si elles provoquent des phénomènes d'irritation facilement appréciables (cuissons, gonflement). Il n'est pas nécessaire que la température des injections dépasse 39°-40°.

A mesure qu'on s'éloigne du début de la maladie et que les réactions inflammatoires sont moindres, on peut ajouter aux injections des attouchements avec des solutions de sels d'argent : protargol à 1/20e, nitrate d'argent à 1/50e ou 1/30e, ou d'acide picrique à 1/200e. Une ou deux fois par semaine on remplacera utilement une injection de permanganate de potasse par une injection d'acide picrique à 1/500e en ayant soin, toujours, d'abaisser le taux des solutions employées s'il en résulte une irritation trop vive.

Il faut s'appliquer à traiter non seulement les lésions de la fente vulvaire, mais celles de l'urèthre et des glandes vestibulaires, refuge habituel de l'infection. On s'efforcera d'y faire pénétrer, le plus possible, les mêmes solutions médicamenteuses, à l'aide d'instruments appropriés. Verchère a conseillé de poursuivre particulièrement les folliculites au moyen du galvanocautère. Quand il existe des abcès au niveau de ces glandes, il faut les inciser et nettoyer minutieusement la cavité, qu'on touchera avec des solutions de protargol, de nitrate d'argent ou avec des solutions concentrées de permanganate de potasse et même avec du permanganate de potasse pur.

La peau des régions voisines sera l'objet de soins attentifs. De fréquents nettoyages à l'eau et au savon, suivis d'applications de poudre de talc et d'oxyde de zinc ou de carbonate de bismuth constitueront le meilleur traitement préventif des lésions cutanées causées par les liquides irritants qui s'écoulent de la vulve. Les érosions seront saupoudrées de dermatol ou d'érythrol.

Enfin, les végétations seront détruites par de simples attouchements à l'acide acétique cristallisable, si on les surprend à l'origine, alors qu'elles sont réduites à de petites saillies filiformes tout à fait rudimentaires. On emploiera la curette, le galvanocautère, le thermocautère, les ciseaux ou le bistouri, suivant les cas, après anesthésie générale ou locale selon l'importance de l'intervention et l'impressionnabilité du sujet.

En raison de l'uréthrite concomitante, il n'est pas inutile de joindre au traitement local l'usage interne de médicaments, qui varieront avec les périodes de la maladie : alcalins[1] au début, de manière à diminuer l'acidité de l'urine et les brûlures qui en résultent; plus tard, balsamiques (copahu, santal, opiat de cubèbe et de copahu) ou extrait éthéré de cubèbe (de 6 à 8 capsules par jour).

BARTHOLINITE

Il est une complication de la blennorrhagie qui mérite une mention spéciale, en raison de sa fréquence et de son importance, c'est l'inflammation de la glande de Bartholin.

[1] Bicarbonate de soude. . . . . 2 grammes
Salicylate de soude. . . . . 1 —

Pour un paquet, à faire dissoudre dans un litre de tisane de chiendent (Guiard), que l'on boira dans la journée.

Elle est bien connue depuis les travaux de Huguier[1] qui avait déjà montré ses relations étroites avec la *blennorrhagie*. Elle a été, depuis, l'objet de nombreuses études qui ont eu surtout pour but de déterminer ses lésions, sa nature, et de préciser le traitement qui lui convient. Ces recherches sont résumées et commentées dans un récent et très intéressant mémoire de Raoul Dupuy et Georges Rullier[2].

Étiologie et pathogénie. — Dans la majorité des cas, la bartholinite est une *complication de la blennorrhagie :* la clinique, la bactériologie en ont maintes fois fourni la preuve. Le microbe le plus souvent rencontré dans le pus de la bartholinite est incontestablement le *gonocoque* (Bumm, Hallé, Kœstle, Legrain, Finger, Dujon, Colombini, etc.). Pour Langer et Gersheim, il s'agirait fréquemment d'une infection mixte. Dujon[3] a signalé l'influence de l'infection puerpérale. Herbst reconnaît à l'infection des origines variées : *blennorrhagie, infection pyogénique simple, infection staphylococcique* consécutive à la blennorrhagie, Leblanc a rencontré également des microbes autres que le gonocoque, mais il est permis de se demander s'il ne s'agit pas d'infections secondaires. Veillon a constaté dans le pus de certaines bartholinites fétides des *anaérobies;* cette particularité s'observe surtout dans les bartholinites non blennorrhagiques.

La présence, dans le pus ou dans les sécrétions de la glande, de streptocoques, de staphylocoques, à l'exclusion des gonocoques, n'est pas un argument décisif en faveur d'une *infection banale*. Combien de fois nous arrive-t-il de ne pas trouver de gonocoques dans le pus de métrites manifestement blennorrhagiques. On peut dire, sans exagération, que la *bartholinite* a une réelle valeur séméiologique quand il s'agit de diagnostiquer une infection gonococcique douteuse.

L'infection des glandes de Bartholin se fait par continuité. Les microbes pathogènes que renferment les sécrétions vulvaires envahissent le canal de la glande et pénètrent dans sa profondeur. Il est évident que les traumatismes, les excitations de tout genre, qui activent le fonctionnement de la glande, et en particulier le coït, favorisent son infection. Toutefois elle n'apparaît guère que dans la période active de la vie génitale, elle est excessivement rare dans l'enfance, malgré la fréquence de la vulvite blennorrhagique à cet âge.

Dupuy et Rullier pensent que les traumatismes, un eczéma vulvaire, peuvent être la cause déterminante de bartholinites banales.

Anatomie pathologique. — Quelques auteurs admettent avec Pollaczek et Felecki que dans certains cas les lésions sont limitées au canal excréteur de la glande. Cette localisation est extrêmement rare et d'ailleurs discutable : le plus souvent la glande est atteinte en totalité, mais les altérations du canal excréteur ont paru plus accentuées.

Dans la forme aiguë, la bartholinite aboutit généralement à la suppuration. L'épithélium est détaché, mêlé à des globules de pus, le tissu sous-épithélial est infiltré de cellules rondes et de polynucléaires.

[1] Huguier. *Mémoire à l'Académie de Médecine*, 1850. *Annales des Sciences naturelles*, 1850. *Journal des connaissances médico-chirurgicales*, 1852.

[2] Raoul Dupuy et Georges Rullier. Des bartholinites aiguës et chroniques. *Rev. de Gynéc. et de chir. abdom.*, 1908.

[3] Dujon. *Etude sur la glande vulvo-vaginale et ses abcès*. Th. Paris, 1897.

Le pus est jaune verdâtre, comme celui de la blennorrhagie, ou marron clair s'il renferme du sang, il est parfois très fétide et on y trouve des débris sphacélés.

Dans la forme chronique il n'y a pas de suppuration franche ; le liquide est séro-purulent ou simplement séreux, à peine louche, ne différant de la sécrétion normale que par son abondance, sa continuité, et sa limpidité moindre. La glande est indurée, ses parois sont épaisses et offrent à la section la consistance du caoutchouc.

Symptômes. — L'inflammation de la glande a le plus souvent un début insidieux, elle se traduit par une sensation de gêne que le coït, l'introduction d'une canule, transforment en une véritable douleur. Celle-ci se fait sentir tantôt des deux côtés, tantôt d'un seul, et le plus souvent à gauche. Il se produit un gonflement qui augmente assez rapidement ; il est bilatéral si la bartholinite est double ; quand il existe d'un seul côté, il est plutôt localisé sur la grande lèvre gauche, siège de prédilection du mal, bien que cette localisation n'ait jamais été expliquée d'une manière satisfaisante.

En même temps, on observe un certain malaise général, avec fièvre. Dans quelques cas le début est plus brusque, l'affection se présente avec des apparences phlegmoneuses.

L'examen de la région permet de constater une tumeur rénitente, ovoïde, allongée dans le sens de la grande lèvre ; il est facile de la saisir entre l'index introduit dans le vagin et le pouce appliqué au dehors sur la grande lèvre. La tumeur s'accompagne quelquefois d'un peu d'œdème de la petite lèvre voisine.

La peau qui recouvre la glande est tendue, rouge et bientôt on perçoit une fluctuation nette. Si l'on tarde à intervenir, l'inflammation gagne dans certains cas les tissus périglandulaires et provoque un véritable *phlegmon de la grande lèvre* (Verchère).

Abandonnée à elle-même, la suppuration peut se faire jour au dehors. Elle donne lieu, le plus souvent, à une fistule interminable. Il en est de même d'ailleurs si l'on cherche à évacuer le pus au moyen d'une incision qui ponctionne en quelque sorte l'abcès, sans faire un débridement suffisant.

Si, contre toute attente, la plaie se ferme, il en résulte une cicatrice formant un repli semi-lunaire assez particulier (Dupuy et Rullier) qui permet de faire rétrospectivement le diagnostic de l'affection.

La forme *chronique* est plus fréquente, elle est primitive ou succède à la *bartholinite aiguë.*

Elle s'établit insidieusement, à l'insu de la malade et ne provoque qu'une gêne modérée, le plus souvent intermittente, qui coïncide avec une légère tuméfaction de la glande surtout au moment des règles. Dans l'intervalle de ces recrudescences elle peut passer complètement inaperçue. Elle n'en constitue pas moins un véritable réservoir à gonocoques, d'autant plus dangereux qu'il sème la contagion d'une manière intermittente, capricieuse, subordonnée aux évacuations plus ou moins complètes du contenu de la glande.

Ce sont assurément les bartholinites qui ont entretenu les conflits entre les partisans de la spécificité de la blennorrhagie et ceux qui défendaient sa nature inflammatoire ; ces derniers s'appuyant sur l'inégalité des conséquences observées chez des sujets qui auraient dû prendre le mal à la même source.

Dans ces conditions, les symptômes accusés par les malades sont très légers : ils se réduisent à une leucorrhée plus ou moins abondante, en rapport avec d'autres localisations de la blennorrhagie, à une petite gêne locale presque insignifiante, et à la constatation intermittente d'un gonflement très modéré à la partie postérieure de la vulve, d'un seul côté ou des deux côtés.

En découvrant l'orifice vulvaire, et en écartant les grandes lèvres, on distingue parfois au niveau de l'orifice de la glande de Bartholin l'existence d'une érosion variant de l'étendue d'une lentille à celle d'une pièce de 50 centimes, c'est la tache de Sänger[1], ou bien une ulcération plus importante ayant l'aspect chancriforme (Jullien, Verchère, etc.). L'une ou l'autre de ces lésions doit faire soupçonner la bartholinite.

Si l'on introduit l'index dans le vagin, en maintenant le pouce sur la grande lèvre, on peut saisir entre les deux doigts la glande épaissie, indurée, et se rendre compte des adhérences qu'elle a contractées avec les tissus voisins. En pressant, on amène une gouttelette de pus ou de mucus louche à son orifice.

Marche. — La bartholinite aiguë aboutit rapidement à un abcès.

Dans ses formes chroniques, c'est une maladie lente et prolongée, à rechutes, se caractérisant par une augmentation momentanée du volume de la glande qui peut être suivie d'une longue période de calme pendant laquelle le danger de contagion n'a pas disparu.

La bartholinite suppurée s'ouvre quelquefois au voisinage du rectum, du vagin ou du côté du périnée, et laisse des fistules à trajet compliqué. Il se produit aussi des abcès autour des bartholinites chroniques, ou celles-ci aboutissent elles-mêmes à des suppurations qui, spontanément ouvertes, laissent des trajets fistuleux.

Diagnostic. — Le diagnostic des bartholinites est généralement facile : le phlegmon de la grande lèvre est beaucoup plus diffus, il se prolonge davantage en avant. Les furoncles, kystes sébacés enflammés, sont limités à la peau ou au tissu cellulaire sous-cutané. Ils forment une saillie conique très différente de la tumeur ovoïde de la bartholinite, allongée dans le sens de la grande lèvre.

Les bartholinites chroniques pourraient être confondues avec des kystes des grandes lèvres, avec des hernies, mais un examen approfondi permettra de constater le siège différent de ces affections, leurs rapports avec la région antérieure des grandes lèvres.

Les bartholinites ulcérées sont quelquefois prises pour des chancres mous.

Pronostic. — La bartholinite n'a pas une gravité extrême pour la malade qui en est atteinte, mais sa longueur, les complications qui peuvent en résulter, le traitement qu'elle réclame, en font une affection d'une réelle importance, sans compter les graves inconvénients auxquels expose sa nature contagieuse.

Traitement. — La bartholinite aiguë doit être incisée largement et sa cavité nettoyée au moyen de substances antiseptiques : teinture d'iode, eau oxygénée, nitrate d'argent, etc. Mais ces procédés ne mettent pas absolument à l'abri d'une

[1] Sanger *Schmitz Jahrbücher*, 1889.

fistule. Aussi a-t-on préconisé l'incision au thermocautère (LEBLOND, DOLÉRIS). VERCHÈRE conseille l'incision large avec surveillance et nettoyage des moindres diverticules.

Dans les formes chroniques il ne faut pas compter sur les injections modificatrices ; qu'elles soient faites dans la glande, à travers la peau, ou en cathétérisant son canal évacuateur, elles donnent plus de déceptions et de complications que de succès. Aussi est-il préférable de recourir à un traitement chirurgical aboutissant à l'extirpation complète de la glande.

CHAPITRE III

VAGINITES

Les inflammations du vagin— simple conduit mettant en communication l'orifice externe des organes génitaux et le col utérin — sont liées à celles de ces deux organes. Elles sont généralement dues à l'extension des vulvites, quelquefois elles proviennent de l'infection utérine.

Dans quelques cas la vaginite est réellement primitive, indépendante de toute lésion vulvaire ou cervicale ; c'est ce qu'on observe quand elle est provoquée par un traumatisme local, et en particulier, par la présence d'un corps étranger.

Pathogénie et étiologie. — La muqueuse dermo-papillaire recouvrant le vagin le protège suffisamment contre les innombrables germes qui pullulent à sa surface, sur le rôle et la nature desquels nous ne sommes encore que fort incomplètement fixés.

Il existe parmi eux de nombreux saprophytes, affectant la forme de streptobacilles ou de bacilles longs, c'est dans ce groupe que se trouve le *bacillus vaginalis* qui, d'après DÖDERLEIN, produirait de l'acide lactique et neutraliserait ainsi la plupart des organismes pathogènes.

On y rencontre encore des germes actifs par intermittence :

Le *bacille pseudo-diphtérique* (J. HALLÉ), le *coli-bacille*, le *staphylocoque*, le *streptocoque*, et même des *anaérobies* (J. HALLÉ, VEILLON, JEANNIN).

On y trouve également (DOLÉRIS), à l'état pathologique, des *germes exogènes*, à virulence constante et bien fixée, tels que le *gonocoque de Neisser*, le *staphylocoque doré*, le *streptocoque pyogène*, et même le *bacille de Koch*.

Dans les conditions normales, les microbes endogènes du premier groupe, paraissent inoffensifs ; mais il suffit de bien peu de chose pour exagérer la virulence des germes ou diminuer la résistance des tissus et provoquer des infections.

C'est ainsi qu'agissent les diverses causes *d'irritation locale*, l'*hyperhémie de la muqueuse vaginale* certains *troubles de la santé générale*, et surtout l'*apport de nouveaux germes*, que l'on trouve à l'origine de toutes les vaginites.

L'irritation des parois vaginales est la conséquence directe de traumatismes : déchirures produites par le coït (défloration), par la pénétration violente d'instruments ou d'objets divers ; lésions dues à la présence de corps étrangers, pessaires, fragments de canules, éponges, tampons, pansements, objets variés introduits dans la cavité vaginale ; brûlures produites par des injections trop chaudes ou composées de liquides irritants.

L'hyperémie de la muqueuse est la conséquence habituelle de la grossesse, de la menstruation, de quelques états pathologiques de l'utérus ou des annexes. Elle n'a pas, par elle-même, une influence directe sur la flore vaginale, mais elle provoque une desquamation plus active des cellules épithéliales, une transsudation plus accentuée de la lymphe qui baigne la muqueuse.

Dans ces conditions, l'accumulation de débris épithéliaux, de caillots sanguins, surtout quand elle coïncide avec des soins de propreté insuffisants, favorise la culture des microbes et l'exaltation de leur virulence. Divers troubles de la santé générale ont un retentissement marqué sur la muqueuse du vagin : la sénilité, le diabète, certaines dermatoses (eczémas, prurits) ; toutes ces causes jouent un rôle incontestable dans les *vaginites primitives endogènes*.

Mais le plus souvent l'inflammation est secondaire : elle résulte de l'apport sur la muqueuse vaginale de *microbes exogènes* qui ont envahi la vulve ou le col utérin, au niveau desquels ils ont déjà subi une première culture ; la vaginite est la *propagation ascendante* d'une vulvite ou l'*extension descendante* d'une métrite.

L'infection se fait habituellement par la continuité des muqueuses, elle s'aggrave, sans doute, d'une intervention des lymphatiques, comme en témoignent les réactions ganglionnaires qui l'accompagnent.

Sa progression est favorisée par des circonstances anatomiques opposées : la béance excessive de la vulve, résultant de déchirures périnéales, facilite l'ascension des germes, et l'étroitesse de l'hymen, chez les vierges, amène un certain degré de rétention des menstrues ou des autres sécrétions, qui prépare aux microbes un terrain de culture propice à leur évolution.

Dans une récente et remarquable étude sur les vaginites, Doléris[1] a montré que la muqueuse vaginale se prêtant peu au développement des germes même les plus franchement pathogènes, ceux-ci disparaissent assez promptement et ne se retrouvent d'une manière prolongée qu'aux deux extrémités du canal qui trouvent dans les organes voisins, vulve et col utérin, des foyers constants d'infection.

C'est ainsi que le *gonocoque*, indéfiniment fourni par l'urèthre, les glandes périuréthrales, se localise plus particulièrement à l'entrée du vagin. Les gonocoques et streptocoques, qui se reproduisent constamment dans le col de l'utérus infecté, envahissent les culs-de-sac vaginaux et surtout le cul-de-sac postérieur.

Quoi qu'il en soit, en dehors des *vaginites endogènes* qui s'observent à la suite de traumatismes, au cours de la grossesse, chez les vieilles femmes et les diabétiques, la plupart des vaginites que l'on rencontre à tout âge sont d'origine

[1] Doléris. Les vaginites. *La Gynécologie*, mars et mai 1908.

blennorrhagique : elles ne sont que très rarement dues à des infections puerpérales, coli-bacillaires ou staphylococciques.

Anatomie pathologique. — Les vaginites ne provoquant ni décès, ni interventions chirurgicales importantes, on n'a pas eu souvent l'occasion d'étudier leurs lésions anatomiques.

La plupart des auteurs reproduisent les descriptions et les dessins de Rüge[1].

Cet auteur admet trois variétés principales :

La *forme granuleuse* est la plus fréquente ; on l'observe à la fois dans les variétés aiguës et chroniques de l'affection. Elle est caractérisée par un épaississement de l'épithélium, accentué surtout dans ses parties profondes, et par une hypertrophie des papilles : elles sont infiltrées de cellules rondes dont la prolifération fait disparaître les espaces interpapillaires, de telle sorte que plusieurs papilles réunies, en quelque sorte fusionnées, font une saillie appréciable à la vue et même au toucher.

Le réseau capillaire de la muqueuse est le siège d'une congestion intense, surtout au niveau des papilles hypertrophiées.

La *vaginite simple* ne diffère de la précédente que par une prolifération moindre des éléments embryonnaires : la couche épithéliale s'épaissit par places, mais le chorion muqueux prend une part moins active au processus inflammatoire. Les papilles sont à peine augmentées de volume. Les lésions, presque uniquement épithéliales, représentent le *type catarrhal*.

Au point de vue clinique, d'ailleurs, ces distinctions ne modifient pas sensiblement les allures de la maladie.

La *vaginite sénile* présente un aspect différent, dû aux modifications que l'âge imprime à tout l'appareil génital. La paroi vaginale est sensiblement atrophiée, les plis normaux ont de la tendance à disparaître ; en revanche, il existe quelquefois des brides fibreuses provenant du tissu sous-muqueux, qui cloisonnent le vagin transversalement. La congestion est moins diffuse, elle se montre par places sous la forme de petits bouquets vasculaires très dilatés, et parfois d'ecchymoses. Le revêtement épithélial est aminci et les érosions sont plus fréquentes que chez les jeunes femmes.

On a signalé diverses variétés accessoires : *la vaginite vésiculeuse* (Eppinger) dans laquelle l'épithélium est soulevé par un exsudat séreux ; *la vaginite pustuleuse*, caractérisée par de petites élevures à centre excavé, qui s'ouvriraient, laissant après elles des érosions.

Labadie-Lagrave et Legueu[2] citent la *vaginite exfoliante*, qui coïnciderait avec la dysménorrhée membraneuse.

La *vaginite folliculaire*, dont on a voulu faire une espèce distincte, est caractérisée par l'apparition de granulations, de nodules, que l'on rencontrerait surtout chez les femmes enceintes ; elle a été considérée par certains auteurs comme étant due au développement de follicules clos (Winckel, Breisky), par d'autres, comme provenant de la dilatation de glandes (Heitzmann). Doléris combat avec raison cette interprétation, qui est en désaccord avec les données de l'anatomie normale.

[1] Rüge. *Zeitschr. f. Geb. und Gyn.*, 1870.

[2] Labadie-Lagrave et Legueu. *Traité médico-chirurgical de gynécologie.* Paris, 1898.

La *vaginite emphysémateuse* constitue bien une variété spéciale, cliniquement reconnue par la plupart des gynécologues, mais dont il paraît difficile de préciser les lésions et la pathogénie. Elle s'observe chez des femmes enceintes et dans un certain nombre de vaginites chroniques, en dehors de la grossesse. On constate sur la muqueuse tuméfiée, rouge, des saillies renfermant un liquide clair, citrin, et assez souvent des gaz. Ces saillies apparaissent comme un semis de granulations miliaires transparentes ; en passant le doigt sur elles, on provoque une crépitation gazeuse. WINCKEL[1] avait désigné cette affection sous le nom de *colpohyperplasie kystique,* mais comme il ne s'agit pas de kystes proprement dits, le liquide et les gaz se trouvant dans des lacunes du tissu conjonctif (RÜGE), la dénomination de *vaginite emphysémateuse* est plus rationnelle.

L'apparition des gaz sous l'épithélium de la muqueuse vaginale constitue assurément un phénomène insolite, qui a provoqué et provoque encore des discussions peu concluantes. POZZI invoque une désintégration moléculaire. EFFINGER croit à une infiltration d'air produite par quelque fissure à la surface de la muqueuse; CHIARI à des kystes lymphatiques ; DOLÉRIS à l'intervention d'un *saprophyte aérogène* qui proviendrait de la muqueuse vaginale. Cette explication, qui reste à démontrer, a du moins le mérite d'être plus claire que les précédentes.

La *vaginite croupale* des Allemands n'est qu'une variété de la gangrène du vagin, complication commune de la gangrène vulvaire au cours de divers processus infectieux.

Symptômes. — Les symptômes de l'inflammation du vagin diffèrent suivant que la maladie est aiguë ou chronique.

Vaginite aiguë. — Le type le plus complet de cette affection est fourni par la *vaginite aiguë blennorrhagique.*

Comme elle coïncide toujours avec la vulvite, celle-ci l'ayant précédée, leurs symptômes subjectifs se confondent; toutefois, il ne faut pas oublier que les sensations de brûlure, de douleurs à la miction sont essentiellement liées à l'inflammation de la vulve, en particulier à l'uréthrite et à la péri-uréthrite; la vaginite ne donne lieu, en réalité, qu'à une cuisson assez modérée, à une impression de chaleur avec tension hypogastrique, à des tiraillements, parfois à un peu de dysurie, par irritation du col vésical, plus rarement à du ténesme rectal. La douleur se manifeste surtout si l'on veut pratiquer l'examen local à l'aide du doigt ou du spéculum, dont l'introduction est très pénible.

Les sécrétions qui s'écoulent par la vulve sont très abondantes; elles consistent en un liquide purulent, jaune verdâtre, crémeux, parfois légèrement teinté de sang. Les régions baignées par ce liquide, c'est-à-dire la surface externe des grandes lèvres, la marge de l'anus, la face interne des cuisses, sont rouges et irritées, les ganglions inguinaux tuméfiés et douloureux.

Aux signes habituels de la vulvite, s'ajoute une rougeur vive, écarlate, du bulbe du vagin, appréciable dès que l'on écarte les lèvres de la vulve.

L'exploration directe du vagin est difficile à cause de sa très vive sensi-

[1] WINCKEL. *Arch. für Gyn.*, 1871. N. SCHMOLLING. *Ueber colpohyperplasia cystica und Luftcysten der Scheide*, Berlin, 1875.

bilité, et on sera quelquefois obligé d'y renoncer, du moins au début. On ne la tentera qu'avec précaution, en employant un seul doigt préalablement enduit de vaseline cocaïnée ou stovaïnée, que l'on introduira très doucement quand l'orifice externe aura été un peu insensibilisé. On sent que le vagin est le siège d'une chaleur insolite: ses parois sont épaissies, et si l'affection dure depuis quelques jours déjà, on perçoit la saillie des papilles hypertrophiées (vaginite granuleuse), qui donne à la muqueuse un aspect dépoli.

Il est bon de choisir un spéculum de faible calibre, ou une valve unique, que l'on enduit de vaseline cocaïnée, et malgré ces précautions on ne pourra pas toujours l'introduire.

Si l'on y parvient, n'eût-on écarté que faiblement les parois, on distingue la rougeur diffuse, intense de toute la muqueuse, sa tuméfaction, son apparence granuleuse et l'existence de petites érosions saignantes, douloureuses.

Dans les formes très septiques on peut voir des érosions recouvertes d'un exsudat grisâtre, d'apparence couenneuse (Doléris).

Lorsque l'infection est généralisée à la totalité du vagin, elle a presque toujours envahi le col utérin, qui apparaît légèrement tuméfié, sa surface externe est rouge et saignante, sa muqueuse épaissie, saillante forme un bourrelet rouge autour du col d'où l'on voit sourdre une goutte de pus verdâtre. A la vulve également, on constatera la suppuration de l'urèthre et des follicules du vestibule.

Ces symptômes accessoires de la vaginite en indiqueront assez nettement la nature. En dehors de la blennorrhagie, il est exceptionnel que la vaginite présente une pareille acuité.

A la suite de la défloration, des déchirures vulvo-vaginales plus étendues que de coutume peuvent être le point de départ d'une inflammation aiguë du vagin, et pendant quelques jours on observera des accidents qui offriront avec les précédents une certaine analogie, mais ils ont généralement une tout autre allure. Si les douleurs sont plus vives, elles sont localisées aux plaies, la rougeur est moins diffuse, les sécrétions qui l'accompagnent sont moins abondantes.

Quelquefois, une injection faite avec un liquide trop chaud ou avec des solutions antiseptiques trop concentrées provoquera des brûlures très douloureuses du vagin et de la vulve ; il en résultera pendant plusieurs jours un écoulement séreux d'abondance variable.

Les brûlures se révèleront par de la rougeur, des ulcérations, des eschares recouvertes de fausses membranes, mais cet aspect n'aura rien de commun avec la vaginite aiguë de la blennhorragie.

Vaginites chroniques. — Les symptômes de celles-ci varient selon la cause et l'origine de la maladie.

Vaginite blennorrhagique chronique. — Ainsi que l'a fait remarquer Doléris, il est rare que l'infection reste longtemps généralisée à toute la muqueuse vaginale : elle se localise de préférence à l'une des extrémités du conduit, suivant qu'elle est alimentée par une source *vulvaire* ou *utérine*. Si elle est entretenue à la fois par un foyer vulvaire et par un foyer cervical, elle pourra s'observer simultanément à la partie inférieure du vagin et au niveau du cul-de-sac postérieur. Enfin, si elle demeure généralisée, elle présentera encore le plus souvent, une recrudescence marquée aux deux foyers d'élection.

Quoi qu'il en soit, les symptômes subjectifs sont beaucoup moins prononcés que dans les formes aiguës : ils se réduisent à un peu de chaleur, à de vagues tiraillements à la partie inférieure de l'hypogastre ; mais il n'existe pas de véritable douleur spontanée.

Le toucher, l'examen au spéculum sont généralement supportés sans souffrance, à part quelques exceptions.

Certaines femmes en effet, conservent, à la suite d'une vaginite aiguë, ou même au cours d'une vaginite d'emblée chronique, une invraisemblable sensibilité des muqueuses, qui leur rend tout examen, tout contact, très pénibles ; elles ne peuvent même pas supporter un tampon mou, d'ouate ou de gaze glycérinée, pas même un ovule, dans le cul-de-sac postérieur, bien qu'il n'existe aucune complication du côté du péritoine ou des annexes. Il s'agit là d'une irritabilité personnelle (Doléris) peu explicable, dont tous les gynécologues ont vu des exemples.

L'écoulement est presque aussi accentué, mais il est moins crémeux, plus fluide, il est davantage mélangé aux sécrétions utérines, qui sont devenues plus abondantes. Il est parfois fétide, mais à des degrés très variables, et laisse toujours sur le linge des taches jaune verdâtre.

La température du vagin ne diffère pas sensiblement de la normale.

La muqueuse est rouge, violacée, on sent encore les saillies des papilles qui prennent au toucher un aspect rugueux tout particulier. Les rides du vagin, épaissies à l'entrée, tendent à s'effacer vers la profondeur ; les culs-de-sac sont lisses. Il n'est pas rare de constater un certain relâchement des parois, en avant comme en arrière.

Quand ces lésions sont franchement localisées à l'une des extrémités du vagin, elles ne tranchent que plus vivement sur la muqueuse des régions voisines qui, progressivement, revient presque à l'apparence normale.

Quelquefois la vaginite blennhorragique chronique, surtout chez les femmes enceintes, se complique de condylomes acuminés : ces végétations peuvent envahir la plus grande partie de la muqueuse vaginale et même le museau de tanche, mais elles n'atteignent jamais le volume considérable qu'elles présentent à la vulve. Elles restent ténues, filiformes, tantôt isolées, tantôt très rapprochées au point de se confondre, mais elles ne forment que de petites plaques de faible étendue.

Vaginites en rapport avec des corps étrangers. — Primitives d'emblée, les inflammations du vagin liées à la présence de corps étrangers, indépendantes de toute lésion vulvaire, ne donnent lieu à aucun symptôme subjectif. A peine existe-t-il, dans quelque cas, une vague sensation de gêne, s'il s'agit d'un corps étranger d'un certain volume.

Le premier symptôme qui attire l'attention des malades consiste dans une *leucorrhée* d'abord modérée, et qui tend à s'accentuer.

Au début, cet écoulement ne diffère pas beaucoup des pertes blanches que les femmes ont eues en diverses circonstances, mais à mesure qu'il s'accentue, il devient de plus en plus louche, puis franchement purulent. Contrairement à ce que l'on observe dans les vaginites aiguës blennorrhagiques, les symptômes subjectifs apparaissent quand l'affection dure déjà depuis un temps assez long, et ils tendent à augmenter : ce sont des cuissons, puis des douleurs spontanées, parfois de véritables épreintes.

En même temps, les sécrétions, qui dès l'origine exhalaient une odeur désagréable, deviennent franchement fétides. Ces divers symptômes ont une évolution très variable, très inconstante, qui peut durer quelques semaines ou quelques mois. C'est presque toujours à cause de l'abondance de l'écoulement et de son odeur suspecte que les malades viennent consulter. L'examen de la vulve ne révélant aucune particularité importante, on procède à l'exploration de la cavité vaginale.

On ne saurait la faire avec trop de précautions : l'emploi d'un doigtier de caoutchouc ou d'une baudruche est particulièrement indiqué dans cette circonstance : on introduira les doigts dans le vagin lentement, sans mouvement brusque. En suivant doucement les parois, on aura plus d'une fois la surprise de rencontrer, dans le cul-de-sac postérieur, un corps étranger avec lequel on pourrait se blesser grièvement. Le plus souvent on ne trouve qu'un tampon de gaze ou d'ouate, reliquat d'un pansement vieux de quelques semaines, un drain de caoutchouc, un vieux pessaire, oubliés au fond du vagin depuis plusieurs années, mais d'autres fois il s'agit de morceaux de verre, provenant d'une canule qui s'est cassée dans le vagin et dont la malade croyait avoir fait sortir tous les fragments. Plus rarement, c'est un pot de pommade, une épingle à cheveux ou d'autres objets invraisemblables, d'origine moins avouable.

Ces corps étrangers s'appliquent contre la paroi vaginale, surtout en arrière, se fixent contre un des plis de la muqueuse, échappent le plus souvent aux recherches de la malade et aux injections, à l'aide desquelles elle essaie de les expulser. Peu à peu ils provoquent une irritation accentuée de la muqueuse, souvent même une ulcération, dans laquelle ils s'incrustent ; à la longue ils se recouvrent de sels calcaires, et c'est ce qu'on voit en particulier pour les pessaires qui sont restés pendant des années au fond du vagin : on les retire entourés d'une gangue calcaire épaisse.

A un degré moindre, les pessaires qu'on laisse en place quelques semaines, même en les surveillant, donnent lieu souvent à une irritation de la muqueuse des culs-de-sac vaginaux et à des érosions. Aussi doit-on les retirer dès que l'hypersécrétion et une odeur plus prononcée des écoulements, indiquent un processus d'infection. Ces altérations n'ont pas toujours la gravité qu'on leur supposerait : le corps étranger retiré, il suffit en général de quelques soins de propreté pour amener une prompte guérison.

Vaginite des femmes enceintes. — Elle revêt le plus souvent la forme chronique et se manifeste par un écoulement leucorrhéique d'apparence crémeuse, extrêmement abondant, par une coloration d'un rouge vineux, quelquefois violacée ou même ardoisée, qui s'étend à toute la muqueuse.

Celle-ci est très tuméfiée, ses plis sont plus prononcés qu'à l'état normal, elle présente de nombreuses saillies papillaires, et dans certains cas de petits condylomes acuminés en grand nombre. Elle est très tenace et récidive avec une facilité décourageante, jusqu'au terme de la grossesse.

Vaginite des vieilles femmes. — On décrit sous ce nom des affections assez différentes qui empruntent aux modifications séniles de la muqueuse vaginale quelques traits communs et une marche un peu spéciale.

Dans certains cas, on est en présence d'une vaginite banale due à la malpropreté de la région. Elle se manifeste par des pertes assez abondantes, que leur fétidité rend au premier abord suspectes. L'examen montre une muqueuse uniformément rouge, quelquefois saignante, mais dont les rides et les plis sont peu accusés. Après avoir détergé au moyen d'une injection les surfaces malades on voit çà et là des érosions entourées de membranes grisâtres. En quelques jours des lavages ont modifié la muqueuse qui reste lisse, rouge, facilement saignante.

Il s'agit parfois d'une affection franchement parasitaire : la *vaginite mycotique* (Otto von Herff), caractérisée par une rougeur vive et diffuse de la muqueuse, accompagnée de petites taches blanches ressemblant à de la farine; ce sont des colonies de champignons qui se développent surtout chez des femmes à vulve béante, et pendant les saisons chaudes.

D'autres fois on voit apparaître chez des femmes qui ont dépassé la ménopause, atteintes, pour la plupart, d'eczéma, de prurit ou d'autres dermatoses chroniques, une vaginite que Doléris a comparée, non sans raison, à un exanthème.

Elle s'annonce par de très vives démangeaisons, quelquefois par une cuisson assez pénible qui se fait sentir à l'orifice du vagin, et plus profondément sur toute son étendue. Il existe en général un suintement modéré, caractérisé par un liquide séro-muqueux jaunâtre, presque toujours sans trace de pus.

Le vagin présente une coloration rouge très accentuée, tantôt généralisée à toute l'étendue de la muqueuse, tantôt apparaissant en plaques irrégulières. On y distingue, çà et là, de petites arborisations vasculaires, ou parfois des taches ecchymotiques un peu plus larges qu'une lentille. Au fond du vagin, le col atrophié ne présente aucune altération appréciable, aucune sécrétion anormale.

Ces vaginites offrent fréquemment cette intéressante particularité, de coïncider ou d'alterner avec diverses manifestations cutanées, qui sont vraisemblablement de même nature, c'est-à-dire qu'elles relèvent de troubles diathésiques.

Des accidents analogues s'observent souvent chez des diabétiques.

On constate alors que la muqueuse, loin d'être tuméfiée, épaissie comme dans les autres vaginites, tend plutôt à diminuer d'épaisseur. Les rides du vagin disparaissent, laissant sa surface de plus en plus lisse. La muqueuse s'atrophie manifestement, et c'est sans doute sous cette influence, que les écoulements sont très modérés, malgré l'irritation dont elle est le siège.

Marche. — La vaginite blennorhagique aiguë a rarement une durée de plus de deux ou trois semaines ; au bout de ce temps, les douleurs spontanées disparaissent, la sensibilité au contact s'atténue, l'écoulement diminue, en même temps qu'il devient plus fluide. C'est alors que la maladie passe à l'état chronique. Les lésions peuvent persister sur toute l'étendue de la muqueuse ; le plus souvent (Doléris), elles restent limitées à une des extrémités du conduit d'où elles ne disparaissent qu'au moyen d'un traitement énergique et prolongé.

On observe des rechutes à l'occasion des périodes menstruelles ou d'excès, même en l'absence de réinoculation nouvelle.

La vaginite *blennorrhagique* est cependant beaucoup plus curable que la métrite. Elle peut entraîner, à distance, par infection sanguine, les mêmes complications que les autres localisations de la blennorrhagie.

Les vaginites d'origine traumatique (par déchirures ou corps étrangers) évoluent rapidement vers la guérison. Elles peuvent exceptionnellement déterminer, par voie lymphangitique, des suppurations pelviennes ou des infections à distance. Les vaginites *séniles* ou *diathésiques* ont une marche lente et sont sujettes à des récidives fréquentes.

Pronostic. — Les vaginites ne sont pas graves par elles-mêmes. Leur pronostic dépend de la cause qui les a provoquées. Il n'est pas nécessaire de revenir sur le danger réel de la blennorrhagie, en raison des accidents auxquels elle peut donner lieu et des contagions dont elle est trop souvent la cause.

Les vaginites traumatiques, malgré leurs allures tapageuses et parfois suspectes, évoluent rapidement vers la guérison, dès qu'on a supprimé les conditions qui les ont engendrées, et institué un traitement rationnel.

Elles peuvent cependant, comme les vaginites blennorrhagiques, n'être que la première étape d'une infection susceptible d'envahir, par voie ascendante, les organes génitaux profonds.

Diagnostic. — Le diagnostic de vaginite est réellement simple et facile : en raison du rôle assez restreint des symptômes subjectifs, on ne doit compter, pour l'établir, que sur les signes objectifs.

La leucorrhée abondante, crémeuse, donnant un liquide caillebotté, est assez caractéristique pour exiger un examen local. La sensibilité de la muqueuse, sa rougeur diffuse, la présence de pus dans les intervalles des rides, de papilles saillantes à sa surface, ne laissent aucun doute.

On en recherchera soigneusement la cause dans les commémoratifs, et dans l'aspect des lésions. La coloration verdâtre du pus, la coïncidence d'uréthrite et de folliculites vestibulaires feront penser à la blennorrhagie.

Dans les formes chroniques, la localisation des lésions ou leur prédominance à l'entrée du vagin, au niveau du cul-de-sac postérieur, avec des altérations vulvaires ou cervicales de même apparence, constitueront également des indices concluants.

Néanmoins, il sera toujours utile de recourir à un examen bactériologique pour préciser le diagnostic.

Les vaginites traumatiques sont faciles à reconnaître, non seulement d'après les antécédents, mais d'après les caractères des lésions locales : plaies vulvo-vaginales, cicatrices encore douloureuses, traînées de lymphangite, etc. Un écoulement abondant, non verdâtre, d'odeur fétide, doit faire songer à l'existence de corps étrangers dans le vagin, et le plus souvent on trouvera le corps du délit.

Mais si celui-ci a été très récemment éliminé, on peut se trouver en présence d'une ulcération d'aspect bizarre, dont il est difficile de discerner la nature, en l'absence de renseignements précis ; le siège des lésions sur la muqueuse du cul-de-sac vaginal postérieur, leur direction transversale feront songer à l'irritation produite par un pessaire. Lorsqu'elles sont limitées à une surface très réduite, sur l'une des parois, leurs bords irréguliers, leur fond bourgeonnant donneront l'idée d'un corps étranger de petites dimensions qui a été incrusté dans la paroi.

Les vaginites séniles ou diathésiques sont facilement reconnaissables d'après l'aspect des lésions et l'état général des malades. On devra faire l'examen des urines pour s'assurer si elles renferment du sucre.

Traitement des vaginites. — Dans la période aiguë de la vaginite blennorrhagique, il faut s'attacher surtout à calmer l'irritation locale ; les grands bains prolongés, les boissons alcalinisées (tisanes diurétiques) atténuent les douleurs à la miction.

Les injections émollientes (décoctions de pavots et de guimauve) parfaitement aseptiques, si elles sont préparées d'une manière convenable, apportent aux malades beaucoup plus de soulagement que les simples solutions antiseptiques, même à un taux faible. Rien ne s'oppose d'ailleurs à ce que la décoction végétale soit additionnée, au moment de l'employer, d'une dose de permanganate de potasse n'excédant pas 0,20 ou au plus 0,25 p. 1000. La température des injections ne dépassera pas 39° ou 40°. Au début, il est utile de recourir à des injections fréquentes : trois ou quatre par jour.

Dans l'intervalle, on séparera les parois du vagin par des tampons imbibés d'une pommade à l'oxyde de zinc, camphrée :

Vaseline	18 grammes.
Lanoline	12 —
Oxyde de zinc	10 —
Camphre	2 —

Dès que les douleurs ont diminué et que la maladie prend des allures subaiguës, on peut mettre en œuvre une thérapeutique plus franchement antiseptique.

Les injections de permanganate de potasse constituent encore actuellement le procédé de choix. On en prescrira deux ou trois par jour, de deux litres chacune à 1/5000ᵉ ou 1/4000ᵉ en recommandant aux femmes (Guiard) de placer la main à l'entrée de la vulve pour que le liquide distende et déplisse le vagin de manière à pénétrer entre les rides afin de réaliser un lavage aussi complet que possible.

On pourra faire des attouchements avec des solutions de protargol à 1/20ᵉ de nitrate d'argent à 1/50ᵉ, d'acide picrique à 1/100ᵉ, que l'on fera suivre de l'application de tampons d'ouate ou de gaze destinés à séparer les surfaces malades. Ces tampons seront enduits de pommades variées :

Vaseline	25 grammes.
Benjoin	2 à 5 —
Cubèbe	2 à 5 —
Camphre	2 à 5 —

ou bien :

Vaseline	18 grammes.
Lanoline	12 —
Collargol	3 —

On instituera, bien entendu, un traitement destiné à combattre la vulvite, les lésions uréthrales, ainsi que les folliculites tenaces de la région vestibulaire et la métrite cervicale, causes si fréquentes de réinfection.

C'est surtout lorsqu'on est en présence de lésions localisées au voisinage de l'orifice vulvaire, ou au fond du vagin, que l'on peut recourir à un traitement local plus énergique : savonnages méticuleux conseillés par Tuffier, que l'on fait suivre de pansements avec des tampons enduits de vaseline à l'iodoforme, à l'airol, etc. Plus tard, on se servira de préparations astringentes à l'alun, au sulfate de zinc, etc.

Dans les vaginites traumatiques, et surtout dans celles qui résultent d'une irritation locale due à la présence de corps étrangers, on emploiera de préférence des injections d'eau bouillie avec 1/4 d'eau oxygénée à 12 volumes, et on fera des pansements humides avec gaze à l'ectogan (peroxyde de zinc).

S'il existe des ulcérations, on fera à la suite des injections, des pansements secs avec de la gaze stérilisée, après avoir saupoudré les plaies d'érythrol ou de dermatol.

Dans les vaginites de vieilles femmes, on se servira, pour combattre les écoulements fétides, de ces mêmes injections à l'eau oxygénée, que l'on fera suivre de pansements glycérinés au thigénol ou à l'ichthyol.

Contre les formes exanthématiques, on pourra essayer les embrocations recommandées par Doléris à condition que la préparation soit fraîche.

Teinture d'iode.	5 grammes.
Glycérine	20 —

On les fera suivre de tampons enduits de vaseline à l'oxyde de zinc à 1/3.

Dans l'intervalle on conseillera des injections à l'eau blanche (de 10 à 20 *gr.* par litre).

PÉRIVAGINITE PHLEGMONEUSE DISSÉQUANTE

On a décrit sous ce nom une infection grave et heureusement très rare, localisée au tissu cellulaire qui entoure le vagin. Acconci[1], dans l'intéressant mémoire qu'il a consacré à cette affection, en a réuni 30 cas.

Elle se développe surtout à la suite de maladies générales infectieuses.

Symptômes. — Ce sont les symptômes généraux qui dominent la scène : frissons, fièvre, céphalalgie, malaise général intense, les symptômes locaux consistant en des douleurs violentes dans le bassin et dans les lombes. Les malades sont dans un état typhoïde, et présentent des oscillations considérables de la température.

Quand le pus est collecté, il tend rapidement à s'ouvrir un passage au dehors. Ce vaste abcès provoque un énorme décollement autour du vagin, quelquefois la destruction d'une partie de ses tuniques et même de l'urèthre, de la vessie ou du rectum. Ces graves délabrements aboutissent à la mort ou à la création de fistules persistantes, de rétrécissements du vagin, du rectum.

Si l'on peut en faire le diagnostic assez tôt, on s'efforcera de limiter le travail de destruction en pratiquant de larges débridements.

VAGINISME

Le vaginisme (il serait plus exact de dire *vulvo-vaginisme*) est une *contracture spasmodique douloureuse du canal vulvo-vaginal* provoquée par une hyperesthésie toute spéciale des organes génitaux.

Historique. — On attribue généralement à Marion Sims la paternité de ce

[1] G. Acconci. Périvaginite phlegmoneuse disséquante. *Revue de Gyn. et de chir. abdom.*, 1904.

syndrome, mais comme l'a montré H. Leroux [1], un certain nombre d'auteurs l'avaient observé et signalé avant lui.

Huguier[2], dans sa thèse, en avait fait une bonne étude; il comparait la constriction du sphincter vaginal à celle du sphincter anal dans la fissure. Dupuytren [3], Lisfranc [4], y font allusion dans leurs cliniques chirurgicales ; un travail de Hervez de Chégoin [5], la thèse de Charrier [6] témoignent de la part importante qui revient dans cette étude aux auteurs français. Mais c'est Marion Sims [7] qui lui a donné le nom de *vaginisme* sous lequel cette affection est généralement connue, et c'est lui qui en a laissé la description la plus complète.

Depuis, elle a fait l'objet de nombreux travaux, aux multiples points de vue de sa pathogénie, de son étiologie et de son traitement (Kiwisch, Simpson, Scanzoni, Putegnat, Visca, Lutaud, Trelat, Gallard, Budin, Verneuil, etc.).

Étiologie et pathogénie. — *Le vaginisme* est habituellement la conséquence de lésions de l'*orifice vulvo-vaginal : fissures, érosions, vulvo-vaginite*, etc. ; cependant il se produit au cours de diverses affections douloureuses de l'appareil génital ou même des organes voisins. Mais il ne s'observe pas indistinctement chez toutes les femmes pour des lésions similaires : il exige une *prédisposition* causée par une *excitabilité spéciale du système nerveux*.

Il succède habituellement à la *défloration* ou à la *vulvo-vaginite* qui en est la conséquence. La rupture de l'hymen n'est pas toujours complète lors du premier coït : la membrane peut être plus résistante que de coutume, la jeune femme, par pudeur, par crainte exagérée de la douleur, oppose une résistance qui est souvent de nature à paralyser l'attaque ; aussi, pour peu que l'érection n'ait pas été assez soutenue, la défloration est insuffisante ; au moment de nouveaux essais, la situation se complique de la vive sensibilité dont est le siège l'hymen incomplètement déchiré, et plus ou moins irrité. Il n'en faut pas davantage pour rendre les rapprochements très douloureux, et provoquer chez une femme nerveuse des réactions de défense qui, dépassant la mesure, apportent un obstacle prolongé à l'intromission pénienne.

L'hyperesthésie persiste, s'accentue, moins sous l'influence d'un processus inflammatoire que par suite de l'existence d'une ou de plusieurs fissures au niveau des caroncules ou un peu plus loin, à l'entrée du vagin, alors même que la rupture de l'hymen a été complète.

L'*inflammation de la muqueuse* suffit quelquefois pour provoquer le réflexe spasmodique, comme on l'observe plus rarement au cours de certaines vulvo-vaginites, sans aucune solution de continuité, chez des femmes depuis longtemps déflorées. Il en est de même (Labadie-Lagrave et Legueu) de l'*eczéma*, que l'on rencontre sur les lèvres de la vulve, de l'*herpès* qui siège à la face interne des lèvres, au pourtour du méat urinaire, à la fourchette et sur la muqueuse vaginale.

[1] H. Leroux. Art. Vaginisme *in Dic. Encyclopédique des Sciences médic.*, 1887.

[2] Huguier. Constriction spasmodique du sphincter du vagin. Th. Paris, 1834.

[3] Dupuytren. *Clin. chirurgic.*, Paris, 1839.

[4] Lisfranc. De l'excès de sensibilité des organes génitaux chez la femme. *Clin. chir. de la Pitié*, Paris, 1842.

[5] Hervez de Chégoin. De la fissure à l'anus. *Union médicale*, 1847.

[6] E. Charrier. De la contracture spasmodique du sphincter vaginal. Th. Paris, 1862.

[7] Marion Sims. *Obstet. tram.*, Londres, 1862.

Parfois il s'agit de lésions de l'urèthre : *fissures, polypes,* exceptionnellement de lésions de l'anus : *hémorrhoïdes, fissures,* etc. En somme, ce sont presque toujours des lésions minimes, sans gravité, mais *très douloureuses.*

Dans quelques cas, les phénomènes d'irritation ont pour point de départ une anomalie : un certain degré d'*atrésie vulvo-vaginale,* ou simplement une *disproportion excessive* entre les organes génitaux de la femme et ceux de l'homme, ou bien encore une *dureté toute particulière de l'hymen.*

Schröder, Hegar et Kaltenbach ont signalé une obliquité trop accentuée de la vulve, par rapport au bassin ; débordant la symphyse pubienne en avant, elle présente au choc du pénis le clitoris et la fosse naviculaire au lieu de l'orifice vulvo-vaginal. Il se produit souvent dans ces conditions une véritable meurtrissure du vestibule, en même temps qu'une dilatation de l'urèthre et des excoriations ; ce sont là autant de causes d'hyperesthésie.

Mais l'origine de la contracture n'est pas forcément localisée à la vulve et à l'entrée du vagin ; elle peut avoir pour siège les *culs-de-sac vaginaux,* le *col* ou le *corps utérin* et les *annexes.*

Certaines *déchirures du col utérin* sont tout à fait remarquables à ce point de vue : elles présentent une sensibilité (Emmet) que n'expliquent ni leur étendue ni leurs rapports anatomiques : dès qu'on les touche légèrement avec le doigt, avec l'extrémité d'un hystéromètre, on provoque non seulement une douleur très intense, mais une contraction spasmodique réflexe très prolongée.

Il en est de même des *rétroflexions douloureuses* avec ou sans périmétrite, surtout lorsqu'elles coïncident avec une brièveté anormale du vagin.

L'existence d'*ulcérations,* de *cicatrices,* de *brides* sur la muqueuse vaginale, l'*irritation du cul-de-sac postérieur* du vagin, au cours d'inflammations chroniques (Doléris), la présence de *trompes* et particulièrement d'*ovaires prolabés* et enflammés dans le cul-de-sac de Douglas, surtout quand l'utérus est rétrofléchi, déterminent également chez quelques femmes des douleurs d'une acuité telle qu'un spasme réflexe persistant puisse en être la conséquence.

C'est ce qui explique le *vaginisme tardif* que présentent en raison de conditions acquises, des femmes mariées depuis longtemps et même des multipares.

Comme on le voit, le *vaginisme* se réduit essentiellement à une contracture violente et prolongée, de nature réflexe, qui a son point de départ dans une excitation portant sur une région hyperesthésiée de l'appareil génital, chez des *prédisposées.*

Il est plus malaisé de déterminer la part exacte de cette prédisposition et d'en préciser les causes, car certains facteurs échappent à notre analyse.

On qualifie trop facilement de névrosées, de déséquilibrées, les femmes qui souffrent et se plaignent, quand la nature de leur mal n'apparaît pas avec une évidence suffisante. Pour les soulager, il ne suffit pas de découvrir le mécanisme de leurs souffrances physiques, il faut reconnaître l'origine de la dépression morale qui diminue leur résistance.

La défloration est, pour beaucoup de femmes, une épreuve pénible : insuffisamment préparées à cette initiation, elles n'en soupçonnent guère le caractère violent. Un sentiment naturel de pudeur, quelquefois des scrupules excessifs, paralysent leurs désirs, encore assez vagues d'ailleurs. Physiquement et moralement blessées par cette prise de possession brutale, elles en gardent une impression qui, plus souvent qu'on ne le croit, pèse sur toute leur vie conjugale. Aussi la répétition des mêmes douleurs, des mêmes répulsions, ne tarde pas à exagérer chez elles l'instinct de défense, et à provoquer la contracture spasmodique qui donne lieu au vaginisme.

Ces accidents pourraient être évités si le mari, comprenant mieux son rôle d'initiateur, apportait, dans les premières relations, un peu plus de douceur et de diplomatie.

Souvent d'ailleurs, une pudeur excessive, mal comprise, empêche la femme de réclamer les soins qui devraient, dès ce moment, la soulager, et la résignation apparente avec laquelle elle supporte ses souffrances, ne fait qu'aggraver le mal à tous les points de vue.

Les mêmes considérations s'appliquent aux divers états pathologiques qui peuvent être le point de départ du vaginisme : la répétition de la douleur à chaque tentative de coït accroît la répulsion qu'ont provoquée les premiers essais. La malade appréhende de plus en plus tout retour offensif, qui sera pour elle une nouvelle cause de souffrance. Cette crainte devient une véritable *obsession* qui la poursuit même aux heures de calme, puis, se rendant compte des désirs de son mari, elle se lamente de ne pouvoir les satisfaire, et s'en affecte d'autant plus qu'elle lui est plus sincèrement attachée. Elle se voit dans un avenir prochain délaissée, trahie, et sentant s'effondrer ses rêves de jeune fille, elle perd toute résistance morale et physique.

L'hérédité nerveuse, une éducation première qui ne l'a pas suffisamment armée contre les difficultés de la vie, ont pu préparer un terrain favorable à la dépression, mais les exigences égoïstes du mari n'ont pas une part moindre dans la genèse de cette fâcheuse prédisposition.

Symptômes. — Deux symptômes sont la caractéristique essentielle du *vaginisme :* l'*hyperesthésie* de l'appareil génital et *sa contracture*. Un seul de ces phénomènes s'observe parfois, à l'exclusion de l'autre, mais le fait est exceptionnel.

L'*hyperesthésie* peut être généralisée à toute la vulve ; c'est ce qu'on observe à la suite de la défloration, lorsqu'il existe un peu de vulvo-vaginite, et surtout si celle-ci est de nature blennorrhagique.

Le moindre attouchement, pratiqué sur la vulve irritée, le simple contact du doigt, d'une canule à injection, réveillent immédiatement la douleur que les malades comparent à une brûlure ou à une déchirure, et celle-ci provoque aussitôt la contracture réflexe des muscles. Il leur suffit quelquefois d'appréhender l'introduction d'un objet quelconque, d'un thermomètre par exemple, ou de fixer leur pensée sur l'irritabilité de leurs organes génitaux, sur la crainte d'une agression, de quelque nature qu'elle soit, pour éprouver les mêmes sensations pénibles, les mêmes contractions douloureuses.

Parfois, l'hyperesthésie est localisée en un point très limité de la vulve, de l'urèthre, du col utérin, etc. Si l'on effleure, avec l'extrémité d'un stylet ou d'un hystéromètre, une petite fissure existant au niveau d'une caroncule de l'hymen, un polype insignifiant de l'urèthre, le fond d'une déchirure du col utérin, si l'on promène légèrement le doigt sur un ovaire prolabé, etc., la douleur et le spasme apparaissent, tandis qu'on pourra sans inconvénient toucher et palper les régions voisines.

Les crises ont une durée et une intensité très variables : dans les formes les plus légères, elles persistent quinze, vingt minutes ; souvent elles se prolongent durant des heures, offrant d'ailleurs une grande analogie avec ce qu'on observe dans la fissure anale.

Quand l'hyperesthésie siège à l'orifice génital externe, la contracture se manifeste sur le constricteur de la vulve. Inversement le spasme porte de préférence, sur le releveur de l'anus lorsque la sensibilité réside surtout au fond du vagin. Mais le plus souvent, ces deux muscles se *tétanisent* d'une manière aussi intense, quel que soit le point de départ du réflexe, et avec eux se contractent les sphincters de la vessie, du rectum, ainsi que la plupart des muscles du périnée, comme l'admettait VERNEUIL [1].

De même que des malades atteintes de *vaginisme* accusent des épreintes vésicales ou rectales, il n'est pas rare que, chez certaines femmes, la cystite du col de la vessie ou une fissure anale s'accompagnent de constriction vulvo-vaginale, donnant lieu à un syndrome qui ne diffère du vaginisme que par son origine extra-génitale.

En général, la contracture est suffisante pour opposer un obstacle absolu au coït, ainsi qu'à tout examen, et plus on insiste, plus on augmente la violence et la durée de la crise.

Chez quelques femmes le mouvement réflexe de défense n'est pas limité à la région génitale, il s'étend aux adducteurs des cuisses qui, se contractant avec énergie, permettent à peine d'explorer la vulve, malgré la bonne volonté relative des malades venant elles-mêmes solliciter l'examen.

Quelquefois, en procédant avec précaution, on arrive, si le spasme musculaire n'est pas trop prononcé, à introduire doucement un doigt dans le vagin ; mais dès qu'on touche à la zone hyperesthésiée, la contracture se produit, et on peut se rendre compte de son intensité : le doigt, serré comme dans un étau, ne se dégage qu'avec un grand effort.

GOSSELIN a beaucoup insisté sur les cas d'*hyperesthésie sans contracture*, que l'on rencontre parfois, au cours du vaginisme, comme on en observe dans la fissure anale, mais ce sont des exceptions rares; les femmes n'en éprouvent pas moins une sensation pénible de ténesme dans le bas-ventre, de pesanteur au périnée qui gêne la marche.

Le coït étant presque toujours impossible, la stérilité est la conséquence habituelle du vaginisme. Certaines femmes cependant se prêtent, quoique avec répugnance, à des tentatives purement vestibulaires, qui peuvent être suivies de fécondation. L'un de nous a eu récemment l'occasion de voir une femme atteinte de vaginisme à un degré invraisemblable ; elle était mère de quatre enfants, bien que son mari n'ait jamais pu pratiquer avec elle le coït complet.

Quand le vaginisme est très accentué, il se complique constamment de troubles nerveux, alors même qu'il n'existe aucune altération du côté des organes génitaux profonds et que l'hyperesthésie est exclusivement liée à des lésions superficielles de l'orifice génital externe.

Les accidents nerveux sont surtout d'ordre psychique. Les malades sont obsédées par des préoccupations continuelles relatives à leur situation physique et morale ; elles ont des accès de tristesse allant jusqu'à la mélancolie, des crises

[1] Thèse de VISCA sur le vaginisme. Paris, 1874.

de jalousie, et trop souvent les circonstances au milieu desquelles elles se débattent péniblement leur apportent de nouveaux sujets de peine.

Ces troubles psychiques s'accompagnent bientôt de dépression physique, d'amaigrissement, de faiblesse, et de désordres du côté du tube digestif, de telle sorte qu'à un moment, il n'est pas toujours facile à ceux qui n'ont pas suivi toute l'évolution de la maladie, de reconnaître son point de départ véritable.

Marche. — Le vaginisme qui accompagne la défloration apparaît assez rapidement : il peut survenir d'emblée, la femme entrant en contracture dès les premières sensations douloureuses que lui causent les tentatives d'introduction ; et le même phénomène se reproduit à chaque rapprochement ; en général les essais répétés ne font qu'augmenter le réflexe spasmodique.

Lorsque le vaginisme est en rapport avec une inflammation vulvo-vaginale ou avec des lésions qui ont pour siège le fond du vagin, son début est moins brusque : les rapports, désagréables au début, deviennent douloureux, puis de plus en plus difficiles, laissant à la malade une sensation de ténesme très pénible et très prolongée ; enfin, la contracture spasmodique se produit au premier contact et se renouvelle d'une manière persistante, constituant un obstacle absolu au coït. Il en est souvent ainsi dans certains cas de rétroflexion avec brièveté du vagin et périmétrite.

L'évolution n'est pas toujours la même : quelquefois, la lésion initiale, inflammation, fissure, déchirure du col, polype uréthral, etc., étant guérie, les troubles nerveux s'atténuent, le spasme cède progressivement et les fonctions reprennent à peu près leur cours normal. C'est ce que l'on observe surtout lorsque l'on a pu instituer un traitement précoce, à une époque aussi rapprochée que possible du début des accidents.

Quand les désordres sont anciens ils sont presque toujours compliqués d'un élément psychique, qui rend leur guérison beaucoup plus incertaine. Alors même que l'hyperesthésie n'existe plus, ou qu'elle s'est atténuée considérablement, la contracture persiste, entretenue par une invincible répulsion.

Diagnostic. — Le diagnostic du vaginisme est facile. L'hyperesthésie si caractéristique dont les organes génitaux sont le siège, la contracture qui l'accompagne, ne sauraient être confondues avec la douleur que provoque le coït au cours de certaines affections génitales, si accentué que soit le mouvement de résistance que l'on observe en pareil cas. Les contractions de défense ne se produisent ici qu'au moment de l'attaque, elles n'ont ni l'intensité, ni la durée que présentent les crises de vaginisme ; elles ne se reproduisent pas comme celles-ci sous l'influence du moindre attouchement, ou même d'une manière spontanée, à la seule crainte d'un contact.

La *dyspareunia* ou simple difficulté du coït ne s'accompagne d'ailleurs d'aucune répulsion, elle n'oppose qu'un bien faible obstacle aux premiers essais, et ne se révèle d'une manière accentuée que sous l'influence de la douleur que provoque le traumatisme local, tandis que, dans le vaginisme, le spasme est absolument contemporain de l'hyperesthésie et arrête toute tentative, avant que celle-ci ait eu un commencement d'exécution.

Lors des premiers rapports sexuels, l'impossibilité de pratiquer le coït pourrait faire songer à une anomalie génitale, atrésie de l'orifice, absence de vagin, mais on sera promptement fixé par l'examen local.

Il ne s'agit pas seulement de diagnostiquer le vaginisme, il faut en préciser la cause. Ce n'est pas toujours chose aisée, en raison de la résistance que la contracture spasmodique oppose à l'examen.

Les commémoratifs ont une réelle valeur à ce point de vue : le *vaginisme* en quelque sorte *primitif*, qui accompagne la *défloration* est le plus souvent lié à une *rupture incomplète de l'hymen*, à des *fissures*, à des *érosions de la vulve* ou *du vagin*. Au contraire, le vaginisme qui survient plus tard résulte de lésions *inflammatoires* ou *infectieuses* (*vulvo-vaginites, salpingo-ovarites, déchirures du col, rétroflexion douloureuse*, etc.).

Avec beaucoup de patience et de douceur, après avoir pratiqué l'anesthésie locale au moyen de pommades ou de solutions cocaïnées, à 1/20e, on pourra se rendre compte de l'existence, en un point quelconque de la vulve, plus particulièrement au niveau des caroncules, de fréquentes érosions ou fissures, de minimes lésions uréthrales, d'inflammation vulvo-vaginale, etc.

Les difficultés diminuent quand la lésion n'a pas pour siège l'orifice vulvo-vaginal. Après avoir insensibilisé l'orifice, on peut introduire avec précaution le doigt et même un spéculum de faibles dimensions : on découvrira soit des ulcérations, soit des brides du vagin, des déchirures du col utérin, diverses lésions des culs-de-sac vaginaux ou péritonéaux, ou des annexes, et quelquefois un utérus rétrofléchi, immobilisé dans une gangue de paramétrite ou au milieu de lésions annexielles adhérentes.

Ces diverses particularités devront être précisées aussi rigoureusement que possible, car c'est de leur appréciation exacte que dépendront le pronostic et le traitement de l'affection.

Pronostic. — Le vaginisme, envisagé en lui-même, est un syndrome pénible ; il ne fait courir à la femme, qui en est atteinte, aucun danger : si elle vivait seule, elle n'en éprouverait aucune gêne sérieuse, mais dans la vie conjugale, il assombrit singulièrement son existence, et l'expose à de fâcheuses complications. On se représente facilement les graves ennuis d'un ménage pour lequel cette irritante question sexuelle est la source de conflits et de froissements continus.

La gravité réelle du vaginisme est en raison inverse de l'importance des lésions qui le provoquent. Lorsqu'il survient après quelques années, ou quelques mois d'une vie conjugale normale, sous l'influence d'altérations variées de l'appareil génital, on peut espérer que la guérison de la maladie qui lui a donné naissance le fera disparaître.

Il n'en est plus de même quand il éclate à l'occasion de causes minimes, à peine reconnaissables, telles qu'une érosion insignifiante de la vulve, une légère irritation d'une caroncule. La disproportion flagrante qui existe entre la cause et l'effet indique une participation prépondérante du système nerveux, et comporte un pronostic plus réservé.

Un interrogatoire discret des malades permettra de se rendre compte de leur état d'esprit, du degré de répulsion que leur inspirent les relations sexuelles, et des efforts qu'elles sont disposées à faire pour tenter la guérison.

La durée plus ou moins longue des accidents fournira un important élément de pronostic : si le médecin est initié dès le début, à ces misères de la vie conjugale, il peut intervenir d'une manière utile et, par ses conseils, autant que par des soins appropriés, il ramènera souvent le calme dans le ménage troublé.

Malheureusement les femmes, en pareil cas, sont retenues par une pudeur exagérée, par la gêne qu'elles éprouvent d'une situation anormale ; elles cachent leur mal, l'augmentent par la lutte qu'elles s'imposent, et lorsqu'elles consentent à demander du secours, celui-ci a perdu beaucoup de son efficacité en raison de la dépression nerveuse qui est venue compliquer la situation.

Traitement. — Les circonstances ne permettent que rarement de le rendre prophylactique. Dans quelques cas, cependant, on est consulté d'emblée par des jeunes mariés, émus des difficultés qu'ils ont rencontrées pour leurs débuts.

Après avoir pratiqué avec beaucoup de ménagements l'examen de la jeune femme, on conseillera des lotions émollientes et des bains répétés, des onctions avec du cold-cream parfaitement frais, pur ou mélangé de 1/20e de chlorhydrate de cocaïne, et surtout on supprimera *le plus longtemps possible*, toute cause d'excitation sexuelle.

L'irritation calmée, il est rare que cette dernière prescription soit accomplie dans toute sa rigueur. Apaisée par le repos, mieux entraînée par la vie en commun, par des désirs naissants, la jeune femme ne résiste guère à une nouvelle attaque, qui suffit souvent pour assurer la dilatation nécessaire : c'est la thérapeutique la plus recommandable.

Si le mal existe déjà depuis quelques jours, ou quelques semaines, le traitement est un peu plus compliqué. On interdira formellement toute tentative de rapprochement jusqu'à nouvel ordre, et après avoir assuré à la jeune femme le repos physique et moral qui lui est indispensable, on s'efforcera de combattre les lésions qui paraissent avoir été le point de départ du fâcheux réflexe.

On apaisera l'irritation vulvaire par des bains, des lotions, que l'on fera suivre de pansements humides chauds, sans recourir à des injections, l'introduction d'une canule pouvant réveiller une crise de contracture. Dès que les phénomènes d'irritation locale seront moins accentués, on cautérisera les fissures au moyen d'une solution de nitrate d'argent à 1/20e ou même à 1/15e, puis on fera des onctions au collargol à 1/10e. Si les débris de l'hymen sont épaissis, enflammés et restent douloureux, on provoquera au besoin leur excision, après anesthésie locale ou générale.

Lorsque la cicatrisation des plaies vulvaires sera complète, si le spasme persiste, on aura recours à la dilatation de l'orifice. Celle-ci peut se faire lentement, la malade introduisant elle-même, dans le bain, soit une éponge préparée, dont elle laissera passer l'extrémité, soit des spéculums de bain, de volume gradué.

Cette dilatation progressive réussit quelquefois : si par sa lenteur, elle cause quelque énervement à la jeune femme, on la remplacera par la dilatation brusque, sous le chloroforme, au moyen des doigts, ou d'un spéculum suffisamment écarté, comme on la pratique pour la fissure anale, et on ne permettra la cohabitation que lorsque l'apaisement paraîtra bien complet.

Il est évident que si les lésions, au lieu d'avoir pour siège la vulve, sont localisées à l'urèthre (fissures, polypes), ou à l'anus (fissures, hémorrhoïdes), c'est exclusivement de ce côté qu'on dirigera le traitement local.

On ne se désintéressera pas des soins généraux dont l'hydrothérapie, le repos, une vie calme, aussi exempte que possible d'émotions, constitueront les principaux éléments. Il faut éviter de fatiguer les malades par des plaintes, des récriminations aussi inutiles que dangereuses.

Si les souffrances étaient très vives, on aurait recours à des lavements opiacés et belladonés, à des suppositoires morphinés. Contre l'insomnie on conseillera le valérianate d'ammoniaque, le sulfonal, le trional, le véronal, de préférence aux préparations bromurées, plus déprimantes.

Si l'affection résiste à ces divers procédés. on pourra recourir à la section du sphincter vaginal (opération de Sims) ou au débridement avec éversion de la muqueuse (Pozzi). La résection du nerf honteux interne, jadis préconisée par Simpson n'est plus pratiquée aujourd'hui.

Il faut bien reconnaître que malgré les perfectionnements de la technique et l'habileté des opérateurs, ces interventions sanglantes échouent souvent en raison de la part prédominante qu'a prise le système nerveux dans le syndrome du vaginisme.

Quelques auteurs ont vanté l'électricité (Lower). On peut évidemment l'essayer sous diverses formes, en employant particulièrement les grandes étincelles et les courants de haute fréquence.

Mais dans ces cas rebelles, on devra compter sur les cures d'isolement et de psychothérapie, le vaginisme relevant surtout ici de causes psychiques.

CHAPITRE IV

MÉTRITES

Les *métrites* sont les inflammations de l'utérus. Elles se distinguent par *leur origine infectieuse* et par *leurs réactions inflammatoires*, des simples troubles fonctionnels et dystrophiques que nous avons étudiés précédemment[1].

Ce sont les plus fréquentes des maladies de l'appareil génital; elles peuvent exister isolément, ou accompagner les affections des annexes dont elles ont été le plus souvent la cause.

Elles sont dues à la pénétration dans la cavité utérine de germes pathogènes qui se fixent sur la muqueuse, envahissent les glandes, donnant lieu, partout où ils s'installent, à des altérations plus ou moins graves qui varient selon la nature des organismes infectieux, leur virulence, et la résistance des tissus atteints.

L'inoculation se faisant sur la muqueuse, il s'agit toujours d'endométrite, mais les altérations que l'on observe dépassent quelquefois l'épaisseur de la muqueuse et s'étendent aux tissus ambiants (*métrite parenchymateuse*).

Quelle que soit la nature de l'infection utérine, les éléments anatomiques réagissent à peu près de la même manière vis-à-vis des divers microbes, et la

[1] Voir congestion utérine et sclérose utérine, pages 235 et suivantes.

similitude des lésions entraîne une certaine analogie dans les symptômes. Aussi toutes les métrites, distinctes au point de vue nosologique, reposent-elles sur une base anatomique et séméiologique presque commune, dont il est indispensable de donner une description d'ensemble avant d'aborder l'étude des diverses variétés de métrites.

ANATOMIE PATHOLOGIQUE DES MÉTRITES

L'anatomie pathologique des métrites n'est réellement connue avec quelque précision que depuis une vingtaine d'années. Les descriptions que nous avaient laissées les anciens gynécologues, s'appuyaient sur des pièces peu probantes, recueillies au hasard des autopsies, chez des femmes qui avaient succombé au cours de vastes suppurations pelviennes, ou chez des accouchées mortes d'infection puerpérale. Les désordres occasionnés par ces suppurations ou par les graves accidents qui enlevaient les femmes en couches, les altérations dues à la décomposition cadavérique, ont plus d'une fois dénaturé les lésions et contribué à la vulgarisation de notions erronées, en faisant une part excessive aux abcès de l'utérus, aux dégénérescences des fibres musculaires, et aux modifications des éléments qui entourent l'utérus.

A mesure que les interventions chirurgicales sont devenues plus fréquentes, elles ont mis à la disposition des anatomo-pathologistes de nombreuses pièces fraîches, qui leur ont permis d'étudier dans tous leurs détails les inflammations de l'utérus.

On en trouve déjà une meilleure exposition dans les dernières éditions du Traité classique de Schröder[1], mais ce sont surtout les leçons du Professeur Cornil qui ont fixé nos connaissances sur ce point, et qui ont fourni les éléments de la plupart des descriptions que l'on a faites ultérieurement.

A quelque variété qu'appartiennent les métrites, les altérations que l'on observe sont sensiblement les mêmes; elles ne diffèrent que par des nuances, dont l'importance est encore diminuée par la fréquence des associations microbiennes, qui ne permet guère de préciser le rôle de chaque microbe dans la genèse des lésions observées.

ASPECT MACROSCOPIQUE

Au cours des métrites, l'utérus est généralement augmenté de volume; cet accroissement n'a rien de constant ni de régulier, et on rencontre à ce point de vue des différences très accentuées. Certains utérus conservent leurs dimensions normales; quelques-uns s'atrophient à la suite d'une inflammation chronique et surtout sous l'influence de l'âge; d'autres acquièrent des proportions excessives, et quelquefois exceptionnelles (*utérus géants*). Habituellement, l'augmentation de l'organe est modérée, elle n'atteint pas souvent le double de son volume normal lorsqu'il n'existe pas de troubles dystrophiques antérieurs ou concomitants.

Dans les métrites qui sont survenues peu après l'accouchement, le corps apparaît notablement plus gros que le col; au contraire, dans la plupart des métrites chroniques observées en dehors de l'état puerpéral, la prédominance

[1] Schröder. Maladies des organes génitaux de la femme.

[2] Cornil. Leçons sur les métrites. *Journ. des connaissances médicales*, 1888.

cervicale est la règle : on trouve le col à la fois allongé et élargi, à son extrémité inférieure ; ses dimensions l'emportent sur celles du corps ; on peut le comparer à un bouchon de liège sorti d'une bouteille de champagne.

Chez les nullipares, la métrite cervicale chronique, par suite de l'accumulation des sécrétions dans la cavité du col, provoque un renflement de sa portion moyenne, qui lui donne une forme *en barillet* (Bouilly).

La surface extérieure du corps utérin est ordinairement lisse, quand il n'est survenu aucune complication du côté du péritoine.

Sa configuration est régulière et symétrique ; l'existence de bosselures, d'irrégularités, implique presque toujours la présence de nodules myomateux. Dans les flexions très prononcées, et surtout dans les rétroflexions, le corps utérin augmente de volume, sa cavité est distendue, tandis que le col conserve son aspect normal.

Chez les femmes qui n'ont pas eu d'enfants, l'aspect extérieur du museau de tanche est peu changé : on distingue, cependant, le petit bourrelet rouge que fait, à l'orifice, la muqueuse tuméfiée. Ces modifications sont beaucoup plus accentuées chez les multipares : les deux lèvres du col s'écartent et la muqueuse épaissie, rouge, fait saillie à leur surface. Cette disposition est surtout marquée lorsque des déchirures multiples exagèrent l'écartement des lèvres, leur renversement en dehors et la hernie de la muqueuse.

Il est fréquent de voir également, dans ces cas, le col parsemé de petits kystes muqueux ou muco-purulents, qui lui donnent un aspect bosselé tout particulier.

L'incision faite sur toute la longueur de l'utérus montre que la cavité du corps et celle du col sont plus ou moins agrandies. Au lieu d'être blanchâtre, ferme, comme à l'état normal, la muqueuse est inégale, tuméfiée, rougeâtre, présentant souvent, par places, de petits foyers hémorrhagiques ; sa consistance est molle, friable. Son épaisseur peut être 4 ou 5 fois plus grande qu'à l'état normal. Le tissu musculaire sous-jacent est fortement injecté, cette vascularisation intense se retrouve jusque dans la couche sous-péritonéale.

Ces phénomènes de congestion s'observent surtout dans les métrites qui succèdent à un accouchement ou à une fausse couche ; c'est dans ces cas aussi que le parenchyme utérin est notablement épaissi, en même temps que sa consistance est molle, friable[1].

Exceptionnellement, on distingue à l'œil nu de petits foyers hémorragiques ou des abcès miliaires dans l'épaisseur de la paroi utérine.

Quelquefois, il existe, à la surface de la muqueuse, de petites saillies irrégulières, très vascularisées, qui ont été comparées aux villosités de l'intestin. Tantôt ces saillies sont rapprochées les unes des autres, tantôt elles sont plus espacées, et se développent davantage ; quelques-unes flottent à sa surface et, à un degré plus accentué, elles forment de petits polypes rudimentaires. Cette disposition est beaucoup plus fréquente au niveau du col, où ces masses polypeuses prennent parfois un grand développement.

[1] Dans un cas observé par l'un de nous, la paroi musculaire avait une apparence jaunâtre graisseuse, facilement reconnaissable à l'œil nu, et sa consistance rappelait la mollesse du caoutchouc. L'introduction d'une sonde intra-utérine, sans effort excessif, avait déterminé une perforation, et il fut impossible au chirurgien de fixer un seul point de suture sur cette déchirure : la moindre constriction du catgut déterminait une section immédiate : après plusieurs tentatives infructueuses on dut se résoudre à pratiquer l'hystérectomie, et la malade guérit.

Cornil a signalé la présence de petits kystes glandulaires comparables à ceux que l'on voit sur le col.

Dans les formes chroniques de la métrite blennorrhagique, la tuméfaction du parenchyme utérin et sa vascularisation sont beaucoup moins prononcées. La muqueuse est également moins rouge, elle est épaissie, rugueuse, hérissée de saillies et baignée d'un pus jaune verdâtre.

Chez les vieilles femmes, l'utérus est généralement atrophié, ses cavités sont diminuées, la muqueuse, peu épaisse, est transformée en une bouillie rougeâtre qui s'enlève au moindre contact, découvrant sur la paroi musculaire dure, résistante, indemne de toute infiltration, et souvent sclérosée, de petites hémorragies.

A côté de ces utérus sclérosés en voie d'atrophie, il en est dont les dimensions sont considérablement accrues par l'hyperplasie conjonctive.

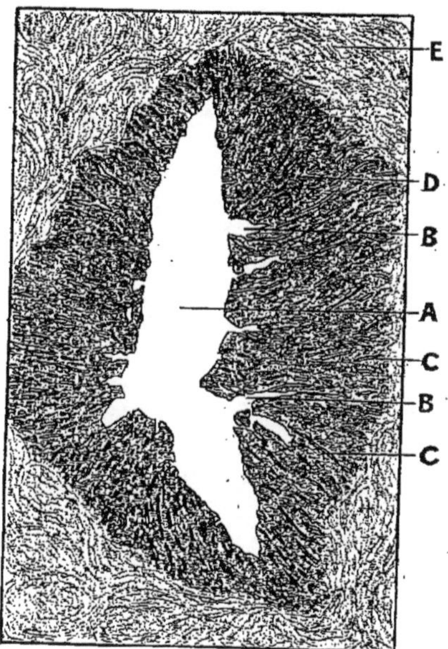

Fig. 199.
Métrite subaiguë, lésions diffuses glandulaires et péri-glandulaires (ensemble).

A, cavité utérine déformée. — B, Orifices glandulaires élargis. — C, glandes de la muqueuse. — D, chorion. — E. muscle utérin.

Ils conservent une surface lisse, régulière et une configuration normale, les proportions respectives du corps et du col restent les mêmes, mais ils sont très notablement augmentés de volume. Leurs parois sont fermes, résistantes et se laissent difficilement trancher par le couteau.

On distingue sur la coupe, à l'œil nu, de grosses traînées blanchâtres autour des orifices vasculaires, qui se prolongent entre les faisceaux de fibres musculaires. Leur cavité est agrandie, même chez les femmes qui n'ont pas eu d'enfants. Quelques-uns de ces utérus ont doublé, triplé de poids. Les lésions, dans ces cas, portent d'une manière accentuée sur le parenchyme utérin. Elles sont, en général, plus faiblement esquissées et, elles n'occupent pour ainsi dire jamais le premier plan.

LÉSIONS HISTOLOGIQUES

Altérations de la muqueuse du corps utérin. — Les altérations initiales des métrites, de même que celles qui caractérisent les formes bénignes, superficielles de la maladie, sont peu connues, car toutes les recherches anatomo-pathologiques, qui ont été faites sur ce sujet, se rapportent à des utérus malades depuis quelque temps déjà et ayant donné lieu à diverses complications annexielles; il s'agit par conséquent de métrites d'une certaine gravité. Les lésions sont généralement diffuses, elles intéressent toute l'étendue de la muqueuse, et empiètent plus ou moins sur le parenchyme musculaire sous-jacent.

Quand on examine à un faible grossissement (de 30 à 60 diamètres) une coupe d'utérus atteint de métrite, les deux particularités qui attirent le plus vivement l'attention sont : l'épaississement de la muqueuse et les déformations des glandes.

La muqueuse est jusqu'à 4 ou 5 fois plus épaisse (fig. 199) qu'à l'état normal; les glandes sont allongées, sinueuses, en forme de tire-bouchons, elles présentent çà et là des renflements plus ou moins accentués, et elles pénètrent plus profondément dans le parenchyme utérin. Cette dernière disposition est beaucoup plus prononcée au niveau du col utérin, où l'on voit les culs-de-sac glandulaires se rapprocher de la surface libre du museau de tanche.

On constate en même temps que le chorion muqueux a pris un développement insolite : les cellules qui le composent sont plus denses, plus serrées qu'à l'état normal, elles s'insinuent entre les glandes qu'elles séparent, refoulent et étranglent de place en place, contribuant à les déformer.

La note dominante, dans la plupart des métrites, consiste donc en une prolifération très active des divers éléments de la muqueuse ; mais ce travail ne s'accomplit pas toujours avec une symétrie parfaite. Dans certains cas le développement des glandes semble l'emporter, tandis que dans d'autres, le tissu interstitiel s'accroît beaucoup plus activement; il en résulte des aspects assez différents des coupes provenant de divers utérus.

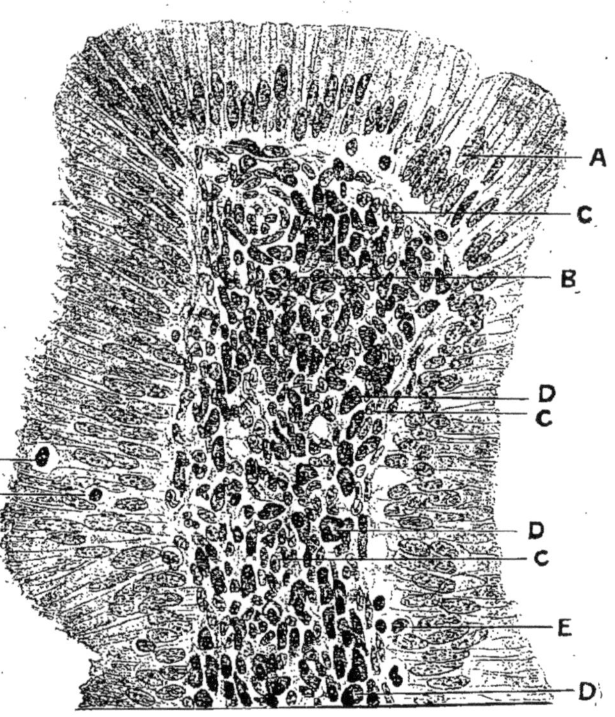

Fig. 200.
Métrite. Muqueuse intracervicale entre deux orifices glandulaires (détail).

A, épithélium intracervical. — B, chorion très infiltré. — C, cellules rondes du chorion. — D, plasmazellen. — E, lymphocytes en voie de migration.

Les modifications du parenchyme utérin sont beaucoup moins appréciables que celles de la muqueuse, à un faible grossissement. On voit cependant qu'il est épaissi, surtout dans les régions qui confinent à la muqueuse. Quelquefois on aperçoit des coupes de glandes assez profondément situées et complètement enclavées au milieu des fibres musculaires, loin du bord muqueux.

Il existe presque toujours une congestion intense de la muqueuse et du parenchyme utérin.

Les anses vasculaires qui pénètrent entre les glandes sont distendues par des globules sanguins, et il n'est pas rare de rencontrer de petits foyers hémorragiques en divers points de la muqueuse.

A de plus forts grossissements, les détails des lésions apparaissent nettement. Tous les éléments de la muqueuse sont en prolifération très active : l'épithélium cylindrique qui revêt la muqueuse, et celui qui tapisse les glandes sont épaissis, leurs cellules sont augmentées de volume; quelques-unes ont perdu leurs cils vibratiles, d'autres sont en voie de desquamation, mais leur renouvellement semble se faire avec une grande activité. Un certain nombre de ces cellules renferment deux noyaux; sur la plupart de ces noyaux on aperçoit des figures de karyokinèse. Çà et là, on constate des lymphocytes (fig. 200) en voie de migration qui s'insinuent entre deux cellules épithéliales pour gagner le bord libre de la muqueuse.

Dans les espaces interglandulaires se pressent, serrées (fig. 201) et en voie de

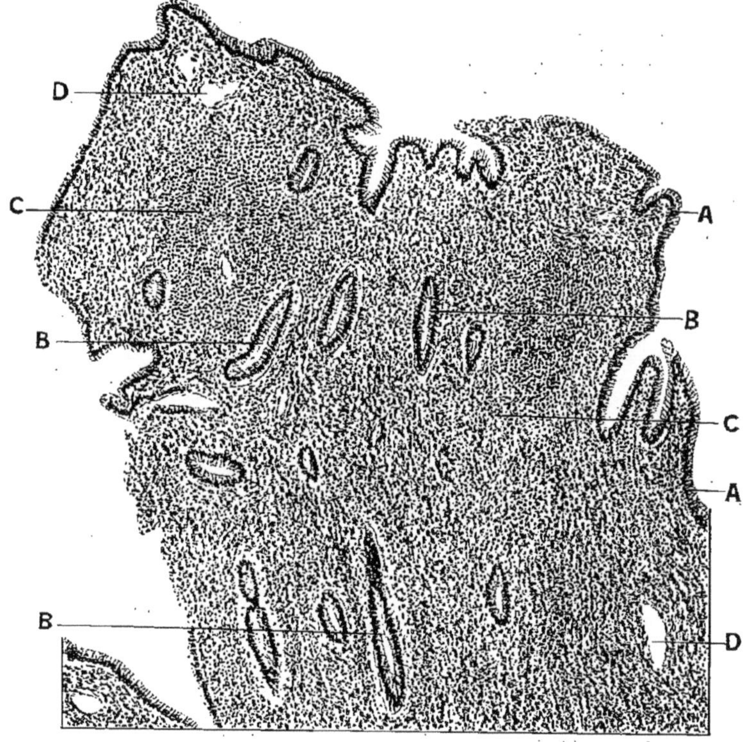

Fig. 201.
Métrite chronique, lésions diffuses de la muqueuse utérine.
A, épithélium de la muqueuse. — B, glandes effilées. — C, chorion considérablement épaissi et infiltré d'éléments variés. — D. vaisseaux sanguins.

multiplication très active, les cellules du chorion muqueux (fig. 202), qui appartiennent au type embryonnaire; quelques-unes d'entre elles ont deux noyaux; il n'est pas rare d'y observer également des figures de karyokinèse.

Au milieu de ces éléments arrondis, réguliers et assez homogènes, on distingue des cellules plus grosses, dont le protoplasme fixe plus vivement les matières colorantes et particulièrement l'éosine; le noyau occupe une situation excentrique sur l'un des bords de la cellule, en général près de sa partie moyenne : ce sont des *plasmazellen*, qui, d'après certains auteurs allemands, auraient une réelle importance dans les processus inflammatoires.

On constate en outre de nombreux lymphocytes qui se présentent tantôt en traînées régulières le long des glandes, comme s'ils dessinaient de petits réseaux de lymphangite, tantôt en amas globuleux, inégalement répartis dans les interstices glandulaires et dans la couche profonde de la muqueuse. Ces lymphocytes sont parfois mélangés de polynucléaires et de leucocytes dégénérés, constituant de petits abcès miliaires (fig. 203).

Au cours de métrites blennorhagiques, MADDLENER a trouvé plusieurs fois des gonocoques au milieu de ces abcès.

Sur quelques préparations, on voit des capillaires distendus par les globules

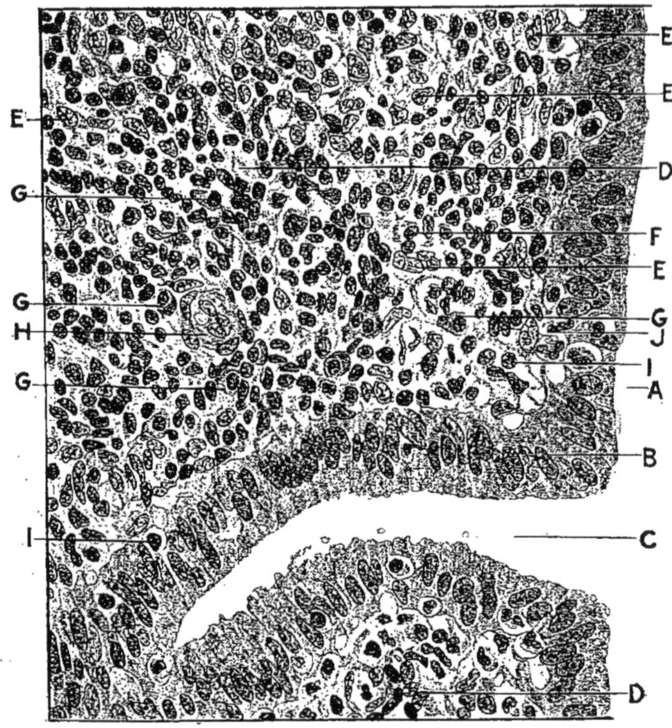

Fig. 202.
Métrite subaiguë. Lésions diffuses de la muqueuse du corps utérin. Infiltration du chorion (détail) (grossissement 500 diamètres).

A, cavité utérine. — B, épithélium de la cavité utérine. — C, orifice glandulaire. Pli de la muqueuse. — D, chorion très infiltré. — E, cellules rondes du chorion. — F, mononucléaires. — G, Plasmazellen. — H, vaisseau capillaire. — I, lymphocytes en voie de migration. — J, polynucléaire.

rouges, et même de nombreuses hématies répandues hors des vaisseaux, surtout dans les régions superficielles de la muqueuse.

Certaines métrites revêtent réellement une forme glandulaire, la prolifération des éléments épithéliaux ne se traduisant pas seulement par l'accroissement des glandes en longueur, mais par la formation de tubes glandulaires nouveaux, comme l'ont admis KÜGE, WYDER, et avec eux POZZI[1].

[1] Traité de gynécologie. 4e édition. Paris, 1908.

On voit sur les préparations histologiques une multiplication insolite des glandes (fig. 204 et 205), tandis que le tissu interstitiel n'a subi qu'une infiltration peu prononcée.

Le plus souvent, ce sont les altérations interstitielles (fig. 206) qui l'emportent, et à mesure que la prolifération des éléments embryonnaires augmente, les déformations des glandes s'accentuent davantage : comprimées en quelques points par les éléments de nouvelle formation, elles se dilatent en amont, présentant des renflements kystiques (fig. 207) aux bords irréguliers ; parfois le tube s'invagine dans sa portion dilatée, et on peut ainsi rencontrer sur les coupes des cylindres concentriques dont l'interprétation serait difficile, si l'on ignorait ces particularités capricieuses des processus inflammatoires.

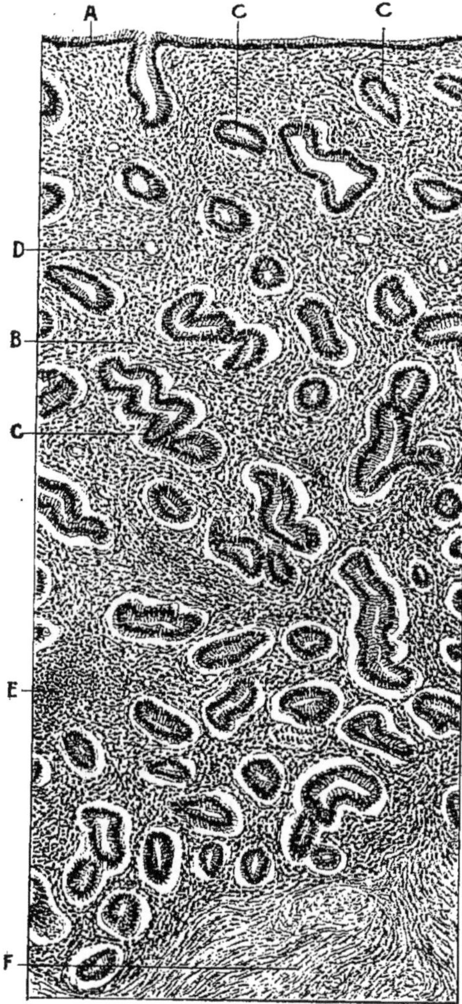

Fig. 203.
Muqueuse utérine. Métrite (détail).
A, épithélium de la muqueuse. — B, chorion avec ses cellules rondes. — C, glande. — D, vaisseau. — E, amas de lymphocytes.

On a pris, plus d'une fois, pour des épithéliomas cylindriques, ces hyperplasies glandulaires et ces déformations fantaisistes.

Dans quelques cas, surtout dans les formes chroniques, cette prolifération interstitielle s'accompagne d'une atrophie très marquée des glandes. Les tubes deviennent plus grêles et les dimensions des cellules qui les tapissent sont notablement diminuées.

Sur le bord libre de la muqueuse, au niveau des espaces interglandulaires, cette prolifération intense du tissu interstitiel donne lieu à la production de petits bourgeons saillants, très vasculaires, que l'on a comparés à des villosités. Ils peuvent persister sous cette forme et constituent une variété de métrite hémorragique (fig. 208) que l'on désigne sous le nom de *métrite villeuse*.

Souvent ces bourgeons se développent et font un relief plus appréciable ; ils ne se composent pas seulement de tissu interstitiel, ils entraînent avec eux quelques glandes et forment des *polypes muqueux sessiles*, puis ceux-ci se pédiculisent et tombent dans la cavité utérine pour être entraînés peu à peu vers l'orifice cervical.

Cette complication est beaucoup plus fréquente au niveau du col utérin.

La structure de ces polypes est la même que celle de la muqueuse utérine au cours de ces métrites.

Quand l'hyperplasie glandulaire prédomine, les coupes de la tumeur montrent un développement considérable des glandes pressées les unes contre les autres,

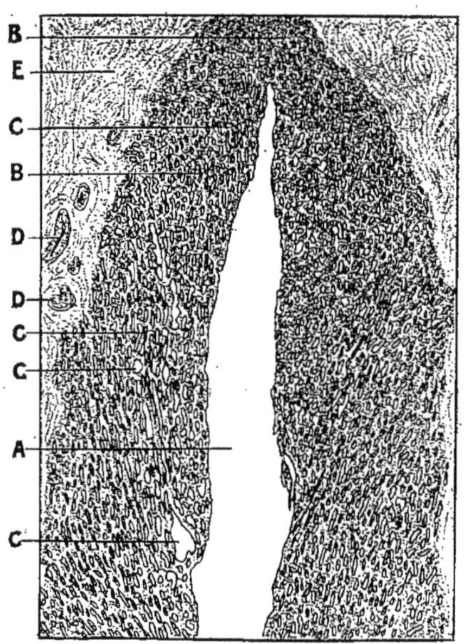

Fig. 204.
Métrite chronique. Multiplication des glandes. Epaississement de la muqueuse (ensemble).
A, cavité utérine. — B, muqueuse. — C, glande. — D, vaisseau. — E, muscle utérin.

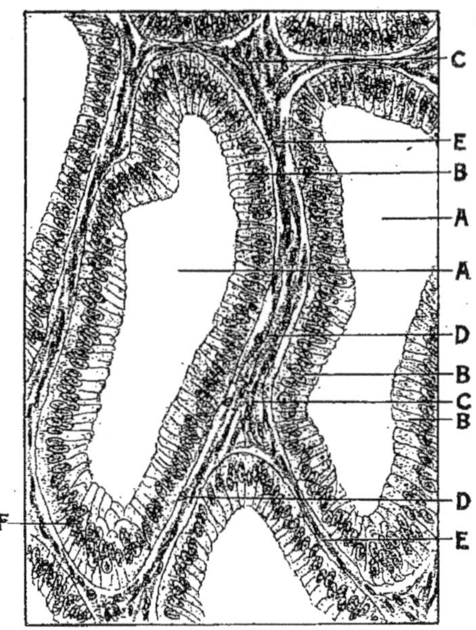

Fig. 205.
Métrite chronique. Chorion de la muqueuse avec multiplication des glandes (détail).
A, glandes. — B, épithélium glandulaire. — C, chorion interglandulaire. — D, cellules rondes. — E, cellules fusiformes. — F, lymphocyte en migration.

parfois dilatées, sinueuses, et qui offrent l'aspect de certains adénomes (fig. 209 et 210).

S'il y a, au contraire, prolifération presque exclusive du tissu interstitiel, les glandes sont rares ; on peut n'en rencontrer que quelques-unes, qui ont leurs dimensions normales, ou qui présentent une dilatation kystique très accentuée ; l'abondance des cellules rondes du stroma conjonctif de la muqueuse, lorsque les glandes font presque défaut, rappelle les sarcomes ; souvent, on observe entre les cellules d'abondantes fibrilles conjonctives (fig. 211) qui, par places, forment des traînées fibreuses d'une certaine épaisseur, principalement au voisinage des vaisseaux sanguins.

L'épithélium qui recouvre les polypes subit des modifications intéressantes. Il reste uniformément constitué par des cellules cylindriques à cils vibratiles, aussi longtemps que le polype n'a pas dépassé l'orifice externe du col ; mais lorsqu'il est tombé dans le vagin, on voit apparaître peu à peu un épithélium stratifié, qui tend à se substituer à l'épithélium cylindrique et bientôt le remplace complètement.

Ces polypes peuvent être eux-mêmes le siège d'inflammations secondaires, dues à l'invasion de microbes vaginaux. Ils se congestionnent, s'infiltrent d'œdème ; on distingue entre les glandes et dans leur cavité de nombreux polynucléaires mélangés à des lymphocytes (fig. 212).

A la suite d'accouchements et surtout de fausses couches, on observe des altérations particulières de la muqueuse utérine, qui diffèrent sensiblement de celles qui viennent d'être décrites. Les lésions glandulaires sont peu prononcées, parfois même elles manquent complètement.

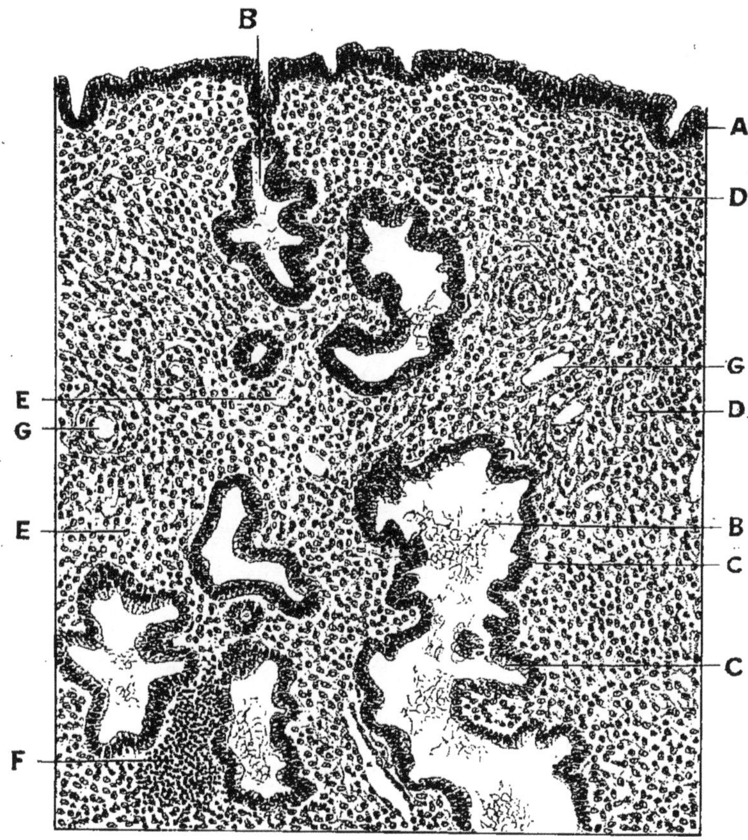

Fig. 206.
Muqueuse utérine Métrite. Prolifération interstitielle.
A épithélium de la cavité utérine. — B, glandes utérines dilatées et sinueuses. — C, épithélium glandulaire. — D, chorion (cellules rondes). — E, cellules lymphoïdes. — F, amas de lymphocytes. — G, vaisseaux capillaires.

La muqueuse est épaissie, irrégulière, saignante, elle présente quelques saillies entourées de vaisseaux très développés. Le microscope montre que ces bourgeons saillants sont constitués par de minimes débris placentaires et déciduaux, intimement mélangés aux éléments de la muqueuse : on voit des cellules en aiguille et de grosses cellules déciduales au milieu des cellules rondes du chorion muqueux, et autour de ces débris déciduaux de nombreux lymphocytes, mononucléaires et polynucléaires, en même temps que des vaisseaux sanguins très développés et distendus par des globules rouges.

Altérations parenchymateuses. — Il est difficile, comme le fait remarquer De Sinéty[1] d'admettre « que la muqueuse utérine puisse présenter des lésions consécutives à un état aigu, sans que les tissus qui la supportent soient eux-mêmes malades ». Cette réflexion est d'autant plus juste que la muqueuse de l'utérus n'est pas séparée de la couche musculeuse par du tissu cellulaire, —

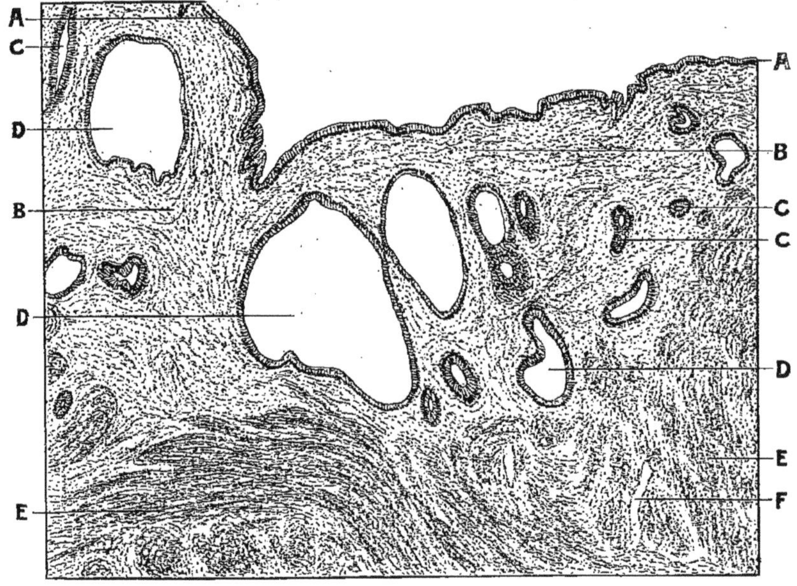

Fig. 207.
Muqueuse du corps utérin. Raréfaction et dilatation des glandes.
A, épithélium de la cavité utérine. — B, muqueuse. — C, glandes normales. — D, glandes kystiques. — E, muscle utérin. — F, vaisseau sanguin.

ainsi qu'on l'observe au niveau du tube digestif, — elle adhère, au contraire, très intimement au muscle utérin, et par son riche réseau lymphatique elle communique avec les espaces conjonctifs qui séparent les faisceaux de fibres lisses. Même à l'état normal, il n'existe pas de délimitation nette entre le parenchyme utérin et la muqueuse, un certain nombre de culs-de-sac glandulaires s'enfonçant au milieu des éléments du muscle. Cette disposition s'exagère d'ailleurs notablement au cours des métrites, et les glandes enflammées, allongées, pénètrent profondément à travers le parenchyme utérin, à tel point, qu'elles paraissent sur certaines coupes complètement séparées de la muqueuse (fig. 213). Les glandes se trouvent alors si intimement unies aux faisceaux musculaires que Cornil a pu observer dans des polypes muqueux la présence de fibres lisses du muscle utérin.

Aussi est-il de règle que l'endométrite se complique de lésions parenchymateuses : inflammation périglandulaire, lymphangite, prolifération conjonctive, etc. Sur les préparations microscopiques, on voit autour des culs-de-sac glandulaires de nombreux lymphocytes qui distendent les espaces conjonctifs et refoulent les fibres musculaires ; ces cellules se prolongent quelquefois sous la forme de longues traînées, qui se perdent peu à peu dans le parenchyme utérin. Dans les formes aiguës, on constate en même temps que les mailles du tissu conjonctif interfasciculaire sont souvent agrandies, distendues par de la sérosité, comme s'il s'était produit une infiltration œdémateuse.

Quelquefois on distingue de petites collections purulentes (fig. 215). MADDLENER a décelé la présence du gonocoque dans quelques-uns de ces abcès microscopiques, d'autres auteurs y ont rencontré des streptocoques[1].

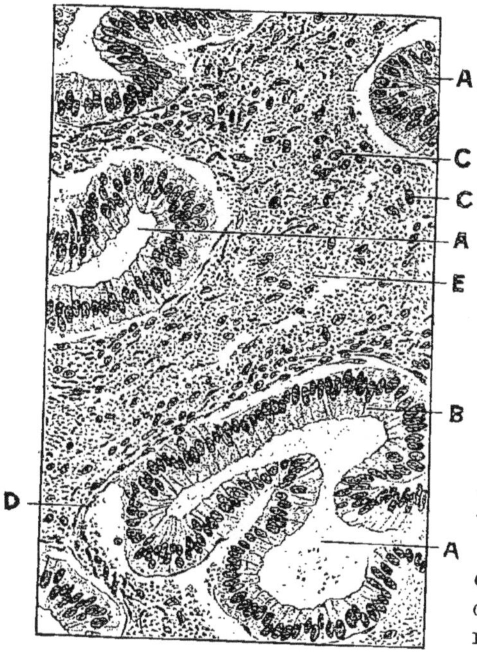

Fig. 208.
Métrite. Hémorragie de la muqueuse (détail).
A, glandes. — B, épithélium glandulaire. — C, cellules rondes du chorion. — D, cellules fusiformes du chorion. — E, amas de globules sanguins.

Dans certains cas, la lymphangite a pu être suivie jusque dans les couches superficielles de l'utérus, et elle a déterminé des réactions péritonitiques (épaississement, adhérences) au niveau du cul-de-sac postérieur.

Quand ces lésions ont pris la forme chronique, elles aboutissent fréquemment à la sclérose, et, sur la plupart de ces utérus enflammés depuis longtemps, on voit des tractus fibreux plus ou moins épais, qui séparent les fibres musculaires et contribuent, dans une certaine mesure, à l'augmentation de volume de l'organe.

Cependant, il serait excessif de croire que cette sclérose secondaire soit la cause exclusive, ou même prépondérante, des diverses hypertrophies de l'utérus que l'on observe en dehors des tumeurs (fibro-myomes, etc.). Si intense qu'elle soit, cette sclérose est presque toujours limitée ; elle a son maximum de développement au voisinage de la muqueuse et des glandes, puis elle diffuse d'une manière irrégulière à travers le parenchyme utérin, mais en diminuant, et il est exceptionnel qu'elle l'envahisse en totalité. CORNIL a judicieusement insisté sur le caractère partiel de cette hyperplasie conjonctive. Dans quelques cas, loin d'engendrer l'hypertrophie, elle provoque l'atrophie, non seulement des glandes (fig. 215 et 216), mais du muscle utérin lui-même. Enfin, il est facile de se rendre compte que dans nombre de métrites chroniques rebelles, malgré une infection persistante, l'utérus conserve à peu de chose près son volume normal, surtout chez les femmes qui n'ont pas eu d'enfants.

[1] A. SIREDEY et H. LEMAIRE. *Soc. Obst. Gyn. et Péd.*, 1908.

En réalité, l'hypertrophie de l'utérus exige l'intervention d'autres éléments qui peuvent agir soit isolément, soit en exagérant les effets de l'infection.

ARAN avait déjà cité des cas d'hypertrophie de l'utérus qu'il attribuait à une congestion intense et prolongée de l'organe. G. RICHELOT[1] a observé des faits analogues, et les discussions qu'ont soulevées ses communications ne leur enlèvent rien de leur valeur. Il est incontestable que sous l'influence de troubles dystrophiques d'origine constitutionnelle, certains utérus peuvent atteindre des

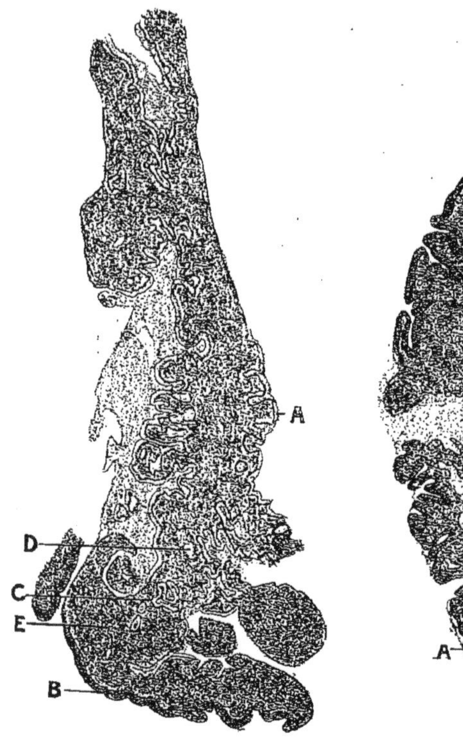

Fig. 209.
Polype muqueux utérin coupé en long (ensemble).
A, épithélium utérin normal. — B, épithélium stratifié. — C, glande kystique. — D, vaisseau. — E, chorion.

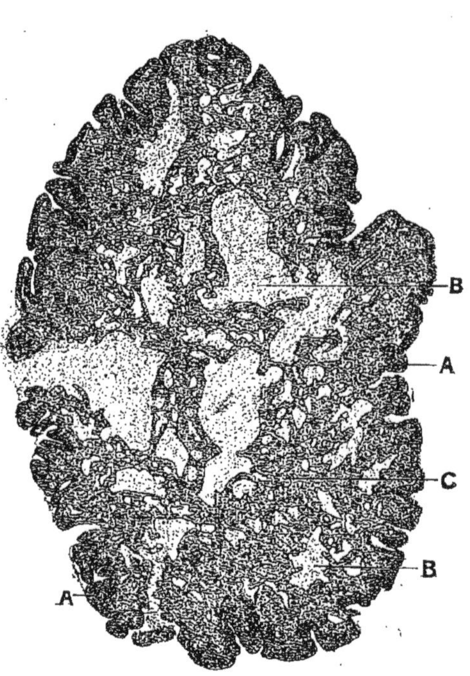

Fig. 210.
Polype muqueux de l'utérus coupé en travers (ensemble).
A, épithélium stratifié. — B, glande kystique.
C, chorion.

dimensions insolites, en dehors de toute infection appréciable, chez des malades qui n'ont eu aucun accident génital antérieur, et alors que l'examen des pièces ne révèle aucun indice de processus inflammatoire.

Dans d'autres cas, l'augmentation du volume de l'utérus a une origine plus complexe ; elle a été causée par un arrêt d'involution à la suite d'un accouchement ou d'une fausse couche. La régression de l'organe ne s'accomplissant pas normalement, les fibres musculaires hypertrophiées ne reprennent qu'incomplètement leurs dimensions normales, les espaces lymphatiques restent disten-

[1] G. RICHELOT. *Soc. d'Obst., de Gyn. et de Péd.*, 1900.

dus, comme engorgés par des déchets qui s'éliminent avec une extrême lenteur, les vaisseaux sanguins sont congestionnés, et autour d'eux le tissu cellulaire s'épaissit, devient rapidement fibreux. Or, la subinvolution, conséquence fréquente d'une infection utérine *post partum*, devient elle-même une cause d'infection nouvelle, parce qu'elle maintient la cavité utérine dilatée, le col béant,

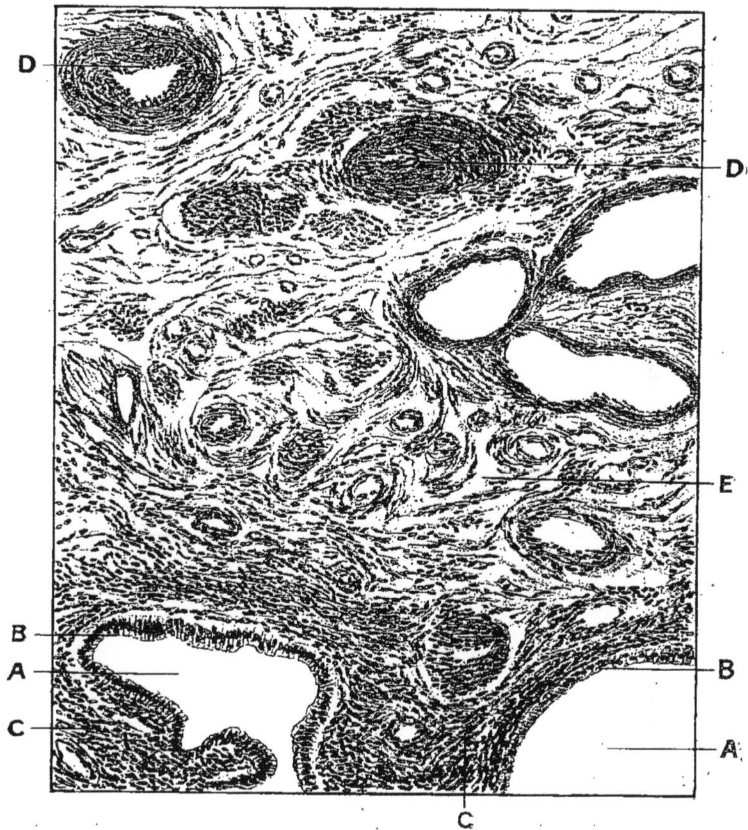

Fig. 211.

Polype de l'utérus.

A, glande utérine. — B, épithélium glandulaire. — C, chorion avec ses cellules rondes. — D, vaisseaux (veine). — E, stroma conjonctif distendu par l'œdeme.

ouvert à tous les germes, et un utérus dont les moyens de défense sont singulièrement paralysés.

Dès qu'une métrite est survenue dans ces conditions, les réactions interstitielles sont plus accentuées, et elles laissent des traces plus importantes, le nouveau processus sclérogène exagérant les lésions antérieures dues aux troubles dystrophiques ou à la subinvolution. C'est dans ces conditions que se trouve constituée la *métrite parenchymateuse* (fig. 214), qui ne s'appuie pas seulement sur une base anatomique spéciale, mais qui répond à une forme clinique particulière.

Altérations du col utérin. — Les mêmes lésions observées au niveau du corps de

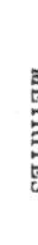

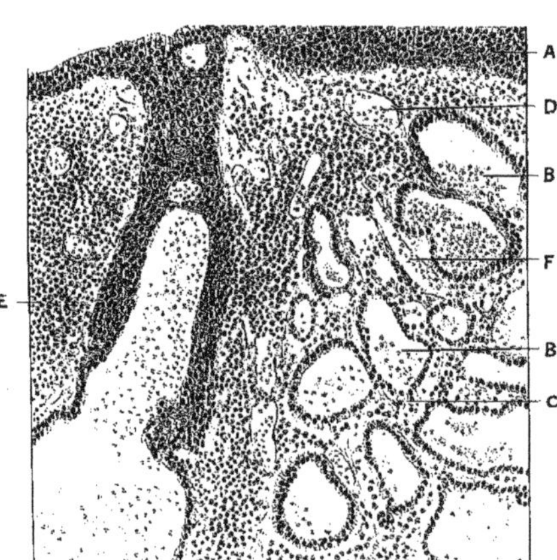

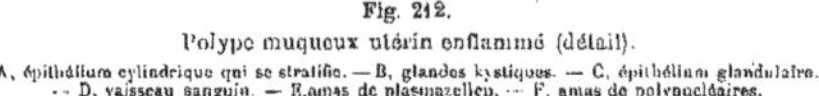

Fig. 212.

Polype muqueux utérin enflammé (détail).

A, épithélium cylindrique qui se stratifie. — B, glandes kystiques. — C, épithélium glandulaire. — D, vaisseau sanguin. — E, amas de plasmazellen. — F, amas de polynucléaires.

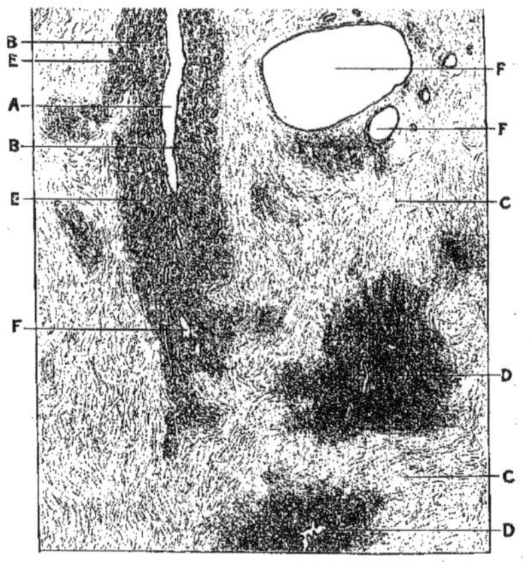

Fig. 213.

Métrite chronique. Glandes en prolifération ayant pénétré profondément dans le parenchyme.

A cavité utérine. — B, muqueuse utérine circonscrivant la cavité. — C, muscle utérin. — D, glandes muqueuses incluses dans le tissu musculo-conjonctif. — E, glande non dilatée. — F, glande kystique.

l'utérus se retrouvent dans le col, mais certaines particularités de sa structure normale entraînent des modifications qu'il est nécessaire de décrire à part.

Les glandes affectent souvent, ici, la disposition en grappes ; elles sont encore plus intimement unies au parenchyme cervical qu'elles ne l'étaient au corps utérin. Les parois du col renferment moins d'éléments musculaires et plus de tissu fibreux, leur épaisseur est un peu moindre.

L'infection détermine, comme dans le corps utérin, une prolifération très

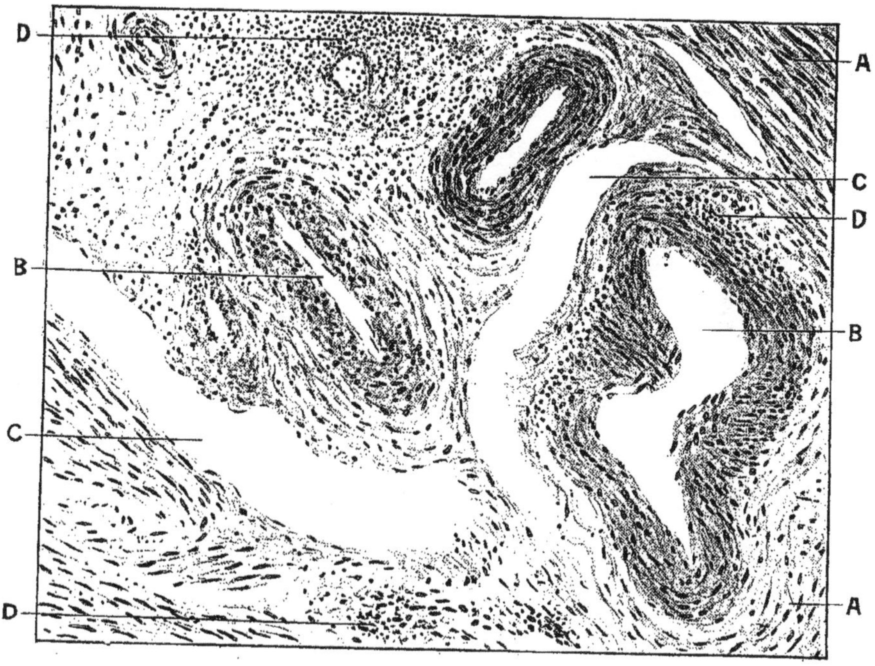

Fig. 214.
Métrite parenchymateuse.
A, faisceaux musculaires utérins. — B, vaisseaux sanguins avec infiltration embryonnaire. — C, vaisseaux lymphatiques dilatés. — D, infiltration embryonnaire.

active des divers éléments de la muqueuse ; les glandes s'allongent et leurs culs-de-sac pénètrent de plus en plus dans la trame fibro-musculeuse de la paroi. Le tissu interstitiel s'infiltre de très nombreux éléments embryonnaires, fait saillie dans les espaces qui séparent les orifices des glandes ; celles-ci sont agrandies, remplis de mucus épais, filant, qui se prolonge dans l'intérieur des glandes et adhère intimement aux cellules. Cette exagération des reliefs et des anfractuosités donne à la muqueuse un aspect velvétique (fig. 218) tout particulier. On la croirait hérissée de papilles. Les glandes, comprimées par la prolifération interstitielle, oblitérées sur quelques points, présentent des renflements (fig. 219), des dilatations kystiques (fig. 220) qui se traduisent quelquefois par des bosselures de la surface externe du col.

Par suite de l'accroissement des glandes dans la profondeur, elles arrivent à traverser, de dedans en dehors, presque toute l'épaisseur de la paroi cervicale,

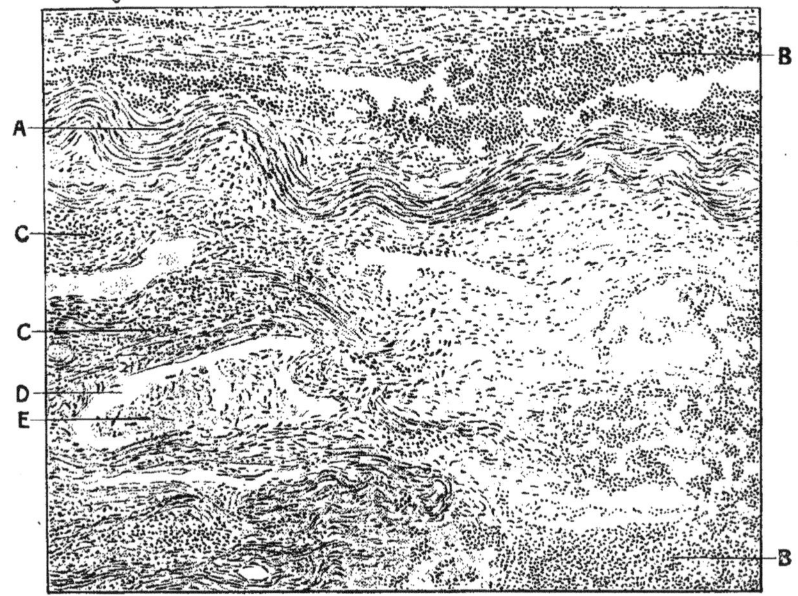

Fig. 215.
Abcès de l'utérus.
A, muscle utérin. — B, abcès. — C, traînées de lymphangite. — D, veine. — E, caillot phlébitique.

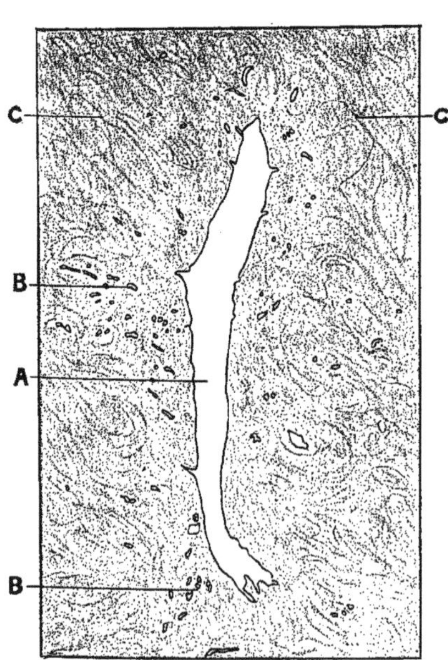

Fig. 216.
Métrite chronique. Sclérose et atrophie de la muqueuse utérine (ensemble).
A, cavité utérine. — B, glandes de l'utérus. — C, travée fibreuse.

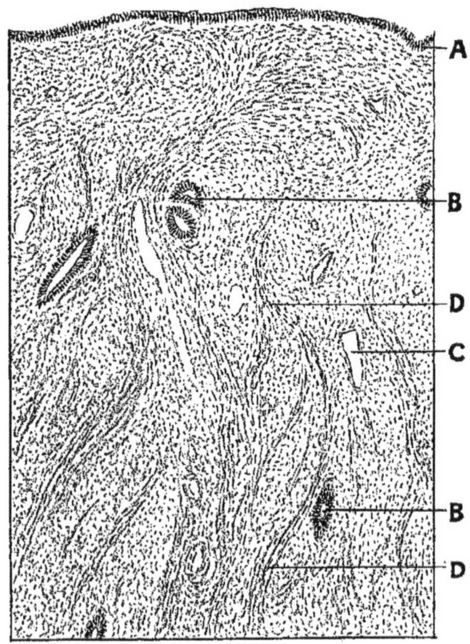

Fig. 217.
Métrite chronique. Sclérose et atrophie de la muqueuse utérine (détail).
A, épithélium de la muqueuse. — B, glande de l'utérus en voie d'atrophie. — C, vaisseau. — D, travée fibreuse.

et les dilatations ampullaires qu'elles forment n'étant plus recouvertes que par l'épithélium pavimenteux stratifié du museau de tanche, sont parfaitement visibles au spéculum, sous la forme de petits kystes arrondis, plus ou moins transparents, suivant que le mucus qu'ils renferment est limpide, opalin ou mucopurulent. Leur volume varie depuis celui d'un grain de semoule à celui d'un gros noyau de cerise. Ils se rencontrent non seulement au pourtour de l'orifice cervical, mais sur la surface externe du col, à sa partie inférieure. Ces lésions sont décrites depuis longtemps, sous le nom d'*œufs de Naboth*. Plusieurs auteurs,

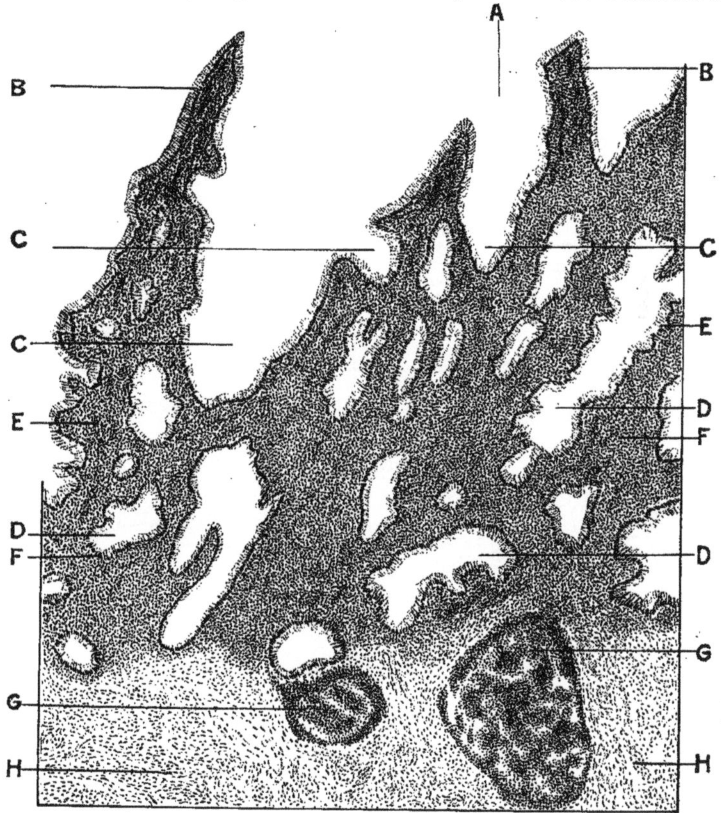

Fig. 218.

Métrite muqueuse intracervicale qui a subi une transformation villeuse (ensemble).

A. cavité intracervicale. — B, épithélium de la muqueuse. — C, orifices glandulaires. — D, glandes. — E, épithélium glandulaire. — F, chorion très infiltré d'éléments inflammatoires. — G, abcès microscopiques. — H, muscle utérin.

et en particulier Martineau, les avaient comparées un peu trop facilement à des éruptions d'acné, d'herpès, etc.

La tuméfaction de la muqueuse est si prononcée qu'elle est en quelque sorte à l'étroit dans la cavité cervicale; elle tend à faire saillie en dehors, sous la forme d'un simple petit bourrelet rouge qui borde l'orifice chez les nullipares. Chez les femmes qui ont eu des enfants et dont le col a été plus ou moins déchiré, les lèvres se renversent en dehors, par un phénomène analogue à celui que produit l'ectropion des paupières, sous la double influence de l'épaississement de la muqueuse (fig. 221 et 222) et de la rétraction fibreuse du parenchyme sclérosé. Il en résulte l'existence, autour de l'orifice cervical, d'une vaste surface rouge, bourgeonnante, qui a été maintes fois prise pour une ulcération du col, et, au sujet de laquelle des gynécologues dissertent depuis longtemps. Tyler Smith[1], puis Roser[2], ont montré qu'il s'agissait d'une sorte de descente de la muqueuse enflammée. Des recherches plus récentes ont établi que si dans certains cas

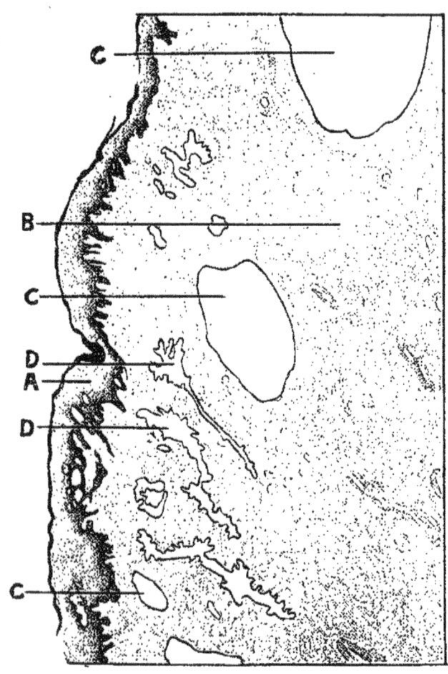

Fig. 219.

Métrite chronique, col utérin, portion vaginale, formation des œufs de Naboth (ensemble)

A, muqueuse cervicale. — B, portion musculo-conjonctive du col. — C, glande kystique ou œuf de Naboth. — D, glandes qui pénètrent vers la surface vaginale et se dilatent passé leur fond.

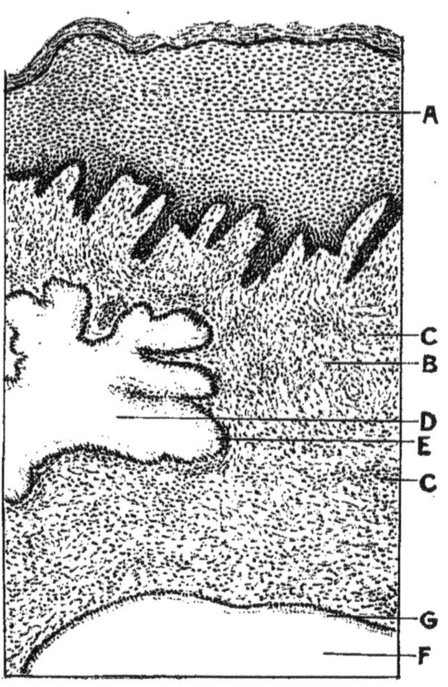

Fig. 220.

Métrite chronique, col utérin, portion vaginale, formation des œufs de Naboth (détail).

A. muqueuse cervicale, épithélium plat pavimenteux stratifié. — B, portion musculo-conjonctive du col, infiltrée d'éléments inflammatoires C. — D, glande. — E, épithélium glandulaire. — F, glande kystique. — G. épithélium aplati.

l'ectropion de la muqueuse est l'élément principal de cette curieuse altération, on observe au pourtour du col des modifications qui ne semblent pas relever de cette cause.

Il n'est pas rare, en effet, d'observer chez des nullipares, en dehors de l'anneau saillant que forme la muqueuse intra-cervicale, des lésions plus ou moins étendues, d'apparence érosive, développées aux dépens de la surface libre du col utérin. D'après les recherches de Veit et Rüge[3], qu'a confirmées de Sinéty[4], l'épi-

[1] Tyler Smith. *Méd. Chir. Transact.*, 1852.

[2] Roser Das Ectropium am Muttermund. *Arch. der Helkunde*, 1881.

[3] Veit und Ruge. Zur Path. der Vaginalportion. *Zeitsch. für Geb. und Gynaek.*, 1878.

[4] De Sinéty. Trait. prat. de Gyn., 2e édit., 1884.

thélium pavimenteux détruit sous l'influence de traumatismes (pessaires, corps étrangers, etc.) ou à la suite de modifications produites par certains écoulements, serait remplacé par de l'épithélium cylindrique, puis des glandes se développeraient à ce niveau ; subissant la prolifération active que l'on observe du côté de la muqueuse intra-cervicale, elles seraient le point de départ d'altérations analogues et aboutiraient au même bourgeonnement papilliforme.

Quelquefois ces glandes nouvelles peuvent subir la transformation kystique.

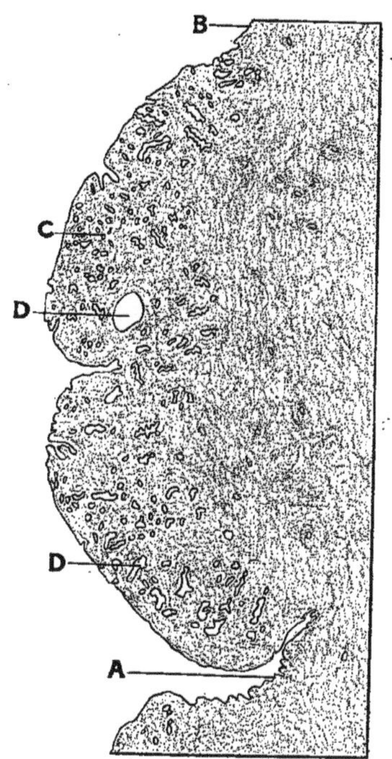

Fig. 221.
Métrite chronique, muqueuse du col utérin en ectropion (ensemble). Pseudo-infiltration du col.
Entre A et B, saillie de l'ectropion. — C, glande de la muqueuse. — D, glande kystique.

Fischel[1] a décrit des *ulcérations vraies* sur lesquelles, à la place de l'épithélium, on ne constate que des cellules embryonnaires. Döderlein[2] a fait des observations analogues en même temps qu'il a constaté dans d'autres cas la substitution de l'épithélium cylindrique à l'épithélium pavimenteux. L'un de nous a rencontré une ulcération vraie du col que reproduisent les figures 223 et 224. Gebhard interprète cette substitution soit par l'envahissement direct de l'épithélium cylindrique sur la muqueuse cervicale externe privée de son épithélium pavimenteux, soit par la destruction successive des diverses couches du revêtement pavimenteux, jusqu'aux cellules cylindriques de sa base, qui persisteraient, soit enfin par des greffes venues de la muqueuse utérine sur la surface ulcérée.

Fischel, d'après quelques observations personnelles, a noté au pourtour de l'orifice cervical, chez des enfants, dès la naissance, une *pseudo-érosion* recouverte d'épithélium cylindrique, qu'il considère comme une prédisposition aux métrites.

En résumé, les altérations bourgeonnantes, d'aspect érosif, que l'on observe si souvent au voisinage, peuvent être considérées, dans la majorité des cas, comme de fausses ulcérations; elles sont dues à la hernie de la muqueuse cervicale enflammée ; elles proviennent quelquefois de la substitution de l'épithélium cylindrique à l'épithélium pavimenteux normal de la portion vaginale du col; enfin, exceptionnellement, elles sont constituées par de véritables ulcérations.

Les lésions du parenchyme cervical consistent en une infiltration embryonnaire très prononcée, accompagnée d'une vascularisation intense, d'ailleurs

[1] Fischel. Ein Beiträg zur Histologie der Erosionen der Portiovaginalis Uteri. *Arch. f. Gyn.*, 1879.

[2] Döderlein. Ueber die Histogenese der Erosionen der Portiovagin. *Soc. Obst. et Gyn.*, Leipzig, 1889.

[3] Gebhard. Pathologische Anatomie der weibl. Sexualorgane.

appréciable à la vue. Plus souvent que dans le corps utérin, on rencontre de petits abcès miliaires au voisinage des glandes.

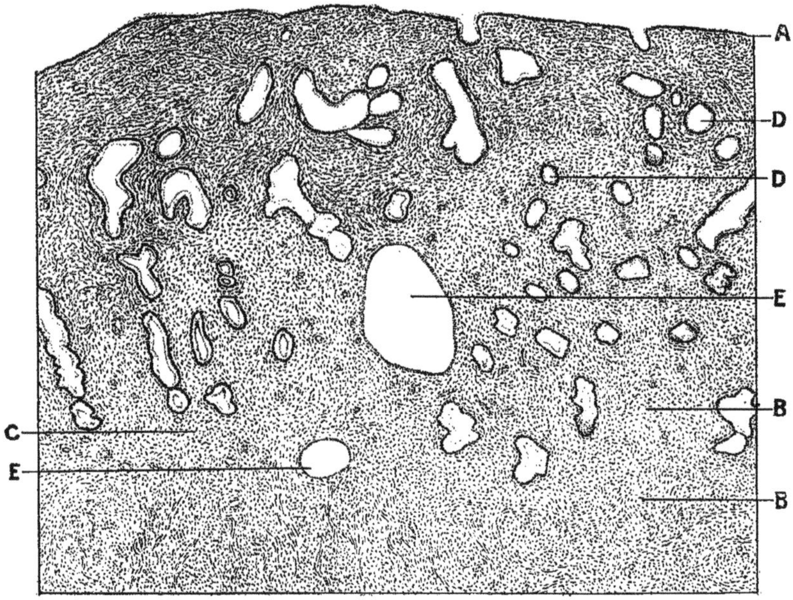

Fig. 222. — Muqueuse du col en ectropion (détail).

A, épithélium cylindrique de la muqueuse. — B, tissu interglandulaire. — C, capillaire sanguin. — D, glandes normales. — E, glandes kystiques.

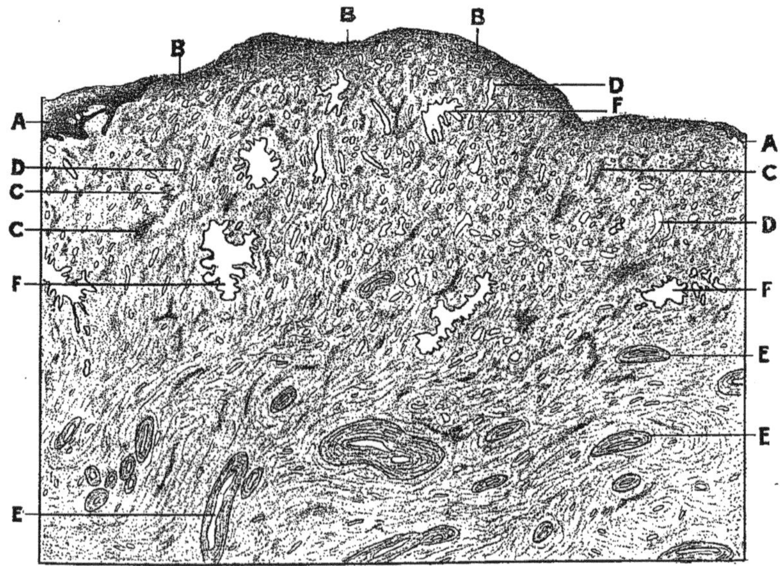

Fig. 223. — Ulcération simple de la portion vaginale du col utérin (ensemble).

A, zone où l'épithélium est conservé. — B, zone où l'épithélium a disparu. — C, zone infiltrée d'éléments inflammatoires. — D, capillaires. — E, veines. — F, glandes (cul-de-sac de glande intra-cervicale).

Dans tous les cas de métrite chronique, le tissu interstitiel se sclérose. L'accroissement de volume des glandes, leurs dilatations kystiques parfois considérable, la rétraction due aux bandelettes fibreuses que forme le tissu conjonctif sclérosé, contribuent à donner au col une apparence bosselée, irrégulière, en même temps que sa consistance est modifiée.

Au point de vue histologique, les déchirures latérales ne présentent aucune particularité importante. Les phénomènes de compression des nerfs et des glandes, la rétraction et le renversement des lèvres, sont liés au processus secon-

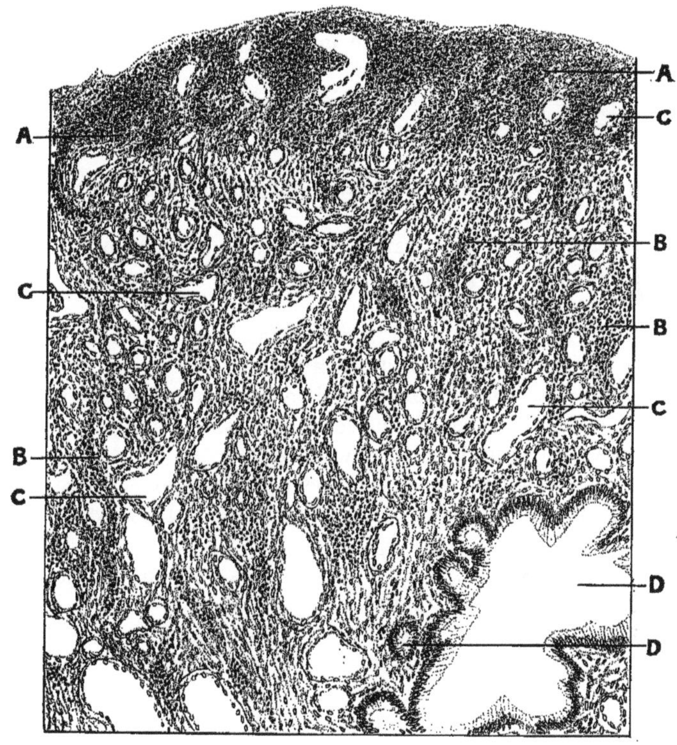

Fig. 224.

Ulcération simple de la portion vaginale du col utérin (détail). L'épithélium a disparu.

A, couche superficielle infiltrée surtout par des éléments polynucléaires. — B, couche profonde infiltrée surtout par des éléments mononucléaires et des plasmazellen. — C, capillaires dilatés. — D, culs-de-sac de glandes intracervicales.

daire de sclérose, consécutif à l'infection, et ils sont aggravés mais non pas causés par la solution de continuité.

Qu'elles s'accompagnent ou non d'ulcération, les lésions de la métrite cervicale ont une fâcheuse tendance à la chronicité.

Ainsi que le signale très judicieusement Richelot, la métrite du corps utérin peut guérir spontanément, celle du col persiste indéfiniment.

SYMPTOMES

Toutes les métrites, quelles que soient leurs variétés cliniques et leurs origines, présentent sensiblement les mêmes symptômes, qui leur sont communs d'ailleurs avec la plupart des autres affections intéressant l'utérus et les annexes.

Les divers organes qui composent l'appareil génital de la femme empruntant leurs vaisseaux et leurs nerfs à la même source, offrent des réactions assez analogues sous l'influence des divers processus morbides. Ce sont des troubles locaux, dont l'ensemble constitue ce que Pozzi appelle « le syndrome utérin », qui se compliquent habituellement de manifestations du côté des organes pelviens et de déterminations à distance.

Trois symptômes dominent toute l'histoire de la métrite : la *douleur*, la *leucorrhée*, les *troubles de la menstruation*.

Douleur. — Elle est presque constante et perçue spontanément par les malades, mais à des degrés très variables.

En général, elle n'a pas une grande intensité et consiste plutôt en une sensation de gêne diffuse à l'hypogastre, que beaucoup de femmes caractérisent en disant qu'elles « sentent leur utérus ».

Les malaises ne dépassent pas, le plus souvent, ceux qui se produisent à l'occasion des règles : ils consistent en des tiraillements au niveau des reins, en une pesanteur pénible dans la région périnéale. Ces phénomènes s'exagèrent sous l'influence de la marche, des efforts, des faux-pas, des secousses produites par la voiture ou par la trépidation du chemin de fer. Le toucher, le palper, produisent des effets analogues; ils agissent beaucoup plus par le déplacement qu'ils provoquent que par le contact; il en est de même de tout ce qui tend à mobiliser l'utérus.

La douleur varie beaucoup suivant les formes de la métrite et la résistance des malades; elle est rarement aiguë.

Quand elle revêt des allures violentes, on doit toujours soupçonner des complications annexielles; dans ce cas, elle se fait sentir sur les côtés, à l'union des fosses iliaques et de l'hypogastre, particulièrement à gauche, en raison de la fréquence plus grande, d'ailleurs inexpliquée, de la salpingite à gauche.

Leucorrhée. — La leucorrhée est le plus constant des symptômes de la métrite, c'est celui qui dénonce le plus nettement l'inflammation de l'utérus. Elle est constituée presque exclusivement par les sécrétions du col utérin. Elles consistent en de gros flocons de mucus épais, filant, simplement opalin ou teinté de sang, quelquefois jaunâtre, gris ou verdâtre, quand il est mélangé de pus. L'apparence glaireuse de cet écoulement, sa réaction alcaline, permettent de le différencier très facilement de la leucorrhée vaginale, laiteuse, caillebottée. L'examen microscopique lèverait toute hésitation. Ces sécrétions sont à peu près continues ; elles s'accumulent dans le col et au fond du vagin, et elles s'en échappent d'une façon intermittente, particulièrement à l'occasion de mouvements ou d'efforts, sous la forme de grosses glaires qui viennent souiller la vulve, entretiennent dans toute la région une humidité très désagréable, collent aux poils en y laissant des grumeaux épais, et font sur le linge de grosses taches qui l'empèsent.

Il est difficile de faire la part exacte du corps utérin et du col dans la leucorrhée ; le catarrhe se produit simultanément sur toute la surface de la muqueuse, mais les sécrétions cervicales l'emportent par leur abondance et par les caractères si particuliers qu'elles présentent ; le liquide des glandes du corps utérin est fourni en quantité moindre, il est plus fluide et disparaît en quelque sorte au milieu de ces énormes glaires qui encombrent les voies génitales.

Chez certaines malades les pertes blanches sont à peu près continues, elles peuvent atteindre des proportions invraisemblables, et obligent les malades à se garnir. Il en résulte, à la face interne des cuisses, une humidité permanente qui donne lieu à de l'érythème, à une irritation épidermique et même dermique assez accentuée, avec lichénification secondaire de la peau et pigmentation ultérieure. De plus, les frottements des linges, sur ces régions constamment souillées de liquides irritants, déterminent des excoriations transversales.

En dehors de ces complications locales qui s'observent tout particulièrement au cours de la blennorrhagie, on accuse ces pertes prolongées d'affaiblir les femmes et d'être une des causes les plus importantes de l'épuisement que l'on constate chez beaucoup d'utérines. Les anciens auteurs ont maintes fois développé ce thème sur lequel ils s'appuyaient pour faire de la leucorrhée une véritable maladie. Il y avait là une exagération manifeste : cette élimination insolite, continue, de substances albuminoïdes que sécrète le col utérin, n'est pas sans causer un certain dommage à l'organisme, mais il est bien difficile d'apprécier, au milieu des désordres variés que l'on observe chez les génitales, la valeur réelle de cette déperdition.

Ce n'est pas toujours chez les malades, dont les pertes blanches sont particulièrement abondantes, que l'on constate les signes les plus accentués de dépérissement. Certaines femmes qui tachent à peine leur linge sont obsédées par cette souillure quotidienne, qui blesse tous leurs instincts de propreté et de coquetterie ; elle leur rappelle constamment une maladie décourageante par sa persistance. Cette impression pénible joue un rôle considérable dans les phénomènes d'épuisement qu'elles présentent.

Quelquefois la leucorrhée se produit sous la forme de véritables « crises sécrétoires » (Pozzi), qui consistent en des douleurs assez vives suivies de l'émission abondante de liquide gélatiniforme. Dans quelques cas, ces mucosités proviennent d'une collection tubaire qui se vide par l'utérus, mais Pozzi a observé le même phénomène au cours de simples métrites, sans complications tubaires. F. Siredey avait déjà insisté sur la fréquence de ces hypersécrétions intermittentes, qu'il considérait comme un phénomène réflexe dans les affections douloureuses du bassin, et même dans les névralgies pelviennes.

Troubles menstruels. — C'est le moins constant, le plus irrégulier des phénomènes de cette triade symptomatique. Chez un grand nombre de femmes atteintes de métrite, la menstruation reste régulière, normale à tous les points de vue et exempte de tout incident notable.

Il est assez habituel cependant d'observer, à cette occasion, une recrudescence des douleurs, le plus souvent dans les deux ou trois jours qui précèdent l'apparition du sang. Quelquefois, les règles débutent comme de coutume et semblent évoluer normalement, puis le troisième ou le quatrième jour, surviennent de violentes crises, qui sont suivies de l'expulsion de membranes plus ou moins épaisses. Ces accidents de dysménorrhée sont souvent liés à des déviations de l'utérus, antéflexion ou rétroflexion : l'infection de la muqueuse, sa tuméfaction exagèrent la gêne que causait déjà l'attitude vicieuse de l'organe.

Parfois l'écoulement menstruel augmente d'abondance et tend à se prolonger indéfiniment. Plus rarement sa durée est moindre, et la menstruation est fort au-dessous de la moyenne.

Dans certains cas on observe de grandes irrégularités dans l'apparition du processus cataménial ; le flux menstruel vient à des époques indéterminées, et sa durée est extrêmement capricieuse. Parfois on voit survenir des pertes de sang plus ou moins prolongées dans l'intervalle des règles.

Ces variations sont presque toujours dues à des altérations de l'utérus : involution incomplète, sclérose hypertrophique ou atrophique du parenchyme utérin, épaississement villeux, polypes de la muqueuse, etc... Elles sont quelquefois imputables à des altérations annexielles concomitantes.

Les hémorragies profuses, continues, sont généralement en rapport avec des rétentions placentaires et déciduales consécutives à une fausse couche.

Les hémorragies utérines sont loin d'avoir, pour le diagnostic des métrites, une valeur comparable à celle des pertes blanches, mais elles ont une réelle importance au point de vue des indications thérapeutiques.

Fièvre. — Les métrites sont ordinairement apyrétiques ; la fièvre indique toujours une complication : soit des phénomènes de rétention, soit des accidents du côté du péritoine ou des annexes.

Les métrites consécutives aux accouchements, et surtout aux fausses couches, s'accompagnent souvent d'une élévation de température, d'ailleurs variable, le thermomètre montant à 38°, 38°,5 et dépassant même 39° ; elle est presque toujours due à la rétention de débris placentaires et déciduaux.

La rétention du pus, quelle qu'en soit la nature, donne lieu également à une élévation thermique. On l'observe surtout lorsqu'une forte déviation de l'utérus empêche les sécrétions de s'écouler au dehors. Cet accident coïncide fréquemment avec les rétroflexions ou rétroversions très prononcées ; l'antéversion et l'antéflexion y prédisposent, mais à un degré beaucoup moindre.

Une sténose accentuée du col peut avoir les mêmes effets, qu'elle soit d'origine cicatricielle ou causée par la présence d'un fibrome, par exemple.

Quelquefois des pansements intra-utérins qui sont serrés au niveau de l'isthme, et ne remplissent pas la cavité utérine, entraînent la stagnation du pus et un mouvement fébrile.

La fièvre peut encore s'observer dans certaines métrites aiguës et en particulier dans la métrite blennorrhagique ; elle est alors souvent l'indice de déterminations tubaires ou péritonitiques.

En dehors de ces cas elle relève de complications intestinales.

On constate souvent, au cours des métrites, des réactions du côté des organes voisins, et même sur des appareils éloignés. Le ténesme vésical est une complication fréquente des métrites et les pansements vaginaux tendent à l'exagérer. Plus fréquente encore est la constipation, que suivent des crises d'entéro-colite. Enfin, l'attention a déjà été appelée sur les désordres du tube digestif, de l'appareil circulatoire, et plus particulièrement du système nerveux au cours des affections génitales.

Signes physiques. — Les signes physiques des métrites sont à peu près limités au col de la matrice. Les modifications du corps utérin sont généralement trop peu prononcées pour être appréciables au palper de l'abdomen même quand on le combine au toucher.

On ne rencontre un accroissement notable du corps utérin que dans les métrites *post partum*, qui s'accompagnent toujours d'un certain degré de subinvolution, et dans les métrites parenchymateuses à tendance hypertrophique. Cependant il n'est pas rare de percevoir, en dehors de ces conditions, une légère tuméfaction de tout l'utérus, analogue à celle que l'on peut constater immédiatement avant les règles : elle est surtout appréciable dans les antéflexions ou dans les rétroflexions. Il existe également une sensibilité plus vive qu'à l'état normal : la pression modérée de l'utérus, entre le doigt introduit dans le vagin et la main appuyée sur l'abdomen, éveille une sensation pénible, qui s'accentue si l'on cherche à déplacer l'utérus. Le toucher pratiqué dans la situation verticale provoque également de la douleur quand on laisse retomber l'organe après l'avoir soulevé avec le doigt (Gosselin). Mais une douleur vraiment aiguë doit faire soupçonner quelque lésion du péritoine ou des annexes.

Les altérations du col sont généralement assez prononcées ; il est augmenté de volume et fortement élargi chez les femmes qui ont eu des enfants. Chez les nullipares, il présente parfois l'aspect conique, mais le plus souvent, les sécrétions distendant sa cavité, il est renflé à la façon d'un dôme, ou en forme de barillet (Bouilly).

Dans les vieilles métrites, il existe une disproportion très remarquable entre le corps utérin, qui a conservé à peu près son volume normal, et le col hypertrophié, étalé à sa partie inférieure (col en bouchon de bouteille de Champagne).

Lorsqu'il existe des déchirures consécutives à des accouchements, les lèvres s'écartent, se renversent de dedans en dehors, laissant le doigt pénétrer dans la cavité cervicale.

La consistance du col est très variable : au début de la maladie, il est plutôt mou. Quand ses parois se sont sclérosées, il devient dur, et la sensation de résistance, qu'il donne sous le doigt, tranche nettement sur la mollesse de la muqueuse tuméfiée, en ectropion.

On sent à sa surface des bosselures formées par les petits kystes glandulaires qui se sont développés dans son épaisseur.

Il n'est pas rare de constater une inégalité marquée entre les lèvres, la lèvre antérieure pouvant dépasser d'un ou de deux centimètres la lèvre postérieure (col en museau de tapir, ou tapiroïde).

Le toucher renseigne également sur l'existence de déchirures et sur la sensibilité des culs-de-sac, qui décèle presque toujours l'existence d'une inflammation péri-utérine plus ou moins prononcée. Cette complication est à peu près constante lorsqu'il existe une brièveté anormale du vagin.

L'examen au spéculum complète et, sur quelques points, précise les impressions fournies par le toucher : l'aspect du col, sa forme, sa coloration varient beaucoup suivant les cas.

Chez les femmes qui n'ont pas eu d'enfants, le col, même quand sa base est renflée, conserve toujours l'apparence d'un cône renversé à sommet inférieur avec orifice punctiforme entouré d'un anneau rougeâtre que forme la muqueuse épaissie, et rempli d'une grosse goutte de muco-pus épais. Chez les multipares, parfois c'est la base du cône qui se présente à la partie inférieure du col, que l'on voit étalé, remplissant parfois tout le fond du vagin. Son orifice est constitué par une fente plus ou moins large, qui se continue souvent par des prolongements latéraux ou dirigés en divers sens, pouvant intéresser toute l'épaisseur du col ; sa configuration est très variable suivant que la déchirure est unilatérale, bilatérale ou étoilée. Entre les lèvres béantes, renversées de dedans en dehors, on voit apparaître la muqueuse tuméfiée, saignante, qui forme un véritable bourrelet autour de l'orifice. Même lorsque l'ectropion fait défaut, l'orifice cervical est fréquemment entouré d'une érosion peu étendue.

Habituellement le col est congestionné, sa couleur est quelquefois violacée, mais toujours plus pâle que celle de la muqueuse herniée ou des érosions qui bordent l'orifice ; celles-ci se détachent nettement par leur teinte écarlate ou cramoisie.

On reconnaît facilement les petits kystes folliculaires à leur saillie et à leur transparence, qui permet de distinguer la couleur opaline, ou gris jaunâtre de leur contenu.

Dans les métrites anciennes, la coloration muqueuse externe du col utérin est beaucoup moins rouge, elle a parfois un aspect blanchâtre qui fait ressortir plus vivement la couleur foncée de la muqueuse interne.

En écartant les lèvres à l'aide de petits crochets on peut pousser plus loin l'exploration de la muqueuse cervicale, mais sans grand avantage.

Il n'en est pas tout à fait de même de l'endoscopie utérine, qui permet de se rendre compte de certaines lésions et fournit dans quelques cas des indications thérapeutiques plus précises.

FORMES ET MARCHE DES MÉTRITES

Il est bien difficile d'établir un classement rationnel des métrites : La nature de l'infection joue un rôle prépondérant au début de la maladie et lui imprime, dès l'origine, des caractères assez tranchés pour qu'on y trouve la base d'une description clinique, mais il ne faut pas oublier que les éléments anatomiques offrent les mêmes réactions vis-à-vis des divers agents pathogènes, que ces réactions sont constamment modifiées par des infections secondaires, par des altérations antérieures ou concomitantes de la muqueuse et du parenchyme utérin, que les localisations des lésions, les particularités qu'elles présentent, exercent à leur tour une influence décisive sur l'évolution du processus morbide.

Aussi, dans les *formes chroniques* habituelles de la métrite, la notion étiologique et pathogénique perd-elle beaucoup de sa valeur, à mesure que les considérations d'ordre anatomo-pathologique et clinique acquièrent plus d'importance.

C'est ce qui explique l'incohérence apparente qui règne dans toutes les descriptions de la métrite, ses diverses formes cliniques dépendant de conditions très variées.

Métrite blennorrhagique. — C'est, à la fois, la mieux définie et la plus fréquente des infections de l'utérus c'est aussi la plus décourageante par sa ténacité.

Elle se présente sous trois aspects différents [1], suivant qu'elle est aiguë, subaiguë ou chronique.

[1] VERCHÈRE. La blennorrhagie de la femme. Coll. Charcot-Debove, 2 vol., 1892.

Métrite blennorrhagique aigue. — Elle est relativement rare et caractérisée par une diffusion très rapide de l'infection gonococcique, en rapport, sans doute, avec une virulence toute particulière du diplocoque de Neisser.

Elle succède à l'extension rapide d'une vulvo-vaginite, ou bien elle provient d'emblée d'une inoculation directe sur le col utérin ; les femmes ressentent assez subitement de violentes souffrances dans le bas-ventre, avec courbature, malaise général, fièvre, le tout accompagné de nausées, parfois même de vomissements. Une pression modérée sur la partie inférieure de l'abdomen est généralement très douloureuse. La vulve est d'un rouge vif, elle est baignée de pus jaune verdâtre, l'urèthre est également rouge et très irrité, la miction donne lieu à des brûlures. Dans ces conditions l'examen est très difficile, souvent même impraticable : le simple contact du doigt au niveau de l'orifice vulvo-vaginal provoque une sensation extrêmement pénible qui détermine généralement une contracture réflexe très prononcée, ne permettant pas d'arriver sur le col utérin.

L'introduction du spéculum est encore plus difficile, et l'on est généralement obligé d'y renoncer, d'autant plus que la métrite blennorrhagique aiguë se complique très rapidement de lésions péritonéales et annexielles.

L'observation clinique confirme à ce point de vue les recherches de Maddlener démontrant le passage du gonocoque à travers les parois utérines jusqu'au péritoine pelvien.

Lorsque l'examen est devenu possible, après quelques jours de repos et de soins, on constate au toucher une chaleur anormale du vagin et du col ; l'utérus tout entier est le siège d'une très vive sensibilité. Les culs-de-sac sont douloureux et souvent empâtés. Au spéculum, le museau de tanche apparaît rouge, tuméfié, sa surface est desquamée, comme le fond du vagin ; la muqueuse tuméfiée forme un petit anneau saillant autour de l'orifice, d'où l'on voit sourdre une goutte de pus crèmeux, jaune verdâtre.

Dans ces conditions, le col conique des multipares offre une ressemblance remarquable avec le gland, dans la blennorrhagie aiguë masculine. Les sécrétions renferment des gonocoques en abondance.

Le plus souvent, la maladie gagne les trompes[1] ; elle s'étend par elles aux ovaires et au péritoine pelvien ; ce sont désormais les complications annexielles qui dominent la scène, la métrite reste au second plan.

Métrite blennorrhagique subaigue. — Elle est plus commune que la précédente, dont elle ne diffère d'ailleurs que par une légère atténuation des symptômes, surtout en ce qui concerne les réactions péritonitiques ainsi que les phénomènes généraux, et par une tendance moindre à la diffusion. Les malades ressentent de vives douleurs lombo-abdominales et utérines qui les obligent à s'immobiliser, elles souffrent de brûlures à la miction, de ténesme vésical, et perdent en abondance un liquide jaune verdâtre, formé de pus, de mucosités glaireuses qui souillent et irritent la face interne des cuisses.

L'examen est plus facile que dans la forme précédente, et fait constater le même aspect du col et du vagin.

Le pus des sécrétions renferme de nombreux gonocoques que l'on rencontre

[1] P. Charrier. Th. Paris, 1892.

pour la plupart sur les cellules épithéliales desquamées et dégénérées, ou sur les leucocytes.

La menstruation reste habituellement régulière, elle est plus abondante en général, parfois douloureuse, mais ses modifications sont bien peu accentuées quand il n'existe pas de lésions annexielles.

L'extension aux annexes n'est pas aussi fatale que dans la forme précédente. Quand les malades sont surveillées, soumises au repos dès le début, l'infection peut rester localisée à l'utérus, elle s'atténue à la longue et passe à l'état chronique. Les douleurs des reins diminuent, ainsi que la sensibilité de l'utérus et les douleurs à la miction, mais le col conserve le même aspect et les pertes blanches persistent très longtemps. Cependant, leurs caractères changent peu à peu : leur abondance reste la même, ou quelquefois augmente ; elles deviennent grisâtres, puis opalines.

Ces modifications peuvent être suivies avec une certaine précision, si l'on fait de fréquents examens microscopiques des sécrétions[1]. On voit les polynucléaires diminuer progressivement, puis disparaître ; les cellules épithéliales desquamées se rapprochent peu à peu des caractères normaux, les gonocoques deviennent de moins en moins nombreux, et les microbes accessoires qui jusque-là se présentaient exclusivement sous l'aspect de cocci ou de bâtonnets très courts, prennent des formes plus allongées. La réapparition de bâtonnets allongés, de nombreux strepto-bacilles et de gros filaments, constitue un indice important de guérison.

A mesure que ces changements se produisent, on observe du côté des gonocoques des particularités intéressantes : on les voit de moins en moins sur les cellules épithéliales ou sur les leucocytes, comme si les tendances phagocytaires de ces éléments diminuaient progressivement.

Puis, les diplocoques de Neisser ne se rencontrent qu'en très petit nombre, isolés, et exclusivement en dehors des cellules. Plus tard encore, on ne les retrouve que d'une façon intermittente. Des recherches poursuivies avec persévérance par l'un de nous depuis quelques années, à l'hôpital Saint-Antoine, avec E. Bigart puis avec Henri Lemaire, ont montré que cette réapparition des gonocoques, chez des femmes hospitalisées, et vraisemblablement à l'abri de réinoculations nouvelles, coïncide toujours avec le retour de la menstruation. On constate leur présence dans les secrétions recueillies la veille des règles, ou plus souvent pendant les deux ou trois jours qui suivent l'époque menstruelle.

Le gonocoque peut rester assez longtemps caché dans les glandes utérines, il ne s'en échappe qu'à la faveur de la desquamation partielle qui accompagne le processus cataménial ; il est probable que des excitations prolongées pourraient produire le même résultat, ainsi qu'on l'observe chez l'homme.

Des constatations anologues avaient été faites déjà par d'autres auteurs.

Elles sont d'accord avec la clinique, qui a montré depuis longtemps la fréquence incontestable de la contagion blennorrhagique sous l'influence des règles. Il est curieux de voir que dès la plus haute antiquité, comme le prouve la Bible, le flux menstruel a été considéré comme pouvant être la cause des écoulements qui se produisent chez l'homme.

La valeur séméiolologique du gonocoque n'est plus contestée aujourd'hui, et

[1] A. Harpey. Contribution à l'étude de la leucorrhée. Th. Paris 1907 (Travail du laboratoire du Dr A. Siredey).

sa recherche systématique a permis de découvrir la véritable cause de nombreux écoulements jadis imputés à diverses modifications humorales. Mais la détermination du diplocoque de Neisser peut-elle être faite avec une précision suffisante pour qu'elle ait une réelle valeur, utilisable en médecine légale?

Une récente discussion qui a eu lieu à la Société Royale des Sciences Médicales et Naturelles de Bruxelles[1] a bien mis en lumière les réserves qui s'imposent à ce sujet aux médecins légistes. On rencontre fréquemment, dans les sécrétions génitales, un diplocoque qui présente une certaine ressemblance avec le gonocoque et qu'un observateur superficiel confondrait facilement avec lui. Or, ce diplocoque se colore par la méthode de Gram, qui reste sans effet sur le véritable gonocoque. Il est donc indispensable de recourir à cette réaction pour différencier les diplocoques que renferment les préparations.

Malgré ces réserves, on est parfaitement autorisé à baser aussi bien au point de vue médico-légal que dans la clinique courante, un diagnostic sur la recherche bien conduite du gonocoque.

Métrite blennorrhagique chronique. — Elle est beaucoup plus fréquente que les formes aiguës ou subaiguës de cette affection, mais tandis que celles-ci s'imposent à l'attention de la femme par la rapidité de leur éclosion et par les malaises qu'elles occasionnent, la blennorrhagie chronique est souvent méconnue, et il n'est pas toujours facile d'en établir avec certitude le diagnostic.

Elle s'installe sournoisement, insidieusement, et évolue sans fracas, à l'insu des malades.

Le plus souvent, elle résulte de l'inoculation directe, sur le col utérin, de la *goutte militaire* de l'homme. Quelquefois elle peut être la conséquence éloignée d'une vulvo-vaginite blennorrhagique de l'enfance. Enfin, elle succède à une blennorrhagie utérine subaiguë ou aiguë.

Dans tous les cas, elle est en rapport avec une infection atténuée, et ne donne pas lieu à des réactions bien accentuées. Les phénomènes généraux, la fièvre, font complètement défaut.

La douleur est à peu près nulle; elle se résume à une sensation de fatigue, de gêne, dans les lombes et dans le bassin, qui augmente avec la durée du mal.

Le symptôme dominant et quelquefois unique de cette affection, qui est bien la *métrite catarrhale* des anciens auteurs, consiste en une leucorrhée très abondante, à peu près continue: elle est caractérisée par l'expulsion de mucus épais, glaireux, filant, de couleur gris jaunâtre, qui souille constamment les lèvres de la vulve et la face interne des cuisses, y déterminant les phénomènes d'irritation et de pigmentation qui ont été décrits précédemment.

Au toucher, le corps utérin paraît avoir des dimensions normales; chez les femmes très jeunes, il conserve parfois une apparence infantile; le col est presque toujours augmenté de volume, conique, la pointe en bas, renflé à sa base ou plus souvent à sa partie moyenne chez les multipares, élargi, plus ou moins béant, avec hernie de la muqueuse chez les femmes qui ont eu des enfants.

Au spéculum, on trouve le fond du vagin rouge et baigné de grosses glaires.

Quand les lèvres sont renversées et la hernie de la muqueuse très prononcée,

[1] Juin 1908. (Compte rendu in Presse Médicale, 22 août 1908).

le museau de tanche offre à la vue les lésions banales de la plupart des métrites cervicales et son aspect n'a rien de caractéristique.

Il n'en est pas de même du col vierge, en barillet ou en tronc de cône renversé, dont l'orifice bordé intérieurement d'un petit bourrelet rouge laisse échapper un gros flocon de muco-pus. Cet ensemble dénonce presque sûrement la métrite blennorrhagique.

L'examen microscopique des sécrétions n'y révèle que rarement la présence de gonocoques ; on en retrouve quelquefois, au voisinage immédiat des règles, mais le plus souvent, malgré des recherches répétées, ils font complètement défaut.

Il est probable que la blennorrhagie s'est compliquée d'infections secondaires, comme on l'observe habituellement en pareil cas.

Cependant, l'interrogatoire des malades ne laisse aucun doute sur la nature de l'affection ; son apparition dans les premières semaines du mariage, sa persistance indéfinie, sa résistance à la thérapeutique, et quelquefois les antécédents avoués par le mari, constituent un ensemble de preuves que vient encore confirmer de temps à autre l'éclosion soudaine d'une arthrite ou d'une synovite dont les caractères cliniques suffiraient pour lever toute hésitation.

Chez les multipares, l'endométrite est le plus souvent totale, car il est bien difficile que le corps utérin reste à l'abri des germes contenus dans le col ; à une époque avancée de la maladie, l'infection s'atténue et finit par s'éteindre au niveau du corps pour se localiser dans les glandes du col.

Elle peut, d'ailleurs, s'y fixer d'emblée sans dépasser l'orifice interne, si elle n'est pas portée dans l'utérus par un instrument ou si elle n'y pénètre pas à la faveur d'un accouchement ou d'une fausse couche ; cette variété purement cervicale, que Bouilly[1] décrivait à part, n'est pas la forme la moins tenace de la maladie.

Ses lésions restent stationnaires durant des mois et des années, sans subir d'autres modifications qu'une augmentation progressive du volume du col par l'accroissement des kystes glandulaires qui se développent dans son épaisseur, et l'épaississement des bandelettes scléreuses qui les entourent.

A la longue, cependant, l'infection tend à s'atténuer : les sécrétions deviennent opalines, puis transparentes, et leur étude bactériologique montre qu'elles se rapprochent de plus en plus des caractères normaux.

Il semble toutefois que les fonctions de l'organe restent gravement compromises : la stérilité est la conséquence habituelle de ces métrites blennorrhagiques et les réactions qui manquaient au début tendent plutôt à s'accentuer, à mesure que progressent les lésions du parenchyme cervical. Les malades se plaignent de fatigue, de douleurs dans les reins et dans le ventre ; elles ont souvent de la dysménorrhée, des irrégularités menstruelles, sans qu'il soit survenu de complications appréciables du côté des ovaires et des trompes.

Il est bien difficile, d'ailleurs, de savoir si l'infection est réellement éteinte dans ces cols blennorrhagiques, ou s'il ne reste pas dans quelque cul-de-sac glandulaire des diplocoques encore virulents.

Malgré les résultats négatifs de plusieurs examens microscopiques et la transparence à peu près parfaite des sécrétions cervicales, on assiste parfois, sans réinoculation nouvelle, à des rechutes soudaines dont quelque complica-

[1] Bouilly. Endométrite cervicale glandulaire chronique. *Sem. méd.*, 1893.

tion tubaire vient souligner la gravité. Dans quelques cas, enfin, on observe des contagions déconcertantes : les anciens auteurs avaient déjà fait remarquer qu'un hôte de passage est plus exposé à la contamination que le mari ; le fait est souvent vérifié par l'expérience, mais il serait excessif de croire à l'immunité absolue du mari, qui retrouve plus d'une fois, tardivement, les microbes qu'il a semés.

Métrite puerpérale. — L'infection puerpérale est moins fréquente et moins grave, depuis que l'asepsie préside aux accouchements et même aux avortements. On l'observe encore particulièrement sous la forme de métrite.

Elle est le plus souvent d'origine *streptococcique*, mais il serait excessif d'attribuer au steptocoque une influence pathogénique exclusive : si dans nombre de cas, il a une prépondérance certaine, en maintes circonstances on le trouve associé à divers collaborateurs, parmi lesquels on a rencontré surtout le staphylocoque, des anaérobies, etc. ; et il est vraisemblable que ces organismes ou d'autres encore, qui nous sont mal connus, peuvent jouer un rôle important dans la genèse de cette métrite.

Quoi qu'il en soit, c'est aux modifications imprimées à l'utérus, par la grossesse et par l'accouchement ou la fausse-couche, que l'inflammation de l'utérus doit la physionomie particulière qu'elle présente.

La plaie placentaire, la dénudation de la muqueuse, fournissent à la fois aux germes un excellent terrain de culture et de puissants moyens de diffusion, en même temps que le parenchyme utérin épaissi, traversé de vaisseaux lymphatiques et sanguins très développés, leur offre un accès plus facile.

Il en résulte que, d'emblée, l'utérus tout entier prend part à l'inflammation c'est ce qui donne à la métrite puerpérale son caractère de diffusion en même temps que son évolution si particulière.

MÉTRITE PUERPÉRALE AIGUE. — Lorsqu'elle survient dès les premiers jours qui suivent l'accouchement ou la fausse couche, l'infection prend habituellement des allures aiguës et parfois inquiétantes : elle s'annonce par de la fièvre, par un malaise général très prononcé, et par la fétidité des lochies. L'utérus est douloureux, son involution s'arrête, il reste gros, béant, inerte ; les caillots, les lochies s'accumulent dans ses régions déclives et contribuent à la recrudescence de l'infection si l'on n'y met ordre promptement, en les enlevant à l'aide des doigts ou de la curette, ainsi que les débris du placenta ou des membranes qui ont pu rester dans la cavité.

L'infection envahit quelquefois rapidement les annexes, le tissu cellulaire péri-utérin ou le péritoine pelvien, mais elle peut rester localisée à l'utérus.

Au bout de quelques jours la fièvre tombe, les lochies sont moins fétides; puis elles font place à un écoulement muco-sanguin, mélangé de pus, qui persiste très longtemps ; l'involution se fait mal, l'utérus conserve sa sensibilité ainsi que ses dimensions exagérées et peut à chaque instant devenir le point de départ de complications pelviennes plus ou moins graves.

MÉTRITE PUERPÉRALE CHRONIQUE. — C'est la forme la plus commune de cette affection : elle succède quelquefois à la variété précédente, et persiste comme le reliquat atténué de l'infection puerpérale.

Le plus souvent, elle est due à une infection tardive, les microbes pathogènes n'ayant envahi la muqueuse qu'un certain temps après l'accouchement, lorsqu'elle était déjà moins vulnérable, mais avant que l'involution utérine fût complète.

La métrite débute insidieusement, sans malaise général, sans fièvre. Elle ne s'annonce que par une légère recrudescence des écoulements qui sont habituellement teintés de sang ; on attribue leur couleur rougeâtre à un retour prématuré des règles, et on n'accorde pas à ces incidents l'attention qu'ils méritent. On compte sur le retour de couches pour faire disparaître ces troubles.

Les règles viennent, se prolongent plus que de coutume, laissant à leur suite un suintement muco-sanguinolent presque ininterrompu. Sans éprouver de réelles souffrances, les malades ne recouvrent pas leurs forces : elles se sentent fatiguées, accusent un peu de gêne dans les reins ; ces malaises augmentent peu à peu et bientôt la métrite se traduit par le *syndrome utérin* au complet : douleur, leucorrhée, troubles menstruels. La douleur est continue, sourde, franchement localisée à l'utérus ; elle n'a pas l'acuité et la diffusion qu'elle présente dans les formes aiguës de la blennorrhagie.

La leucorrhée est beaucoup moins abondante que celle qui résulte de l'infection gonococcique ; elle est constituée par des mucosités moins épaisses. La participation prépondérante des glandes du corps utérin à sa production les rend plus fluides et leur enlève ce caractère exclusivement cervical de l'écoulement blennhorragique. Les mucosités sont teintées de sang ; on observe d'ailleurs fréquemment des ménorragies ou de petites hémorragies intermenstruelles.

Au toucher, l'utérus apparaît manifestement augmenté de volume ; cet accroissement porte à la fois sur le corps et sur le col, donnant à l'organe tout entier une forme cylindroïde assez particulière qui s'accompagne d'une certaine sensibilité à la pression. Le col est presque toujours un peu entrebaillé, ses parois sont épaissies et résistantes.

L'utérus est habituellement dévié, plutôt versé que fléchi. Le processus infectieux détermine un certain relâchement des ligaments, en même temps que l'utérus subinvolué, plus lourd, s'incline sous le poids de la masse intestinale, tantôt en avant, tantôt en arrière, au point de se présenter maintes fois dans une situation à peu près horizontale. Cette déclivité de l'organe empêche l'écoulement des sécrétions, et facilite leur stagnation dans la cavité utérine ; elle augmente l'infection, elle gêne également la circulation sanguine, retarde l'involution et entretient une congestion permanente dans l'appareil génital.

Même en dehors de cette complication, la métrite puerpérale chronique a une évolution très lente. Lorque les glandes sont infectées, elles présentent les mêmes altérations qu'on observe dans les autres métrites : prolifération intense des glandes, oblitération de quelques conduits, dilatations kystiques et sclérose péri-glandulaire. Or, l'inflammation interstitielle prend ici d'autant plus d'importance que l'utérus est resté gros et a conservé depuis l'accouchement un développement anormal de sa trame conjonctive.

Sans aller aussi loin qu'EMMET, BOUILLY [1] et ses élèves [2] on insisté sur le rôle

[1] BOUILLY. Déchirure et ulcération du col de l'utérus. *Sem. méd.*, 1888.

[2] RAFFRAY. Des métrites, considérations cliniques et thérapeutiques. Th. Paris, 1895.

que jouent les déchirures du col dans l'évolution ultérieure de la maladie, en exagérant légèrement l'infection du col et l'hypertrophie scléreuse qui en est la conséquence.

Ces gros cols aux parois régulièrement épaissies, parsemés de kystes, dénoncent la métrite puerpérale, comme les petits cols coniques ou en forme de barillet, distendus par les sécrétions, témoignent d'une blennorrhagie.

Dans les deux cas, d'ailleurs, si la marche de la maladie diffère au début, son évolution ultérieure est à peu près la même. L'infection s'atténue dans le corps utérin, elle persiste beaucoup plus longtemps au niveau du col, et justifie l'aphorisme de G. Richelot[1] : la *métrite chronique est une métrite cervicale.*

Métrites mixtes. — L'apparition d'une métrite chez une femme récemment accouchée ne doit pas être toujours attribuée à une *complication puerpérale* proprement dite; elle peut être due à une *blennorrhagie.*

Il s'agit quelquefois de l'inoculation, dès les premiers rapports sexuels qui suivent l'accouchement, de gonocoques acquis par le mari dans les derniers mois de la grossesse.

Plus souvent, l'infection provient d'une blennorrhagie antérieure à l'accouchement et qui, localisée depuis un temps plus ou moins long à la muqueuse du col utérin, envahit rapidement la cavité utérine dans les semaines qui suivent la délivrance. La maladie que l'on observe dans ces cas présente une marche assez aiguë ; elle peut s'accompagner de fièvre, de malaise général, mais à un degré moindre que dans les infections *streptococciques.*

Elle diffère d'emblée de la métrite puerpérale par l'abondance des écoulements qu'elle provoque et par une tendance moindre aux hémorrhagies. Elle se complique fréquemment de lésions annexielles.

Alors même qu'elle reste rigoureusement limitée à une endométrite, elle emprunte au terrain particulier sur lequel elle évolue une physionomie très différente de celle que présente habituellement la blennorrhagie utérine.

L'involution se trouvant retardée par le fait de cette infection, le parenchyme utérin reste gros, douloureux, et prend une part plus active au processus morbide qu'il ne le fait communément.

Il est probable d'ailleurs que d'autres microbes pénètrent dans la cavité utérine avec le gonocoque ou à sa suite, et donnent lieu à des *infections secondaires complexes.*

On peut soupçonner des accidents de ce genre quand on voit apparaître soudainement chez une femme dont les suites de couches semblaient normales, une métrite qui se caractérise d'emblée par des pertes blanches très abondantes, avec vive rougeur du col et du fond du vagin.

Des examens microscopiques répétés pourront faire découvrir des gonocoques dans les sécrétions.

En dehors de ces infections aiguës qui succèdent à l'accouchement, on voit très souvent la blennorrhagie compliquer une vieille métrite puerpérale avec ectropion prononcé de la muqueuse. Elle n'ajoute aucun caractère particulier aux lésions et ne modifie pas sensiblement la marche de la maladie, si ce n'est en provoquant une recrudescence dans les symptômes ; elle exagère les douleurs

[1] G. Richelot. Chirurgie de l'utérus. Paris 1902.

et l'hypersécrétion, en même temps qu'elle expose les malades à diverses complications gonococciques : arthrites, etc.

Le phénomène inverse, qui consisterait dans la superposition d'une infection streptococcique puerpérale à une blennorrhagie, est plus exceptionnel à cause de la stérilité fréquente des femmes dont l'appareil génital est infecté par le gonocoque. On ne l'observe guère qu'à la suite d'accouchements ou de fausses couches, quand des germes de nature différente ont pénétré successivement, ou après un court intervalle, dans la cavité utérine.

Il ne saurait être question ici de la tuberculose, qui sera traitée ultérieurement.

Métrites banales. — Il s'en faut que toutes les métrites soient consécutives à l'infection puerpérale ou à une blennorrhagie. Dans un grand nombre de cas, on voit apparaître tous les symptômes de la métrite chez des femmes qui, depuis longtemps, n'ont eu ni accouchements, ni fausses couches, et qui n'ont pas été victimes d'une contagion blennorrhagique. On peut comparer ces métrites aux nombreuses infections pharyngées et amygdaliennes que l'on observe à chaque instant dans la pratique, et dont il serait bien difficile de préciser exactement la nature et l'origine.

Il est probable que ces affections sont dues le plus souvent à des *microbes endogènes* : staphylocoques, streptocoques, etc., dont la virulence a été sensiblement atténuée par un séjour prolongé dans la cavité vaginale; et quand ce sont des germes importés du dehors, il s'agit ordinairement de microbes peu dangereux, c'est ce qui donne, en général, à ces métrites, des allures bénignes permettant de les distingner des infections puerpérales ou blennorrhagiques, qui laissent dans l'appareil génital des désordres beaucoup plus graves.

On les observe à tout âge; elles ont leur maximum de fréquence dans la période active de la vie génitale, et particulièrement chez les jeunes mariées[1], mais on les rencontre aussi chez des vierges, chez des femmes âgées, et leur genèse est quelquefois d'une interprétation difficile.

On comprend que la défloration, les excès de tout genre, des traumatismes physiologiques ou accidentels, aient une part importante dans leur production en augmentant l'activité des germes, et surtout en diminuant les éléments de défense du vagin et du col de l'utérus.

On peut attribuer le même rôle à des attouchements suspects, à l'introduction de canules malpropres, ou à l'usage d'injections insuffisamment stérilisées, mais dans certaines circonstances, ces diverses causes font absolument défaut, et la maladie conserve, malgré les investigations les plus minutieuses, une apparence de spontanéité qui déconcerte.

Quelquefois ces métrites se développent chez des jeunes filles présentant des déviations utérines plus ou moins prononcées, et en particulier des rétroflexions. Les sécrétions s'accumulent sans doute dans la cavité utérine, et les germes qui y pénètrent, soit à l'occasion des règles, soit par l'intermédiaire d'un écoulement leucorrhéique, y trouvent des éléments qui favorisent leur développement. La coïncidence fréquente des antéflexions et surtout des rétroflexions avec ces métrites virginales rend cette hypothèse assez vraisemblable.

Chez les femmes âgées, il existe parfois à la partie supérieure du vagin des

[1] A. Siredey. La métrite des jeunes mariées. *Journal des Praticiens*, 1905.

cloisons transversales, formant des sortes de diaphragmes, au-dessus desquels peuvent se produire également des phénomènes de rétention qui seraient suivis d'effets analogues.

Il reste cependant quelques métrites, auxquelles ne peuvent s'adapter ces explications. Doit-on les considérer comme étant la conséquence éloignée de vulvo-vaginites du jeune âge, ou faut-il incriminer une infection intestinale? Il reste assurément quelques points obscurs dans leur pathogénie.

Chez les jeunes mariées la maladie débute assez brusquement, donnant lieu à des pertes blanches abondantes, mélangées de stries sanguinolentes, qui s'accompagnent d'une vive sensibilité dans le bas-ventre, et souvent de ménorragies ou d'irrégularités menstruelles, réalisant ainsi au complet le *syndrome utérin*.

Elle présente alors une ressemblance inquiétante avec la métrite blennorrhagique subaiguë, et l'erreur est d'autant plus facile à commettre qu'il existe en même temps une vulvo-vaginite consécutive à la défloration, qui paraît suspecte. Le col est rouge, tuméfié, son orifice est entouré d'une érosion assez prononcée, que baignent d'épaisses mucosités sanguinolentes.

Il est très utile de recourir à l'examen microscopique des sécrétions pour préciser le diagnostic que confirme bientôt l'évolution de la maladie.

Le plus souvent l'infection ne dépasse pas l'orifice cervical supérieur, et elle ne donne lieu à aucun accident grave. Quelquefois cependant elle se complique de salpingo-ovarite ou de périmétrite; ces accidents sont très rares chez les vierges et tout à fait exceptionnels chez les vieilles femmes. Ils ont leur plus grande fréquence dans la période d'activité génitale, et l'observation permet de se rendre compte que ces complications sont dues surtout à des traumatismes physiologiques. Ils se rencontrent avec une intensité toute particulière chez les femmes présentant une brièveté insolite du vagin, anomalie qui coïncide assez généralement avec la rétroflexion de l'utérus. Cette disposition expose le col et le fond même de l'utérus à des chocs qui paraissent avoir les plus fâcheux effets sur ces organes et sur le péritoine pelvien qui les entoure. Les faits de ce genre montrent que la *métrite balistique* des anciens auteurs n'était pas une fiction fantaisiste.

Les infections banales de l'utérus sont loin d'avoir toutes cette marche aiguë. En dehors des conditions qui viennent d'être indiquées, elles évoluent plutôt silencieusement, et ne se révèlent que par de la leucorrhée accompagnée de vagues douleurs abdominales et pelviennes. Ce sont surtout les pertes blanches qui attirent à la longue l'attention des malades. Ces accidents persistent parfois pendant plusieurs années chez des jeunes filles, avant que le médecin soit consulté. Alors même que l'infection reste purement cervicale, elle finit par envahir les glandes acineuses, et provoque des lésions analogues à celles des autres métrites : kystes glandulaires, sclérose et épaisissement des parois, mais ces altérations ne sont jamais aussi prononcées que dans les métrites puerpérales ou blennorrhagiques.

Parmi ces formes banales et bénignes de métrites, il convient de faire une place à part à la métrite des vieilles femmes, remarquable, dans certains cas, par la fétidité de ses sécrétions. On attribue généralement cette odeur des écoulement séniles à la négligence. Il n'en est pas toujours ainsi, et quelques femmes, très soigneuses de leur corps, sont affligées de ces pertes fétides qui leur causent de très vives préoccupations.

On peut incriminer quelquefois des phénomènes de rétention, dus à des cloisons vaginales, mais dans certains cas ce cloisonnement fait défaut.

La muqueuse utérine des femmes âgées a une circulation défectueuse. Monod de Bordeaux, attribue les hémorrhagies auxquelles donne lieu la métrite sénile à la dégénérescence athéromateuse des artères de la muqueuse. Il est possible que cette fétidité des écoulements soit en rapport avec des phénomènes de nécrobiose relevant de la même cause.

En dehors de ce caractère spécial, la métrite des vieilles femmes n'offre aucune particularité importante. La leucorrhée n'est généralement pas très abondante, et les réactions péri-utérines ou annexielles font défaut.

Métrites hémorragiques. — Un certain nombre d'auteurs décrivent comme une entité spéciale la *métrite hémorragique*. Il n'existe pas, à proprement parler, une variété particulière de métrite caractérisée par la prédominance des hémorragies, mais on peut observer des pertes de sang abondantes et prolongées au cours de la plupart des métrites, quelle qu'en soit la nature, et cette complication, constitue alors par son importance, le symptôme capital de la maladie. Ces hémorrhagies sont liées soit à une vascularisation excessive de la muqueuse résultant d'altérations multiples, rétention placentaire, prolifération villeuse ou polypeuse, dégénérescence fongueuse, etc., soit à des modifications du parenchyme utérin et des vaisseaux qu'il renferme, soit encore à des phénomènes réflexes ayant leur point de départ dans des lésions annexielles.

Il s'en faut donc que ces diverses modalités puissent être réunies dans une description commune.

Il importe, tout d'abord, de séparer, des métrites hémorragiques proprement dites les métrorragies qui accompagnent certaines lésions annexielles, et qui paraissent dues à des phénomènes réflexes.

On en observe de nombreux exemples au cours des salpingo-ovarites ; la dégénérescence scléro-kystique des ovaires provoque souvent des hémorragies rebelles, chez des jeunes filles, en dehors de toute infection. Il en est de même des kystes ovariques quand il se produit une torsion du pédicule ou d'autres accidents aigus qui déterminent une vive réaction du côté de l'ovaire.

La grossesse extra-utérine, diverses tumeurs non inflammatoires des ovaires, des trompes ou du ligament large, peuvent également avoir une répercussion sur la muqueuse utérine et donner lieu à des hémorragies. Un interrogatoire minutieux des malades et un examen local approfondi, permettront de distinguer ces pertes de sang de celles qui sont la conséquence de réelles lésions de la muqueuse utérine.

Métrites hémorragiques liées à des altérations de la muqueuse. — Rétentions placentaires et déciduales. — En raison de leur fréquence et de leur importance, les métrorragies dues à la rétention de débris placentaires et déciduaux doivent occuper dans ce groupe la première place.

La délivrance incomplète, à la suite des accouchements, est la source de graves accidents qui sont plutôt du domaine de l'obstétrique que de celui de la gynécologie.

On rencontre cependant des femmes qui, deux ou trois mois après l'accouchement, présentent des pertes de sang abondantes et prolongées qui n'ont pas d'autre cause.

Le fait est beaucoup plus fréquent à la suite des fausses couches, surtout quand il s'agit d'avortements provoqués. Le plus habituellement, l'expulsion de l'œuf se fait en deux temps, le fœtus se détache seul et le placenta reste dans la cavité utérine, d'où il s'élimine quelquefois spontanément dans les jours qui suivent.

Cette élimination est souvent incomplète ou très tardive : le placenta déchiré n'est expulsé qu'en partie ; il laisse des débris implantés sur la muqueuse ; parfois même le délivre est retenu tout entier dans la cavité utérine pendant plusieurs jours.

Il peut en résulter des accidents aigus d'infection puerpérale, qui mettent rapidement la vie des malades en danger, ou entraînent tout au moins de graves lésions utérines et annexielles.

Cette évolution est loin d'être la règle, et quand les femmes n'ont pas été infectées par des manœuvres abortives, ou par des manipulations diverses, au cours de la fausse couche, on n'observe que des complications modérées : mouvement fébrile peu accentué, odeur prononcée des lochies. Dans la plupart des cas, il n'y a pas eu la moindre infection, bien que des fragments de placenta aient séjourné durant plusieurs semaines et même plusieurs mois dans la cavité utérine.

Mais dans toutes les formes septiques ou aseptiques de cette affection, le symptôme dominant, parfois exclusif, consiste en des *hémorragies prolongées, violentes*, qui peuvent à elles seules devenir un danger pour les malades.

Celles-ci se présentent dans des conditions assez différentes qui constituent autant de types cliniques variés.

Formes précoces. — Quelques femmes appellent le médecin dès que la fausse couche est faite, parce qu'elles sont effrayées des pertes de sang qui se produisent. Si les renseignements sont fournis d'une manière exacte, le diagnostic est facile : l'aveu de la fausse couche, l'hémorragie, l'aspect béant du col, ne laissent aucun doute sur le diagnostic de rétention et sur la nécessité de compléter la délivrance dans le plus bref délai.

Trop souvent les femmes ne donnent aucun détail, ou fournissent des indications fausses, mais l'exploration locale révèle un utérus gros et béant, qui admet l'extrémité du doigt ; l'examen des seins permet d'y constater la présence de colostrum ; le diagnostic s'impose, malgré les dénégations des malades. On ne peut guère hésiter que sur le point de savoir si la fausse couche est faite, ou s'il n'y a qu'un simple commencement de travail. Quand l'orifice cervico-utérin est ouvert, la question est jugée ; dans le cas contraire, il suffit de quelques jours d'observation pour que l'on soit fixé.

Dans ces formes précoces, il s'agit plutôt, à proprement parler, d'accidents obstétricaux, d'hémorragies de la délivrance, inquiétantes par leur abondance, mais il n'y a pas là de *métrite* véritable. Cependant, il est bien difficile d'établir une délimitation précise entre ces rétentions placentaires simples et celles qui se compliquent réellement d'inflammation de l'utérus, soit par le fait d'une infection, si fréquente en pareil cas, soit par suite des modifications qu'impriment à la muqueuse utérine les greffes placentaires, même quand elles sont aseptiques.

Formes tardives. — A une époque éloignée de l'accouchemeut ou de la fausse couche, le tableau est un peu différent : il varie suivant que la rétention s'accompagne ou non d'infection.

Rétentions septiques. — Quand l'utérus est infecté, ce n'est pas toujours l'hémorragie qui domine la scène. Les malades ont de la fièvre, des accidents généraux d'importance variable, des douleurs abdominales, des écoulements fétides où le sang se mélange à une sanie purulente. De temps en temps surviennent des pertes de sang plus abondantes.

Fréquemment l'infection s'étend aux trompes, au péritoine ou au tissu cellulaire du bassin. Ces accidents ne constituent, en somme, qu'une complication de la métrite puerpérale.

Rétentions aseptiques. — Celles-ci sont plus intéressantes pour le gynécologue, et bien qu'elles aient été maintes fois décrites, elles sont encore souvent méconnues, d'autant plus qu'elles peuvent s'observer longtemps après une fausse couche.

Elles sont essentiellement caractérisées par des métrorragies plus ou moins abondantes, mais qui se répètent indéfiniment, pendant plusieurs semaines, plusieurs mois, sans malaises, sans douleurs, sans fièvre, sans autres modifications de la santé générale que celles qui peuvent résulter, à la longue, de l'anémie.

Ces hémorragies se manifestent tantôt sous la forme d'un suintement à peu près ininterrompu, présentant de temps à autre des recrudescences soudaines, tantôt sous la forme de pertes violentes, revenant à des intervalles rapprochés, et que séparent de courtes périodes d'accalmie pendant lesquelles les malades tachent à peine leur linge.

Si le mouvement les exagère, le repos n'a sur elles aucune influence marquée : on les voit persister chez des femmes immobilisées dans leur lit et ne commettant pas la moindre imprudence.

L'examen local fournit des éléments importants de diagnostic : il révèle un utérus un peu gros, au col légèrement entr'ouvert. Mais ces signes ne sont pas constants, le volume de l'utérus n'est pas toujours sensiblement au-dessus de la normale et le col à peine béant ; on peut même le trouver tout à fait fermé et d'apparence à peu près normale, quand les malades ont pris des préparations de seigle ergoté, d'ergotine, d'ergotinine, comme cela arrive trop souvent.

A mesure qu'on s'éloigne de la fausse couche, le colostrum disparaît des seins et l'on ne peut espérer découvrir aucun indice sérieux de ce côté.

Le diagnostic repose tout entier sur la persistance indéfinie des hémorragies, sans lésions appréciables de l'utérus ou des annexes, et sur les commémoratifs fournis par les malades. Il importe en effet de déterminer, aussi exactement qu'on le peut, le début des accidents et leur mode d'apparition.

Or, on apprend que ces pertes ont commencé à la suite d'un *retard des règles*, c'est-à-dire cinq ou six semaines au moins après la dernière menstruation normale, et c'est ce point surtout que l'on doit fixer avec précision, car les malades prennent souvent, quelquefois avec une entière bonne foi, les pertes de sang qui précèdent la fausse couche pour le retour des règles, et cette interprétation crée une équivoque que seul un interrogatoire minutieux pourra éviter. De plus ces hémorragies se sont accompagnées de coliques, au début, elles ont continué presque sans interruption, donnant lieu à l'expulsion de caillots, et si elles cessent quelques jours, c'est pour reparaître bientôt. Cette évolution à elle seule est déjà caractéristique; l'examen local ne tarde pas à confirmer le diagnostic.

Métrite villeuse. — Quelle que soit la nature primitive de l'infection, les lésions de la muqueuse utérine, dans quelques métrites, présentent certaines particularités qui prédisposent à des hémorragies : la prolifération intense de la muqueuse au niveau des espaces interglandulaires donne lieu à la production de petites saillies que l'on a comparées aux villosités de l'intestin. Elles sont constituées par des cellules embryonnaires, au milieu desquelles se prolongent les arcades vasculaires qui existent normalement au voisinage des glandes. Parfois, au lieu de petites saillies isolées, les lésions sont plus diffuses, elles consistent dans une hypertrophie en masse de la muqueuse, qui apparaît bosselée, irrégulière et extrêmement vascularisée, comme le sont d'ailleurs les villosités séparées. Ces tissus de nouvelle formation sont très fragiles et saignent avec la plus grande facilité.

Des altérations de ce genre peuvent s'observer dans toutes les métrites, légères ou graves ; elles sont tantôt localisées à certains points de la muqueuse utérine, tantôt étendues à sa presque totalité ; les circonstances qui provoquent leur développement sont mal connues.

Les hémorragies sont le seul symptôme qui les fasse soupçonner : elles commencent habituellement à l'occasion des règles et se prolongent pendant un temps variable, pour reparaître après quelques jours d'accalmie, sans aucune périodicité. Elles sont quelquefois ininterrompues, une légère recrudescence signalant l'époque des règles. L'écoulement presque permanent du sang masque la leucorrhée qui n'est plus reconnaissable qu'aux grosses glaires sanguinolentes souillant les linges. Les douleurs sont peu prononcées et se réduisent plutôt à des sensations de fatigue.

Le toucher, le spéculum ne fournissent pas de renseignements bien concluants. Si l'on introduit un hystéromètre, on a la sensation d'une surface dépolie, rugueuse, répondant aux bosselures de la muqueuse.

Le plus souvent, les pertes de sang ne font qu'augmenter, les accalmies deviennent plus rares et plus courtes. Légèrement atténuées par le repos, les hémorragies reparaissent dès que les malades se lèvent.

Il n'est pas rare de voir les métrites des jeunes filles et celles des vieilles femmes revêtir la forme hémorragique ; on observe rarement, dans ces conditions, de véritables saillies villeuses, mais plutot une mollesse insolite de la muqueuse qui, fortement congestionnée, épaissie, se désagrège sous le moindre effort, en une sorte de bouillie rougeâtre. Il s'agit là d'une lésion un peu différente de la précédente, mais qui se traduit cliniquement par les mêmes symptômes.

Le diagnostic se fait surtout par élimination, l'examen ne révélant ni corps fibreux, ni lésions annexielles, et les commémoratifs invoquant l'existence d'une métrite antérieure. L'endoscopie intra-utérine (David) permet de déterminer avec précision cette variété de métrite et le siège des lésions, lorsque celles-ci sont localisées.

Métrite polypeuse. — Dans certains cas, la prolifération interstitielle est encore plus limitée. Alors que l'inflammation ne produit sur presque toute l'étendue de la muqueuse utérine que des lésions banales, elle provoque en quelques points un bourgeonnement excessif, aboutissant à la formation de petites masses isolées, de plus en plus saillantes, qui, après avoir débuté dans un espace interglandulaire, entraînent avec elles des glandes et même des fibres musculaires du parenchyme utérin, forment un relief de plus en plus accentué à la surface de la muqueuse, puis se pédiculisent et tombent en quelque sorte dans la cavité utérine, rattachées à la paroi par leur pédicule seulement. Ces lésions peuvent se développer en un point quelconque de la muqueuse utérine, mais elles sont surtout fréquentes au niveau du col. Il est rare qu'une de ces productions soit isolée ; on en rencontre presque toujours plusieurs, à des degrés divers de développement ; quelques-unes sont tout à fait rudimentaires.

Si la structure et la pathogénie de ces polypes sont bien connues, nous ignorons les causes réelles de leur formation. Ils ne semblent influencés ni par la nature de l'infection, ni par l'intensité du processus inflammatoire, et aucune considération d'ordre diathésique ou héréditaire ne nous explique leur fréquence chez certaines femmes, tandis qu'ils manquent chez d'autres, dont l'utérus est beaucoup plus malade.

Dès que ces polypes se sont pédiculisés et qu'ils tombent dans la cavité utérine, ils tendent à gagner l'orifice cervical et à sortir de l'utérus. Cette migration ne s'accomplit pas sans imprimer quelques modifications aux symptômes de la métrite.

Les polypes du corps utérin, même quand ils sont de faible dimension, provoquent des contractions de l'utérus et une légère dilatation du col qui se traduisent par des douleurs modérées ; ils entretiennent en même temps une congestion intense de la muqueuse et donnent lieu à des hémorragies d'abondance variable, qui revêtent le plus souvent le type ménorragique. Les règles sont plus abondantes et plus prolongées que de coutume ; on voit apparaître à leur suite un suintement sanguinolent accompagné d'une hypersécrétion très accentuée. Ce flux leucorrhéique, uniformément rosé, ou mélangé de glaires sanglantes, est assez caractéristique de ces lésions.

Dans les polypes du col, les douleurs sont presque nulles ou elles manquent complètement, mais les ménorragies et l'hypersécrétion sont tout aussi prononcées. Souvent même de petites pertes de sang surviennent irrégulièrement, en dehors des règles.

Le diagnostic des polypes est facile : on les découvre quelquefois au cours d'un examen, alors qu'ils n'ont donné lieu à aucun symptôme décisif.

S'ils sont saillants dans le vagin, ils se présentent immédiatement sous le doigt qui peut suivre leur pédicule jusqu'au col. Quelquefois ils sont encore enclavés dans la cavité cervicale et font à peine saillie au niveau de l'orifice externe.

Au spéculum, ils se montrent tantôt sous la forme de petites masses ovoïdes, flottantes, rattachées à la matrice par un long et mince pédicule qui va se perdre dans le col, tantôt sous l'aspect d'une languette aussi large à sa base qu'à son extrémité ; quand le polype n'est pas encore sorti de la cavité cervicale, on l'aperçoit au niveau de l'orifice externe ; son apparition, dans ce cas, est assez souvent intermittente : il s'engage à certains moments à travers l'orifice cervical, tandis qu'à d'autres moments le col est presque fermé et ne laisse rien voir d'anormal.

Le volume de ces polypes est extrêmement variable. Quelques-uns ont les dimensions d'une noix, d'un œuf de pigeon, tandis que d'autres ne sont pas plus gros qu'un noyau de cerise. Ils sont généralement allongés par suite de leur passage à travers le canal cervical. Certains polypes ont une coloration rose pâle, d'autres sont d'un rouge vif, comme la muqueuse utérine enflammée.

Il n'est pas rare de trouver au-dessous de l'orifice cervical plusieurs polypes qui sont sortis à des intervalles rapprochés, ou un polype sessile derrière un autre à long pédicule.

La consistance molle de ces *polypes muqueux* permet de les distinguer assez facilement des *myomes* détachés de la paroi utérine, pédiculisés, et qui s'éliminent par les voies naturelles. Même quand les polypes muqueux constitués par du tissu conjonctif dense sont plus fermes que d'habitude, ils ne présentent jamais la dureté des myomes. Ceux-ci d'ailleurs donnent lieu à des symptômes beaucoup plus accentués : douleurs plus vives, hémorragies plus abondantes, phénomènes de dilatation et d'expulsion plus lents et plus prononcés.

Métrite parenchymateuse. — Les métrorragies ne sont pas exclusivement liées à l'endométrite : elles sont souvent en rapport avec des altérations du parenchyme utérin.

Les gros utérus scléreux donnent lieu fréquemment à des pertes de sang abondantes et prolongées, et ils méritent à ce point de vue d'être rattachés aux métrites hémorragiques. Mais ils ne se manifestent pas toujours par des accidents de ce genre; ils entraînent parfois des irrégularités menstruelles et même de l'aménorrhée.

De quelque façon que l'on interprète la pathogénie de ces utérus hypertrophiés, il est incontestable que leur augmentation de volume, la sclérose et les troubles circulatoires dont ils sont le siège, l'éréthisme douloureux qui en résulte, impriment à la maladie une physionomie particulière. Ce sont bien les altérations du parenchyme utérin qui constituent la note dominante, les lésions de la muqueuse ne jouant plus qu'un rôle accessoire.

Si ce processus est purement dystrophique dans certains cas (sclérose utérine de Richelot), il est manifestement inflammatoire dans d'autres circonstances, puisqu'il apparaît comme la conséquence éloignée d'une involution incomplète de l'utérus, à la suite d'un accouchement ou d'une fausse couche, et compliquée souvent d'infections secondaires plus ou moins tardives.

Dans ces conditions, la dénomination de *métrite parenchymateuse*, qu'avaient judicieusement adoptée les anciens auteurs, paraît bien préférable aux termes vagues d'engouement (Lisfranc, A. Duparique, Becquerel, etc.), d'infarctus utérin (Schröder avec la plupart des auteurs allemands), forme douloureuse chronique (Pozzi).

La douleur est, en général, le premier symptôme qui attire l'attention des malades. Elle se manifeste, à l'origine, par une sensation à peu près permanente de pesanteur à l'hypogastre et vers le périnée, accompagnée de tiraillements dans la région lombo-abdominale. Ces phénomènes, plus prononcés que dans les métrites communes, s'accentuent notablement sous l'influence de la marche, de la station debout prolongée et des secousses de la voiture ; ils se font sentir même dans la position assise ; le décubitus horizontal les apaise sans les faire disparaître complètement.

Cette pesanteur désagréable fait bientôt place à des douleurs sourdes, mais très pénibles en raison de leur continuité, et qui présentent des irradiations du côté des rameaux nerveux du crural et du sciatique.

Sneguireff, de Moscou [1], a observé qu'il existait en pareil cas des points douloureux fixes répondant à l'émergence de filets nerveux qui émanent des deux premières paires lombaires, les mêmes qui innervent le fond de l'utérus. Il s'en faut que ces points névralgiques se retrouvent chez toutes les femmes ; la douleur est le plus souvent diffuse, elle envahit même la partie supérieure des cuisses.

Si l'utérus est abaissé, les malades ressentent un poids insupportable au périnée, il leur semble qu'un corps volumineux tend à sortir par la vulve. Lorsqu'il est fléchi en avant ou en arrière, on constate une vive irritation de la vessie ou du rectum, avec ténesme, incontinence vésicale, dysurie, épreintes dysentériformes.

Beaucoup plus souvent que les autres variétés d'inflammation utérine, la métrite parenchymateuse s'accompagne de désordres du côté des divers appareils : dyspepsie flatulente, entéro-colite muco-membraneuse, palpitations, essoufflement, toux sèche, troubles nerveux variés, etc.

Ces diverses complications relèvent, pour une large part, des prédispositions héréditaires ou acquises, qui pesaient déjà sur les malades antérieurement à l'apparition des accidents génitaux, mais ceux-ci contribuent également à provoquer leur éclosion.

Les sécrétions sont, en général, peu abondantes, claires ou opalines, très rarement purulentes ; néanmoins, elles entretiennent à la vulve de la brûlure et souvent même un prurit persistant. Ces démangeaisons s'accompagnent parfois de folliculites ou de lésions eczémateuses, de lichénifications secondaires résultant des grattages. Ces déterminations cutanées, comme les accidents nerveux, sont dues, en grande partie, au neuro-arthritisme de ces malades, et les liquides provenant de l'utérus ne fournissent qu'un prétexte à leur développement.

La menstruation est généralement troublée ; elle est l'occasion d'une recrudescence très marquée des douleurs. Les malades commencent à souffrir trois ou quatre jours avant les règles, quelquefois beaucoup plus tôt ; il n'est pas rare que les malaises débutent vers le milieu de l'intervalle menstruel et persistent jusqu'à l'apparition de l'écoulement sanguin, qui amène presque toujours une détente dans les symptômes locaux et dans les phénomènes généraux. Chez quelques malades, cependant, le premier jour des règles marque le point culminant de la crise douloureuse et l'apaisement n'est complet que vers la fin de la menstruation.

L'abondance de l'écoulement sanguin est très variable, chez certaines femmes, en dépit de prodromes très accentués et très prolongés ; la perte de sang ne dure qu'un jour, un jour et demi, ou moins encore, et elle ne consiste qu'en quelques gouttes de sang noir, épais, exhalant une odeur très forte.

Chez d'autres, il se produit des ménorragies abondantes qui durent huit ou dix jours ou même davantage, et quelquefois se prolongent d'une époque menstruelle à l'autre.

[1] Ces points névralgiques décelés par une pression modérée siègeraient : 1° au tubercule du pubis ; 2° à un travers de doigt au-dessus ; 3° au côté interne de l'épine iliaque antéro-supérieure ; 4° à la lèvre externe de la crête iliaque ; 5° à la face interne de la cuisse, au niveau du pli de l'aine. Sneguireff. Uber endometritis dolorosa. *Arch. f. Gyn.*, 1899, cité par Pozzi.

C'est alors que la métrite parenchymateuse aurait légitimement sa place parmi les métrites hémorragiques; mais il existe à ce propos des différences très marquées échappant à toute règle précise.

Chez certaines malades, ces ménorragies sont en quelque sorte habituelles et reviennent régulièrement à chaque menstruation; chez d'autres on n'observe que la congestion sèche, avec des phases plus ou moins prolongées d'aménorrhée. Enfin, il n'est pas rare de voir la congestion sèche et la congestion hémorragique alterner capricieusement, à des intervalles irréguliers, chez la même femme.

En dehors de l'influence cataméniale, il survient fréquemment des poussées congestives dues à des causes diverses : marche prolongée, longues stations debout, courses en voiture, excitations génitales, excès d'alimentation, etc.

La métrite parenchymateuse donne lieu à des signes physiques assez nets pour que le diagnostic en soit facile.

Quand l'hypertrophie de l'utérus est très prononcée, il est perceptible à la palpation de l'abdomen. Le plus habituellement, ce n'est qu'en associant le toucher au palper que l'on peut se rendre compte de son volume de sa conformation et de sa consistance. La main appliquée sur l'abdomen sent très nettement le fond arrondi, globuleux, dur, mais régulier du corps utérin; en même temps que le doigt vaginal perçoit la dureté toute particulière du col; l'un et l'autre sont augmentés de volume. Lorsqu'il s'agit d'une femme un peu forte, il est indispensable de pratiquer le toucher dans la situation verticale, qui permet d'apprécier exactement le contour du segment inférieur. Chez les multipares le col est élargi, étalé au fond du vagin; la dépression de l'isthme est presque effacée, et donne à l'ensemble de l'organe une forme à peu près cylindrique. Chez les femmes qui n'ont pas eu d'enfant, il a l'aspect d'un dôme ou tout au moins d'un cône renversé, au sommet duquel le doigt distingue à peine l'orifice ; l'utérus présente, dans ce cas, la forme d'une poire.

On constate souvent au pourtour du col, vers sa base, une sorte d'empâtement œdémateux. L'utérus est sensible, quelquefois douloureux au toucher, surtout quand on lui imprime des déplacements dans le sens transversal ou dans le sens vertical.

Le spéculum n'ajoute pas grand'chose aux signes fournis par le toucher : il permet de voir la coloration rouge ou violacée du col, les traînées blanchâtres que dessinent parfois les bandelettes de sclérose, les petits kystes glandulaires qui font saillie sous la muqueuse, et parfois un bourrelet œdémateux qui soulève les culs-de-sac vaginaux, au moment des poussées inflammatoires.

La métrite parenchymateuse est le plus souvent chronique d'emblée. Elle succède à la congestion utérine des neuro-arthritiques; on l'observe exceptionnellement chez des vierges, moins rarement chez des nullipares; mais elle a son maximum de fréquence chez les femmes qui ont eu plusieurs enfants.

Après chaque accouchement, l'utérus demeure un peu plus gros qu'il ne l'était auparavant, les lochies sont plus longtemps sanguinolentes, puis les règles reparaissent, un peu plus douloureuses et plus longues que de coutume. Bien qu'il ne soit survenu aucun phénomène d'infection appréciable, les femmes commencent à éprouver des symptômes de congestion sous l'influence des causes les plus banales.

Ces gros utérus offrent à ce point de vue une certaine analogie avec les amygdales hypertrophiées, qui sont à chaque instant le siège de poussées inflammatoires : il semble que des germes inoffensifs, simples saprophytes peut-être, soient de temps à autre les agents de petites infections, qui provoquent une recrudescence momentanée du syndrome utérin.

Aussi les rechutes sont-elles fréquentes, et elles constituent un des caractères importants de la maladie. Il s'agit presque toujours d'infections peu virulentes.

La métrite parenchymateuse a beaucoup moins de tendance que l'endométrite à provoquer des complications tubo-ovariennes, à moins d'inoculation gonococcique intercurrente. La complication la plus habituelle consiste en de petites poussées de lymphangite, qui donnent lieu à un léger empâtement péri-utérin.

En général, les troubles fonctionnels persistent, et s'accentuent même plus ou moins, jusqu'à l'époque de la ménopause. Plus tard, la congestion cataméniale faisant défaut, les accidents s'atténuent, et bien que la sclérose de l'utérus augmente, l'apaisement finit par se produire.

Quand la métrite parenchymateuse succède à une vieille endométrite, ou quand il est survenu quelque infection blennorrhagique ou streptococcique intercurrente, la situation s'aggrave manifestement, les malades sont beaucoup plus exposées aux complications annexielles, et en même temps les phénomènes de catarrhe augmentent d'intensité.

Or, les lésions de la muqueuse se mêlant intimement à celles du parenchyme utérin, la guérison en devient presque impossible.

Métrites virginales. — Les métrites sont assez rares chez les jeunes filles ; elles ne diffèrent pas notablement de celles que l'on observe dans la période d'activité génitale. Abstraction faite de l'influence puerpérale, elles reconnaissent les mêmes causes et elles offrent sensiblement les mêmes symptômes. Elles ne se distinguent que par le caractère latent, qu'elles revêtent dans la plupart des cas.

Si quelques auteurs leur ont attribué une physionomie spéciale, c'est parce qu'ils ont confondu avec les métrites vraies divers troubles fonctionnels et dystrophiques qu'il est assez facile d'en séparer. C'est ainsi que la dysménorrhée et les métrorragies qui accompagnent l'ovarite scléro-kystique primitive, la leucorrhée, les douleurs et les irrégularités menstruelles si fréquentes chez les jeunes filles dont l'utérus est incomplètement développé ou dévié, n'ont aucun rapport avec les inflammations utérines.

Étiologie. — La cause la plus habituelle de métrites virginales est l'infection blennorrhagique accidentelle.

Si la plupart des vulvites gonococciques de la première enfance guérissent sans infecter les organes génitaux profonds, on voit quelquefois apparaître au cours de ces vulvites, de grosses gouttes de catarrhe cervical purulent qui témoignent de l'invasion du col utérin. On a signalé, chez de très jeunes fillettes, l'existence de salpingites et même de péritonites à gonocoques consécutives aux infections qui atteignent les premières voies génitales ; ce sont là des faits heureusement exceptionnels.

On connaît assez mal les causes qui facilitent dans ce cas l'ascension des germes pathogènes. On peut incriminer quelquefois des attouchements occasionnés par les démangeaisons dont la vulve enflammée est le siège, peut-être des explorations ou une thérapeutique mal conduites, mais on ne saurait expliquer par des raisons analogues tous les faits de ce genre.

La métrite se montre parfois tardivement, alors que les manifestations vulvaires semblent guéries depuis longtemps. Cependant, si l'on examine avec soin la région vestibulaire, on y découvre des folliculites, de l'uréthrite, qui témoignent de la persistance de l'infection blennorrhagique.

Il est probable même que nombre de métrites virginales qui surviennent beaucoup plus tard. Au moment de la puberté par exemple, et qui présentent les signes classiques de la métrite blennorrhagique en dehors de toute contagion récente, n'ont pas d'autre origine. Ces faits sont bien d'accord avec ce que nous savons de la survivance prolongée des gonocoques dans les culs-de-sac glandulaires.

Il n'est pas impossible, toutefois, de rencontrer chez des jeunes filles des métrites banales d'origine endogène, dues à un accroissement de la virulence des microorganismes du vagin à la suite de traumatismes et de quelque maladie générale.

Dans quelque cas l'antéflexion très prononcée, et surtout la rétroflexion, peuvent être la cause principale de ces métrites : en raison de la déclivité du corps utérin plus ou moins renversé, le sang menstruel, les sécrétions s'accumulent dans sa cavité, la distendent et offrent à la fois aux germes, un accès plus facile et des conditions plus favorables à leur développement.

Symptômes. — Les métrites virginales sont rarement aiguës ; elle se révèlent surtout par la leucorrhée cervicale, reconnaissable aux glaires filantes, abondantes qui baignent la vulve, empèsent le linge et maintiennent une irritation permanente des régions qu'elles souillent.

Si l'hymen est assez lâche pour que l'on puisse appliquer un petit spéculum, on découvre un col grêle dont l'orifice est entouré d'un anneau rougeâtre que forme une saillie de la muqueuse enflammée. Un peu au-dessus de l'orifice, le col distendu par l'hypersécrétion présente un renflement très appréciable.

Les métrites banales revêtent souvent la forme hémorragique, surtout lorsqu'il existe une déviation de l'utérus. La muqueuse tantôt ramollie, friable, tantôt épaissie et comme hérissée de villosités, est le siège d'une vascularisation excessive ; elle saigne avec la plus grande facilité.

Ces métrites virginales, catarrhales ou hémorragiques, évoluent aussi lentement qu'à l'âge adulte. La difficulté du traitement constitue ici un obstacle de plus à la guérison.

Métrites séniles. — Les métrites que l'on observe après la ménopause ont des allures un peu particulières qui méritent d'attirer l'attention.

Il importe de distinguer, à ce point de vue, les *métrites antérieures à la ménopause,* dont l'évolution se poursuit régulièrement avec ou sans incidents, et les véritables *métrites séniles* qui débutent après la suppression des fonctions menstruelles.

Les premières ne diffèrent des formes habituelles de la métrite, que par une tendance plus marquée à l'amélioration. A mesure que s'accomplit la régression sénile, la disparition des fluxions périodiques, la sclérose progressive du parenchyme utérin, l'atrophie des glandes amènent une diminution notable des écoulements et des malaises. L'apaisement se fait peu à peu, la guérison ne tarde pas à se produire.

Les métrites séniles proprement dites sont celles qui surviennent après la ménopause, chez des femmes dont l'utérus semblait sain jusque-là.

Elles se manifestent presque exclusivement par un écoulement leucorrhéique jaunâtre, d'abondance variable, qui exhale une odeur assez prononcée, souvent fétide. Ces sécrétions sont quelquefois teintées de sang; elles se compliquent même de petites hémorragies peu abondantes, mais fréquentes, consistant soit en un suintement prolongé, soit en des pertes de sang brusques, dont la soudaineté impressionne vivement les malades et le médecin.

Ces accidents, en effet, offrent une certaine analogie avec ceux qui caractérisent les affections cancéreuses si communes à cet âge.

Le toucher ne révèle aucune lésion importante : le vagin est un peu étroit; il n'est pas rare qu'il présente une ou plusieurs cloisons transversales, en forme de diaphragmes qui ne permettent pas toujours d'arriver sur le col. Celui-ci est atrophié, réduit quelquefois à un petit nodule occupant le fond du vagin; il n'est le siège d'aucune érosion, on voit à peine à son orifice un mince anneau rouge formé par la muqueuse au centre duquel apparaît une goutte de muco-pus jaunâtre. Dans quelques cas, il existe un petit polype muqueux à peine gros comme un pois. Les culs-de-sac péritonéaux sont souples, libres, ils permettent de sentir facilement le corps utérin atrophié. Ces métrites séniles ne retentissent guère sur les annexes.

Le fond du vagin est rouge et la rougeur se prolonge souvent sur toute l'étendue de la muqueuse. On voit sur celle-ci des vaisseaux superficiels disposés en forme d'étoiles et parfois de petits piquetés hémorragiques de peu d'importance.

Ces modifications coïncident fréquemment avec des lésions cutanées et en particulier avec de l'eczéma sec ou avec un purit accentué des grandes lèvres. Il est à remarquer que dans ces conditions, la muqueuse du vagin et celle du museau de tanche donnent souvent au papier de tournesol une réaction acide.

Chez quelques femmes la métrite est plus accentuée, malgré l'atrophie de l'utérus, l'orifice du museau de tanche est légèrement entrebaillée, et si l'on introduit un hystéromètre, on perçoit une série de petites rugosités qui sont dues à la présence de minuscules polypes ou de saillies villeuses.

Dans les formes les plus ordinaires de cette affection, caractérisées par une simple rougeur de la muqueuse avec écoulement leucorrhéique fétide, ces accidents disparaissent promptement à la suite de nettoyages de la muqueuse à l'eau oxygénée, qui détruisent les microbes anaérobies, agents habituels de ces infections. Les formes polypeuses ou villeuses sont plus persistantes; elles réclament l'emploi de la curette et de pansements répétés.

Ces métrites séniles n'ont en général aucun retentissement sur les annexes. Leur principal intérêt réside dans la difficulté du diagnostic. L'examen clinique le plus minutieux ne permet pas toujours de distinguer ces altérations plus ou moins étendues de la muqueuse utérine avec des lésions cancéreuses. Il est indispensable, en pareil cas, de recourir à la biopsie.

DIAGNOSTIC

Généralement facile quand se trouvent réunis les symptômes classiques de la métrite, le diagnostic de cette affection présente de réelles difficultés, quand l'exagération d'un symptôme ou l'apparition de phénomènes insolites viennent compliquer l'interprétation des faits observés.

Ce sont surtout les *métrorragies* qui donnent lieu à des erreurs. On oublie trop facilement qu'elles ne font pas partie des symptômes essentiels de la métrite; elles ne surviennent au cours de cette affection que lorsqu'il existe des altérations spéciales de la muqueuse : rétentions placentaires, villosités, polypes, ou des lésions du parenchyme utérin, des annexes, etc.

Les hémorragies sont en réalité des manifestations tardives de certaines métrites, lorsqu'elles se montrent dès l'origine, elles doivent faire songer à une complication, ou inspirer des doutes sur le diagnostic.

C'est ainsi qu'on prend souvent pour des métrites les *poussées congestives* qui se produisent dans des utérus rétrofléchis, même chez des jeunes filles, celles que l'on observe au cours de l'ovarite scléro-kystique ou au début des fibro-myomes, alors qu'aucune modification extérieure de l'organe ne permet encore de soupçonner les tumeurs. Un examen local plus minutieux, une étude attentive des autres symptômes conduiront au diagnostic.

D'ailleurs toutes les formes de la *congestion* de l'utérus sont souvent confondues avec la *métrite* : les douleurs lombo-abdominales, les troubles de la menstruation, et surtout son abondance excessive au cours de l'hyperémie simple, font porter un peu légèrement le diagnostic de métrite, et on voit nombre de femmes qui ont été menacées de curettage, ou de traitements prolongés, alors que quelques jours de repos et de soins peu compliqués mettent fin aux accidents parfois assez accentués qu'elles ont éprouvés. On ne doit pas oublier que dans l'inflammation de l'utérus, les douleurs et les troubles menstruels sont au second plan, tandis que l'hypersécrétion est le phénomène principal. Les deux premiers symptômes sont beaucoup plus prononcés dans la congestion : l'utérus paraît sensible au toucher, tandis que les sécrétions restent modérées : si elles existent, elles consistent en un liquide filant, clair, parfaitement transparent. L'évolution d'ailleurs est très différente dans les deux cas : la congestion procède par poussées subites, plus ou moins violentes, qui cèdent rapidement, tandis que la métrite, même dans ses formes légères, a une durée plus longue. Aussi, dans le doute, le repos, et une observation de quelques jours, ont vite tranché la question.

La leucorrhée simple des jeunes filles et des jeunes femmes anémiques est attribuée quelquefois à une métrite. Les caractères de l'écoulement diffèrent beaucoup dans les deux cas : les pertes blanches, en rapport avec un mauvais état général, sont surtout d'origine vaginale ; elles sont constituées par un liquide d'apparence laiteuse, caillebottée, peu irritant, auquel se mélangent exceptionnellement quelques mucosités glaireuses, légèrement opalines, du col utérin.

Au contraire, les sécrétions épaisses, gélatiniformes du col sont l'élément principal de l'écoulement dans les métrites. L'absence de tout phénomène d'irritation au niveau des muqueuses vulvo-vaginales est en faveur de la leucorrhée simple. L'examen de l'utérus, quand il est possible, ne révèle aucune altération du col ; enfin l'examen microscopique du liquide fournirait au besoin des indications utiles pour le diagnostic.

La *grossesse* au début peut présenter quelques symptômes qui font croire à une métrite : tiraillements dans la région lombo-abdominale, sensations de pesanteur dans le bas-ventre, pertes blanches, phénomènes d'irritation du côté de la vessie et du rectum, etc., surtout lorsque ces phénomènes s'observent chez une femme habituellement mal réglée, ayant présenté à diverses reprises des interruptions menstruelles. Parfois la situation est d'autant plus trompeuse qu'il se produit de petites pertes de sang irrégulières, que beaucoup de médecins croient incompatibles avec l'idée d'une grossesse.

Or, les femmes que, pour diverses raisons, une grossesse effraie, ne manquent pas d'insister sur ces écoulements sanguins qui, pour elles, sont la persistance du flux menstruel normal. C'est dans ces conditions qu'une erreur est souvent commise et qu'elle peut avoir pour la malade et pour le médecin des conséquences fâcheuses.

Il importe donc de procéder à un interrogatoire minutieux, de préciser aussi exactement que possible les caractères et la durée de ces hémorragies, la date de leur apparition, de la comparer à celle des dernières règles normales. On reconnaîtra ainsi qu'elles n'ont rien de physiologique, et qu'elles ne sont nullement un argument contre l'hypothèse d'une grossesse. Au contraire, des hémorragies répétées, comme l'a dit Bonnaire, doivent, aussi bien que l'aménorrhée, faire songer à un utérus gravide.

Une exploration attentive des organes génitaux permettra presque toujours de fixer le diagnostic : l'augmentation de volume de l'utérus est peu prononcée au cours des métrites ; quand elle existe, elle porte sur la totalité de l'organe, et plutôt sur le col que sur le corps. Le contraire se produit au début de la grossesse : le col conserve son apparence et ses dimensions normales, tandis que le corps utérin est légèrement distendu, renflé à la façon d'un ballon. Sa consistance est plus ferme dans la métrite, elle est à peu près uniforme, sauf au niveau du col où l'existence d'une érosion, d'une hernie de la muqueuse, se traduit par une sensation de mollesse.

Le col gravidique est mou, dépressible à son extrémité ; le corps utérin est également moins résistant et présente sous le doigt une certaine rénitence qui s'accuse particulièrement à l'angle de flexion, c'est-à-dire à la partie inférieure du renflement.

Enfin, on tiendra compte des modifications des seins ; pigmentation de l'aréole du mamelon, saillie des follicules de Montgomery, écoulement de colostrum, de la coloration ardoisée ou violacée des organes génitaux externes, des nausées, vomissements et autres troubles si fréquemment en rapport avec le début de la grossesse. Mais ces divers signes accessoires peuvent apparaître tardivement et leur absence ne constitue jamais une présomption formelle contre la grossesse.

Enfin, dans les cas douteux, on s'abstiendra de toute exploration intra-utérine, de tout pansement nuisible. L'attente, l'observation de la malade ne laisseront pas longtemps le diagnostic incertain.

Lorsqu'on se trouve en présence d'un gros utérus qui donne lieu à des hémorragies répétées coïncidant avec des signes de grossesse, on se demande si celle-ci suit son cours ou si la fausse couche est déjà faite. S'il s'agit d'une femme qui n'a pas encore eu d'enfant, l'aspect béant du col est un signe important de vacuité de l'utérus, mais chez une multipare au col préalablement élargi, l'hésitation est permise, à moins que l'on ne sente la dilatation de l'orifice cervical supérieur, ou que l'odeur de l'écoulement ne décèle la rétention de débris placentaires.

Lorsque le doute persiste, l'attente s'impose.

La métrite cervicale avec *lésions scléro-kystiques* est souvent prise pour un *cancer du col utérin :* on voit de gros cols irréguliers, à la surface bourgeonnante, sur lesquels le doigt rencontre des masses dures qui rappellent des noyaux cancéreux, et la muqueuse tendue, congestionnée, qui les recouvre, saigne facilement, au moindre contact ; la dissémination des lésions, leur vaste étendue, les alternatives de dureté et de mollesse que l'on sent sous le doigt, sont plutôt en faveur de la métrite, car des bourgeons cancéreux qui auraient envahi la plus grande partie du col donneraient lieu à une induration plus régulière, plus continue, plus homogène ; ils auraient provoqué déjà des ulcérations anfractueuses ou des végétations papillomateuses d'aspect tout spécial. La situation est beaucoup plus délicate lorsqu'on est en présence de lésions très limitées, ne dépassant pas la moitié d'une des lèvres du col, par exemple.

L'existence à ce niveau d'un ou de plusieurs nodules indurés sera justement suspecte. Si la muqueuse est molle, souple, peu friable, on sera en droit de songer à la métrite, mais il sera prudent de scarifier légèrement l'un des nodules pour s'assurer de sa nature kystique. Si l'induration semble avoir gagné la muqueuse elle-même, et s'il n'existe pas de kystes folliculaires dans la profondeur, on soupçonnera plutôt le cancer.

Dans le doute, il est indispensable de recourir le plus tôt possible à un examen biopsique. On enlève avec précaution un petit fragment de la masse suspecte, dont on fait une analyse histologique minutieuse.

Le *cancer du corps utérin* est encore, plus souvent que celui du col, confondu avec la métrite, bien que leur évolution clinique soit différente. L'infection utérine se traduit surtout par de la leucorrhée, tandis que le cancer, qu'il apparaisse avant ou après la ménopause, s'annonce par un suintement sanguin continu, d'apparence insignifiante, augmentant peu à peu, et présentant de temps à autre des recrudescences marquées, sans cause appréciable. Ces petites pertes de sang, très caractéristiques après la ménopause, doivent être tenues pour suspectes même chez des femmes en pleine activité génitale. Elles imposent la dilatation de l'utérus, suivie d'un curettage dont les produits doivent être examinés soigneusement au microscope.

Quand le cancer du corps utérin est plus avancé dans sa marche, l'abondance des écoulements, l'augmentation de volume de l'organe, les douleurs très vives que ressentent les malades, ne prêtent guère à la confusion.

L'erreur inverse est également commise : on rencontre, au cours des métrites, et particulièrement chez des femmes âgées, des écoulements fétides d'autant plus suspects qu'ils sont mélangés de sang, ou se compliquent de petites hémorragies. Si l'on analyse bien les caractères de l'écoulement, on reconnaîtra qu'il conserve l'apparence du muco-pus et qu'il ne présente ni la fluidité, ni l'abondance, ni l'odeur franchement ichoreuse de la sanie cancéreuse. Ces suintements sont en général précoces dans les métrites séniles, ils précèdent les hémorragies.

C'est le contraire que l'on observe dans le cancer, l'hydrorrhée fétide n'apparaît qu'à une époque avancée de la maladie.

Les formes communes de la métrite sont faciles à distinguer des *fibro-myomes*, qu'elles peuvent compliquer d'ailleurs, l'infiltration myomateuse des parois créant plutôt une prédisposition à l'infection.

Il arrive parfois que les poussées congestives qui signalent les fibromes à leur début sont considérées comme des métrites ; il suffit d'un examen local attentif pour éviter cette erreur.

Il n'en est pas de même de la métrite parenchymateuse, que son évolution seule permet de distinguer des myomes. Elle donne lieu, comme ceux-ci, à une augmentation notable du volume de l'utérus, à des hémorrhagies plus ou moins abondantes, qui peuvent tromper les cliniciens les plus expérimentés.

En général l'utérus reste lisse, régulier, ses dimensions n'augmentent pas d'une manière indéfinie et n'atteignent que bien exceptionnellement des proportions exagérées. Quand l'accroissement s'accentue, on peut toujours soupçonner une myomatose diffuse qu'il est impossible de distinguer, anatomiquement, des fibro-myomes classiques.

Il suffit d'un examen local même superficiel pour différencier une métrite des *affections péri-utérines ou annexielles*.

PRONOSTIC

Le pronostic de la métrite est beaucoup plus sérieux qu'on ne le pense généralement. Si elle ne constitue pas une réelle menace pour l'existence elle est la première étape de l'infection des organes génitaux profonds et pendant toute la durée de son évolution elle expose à de graves complications du côté des trompes, des ovaires, du tissu cellulaire et du péritoine pelvien.

Même dans ses formes bénignes elle trouble profondément la vie de la femme et peut avoir de fâcheuses répercussions sur la santé générale par l'ébranlement qu'elle imprime au système nerveux.

La *métrite puerpérale*, le plus souvent, d'origine streptococcique offre un réel danger au début de son apparition, surtout si elle survient peu de temps après l'accouchement, l'infection pouvant se généraliser et revêtir la forme septicémique ou pyohémique. Même localisée à l'utérus elle se complique fréquemment de suppurations pelviennes.

A mesure qu'on s'éloigne du début, l'infection tend à s'atténuer, les exsudats se résorbent, les adhérences s'assouplissent et le fonctionnement de l'appareil génital est loin d'être compromis comme auraient pu le faire craindre les accidents initiaux.

La *métrite blennorrhagique* a un début moins dramatique ; en dehors de quelques formes aiguës exceptionnelles qui entraînent, qui peuvent s'étendre immédiatement aux annexes et au péritoine pelvien, elle est loin de présenter le même danger que la métrite puerpérale au point de vue de ses conséquences immédiates, mais elle est plus inquiétante pour l'avenir. Elle envahit insidieusement les annexes, donne lieu à des salpingo-ovarites indéfiniment prolongées, qui, si elles ne suppurent pas, compromettent d'une façon grave et quelquefois irrémédiable les fonctions de l'appareil génital. Même lorsqu'elle reste localisée au col utérin, la blennorrhagie apporte un obstacle à la fécondation. Elle est beaucoup plus souvent que la métrite puerpérale une cause de stérilité.

Moins dangereuses, les *formes banales* de la métrite ne font, le plus souvent, qu'effleurer les muqueuses génitales sans y laisser de traces durables.

Dans quelques cas exceptionnels elles peuvent déterminer du côté des annexes des désordres dont il est impossible de mesurer l'importance.

Les *métrites* à *forme hémorragique* prédisposent généralement peu à l'infection ; elles cèdent assez vite au traitement dirigé contre la muqueuse malade.

La *métrite parenchymateuse* a également peu de tendance à infecter les organes profonds. Sa gravité dépend surtout des hémorragies qu'elle provoque et des perturbations de la santé générale.

TRAITEMENT MÉDICAL DES MÉTRITES

La métrite est une affection très rebelle dont le traitement est difficile, souvent infidèle. C'est ce qui explique la multiplicité des moyens utilisés pour la combattre.

Pour atteindre les microbes pathogènes qui pullulent sur les muqueuses génitales et jusque dans la profondeur des glandes, pour modifier les altérations qu'ils ont provoquées dans les tissus, on a mis en œuvre une foule de procédés empruntés à la physique, à la chimie, à la pharmacologie ou à l'art chirurgical.

Dans toutes les métrites on a recours à un traitement vaginal consistant en irrigations, en pansements faits sur le col. Ces procédés suffisent quelquefois, dans les formes légères de la maladie, mais on est souvent obligé d'y ajouter des soins plus minutieux qui portent sur la cavité utérine; ceux-ci doivent être appliqués exclusivement par le médecin.

Injections vaginales. — Les injections vaginales figurent au premier rang des procédés thérapeutiques employés contre les métrites.

La technique en a été suffisamment indiquée[1] dans le traitement général des affections génitales. La quantité de liquide à injecter, sa qualité, sa température, varient d'après les conditions que l'on se propose de remplir.

L'action microbicide des injections antiseptiques ne peut s'exercer que sur le vagin et à l'orifice externe du col. Elle n'est pas négligeable, car elle peut détruire sur place des organismes pathogènes toujours prêts à engendrer de nouvelles infections, mais on s'assurera que les solutions employées ne soient pas de nature à brûler la muqueuse.

Les injections sont faites généralement par les malades elles-mêmes ou par une infirmière. Le médecin doit veiller à ce qu'elles soient correctement pratiquées.

Pansements vaginaux. — Les pansements appliqués sur le col utérin constituaient jadis à peu près l'unique traitement des métrites. Les doctrines antiseptiques leur ont valu de sévères critiques, parfois excessives.

Certes leur action antiseptique se réduit à fort peu de chose, mais ils modifient

[1] *Traitement général des affections génitales*, p. 84 et suivantes.

plus qu'on ne le croit les sécrétions du col, les lésions superficielles de la muqueuse, et ils ont une certaine influence sur l'hyperémie cervicale.

Ils ne pourraient être nuisibles que s'ils n'étaient pas pratiqués d'une manière aseptique, ou s'ils mettaient en contact avec la muqueuse des substances caustiques.

On a recours à des pansements assez variés. Les uns ne visent qu'une action mécanique : tel le tamponnement sec que l'on fait pour arrêter une hémorrhagie utérine en dehors de l'accouchement.

Ce procédé est encore employé de temps à autre; bien appliqué, il arrête l'écoulement du sang et permet, en cas de nécessité, de transporter une malade, de la faire voyager, sans danger.

On peut, avec avantage, lui substituer le tamponnement gélatiné qui n'exige pas un pansement aussi serré, mais il ne doit pas être laissé en place plus de six à huit heures au maximum, tandis que le premier peut être gardé vingt-quatre heures.

Au cours des métrites, on fait fréquemment des pansements médicamenteux, en plaçant sur le col des tampons d'ouate hydrophile ou de gaze (ces derniers sont préférables en raison de leur souplesse et de leur élasticité), que l'on imbibe de diverses préparations, ayant pour véhicule la glycérine. Ce corps, très avide d'eau, exagère momentanément les sécrétions du col qu'il rend plus fluides.

Il fait transsuder du sérum hors des vaisseaux et décongestionne le col en réalisant une véritable *saignée blanche* (GALLARD).

On peut ajouter à la glycérine de l'ichtyol, dans la proportion de 1/10e, du thigénol à 1/5e ou 1/3, ou diverses substances antiseptiques, telles que l'iodoforme 1/10e, la résorcine 1/10e, de la teinture d'iode simple ou iodurée, à condition que le médicament ait été préparé fraîchement, du chloroforme iodé à 1/20e, de l'acide lactique 3/100 (DALCHE).

Quelquefois au lieu des tampons glycérinés on applique sur le col des poudres que l'on recouvre de tampons secs. Les poudres peuvent être projetées à l'aide d'un insufflateur, ou étalées sur le tampon. On se sert de poudre d'iodoforme, d'aristol, de dermatol, d'airol, de tannin, d'alun, de bleu de méthylène chimiquement pur, etc.

Secs ou humides, ces pansements doivent toujours être accompagnés de tampons secs en quantité suffisante pour éviter les taches. On les laisse en place vingt-quatre ou quarante-huit heures, sans inconvénient. Le reproche qu'on leur avait fait de laisser macérer le col dans des sécrétions septiques qui pouvaient l'infecter ne repose sur aucune base sérieuse.

R. BLONDEL a perfectionné ces pansements en conseillant de les faire précéder de l'expression du col avec les valves du spéculum, qui vide peu à peu les glandes malades. On renouvelle la manœuvre à plusieurs reprises, en enlevant les mucosités à l'aide d'un jet d'eau alcalinisée chaude, puis quand l'eau sort claire, on introduit dans la cavité cervicale un petit tampon d'ouate hydrophile ou de gaze, imbibé de la même préparation employée pour les applications sur le col.

Il est un autre mode de pansement vaginal qui rend de réels services au cours des métrites et même quand elles sont compliquées d'annexites chroniques, c'est la *columnisation*, préconisée par BOZEMAN, puis par TALIAFERRO[1], vulgarisée en France par LAROYENNE de Lyon et par ses élèves.

[1] TALIAFERRO. *Of the applications of pressure in disease of the uterus*, 1878.

On a recommandé diverses substances : le coton hydrophile, le coton ordinaire, la laine dégraissée, moins dure que le coton et même l'argile (PALLEN cité par POZZI).

Il nous paraît plus simple de se servir de bandes de gaze désapprêtée et stérilisée par le passage à l'étuve. Après nettoyage du col aussi complet que possible (injection alcaline et expression) on imbibe de glycérine ichthyolée ou thigénolée 20 à 30 centimètres de cette bande de gaze, que l'on applique soigneusement sur le col et dans le fond du vagin, puis on continue à dérouler le reste de la bande qui est resté sec et on le tasse le plus possible, de manière à remplir complètement la cavité vaginale : on retire peu à peu le spéculum et on remonte l'extrémité terminale de la bande assez haut dans le vagin pour qu'elle ne tombe pas entre les lèvres de la vulve. Bien exécuté, ce pansement peut être laissé en place trois ou quatre jours. Il réalise l'*occlusion du vagin*, avantage d'une certaine importance dans le traitement des affections génitales; il soutient l'utérus et les annexes, à la façon d'un véritable *suspensoir interne :* il permet aux malades de marcher et de poursuivre leurs occupations, sans souffrance.

Enfin, il draine admirablement les mucosités qui s'écoulent de l'utérus, et c'est une surprise pour tous ceux qui ne sont pas accoutumés à ce pansement, de voir, le troisième ou le quatrième jour de son application, un col remarquablement propre, dont les sécrétions ont diminué.

La columnisation n'est contre-indiquée que lorsqu'il existe des lésions annexielles aiguës ou subaiguës, encore très sensibles, au niveau desquelles la pression provoque des douleurs.

Si celles-ci se font sentir au moment même de l'application du pansement, il est préférable d'y renoncer de suite. Si elles ne surviennent qu'un peu plus tard, les malades peuvent facilement le retirer, et il ne résulte de cette tentative aucun inconvénient sérieux.

Dilatation. — Dans la plupart des métrites, on est obligé de recourir à un traitement intra-utérin qui consiste en injections, instillations, badigeonnages et pansements intra-utérins.

Chez les multipares, l'orifice cervico-utérin est souvent assez large pour permettre d'introduire les sondes et autres instruments, de faire des lavages intra-utérins ainsi que des attouchements variés sur la muqueuse utérine.

Néanmoins, il faut le plus souvent faire la dilatation préalable de l'utérus. En distendant la cavité utérine, le canal cervico-utérin, elle assure l'écoulement des liquides que l'on y introduit et prévient le passage dans les trompes. En effaçant les plis de la muqueuse, elle facilite la pénétration des diverses substances modificatrices dans les glandes utérines. Aussi, toute thérapeutique sérieuse des métrites doit-elle commencer par la dilatation. Si elle a l'inconvénient d'exiger le séjour au lit, il ne faut pas oublier que le repos fait avantageusement partie du traitement des métrites, et qu'il constitue l'un des meilleurs moyens d'en prévenir les complications.

La dilatation peut se faire extemporanément à l'aide des bougies d'Hégar, mais elle exige l'anesthésie préalable, l'introduction successive de sondes de plus en plus grosses, étant assez douloureuse.

On se sert plutôt de laminaires préalablement stérilisées. On emploiera de préférence les laminaires perforées, avec lesquelles on a moins à craindre la rétention des sécrétions, et leur passage dans les trompes (cause fréquente des complications annexielles au cours de la dilatation). On choisit une tige qui entre facilement, sans violence, puis fixant le col avec une pince à griffes, on l'introduit jusqu'au fond de l'utérus en ayant soin de laisser dépasser au niveau du col, l'extrémité munie d'un fil. Si les contractions réflexes de l'utérus, provoquées par le contact de la laminaire, tendent à la chasser, on introduit à côté d'elle une autre laminaire beaucoup plus petite qui l'empêche de glisser, ou bien on la fixe au moyen d'un tampon de gaze placé sur le col, et soutenu par d'autres tampons dont on emplit le vagin.

Douze ou vingt-quatre heures plus tard, on retire la laminaire que l'on remplace par une tige plus grosse, de quatre numéros environ (correspondant à la filière dont on se sert pour les sondes uréthrales) au-dessus de la précédente. En opérant ainsi un peu lentement mais prudemment, on arrivera en trois ou quatre jours à une dilatation suffisante. Celle qui correspond à 16 ou 18 suffit pour de simples injections, pour des badigeonnages, mais s'il s'agit de soins prolongés exigeant des pansements intra-utérins, il vaut mieux atteindre les numéros 24 ou 30, ou continuer la dilatation en se servant d'éponges préparées. Il arrive quelquefois qu'une tige ayant dépassé l'orifice étroit du col, se dilate en amont de cet orifice sans le distendre, et se trouve emprisonnée dans la cavité utérine sans qu'on puisse l'en faire sortir. Au lieu de se livrer à des manœuvres dangereuses, il est plus simple d'introduire une autre tige dont on laisse une bonne partie en dehors du col. Le lendemain celui-ci est assez dilaté pour que l'on retire facilement les deux laminaires.

On a préconisé (Vuilliet), pour la dilatation, l'introduction de lanières de gaze de plus en plus serrées, que l'on renouvelle chaque jour, mais le procédé est plus douloureux et d'un emploi moins facile que les laminaires. On se sert surtout de ces mèches de gaze dans les pansements ultérieurs pour maintenir la dilatation.

Pratiquée avec toutes les précautions qui viennent d'être indiquées, la dilatation est peu douloureuse et elle est facilement supportée par la plupart des femmes. A celles qui sont très nerveuses, impressionnables à l'excès, on prescrit un lavement laudanisé et belladoné (XX à XXV gouttes de laudanum et VI à X gouttes de teinture de belladone), qui suffit pour calmer les souffrances.

En dehors d'une nervosité excessive, celles-ci sont provoquées par des laminaires trop grosses ou mal placées, surtout dans des utérus fortement fléchis, quand la tige ayant franchi le col se dilate en amont de celui-ci.

Les complications de métrite, de salpingite qui ont été signalées, tiennent à un défaut d'asepsie, à l'application prématurée du traitement, alors que l'infection de l'utérus est encore à sa phase aiguë, ou bien aux imprudences des malades qui se lèvent et circulent avec des laminaires dans l'utérus.

Injections intra-utérines. — Elles se font à l'aide des sondes à double courant de Tarnier, de Collin, de Segond, de Budin ou de Doléris; cette dernière, très ingénieusement combinée, en raison de son écartement, sert en même temps de dilatateur, et elle assure d'une manière parfaite la sortie du liquide ; celle de Fritsch-Bozemann, convient particulièrement quand l'utérus n'est pas dilaté ; sa conformation permet de l'introduire facilement chez les femmes qui ont eu des enfants, et elle donne également toute garantie pour l'écoulement de l'eau : mais son débit est lent et ne permet qu'un lavage assez superficiel de la muqueuse.

L'une de ces sondes mise en place et soigneusement maintenue, on peut faire passer diverses solutions antiseptiques dans la cavité utérine : permanganate de potasse, de 0gr,20 à 1 gramme p. 1000, acide picrique à 1/500e, acide phénique à 1/50e, chlorure de zinc à 1/100e, solution iodo-iodurée (1gr,50 d'iode métallique et 3 grammes d'iodure de potassium pour un litre d'eau), eau oxygénée à 12 volumes dans la proportion de 200 à 250 grammes pour 800 ou 750 grammes d'eau bouillie.

On renouvelle cette opération tous les jours ou tous les deux jours en la faisant suivre de pansements divers.

Instillations intra-utérines. — On injecte fréquemment dans la cavité utérine à doses plus concentrées, de faibles quantités de substances médicamenteuses antiseptiques ou caustiques, que l'on y laisse.

On se sert pour cette opération d'une seringue de Braun que termine une canule fine dont les dimensions ne dépassent pas celles d'un hystéromètre ordinaire. On l'introduit facilement, même dans l'utérus d'une nullipare, lorsqu'il n'existe pas de sténose cervico-utérine ; on peut ainsi faire injecter dans la cavité de la teinture d'iode pure, des solutions de nitrate d'argent à 1/50e et à 1/20e, d'acide picrique à 1/200e, de chlorure de zinc à 1/10e ou même à 1/5e (Pierre Delbet), de perchlorure de fer pur à 30° (Gallard).

Ces instillations sont assez efficaces, mais elles ne sont pas toujours anodines et elles doivent être faites avec beaucoup de précaution. L'introduction de la canule n'est généralement pas douloureuse ; il n'en est pas de même de l'injection du liquide. Il existe à cet égard de très grandes différences selon les sujets. Quelques femmes n'éprouvent que de légères coliques parfaitement supportables à la suite d'une instillation au nitrate d'argent, à la teinture d'iode ou même au chlorure de zinc. D'autres, après en avoir reçu à peine quelques gouttes, sont prises de douleurs extrêmement vives, qui peuvent se prolonger pendant une heure ou deux. La quantité du liquide injecté, sa causticité, jouent un rôle prépondérant dans la production de ces phénomènes, mais il faut compter avec la susceptibilité individuelle.

Chez certaines femmes, les douleurs apparaissent après l'injection de quelques gouttes d'eau salée en dehors de toute inflammation aiguë, de toute circonstance permettant de soupçonner cette intolérance.

Le plus souvent ces crises dues à des contractions utérines sont calmées par le repos, par des applications chaudes, et il n'en reste aucune trace au bout de quelques heures. Mais elles ont donné lieu à des accidents tubaires ; on a signalé même un cas de mort [1].

Cette pratique ne saurait donc être considérée comme inoffensive ; elle exige une attention minutieuse. Pour faire ces instillations, on place la malade en travers sur son lit, après application du spéculum, nettoyage soigneux du vagin et du col utérin, on introduit doucement la canule dans l'utérus, puis on injecte lentement, goutte à goutte, la solution choisie. Dans les premières séances, il est bon de ne pas dépasser un centimètre cube. Plus tard, quand on s'est assuré de la tolérance de l'organe, on peut aller jusqu'à deux centimètres cubes, rarement

[1] Schmid. *Monast. f. Heb. und Gyn.*, 1899.

au delà. Ces cautérisations sont renouvelées à des intervalles qui varient selon les solutions employées.

On les espacera d'une semaine au moins, s'il s'agit de préparations caustiques: chlorure de zinc, perchlorure de fer, par exemple. Après chaque séance, la malade devra rester étendue pendant trois ou quatre heures.

Badigeonnages intra-utérins. — Ils sont peut-être moins efficaces que les instillations, mais beaucoup moins dangereux. Ils exigent une certaine dilatation du canal cervico-utérin, qui est presque constante dans les utérus sub-involués, et se rencontre également au cours de nombre de métrites.

On les pratique au moyen de tiges de métal, ayant à peu près la forme et les dimensions d'un hystéromètre, dont l'extrémité rugueuse ou arrangée en forme de vis, permet d'y fixer un peu d'ouate hydrophile que l'on imbibe de la substance médicamenteuse. On introduit l'instrument dans la cavité utérine où on le laisse en place deux ou trois minutes.

Il est indispensable que le coton soit fortement serré sur la tige, car sous l'influence de la contraction de l'utérus il pourrait être retenu dans sa cavité.

Le choix des solutions antiseptiques ou caustiques varie selon les indications que l'on veut remplir. On peut même se servir de poudres (bleu de méthylène chimiquement pur[1], aristol, dermatol, airol, etc.), mais en raison des frottements qui se produisent contre les parois, il n'en arrive qu'une faible partie sur le fond de l'utérus.

L'hystéromètre porte-caustique de F. Siredey permettait de faire pénétrer avec plus de précision dans la cavité utérine le nitrate d'argent dont il était chargé.

Ces badigeonnages ou cautérisations sont fréquemment associés aux injections et aux pansements intra-utérins.

Injections de vapeurs. — Aux poudres et aux liquides on a cherché à substituer les vapeurs. NITOT[2], au Congrès de Moscou, a recommandé des vapeurs de brome qu'un appareil ingénieux amenait dans la cavité utérine.

SGUÉNIREFF, de Moscou, a traité des métrorragies en projetant pendant une demi-minute à une minute, dans la cavité utérine, de la vapeur d'eau à 100°, en se servant d'une sonde fenêtrée, qu'un tube de caoutchouc mettait en communication avec un réservoir d'eau bouillante.

Cette méthode de l'*atmocausis* a été adoptée par un certain nombre de gynécologues russes, allemands et américains qui la considèrent comme réellement efficace. PINCUS[3], de Dantzig, est un partisan très enthousiaste de cette pratique qu'il a perfectionnée, en imaginant un appareil plus commode, et en élevant à 115° la température de la vapeur. Les applications ne durent pas plus d'une demi-minute à une minute. SCHICK[4], de Prague, injecte l'eau bouillante, au moyen d'une sonde à double courant, le vagin étant protégé par une injection d'eau glacée.

[1] SUEUR. Thèse, Paris, 1900-1901.
[2] NITOT. Congrès de Moscou, 1897.
[3] PINCUS. *Atmocausis und Zestocausis*, 1903.
[4] SCHICK. *Centralblatt f. Gyn.*, 1897.

Une variante de cette méthode a conduit au *zestocausis* : l'eau bouillante est amenée dans l'utérus par une sonde fermée à double courant. Ce n'est plus l'eau ni la vapeur qui agissent ici, mais la chaleur transmise par les parois métalliques de la sonde.

L'atmocausis jouit d'une grande vogue en Allemagne et même en Amérique[1], et on signale à son actif de nombreux cas de guérison. Un certain nombre de gynécologues semblent partager l'opinion de PINCUS qui considère cette méthode comme le traitement le plus efficace qui ait été institué contre la métrite.

Cependant TREUB[2] a cité un cas de mort par péritonite septique. Bosc[3] a fait connaître un autre décès à la Société de Gynécologie et d'Obstétrique de Berlin. PITHA[4], de Prague, zélé partisan de l'atmocausis, a abjuré ses convictions enthousiastes de la première heure. En dehors des accidents mortels on a signalé diverses complications fâcheuses : sténoses du col, atrésies complètes de l'utérus, etc., qui ne plaident pas précisément en faveur de ce traitement un peu compliqué.

JAYLE[5], s'inspirant de ce qui se faisait en Allemagne, avait essayé le traitement des métrites par l'air chaud, mais il a abandonné la *thermo-insufflation* dont les résultats n'ont pas été très favorables.

L'action des appareils à air chaud construits dans ces derniers temps est encore à l'étude.

Crayons médicamenteux. — Beaucoup de gynécologues préconisent pour le traitement des métrites, l'usage de crayons médicamenteux à base d'iodoforme, de salol, d'ichthyol ou d'autres substances incorporées à de la gomme adragante, à de la gélatine, à de la paraffine, etc., qui réaliseraient des pansements internes faciles.

Cette méthode est en réalité peu séduisante : mous, ces crayons s'introduisent très difficilement, durs, ils peuvent exercer sur la muqueuse utérine un traumatisme fâcheux. Les pansements secs ou humides à la gaze aseptique chargée ou non de médicaments appropriés, sont préférables.

L'emploi des crayons s'ajoute aux autres soins : lavage, nettoyage de la muqueuse, etc., on les laisse à demeure pendant vingt-quatre ou quarante-huit heures. On doit s'abstenir d'y introduire des substances caustiques : le danger des cautérisations aux crayons de chlorure de zinc, recommandées jadis par DUMONTPALLIER, est bien connu aujourd'hui.

Radiumthérapie. — Les appareils imaginés par DOMINICI, pour filtrer les divers rayons émanés du radium, et faciliter l'action des *rayons ultra-pénétrants*, lui ont permis de faire récemment de très intéressantes applications intra-utérine de radium pour le traitement de tumeurs malignes, au moyen d'une technique ingénieuse et facile. Le tube de cristal renfermant le sel de radium

[1] MAC NAUGHTON-JONES. *Diseases of women.*

[2] TREUB. *Soc. néerl. de Gyn.*, 1898.

[3] BOSC. *Soc. de Gyn. et d'Obst. de Berlin.*, 1903.

[4] PITHA. *Centralb. f. Gyn.*, 1899.

[5] JAYLE. *Presse médicale*, 1898.

muni d'un double gaine d'argent et de platine, entourée d'un manchon de caoutchouc, est placé dans la cavité utérine pendant vingt-quatre heures environ.

Ces essais n'ont provoqué jusqu'ici aucune complication, et les résultats obtenus sont encourageants, mais ils ne sont pas encore assez décisifs pour que l'on puisse apprécier la valeur du procédé.

H. Chéron, s'appuyant sur les découvertes de Dominici a essayé d'utiliser les *rayons ultra-pénétrants* du radium pour traiter les lésions annexielles.

Il a eu recours à des *pansements radifères vaginaux*, les tubes de radium entourés de seize à vingt feuillets de tarlatane, étant laissés vingt-quatre heures dans le vagin, ou à des pansements radifères utérins faits d'après les mêmes principes, leur application étant écourtée, quand les lésions présentaient encore une certaine acuité. Il en a obtenu[1] des effets satisfaisants, mais les expériences sont trop peu nombreuses pour autoriser, dès maintenant, des conclusions formelles.

Drainage intra-utérin. — Pour faciliter l'écoulement des sécrétions septiques, on a proposé de *drainer* la cavité utérine en y maintenant d'une manière plus ou moins prolongée des tubes de diverses substances : cylindres en verre percés de trous (Fehling), cylindres creux, en caoutchouc, souples (Ahlfeld) ou également perforés (Bonnaire), en aluminium, fenêtrés (P. Petit), ou avec rainures latérales (Lefour), en argent (Milton), crins de Florence réunis en faisceaux (Chéron), mèches en verre effilées (Schwartz), etc.

Ces divers modes de drainage sont loin de donner des résultats constamment favorables. S'il est facile de placer le drain, il est malaisé de le maintenir en place ; on est obligé de recourir à des sutures qui, quelquefois déchirent le col, ou à des appareils spéciaux d'un maniement peu commode. De plus, le séjour d'un corps étranger rigide, dans un utérus infecté, tend à irriter ses parois.

Le drainage au moyen de simples mèches de gaze aseptiques ou antiseptiques est assurément préférable ; c'est une variété du tamponnement de l'utérus.

Tamponnement intra-utérin. — Fritsch[2] a proposé depuis longtemps comme traitement du catarrhe utérin. le nettoyage de la muqueuse à l'aide de lanières de gaze, que l'on tasse dans la cavité de l'utérus « comme si l'on plombait une dent creuse ». On enlève aussitôt la mèche de gaze et on recommence la manœuvre plusieurs fois de suite avec de nouvelles lanières, puis la muqueuse étant bien séchée, on la bourre de gaze saupoudrée d'iodoforme, de dermatol, ou de toute autre poudre destinée à modifier la muqueuse des surfaces malades.

Dans d'autres cas, au lieu des pansements secs, on a recours à des pansements humides, la gaze étant imbibée d'une solution antiseptique quelconque (acide phénique à 1/50e, naphtol camphré, etc.).

Il y a de sérieux inconvénients à se servir de solutions irritantes pour tous les pansements qu'on laisse à demeure dans l'utérus, comme dans le vagin. Des préparations que l'on utilise très avantageusement quand il s'agit d'attouchements, ou même d'instillations, ont une action beaucoup plus énergique et

[1] H. Chéron. Du traitement des salpingo-ovarites et des exsudats péri-annexiels par le rayonnement ultra-pénétrant du radium. *Bullet. de la Soc. Médic. des Hôpitaux de Paris*, juin 1909.

[2] Fritsch. *Deutsch. chir.*, 1885.

deviennent dangereuses, quand elles ont un contact prolongé avec la muqueuse.

Ces tamponnements intra-utérins sont indiqués à la suite du curettage surtout lorsqu'il existe une infection invétérée de l'utérus; moins serrés ils réalisent un drainage capillaire non irritant.

Ecouvillonnage. — Dans la plupart des pansements que l'on pratique sur l'utérus, on a soin d'essuyer les sécrétions, de balayer en quelque sorte la muqueuse avec un peu de coton hydrophile monté sur une pince ou sur une tige spéciale. A ces procédés de douceur, Doléris a ajouté le brossage de la muqueuse au moyen d'un écouvillon fait de crins durs ou de fragments de plumes, qui permet de réaliser un nettoyage beaucoup plus complet de la muqueuse. A la suite du curettage, l'écouvillon enlève les caillots sanguins, les débris arrachés par la curette; mais il serait excessif de compter sur lui pour détacher les débris placentaires et déciduaux, qui sont solidement implantés sur la muqueuse. Dans certaines métrites chroniques son action, moins énergique que celle de la curette peut être utilement associée aux pansements et hâter la guérison du mal.

Scarifications. — Les scarifications ont été depuis longtemps employées dans le traitement des métrites, le plus souvent sous la forme de simples mouchetures pratiquées sur le col pour le décongestionner. Elles sont recommandées à ce point de vue par tous les auteurs, et elles ont remplacé avantageusement les applications de sangsues fort en honneur autrefois.

Renouvelées à des intervalles de quelques jours au cours des métrites ou des congestions intenses de l'utérus, elles apportent aux malades un réel soulagement.

On peut leur demander davantage ; l'un de nous les emploie fréquemment contre l'*ectropion du col*[1] compliqué de lésions scléro-kystiques, quand celles-ci ne sont pas trop accentuées.

Il ne s'agit plus ici de simples mouchetures, mais d'incisions profondes, rapprochées, entrecroisées, à la façon des hachures d'un dessin, comme E. Vidal et E. Besnier les conseillaient autrefois dans le traitement du lupus. On se sert de lames fines, bien tranchantes, analogues à celles qu'employaient, pour cette opération, les dermatologistes.

Après asepsie préalable, le col étant fixé et légèrement abaissé par une pince à griffes, on scarifie d'abord la lèvre postérieure de façon à ne pas être gêné par l'écoulement du sang. On doit manœuvrer avec une certaine souplesse, promener la lame à travers tous les tissus malades, dilacérer les glandes dilatées, en s'arrêtant dès que l'on rencontre la résistance des tissus normaux, ainsi qu'on le fait pour le curettage. Ces incisions, dans la majorité des cas, sont très peu douloureuses; quelques malades s'en aperçoivent à peine si on ne les a pas prévenues. L'opération terminée, on fait une injection d'eau bouillie, précédée ou non d'attouchements avec de la gaze hydrophile imbibée de teinture d'iode fraîche, de chloroforme iodé à 1/20e, d'une solution d'acide phénique à 1/20e, ou de chlorure de zinc à 1/5e, puis on applique sur le col, sans les serrer, quelques tampons, ou une lanière de gaze stérilisée, que l'on retire le lendemain. Il est préférable, mais

[1] A. Siredey. Des scarifications linéaires du col dans le traitement des métrites médicales, *Bullet. Soc. Méd. hôp.*, 1899.

non indispensable, d'immobiliser les femmes au lit; dès le lendemain elles peuvent reprendre leur vie active. Les séances sont renouvelées à des intervalles de six ou sept jours; leur nombre varie selon l'importance des altérations cervicales. Quand celles-ci sont très prononcées, il vaut mieux conseiller, d'emblée, une intervention chirurgicale.

Hersage. — Doléris a fait fabriquer une véritable herse, composée de plusieurs lames parallèles, qui réalisent à peu près le même but que les scarifications linéaires, c'est-à-dire la dilacération des glandes, l'évacuation de leur contenu, et une action sclérogène consécutive. Ce procédé est plus rapide que les scarifications linéaires, toutefois il a moins de précision. On se servait, jadis, d'instruments analogues pour le traitement des larges plaques de lupus, mais la grosse besogne faite, on revenait généralement à la lame unique pour achever le travail.

Cautérisations. — Depuis l'invention du thermocautère, on a partout abandonné les *cautérisations au fer rouge*, dont l'appareil inquisitorial était bien fait pour effrayer les malades.

Le thermocautère réalisa un progrès dans la forme, mais une aggravation, dans le fond, car on en abusa davantage. Pendant quelque dix ans les gros cols ulcérés ou atteints de sclérose hypertrophique furent consciencieusement brûlés en surface, à l'aide du bouton, en profondeur au moyen du couteau ou de la pointe de l'appareil Paquelin. Il en résultait des eschares suivies de plaques de sclérose; les altérations de la muqueuse et des glandes ne s'en portaient pas mieux. Les kystes glandulaires emprisonnés dans les tractus fibreux provenant à la fois de l'évolution de la maladie et du traitement, faisaient souffrir de plus en plus les malades.

Le Galvanocautère avec ses fines aiguilles se prête mieux à la ponction des glandes kystiques, à des scarifications susceptibles de provoquer la sclérose, mais leur action est plus diffuse et moins régulière que celle des incisions linéaires faites avec une lame fine et bien tranchante. La galvanocaustique est cependant employée avec succès, par un certain nombre de gynécologues.

Le galvanocautère convient surtout pour la cautérisation des glandes périuréthrales, pour l'ablation des petits polypes muqueux qui siègent si fréquemment à l'entrée du col utérin ou de l'urèthre; on se sert avec avantage, dans ce cas, d'une très fine anse galvanique.

Caustiques chimiques. — On a préconisé depuis longtemps l'emploi des caustiques chimiques les plus variés dans le traitement des métrites. On utilise dans ce but, non seulement, des solutions diluées comme celles qui sont employées couramment dans les pansements gynécologiques, mais des substances d'un maniement plus dangereux, comme l'acide nitrique fumant (Leblond), le formol à 40 p. 100 (Gerstemberg) le chlorure de zinc dissous dans son poids d'eau (Broese). Pozzi combat avec raison l'emploi de ces caustiques diffusibles, incertains dans leur action, qui peuvent donner lieu à des eschares et à des sténoses graves.

Il n'en est pas de même du *caustique de Filhos*, mélange de chaux et de potasse, qu'employait autrefois Amussat, et que G. Richelot a remis en honneur récemment. Les publications de cet auteur [1], celles de ses élèves, les observations d'un cer-

[1] G. Richelot. La chirurgie utérine. Paris, 1902.

tain nombre de médecins qui ont employé cette méthode, ne laissent aucun doute sur son efficacité. Sans être exempte de danger, elle en comporte moins qu'on ne l'a dit; elle est réellement inoffensive si l'on s'en tient à la technique recommandée par G. Richelot. L'application doit être très courte et mesurée *non d'après le temps, mais d'après les résultats obtenus.*

Le col étant bien découvert au moyen du spéculum, lavé et aseptisé selon les règles, on l'essuie avec soin. On saisit à l'aide d'une pince un des crayons que l'on trouve actuellement dans le commerce, puis après l'avoir dépouillé de son enveloppe de gutta-percha, on le promène sur la muqueuse intra-cervicale, sur les érosions du col, jusqu'à l'apparition d'une eschare cervicale noirâtre, superficielle. On essuie le col, avec du coton hydrophile, on fait un lavage à l'eau bouillie, puis on le recouvre d'un tampon de gaze stérilisée, sèche, ou imbibée de glycérine au thigénol.

La malade se repose un peu le jour de l'opération; elle peut reprendre sa vie active, les jours suivants, avec une modération relative.

Il est préférable d'agir trop peu que trop vivement. Les cautérisations déterminent une légère irritation du col, des suintements muco-sanguinolents assez abondants lors de la chute des eschares, c'est-à-dire à partir du 3e ou du 4e jour; on les renouvelle tous les huit ou dix jours. Lorsqu'on trouve le col très rouge, très irrité et sensible, on retarde de quelques jours.

Chez la plupart des femmes, cette petite opération est peu douloureuse. Quelques-unes la perçoivent à peine, d'autres accusent une cuisson qui dure quelques minutes, et s'éteint bientôt. Les réactions réellement pénibles sont dues le plus souvent à l'irritation préalable du col. Si les applications sont trop prolongées, il en résulte quelquefois de la sténose cervicale.

D'une séance à l'autre, on voit les parties malades se détacher peu à peu, les lèvres se rapprocher progressivement, et le col reprendre son apparence normale. Richelot a pu constater des grossesses et des accouchements qui ont évolué normalement à la suite de ce traitement.

Métrites aiguës.

En présence d'une métrite aiguë, les gynécologues sont à peu près d'accord pour prescrire le simple traitement médical.

En effet, les traumatismes exercés sur le col ou sur la muqueuse utérine, par des instruments ou par des liquides caustiques, pourraient faciliter la diffusion des germes et provoquer de graves complications.

On doit immobiliser les malades au lit, calmer les douleurs en appliquant des sacs de glace sur le ventre, avec les précautions habituelles, en prescrivant des lavements[1] ou des suppositoires[2] opiacés et belladonés.

[1] Laudanum de Sydenham . . . . 10 grammes.
Teinture de belladone. . . . . }
— de cannabis indica. . . . . } àà 2 grammes.

De XXV à XXX gouttes dans 2/3 de verre d'eau bouillie simple ou de décoction chaude de graines de lin pour lavement à garder.

[2] Suppositoires avec :
Extrait thébaïque. . . . . 3 centigrammes.
— de belladone. . . . . }
— de cannabis indica. . . . . } àà 1 centigramme.
Beurre de cacao . . . . 3 grammes pour 1 suppositoire.

Si les souffrances ne sont pas assez vives pour motiver l'emploi de la glace, on conseillera des onctions[1] et embrocations[2] calmantes suivies de l'application sur le ventre de compresses humides chaudes ou de cataplasmes chauds.

Si le col est très congestionné, tendu, on aura recours à de petites scarifications superficielles. Ces saignées locales répétées au besoin tous les deux ou trois jours, hâtent sensiblement la détente.

On fait précéder ces mouchetures de badigeonnages de teinture d'iode, de chloroforme iodé à 1/20e ou d'une solution phéniquée forte 1/20e, pour assurer l'asepsie. La saignée faite on lave le vagin au moyen d'une injection d'eau bouillie tiède, et on place sur le col des tampons de gaze stérilisée peu serrés.

Les pansements glycérinés qui provoquent un écoulement abondant de sérosité, véritable saignée blanche, ne sont généralement pas tolérés dans la période aiguë, très douloureuse de la métrite. On ne peut y recourir qu'un peu plus tard, lorsque l'affection entre dans une phase subaiguë.

Durant cette période initiale, on déplacera le moins possible les malades : de simples injections émollientes (décoctions de pavots et de racines de guimauve), préparées au moment de s'en servir et refroidies à 39° ou 40° dans le vase où elles ont bouilli, ou de sérum de Hayem chauffé au bain-marie, jusqu'à 40° procurent plus d'apaisement que les injections antiseptiques, parfois irritantes pour la muqueuse.

Cependant si les écoulements ont quelque odeur, on se servira, pour les irrigations vaginales d'eau oxygénée à 12 volumes (de 100 à 250 grammes par litre) ou de diverses préparations antiseptiques.

Dans ce cas, on fera également des lavages intra-utérins si la dilation de l'organe est suffisante pour permettre l'introduction d'une sonde. On se servira d'eau oxygénée à 12 volumes (250 grammes pour 750 grammes d'eau bouillie), ou de solutions de permanganate de potasse, de résorcine, etc...

Dans la *métrite puerpérale*, on est obligé de recourir parfois à un traitement plus actif. Si la fétidité des lochies, la persistance des hémorragies, font soupçonner la présence dans l'utérus de débris placentaires ou déciduaux, on ne devra pas hésiter à pratiquer le curettage (Pozzi, Champetier de Ribes[3]).

Lorsqu'il existe des accidents aigus péri-utérins : lymphangite pelvienne, pelvi-péritonite, salpingo-ovarite, on évitera autant que possible toute manœuvre sur l'utérus, hors le cas de *rétention placentaire manifeste*. On maintiendra les malades immobiles, avec des applications de glace sur le ventre.

On y joindra un traitement général approprié aux circonstances : injections hypodermiques d'huile camphrée, de strychnine, injections d'argent colloïdal

[1] Liniment avec :

Huile d'amandes douces	àà 50 centimètres cubes.
— de camomille camphrée	
Teinture d'opium	8 grammes.
Chloroforme	10 —

[2] Pommade avec :

Hydrate de chloral	àà 10 grammes.
Camphre	

Ajouter :

Lanoline	àà 15 —
Laudanum Sydenham	

[3] *Soc. d'Obs. de Gyn. et de Pédiatrie*, 1905.

(collargol ou électrargol, etc.); injections de sérum de Hayem à hautes doses (250 grammes) trois à quatre fois dans la journée.

Des injections vaginales de deux litres, matin et soir, sous une pression de 40 à 50 centimètres, sont largement suffisantes.

Les grandes injections vaginales ou rectales à 48° ou 50°, préconisées par certains auteurs, ont l'inconvénient d'être souvent mal tolérées à cette période et de fatiguer beaucoup les malades, Or, il ne nous a pas semblé que les résultats obtenus soient manifestement supérieurs à ceux que donne, dans ces conditions, un traitement moins compliqué.

On facilitera les évacuations intestinales à l'aide de lavements émollients, huileux, ou glycérinés, ou de petites doses d'huile de ricin (une ou deux cuillerées à café), prises immédiatement avant le premier repas.

L'alimentation devra être très légère : le lait, des bouillons ou potages, des légumes ou compotes de fruits, en feront tous les frais. On fera boire de l'eau d'Évian ou des infusions chaudes pour éviter la concentration de l'urine qui augmenterait le ténesme vésical.

Ce traitement convient à toutes les *métrites aiguës* quelle qu'en soit la nature.

La conduite à tenir en présence d'une *métrite blennorrhagique* est beaucoup plus discutée. Quelques auteurs tiennent pour *la manière forte ;* entraînés par les excellents résultats que donne parfois chez l'homme, la méthode abortive, ils préconisent d'emblée, même pendant la période aiguë de la maladie, les injections ou instillations intra-utérines de sels d'argent, d'acide picrique, de chlorure de zinc ou de permanganate de potasse, en même temps que des savonnages et des pansements vaginaux antiseptiques. On a même proposé le curettage précoce.

Il serait dangereux d'ériger en méthode cette pratique audacieuse.

Les réactions péritonitiques qui accompagnent quelquefois, dès le début, la métrite blennorrhagique, réclament un peu plus de ménagements.

Il ne faut pas oublier que certains utérus, même en dehors de toute inflammation aiguë réagissent très vivement dès que leur muqueuse est en contact avec quelques gouttes de liquide, avec l'extrémité d'un hystéromètre ou d'une sonde. Il y a lieu de craindre, dans ces conditions, le refoulement vers les trompes des sécrétions morbides et du liquide injecté.

L'introduction d'une sonde dans l'utérus béant de quelques multipares serait, à la rigueur possible, mais chez les nullipares une brusque dilatation du col et du canal cervico-utérin en pleine infection, pourrait déterminer des complications graves. Ces manœuvres ne sont réellement justifiées que lorsque la période aiguë est passée, et la virulence des germes quelque peu atténuée.

Dès la phase subaiguë, on pourra tenter, *prudemment,* des instillations de nitrate d'argent (1 ou 2 centimètres cubes d'une solution à 1/50e) de protargol (même dose d'une solution à 1/20e), d'acide picrique (à 1/200e), en ayant soin d'arrêter s'il en résulte des douleurs intenses et surtout des menaces du côté des annexes.

Les métrites banales, malgré les allures tapageuses qu'elles ont pu avoir au début, spécialement chez les jeunes mariées, ne réclament ultérieurement que des soins très atténués. Le repos, les injections émollientes suffisent presque toujours pour amener l'apaisement. Les douleurs disparaissent très rapidement, il ne reste qu'un peu d'hypersécrétion cervicale qui cédera bientôt à des injections alcalines et à quelques pansements glycérinés.

On conseillera de faire chaque jour une injection d'un litre d'eau bouillie additionnée, pour un litre, d'une cuillerée à soupe de liqueur de Labarraque, de bicarbonate de soude, ou de tanin et de borate de soude (4 grammes de tanin, 12 grammes de borate de soude) pour achever la guérison.

S'il persiste un peu d'irritation cervicale entretenant la leucorrhée, on fera, dans la cavité du col, des attouchements avec un tampon d'ouate hydrophile imbibé de teinture d'iode pure, de chlorure de zinc à 1/10e, ou avec un peu d'ouate hydrophile sèche ou de gaze stérilisée chargée de bleu de méthylène en poudre, chimiquement pur.

Métrites chroniques.

A mesure que l'on s'éloigne du début de la maladie, la notion de cause perd de son importance; la thérapeutique doit s'inspirer avant tout des formes cliniques et anatomiques de la métrite.

Elle doit viser à modifier non seulement la muqueuse utérine, mais les parois épaissies, déformées, sclérosées du col, dans lesquelles s'enfoncent les glandes hypertrophiées, dernier refuge de l'infection.

Métrites hémorragiques. — Nulle part l'indication n'est plus nette que dans les *métrites hémorragiques*. Franchement séparées des hémorragies qui dépendent de lésions annexielles ou des corps fibreux, elles sont dues à des rétentions placentaires ou à des altérations variées de la muqueuse : épaississements partiels formant de véritables villosités, polypes muqueux ou fibreux, ramollissement de la muqueuse, etc., qui réclament l'emploi de la *curette*.

Pour les rétentions placentaires, les accoucheurs préfèrent le curage digital qui permet en quelque sorte une action plus intelligente, puisque les doigts perçoivent les débris à éliminer et exposent moins à la perforation de l'utérus. Mais l'introduction des doigts et les manœuvres nécessaires sont d'autant plus difficiles que la fausse couche a interrompu une grossesse moins avancée, et l'asepsie parfaite de la curette est plus facile à assurer que celle de la main, c'est ce qui explique la prédilection des médecins et des chirurgiens pour cet instrument. Dès que la curette a enlevé la totalité des débris placentaires, les hémorragies cessent.

Le même traitement s'impose pour les polypes, pour les métrites villeuses, et pour certaines endométrites fongueuses des jeunes filles ou des vieilles femmes dont la muqueuse est exceptionnellement vascularisée, ramollie et friable.

Métrites hémorragiques des jeunes filles. — Les métrites des jeunes filles prennent assez fréquemment la forme hémorragique, surtout quand elles coïncident avec une flexion exagérée de l'organe en arrière. Il ne s'agit pas toujours dans ces cas de congestion neuro-arthritique, puisque les hémorragies alternent ou coïncident avec des écoulements muco-purulents et parfois avec des lésions de la muqueuse, appréciables à l'orifice du museau de tanche.

Après quelques essais de traitement médical incomplet : repos, injections à l'aide de petites canules en caoutchouc fines et perforées, on est obligé, quand les accidents se prolongent, de rompre l'hymen, et de dilater l'utérus, pour explorer sa cavité. On a recours alors, suivant les circonstances, au curettage ou à des pansements intra-utérins répétés.

Métrite parenchymateuse. — Il est cependant une variété de métrite qui, bien qu'elle s'accompagne souvent d'hémorragies, ne réclame pas le curettage : c'est la métrite parenchymateuse, l'irruption du sang étant due, ici, beaucoup plus aux altérations de la paroi qu'à celles de la muqueuse.

On combattra les pertes de sang par des injections chaudes prolongées et répétées, ainsi que par les divers pansements hémostatiques qui ont été conseillés plus haut[1] et par les médications appropriées : seigle ergoté, ergotine, ergotinine, hydrastis, hamamelis, etc.

Les altérations du parenchyme utérin sont peu régressibles ; elles sont justiciables d'un traitement général basé sur un régime anti-arthritique sévère, et sur des cures thermales qui, modifiant dans une certaine mesure la circulation et la nutrition des organes, préviennent la progression des lésions, et surtout les poussées congestives dont ces utérus sont le siège.

Il faut conseiller de préférence, des eaux chaudes, faiblement minéralisées, comme celles de Luxeuil, Néris, Bourbonne, Plombières, dont les propriétés calmantes sont bien connues. Quelques malades retirent un grand bénéfice des eaux de Royat, Vittel, Contrexéville, Martigny, Évian; qui activant chez elles les éliminations, exercent une influence favorable sur la circulation utéro-ovarienne. On peut avec avantage combiner l'effet de ces deux cures successives.

En dehors des hémorragies, le traitement local doit être modéré : l'ignipuncture du col, fort en honneur autrefois, ne peut pas avoir la prétention de combattre l'hypertrophie totale du parenchyme utérin, non plus que les injections interstitielles préconisées par quelques auteurs.

On se contentera de prescrire des bains salés, des injections quotidiennes d'un ou de deux litres d'eau bouillie alcalinisée, ou de sérum de Hayem chauffé à 39°, 40°, ou des injections astringentes de décoctions de feuilles d'eucalyptus, de noyer, ou d'eau bouillie additionnée de tanin (tanin 4 grammes, borate de soude, 12 grammes pour un litre).

Les pansements glycérinés pratiqués sur le col utérin tous les deux jours, une semaine avant et une semaine après les règles, procurent un soulagement marqué.

Ces pansements peuvent consister en des tampons ou en des ovules glycérinés (glycérine salée à 1/30; glycérine associée à l'ichthyol 10/100 ou au thigénol à 1/3), que les malades introduiront elles-mêmes.

Métrites catarrhales. — Elles sont caractérisées essentiellement par l'hypersécrétion *muco-purulente*, ou *purulente*, ou par le *catarrhe clair transparent*, selon les cas. L'écoulement clair, limpide ne renfermant pas de globules de pus, ni de polynucléaires, tel qu'on le voit, dès l'origine, au cours de certaines irritations locales non septiques (excitations trop fréquentes ou prolongées ou

[1] Voir traitement des métrorrhagies, p. 111.

bien à la fin de métrites traitées et presque guéries), ne réclame pas une thérapeutique militante. De simples injections alcalines ou légèrement astringentes (tanin, borate de soude, décoction de feuilles d'eucalyptus), à la température de 39° à 40°, des pansements glycérinés à l'ichthyol ou au thigénol suffisent pour améliorer l'écoulement.

On y joindra, s'il le faut, quelques attouchements sur la muqueuse utérine avec du bleu de méthylène en poudre, chimiquement pur, ou de la teinture d'iode. On entretiendra plutôt l'écoulement si l'on réveille par des applications caustiques, l'irritation du col utérin.

Catarrhe muco-purulent. — Les sécrétions muco-purulentes réclament un traitement plus régulier : irrigations vaginales alcalines (à la liqueur de Labarraque ou au bicarbonate de soude), attouchements sur la muqueuse cervicale avec de petits tampons d'ouate hydrophile bien imbibés de chlorure de zinc à 1/10e, d'acide lactique à 1/5e ou même 1/3, de teinture d'iode, suivis de pansements vaginaux à la glycérine ichthyolée à 1/10e, thigénolée à 1/5e ou même à 1/3.

Chez les vieilles femmes, le catarrhe muco-purulent du col s'accompagne souvent d'un léger suintement de sang et d'une odeur fétide. Il est préférable, dans ce cas, de recourir, pendant une semaine, aux injections d'eau oxygénée (250 grammes d'eau oxygénée à 12 volumes pour 750 d'eau bouillie), à des badigeonnages iodés et à des pansements cervicaux faits avec la glycérine au thigénol ou avec des poudres.

Catarrhe purulent. — C'est la variété la plus persistante, la plus tenace des métrites, elle est le plus souvent d'origine blennorrhagique, et c'est contre elle que l'on a pu mettre en œuvre tous les traitements cités plus haut : lavages vaginaux et intra-utérins au permanganate de potasse, en choisissant de préférence des solutions faibles, à 1/5000e, qu'on élèvera peu à peu, plus tard, jusqu'à 1/1000e, instillations ou badigeonnages intra-utérins de teinture d'iode fraîche, de solutions de divers sels d'argent : protargol à 5/100e, nitrate d'argent de 1/50e à 1/20e, de collargol en émulsion à 1/10e et même 1/6e, d'acide picrique à 1/100e, de glycérine créosotée à 1/3, etc.

Le choix des substances antiseptiques n'est pas imposé aussi formellement qu'on pourrait le croire par la nature de la maladie, car à cette période avancée, les gonocoques ont à peu près disparu pour faire place à des infections secondaires.

Le plus souvent les lavages ou instillations ne suffisant pas, il faut dilater la cavité utérine et faire des pansements intra-utérins prolongés, recourir même au curettage, suivi de badigeonnages répétés à la teinture d'iode et de pansements intra-utérins.

Comme le fait remarquer Richelot, à mesure que l'affection vieillit, elle localise de plus en plus ses méfaits dans la région cervicale, c'est là qu'elle entretient une hypersécrétion permanente, qu'elle donne lieu à de la sclérose et à des kystes glandulaires qui déforment le col. Aussi est-ce seulement en modifiant ces altérations qu'on peut espérer guérir définitivement la métrite.

Lorsque les lésions sont à la fois très accentuées et très étendues, on aura recours au *traitement chirurgical : amputation partielle du col d'après le procédé de Schrœder*, *trachélorrhaphie d'Emmet*, *dissection* et *excision de la muqueuse*, etc.

Dans les formes moins prononcées on emploiera les *scarifications linéaires*, ou les *cautérisations* au caustique de Filhos, faites aussi légèrement que possible et renouvelées plusieurs semaines de suite.

TRAITEMENT CHIRURGICAL

La plupart des métrites, surtout lorsqu'elles ne s'accompagnent pas de lésions étendues et invétérées du col, cèdent à un traitement médical bien conduit. D'autre part, il faut souvent savoir s'abstenir, et on ne doit user du traitement chirurgical que lorsque les accidents sont assez rebelles et assez sérieux pour qu'il soit impossible de faire autrement. Le traitement chirurgical de la métrite, c'est en effet le *curettage*, et le curettage a aggravé au

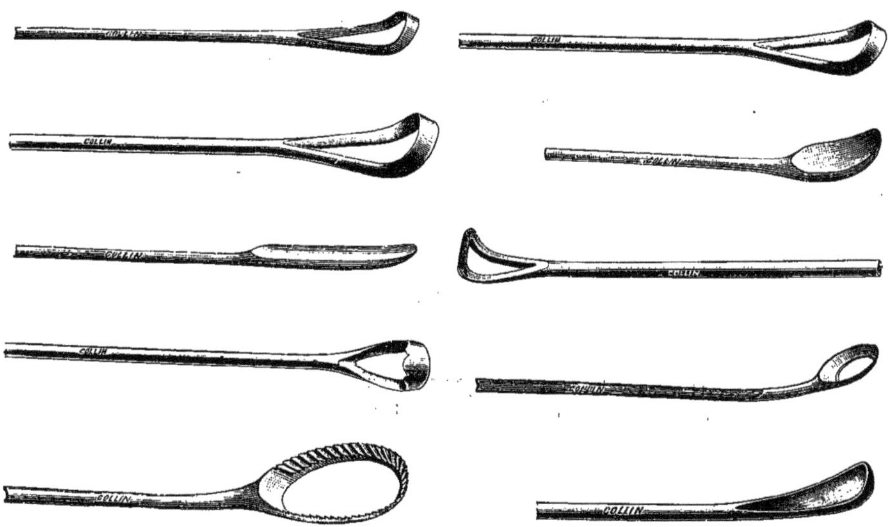

Fig. 225.
Divers modèles de curettes.

moins autant de métrites qu'il en a soulagé. Il faut surtout le craindre lorsqu'il y a du côté des annexes quelque soupçon d'inflammation, car les poussées de salpingite plus ou moins graves ne sont pas rares à la suite d'un curettage intempestif. Mais il est des cas dans lesquels il rend des services évidents. Ce sont d'abord les *métrites hémorragiques* au cours desquelles les pertes de sang n'ont pu être influencées par les traitements médicaux et l'application de topiques intra-utérins, ce sont ensuite les *métrites purulentes* qui donnent lieu à des écoulements abondants, à des douleurs, à des troubles de la santé générale et que les traitements médicaux n'ont pu améliorer, car encore une fois le curettage ne doit être pratiqué qu'après échec des traitements moins brutaux. Ce sont enfin certaines *métrites séniles* avec écoulement parfois fétides, et pour lesquelles le curettage constitue le traitement de choix.

Curettage. — Le curettage est une opération chirurgicale et doit être entouré,

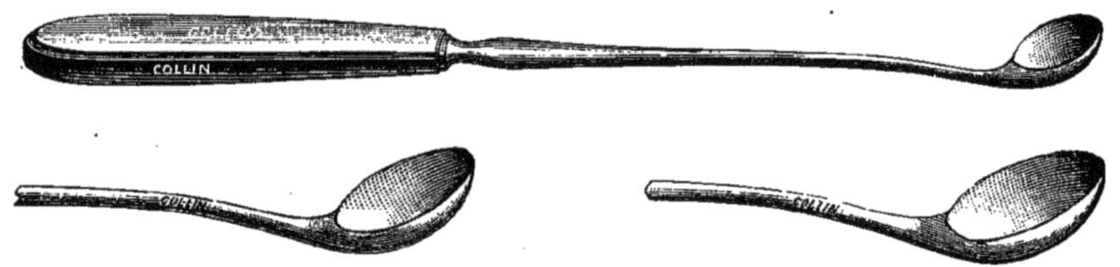

Fig. 226.
Divers modèles de curettes.

lorsqu'on le pratique, de toutes les garanties et de toutes les précautions qu'on prend chaque jour pour des opérations plus importantes.

L'outillage est loin d'être indifférent. Il faut, pour faire un bon curettage, de bonnes curettes. Les curettes mousses sont préférables, elles suffisent à enlever la muqueuse malade et sont moins dangereuses pour l'utérus.

Il faut cependant avoir toujours à sa portée une curette tranchante pour parfaire l'opération si on a l'impression que certaines parties de l'utérus ont été mal nettoyées.

Il y a plusieurs bons modèles de curettes (fig. 225 et 226). Le mieux est de les avoir toutes à sa disposition.

A moins de contre-indication particulière, la malade sera endormie. Un curettage fait sous l'anesthésie générale est beaucoup plus énergique et beaucoup plus complet que le curettage timide que l'on peut seul exécuter sur une malade éveillée.

La malade étant en position dorso-sacrée, le vagin est dilaté avec des valves.

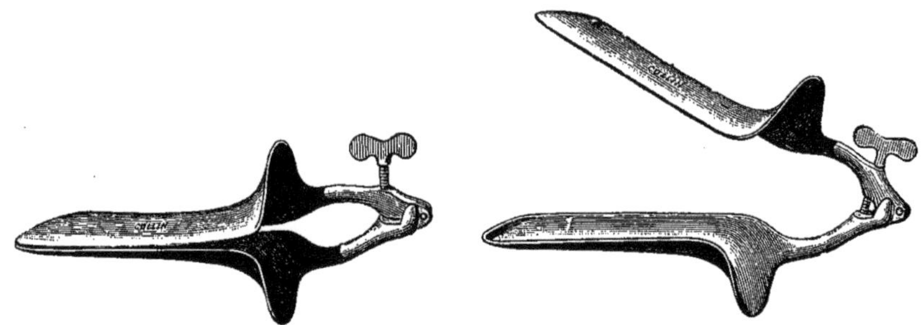

Fig. 227 et 228.
Spéculum de Collin fermé et ouvert.

Si l'on manque d'aides pour tenir les valves, on se servira avec avantage du spéculum de Collin (fig. 227 et 228), du spéculum Archambault (fig. 229), ou de celui de Guellot (fig. 230) qui tiennent seuls. Puis le col est saisi au niveau de ses lèvres antérieure et postérieure par deux fortes pinces de Museux à deux griffes, qui seules permettent des prises solides, et attiré vers le bas. La cavité est alors explorée avec un hystéromètre, afin de se rendre compte de ses dimensions, de sa direction et des coudures qu'elle peut présenter. Si le canal cervical est trop étroit, on le dilate soit au moyen d'un dilatateur (F. SIREDEY, SIMS, PICHEVIN (fig. 233, 234), soit au moyen des bougies d'Hegar (fig. 235), et on commence l'opération. Dans bien des cas, d'ailleurs, on a pratiqué les jours précédents, une dilatation à la laminaire.

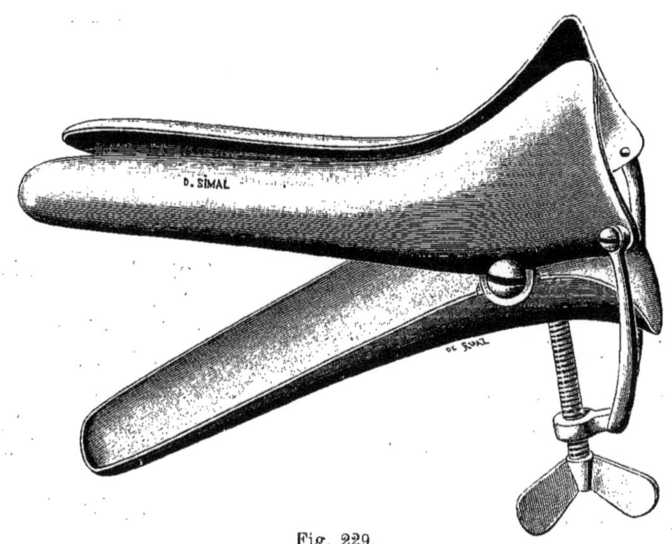

Fig. 229.
Spéculum à trois valves du Dr L. Archambault.

L'opération doit être exécutée avec beaucoup de douceur. Le râclage de la muqueuse doit toujours être fait en ramenant la curette du fond vers le col. Il ne faut jamais enfoncer brutalement la curette de peur de perforer le fond de l'utérus, qui peut être friable ou ramolli. Il faut procéder avec méthode et s'attaquer

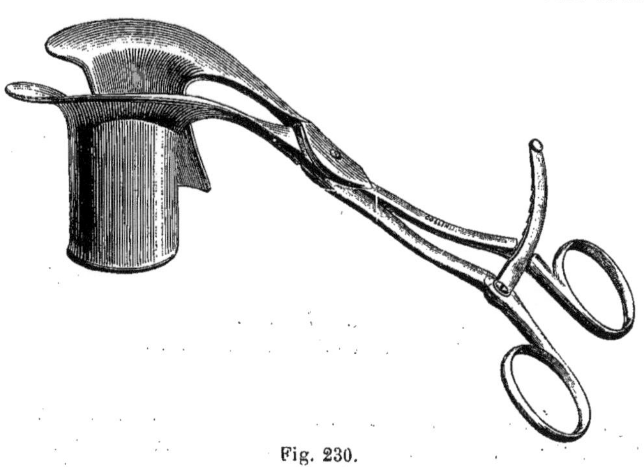

Fig. 230.
Spéculum de Guelliot.

d'abord à une paroi, la paroi antérieure par exemple. Appliquant sur elle le tranchant de la curette qu'on a doucement introduite jusqu'au fond de la cavité,

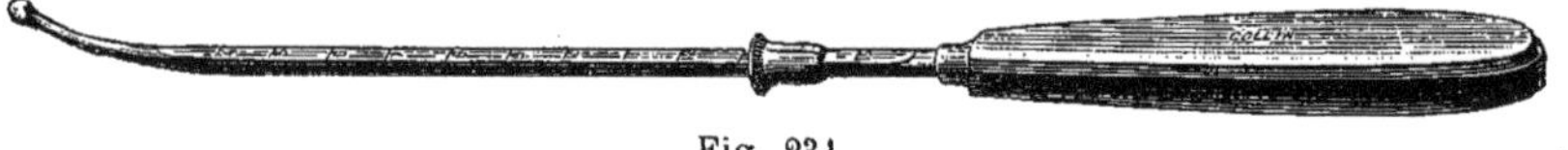

Fig. 231.
Hystéromètre.

on la ramène vers l'orifice utérin en appuyant énergiquement sur la paroi de

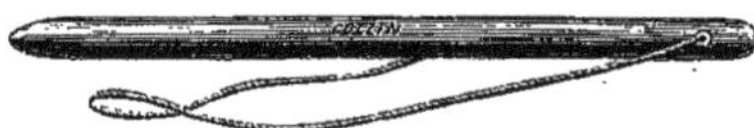

Fig. 232.
Laminaire pour dilatation lente.

l'utérus dont on doit sentir crier le tissu musculaire, lorsque le nettoyage a été

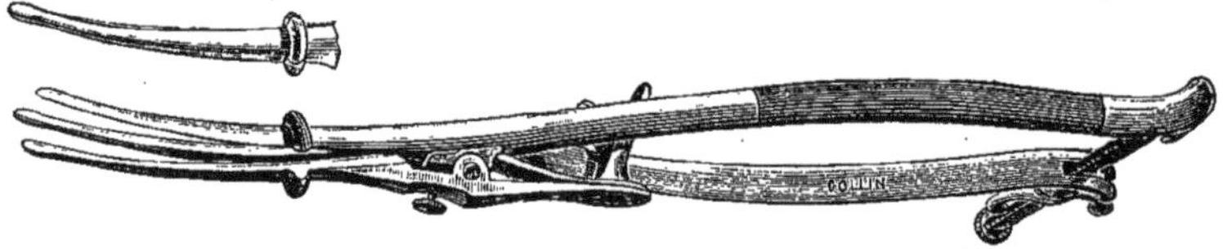

Fig. 233.
Dilatateur de Sims pour dilatation immédiate.

bien fait. Quand la paroi antérieure paraît avivée sur toute son étendue, on

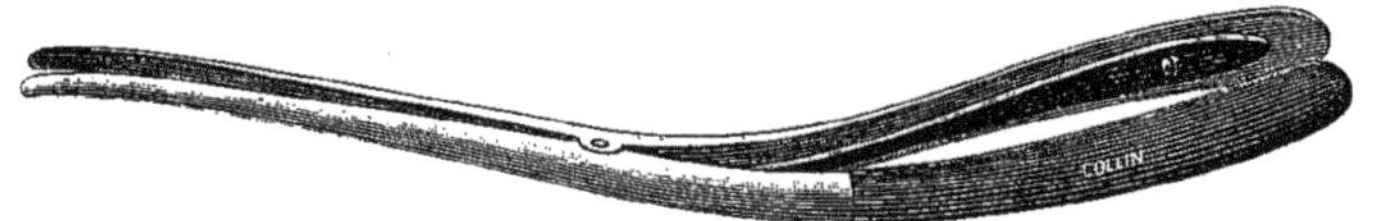

Fig. 234.
Dilatateur de F. Siredey.

passe à la paroi postérieure pour laquelle on agit de même. Puis, avec une

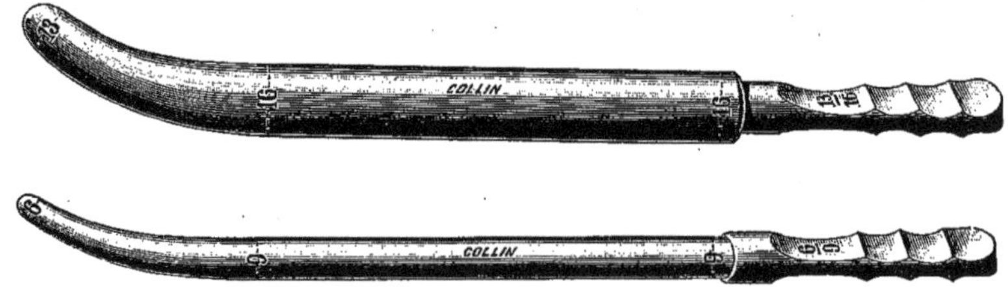

Fig. 235.
Mandrins d'Hégar à deux graduations.

curette plus petite on va, dans la corne droite et dans la corne gauche, gratter la muqueuse malade, en ayant soin de bien nettoyer, en ramenant la curette, les gouttières latérales de l'utérus. Pour que le curettage soit complet, il faut obtenir partout la sensation du cri utérin. C'est précisément lorsqu'en un point quelconque de la surface utérine on ne peut arriver à l'obtenir, qu'il est bon d'avoir recours à une curette tranchante.

On lave alors l'utérus à l'eau stérilisée chaude avec une sonde à double courant jusqu'à ce que l'écoulement sanguin, en général assez abondant, soit à peu près arrêté.

On peut, suivant les cas, badigeonner l'intérieur de l'utérus avec un caustique — créosote à 1/3, chlorure de zinc à 1/10, teinture d'iode — caustique dont il ne faut pas abuser; puis, après un nouveau lavage, on tamponne l'utérus avec une mèche de gaze stérilisée, ou de gaze à l'ectogan, afin d'assurer l'hémostase.

Cette mèche est enlevée au bout de vingt-quatre heures.

La malade restera au lit pendant une huitaine de jours, avec des injections vaginales biquotidiennes d'eau stérilisée chaude.

Accidents et complications du curettage. — L'*hémorragie*, qui a été signalée à la suite du curettage, ne saurait résister à un tamponnement bien fait.

La *perforation de l'utérus* est très rare, eu égard au grand nombre de curettages pratiqués quotidiennement. Lorsqu'elle a lieu, c'est presque toujours dans les curettages pour rétention placentaire post-abortive, alors que l'utérus est mou, friable, et se laisse facilement traverser, surtout au niveau des points d'insertion du placenta.

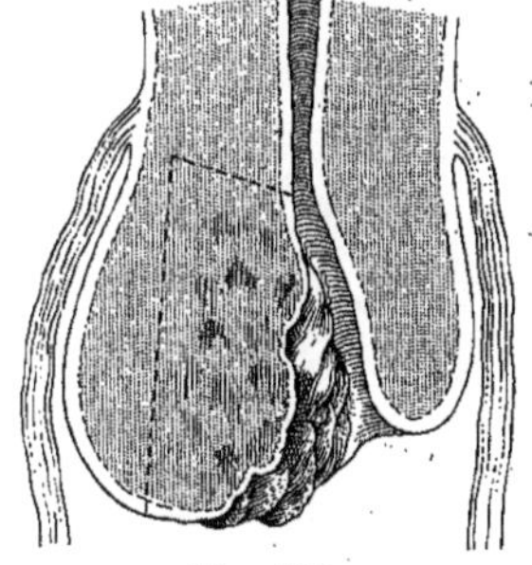

Fig. 236.
Procédé de Schroeder. Tracé du lambeau.

La perforation de l'utérus est un accident grave, surtout s'il est méconnu. La continuation de l'opération, le lavage intra-utérin qui transporte dans le péritoine des débris infectés, peuvent être l'origine des accidents péritonéaux les plus redoutables.

Mais si la perforation est reconnue au cours de l'opération, au moment où elle vient de se produire, que faut-il faire?

Si la métrite pour laquelle on intervient ne présente pas de septicité particulière, le mieux est d'interrompre son opération, de se garder de faire un lavage intra-utérin, de mettre un drain dans l'utérus pour entraîner au dehors le sang et les sécrétions septiques qui peuvent s'écouler, et tout en laissant la malade dans l'immobilité absolue, de se tenir prêt à intervenir par la laparotomie, au moindre symptôme inquiétant pour agir suivant les circonstances.

S'il s'agit d'une métrite septique et qu'il y ait lieu de craindre une infection péritonéale, il sera plus prudent de pratiquer une laparotomie immédiate.

Dans un cas personnel où l'utérus avait été perforé au cours d'un curettage pour infection post-abortive, je pratiquai une laparotomie immédiate. Je constatai au niveau du fond de l'utérus une perforation de faible diamètre. Je la suturai, et la malade guérit sans incidents. Si la perforation avait été large, si la suture de l'utérus m'avait paru difficile et peu sûre, je n'aurais pas hésité à pratiquer une hystérectomie.

Mais les accidents les plus communs du curettage proviennent de l'infection. Ils sont d'ailleurs dus fort rarement, à l'heure actuelle, à une infection venue du dehors et apportée par l'opérateur ou ses instruments. Mais il est de toute évidence que le curettage et la dilacération d'une muqueuse infectée ouvrent d'innombrables voies lymphatiques et sanguines qui puisent directement les germes suffisants pour provoquer les accidents les plus graves, et s'il faut s'étonner de quelque chose, c'est qu'ils ne soient pas plus fréquents. Les grands accidents d'infection mortelle sont évidemment rares, mais les accidents plus légers de salpingo-ovarite, de lymphangite péri-utérine et de phlegmon pelvien le sont moins et c'est ce qui fait que le curettage ne doit être pratiqué que lorsqu'il n'y a pas moyen de faire autrement.

Amputation du col utérin. — Nous avons vu que les métrites invétérées du

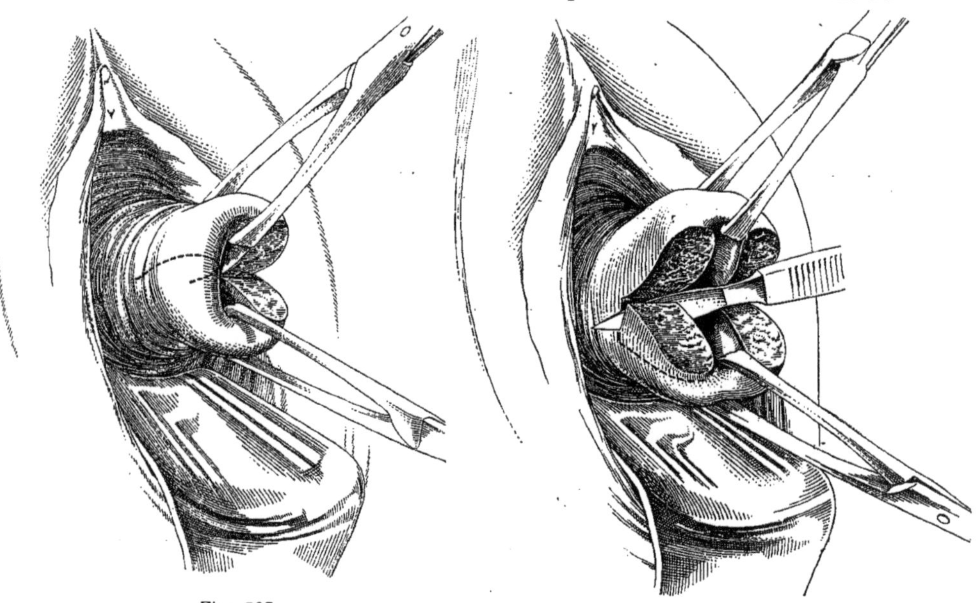

Fig. 237.
Section des commissures et division du col en deux valves. (SCHRŒDER.)

Fig. 238.
Technique de l'opération de SCHRŒDER. Excision de la muqueuse.

col peuvent être souvent guéries par le traitement médical, et en particulier par des cautérisations appropriées.

Mais cela ne suffit pas toujours, et certains cols volumineux, à muqueuse ulcérée et saignante, à glandes hypertrophiées, résistent à tous les traitements. Nous avons alors la ressource de les supprimer.

L'amputation du col est une opération excellente, sans gravité sérieuse, et qui a l'avantage de débarrasser complètement et radicalement les malades de lésions rebelles et invétérées.

Le procédé le plus simple et le plus communément employé est celui de SCHRŒDER.

Procédé de Schrœder. — Le col étant saisi par deux pinces amarrées l'une sur la lèvre antérieure et l'autre sur la lèvre postérieure, d'un coup de ciseaux donné dans chaque commissure, on divise le col en deux valves (fig. 237). Puis avec un bistouri, ou mieux avec de bons ciseaux, on enlève au niveau de chaque

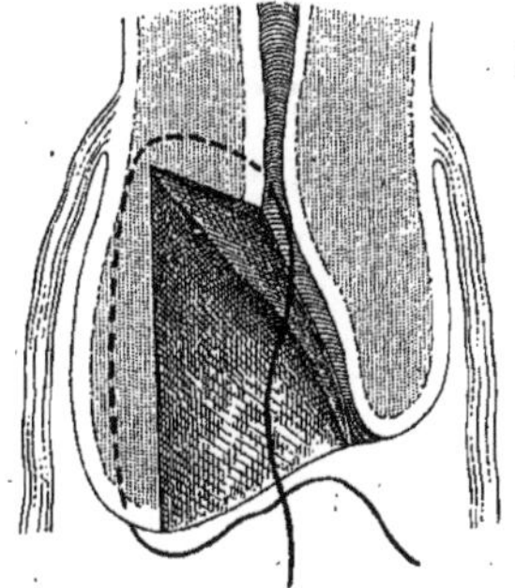

Fig. 239.
Passage des fils, après excision des tissus malades.

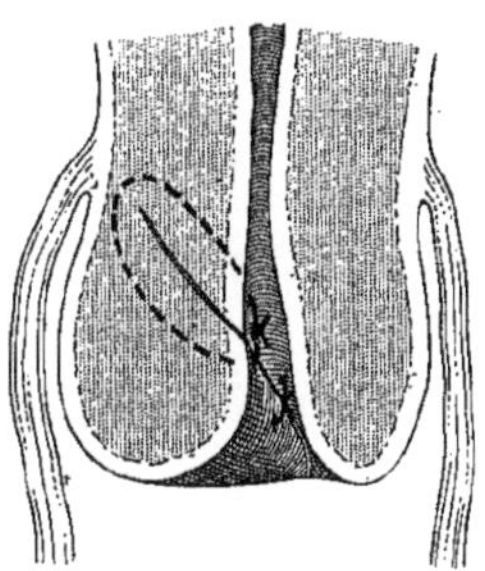

Fig. 240.
Reconstitution du col, après rapprochement du lambeau.

valve la muqueuse malade et le tissu utérin qui lui est sous-jacent (fig. 238). Il reste en somme deux lambeaux comprenant la muqueuse vaginale du col, presque toujours saine, et une certaine épaisseur de tissu sous-jacent, qu'on doit calculer de façon à ce que le lambeau ainsi formé soit assez souple pour pouvoir facilement être replié (fig. 236). On fixe alors avec des catguts la muqueuse vaginale du lambeau flottant que l'on vient de créer à la muqueuse du canal cervical (fig. 239, 240). Trois ou quatre points de suture sur chaque lèvre suffisent à produire l'affrontement; un ou deux points au niveau de chaque commissure terminent l'opération (fig. 241).

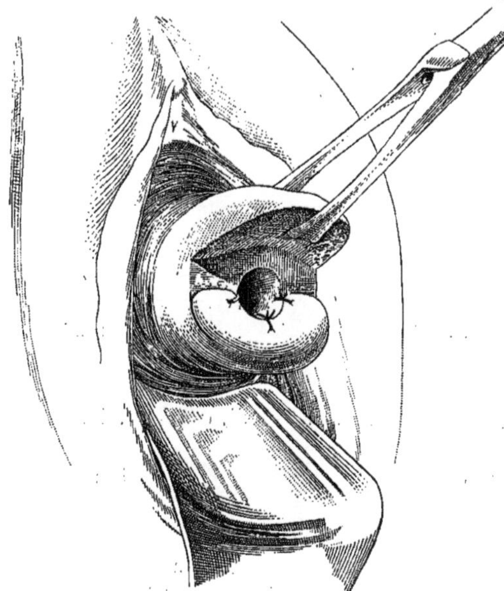

Fig. 241.
Aspect du col après suture du lambeau.

Les figures 239 et 240 font comprendre mieux que toute description comment il faut tailler le lambeau pour avoir le meilleur résultat possible.

Les lambeaux taillés, il y a plusieurs façons de passer les fils. La plus simple, celle de Schröder, est suffisamment expliquée par les figures 239, 240 et 242.

Doléris pense qu'en passant le fil ainsi que le montre la figure 243, l'affrontement est meilleur, et il a peut-être raison; mais le passage du fil est sensiblement plus difficile, surtout si le col n'a pu être abaissé jusqu'à la vulve.

Houzel de Boulogne noue les fils d'une façon fort ingénieuse et qui semble devoir donner un affrontement parfait :

« Une aiguille courbe, à chas mobile, est introduite dans la cavité cervicale, pique la muqueuse à 5 millimètres environ au-dessus de la tranche, sur la ligne médiane postérieure et traverse toute l'épaisseur du col pour ressortir dans le cul-de-sac vaginal postérieur. Elle y accroche deux fils doubles de catgut et les ramène dans la cavité cervicale (fig. 245). Les anses des fils doubles sont alors

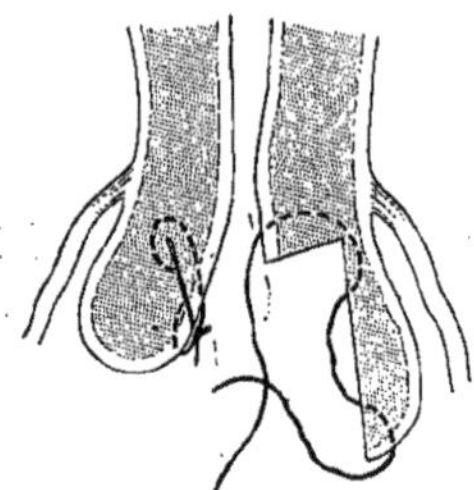
Fig. 242.
Disposition des fils (Schroeder).

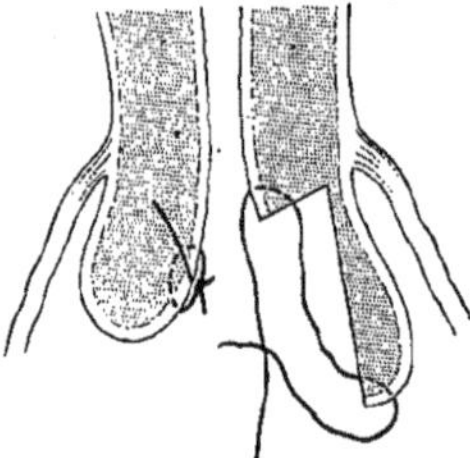
Fig. 243.
Disposition des fils (Doléris).

coupées et l'on a, à ce moment, quatre catguts traversant toute l'épaisseur de la lèvre postérieure du col et ayant chacun un chef qui pend dans le vagin et un chef qui pend dans la cavité cervicale. Les deux chefs de chaque fil sont repérés par une même pince.

« Ces quatre fils vont être disposés en éventail pour assurer la réunion de toute la lèvre postérieure.

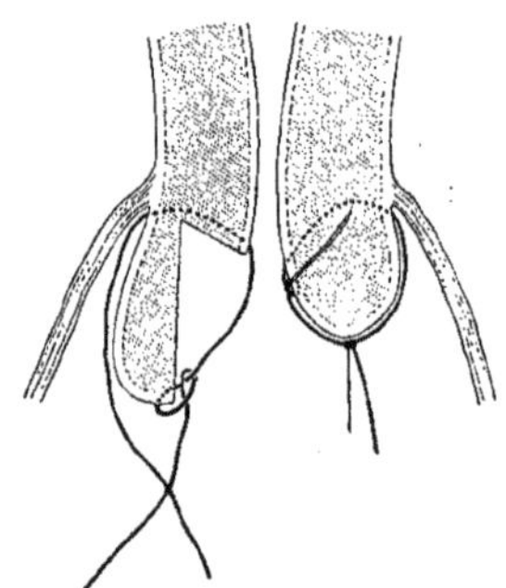
Fig. 244.
Disposition des fils
(Houzel de Boulogne).

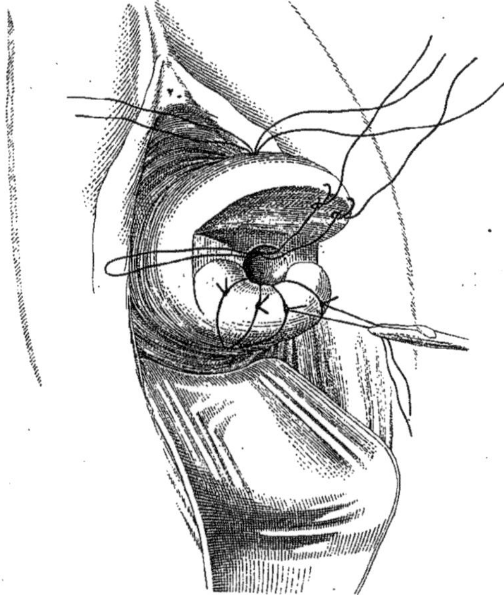
Fig. 245.
Disposition des fils (Houzel de Boulogne).

Voici leur trajet : pour chaque fil on reprend le chef intra-cervical et on lui fait traverser le lambeau près de son sommet. On l'arrête à ce niveau par un premier nœud (fig. 244). On comprend qu'il suffit dès lors, de tirer sur le chef vaginal du même fil pour obtenir un affrontement exact du lambeau et de la tranche cervicale. Quand la tension est complète, il ne reste qu'à nouer ensemble, à la face externe du col, les deux chefs intra-cervical et vaginal du fil. Même manœuvre pour les autres fils (fig. 245) » (PROUST).

Procédé de Simon-Marckwald. — Quand le col est hypertrophié, volumineux et la muqueuse saine, on emploiera de préférence le procédé de SIMON, méthodiquement décrit par MARCKWALD.

Le col étant, comme dans le procédé de SCHRŒDER, divisé en deux valves, l'une antérieure, l'autre postérieure, chaque valve est évidée de façon à conserver deux lèvres, l'une formée par la muqueuse vaginale, l'autre par la muqueuse cervicale, doublées l'une et l'autre d'une certaine épaisseur de tissu musculaire (fig. 246).

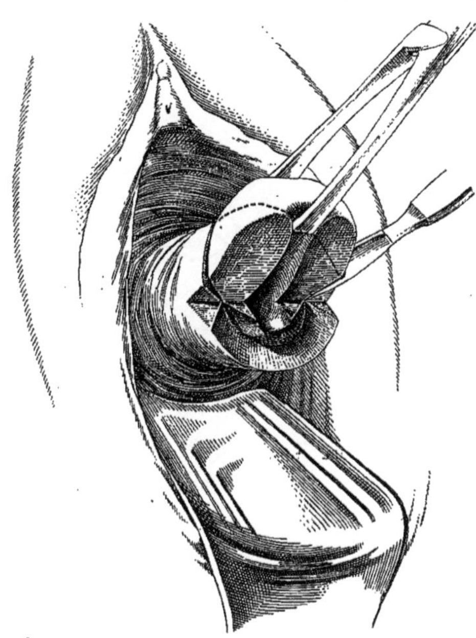

Fig. 246.
Procédé de SIMON MARCKWALD. Taille des lambeaux.

Il suffit alors de suturer l'une à l'autre ces deux lèvres qui s'appliquent par leur face profonde (fig. 247). Les commissures sont réunies par quelques points séparés (fig. 248).

Toutes ces sutures seront singulièrement facilitées par l'emploi d'une aiguille à pédale de faible dimension, mais de courbure de court rayon (fig. 318).

Il existe divers autres procédés d'excision de la muqueuse cervicale malade. Celui de BOUILLY, qui enlevait sur chaque valve du col une bande de muqueuse de quelques millimètres d'épaisseur, en laissant au niveau de chaque commissure une petite bande de muqueuse, pour éviter le rétrécissement; celui de POUEY, dans lequel on résèque circulairement toute la muqueuse de l'orifice cervical. Mais ils ne s'appliquent guère qu'aux cas où les lésions sont vraiment bien légères.

Dans certains cas où le col est très malade, sans être cependant suspect de dégénérescence maligne, il sera indiqué de l'enlever en totalité et de pratiquer une *amputation haute* ou même *supra-vaginale*. Elle est d'ailleurs fort simple, car il ne paraît pas nécessaire, en général, de remonter jusqu'à l'isthme et de sectionner le vagin comme dans le premier temps d'une hystérectomie vaginale.

De deux coups de ciseaux on sectionne les commissures, comme toujours, en remontant assez haut, et en mordant sur les insertions vaginales. On a ainsi deux valves, l'une antérieure, l'autre postérieure. On attire la valve antérieure avec la pince de Museux qui la tient, et on la tranche, au niveau de sa base, avec de forts ciseaux courbes, à peu près au niveau de l'insertion vaginale du col. Il y a d'ordinaire, dans les angles, des artérioles, branches de l'utérine, qui donnent un peu de sang. Les sutures suffisent à arrêter cette hémorragie. S'il en était autrement on passerait au besoin dans la profondeur des tissus un fil à ligature avec une aiguille à pédale à forte courbure. C'est avec cette aiguille qu'on place les fils de suture qui unissent la muqueuse vaginale à la muqueuse utérine en

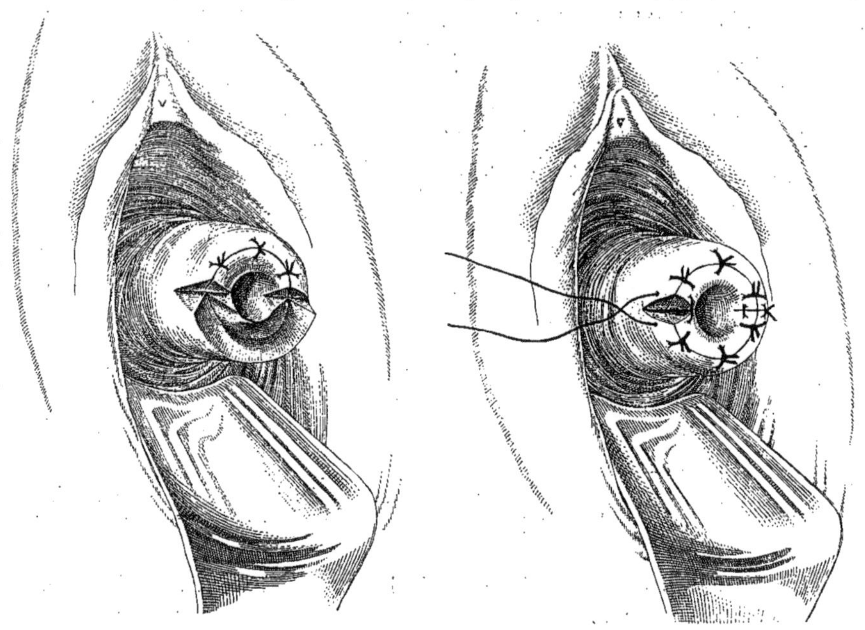

Fig. 247.
Suture du lambeau supérieur.

Fig. 248.
Reconstitution complète du col.

entrant au niveau du cul-de-sac vaginal pour sortir par l'orifice cervical, en chargeant tous les tissus situés dans la profondeur.

Ces amputations du col sont de bonnes opérations, en ce sens qu'elles débarrassent les malades de leurs pertes, de leurs douleurs, et que, par la suppression du col infecté, elles amènent très souvent la guérison de la métrite du corps qui accompagne la métrite du col. Mais il n'est pas douteux qu'elles aient l'inconvénient de déterminer parfois des indurations cicatricielles de l'orifice cervical qui peuvent être l'origine de troubles pendant la grossesse et de difficultés au moment de l'accouchement. C'est une considération qui doit rendre le chirurgien assez réservé dans leur emploi.

Il est enfin certaines métrites rebelles, avec utérus géant, hémorragies constantes et résistant à tous les traitements, leucorrhée et douleurs persistantes qui sont justiciables de l'*hystérectomie*, qu'on fera par l'abdomen, en enlevant le col s'il est sérieusement malade, en le conservant, s'il ne présente que des lésions légères. C'est dans ces conditions que l'hystérectomie vaginale, qui est alors très facile, peut être indiquée. Elle restera l'opération de choix chez une femme obèse ou très affaiblie.

TRAITEMENT DES DIFFORMITÉS DU COL UTÉRIN

A côté des lésions d'inflammation chronique dont nous venons d'exposer le traitement, le col utérin présente souvent certaines altérations dystrophiques qui provoquent parfois des troubles suffisants pour nécessiter des interventions chirurgicales, le plus souvent de peu d'importance.

Les *atrésies* ou *imperforations* du col peuvent être congénitales. A ce titre elles font partie des malformations utérines et nous avons vu plus haut les accidents qu'elles pouvaient entraîner. Les *atrésies acquises*, soit à la suite d'ulcérations spontanées, soit plus souvent à la suite de cautérisations, donnent également lieu, surtout lorsqu'elles surviennent chez une femme encore assez jeune, à des accidents de rétention sanguine ou purulente, hématométrie, pyométrie, qui nécessitent le rétablissement de la perméabilité du col. Le *traitement* se confond avec celui de la sténose.

Sténose du col. — La *sténose* ou *rétrécissement* de l'orifice cervical peut être, comme l'atrésie, congénitale ou acquise. Ses causes sont d'ailleurs les mêmes.

Elle provoque souvent des *troubles dysménorrhéiques*. Les règles sont fort douloureuses et peuvent même s'accompagner de crises nerveuses et syncopales inquiétantes. La rétention du sang menstruel facilite l'infection de l'utérus et peut devenir l'origine de métrites sérieuses. Enfin elle met souvent un obstacle absolu à la fécondation.

L'exploration directe de l'orifice cervical, aussi bien externe qu'interne, permettra seule de poser un diagnostic précis. Encore faut-il se garder de prendre pour un rétrécissement une coudure de l'utérus.

Pour guérir la sténose du col, il faut en élargir l'orifice. La *dilatation*, soit avec des laminaires, soit avec les bougies de Hegar, est le procédé le plus simple et le plus communément employé. On pourra donc commencer par elle. Mais elle ne suffit pas toujours et bien souvent, peu de temps après qu'elle a été faite, le rétrécissement se reproduit. Il faut alors avoir recours à des opérations.

Lorsque le col est volumineux et d'une longueur exagérée, on en pratiquera tout simplement l'*amputation* comme s'il s'agissait d'un col métritique (voy. p. 520).

S'il est épais et charnu, on pourra avoir recours à l'opération de Simon-Marckwald, excision biconique (voy. p. 520). Mais dans le plus grand nombre des cas on aura recours à la *stomatoplastie par évidement commissural du col*, selon la pratique de Pozzi. C'est une opération excellente.

Voici, d'après la description de Pozzi lui-même comment on l'exécute. « On commence par sectionner latéralement le col, de façon à former deux valves, l'une supérieure, l'autre inférieure. Par l'écartement de ces deux valves, presque toute la cavité cervicale se montre à découvert et la muqueuse apparaît divisée en deux moitiés correspondant aux deux valves. De chaque côté de cette muqueuse, en haut et en bas, se montre l'épaisseur du col formant une surface avivée.

« Sur chacune de ces surfaces, étroites et longues, on enlève un lambeau en forme de coin limité par deux incisions longitudinales et par une petite incision transversale. L'une des incisions longitudinales est parallèle à la muqueuse cervicale, l'autre longe la muqueuse vaginale du col (fig. 249) et toutes deux vont dans la profondeur à la rencontre l'une de l'autre, de façon à délimiter un lambeau prismatique et triangulaire qu'on enlève. Quand le lambeau est enlevé, la surface de section latérale se présente sous la forme d'une gouttière. Il suffit maintenant d'affronter les deux bords de cette gouttière et de les suturer dans toute leur longueur (fig. 250).

« La suture se fait avec des fils d'argent. Ainsi se trouve suturée la muqueuse

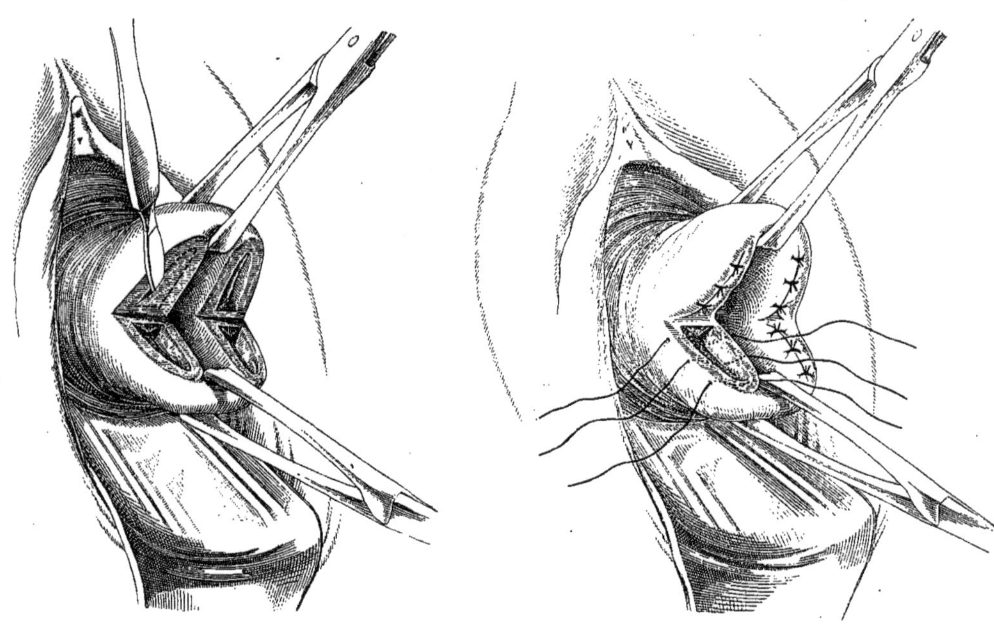

Fig. 249.
Stomatoplastie. Evidement des lèvres du col.

Fig. 250.
Stomatoplastie. Mise en place des points de suture.

interne ou intracervicale à la muqueuse externe ou vaginale du col. Lorsqu'on a répété les mêmes manœuvres pour chaque surface cruentée, l'affrontement est parfait. Les deux moitiés du col divisé n'ont plus de tendance à se réunir l'une à l'autre comme après le simple débridement et le col reste ouvert. Il en résulte que, immédiatement après l'opération, le col a l'aspect d'un bec de canard. Mais par suite de la rétraction qui s'opère peu à peu, cet aspect se modifie et plus tard l'orifice prend un aspect qui se rapproche beaucoup de l'état du col d'une femme qui a eu un accouchement normal[1]. »

Pozzi emploie des fils d'argent, insupportables à enlever. Je crois qu'ici comme dans presque toutes les opérations sur le col et sur le vagin, il est préférable de se servir de catguts.

Cette opération, dont les résultats sont excellents, est surtout indiquée dans

[1] Pozzi, *Traité de gynécologie*, 4e édit., p. 758.

les *sténoses congénitales*. Dans les rétrécissements cicatriciels, beaucoup plus irréguliers, on se bornera souvent à l'excision des parties indurées, en suturant autant que possible la muqueuse vaginale à la muqueuse intra-utérine et en dilatant fortement la cavité cervicale.

L'*atrophie congénitale* du col et son *atrophie sénile* sont dues, la première à un trouble de l'appareil génital, la seconde à l'involution dystrophique qui suit la ménopause. Elles ne réclament aucun traitement particulier.

L'*hypertrophie du col utérin*, qu'elle soit *sus-vaginale*, comme celle qui a été décrite au cours de l'étude des prolapsus génitaux (voy. p. 333), ou *sous-vaginale*, *congénitale* ou acquise, *conique*, *cylindroïde* ou *tapiroïde* suivant sa forme et ses dimensions, lorsqu'elle réclame un traitement, en raison de la gêne qu'elle peut provoquer, n'en reconnaît qu'un, l'*amputation* qui s'exécute exactement comme dans la métrite chronique.

CHAPITRE III

SALPINGO-OVARITES

Il est impossible de séparer l'étude des infections tubaires de celle des infections ovariennes. On peut voir, il est vrai, quelquefois, des salpingites que n'accompagne aucune lésion de l'ovaire, comme on peut rencontrer des ovaires malades avec des trompes saines. Mais le fait est relativement rare. Presque toujours les infections des deux organes marchent de pair et il est, en pratique, absolument nécessaire de les réunir. Nous étudierons donc en même temps les infections tubaires et les infections ovariennes, les *salpingo-ovarites* pour employer un terme qui, bien que d'une formation étymologique défectueuse, a pour lui l'avantage inappréciable d'être consacré par l'universel usage.

Les *salpingo-ovarites* sont des affections provoquées par la pénétration et le développement dans les trompes et les ovaires des divers micro-organismes de la suppuration.

Leur histoire chirurgicale date d'hier, et les notions anatomo-pathologiques et cliniques que nous possédons sur elles ne sont pas, à vrai dire, beaucoup plus anciennes. Ce n'est, en effet, que du jour où la chirurgie abdominale a commencé à prendre son essor qu'il a été donné aux chirurgiens d'étudier sur le vif et à toutes les périodes de leur évolution les lésions tubo-ovariennes. Auparavant les quelques descriptions qu'on en avait données n'étaient guère que la relation de trouvailles d'autopsie, mal étudiées et mal interprétées, comme il arrive trop souvent pour les lésions à l'examen desquelles on pense ne pouvoir attribuer aucune utilité pratique. Il est, en effet, bien évident qu'avant l'ère actuelle les chirurgiens ne concevaient guère qu'on pût aller s'attaquer directement, comme on le fait aujourd'hui, aux suppurations annexielles.

Leur étude est donc toute récente et ce ne sont pas les travaux d'Astruc qui, en 1761, avait signalé des hydropisies tubaires, ni de Portal, qui, en 1804, s'était occupé des affections de la trompe, qui nous ont appris grand'chose. J'en dirai autant des recherches de Bright, Lisfranc, Aran, Brouardel, F. Siredey, des études histologiques de Rokitansky, de Klob, de Virchow.

Il a fallu que vint l'ère chirurgicale moderne, inaugurée en 1872 par Lawson Tait, pour que l'histoire anatomo-pathologique, clinique et thérapeutique des salpingites se transformât complètement. Les innombrables opérations pratiquées depuis cette époque ont suscité d'innombrables travaux. Tous les chirurgiens, et de tous les pays, s'en sont occupés et ont apporté à l'œuvre commune leur contribution et leurs documents personnels. En France, nous avons eu les thèses de Lavie, de Monprofit, de Mordret, de Reymond, les travaux de Cornil, de Delbet, de Terrier, de Terrillon, les discussions cliniques et thérapeutiques de Bouilly, de Péan, de Pozzi, de Segond, d'une infinité d'autres que je ne nommerai pas, ne pouvant les nommer tous, car les travaux se multiplient et se continuent encore. C'est aujourd'hui la thérapeutique qui intéresse surtout les chirurgiens, et nous verrons plus loin les discussions et les travaux qu'ont provoqués et inspirés les méthodes chirurgicales qu'on dirige aujourd'hui contre les salpingites.

ÉTIOLOGIE ET PATHOGÉNIE

Les longues discussions sur la cause première des suppurations annexielles ne sont plus de mise aujourd'hui. Les salpingo-ovarites sont toutes d'origine infectieuse, et les seuls points sur lesquels nous ayons encore à apprendre sont ceux qui ont trait à la nature des agents pathogènes et à la voie qu'ils suivent pour arriver jusqu'aux annexes.

Il est de toute évidence que les microbes pyogènes ordinaires transportés au niveau des trompes et des ovaires y détermineront, comme partout ailleurs, des réactions morbides et des lésions infectieuses. Et, en effet, on les y a rencontrés tous. Les études bactériologiques sur les infections annexielles sont aujourd'hui nombreuses et précises et elles ont permis de démontrer ce qu'il était facile de prévoir. Le plus grand nombre des salpingites sont causées par les microbes qui se trouvent le plus communément dans les voies génitales, et au premier rang desquels il faut, bien entendu, placer le *gonocoque*.

Sans insister sur les nombreux travaux qui ont été publiés sur ce point, qu'il suffise de dire que Hartmann et Morax l'ont trouvé 13 fois sur 33 cas ; Witte, 7 fois sur 39 ; Jayle, 4 fois sur 30 ; Menge dans 25 p. 100 des cas qu'il a examinés. Le *streptocoque*, qui succède surtout aux infections puerpérales, le *staphylocoque*, le *bacterium coli commune*, le *pneumocoque* même, sont ensuite ceux que l'on trouve le plus communément. Certaines salpingites qui apparaissent au cours des maladies infectieuses, comme la *fièvre typhoïde*, la *rougeole*, la *scarlatine*, la *variole*, sont peut-être dues au microbe spécifique de ces affections. Mais peut-être aussi ne faut-il voir, dans un certain nombre de ces observations, que de simples coïncidences ou des infections secondaires.

On a enfin trouvé dans le pus de certaines salpingites les micro-organismes les plus divers, dont quelques-uns sont encore fort mal connus. Reymond [1] en rapporte dans sa thèse d'intéressantes observations.

Il va sans dire que le *bacille de Koch* se rencontre souvent. Menge l'a noté 7 fois sur 70 salpingites.

Enfin, on a pu quelquefois, peut-être à tort, incriminer la *syphilis*, et Lehmann a rencontré un exemple d'*actynomycose* tubaire. Il est vrai que c'est là un cas tout à fait exceptionnel et qu'il ne s'agit pas ici d'une véritable infection.

La stérilité du pus des salpingites, récemment et fréquemment constatée, ne prouve pas qu'elles ne soient pas d'origine microbienne. Il s'agit là, comme dans beaucoup d'autres collections purulentes aseptiques, de foyers anciens dans lesquels les microbes ont disparu, tués peut-être par leurs propres toxines.

Les *causes* qui favorisent ou qui déterminent l'infection des annexes sont donc à peu près exclusivement celles qui permettent aux agents pathogènes de pénétrer jusqu'à elles, et si les maladies générales peuvent quelquefois provoquer du côté des annexes des manifestations morbides, c'est presque toujours dans une affection génitale qu'il faut en chercher l'origine.

En premier lieu les *métrites*, dont la désespérante chronicité constitue un foyer permanent de contamination. Parmi elles, la *métrite blennorrhagique* tient sans doute la première place, et par sa fréquence, et par sa tendance à l'envahissement des trompes. Mais je crois que Nœggerath, Sanger, Rosthorn, exagèrent lorsqu'ils veulent voir la blennorrhagie féminine à l'origine de presque toutes les salpingites.

L'*infection puerpérale* est également une cause assez commune de salpingo-ovarite, soit qu'elle provoque une métrite qui sera suivie secondairement d'une infection des annexes, soit qu'elle permette une inoculation directe des trompes et des ovaires. La plupart des salpingo-ovarites à streptocoques et à staphylocoques n'auraient pas d'autre origine.

Il est évident que la large plaie utérine qui suit l'accouchement et qui vient à être infectée constitue un foyer septique d'où l'infection peut se transmettre aux organes voisins. Il en est de même après l'avortement, surtout lorsqu'il est suivi de la rétention de débris placentaires qui tombent en sphacèle et deviennent le point de départ d'accidents redoutables.

Certaines affections utérines comme le *fibrome*, le *cancer*, qui favorisent l'infection de l'arbre génital, s'accompagnent aussi très souvent de lésions salpingo-ovariennes.

Les *affections intestinales* peuvent également provoquer des suppurations annexielles. Il n'est même pas nécessaire qu'il y ait une lésion de l'intestin, comme quelque entérite ou quelque fièvre typhoïde. Il suffit que l'hôte habituel de l'intestin, le bacterium coli commune, puisse envahir les trompes ou les ovaires, et la proximité de l'intestin normal suffit parfois, par un mécanisme d'ailleurs assez simple, à entraîner leur infection.

Enfin certaines *manœuvres directes*, comme l'exploration utérine avec un cathéter ou un hystéromètre, suffisent quelquefois à provoquer des salpingites.

[1] Reymond. Contribution à l'étude de la bactériologie et de l'anatomie pathologique des salpingo-ovarites, *Th. Paris*, 1895.

A vrai dire le fait est aujourd'hui fort rare. Il n'en est pas de même des poussées inflammatoires qui suivent quelques interventions moins anodines, comme le curettage, et nous avons vu plusieurs fois, au cours de métrites chroniques, l'emploi de cette méthode thérapeutique suivi de complications annexielles.

Il y a donc presque toujours, sauf peut-être pour les salpingites d'origine intestinale, une infection utérine à l'origine de toute infection des annexes. Mais il est intéressant de savoir comment l'infection utérine se transmet aux trompes et aux ovaires, et quelle est exactement la voie suivie par les agents infectieux dans cette marche envahissante.

Il semble tout naturel d'admettre que la voie la plus communément suivie par l'infection est la *muqueuse*. Celle-ci se continue en effet directement de l'utérus dans les trompes, et rien ne s'oppose à ce que l'infection, gagnant de proche en proche, se propage peu à peu jusqu'à l'embouchure du pavillon d'où elle envahit le péritoine avoisinant et la surface de l'ovaire. On a objecté à cette façon de voir que les lésions les plus considérables siègent toujours dans la région externe de la trompe, tandis que la partie qui avoisine l'utérus resterait saine, ou à peu près. Mais l'infection peut parfaitement se propager au niveau de la partie interne de la trompe sans y laisser de traces durables de son passage. C'est là un phénomène qui s'observe fréquemment et dans des conditions où nul ne songe à mettre en doute la réalité de la propagation par la muqueuse. L'épididymite d'origine uréthrale en est un exemple frappant, et l'on voit bien souvent l'infection venant de l'urèthre gagner l'épididyme, en suivant toute la longueur du canal déférent, sans que celui-ci en ressente en aucune façon les atteintes. Il en est de même pour les infections ascendantes des voies urinaires, et les néphrites d'origine vésicale ne sont pas rares qui ne s'accompagnent d'aucune lésion de l'uretère.

Cette absence presque constante de lésions sérieuses au niveau de la partie interne de la trompe, que Championnière, en particulier, opposait comme principal argument à la théorie de la propagation par la muqueuse, se retourne donc presque contre lui, puisque c'est un argument sans valeur dans d'autres régions où ce mécanisme de l'infection ne saurait être mis en doute. D'ailleurs, lorsqu'on y regarde de près, la partie interne de la trompe est très rarement saine lorsque la partie externe est malade ; elle n'a pas changé sensiblement de volume, cela est vrai, mais on y rencontre des lésions histologiques parfaitement caractérisées.

Championnière a soutenu que l'infection des annexes se faisait par *voie lymphatique*. Il est certain qu'il y a, entre la muqueuse utérine, les trompes et les ovaires d'innombrables communications lymphatiques, qui sont plus nombreuses encore, comme le fait remarquer Pierre Delbet, que ne peuvent le montrer les préparations anatomiques.

Le réseau utérin se continue directement avec le réseau tubaire. Mais, entre l'utérus et les trompes d'une part, et l'ovaire de l'autre, il y a deux systèmes de communications lymphatiques bien différents. Il y a d'abord des lymphatiques superficiels qui, du pavillon de la trompe par le ligament tubo-ovarien et de la corne utérine par le ligament utéro-ovarien, communiquent largement avec le réseau superficiel de l'ovaire et avec les lymphatiques sous-péritonéaux de la région. Il y a ensuite des troncs lymphatiques importants situés dans le ligament large, qui, venant surtout de la corne utérine, passent sous le pédicule ovarien et communiquent en ce point avec les lymphatiques qui, par le hile de l'ovaire, pénètrent dans l'épaisseur de la glande.

Il est donc bien évident que les infections microbiennes, envahissant ces différents troncs et réseaux lymphatiques, comme les autres réseaux et les autres troncs de l'économie, peuvent parfaitement se propager de l'utérus et des trompes aux ovaires, et réciproquement.

Si l'opinion de CHAMPIONNIÈRE, qui ne voulait pas admettre le rôle de la muqueuse, était trop exclusive, il est certain qu'on a été beaucoup trop loin en voulant rejeter presque complètement l'infection par voie lymphatique au profit de l'infection par voie muqueuse. L'une et l'autre existent, et il semblerait même résulter des intéressantes recherches de REYMOND, auxquelles, pour

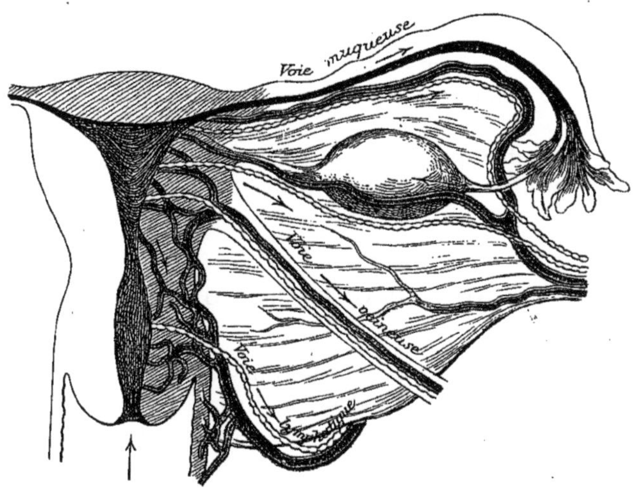

Fig. 251.
Voies d'infection : muqueuse, lymphatique, veineuse. (Schémat.)

plus de détails, nous ne pouvons que renvoyer le lecteur, que certaines espèces microbiennes ont chacune leur voie d'élection. C'est ainsi que le gonocoque pénétrerait de l'utérus dans les trompes en suivant la muqueuse, et irait envahir l'ovaire par sa périphérie, en enflammant le péritoine au passage. Le streptocoque, au contraire, serait transporté directement dans les annexes, trompes et ovaires, par les vaisseaux sanguins et lymphatiques. Le bacterium coli envahirait également les annexes par voie lymphatique, mais pour venir de l'intestin il suivrait une voie anormale, et cheminerait dans les lymphatiques de nouvelle formation qui constituent presque exclusivement la charpente des adhérences unissant les unes aux autres les diverses parties du péritoine enflammé. Il est certain que le bacterium coli ne se rencontre guère que dans les salpingites qui présentent avec le rectum ou les anses grêles des adhérences pathologiques, et l'on sait si ces salpingites sont nombreuses.

Il y a également, entre l'appendice et les annexes droites, des communications lymphatiques, qui siègent dans le petit ligament appendiculo-ovarien. Il n'est donc pas étonnant de voir s'établir entre ces deux organes des relations pathologiques, et les cas d'infection salpingienne évoluant en même temps qu'une appendicite commencent à n'être plus très rares.

Il semble enfin que la plupart des autres microbes de virulence moindre pénètrent par la voie muqueuse, à la suite du gonocoque qui, par les lésions qu'il produit lui-même dans les annexes, favorise leur éclosion et exalte leur virulence.

Quant à l'infection par *voie sanguine* ou plutôt *veineuse*, elle est possible, mais, lorsqu'elle a lieu, il est bien rare qu'elle se limite aux annexes. Il s'agit alors, presque toujours, des accidents graves qui font suite à l'infection puerpérale. On observe des phlébites et des suppurations intra-veineuses qui vont porter au loin les germes de mort. Ce sont là des accidents de septicémie suraiguë, parfois même de pyohémie avec apparition dans des points éloignés de foyers de suppurations secondaires. Si les annexes sont touchées par l'infection, il est exceptionnel qu'elles le soient exclusivement. Aussi peut-on, en clinique, négliger pour ainsi dire l'étude du rôle de la voie veineuse dans les infections localisées aux annexes.

Il est enfin probable que certaines infections et en particulier l'infection tuberculeuse peuvent se faire par *voie artérielle*.

ANATOMIE PATHOLOGIQUE

Les lésions qui accompagnent les infections des annexes sont d'une infinie variété. Il en est de superficielles et de profondes, de légères et de graves ; les unes n'intéressent que la trompe, les autres s'attaquent à l'ovaire ou s'étendent à la fois à l'ovaire et à la trompe. Elles peuvent ne siéger que d'un côté ou, au contraire, être bilatérales ; elles peuvent rester localisées aux annexes ou s'étendre aux parties voisines ; elles peuvent laisser, pour ainsi dire, le péritoine indemne, ou au contraire le tapisser d'adhérences épaisses qui unissent les uns aux autres tous les organes du petit bassin ; elles peuvent se limiter à quelque insignifiante hypertrophie des parois tubaires ou provoquer le développement d'énormes poches purulentes. Tout enfin peut se voir, et se voit en réalité, des lésions les plus légères et les plus fugitives aux lésions les plus profondes et les plus invétérées.

Ce qui frappe, au premier abord, pour peu que l'on ait l'habitude de la chirurgie des annexes, c'est la diversité presque constante des lésions chez la même malade. Il peut y avoir, d'un côté, des lésions insignifiantes de la trompe avec un énorme abcès de l'ovaire, tandis que de l'autre, au contraire, on trouvera, par exemple, un ovaire tout à fait sain accolé à une trompe remplie de pus et adhérente aux organes voisins.

Il n'y a pour ainsi dire pas deux cas de suppurations annexielles se ressemblant complètement, et cette variété même rend toute description d'ensemble à peu près impossible.

Il n'en saurait d'ailleurs être autrement. Sous l'influence d'une infection quelconque, légère ou violente, la trompe, l'ovaire, le péritoine réagissent chacun pour leur part et dans des proportions différentes suivant l'intensité de l'infection à leur niveau, et les lésions qui en résultent sont livrées au caprice de l'envahissement microbien.

Nous ne pouvons donc songer qu'à donner ici un aperçu des principales lésions que l'on rencontre dans les salpingo-ovarites, aussi bien du côté des ovaires que du côté des trompes, tout en faisant remarquer encore que si chacune de ces lésions peut exister seule, à l'exclusion de toutes les autres, elles peuvent au contraire s'ajouter les unes aux autres et se combiner de mille manières, avec une diversité qui ne connaît aucune règle et qui échappe à toute description.

La multiplicité même de ces lésions a conduit les chirurgiens à proposer les classifications les plus diverses et les nomenclatures les plus disparates ; SANGER, ORTHMANN, CORNIL et TERRILLON, LANDAU, MONPROFIT, Pierre DELBET, REYMOND, PETIT, se basant les uns sur la nature de l'agent infectieux, les autres sur les caractères histologiques des lésions, ont proposé, tantôt pour les ovarites, tantôt pour les salpingites considérées séparément, des classifications parfaitement légitimes, mais qui toutes ont le défaut de ne pas répondre suffisamment à la clinique.

Des salpingites provoquées par des microbes très différents peuvent donner lieu à des symptômes identiques ; des annexites de même nature histologique peuvent, les unes donner lieu à de volumineuses collections pelviennes, et les autres passer inaperçues par leur petit volume, tandis qu'au contraire des salpingo-ovarites de variété anatomique très différente peuvent cliniquement être calquées l'une sur l'autre. C'est là, à notre avis, le défaut capital de toutes les classifications purement histologiques ou exclusivement pathogéniques, et nous croyons préférable à tous égards d'adopter une classification à la fois anatomique et clinique inspirée de celle dont POZZI s'est fait le promoteur. Celle-ci est basée sur la transformation si commune de la trompe malade en une cavité kystique, qui acquiert un certain volume et donne par ce seul fait à la lésion une physionomie clinique particulière. C'est ainsi que POZZI distingue des *salpingites simples* et des *salpingites kystiques*. Cette classification, il est vrai, ne tient pas compte des lésions de l'ovaire, une salpingite simple pouvant fort bien être accompagnée d'un gros ovaire transformé en poche purulente, et donner lieu par conséquent à tous les signes d'une salpingite kystique. Il serait donc, si l'on prenait les mots dans leur sens absolu, impossible de réunir les salpingites et les ovarites dans une même classification.

Il ne faut pas considérer les choses dans un sens aussi étroit. Nous sommes ici pour faire de la chirurgie et non de l'anatomie pathologique pure — et nous pensons qu'au point de vue clinique, peu importe, lorsqu'il y a une cavité kystique, une poche purulente volumineuse, qu'elle se soit développée aux dépens de la trompe ou bien aux dépens de l'ovaire. Les signes en sont identiques. Souvent même, pièces en main, il est impossible de rien affirmer et la conduite du chirurgien est la même dans les deux cas.

Nous estimons, en conséquence, qu'il faut envisager les choses dans leur sens le plus large et réunir dans une classification aussi simple que possible les lésions infectieuses de la trompe et de l'ovaire que la clinique est la première à confondre.

Nous distinguerons donc :

1° Les *salpingo-ovarites simples*, qui, suivant l'intensité ou l'ancienneté de l'infection peuvent être *catarrhales* ou *purulentes*. Il n'y a d'ailleurs entre ces deux formes aucune différence essentielle. Ce sont deux stades différents de l'évolution d'un même processus infectieux. Il n'y a pas, en réalité, de salpingite purulente qui n'ait commencé par être catarrhale et il n'y a pas de salpingite catarrhale qui ne s'accompagne d'un certain degré d'extravasation leucocytaire.

2° Les *salpingo-ovarites kystiques*, qu'on a coutume de subdiviser, suivant la nature de leur contenu, en *salpingo-ovarites séreuses* (hydrosalpinx), *hématiques* (hématosalpinx) et *purulentes* (pyosalpinx).

Encore ces trois dernières formes ont-elles, au point de vue clinique, beaucoup plus de points de contact que de lignes de démarcation. Il est constant de les confondre et l'on ne reconnaît guère la nature du liquide contenu dans les trompes que lorsqu'on vient à les ouvrir. A part certaines annexites aiguës, fébriles, dans lesquelles l'intensité des symptômes permet d'affirmer la présence du pus, il n'y a pour ainsi dire aucune différence clinique entre les poches annexielles qui contiennent du sang, du pus que son ancienneté a rendu stérile, ou quelque liquide incolore.

Peut-être même serait-il meilleur de simplifier encore cette classification pourtant bien élémentaire et de décrire uniquement les *salpingo-ovarites simples* et les *salpingo-ovarites kystiques*.

Quoi qu'il en soit les processus infectieux peuvent produire au niveau des annexes les lésions les plus diverses.

Pour la clarté de la description, il est indispensable de les étudier séparément dans les trompes et dans les ovaires.

LÉSIONS DES TROMPES

Elles diffèrent essentiellement suivant que les trompes sont oblitérées ou restent perméables.

Dans ce dernier cas, qui correspond aux *salpingo-ovarites simples*, on rencontre au niveau des trompes toutes les lésions inflammatoires.

L'augmentation de volume est à peu près constante. Mais elle est presque toujours modérée et n'acquiert en aucun cas l'importance qu'elle peut prendre dans les salpingites kystiques. La trompe n'atteint pas souvent et ne dépasse guère le volume du doigt. Elle est moins grosse au niveau de son insertion utérine et n'atteint son plus grand diamètre que dans sa moitié externe. Comme elle s'hypertrophie dans tous les sens, sa longueur peut être augmentée, et, par suite de la fixité relative de ses deux extrémités, cette augmentation de longueur l'oblige à décrire des sinuosités plus ou moins accentuées, et détermine des coudures qui peuvent à leur tour provoquer des inégalités dans le calibre de ses différentes parties.

Elle est en général rouge, vascularisée, parfois violacée. Le péritoine qui la recouvre est souvent dépoli, tapissé de légères fausses membranes; des vaisseaux sinueux courent à sa surface. Bref, elle présente l'aspect d'un tissu enflammé. Au niveau du pavillon, les franges peuvent être turgescentes, augmentées de volume, œdématiées (fig. 253 et 254), parfois presque rigides, adhérentes les unes aux autres. Au centre la muqueuse tubaire est rouge, ses plis sont hypertro-

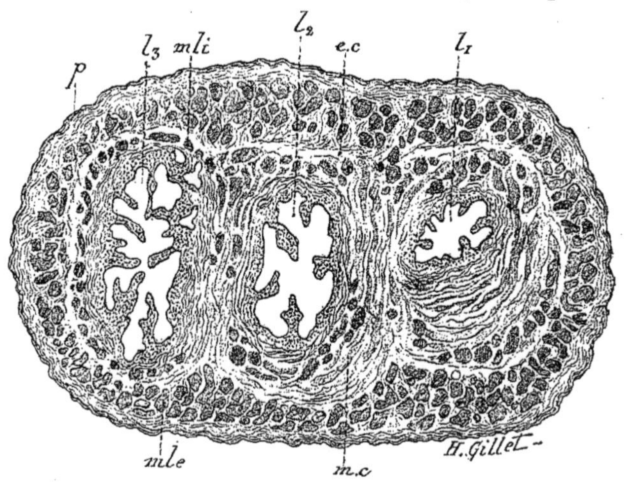

Fig. 252. — Coupe de l'extrémité utérine d'un pyo-salpinx, faite perpendiculairement à l'axe de la trompe (E. Reymond).

l_1, l_2, l_3 lumière de la trompe, contournée sur elle-même et coupée trois fois dans la même préparation. — *mc*, couche musculaire profonde circulaire. — *mli*, faisceaux profonds de la couche musculaire longitudinale, accompagnant la lumière dans ses circuits. — *mle*, faisceaux musculaires superficiels accompagnant le péritoine *p*,. — *ec*, espace clair séparant les faisceaux superficiels et profonds de la couche longitudinale.

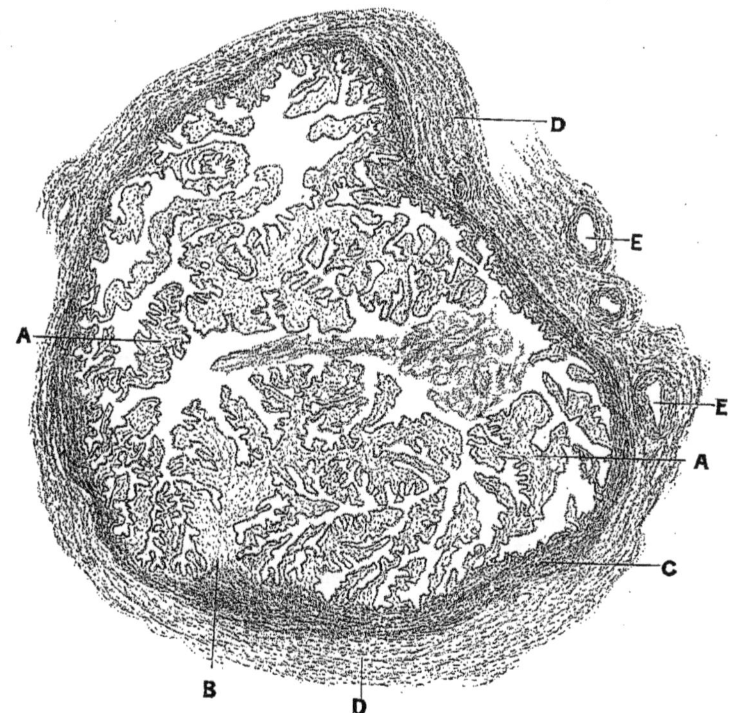

Fig. 253. — Salpingite. Œdème de la muqueuse. (Ensemble.)

A, Pli tubaire. — B, Chorion distendu par œdème. — C, tunique musculeuse. — D, tunique adventice. — E, vaisseau.

phiés et, dans les cas très aigus, on peut voir une goutte de pus sourdre par l'orifice central.

Si l'on vient à sectionner la trompe et à l'ouvrir dans le sens de sa longueur, on constate que sa paroi est épaissie, parfois même lardacée, infiltrée de sérosité dans les cas aigus et récents, en voie de dégénérescence fibreuse dans les cas plus anciens.

La muqueuse, dont les plis sont en général augmentés de volume, peut être

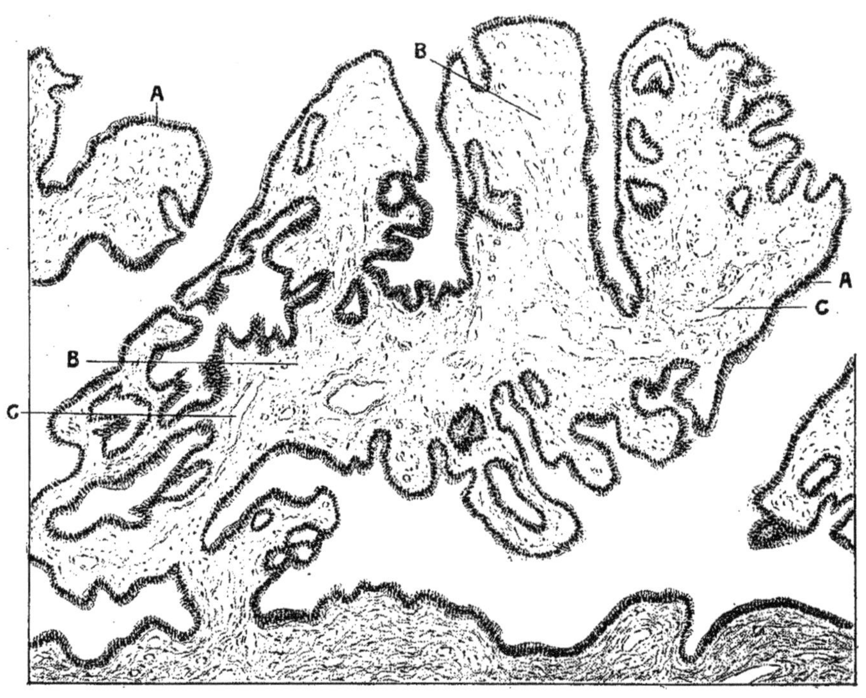

Fig. 254.
Salpingite. Œdème de la muqueuse (détail).
A, épithélium. — B, chorion d'un pli tubaire infiltré d'œdème. — C, capillaire dilaté.

grisâtre dans les cas chroniques, ou rouge dans les cas aigus. Elle est tapissée d'une couche purulente plus ou moins épaisse, et sa lumière, en général élargie, peut présenter une série de dilatations et d'étranglements successifs. L'hypertrophie des plis de la muqueuse peut être considérable (fig. 255). Il y a dans l'intérieur de la trompe de véritables végétations qui ne tardent pas à obturer complètement la lumière de l'organe, se tassent, se compriment et s'écrasent les unes les autres (fig. 256) en déterminant, çà et là, des atrophies, des soudures, des cloisonnements partiels, des kystes de petit volume remplis de pus ou de liquide clair. Parfois, au contraire, les franges refoulées contre la paroi sont détruites et la cavité de la trompe ordinairement végétante peut apparaître presque lisse.

L'épithélium perd ses cils vibratiles et desquame rapidement, ou, au contraire, prolifère et se stratifie (fig. 256) par places en couches abondantes ; ailleurs il s'aplatit par compression et peut même en certains endroits disparaître complètement (fig. 256).

La tunique musculaire, parfois intacte dans les cas légers, s'hypertrophie plus ou moins dans les cas plus sérieux. Son épaisseur augmente et c'est elle qui prend la plus grande part à l'accroissement du diamètre de la trompe (fig. 257).

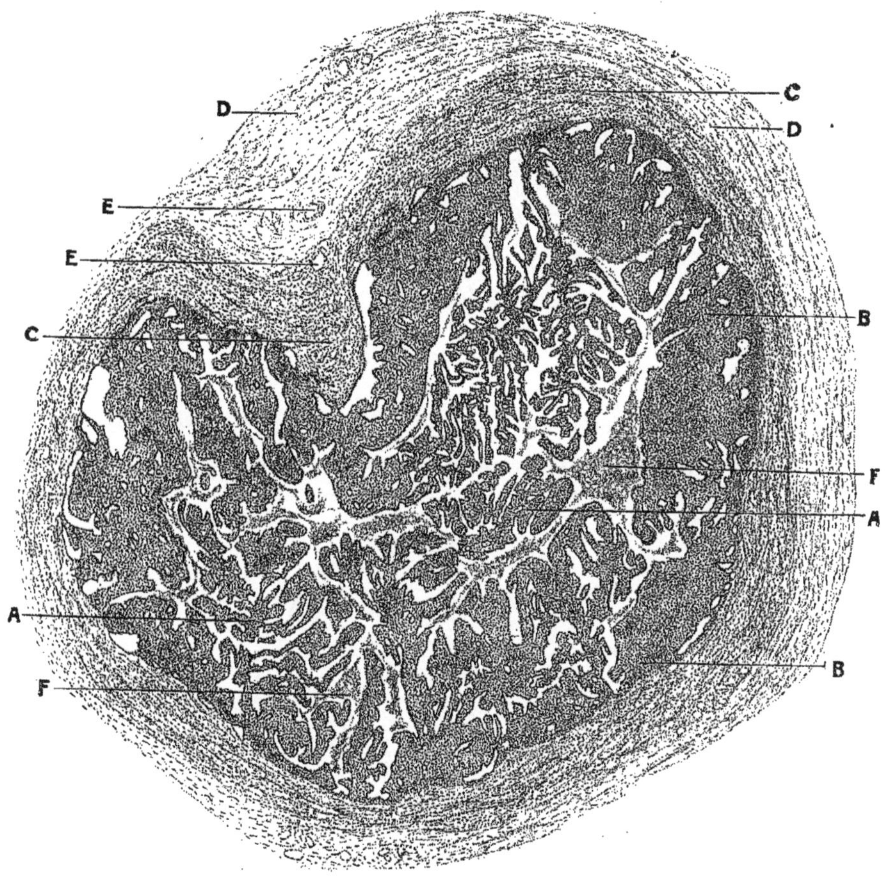

Fig. 255.

Salpingite suppurée. (Ensemble.)

A, plis tubaires. — B, chorion. — C, tunique musculeuse. — D, tunique adventice. — E, vaisseau sanguin. F, pus contenu dans la lumière de la trompe.

Mais les fibres musculaires ne sont pas seules à proliférer. Elles peuvent s'infiltrer de cellules embryonnaires, et parfois même disparaître en certains points, étouffées par la prolifération conjonctive qui peut, dans les cas anciens, amener une véritable sclérose de la trompe transformée en une sorte de cordon fibreux (fig. 257).

Quelquefois enfin les parois de la trompe s'infiltrent de petits abcès pariétaux qui peuvent s'ouvrir dans sa cavité.

On comprend que, suivant l'évolution de ces diverses lésions histologiques,

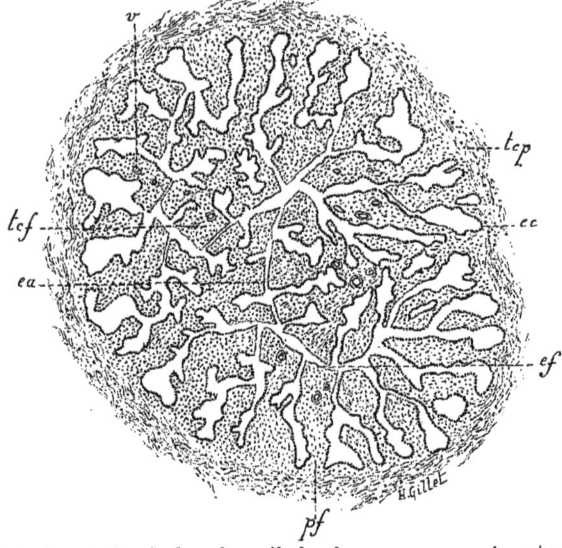

Fig. 256. — Salpingite végétante dans laquelle les franges se compriment réciproquement. (E. Reymond).

tcp, tissu conjonctif périphérique de la muqueuse. — *ef* extrémité aplatie d'une frange. — *pf.* pied de la frange. — *ec*, épithélium cylindrique entre deux franges. — *ea*, épithélium aplati à l'extrémité de la frange. — *v*, vaisseaux. — *tcf*, tissu conjonctif de l'extrémité d'une frange se continuant avec celui de la frange située bout à bout ; il n'y a plus de traces d'épithélium.

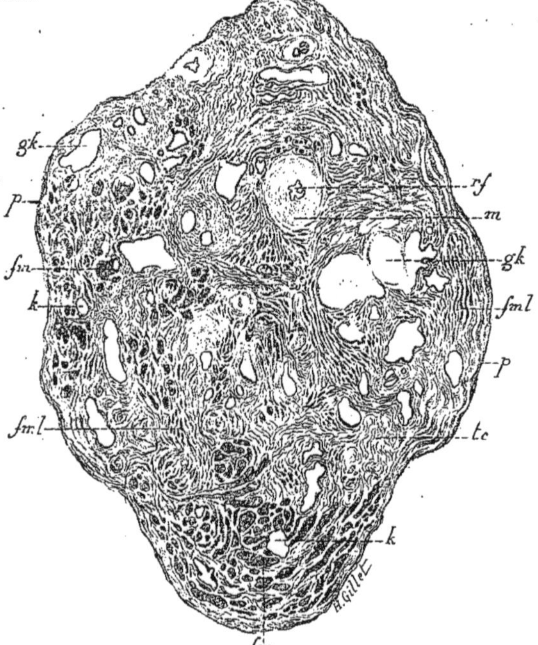

Fig. 257. — Salpingite hypertrophique (E. Reymond).

m. muqueuse. — *rf*, restes des franges faisant saillie dans la cavité tubaire. — *fm*, fibres musculaires se croisant en tous sens. — *tc*, tissu conjonctif. — *p*, péritoine. — *k*, kyste épithélial. — *gk*, grand kyste, dont le diamètre est devenu vingt fois plus considérable que celui de la lumière actuelle de la trompe.

les salpingites puissent se présenter sous diverses formes anatomiques, et c'est ainsi que l'on rencontre des *salpingites aiguës catarrhales* ou *purulentes*,

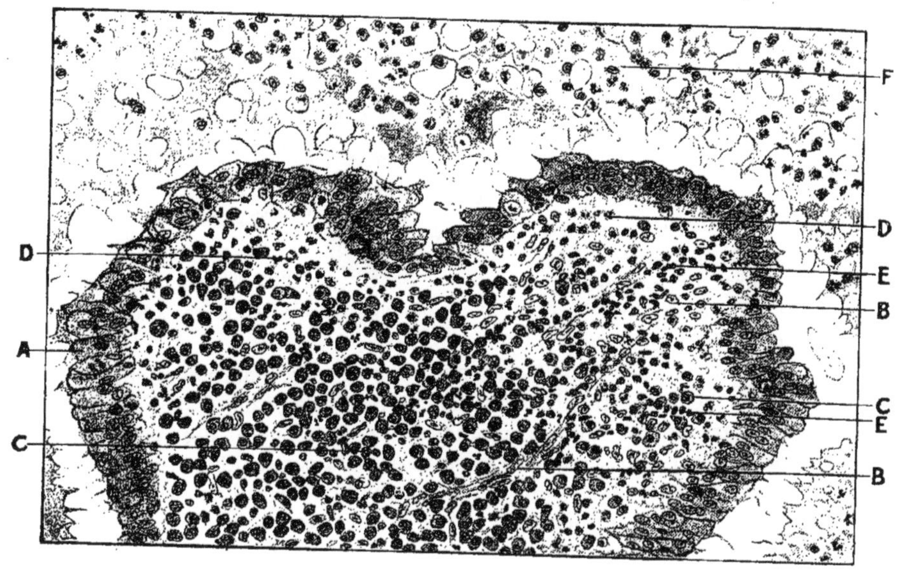

Fig. 258.
Salpingite suppurée. Frange tubaire (détail).
A, épithélium. — B, cellules conjonctives. — C, plasmazellen. — D, polynucléaires. — E, éléments lymphoïde F, pus intratubaire.

suivant l'intensité du processus infectieux, des *salpingites chroniques, hypertrophiques ou atrophiques*, et aussi des *salpingites folliculaires*, infiltrées de petits kystes, et des *salpingites nodulaires* (fig. 260) où l'on rencontre de véritables fibromyomes, développés aux dépens de la tunique musculeuse.

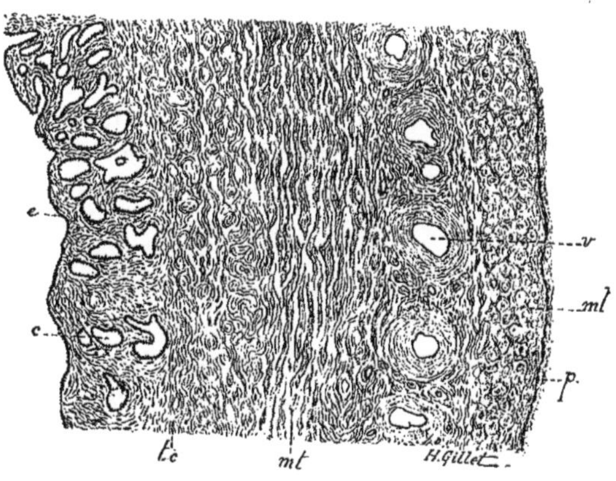

Fig. 259.
Trompe sclérosée (E. Reymond).
v, vaisseaux sclérosés formant entre les deux couches musculaires une couronne régulière. — *p*, péritoine. — *ml*, fibres musculaires longitudinales. — *mt*, fibres musculaires transversales. — *tc*, tissu conjonctif de la muqueuse. — *c*, cavité kystique épithéliale. — *e*, épithélium.

Entre les *salpingites simples* et les *salpingites kystiques*, il n'y a aucune différence essentielle. Dans ces dernières, les lésions sont seulement plus avancées, mais le processus est aujourd'hui bien connu par lequel les salpingites simples se transforment peu à peu en salpingites kystiques.

La clef de cette transformation réside tout entière dans le mécanisme de l'oblitération de la trompe, parfaitement étudié par Reymond.

Du côté de l'orifice utérin cette oblitération n'existe pas, ou tout au moins, s'il y a oblitération physiologique, il n'y a pas, en réalité, oblitération anatomique. La lumière de la trompe reste perméable, mais les liquides injectés ou retenus dans son intérieur ne peuvent pas passer ou ne passent que très difficilement. Pierre Delbet est très explicite sur ce point. Reymond, sur 94 trompes examinées à ce point de vue, n'en a pas trouvé une seule complètement oblitérée. Si le liquide ne peut franchir l'orifice utérin, cela tient à des circonstances diverses; boursouflement de la muqueuse, épaississement des parois, manque de souplesse des tissus, coudures et sinuosités du canal tubaire à son origine. Dans un cas Reymond, faisant une coupe perpendiculaire à l'axe de la trompe, en a coupé trois fois la lumière (fig. 252). Il peut donc y avoir en ce point des sinuosités extraordinaires dont la pression réciproque ferme complètement le passage. Enfin, le liquide contenu dans la trompe est souvent fort épais et traverse difficilement un orifice étroit.

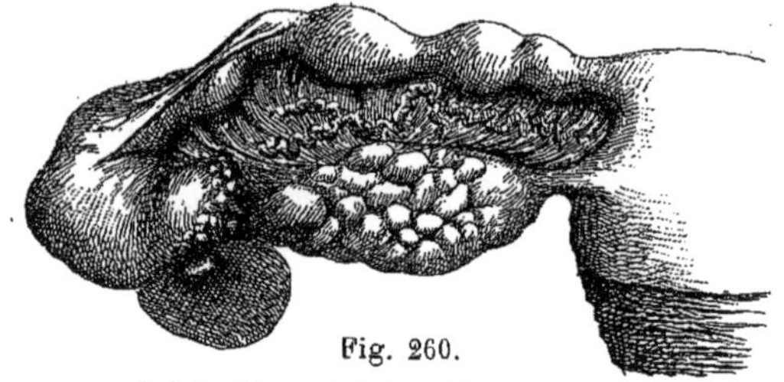

Fig. 260.
Salpingite nodulaire (d'après Kelly).

Donc, au niveau de l'ostium utérin, la trompe reste la plupart du temps physiologiquement obstruée. Du côté de l'orifice péritonéal, il n'en est pas de même et l'oblitération est complète. Le mécanisme de la fermeture du pavillon est très intéressant. Il repose tout entier sur ce fait que la face externe des franges du pavillon est recouverte par le péritoine. Or, c'est aux dépens de cette face externe des franges qui possède, comme toutes les séreuses, la propriété de créer des adhérences rapides, que se fait l'oblitération. La muqueuse n'y prend aucune part, ou du moins elle n'y prend qu'une part très exceptionnelle.

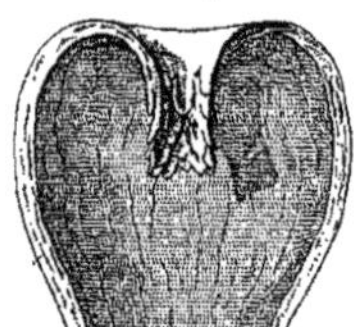

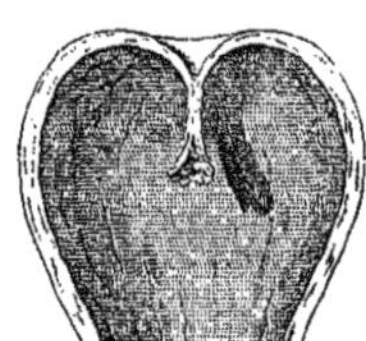

Fig. 261.
Mécanisme de l'oblitération des trompes (d'après Reymond).

Sous l'influence de l'infection et de l'inflammation, les franges du pavillon se boursouflent, s'épaississent, adhèrent les unes aux autres par leurs bords, et se rapprochent peu à peu. Le diamètre du pavillon diminue et les franges opposées viennent se mettre au contact les unes des autres. En outre, en s'épaississant elles se replient sur elles-mêmes, se recroquevillent et tendent à rentrer dans le pavillon; leurs faces séreuses entrent alors en contact, des adhérences s'établissent entre elles et l'oblitération se trouve réalisée (fig. 261). Le pus et les sécrétions sont alors emprisonnés entre le pavillon complètement oblitéré et l'ostium utérin, qu'ils ne peuvent franchir, et la salpingite est constituée.

Dans d'autres cas, qui ne sont pas rares, et qui d'après Reymond seraient même des plus fréquents, la poche kystique serait constituée d'une façon différente, au point de justifier d'une façon absolue le nom de salpingo-ovarite. En effet, cette poche est formée par la trompe dilatée communiquant avec une cavité kystique développée dans l'ovaire, de sorte que la trompe et l'ovaire concourent tous deux à former les parois de la poche. Il se fait une adhérence intime entre le pavillon de la trompe oblitérée et la surface de l'ovaire (fig. 262). Dans celui-ci

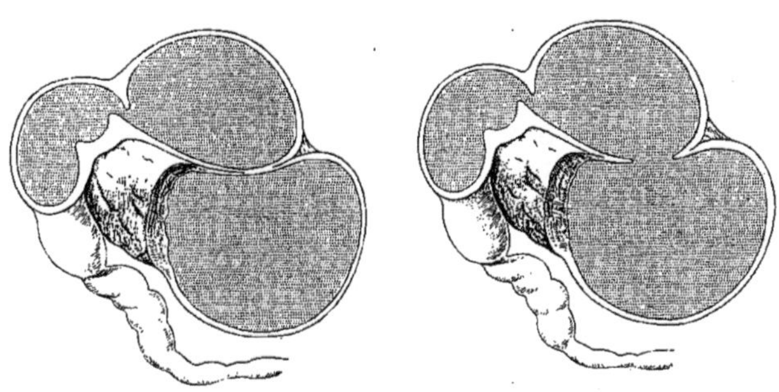

Fig. 262.
Formation d'une salpingo-ovarite kystique (d'après Reymond).
1° Adhérence entre la trompe et l'ovaire kystique ; 2° Communication entre deux cavités.

se développent un ou plusieurs kystes, séreux ou purulents. La paroi qui sépare un de ces kystes, en général le plus gros, de la trompe, au niveau du pavillon adhérent, s'amincit de plus en plus sous l'influence de l'augmentation de volume

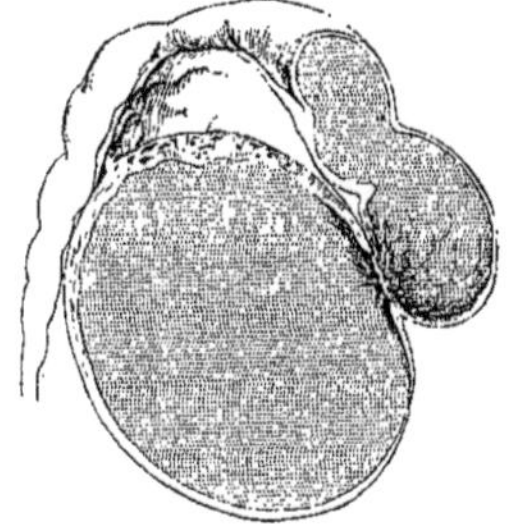

Fig. 263.
Adhérences entre les franges de la trompe et l'ovaire kystique (d'après Reymond).

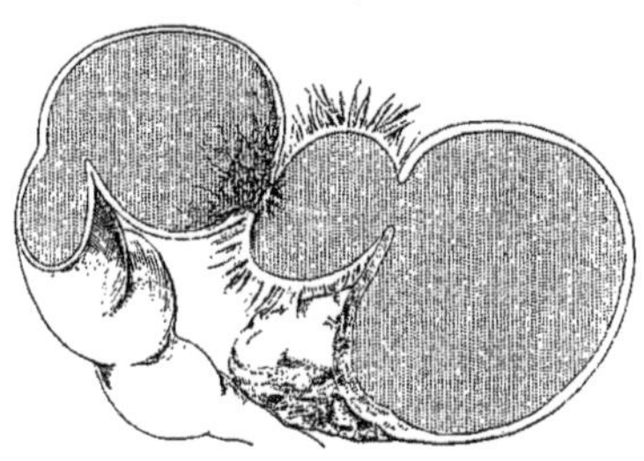

Fig. 264.
Poche intermédiaire (d'après Reymond).

du kyste et à la suite de l'usure et de la rupture de cette paroi, la communication s'établit entre la cavité ovarienne kystique et la cavité tubaire et la *salpingo-ovarite kystique* se trouve constituée (fig. 263).

C'est là un mécanisme dont les diverses phases ont été prises sur le fait, et dont la réalité ne laisse pas place au doute. Il peut y avoir entre la cavité ovarienne et la cavité tubaire, un orifice plus ou moins large, parfois une sorte de diaphragme (fig. 262). La communication est d'ailleurs d'autant plus large qu'elle est plus ancienne, et souvent entre la trompe et l'ovaire on ne trouve aucune ligne de démarcation. Il n'y a plus qu'une vaste poche et l'ovaire, perdu dans ses parois, semble même parfois avoir disparu.

Quelquefois le pavillon de la trompe paraît entrer dans la cavité ovarienne, et ses franges nagent dans le liquide de cette cavité en s'appliquant à l'intérieur de la paroi kystique (fig. 267).

Il n'y a guère qu'une façon d'expliquer cette disposition curieuse. Il faut supposer qu'au moment où s'est faite l'ouverture de la cavité ovarienne les franges du pavillon, à moitié recroquevillées et revenues sur elles-mêmes, adhéraient par leur face externe à la surface de l'ovaire. L'ouverture établie, les franges se sont déplissées et ont passé par l'ouverture de la paroi ovarienne pour pénétrer dans la cavité et nager dans le liquide ou s'accoler à la paroi kystique.

Dans d'autres cas analogues on a invoqué divers mécanismes dans le détail desquels il est inutile d'entrer.

Il est enfin des circonstances dans lesquelles la trompe et l'ovaire communiquent par l'intermédiaire d'une poche ouverte à ses deux extrémités ; cette poche serait artificielle et développée dans les adhérences d'une péritonite localisée (fig. 264).

Quel que soit le mécanisme de la formation de la poche kystique et la constitution exacte de ses parois, cette poche existe. Son *volume* est très variable. Dans bien des cas, la trompe kystique n'est pas sensiblement plus grosse que la trompe enflammée restée perméable. Il faut même regarder avec attention du côté du pavillon pour se convaincre de son oblitération. Mais elle est alors, en général, moins régulière que la trompe atteinte de salpingite simple. Cela est assez naturel si l'on songe que la rétention d'un liquide dans l'intérieur de la trompe amène une augmentation de pression qui produit des dilatations et des bosselures de dimensions variables suivant la résistance de la paroi tubaire à leur niveau.

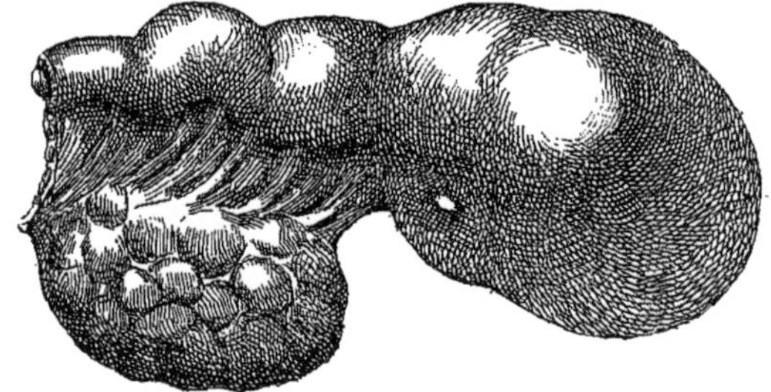

Fig. 265.
Hydrosalpinx non adhérent à l'ovaire (d'après Kelly).

Le volume du kyste tubaire est ordinairement assez considérable relativement aux petites dimensions de la trompe saine. Il atteint très souvent celui d'une mandarine, d'une poire, dont il présente souvent la forme, d'une orange; il est même fréquent de le lui voir dépasser. Tout en faisant avec Pierre Delbet, qui a étudié la question avec beaucoup de soin, des réserves formelles sur les cas de Bianchi, de Munnicks, qui parlent de trompes contenant 80 et 112 livres de liquide, il est certain que les trompes peuvent acquérir un volume considérable. Stemann a observé une salpingite tuberculeuse contenant deux litres de liquide; Championnière en a rencontré 1 200 grammes. Lawson Tait, 700 ; moi-même j'en ai opéré une qui contenait certainement plus d'un demi-litre de pus, et j'ai rencontré un hydro-salpinx qui renfermait environ deux litres de liquide clair. Tous ces chiffres n'ont d'ailleurs aucun intérêt réel, et il nous suffit de savoir que les salpingites ne sont pas rares qui peuvent acquérir le volume du poing, d'une tête de fœtus, ou même un volume plus considérable encore.

La *forme* des poches salpingiennes est des plus capricieuses. Lorsqu'elles sont volumineuses, elles sont en général arrondies ou plutôt fusiformes, avec une grosse extrémité et une extrémité plus petite, s'insérant sur la corne utérine et constituée par le tiers interne de la trompe, beaucoup moins dilatable que les deux tiers externes. Mais lorsque le volume est moyen, lorsque la poche n'est pas extrêmement distendue, la trompe présente presque toujours un aspect sinueux, contourné, avec des dilatations irrégulières et des bosselures plus ou moins saillantes. Parfois même, elle est contournée en hélice, comme un cor de chasse (fig. 266).

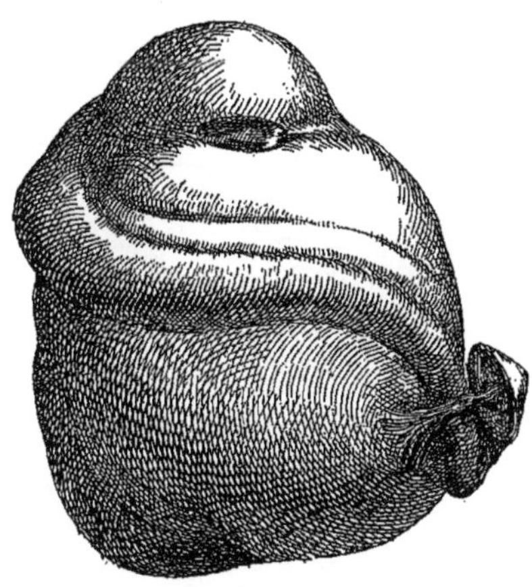

Fig. 266.
Kyste tubo-ovarien du côté droit (d'après KELLY).
La corne utérine a été enlevée avec la tumeur.

L'ovaire affecte par rapport à elle les rapports les plus variables. Parfois il en reste tout à fait indépendant et paraît absolument sain (fig. 265). Mais ce fait est relativement rare, et il est de règle de voir l'ovaire participer plus ou moins à l'inflammation tubaire. Souvent il adhère à la poche kystique dont l'extrémité, l'ancien pavillon oblitéré, vient s'accoler à lui. Parfois la trompe le dépasse en dehors et l'englobe pour ainsi dire dans une de ses sinuosités au fond de laquelle il peut disparaître presque totalement, enseveli sous des adhérences et des fausses membranes (fig. 268). Parfois enfin, l'ovaire, transformé lui-même en une cavité kystique qui communique avec la trompe, comme nous l'avons vu plus haut, s'efface complètement, si bien qu'il est impossible d'en trouver la moindre trace.

Les trompes malades peuvent occuper toutes les *situations*. Presque toujours,

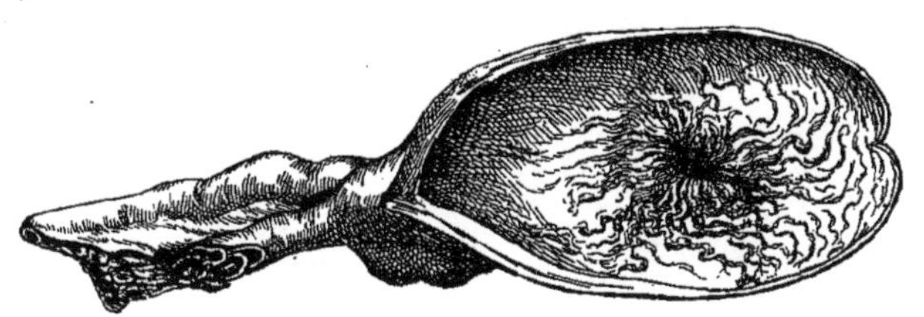

Fig. 267.
Kyste tubo-ovarien (d'après KELLY).
La poche est ouverte et permet de voir les franges de la trompe étalées dans l'intérieur du kyste.

cependant, elles sont situées, en arrière du ligament large et de l'utérus, dans le cul-de-sac de Douglas.

Il n'en saurait être autrement. A l'état normal l'extrémité externe de la trompe, flottant vers l'ovaire, est située en arrière du ligament large et plus bas même que l'ovaire. Or, c'est précisément cette partie externe qui devient presque toujours kystique. La trompe tout entière aura donc une tendance à tomber en arrière, entraînée par sa moitié externe et aussi par son propre poids. Le décubitus dorsal auquel la maladie condamne pendant longtemps la plupart des femmes souffrant de salpingite, tend également à entraîner les trompes en arrière. Le poids des trompes malades et augmentées de volume concourt au même but. Il est donc naturel de trouver, dans l'immense majorité des cas, les

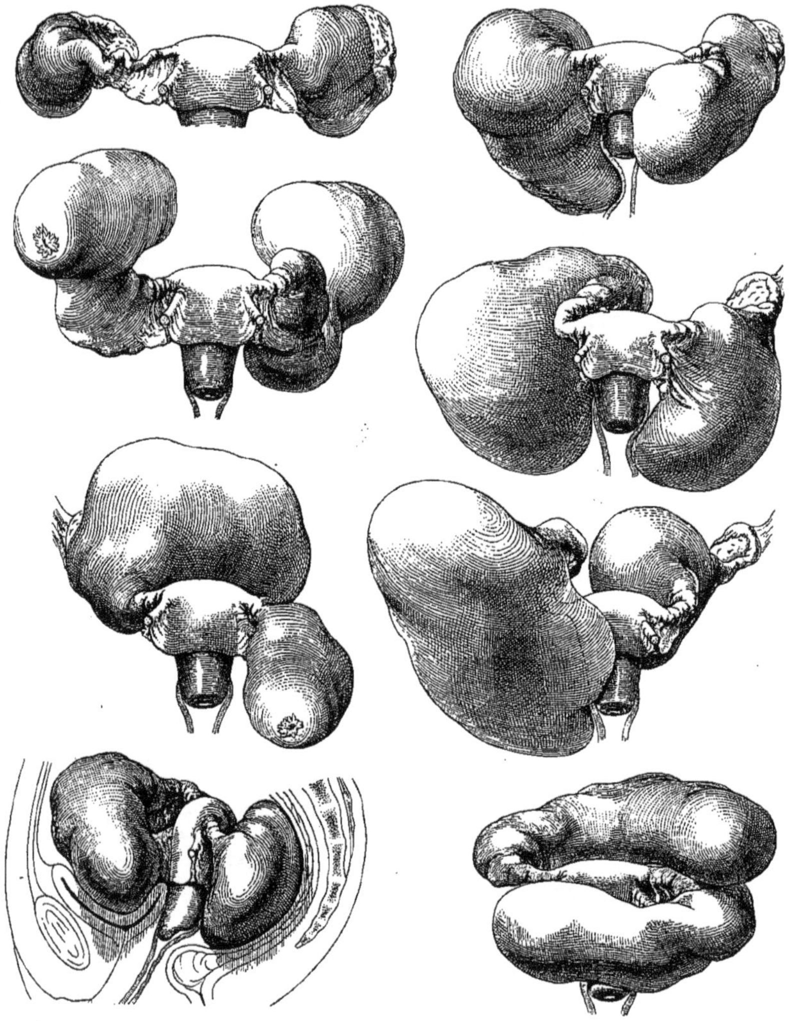

Fig. 268.
Divers types de salpingites.

trompes kystiques dans le cul-de-sac de Douglas qu'elles remplissent plus ou moins, suivant leur volume.

Parfois une trompe peu volumineuse, prolabée tout au fond de la cavité de Douglas, derrière le cul-de-sac postérieur du vagin par lequel on peut la sentir, remplit à peine la moitié correspondante de cette cavité, dont le reste pourra être libre. Parfois, au contraire, une trompe énorme comble la totalité du cul-de-sac de Douglas, dépassant par en haut le fond de l'utérus et remontant à une certaine hauteur dans la cavité pelvienne.

Dans des cas assez nombreux, la trompe est située non plus en arrière, mais au-dessus du ligament large, entre la corne utérine et le détroit supérieur. Des adhérences ont probablement fixé la trompe près du détroit supérieur dès les premiers temps de l'infection et l'ont empêchée de tomber dans le cul-de-sac de

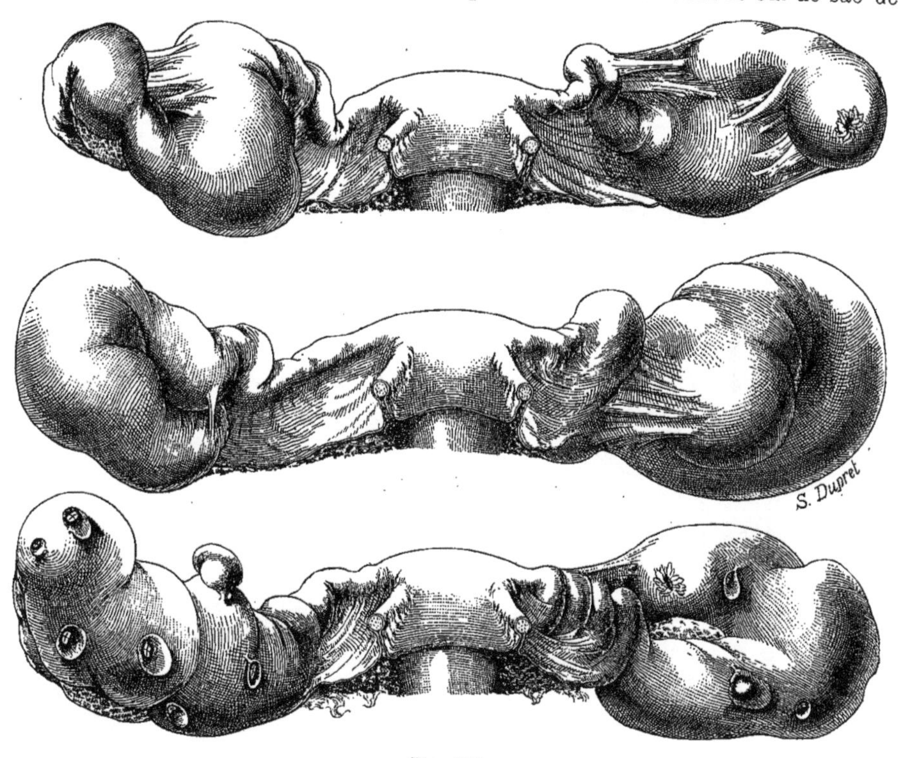

Fig. 269.
Divers types de salpingites.
(Pièces enlevées par hystérectomie subtotale.)

Douglas. Peut-être encore, comme le pense Pierre DELBET, ces adhérences de la trompe au péritoine qui tapisse le détroit supérieur sont-elles dues à l'inflammation primitive, non de la trompe, mais du cæcum, de l'appendice ou de l'S iliaque. Une infection tubaire consécutive trouvera la trompe fixée et celle-ci ne pourra quitter la situation qu'elle occupe.

La trompe se fixe encore sur le fond de l'utérus lui-même. Parfois aussi elle occupe une situation tout à fait étrange et Pierre DELBET a rencontré un cas dans lequel les deux trompes se croisaient si bien que l'extrémité de la trompe droite était à gauche et celle de la trompe gauche à droite. J'ai moi-même observé un cas à peu près semblable. Ce sont là des faits exceptionnels et qui s'expliquent aisément par la mobilité extrême des trompes saines. L'inflammation et les adhérences peuvent donc les saisir dans une situation quelconque, presque toujours, par conséquent, dans leur situation normale.

Enfin les trompes sont parfois situées en avant du ligament large, dans le cul-de-sac vésico-utérin, qu'elles remplissent plus ou moins..

Le kyste tubaire peut aussi se développer dans l'intérieur du ligament large dont les deux feuillets s'écartent pour le contenir. Mais il est très probable que le cas n'est pas aussi fréquent que le pensait Monprofit. Il est d'ailleurs à peu près impossible à admettre pour l'extrémité externe de la trompe qui est vraiment libre dans le ventre et ne saurait déplisser, en augmentant de volume, les

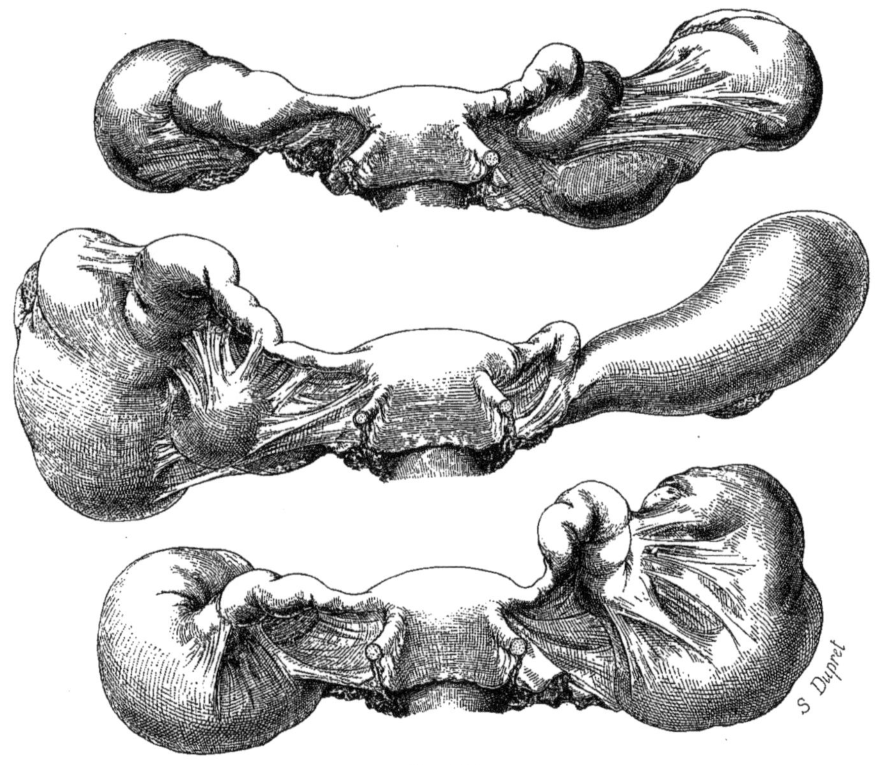

Fig. 270.
Divers types de salpingites.
(Pièces enlevées par hystérectomie subtotale.)

feuillets du ligament large. Mais ce développement intra-ligamentaire peut avoir lieu, dans les cas, d'ailleurs assez rares, où la partie interne de la trompe devient elle-même kystique.

La paroi kystique, constituée par les divers éléments de la trompe plus ou moins altérés, est très variable dans son *épaisseur*. Parfois très mince, très fragile, elle est en général épaisse et résistante dans la plus grande partie de sa surface. Mais il y a presque toujours des points faibles, où la paroi se rompra de préférence, au cours des manœuvres de décortication pendant l'extirpation de ces organes.

Les *lésions histologiques* qu'on y rencontre ne nous arrêteront pas et il en a été suffisamment parlé plus haut. La *muqueuse* est plus ou moins atteinte ; elle peut être très épaissie, dépouillée par endroits de son épithélium qui laisse à nu les franges. Celles-ci, sous la pression du liquide qui distend la trompe, s'apla-

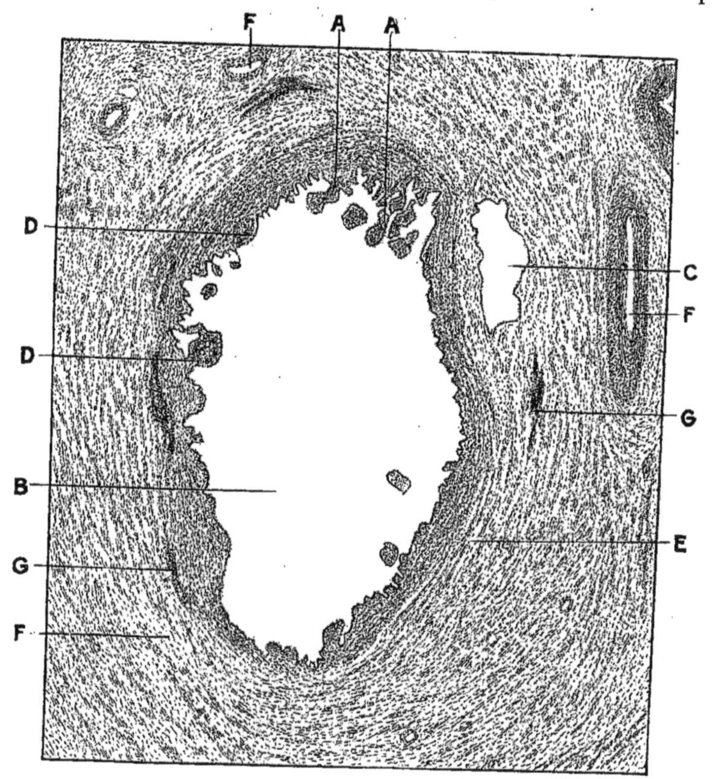

Fig. 271.
Salpingite kystique chronique. Dilatation kystique.
A, plis tubaires. — B, cavité de la trompe. — C, diverticule pathologique de la cavité tubaire. — D, muqueuse tubaire. — E, tunique musculeuse et adventice. — F, vaisseaux sanguins. — G, traînées lymphatiques.

tissent contre la paroi à laquelles elles adhèrent quelquefois par leur extrémité

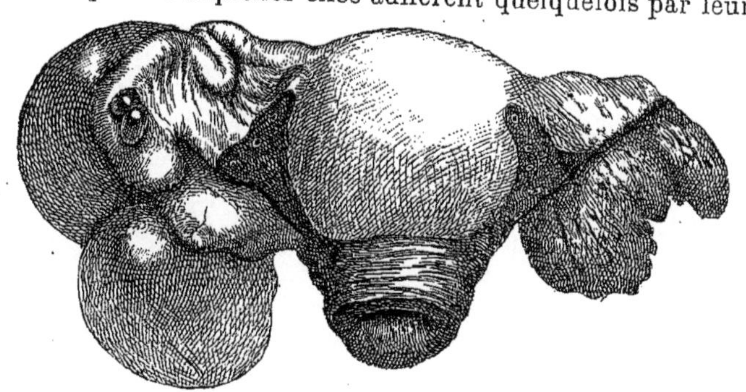

Fig. 272.
Double pyosalpinx avec pelvi-péritonite (d'après KELLY).

libre, en formant ainsi des espaces clos qui peuvent devenir l'origine de petits kystes. Par endroits les franges s'atrophient complètement et finissent même par disparaître.

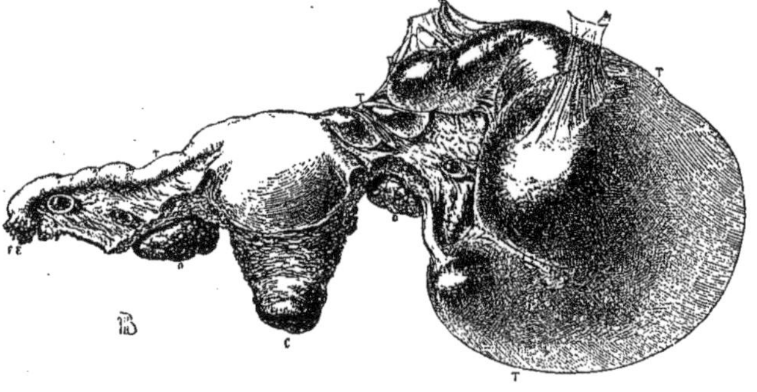

Fig. 273.
Volumineux hydrosalpinx gauche avec nombreuses adhérences (Hystérectomie abdominale). (KELLY).

La *tunique musculaire* de la trompe, qui peut être hypertrophiée, surtout au

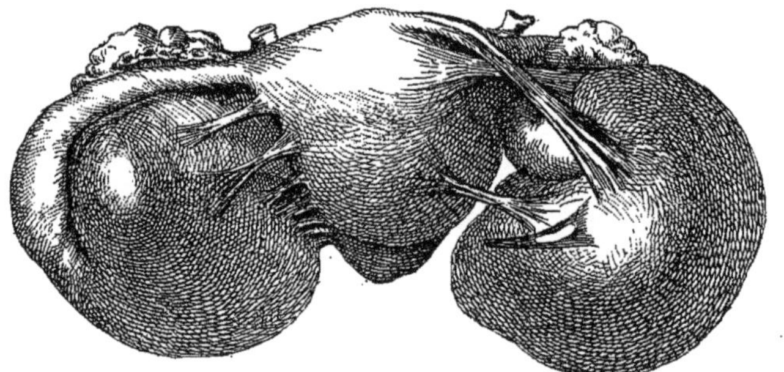

Fig. 274.
Double hydrosalpinx. Adhérences (KELLY).

début et dans les salpingites de petit volume, comme elle l'est dans les salpin-

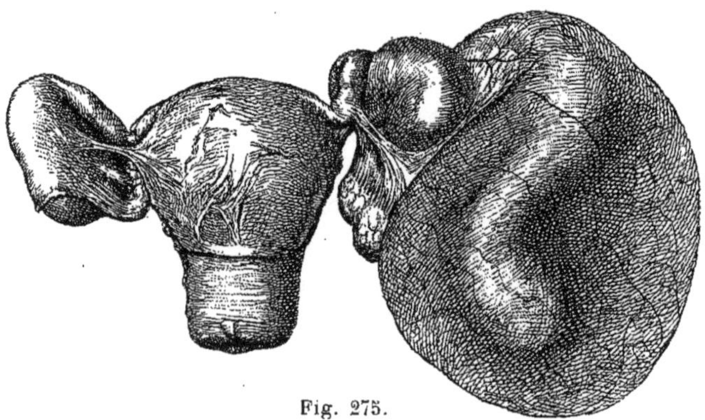

Fig. 275.
Double hydrosalpinx. (Hystérectomie abdominale) (d'après KELLY).

gites simples, non kystiques, finit au contraire, en général, par s'atrophier de plus en plus, à mesure qu'augmente le volume de la poche. La prolifération conjonctive devient, en revanche, de plus en plus abondante, et étouffe les cellules musculaires, si bien que la paroi finit par n'être plus constituée que par du tissu fibreux à peu près pur. La couche séreuse reste quelquefois intacte et la surface externe de la poche kystique apparaît lisse et brillante. Mais dans la plupart des cas elle est dépolie, recouverte d'adhérences et, dans beaucoup de points, le péritoine qui tapisse la poche n'existe pour ainsi dire plus.

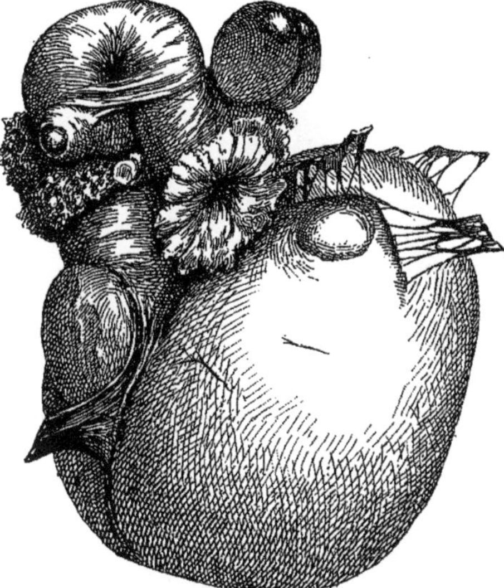

Fig. 276.
Grand abcès de l'ovaire droit, sans participation de la trompe, dû à une infection par le staphylococcus aureus (d'après Kelly).

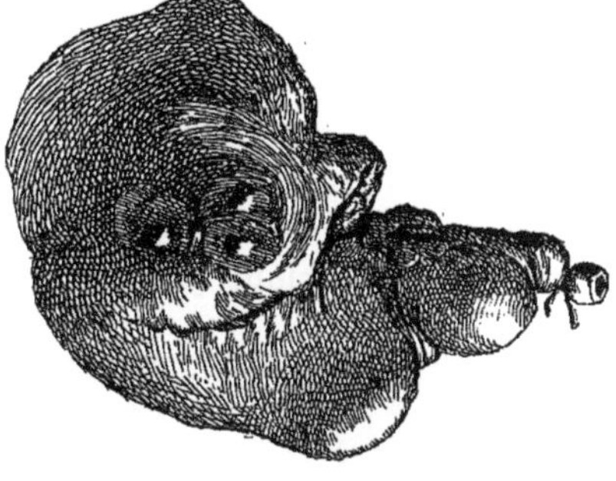

Fig. 277.
Hydrosalpinx avec adhérences intimes à l'ovaire (d'après Kelly).

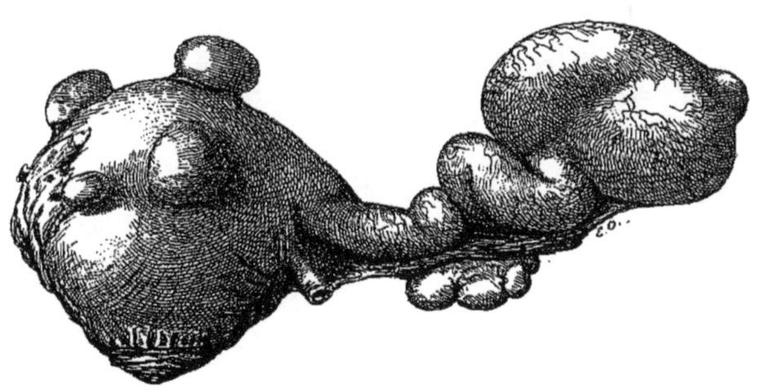

Fig. 278.
Pyosalpinx gauche, enlevé avec l'utérus, sur lequel on voit de petits fibromes sous-séreux (d'après Kelly).

Si la structure de la trompe kystique n'intéresse guère que l'histologiste, son *contenu*, en revanche, intéresse le chirurgien.

Dans le plus grand nombre des cas, elle contient du pus, et c'est alors un *pyosalpinx*. Le pus est en général verdâtre, crémeux, bien lié. Mais il n'en est pas toujours ainsi et il est quelquefois séreux et peu homogène. Nous avons vu plus haut que bien souvent ce pus était stérile. Cela tient à l'ancienneté de la lésion. D'ailleurs, dans les vieilles salpingites, le pus peut changer de plus en plus de

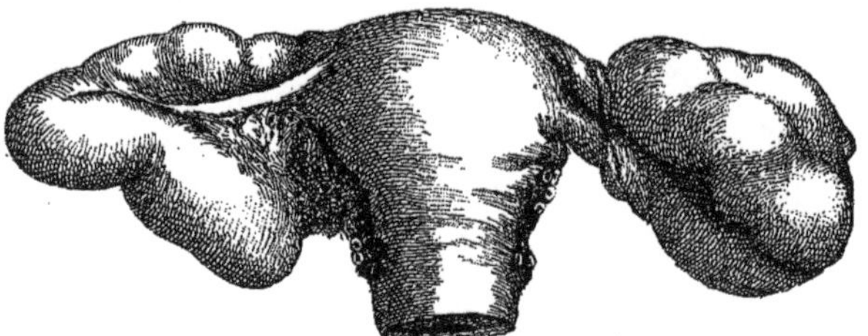

Fig. 279.
Double pyosalpinx (d'après KELLY.

nature. Les globules disparaissent, les particules solides qu'il tient en suspension se déposent sur la paroi et le liquide peut devenir clair, transparent, d'aspect séreux, quelque peu filant. C'est l'*hydro-salpinx*. Dans ce cas la poche

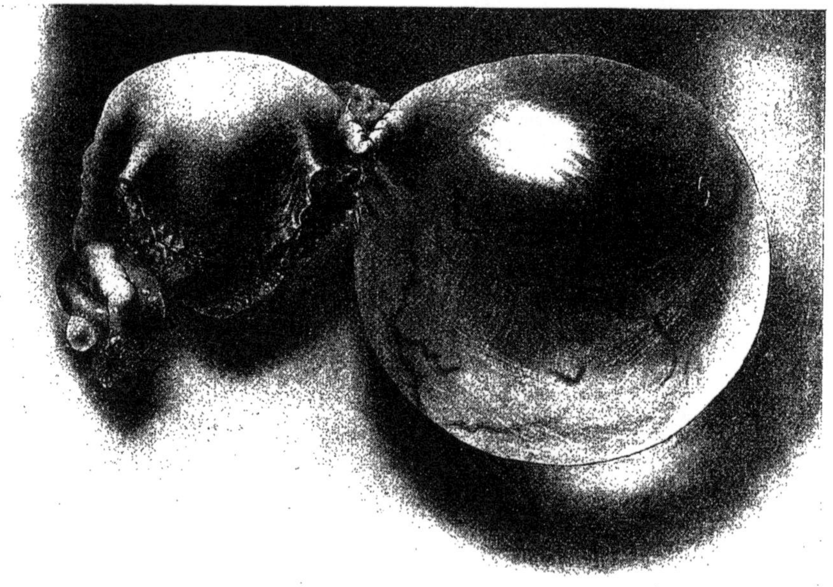

Fig. 280.
Salpingite kystique volumineuse.

kystique, en général peu volumineuse, est lisse, presque toujours libre d'adhérences; elle apparaît bleuâtre et translucide, mince et assez fragile. Dans les lésions anciennes, la paroi interne de la poche est en général unie, les plis ont disparu, les végétations ont été détruites, et, fait important au point de vue chirurgical, la *stérilité* du liquide est complète.

Il est enfin des collections tubaires qui sont constituées par du sang. Ce sont les *hémato-salpinx.* Ce sang est d'ailleurs presque toujours assez profondément altéré. C'est un liquide brunâtre, poisseux, ou au contraire assez fluide et peu coloré.

La présence du sang dans l'intérieur de la cavité kystique est due à diverses causes : la *rétention du sang menstruel,* tout à fait exceptionnelle, l'*apoplexie de la trompe,* hémorragie qui peut se produire dans diverses circonstances, par exemple à la suite de la rupture d'un vaisseau tubaire dans la cavité salpingienne au cours de quelque poussée congestive, et enfin la *grossesse extra-*

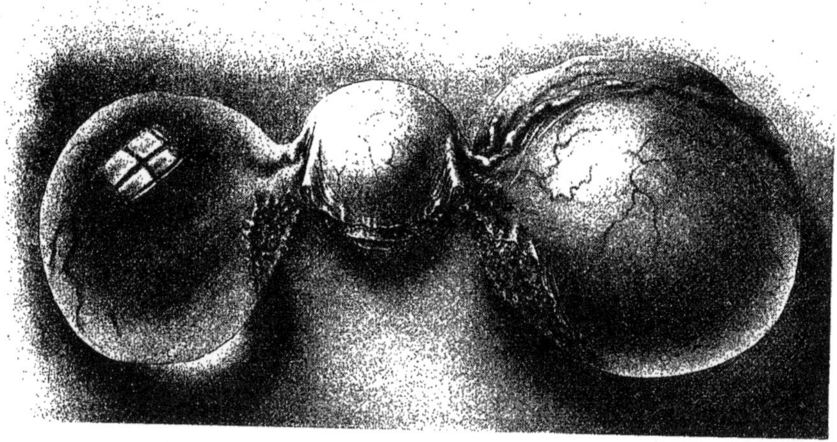

Fig. 281.
Double hydrosalpinx.

utérine. C'est certainement dans ce dernier accident qu'il faut voir la cause la plus fréquente de l'*hémato-salpinx.*

Nous aurons à insister assez longuement plus loin sur cette affection pour pouvoir nous dispenser d'en parler davantage ici. Normalement l'hémato-salpinx est stérile, mais il peut s'infecter secondairement et donner lieu à des accidents graves.

LÉSIONS DES OVAIRES

On a abusé des divisions et des subdivisions dans la description des lésions ovariennes, et Pozzi, par exemple, à la suite de Paul Petit, admet un grand nombre d'ovarites différentes qui, pour la plupart, ne sont en réalité que des degrés divers d'un même processus morbide. Ces classifications, sans intérêt au point de vue clinique, sont purement artificielles au point de vue anatomique, puisqu'elles ne sont établies que sur des caractères tout à fait secondaires, tels que, par exemple, l'étendue des lésions de sclérose et le volume plus ou moins considérable des kystes qu'elle détermine. Les noms d'*ovarites corticale, hypertrophique, microkystique, scléreuse, sclérokystique,* etc., qu'on applique à certaines lésions chroniques des ovaires ne sont que la traduction de désordres qui tous doivent être, au moins pour le moment et tant que nous n'aurons pas de notions plus précises sur la pathogénie de certains processus morbides, rapportés à la même cause. Mieux vaudrait, à tout prendre, la division bien simple en *ovarites aiguës* et *chroniques*, qui, au moins, a l'avantage de correspondre à des différences cliniques importantes. Pierre Delbet admet les *ovarites simples* et les *ovarites infectieuses*. Cette classification a le grand mérite de tenir compte de la pathogénie des lésions ovariennes. Cette pathogénie, des plus claires pour les ovarites infectieuses, est beaucoup plus obscure pour les ovarites simples, dans lesquelles rentrent à peu près exclusivement les ovarites caractérisées par des lésions plus ou moins prononcées de *sclérose*. Et comme c'est, en somme, à ce processus morbide mal défini, mais qui n'en existe pas moins, qu'il faut rapporter la plupart des lésions ovariennes qui paraissent indépendantes d'une infection microbienne, il est bon d'en tenir grand compte.

C'est ainsi que nous distinguerons les *scléroses* et les *infections ovariennes*, et qu'une division en *ovarites scléreuses* et *ovarites infectieuses* paraît être celle qui répond le mieux à la fois à la clinique et à la pathogénie.

Cette division est, en somme très analogue à celle de Delbet. Elle n'en diffère que par un mot, mais elle paraît plus explicite, puisqu'elle introduit dans la classification première des ovarites cette notion de sclérose qui, bien que mal connue dans son essence, n'en domine pas moins toute l'histoire des ovarites chroniques.

Cette division a en outre l'avantage de cadrer assez exactement avec les phénomènes cliniques. La plupart des ovarites scléreuses appartiennent en effet aux formes lentes, apyrétiques, torpides, et qui parfois même passent inaperçues, tandis que les ovarites infectieuses sont celles qui correspondent aux lésions aiguës de l'ovaire, aux inflammations douloureuses et graves qui accompagnent si souvent les infections utérines et tubaires, et se traduisent en général par des signes physiques importants.

Celles-ci peuvent d'ailleurs se refroidir pour passer à l'état chronique. Il y a par conséquent sur ce point une sorte de terrain commun et certaines infections ovariennes sont parfois suivies de lésions de sclérose qui diffèrent peu des lésions analogues qui s'établissent d'emblée sans infection appréciable. Certaines ovarites scléreuses ne sont donc que le dernier terme de l'évolution d'ovarites infectieuses, que l'acuité des phénomènes du début et l'histoire de la maladie permettront seulement de soupçonner. Mais il serait excessif de reconnaître cette origine à toutes ou à presque toutes les ovarites scléreuses, qui, pour la plupart, dépendent de *troubles dystrophiques*.

Ovarites infectieuses. — L'infection microbienne se traduit dans l'ovaire par les lésions ordinaires qu'elle détermine dans tous les tissus, depuis la congestion active jusqu'à la suppuration circonscrite ou diffuse. Les lésions sont d'ailleurs différentes suivant la voie par laquelle s'est faite l'infection, qui peut atteindre l'ovaire soit par la *périphérie*, soit par le *hile*.

L'infection par la périphérie est sans aucun doute consécutive au passage des agents microbiens par le pavillon de la trompe. Il en résulte une péritonite très localisée, avec production de fausses membranes qui enveloppent l'ovaire de couches plus ou moins épaisses. Les lésions corticales sont en général assez peu marquées, bien que, d'après Lawson Tait, il y ait toujours, lorsque la surface de l'ovaire est atteinte, quelques lésions dans la profondeur et une certaine augmentation de volume. Cette infection périphérique, qui est presque toujours d'origine blennorrhagique, ne détermine pas, dans l'intérieur de l'ovaire, la production de collections purulentes. Mais il est très probable qu'elle entraîne à sa suite, à une échéance plus ou moins longue, des lésions de sclérose qui évoluent vers l'une des formes que nous décrirons brièvement plus loin.

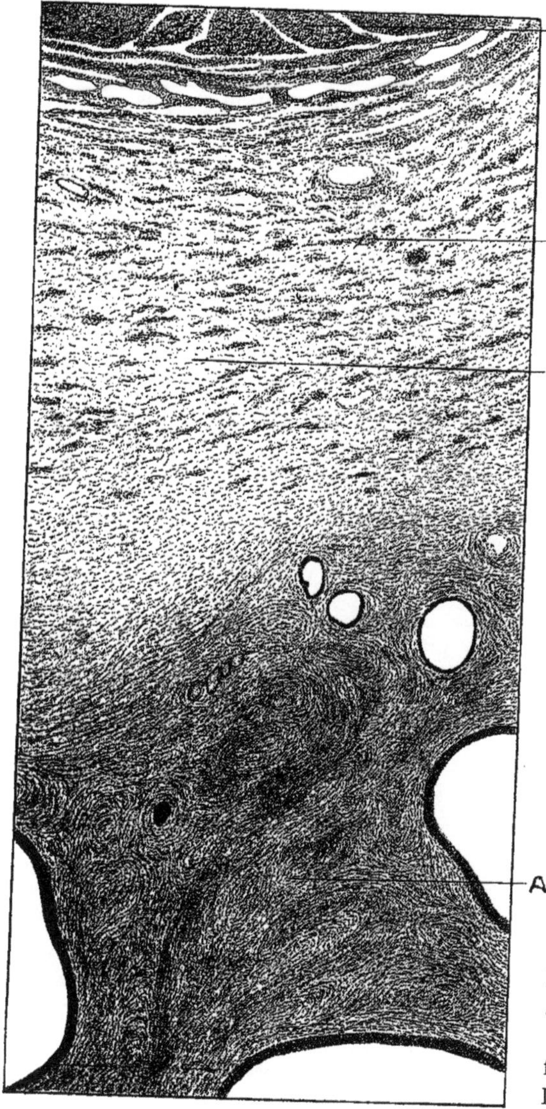

Fig. 282.
Lymphangite et œdème du ligament tubo-ovarien.
A, ovaire avec kyste. — B, ligament tubo-ovarien. — C, traînée lymphangitique. — D, trompe avec salpingite.

L'ovaire peut également être envahi par le hile, ainsi que Reymond l'a bien montré. Il a trouvé dans l'épaisseur de l'ovaire, dans le hile et dans les lymphatiques de l'aileron des ligaments larges, des microbes, qui d'ailleurs sont toujours les mêmes, des streptocoques. Sous leur influence, l'ovaire se congestionne et s'hypertrophie. Il y a dilatation et multiplication des vaisseaux, infiltration de cellules embryonnaires, hypertrophie de la couche ovigène, dont les ovisacs augmentent en nombre et en volume et peuvent même devenir trois ou quatre fois plus gros qu'à l'état normal. Plus tard quelques-uns d'entre eux continueront à grossir, tandis que tous les autres tendront à s'atrophier.

Des hémorragies peuvent se faire dans ces kystes folliculaires, mais ce qu'on rencontre le plus souvent, bien qu'ils aient été jusqu'ici considérés comme rares, ce sont des kystes purulents. Nous avons déjà parlé de ces *abcès de l'ovaire* (fig. 282, 283, 284 et 285) à propos de leur communication fréquente avec la cavité de la trompe abcédée. Le volume de ces abcès est très variable. Il en est qui sont presque microscopiques. En général, ils sont plus gros que les kystes séreux que l'on trouve sur le même ovaire. Il est commun d'en voir du volume d'une noix, mais ils atteignent parfois la grosseur du poing, d'une tête de fœtus, et l'on conçoit qu'il n'y ait aucune limite précise à leur développement.

Lorsque les phénomènes inflammatoires s'arrêtent, ces diverses lésions peuvent entrer en régression, même lorsqu'il y a eu production de pus, car il est certain que des abcès volumineux se résorbent souvent peu à peu et disparaissent complètement. Il y a alors une tendance à l'atrophie, dans laquelle les vaisseaux et le tissu conjonctif jouent un rôle important. Les vaisseaux voient leur calibre diminuer, et un grand nombre s'oblitèrent complètement. En même temps, le tissu conjonctif s'organise en tissu fibreux, se rétracte lentement, enserrant dans ses mailles tous les éléments vasculaires, nerveux et musculaires qui constituent le stroma ovarien. Et c'est ainsi que peu à peu se fait une évolution vers les formes scléreuses, lesquelles peuvent d'ailleurs succéder, comme nous l'avons déjà dit, à une infection beaucoup moins vive et restée presque latente ou à l'évolution de ce processus mal défini qui relève peut-être d'un état particulier de la nutrition et qui se traduit par la production d'une sclérose plus ou moins profonde.

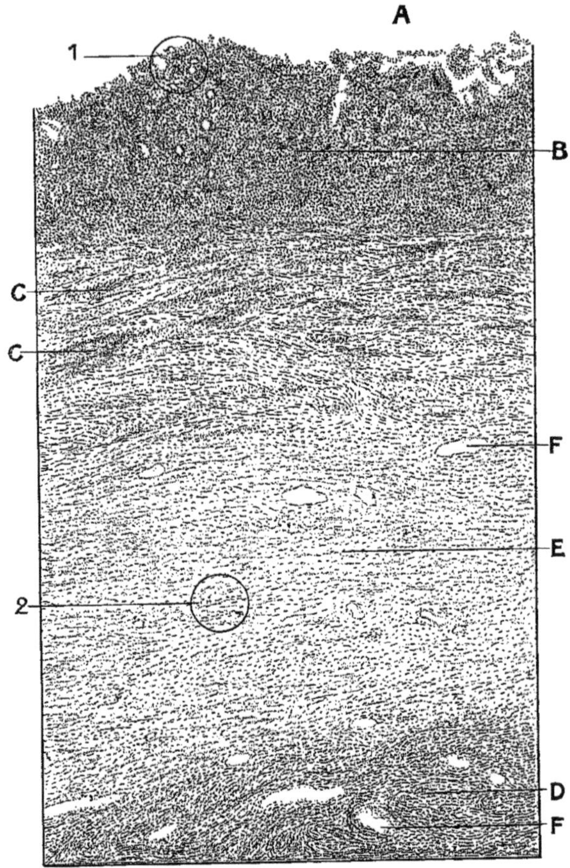

Fig. 283.
Abcès de l'ovaire (Ensemble).
A, cavité de l'abcès. — B, membrane pyogénique. — C, traînées de lymphangite. — D, tissu ovarien normal. — E, tissu conjonctif œdématié. — F, vaisseau sanguin.

Ovarites scléreuses. — Suivant le stade de leur évolution auquel on les observe, les scléroses ovariennes peuvent se présenter avec une physionomie bien différente. Au début, et principalement dans les cas qui succèdent à des ovarites aiguës, il peut y avoir hypergenèse du tissu conjonctif, avec destruction plus ou moins considérable des follicules. C'est l'*ovarite chronique hypertrophique*. Peu à peu, sous l'influence de la rétraction progressive du tissu cellulaire, la plupart des éléments nobles de l'ovaire disparaissent étouffés, le volume de l'organe diminue, il devient même quelquefois inférieur au volume normal et on se trouve alors en présence de l'*ovarite atrophique*. L'une et l'autre peuvent donc succéder à une ovarite infectieuse, quelle qu'en soit la nature.

Mais nous avons une autre conception de l'*ovarite scléro-kystique* primitive qu'il nous paraît difficile de rattacher à un processus infectieux et particulièrement aux infections génitales. C'est pourquoi nous l'avons décrite parmi les dystrophies, page 258.

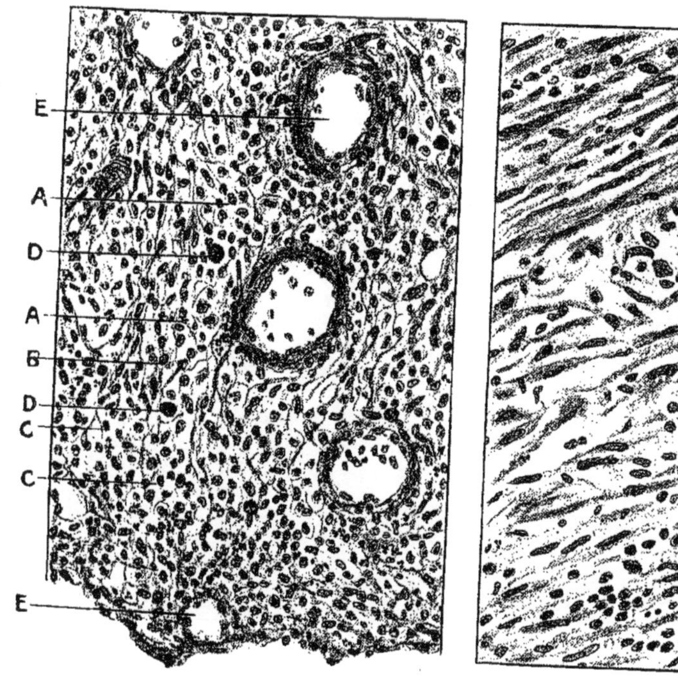

Fig. 284.
Abcès de l'ovaire. Membrane pyogénique (détail).

A, polynucléaire. — B, cellules conjonctives. — C, mononucléaire. — D, plasmazellen. — E, néo-vaisseaux.

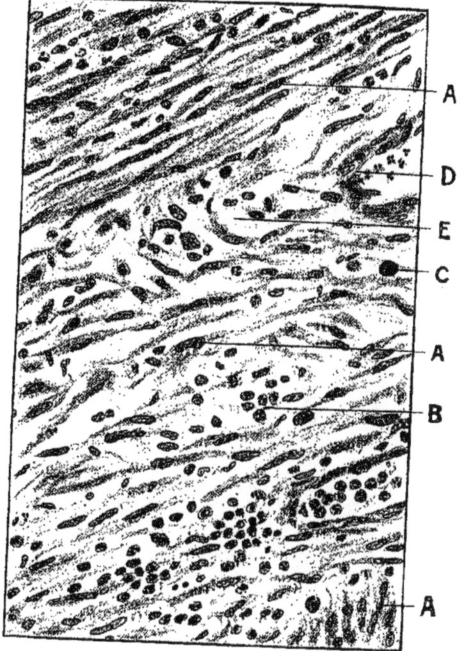

Fig. 285.
Abcès de l'ovaire. Tissu conjonctif œdématié de la périphérie de l'abcès.

A, cellule conjonctive. — B, polynucléaire. — C, plasmazellen. — D, néo-vaisseau embryonnaire. — E, région œdématiée.

LÉSIONS COMMUNES AUX TROMPES ET AUX OVAIRES
LÉSIONS PÉRI-ANNEXIELLES

Quoi qu'il en soit, toutes les lésions que nous venons de décrire, soit du côté des trompes, soit du côté des ovaires, sont des plus fréquentes. Elles peuvent atteindre un seul de ces organes, ou au contraire être bilatérales. Toutes les combinaisons se rencontrent et tous ces désordres peuvent apparaître, soit ensemble, soit séparément, et à tous les stades de leur évolution.

Les ovarites scléro-kystiques sont en général bilatérales, mais il n'y a là rien d'absolu, et pour peu qu'on ait l'habitude de la chirurgie des annexes on a bien souvent rencontré les lésions les plus complexes et les plus bizarrement associées. C'est ainsi qu'on pourra trouver les deux trompes suppurées accolées à des ovaires sains, ou au contraire un des ovaires, ou tous les deux, également suppurés, avec des trompes à peu près intactes.

On pourra voir également d'un côté la trompe kystique et purulente accolée à un ovaire sain, tandis que de l'autre côté l'ovaire sera scléro-kystique et la trompe remplie de liquide séreux. On rencontrera encore un hémato-salpinx accompagnant une double ovarite — et nous pourrions ainsi, sans sortir de la vérité clinique, énumérer l'une après l'autre toutes les combinaisons possibles.

En règle générale, cependant, les lésions suppurées vont ensemble, comme

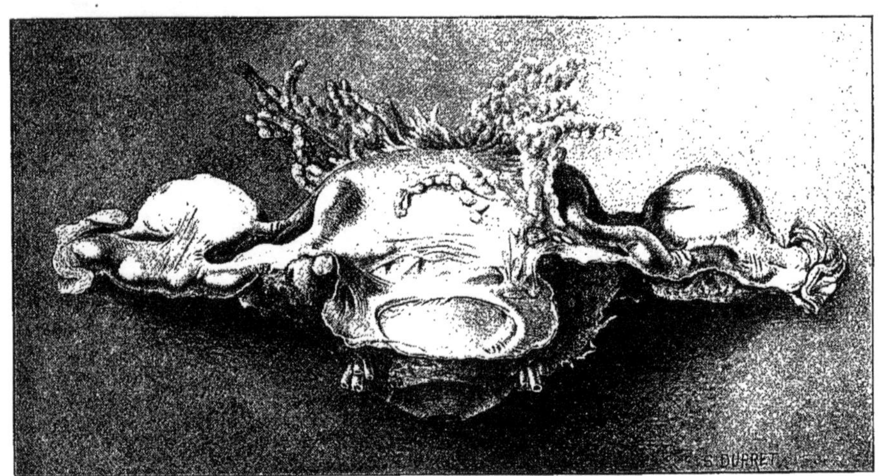

Fig. 286.
Salpingo-ovarite bilatérale, avec adhérences épiploïques.

il est naturel, et les ovarites purulentes ne se rencontrent guère qu'avec des pyo-salpinx. Il est également très commun de voir les lésions de la trompe plus considérables que celles de l'ovaire, ce qui se comprend à merveille, si on songe que la trompe est prise la première dans la marche de l'infection.

Celle-ci d'ailleurs n'agit pas seulement sur les annexes : elle s'étend souvent aux organes voisins, en déterminant avec eux des *adhérences* dont l'importance est grande au point de vue opératoire, car ce sont elles qui constituent, par leur présence, la difficulté principale et le plus grand danger dans la cure chirurgicale des suppurations annexielles.

Ces adhérences sont ici ce qu'elles sont partout ailleurs dans le péritoine, une conséquence directe de l'irritation de la séreuse sous l'influence de l'infection gagnant de proche en proche.

Elles peuvent souder les annexes à tous les organes voisins et unir entre eux ces organes eux-mêmes de la façon la plus étroite. Nous avons déjà vu comment la trompe et l'ovaire malades peuvent être soudés l'un à l'autre. De même ils peuvent adhérer à l'utérus et se coller sur son fond, ou, plus fréquemment, sur sa face postérieure. Bien souvent aussi les deux trompes, prolabées dans le cul-de-sac de Douglas et augmentées de volume, s'appliquent l'une contre l'autre et semblent même se fusionner.

Les adhérences avec le péritoine pelvien sont des plus communes. C'est la séreuse qui tapisse la cavité de Douglas qui en présente le plus ordinairement.

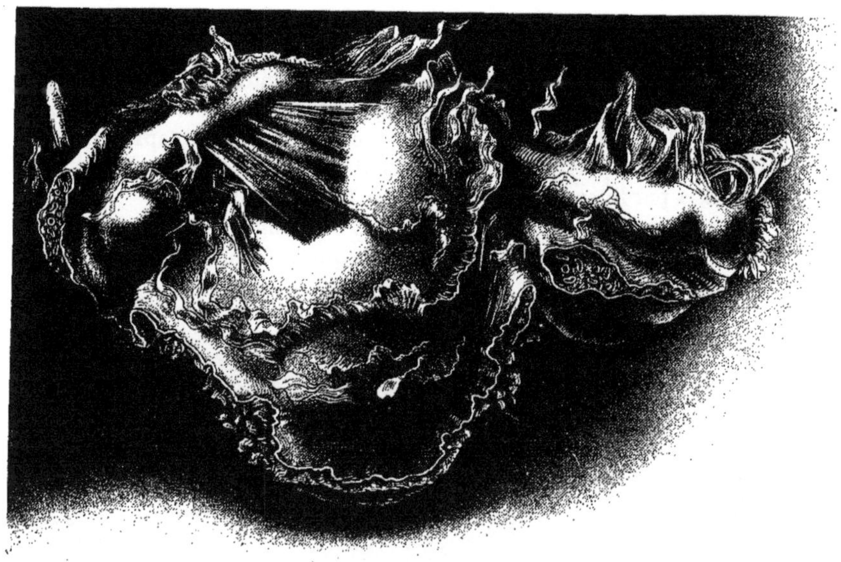

Fig. 287.
Salpingo-ovarite double avec adhérences étendues.
(Hystérectomie subtotale.)

Il y a bien souvent une union intime de la presque totalité du péritoine pelvien

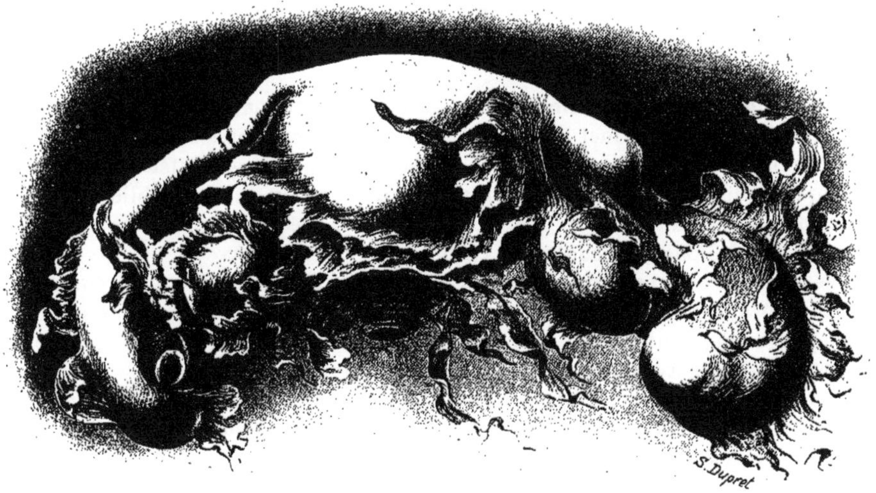

Fig. 288.
Salpingo-ovarite double avec adhérences étendues.
(Hystérectomie subtotale.)

avec les annexes malades. Et la raison en est bien simple. Lorsqu'une trompe prolabée dans le cul-de-sac de Douglas vient à augmenter de volume, elle peut remplir complètement ce cul-de-sac et se mouler pour ainsi dire sur lui, de sorte que le péritoine pelvien est partout en contact avec le péritoine qui recouvre la trompe kystique. Dans les hydrosalpinx et les lésions non septiques, les choses peuvent en rester là. Mais dans les cas où la trompe est infectée, les deux feuillets en contact se soudent souvent sur toute leur étendue, si bien qu'après extraction de la poche tubaire, le péritoine pelvien déchiré, emporté par endroits, dépoli un peu partout, a perdu son aspect séreux sur toute sa surface.

Les adhérences avec les parois du cul-de-sac de Douglas sont surtout intimes au niveau des fossettes sous-ovariennes. Celles qui unissent les trompes avec le

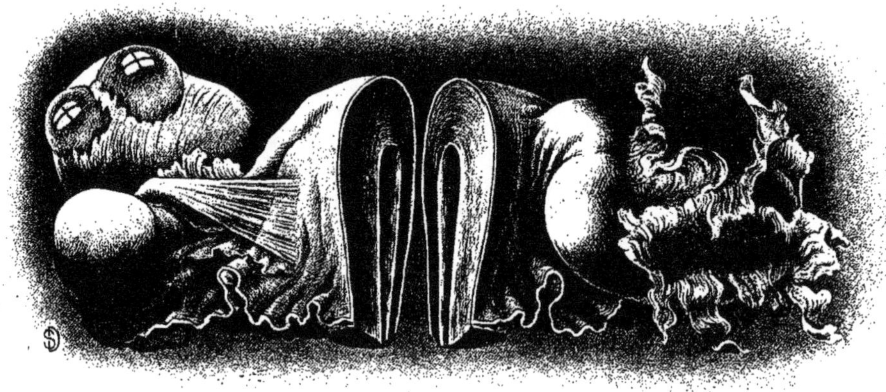

Fig. 289.
Salpingo-ovarite bilatérale. Pièce enlevée par hémisection utérine.

rectum sont parmi les plus importantes. Elles sont souvent très fortes. La situation du rectum, qui se met immédiatement en contact avec les annexes, et sur une étendue d'autant plus grande que celles-ci sont plus augmentées de volume, explique suffisamment cette particularité, qu'il ne faut jamais oublier lors de l'extirpation des annexes, si l'on veut éviter des déchirures du rectum qui, dans les cas difficiles, ne sont pas extrêmement rares.

Les adhérences avec l'anse oméga et le côlon pelvien sont surtout fréquentes du côté des annexes gauches, tandis que les annexes droites entrent plutôt en contact avec l'appendice et quelquefois même avec le cæcum.

Les adhérences avec l'épiploon sont très communes.

Il en est de même avec l'intestin grêle. Ce dernier organe vient reposer directement sur les annexes. On comprend donc facilement comment, lorsque celles-ci sont malades, une ou plusieurs anses grêles peuvent leur adhérer tout en se fusionnant ensemble.

Enfin dans les cas où les annexes se portent en avant, ce qui d'ailleurs est rare, il peut y avoir des adhérences avec la face supérieure de la vessie. Avec l'uretère elles sont tout à fait exceptionnelles et d'ailleurs ne peuvent se faire que par l'intermédiaire du péritoine pelvien qui le recouvre.

Mais quels que soient les rapports intimes que les annexes malades puissent contracter avec les parois pelviennes et les organes du bassin par l'intermédiaire des adhérences, il est un fait qu'il faut bien connaître parce qu'il a, au point de vue technique *une importance capitale*. En règle générale, ces adhérences sont moins solides vers le fond du bassin que vers le détroit supérieur. On trouve vers le fond du Douglas des espaces libres, des plans de clivage plus accessibles que vers le haut, et *les annexes malades sont plus faciles à décoller lorsqu'on les attaque par dessous*. Cela tient, sans doute, à la vascularisation plus grande des anses intestinales qui adhèrent plus facilement aux annexes enflammées que la séreuse pelvienne relativement mal irriguée. Cela tient aussi à ce que le Douglas étant relativement profond, les annexes enflammées descendent rarement jusqu'à sa partie la plus inférieure, et laissent au-dessous d'elles un espace libre où se trouve un plan de clivage. Quelle qu'en soit la raison, c'est un fait clinique certain, et qui domine, comme nous le verrons plus loin, toute la technique opératoire de l'extirpation des annexes. Celle-ci devront, répétons-le, *être attaquées par dessous*, parce que c'est en les attaquant de ce côté qu'on aura le plus de facilité à les décoller et à les extraire.

Ces adhérences sont d'une épaisseur et d'une solidité très variables, qui dépendent de l'intensité de l'infection et de la réaction qui tend à la limiter, et aussi de l'ancienneté de leur production.

Les adhérences récentes sont fragiles, légères, ressemblant à de minces toiles d'araignée, et le moindre effort suffit à séparer les organes qu'elles unissent.

Plus tard elles s'épaississent, s'organisent, deviennent solides et résistantes, si bien qu'il est impossible de séparer sans les rompre les viscères qu'elles accolent. Mais cette résistance est loin d'être proportionnelle à l'ancienneté des lésions, car si, lorsque certaines lésions anciennes tendent vers la guérison, on peut voir les adhérences s'organiser en tissu fibreux, cicatriciel et permanent, on en voit aussi qui s'atrophient peu à peu et disparaissent complètement.

La fusion des organes adhérents peut être complète. Bien plus, il y a parfois une résorption véritable des parois de certains d'entre eux, du rectum par exemple, sous l'influence de la marche des collections purulentes. Lorsqu'une trompe volumineuse et remplie de pus adhère au rectum, le pus tend à se faire jour vers la cavité intestinale. Peu à peu la paroi rectale s'amincit ; les fibres musculaires disparaissent, la muqueuse se perfore. Il n'y a plus alors simple adhérence, il y a communication entre la cavité salpingienne et la lumière intestinale.

Ces cas ne sont pas rares, mais il est beaucoup plus fréquent de voir la paroi rectale simplement amincie et ayant perdu sa solidité. Aussi, au cours de la séparation des adhérences pendant l'opération, cette paroi, moins solide que les adhérences, pourra-t-elle se déchirer, et l'intestin sera ouvert.

Les adhérences séreuses jouent parfois un autre rôle. Elles sont extrêmement riches en lymphatiques, et, par ce réseau de nouvelle formation, de larges communications s'établissent entre les lymphatiques des poches annexielles et ceux des organes voisins. Lorsque l'organe adhérent est le rectum ou l'intestin grêle, les éléments microbiens qui y sont contenus peuvent ainsi passer dans la poche tubaire, et il ne faut pas chercher d'autre origine aux infections annexielles par le *bacterium coli*, qui sont des plus fréquentes. Cette particularité explique d'ailleurs nombre de rechutes qui se produisent au cours de l'évolution des salpingites sous l'influence d'une infection venue de l'intestin.

On comprend donc qu'à la suite des infections tubo-ovariennes il puisse y avoir, dans le petit bassin, des lésions dont l'aspect présente une variété infinie, et parmi les cas innombrables de cette affection si commune, dès que les lésions sont un peu avancées, il n'en est certainement pas deux qui soient superposables. Tout peut se rencontrer, et tout se rencontre en effet, depuis les lésions simples de certaines salpingites blennorrhagiques où les trompes sont à peine rouges, un peu augmentées de volume, où l'ovaire paraît sain ou recouvert à peine de quelques légères adhérences, jusqu'aux lésions effroyables des grandes suppurations pelviennes dans lesquelles le bassin tout entier est rempli d'une masse informe, où sont perdus sous un feutrage d'épaisses adhérences tous les organes pelviens unis les uns aux autres, où les anses grêles et l'épiploon, le rectum, l'utérus et les poches tubaires forment un bloc épais dans lequel toute anatomie disparaît, tout point de repère devient illusoire, et où le chirurgien, qui doit se reconnaître parmi ces mille sensations qui échappent à toute analyse, n'a plus d'autre guide que la délicatesse de son toucher et la précision de son regard.

SYMPTOMES

La salpingo-ovarite débute d'ordinaire d'une façon assez aiguë par de violentes douleurs dans l'abdomen accompagnées de nausées et même de vomissements ; mais souvent ses premiers symptômes restent confondus avec ceux de l'infection utérine qui lui donne naissance. Elle ne survient guère, en effet, que chez quelque malade en puissance de métrite, ou chez laquelle sont survenus, à la suite d'une couche régulière ou prématurée, des accidents puerpéraux. Dans ce cas, il est vrai, le développement de la salpingite est, d'ordinaire, plus rapide, mais bien souvent la ligne de démarcation entre les phénomènes d'infection tubaire et les phénomènes d'infection utérine n'en est pas moins des plus confuses.

Au moment où l'on constate pour la première fois des signes d'inflammation tubo-ovarienne, les malades se plaignent déjà depuis un temps plus ou moins long de quelque métrite rebelle. Mais l'extension aux trompes des phénomènes d'infection utérine se traduit en général par une recrudescence ou une aggravation des *douleurs*. Quelquefois il n'y a qu'une faible différence entre les douleurs de la salpingite et celles qui accompagnent les métrites banales, et l'on rencontre également ici les douleurs dans le bas-ventre, les cuisses et les reins, les pesanteurs du côté de l'abdomen et du périnée, les élancements dans la vessie, le coccyx et surtout le rectum. La douleur tend à se localiser plus nettement sur les côtés de l'utérus, elle s'étend en *largeur*, et c'est la pression dans les régions ovariennes qui la réveille le plus sûrement.

Ces douleurs peuvent être quelquefois très violentes et condamner les malades à l'immobilité la plus complète, mais le fait est assez rare, et les malades se plaignent plus souvent de leur constance et de leur ténacité que de leur violence. Elles retentissent en outre sur les divers organes pelviens : la miction, la défécation surtout, deviennent très pénibles et certaines femmes sont obligées de s'interdire tout rapport à cause des douleurs qui en résultent. Les coliques salpingiennes, signalées par KALTENBACH et qui seraient dues à des contractions de la trompe expulsant son contenu par la cavité utérine, et se calmant par le fait même de cette expulsion, sont fort rares, et peut-être leur mécanisme est-il un peu théorique.

Il peut y avoir aussi des modifications sensibles dans l'intensité des douleurs suivant l'époque à laquelle on les observe. Dans un grand nombre de cas la période menstruelle a, sous ce rapport, une influence défavorable, et beaucoup de femmes, qui pendant leurs règles sont obligées de garder le lit, recouvrent dans leur intervalle une santé presque parfaite.

Il ne faudrait pas croire que ces douleurs soient constantes. Elles existent, il est vrai, le plus ordinairement, mais elles peuvent faire totalement défaut et il n'est pas rare de rencontrer des poches salpingiennes volumineuses qui ne s'accompagnent d'aucune douleur et quelquefois provoquent tout au plus une vague sensation de gêne.

Lorsque la douleur s'accentue et que la salpingite se présente avec des caractères un peu aigus, il est fréquent de voir apparaître la *fièvre*. Celle-ci est surtout marquée lorsque des phénomènes d'infection périsalpingienne viennent s'ajouter à l'infection des trompes.

Lorsque le péritoine pelvien se prend, ce qui est la règle dans les périsalpingites, les absorptions toxiques sont en effet beaucoup plus actives que lorsque la muqueuse tubaire est seule intéressée. Cette fièvre est en général modérée, mais sous l'influence de poussées péritonéales plus actives, elle peut s'élever assez haut et monter jusqu'à 39 et 40°. Elle affecte d'ailleurs l'irrégularité la plus grande et la courbe thermique des femmes atteintes de salpingite est souvent très accidentée.

Dans les salpingites chroniques, qui, en somme, succèdent presque toujours aux salpingites aiguës dont elles sont pour ainsi dire l'aboutissant naturel, la température reste à peu près normale et la disparition des phénomènes infectieux entraîne la disparition de la fièvre.

Du côté des *règles*, on observe les troubles les plus variés. Elles peuvent être douloureuses, elles peuvent être difficiles et même supprimées ; le plus ordinairement elles sont augmentées en abondance et en durée. Bien souvent encore ces ménorragies s'aggravent et se transforment en métrorragies véritables. On observe des écoulements leucorrhéiques qui sont dus à la métrite concomitante et ne présentent aucun caractère spécial. Parfois, cependant, on constate un écoulement abondant, presque subit, augmenté par la pression dans la région ovarienne et suivi même d'une diminution ou d'une disparition de la poche salpingienne. Cette sorte de débâcle est due à l'évacuation brusque du contenu de la trompe qui se vide dans l'utérus, et de là dans le vagin. Ce phénomène est cependant très rare.

En somme, les *troubles fonctionnels* des salpingites ne diffèrent guère de ceux que l'on rencontre dans les métrites simples que par l'intensité des douleurs. Mais les cas sont innombrables dans lesquels il est impossible, par le seul interrogatoire de la malade et l'étude des troubles fonctionnels qu'elle présente, de savoir si l'on se trouve devant une infection limitée à l'utérus ou un envahissement des annexes.

Seuls les *signes physiques* et l'examen direct permettront de se prononcer. Certaines salpingites atteignent un volume tel qu'elles forment une véritable tumeur appréciable au premier coup d'œil. Mais c'est là une particularité qui ne peut qu'induire en erreur, car elle fait immédiatement songer à quelque affection d'un autre ordre, kyste de l'ovaire ou fibrome, tumeurs ordinairement volumineuses.

Plus fréquemment, la simple application de la main sur le bas-ventre permet de sentir une tuméfaction profonde, occupant, en général, un des côtés du petit bassin, dure, résistante et douloureuse à la pression. Rien ne permet au premier abord d'affirmer qu'il s'agit là d'une collection annexielle, que la sensibilité de la tumeur peut faire seulement soupçonner. Ces signes extérieurs sont en réalité sans valeur, tant qu'ils ne sont pas corroborés par des renseignements plus précis. Ceux-ci ne sauraient être fournis que par la combinaison de la palpation abdominale avec le toucher vaginal, en un mot par l'exploration bimanuelle, méthode d'exploration excellente, qu'il faut employer dans tous les cas, sans exception, qui donne les indications les plus exactes, les plus précises, et qui est en même temps la plus simple.

Les renseignements donnés par le toucher varient comme les lésions elles-mêmes, et l'on peut, suivant les cas, trouver des lésions énormes, dont la nature inflammatoire apparaît avec une sorte d'évidence, ou, au contraire, ne percevoir qu'avec difficulté quelques sensations anormales.

Il y a sous ce rapport les plus grandes différences entre les malades. Alors que certaines femmes à paroi abdominale souple et facilement dépressible se laissent examiner avec la plus grande facilité, au point qu'on se rend compte de la situation et du volume des organes comme si on les avait sous les yeux, il en est d'autres, à paroi épaisse, tendue et résistante, chez lesquelles on ne sent à peu près rien, quelque habitude que l'on puisse avoir de ces manœuvres d'exploration. L'examen en position déclive rend ici de précieux services.

En règle générale, les salpingo-ovarites se traduisent par quelques symptômes fort simples, faciles à constater dans le plus grand nombre des cas et dont la réunion permet presque d'affirmer la réalité d'une infection des annexes. Ces quelques signes que l'on devra rechercher tout d'abord sont : l'existence de tumeurs, de collections ou plutôt de *masses anormales* péri-utérines, la *sensibilité* plus ou moins vive qu'elles présentent à la pression et enfin l'*immobilité* plus ou moins grande de l'utérus sous l'influence des mouvements communiqués.

C'est ordinairement la *mobilité* de l'utérus qu'il faut rechercher en premier lieu, parce que c'est elle dont il est le plus facile de se rendre compte. Les doigts introduits dans le vagin vont en effet chercher immédiatement le col et reconnaissent sa situation, son volume et sa consistance. Dès lors, rien n'est plus simple que de lui imprimer des mouvements, soit dans le sens transversal, soit dans le sens antéro-postérieur.

Il est bon, dès ce moment, de chercher au-dessus du pubis le fond de l'utérus, qui est souvent trouvé assez haut, à mi-chemin de l'ombilic, même à l'état normal. Facile à reconnaître chez les femmes maigres et à parois dépressibles, il peut être, au contraire, très difficile à déterminer, pour peu que les femmes soient grasses et contractent leur paroi abdominale. Les mouvements brusques imprimés à l'utérus par la main vaginale sont souvent d'un grand secours et permettent à la main abdominale de le sentir et de le renvoyer à son tour vers le bas, au contact des doigts vaginaux.

Le *fond de l'utérus* constitue, dans toutes les explorations bimanuelles, un point de repère des plus précieux et qui permet d'orienter, par rapport à lui, les diverses lésions que l'on rencontre dans le petit bassin. La détermination de sa situation permet également d'apprécier assez exactement le *volume* de l'utérus, notion de première importance pour le diagnostic de toutes les lésions utéro-annexielles. Elle permet enfin de se rendre compte de l'état d'antéversion ou de rétroversion de l'organe, et d'éviter ainsi une foule d'erreurs souvent faciles à commettre.

Il est très facile, lorsqu'on a reconnu l'utérus, d'apprécier sa mobilité, et surtout de la distinguer de la simple mobilité du col. Le corps de l'utérus peut être, en effet, absolument fixé par des adhérences situées à son niveau, alors que le col, au-dessous, reste libre et obéit au doigt qui le mobilise. Dans ce cas, qui n'est pas rare, il ne faudrait pas prendre cette simple mobilité du col utérin pour celle de l'utérus entier.

On rencontre tous les degrés dans la recherche de cette mobilité utérine. Et si, bien souvent, on sent une simple résistance aux mouvements de translation ou d'élévation de l'utérus, il arrive fréquemment de sentir la matrice absolument fixée, immobile et comme enclavée dans un bloc massif qui remplit le petit bassin.

La recherche de cette mobilité, les tiraillements et l'ébranlement causés par les mouvements communiqués à l'utérus ont aussi une grande importance. Les déplacements de l'utérus sain ne doivent s'accompagner d'aucune souffrance. Le réveil de douleurs plus ou moins vives, sous l'influence des mouvements communiqués, est une présomption très forte de lésions péri-utérines d'origine inflammatoire.

Mais la recherche la plus délicate et aussi la plus indispensable est celle des *annexes* elles-mêmes. Dans certains cas, et en particulier dans les ovarites simples qui ne s'accompagnent pas d'un changement de volume de la trompe, le toucher ne donne rien. Les trompes saines ne peuvent être perçues par le palper bimanuel, sauf dans quelques cas, chez des femmes à ventre très souple et qui se présentent dans des conditions d'examen particulièrement favorables. On sent alors quelquefois, vers la corne utérine, un léger cordon glisser entre la main vaginale et la main sus-pubienne, qui se touchent pour ainsi dire à travers la paroi.

L'ovaire est également bien difficile à sentir dans les conditions normales, et il est presque permis de dire que lorsqu'on sent un ovaire par le toucher vaginal, ce qui est quelquefois possible en l'appliquant contre la paroi latérale du bassin avec l'extrémité des doigts introduits dans le vagin, il y a des chances très sérieuses pour qu'il soit augmenté de volume et peut-être même malade. Les douleurs provoquées, dans ces cas difficiles, ont une importance réelle, et plaident, comme toujours, en faveur d'une affection inflammatoire.

A côté de ces cas, dans lesquels on ne sent rien, ou à peu près, et qui permettent de soupçonner la salpingo-ovarite plutôt que de l'affirmer, il en est de très nombreux, beaucoup plus nets, dans lesquels les lésions se précisent. Mais les signes sont alors assez différents suivant que les lésions sont haut ou bas situées.

Lorsque les poches salpingiennes sont situées assez haut, étendues entre la corne utérine et les parois du bassin, les culs-de-sac vaginaux sont souples, dépressibles, et c'est seulement en les refoulant le plus possible vers le haut que les doigts qui explorent le vagin perçoivent les masses latérales sus-pubiennes que la main empêche de fuir vers l'abdomen. Ces masses haut situées, mal perçues par le vagin, sont souvent accessibles sous la paroi. On les sent près de la corne utérine, mais en général séparées d'elle par une dépression assez profonde qui correspond à la partie interne de la trompe. Celle-ci se dilate en effet aux dépens de sa partie externe. La moitié interne reste donc mince et il y a souvent une sorte de fossé entre la poche tubaire et le fond de l'utérus.

L'ovaire ne peut, en général, être perçu séparément. Dans quelques cas, il est transformé en un kyste purulent qui se surajoute à la trompe, mais il est très difficile de faire la part de ce qui revient à l'un ou à l'autre organe.

Le *volume* des annexes malades est très variable : il donne la sensation d'une grosse noix, d'un œuf, d'une orange quelquefois même d'une tête de fœtus.

Presque toujours, d'ailleurs, les poches salpingiennes sont moins volumineuses qu'elles ne le paraissent. A cette apparence trompeuse, il y a deux raisons principales. D'abord le diamètre de la poche, dont on se rend compte en appréciant la distance qui sépare les deux mains exploratrices, paraît plus grand qu'il ne l'est en réalité et doit être diminué de l'épaisseur de la paroi abdominale, et de celle des tissus qui séparent le cul-de-sac vaginal de la tumeur elle-même. Il faut donc, dans chaque cas particulier, faire une sorte de correction mentale qu'une certaine habitude permet d'établir avec assez de précision. En outre, il y a presque toujours, autour des annexes malades, des tissus indurés, une sorte d'œdème phlegmoneux qui s'étend fort au delà des limites des lésions tubaires. Il en résulte un empâtement diffus qui porte sur tous les tissus ambiants, des fausses membranes, des couches infiltrées, parfois même de véritables poches de péritonite séreuse donnant à la main qui les explore une sensation analogue à celle que fournit la poche kystique elle-même. Celle-ci semble donc plus volumineuse de toute l'épaisseur des tissus périphériques infiltrés. Et l'on est souvent tout surpris, lors de l'opération, de ne trouver que des annexes peu volumineuses, alors que l'exploration les faisait présumer considérables.

Nous avons dit plus haut combien il était fréquent de voir les annexes malades tomber derrière l'utérus et les ligaments larges, dans la cavité de Douglas. Les annexes ainsi bas situées sont très faciles à sentir par le toucher vaginal. Les doigts tombent sur elles dans le cul-de-sac postérieur et les culs-de-sac latéraux. Il n'y a plus ici de tissus intermédiaires, ou du moins il n'y en a que fort peu, et la paroi vaginale seule sépare les doigts de la poche kystique. Lorsque celle-ci, peu enflammée, n'est pas entourée d'une épaisse couche de fausses membranes il est souvent facile d'apprécier sa forme, sa consistance, sa rénitence et parfois même, lorsque la poche est assez volumineuse et est accessible à la main sus-pubienne, sa fluctuation.

Lorsque les annexes d'un côté sont seules malades, elles se présentent ordinairement, quand elles sont prolabées dans la cavité de Douglas, sous la forme d'une masse assez dure, occupant en même temps le cul-de-sac latéral du vagin et une partie plus ou moins grande du cul-de-sac postérieur qui, dans les cas de pyosalpinx volumineux, vient faire dans le vagin, derrière le col, une saillie considérable. Entre le col et la tumeur on trouve en général un sillon assez net dans lequel on enfonce l'extrémité du doigt.

Lorsqu'on se trouve en présence d'une annexite double, si les deux annexes sont ensemble prolabées dans la cavité de Douglas, celle-ci peut être absolument remplie, et l'on sent alors, par le cul-de-sac postérieur, les deux tumeurs qui paraissent fondues en une seule ou sont au contraire séparées par un sillon plus ou moins profond.

Ces diverses dispositions peuvent se combiner, et en même temps qu'on rencontre une masse dans le cul-de-sac postérieur, près du doigt qui l'explore, on en perçoit une autre loin de lui, sur la corne utérine et développée au contraire vers la partie supérieure du petit bassin.

Souvent on ne distingue pas de poche nette, surtout si la femme est grasse, ou si sa paroi se déprime mal. On peut cependant encore, dans bien des cas, se convaincre de l'existence d'une infection annexielle par la simple exploration des culs-de-sac vaginaux qui manquent de souplesse, et présentent même une induration véritable sur laquelle une pression légère éveille la douleur. Mais dans ces cas il peut y avoir simplement une infection du tissu cellulaire sus-vaginal, un phlegmon de la gaine hypogastrique, sans participation des trompes, et il est parfois impossible de se prononcer avec certitude.

Tels sont les signes les plus communs auxquels on reconnaît les suppurations annexielles. Presque toujours c'est dans le cul-de-sac postérieur et les culs-de-sac latéraux qu'on les rencontre. Dans le cul-de-sac antérieur, le fait est beaucoup plus rare.

Dans bien des cas, il est impossible de localiser les lésions avec autant de netteté. L'utérus immobile, absolument fixé dans sa situation, est entouré de tous côtés de masses inflammatoires dont on sent également au-dessus du pubis la partie supérieure. On a la sensation d'une tumeur irrégulière, indurée, peu homogène, douloureuse à la pression et qui peut remonter jusqu'au niveau de l'ombilic. Ce sont des cas complexes, dans lesquels tous les organes voisins sont intéressés et qui correspondent à ces formes auxquelles Pozzi a donné le nom de *péri-métro-salpingites*, ou encore à certaines pelvi-péritonites et aux phlegmons péri-utérins.

Nous aurons l'occasion d'y revenir.

Il est inutile de rappeler que, dans certains cas difficiles, il sera indispensable de pratiquer le *toucher rectal* qui donnera des renseignements précieux, surtout dans les cas d'annexites remplissant la cavité de Douglas et dont on appréciera ainsi beaucoup mieux l'étendue et les rapports avec le rectum.

Quant au *toucher vésical*, qui a été pratiqué, il n'en faut parler que pour le proscrire. Il a beaucoup plus d'inconvénients que d'avantages ; les quelques renseignements, d'ailleurs vagues et incertains, qu'il peut donner sont achetés trop cher au prix des ennuis et des accidents qu'il entraîne.

L'examen au spéculum n'apprend rien et il faut savoir s'en passer. Il peut quelquefois montrer la saillie du cul-de-sac postérieur distendu, que le doigt avait déjà permis de sentir. Mais parfois l'introduction du spéculum sera rendue nécessaire, comme premier temps d'une exploration beaucoup plus utile : l'*hystérométrie*. L'exploration de la cavité utérine, soit avec un hystéromètre métallique, soit avec une sonde en gomme, sera quelquefois indiquée. Elle permettra de se rendre compte des dimensions de l'utérus, de sa direction, de sa coudure, dans certains cas de rétroflexion, et viendra, en fin de compte, préciser la situation exacte de l'organe souvent perdu au milieu des poches qui l'entourent. Mais nous avons vu plus haut que l'hystérométrie présente de sérieux inconvénients. Aussi est-ce seulement lorsqu'on la jugera indispensable que l'on aura recours à ce mode d'exploration.

Quant à se rendre compte du contenu des poches salpingiennes, en règle générale il n'y faut pas songer. Sans doute les collections douloureuses, indurées, plongées dans une gangue inflammatoire, sont ordinairement des collections purulentes. D'autre part, les collections indolentes, lisses, qui semblent ne pas adhérer aux tissus voisins, sont en général des collections non enflammées, des hydro ou hémato-salpinx qu'il est à peu près impossible de différencier les uns des autres. Mais il serait, en ces matières, téméraire de rien affirmer.

Enfin, dans les cas particulièrement ardus, il reste une précieuse ressource, l'*anesthésie*. C'est un moyen admirable et qu'il ne faut pas hésiter à employer lorsqu'il s'agit de juger, dans un cas difficile, de l'opportunité d'une opération d'où peut, en somme, dépendre la vie d'une femme.

Il est extraordinaire de voir avec quelle facilité on explore sous l'anesthésie un petit bassin que la contraction musculaire provoquée par la douleur rendait inaccessible. Chez certaines femmes un peu maigres et à parois abdominales flasques, on peut ainsi se rendre compte avec précision de toutes les lésions pelviennes, qu'on explore parfois presque aussi bien que lorsque l'abdomen est ouvert.

Malheureusement il est loin d'en être toujours ainsi, et bien souvent, même après anesthésie, bien des sensations restent vagues, bien des points restent obscurs. Ce qu'il faut demander à la clinique, ce n'est pas une précision impossible dans la détermination de lésions toujours complexes, c'est une indication thérapeutique nette. L'examen clinique doit avant tout dicter la décision opératoire et l'opération fait le reste.

ÉVOLUTION. ACCIDENTS. TERMINAISONS

Les salpingo-ovarites ont une marche presque toujours chronique. Il en est cependant d'aiguës, et ce sont celles qui donnent lieu aux signes physiques les moins accentués, les lésions volumineuses, les poches kystiques et purulentes n'ayant pas eu le temps de se constituer. Elles entraînent parfois des phénomènes violents du côté du petit bassin, des lésions qui diffusent vers le péritoine et mettent très rapidement en péril la vie de la malade. Il y a là une sorte d'infection foudroyante. J'en ai observé et guéri plusieurs cas qui semblaient désespérés en pratiquant une ablation vaginale immédiate de l'utérus et des annexes et en drainant largement le petit bassin. Il est vrai que ce n'est pas là, en réalité, une salpingite. La trompe n'a fait que servir de passage aux agents infectieux et les lésions qu'elle présente sont souvent presque nulles. Elles sont en tout cas d'importance secondaire, et c'est l'infection péritonéale qui domine la scène. Mais, en dehors de ces cas suraigus, il y a des salpingites aiguës qui s'accompagnent, elles, de lésions graves, de poches assez volumineuses remplies d'un pus virulent, de foyers péri-salpingiens, d'adhérences épaisses où se trouvent parfois des lacunes et des cavités purulentes, et qui peuvent s'aggraver rapidement au point d'entraîner en peu de temps, soit par rupture dans le péritoine, soit par extension progressive des phénomènes d'infection, une terminaison fatale.

La *rupture* de la trompe malade est un accident terrible et qui, si l'on n'intervient pas immédiatement, se termine à peu près fatalement par la mort. Une pelvi-péritonite suraiguë qui se transforme bientôt en péritonite diffuse emporte la malade au milieu de phénomènes foudroyants.

C'est un accident qu'il faut prévoir et qu'il faut bien connaître, car un diagnostic immédiat permettra quelquefois d'intervenir à temps pour sauver la malade. Malheureusement le diagnostic est la plupart du temps fort difficile à établir, et ce n'est que l'apparition des accidents d'infection péritonéale qui permettra de le porter.

Parfois cependant, au moment de la rupture, une amélioration passagère se produit qui peut malheureusement faire croire à une amélioration définitive. Mais il ne s'agit là que d'une accalmie trompeuse, une accalmie traîtresse, comme celle que Dieulafoy a décrite dans l'appendicite perforante. Au moment où la poche se vide, les douleurs provoquées par sa tension se calment comme par enchantement, la malade se sent bien, ne souffre plus, se croit guérie, fait partager sa confiance à ceux qui l'entourent et trop souvent aussi au médecin qui, quelques heures après, assiste à l'éclosion d'une péritonite mortelle. Nous en avons observé plusieurs cas qui nous ont profondément frappés.

Il faut donc, sous ce rapport, surveiller les malades de très près. Une salpingite qui ne s'améliore pas assez rapidement est une salpingite qui risque de devenir très grave. Dans le doute et l'incertitude, mieux vaut intervenir et pêcher par excès de hardiesse que par l'excès d'une prudence qui est, en l'espèce, beaucoup plus dangereuse.

Ces accidents sont relativement rares et il est beaucoup plus commun de voir la salpingite, après une période d'acuité plus ou moins vive, se refroidir peu à peu et passer à l'état chronique. Elle peut d'ailleurs guérir, et il est certain que l'on voit des lésions salpingiennes et péri-salpingiennes assez graves diminuer progressivement et disparaître sans retour. Sans doute la guérison absolue est exceptionnelle; il reste d'ordinaire quelques traces des lésions premières, mais les troubles de toute sorte causés par la maladie peuvent disparaitre et la malade peut recouvrer, en somme, une santé à peu près parfaite.

Malheureusement ce n'est pas là la règle et il est plus ordinaire de voir les salpingo-ovarites passer à l'*état chronique*. Après une amélioration passagère, sous une influence quelconque, infection nouvelle, fatigue, ou même sans cause appréciable, les lésions assoupies se réveillent. Les douleurs reparaissent et on assiste à une nouvelle crise de la maladie, en tout semblable à la première, quelquefois plus légère, souvent plus grave. La malade souffre dans les reins, les cuisses, le bas-ventre; la fièvre s'allume, en général modérée ; le ventre devient sensible et parfois même, sous l'influence d'une poussée plus violente, se ballonne et se tympanise ; le facies s'altère ; les vomissements apparaissent ; le pouls fléchit et se précipite, et la malade semble sous le coup d'une péritonite imminente. Quelquefois, malheureusement, celle-ci suit son cours et la patiente ne tarde pas à succomber, à moins qu'une intervention hâtive, trop souvent inutile, ne parvienne à la sauver.

Cependant cette terminaison funeste est relativement rare, eu égard à la fréquence de la salpingo-ovarite. Il est beaucoup plus commun de voir cette poussée inflammatoire s'apaiser peu à peu, et la malade, sous l'influence d'un repos prolongé, revenir à une santé relative, jusqu'à ce qu'une poussée nouvelle vienne reproduire le même tableau.

Plus ces poussées sont fréquentes, plus la santé générale s'altère. Ces femmes, constamment malades et sous le coup d'accidents aigus, sont de véritables infirmes, condamnées, souvent pendant plusieurs jours par mois et plusieurs mois par an, au repos au lit, à la chaise longue à perpétuité, à des douleurs incessantes et à des rechutes sans nombre. Un tel état ne peut durer indéfiniment : bien des malades, fatiguées, amaigries, se cachectisent peu à peu et finissent par succomber à des accidents d'infection chronique ou à quelque complication subite, comme une péritonite diffuse.

Parfois les poches salpingiennes, ayant contracté des adhérences avec les organes voisins, *s'ouvrent* dans l'un d'entre eux. Elles s'évacuent dans le vagin, dans la vessie, ce qui est exceptionnel, dans le rectum ce qui est relativement fréquent. Cet accident se termine souvent par la guérison. Mais parfois aussi la poche, communiquant avec une cavité infectée, comme le rectum, devient le siège de suppurations secondaires, de fistules intarissables qui compliquent l'infection première, aggravent l'état général et causent trop souvent des accidents irréparables.

Il est une complication singulière, mais assez rare, et qui n'est en général reconnue qu'au cours d'une intervention : c'est la *torsion* de la poche kystique. Bland Sutton, Pierre Delbet, Legueu, Gosset, Reymond, Hartmann, en ont publié des observations; Cathelin, dans une étude complète, en a réuni 41 observations[1]. Nous en avons observé tout récemment des exemples.

Le pédicule de la salpingite, lorsqu'il est assez mince, ce qui n'arrive guère que lorsque l'ovaire n'est pas compris dans la tumeur, peut se tordre sur lui-même en décrivant un tour de spire ou même davantage, et on en a compté jusqu'à quatre. C'est un accident identique à celui qu'on observe dans certains kystes de l'ovaire. Il se traduit par un arrêt de la circulation dans la tumeur. Les veines, puis les artères cessent successivement de livrer passage au sang et on assiste à des accidents de congestion intense, puis de sphacèle. Le tout donne lieu à une recrudescence des douleurs et à des phénomènes aigus qu'il est à peu près impossible de rapporter à leur véritable cause; ils sont pris pour une de ces poussées péritonitiques si fréquentes dans les salpingites.

Parfois des adhérences s'établissent avec la paroi abdominale, sous laquelle on sent se dessiner un plastron inflammatoire, et l'on peut voir la collection purulente *s'ouvrir à l'extérieur*. Mais c'est là une terminaison tout à fait exceptionnelle.

En résumé, il est assez rare que les salpingo-ovarites aiguës provoquent des accidents rapidement mortels; mais s'il est fréquent de les voir guérir complètement, il est malheureusement trop commun de les voir passer à l'état chronique et, sous l'influence de poussées inflammatoires incessantes, conduire peu à peu la malade à un état de plus en plus précaire, que quelque complication peut terminer subitement.

[1] Cathelin. *La torsion des hydrosalpinx; Revue de chir.*, fév. 1901.

DIAGNOSTIC

Les salpingo-ovarites revêtent les aspects les plus divers et simulent à s'y méprendre toutes les affections pelviennes. On peut même dire qu'il n'en est aucune avec laquelle elles n'aient été confondues.

Dans les salpingites simples, sans augmentation de volume des trompes, sans empâtement périphérique, rien ne permet d'affirmer la réalité de l'infection tubaire. Sans doute, lorsqu'on réveille par le palper bimanuel une douleur au niveau des trompes, il y a lieu de la soupçonner, car la métrite simple ne s'accompagne guère de douleurs dans la région des annexes. Encore faut-il sur ce point faire quelques réserves, et l'appareil tubo-ovarien est souvent assez sensible par lui-même pour pouvoir l'être davantage encore, lorsque l'utérus est enflammé et prédisposé par ce fait même aux poussées congestives et douloureuses.

D'autre part, certaines névralgies pelviennes qu'on rencontre sans lésions appréciables ou qui ne s'accompagnent que d'altérations scléro-kystiques insignifiantes, donnent lieu aux mêmes douleurs, et dans ces conditions il est vraiment bien difficile, même en tenant compte de l'état général du sujet, de se prononcer d'une façon nette.

Les salpingo-ovarites simples, catarrhales, non kystiques, seront donc souvent confondues avec de simples *métrites*, avec des *ovarites chroniques*, sans que rien puisse empêcher de commettre cette erreur. Le mieux est, dans ces cas qui sont fréquents, de se garder de porter un diagnostic ferme, d'instituer un traitement régulier et d'attendre les événements.

Lorsque les lésions salpingo-ovariennes sont accentuées et qu'elles s'accompagnent d'altérations inflammatoires de voisinage, lorsque le toucher révèle, dans les culs-de-sac, ou plus haut, en un point quelconque du petit bassin, des tumeurs plus ou moins volumineuses, on peut alors commettre toutes les erreurs et confondre les salpingo-ovarites avec toutes les affections qui, dans le bassin, donnent naissance à des tumeurs solides ou à des collections liquides péri-utérines.

Les diverses tumeurs du cul-de-sac postérieur offrent aux doigts qui les touchent à peu près les mêmes sensations. Aussi la trompe prolabée, kystique, fixée dans la cavité de Douglas pourra-t-elle être prise pour le fond de l'utérus rétrofléchi, et réciproquement. Si la femme est très facile à examiner et que son ventre soit très souple, l'absence ou la présence constatée du fond de l'utérus au-dessus du pubis pourra permettre de penser à la *rétroflexion utérine* ou de repousser cette idée. Dans le doute, et dans les cas nombreux où le toucher bimanuel ne donne pas de sensations suffisantes, l'hystérométrie, qui permet d'apprécier la direction et la forme de la cavité utérine, fournira sur ce point les renseignements les plus précieux.

Si la cavité utérine est droite et l'utérus en position normale, la salpingite postérieure peut encore être confondue avec un *fibrome* accolé à la paroi postérieure de l'utérus. Si le fibrome est petit, sous-péritonéal, s'il ne donne lieu ni à des hémorragies ni à une augmentation de la cavité utérine, ni à une tumeur sensible au-dessus du pubis, l'erreur devient presque inévitable. L'évolution de la maladie, les signes d'infection métritique, la sensibilité de la tuméfaction rétro-utérine ont alors la plus grande valeur au point de vue du diagnostic. Encore rencontre-t-on nombre de salpingites qui évoluent sans aucun signe bruyant, comme des fibromes, et qui, comme ceux-ci, s'accompagnent d'hémorragies et d'écoulements leucorrhéiques, de même qu'on rencontre des salpingites qui ne s'accompagnent d'aucune douleur à la pression, alors qu'au contraire certains fibromes sont parfois douloureux.

Le toucher rectal, dans ces conditions, rendra de réels services en permettant d'explorer la partie postérieure de la tumeur, d'apprécier plus exactement sa forme et son étendue. On peut ainsi quelquefois la circonscrire, constater qu'elle fait corps avec l'utérus, et reconnaître à ses bosselures arrondies, à sa situation, à sa consistance régulièrement dure qu'il s'agit d'un fibrome. De même on évitera l'erreur, si, en même temps que la tumeur postérieure, on sent nettement, beaucoup plus haut, les deux trompes et les deux ovaires augmentés de volume. On se trouve dans ce cas en présence d'un fibrome accompagné d'une salpingite double.

Toutes les combinaisons peuvent ainsi se présenter, et le tact, l'expérience, l'analyse des sensations que l'on éprouve permettront seuls de faire un diagnostic précis dans ces cas difficiles où les plus expérimentés peuvent commettre des erreurs.

Il en est de même dans l'*hématocèle rétro-utérine,* dont les signes physiques, lorsque l'épanchement sanguin est enkysté, donnent absolument la sensation d'une salpingo-ovarite simple ou bilatérale. Il n'y a guère que l'apparition brusque de la maladie, les phénomènes dramatiques du début, lorsqu'ils existent, la régularité, la situation exactement médiane du cul-de-sac tuméfié, l'accroissement rapide, l'apparition au moment des règles, qui peuvent faire pencher la balance en faveur d'une hématocèle. Encore tous ces phénomènes, sans exception, se rencontrent-ils dans les salpingo-ovarites.

Nous en dirons autant de la *pelvi-péritonite,* qui n'est d'ailleurs bien souvent qu'une complication de quelque salpingite ancienne. Quelquefois le petit bassin tout entier semble rempli par une coulée solide qui unit tous les organes, et l'utérus est comme noyé dans une masse inflammatoire. Les culs-de-sac n'existent plus, à part le cul-de-sac antérieur, qui persiste ordinairement, et il est impossible d'isoler les annexes aussi exactement qu'on le fait dans les salpingites. Il en est de même dans certaines lésions complexes, parmi lesquelles l'infection du tissu cellulaire, le *phlegmon péri-utérin.* Ces *phlegmons péri-utérins,* que nous étudierons plus loin, se développent dans le tissu cellulaire voisin. Le plus souvent ils occupent la gaine hypogastrique. Ils sont donc situés à la base du ligament large, immédiatement contre l'utérus. Ils lui adhèrent plus intimement encore que les salpingites, et on ne constate pas, entre l'utérus et la tumeur sus-vaginale constituée par le phlegmon, ce sillon qu'on sent d'ordinaire entre ce même utérus et une collection enkystée comme le sont les collections tubaires. De plus, ces phlegmons ont une tendance à fuser en avant de l'utérus dans le tissu cellulaire qui le sépare de la vessie, et à se manifester en ce point par une induration du cul-de-sac antérieur, qui constitue un assez bon signe de diagnostic avec les salpingites simples. Mais l'erreur n'en est pas moins très commune, et d'ailleurs rien n'est plus fréquent que de voir l'infection tubaire et l'infection celluleuse, la salpingite et le phlegmon, se développer simultanément.

Les *kystes de l'ovaire* de petit volume, les *collections du ligament large* accolées à l'utérus ressemblent souvent trait pour trait à des collections salpingiennes et parfois ni l'évolution, souvent inconnue, ni l'histoire de la maladie, souvent obscure, ne pourront les différencier.

Les salpingites sont donc susceptibles de prendre, en somme, la forme clinique de toutes les affections du petit bassin. Des salpingites doubles, adhérentes à l'utérus et mobiles avec lui, accompagnées d'hémorragies, ont été prises, plus d'une fois, pour des *fibromes*, et nous avons vu des chirurgiens expérimentés commettre cette erreur.

Bien plus, il est parfois difficile, le ventre étant ouvert et les lésions sous les yeux, de se prononcer fermement sur la nature exacte de certaines affections pelviennes, les adhérences, les tuméfactions, les collections péri-utérines, annexielles ou extra-tubaires, pouvant revêtir les aspects les plus variés et les plus contradictoires.

L'*appendicite* elle-même est parfois confondue avec la salpingo-ovarite. Elle s'en distingue par la localisation initiale de la douleur, au début, par ses irradiations épigastriques et sous-hépatiques; mais que la collection tubaire soit un peu haut, que la collection appendiculaire soit un peu bas, et l'erreur est facile, car les symptômes douloureux et l'évolution, qui est celle d'une collection péritonéale enkystée, peuvent être identiques. Une rupture salpingienne ressemble souvent aussi bien à l'invasion péritonéale suraiguë provoquée par une appendicite perforante.

Il faut être pévenu de ces faits, qui ne sont pas rares, et que nous avons rencontrés plusieurs fois, pour éviter une erreur grave. Parfois la salpingite et l'appendicite coexistent. Bouilly en a cité des cas, et nous en avons observé l'un et l'autre de fort nets. Dans un cas de Quénu, l'extrémité de l'appendice perforé venait s'ouvrir dans le pavillon de la trompe. L'examen attentif des phénomènes intestinaux et surtout des lésions pelviennes et péri-utérines pourra seul garder de cette erreur, qui, malgré tout, est quelquefois inévitable.

Dans ces conditions délicates, le moindre signe de lésions péri-utérines et surtout le défaut de mobilité de l'utérus, ou seulement du fond de cet organe, le col restant souvent mobile alors que le fond ne l'est plus, doit faire pencher en faveur de quelque lésion salpingienne, le maximum de la douleur siégeât-il nettement au niveau de l'appendice ou même au point classique de Mac-Burney, qui d'ailleurs nous a presque toujours paru un peu trop haut.

Le diagnostic des salpingo-ovarites peut donc être épineux. Toutes les erreurs se commettent, et les cas sont fréquents où il n'est pas possible de ne pas les commettre. Il ne faut pas demander à la clinique plus qu'elle ne peut donner; quand des maladies différentes évoluent de la même façon et donnent à l'exploration des sensations identiques, il n'est pas possible de ne pas les confondre, et c'est perdre son temps que de s'évertuer à discuter des signes théoriques que la suite des événements vient démentir le lendemain.

Presque toujours, lorsque ces erreurs sont commises, elles le sont dans le même sens. Ce sont des hématocèles, de petits kystes ovariens, des fibromes de la paroi postérieure, qui sont pris pour des salpingites. Si l'erreur inverse est plus rare, cela tient à ce que la fréquence des infections tubaires les fait rencontrer chaque jour, et que lorsqu'on connaît l'extrême variété de leur aspect et leur véritable polymorphisme, on est tenté d'en voir plus encore qu'il n'y en a.

Il faut donc, si l'on veut se tromper le moins souvent possible dans le diagnostic des salpingites, se souvenir des signes principaux qui les caractérisent, et lorsqu'on se trouve en présence d'un utérus de dimensions normales, flanqué de masses plus ou moins volumineuses, hautes ou basses, près des cornes ou près du col, loin des culs-de-sac ou au contraire immédiatement au contact du vagin dont les parois ont souvent perdu leur souplesse, lors surtout que ces masses sont *douloureuses* à la pression, sujettes à des *poussées inflammatoires* subites suivies d'améliorations, de rechutes et quelquefois d'accidents redoutables, on est en droit de songer à des salpingo-ovarites, et dans cette affection où toutes les erreurs sont possibles, on aura des chances sérieuses de les commettre rarement.

Mais il ne suffit pas de savoir qu'on se trouve en présence d'une salpingite, il faut tâcher de se rendre compte des lésions qui l'accompagnent, car la conduite thérapeutique en peut souvent dépendre. Il faut tâcher de se représenter clairement les lésions que le toucher ne montre que d'une façon toujours un peu obscure, il faut, pour ainsi dire, « objectiver ses sensations ». Le choix de l'intervention est à ce prix.

Il faut se rendre compte de la situation des trompes malades, voir si elles sont situées très haut, au contact des intestins auxquels elles peuvent adhérer, ou au contraire très bas, dans le cul-de-sac de Douglas. Il faut surtout tâcher de savoir si les lésions sont *limitées à un côté*, ou si, au contraire, elles sont *bilatérales*. On comprend toute l'importance de cette dernière notion, au point de vue du traitement. Car, suivant que les lésions seront unilatérales ou s'étendront aux deux côtés, on devra garder l'utérus ou le sacrifier sans remords.

CHAPITRE IV

INFECTIONS PÉRI-UTÉRINES

Les phénomènes infectieux qui ont pour siège les organes du petit bassin ne restent pas toujours localisés aux trompes et aux ovaires. Nous venons de voir qu'ils s'étendent souvent aux parties voisines, et que des adhérences s'établissent entre les annexes et le rectum ou les intestins.

Ces adhérences se font aux dépens du péritoine, qui par conséquent se trouve infecté. Il y a donc alors un certain degré d'inflammation du péritoine pelvien, de *pelvi-péritonite*. Mais c'est là une lésion tout à fait secondaire, qui s'efface pour ainsi dire devant les lésions primordiales des trompes et des ovaires.

De même, bien que plus rarement, le tissu cellulaire péri-utérin, sous-péritonéal, s'infecte consécutivement à l'infection utérine; des suppurations plus ou moins graves s'y développent et diffusent ou se circonscrivent, et l'on se trouve en présence de *phlegmons* ou *d'abcès pelviens*. La fréquence des lésions utéro-annexielles qui dominent absolument la pathogénie de ces infections cellulaires ou péritonéales, a conduit certains auteurs à les leur rattacher directement, et c'est ainsi que Pozzi les a réunies dans une même description sous le nom de *péri-métro-salpingites*. Il est cependant des cas dans lesquels on voit se développer des suppurations du péritoine pelvien et surtout du tissu cellulaire, sans participation des trompes ou des ovaires qui ne présentent aucune trace d'infection. Pour les phlegmons pelviens c'est peut-être le cas le plus fréquent, et Reclus, qui a éloquemment plaidé la cause de l'individualité de la *pelvi-péritonite*, a cité des exemples très nets de cette dernière affection[1]. Si ceux-ci sont relativement rares, ils n'en existent pas moins, et cela suffit pour en légitimer une étude spéciale.

PELVI-PÉRITONITE

La pelvi-péritonite est l'inflammation du péritoine pelvien.

Sans doute il n'y a pour ainsi dire pas de salpingo-ovarite qui ne s'accompagne d'un certain degré d'inflammation du péritoine avoisinant. Nous avons vu combien les adhérences sont fréquentes soit au niveau du pavillon, soit au niveau de l'ovaire, à la surface des poches tubaires, dans la cavité de Douglas, un peu partout enfin. Or, les adhérences sont le témoignage d'un travail de réaction du péritoine enflammé. Il y a donc eu, dans tous ces cas, inflammation du péritoine pelvien. Il n'y a cependant pas, en réalité, *pelvi-péritonite*, au sens qu'il faut actuellement attribuer à ce mot. L'inflammation péritonéale est en effet, dans ces cas, tout à fait secondaire, et ce sont les lésions annexielles qui occupent le premier plan.

Quelquefois, au contraire, les lésions péritonéales dominent la scène. Elles sont très étendues, souvent même très bruyantes, tandis que du côté des annexes ou de l'utérus on ne trouve rien, ou à peu près rien. L'infection du péritoine pelvien se place alors au premier rang, et la maladie ainsi constituée mérite de prendre le nom de *pelvi-péritonite* qui traduit cet état de choses.

Ainsi délimitée, la pelvi-péritonite est assez rare. Lorsque Bernutz et Goupil la décrivirent en 1857, ils englobèrent sous ce nom les suppurations pelviennes tout entières. Pour eux, c'est le péritoine pelvien qui était primitivement malade, et c'est de lui que partait l'inflammation pour se répandre dans les organes voisins, le tissu cellulaire du petit bassin et les ligaments larges, où Grisolle, Bourdon, Nonat, Valleix, Gallard, avaient déjà signalé des inflammations et des abcès.

La pelvi-péritonite de Bernutz et Goupil n'était donc en réalité, dans l'immense majorité des cas, que la salpingo-ovarite d'aujourd'hui, si souvent compliquée de lésions péritonéales et d'infections de voisinage.

La pelvi-péritonite qu'on décrit actuellement a un sens beaucoup plus restreint, elle ne comprend que les infections du péritoine pelvien sans lésions importantes des organes voisins et en particulier des annexes.

C'est une péritonite localisée au petit bassin.

[1] Reclus. *Sem. médic.*, 1891, et *Cliniques de la Pitié.*

Étiologie et pathogénie. — A l'origine de toute pelvi-péritonite, il y a une infection. C'est là un point qu'il est inutile de discuter, et les troubles de la menstruation invoqués par Bernutz et par Heitzmann ne sont que des causes adjuvantes rendant l'infection plus facile. Souvent même ils sont simplement provoqués par la maladie, au lieu de lui donner naissance.

Le seul point intéressant est celui de savoir comment l'infection gagne le péritoine pelvien sans altérer les trompes et les ovaires. Quand ceux-ci sont malades et que la pelvi-péritonite éclate comme une complication de la salpingo-ovarite, le phénomène est bien simple et il s'agit là, tout simplement, d'une infection directe. Mais lorsque les annexes ne présentent pas de lésions sensibles, les voies de l'infection ne sont pas aussi claires.

Il est cependant certain, pour ne pas dire évident, que le point de départ initial est dans la muqueuse utérine. Il n'y a pas de pelvi-péritonite sans infection utérine préliminaire. Or, pour gagner le péritoine pelvien, les agents infectieux ne peuvent suivre que deux voies, la voie *muqueuse* ou la voie *lymphatique*. La voie *sanguine*, qu'il faut souvent incriminer dans l'apparition des foyers d'infection microbienne, est ici négligeable. Elle peut déterminer des phlébites, des abcès éloignés, des suppurations viscérales, mais elle ne saurait provoquer la pelvi-péritonite isolée.

Nous n'insistons pas sur ce point, dont nous avons déjà parlé à propos des infections annexielles (voy. p. 385 et 528). Nous avons déjà vu que les lymphatiques sont souvent envahis par les agents pyogènes, et en particulier par le streptocoque. Il est certain qu'il y a des communications nombreuses entre les lymphatiques du ligament large et la surface séreuse du petit bassin. Il n'y a donc aucune raison pour que les agents microbiens puisés par les lymphatiques au niveau de la muqueuse utérine ne puissent, après un trajet plus ou moins long et plus ou moins détourné, être transportés par ces mêmes lymphatiques jusque sur la séreuse pelvienne où ils détermineront des phénomènes infectieux. Il est probable que cette voie d'infection n'est guère suivie que par le streptocoque et qu'elle donne plus souvent lieu à des suppurations cellulaires, à des phlegmons pelviens qu'à la pelvi-péritonite proprement dite. Maddlener, cependant, a décrit la migration des gonocoques à travers les parois utérines jusqu'au péritoine pelvien, mais le fait est rare.

La voie muqueuse est toujours ouverte à l'invasion microbienne. C'est elle que le gonocoque suivrait presque exclusivement. L'infection du péritoine pelvien débuterait ainsi au niveau du pavillon de la trompe. Rien n'empêche que des phénomènes violents éclatent dans le péritoine alors que la muqueuse tubaire, qui a été la première en contact avec l'agent pyogène, ne présente aucune lésion sérieuse. Les cas sont innombrables dans lesquels on observe ainsi une infection éloignée avec intégrité presque complète du trajet intermédiaire. Cela se voit surtout avec le gonocoque, et l'exemple de l'épididymite blennorrhagique est trop connu pour qu'il y ait besoin d'insister.

Il peut donc y avoir, et il y a envahissement du péritoine pelvien par voie muqueuse, sans participation sérieuse de cette muqueuse elle-même, plus résistante ou mieux protégée, et il n'en faut pas davantage pour comprendre le développement subit de ces pelvi-péritonites qui apparaissent brusquement sans avoir été annoncées par quelque infection des annexes.

Ces détails pathogéniques nous dispensent d'insister longuement sur les causes immédiates de la pelvi-péritonite. En dehors des pelvi-péritonites qui succèdent brusquement à quelque rupture salpingienne et dans lesquelles les phénomènes péritonéaux passent immédiatement au premier plan, toutes les infections utérines en peuvent être l'origine. Parmi elles, les *infections puerpérales*, qu'elles suivent l'accouchement naturel ou bien l'avortement, doivent être comptées parmi les plus fréquentes, et donnent lieu aux formes les plus graves. Citons encore les interventions opératoires sur l'utérus, en particulier le curettage, les dilatations et les cathétérismes imprudents et septiques, enfin la blennorrhagie, dont le gonocoque provoque des pelvi-péritonites en général moins graves que les terribles accidents dus au streptocoque de l'infection puerpérale.

Anatomie pathologique. — Au début, l'infection du péritoine pelvien ne se traduit guère, ainsi que l'ont bien montré les expériences de Pierre Delbet, que par un aspect dépoli de la séreuse, dû à la chute de l'épithélium, et par une vascularisation plus abondante du péritoine qui tapisse le bassin ou les anses intestinales. Il est rare de voir les lésions à ce stade précoce de leur évolution. L'un de nous cependant les a observées dans deux cas de pelvi-péritonite suraiguë où fut pratiquée l'hystérectomie vaginale. Il y avait dans le petit bassin un peu de sérosité trouble, quelques fausses membranes floconneuses et peu adhérentes, et, au fond du vagin, on voyait l'intestin dépoli, recouvert d'arborisations vasculaires.

Mais bientôt les lésions s'aggravent. Une abondante exsudation séreuse se fait dans la cavité pelvienne et ne tarde pas à se charger de leucocytes de plus en plus abondants qui la transforment bientôt en une collection purulente d'étendue variable.

Les cas dans lesquels le pus est épais, crémeux, ne sont pas les plus graves, bien au contraire. Ce sont ceux dans lesquels une violente réaction phlegmoneuse a le temps de s'organiser. Les formes suraiguës, hypertoxiques, s'accompagnent plutôt d'un épanchement peu épais, trouble et relativement pauvre en globules blancs. Cependant c'est là une règle qui souffre de nombreuses exceptions, et dans des pelvi-péritonites à marche presque foudroyante, on peut trouver en abondance un pus épais, dont l'odeur est quelquefois très fétide, surtout lorsque l'agent de l'infection est le coli-bacille.

Le pus s'accumule ordinairement dans le cul-de-sac de Douglas, dont les parois plus ou moins épaissies sont tapissées de fausses membranes. Mais il remonte rapidement dans la cavité pelvienne, repoussant devant lui les anses intestinales ou s'insinuant entre elles, et c'est ici qu'on observe de grandes différences suivant la marche de l'infection et la virulence de ses agents.

Dans les cas suraigus, l'épanchement purulent s'étend rapidement vers le grand bassin ; il menace d'envahir la grande cavité péritonéale avant que des fausses membranes protectrices aient eu le temps de se former sur les intestins et d'emprisonner le liquide infecté dans le petit bassin. Il n'y a, dans ces conditions, aucune limite précise à l'infection, il s'agit d'une *pelvi-péritonite diffuse* qui ne demande qu'à s'étendre, à se généraliser, et qui souvent emporte la malade avec une rapidité foudroyante. Dans les cas moins graves, la réaction péritonéale a le temps de se faire, une barrière de fausses membranes, d'abord légères, floconneuses et peu adhérentes, se dépose sur les intestins. Puis ces fausses membranes s'épaississent, se fixent solidement, et finissent par isoler complètement la collection pelvienne. La pelvi-péritonite est alors *circonscrite*. Elle s'arrête quelquefois, elle peut même guérir spontanément.

On sait combien sont communes les poches circonscrites renfermant un liquide clair limité par des fausses membranes souvent très minces. Ce sont des foyers de *péritonite séreuse*.

Les poches ainsi formées sont presque toujours situées dans le cul-de-sac de Douglas, et bien qu'il puisse y avoir des pelvi-péritonites antérieures, vésico-utérines, c'est presque toujours en arrière de l'utérus que s'amassent les collections, soit parce que c'est là que se trouve le point le plus déclive, soit encore parce que les trompes s'ouvrant normalement en arrière du ligament large, c'est par cette région que commence l'infection. Lorsque le cul-de-sac de Douglas est rempli, la collection purulente dépasse le fond de l'utérus, elle peut envahir le cul-de-sac vésico-utérin, entrer dans le grand bassin et venir, repoussant toujours devant elle le paquet intestinal isolé par une barrière néo-membraneuse, se mettre au contact de la paroi abdominale antérieure, derrière laquelle on peut la sentir.

Avec ces épanchements énormes, les lésions salpingo-ovariennes sont parfois presque nulles, sauf dans les cas où la pelvi-péritonite n'est qu'un accident aigu venant compliquer une affection antérieure, et est consécutive, par exemple, à la rupture d'une trompe malade.

Une telle évolution ne se fait pas sans repousser, comprimer, parfois ulcérer les organes voisins. Aussi la collection purulente peut-elle s'ouvrir spontanément, soit dans le rectum, ce qui est assez commun, soit dans l'intestin, le cæcum, l'S iliaque, soit dans la vessie ou même l'utérus, ce qui est très rare, soit enfin à la peau, qu'elle ulcère au-dessus de l'arcade crurale ou quelquefois sur la ligne médiane, au-dessus du pubis, en se frayant un chemin entre les muscles droits.

C'est là un mode de guérison spontanée sur lequel on n'est d'ailleurs nullement en droit de compter, car il est malheureusement beaucoup plus fréquent de voir le pus, rompant ses barrières, inonder le péritoine et y provoquer rapidement des accidents mortels.

Il va sans dire que la pelvi-péritonite grave laisse après elle des adhérences, des cloisonnements, des brides qui s'organisent et persistent indéfiniment, mais qui souvent aussi peuvent s'atrophier peu à peu et finir par disparaître, le péritoine reprenant son aspect primitif, redevenant lisse, uni et brillant, au point de faire quelquefois douter de l'atteinte qu'il a subie. On sait quelle est la puissance de vie de cette grande séreuse, qui est capable de toutes les résistances et de toutes les réparations.

Symptômes. — La pelvi-péritonite franche débute brusquement. Il en est ainsi, du moins, lorsqu'elle n'est pas simplement l'extension lente d'une salpingo-ovarite déjà existante et dont les acccidents se confondent avec ceux de la pelvi-péritonite au début. Lorsque l'infection se fait dans un péritoine encore sain, sans adhérences ni cloisonnements, dans un péritoine dont la sensibilité n'a pas été émoussée par des suppurations antérieures, les phénomènes d'invasion sont en général subits et se traduisent par des symptômes alarmants.

C'est la *douleur* qui ouvre la scène. Elle est violente, aiguë, avec de légères accalmies coupées de paroxysmes. Ce début pourrait en imposer pour celui de l'hématocèle, mais la douleur est plus tenace et elle ne tarde pas à être suivie de phénomènes généraux qui témoignent d'une infection grave. Des frissons, légers ou violents, des nausées, des vomissements, un peu de météorisme et de ballonnement du ventre. Ces signes sont à peu près identiques à ceux que l'on observe dans une péritonite au début, et rien n'est plus naturel, puisque c'est en effet d'une péritonite qu'il s'agit. Que le péritoine s'infecte dans la zone appendiculaire, gastrique, abdominale ou pelvienne, son mode de réaction est à peu près identique. Les mêmes absorptions toxiques donnent lieu aux mêmes symptômes, il n'y a que la douleur qui varie en se localisant au point où siège le maximum des lésions.

Souvent, au début, la douleur, toujours vive, est générale et mal localisée; elle ne tarde pas à se circonscrire, à se fixer dans le bassin, dans la région de l'hypogastre et des fosses iliaques. La miction est très difficile, la défécation l'est plus encore; la malade, pour diminuer autant que possible la tension de ses muscles abdominaux, reste immobile dans son lit, les cuisses légèrement fléchies. La pression sur le ventre est très douloureuse, parfois insupportable, surtout au-dessus du pubis, et rend toute exploration difficile en provoquant immédiatement la rigidité défensive des muscles abdominaux, véritable *contracture de la paroi*, qui a toujours une grande importance au point de vue du diagnostic des lésions péritonéales.

La *fièvre* est en général modérée. Elle dépasse rarement 39°, mais souvent, dès le début, le *pouls* est rapide, précipité, petit, comme dans toutes les infections au cours desquelles le péritoine est gravement touché.

A ce moment les *signes physiques* n'apprennent rien. Ils sont presque nuls; le toucher est très douloureux et cette douleur est à peu près le seul renseignement qu'il donne. S'il n'y a pas de lésions antérieures de salpingo-ovarite et si l'on se trouve en présence de la pelvi-péritonite pure, avec lésions nulles ou insignifiantes des annexes, on ne sent rien. L'utérus reste mobile, les culs-de-sac peuvent être souples, le palper bimanuel, très difficile à cause de la résistance de la paroi, ne donne rien et l'exploration reste négative. Il n'en saurait d'ailleurs être autrement, car le liquide épanché dans la cavité pelvienne étant encore libre dans le ventre fuit devant la pression du doigt. La contracture de la paroi est souvent, dans ces conditions, le seul signe physique ayant quelque valeur.

Cependant cette situation ne peut se prolonger longtemps, et, suivant l'évolution de la maladie, les signes locaux ou généraux vont se modifier profondément.

Si, comme il arrive trop souvent dans les pelvi-péritonites puerpérales, ou dans celles qui sont consécutives à la rupture de quelque pyo-salpinx virulent, la réaction péritonéale ne suffit pas à arrêter l'infection et à lui opposer une épaisse barrière de fausses membranes, on voit les phénomènes généraux s'aggraver. La péritonite pelvienne gagne peu à peu vers le haut ; elle diffuse, se généralise dans le grand bassin et le péritoine sous-ombilical. Les signes physiques restent les mêmes, le toucher n'indique toujours rien, mais le ventre se ballonne davantage, les vomissements augmentent, le nez se pince, les yeux s'excavent, s'entourent d'un cercle noir, le facies prend cet aspect particulier aux infections péritonéales, qu'il est difficile de décrire, mais que connaissent bien tous ceux qui l'ont observé et auquel un œil un peu exercé ne se trompe presque jamais. Tandis que la température reste à peu près la même et quelquefois s'abaisse, le pouls devient de plus en plus fréquent, il monte à 140, 150, 160, davantage même, il devient de plus en plus faible et la malade ne tarde pas à mourir, emportée par des accidents d'infection presque foudroyante.

La pelvi-péritonite s'est transformée en une péritonite diffuse.

Cette *discordance* du pouls et de la température est un élément des plus importants dans le pronostic de l'affection. Le retour de la température à la normale, et surtout sa chute au-dessous de 37°, l'apparition de l'hypothermie, sont les signes, non pas de la disparition de l'infection, mais bien au contraire de son aggravation soudaine. C'est l'indice d'une intoxication profonde qui se traduit d'autre part par l'accélération et la petitesse du pouls, témoins de la défaillance du cœur.

Heureusement ce cas est le plus rare et, après les signes bruyants du début, les phénomènes se calment ordinairement peu à peu, la douleur diminue, les nausées, les vomissements se font plus rares, le ventre s'assouplit et s'affaisse. Mais en général, la fièvre persiste comme lorsqu'une collection purulente se forme quelque part.

Telle est, en effet, l'évolution fréquente de la pelvi-péritonite. Des fausses membranes se sont développées au niveau des anses intestinales, formant vers le haut une barrière qui arrête le pus. La collection s'enkyste, et devient alors facile à sentir par le toucher vaginal. Celui-ci permet en effet de constater qu'une tuméfaction souvent volumineuse remplit le cul-de-sac postérieur, derrière le col utérin. La saillie qu'elle forme empiète également sur les culs-de-sac latéraux et dans certains cas, où les lésions sont très étendues et où l'on peut voir une collection purulente remplir le petit bassin tout entier, le cul-de-sac antérieur lui-même est comblé, si bien que l'utérus, absolument immobile, semble comme enchâssé dans une masse inflammatoire.

Bien souvent la palpation bimanuelle permet de sentir, dans la région hypogastrique, la partie supérieure de la collection purulente qu'entoure une zone indurée. Elle remonte plus ou moins haut, quelquefois jusqu'au voisinage de l'ombilic, et, dans certains cas, gagne la paroi abdominale derrière laquelle on la sent, souvent très rapprochée. Quant à percevoir la fluctuation, il n'y faut pas compter : elle est très exceptionnelle ; la collection purulente, entourée d'une couche épaisse de fausses membranes, donne bien plus souvent l'impression d'une masse solide que celle d'un épanchement purulent.

L'affection abandonnée à elle-même, suivant les cas, a une évolution très différente. Le pus collecté peut disparaître : ce phénomène, qui paraissait autrefois presque impossible, ne nous étonne plus aujourd'hui. Le pus, en effet, devenu stérile, se résorbe peu à peu. Mais, s'il peut y avoir une guérison radicale, on voit presque toujours persister des *adhérences* épaisses qui unissent l'utérus et les annexes aux parties voisines et l'on se trouve en présence d'une *pelvi-péritonite adhésive* qui persiste à l'état chronique. L'utérus ne retrouve pas sa mobilité première. Il reste souvent en rétroversion, parfois même en rétroflexion, à la suite de l'inflammation et de la rétraction de sa paroi postérieure ; il peut y avoir des brides, des coudures intestinales donnant lieu à des phénomènes d'occlusion passagère ou même permanente ; il y a presque toujours des troubles utérins, de la dysménorrhée, des métrorragies, des accidents vésicaux : il y a enfin et surtout des douleurs qui siègent un peu partout, dans les reins, les cuisses, le bas-ventre, qui ressemblent à toutes les douleurs utérines, peuvent s'apaiser pour se réveiller à la suite de fatigues, de marches, de travaux, à l'occasion des règles ou même sans cause apparente, qui font de ces femmes de véritables infirmes, difficiles à guérir et même à soulager.

Quelquefois la collection liquide, sans disparaître complètement, *s'enkyste*. Enveloppée d'épaisses fausses membranes qui lui forment une coque solide, elle persiste indéfiniment. Le liquide, de purulent qu'il était, devient séreux, et la tuméfaction ainsi formée, par l'adjonction de nouvelles couches membraneuses, donne souvent l'impression d'une véritable tumeur solide qui pourra prêter à toutes les confusions.

Mais il est plus commun de voir la suppuration qui s'est établie évoluer comme presque toutes les suppurations; si on ne lui donne pas issue, elle tend elle-même à s'ouvrir quelque part. L'*ouverture spontanée* dans le rectum est la plus fréquente. Les rapports de la collection avec le cul-de-sac de Douglas expliquent qu'il en soit ainsi. La malade évacue tout à coup par l'anus une certaine quantité de pus. Elle est immédiatement soulagée, et elle peut guérir complètement après cette évacuation naturelle. Il en est de même après une ouverture dans le vagin, dans l'S iliaque, ou dans l'intestin grêle.

Quelquefois cependant, loin d'amener la guérison, ces ouvertures dans des cavités infestées de microbes pyogènes provoquent l'inoculation de la poche et déterminent des suppurations nouvelles, des fistules purulentes ou pyo-stercorales parfois intarissables qui entretiennent la suppuration, la fièvre, et finissent par provoquer des accidents mortels.

L'ouverture à la peau, qui est assez rare, se termine en général par la guérison, parce qu'il est facile de drainer la cavité et de surveiller son évacuation régulière. Malheureusement le pus qui cherche sa voie ne trouve pas toujours devant lui un organe tolérant prêt à le recevoir. Il peut rompre ses barrières au niveau du péritoine, inonder la séreuse et provoquer immédiatement une péritonite diffuse.

Enfin le pus qui ne se résorbe pas, qui ne s'évacue pas spontanément ou qu'on n'évacue pas par une opération, peut persister indéfiniment. Mais alors les accidents de septicémie chronique qu'il détermine, la fièvre, l'inappétence, les douleurs, l'insomnie, amènent une cachexie progressive qui finit par emporter la malade.

Telle est l'évolution la plus commune de ces pelvi-péritonites, qui constituent en somme une affection sujette à des complications redoutables, et d'un pronostic très sérieux.

Diagnostic. — La pelvi-péritonite franche à début bruyant peut ressembler beaucoup à une *hématocèle*. Celle-ci aussi a un début bruyant, parfois même tragique, mais il n'y a, dans la rupture d'un kyste fœtal, que de la douleur et des hémorragies ; il n'y a pas de phénomènes d'infection.

Cependant, au début, le diagnostic peut être très difficile. Dans l'hématocèle, comme dans la pelvi-péritonite, la douleur est violente, il y a des phénomènes de réaction péritonéale : vomissements, ballonnement du ventre, petitesse du pouls, aggravation souvent rapide due à la persistance de l'hémorragie. Mais il n'y a pas de fièvre, alors que celle-ci est presque constante dans la pelvi-péritonite. Il faut cependant savoir que certaines infections péritonéales à forme hypertoxique peuvent ne s'accompagner d'aucune élévation thermique, et que, d'autre part, certaines inondations péritonéales provoquent, peut-être à la suite d'une abondante résorption sanguine, une augmentation de température parfois très élevée. Les phénomènes antérieurs, écoulement blennorragique, accouchement ou avortement récent, manœuvres ou opérations intra-utérines, salpingite antérieure, dont on peut soupçonner la rupture, sont autant de raisons qui doivent faire incliner vers la pelvi-péritonite. L'absence des règles précédentes, la possibilité d'une grossesse extra-utérine, les signes d'hémorragie interne feront penser à une hématocèle. Quant à la tumeur du cul-de-sac postérieur, elle peut, au début, n'exister ni dans l'un ni dans l'autre cas, parce qu'il n'y a pas encore d'enkystement. Cependant, lorsqu'elle apparaît d'une façon très précoce, on songera plutôt à une hématocèle parce que les caillots qui s'amassent dans le cul-de-sac de Douglas donnent au doigt une sensation de résistance, que ne lui offrent ni la sérosité ni le pus non enkysté de la pelvi-péritonite naissante.

La ponction exploratrice du cul-de-sac de Douglas est un moyen précieux de déterminer la nature de son contenu.

Mais ce sont là des signes un peu théoriques et en clinique l'hésitation est permise, aussi bien au début qu'au bout de quelques jours. Les signes physiques sont à peu près identiques, et c'est surtout dans les circonstances accessoires qu'on trouvera les éléments principaux de son diagnostic.

Quand on observe la malade dès le début de l'affection, lorsque les phénomènes infectieux ne sont pas douteux et qu'on ne sent aucune tumeur, ni aucune collection péri-utérine, le diagnostic est assez simple. Il n'y a en effet que la pelvi-péritonite qui puisse provoquer ces phénomènes sans donner lieu à quelque induration ou à quelque collection sensible. Car tant que le péritoine pelvien n'est pas fermé par des adhérences, tant que l'épanchement est libre, il est impossible de le sentir.

D'anciennes pelvi-péritonites enkystées pourront être confondues, malgré les antécédents et les interrogatoires les plus minutieux, avec toutes les *tumeurs utérines et péri-utérines*, et en particulier avec des *fibromes*. L'exploration de la cavité utérine et la sensibilité de la tumeur donneront sur ce point des renseignements précieux, car dans les fibromes la cavité utérine est en général agrandie et l'utérus reste indolore, tandis que la masse inflammatoire reste toujours sensible et que, l'utérus étant normal, sa cavité garde ses dimensions physiologiques.

Enfin il sera souvent difficile de distinguer la pelvi-péritonite de toutes les *salpingites* qui peuvent revêtir les mêmes apparences et évoluer d'une façon identique. La constatation de tumeurs isolées, situées près de la corne utérine, ou accolées à l'utérus avec un sillon de séparation, l'unilatéralité fréquente des lésions salpingiennes seront autant de signes importants.

Bien souvent les salpingites se compliquent d'un certain degré d'infection du péritoine pelvien. Il y a alors association de la salpingo-ovarite et de la pelvi-péritonite. Il en est ainsi presque toujours dans ces lésions chroniques où l'utérus, absolument fixé, est enchâssé de toutes parts dans un bloc immobile qui remplit le bassin. Dans ces conditions, il ne faut pas songer à faire un diagnostic impossible et qui d'ailleurs, le traitement étant le même, reste sans intérêt pratique.

L'*appendicite* à marche suraiguë peut être confondue avec la pelvi-péritonite : même début brusque, mêmes phénomènes péritonéaux graves, même état du pouls et de la température. La douleur localisée au niveau de l'appendice a la plus grande importance, mais certaines salpingites un peu haut placées, qui se rompent et donnent lieu à une pelvi-péritonite provoquent une douleur au-dessus de l'arcade crurale, bien près de l'appendice. L'examen génital permettra seul d'éviter cette confusion, et il doit être fait chez toutes femmes soupçonnées d'appendicite aiguë. Encore y a-t-il ici une cause d'erreur qui peut devenir grave, mais qu'il est bien difficile d'éviter, c'est la coexistence d'une appendicite et de suppurations annexielles. Le fait n'est pas très rare et nous en avons rencontré plusieurs exemples. Dans ces conditions, on est toujours tenté de rapporter à quelque complication salpingienne les accidents aigus en présence desquels on se trouve, et l'erreur pourra être fatale, les accidents tubaires ayant déterminé une pelvi-péritonite suraiguë devant être traités par l'hystérectomie vaginale, qui laisse forcément l'appendicite méconnue. Dans le doute peut-être vaudrait-il mieux aller d'abord sur l'appendice. Mais ces cas sont précisément presque toujours ceux dans lesquels on ne doute pas, tant la netteté des lésions annexielles semble rendre le diagnostic clair !

En somme la pelvi-péritonite peut ressembler à presque toutes les affections pelviennes, mais elle leur ressemble d'autant plus qu'elle est plus loin de son début.

C'est donc, en général, au moment où elle se développe qu'elle est le plus facile à reconnaître ; les douleurs violentes, les signes de réaction péritonéale, contracture de la paroi, vomissements, fréquence et petitesse du pouls, ballonnement du ventre, l'absence fréquente de signes physiques péri-utérins, sont des symptômes de grande valeur. Et cela est heureux, car il importe de faire au plus tôt le diagnostic de l'infection aiguë du péritoine pelvien, parce que, dans les cas graves, c'est à un diagnostic précoce et à un traitement immédiat qu'on devra parfois de sauver des malades qu'une hésitation de quelques heures peut perdre irrémédiablement.

Nous reviendrons sur la discussion de la conduite à tenir en étudiant le traitement des suppurations pelviennes en général.

PHLEGMONS ET ABCÈS PELVIENS

Comme les trompes et les ovaires, comme le péritoine pelvien, le tissu cellulaire péri-utérin, envahi par les agents microbiens, peut être le siège de suppurations circonscrites ou diffuses. La situation et la marche de ces inflammations cellulaires sont commandées par la disposition des espaces celluleux eux-mêmes. Il n'est pas possible de trouver de cette question une étude plus précise, plus complète et plus consciencieuse que celle qu'en a faite Pierre Delbet, étude dont nous ne donnerons ici que les grandes lignes et à laquelle nous ne pouvons mieux faire que de renvoyer le lecteur[1].

[1] Pierre Delbet. Suppurations pelviennes, p. 152 et suivantes.

Les espaces celluleux péri-utérins s'étendent le long des vaisseaux qui se rendent à l'utérus et auxquels ils constituent une gaine plus ou moins lâche. Or ces vaisseaux sont au nombre de deux de chaque côté, l'artère utéro-ovarienne qui occupe la partie supérieure du ligament large, et l'artère utérine qui en occupe au contraire la partie inférieure. De ces vaisseaux, de l'utérine surtout, partent un certain nombre de branches qui se rendent dans les organes voisins et sont accompagnées, elles aussi, d'espaces celluleux qui prolongent la gaine de l'utérine. Celle-ci, à son tour, se continue directement avec la gaine hypogastrique, qui envoie elle-même des prolongements dans diverses directions et communique avec la plupart des espaces celluleux de la cavité pelvienne, dans lesquels rampent des branches de l'artère hypogastrique.

L'inflammation du tissu cellulaire qui accompagne l'utérine et ses branches est de beaucoup la plus commune. C'est le *phlegmon de la gaine hypogastrique* de Delbet. Il est situé à la base du ligament large, au-dessus du releveur de l'anus, d'où il peut s'étendre en divers sens en constituant la *cellulite pelvienne diffuse*. C'est à cette forme, assurément la plus fréquente, qu'on donnait autrefois le nom de phlegmon du ligament large. Il vaut mieux, à l'exemple de Delbet, réserver ce nom aux suppurations qui sont nettement contenues dans ce ligament, et qui siègent vers sa partie supérieure. Le *phlegmon du ligament large* est donc celui qui se développe au-dessous de la trompe et de l'ovaire, dans la nappe celluleuse qui accompagne l'artère utéro-ovarienne.

Étiologie et pathogénie. — Pour qu'une suppuration se développe dans les espaces celluleux du petit bassin, il faut qu'un agent infectieux quelconque ait pu pénétrer jusqu'à eux. Ces suppurations sont donc toujours consécutives à quelque infection voisine, et en particulier à une infection de la muqueuse utérine.

Les accidents d'infection puerpérale qui suivent l'avortement ou l'accouchement naturel sont de beaucoup la cause la plus commune des phlegmons pelviens. Mais toutes les lésions utérines qui servent de porte d'entrée à un agent infectieux leur donnent également naissance, surtout quand elles sont provoquées par des traumatismes de toute nature, opératoires ou accidentels. Les lésions et les inflammations du vagin et même, bien que beaucoup plus rarement, des organes génitaux externes, grandes lèvres et périnée, peuvent s'accompagner de suppuration des loges celluleuses. De même les ulcérations du col, les infections tubaires et ovariennes, toutes les lésions enfin qui servent de point de départ à une inoculation septique. Certaines maladies générales, la variole, la fièvre typhoïde, provoquent aussi des abcès dans cette région comme ils en provoquent partout ailleurs, mais le fait est beaucoup plus difficile à démontrer, car il est à peu près impossible de faire la part entre ce qui appartient à l'infection générale et ce qui peut appartenir à quelqu'une de ces infections locales si fréquentes dans cette région. L'analyse bactériologique seule pourra fixer la vérité sur ce point, mais les observations nettes manquent encore.

Quoi qu'il en soit, si toutes les affections génitales qui s'accompagnent à un degré quelconque de lésions microbiennes peuvent donner naissance aux phlegmons et aux abcès pelviens, c'est l'*infection puerpérale* qui en cause le plus grand nombre.

Cela se comprend d'ailleurs fort bien et l'on sait, surtout depuis les travaux de Widal, avec quelle facilité le streptocoque traverse la muqueuse utérine et envahit les lymphatiques.

C'est qu'en effet ce sont les *lymphatiques* qui constituent la voie ordinaire de l'infection péri-utérine. Les vaisseaux nés sous la muqueuse du fond de l'utérus vont passer dans la partie supérieure du ligament large, pour gagner de là les ganglions lombaires; ceux qui sont nés au niveau du col, du tiers inférieur de de l'utérus et du tiers supérieur du vagin vont au contraire, en traversant la base du ligament large, gagner les ganglions situés de chaque côté du bassin, au niveau de l'artère hypogastrique et de la bifurcation de l'iliaque primitive.

Lorsque ces vaisseaux seront envahis par les microbes puisés au niveau de la muqueuse infectée, ils donneront lieu, sur tout leur parcours, à des phénomènes de lymphangite. Au niveau des ganglions dans lesquels sont conduits les agents microbiens, pourront également se développer des adénites plus ou moins intenses qui entraîneront à leur tour des accidents de péri-adénite et des adéno-phlegmons. Comme les infections utérines sont beaucoup plus fréquentes au niveau du col que vers le fond de l'organe, il est tout naturel que les phénomènes de lymphangite se montrent surtout dans la base du ligament large.

Ce rôle de lymphatiques a été particulièrement mis en lumière par Championnière, par F. Siredey, par Alphonse Guérin. Ce dernier pensait que tous les phlegmons du ligament large étaient des adéno-phlegmons juxta-pubiens. Il avait observé un cas des plus nets dans lequel la suppuration s'était développée dans un ganglion situé près du trou obturateur, et par une généralisation excessive il voulait qu'il en fût toujours ainsi. Rien n'est plus faux, et cet adéno-phlegmon juxta-pubien est au contraire exceptionnel. Il n'y a dans la région péri-utérine aucune règle particulière qui préside au développement des infections lymphatiques; on voit apparaître des phénomènes d'inflammation et de suppuration partout où se trouvent des vaisseaux blancs pour charrier des microbes et des ganglions pour les recevoir. Bien plus, quand une inoculation microbienne se sera faite sur un point quelconque du trajet des lymphatiques utérins, comme elle se fait dans les abcès lymphangitiques sur un point quelconque de l'avant-bras ou du bras dans les plaies infectées de la main, on pourra voir l'infection et la suppuration s'étendre alors dans toutes les directions, en se répandant de proche en proche dans les mailles du tissu cellulaire ouvertes devant elles.

Le rôle des *veines* dans la production des suppurations cellulaires, qu'on croyait autrefois prépondérant, est certainement exceptionnel. Peut-être dans les grandes infections puerpérales à marche rapide, à suppuration diffuse, la phlébite joue-t-elle un rôle, et dans ces conditions il n'est pas étonnant qu'on ait pu croire pendant longtemps que ce rôle était capital, puisque, en somme, l'anatomie pathologique des phlegmons et des abcès pelviens n'était guère connue que par l'étude des suppurations diffuses et mortelles qui font suite à l'infection puerpérale. C'est pourquoi Bernutz, Hervieux et beaucoup d'autres croyaient à l'infection par les veines. Aujourd'hui, il est universellement admis que ce sont les lymphatiques qui jouent, et de beaucoup, le rôle principal.

[1] Lucas Championnière. *Th. Paris*, 1870.

Le microbe coupable est presque toujours le *streptocoque*. Lui seul traverse facilement la muqueuse utérine. Les infections par le *gonocoque* sont rares, malgré la grande part que prend cet agent aux inflammations de la muqueuse utérine. Les altérations qu'il provoque sont superficielles ; il n'a guère d'action que sur la couche épithéliale de la muqueuse et ne pénètre pas dans la profondeur. Mais les lésions qu'il produit sur la muqueuse rendent beaucoup plus facile l'infection de celle-ci par les agents pyogènes ordinaires et le gonocoque agit surtout, par conséquent, en provoquant des *inoculations secondaires*.

Celles-ci seraient presque toujours dues, et Cornil et Widal insistent beaucoup sur ce point, au streptocoque seul, les autres agents pyogènes étant pour ainsi dire incapables de traverser la paroi utérine.

Il est cependant probable que le *staphylocoque* et le *bacterium coli* doivent être incriminés dans un certain nombre de cas.

Quant aux suppurations d'origine *tuberculeuse*, aux *abcès froids*, il n'y en a pas d'observation bien probante. Nous pensons cependant avec Delbet qu'il n'y a aucune raison de les rejeter. On sait combien facilement la tuberculose se propage par voie lymphatique, et la tuberculose génitale n'est pas si rare qu'on ait le droit de nier sa propagation possible aux lymphatiques péri-utérins et au tissu cellulaire dans lequel ils sont plongés.

Les phlegmons et les abcès dus à quelque infection spécifique, au cours d'une *maladie générale*, peuvent sans doute exister en ce point comme partout ailleurs. Il n'y en a pas d'exemple probant, et tant qu'une analyse bactériologique ne les aura pas démontrés, on sera toujours en droit de soupçonner une inoculation banale coïncidant avec une infection générale.

Anatomie pathologique. — Le siège des phlegmons pelviens a été parfaitement étudié par Pierre Delbet dans le remarquable travail dont nous avons parlé. Paul Petit lui consacre aussi un chapitre important au point de vue anatomique, et le rôle des diverses cloisons et nappes celluleuses du bassin y est particulièrement bien étudié [1].

Les phlegmons de la gaine hypogastrique se développent dans la base du ligament large, au point où vient s'épanouir l'artère utérine en un bouquet de branches nombreuses, noyées dans un tissu cellulaire abondant qui les accompagne vers les divers organes auxquels elles se rendent.

Il y a en ce point un assez vaste espace celluleux, coupé de vaisseaux artériels, encombré de plexus veineux et traversé de filets nerveux insignifiants. Cet espace est limité, en dedans par le col utérin et la paroi latérale du vagin, en dehors par la paroi pelvienne et la partie la plus élevée du releveur de l'anus, en avant par la lame antérieure de la gaine hypogastrique que double le péritoine et qui se porte de la paroi pelvienne à la face antérieure du vagin, en arrière par le feuillet postérieur de la même gaine hypogastrique, doublé lui aussi par le péritoine et qui, de la paroi pelvienne, gagne la face postérieure du vagin.

En bas, la trame celluleuse de la gaine hypogastrique constitue un espace angulaire à sommet inférieur limité par le releveur de l'anus et la paroi latérale du vagin, qui se portent l'un vers l'autre ; en haut, vers la partie supérieure du

[1] Paul Petit, *Anat. Gynéc.*, p. 139.

ligament large, le tissu cellulaire se raréfie de plus en plus, au point que dans l'aileron de la trompe et de l'ovaire les deux feuillets péritonéaux se touchent presque par leur face profonde, mais un mince feuillet celluleux sépare cet espace, presque dépourvu de tissu cellulaire, de la trame beaucoup plus épaisse qui constitue, vers la base du ligament large, la zone utérine de la gaine hypogastrique. L'uretère occupe la partie externe et antérieure de cet espace celluleux. Celui-ci n'a point de limites précises, il se prolonge en différents points le long des vaisseaux qui y pénètrent ou qui en sortent pour se porter dans plusieurs directions. En arrière et en haut, cette gaine utérine se continue directement avec la gaine hypogastrique dont les nombreux prolongements correspondent au large bouquet artériel qui naît de l'artère iliaque interne.

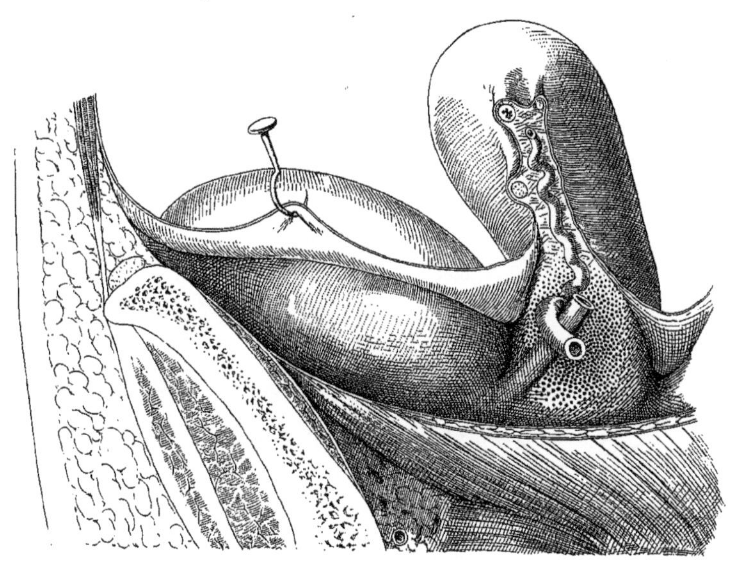

Fig. 290.
Coupe antéro-postérieure du bassin au niveau du bord gauche de l'utérus, montrant le siège du phlegmon de la gaine hypogastrique, dans la base du ligament large.

C'est dans cet espace celluleux para-cervical, qui est situé immédiatement contre le cul-de-sac latéral du vagin, en empiétant un peu sur le cul-de-sac postérieur, que se développent les phlegmons pelviens. Mais l'inflammation et la suppuration qui y prennent naissance peuvent, en suivant les mailles du tissu cellulaire, se porter le long des vaisseaux dans diverses directions qu'il est très utile de connaître, parce qu'il faut les chercher et qu'on peut les trouver à l'examen clinique.

C'est ainsi qu'il y a, le long des artères qui vont à la vessie et au vagin, un *prolongement vésical* antérieur en rapport avec la cloison vésico-utérine, et un *prolongement vaginal*, situé un peu plus bas. Ces deux prolongements peuvent d'ailleurs se confondre. En arrière la suppuration se porte vers le sacrum, en passant sur les parties latérales du rectum où se trouve un *prolongement rectal* (fig. 291).

Lorsqu'elle se développe dans la gaine hypogastrique et qu'elle remonte plus ou moins haut, l'inflammation gagne encore du terrain et s'étend dans diverses autres directions en suivant le chemin ouvert par les vaisseaux.

C'est ainsi que le pus envahit la *fosse iliaque*, et, longeant les vaisseaux, passe sous l'arcade crurale pour arriver jusque dans le triangle de Scarpa. C'est le *prolongement crural antérieur*. Un *prolongement crural interne* peut se faire le long de l'artère obturatrice, par le trou obturateur.

En arrière, en dehors et en bas se trouve l'échancrure sciatique dans laquelle vient s'engager, avec les vaisseaux correspondants, un *prolongement fessier*.

Lorsque le pus arrive au niveau du trou obturateur ou s'y développe primiti-

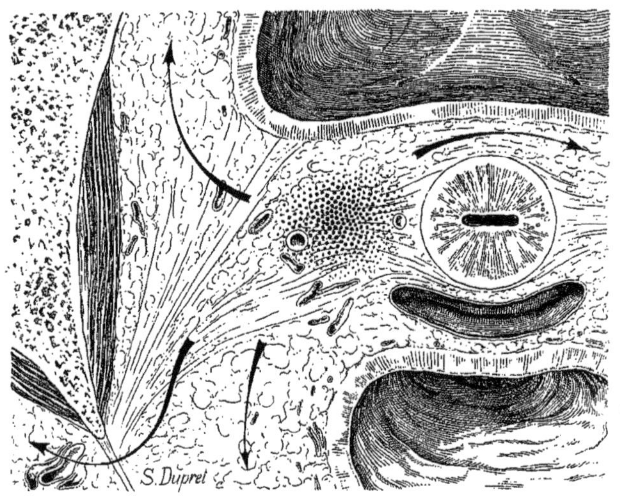

Fig. 291.

Coupe horizontale du bassin au niveau du col utérin, près du fond du cul-de-sac de Douglas. Celui-ci a été figuré par erreur à une certaine distance de la paroi postérieure du col utérin. En réalité il lui est accolé.

A gauche le pointillé indique l'emplacement du phlegmon de la gaine hypogastrique. Les flèches indiquent la direction des prolongements vésical, iliaque, rectal et fessier.

vement, comme le voulait Alphonse Guérin, et comme cela est possible quand il y a des ganglions à ce niveau, il peut se porter plus en dedans le long de la paroi postérieure du pubis et envahir la *loge prévésicale*, où se trouve une large zone favorable à son développement. La suppuration s'étend alors plus ou moins haut derrière la paroi abdominale, en y formant un plastron résistant, et on a vu certaines collections remonter jusqu'à l'ombilic. Il peut enfin passer de l'autre côté de la ligne médiane et gagner même la fosse iliaque du côté opposé. Mais il est plus fréquent de le voir filer en dehors vers l'arcade de Fallope, derrière laquelle il remonte, en décollant le péritoine en arrière jusque vers l'épine iliaque.

Enfin, dans quelques cas, d'ailleurs rares. le pus, rompant ses barrières naturelles, traverse le diaphragme pelvien, le muscle releveur de l'anus et envahit la *fosse ischio-rectale* où se développe un phlegmon accessible en dehors du pli interfessier, et donnant lieu, lorsqu'il s'ouvre spontanément, à une fistule de l'espace pelvi-rectal supérieur.

Le *phlegmon du ligament large* est beaucoup plus rare, et beaucoup moins important. Mais il faut ici se garder de commettre une confusion. Autrefois la plupart des auteurs désignaient ainsi le phlegmon que nous venons de décrire, celui qui est situé dans la gaine hypogastrique, *sous* le ligament large. Le phlegmon dont il est maintenant question est situé *dans* le ligament large, entre

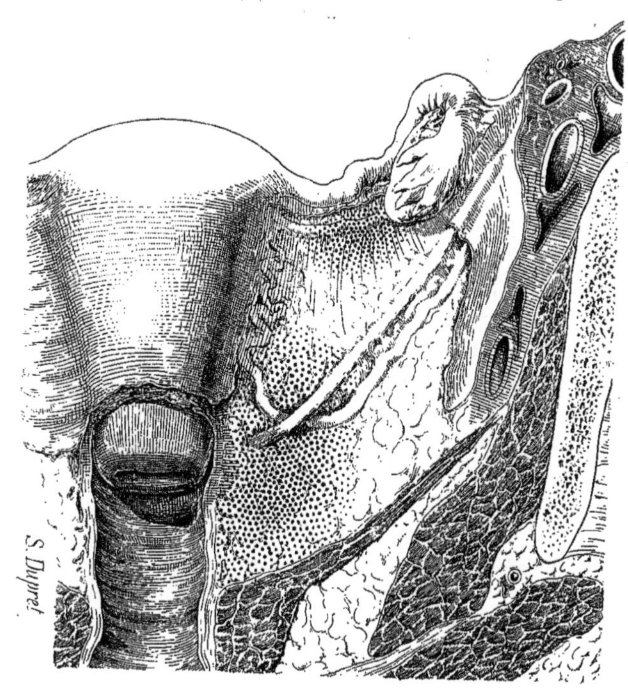

Fig. 292.
Vue postérieure du ligament large, après enlèvement du rectum et du feuillet postérieur du ligament large.

En bas, le pointillé indique l'emplacement du phlegmon de la gaine hypogastrique. En haut, sous la trompe, l'emplacement du phlegmon du ligament large proprement dit.

ses deux feuillets, à sa partie supérieure, par conséquent, sur le trajet des lymphatiques et des vaisseaux utéro-ovariens (fig. 292).

En dedans, il est limité par le bord de l'utérus au niveau de ses deux tiers supérieurs ; en dehors, par la paroi pelvienne ; en bas, il répond au feuillet celluleux qui recouvre la gaine hypogastrique et qui ferme la base du ligament large ; en haut, aux ailerons de la trompe et de l'ovaire qu'il dédouble plus ou moins largement. En avant et en arrière, se trouvent les feuillets péritonéaux antérieur et postérieur du même ligament, qui s'écartent l'un de l'autre d'autant plus que l'abcès est plus volumineux.

Lorsque ce phlegmon se développe, il s'insinue dans les espaces celluleux qui se laissent infiltrer, il les décolle plus ou moins et se prolonge en diverses directions. Remontant le long des vaisseaux utéro-ovariens et du ligament suspenseur de l'ovaire, la suppuration envahit la fosse iliaque par sa partie postérieure. De là elle remonte sous le péritoine vers la région lombaire jusqu'au rein et même jusqu'au diaphragme. Elle peut, au contraire, descendre vers l'arcade de Fallope qu'elle aborde en général vers sa partie externe, en venant au contact de la paroi abdominale.

Dans quelques cas exceptionnels, le pus, suivant le ligament rond et l'aileron antérieur du ligament large, gagne la partie moyenne de la fosse iliaque et s'insinue dans le canal inguinal en formant une tumeur à son orifice externe. Cette migration se fait sans aucun doute par l'intermédiaire des lymphatiques et non pas par suite d'un simple décollement mécanique.

Ces phlegmons du ligament large sont donc haut situés. Ils restent éloignés du cul-de-sac vaginal de 15 à 20 millimètres. Entre le phlegmon et le cul-de-sac se trouve précisément la gaine hypogastrique, dont le feuillet aponévrotique supérieur suffit à arrêter le pus. Il y a donc sous ce rapport entre le phlegmon du ligament large et le phlegmon de la gaine hypogastrique une différence capitale, le premier étant toujours éloigné du vagin, tandis que le second est intimement accolé à son cul-de-sac latéral.

Enfin, bien que Delbet, au travail duquel nous empruntons la plupart de ces détails, n'en fasse point mention, il est évident que les phlegmons du ligament large et ceux de la gaine hypogastrique peuvent parfois communiquer ensemble en suivant la gaine celluleuse de l'utérine qui remonte le long de l'utérus pour venir s'anastomoser avec l'utéro-ovarienne. Il y a en ce point des communications celluleuses entre les deux foyers où se développent les phlegmons : il y a par conséquent entre eux des communications lymphatiques, et le pus doit pouvoir passer de l'un à l'autre.

Telle est la disposition des phlegmons et des abcès pelviens. Nous n'insistons pas sur l'aspect et la nature de la suppuration qui les remplit. Il y a sous ce rapport toutes les variétés possibles.

Au début, comme dans toutes les infections, il s'agit d'une simple infiltration séreuse avec extravasation plus ou moins considérable de leucocytes, puis les lésions s'accentuent, le pus se développe, s'infiltre et s'étend de plus en plus, ou au contraire se collecte et se circonscrit suivant l'intensité et la virulence de l'infection.

On trouve donc, suivant l'époque à laquelle on l'examine, tous les degrés de l'inflammation : infiltration séreuse plus ou moins chargée de globules blancs; pus infiltré ou collecté; infiltration diffuse enfin, pouvant s'accompagner de lésions extrêmement graves, de sphacèle et de mortification cellulaires, comme dans toutes les infections toxiques. Il s'agit, dans ce cas, d'une véritable *cellulite pelvienne diffuse*, avec extension au tissu cellulaire sous-péritonéal tout entier et prolongements dans tous les sens, dans toutes les directions. Ces cellulites pelviennes diffuses ne se voient guère que dans les infections puerpérales graves; elles tuent presque toujours sans que le pus ait eu le temps de se constituer en grande abondance, comme dans les septicémies toxiques et foudroyantes.

Symptômes. — Évolution. — Diagnostic. — Les phlegmons et abcès pelviens ne diffèrent en rien, dans leur mode de début, des autres infections cellulaires : ce sont la douleur et la fièvre qui, les premières, font leur apparition. En général, ces phénomènes suivent de près l'infection originelle, et c'est dans les premiers jours qui suivent l'accouchement, lorsqu'il s'agit d'accidents puerpéraux, qu'on voit se développer le phlegmon. Il n'y a évidemment, sous ce rapport, aucune règle absolue, mais il semble que, dans les diverses suppurations péri-utérines, le développement des salpingites soit plus tardif et plus lent que celui des phlegmons pelviens, peut-être parce que l'infection chemine plus lentement par la voie muqueuse que par la voie lymphatique et sans doute aussi parce que les espaces celluleux constituent un terrain plus favorable au libre développement des phénomènes infectieux.

Quoi qu'il en soit, la *douleur* et la *fièvre* marquent le début du phlegmon. Ces deux phénomènes n'ont d'ailleurs rien de caractéristique. La douleur est souvent violente : elle siège dans le bas-ventre et plus particulièrement dans un côté, avec des irradiations diverses vers les lombes, les cuisses ou le périnée, comme toutes les douleurs utérines ou péri-utérines. Souvent la cuisse est en demi-flexion, la malade adoptant instinctivement la position qui lui cause la moindre douleur.

Cette douleur, lancinante comme la plupart des douleurs qui accompagnent la formation de foyers inflammatoires, peut s'atténuer ou s'aggraver tour à tour, mais elle est constante et se prolonge pendant toute la durée de l'évolution du phlegmon. Les mouvements et surtout la pression directe l'exaspèrent et l'examen est en général très pénible. La miction et surtout la défécation peuvent en être rendues très difficiles.

La fièvre, en général modérée dans les deux ou trois premiers jours, atteint rapidement 39°, elle dépasse rarement 40°. Les phénomènes généraux, inappétence, état saburral, abattement, ne diffèrent en rien de ce qu'ils sont dans toutes les infections : il y a parfois des nausées, et même des vomissements, mais ils sont peu abondants et ne présentent ni la fréquence ni l'intensité de ceux que l'on rencontre dans la pelvi-péritonite et en général, dans toutes les affections où le péritoine est directement intéressé. De même le pouls, assez rapide, correspond à la température, il est plein, bien frappé ; ce n'est que dans les formes très graves que l'on constate les défaillances communes à toutes les infections suraiguës. La figure est animée, plus ou moins colorée, elle exprime souvent la douleur, mais ne présente pas cet aspect défait et ce masque de mort qu'un œil un peu exercé reconnaît immédiatement dans les péritonites toxiques.

Ces phénomènes généraux, dont l'intensité s'accroît ou s'atténue suivant l'évolution des lésions inflammatoires, ne donnent en somme que des indications fort vagues sur la nature, l'étendue et la situation des lésions péri-utérines. C'est ici, comme dans toutes les affections pelviennes, l'examen direct qui seul pourra fournir des renseignements précis.

Le toucher doit être fait avec beaucoup de douceur, car il est en général douloureux, et nous savons que les malades qui souffrent se raidissent, contractent leur paroi abdominale et rendent toute exploration sérieuse impossible. La palpation bimanuelle doit être faite avec beaucoup de soin, mais elle ne donne en général que des renseignements de peu d'importance, du moins dans les circonstances ordinaires. Les lésions inflammatoires, collectées ou non, sont en effet presque toujours bas situées, inaccessibles à la main qui déprime la paroi, surtout lorsque celle-ci se défend, comme dans les suppurations aiguës péri-utérines, et c'est la main vaginale qui donne les indications les plus précises.

Le signe capital, c'est l'*empâtement* des culs-de-sac vaginaux. Dans le cas le plus commun, celui du phlegmon de la gaine hypogastrique, l'empâtement siège dans le cul-de-sac latéral correspondant. Le cul-de-sac est effacé, parfois même convexe, ce qui est rare au début et ne se rencontre guère que lorsqu'une collection purulente s'est déjà formée ; il manque complètement de souplesse, il est induré, parfois de consistance molle et pâteuse. On sent en un mot qu'il y a, immédiatement au-dessus de la paroi vaginale, une zone de tissus enflammés. La sensation n'est pas du tout la même que celle qu'on a dans les salpingites, où la tumeur plus ou moins indurée que l'on sent dans le cul-de-sac est située à quelque distance de la paroi vaginale qui, sauf dans les cas d'inflammation cellulaire concomitante, garde sa souplesse normale. On se rend compte qu'il existe, entre la poche salpingienne et la paroi vaginale, une certaine épaisseur de tissus sains. Dans le phlegmon de la gaine hypogastrique on constate au contraire que le gâteau inflammatoire est immédiatement contigu à la paroi vaginale, qu'il peut même intéresser directement.

Il est une autre sensation de première importance que donne encore le toucher. La masse inflammatoire et indurée qui recouvre le dôme vaginal s'étend vers le col utérin, dont rien ne la sépare, et s'applique directement à lui. Elle fait corps avec la portion de l'utérus située à son niveau. Il n'y a entre elle et l'utérus aucune limite, aucun sillon, comme on en rencontre dans les salpingites, et il n'en saurait être autrement puisque la partie latérale du col utérin baigne pour ainsi dire dans le tissu cellulaire enflammé.

La zone inflammatoire reste rarement limitée au cul-de-sac latéral. Elle se prolonge plus ou moins en suivant les gaines celluleuses des vaisseaux, et il est certains de ces prolongements que peuvent assez facilement sentir les doigts qui explorent le vagin ; très souvent l'induration s'étend vers le cul-de-sac antérieur, entre le vagin et la vessie, en formant en ce point une sorte de croissant qui renferme le col dans sa concavité. En arrière il n'en est pas de même, et comme il n'y a pas, derrière le col utérin, trace de tissu cellulaire, le cul-de-sac postérieur reste libre. Lorsqu'il est induré ou rempli par quelque masse inflammatoire, c'est alors que le phlegmon de la gaine hypogastrique est compliqué de quelque infection de voisinage qui siège soit dans une trompe, soit dans le péritoine du cul-de-sac de Douglas. Rien n'est d'ailleurs plus commun que ces propagations inflammatoires et ces infections combinées.

En dehors, l'induration, souvent difficile à suivre, se perd sur la paroi latérale du bassin. En arrière, elle peut se prolonger dans le ligament utéro-sacré jusque vers le sacrum et le toucher rectal, dans ces cas, mieux que le toucher vaginal, permettra de se rendre compte de son étendue et de ses limites.

Dès que la masse inflammatoire de la gaine hypogastrique est un peu volumineuse, elle repousse l'utérus du côté opposé, ce dont il est facile de se rendre compte d'après la position du col. En outre, l'exploration vaginale permet également d'apprécier le degré de mobilité de l'utérus. Cette mobilité est toujours réduite, dès qu'il y a autour du col le moindre empâtement inflammatoire, mais l'importance de ce phénomène est très variable, et tous les degrés peuvent se rencontrer, depuis la résistance insignifiante qu'oppose aux mouvements transversaux une légère inflammation de la gaine hypogastrique, jusqu'à l'immobilité absolue que présente l'utérus fixé dans le bloc rigide et induré qui résulte de l'inflammation du tissu cellulaire du petit bassin tout entier.

Tels sont les signes capitaux que donne le toucher vaginal. Ils peuvent d'ailleurs se modifier quelque peu et s'accompagner de phénomènes nouveaux suivant le siège exact et l'évolution de la maladie.

Les signes physiques que nous venons de décrire sont ceux que l'on rencontre dans la forme la plus commune du phlegmon pelvien, le *phlegmon de la gaine hypogastrique*. Dans le *phlegmon du ligament large* proprement dit, d'ailleurs fort rare, les signes sont moins nets. L'inflammation siège en effet dans la gaine de l'artère utéro-ovarienne, à la partie supérieure du ligament, loin du cul-de-sac vaginal. Celui-ci reste donc souple et le doigt qui l'explore perçoit seulement une résistance lointaine, une masse indurée située assez haut, vers la corne utérine, dans la région ovarienne.

La palpation abdominale est ici d'un grand secours et elle permet de sentir par en haut la tuméfaction que les doigts vaginaux ne perçoivent qu'imparfaitement. Mais il est alors très difficile de préciser la lésion devant laquelle on se trouve. Il n'y a aucun signe net qui permette de distinguer un phlegmon du ligament large d'une salpingite aiguë, une collection celluleuse d'une collection tubaire ou ovarienne, et si la rapidité de l'évolution peut quelquefois faire admettre la probabilité d'un phlegmon, il n'existe aucun symptôme précis qui permette de l'affirmer.

L'*évolution* des phlegmons pelviens est des plus variables. Un grand nombre se terminent par *résolution*. Il est fréquent de voir des femmes, qui pendant quelques jours ont présenté de la fièvre et une induration manifeste de la base du ligament large, revenir peu à peu à la santé. La fièvre diminue, puis disparaît, la douleur que faisait naître la pression du doigt dans le cul-de-sac vaginal s'atténue peu à peu, les tissus s'assouplissent et, au bout de quelques jours, il ne reste plus de traces de l'inflammation primitive.

Souvent aussi les phénomènes, loin de diminuer, s'accentuent, la *suppuration* devient peu à peu manifeste. La fièvre augmente, l'état général s'aggrave ; si la suppuration n'est pas très abondante, les choses peuvent ainsi se prolonger pendant assez longtemps, la malade s'amaigrit, sa peau devient sèche et terreuse, comme dans les suppurations de longue durée; ces phénomènes d'infection chronique peuvent persister longtemps pour se terminer par un affaiblissement progressif et par la mort, au cours de quelque complication subite, ou au contraire par une évacuation spontanée de pus à la suite de laquelle l'état général se relève immédiatement jusqu'à une guérison rapide.

Dans d'autres cas enfin, qui correspondent aux véritables cellulites pelviennes, les phénomènes s'aggravent rapidement et les malades succombent en peu de jours avec tous les symptômes des infections mortelles.

Les signes physiques marchent en général de pair avec les symptômes généraux. Lorsque la suppuration s'établit et que le pus se collecte, le toucher permet de constater une saillie de plus en plus accentuée dans le cul-de-sac vaginal. La douleur y devient en même temps plus vive et plus précise, l'empâtement primitif se ramollit et on peut souvent produire à ce niveau des dépressions formées par l'*empreinte du doigt*. Ces dépressions signalées par KOENIG, sont un bon signe de suppuration.

Il est quelquefois possible, lorsque la suppuration se confirme et que le pus s'étend le long des gaines celluleuses et vasculaires voisines, de constater un empâtement douloureux dans les régions vers lesquelles se porte la collection purulente. C'est ainsi qu'on peut sentir une induration profonde au-dessus du pubis, près de la ligne médiane, au niveau de l'orifice inguinal, ou encore derrière l'arcade crurale, ou au-dessous de cette arcade, un peu en dedans des vaisseaux, enfin dans les régions du petit trochanter ou même de la fesse. Ce sont les prolongements dont il a été parlé plus haut; ils se portent le long des vaisseaux, derrière le pubis, vers le canal inguinal en suivant le ligament rond, le long des vaisseaux iliaques et du psoas, ou encore vers l'échancrure sciatique, avec les vaisseaux fessiers. Ces divers prolongements se traduisent par un empâtement douloureux plus ou moins profond, quelquefois très net, mais qu'il faut le plus souvent rechercher avec soin pour le découvrir.

Ces collections purulentes s'ouvrent parfois spontanément, en ulcérant peu à à peu les tissus qui les séparent, soit de la peau, soit d'une cavité naturelle. L'ouverture dans le vagin est la plus fréquente (30 cas sur 95 d'après Pierre Delbet). Puis vient l'ouverture dans le rectum (28 cas sur 95), dans la vessie (18 cas sur 95), dans l'utérus, à la peau. Cette *ouverture spontanée,* qui s'accompagne d'une détente immédiate dans les phénomènes généraux est un mode fréquent de guérison, bien que parfois elle puisse être suivie de fistules purulentes interminables, d'infections secondaires et de poussées nouvelles légères ou graves et même mortelles. Mais il est une autre ouverture spontanée qui s'accompagne, elle, des accidents les plus redoutables. C'est l'ouverture dans le péritoine. Elle est heureusement rare à cause de la barrière d'adhérences protectrices que la réaction péritonéale accumule devant le pus, mais quand elle se produit, elle est, à moins d'intervention immédiate, presque fatalement suivie de mort.

La guérison du phlegmon pelvien n'est point toujours suivie du rétablissement parfait des organes et des fonctions. La rétraction cicatricielle des tissus enflammés produit des déviations utérines, des coudures, des adhérences péri-utérines qui provoquent parfois des douleurs, des troubles menstruels et dysménorrhéiques contre lesquels, en raison même de leur origine, la thérapeutique chirurgicale est souvent désarmée.

Néanmoins, dans beaucoup de cas l'intégrité des ovaires et des trompes assure un fonctionnement plus régulier de l'appareil génital qu'on ne l'observe à la suite des salpingo-ovarites. Les phlegmons du ligament large n'entraînent généralement pas la stérilité.

Ce qui a été dit des signes physiques des phlegmons pelviens nous dispense d'insister longuement sur leur *diagnostic,* C'est avec les *salpingites* ou la *pelvi-péritonite* qu'on peut le plus facilement les confondre. Les signes généraux ne suffisent pour ainsi dire jamais à reconnaître l'une de l'autre ces diverses affections. La prédominance des phénomènes péritonéaux, les nausées, les vomissements dans la pelvi-péritonite, la lenteur souvent plus grande du début dans la salpingite, sont des phénomènes vagues et parfaitement insuffisants à fixer d'une façon quelconque la nature et le siège de l'infection. La seule chose qu'ils puissent permettre d'affirmer avec certitude, c'est la réalité de l'infection.

Ce sont exclusivement les signes physiques qui permettent de localiser cette infection et ici, comme pour toutes les affections péri-utérines, c'est le toucher vaginal seul qui pourra donner des renseignements précis.

Le signe caractéristique du phlegmon pelvien et spécialement du phlegmon de la gaine hypogastrique, c'est la constatation d'un empâtement situé immédiatement contre le col utérin avec lequel il semble faire corps, et immédiatement au contact de la paroi vaginale. Entre le vagin et le foyer inflammatoire, il n'y a rien. Dans la salpingite, au contraire, il y a toute l'épaisseur de la gaine hypogastrique saine, qui s'étend entre la trompe et le cul-de-sac vaginal. La pelvi-péritonite peut, il est vrai, au niveau du cul-de-sac de Douglas, être en contact avec le vagin. Mais elle est postérieure, tandis que le phlegmon du ligament large siège sur le côté, et a une tendance à contourner l'utérus en avant en respectant sa partie postérieure.

En réalité il y a souvent, sinon presque toujours, une combinaison de ces divers symptômes parce que ces infections péri-utérines sont rarement absolument localisées. De même que les pelvi-péritonites sont presque toujours compliquées de salpingo-ovarites, de même il est rare de voir une infection celluleuse du petit bassin sans un certain degré de réaction tubaire ou péritonéale.

D'ailleurs ce sont là des points qui n'ont, en réalité, qu'un intérêt secondaire, car ce qu'il y a de plus important dans ces cas difficiles, ce n'est pas de se rendre un compte parfaitement exact de la localisation anatomique de lésions inflammatoires qu'il est la plupart du temps impossible de préciser rigoureusement, c'est de savoir ce qu'il faut faire et de choisir le traitement.

Prophylaxie et traitement des infections annexielles.

Prophylaxie. — Les longs développements qui ont été consacrés à l'étiologie et à la pathogénie des infections génitales, et en particulier des complications annexielles, renferment implicitement l'indication des moyens à l'aide desquels on peut, dans une certaine mesure, en prévenir l'éclosion.

Les *inflammations des annexes* résultant de l'*infection utérine*, c'est celle-ci qu'il importe de prévenir, et, quand elle s'est produite, on doit chercher à en arrêter l'extension.

James West[1], de New-York, dit avec raison que l'on pourrait éviter les trois quarts des infections annexielles. En effet, par une hygiène bien comprise de l'appareil génital, dans les conditions physiologiques, par une asepsie rigoureuse et par un repos suffisamment prolongé à la suite des accouchements et fausses couches, on mettrait les femmes à l'abri de la plupart des graves accidents qui empoisonnent leur existence. Si le danger de la blennorrhagie était mieux connu, si l'on se rendait compte du nombre effrayant de ses méfaits tardifs, on verrait les maladies des femmes diminuer singulièrement de fréquence.

Une autre notion gagnerait à être répandue non seulement parmi les médecins, mais dans le public, c'est que le traitement des affections génitales, comme celui de beaucoup d'autres maladies, est d'autant plus efficace qu'il est plus précoce.

Trop souvent les femmes, dominées à la fois par un sentiment de pudeur excessive et par la crainte d'une intervention chirurgicale, s'efforcent de cacher leur mal; elles ne consultent le médecin que lorsque la métrite existe depuis long-

[1] James West. The prophylaxia and treatment of pyosalpinx. (*New-York Medic. Record*, juin 1904.)

temps, alors qu'elle a déjà donné lieu à des complications annexielles. Quelques-unes croient faire preuve de courage en ne tenant aucun compte des douleurs lombo-abdominales ou pelviennes, des pertes blanches qu'elles considèrent à tort comme des inconvénients communs à leur sexe. Elles ne cessent pas de s'occuper de leurs enfants, de leur ménage, de leurs travaux ou de leurs plaisirs, et ne s'arrêtent qu'à bout de forces, présentant de graves désordres dans l'appareil génital. Cette dangereuse indifférence joue un rôle incontestable dans l'aggravation de maintes affections génitales.

Quelquefois aussi, le médecin se laisse trop facilement entrainer par l'impatience des malades ; il leur permet beaucoup trop tôt de reprendre leur activité, ou bien, dans le but de hâter leur guérison, il a recours trop souvent à une thérapeutique agressive, à des manœuvres irritantes qui sont loin de convenir à toutes les variétés de métrites, et contribuent de temps à autre à provoquer des accidents.

Si l'on surprend, au cours du traitement d'une métrite, quelque réaction du côté des annexes, on doit suspendre tout pansement intra-utérin, imposer le repos aux malades, et les surveiller attentivement. On n'oubliera pas que l'intestin peut jouer un rôle dans les rechutes si fréquentes des affections génitales : l'emploi de lavements, de laxatifs doux, l'observation rigoureuse d'une bonne hygiène alimentaire, mettront quelquefois les malades à l'abri de complications.

Traitement médical. — Nulle part il n'est mieux et plus nettement indiqué que dans les formes aiguës des annexites. Naguère on a plusieurs fois tenté la laparotomie dans ces conditions, sous prétexte d'éteindre dès l'origine le foyer d'infection qui menace l'organisme; cette pratique n'a pas été longtemps triomphante.

En 1896, dans son remarquable rapport au Congrès international de Gynécologie de Genève, Bouilly l'a condamnée, et elle trouve bien peu de défenseurs aujourd'hui. L'expectation est d'autant plus acceptable que les ruptures tubaires sont très rares dans ces conditions et que l'extension du processus péritonitique est exceptionnelle, en dehors des graves infections *post-partum*. Aussi, sauf certains cas urgents, les chirurgiens préfèrent-ils l'intervention *à froid* et ils se contentent du traitement médical.

L'immobilité absolue dans le décubitus horizontal, l'application d'un ou de deux sacs de glace sur le ventre, en constituent les éléments essentiels. On y joindra, si les douleurs sont très vives, des injections de morphine. On calmera les nausées par la diète, les malades n'étant autorisées qu'à prendre un peu d'eau ou de citronnade glacée d'heure en heure.

Contre le météorisme, on conseillera le drainage des gaz au moyen d'une grosse sonde introduite dans le rectum pendant trente ou quarante minutes, à plusieurs reprises dans la journée. Des injections hypodermiques d'huile camphrée, de sérum, de spartéine, combattront la dépression s'il y a lieu. Le souci de l'immobilisation devra l'emporter pendant les premières heures sur toute autre préoccupation.

Le deuxième ou le troisième jour seulement on prescrira des suppositoires ou des lavements émollients d'un quart à un demi-litre, que l'on fera passer lentement.

Quand les nausées auront disparu, on donnera quelques aliments : lait, bouillon de légumes et de volaille, potages, purées, compotes, et on augmentera peu à peu, prudemment, de manière à soutenir les forces des malades sans provoquer de phénomènes d'auto-intoxication.

Les médicaments fébrifuges ne sont guère utiles en pareil cas : le léger et factice abaissement de température qu'ils déterminent ne compense pas le préjudice qu'ils causent aux fonctions digestives.

Il serait plus rationnel de recourir aux injections de sérum, aux onctions ou aux injections d'argent colloïdal à gros ou à petits grains, pour tenter le lavage ou la désinfection du sang.

Il est utile de maintenir la glace sur le ventre assez longtemps, si elle ne cause pas trop d'énervement aux malades et si elle ne les empêche pas de reposer.

Sans abuser des explorations locales, toujours pénibles dans la période aiguë, il faut surveiller chaque jour la marche de l'inflammation et faire appel au chirurgien dès que l'on constate des signes de suppuration.

L'évacuation spontanée du foyer par le vagin, la vessie, l'utérus ou le rectum, que jadis on envisageait comme un mode de guérison, et qui en est un quelquefois, constitue souvent une fâcheuse complication : l'abcès se vide mal, il en résulte des fistules interminables, et l'infection des organes souillés par le pus, qui deviennent le point de départ de nouveaux accidents.

S'il ne se produit pas d'abcès, les lésions régressent peu à peu, les exsudats péri-annexiels se résorbent lentement, ils finissent par disparaître, laissant quelques brides, des adhérences ; mais le kyste tubaire persiste, renfermant le plus souvent du pus en petite quantité, et il est longtemps encore le siège de douleurs ou la cause de rechutes.

Aussi doit-on maintenir le plus possible les malades au repos et ne leur rendre leur liberté que lorsque la douleur a complètement disparu.

C'est dans les phases subaiguës et chroniques des annexites que l'on peut faire d'autres essais de traitement tels que les irrigations rectales prolongées et répétées que recommande Reclus, les abondantes injections vaginales que préconise Richelot.

Il est plus rationnel, alors, de remplacer la glace par des pansements humides chauds, accompagnés ou non d'embrocations calmantes.

On a conseillé les massages dès cette période et même pendant la phase aiguë des annexites. Malgré les exemples encourageants qu'a publiés Stapfer, il est difficile d'envisager ce traitement sans inquiétude : même au déclin d'une crise subaiguë, on observe souvent une recrudescence des douleurs à la suite d'un toucher, d'une exploration un peu prolongée, et on a quelque peine à comprendre que les manœuvres nécessitées par le massage soient inoffensives.

Un certain nombre de femmes ne supportent même pas l'application, sur le col, d'un tampon glycériné.

A mesure que l'on s'éloigne de la crise aiguë, les indications du traitement sont moins nettes, et elles varient selon les particularités que présente chaque malade.

Si les douleurs persistent, en dépit de l'amélioration dans l'état local, on cherchera à les calmer par des irrigations rectales ou vaginales très chaudes, répétées, et par des bains chauds. On pourra faire sur le ventre des applications de pointes de feu, procédé de révulsion qui nous paraît préférable aux vésicatoires jadis fort en vogue. En dehors de l'agitation nerveuse, de l'insomnie, de la cystite qu'ils provoquent parfois, ils ont le grave inconvénient d'infecter la paroi abdominale et de devenir une gêne sérieuse en cas de laparotomie. Les émissions sanguines par ventouses scarifiées, sangsues, sont encore employées par quelques médecins, mais elles conviennent mieux à la période aiguë.

Bonnaire, Labadie-Lagrave ont conseillé la dilatation de l'utérus comme un moyen de vider les kystes tubaires. Nous préférons de simples pansements vaginaux à la glycérine ichtyolée ou thigénolée, qui facilitent l'expulsion des mucosités encombrant l'utérus, et quelquefois même des sécrétions tubaires quand l'orifice interne du canal est resté perméable.

Si ces pansements ne causent aucune gêne, on peut les remplacer assez vite par la *columnisation* qui non seulement assure le même résultat, mais soulève, soutient les organes enflammés, et permet aux malades de reprendre sans danger leur activité. Bien supportée, elle constitue un des meilleurs traitements des salpingites chroniques.

C'est également dans les formes chroniques que le massage, la gymnastique et les cures hydro-minérales sont indiquées. Il n'est pas nécessaire de revenir ici sur les considérations qui motivent le choix des diverses stations thermales; elles ont été formulées à propos du *traitement général des affections génitales*.

Des indications de l'intervention chirurgicale. — Il est peu de questions qui soient encore discutées avec plus de passion que celle des interventions chirurgicales dans les affections génitales de la femme. Nous reproduirons à ce propos les indications qui ont été formulées par l'un de nous dans un travail antérieur[1].

Certains chirurgiens fort épris de leur art, ayant une confiance absolue dans l'asepsie, ne voient de salut, pour les femmes, que dans la prompte ablation des annexes malades. Beaucoup de médecins, au contraire, se montrent obstinément rebelles à toute idée d'intervention autre que celle qui serait imposée par la nécessité absolue d'ouvrir un abcès pelvien ; ils combattent avec énergie toute tentative d'exérèse, même en présence de lésions bien caractérisées et de troubles graves de la santé, par crainte du danger que fait courir l'opération, et des désordres qu'elle peut engendrer dans l'organisme.

Il y a là, de part et d'autre, une exagération manifeste : en présence d'une inflammation des annexes, rien n'autorise à imposer ou à rejeter d'emblée le principe d'une intervention.

Seule, l'évolution de la maladie doit nous maintenir dans la voie médicale ou nous diriger vers la chirurgie, selon les circonstances.

Au début de l'antisepsie, quelques opérateurs, émerveillés des résultats qu'ils obtenaient, se sont laissé entraîner à un usage un peu trop fréquent du bistouri; mais on est revenu de ces exagérations, et l'expérience a montré la légitimité, la nécessité des opérations chirurgicales dans la thérapeutique gynécologique, en même temps qu'elle consacrait les excellents effets de l'expectation en maintes circonstances.

En voyant, au cours d'une opération, de *vastes collections suppurées du bassin*, de *grosses trompes kystiques* entourées de fausses membranes, soudées aux organes voisins, des *ovaires scléreux et farcis de kystes*, aucun médecin

[1] A. Siredey. *Hygiène des maladies de la femme*. Paris, 1906.

ne songera à disputer au chirurgien le privilège de tenter la guérison de ces lésions.

En revanche, il n'est pas douteux qu'un traitement purement médical, institué dès l'éclosion de certaines annexites et rigoureusement suivi, puisse avoir une influence favorable sur leur évolution.

A côté des suppurations enkystées de la trompe et de l'ovaire, surviennent des poussées de lymphangite, des inflammations du tissu cellulaire ou du péritoine pelvien, que calment le repos, la réfrigération. Les exsudats se résorbent à la longue, les adhérences s'assouplissent sous l'action prolongée du repos, des irrigations, des bains, des massages, de la gymnastique, des cures thermales, judicieusement mis en œuvre. Les altérations tubaires elles-mêmes se modifient à la longue ; elles régressent peu à peu, et l'induration qui les remplace tend ultérieurement à s'effacer. Soit que le liquide qu'elles renferment se résorbe, soit qu'il s'écoule dans la cavité utérine, il est incontestable qu'on observe quelquefois la disparition complète de masses annèxielles d'apparence kystique dont les dimensions ne semblaient pas présager une marche aussi favorable.

Les chirurgiens eux-mêmes nous ont appris que le pus des vieilles salpingites est le plus souvent stérile. L'infection s'éteint à mesure qu'on s'éloigne du début.

L'argument, maintes fois invoqué en faveur d'un traitement radical, et qui consiste à dire qu'il est préférable de hâter la guérison en enlevant le plus tôt possible une trompe, dont le fonctionnement est d'ailleurs compromis, n'a rien de décisif. Combien de femmes ayant présenté de ces lésions annexielles bilatérales reviennent quelques mois ou quelques années plus tard avec un enfant ou une grossesse !

Toutes ces considérations, et beaucoup d'autres, plaident en faveur de l'expectation même très prolongée, *chaque fois que celle-ci n'est pas de nature à compromettre la santé générale des malades*.

Mais la longue évolution des annexites constitue un des principaux écueils de leur traitement médical : il exige le repos au lit durant *des semaines* et *des mois*. A la première amélioration qu'elles ressentent, beaucoup de malades reprennent sous divers prétextes, leurs occupations, leurs plaisirs ; elles ont bientôt compromis les résultats obtenus ; les réinoculations ou les infections secondaires auxquelles les expose la reprise des rapports sexuels sont de nouvelles causes de rechute.

Il faut donc convaincre les malades de la nécessité absolue d'un long repos rigoureusement observé, et accompagné d'une hygiène irréprochable : alimentation saine et modérée, aération, calme physique et moral.

L'efficacité du traitement dépend en grande partie de la conscience avec laquelle il est appliqué ; son insuccès, dans de telles conditions, n'aura qu'une importance plus décisive pour fixer le pronostic de l'affection et le traitement qu'il conviendra de lui appliquer désormais.

Les indications d'une *intervention chirurgicale* au cours des annexites sont assez nombreuses.

Dans les formes suraiguës, on est amené à opérer d'*urgence* lorsqu'on se trouve en présence d'accidents menaçants, causés soit par la rupture d'un abcès tubaire, soit par la généralisation d'une pelvi-péritonite.

A peu près unanimes à accepter l'intervention en cas de rupture tubaire, les chirurgiens hésitent davantage quand il s'agit de l'extension progressive d'une infection à la grande cavité péritonéale. On a cependant obtenu des résultats inespérés qui autorisent à tenter l'opération même dans les cas les plus graves.

Une autre indication impérieuse est fournie par la suppuration ; elle s'annonce par l'*élévation de la température*, par la *tension croissante de la masse inflammatoire*, par l'*infiltration œdémateuse des régions voisines*, par la *constatation d'un point saillant* tout particulièrement *douloureux ;* certaines réactions observées du côté des organes voisins, *cystite, rectite* avec *ténesme, expulsion de mucosités glaireuses* ont la même signification et comme les symptômes précédents, réclament l'appel du chirurgien.

L'étude microscopique du sang confirmera d'ailleurs les données de la clinique en révélant une *hyperleucocytose* quelquefois très accentuée.

Mais aujourd'hui, les indications opératoires ne sauraient être limitées à la suppuration : elles s'étendent à tous les cas où la persistance des lésions, leurs récidives fréquentes, la prolongation indéfinie des douleurs et des divers troubles qui en sont la conséquence, montrent l'insuffisance du traitement médical.

Malgré l'observation rigoureuse du repos durant des semaines et des mois, malgré les soins les plus rationnels et les précautions les plus minutieuses, les altérations des organes restent quelquefois stationnaires. Les douleurs sont calmées par le séjour au lit, elles reparaissent dès qu'on permet aux malades de se lever, ou même de rester assises pendant quelques heures ; les efforts occasionnés par les évacuations intestinales suffisent parfois pour réveiller la souffrance. L'examen local fait constater, dans le cul-de-sac postérieur, l'existence de masses kystiques souvent adhérentes, dont la forme et le volume restent sensiblement les mêmes à quelques semaines d'intervalle.

Le retour des règles est presque toujours, dans ces conditions, l'occasion de rechutes, même pendant que les malades gardent le lit. Dans d'autres cas, alors que l'évolution semble plus satisfaisante, et que tout, dans l'état général comme dans l'état local, fait croire à une guérison définitive, les accidents reparaissent sous l'influence des causes les plus minimes.

L'intervention chirurgicale est d'autant moins discutable en pareil cas qu'elle est motivée à la fois par des désordres persistants, et par des lésions que le toucher révèle de la façon la plus nette.

L'opération pratiquée à froid offre peu de danger, et elle est loin d'avoir pour la santé générale des malades les conséquences désastreuses que l'on a souvent objectées.

On a beaucoup exagéré l'influence de la castration sur les névroses et les troubles vésaniques que présentent parfois les opérées. Pendant quelques années, on s'est emparé de tous les faits rencontrés au hasard de la clinique, et on a dressé contre les chirurgiens un véritable réquisitoire dont une observation plus prolongée a fait justice.

Il n'est pas rare de constater à la suite de la castration chirurgicale des troubles psychiques. Terrillon[1], Spencer Wells, Régis[2], Baudron, Debove[3],

[1] Terrillon. Résultats et complications après l'ovariotomie. (*Progrès médical*, 1889.)

[2] Régis. Quatre cas de folie consécutive à une ovaro-salpingectomie. (Soc. Méd. et chir., Bordeaux, 1893.)

[3] Debove. Hystérie développée chez une femme ovariectomisée. (Soc. Méd. Hôp., 1892.)

JAYLE[1], PICQUÉ[2], QUÉNU[3], LAWSON-TAIT, POZZI, LE DENTU, LABADIE-LAGRAVE et LEGUEU[4], en ont fait à divers points de vue de très complètes et intéressantes études.

Aujourd'hui on est revenu de ces exagérations, et sans méconnaître les accidents nerveux que l'on observe à la suite des opérations, en général, et particulièrement à la suite de celles qui portent sur les ovaires, on les interprète d'une manière plus judicieuse.

Dans son remarquable rapport présenté au Congrès des aliénistes qui s'est tenu à Dijon, LAIGNEL-LAVASTINE[5] arrive aux conclusions formulées par la plupart des chirurgiens (PICQUÉ, SEGOND, etc.) confirmées par LABADIE-LAGRAVE et LEGUEU, JOFFROY[6], qui attribuent à une défaillance *primitive, héréditaire* de *la cellule nerveuse*, un rôle prépondérant dans la genèse des *psychoses post-opératoires graves*.

En réalité, les accidents nerveux consécutifs à la castration sont de deux sortes : les uns consistent en des *troubles psychiques élémentaires* : apathie, irritabilité, tristesse, affaiblissement de la mémoire, asthénie neuro-musculaire, coïncidant avec des maux de tête, des bouffées de chaleur; ce sont de simples phénomènes d'insuffisance ovarienne, que l'hygiène, l'opothérapie, et un régime font assez promptement disparaître ; les autres sont constitués par des *psychoses variées, dégénératives*, à type de confusion mentale, relevant pour une part d'une intoxication ovarienne ou médicamenteuse, mais sensiblement aggravées par une tare héréditaire ou acquise.

En somme, la crainte de ces complications ne doit entrer que faiblement en ligne de compte, lorsqu'il s'agit de décider une intervention suffisamment indiquée par les altérations génitales, et par les troubles qu'elles entretiennent dans la santé générale des malades. On doit remarquer d'ailleurs que l'influence de la castration sur le système nerveux sera d'autant moins prononcée que les lésions ovariennes seront plus accentuées.

Les procédés opératoires n'ont pas cessé de se perfectionner; beaucoup de chirurgiens ont adopté la méthode des résections partielles d'ovaires malades. Aussi n'est-il pas rare de voir survenir des grossesses après ces interventions lorsque, les trompes ont pu être conservées.

D'après un intéressant travail de Mme BOYER[7] des femmes présentant des lésions annexielles unilatérales, et qui sont restées longtemps sans avoir d'enfants, sont plus facilement fécondées lorsqu'on leur a enlevé l'organe altéré.

Mais il est une autre catégorie de malades en présence desquelles la conduite du médecin est beaucoup plus délicate : à la suite d'affections annexielles, la douleur survit, en quelque sorte, aux lésions apparentes. Tandis qu'un examen local minutieux, renouvelé aussi fréquemment que les circonstances le récla-

[1] JAYLE. Opothérapie ovarienne. (*Presse médicale*, 1896.)

[2] PICQUÉ. Délire post-opératoire. (*Ann. médic. phys.*, 1898.)

PICQUÉ et BRIAND. Des psychoses post-opératoires. (*Ann. médic. phys.*, 1898.)

[3] QUÉNU. Sur les délires post-traumatiques. (Soc. de chirurgie, 1905.)

[4] LABADIE-LAGRAVE et LEGUEU. *Traité médico-chirurg. de Gynécologie.*

[5] LAIGNEL-LAVASTINE, Les troubles psychiques dans les syndromes ovariens. Rapport au congrès des aliénistes et neurologistes. Dijon, 1908.

[6] JOFFROY. Troubles psychiques post-opératoires. (*Presse Médicale*, 1898.)

[7] Mme BOYER. *Bulletin Médical*, 1905.

ment, ne révèle que des altérations presque insignifiantes et qui tendent toujours à décroître, les douleurs persistent, aussi intenses que dans les phases initiales de la maladie, parfois même plus violentes. Tantôt elles sont continues, tantôt elles reviennent par crises irrégulières, capricieuses, sans rapport évident avec la fatigue ou avec quelque autre cause appréciable; parfois elles reparaissent avec une périodicité remarquable, avant, pendant ou après les règles, et elle présentent souvent une recrudescence au milieu de l'espace intermenstruel (*Mittelschmerzen* des auteurs allemands).

Il est difficile de se rendre compte du rôle que joue dans la production de ces douleurs le léger épaississement que l'on constate au niveau du cul-de-sac de Douglas, ou de l'un des culs-de-sac latéraux, et de préférence à gauche, ou bien la présence à la partie externe du cul-de-sac postérieur d'une masse offrant à peine le volume d'une amande, qui paraît être l'ovaire augmenté de volume. Malgré le repos, l'hydrothérapie, des cures thermales et climatériques prolongées et répétées, les souffrances persistent, empêchant les malades de se livrer à toute occupation suivie, et les condamnant souvent à l'immobilité.

Abandonnées à elles-mêmes, ces malheureuses femmes voient survenir diverses complications qui ont de déplorables conséquences pour la santé générale : ce sont des névralgies abdomino-crurales, des névralgies sciatiques ou de grandes névralgies pelviennes (Labadie-Lagrave, Richelot) intéressant les diverses branches du plexus lombaire et du plexus sacré, puis des phénomènes de dyspepsie, d'entérocolite, qui coïncident fréquemment avec des ptoses viscérales multiples, portant sur l'estomac le côlon, le foie, les reins.

Quand les choses en sont arrivées à ce point, il est bien difficile de remonter avec certitude à leur source, si l'on n'a pas suivi le mal dès son origine. On considère généralement ces malades comme de simples *nerveuses*. Si cette interprétation convient pour quelques-unes d'entre elles, on ne saurait l'appliquer à toutes, et l'insuccès des traitements médicaux les mieux dirigés montre que ces troubles névropathiques sont souvent secondaires. L'importance de quelques lésions ovariennes ne se mesure pas à leur développement apparent. Des ovaires atrophiés, enrobés dans de fausses membranes épaisses, dures, sont le siège d'intolérables douleurs, dont la cause échappera même à un examen minutieux. Quelquefois la coïncidence d'un point douloureux dans la fosse iliaque droite contribuera à égarer le diagnostic, en faisant attribuer à l'appendicite chronique, si fréquente en pareil cas, une part prépondérante dans les symptômes observés.

L'existence habituelle de *dysménorrhée prémenstruelle* à type ovarien, la *recrudescence des douleurs* sous l'influence des diverses causes d'*excitation ovarienne*, leurs *localisations bilatérales et pelviennes*, leurs *irradiations lombo-abdominales*, fourniront les principaux éléments du diagnostic.

Si l'on fait suivre, dans ce cas, le toucher vaginal du toucher rectal, le doigt pénétrant plus profondément percevra quelquefois mieux que par le vagin les indices de lésions ovariennes.

En s'appuyant à la fois sur la marche de l'affection, d'origine franchement génitale, au début, sur les lésions ou reliquats de lésions que révèle l'exploration pelvienne, on conseillera une opération pour mettre fin à cette fâcheuse situation.

Ici, toutefois, l'intervention est loin d'avoir le même caractère d'urgence ; elle peut être différée jusqu'à ce que l'on ait épuisé toutes les ressources du traitement médical et hygiénique, sans oublier qu'une abstention trop prolongée favorisera la diffusion des accidents.

Lorsque l'on est arrivé à la conviction que les altérations génitales, modérées en apparence, sont l'origine, ou tout au moins le foyer prédominant des désordres observés, il est préférable de provoquer leur ablation sans trop tarder.

L'expectation offre moins d'inconvénients chez les femmes riches, libres de leur temps et de leurs mouvements. En promenant leurs malaises à travers les stations thermales ou climatériques, elles obtiennent de temps à autre une amélioration manifeste, ou tout au moins des périodes d'apaisement qui contribuent à maintenir l'équilibre de leur système nerveux. Mais à celles qui sont obligées de gagner leur vie par leur travail, ou de s'occuper activement de leur famille et de leur ménage, il ne faut pas faire attendre trop longtemps le chirurgien.

L'immobilisation prolongée, les réclusions à la chambre ou dans une salle d'hôpital, au milieu de conditions peu hygiéniques, risqueraient non seulement d'aggraver leurs troubles nerveux, mais de les exposer à la tuberculose.

En résumé il ne faut pas se hâter d'opérer, dès qu'elles sont reconnues, les lésions suppurées, à moins, bien entendu, de danger imminent. Elles peuvent guérir sous l'influence du seul traitement médical. Lorsqu'elles ne guérissent pas, elles s'améliorent souvent beaucoup. Les poches purulentes diminuent, les phénomènes d'inflammation périphérique disparaissent, et au bout de quelque temps on se trouve en présence de lésions infiniment moindres. Il se passe en somme, ici, ce qui se passe dans l'appendicite aiguë qu'on laisse refroidir. Après l'apaisement des phénomènes aigus, on se trouve pour opérer, si l'on juge toujours l'opération indispensable, dans des conditions infiniment meilleures, et du fait de la moindre étendue des lésions, et surtout du fait de leur moindre virulence, car il est loin d'être indifférent d'opérer des suppurations récentes ou des suppurations anciennes, puisque nous savons que, dans ces dernières, le pus que l'on rencontre, lorsqu'on en rencontre, est souvent stérile.

On attendra donc, et ce n'est que si les phénomènes locaux ou généraux ne s'atténuent pas malgré le traitement médical, c'est surtout s'ils vont en s'aggravant, qu'on aura la main forcée et qu'on interviendra malgré l'acuité des lésions.

Si, après une période d'amélioration manifeste, les lésions persistent sans changement du côté des désordres locaux et sans atténuation du côté des douleurs et des phénomènes généraux, on interviendra encore sans attendre indéfiniment. Les annexites qui ne guérissent pas ou ne s'améliorent pas assez rapidement, et nous entendons par là dans un délai de deux ou trois mois environ, ont peu de chances de s'améliorer beaucoup par la suite, et le temps que l'on passe à attendre une guérison qui ne vient pas est du temps bien mal employé. La malade qui souffre et qui suppure est une malade qui s'affaiblit et qui voit de plus en plus diminuer les chances heureuses que lui offre l'opération.

En somme, dans les *annexites suppurées*, la conduite à tenir est simple. Il faut intervenir lorsque, malgré le traitement médical, les lésions s'aggravent ou restent stationnaires. Mais il faut, autant que possible, éviter d'intervenir au cours d'une poussée aiguë.

Dans les *annexites non suppurées*, l'opération est plus rarement indiquée. Il ne suffit pas qu'un ovaire et qu'une trompe soient un peu augmentés de volume pour qu'il faille les enlever. On a extirpé autrefois, peut-être avec un peu trop de précipitation, bien des annexes qui ne présentaient que des lésions légères et auraient certainement pu être conservées. Bien des ovaires scléro-kystiques, sacrifiés il y a encore un certain nombre d'années, sont maintenant laissés en place ou soumis simplement à quelque opération conservatrice.

Il n'y a pas à s'étonner et moins encore à s'indigner des opérations peut-être un peu précipitées qu'on a faites autrefois dans des cas semblables. Toutes les fois qu'apparaît une opération nouvelle, dont les indications ne sont pas encore bien précises, on en abuse un peu, et on ne peut pas ne pas en abuser. L'esprit humain est ainsi fait et il n'en saurait être autrement. Ce n'est que peu à peu que les inconvénients apparaissent, que les indications se précisent et que l'équilibre s'établit.

Après les premières opérations de Lawson Tait et ses succès retentissants il était impossible que, dans une affection aussi fréquente que l'inflammation des annexes, on ne dépassât pas un peu la mesure. La réaction s'est faite aujourd'hui, l'équilibre s'est établi et il nous est maintenant permis de penser qu'à moins de découvertes nouvelles et qui bouleverseraient du tout au tout la thérapeutique des infections, l'avenir ne changera pas grand'chose au traitement actuel des suppurations pelviennes.

Il est donc beaucoup d'annexites non suppurées qui seront respectées et soumises simplement au traitement médical. Elles peuvent persister indéfiniment sans danger, et ce n'est pas leur présence seule qui doit les faire extirper, ce sont les accidents qu'elles déterminent, lorsqu'elles en déterminent.

Ceux-ci sont presque exclusivement des *accidents douloureux*. Et si une malade souffre par trop de ses annexes, si celles-ci lui rendent tout travail impossible et font d'elle une infirme, ce qui est loin d'être rare, nous pensons qu'il ne faut pas pousser trop loin le scrupule de ne vouloir enlever que des annexes très malades ; il faut opérer et le soulagement des femmes qui souffrent doit passer avant les idées préconçues et les principes abstraits.

TRAITEMENT CHIRURGICAL DES SUPPURATIONS PELVIENNES

Le traitement chirurgical des suppurations pelviennes est celui qui s'attaque aux collections purulentes elles-mêmes, soit pour les ouvrir comme on ouvre un abcès ordinaire, soit pour les extirper lorsque l'énucléation de la poche qui les renferme est matériellement possible.

C'est qu'en effet nous nous trouvons ici dans des conditions un peu particulières et qui ne se rencontrent nulle part ailleurs, au moins au même degré, et avec la même fréquence.

Les abcès ordinaires, qui se développent dans des espaces celluleux ou dans le parenchyme de certains organes, guérissent en général par la simple ouverture et la libre évacuation du pus. La paroi de l'abcès élimine les détritus nécrosés qui la recouvrent, elle bourgeonne plus ou moins rapidement et, lorsque le drainage est bien assuré, la guérison survient sans autre incident. Dans les salpingo-ovarites suppurées et surtout dans les collections tubaires, on se trouve en présence d'un abcès tout autrement constitué. Le pus qu'il s'agit d'évacuer est en effet limité par une paroi d'une nature spéciale et qui n'est autre que la paroi de la trompe elle-même, plus ou moins altérée par la maladie. Or, la trompe est le plus souvent extirpable en totalité avec le pus qu'elle renferme ; on est donc tout naturellement conduit non seulement à ouvrir la collection purulente intra-tubaire, mais encore à extirper la trompe elle-même, toujours plus ou moins malade et qui, lorsqu'elle reste en place, peut provoquer des suppurations nouvelles.

Il se passe ici en quelque sorte ce qui se passe dans certains abcès contenus dans une paroi malade, les abcès tuberculeux en particulier. Tout le monde sait qu'il vaut beaucoup mieux, lorsque la chose est possible, extirper complètement la paroi d'un abcès tuberculeux plutôt que de se borner à l'incision simple et à un drainage, qui, trop souvent, donnent lieu à d'interminables fistules.

Il est, en un mot, beaucoup plus satisfaisant d'enlever à la fois l'organe malade et le pus qu'il renferme que de se borner à évacuer ce pus. Pour prendre un autre exemple, ne voit-on pas souvent des bartholinites à répétition ne se terminer que par l'extirpation de la glande de Bartholin et certaines suppurations intarissables, engendrées par des lésions rénales, ne céder qu'à la néphrectomie.

C'est là un fait hors de doute et qui n'entraînerait aucune discussion si l'extirpation de la trompe malade, malgré sa bénignité relative, n'était en somme une opération beaucoup plus sérieuse et beaucoup moins élémentaire que la simple évacuation du pus qu'elle renferme. C'est pourquoi la discussion est permise, et même nécessaire, d'autant plus qu'il n'est pas rare de voir la simple ouverture de la collection purulente suivie d'une guérison définitive, et il est de toute évidence que lorsqu'on arrive à ce résultat, qui est, en somme, celui que l'on cherche, mieux vaut l'avoir obtenu par une opération aussi simple et aussi bénigne qu'une ouverture d'abcès, plutôt que par une opération aussi sérieuse qu'une extirpation d'annexes, qui, tout en faisant courir des risques de mort, ne donne la guérison qu'au prix d'une mutilation irréparable.

Nous verrons plus loin qu'il y a moyen de concilier ces deux méthodes : *simple ouverture des collections purulentes* et *extirpation des annexes malades*, ou plutôt de déterminer les cas dans lesquels on doit se décider pour l'une ou pour l'autre.

Ce n'est pas tout, et sous l'impulsion de Péan, une troisième méthode est née qui sembla devoir un jour, même en faisant la part de la faveur qui accueille toujours les opérations nouvelles et de l'ardeur que mettent les chirurgiens à les exécuter, qui sembla, disons-nous, devoir rallier autour d'elle la grande majorité des opérateurs. Péan a proposé le premier de traiter les suppurations annexielles par l'*hystérectomie vaginale* et de sacrifier l'utérus en même temps que les annexes.

Péan conseillait ce sacrifice de l'utérus dans le but de faciliter et, dans un grand nombre de cas, de rendre praticable par le vagin l'ouverture et l'extirpation des poches purulentes péri-utérines. Mais on n'a pas tardé, surtout sous l'influence des chirurgiens américains, à conseiller l'ablation de cet utérus non plus comme une nécessité opératoire, mais comme un complément destiné à parfaire l'opération.

Les Américains ont en effet préconisé l'extirpation de l'utérus et des annexes par la voie abdominale. L'hystérectomie n'est donc plus ici une nécessité opératoire, comme dans l'opération de Péan, puisqu'on peut, par le ventre, enlever les annexes sans toucher à l'utérus, mais bien une opération complémentaire destinée à débarrasser la malade d'un organe presque toujours compromis, qui, après l'extirpation des annexes, n'est plus d'aucune utilité physiologique et contribue par les hémorragies dont il est la source et l'infection chronique dont il est le siège, à entretenir un état de maladie que l'extirpation des annexes n'a fait qu'améliorer.

Cette facon d'envisager les choses est aujourd'hui à peu près universellement acceptée, et l'hystérectomie vaginale, qui, il y a quelques années à peine, avait encore de nombreux adeptes, est à peu près abandonnée et réservée à quelques cas de suppurations graves, où elle rend de grands services. Cela tient aux grands perfectionnements de la technique opératoire dans l'hystérectomie abdominale, et à l'amélioration constante des résultats qu'on obtient avec elle.

D'ailleurs, dans cette question où tout se transforme chaque jour, ce que nous disions il y a un instant sur la différence entre l'hystérectomie vaginale — opération de nécessité — et l'hystérectomie abdominale — opération complémentaire — n'est plus qu'à moitié vrai.

Les perfectionnements de la technique de l'hystérectomie abdominale ont été tels dans ces dernières années qu'il est permis d'affirmer que, dans bien des cas de suppurations pelviennes et en particulier dans la plupart des cas compliqués, l'hystérectomie redevient, si l'on sait bien choisir son procédé, non plus une opération complémentaire, mais une opération de nécessité, en ce sens que l'énucléation et l'extirpation des annexes qui seraient presque impossibles si on laissait l'utérus en place, deviennent relativement faciles si on le sacrifie, de sorte qu'il est beaucoup plus simple d'enlever les annexes avec l'utérus que les annexes seules. C'est là un fait que l'on observe assez souvent dans les procédés de Kelly et de Terrier, et presque toujours dans le procédé par hémisection que l'un de nous a été le premier à décrire et à employer.

Ce sont là des points très importants et sur lesquels nous reviendrons longuement. Nous avons en effet l'intention de discuter à fond ces détails de technique, car nous sommes de plus en plus convaincus que, dans ces opérations délicates et qui ont pour enjeu la vie des malades, la technique opératoire a une importance absolument prépondérante. Sur les indications opératoires, nous sommes tous, au moins en principe, à peu près d'accord. Nous ne différons que sur la façon d'exécuter l'opération et c'est certainement parce que les idées ou les habitudes des divers chirurgiens diffèrent sur ce point, que les uns y proclament des difficultés que les autres n'y rencontrent pas.

Avec une bonne technique, les opérations les plus délicates paraissent souvent très faciles. Avec une technique défectueuse, les opérations les plus simples se hérissent de difficultés ! Ce sont là des considérations presque évidentes et qui peuvent paraître banales. Il est certain qu'elles le sont moins qu'elles ne le paraissent, — et c'est pourquoi nous croyons devoir insister sur leur importance.

COLPOTOMIE

La méthode qui se présente comme la plus simple et la plus naturelle pour la cure des suppurations pelviennes, c'est l'*incision des collections purulentes*.

Lorsque du pus s'est formé dans le petit bassin, il faut l'évacuer comme on le fait partout ailleurs. Et c'est en effet la conduite qu'on a suivie depuis longtemps. Récamier, Velpeau, Demarquay et tous les chirurgiens de l'époque préaseptique ouvraient par le vagin les collections purulentes qui bombaient dans le cul-de-sac postérieur. Et, ce faisant, ils suivaient simplement l'aphorisme *ubi pus, ibi evacua*, qui fait encore loi en pathologie générale. Mais le siège exact de la plupart des collections purulentes du petit bassin était alors fort mal connu, et on ne pouvait songer à autre chose qu'à ouvrir des abcès que nul, à cette époque, ne supposait pouvoir être énucléés. Ces opérations étaient cependant assez rares, comme toutes les interventions gynécologiques.

La découverte de LAWSON TAIT vint bouleverser cette pratique et lorsque le chirurgien anglais eut montré que la plupart des collections pelviennes étaient renfermées dans les trompes dilatées, lorsque sa pratique hardie eut rendu évidents aux yeux de tous les succès que donnait l'extirpation des trompes, l'incision des suppurations pelviennes tomba peu à peu dans l'oubli, détrônée qu'elle fut par la laparotomie. Sans doute, on ouvrait bien encore certaines collections très bas situées, bombant fortement dans le cul-de-sac postérieur, comme certaines hématocèles, mais en somme l'ancienne pratique ne fut plus employée qu'à titre exceptionnel.

C'est au professeur LAROYENNE[1], de Lyon, que revient le mérite de l'avoir tirée de l'oubli, et pour ainsi dire ressuscitée. Il étendit en outre ses indications et montra comment on pouvait, par le vagin, atteindre des collections plus élevées que celles qu'on avait coutume d'ouvrir, et comment les poches tubaires elles-mêmes, les salpingites proprement dites, pouvaient être traitées par l'ouverture et le drainage vaginal. Il inventa même à cet effet un trocart particulier.

La pratique de LAROYENNE, exposée dans la thèse de BLANC[2], défendue avec conviction par GOUILLOUD, gagna peu à peu du terrain. BOUILLY, dès 1890, vint, à la Société de Chirurgie, la recommander dans certains cas, et peu à peu elle a fait des adeptes au point de s'imposer aujourd'hui à l'attention de tous les chirurgiens, qui l'ont tous plus ou moins pratiquée. Elle a donné lieu à un assez grand nombre de travaux et de discussions, comme celle qui a eu lieu à la Société de Chirurgie, en mai 1898 et a inspiré plusieurs thèses, parmi lesquelles nous ne citerons que celle de MORELY[3] dans laquelle on trouve un historique très complet de cette intéressante question.

Le *manuel opératoire* de l'incision des collections pelviennes est des plus simples, à condition qu'on veuille bien ne pas le compliquer à plaisir.

C'est ainsi que nous ne croyons pas à l'utilité d'instruments spéciaux, pas plus de la pince trocart de CHAPUT, dont il faut craindre l'extrémité trop effilée, que de l'instrument de LAROYENNE. Celui-ci paraît même devoir être proscrit, surtout parce qu'il engage à opérer d'une façon trop aveugle.

L'instrument de LAROYENNE se compose en effet d'un trocart légèrement recourbé, qui a la longueur d'un hystéromètre. Il est enfermé dans une canule fendue sur la moitié de sa longueur, et dans laquelle, après avoir retiré le trocart, on engage une lame particulière, le métrotome de SIMPSON, construit sur le principe du lithotome et qui permet, en retirant la canule, d'inciser les tissus sur une assez grande longueur.

[1] LAROYENNE. Lyon méd., 21 février 1886.

[2] BLANC. De l'inflammation péri-utérine chronique avec épanchements latents. Thèse Lyon 1887.

[3] MORELY. Essai sur l'ouverture des collections annexielles par la voie vaginale. Th. Paris. 1899.

Laroyenne, après avoir examiné avec beaucoup de soin la situation de la poche purulente, introduisait l'index gauche dans le vagin et glissait sur lui son trocart dont il amenait ainsi la pointe au contact de la muqueuse vaginale. Il poussait alors et pénétrait dans la poche à travers le vagin, la paroi de la poche et les tissus intermédiaires. Lorsqu'il était parvenu dans la poche, il enlevait le trocart, le remplaçait par la lame coupante et débridait largement en retirant l'instrument. Ce manuel opératoire est évidemment fort simple lorsque la

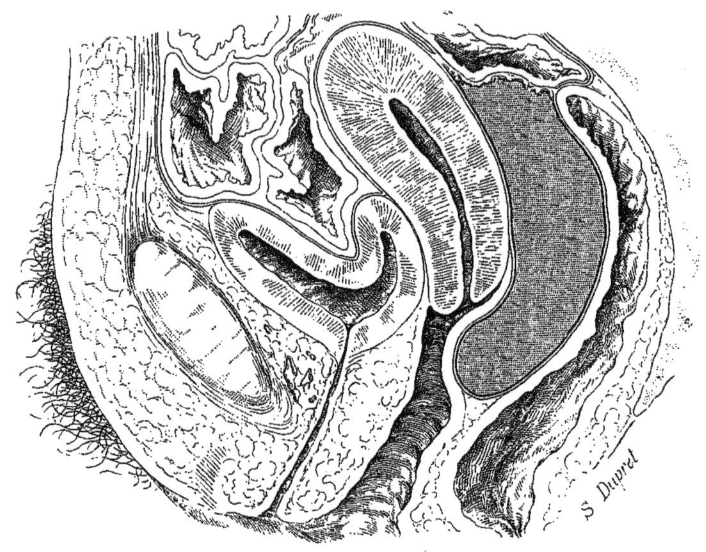

Fig. 293.
Collection purulente rétro-utérine venant faire saillie dans le cul-de-sac postérieur.

poche fait saillie dans le vagin où elle ne demande pour ainsi dire qu'à crever. Mais pour peu que la poche tubaire ne soit pas en contact immédiat avec le vagin et qu'il faille s'avancer à sa rencontre à travers les tissus, il n'en est pas de même. C'est alors une opération aveugle et par conséquent dangereuse.

On peut en dire autant de la pince trocart de Chaput qui a le défaut de devoir être poussée directement à travers la paroi vaginale, avant toute exploration avec le doigt de la région rétro-utérine, lorsque la poche n'est pas située immédiatement contre le vagin.

La plupart des chirurgiens se sont ralliés à une pratique évidemment meilleure, que j'ai suivie pour ma part dans beaucoup de cas et dont je n'ai eu qu'à me louer.

La femme étant préparée comme pour une hystérectomie vaginale, et les instruments pour cette opération étant également prêts, car il faut savoir que, à la suite des hasards opératoires, on peut être conduit à pratiquer une hystérectomie vaginale qu'il faut, dans ces conditions, pouvoir faire immédiatement, la lèvre postérieure du col est saisie avec une pince à traction munie de deux dents, — l'ancienne pince utérine à une dent étant, à mon avis, un instrument détestable, qui lâche à chaque instant et qu'il faut abandonner, — on attire l'utérus en bas vers la vulve, en portant le col vers la symphyse de façon à bien exposer le cul-de-sac postérieur, pendant qu'une valve courte déprime la fourchette et la paroi postérieure du vagin (fig. 294).

Souvent, dans les cas les plus favorables, la collection pelvienne forme au fond du vagin une tumeur convexe effaçant le cul-de-sac postérieur et semblant parfois se continuer directement avec la lèvre postérieure du col.

Avec de forts ciseaux courbes on incise alors transversalement la muqueuse vaginale près de son insertion au col utérin et sur une largeur de 3 à 5 centi-

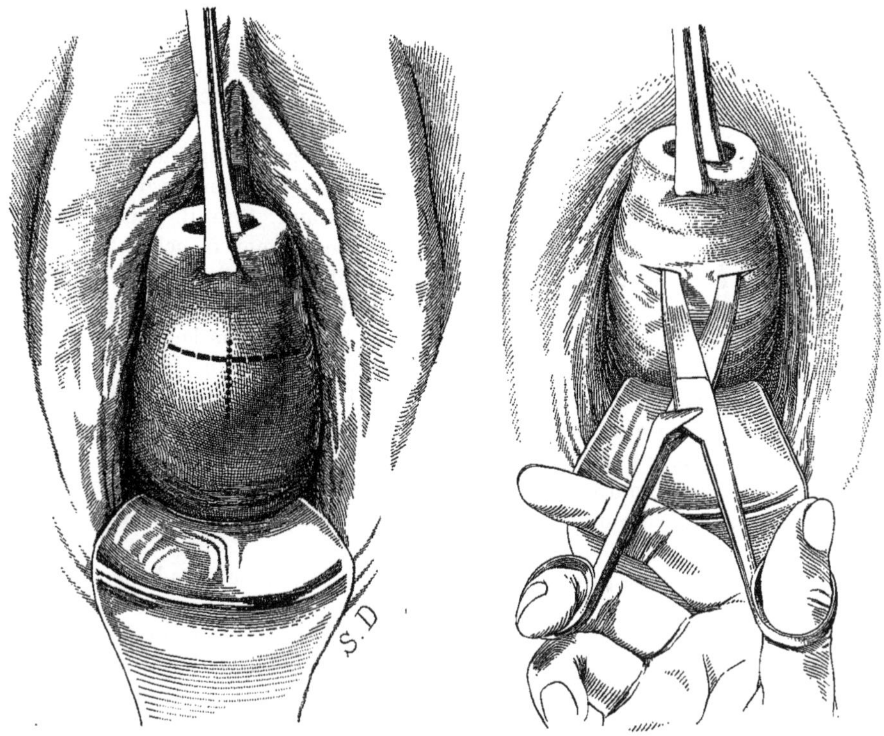

Fig. 294.
Lignes d'incisions de la colpotomie. Incision transversale, commune ; incision médiane, exceptionnelle.

Fig. 295.
Colpotomie. Incision de cul-de-sac postérieur avec les gros ciseaux courbes.

mètres environ (fig. 295). C'est l'incision classique qui conduit dans le cul-de-sac péritonéal. Si la tumeur remplit la cavité de Douglas et adhère fortement au vagin, le premier coup de ciseaux peut l'ouvrir, et l'on voit alors le pus jaillir immédiatement au dehors. C'est dans ce cas, alors que l'on est pour ainsi dire certain de la proximité du pus, qu'on peut faire avec le bistouri une incision antéro-postérieure, qui a l'avantage de donner moins de sang, puisqu'elle se trouve sur la ligne médiane. On plonge alors directement le bistouri dans la poche à travers la paroi vaginale, immédiatement derrière le col et on débride le vagin sur la ligne médiane et sur une longueur de 4 ou 5 centimètres environ.

Dans ce cas particulier, cette incision est excellente. Mais, lorsqu'on n'est pas absolument sûr de la situation et de la proximité des collections que l'on veut ouvrir, mieux vaut l'incision transversale et pour l'exécuter, nul instrument ne vaut des ciseaux courbes, forts et coupant bien.

Dans beaucoup de cas, lorsque la tranche vaginale est coupée, la collection purulente, qui ne lui adhère pas, n'est point ouverte, et c'est ici qu'éclate la supériorité de cette méthode sur les procédés à trocart. On agit ici, en effet, en voyant ce que l'on fait. et si la profondeur à laquelle on opère, si le sang qui s'écoule cache le fond de la plaie, on peut, avec le doigt enfoncé dans le cul-de-sac postérieur, explorer, contrôler, s'assurer de la situation de la poche, de son éloignement ou de sa proximité, de sa consistance et de son volume, en s'aidant, ce qui est capital, du palper abdominal fait avec la main restée libre et qui déprime le ventre à travers une compresse stérilisée, protégeant la main contre toute souillure.

Si l'incision du cul-de-sac postérieur ne paraît pas suffisante, rien n'est plus facile que de l'agrandir, soit avec le doigt, soit avec les mors d'une pince que l'on écarte à son gré, soit encore avec les ciseaux. Mais il vaut mieux, à ce moment, déchirer la paroi vaginale que la sectionner franchement. On s'approche, en effet, de la zone latérale et des branches de l'utérine qu'il est préférable de rompre que de trancher, pour éviter l'hémorragie. On peut avoir ainsi une plaie de plusieurs centimètres de largeur dans laquelle on introduit une longue valve en arrière, devant le rectum, et au besoin une valve semblable en avant, derrière l'utérus. Mais ces deux valves sont en général encombrantes, et la valve postérieure suffit, pourvu qu'elle soit assez large, pendant que la pince qui mordsur le col, attire l'utérus en bas et en avant.

On peut alors explorer largement le cul-de-sac de Douglas, et terminer l'opération en se fiant le moins possible au hasard pour l'ouverture des poches purulentes.

Cette ouverture se produit, suivant les cas, dans des conditions bien différentes.

Dans le cas type, dont j'ai parlé plus haut, nous avons vu qu'on peut l'ouvrir directement. Il en est ainsi dans les collections purulentes qui se développent dans le fond du cul-de-sac de Douglas et qui constituent alors des pelvi-péritonites enkystées, dans certaines hématocèles suppurées, dans de grosses salpingites à parois minces remplissant le Douglas et adhérentes au vagin, si bien que du premier coup de ciseaux on peut trancher à la fois le vagin et la paroi de la trompe abcédée.

Il en est également ainsi dans certains abcès pelviens développés dans le tissu cellulaire qui entoure les vaisseaux, et qui sont directement accolés au vagin sans interposition d'une paroi propre comme celle des salpingites. Mais les tumeurs formées par ces abcès ne sont pas exactement médianes. Elles empiètent à la fois sur le cul-de-sac latéral et le cul-de-sac postérieur. On est donc conduit, dans ces circonstances, à prolonger son incision vaginale un peu sur le côté.

En dehors de ces cas dans lesquels le pus est situé immédiatement au contact de la paroi vaginale et s'écoule au dehors presque au premier coup de ciseaux, il en est beaucoup d'autres dans lesquels les choses ne se passent pas aussi simplement. Quelquefois on voit s'écouler une certaine quantité de liquide séreux, et dans les parois lisses de la poche qu'il remplissait on reconnaît le péritoine.

Ce n'est que plus haut, formant en général la voûte de la cavité qu'on vient de vider, qu'on aperçoit ou qu'on sent une poche. Ces cas correspondent en général à des salpingites qui ont déterminé autour d'elles et surtout au-dessous d'elles une exsudation séreuse assez abondante accumulée dans le cul de sac de Douglas. Le liquide qui s'écoule peut être parfois séro-purulent et faire croire qu'on a ouvert la poche malade, alors qu'en réalité on n'a ouvert qu'une collection secondaire déterminée par sa présence.

Il faut donc toujours, avant de terminer son opération, s'assurer par le palper

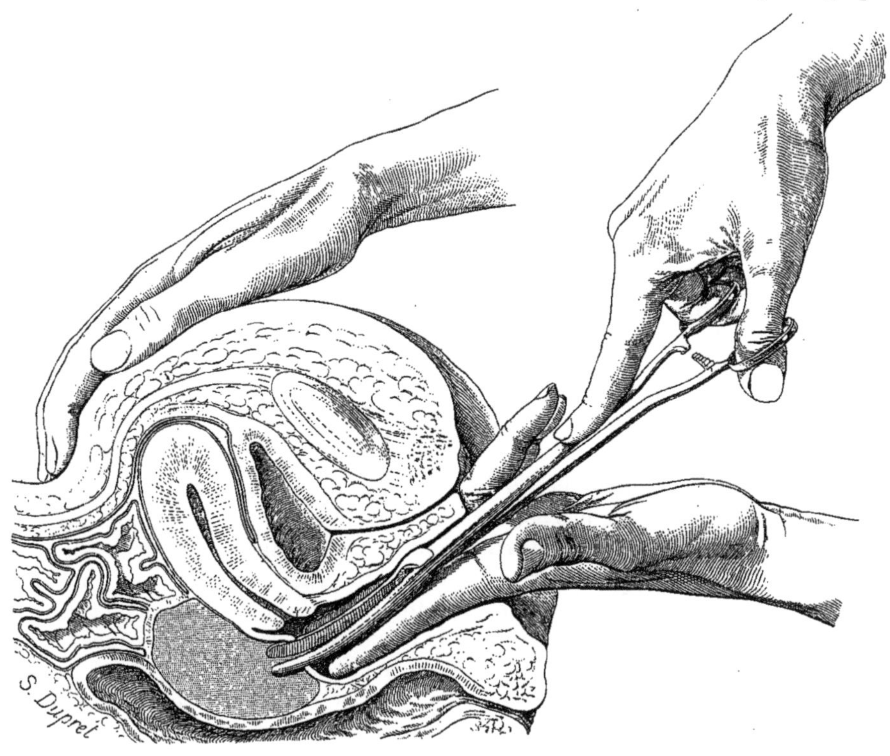

Fig. 296.
Ouverture de la collection suppurée avec une pince courbe.

bimanuel, qu'aucune poche ne reste à ouvrir. Cela est d'ailleurs assez facile, et les sensations sont en général assez claires lorsque les doigts introduits par la brèche vaginale se trouvent directement au contact des poches que l'on veut explorer.

Dans d'autres cas, on peut se trouver dans le péritoine absolument libre. La vue et le toucher permettent alors de se rendre compte de la situation exacte de la collection purulente qui, dans ces conditions, sera pour ainsi dire toujours renfermée dans la trompe.

Assez souvent enfin, les doigts introduits par la plaie vaginale derrière l'utérus se perdent dans des adhérences plus ou moins épaisses, saignant assez facilement, et dans lesquelles il peut être difficile de se reconnaître. Il faut faire attention à bien rester derrière l'utérus et se guider sur sa face postérieure, sans aller s'égarer dans le ligament large, où les doigts, dilacérant le tissu cellulaire, perdent, surtout lorsqu'ils sont gantés comme cela est nécessaire, toute perception nette, ne sentent plus les poches purulentes dont ils sont séparés par une certaine épaisseur de tissu sain — ou tout au moins les sentent mal, et peuvent produire d'inutiles désordres. C'est encore, dans ces conditions, le toucher bimanuel qui permettra au chirurgien de se reconnaître, de se rendre un compte aussi exact que possible de la situation de la poche qu'il cherche, et de l'ouvrir.

On peut ainsi atteindre des poches situées très haut, au niveau des cornes utérines, et comme le doigt a cheminé doucement jusqu'à elles le long de l'utérus, depuis la tranche vaginale, il est évident que l'opération ainsi conduite est beaucoup moins aveugle que lorsqu'on l'exécute à la manière de Laroyenne.

Pour ouvrir la poche, dès qu'on l'aura reconnue, il faut la faire fixer solidement par un aide ou la fixer soi-même en déprimant la région hypogastrique. Il faut ici proscrire les instruments aigus ou tranchants. Et comme il faut faire une ouverture aussi large que possible pour assurer un bon drainage, l'instrument le meilleur est à mon avis une pince ordinaire, un clamp légèrement courbe qu'on enfonce dans la poche en la crevant et dont on écarte les mors dès qu'on y a pénétré. On arrive ainsi, en agrandissant l'ouverture, à assurer un bon écoulement du pus. Il ne faut pas croire que cette manœuvre soit toujours facile. Très simple dans les poches volumineuses et à parois minces, elle l'est beaucoup moins dans les poches petites et à parois épaisses, qui fuient devant l'instrument mousse.

Parfois on peut ouvrir la poche avec une sonde cannelée assez longue à laquelle on peut donner des coudures appropriées à la situation particulière de la collection purulente. Malheureusement la sonde cannelée ne fait qu'un orifice insuffisant et il faut, pour agrandir l'ouverture, la remplacer par une pince dont on écarte les mors. Mais l'introduction de cette pince est souvent difficile, car on peut fort bien ne pas retrouver la brèche faite par la sonde cannelée, et il faut alors en faire une seconde avec la pince elle-même. C'est pourquoi je pense qu'il est en général préférable de commencer par employer la pince.

Lorsque la poche est ouverte, il faut s'assurer qu'il n'en existe pas d'autres, qu'on ouvrirait de même. On peut ainsi déchirer des cloisons qui séparent des collections voisines ou même rencontrer une poche éloignée, située, par exemple, du côté opposé à la première, et c'est seulement lorsqu'on croit avoir ouvert toutes les collections qu'il est permis de s'arrêter.

Mais l'opération n'est pas terminée. Il faut encore assurer un large drainage, et la chose n'est pas toujours facile. Il est, en effet, indispensable, pour éviter les récidives à la suite d'une oblitération prématurée de l'incision vaginale, qui a une grande tendance à se fermer rapidement, d'établir un drainage prolongé, et, pour y parvenir, de fixer soigneusement le drain jusqu'au fond de la poche ouverte. Rien n'est, en effet, plus difficile que de remettre en place ces drains une fois qu'ils ont été expulsés, ce qui est très fréquent. Aussi a-t-on fait construire divers modèles de drains, parmi lesquels les drains en croix sont les plus pratiques. Ils tiennent beaucoup mieux que les autres. Il peut même être prudent de fixer le drain par une soie à la lèvre postérieure du col, ce qui assure pendant longtemps la régularité du drainage.

Souvent on fera bien de fixer à ce drain en croix et parallèlement à lui un drain ordinaire qui sera ainsi solidement maintenu. Cette précaution donnera de grandes facilités pour le lavage de la poche.

Avant de terminer l'opération il est bon d'inspecter la tranche vaginale incisée, qui peut donner du sang, surtout sur les parties latérales. Si l'on voyait le sang sourdre avec une certaine abondance, on l'arrêterait par une pince à demeure. Quant au suintement sanguin, souvent assez copieux, qui vient de la région rétro-utérine dans laquelle l'exploration a produit des désordres parfois assez étendus, un tamponnement soigné avec de la gaze stérilisée, suffira pour l'arrêter.

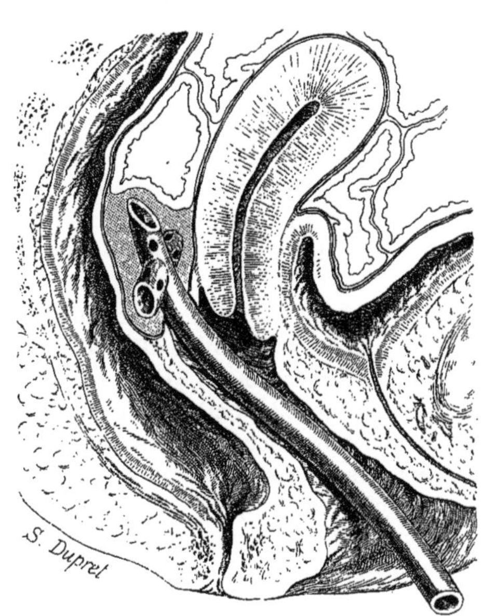

Fig. 297.
Mise en place d'un drain en croix.

Cette gaze doit être enlevée au bout de vingt-quatre heures. Les lavages sont en général inutiles. On ne les emploiera que pour nettoyer la poche et entraîner le pus au cas où l'écoulement semblerait se faire d'une façon insuffisante.

Le drain doit être maintenu assez longtemps.

Dans certains cas, d'ailleurs rares, de collections antérieures, l'ouverture peut se faire par le cul-de-sac antérieur. L'opération est plus compliquée : il faut, en effet, après avoir incisé le vagin en avant, décoller prudemment la vessie de la face antérieure de l'utérus, comme dans une hystérectomie vaginale. On atteint ainsi le cul-de-sac péritonéal antérieur, derrière lequel on trouvera la collection purulente qu'on effondrera avec une pince et qu'on drainera largement. Cette intervention est assez délicate, mais moins difficile qu'on ne pourrait le croire au premier abord, parce qu'on ne l'emploie guère que pour des collections volumineuses.

Telle est cette opération. Les accidents qu'elle peut entraîner sont : l'*hémorragie*, dont il est en général facile de se rendre maître par le tamponnement où le placement des pinces à demeure ; la *blessure de l'uretère*, tout à fait exceptionnelle, et surtout la *blessure du rectum*, moins rare, mais qui se termine heureusement presque toujours, à moins d'ouverture très large, par la guérison spontanée. Il est évident qu'il est également possible dans les collections haut situées, de blesser l'*intestin grêle*. Enfin, si le drainage se fait mal, on peut voir survenir du côté du petit bassin, et même du péritoine, des *complications infectieuses* parfois graves, mais contre lesquelles nous ne sommes pas désarmés et qu'une hystérectomie vaginale immédiate suffit généralement à arrêter net. Mais tous ces accidents sont, en somme, exceptionnels et ne sauraient être mis en balance avec la bénignité ordinaire de cette opération.

Car c'est une opération vraiment bénigne. Rosenblat, sur une statistique de 331 cas, trouve seulement 5 morts, soit seulement 1,7 p. 100. Encore ces morts ne sont-elles pas toutes imputables à l'opération. Il est en tous cas absolument certain, sans qu'il y ait besoin pour le démontrer de compulser des statistiques toujours incomplètes et par conséquent toujours fausses, que c'est une opération beaucoup moins sérieuse que la laparotomie et que l'hystérectomie vaginale.

C'est enfin une opération efficace. Il ne saurait y avoir de doute sur ce point. On lui a longtemps reproché de donner lieu à des fistules et d'être suivie de récidives presque constantes : cela est faux. Les guérisons absolues et définitives sont très nombreuses et les fistules et les récidives, qui ont été, en effet, souvent notées, sont dues souvent à ce que l'incision du cul-de-sac a été employée dans des cas où elle n'était pas parfaitement indiquée. Nous aurons tout à l'heure à déterminer quels sont ceux où on doit la mettre en pratique. Mais ce qu'il y a de certain c'est que, lorsqu'on l'emploie dans des cas favorables, la guérison complète est la règle.

Veut-on quelques chiffres : Gouilloud a revu 16 malades complètement guéries, Howard A. Kelly, sur 65 cas a 32 guérisons, Reynier 20 sur 56, Hartmann 19 sur 23, Mangin sur 35 cas d'infections graves a eu 32 guérisons et 91 sur 122 cas d'infections légères. Moi-même, j'en ai un assez grand nombre que j'ai vues et revues. Vincent parle de 80 guérisons durables, Rodriguez dans sa thèse de 1895 rapporte 27 cas de Tuffier avec 20 guérisons persistantes, et Morely sur les 34 cas de Chaput a retrouvé 19 femmes définitivement guéries.

Ce sont là des chiffres éloquents, surtout si l'on songe que cette opération, tout en ne faisant courir aux malades que des risques très faibles, n'empêche pas plus tard, en cas de récidive, de recourir à l'hystérectomie vaginale, ou à la laparotomie, opérations complémentaires qui ont été assez souvent nécessitées par la persistance des accidents, et qui d'ailleurs sont facilitées et rendues moins graves par l'amélioration locale que l'incision du cul-de-sac a généralement produite. En sorte que, si cette opération a guéri très souvent des malades gravement atteintes, elle semble ne leur avoir nui que très rarement.

Elle présente sur les autres opérations et en particulier sur l'hystérectomie un dernier avantage. C'est une opération conservatrice et les grossesses survenues après elle sont loin d'être rares, Mangin seul en a recueilli 29, et j'en ai plusieurs cas personnels.

Voilà donc une opération simple, bénigne et efficace que l'on peut opposer à une affection aussi grave que le sont d'ordinaire les suppurations pelviennes. Comment donc se fait-il qu'elle soit à ce point méconnue, qu'elle ait des adversaires et que l'accord ne se soit pas fait sur elle, parmi les chirurgiens, unanime et définitif.

Cela tient d'abord à ce que les opérations plus radicales ont donné de si merveilleux résultats que la plupart des chirurgiens ont une tendance bien naturelle à étendre leurs indications plutôt qu'à les restreindre. Cela tient ensuite à ce que l'incision du cul-de-sac postérieur a donné bien souvent lieu à des fistules et à des récidives qui ont rebuté et découragé les opérateurs qui avaient eu recours à elle. Ces fistules et ces récidives sont, en effet, assez communes, lorsqu'on tente de guérir par la simple incision des lésions qui sont justiciables d'une opération plus complète.

C'est qu'en effet la simple incision vaginale ne peut avoir la prétention de tout guérir. Il y a bien des cas dans lesquels la seule évacuation du pus ne suffit pas et lorsqu'on se trouve en présence de lésions anciennes des annexes avec altérations profondes des parois, adhérences épaisses, parfois infiltrées de pus, collections multiples, développées jusque dans l'ovaire, poches à parois rigides et dans l'impossibilité de s'affaisser et de revenir sur elles-mêmes, toutes lésions qui sont en somme assez fréquentes, il est bien certain qu'il vaudra mieux faire une extirpation complète qui seule, pourra conduire à la guérison.

De même, lorsque les lésions sont haut situées, très éloignées du cul-de-sac vaginal, inaccessibles par cette voie sous peine d'accidents opératoires sérieux et de blessures des organes voisins, lorsqu'elles sont bilatérales, comme il arrive souvent dans les cas de salpingites doubles étendues de la corne utérine à la paroi pelvienne, vers le détroit supérieur, lorsqu'enfin, ce qui est également fréquent, on aura un doute quelconque sur la nature exacte des lésions que l'on constate, il faudra, de parti pris, renoncer à l'incision simple, qui finirait dans ce cas par avoir plus d'inconvénients que d'avantages.

En revanche, et la plupart des chirurgiens sont aujourd'hui d'accord sur ce point, il est des cas où elle est nettement indiquée. Ce sont les collections *bas situées* faisant saillie dans le cul-de-sac postérieur ou tout au moins situées non loin de sa paroi. Ce sont surtout les collections *aiguës*. Celles-ci, qui sont de véritables abcès chauds du tissu cellulaire lorsqu'elles sont situées dans la gaine hypogastrique, doivent être traitées comme des abcès chauds ordinaires qu'un coup de bistouri suffit à guérir. Lorsque ces collections aiguës sont situées dans la trompe, ce qu'il est d'ailleurs très difficile de déterminer exactement, ce sont des abcès chauds de la trompe, développés rapidement, et qui ne s'accompagnent pas de lésions bien profondes de cet organe. Dans ces conditions, ils auront de très grandes chances de guérir par la simple ouverture. D'autre part, les lésions récentes sont en général très virulentes. Or, si elles sont unilatérales, ce qui contre-indique absolument, à moins de phénomènes menaçants, l'hystérectomie vaginale, il ne reste pour les opérer que la laparotomie qui devient dangereuse, du fait même de la virulence de la collection. Il vaut donc beaucoup mieux, dans ces cas, ouvrir la collection par en bas, quitte à pratiquer ultérieurement par la laparotomie l'extirpation unilatérale des annexes, si par hasard l'incision simple n'a pas suffi à amener la guérison.

L'incision vaginale est également indiquée dans les *poussées aiguës* qui peuvent compliquer les lésions chroniques. Sans doute, celles-ci sont souvent justiciables de l'hystérectomie vaginale immédiate, qui n'entraîne que de très faibles chances d'infection péritonéale; mais cette opération peut être excessive quand les lésions sont unilatérales. Une incision de la collection suppurée fait tomber la fièvre, permet à la malade de se remonter et de supporter plus facilement ensuite une opération radicale qui, cette fois sera abdominale, si elle paraît nécessaire, et les cas ne sont pas rares où elle sera inutile, l'incision simple ayant suffi à guérir tous les accidents.

Je ne crois pas cependant, à l'inverse de la plupart des auteurs, que cette règle doive être appliquée aux suppurations aiguës et diffuses qui suivent l'*infection puerpérale*, sous le prétexte que la friabilité de l'utérus rend, dans ces conditions, l'hystérectomie vaginale impraticable.

Il est certain que, si l'hystérectomie peut être faite, il faut la faire. C'est l'utérus qui est infecté dans toute son épaisseur; il y a presque toujours des poches multiples, et il faut un large drainage. L'hystérectomie seule permet de supprimer le foyer utérin, d'ouvrir toutes les poches et de drainer au maximum. Or, et je l'affirme pour l'avoir faite souvent dans ces conditions, l'hystérectomie vaginale, malgré la friabilité de l'utérus, est parfaitement exécutable. Mais il faut, pour abaisser l'utérus, renoncer à se servir de pinces à griffes. De larges pinces à plateaux, comme les pinces à kystes de Nélaton, permettront de faire sur le tissu utérin des prises puissantes et mener à bien l'opération. Je suis convaincu que, dans ces cas redoutables et souvent désespérés, cette opération radicale aura des chances beaucoup plus sérieuses que la simple colpotomie de rendre à la vie des malades perdues sans retour.

En résumé, et c'est par là que je terminerai cette discussion déjà trop longue, l'incision vaginale est une excellente opération, qui donne très souvent des guérisons radicales et définitives quand on l'applique aux cas pour lesquels elle est indiquée.

On l'emploiera avant toute autre opération dans les suppurations aiguës : abcès pelviens du tissu cellulaire — pour lesquels il constitue même une opération exclusive, — collections enkystées de la cavité de Douglas ou de la trompe faisant saillie dans le cul-de-sac postérieur ou facilement accessibles par ce cul-de-sac, surtout lorsque ces collections sont uniques. On l'emploiera enfin dans les suppurations aiguës venant compliquer une affection chronique et qui répondent aux conditions anatomiques que je viens de résumer.

Les suppurations pelviennes ont été abordées par d'autres voies. La *voie sacrée*, employée par Wiedow, qui avait déjà conseillé l'incision vaginale en deux temps, me semble détestable.

J'en dirai autant de la *périnéotomie verticale* de Hegar et Sanger, qui vont chercher la collection à travers la fosse ischio-rectale et le releveur de l'anus, et de la *périnéotomie transversale* de Zuckerkandl, qui incise le périnée d'un ischion à l'autre et pénètre dans le cul-de-sac de Douglas en dédoublant sur toute sa hauteur la cloison recto-vaginale. Ces divers procédés me paraissent compliquer et aggraver bien inutilement une opération simple et bénigne.

Dans quelques cas exceptionnels, le pus se dirige vers la paroi abdominale, au niveau de laquelle une simple incision pourra l'évacuer. On peut même aller le chercher assez profondément dans le bassin, en décollant le péritoine de la fosse iliaque par une incision de 8 à 10 centimètres, située un peu au-dessus de l'arcade crurale et assez analogue à l'incision que l'on fait pour la ligature des vaisseaux iliaques. C'est cette opération, dont les indications me paraissent assez rares, que Pozzi a baptisée du nom peut-être un peu ambitieux de *laparotomie sous-péritonéale*. Cela ressemble beaucoup à l'ancienne incision du phlegmon de la fosse iliaque. Pozzi déclare d'ailleurs lui-même que cette opération, qu'il a décrite alors qu'on connaissait mal la disposition des abcès tubaires, et qui avait pour but d'ouvrir des collections assez profondes sans intéresser le péritoine, n'a plus que des indications tout à fait exceptionnelles, depuis que nous savons que les abcès tubaires sont énucléables et qu'il vaut mieux, lorsqu'on opère par voie haute, les extirper complètement que se borner à les ouvrir.

EXTIRPATION DES ANNEXES

La découverte de Lawson Tait, en 1872, fut le point de départ d'une révolution dans la thérapeutique des suppurations annexielles, et, dès que l'on sut que les trompes malades pouvaient être extirpées, les chirurgiens entrèrent de toutes parts dans la voie qui venait d'être ouverte.

L'extirpation des salpingites, la *salpingectomie*, est une opération universelle et bien qu'on tende aujourd'hui à la remplacer, ou plutôt à la compléter par l'hystérectomie, elle restera toujours, ne fût-ce que dans les cas de lésions unilatérales, une opération dont les indications seront extrêmement fréquentes.

Les annexes peuvent être extirpées de deux façons, soit directement, après laparotomie, soit en passant par le vagin, par la taille d'un des culs-de-sac. A vrai dire, la voie vaginale n'est suivie que tout à fait exceptionnellement. J'en veux cependant parler, car il est des cas dans lesquels il peut être avantageux de s'en servir.

Extirpation vaginale. — C'est Gaillard Thomas qui, en 1887, posa le premier les règles de cette opération, reprise bientôt après par Byford, et en France par Péan, Bouilly, Terrillon. Il n'est guère de chirurgien qui ne l'ait exécutée, mais presque toujours d'une façon exceptionnelle. Dührsen, Le Dentu, Pichevin, ont modifié cette opération en proposant de passer par le cul-de-sac antérieur.

Le manuel opératoire de la salpingectomie vaginale est assez simple, au moins en théorie.

Le plus ordinairement, on passe en arrière de l'utérus. Après avoir largement incisé le cul-de-sac postérieur, tout en abaissant l'utérus, on explore le cul-de-sac de Douglas, et on va à la recherche des annexes. Il faut introduire par l'incision une longue valve qui refoule en arrière la paroi vaginale postérieure et le rectum, qu'elle protège en même temps. L'application de cette valve donne beaucoup de jour. Il est des cas, et j'en ai rencontré, dans lesquels les trompes prolabées sont vraiment très faciles à trouver et à saisir avec des pinces appropriées, dont les meilleures sont, à mon sens, des pinces à mors en forme d'anneau allongé. Lorsque les adhérences des annexes malades aux parties voisines, et en particulier à l'intestin, sont légères et se laissent facilement déchirer, il peut être très simple d'amener progressivement les annexes, jusqu'à ce qu'on puisse placer sur leur pédicule une à deux pinces à mors courts et forts. Il suffit alors, pour les enlever, d'un coup de ciseaux donné sur le pédicule.

Mais dans l'immense majorité des cas, les choses ne se passent pas aussi simplement.

D'abord il y a souvent, en arrière de l'utérus, des adhérences qui saignent et empêchent de voir quoi que ce soit. Mais comme cette hémorragie est en général légère et cède vite à un tamponnement, on peut presque toujours parvenir à voir à peu près clairement dans l'incision. Mais on ne voit pas toujours pour cela les annexes un peu haut placées et retenues par des adhérences, alors que l'utérus descend sous l'influence des tractions exercées sur lui. On est alors obligé de faire basculer l'utérus en arrière (fig. 298) pour saisir l'insertion des annexes sur la corne utérine. Et lors même qu'on aperçoit les annexes, qu'il est ordinairement, vu leur profondeur, difficile d'énucléer avec les doigts, il est souvent très malaisé de les avoir. Elles se déchirent, s'effritent, non sans donner du sang ; parfois une poche purulente située dans leur intérieur se crève et une certaine quantité de pus vient souiller et obscurcir le champ opératoire. Bref, on se trouve en présence de toutes sortes de difficultés qui font qu'en somme il est rarement possible d'enlever les annexes d'une façon complète.

Il est certain que, lorsqu'on y parvient, l'opération est très satisfaisante, car une fois le pédicule pincé et les annexes enlevées, avec ou sans ligature, l'opération est pour ainsi dire terminée. On tamponne la plaie avec une mèche de gaze. La pince est enlevée le deuxième jour lorsqu'on en a laissé une à demeure, la mèche le cinquième ou le sixième, et tout est dit. Après une opération semblable les accidents sont extrêmement rares. Il est bien évident que, si on ouvre une poche purulente qu'on ne puisse extirper, on drainera largement. Mais il ne s'agit alors pas d'une salpingectomie véritable, et l'on n'a fait qu'une simple incision de la collection purulente, une colpotomie ordinaire.

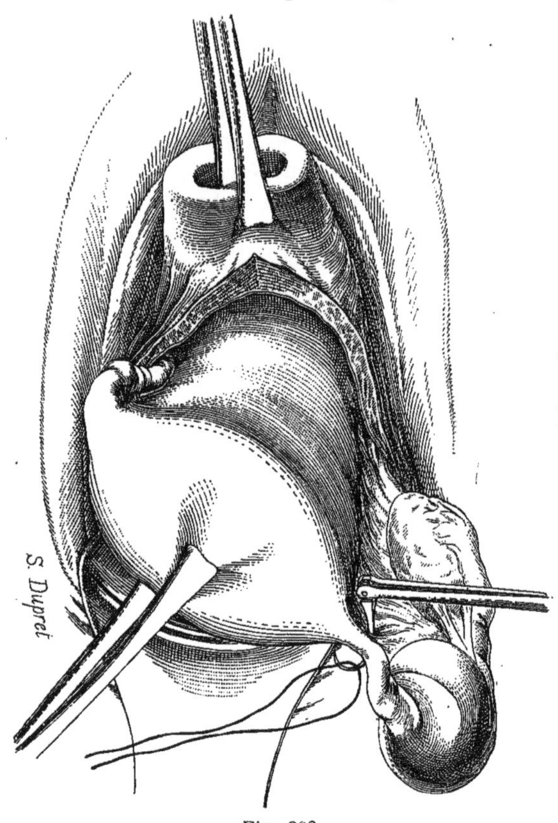

Fig. 298.
Salpingectomie vaginale.
L'utérus a été basculé à travers le cul-de-sac postérieur. Ligature et extirpation des annexes gauches.

Dührsen conseille d'enlever les annexes en passant par le cul-de-sac antérieur. Après avoir fait une incision transversale, il décolle le vagin, ouvre le cul-de-sac péritonéal, abaisse peu à peu l'utérus, soit avec des pinces, soit avec des fils qu'il passe dans sa paroi antérieure et arrive ainsi jusqu'au fond de l'organe, au niveau du pédicule annexiel. Il ne s'agit plus que d'attirer les annexes malades en les séparant, autant que possible, avec les doigts, des tissus voisins auxquels elles peuvent adhérer. Comme le pédicule est ici pour ainsi dire hors de la vulve, il est en général possible de l'étreindre par une ligature. Si on ne peut en placer une solide, on se contentera d'une pince à demeure. Mais, dans le cul-de-sac antérieur, celle-ci est moins bien supportée que dans le cul-de-sac postérieur et elle a l'inconvénient de pouvoir blesser la vessie.

Le Dentu et Pichevin ont amélioré ce procédé en adoptant l'incision de Mackenrodt, comme pour la vagino-fixation. Cette incision qui est longitudinale, médiane, s'étend sur la plus grande partie de la paroi antérieure du vagin, depuis le tubercule antérieur, jusque près du col. Par cette incision, le vagin est décollé, le cul-de-sac péritonéal ouvert, l'utérus et les annexes sont attirés hors de la vulve. C'est là un perfectionnement important, car cette incision médiane donne beaucoup plus de jour que l'incision de Dührsen, d'autant plus qu'on peut au besoin l'agrandir encore par des débridements transversaux. Par ce procédé, on y voit donc relativement fort bien et, en tirant sur l'utérus qu'on fait basculer en avant (fig. 299), on amène les annexes sans avoir à tirer sur elles, avantage sérieux sur la voie postérieure dans laquelle l'utérus est beaucoup plus difficile à faire basculer, si bien qu'on est obligé pour abaisser les annexes, de les saisir et de les attirer directement au risque de les déchirer.

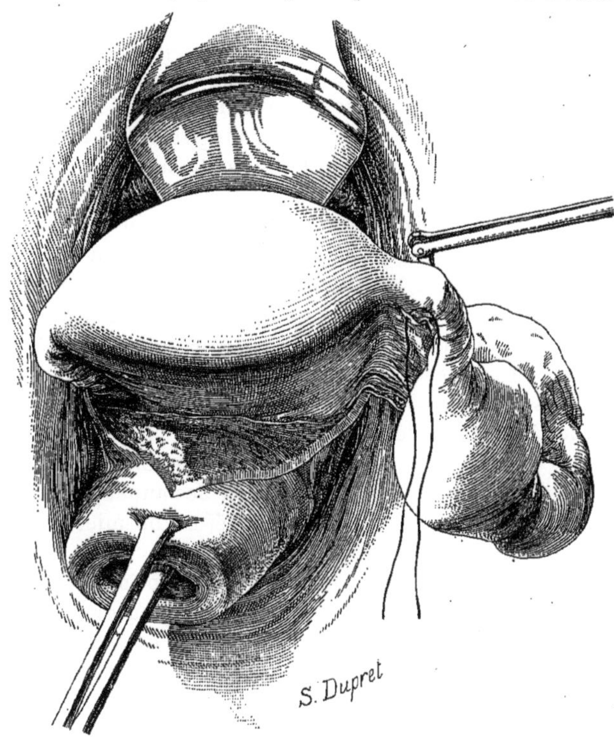

Fig. 299.
L'utérus a été basculé en avant, après incision médiane de la paroi vaginale antérieure.
Ligature et extirpation des annexes gauches.

Mais, par contre, ce procédé a des inconvénients. Il expose davantage à la blessure de la vessie et des uretères, qui cependant est assez rare pour qu'on puisse n'en pas tenir compte. Il y en a un plus grave, qui tient à la situation ordinaire des annexes malades. Celles-ci sont presque toujours plus ou moins prolabées dans le cul-de-sac postérieur, et dès lors il est souvent difficile de les faire passer en avant de l'utérus, par une manœuvre qui nécessite des tractions souvent assez énergiques pour déchirer les organes et provoquer des ennuis de toute sorte.

C'est pourquoi je pense que la voie postérieure sera plus généralement indiquée. On ne choisirait la voie antérieure que si on avait en même temps l'intention, en cas de rétroflexion, de pratiquer une vagino-fixation. De même si, au cours d'une vagino-fixation, on apercevait des annexes malades, on en profiterait pour les enlever.

Telle est cette opération. Lorsque les circonstances sont favorables, elle est très simple, très bénigne, et c'est, pour ainsi dire, l'opération idéale.

Que peut-on concevoir en effet de meilleur et de plus simple que d'enlever par exemple une trompe malade par une simple incision du cul-de-sac postérieur? Il n'y a ni cicatrice abdominale, ni éventration consécutive possible, et les chances d'infection sont réduites à leur minimum, parce qu'on n'entre pour ainsi dire pas dans le ventre, et que, si les annexes infectées ont été ouvertes, le drainage se fait de lui-même.

Malheureusement, les cas sont tout à fait rares dans lesquels les choses se passent aussi simplement. Dès que les annexes sont sérieusement malades et que leur extirpation est indiquée, il y a presque toujours des adhérences avec les organes voisins et en particulier avec le rectum et l'intestin. Or, il est absolument impossible de se rendre compte de la situation et de la résistance de ces adhérences autrement que par l'examen direct, impraticable par la voie vaginale. Dans l'incertitude où l'on est, dans l'impossibilité d'effectuer des tractions sérieuses de peur de déchirer l'intestin, on déchirera la plupart du temps les annexes qui viendront par lambeaux et seront enlevées dans des conditions aveugles et en somme bien moins satisfaisantes que par la laparotomie.

D'autre part, si les lésions sont bilatérales, l'extirpation des annexes seules par le vagin n'a plus de raison d'être et c'est à l'hystérectomie qu'il faut avoir recours.

L'extirpation vaginale des annexes n'est donc discutable que dans les cas de lésions unilatérales, à condition que ces lésions soient simples, ce qu'il est la plupart du temps impossible de savoir exactement. Dans le doute, mieux vaut la laparotomie qui peut se terminer soit par l'extirpation des annexes d'un seul côté, si la lésion est simple, soit par l'extirpation bilatérale ou mieux encore l'hystérectomie abdominale si la lésion est double.

Les *indications* de la salpingectomie vaginale sont donc exceptionnelles. Elles peuvent cependant se présenter. Il n'est pas très rare de rencontrer d'un seul côté des annexes douloureuses, mobiles, prolabées dans le cul-de-sac postérieur où il est facile de les sentir. Dans ces conditions l'extirpation par la voie vaginale me paraît parfaitement acceptable et peut même, si l'on est bien sûr de la mobilité de la tumeur, être considérée comme l'opération de choix.

Il est cependant une circonstance qui fait que, malgré tout, cette opération se pratique assez fréquemment. Il n'est pas rare d'ouvrir le cul-de-sac postérieur pour aller à la recherche de quelque suppuration qu'on croit devoir ouvrir par le vagin. On peut aussi, croyant se trouver en présence d'une annexite double, ouvrir le cul-de-sac postérieur comme premier temps d'une hystérectomie vaginale. Mais on peut se tromper et rencontrer, au lieu de la collection purulente que l'on pensait ouvrir, une salpingite peu adhérente et assez facile à extirper, ou bien encore, au lieu des lésions bilatérales en vue desquelles on voulait sacrifier l'utérus, des lésions unilatérales qui contre-indiquent l'hystérectomie. Il est alors tout naturellement indiqué d'enlever la trompe malade et dans ces conditions la salpingectomie vaginale, bien que n'étant, en somme, qu'une opération de circonstance, n'en sera pas moins la meilleure.

Extirpation abdominale. — L'extirpation des annexes par la laparotomie, qui a provoqué pendant près de vingt ans l'enthousiasme universel, est à bon droit nommée l'opération de Lawson Tait qui, en 1872, fut le premier à la pratiquer et à en préciser les indications. TERRILLON, TERRIER, BOUILLY, POZZI, furent parmi les premiers à l'introduire en France où elle a été, depuis, et par tous les chirurgiens, pratiquée un nombre incalculable de fois. Mais lorsque, sous l'impulsion de PÉAN, de SEGOND et d'un grand nombre d'autres chirurgiens, cette conviction commença à se faire dans l'esprit de beaucoup d'opérateurs que, lorsque les annexes des deux côtés sont malades, mieux vaut en même

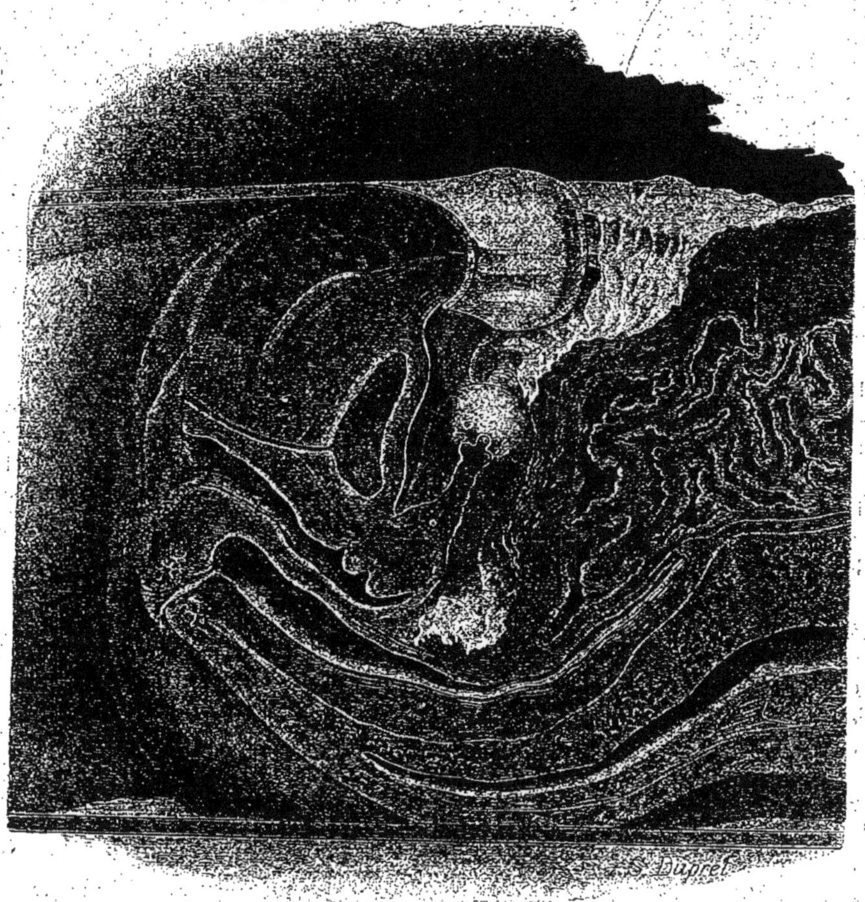

Fig. 300.
LAPAROTOMIE SUR UN PLAN HORIZONTAL. Eclairage défectueux de la cavité pelvienne.

temps sacrifier l'utérus, la salpingectomie simple fut peu à peu abandonnée pour l'hystérectomie vaginale ou abdominale, et il semble qu'elle soit destinée à perdre de plus en plus de terrain.

Il n'en est pas moins vrai qu'il est un cas dans lequel elle conservera toujours des indications et restera toujours l'opération idéale, c'est celui dans lequel les annexes ne sont malades que d'un seul côté. Dans ces conditions il ne saurait être question de sacrifier l'utérus et l'extirpation simple des annexes conserve tous ses droits. Or, comme ces cas sont, en somme, très fréquents, la salpingectomie reste encore une des opérations les plus communes de la chirurgie abdominale.

TECHNIQUE GÉNÉRALE DE LA LAPAROTOMIE

Pour la première fois dans le cours de cet ouvrage, je suis conduit à décrire une opération qui nécessite l'ouverture du ventre. Je profite donc de cette

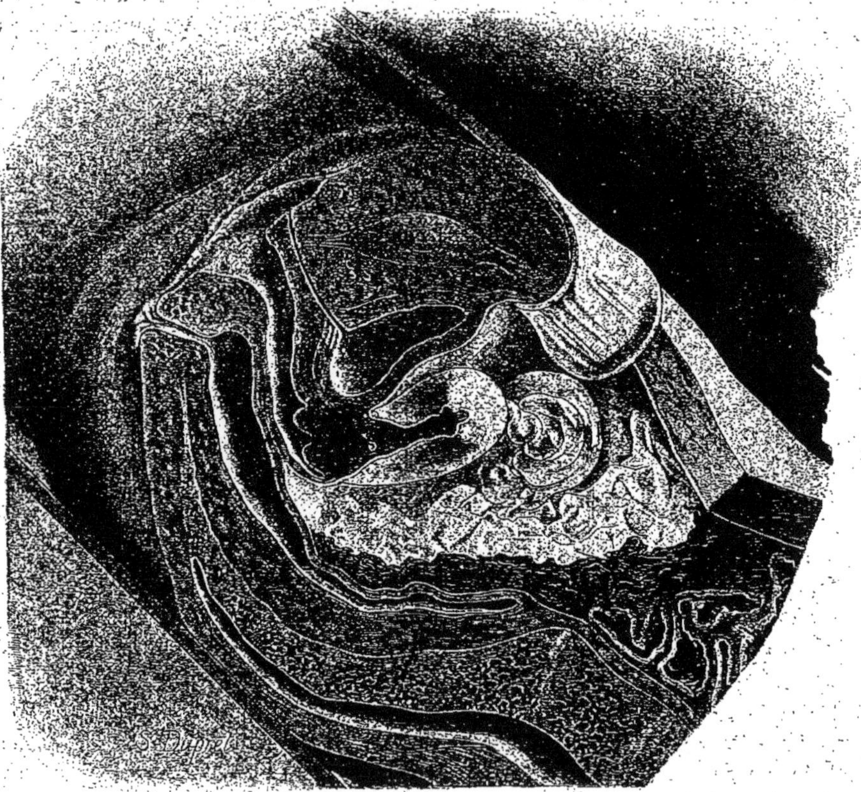

Fig. 301.
LAPAROTOMIE SUR UN PLAN INCLINÉ A 45°. Eclairage parfait de la cavité pelvienne.

occasion pour donner ici, une fois pour toutes et dans tous ses détails, dont aucun n'est indifférent, la technique complète de la laparotomie, telle que je la conçois, depuis l'incision jusqu'à la suture.

Avant tout, il ne faut jamais entreprendre une laparotomie pour extirpation des annexes sans se servir du *plan incliné* ou plutôt de la position déclive de TRENDELENBURG. Cette méthode si simple est certainement le plus grand perfectionnement qui, depuis les premiers jours de l'ère chirurgicale moderne, ait été apporté à la chirurgie pelvienne. Elle a révolutionné la technique des opérations sur l'utérus et ses annexes, et nous avons peine à comprendre aujourd'hui qu'elle ait pu, dès son apparition, trouver des détracteurs. Elle n'en a plus maintenant, et elle est aujourd'hui universellement adoptée.

Mais pour retirer de l'emploi du plan incliné tous les avantages qu'il peut donner, il faut que l'inclinaison soit très considérable. Plus la situation de la malade se rapproche de la verticale, plus les opérations intra-pelviennes deviennent faciles. L'inclinaison du plan doit atteindre ou dépasser 45°. Les malades ne sont pas sensiblement plus incommodées par cette déclivité que par une inclinaison moins accentuée, et l'opération s'en trouve singulièrement facilitée. Si la respiration et la circulation de quelques malades, qui sont d'ailleurs peu nombreuses, s'accommodent mal de la position déclive, il est toujours temps

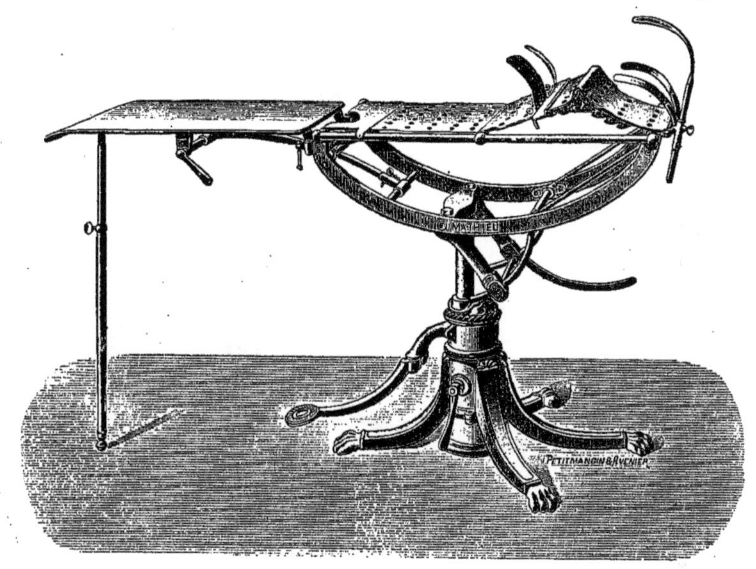

Fig. 302.
Table de J.-L. Faure disposée pour les opérations de chirurgie générale.

de les replacer dans la position horizontale, qui fait disparaître les troubles, et dans laquelle on peut continuer l'opération. Il est alors facile, sur la même malade, de se rendre compte des avantages de la position de Trendelenburg. Dès que la malade est revenue à la position horizontale, les difficultés s'accumulent et les manœuvres opératoires qui semblaient les plus simples à exécuter deviennent immédiatement très difficiles, ou même impraticables.

Les avantages du plan incliné sont multiples. Le premier et le plus grand consiste dans l'éclairage parfait de l'intérieur de la cavité pelvienne. On y voit mieux ainsi dans une salle éclairée d'une simple fenêtre qu'on n'y voit dans une salle vitrée de toutes parts y compris le plafond, lorsque la malade est couchée horizontalement sur la table. Dans cette situation, en effet, le pubis projette toujours sur le fond du bassin une ombre qu'on ne peut vaincre qu'avec un éclairage artificiel, une lampe électrique mobile, par exemple, qu'on peut diriger en tous sens. Le jour que donne une baie latérale arrive au contraire directement dans le fond du bassin lorsque la malade est couchée sur un plan fortement incliné (fig. 300 et 301). Voilà l'avantage capital.

Il en est un second et presque aussi important. Les intestins, autrefois si gênants, qui venaient constamment remplir le champ opératoire et qu'il fallait sans cesse repousser, non sans inconvénients et risques d'infection, tombent d'eux-mêmes vers le diaphragme en abandonnant le petit bassin qui reste ainsi, sauf en cas d'adhérences, libre et facile à explorer. Rien n'est plus simple, lorsque les intestins ont quitté le petit bassin, que de les maintenir au loin, en accumulant sur eux des compresses qui les empêchent de remonter, et qui, lorsqu'elles sont disposées avec soin, ce qui est une précaution capitale, isolent complètement le paquet intestinal des organes pelviens.

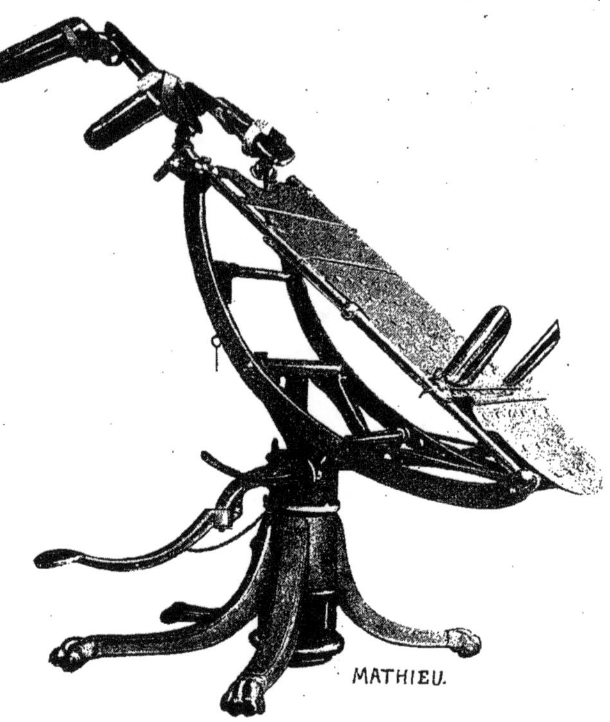

Fig. 303.
Table de J.-L. Faure. Inclinaison maxima pour la laparotomie.

On opère donc ainsi dans une cavité pelvienne isolée, vide, libre et bien éclairée, et ce sont là des avantages que ne contrebalancent pour ainsi dire aucun inconvénient.

Ces inconvénients sont en effet peu importants. La position déclive gêne certaines malades, qui se congestionnent, respirent mal et présentent parfois des phénomènes inquiétants. Le fait est rare, mais il existe. On en est quitte alors, si la prolongation de la position déclive semble risquer de produire des accidents, pour terminer l'opération dans la position horizontale.

On a observé assez souvent des paralysies, parfois assez sérieuses, dues à la compression du plexus brachial par les épaulières. On aura soin que celles-ci soient disposées de façon à ne pouvoir produire cet accident.

Le reproche le plus sérieux qu'on ait fait à la position déclive, c'est qu'elle facilite l'infection péritonéale, au cas où une poche purulente viendrait, ce qui est assez commun, à se rompre pendant les manœuvres de décortication. Le pus tend alors à s'écouler vers le diaphragme et à venir souiller les intestins, au risque d'y provoquer des accidents d'infection mortelle. Il est certain que cet accident peut arriver. Il est non moins certain qu'il est rare et que l'infection péritonéale est fort peu à craindre, si l'on prend le soin de bien isoler avec des compresses tout le paquet intestinal. Mais il faut que cet isolement soit absolu.

Il est d'ailleurs presque toujours facile à réaliser. Il faut avoir à sa disposition un bon nombre de compresses stérilisées, soit en toile, soit, ce qui vaut mieux, en gaze à huit ou dix doubles, plus souple et plus plastique. Ces compresses

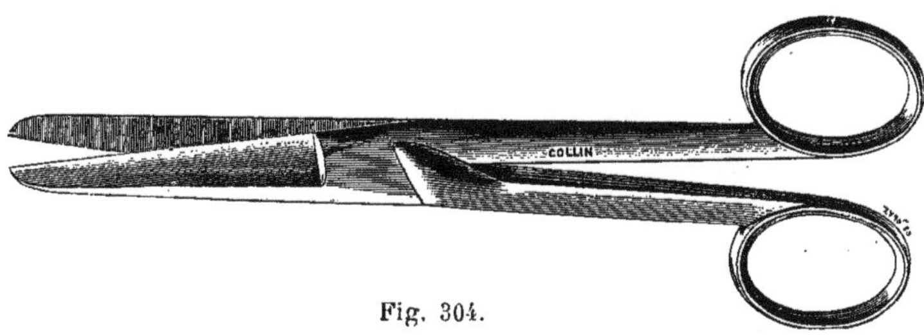

Fig. 304.

sont accumulées sur les intestins qui doivent être complètement refoulés et qu'on ne doit pas voir pendant l'opération. Chacune d'elles doit être maintenue

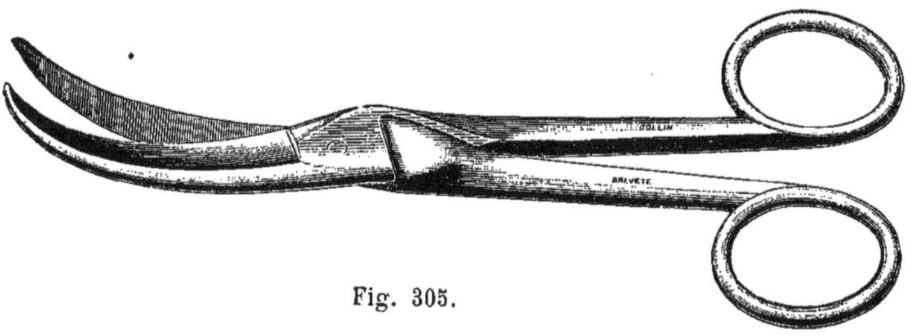

Fig. 305.

avec une pince, afin de ne pouvoir être oubliée. Elles doivent d'ailleurs être assez grandes pour qu'une ou deux suffisent à protéger des intestins. Si, au cours de

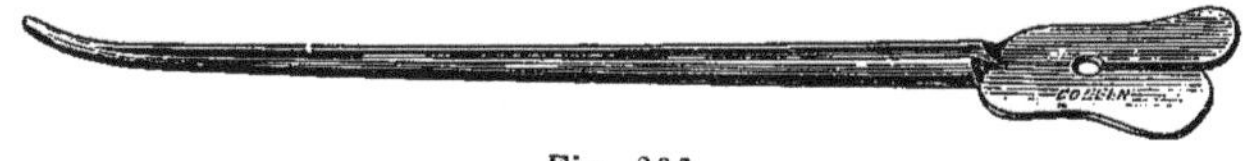

Fig. 306.

l'opération, les compresses les plus superficielles viennent à être souillées par le pus on les change ou on les recouvre immédiatement par des compresses propres.

Dans ces conditions l'isolement de la cavité pelvienne et de la masse intesti-

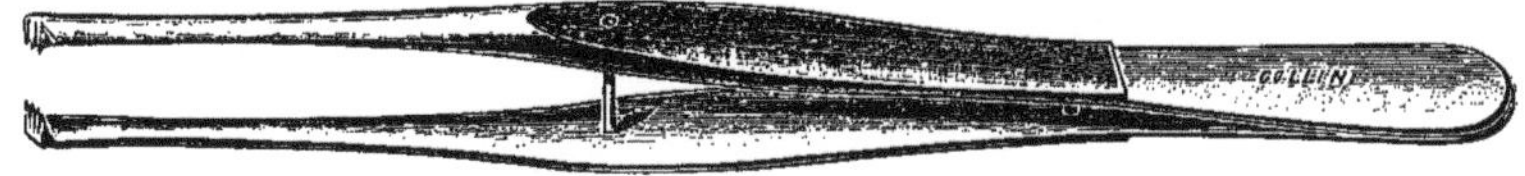

Fig. 307.

nale qui remplit la grande cavité péritonéale est presque absolu ou du moins suffisant, car les accidents d'infection attribuables à l'inoculation directe de la grande séreuse sont en réalité exceptionnels.

Bref, le plan incliné n'a que des avantages, et on peut affirmer que c'est son adoption générale qui a permis de pousser aussi loin qu'on l'a fait dans ces derniers temps la perfection de la technique de la chirurgie intra-pelvienne, et de

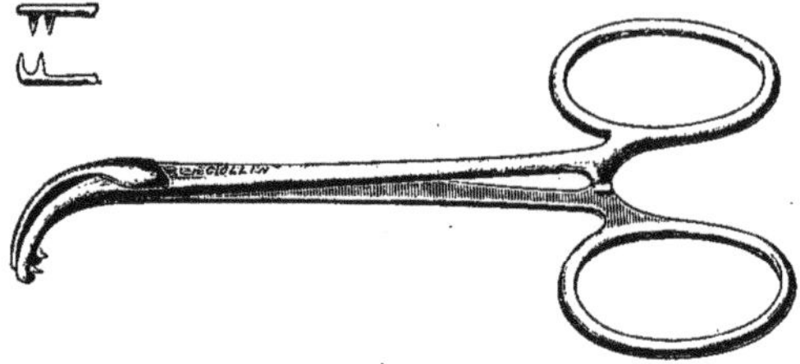

Fig. 308.

voir s'abaisser dans des proportions inconnues jusqu'alors les risques qu'elle entraînait il y a quinze ans à peine.

On aura donc un plan incliné pouvant se mettre à 45° au moins. Il en est un grand nombre de modèles, de bons, de mauvais, d'excellents.

Celui de PERAIRE est un des plus connus et des meilleurs, malgré l'absence

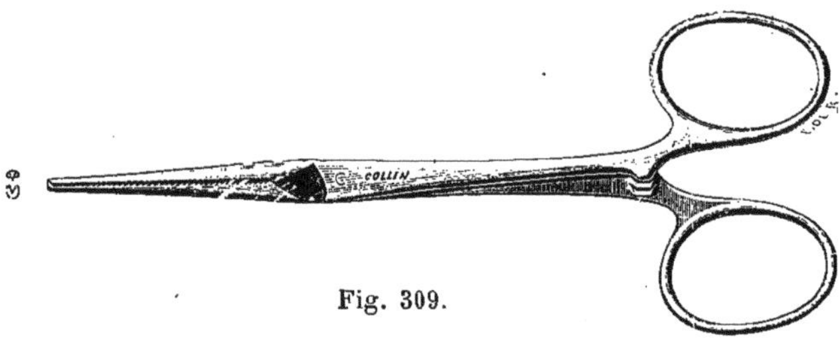

Fig. 309.

regrettable à mon sens, d'échancrure inter-fémorale. Quels qu'ils soient, il faut avant tout qu'ils puissent s'incliner suffisamment ; il faut aussi qu'ils présentent entre les jambes de la malade, au-dessous du point où repose le siège, une large

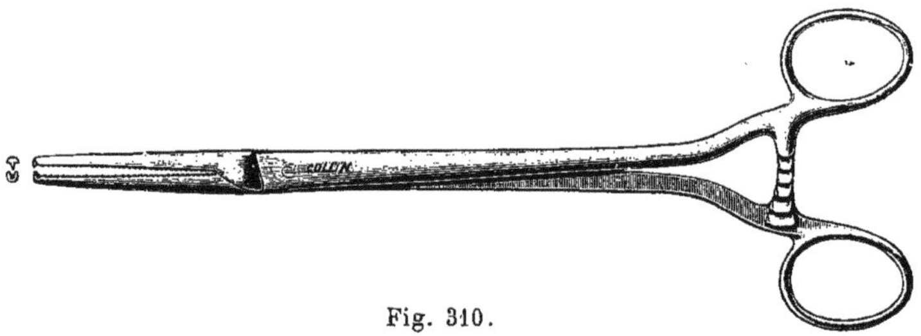

Fig. 310.

échancrure disposée de façon à ce qu'on puisse facilement, pendant l'opération, faire ou faire faire toutes les manœuvres vaginales nécessitées par l'introduction de pinces destinées à indiquer les culs-de-sac, ou après l'opération, à retirer les drains et les mèches que le chirurgien peut avoir besoin de laisser à demeure. Ceci est très important, et les modèles qui ne présentent pas cette échancrure sont des modèles à rejeter ou à modifier.

Ce qui vaut mieux encore qu'un plan incliné, c'est une bonne table pouvant prendre facilement la disposition voulue.

Parmi les tables portatives, celle de RICHELOT est peut-être la meilleure.

Mais dans une installation hospitalière, où l'on peut avoir une table lourde, on

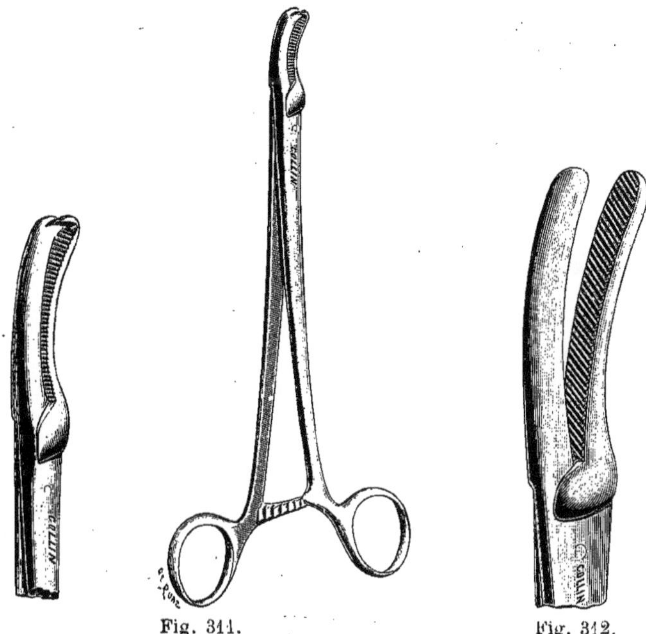

Fig. 311. Fig. 312.

choisira une table à hauteur variable. Il en existe plusieurs. Personnellement j'emploie celle de MATHIEU, que j'ai quelque peu modifiée (fig. 302, 303, 377). Il

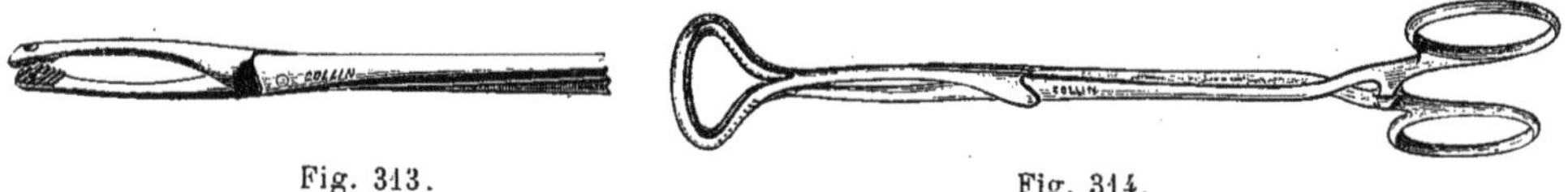

Fig. 313. Fig. 314.

en existe plusieurs autres également très bonnes, celles de DOYEN, de GUYOT, de GOSSET, de PANTALONI, de QUERVAIN-DAURIAC, sans compter les tables innombrables adoptées à l'étranger.

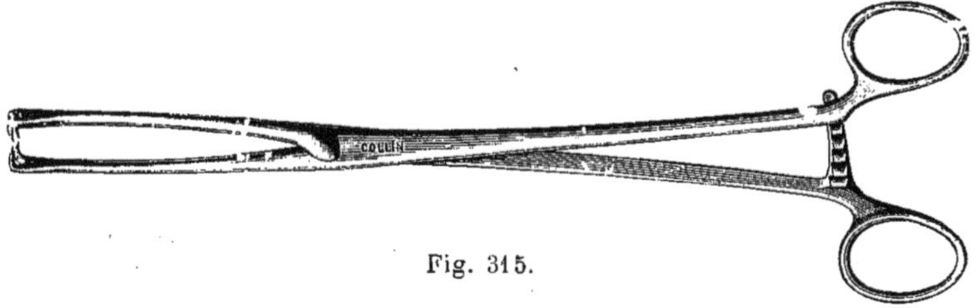

Fig. 315.

Mais une bonne table ne suffit pas. Il faut avoir de bons instruments, je dirais, presque des instruments parfaits.

Voici ceux dont je me sers et dont je conseille de se servir :

Ce sont ceux qu'il faut avoir dans toute laparotomie pour annexites. Les instruments spéciaux qu'il faut avoir en cas de fibrome, cancer, kystes de l'ovaire, seront énumérés en temps et lieu.

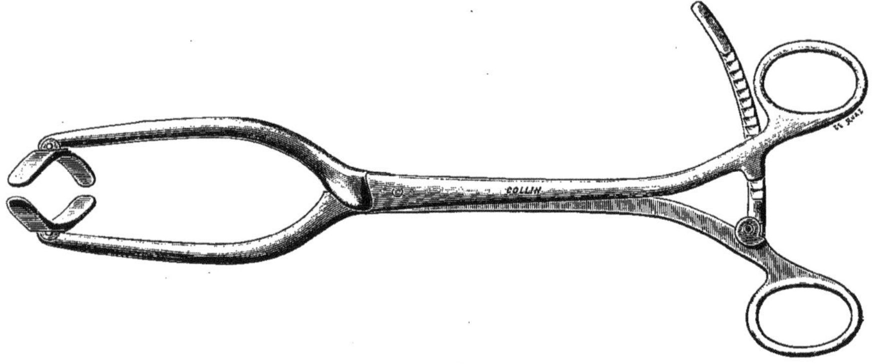

Fig. 316.

Un bistouri.

Une paire de ciseaux forts à extrémités mousses (fig. 304).

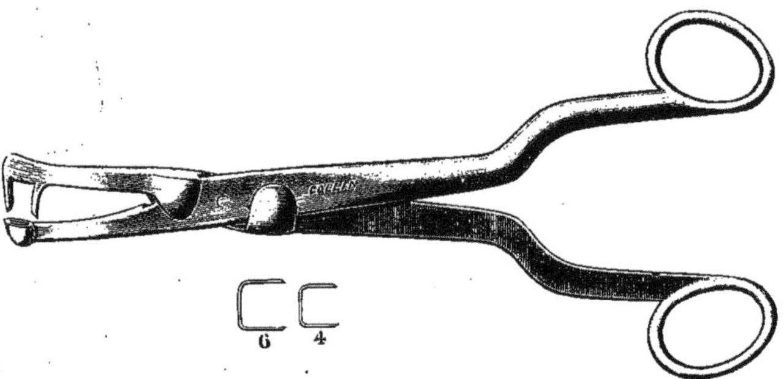

Fig. 317.
Pince de Michel pour ligatures métalliques perdues.

Une paire de gros ciseaux courbes, indispensables pour la section du col utérin (fig. 305).

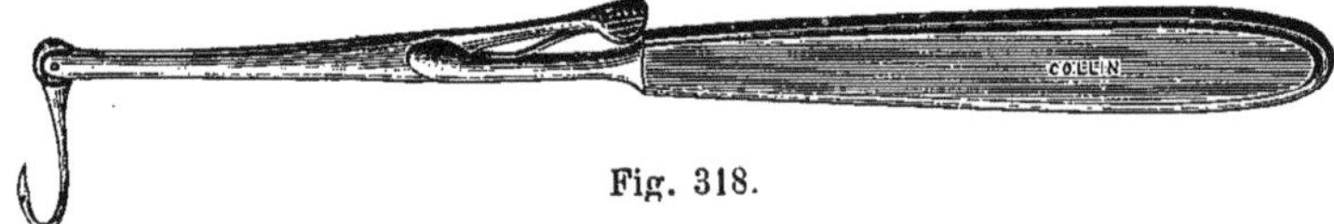

Fig. 318.

Une sonde cannelée de Nélaton (fig. 306).

Une pince à disséquer à sept griffes (fig. 307).

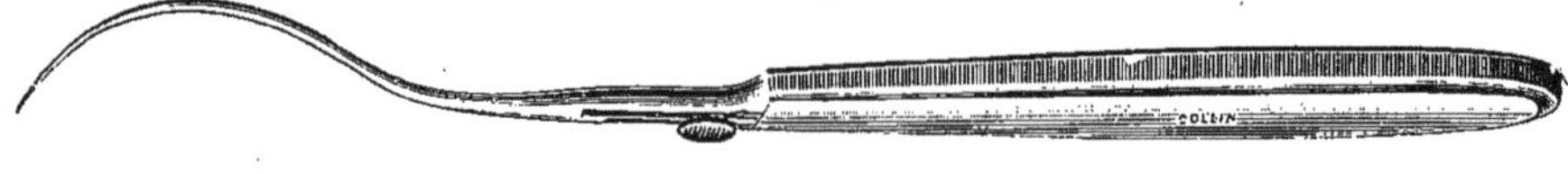

Fig. 319.

Une longue pince à disséquer également à sept griffes, pour la dissection ou les sutures du fond du bassin.

Quatre pinces destinées à fixer les champs opératoires aux lèvres de la plaie (fig. 308).

Douze pinces de Kocher (fig. 309).

Quatre longues pinces de Kocher (22 centimètres) (fig. 310).

Quatre pinces courbes à mors courts, que j'ai fait munir de griffes à leur

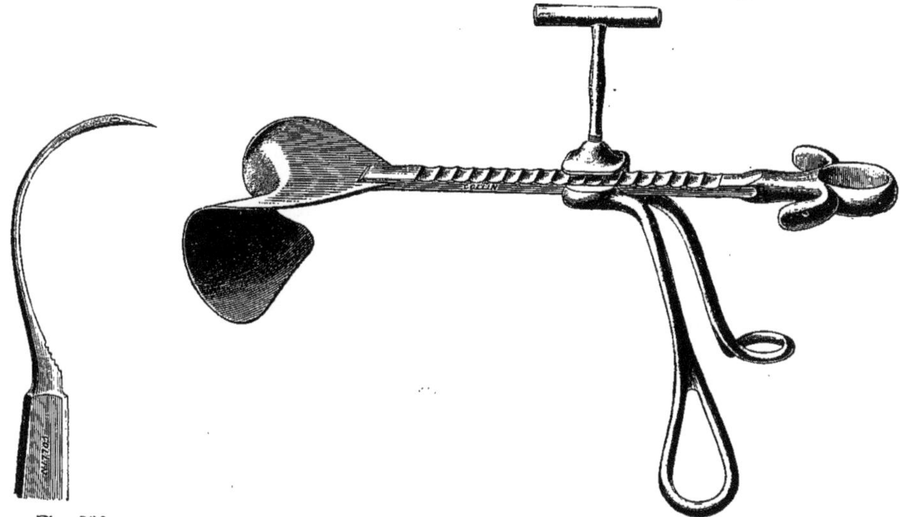

Fig. 320.

Fig. 321.
Ecarteur de Doyen avec support à grande vis, de J.-L. Faure.

extrémité. Ces pinces sont destinées spécialement au pincement des utérines ou des vaisseaux placés profondément dans le bassin (fig. 311).

Deux pinces-clamps à mors épais et rigides. Ces pinces sont destinées à saisir

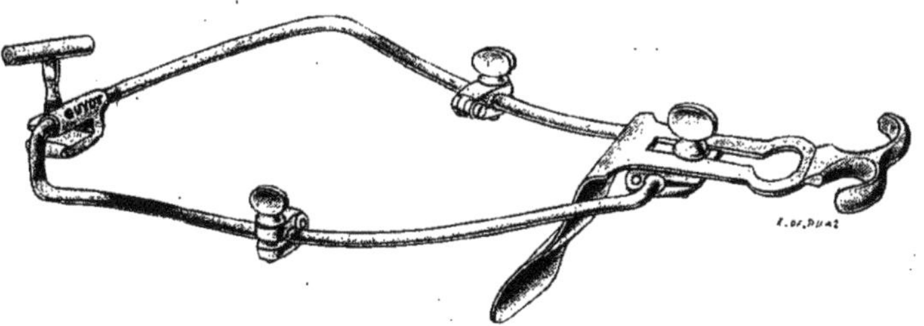

Fig. 322.
Valve de J.-L. Faure et Coryllos.

le ligament large. Elles sont très puissantes et ne laissent pas glisser les tissus comme le font parfois les pinces moins rigides (fig. 312).

Quatre pinces à plateaux du modèle que j'ai fait construire. Ces pinces sont destinées, le cas échéant, à saisir la tranche vaginale (fig. 313).

Quatre pinces triangulaires (fig. 314).

Cinq pinces de Museux, à deux dents (fig. 315).

Une pince de Collin, destinée à saisir et à attirer l'utérus sans le blesser (fig. 316).

Une pince de Michel pour ligatures métalliques profondes. Elle rend les plus grands services pour faire l'hémostase des petits vaisseaux perdus au fond du bassin (fig. 317).

Une aiguille à pédale, à forte courbure (fig. 318). Cette aiguille est indispensable pour exécuter, au fond du bassin, les surjets sur le col ou sur le péritoine.

Une aiguille de Reverdin (fig. 319).

Une aiguille de Doyen pour les parois épaisses (fig. 320).

Un magasin à agrafes de Michel et une pince pour poser les agrafes (fig. 339).

Il est indispensable d'avoir un bon écarteur. Cet écarteur doit être automatique, ce qui supprime un aide et le remplace avec avantage.

Il y en a plusieurs bons modèles, ceux de Vacher, de Delagenière, de Ricard, de Collin. Le meilleur me paraît être la valve sus-pubienne de Doyen avec point d'appui interfémoral. J'ai fait modifier le point d'appui par l'adjonction d'une vis à longue tige qui permet de mettre l'écarteur en place et de le serrer énergiquement sans risque de contamination de la main (fig. 321).

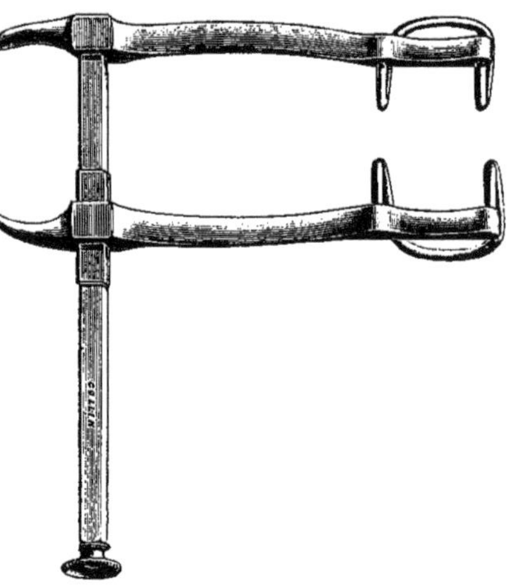

Fig. 323.
Ecarteur de Gosset.

La valve moyenne suffit à presque tous les cas. La grande valve est rarement indispensable, mais, chez certaines femmes grasses et à bassin profond, elle peut être très utile. Cet écarteur donne beaucoup de jour et, une fois en place, il est d'une fixité absolue.

En cas d'anesthésie difficile, chez les femmes grasses, qui dorment mal et dont les intestins tendent sans cesse à faire issue au dehors, on se trouvera très bien d'employer la valve que j'ai fait fabriquer avec Coryllos, et qui, prenant point d'appui sur le manche de la valve sus-pubienne, maintient les intestins d'une façon inébranlable (fig. 322, 324).

Parfois aussi il est utile de s'aider, pour écarter vers la région ombilicale les lèvres de la plaie, de l'écarteur de Gosset, construit d'après le principe des écarteurs de Vacher. J'en ai fait construire un modèle un peu plus grand (fig. 323).

Je crois utile de donner ici quelques règles générales qui s'appliquent indistinctement à toutes les laparotomies pour opérations pelviennes.

Il faut s'habituer à opérer avec un seul aide. Un seul aide suffit; il faut donc savoir s'en contenter. Son rôle est d'ailleurs assez limité. Sa fonction principale, je dirai presque sa seule fonction, doit consister à s'occuper des fils. Cependant il est bon d'avoir en réserve un second aide, qui puisse servir au besoin, en particulier en cas d'hystérectomie totale et de drainage vaginal, pour tenir un écarteur supplémentaire ou aller du côté du vagin attirer au dehors les drains et les compresses.

Mais il est de toute évidence qu'il y a un grand intérêt, dans toute opération, à éviter autant que possible la multiplicité des contacts et à réduire au minimum le nombre des mains destinées à y prendre part.

De même, je conseille formellement, pour toute laparotomie, qu'elle soit dirigée contre une affection septique ou aseptique, comme d'ailleurs pour toutes les opérations, l'emploi de gants imperméables. Ceux-ci doivent être d'un modèle commode et pratique, et, sous ce rapport, les gants de Chaput, fabriqués par

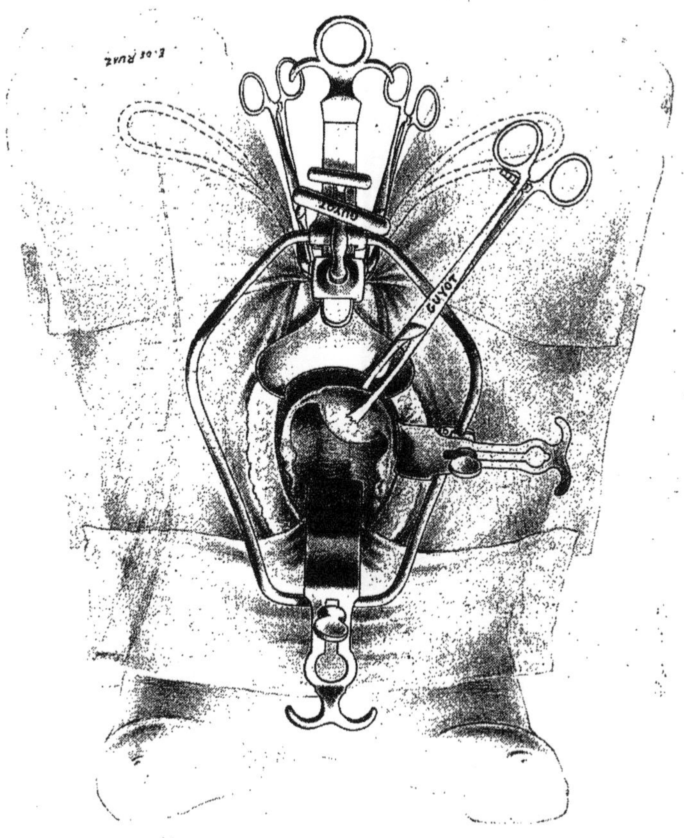

Fig. 324.
La valve de J.-L. Faure-Coryllos est en place et maintient le paquet intestinal.

Galante, me paraissent approcher de la perfection. Le passage à l'autoclave ou au besoin une simple ébullition de quelques minutes suffisent à rendre les gants parfaitement aseptiques. Malgré les lavages les plus consciencieux, les mains, elles, ne le sont jamais[1].

La malade étant nettoyée, rasée, sondée, préparée comme à l'ordinaire, il est

[1] Dans toutes les planches où les mains sont visibles, elles sont représentées nues. C'est volontairement qu'elles ont été ainsi figurées, pour la clarté du dessin et la meilleure représentation des mouvements délicats et précis qu'elles doivent effectuer. Mais il reste entendu, une fois pour toutes, que, pour toutes les opérations, le chirurgien doit avoir des gants.

bon de disposer entre les cuisses le support destiné à maintenir la valve de Doyen. Le modèle à longue vis que j'ai fait construire autrefois, est celui qui convient le mieux. Les champs stérilisés sont alors mis en place et solidement fixés par des pinces suivant la disposition représentée par la figure 328. Puis la table est manœuvrée de façon à mettre la malade en position déclive.

Le chirurgien doit se placer *sur le côté gauche* de la malade, le bras droit du

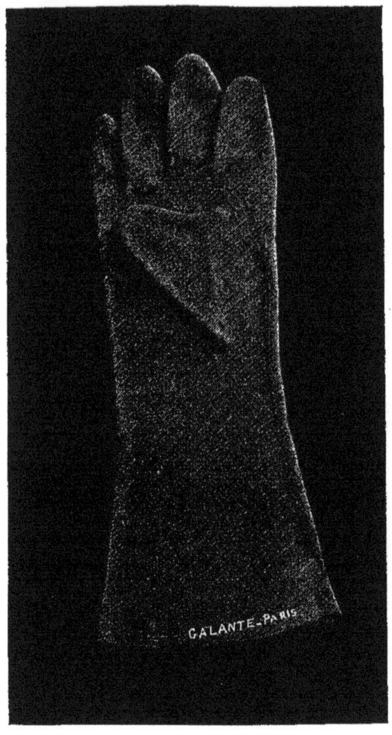

Fig. 325.
Gant de Chaput à doigts larges et courts.

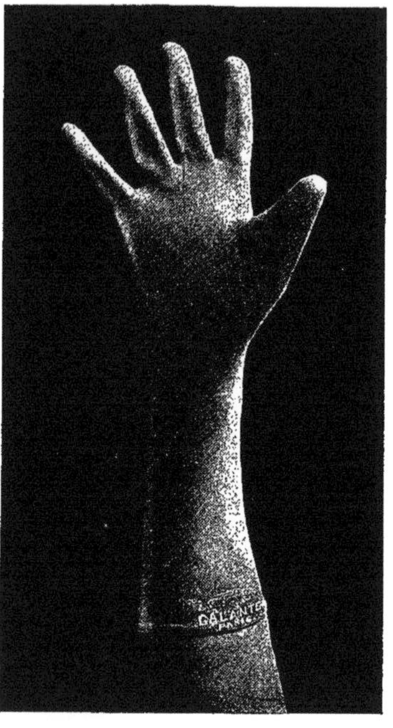

Fig. 326.
Gant de Chaput en place. On voit que l'extrémité des doigts est bien en contact avec le gant.

côté de la tête. Il est ainsi, lorsque la malade est inclinée, infiniment plus libre des mouvements de sa main droite, à tel point que certains procédés, où la main droite joue un rôle très actif, ne peuvent s'exécuter que lorsque le chirurgien est à gauche.

J'avoue ne pas comprendre comment un grand nombre de chirurgiens préfèrent se placer à droite. Je n'y vois d'autre raison qu'une ancienne habitude remontant à l'époque où l'on opérait tous les malades en position horizontale.

Il n'en est pas moins certain, et je dirai même évident, qu'à moins d'être gaucher, le chirurgien qui veut laisser à sa main droite toute sa puissance d'action doit se placer *à gauche*.

On ne commencera que lorsque la résolution sera parfaite et l'anesthésie absolue. Avant de faire son incision il faut faire incliner la malade, et la faire incliner à 45° au moins. Je ne vois que des inconvénients à la pratique qui con-

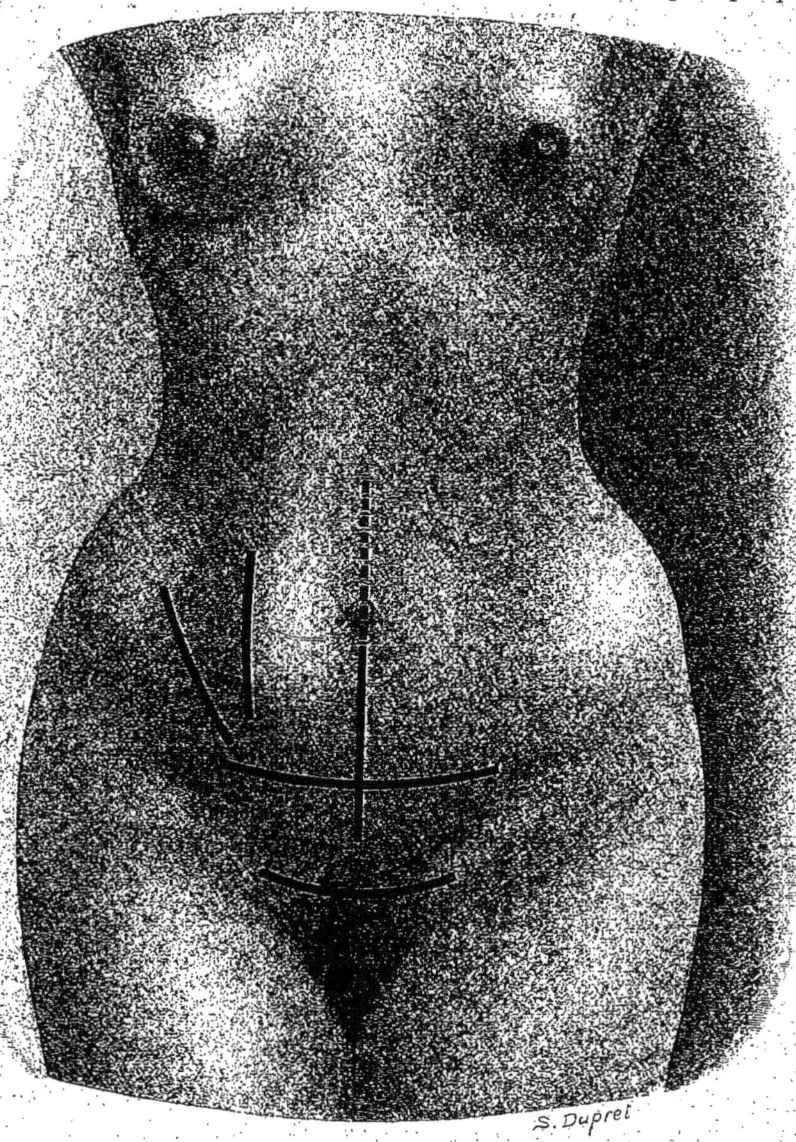

Fig. 327.

LES INCISIONS DIVERSES DE LA PAROI ABDOMINALE ANTÉRIEURE

Incision médiane sous-ombilicale pouvant se prolonger au-dessus de l'ombilic.
Incision transversale de Pfannenstiel, haute et basse.
Incisions de l'appendicite : latérale, et le long du bord du grand droit (JALAGUIER).

siste à inciser en position horizontale et à faire incliner la malade lorsque l'incision est terminée. Il en résulte une interruption bien inutile dans l'acte opératoire, et les intestins, que l'inclinaison ne tend pas à éloigner de la paroi, risquent davantage d'être blessés.

On ne fera donc son incision que lorsque la malade sera dans la position déclive qu'elle doit garder pendant toute l'opération.

Cette incision sera suffisamment grande pour qu'on puisse y bien voir. Une bonne incision doit presque toujours remonter jusqu'à l'ombilic. Le principe des petites incisions est mauvais. Avec de bonnes sutures, il n'y a

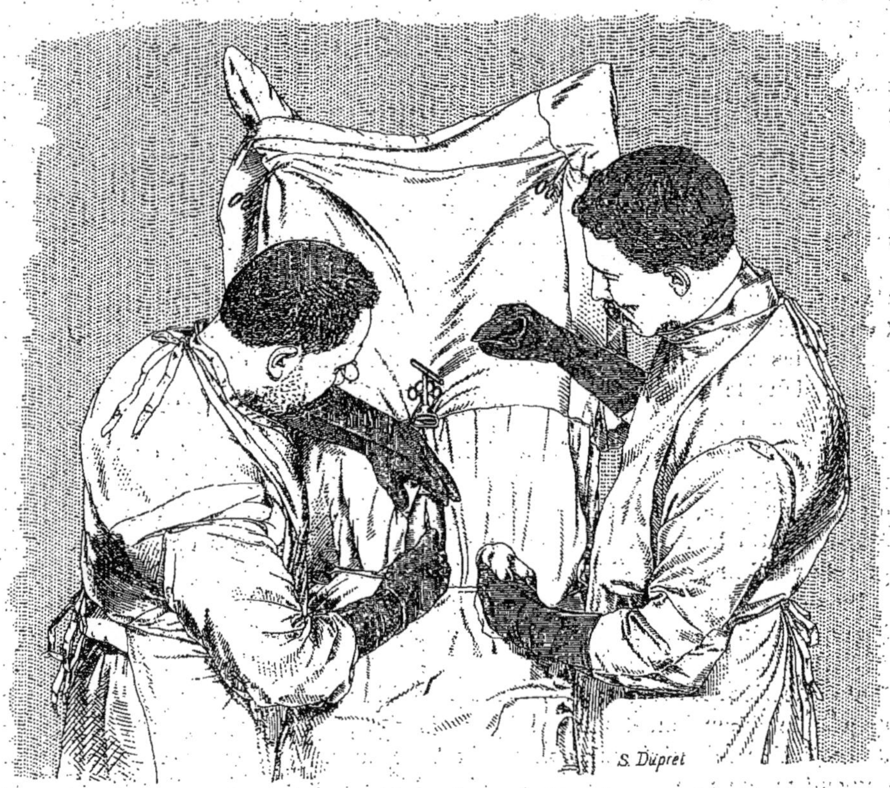

Fig. 328.
Incision de la paroi abdominale. Disposition du champ opératoire.

pas plus d'éventrations post-opératoires après les grandes incisions qu'après les petites. Quelques centimètres de plus ou de moins dans la longueur d'une cicatrice abdominale sont sans aucune importance pour la malade qui la porte, et il y a, en revanche, un intérêt capital pour la bonne exécution d'une opération à pouvoir la faire facilement, en voyant bien ce que l'on fait. Quelque habitude que l'on ait de la chirurgie abdominale et quelle que soit l'habileté personnelle de l'opérateur, il vaut mieux encore se fier à ses deux yeux qu'à ses dix doigts.

L'ouverture du péritoine doit être faite avec beaucoup de prudence, surtout chez les malades qui ont déjà subi une première laparotomie. Il faut se souvenir que des adhérences des intestins au péritoine pariétal sont toujours possibles et que, lorsqu'il en est ainsi, il est plus facile de blesser l'intestin que de l'épargner.

Personnellement j'ai l'habitude d'inciser le péritoine en saisissant solidement de la main gauche la lèvre gauche de la plaie et en attirant la paroi vers moi de façon à l'écarter des plans profonds. La plus petite ponction faite au péritoine y laisse ainsi pénétrer l'air, avec un sifflement caractéristique, qui avertit le chirurgien. En même temps que l'air pénètre, la paroi s'écarte des intestins. Le bistouri est alors abandonné et l'incision de la paroi est terminée en quelques coups de ciseaux. Cette manœuvre, qui m'est personnelle, présente à mes yeux le grand avantage de permettre d'ouvrir le ventre en quelques secondes tout en mettant aussi bien et peut-être mieux que toutes les autres façons de faire l'intestin à l'abri de toute atteinte.

Il est presque toujours inutile, sauf exception pour une petite artériole qui siège souvent dans l'angle inférieur de la plaie, de mettre des pinces sur les vaisseaux de la paroi. Ils ne donnent que quelques gouttes de sang, qui s'arrêtent spontanément. Les pinces ne servent à rien et ne font que gêner.

J'en dirai autant des pinces qui servent théoriquement à repérer le péritoine. Ces pinces, utiles dans les laparotomies latérales, sont inutiles dans les laparotomies médianes, où le péritoine ne demande qu'à rester en place. Comme les pinces des vaisseaux, elles gênent et risquent même, dans certains cas, de glisser dans le ventre et de s'y perdre. Il est bien plus simple de n'en pas mettre.

L'incision faite, et on doit la conduire *jusqu'au pubis*, il faut, en règle générale et systématiquement, mettre en place, dès ce moment, la valve sus-pubienne, que je considère, après les avoir tous essayés, comme le meilleur de tous les écarteurs. On la remonte le plus près possible du pubis et on la fixe avec la grande vis du support d'une façon inébranlable.

Puis on s'occupe des intestins, qu'il faut refouler dans la profondeur, de façon à ce que, non seulement ils ne gênent pas pendant l'opération, mais à ce qu'ils restent invisibles et parfaitement protégés contre toute blessure et surtout contre toute infection. A cet effet, il est indispensable d'avoir des compresses de gaze de grande dimension. Ces compresses doivent avoir, au moins, une quarantaine de centimètres de côté, sur huit ou dix épaisseurs. Deux ou trois, au maximum, souvent même une seule, suffisent ainsi à maintenir les intestins d'une façon efficace. Leur volume permet de les retrouver avec la plus grande facilité et empêche de les oublier dans le ventre, même si l'on n'a pas pris la précaution de les repérer avec une pince ou un cordon fixé à un de leurs angles. Cette précaution, absolument indispensable avec les petites compresses, est presque toujours inutile avec les grandes compresses que je conseille d'employer exclusivement. L'extrémité des grandes compresses doit recouvrir les lèvres de la plaie pour les protéger contre toute souillure.

Pfannenstiel a conseillé d'exécuter, au lieu de l'incision médiane, une *incision transversale*, légèrement incurvée, et située immédiatement au-dessus du pubis dans la zone recouverte de poils. Cette incision a le très grand avantage de devenir à peu près invisible, lorsque la cicatrice aura disparu sous les poils qui la dissimulent d'une façon complète. La peau et la couche graisseuse doivent être coupées franchement dans toute leur épaisseur. Il est ici presque toujours nécessaire de pincer quelques vaisseaux, d'ailleurs de peu d'importance. Il faut ensuite sectionner, parallèlement à l'incision cutanée, l'aponévrose assez épaisse qui recouvre les grands droits et la détacher des muscles sous-jacents pour la relever en même temps que la peau. Elle se détache facilement partout, sauf au niveau de la ligne médiane où elle adhère, et où il est nécessaire de sectionner les adhérences avec des ciseaux (fig. 329 et 330). Le lambeau demi-circulaire ainsi délimité est relevé vers l'ombilic et maintenu avec une pince. Les deux muscles droits sont alors séparés l'un de l'autre, et le péritoine est ouvert entre les deux, longitudinalement. On obtient facilement, en forçant un peu, une ouverture péritonéale de 10 ou 12 centimètres, dans laquelle

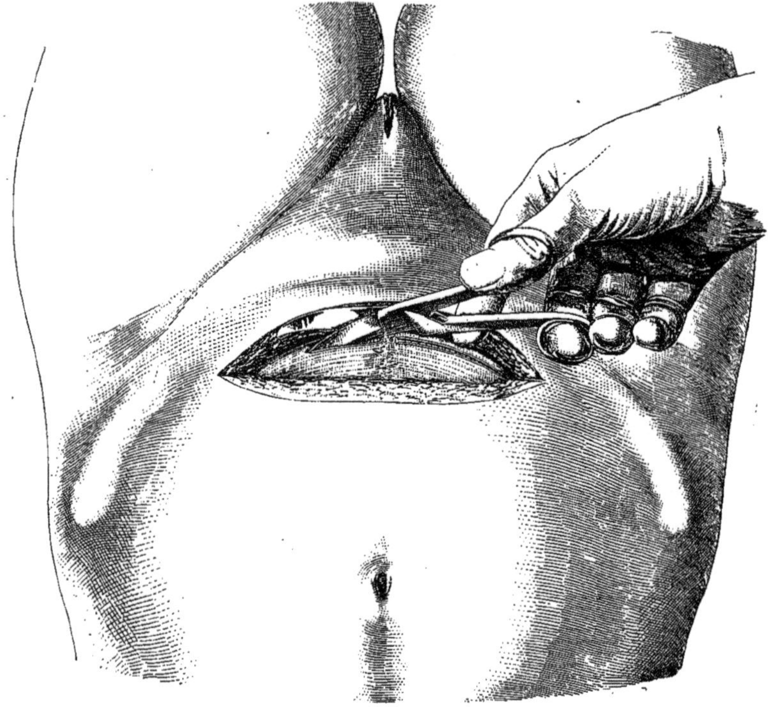

Fig. 329.
INCISION DE PFANNENSTIEL. Incision transversale de la peau et de l'aponévrose.

on peut, en froissant au besoin les muscles, introduire la valve sus-pubienne (fig., 331, 332).

Les opérations pour lésions peu compliquées, fibrome de petit volume, petit kyste de l'ovaire, annexite peu volumineuse ou peu adhérente, raccourcissement des ligaments ronds, opérations conservatrices, sont facilement menées à bien avec cette incision. On peut d'ailleurs, dans les opérations plus complexes et dirigées contre des lésions plus volumineuses, faire porter son incision plus haut, au niveau des épines iliaques par exemple. Elle donne ainsi beaucoup de jour et plus tard, la cicatrisation terminée, elle prend l'apparence d'un simple pli transversal de la peau. Bien que j'aie une prédilection marquée pour tout ce qui peut faciliter l'acte opératoire, j'exécute très volontiers cette incision, lorsqu'il y a lieu de tenir compte des désirs d'une coquetterie fort légitime, ou des exigences de certaines nécessités professionnelles. D'ailleurs elle expose moins que l'incision médiane aux éventrations consécutives. Mais, en revanche, elle favorise la production d'hématomes et elle allonge sensiblement la durée de l'acte opératoire.

Quelle que soit l'incision choisie, ce qu'il faut avant tout, c'est s'arranger pour y bien voir.

On cherche alors le fond de l'utérus, point de repère indispensable. On le sai-

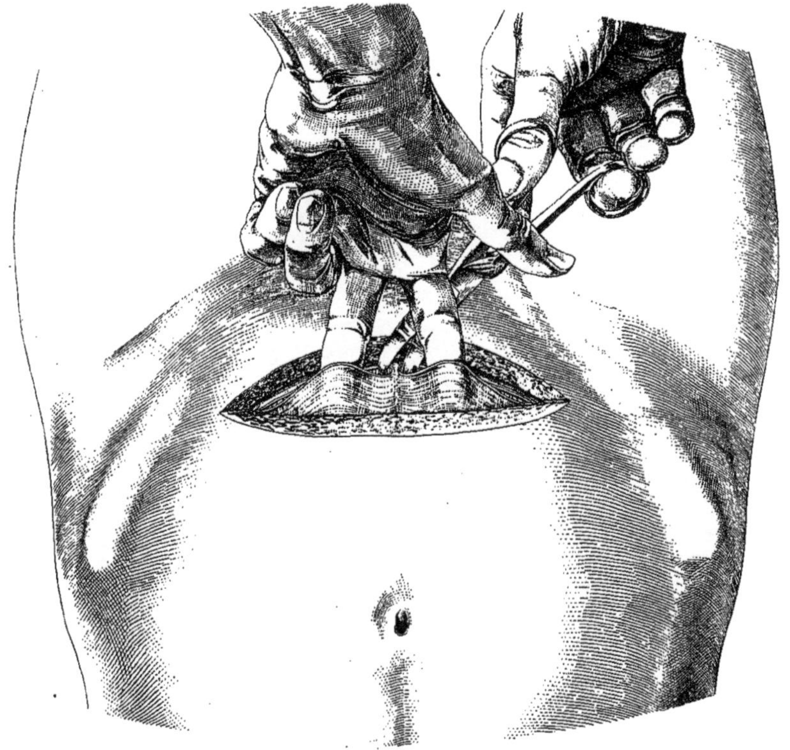

Fig. 330.
L'aponévrose est décollée au niveau de la gaine des grands droits et la ligne blanche est sectionnée aux ciseaux.

sira au besoin dans une pince appropriée qui permet de l'attirer vers le haut avec les annexes malades sans risquer de le déchirer. Le fond de l'utérus reconnu, il est facile de s'orienter. Il est en général très aisé de le reconnaître, mais lorsqu'il y a des adhérences entre les anses intestinales et les annexes malades, les choses peuvent être plus délicates. On commencera d'abord par refouler les anses libres, si elles ne le sont déjà par les compresses placées au début de l'opération, puis on déchirera peu à peu les adhérences et on refoulera ensuite les anses ainsi détachées, au fur et à mesure de leur libération. Il faut qu'en fin de compte on reste en présence des annexes seules et de l'anse colo-rectale qui s'enfonce dans le bassin. Il est ainsi toujours possible de trouver le fond de l'utérus.

Ce travail de libération des annexes est très différent suivant l'importance des lésions. Dans certains cas, il est très simple et pour ainsi dire nul, car les annexes, même malades, même septiques et purulentes, peuvent être libres dans la cavité péritonéale ou n'adhérer aux organes voisins que par quelques filaments insignifiants. Dans ces conditions, rien n'est plus simple que de les extirper, en suivant la technique que je décrirai tout à l'heure. Mais il est des cas, au contraire, où les adhérences avec les organes voisins, S iliaque, intestin grêle, épiploon, cæcum et appendice, vessie, parois pelviennes, sont absolument intimes : tout est fusionné et le petit bassin tout entier semble comme rempli par une

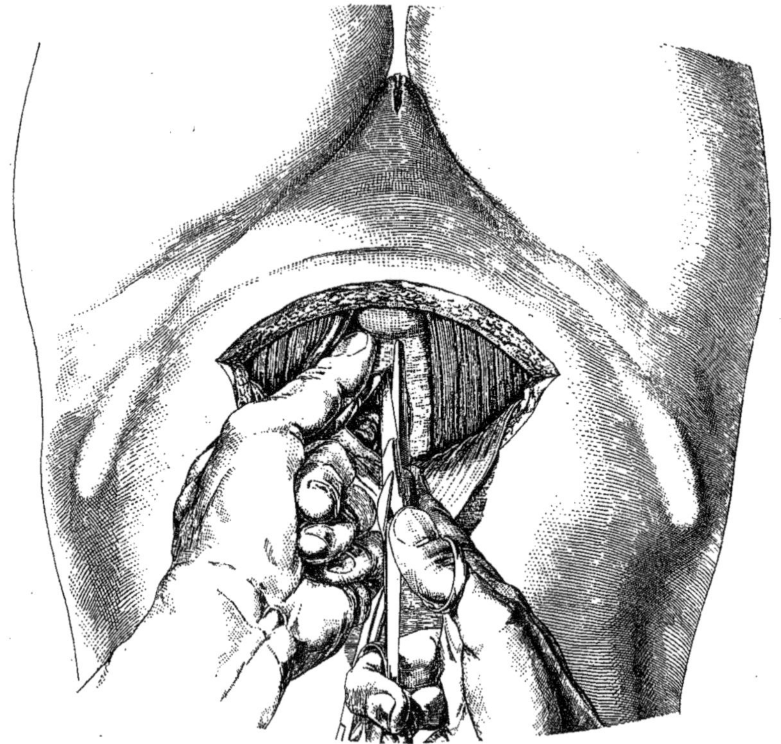

Fig. 331.
Incision longitudinale du péritoine, après écartement des grands droits.

coulée plastique dans laquelle il est impossible de se reconnaître. Entre ces cas extrêmes, tous les intermédiaires sont possibles et je n'entreprendrai pas de les décrire.

Il faut donc, avant tout, se reconnaître et séparer peu à peu les organes sains qu'il faut respecter, des organes malades, qu'il faut enlever.

Pour l'épiploon, c'est chose facile : il suffit de le sectionner assez haut, en un point où il est libre ; on le divise en un nombre suffisant de pédicules qu'on lie au catgut. On le coupe au-dessous de ces pédicules et les parties adhérentes aux annexes malades s'en vont avec elles.

Pour l'intestin, la chose est plus malaisée : il faut, avec des ciseaux et surtout avec le doigt, le détacher doucement des poches annexielles, ce qui est souvent extrêmement délicat.

On est, dans ces cas ardus, très exposé à un accident sérieux : l'ouverture de l'intestin. Dans les manœuvres de séparation des adhérences, lorsque celles-ci sont intimes, rien ne peut parfois empêcher cet accident. Ce sont les tissus les moins résistants qui cèdent. Lorsque ce sont les adhérences qui sont les plus fragiles, les organes se séparent. Lorsque la paroi de la poche est au contraire plus faible et plus friable, elle crève et on a souvent alors un écoulement plus ou moins considé-

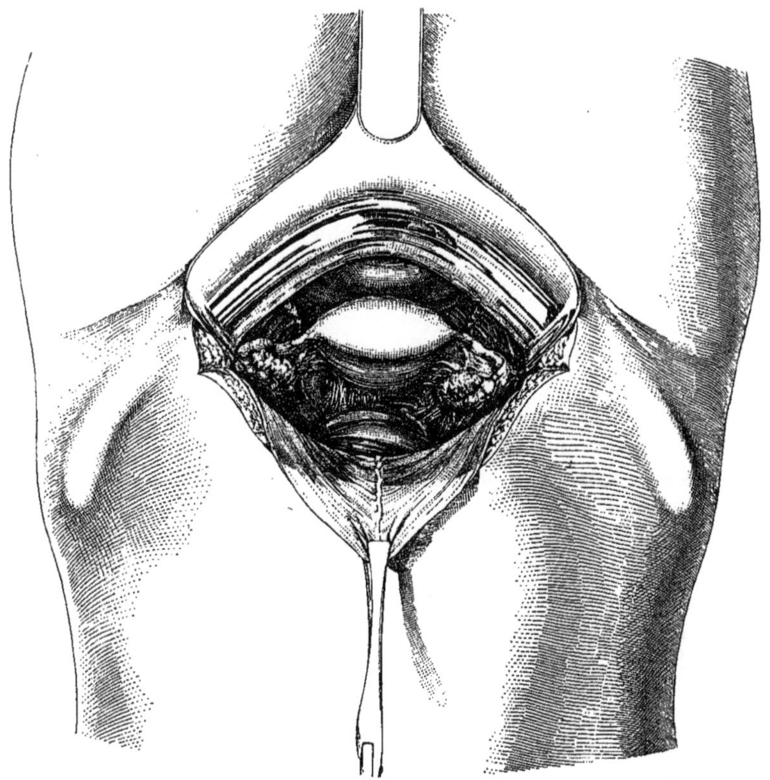

Fig. 332.
L'incision de Pfannenstiel est terminée.

rable de pus. Enfin, lorsque la paroi intestinale est la moins résistante, c'est elle qui cède et se déchire. On en est souvent averti en voyant apparaître les fibres musculaires de sa tunique externe qui se détachent sur une certaine étendue.

C'est donc un accident parfois inévitable, mais dont il ne faut pas s'effrayer outre mesure ; on suturera l'intestin avec beaucoup de soin et on passera outre ; je reviendrai plus loin sur ce point. On peut d'ailleurs assez souvent éviter cette complication, lorsqu'on s'aperçoit des rapports intimes de l'intestin et des parties malades. Il faut, plutôt que de tirer trop fortement sur l'intestin, entamer et au besoin sculpter la paroi tubaire qu'on laissera adhérente à la paroi intestinale. Mais cette manœuvre expose à ouvrir la poche salpingienne, accident d'ailleurs beaucoup moins sérieux que l'ouverture de l'intestin.

Cette libération des adhérences demande beaucoup de soin et beaucoup de patience. Souvent, après avoir mis assez longtemps à séparer des adhérences, le doigt trouve, surtout du côté de la paroi pelvienne et du cul-de-sac de Douglas, un plan de clivage où la séparation se fait bien, ou même une zone considérable dans laquelle les adhérences n'existent pas, si bien qu'on est souvent étonné de la facilité relative avec laquelle se font certaines décortications qui, au premier abord, semblaient devoir être très difficiles.

La réplétion des poches purulentes, leur tension, leur élasticité, facilite beaucoup leur décortication, parce que la sensation qu'on en retire indique leurs limites au doigt qui les explore. Mais, d'autre part, cette réplétion même expose à leur rupture et à l'écoulement du pus. Aussi peut-il être prudent, surtout lorsqu'on a des raisons de croire que le pus contenu dans les trompes est virulent, et que les poches sont assez volumineuses, de les vider avec un aspirateur en prenant soin d'éviter l'effusion du liquide.

Il est souvent bien difficile d'empêcher cette effusion ; le pus filtre entre le trocart et les parois de l'orifice, la poche se déchire, le liquide s'écoule, si bien que l'aspiration provoque l'accident qu'elle a pour but d'éviter, et qu'elle peut faire plus de mal qu'elle ne rend de services. Personnellement je cherche à m'en passer le plus possible.

Lorsque la poche a été vidée, ou lorsqu'elle s'est rompue et qu'on l'a nettoyée avec des compresses, on peut employer un artifice très utile et qui facilite souvent beaucoup la libération de la poche. On introduit dans son intérieur l'index gauche en le recouvrant soigneusement avec des compresses pour éviter qu'il ne s'infecte au contact des parois. En explorant ainsi la paroi tubaire par sa surface interne, il est souvent beaucoup plus commode de la détacher de ses adhérences, parce qu'on sent mieux ses limites.

Dans certains cas, qui sont parmi les plus compliqués, surtout lorsqu'il y a des adhérences avec la paroi pelvienne et une véritable fusion avec l'utérus lui-même, la décortication et l'extirpation des annexes deviennent presque impossibles. C'est alors qu'il peut être nécessaire, pour la mener à bien, de pratiquer l'hystérectomie qui, lorsqu'on emploie les procédés appropriés, est beaucoup plus facile que la simple extirpation des annexes. J'aurai d'ailleurs l'occasion d'étudier plus loin dans tous ses détails cette intéressante question.

Le tableau que je viens de tracer s'applique aux cas les plus difficiles. Mais en général ils sont moins compliqués, la libération des adhérences se fait beaucoup mieux et l'extirpation des annexes est elle-même assez simple.

Dans les cas de difficulté moyenne, il est très utile, pour faciliter les manœuvres, de saisir le fond de l'utérus avec une pince appropriée et de l'attirer vers le haut avec les annexes qui lui sont fixées.

Il est très important, pour de multiples raisons sur lesquelles j'aurai l'occasion de revenir longuement plus loin, il est très important, dis-je, d'attaquer les annexes *de bas en haut*, pour les décortiquer dans les cas difficiles. Il faut aller les prendre *par-dessous*. Elles se décollent ainsi beaucoup mieux. Pour y parvenir, le procédé le meilleur consiste à les attaquer au niveau de leur insertion sur la corne utérine. On sectionne cette insertion entre deux pinces en se tenant en dehors de la racine du ligament rond et, attirant les annexes ainsi séparées de l'utérus en haut et en dehors, on les fait basculer pendant que les doigts s'introduisent au-dessous d'elles, au besoin dans l'épaisseur du ligament large, facilitant singulièrement cette manœuvre (fig. 333). Elles ne tiennent bientôt

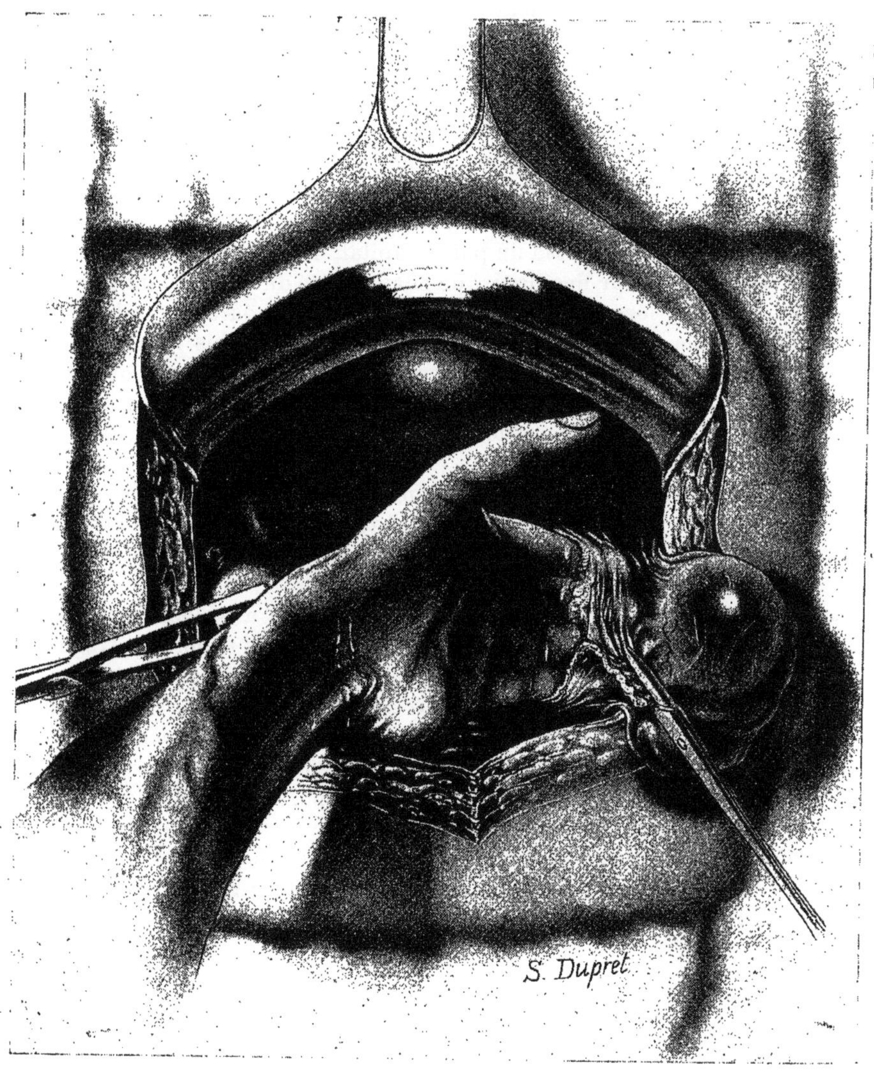

Fig. 333.
EXTIRPATION DES ANNEXES DROITES. Le pédicule a été sectionné près de la corne utérine. Les annexes sont attaquées de dedans en dehors et de bas en haut.

plus que par le pédicule vasculaire utéro-ovarien que l'on tranche d'un coup de ciseaux.

Dans les cas ordinaires, cette façon de procéder rend l'extirpation des annexes très facile, et dans les cas compliqués, elle peut rendre les plus grands services.

Il est bon, en général, de commencer par enlever les annexes les plus volumineuses, mais il n'y a à cet égard aucune règle ; il faut commencer par celles dont l'extirpation semblera la plus simple. Il vaut mieux, en effet, garder pour la fin les annexes les plus difficiles à enlever, pour que l'enlèvement des premières, en désobstruant le bassin, contribue à donner plus d'aisance au chirurgien et à faciliter les manœuvres.

Pour lier le pédicule annexiel, comme d'ailleurs pour toutes les ligatures perdues intra-péritonéales, il faut renoncer de parti pris à toutes les ligatures complexes, fils croisés, fils en chaine, nœuds savants de toute nature dans lesquels on se perd et qui ne valent rien. Il faut aussi renoncer aux ligatures en masse et faire sur chaque vaisseau ou pédicule vasculaire des ligatures séparées. Mais il faut toujours, et c'est là un point capital, faire passer avec une aiguille le catgut dans l'épaisseur des tissus, de chaque côté du vaisseau ou du pédicule à lier. En outre, si, lorsqu'on fait une ligature à la soie ou au fil de lin, il suffit d'un nœud double, il faut toujours pour les catguts perdus faire trois nœuds superposés. Grâce à ces deux précautions bien simples, on aura des ligatures qui ne lâcheront pas et on évitera à coup sûr cette terrible complication des hémorragies post-opératoires, que pour ma part, dans ces conditions je n'ai pas revues depuis bien des années.

Lorsque la trompe a été enlevée, le ligament large entier se trouve ouvert à sa partie supérieure. Il ne reste plus qu'à le fermer par un surjet qu'on fait aussi exact que possible et qui est rendu très facile par l'usage d'une aiguille à pédale à très grande courbure.

Cette fermeture du ligament large, doit être faite avec beaucoup de soin. Lorsque l'extirpation des annexes a laissé des surfaces dépolies, irrégulières, au niveau desquelles le péritoine n'existe plus, il faut s'appliquer à les faire disparaître et s'arranger pour obtenir, pour employer un néologisme commode, une *péritonisation* aussi parfaite que possible de la cavité pelvienne.

Il faut prendre le péritoine sain où on le peut, sur la vessie, sur l'S iliaque ou le méso-côlon, bref fermer aussi exactement que possible la grande cavité péritonéale et l'isoler des surfaces irrégulières et cruentées au niveau desquelles les phénomènes de réparation sont moins actifs et où l'infection est facile. La plupart des chirurgiens attachent aujourd'hui, et à juste titre, beaucoup d'importance à cette reconstitution aussi parfaite que possible du revêtement péritonéal du bassin.

Beaucoup d'opérateurs, soit pour les ligatures en masse, soit pour les ligatures séparées suivies de surjet se servent de soie ou de fils de lin. Ces fils non resorbables exposent aux abcès et aux éliminations tardives dont on connaît tous les ennuis. Je préfère de beaucoup le catgut qui est très suffisant pour l'hémostase et dont on n'a plus jamais à s'occuper après la guérison. Pour ma part, sur un très grand nombre de laparotomies que j'ai faites, je n'ai jamais eu ni une hémorragie secondaire pouvant être attribuée à la chute d'un catgut mal serré ou à sa résorption prématurée, ni une élimination consécutive.

Il est plus facile, cela est certain, de serrer une soie qu'un catgut ; mais il est facile de serrer suffisamment ce dernier, surtout avec l'emploi des gants qui permettent à l'aide de serrer vigoureusement sans se couper les doigts.

Je ne vois donc pas quel avantage on peut trouver à employer la soie. Elle est plus facile à désinfecter, dit-on, puisqu'elle peut être bouillie. Le catgut bien préparé est, lui aussi, parfaitement aseptique. Il me paraît d'ailleurs évident que lorsque des accidents de suppuration surviennent, dans l'immense majorité des cas ce n'est ni à l'infection préalable du catgut, ni à celle de la soie qu'ils sont dus, mais bien à leur infection secondaire, soit par les mains de l'opérateur, lorsqu'il n'a pas de gants, soit plutôt par les tissus de l'opérée, ce qui est particulièrement le cas dans les salpingites, où on travaille souvent dans un milieu septique, car ni les mains du chirurgien, ni les tissus malades n'ont été, que je sache, préalablement bouillis ou passés à l'étuve. L'infection du catgut ou de la soie est donc une infection secondaire. Or le catgut infecté disparaît tout seul tôt ou tard. La soie ne disparaît pas et la fistule qu'elle entretient ne se ferme que lorsqu'on a été l'extraire. Et c'est pourquoi je réprouve la soie, que ses partisans les plus convaincus abandonnent d'ailleurs peu à peu. Il en est de même du fil de lin.

Lorsque l'extirpation, identique des deux côtés, est terminée, que faut-il faire? Si le petit bassin est propre, s'il n'y a ni pus, ni suintement sanguin persistant, si les annexes n'ont pas été déchirées et si l'opération a pu être conduite de façon aseptique, si l'on croit, en somme, ne courir aucun risque d'infection, il faut fermer tout simplement la plaie abdominale. Mais si l'on a des craintes d'infection, s'il reste dans le fond du petit bassin des lambeaux de poches qui n'ont pu être complètement extraits, si le péritoine pelvien est par trop dépoli, dilacéré, recouvert d'adhérences dont beaucoup peuvent être infectées, si la reconstitution du péritoine est imparfaite, il faut drainer.

Il y a deux façons de drainer le petit bassin : par la plaie abdominale et par le vagin. Je crois que, dans cette question comme dans tant d'autres, il est mauvais d'être exclusif. Le *drainage abdominal* et le *drainage vaginal* me paraissent avoir des indications différentes. Les deux sont bons, et c'est, suivant les cas, l'un ou l'autre qu'il faut employer. Il peut même être bon, dans certaines circonstances, de les associer l'un à l'autre.

Dans les cas où les risques d'infection semblent légers, lorsque l'hémostase est bien faite et la péritonisation du bassin satisfaisante, si l'on croit devoir drainer, à cause, par exemple, de la rupture d'une poche de virulence suspecte, le drainage abdominal suffira. Dans ces conditions, un bon drain de caoutchouc, qui doit être à peu près de la grosseur du doigt, et porter, *près de son extrémité inférieure seulement*, un ou deux orifices qui permettront aux liquides sécrétés de pénétrer dans le drain et de s'écouler au dehors, sera très suffisant. Delagenière-Tuffier ont fait construire des tubes en métal percés de nombreuses ouvertures et dans lesquels on introduit, sans pression aucune, des mèches de gaze. Ce sont de bons appareils et qui drainent convenablement. Mais je préfère le drain de caoutchouc plus facile à maintenir bien exactement au fond du bassin. Il est très important de faire au bout de vingt-quatre ou de quarante-huit heures, l'aspiration du liquide qui s'est accumulé dans le bassin, en quantité généralement faible, et qui constitue un milieu de culture qu'il est bon de supprimer (fig. 335).

En outre, dans certains cas inquiétants où l'on craint une hémorragie, la présence d'un drain a ce grand avantage de permettre de la reconnaître.

Les simples mèches de gaze partant du fond du bassin et sortant par la plaie abdominale doivent être condamnées. Elles tamponnent plutôt qu'elles ne drainent, et pour peu qu'elles soient un peu étranglées par les lèvres de la plaie, elles mettent obstacle à l'issue des liquides au lieu de favoriser leur sortie. Elles ont surtout le très grave inconvénient d'être difficiles à enlever. Leur extraction, le deuxième ou le troisième jour, est parfois extrêmement pénible. Il y a des adhérences entre les mèches et les intestins, et l'on attire souvent au dehors des lambeaux épiploïques que l'on rentre ensuite à grand'peine et que l'on est même parfois obligé de réséquer.

Je sais bien que les difficultés que l'on rencontre dans l'extraction des mèches sont parfois beaucoup moins grandes si l'on attend, pour les enlever, jusqu'au dixième ou douzième jour. Mais outre que, quelquefois, les difficultés que l'on peut éviter en sont au contraire accrues, cette façon d'agir a le gros inconvénient de prolonger singulièrement le temps demandé pour la guérison, et de provoquer parfois des fistules persistantes ou des éventrations définitives.

Il faut donc renoncer aux mèches ; en revanche il faut connaître, pour l'employer à l'occasion, le mode de drainage capillaire inventé par Mickulicz. Il est très ingénieux, très simple, et rend parfois les plus grands services : au centre d'une assez large pièce de gaz stérilisée, on fixe une soie solide par un nœud qui serre très fortement la gaze. On laisse celle-ci retomber naturellement par son propre poids autour du fil de soie qui pend verticalement. La gaze constitue ainsi une sorte de sac au fond duquel est fixée la soie. Celle-ci se trouve donc dans l'intérieur du sac, son extrémité libre sortant par l'ouverture.

Pour employer ce sac, on saisit avec une pince située dans son intérieur, le long de la soie, le fond du sac, au niveau du nœud, et on le porte au fond du bassin, au point que l'on juge le plus favorable. L'extrémité libre du sac sort par la plaie abdominale, ainsi que le fil de soie situé dans son intérieur et qu'il faut avoir grand soin de laisser émerger au dehors. On peut alors introduire dans le sac, jusqu'au fond, une quantité plus ou moins grande de mèches de gaze stérilisée, soit pour tamponner en cas de suintement sanguin inquiétant, soit pour drainer, si on le juge nécessaire. Ces mèches sont ainsi séparées des intestins par la paroi du sac, et ne peuvent, en conséquence, leur adhérer directement. Il est donc très facile, lorsqu'on le juge utile, de les enlever les unes après les autres. Quant au sac qui les enveloppe, grâce à la soie qui se fixe à son extrémité profonde, rien n'est plus simple, en tirant sur elle, que de le retirer. Entraîné par la soie, il se retourne en doigt de gant, en commençant par sa partie la plus profonde, et c'est la partie la plus superficielle, celle qui est située à l'orifice cutané, sur laquelle les tractions s'exercent en dernier lieu et qui se détache la dernière. Grâce à cet ingénieux artifice, tous les inconvénients des mèches ordinaires sont pour ainsi dire supprimés (fig. 334).

Rien n'empêche d'ailleurs de mettre en même temps un drain et un sac de Mickulicz qui se complètent l'un l'autre. Le sac de Mickulicz peut rendre les plus grands services pour tamponner en cas de suintement hémorragique intarissable. C'est même là, à mon avis, son véritable rôle, car il draine mal, précisément parce qu'il tamponne bien.

Dans les cas où l'on a des raisons sérieuses de redouter une infection grave, lorsque au fond du bassin persiste un suintement qu'on ne peut tarir, lors encore que la péritonisation du bassin laissera au-dessous de la séreuse nouvelle, tendue comme une sorte de diaphragme assez loin du fond du bassin, une large cavité qui pourrait se drainer très mal par en haut, il vaudra mieux, à mon avis, drainer par le vagin. Dans ces cas, le drainage vaginal est incomparablement supérieur et je suis étonné qu'il y ait encore des discussions sur ce point.

Rien n'est plus simple que d'ouvrir le vagin lorsque le cul-de-sac postérieur est libre, après l'enlèvement des trompes qui pouvaient le remplir. Une pince introduite par le vagin vient faire saillie dans le cul-de-sac de Douglas qu'on

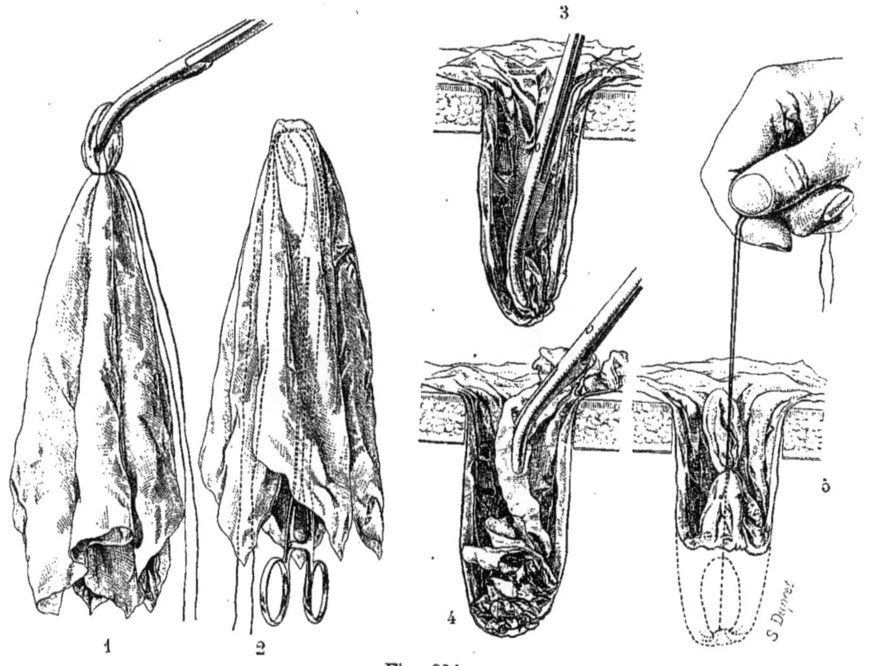

Fig. 334.
Disposition, mise en place et enlèvement du sac de Mickulicz.

perfore d'un coup de pointe ou de ciseaux. La pince est alors ouverte et déchire le vagin, sans le faire saigner, assez largement pour établir un drainage complet avec un gros drain et avec une mèche qui peut aussi servir à tamponner en cas de suintement persistant.

Souvent même, on peut se passer de la pince vaginale. On sent, au-dessous du col, la dépression formée par le vagin, on incise en ce point, et on passe par l'ouverture avec une longue pince courbe le drain et la mèche qu'un aide saisit à la vulve.

Le drainage vaginal se fait au point le plus déclive, ce qui n'est pas sans importance, car j'ai plus de confiance encore, pour l'écoulement des liquides, en la pesanteur qu'en la capillarité (fig. 336). L'extraction est aussi plus simple que pour les mèches abdominales et même pour le sac de Mickulicz. Au bout de quatre ou cinq jours, on tire sur la mèche vaginale et tout est dit.

Bien que le drainage vaginal soit excellent, il est rarement nécessaire après la simple extirpation des annexes. Il l'est beaucoup plus souvent à la suite de l'hystérectomie, et j'aurai l'occasion d'y revenir plus loin.

Dans certains cas, je l'ai fait, et je m'en suis bien trouvé, on peut faire le drainage vaginal par le cul-de-sac antérieur. Lorsque le cul-de-sac postérieur est, pour une raison quelconque, inaccessible, on décolle la vessie sur 2 ou 3 centimètres, on ouvre le cul-de-sac antérieur directement ou sur une pince vaginale et on draine par devant l'utérus aussi facilement que par derrière.

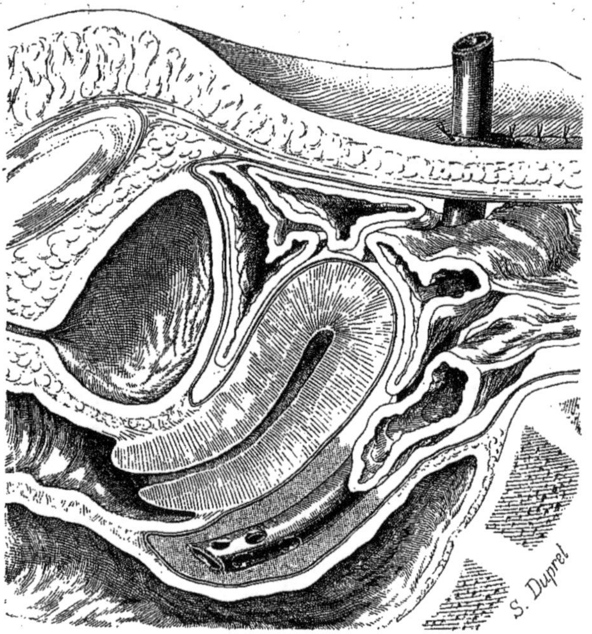

Fig. 335.
Drainage abdominal. Le drain n'étant perforé qu'à son extrémité inférieure, les liquides du Douglas sont portés directement au dehors.

Enfin dans quelques cas particulièrement inquiétants, on peut drainer à la fois par le vagin et par l'angle inférieur de la plaie ou associer le drainage vaginal au tamponnement à la Mickulicz.

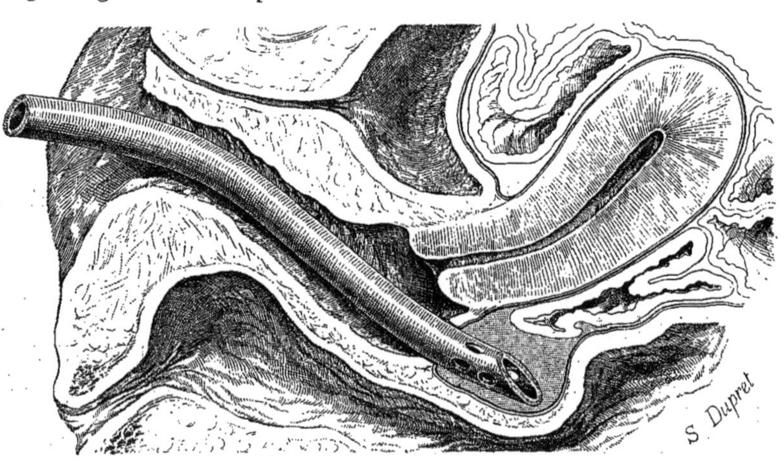

Fig. 336.
Drainage vaginal.

Lorsque toutes les manœuvres intra-abdominales sont terminées on enlève les compresses intestinales et il ne reste plus qu'à faire la *suture*.

Chacun la fait à sa manière. La suture en un seul plan, avec des fils métalliques, ne jouit pas de la même faveur qu'autrefois et la plupart des chirurgiens font la suture à deux ou trois plans, avec des points simples, des points en U ou des points en 8, les uns à la soie ou au fil commun, les autres au catgut et au crin de Florence : les uns font de grands points de soutien, les autres des sutures intra-dermiques. Je ne puis insister sur tous ces détails qui peuvent tous trouver

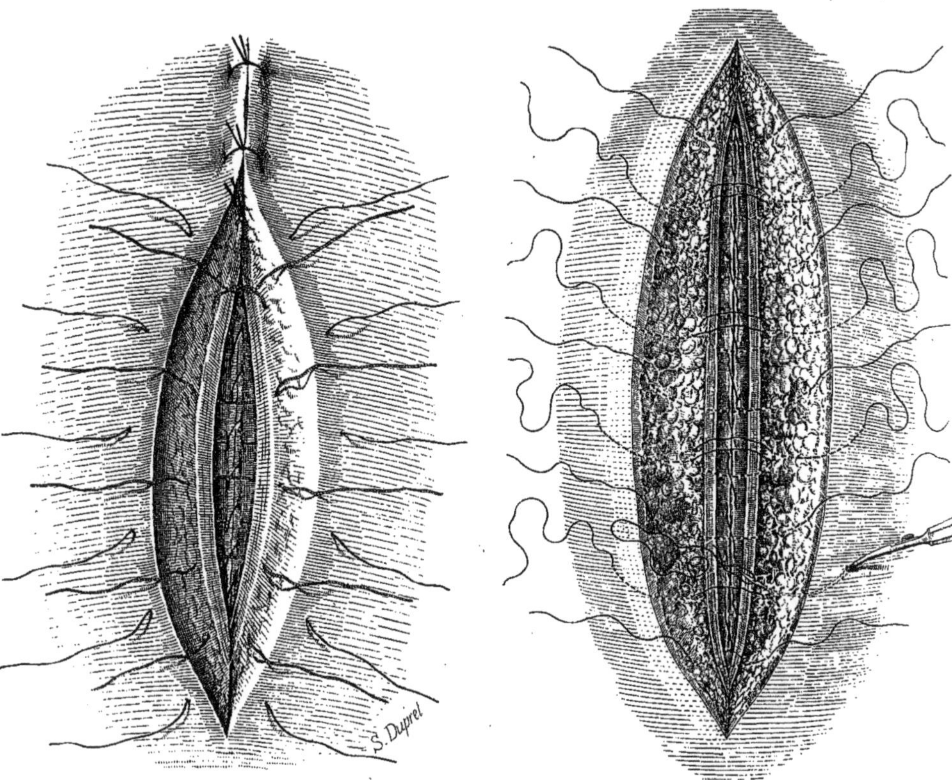

Fig. 337.
Les fils perdus sont des catguts. Les fils extérieurs des crins ou des soies.

Fig. 338.
Suture en 8. Les fils qui restent perdus sont des catguts. Les fils sortant à l'extérieur sont des crins de Florence, ou des soies.

leurs indications. Je donnerai seulement ma manière de faire que je crois bonne, puisque je l'ai adoptée, et qui me paraît recommandable. Je n'emploie jamais la soie, si ce n'est quelquefois chez les femmes à paroi épaisse, lorsqu'il faut des sutures très solides. Mais je ne laisse jamais de soies perdues pour m'éviter l'ennui possible d'avoir plus tard à les enlever.

Je fais d'abord sur le péritoine un surjet au catgut (fig. 337) : c'est le premier plan. Sur les muscles et l'aponévrose, je place des points séparés au catgut, tous les 2 centimètres environ, en ayant soin de bien affronter les tissus. Les points séparés font une suture beaucoup plus régulière que le surjet, et en outre cette suture à plusieurs fils est beaucoup plus solide que le simple fil du surjet. C'est le second plan de suture. Sur la peau je mets des crins de Florence ou des soies lorsque j'ai besoin de beaucoup de solidité. Mais, et c'est en cela que consiste l'originalité de cette suture, si tant est qu'elle soit originale, ce que j'ignore, mes crins ou mes soies viennent également prendre le muscle et l'aponévrose, dans l'intervalle des points séparés au catgut, de sorte que, au niveau du second plan, les muscles et aponévroses sont affrontés à chaque centimètre. C'est donc une suture très exacte et qui a des chances sérieuses de donner de bons résultats. Chez certaines femmes grasses, à paroi abdominale épaisse, la suture en 8 est excellente. La figure 338 le fait comprendre mieux que toute des-

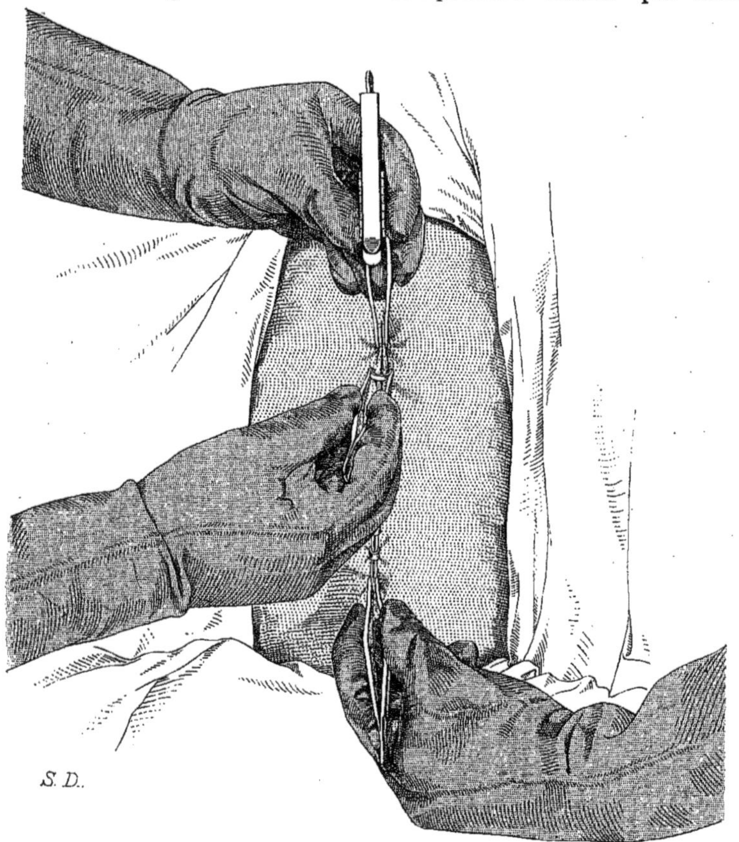

Fig. 339.
Suture de la peau avec les agrafes de Michel.

cription. Les grands points en 8 seront faits à la soie. Ils sont espacés de 3 à 4 centimètres. Entre chaque soie on laisse un catgut perdu, qui prend tous les tissus, y compris la graisse, jusqu'à toucher le derme. Les soies viennent se lier sur un fort coussinet de gaze qui protège la peau et comprime les tissus profonds.

Depuis quelques années, pour le plan superficiel, je remplace le crin de Florence par des agrafes de Michel, très vite posées et qui laissent moins de traces. Mais alors il est bon, pour affronter l'une à l'autre les tranches de la couche graisseuse sous-cutanée et éviter les espaces morts et les hématomes de saisir avec les catguts perdus toute l'épaisseur de cette couche en faisant entrer et sortir les catguts immédiatement au-dessous du derme. Si la couche graisseuse est un peu épaisse, il est bon de soutenir cette suture par trois points en 8, au crin de Florence simple ou double ou à la soie, que l'on serre par-dessus un boudin de gaze stérilisée. C'est une suture excellente (fig. 339).

La suture à un seul plan a l'avantage d'être beaucoup plus rapide, et lorsque je vois des chirurgiens éminents se louer de cette suture, qu'on exécute très rapidement avec des fils d'argent ou de bronze, je me demande si la prolongation que la suture à plusieurs étages impose à l'opération ne compense pas largement les avantages qu'elle peut avoir au point de vue de la solidité de la paroi. On pourra, en tout cas, exécuter cette suture en un plan lorsqu'on voudra gagner du temps, à la fin, par exemple, d'une opération prolongée, ou chez une malade épuisée, en ayant toutefois bien soin de charger sur l'aiguille les couches successives de la paroi, sans oublier le péritoine.

Mais il n'est pas douteux que la suture à trois plans soit plus régulièrement solide, plus rarement suivie d'éventration et laisse à sa suite une cicatrice beaucoup moins marquée.

Les fils ou les agrafes sont enlevés le dixième jour.

Lorsque la guérison survient sans incident, comme c'est la règle, je fais lever mes malades le douzième jour.

Rien n'est moins comparable que deux laparotomies pour annexites suppurées. L'une peut être extrêmement simple, et l'autre hérissée de difficultés. C'est dire qu'il peut y avoir, au cours de ces opérations, des surprises et des accidents :

L'*hémorragie* est rare. S'il s'agit d'un vaisseau sérieux, il sera saisi avec une pince et lié. S'il ne peut être lié, on mettra sur lui une agrafe métallique de Michel, ou au besoin une pince à demeure qu'on fera sortir par la plaie abdominale. Ce sont là d'ailleurs des expédients tout à fait exceptionnels. Contre l'hémorragie en nappe, il n'y a qu'un remède, le tamponnement. On l'exécutera à la manière de Mickulicz, comme il a été dit plus haut. Mais il faut s'efforcer, avant tout, de tarir l'hémorragie par des ligatures. Plus l'hémostase est complète et mieux cela vaut. Il est important de ne laisser dans le ventre aucun suintement sanguin, propice à toutes les infections.

La *déchirure des trompes*, l'ouverture d'une ou de plusieurs collections purulentes, est un accident beaucoup plus fréquent. Il n'y a presque pas de cas compliqués dans lesquels cet accident ne se produise. Heureusement, il est beaucoup moins grave qu'on ne serait tenté de le croire au premier abord, surtout lorsque les intestins sont bien isolés par des compresses et ne sont pas touchés par le pus. D'ailleurs celui-ci est souvent stérile. Quoi qu'il en soit, si une poche purulente se rompt, on nettoiera complètement toutes les parties souillées, on épongera soigneusement tout le pus, on asséchera parfaitement le cul-de-sac de Douglas et la cavité pelvienne. On changera les compresses intestinales les plus superficielles, si elles ont été contaminées. Mais on se gardera de faire un lavage, qui ne servirait qu'à transporter dans le reste du ventre des germes et des débris purulents qui n'y auraient jamais été seuls. Le lavage est actuellement à peu près universellement proscrit. Enfin la déchirure des trompes constitue une des principales indications du drainage, qui, suivant la gravité du cas, sera fait par l'abdomen ou par le vagin.

La *déchirure de l'intestin* n'est pas rare, au moins dans les cas compliqués. Heureusement, comme la déchirure des trompes, elle est moins grave qu'elle ne le paraît. Dès qu'elle est reconnue, il faut suturer avec le plus grand soin la solution de continuité. Il faut enfouir la déchirure, au besoin sous deux ou trois plans de suture, qui, comme toutes les sutures intestinales, qui, elles, s'éliminent par la cavité du viscère, pourront être faites, soit au catgut fin, soit à la soie ou au fil à coudre ordinaire parfaitement stérilisé. Lorsque la suture est bien faite, et qu'on a pris soin de ne pas rétrécir la lumière de l'intestin, ce qui pourrait provoquer des phénomènes d'occlusion intestinale, on ne constate en général aucun accident sérieux.

Lorsque ces déchirures sont méconnues ou lorsque la suture qui les oblitère ne tient pas, il peut se produire des fistules stercorales. D'ailleurs, ces fistules surtout lorsqu'elles siègent sur le gros intestin, se ferment presque toujours seules, au bout d'un temps variable. S'il n'en est pas ainsi, on pourra être entraîné à faire, pour les guérir, des opérations compliquées.

L'*ouverture de la vessie* est assez rare, les poches en contact avec elle étant peu communes. On suturera la solution de continuité avec beaucoup de soin.

Les diverses complications qui peuvent suivre l'extirpation des annexes, *péritonite, occlusion intestinale, fistules, adhérences, éventration* ne présentent ici rien de particulier.

Telle est la technique de l'extirpation des salpingo-ovarites, avec les difficultés qu'elle peut présenter. D'innombrables statistiques ont été faites, que je me garderai bien de reproduire. Elles nous apprennent ce que nous savions déjà. Depuis l'adoption du plan incliné, la mortalité, bien qu'on s'attaque à des cas beaucoup plus graves et beaucoup plus difficiles, s'est abaissée de plus en plus. Aujourd'hui, je crois être dans la vérité en l'évaluant à 5 p. 100 au maximum.

Mais que deviennent les 95 p. 100 des femmes guéries ?

En général, les résultats éloignés sont très satisfaisants. Presque toujours les douleurs cessent ou sont très fortement atténuées. Sans doute, il y a des femmes qui continuent à souffrir plus ou moins ; sans doute, il en est d'autres qui présentent parfois les troubles divers qu'on rencontre dans toutes les opérations mutilantes de la sphère génitale, et qui sont attribuées à l'*insuffisance ovarienne,* bouffées de chaleur, troubles congestifs, modification du caractère, tendance à l'engraissement, etc. Mais ce sont là, en somme, des troubles légers et bénins, relativement à ceux qui ont nécessité l'opération (voir p. 595 et suivantes).

Évidemment les femmes qui ont subi l'ablation des annexes ne sont pas toujours des femmes comme les autres, bien qu'elles le soient généralement. Mais elles ne sont plus des femmes malades. C'est ce qu'elles demandent et c'est ce qu'il faut leur donner.

Il faut donc ici, comme toujours en chirurgie, ne pas s'arrêter aux cas particuliers de quelques femmes qu'il eût certainement mieux valu ne pas opérer, à cause des troubles qu'elles ont présentés par la suite, et il faut accepter ou rejeter l'opération avec ses chances bonnes ou mauvaises, ses incertitudes et ses conséquences. Or il est certain que l'immense majorité des femmes opérées de suppurations annexielles en retire un bénéfice considérable. Un très grand nombre doivent la vie à ces opérations. Un plus grand nombre encore lui doivent la santé, et si quelques-unes en souffrent, elles ne forment qu'une petite minorité, ombre légère dans ce tableau brillant.

D'ailleurs les chirurgiens ont aujourd'hui une tendance de plus en plus grande à conserver, lorsque la chose est possible, un ovaire ou un fragment d'ovaire, dont la présence atténue dans une certaine mesure les troubles plus ou moins sérieux qui résultent de la castration. N'oublions pas que lorsqu'on conserve un ovaire et que l'utérus paraît peu atteint, il peut y avoir avantage à conserver celui-ci, car la femme peut ainsi voir persister ses règles et échapper aux inconvénients d'une ménopause prématurée.

Mais si, comme il arrive presque toujours, l'ovaire accolé à une trompe malade ne paraît pas absolument sain, il ne faut pas hésiter à le sacrifier. Nous connaissons trop sa prédisposition à toutes les infections et à beaucoup d'autres maladies de cause moins nette pour laisser un ovaire suspect alors que les nécessités d'une laparotomie ont permis de se rendre directement compte de son état.

D'une manière générale, le soulagement qu'éprouvent les femmes est d'autant plus grand, la guérison est d'autant plus parfaite que les lésions pour lesquelles on les a opérées étaient plus graves et plus aiguës. Ce sont les opérations pour vieilles lésions chroniques peu accentuées qui donnent les résultats les moins nets et les moins brillants. Alors que la plupart des femmes atteintes de salpingites graves voient toutes leurs douleurs disparaître après l'extirpation des trompes, les malades auxquelles on a, par exemple, enlevé des trompes chroniquement enflammées, sans collections purulentes, continuent parfois à souffrir.

D'autre part, et c'est là le reproche le plus grave qu'on puisse faire à l'extirpation des annexes, si c'est une opération très souvent bonne, c'est parfois aussi une opération incomplète. Un certain nombre de laparotomisées continuent à souffrir de leur utérus, et pour ne citer qu'un chiffre, sur 300 femmes ayant subi l'extirpation des annexes, Richelot a dû 53 fois recourir à l'hystérectomie vaginale secondaire.

L'extirpation des annexes ne fait rien contre la métrite, bien qu'elle amène souvent une certaine atrophie de l'utérus. Mais un utérus infecté reste infecté, et les femmes conservent des douleurs, des hémorragies, des écoulements leucorrhéiques, tous les troubles enfin qui accompagnent la métrite vulgaire, et cela est si vrai que Pozzi recommande expressément de faire suivre toute ablation des annexes d'un curettage qu'il pratique un mois après l'opération, lorsqu'il a cru devoir conserver l'utérus, qu'il conserve d'ailleurs de moins en moins.

Voilà donc un utérus infécond et qui reste, pour celle qui le porte, une source de malaises, d'ennuis et de douleurs. Il est incontestable qu'il vaudrait mieux qu'il n'existât plus, et mieux vaut faire, dès le début, une hystérectomie primitive qu'être contraint de faire plus tard une hystérectomie secondaire. Et voilà pourquoi l'extirpation des annexes perd aujourd'hui une partie du terrain qu'elle avait autrefois si brillamment conquis. La castration totale donne des résultats que ne peut donner la seule castration annexielle, et comme d'autre part elle n'est pas sensiblement plus grave, comme elle l'est même peut-être moins, elle doit nécessairement lui être préférée. Je crois donc avec un très grand nombre de chirurgiens actuels que toutes les fois qu'on se trouve en présence de lésions bilatérales, il faut pratiquer, en même temps que l'extirpation des annexes, celle de l'utérus.

Voilà donc le champ de la castration annexielle simple considérablement réduit. Il reste cependant encore très vaste. En effet, toutes les lésions salpingo-ovariennes unilatérales sont justiciables de la simple extirpation des annexes. Mais s'il est inadmissible qu'on enlève l'utérus lorsque les annexes d'un côté sont encore saines, lorsque les deux côtés sont malades, il faut sans hésitation pratiquer l'hystérectomie.

HYSTÉRECTOMIE ABDOMINALE

J'ai dit plus haut les multiples avantages de la castration abdominale. Mais il ne suffit pas de savoir que dans les annexites chroniques bilatérales il faut pratiquer l'hystérectomie abdominale. Encore faut-il savoir comment elle doit être pratiquée. C'est qu'en effet, comme j'ai pris à tâche de le proclamer depuis plusieurs années, l'hystérectomie répond à des indications trop différentes pour être toujours semblable à elle-même et justiciable de procédés identiques. Le même procédé, quelque parfait qu'il soit, ne saurait convenir à tous les cas, et il est pour chaque cas particulier un procédé préférable à tous les autres. Rien n'est plus faux que de dire, comme on le fait souvent, que le meilleur procédé est celui qu'on a bien en main, qu'avec un peu d'habitude et d'expérience tous les procédés sont bons et que le besoin de mettre en œuvre des procédés différents tient peut-être à ce que l'on connaît mal les ressources que peut offrir chacun d'eux.

Je ne saurais trop m'élever contre cette façon de voir, parce qu'elle n'est pas conforme à la réalité des faits. Sans doute, avec un même procédé on vient à bout de tout et on réussit à enlever les utérus les plus difficiles ; mais on y réussit bien ou mal, et quelquefois plus mal que bien. Non, le meilleur procédé n'est pas toujours celui dont on a coutume de se servir et que l'on connaît le mieux. Non, l'habitude et l'expérience ne suffisent pas toujours à se tirer de tous les mauvais pas, et le mieux est encore, pour triompher de certaines difficultés, de s'arranger de façon à ne les point rencontrer.

Nous ne devons pas, dans le choix des procédés opératoires, nous laisser guider par nos habitudes ou nos préférences individuelles, mais par la nature même des lésions que nous avons sous les yeux et par la disposition anatomique des parties malades que nous voulons sacrifier.

Ces questions de technique sont capitales. Une hystérectomie très simple, si l'on sait choisir le procédé le mieux approprié aux lésions en face desquelles on se trouve, peut être extrêmement difficile et presque impraticable si l'on s'obstine à en employer un autre ; la première façon d'agir donnera des succès : la seconde pourra conduire à des catastrophes.

C'est dans le traitement des annexites que ces vérités éclatent avec une sorte d'évidence. C'est surtout là qu'il existe une véritable *tactique de l'hystérectomie*, comme je l'ai dit ailleurs [1]. Car il s'agit bien réellement ici de règles tactiques,

[1] J.-L. FAURE. *L'Hystérectomie*, p. 163. O. Doin, Paris, 1906.

règles qui changent avec les lésions, et qui d'ailleurs dérivent toutes de cette loi fondamentale sur laquelle j'ai souvent insisté, mais sur laquelle on ne saurait trop revenir, parce qu'elle domine toute la technique de l'hystérectomie : l'*utérus et les annexes sont beaucoup plus faciles à enlever lorsqu'on les aborde de bas en haut*. De cette loi fondamentale découle immédiatement le principe suivant : L'*utérus et les annexes doivent être attaqués par-dessous*. Or, pour attaquer par-dessous le bloc utéro-annexiel, il faut d'abord pouvoir atteindre son pôle inférieur. La première phase de toute hystérectomie sera donc celle qui aura pour but d'*atteindre le pôle inférieur du bloc utéro-annexiel*. Pour y parvenir, *il faudra suivre la voie la plus courte et la moins encombrée*. Et comme la voie la plus courte et la moins encombrée *n'est pas toujours la même*, il en résulte qu'il faudra, suivant les cas, employer pour y parvenir *des procédés différents*. Et voilà comment s'affirme avec évidence, si l'on veut enlever l'utérus et les annexes avec facilité, la nécessité d'employer des procédés différents. Et tout l'art de l'opérateur, dans cette chirurgie si inégale suivant les hommes qui l'exercent, est précisément de savoir adapter sa façon de faire aux lésions qu'il rencontre et d'employer le procédé le meilleur pour le cas devant lequel il se trouve.

« Et pourquoi », comme je l'ai dit ailleurs et comme je tiens à le répéter ici, « pourquoi, dans des cas où les lésions sont comparables, tel chirurgien exécute-t-il sans difficulté apparente une opération difficile, alors que tel autre se heurte à des obstacles imprévus, sinon parce qu'ils ont conduit leur intervention de façon différente, et n'ont pas employé des procédés identiques [1]. »

« Il n'y a donc pas de « meilleur procédé », il y a plusieurs procédés qui ont, suivant les cas devant lesquels on se trouve, une inégale valeur. Chacun d'eux peut être, selon les circonstances, le meilleur ou le pire. Il faut les connaître tous et savoir, dans chaque cas particulier, se décider pour le bon. »

HYSTÉRECTOMIE SUBTOTALE

L'hystérectomie abdominale peut être *totale*, lorsqu'on enlève l'utérus entier, ou *subtotale*, lorsqu'on enlève seulement le corps de l'utérus, en sectionnant celui-ci au niveau de l'isthme et en laissant le col. Cette opération porte aussi le nom très explicite, mais un peu plus long, d'hystérectomie *supra-vaginale*, qui indique que la section de l'utérus porte au-dessus des insertions vaginales du col.

En dehors du cancer de l'utérus et sauf exceptions, il faut toujours pratiquer l'hystérectomie subtotale.

Elle présente, en effet, sur l'hystérectomie totale des avantages nombreux.

En premier lieu, elle dispense d'ouvrir le vagin et se rapproche ainsi d'une façon plus parfaite du type des opérations aseptiques, car il est impossible, soit avant une opération, soit au cours de celle-ci, de stériliser d'une façon parfaite la muqueuse vaginale. Elle met plus sûrement à l'abri des blessures de

[1] J.-L. FAURE. Technique de l'hystérectomie abdominale dans les suppurations annexielles (*Presse Médicale*, 20 janvier 1904).

l'uretère. En outre la conservation du col utérin respecte les attaches des ligaments utéro-sacrés. Le col reste suspendu au centre du bassin dans sa position normale et la statique pelvienne conserve son intégrité. Il en est de même de la statique vésicale. Enfin, elle laisse au vagin sa conformation naturelle, et ce n'est pas là une considération négligeable, car on ne peut nier qu'il ne soit préférable, pour une femme, d'avoir un vagin avec un fond constitué par un col normal, au lieu d'une cicatrice qui peut rester fragile ou douloureuse.

D'autre part, tout aussi bien que l'hystérectomie totale, elle permet, le cas échéant, de pratiquer le drainage vaginal, car rien n'est plus simple que d'inciser sur la ligne médiane la lèvre postérieure du col et la paroi vaginale, jusqu'au fond du Douglas, et de pratiquer un drainage vaginal, presque aussi parfait que celui que l'on peut faire après désinsertion complète du col.

Mais la grande supériorité de l'hystérectomie subtotale tient surtout à sa simplicité. Il est beaucoup plus facile, en règle générale, de sectionner le col au niveau de l'isthme utérin que de désinsérer le vagin. Enfin l'hémostase de la tranche vaginale du col est plus longue, plus délicate et plus incertaine que l'hémostase des utérines après la subtotale.

L'hystérectomie subtotale étant plus simple, plus rapide, plus aseptique que l'hystérectomie totale qui produit un délabrement pelvien beaucoup plus considérable, il n'est pas possible qu'elle ne soit pas moins grave. Sans doute, c'est là une assertion qu'il est impossible de démontrer, car les statistiques sont faites de trop d'éléments disparates, et lorsqu'une malade vient à succomber, il est la plupart du temps impossible de déterminer exactement la cause première de la mort. Mais je tiens pour certain, je dirai presque pour évident que dans l'hystérectomie subtotale les suites sont plus régulièrement bonnes, les incidents post-opératoires plus rares et, toutes choses égales d'ailleurs, la mortalité moindre.

C'est donc à l'hystérectomie subtotale que l'on aura recours systématiquement. On réservera l'hystérectomie totale aux cas assez rares dans lesquels le col est lui-même très malade ou suspect de dégénérescence maligne [1].

Les indications de l'hystérectomie subtotale sont donc innombrables, et c'est elle que l'on emploiera dans la plupart des fibromes, et dans toutes les affections bilatérales des trompes ou des ovaires (annexites chroniques, tumeurs des ovaires, etc.), devant entraîner l'extirpation des annexes des deux côtés et, par conséquent, le sacrifice de l'utérus.

J'étudierai successivement la technique de l'hystérectomie dans ces différents cas.

Mais auparavant, je crois utile de rappeler en quelques mots, ce que j'ai dit dans les premières pages de ce livre sur les moyens de fixité de l'utérus.

C'est l'insertion du col sur le vagin qui constitue le principal moyen de fixité de l'utérus, ou tout au moins le seul qui s'oppose à son élévation sous l'influence d'une traction plus ou moins énergique, tendant à l'attirer vers le haut.

Lorsque ce moyen d'attache qui fixe invinciblement l'utérus au plancher périnéal vient à être supprimé, rien ne s'oppose plus à l'ascension de l'utérus, qui se mobilise avec la plus grande facilité et se sépare des organes voisins, lorsqu'on

[1] Voir pour cette discussion, J.-L. Faure, *La Gynécologie*, 1908.

poursuit sa séparation de bas en haut. Les ligaments utéro-sacrés ne gênent pas. Dans l'hystérectomie totale, ils ont été désinsérés par l'incision péricervicale, et dans l'hystérectomie subtotale, la section de l'utérus porte au-dessus d'eux et ils restent fixés au col qu'ils soutiennent en position normale. Les ligaments larges, renfermant les ligaments ronds, sont, en dehors des adhérences pathologiques, le seul moyen de fixité qui persiste. Or, dans les conditions ordinaires et en dehors de certains cas exceptionnels, comme il arrive, en particulier, dans certains gros fibromes, où ils sont distendus et appliquent la tumeur contre le fond du bassin, les ligaments larges ne s'opposent en aucune façon à l'élévation de l'utérus. Celle-ci tend même, lorsque l'utérus a conservé son volume normal, à les relâcher et à rapprocher, en particulier, l'insertion du pédicule utéro-ovarien sur la corne utérine de son insertion sur le détroit supérieur. Les pédicules vasculaires et ligamenteux de l'utérus s'élèvent donc avec lui, de façon à pouvoir être facilement saisis et sectionnés.

D'autre part, les adhérences pathologiques, lorsqu'elles existent, comme il arrive presque toujours dans les annexites, sont, elles aussi, beaucoup plus faciles à décortiquer lorsqu'on les attaque *de bas en haut*. C'est là un fait d'observation quotidienne. Les adhérences des annexes enflammées aux parties voisines se font presque toujours à leur partie supérieure, aux points où elles sont en contact avec les intestins, beaucoup plus vasculaires que les parois pelviennes, et susceptibles, par conséquent, de former plus facilement de solides adhérences. Les adhérences au fond du bassin sont en général légères ; il y a là des vides, des plans de clivage, des points où le péritoine est resté libre. Les annexes, en effet, ne contractent d'adhérences qu'avec les points qui sont en contact avec elles et, dans les conditions ordinaires, comme elles ne tombent pas jusqu'au fond du Douglas, celui-ci reste libre. De plus, la pression exercée de bas en haut sur les annexes tend à les rapprocher de leur point d'insertion à la paroi pelvienne qui n'est autre que le pédicule utéro-ovarien, tandis que la pression de haut en bas tire au contraire sur ce pédicule en tendant à l'allonger et rencontre des résistances qui occasionnent souvent des déchirures.

Bref, c'est là un fait incontestable : que l'utérus et les annexes soient libres ou qu'ils présentent des adhérences pathologiques avec les parties voisines, il est infinimont plus simple de les attirer et de les enlever lorsqu'on les attaque *de bas en haut* que lorsqu'on les attaque de haut en bas.

Il faudra donc, dans toute hystérectomie, s'efforcer autant que possible d'attaquer les organes à enlever, c'est-à-dire le bloc utéro-annexiel, en conduisant son opération de *bas en haut,* et en *commençant l'attaque par le pôle inférieur.*

Quand l'utérus est peu adhérent, libre, mobile et facile à attirer en tous sens, cela n'a qu'une importance secondaire. Mais — et j'insiste beaucoup sur ce point, sur lequel j'aurai l'occasion de revenir souvent, — lorsque l'utérus est immobile et surtout lorsqu'il est adhérent aux parties voisines, comme il arrive communément dans les annexites, ce précepte a une importance capitale et domine absolument toute la technique de l'hystérectomie abdominale.

Il y a quatre procédés qui, dans l'hystérectomie subtotale, permettent de profiter dans une mesure plus ou moins étendue, des facilités que donne l'attaque de bas en haut. Comme je suis convaincu de la supériorité de cette façon d'agir, que l'on peut et que l'on doit toujours employer, sauf dans le cancer de l'utérus, qui sera étudié à part, je ne décrirai pas tous les procédés qui ont été employés, mais seulement ceux qui permettent de se conformer à cette règle : car ceux-là, il faut les connaître tous. Et lorsqu'on les connaît bien, ils suffisent à tous les cas et permettent de mener à bien les hystérectomies les plus difficiles.

Je les décrirai successivement, et ce n'est que lorsque je les aurai décrits que j'étudierai leurs indications respectives.

Ces quatre procédés sont :

A. L'hystérectomie par décollation (procédé de J.-L. Faure) ;

B. L'hystérectomie par incision continue transverse (procédé de Howard. A. Kelly, procédé américain) ;

C. L'hystérectomie par extirpation première de l'utérus (procédé de Terrier) ;

D. L'hystérectomie par hémisection (procédé de J.-L. Faure).

A. — Hystérectomie par décollation

(Procédé de J.-L. Faure.)

Le principe sur lequel repose ce procédé, que j'ai décrit en 1900, est bien simple. Nous avons vu plus haut que le principal moyen de fixité de l'utérus est sa continuité avec le vagin. Il suffit donc de séparer l'utérus du vagin en le sectionnant au-dessus des insertions vaginales, au niveau de l'isthme, pour qu'il devienne libre et ne tienne pour ainsi dire plus, sauf par des adhérences pathologiques, si elles existent. La section du col utérin, *la décollation utérine*, qu'on exécute avant toute autre manœuvre, est donc le point capital et comme le pivot de cette opération.

Voici comment elle s'exécute :

Supposons, pour fixer les idées, qu'il s'agisse d'un fibrome de moyen volume, facilement mobilisable. Les choses se passeraient d'ailleurs d'une façon identique s'il s'agissait d'un fibrome gros ou petit, ou d'annexites bilatérales peu adhérentes aux parties voisines.

La malade étant sur le plan incliné à 45° au minimum, le ventre ouvert et les lèvres de l'incision largement écartées par la valve sus-pubienne, le chirurgien étant à gauche de la malade, la tumeur est attirée au dehors et renversée autant que possible sur le pubis, soit avec un tire-bouchon, soit avec une pince appropriée.

Dans ces conditions, le cul-de-sac de Douglas se présente libre et facilement accessible, surtout si les anses intestinales sont bien refoulées vers le diaphragme avec les compresses que l'on emploie d'ordinaire pour cet usage. Quand l'œil plonge jusqu'au fond du Douglas, rien n'est plus simple que de voir l'isthme utérin. Les ligaments utéro-sacrés, dont la saillie antéro-postérieure est facile à voir et à reconnaître, viennent en effet, à droite et à gauche, s'insérer sur les côtés du col, et la région lisse et légèrement bombée qu'on aperçoit entre les insertions antérieures de ces deux ligaments n'est autre chose que la face postérieure du col. Immédiatement au-dessous est la paroi vaginale, dans la région du cul-de-sac postérieur. Sous l'influence de la traction de l'utérus vers le haut, elle apparaît plane et même concave, contrastant singulièrement avec la convexité du col situé immédiatement au-dessus.

Plus haut, au-dessus du col, est la face postérieure de l'utérus qui va en s'élargissant de plus en plus. Entre la face postérieure du col et la face postérieure du corps utérin, au niveau du bord supérieur des ligaments utéro-sacrés qui convergent vers ce point, est une partie légèrement rétrécie, très facile à reconnaître quand on l'a vue une seule fois, et qui correspond précisément à l'isthme utérin. C'est sur ce point que devra porter la section.

Lorsqu'il s'agit d'un utérus normal, comme dans une annexite double, ou d'un fibrome régulier, il n'est pas possible de se tromper. Mais s'il s'agit d'un corps utérin plus ou moins irrégulièrement bosselé par des noyaux fibromateux de volume variable, il peut devenir un peu plus difficile de découvrir l'isthme utérin. On le reconnaît alors non pas à l'œil, mais au doigt. L'index porté dans le fond du Douglas, entre les deux ligaments utéro-sacrés, déprime en avant la paroi postérieure du vagin, souple et inconsistante. En remontant vers l'utérus, le doigt sent bientôt la saillie du col qui résiste et ne saurait être confondu avec la paroi vaginale. A deux centimètres et demi ou trois centimètres au-dessus du point où commence le col, se trouve l'isthme utérin.

Lorsqu'on est sûr de bien avoir sous les yeux la face postérieure de l'isthme utérin, on prend de gros ciseaux courbes à pointes mousses et en deux ou trois coups, quelquefois même en un seul, on tranche cet isthme utérin (fig. 340). C'est la manœuvre capitale, la *section première* du col, comme je disais autrefois, la *décollation utérine*, comme je tiens à dire aujourd'hui.

Il est extrêmement facile de faire cette section sans risque aucun pour la vessie. D'abord, dans les cas ordinaires, c'est précisément au niveau de l'isthme que se trouve le cul-de-sac péritonéal vésico-utérin et que cesse, par conséquent, le contact de la vessie et de l'utérus, de sorte que si même l'on dépassait, en avant, la face antérieure de l'utérus, dans le plus grand nombre des cas on tomberait au niveau du cul-de-sac vésico-utérin lui-même ou au-dessus de ce cul-de-sac, sans risquer d'intéresser la vessie. Mais il y a mieux et il est très facile de se rendre un compte exact de la profondeur à laquelle on se trouve dans l'épaisseur de l'isthme utérin. La traction sur le corps de l'utérus fait en effet bâiller en arrière l'incision de l'isthme, la cavité centrale bientôt atteinte sert de point de repère, et je le répète, à moins d'agir avec une impardonnable brutalité, il est pour ainsi dire impossible de blesser la vessie.

Dès ce moment, le col et le corps utérin se trouvent séparés l'un de l'autre, et si l'on tire sur le corps, on sent que la résistance invincible qui le maintenait fixé au fond du bassin a complètement disparu. Il se laisse attirer vers le haut, retenu seulement par les ligaments larges, souples et qui se prêtent avec une admirable élasticité à tous les mouvements que l'on veut imprimer au corps de l'utérus (fig. 341).

On peut alors, si l'on veut — et c'est une manœuvre que je recommande, — saisir avec une pince de Museux la tranche du moignon cervical, de façon à l'avoir immédiatement sous la main dans la suite de l'opération. On peut aussi, si l'on y tient, cautériser dès maintenant avec le Paquelin, la cavité utérine qui apparaît au centre de la section du col. Mais ces deux manœuvres ne sont pas indispensables et j'ai coutume de n'exécuter la seconde qu'immédiatement après m'être débarrassé des organes à enlever. J'ai d'ailleurs renoncé, dans la plupart des cas à cette cautérisation, qui a au moins autant d'inconvénients que d'avantages.

J'en dirai tout autant de la conduite à tenir vis-à-vis des artères utérines. En général, je ne m'en occupe que lorsque l'utérus est dans le bassin destiné à le

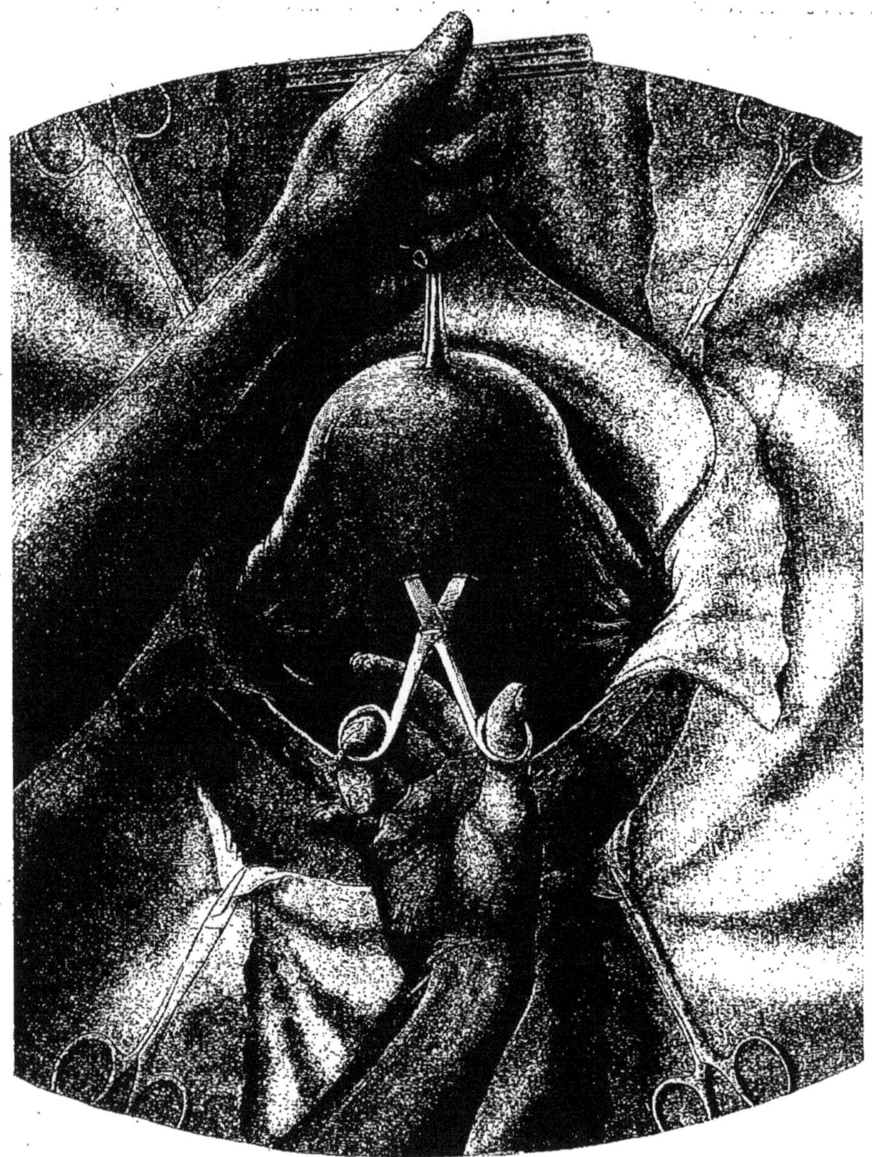

Fig. 340.
DÉCOLLATION UTÉRINE POSTÉRIEURE. L'utérus est attiré en avant. Section du col utérin, au niveau de l'isthme, aux ciseaux courbes.

recevoir, mais on peut aussi les pincer immédiatement après la section du col, à chaque extrémité de la tranche de section.

Il est d'ailleurs bon de connaître les diverses éventualités qui peuvent se produire.

Quelquefois — rarement — les ciseaux attaquant l'isthme peuvent sectionner une des artères utérines, qui montent parallèlement aux bords de cet isthme. Un

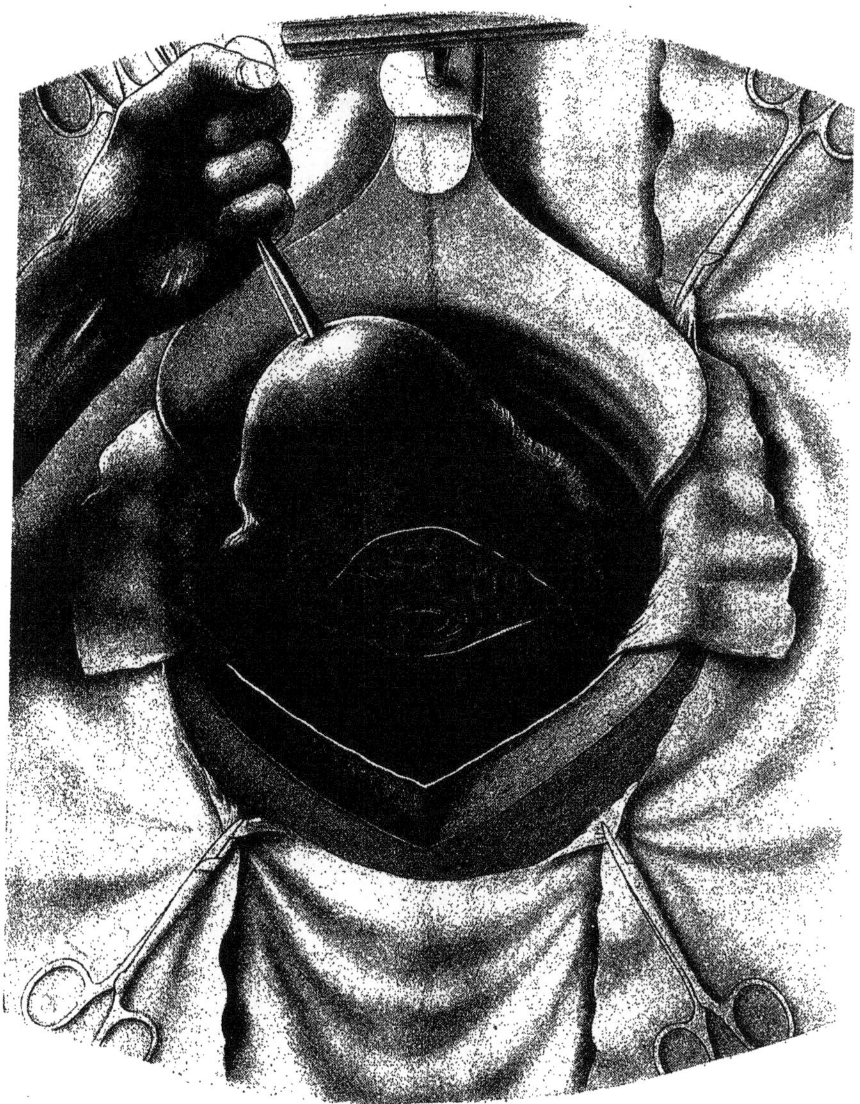

Fig. 341.
DÉCOLLATION POSTÉRIEURE. Le col est sectionné, on aperçoit à chaque angle de l'incision l'artère utérine intacte. En avant le feuillet péritonéal antérieur.

jet de sang, qui n'a rien de bien terrible, en avertit, et rien n'est plus simple, si on tient à l'arrêter, que de pincer le vaisseau, qui est presque toujours bien visible dans l'angle de l'incision. Puis on reprend la décollation qui n'en est pas plus compliquée.

Souvent, la décollation une fois terminée, les utérines donnent un peu de sang de chaque côté, et on peut, si l'on craint que l'hémorragie ne soit trop forte, l'arrêter immédiatement.

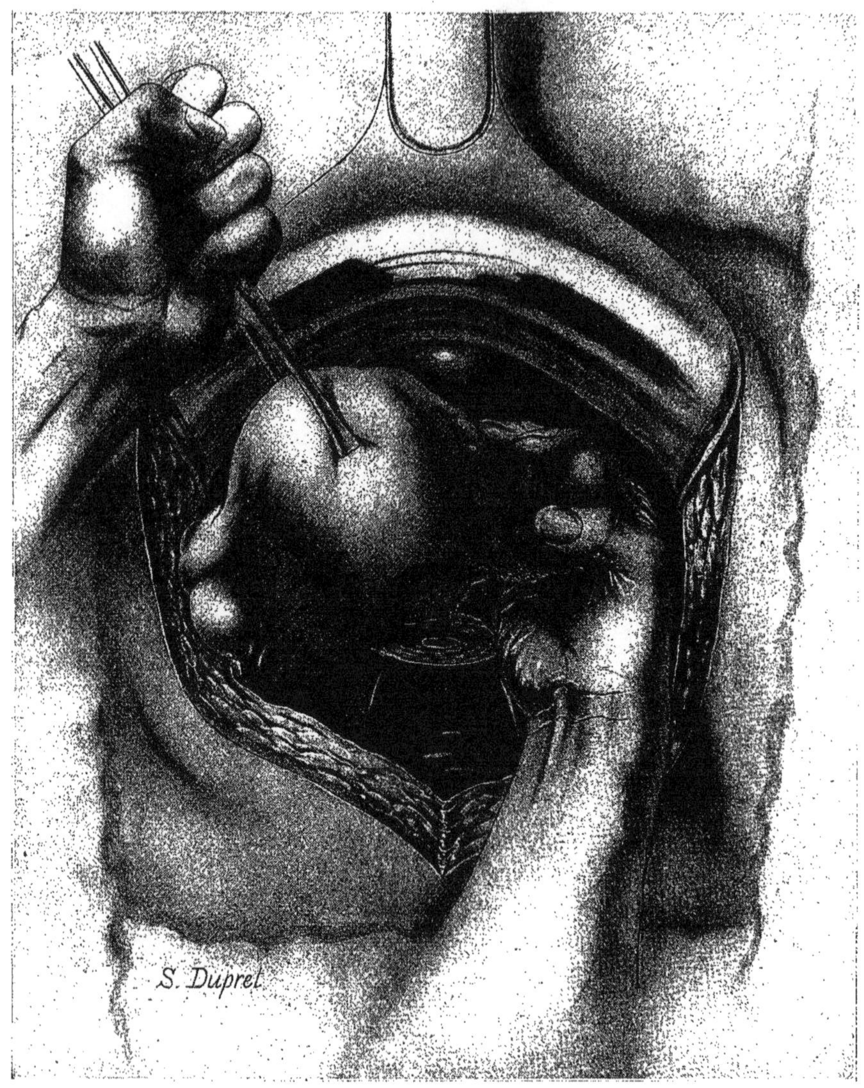

Fig. 342.
Décollation postérieure. Effondrement du feuillet antérieur du ligament large.

Souvent enfin, et c'est peut-être là le cas le plus fréquent, les utérines ne donnent rien. La section portant uniquement sur le col ne les a pas intéressées. Elles ont été déchirées pendant les manœuvres finales qu'il me reste à décrire, et lorsque la tumeur est enlevée, on les aperçoit toutes deux, de chaque côté du col, donnant à peine quelques gouttes de sang et prêtes à recevoir une pince ou une ligature (fig. 344).

Nous voici donc au moment où la décollation est terminée et où l'utérus ne

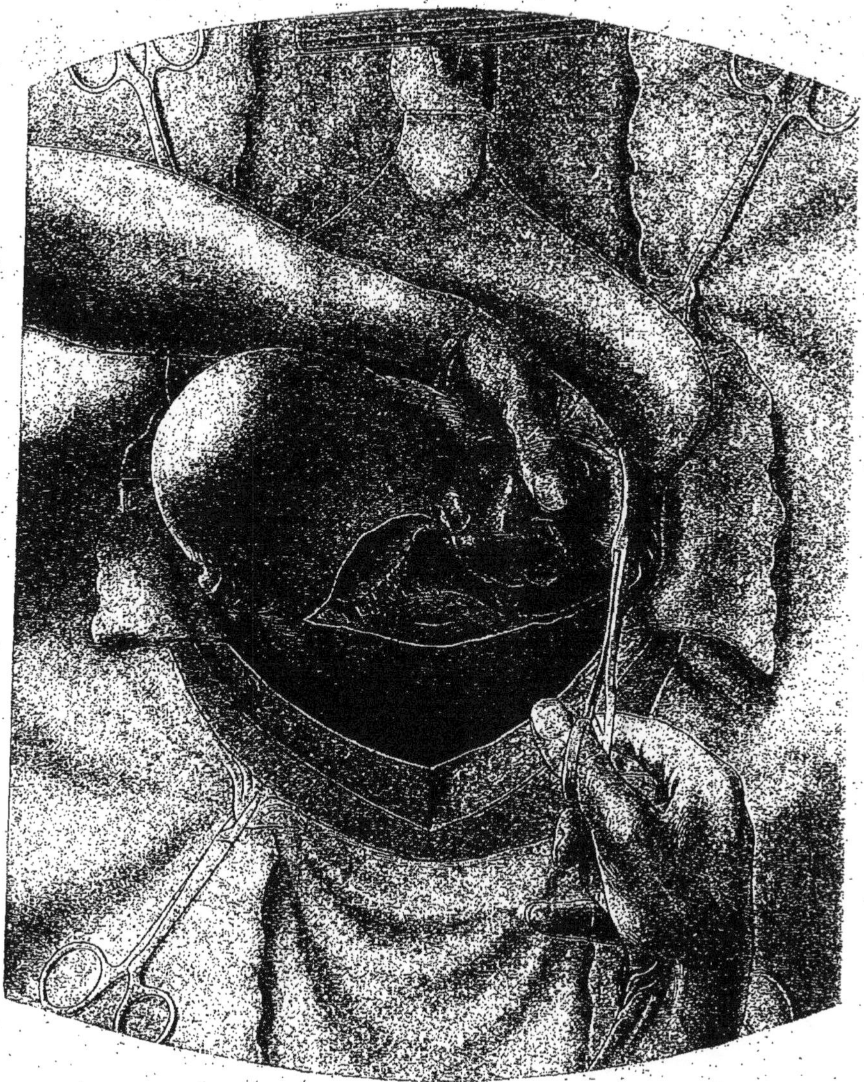

Fig. 343.

DÉCOLLATION POSTÉRIEURE. Le ligament large droit est ramassé dans la main gauche et saisi avec une forte pince.

tient plus que par les ligaments larges. Le feuillet péritonéal, qui tapisse la partie postérieure de l'utérus et des ligaments larges, est coupé transversalement au niveau de l'isthme sur quatre ou cinq centimètres environ. Le feuillet antérieur, qui passe devant l'utérus et les ligaments larges et au niveau du cul-de-sac vésico-utérin, est encore intact.

Dès ce moment, les manœuvres deviennent d'une simplicité plus grande

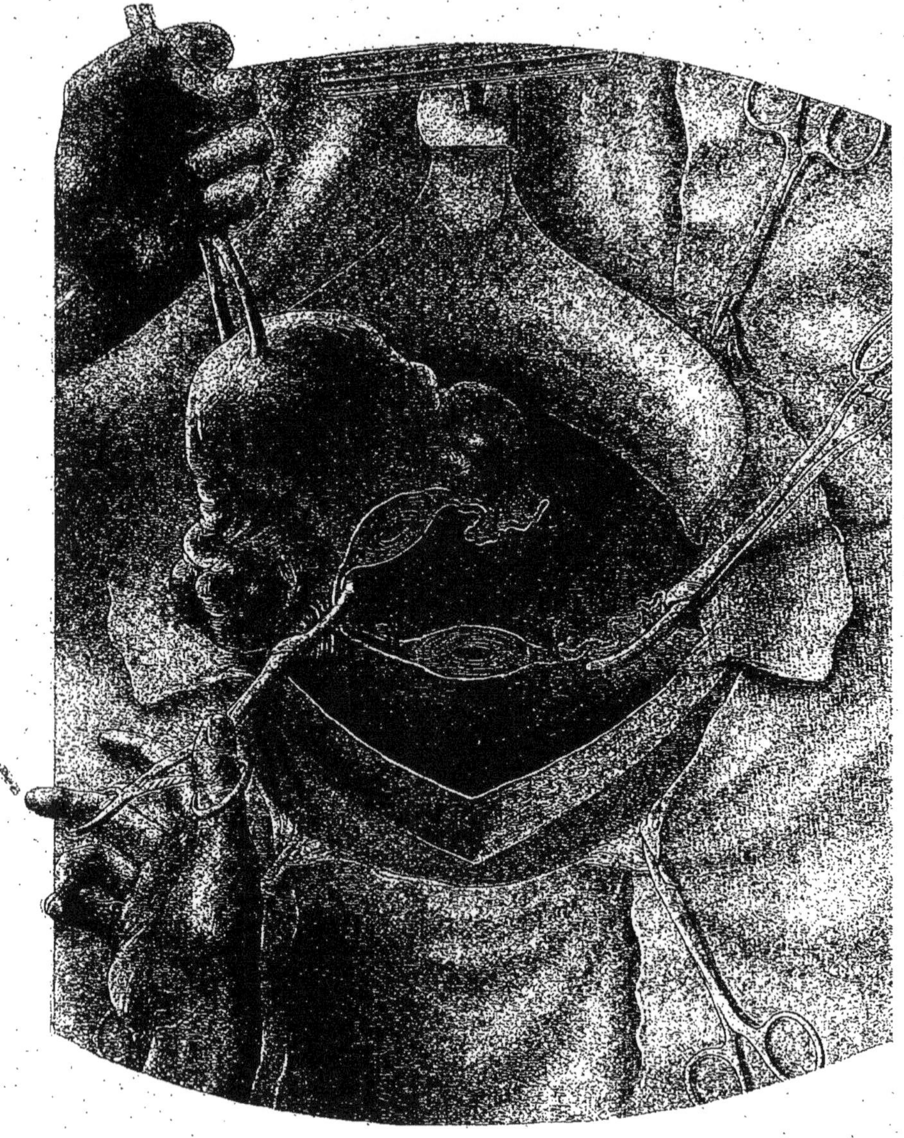

Fig. 344.

Décollation utérine. Le ligament large droit a été sectionné, l'utérus est basculé à gauche. Les deux artères utérines ont été rompues.

encore et l'extirpation de l'utérus et des annexes n'est plus qu'une affaire de quelques secondes.

La main gauche soulevant toujours l'utérus avec énergie, de façon à ouvrir le plus largement possible l'espace qui sépare les deux segments de l'utérus divisé, on pousse alors délibérément deux ou trois doigts de la main droite —

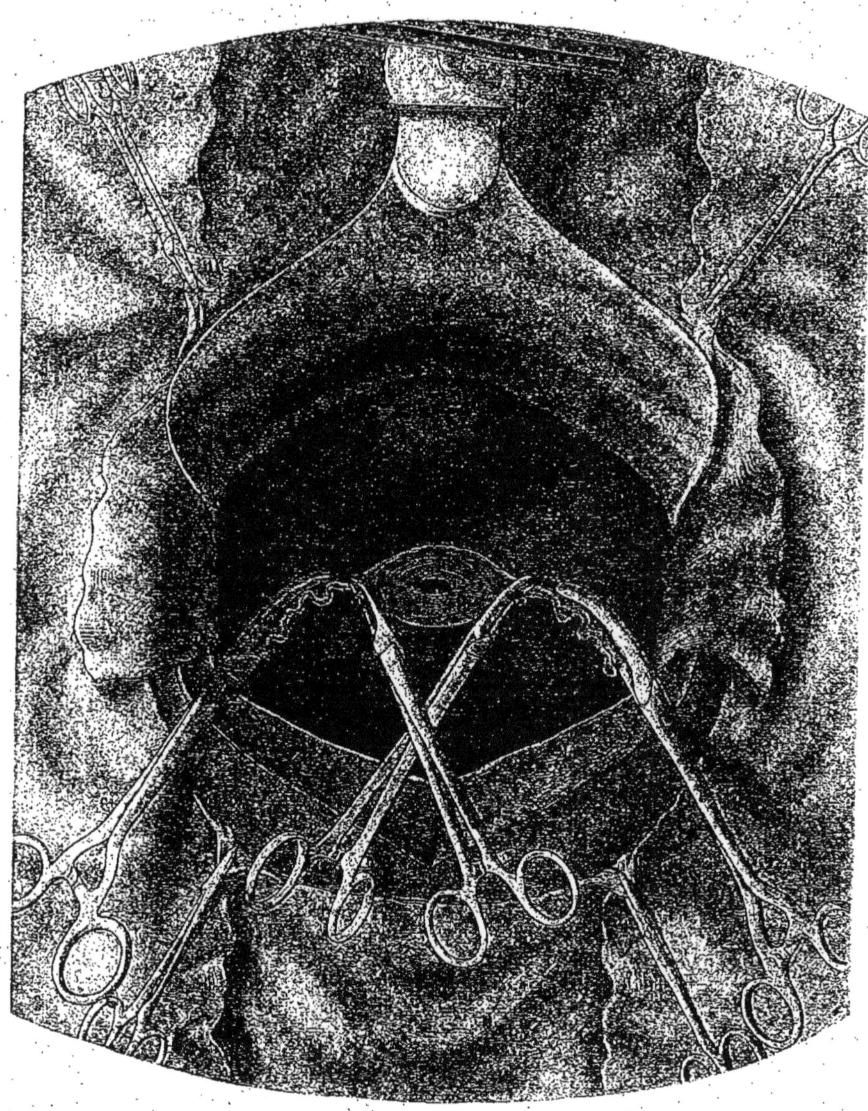

Fig. 345.

Décollation utérine. L'extirpation de l'utérus et des annexes est terminée. Les artères utérines ont été pincées.

index et médius, index, médius et annulaire, au besoin — d'arrière en avant, la face palmaire en haut. Le bout des doigts vient immédiatement buter contre le feuillet péritonéal antérieur, au niveau du cul-de-sac vésico-utérin qu'il effondre. Les doigts se trouvent alors en avant de l'utérus et des ligaments larges, le pouce étant resté en arrière. En portant la main vers la droite, on ramasse entre le pouce et l'index le ligament large droit qui se trouve pédiculisé, et rien n'est plus simple que de l'isoler ainsi, en le soulevant de bas

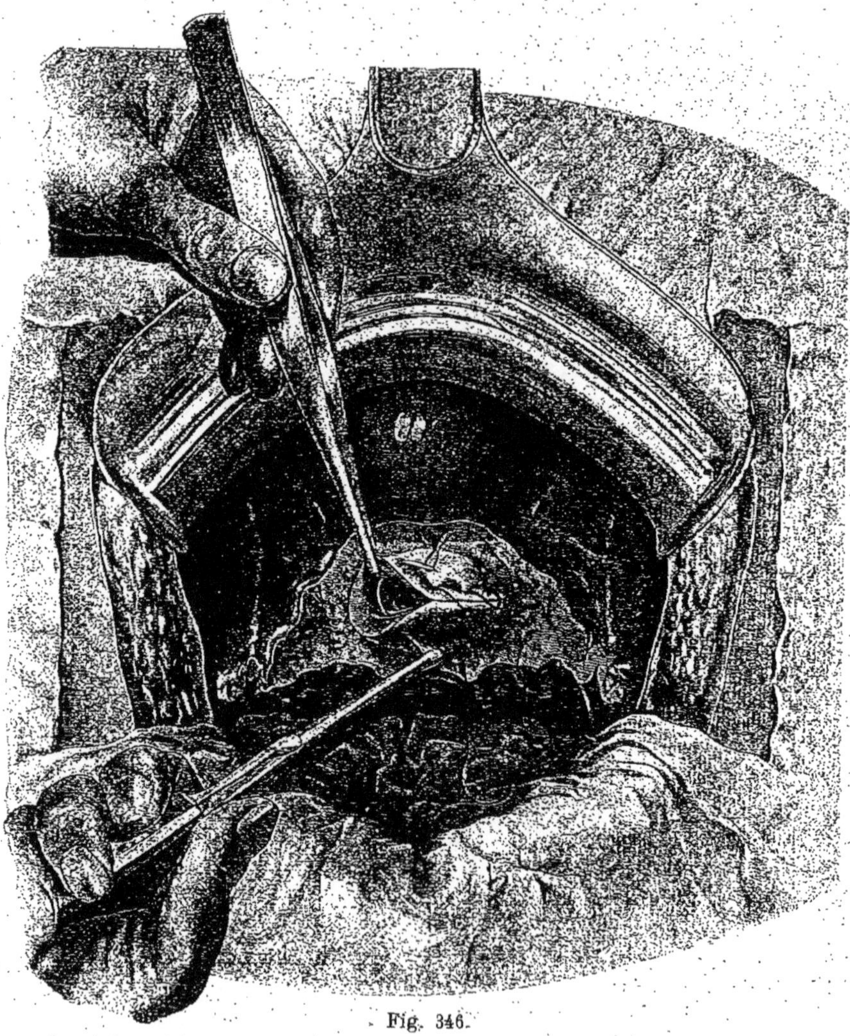

Fig. 346.
Les vaisseaux ont été liés. — Fermeture du col par un surjet au catgut (p. 675). Temps commun à tous les procédés.

en haut, jusqu'à son insertion sur la paroi pelvienne en dehors des annexes (fig. 342).

Dans cette manœuvre, on entraîne souvent l'artère utérine dont les petites branches se rompent au moment où l'artère s'écarte des bords de l'utérus. Mais le tronc de l'artère ne se rompt pas toujours, et il peut ne pas couler une goutte de sang, car l'anse tout entière est rejetée en dehors, et sectionnée seulement près de son anastomose avec l'utéro-ovarienne ou même complètement épargnée.

On saisit alors, avec la main gauche, le ligament large pédiculisé, pendant que la main droite, qui s'est armée d'une pince forte, étreint ce pédicule qu'on tranche ensuite d'un coup de ciseaux (fig. 343).

L'utérus ne tenant plus à droite est alors basculé vers la gauche, le ligament

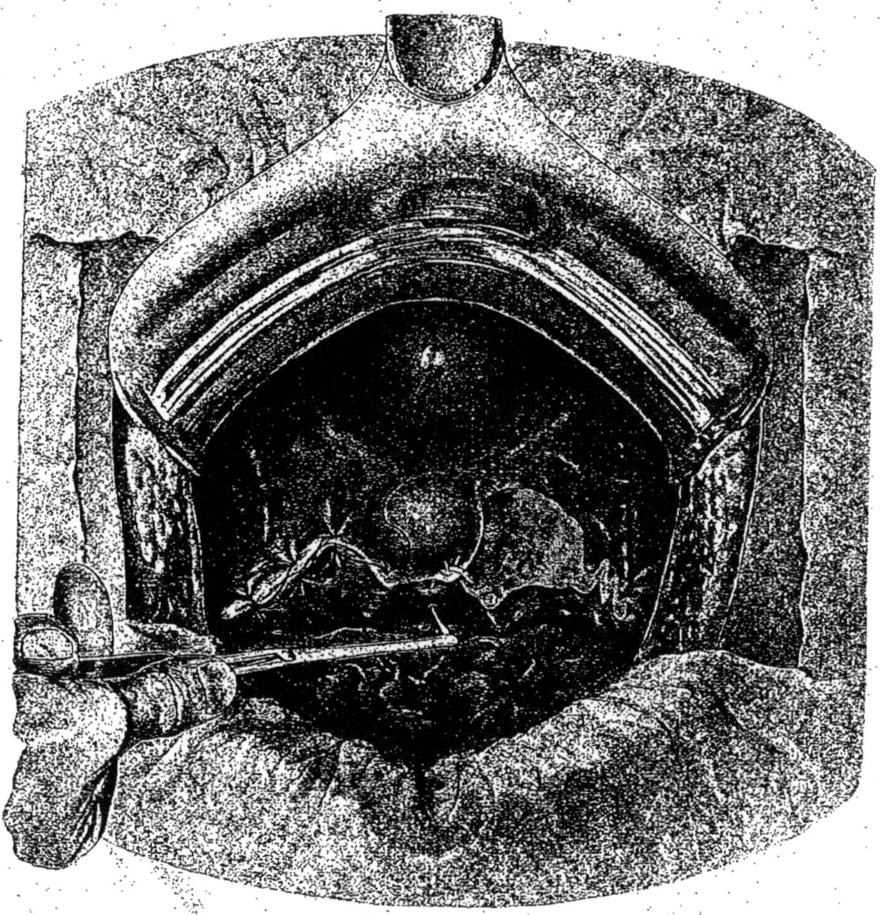

Fig. 347.
Péritonisation du bassin avec l'aiguille à pédale (p. 680). Le péritoine vésical est amené par-dessus le col. Temps commun à tous les procédés.

large gauche se déroule, une pince le pédiculise en dehors des annexes et un dernier coup de ciseaux suffit à séparer complètement le bloc utéro-annexiel (fig. 344).

La première partie de l'opération est terminée. Quatre pinces restent dans le bassin. Une sur chaque utérine et une sur chaque ligament large (fig. 345). Il ne reste plus qu'à faire les ligatures, à fermer par des surjets attentifs le col et le péritoine pelvien, et à achever l'opération de la façon qui paraît à chacun la meilleure et la plus correcte.

Telle est l'hystérectomie par décollation, extrêmement simple, je le répète, qu'il s'agisse d'un fibrome ou d'annexites doubles peu adhérentes et facilement mobilisables.

Ce procédé permet d'opérer avec une rapidité incroyable.

Le temps qu'il faut pour enlever l'utérus ne se chiffre pas par minutes, mais par secondes ; et il m'est arrivé, en opérant sans précipitation, de pouvoir enlever un fibrome en soixante-quinze, soixante-cinq et même en cinquante-cinq secondes, comptées à partir du moment où j'enfonçais mon bistouri dans la peau de la ligne blanche.

Pour les annexites, il est presque toujours nécessaire de pratiquer un examen minutieux des annexes, afin de se rendre compte de leur conservation possible, examen qui demande un certain temps et enlève toute valeur comparative aux chiffres que l'on pourrait obtenir.

Mais je ne crois pas exagérer en disant qu'une fois la décision prise d'enlever l'utérus et les annexes, après les avoir examinés, le ventre déjà ouvert, par conséquent, il ne faut pas, pour les enlever, plus de vingt secondes environ.

Il m'est souvent arrivé, grâce à ce procédé, de terminer une opération en quinze minutes environ, comptées depuis le premier coup de bistouri jusqu'à la dernière suture. J'ai même pu, en octobre 1906, en achever une en moins de dix minutes, neuf minutes trente-six secondes exactement, et cela sans hâte excessive avec six ligatures séparées sur les six pédicules artériels, un surjet sur la tranche du col utérin, et une péritonisation parfaite du petit bassin.

Ce procédé convient aux cas dans lesquels l'utérus est mobile et se laisse facilement attirer en avant ou basculer sur le pubis, lorsque le cul-de-sac de Douglas est libre. C'est dire qu'il convient surtout aux fibromes mobiles, à col allongé, et aux annexites non adhérentes dont le type est constitué par les ovarites scléro-kystiques. Dans tous les autres cas, il est, ou inapplicable, ou très inférieur aux autres procédés. Il n'est donc, en réalité, applicable que dans les cas faciles, où tous les procédés sont bons. Mais il est alors d'une élégance et d'une rapidité singulières, et c'est pour cela que je le recommande à ceux qui ont quelque habitude de la chirurgie pelvienne. Pour les autres mieux vaut s'abstenir et employer des procédés moins brillants.

La décollation présente quelques avantages qui lui sont propres. C'est ainsi qu'elle donne, vis-à-vis de l'uretère une grande sécurité. Non seulement lorsqu'on tranche le col au niveau de l'isthme on est dans l'impossibilité de blesser l'uretère, mais encore l'attaque du col par la ligne médiane met mieux à l'abri de cet accident que les autres procédés, l'hémisection à part. En effet, j'ai dit plus haut que l'uretère était accolé au feuillet péritonéal qui tapisse la paroi pelvienne et qu'il suit ce feuillet dans ses mouvements. Dans l'exécution de certains procédés, comme le procédé de Kelly, par exemple, on peut, en essayant de décoller de haut en bas les annexes adhérentes à la paroi pelvienne, pénétrer en dehors dans la gaine des vaisseaux iliaques et rejeter en dedans le feuillet péritonéal, et avec lui l'uretère qui l'accompagne, vers la ligne médiane, dans une région dangereuse où il risquera d'être blessé. En attaquant le col par derrière, au centre du bassin, comme dans la decollation, on est sûr de se trouver en dedans du feuillet péritonéal pariétal auquel est adhérent l'uretère et qui s'applique lui-même aux vaisseaux pelviens. On est donc forcément situé en dedans de l'uretère et toutes les manœuvres qui se font à ce moment tendent à l'éloigner de la zone dangereuse.

C'est enfin avec la décollation qu'on obtient, en avant, le lambeau péritonéal le plus étendu. C'est qu'en effet le péritoine, au lieu d'être coupé par les ciseaux en un point quelconque, est décollé de la face antérieure de l'utérus, jusqu'au point où il cesse d'être décollable. Effondré par la poussée de la main, il se déchire précisément au point où il devient adhérent au tissu utérin, et c'est ainsi que

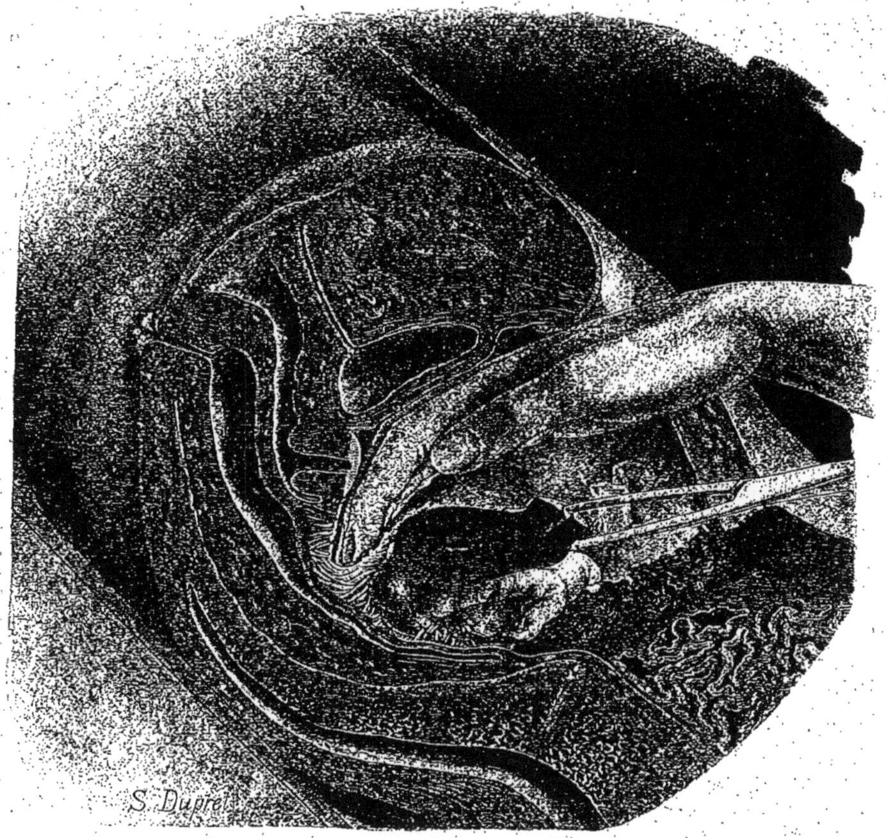

Fig. 348.

Décollation antérieure (*coupe médiane antéro-postérieure*). L'utérus et les annexes, soudés aux parties profondes ne peuvent être attirées en avant. Le col a été sectionné d'avant en arrière. La main pénètre dans le Douglas, derrière l'utérus et va décoller les annexes de bas en haut.

se constitue naturellement un grand lambeau péritonéal qui permettra une bonne reconstitution du péritoine pelvien.

Mais la décollation utérine n'est pas seulement applicable aux cas simples. Il est, en effet, toute une série de cas, et des plus difficiles, dans lesquels elle peut rendre d'inappréciables services et permettre de mener à bonne fin des opérations presque impraticables par tous les autres procédés. Ce sont les cas, qu'il s'agisse de fibromes ou d'annexites, dans lesquels l'utérus, loin d'être libre et accessible par derrière, au niveau du Douglas, est, au contraire, adhérent en arrière, enclavé, rétrofléchi, et où il est, en un mot, absolument impossible de l'attirer en avant, fixé qu'il est d'une manière invincible au rectum et aux parties profondes de l'excavation sacrée.

Dans ces conditions, ce n'est plus par derrière que le chirurgien ira, avant toute autre manœuvre, sectionner le col, c'est *par devant*, au niveau du cul-de-sac vésico-utérin, qui est alors presque toujours très facilement accessible et même parfois comme projeté en avant, derrière la symphyse pubienne (fig. 348). Il exécutera donc, dans ces conditions, une *décollation antérieure*.

Une bonne pince de Museux est amarrée sur la partie inférieure du corps de l'utérus, au-dessus de l'isthme, à un centimètre au-dessus du cul-de-sac vésico-utérin, et avec des ciseaux courbes on sectionne l'isthme *d'avant en arrière*, ce qui se fait sans risques et sans difficultés. On pince et on sectionne l'utérine de chaque côté. Il est alors, en général, assez simple, et je le dis par expérience, d'amener en avant la partie inférieure du corps de l'utérus, d'introduire les doigts derrière lui, et de décoller ainsi, en allant de bas en haut, des adhérences qui paraissaient presque invincibles lorsqu'on voulait les attaquer de haut en bas; cela est d'autant plus facile à comprendre que très souvent, presque toujours même, pourrait-on dire, le fond du Douglas, dans lequel on pénètre immédiatement dès la décollation utérine, est libre d'adhérences, et que la face postérieure du corps utérin ne tient pas aux parties voisines, même lorsque le fond de l'utérus et les annexes leur sont unis par un épais feutrage d'adhérences inextricables (fig. 348).

On peut encore, dans certaines annexites englobant complètement l'utérus, couper d'abord transversalement le col, toujours d'avant en arrière, pour pouvoir ensuite diviser l'utérus de bas en haut sur la ligne médiane et pratiquer, en fin de compte, une hémisection complète. Cette façon de procéder permet de mener à bien des cas singulièrement compliqués. La section de l'utérus de bas en haut agissant ici comme la section de haut en bas dans le procédé par hémisection décrit un peu plus loin (fig. 673). Il donne du jour au centre du bassin. Il permet au chirurgien d'y voir, de se reconnaître, et d'aller attaquer directement les annexes qui jusque-là étaient inaccessibles (voir p. 699, fig. 376).

Dans ces cas difficiles et dans lesquels les lésions anatomiques affectent une disposition tout à fait particulière, les indications de la décollation utérine, par voie *antérieure*, sont donc évidentes, puisqu'elle seule permet de sortir avec aisance d'une situation pleine de difficultés. Mais il faut reconnaître que ces indications sont assez rares. Et je crois que Ricard et surtout de Martel qui a étudié cette question d'une façon remarquable[1], vont trop loin lorsqu'ils conseillent d'appliquer la décollation antérieure à presque tous les cas. Le plus souvent on aura avantage à employer un des procédés décrits ci-après, et en particulier le prodédé de Kelly ou l'hémisection utérine[2].

[1] T. de Martel. Quelques mots en faveur de l'hystérectomie par décollation antérieure. *Presse médicale*, 1909, p. 617.

[2] L'article dans lequel j'exposais la technique et les avantages de ce procédé est du 7 novembre 1900 (L'hystérectomie subtotale par section première du col. Clinique de la Charité. *Bulletin médical*, 7 nov. 1900, p. 1245). Dans cet article il était surtout question de la *décollation postérieure*, celle qui, dans les cas faciles, attaque l'utérus par derrière. Mais j'y étudie

B. — Hystérectomie par incision continue transverse

(Procédé de Howard A. Kelly. — Procédé américain.)

Le plan général qui domine ce procédé est très simple. On descend d'un côté, du côté droit, par exemple, de haut en bas, à travers le ligament large que l'on sectionne en passant, jusque sur le côté de l'isthme utérin. On tranche cet isthme, puis on bascule l'utérus du côté gauche et on remonte cette fois de bas en haut dans le ligament large qui tient encore, jusqu'à sa partie supérieure que l'on sectionne en terminant.

Dans les conditions ordinaires, ce procédé ne présente dans son exécution aucune difficulté, à condition, toutefois, que le côté par lequel doit commencer l'opération, soit à peu près libre et qu'on puisse facilement descendre vers le col utérin, à travers le ligament large.

Comme toujours, le chirurgien se place à gauche de la malade. Il peut dans ces conditions exécuter son opération soit en commençant par le côté droit de l'utérus et finissant par le côté gauche, soit, au contraire, en commençant par la gauche et finissant par la droite. Cependant, si rien dans la disposition des lésions ne vient influencer son choix, il est plus simple et plus facile, le chirurgien étant à gauche, de commencer par la droite.

Le ventre étant ouvert et l'utérus attiré avec un tire-bouchon ou avec une pince, on sectionne le pédicule utéro-ovarien droit et le ligament rond, qu'on saisit ensemble avec une forte pince placée entre les annexes et la paroi pelvienne (fig. 349). On descend alors à travers le ligament large jusque sur le côté du col. On voit alors facilement, en attirant l'utérus à gauche, les vaisseaux utérins du côté droit qu'on coupe après les avoir pincés (fig. 350). On se trouve alors au contact de l'isthme utérin. Avec de forts ciseaux courbes, qui sont pour cet usage préférables à tous les autres instruments, on tranche cet isthme utérin, au centre duquel la cavité cervicale constitue un point de repère précieux.

déjà avec précision les indications de la *décollation antérieure*, qui attaque l'utérus par devant, et répond à des cas tout à fait différents, et que j'avais d'ailleurs exécutée le 12 octobre 1900 dans un cas de fibrome enclavé. Or, dès le mois de mars de la même année (*John Hopkin's Hospital Bulletin*, mars 1900), H. A. Kelly avait publié, avec de très belles figures à l'appui, l'observation d'un fibrome dont le pôle supérieur adhérait aux intestins et qu'il enleva, ne pouvant l'isoler vers le haut, en commençant par sectionner transversalement le col. La tumeur fut ensuite isolée de bas en haut, ce qui facilita singulièrement une opération très difficile.

Il est donc évident que, pour ce qui est de la décollation antérieure, la priorité appartient à Kelly. Mais la décollation postérieure en diffère essentiellement, et comme conception, et comme exécution et surtout comme indications. Ce sont deux opérations qui s'appliquent à des cas essentiellements différents. De plus, lorsque Kelly a exécuté sa première décollation antérieure, il obéissait à l'inspiration que lui dictait la nécessité de mener à bien une opération difficile. Lorsque j'ai exécuté ma première décollation postérieure et écrit mon premier article, je songeais déjà à l'ériger *avec la décollation antérieure* en méthode générale, comme elle le mérite. Je ne crois donc manquer ni à la vérité, ni à la justice, en disant que nous avons chacun, dans cette question de la décollation utérine, une part bien distincte. Sous la réserve de ces observations, c'est pour moi un honneur dont je sens tout le prix que de voir mon nom associé à celui du maître américain dans cette merveille de science et de documentation qu'est le *Traité de Gynécologie* de Pozzi, 4e édition, tome Ier, p. 448. (J. L. F.)

Puis une pince à traction vient au besoin saisir le pôle inférieur de l'utérus au niveau de la surface de section (fig. 351).

On aperçoit alors, en tirant un peu sur la pince, perdus dans le tissu cellu-

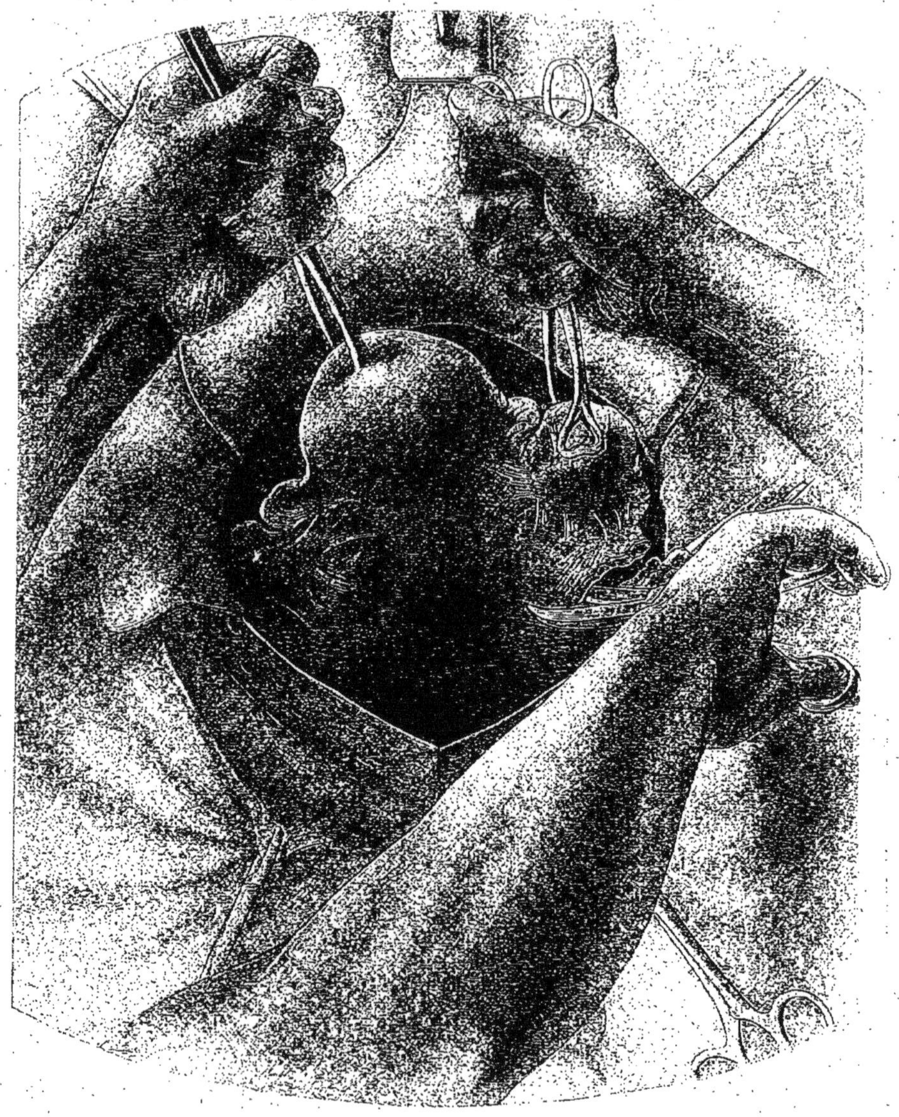

Fig. 349.
PROCÉDÉ DE H. A. KELLY. Le ligament large droit a été pincé en dehors des annexes. Il est sectionné d'un coup de ciseaux.

laire para-cervical, les vaisseaux utérins gauches, artères et veines, qui, sortant du plancher du ligament large, se dirigent vers le bord de l'utérus. On les saisit avec une pince (fig. 352). Si on ne les voit pas, le plus simple est de tirer sur l'utérus en continuant à le basculer vers la droite. On finit alors par apercevoir l'artère, à moins qu'elle ne se rompe et ne traduise sa présence par un jet de sang, souvent très faible ou presque nul, toute artère qui se déchire

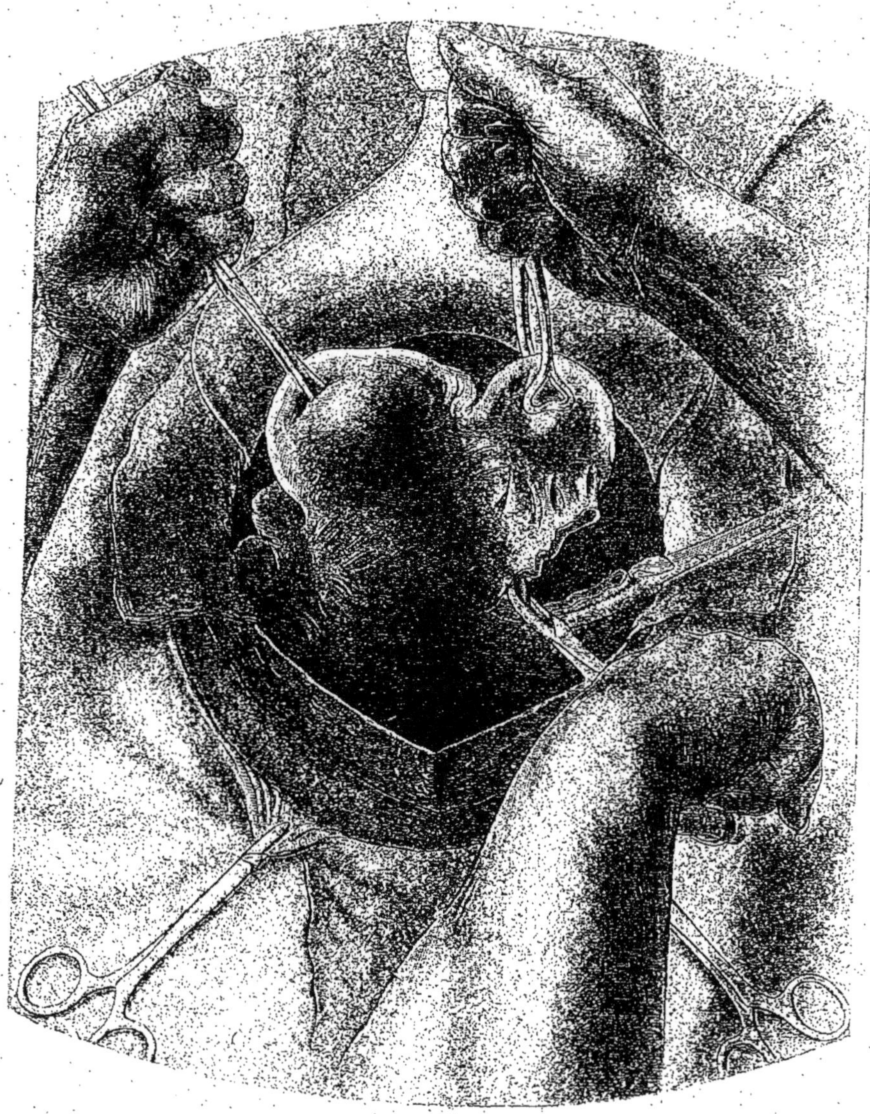

Fig. 350.
PROCÉDÉ DE H. A. KELLY. Pincement de l'artère utérine droite. Pour plus de clarté, les veines n'ont pas été figurées.

ayant une tendance à s'oblitérer spontanément. On continue à tirer sur l'utérus en le basculant de plus en plus vers la gauche. Le ligament large se déroule avec une grande facilité, même lorsque les annexes de l'utérus sont adhérentes aux parties voisines, et le bloc utéro-annexiel ne tient bientôt plus à la paroi pelvienne que par le ligament rond et le pédicule utéro-ovarien qu'on saisit avec une pince et qu'on tranche d'un coup de ciseaux (fig. 353).

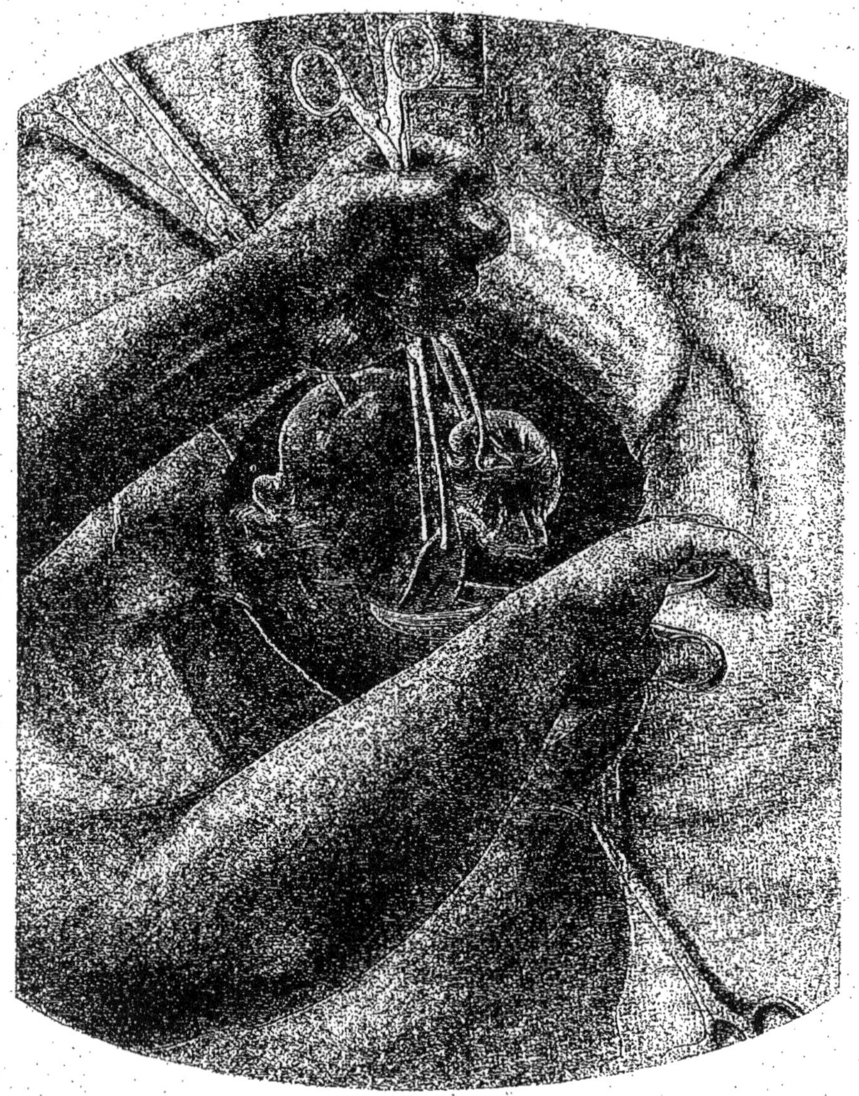

Fig. 351.
PROCÉDÉ DE H. A. KELLY. Section du col au niveau de l'isthme.

L'extirpation de l'utérus est terminée. Il ne reste plus qu'à finir son opération comme dans tous les autres procédés.

Le procédé de KELLY nécessite donc l'attaque de l'utérus de haut en bas dans la première partie de l'opération. Il y a, nous l'avons vu, à cette façon de faire de gros inconvénients, lorsque les annexes sont adhérentes sur le côté. Mais

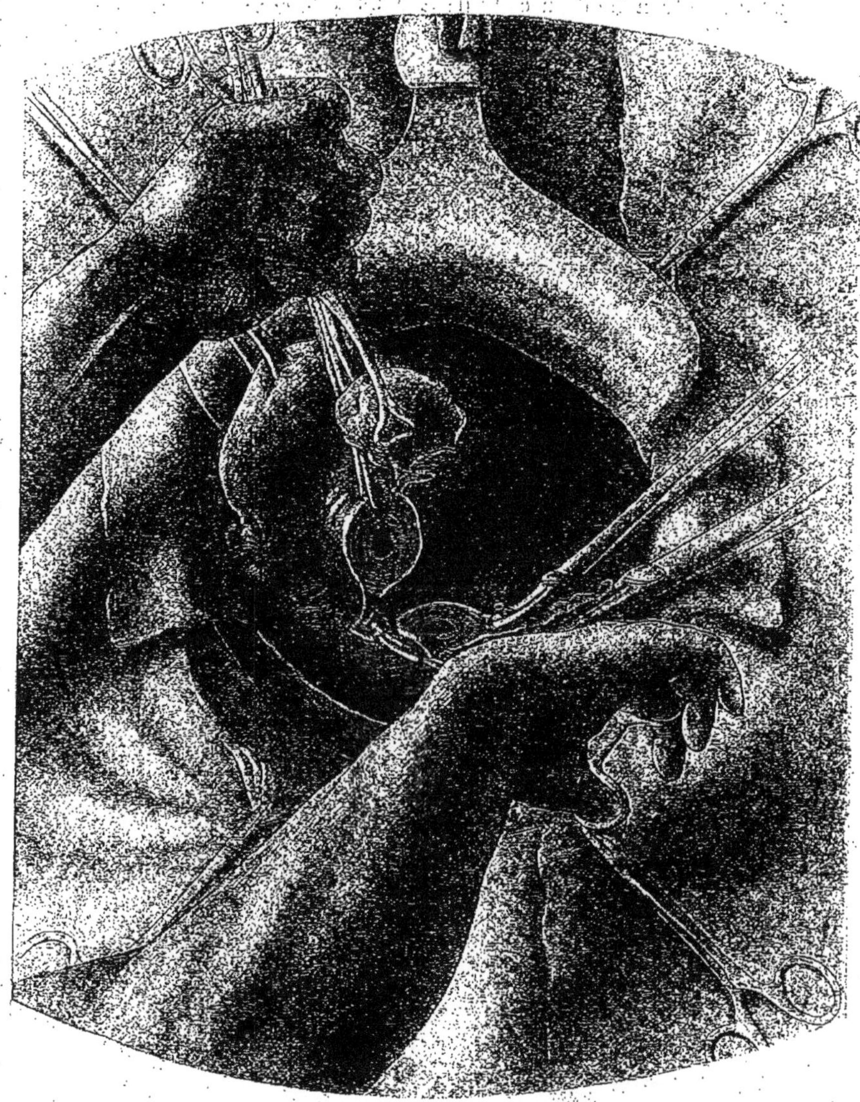

Fig. 352.
PROCÉDÉ DE H. A. KELLY. Le col est sectionné; pincement de l'artère utérine gauche.

lorsque les annexes sont libres, cette attaque de haut en bas est fort simple et ce procédé permet d'enlever l'utérus très rapidement.

C'est peut-être lui qui présente le caractère le plus général et on peut l'employer dans un très grand nombre de cas, aussi bien dans les fibromes que dans les annexites. Dans les cas très faciles, je lui préfère la décollation qui est plus rapide et plus élégante, mais il n'y a contre lui aucune objection à formuler. Il n'est contre-indiqué que lorsqu'il est impossible ou difficile de commencer de haut en bas l'attaque du ligament large, c'est-à-dire dans les cas d'annexites

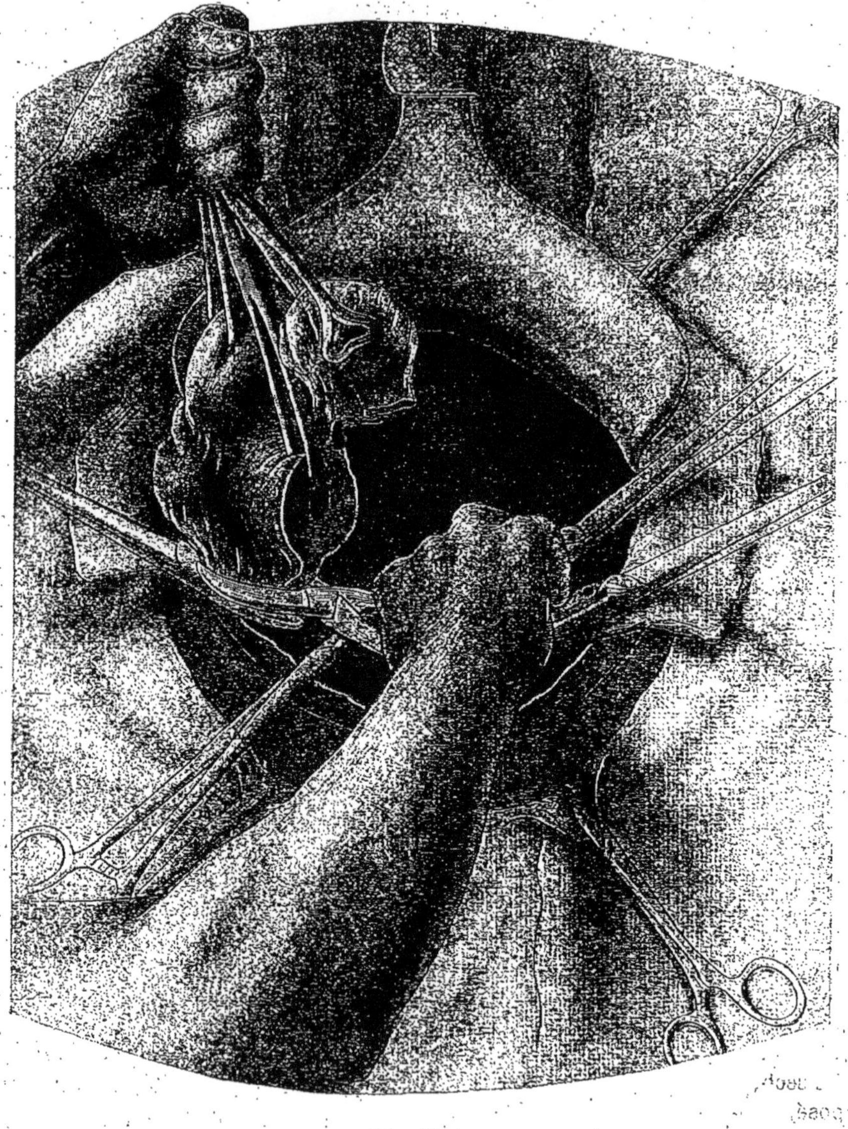

Fig. 353.

PROCÉDÉ DE H. A. KELLY. L'utérus est complètement basculé à gauche. Pincement du ligament large gauche, qui est sectionné d'un coup de ciseaux.

bilatérales avec adhérences multiples ou d'utérus enclavé ou adhérent en rétroflexion, cas dans lesquels il faut employer respectivement l'hémisection et la décollation antérieure.

C. — HYSTÉRECTOMIE PAR EXTIRPATION PREMIÈRE DE L'UTÉRUS
(Procédé de Terrier.)

C'est à juste titre que ce procédé porte le nom de Terrier, qui l'a systématisé et régulièrement décrit dans la thèse de Delage en 1901. Mais l'idée qui l'inspire avait déjà été exprimée, et par Villar, de Bordeaux, et par moi-même au Congrès de chirurgie de 1898. Villar a même fait faire sur ce sujet, en 1899, la thèse de son élève Chapeyrou[1]. Voici ce que j'écrivais en propres termes dans une leçon clinique parue en 1900[2] :

« En principe, rien n'est plus simple que cette opération (l'extirpation des annexes d'abord, puis de l'utérus, par le procédé de Delagenière), et en effet, lorsque les annexes sont peu adhérentes, elle ne présente aucune difficulté véritable. Mais dès que le cas devient un peu compliqué et pour peu qu'il y ait entre les annexes et les parties voisines des adhérences sérieuses, le premier temps de cette opération, l'extirpation des annexes, peut présenter de très grandes difficultés, précisément parce que, dans ce procédé, on se prive de la manœuvre qui facilite le plus le décollement et l'extirpation des annexes, je veux dire leur extirpation de bas en haut. En gardant l'utérus pour la fin, on se prive en outre de la grande commodité que procure son extirpation première qui, en laissant la place libre au milieu du petit bassin, permet à la main d'évoluer avec la plus grande facilité. Cette extirpation préalable de l'utérus est en effet très importante et dans les cas compliqués, facilite beaucoup l'extirpation des annexes. C'est ce que mon collègue et ami Villar de Bordeaux, a parfaitement compris. Il la recommande chaleureusement et il a raison de la recommander, car, dans tous les cas un peu compliqués, il est réellement beaucoup plus facile d'enlever les annexes avec l'utérus que les annexes seules, à condition d'enlever l'utérus en premier lieu et de se servir de la brèche que laisse son extirpation pour manœuvrer dans le fond du petit bassin et attaquer les annexes par leur côté le plus vulnérable. »

C'est là une idée profondément juste et Terrier a rendu un signalé service en la développant, en systématisant cette manœuvre et en lui donnant l'autorité de son grand nom.

L'exécution de ce procédé est facile à concevoir :

L'utérus étant saisi au niveau de son fond avec une bonne pince à traction, une longue pince de Kocher est placée de haut en bas contre le bord de l'utérus, depuis le pédicule annexiel jusque dans la région de l'isthme ; une pince identique est placée un peu en dehors sur toute la hauteur du ligament large. Celui-ci est sectionné entre les deux pinces. La même manœuvre est répétée du côté opposé, et l'utérus se trouve ainsi séparé des annexes des deux côtés, ne tenant plus que par le col (fig. 354). On sectionne celui-ci au niveau de l'isthme et on enlève l'utérus (fig. 355).

Dans ces conditions, on se trouve avoir au centre du bassin, à la place de

[1] Chapeyrou. De l'hystérectomie abdominale totale, comme premier temps de l'extirpation des salpingites purulentes. Th. Bordeaux 1899.

[2] *Journal des Praticiens*, 1900, p. 17.

l'utérus disparu, un espace libre où la main peut évoluer à l'aise et attaquer de chaque côté les annexes adhérentes, car c'est dans les cas d'annexites doubles difficiles à enlever que ce procédé trouve ses indications principales.

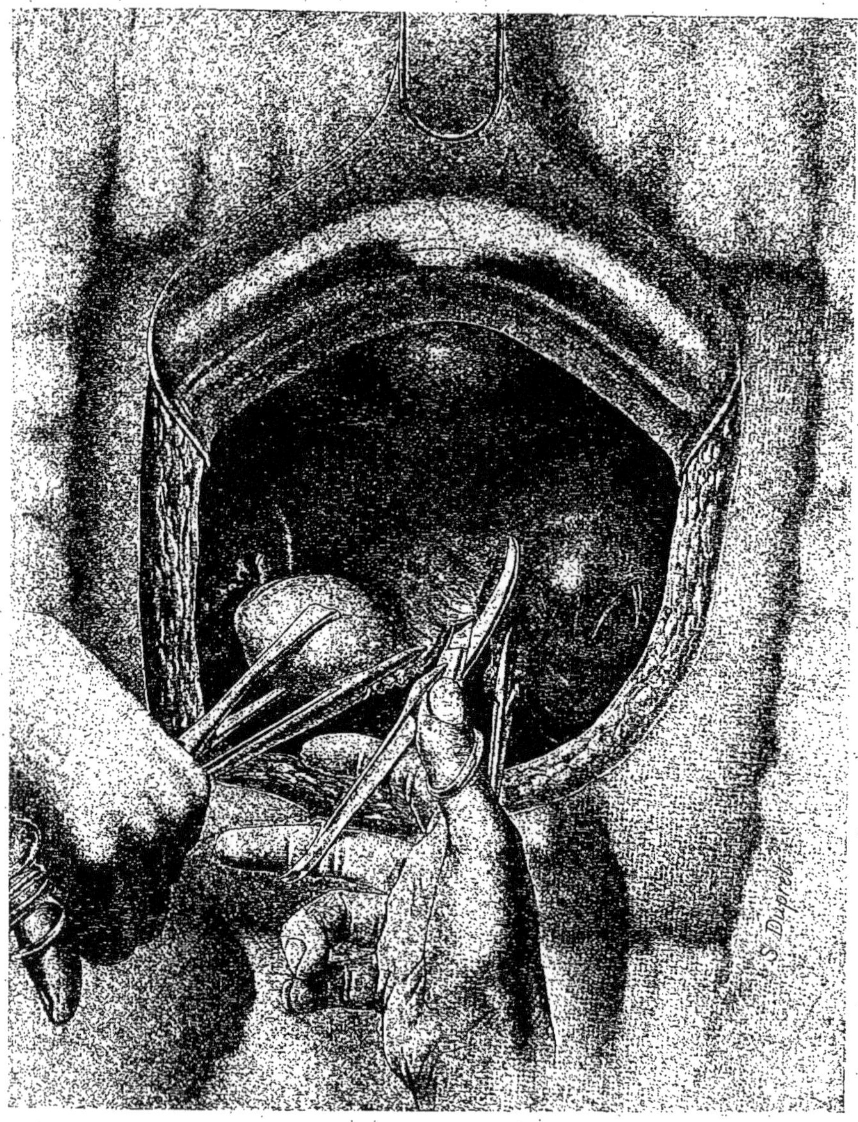

Fig. 354.
PROCÉDÉ DE TERRIER. Section du ligament large, entre l'utérus et les annexes.

Mais si ce procédé est très simple lorsque l'utérus est peu adhérent aux annexes, il peut être quelquefois rendu très difficile par les adhérences intimes qui unissent souvent les annexes à l'utérus lui-même. En réalité, les pinces à longs mors, que TERRIER recommande de mettre de haut en bas de chaque côté de l'utérus, sont inutiles et il suffit de descendre le long du bord interne en pinçant devant soi les quelques vaisseaux qui peuvent saigner. On tourne ainsi la

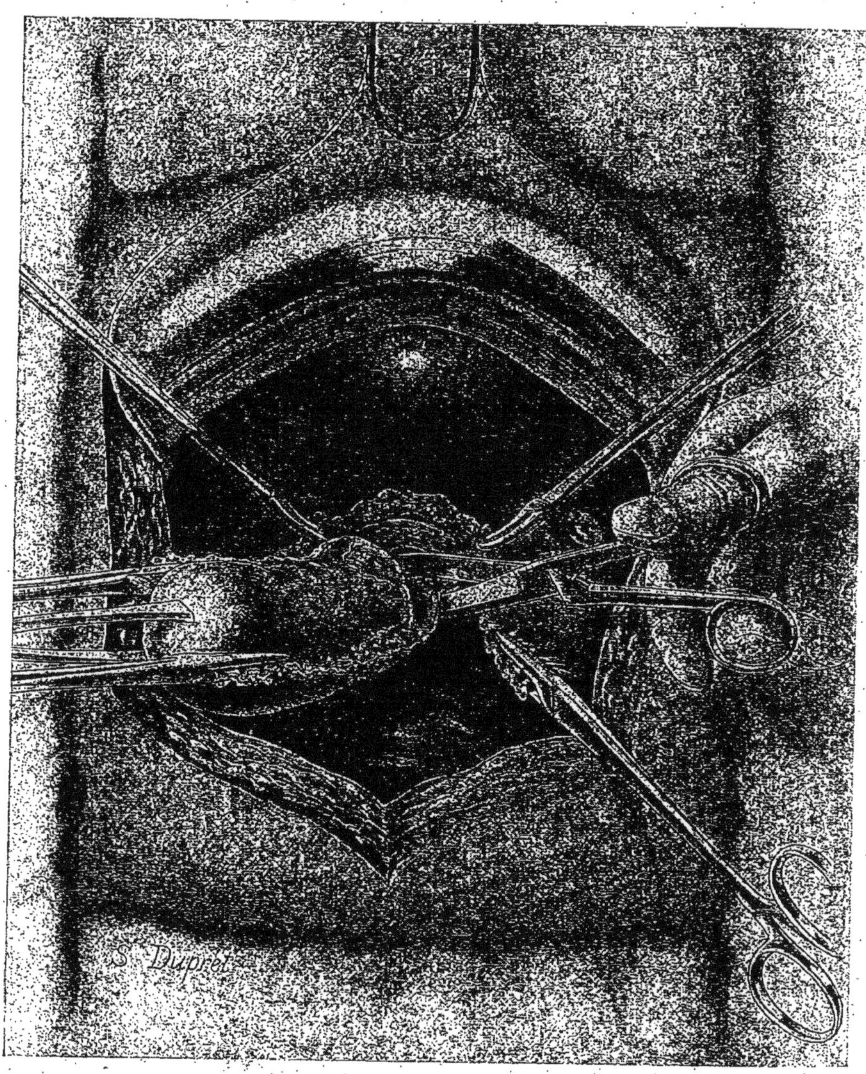

Fig. 355.

PROCÉDÉ DE TERRIER. Les ligaments larges ayant été sectionnés de haut en bas des deux côtés, l'utérus est tranché au niveau de l'isthme. Les annexes sont ensuite enlevées séparément, en les attaquant de bas en haut et de dedans en dehors.

difficulté qu'il peut y avoir à placer de chaque côté, sur l'insertion utérine du ligament large, les deux pinces parallèles entre lesquelles portera la section et qu'il peut être impossible de mettre en place par suite de l'adhérence des poches salpingiennes à la partie latérale et postérieure de l'utérus.

Mais on peut avoir, malgré tout, beaucoup de mal, avec ou sans pinces, à séparer les annexes de l'utérus sans les déchirer et sans les ouvrir. Nous allons voir que, dans ces conditions, il y a mieux à faire.

Quoi qu'il en soit, dans les cas d'annexites bilatérales adhérentes et difficiles, le procédé de TERRIER est excellent. Ce n'est pas, à mon avis, le meilleur, mais cela ne l'empêche pas d'être excellent.

D. — HYSTÉRECTOMIE PAR HÉMISECTION

(PROCÉDÉ DE J. L. FAURE.)

Ce procédé, que j'ai exécuté et décrit pour la première fois en 1897, est d'une grande simplicité.

Le ventre étant largement ouvert et les intestins bien protégés par des compresses, comme dans tous les procédés, on saisit le fond de l'utérus avec deux pinces solides qui mordent chacune un peu en dehors de la ligne médiane.

Puis, avec de forts ciseaux droits, on sectionne alors l'utérus sur la ligne médiane, du fond vers le col. On poursuit cette section jusqu'à l'isthme, au niveau du cul-de-sac vésico-utérin. Il très facile, en se repérant sur la cavité utérine, qu'on n'a qu'à suivre, de se tenir exactement au milieu de l'utérus et d'éviter ainsi toute hémorragie. Le suintement sanguin est insignifiant (fig. 356).

Après le premier coup de ciseaux qui ouvre le fond de la cavité utérine, j'ai l'habitude d'enfoncer dans cette cavité la lame du thermo-cautère et de la stériliser énergiquement. Mais je suis convaincu qu'on pourrait très bien se passer de cette précaution.

L'utérus se trouve ainsi partagé en deux moitiés, jusqu'à l'isthme. On saisit alors une des moitiés, la droite, par exemple, avec une pince à traction qui vient s'amarrer près de l'isthme et, d'un coup de gros ciseaux courbes donné transversalement au niveau de l'isthme on sépare cette moitié utérine du col auquel elle tenait encore (fig. 357).

En tirant sur cette moitié utérine par la pince inférieure, on la retourne en la faisant pivoter autour de l'insertion des annexes. Dès le début de cette manœuvre on aperçoit par leur côté interne les vaisseaux utérins qu'il est facile de couper après les avoir pincés (fig. 358). En continuant à tirer sur la moitié utérine renversée, on attire les annexes que la main gauche, profitant de l'espace laissé libre par le renversement de la moitié utérine, contribue à décoller en les attaquant par-dessous. Quand le décollement est terminé, on pince le pédicule constitué par le ligament rond et les vaisseaux utéro-ovariens et on le tranche, enlevant à la fois les annexes et la moitié utérine correspondante (fig. 359).

On n'a plus qu'à répéter à gauche une manœuvre identique et à terminer l'opération comme à l'ordinaire (fig. 360, 361).

Ce procédé ne répond évidemment qu'aux cas dans lesquels l'utérus est petit. Il doit donc être, dans les fibromes, écarté de parti pris. Mais, en revanche, il peut être employé dans tous les cas d'annexites. Cependant ses indications véritables ne sont pas aussi étendues. Elles se réduisent aux cas dans lesquels les annexes sont adhérentes des deux côtés. Dans ces conditions et lorsque les adhérences annexielles aux parois pelviennes sont très intimes, l'hémisection utérine constitue le procédé de choix. Il en est de même dans certains kystes bilatéraux inclus dans les ligaments larges et adhérents aux organes du petit bassin. Il est alors très supérieur aux autres et permet souvent de faire avec la plus grande

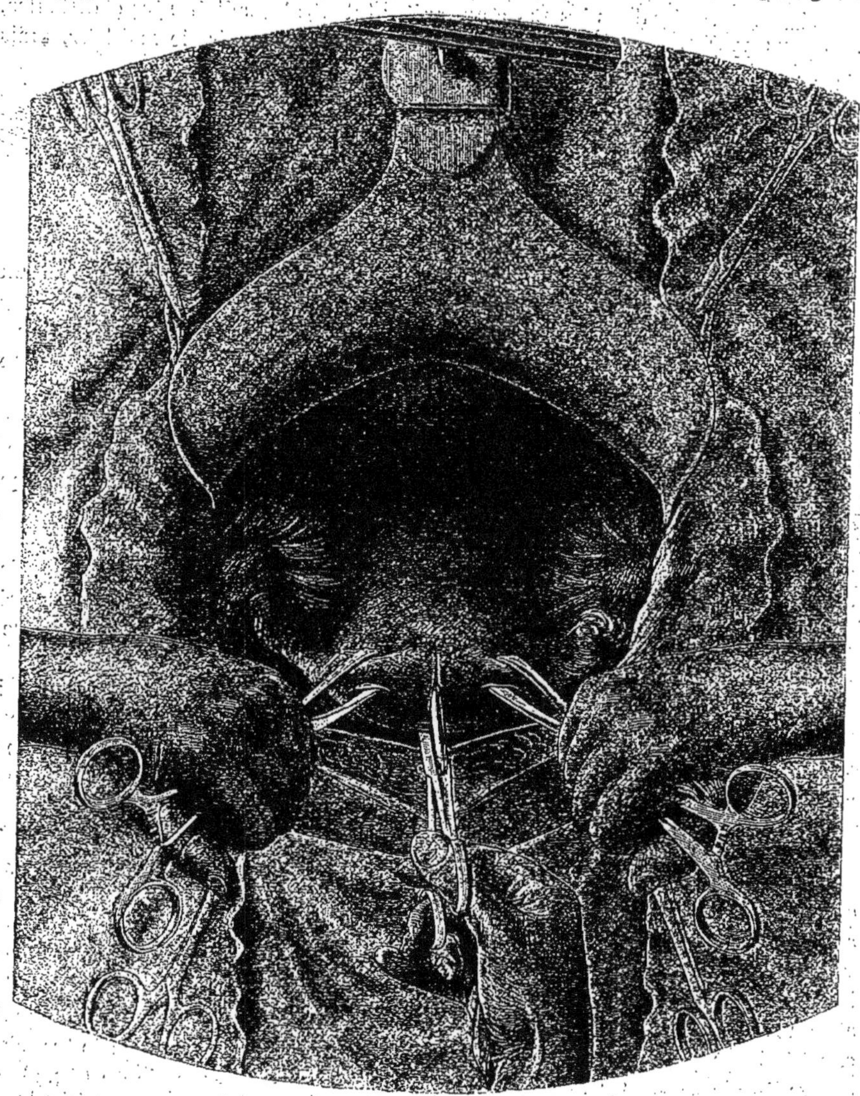

Fig. 356.
HÉMISECTION UTÉRINE. Le fond de l'utérus saisi par deux pinces, est sectionné sur la ligne médiane, avec de forts ciseaux droits.

facilité, des opérations presque impraticables ou tout au moins très difficiles par tous les autres procédés.

Quel que soit le procédé employé, lorsque l'utérus et les annexes ont été enlevés, la fin de l'opération est la même. Il faut lier les vaisseaux et réparer, aussi bien que possible, les brèches péritonéales. Quelquefois enfin, il faut drainer.

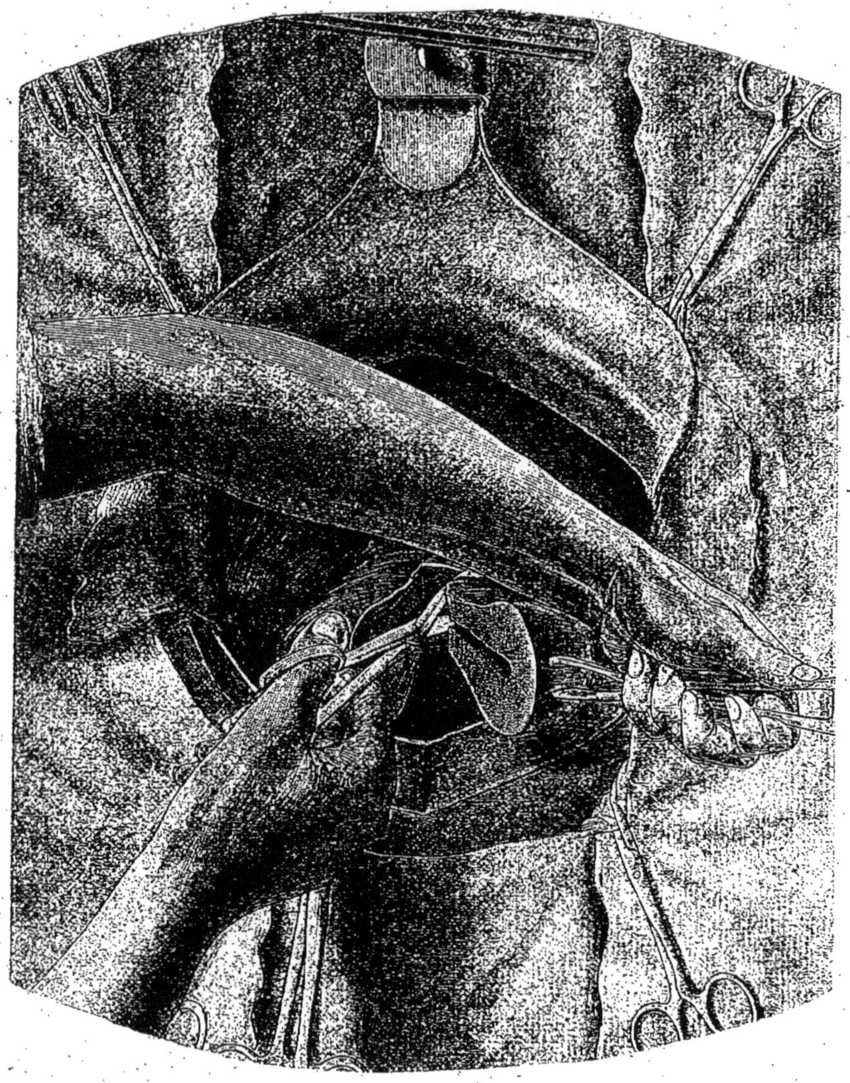

Fig. 357.

HÉMISECTION UTÉRINE. L'utérus a été sectionné jusqu'à l'isthme sur la ligne médiane. Section transversale de la moitié droite, avec de forts ciseaux courbes.

Avant tout, il convient de se débarrasser des pinces qui encombrent le bassin et de faire les ligatures.

Je les fais toujours au catgut n° 2. Je ne laisse jamais dans le bassin une soie ou un fil non résorbable quelconque.

Les deux premières ligatures sont jetées sur les utérines. Pour éviter que les ligatures ne glissent et pour avoir, au point de vue de l'hémostase, une sécurité absolue, il est deux précautions que je ne saurais trop recommander.

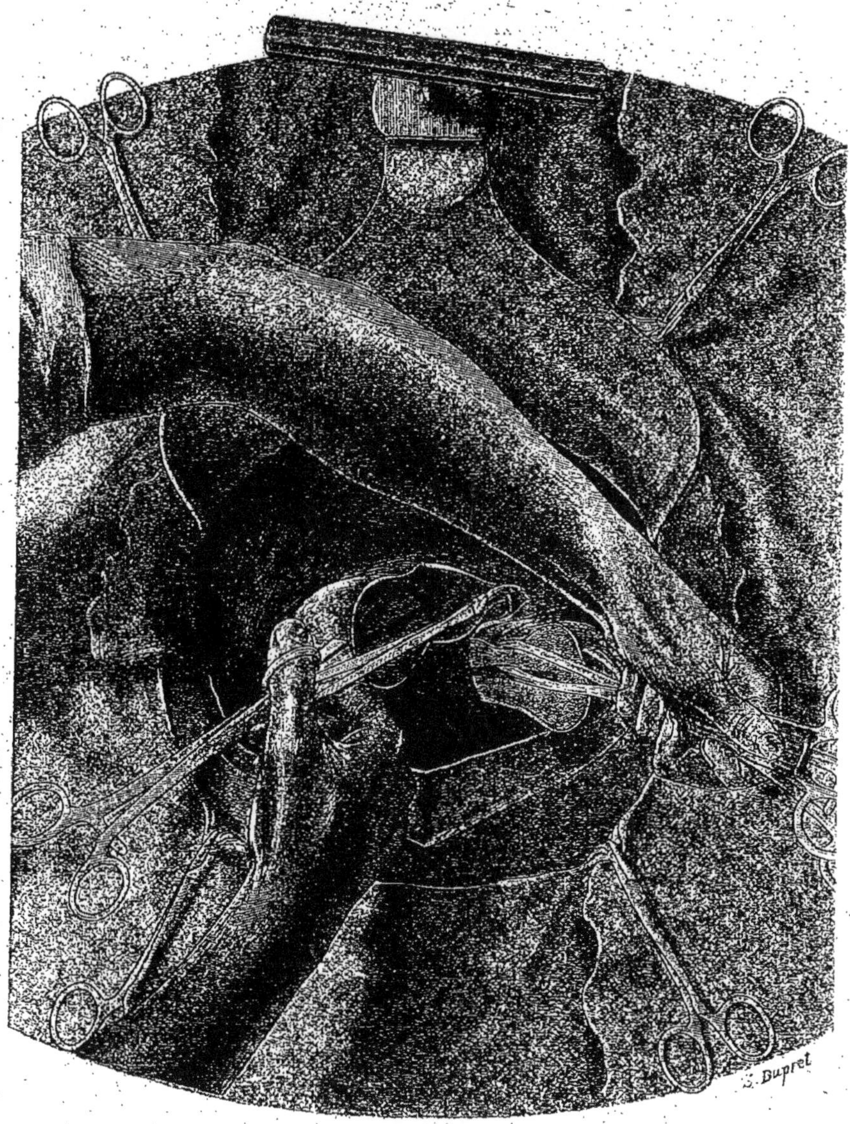

Fig. 358.
Hémisection utérine. La moitié droite, complètement sectionnée, est attirée en haut et en dehors. Pincement de l'artère utérine droite.

Il faut d'abord passer les catguts dans les tissus avec une aiguille. Il faut même les passer en deux endroits, de part et d'autre du vaisseau à lier. De cette façon, ils sont retenus dans les tissus et ne peuvent glisser. Pour les utérines on passera le fil dans les tissus avec l'aiguille à pédale à grande courbure. Les plexus veineux sont ainsi liés en même temps que l'artère. Pour les

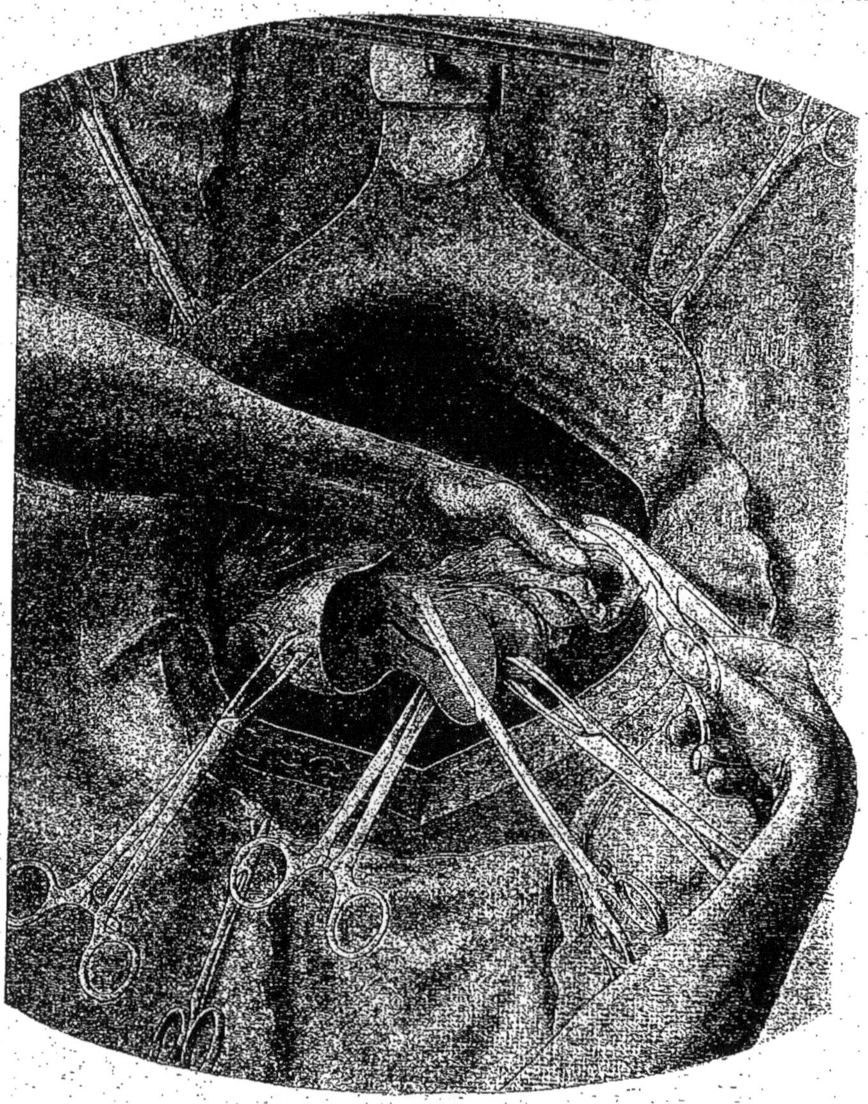

Fig. 359.

HÉMISECTION UTÉRINE. Les annexes droites sont décollées, pincées au niveau de leur pédicule externe et tranchées d'un coup de ciseaux.

pédicules de l'utéro-ovarienne et du ligament rond l'aiguille ordinaire de Reverdin est parfaite.

Il faut ensuite faire systématiquement trois nœuds à chaque catgut. Si deux nœuds suffisent pour les ligatures à la soie ou au fil, ils peuvent être insuffisants pour les ligatures au catgut. Trois nœuds donnent une sécurité complète.

Les ligatures terminées, on oblitère la tranche cervicale par un surjet au catgut n° 2. Pour ce surjet, l'aiguille à pédale facilite singulièrement les manœuvres. Ce surjet a l'avantage d'oblitérer le col, de favoriser sa cicatrisation et de

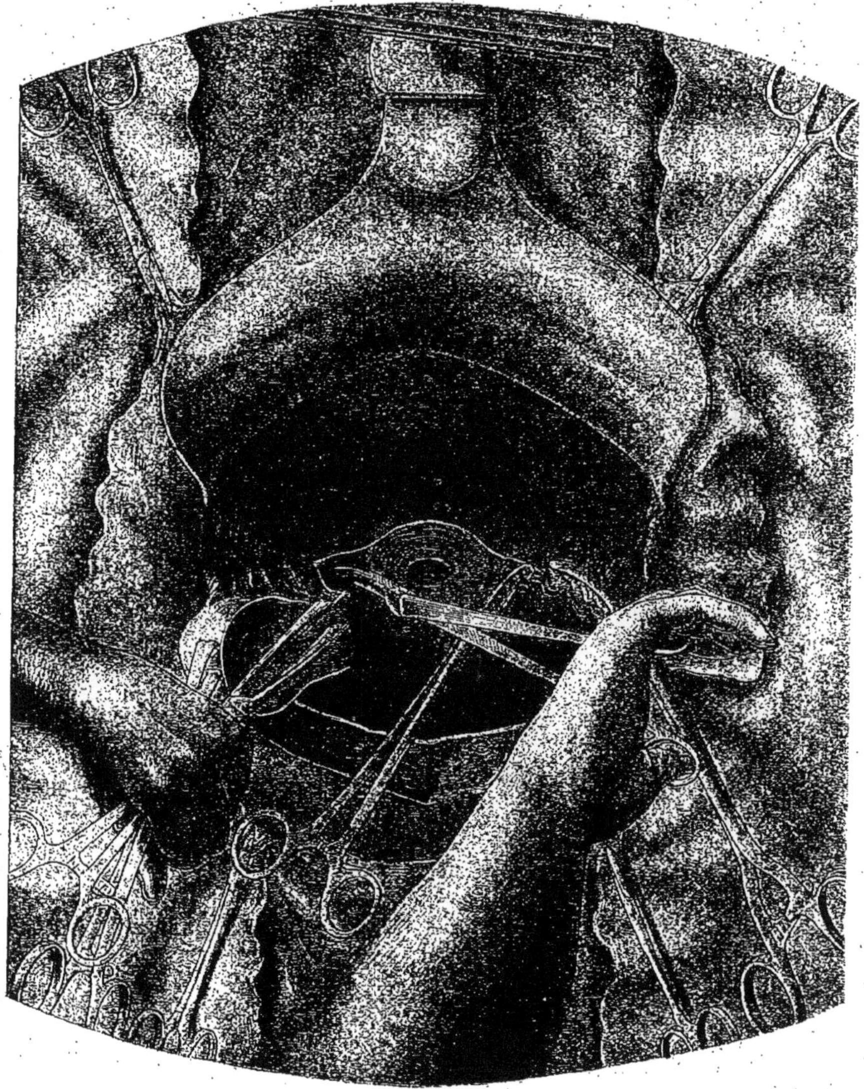

Fig. 360.

HÉMISECTION UTÉRINE. Le côté droit a été extirpé. La moitié utérine gauche a été sectionnée au niveau de l'isthme. Pincement de l'artère utérine gauche.

parfaire son hémostase. Il est parfaitement inutile de couper le col en biseau, de façon à lui constituer deux lèvres qu'on accole l'une à l'autre. Mais il n'y a aucune objection à faire à cette manœuvre, si ce n'est son inutilité même et la légère perte de temps qu'elle occasionne (fig. 346).

La cautérisation de la muqueuse cervicale au thermocautère est plus nuisible qu'utile. Mieux vaut s'en abstenir.

Dans certains cas, lorsque le col est un peu gros, on pourra l'évider en le taillant en entonnoir avec la pointe du bistouri. On peut ainsi se débarrasser

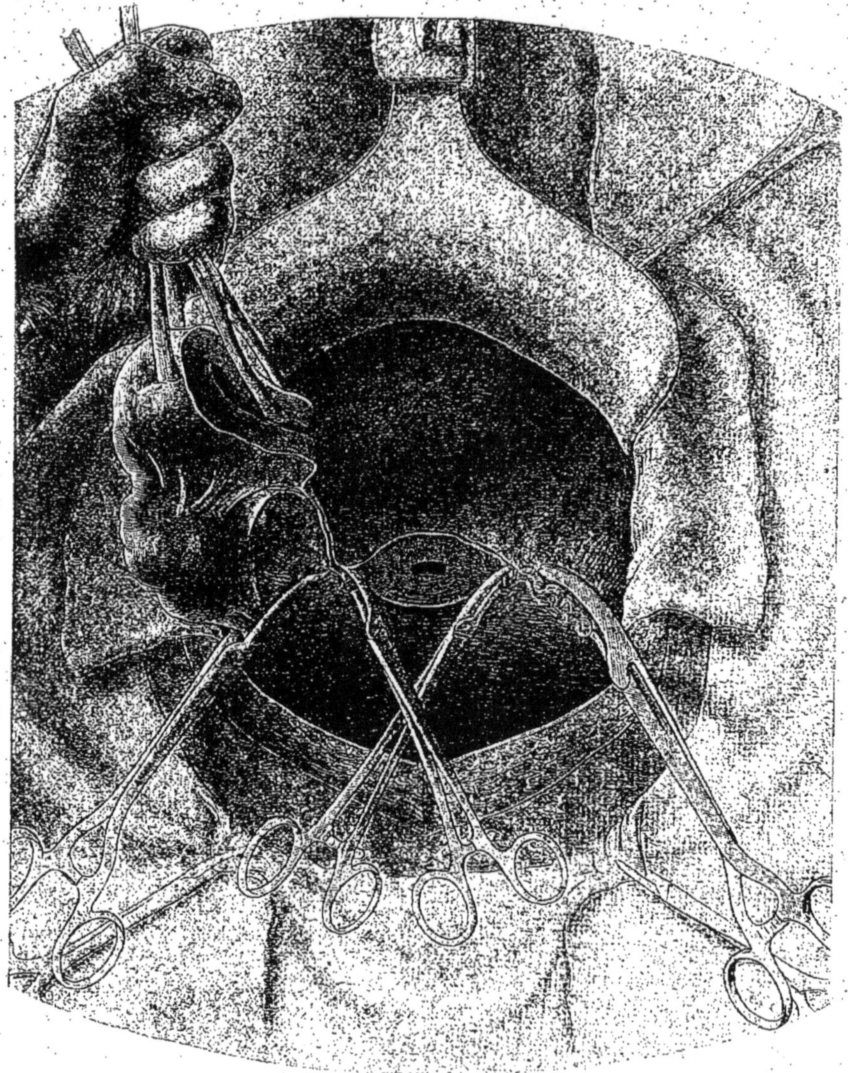

Fig. 361.
HÉMISECTION UTÉRINE. Pincement du ligament large gauche, après renversement de la moitié utérine gauche et décollement des annexes correspondantes.

d'une muqueuse gênante et enflammée. Le suintement sanguin produit par cet évidement central du col est arrêté par la suture en surjet qu'on applique immédiatement sur lui.

Le col fermé, il ne reste plus qu'à reconstituer le péritoine pelvien. J'ai coutume de le faire par un surjet au catgut n°1, pour lequel l'aiguille à pédale rend encore de précieux services. Je commence le surjet par la gauche, enfouissant dès le début les pédicules des vaisseaux utéro-ovariens et du ligament rond. Puis j'avance de plus en plus vers la droite, sans tirer sur le fil de façon à ne pas froncer le péritoine et à lui conserver sa souplesse. Au niveau du col, je viens fixer derrière lui, presque au fond du cul-de-sac de Douglas, le péritoine antérieur, vésical, qui recouvre complètement le surjet du col utérin (fig. 347), et je poursuis ensuite mon surjet jusqu'à l'extrême droite, où j'enfouis les pédicules qui s'y trouvent. Lorsque le péritoine pelvien est en bon état, ce surjet si simple et qui demande à peine une ou deux minutes, suffit à le reconstituer parfaitement. Lorsqu'il est détruit, dilacéré, rendu méconnaissable par des adhérences, on peut être conduit à suturer le péritoine vésical au rectum et à l'S iliaque. Mais il n'y a là rien de particulier et ce sont des manœuvres qui, actuellement, sont passées dans les habitudes de presque tous les chirurgiens.

J'ai dit plus haut comment il fallait faire la suture de la paroi.

Je draine le moins possible. Mais si le péritoine est irrégulier, s'il y a des adhérences quelque peu suintantes et qui menacent de donner, dans les heures qui suivront l'opération, quelques cuillerées de liquide séro-sanguinolent, je préfère drainer. Mais le drain que je laisse en place est destiné à conduire directement au dehors le liquide qui s'accumule dans le fond du bassin. Il est indispensable que ce drain ne présente *aucun orifice latéral*, sauf à sa partie tout à fait inférieure, qui doit être placée au point le plus déclive du Douglas. Dans ces conditions, tout le liquide qui vient s'accumuler dans celui-ci pénètre dans le drain par son orifice profond et est expulsé au dehors. On comprend qu'il n'en serait pas de même si le drain portait sur toute sa hauteur des trous latéraux par lesquels le liquide se répandrait de nouveau dans la cavité abdominale (fig. 335). Au bout de quarante-huit heures, le liquide du Douglas est enlevé par aspiration et, à moins d'indication contraire, le drain supprimé.

Dans les cas où les lésions sont graves et où il y a lieu de craindre des contaminations septiques, le drainage vaginal est préférable. Il suffit alors, au lieu de fermer le col par un surjet, de l'ouvrir en arrière sur la ligne médiane, d'un coup de ciseaux dont une branche pénètre dans la cavité cervicale. Cette section intéresse la totalité de la hauteur du col et la paroi postérieure du vagin jusqu'au fond du Douglas. On a ainsi une vaste ouverture vaginale, qui a sur l'ouverture que donne l'hystérectomie totale l'avantage de saigner beaucoup moins, et qui suffit au drainage le plus large. Un drain flanqué de deux mèches de gaze stérilisée est introduit de haut en bas par cette brèche et va sortir à la vulve. Puis le péritoine est reconstitué par-dessus.

HYSTÉRECTOMIE TOTALE

Quelle que soit la supériorité de l'hystérectomie subtotale, il est des cas dans lesquels il faut enlever le col. C'est d'abord lorsqu'il est, sinon atteint d'épithélioma, au moins douteux, car dans le cas d'épithélioma confirmé c'est celui-ci qui passe en premier, et nous devrons alors employer une technique particulière que je décrirai plus loin. C'est surtout lorsque, sans être suspect de dégénérescence néoplasique, il est extrêmement altéré, comme dans certaines annexites. C'est enfin lorsqu'il n'existe pour ainsi dire pas, et qu'il fait corps avec le reste de l'utérus, comme il arrive dans certains fibromes qui se prolongent jusque dans le col. Ici, il n'y a point d'isthme utérin, point de col proprement dit, et l'on est obligé d'enlever celui-ci avec le reste de l'utérus. Hormis ces cas, qui sont rares, il ne faut point faire l'hystérectomie totale, et je ne pense pas qu'elle soit réellement indiquée chez plus de 2 ou 3 p. 100 des malades.

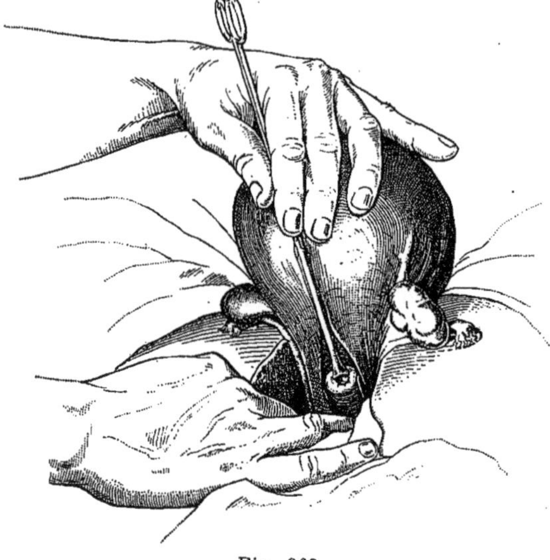

Fig. 362.
Hystérectomie abdominale totale par le procédé de Doyen. La tumeur est relevée contre le pubis, et le cul-de-sac vaginal postérieur est ouvert. Préhension du col.

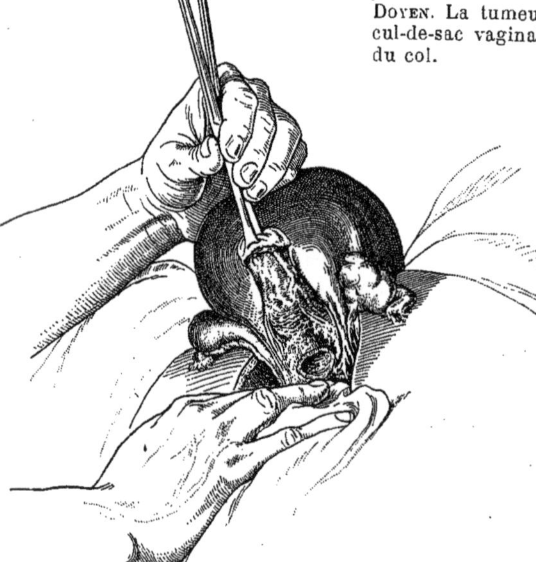

Fig. 363.
Hystérectomie abdominale totale par le procédé de Doyen. Arrachement du col, qui se détache sans difficulté de la vessie, après section de ses attaches vaginales et juxta-vaginale latérales et antérieures.

Ici, comme pour l'hystérectomie subtotale, et pour les mêmes raisons, il faut donner la préférence aux procédés qui permettent l'attaque de l'utérus et des annexes par leur pôle inférieur. Tout ce que j'ai dit plus haut à ce sujet, subsiste intégralement et je n'y reviens pas (v. p. 647).

Parmi ces procédés, il en est trois qui, suivant les cas, répondent à toutes les indications qui peuvent se présenter. Ce sont : le *Procédé de Doyen*, le *Procédé de Kelly-Segond*, et enfin l'*Hémisection utérine*. Mais on peut aussi dans certains cas, avoir quelque avantage à employer l'hystérectomie par section descendante des ligaments larges, qui n'est autre que l'ancien *procédé de Freund* plus ou moins modifié.

A. — Le *Procédé de Doyen* n'est applicable que lorsque l'utérus est mobile et le cul-de-sac postérieur bien accessible. Mais quand ces conditions sont remplies, il devient très rapide et très élégant. C'est lorsque l'utérus est volumineux et en particulier dans les fibromes, qu'il est le plus particulièrement indiqué. Dans les annexites, il n'est applicable que d'une façon tout à fait exceptionnelle.

Voici comment il s'exécute :

Le ventre étant ouvert, l'utérus est extériorisé, attiré en avant et, si possible, renversé sur le pubis. Le fond du Douglas est alors accessible, et le vagin est ouvert au niveau du cul-de-sac postérieur. Parfois il peut être nécessaire, pour l'ouvrir avec plus de sûreté, de s'aider d'une pince directrice introduite par la vulve et qui vient repousser dans le Douglas la paroi vaginale postérieure. Le cul-de-sac postérieur ouvert, le col est saisi avec une pince et attiré vers le haut, dans le péritoine, à travers la brèche vaginale. Cette manœuvre très simple quand le col est un peu long, et peut se fléchir au niveau de l'isthme, devient difficile quand il est court, et presque impraticable lorsqu'il est complètement effacé, ou envahi lui-même par le fibrome (fig. 362).

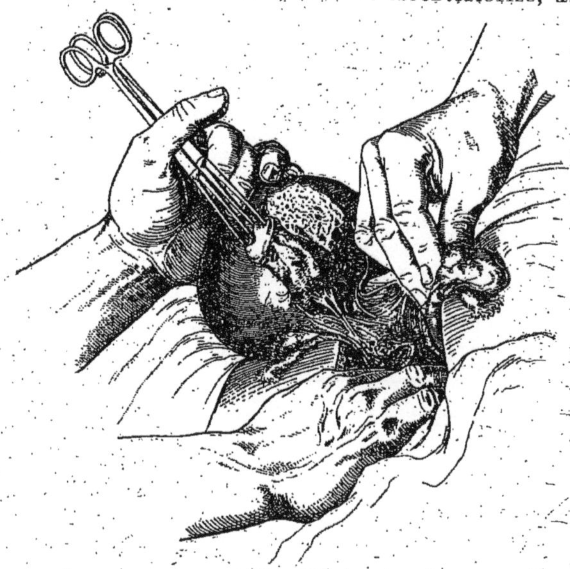

Fig. 364.
Hystérectomie abdominale totale par le procédé de DOYEN. Section, entre les annexes et l'utérus, du premier ligament large, celui du côté droit qui est maintenu, s'il y a lieu, pincé entre les doigts, et décortication sous-péritonéale de la tumeur par rotation vers la gauche. Il ne reste plus qu'à sectionner le ligament large du côté de l'opérateur, c'est-à-dire sur la gauche.

Le col, ainsi attiré vers le haut, est solidement saisi. On sectionne alors tout autour de lui, avec de forts ciseaux courbes, l'insertion du vagin. Les ciseaux ne doivent pas s'écarter du tissu utérin, de peur de s'échapper vers les uretères. Lorsqu'ils s'y appliquent étroitement, les uretères ne risquent rien. Au fur et à mesure que la section circulaire de l'insertion vaginale se complète, le col se laisse de plus en plus attirer en haut. Il se détache de la vessie, à laquelle l'unissent quelques tractus celluleux, et bientôt l'utérus ne tient plus aux parties voisines que par les ligaments larges (fig. 363). Si les utérines ont été coupées et saignent, on peut les pincer. Si elles sont encore intactes ou ne donnent que peu de sang, on peut attendre pour les saisir que l'utérus soit complètement enlevé. Rien n'est plus simple, à ce moment, que de terminer l'opération. La main droite ramasse de bas en haut le ligament large droit, qui est saisi avec une forte pince et sectionné. L'utérus, qui ne tient plus que par le ligament large gauche, est basculé à gauche. Le ligament large est déroulé de bas en haut et pédiculisé au niveau du ligament rond et des vaisseaux utéro-ovariens, qui sont saisis et tranchés (fig. 364).

L'opération est terminée. Il reste à faire les ligatures et l'hémostase de la

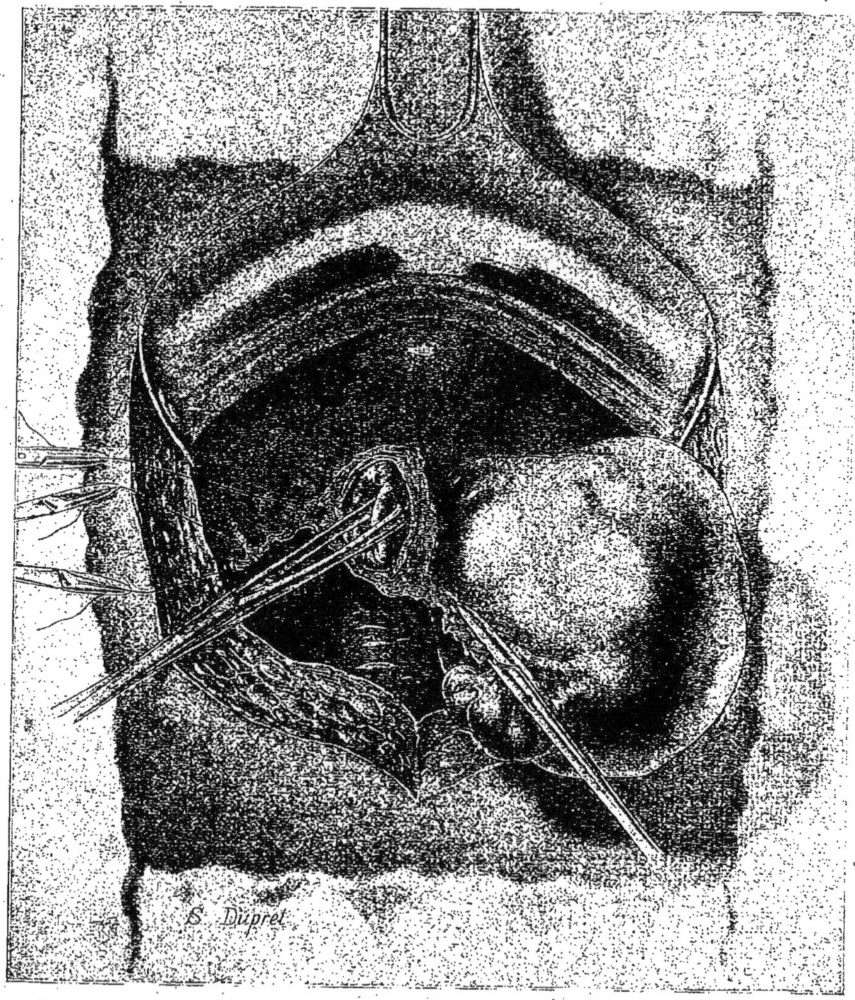

Fig. 365.

PROCÉDÉ DE KELLY-SECOND. Le ligament large gauche a été sectionné, l'utérine liée, et le vagin ouvert au niveau du cul-de-sac latéral gauche. Le col est saisi avec une pince et attiré fortement.

tranche vaginale, beaucoup plus délicate que celle des utérines dans la subtotale. On peut alors fermer le vagin par un surjet au catgut ou, ce qui vaut mieux, drainer le fond du bassin par l'ouverture vaginale et reconstituer pardessus le péritoine pelvien.

B. — Le *procédé de Kelly* a été modifié par Segond, qui l'a appliqué à l'hystérectomie totale.

L'opération est exactement semblable à celle que j'ai décrite plus haut, sauf en ce qui concerne les manœuvres au niveau du col.

On descend de bas en haut dans le ligament large jusqu'au niveau du col,

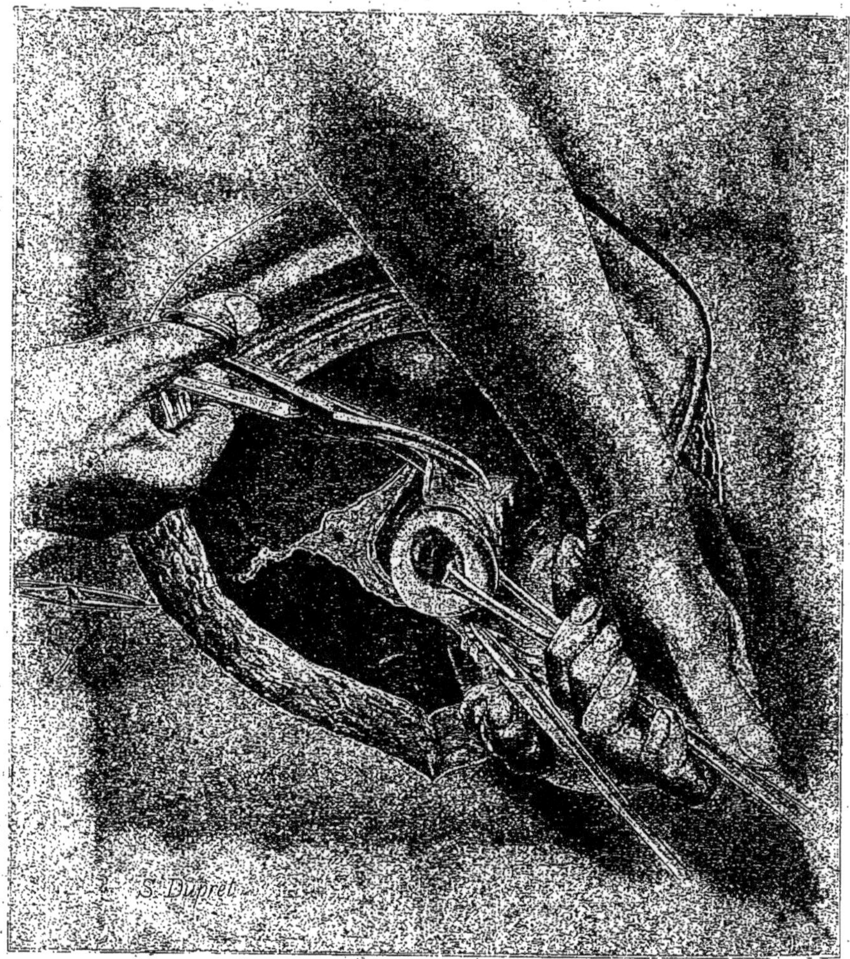

Fig. 366.

Procédé de Kelly-Segond. Désinsertion du vagin au ras du col, avec les ciseaux courbes.

puis, après avoir pincé l'artère utérine, ou avant de l'avoir fait, si cela paraît plus simple, on cherche au niveau du col le cul-de-sac latéral du vagin (fig. 365). On peut s'aider, pour plus de commodité, d'une pince introduite de bas en haut par la vulve et qui vient faire saillie dans le cul-de-sac latéral. Mais en général cette manœuvre est inutile, car on se rend bien compte, à la différence de résistance des tissus, du point où cesse le col et où commence le vagin. Celui-ci est donc ouvert sur le côté et il est bon, dès lors, de saisir sa tranche avec une pince à plateau, de façon à ne pas perdre le vagin dès qu'il sera sectionné et à pouvoir ensuite l'attirer facilement vers le haut. Dès que le vagin est ouvert, le col est saisi avec une forte pince, attiré vers le haut, et désinséré comme précédemment avec de gros ciseaux courbes qui ne doivent pas s'écarter du tissu uté-

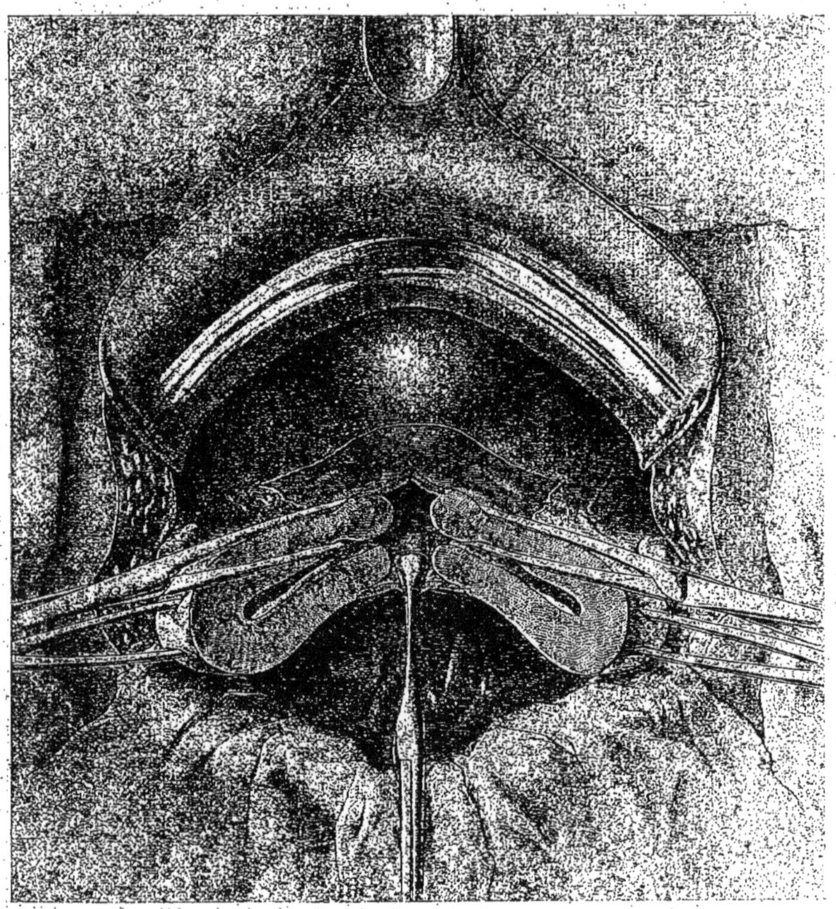

Fig. 367.

Hystérectomie totale par hémisection. La section médiane de l'utérus a été poursuivie après décollement de la vessie jusque dans le vagin, qui est ouvert en avant et en arrière, sur la ligne médiane et dont la tranche est saisie par une pince à plateaux. La tranche utérine est saisie de chaque côté avec une pince, au niveau du col.

rin. La désinsertion terminée, l'artère utérine est pincée, l'utérus basculé, et l'opération se termine comme dans le cas précédent (fig. 366).

En somme, le procédé américain diffère du procédé de Doyen en ce que l'attaque du vagin a lieu par côté au lieu d'avoir lieu par derrière. Cette différence est, au point de vue technique, beaucoup plus considérable qu'on ne pourrait le croire au premier abord. Dans les cas faciles, le procédé de Doyen est en effet plus simple et plus rapide, parce qu'il commence par libérer l'utérus de ses attaches inférieures et agit de bas en haut pendant toute la durée de l'opération. Mais, dans un très grand nombre de cas, dans tous ceux où la mobilité de l'utérus n'est pas très grande et dans lesquels le cul-de-sac postérieur du vagin n'est

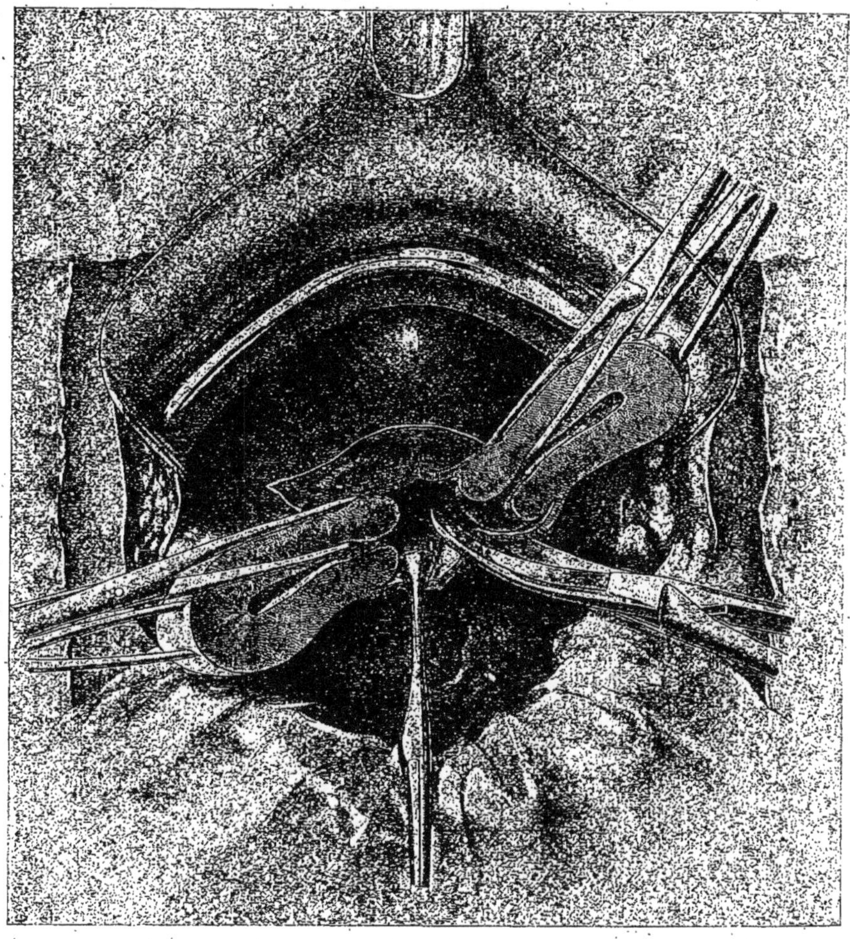

Fig. 368.
Hystérectomie totale par hémisection. La moitié utérine droite est attirée vers le haut et le vagin est sectionné à ras du col avec des ciseaux courbes.

pas directement accessible, le procédé de Kelly est plus facile parce qu'il permet, par la section du ligament large, de mobiliser l'utérus et d'arriver sur le cul-de-sac latéral du vagin. Il est moins rapide et moins brillant, mais il est d'une application plus générale.

C. — L'*Hémisection utérine*, qui n'est, elle, applicable que lorsque l'utérus est petit et ne trouve guère d'indications que dans les annexites doubles, comme je l'ai dit plus haut, sera très rarement pratiquée dans l'hystérectomie totale, parce que les cas sont exceptionnels dans lesquels il est nécessaire de sacrifier le col. Mais, lorsqu'elle est indiquée, elle peut rendre de grands services et donne, en tout cas, pour l'exécution de l'opération, des facilités extraordinaires.

Les premiers temps de l'opération sont semblables à ceux que j'ai décrits à

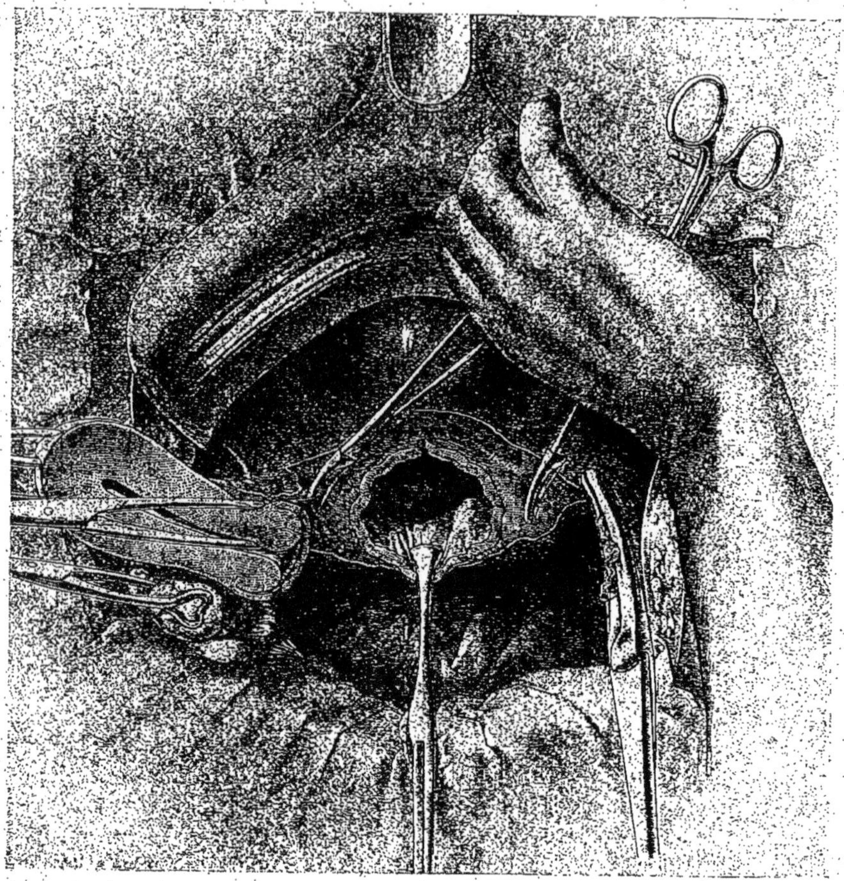

Fig. 369.

HYSTÉRECTOMIE TOTALE PAR HÉMISECTION. La moitié utérine droite a été enlevée et l'utérine pincé. La moitié gauche a été désinsérée. Pincement de l'utérine et bascule de la moitié gauche.

propos de l'hystérectomie subtotale. Il faut seulement avoir soin, dès le début, et avant d'avoir commencé la section médiane de l'utérus, d'inciser le cul-de-sac vésico-utérin et de repousser la vessie vers le bas, en libérant complètement la face antérieure du col et de la partie supérieure du vagin (fig. 367).

On incise alors l'utérus du fond vers le col, en se repérant sur la cavité utérine. Au lieu de s'arrêter au niveau de l'isthme, comme dans l'hystérectomie subtotale, on continue la section du col et on tombe bientôt dans le vagin, qui ne tarde pas à être ouvert sur la ligne médiane, en avant et en arrière (fig. 367). On se trouve alors en présence des deux demi-moignons du col. On saisit l'un d'eux, le droit, par exemple, avec une forte pince à traction, et on l'attire en haut et en dehors. La moitié latérale du vagin qui s'insère sur lui se tend et rien n'est plus simple, avec des ciseaux courbes, que de la sectionner au ras du tissu utérin, en l'attaquant par sa face interne (fig. 368). Le vagin désinséré, la moitié utérine correspondante est renversée et extirpée avec les annexes comme dans l'hystérectomie subtotale. Au moment où le col, que ne retient plus le vagin, commence à s'élever, on aperçoit l'utérine qu'on aborde par sa face interne. On la pincera le plus loin possible, de façon à la lier en dehors des branches cervico-vaginales. Mais il faut ici surveiller de très près l'uretère. La moitié gauche est alors enlevée par des manœuvres identiques (fig. 369).

Dans les cas où il est particulièrement indiqué, et qui sont presque tous des cas de suppurations pelviennes bilatérales, avec encombrement du bassin et adhérences étendues, ce procédé facilite d'une façon singulière la recherche et l'ouverture du vagin. En incisant, en effet, l'utérus sur la ligne médiane, le long de la cavité utérine, on pénètre fatalement dans le vagin, où l'on est conduit mathématiquement. Bien plus, on y pénètre en un point toujours le même, exactement au milieu, aussi loin que possible, par conséquent, des deux uretères, qui sont en dehors et à l'abri de toute atteinte pendant la désinsertion du vagin, parce qu'on attaque celui-ci méthodiquement de dedans en dehors, par sa muqueuse, au lieu de l'attaquer par la périphérie, un peu au hasard, comme on le fait nécessairement lorsqu'on ouvre le vagin en l'attaquant par le côté.

D. — Procédé de Freund. — Lorsque les annexes ne sont pas trop adhérentes et peuvent être facilement décortiquées, sans qu'on ait besoin de les attaquer par-dessous, on peut avoir, pour pratiquer l'hystérectomie totale, quelque avantage à employer l'ancien procédé de Freund modifié et rajeuni de mille manières. Il permet une hémostase plus exacte de la tranche vaginale, ce qui, au cours d'une hystérectomie totale, est un avantage considérable.

Les ligaments larges sont liés et sectionnés de haut en bas, et des deux côtés, d'abord au niveau des pédicules utéro-ovariens, puis au niveau des ligaments ronds. La décortication et l'isolement des annexes se fait soit avant cette ligature, soit au cours même de son exécution.

Le cul-de-sac vésico-utérin est alors incisé, et la vessie repoussée vers le bas. Elle laisse voir la face antérieure du vagin. Il faut alors, ou bien aller pincer l'artère utérine assez loin en dehors, de façon à la saisir en amont des branches cervico-vaginales, qui vont irriguer le vagin et saigneront après sa section, ou bien saisir avec une longue pince de Kocher dirigée parallèlement au vagin, le long du bord même de ce vagin et sur une hauteur de deux à trois centimètres au moins, le bouquet artériel des branches de l'utérine, qui se porte en ce point vers les parties supérieures du vagin.

Ce pincement des branches de l'utérine, qu'il faut faire avec précaution, à cause du voisinage de l'uretère, détermine une bonne hémostase de la partie supérieure du vagin, et enlève à cette opération une partie de ses ennuis. Le vagin est alors, suivant le conseil de Gosset, ouvert par-devant, comme dans l'ancien procédé de Richelot, ce qui permet d'éponger immédiatement les liquides qu'il peut contenir, et la désinsertion vaginale se fait au ras du col.

Ce procédé, qu'on peut employer dans les cas où la décortication des annexes est facile, devient très inférieur à l'hémisection en cas d'annexites adhérentes. L'avantage qu'il présente de permettre le pincement du bouquet artériel paracervical ne lui est pas particulier. On peut l'employer aussi dans le procédé de Kelly-Segond ou de Delagenière (avec extirpation première des annexes), mais, il faut le reconnaître, d'une façon moins régulière et moins méthodique. Tel qu'il est, avec ses avantages et ses inconvénients, il est, dans la plupart des annexites, supérieur au procédé de Doyen, mais inférieur au procédé de Kelly-Segond dans les cas moyens et à l'hémisection utérine dans les cas difficiles.

INDICATIONS ET CHOIX DES PROCÉDÉS

Et maintenant il me reste à étudier, dans l'hystérectomie abdominale, le point que je considère comme le plus important de toute la technique gynécologique : je veux dire l'adaptation des procédés aux lésions que l'on doit combattre, et pour tout dire en un mot, cette *tactique opératoire* dont j'ai parlé plus haut.

Je l'ai dit et je le répète, dans une hystérectomie abdominale, tout l'art du chirurgien ne consiste pas à enlever l'utérus, il consiste à le bien enlever. J'entends par là à l'enlever le plus simplement possible et dans les conditions les meilleures d'aisance et de facilité, car, je ne me lasserai pas de le répéter, toutes choses égales d'ailleurs, la bénignité d'une opération comme celle-ci est propornelle à la simplicité des manœuvres qui permettent de la mener à bien.

J'ajoute que je ne crois pas devoir tenir pour négligeable l'élégance avec laquelle une opération peut être conduite, et si tous les efforts du chirurgien doivent tendre à la sécurité et à la bénignité de l'opération, il faut se souvenir que cette sécurité et cette bénignité dépendent, jusqu'à un certain point, de l'élégance avec laquelle elle est faite, puisque celle-ci est elle-même subordonnée à la facilité des manœuvres opératoires, et au choix judicieux des procédés les mieux adaptés aux lésions pour lesquelles on est appelé à intervenir.

Si l'on veut se rapprocher autant que possible des conditions idéales d'élégance et de rapidité qui contribuent à la perfection d'une hystérectomie, il faut interrompre le moins possible la continuité de l'acte opératoire. Le ventre ouvert, toutes les manœuvres doivent, avant tout, tendre à enlever l'utérus. Il ne faut pas, dès le début, hacher son intervention par des manœuvres multipliées, et tendant à des buts différents, et s'interrompre par exemple au milieu de son exérèse pour poser quelques ligatures. Il y a là une rupture dans l'homogénéité des manœuvres qui fait perdre du temps et qui nuit à l'ensemble de l'opération. Cette façon de procéder présente, en outre, un inconvénient plus grave et qui, s'il est négligeable dans les fibromes, est loin de l'être dans les annexites. Il y a, dans ce dernier cas, un grand intérêt à se débarrasser le plus vite possible d'annexes suppurées, parfois encore infectées et dont les longues manipulations sont autant de causes de souillures et d'infection. Il vaut mieux, dès qu'on a commencé à extirper l'utérus et les annexes infectées, s'en débarrasser le plus vite possible, en deux ou trois minutes par exemple, que les conserver beaucoup plus longtemps, tandis qu'on fait des ligatures, pendant dix minutes ou un quart d'heure, alors que les mains et les instruments qui les meurtrissent peuvent les déchirer, et que ces déchirures risquent d'entraîner la contamination du bassin. En un mot, il est évident qu'il vaut mieux que des annexes suppurées et suintantes soient enlevées de suite que manipulées dans le ventre.

C'est pourquoi je répète qu'il y a un grand avantage, et pour la rapidité de l'opération et pour sa sécurité, à ne pas interrompre par des ligatures et par d'autres détails, qui peuvent être rejetés à la fin de l'opération, les manœuvres d'extirpation de l'utérus. L'opération commencée, tous les actes du chirurgien tendront à enlever le bloc utéro-annexiel. Ce n'est que lorsque l'utérus et les annexes seront enlevés qu'il exécutera méthodiquement, et sans autre interruption que celle qui pourrait être imposée par une circonstance fortuite, la deuxième phase de l'opération, les ligatures et la réparation du bassin.

Toutes les annexites chroniques bilatérales sont justiciables de l'hystérectomie subtotale. Mais c'est ici surtout que la nécessité de varier les procédés suivant les lésions s'impose avec une évidence que seuls s'obstinent à méconnaître ceux qui ont des yeux pour ne point voir et des oreilles pour ne point entendre.

Les adhérences des annexes aux parties voisines, utérus, parois pelviennes, intestins, épiploon, sont si fréquentes et, en même temps, si diverses, les conditions dans lesquelles se présente le bloc utéro-annexiel sont si différentes, qu'il est de toute nécessité, à moins de courir volontairement au-devant de difficultés, de mécomptes et d'accidents de toutes sortes, de varier sa façon de faire suivant la disposition des lésions.

Le tactique opératoire sera dominée exclusivement par les principes sur lesquels j'ai déjà insisté.

Pour extirper facilement les annexes, *il faut les attaquer par-dessous*. Il faudra donc s'arranger de façon à *attaquer de bas en haut les annexes adhérentes*, et, pour y parvenir, *gagner par la voie la plus courte et la moins encombrée le pôle inférieur du bloc utéro-annexiel*.

Or, comme la voie la plus courte et la moins encombrée n'est pas toujours la même, il est évident qu'il faudra, *suivant la disposition des lésions, employer des procédés différents*.

Si l'on a de la nécessité de suivre cette ligne de conduite une conception claire, rien n'est plus simple que d'en déduire immédiatement les règles opératoires qu'il faut appliquer suivant les cas qui se présentent.

Dans les cas faciles, dont le type est constitué par les ovarites scléro-kystiques et certaines salpingites parenchymateuses, lorsque l'utérus et les annexes, sans grosses lésions, sans adhérences, se laissent attirer en tous sens, tous les procédés sont bons. Il n'y a aucune difficulté, et c'est ainsi qu'on peut se dispenser d'attaquer les annexes par-dessous, puisque l'absence de toute adhérence les rend accessibles de tous les côtés. Cependant, dans ces conditions, il y a une façon de faire que je préfère à toutes les autres pour son élégance et sa rapidité. C'est l'*hystérectomie par décollation*, et si l'on a quelque habitude de la chirurgie pelvienne c'est elle que l'on emploiera pour les raisons que j'ai déjà données (fig. 370).

Il n'en est pas de même lorsque les annexes sont adhérentes aux parties voisines. Ici il faut, de toute nécessité, attaquer les annexes par-dessous, sous peine de voir se multiplier les difficultés, les risques d'accidents et les déchirures. Mais comme les adhérences aux parties voisines peuvent être variables, nous devons modifier notre procédé suivant la disposition des lésions et employer toujours celui qui nous permettra d'aller par la voie la moins encombrée

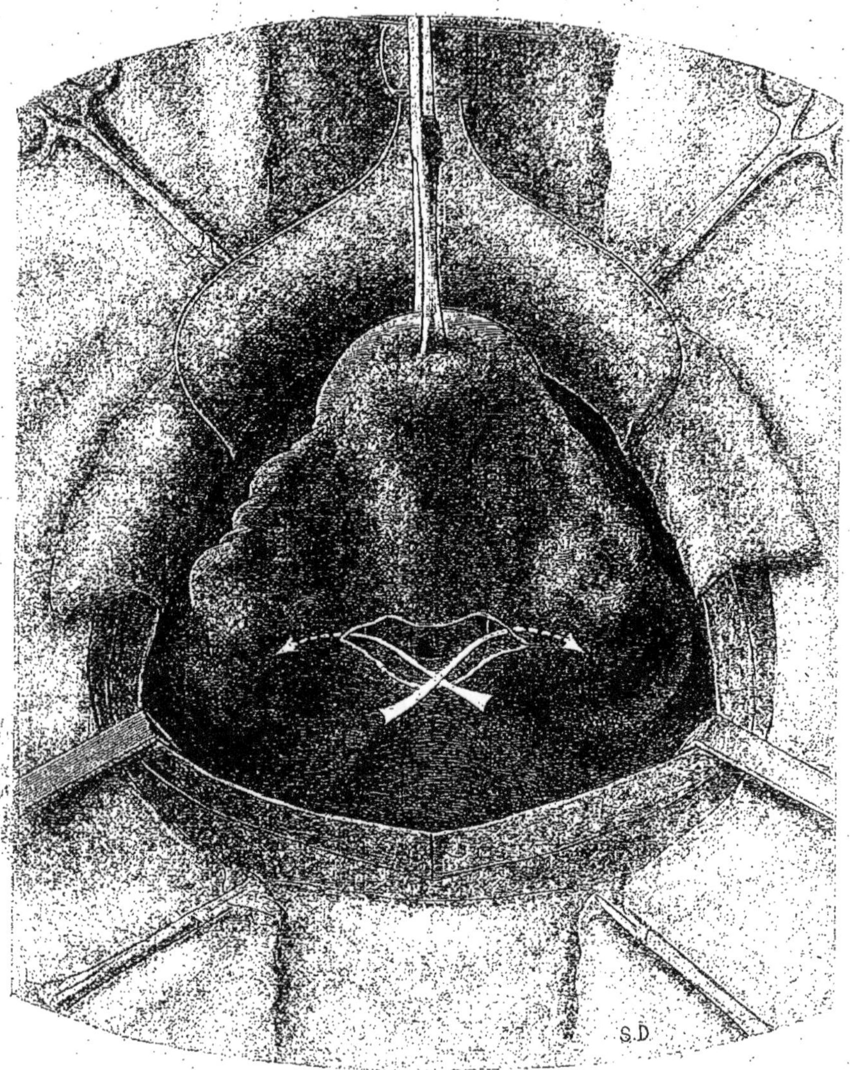

Fig. 370.

ANNEXES LIBRES DES DEUX CÔTÉS. Dans cette figure les annexes ont été, par erreur, représentées plus adhérentes qu'il ne faudrait.

DÉCOLLATION POSTÉRIEURE. Après section du col, les annexes sont attaquées de dedans en dehors et de bas en haut suivant le sens des flèches.

priver le bloc utéro-annexiel de ses attaches inférieures, de façon à pouvoir ensuite le décoller de bas en haut.

Si, comme il arrive souvent dans les annexites, un des côtés est très adhérent aux parois pelviennes et que l'autre soit au contraire à peu près libre ou très facile à détacher, c'est le *procédé de Howard A. Kelly* qu'il faudra choisir. Il

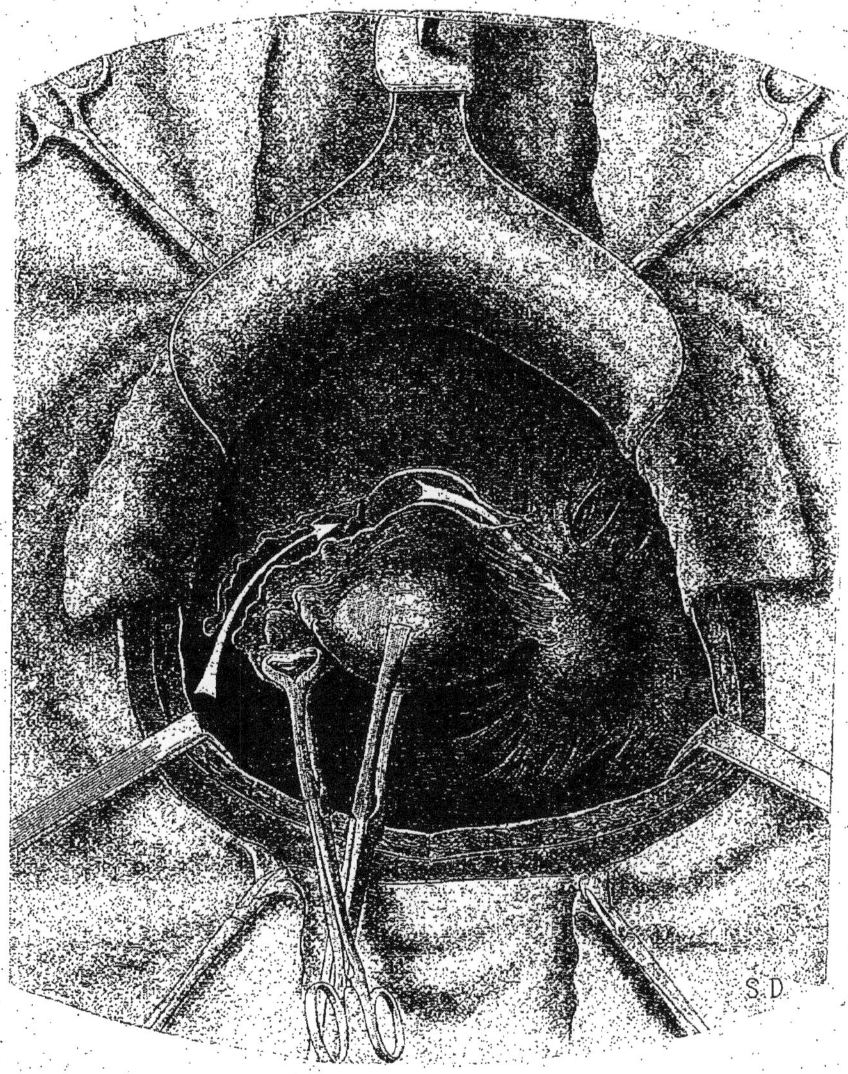

Fig. 371.

LES ANNEXES SONT LIBRES A GAUCHE ET ADHÉRENTES A DROITE.

PROCÉDÉ DE HOWARD A. KELLY. Les annexes gauches, libres, sont séparées de haut en bas, et les annexes droites, adhérentes, sont attaquées de dedans en dehors et de bas en haut.

sera facile, en effet, de descendre de haut en bas, du côté le moins malade, en séparant des parois pelviennes les annexes non adhérentes, d'arriver sur l'isthme, de trancher le col, et d'attaquer le côté où les annexes sont adhérentes, le côté difficile, de bas en haut, comme il doit être attaqué (fig. 371).

Mais les choses ne sont pas toujours aussi simples et les cas sont très nom-

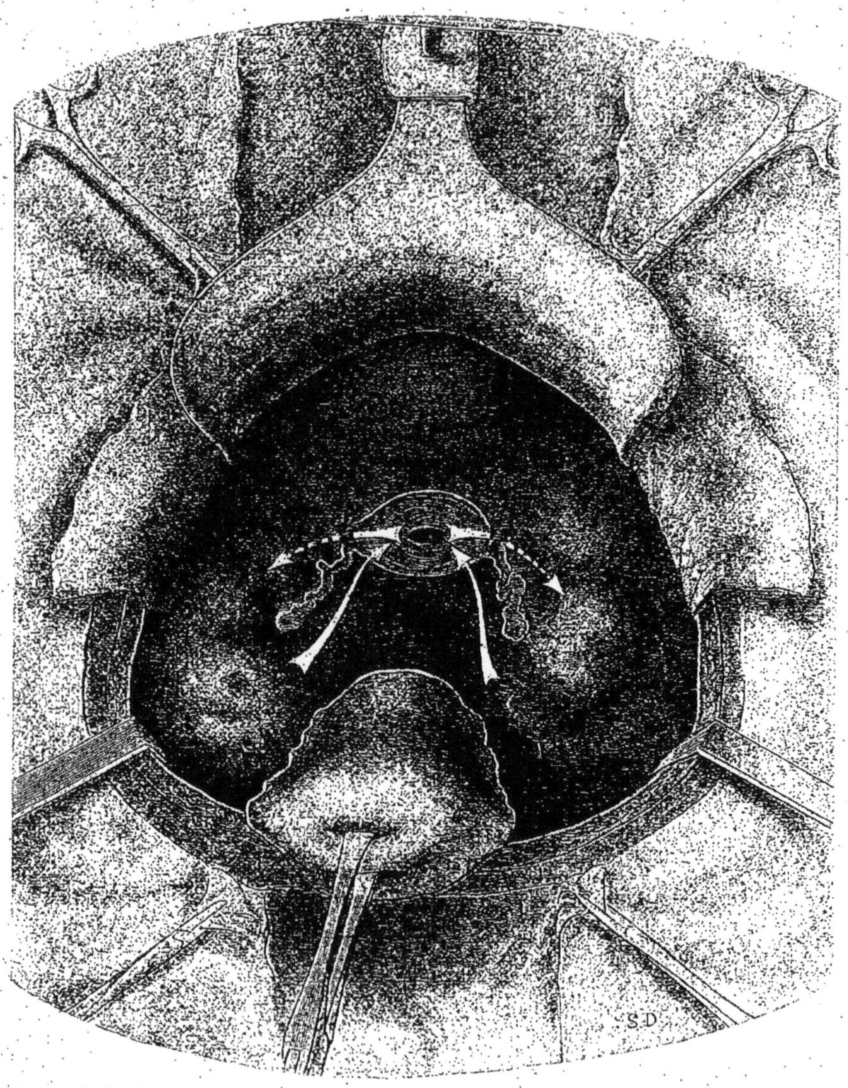

Fig. 372.

Les annexes sont adhérentes des deux côtés aux parois pelviennes, mais peu adhérentes a l'utérus. Procédé de Terrier. L'utérus a été séparé des annexes des deux côtés, de haut en bas. L'utérus enlevé, les annexes sont attaquées, suivant le sens des flèches, de dedans en dehors et de bas en haut.

breux dans lesquels les annexes sont, *des deux côtés*, très adhérentes aux parois pelviennes et difficiles à décortiquer. Dans ces conditions, le procédé de Kelly devient insuffisant, du moins pendant la première moitié de l'opération, puisqu'il ne permet pas d'attaquer de bas en haut des annexes qu'il est très difficile de décoller autrement. Celles-ci doivent être, des deux côtés, décollées de bas en

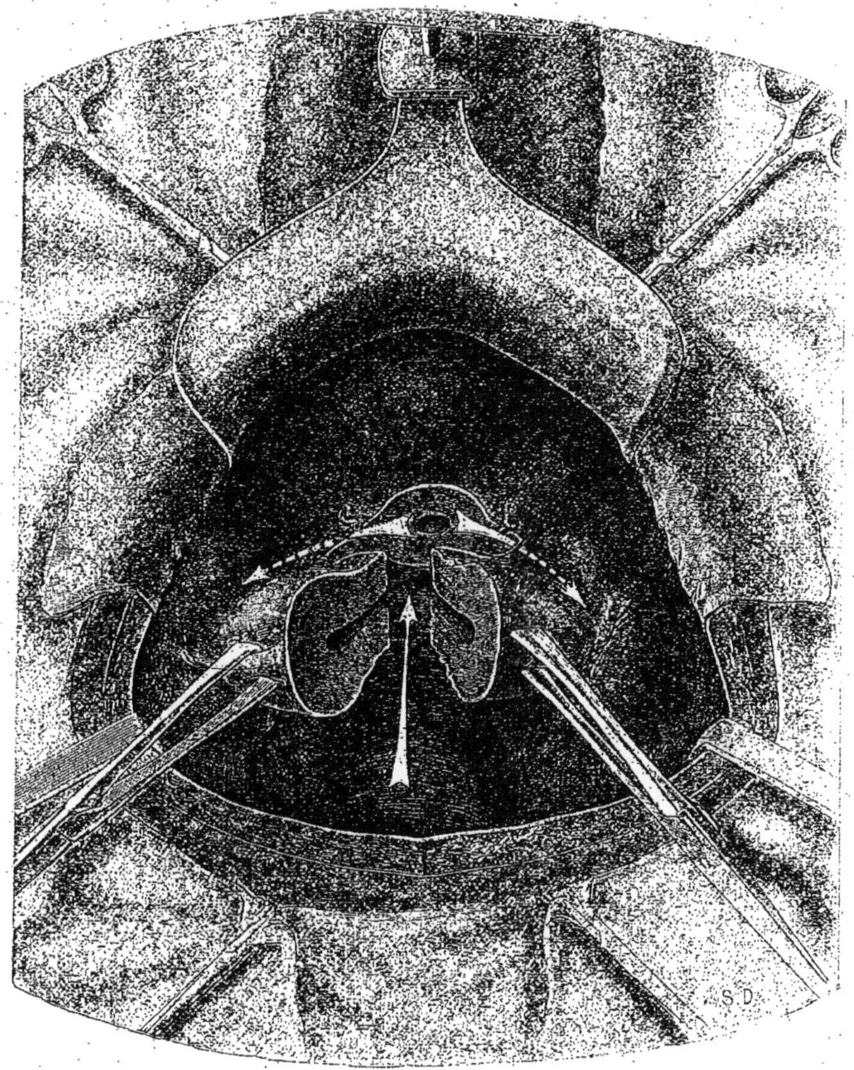

Fig. 373.

LES ANNEXES SONT TRÈS ADHÉRENTES A L'UTÉRUS ET AUX PAROIS PELVIENNES.

HÉMISECTION UTÉRINE. Après section médiane de l'utérus et section transversale des deux moitiés utérines au niveau de l'isthme, les annexes sont attaquées des deux côtés de dedans en dehors et de bas en haut.

haut et abordées de dedans en dehors. Pour y parvenir, il faut, de toute nécessité, se donner du jour au centre du bassin.

Ici, nous avons le choix entre deux procédés. Si les annexes adhérentes aux parois pelviennes ne font pas corps avec l'utérus et s'il est possible, en sectionnant le point d'insertion de la trompe sur la corne utérine, de passer entre les

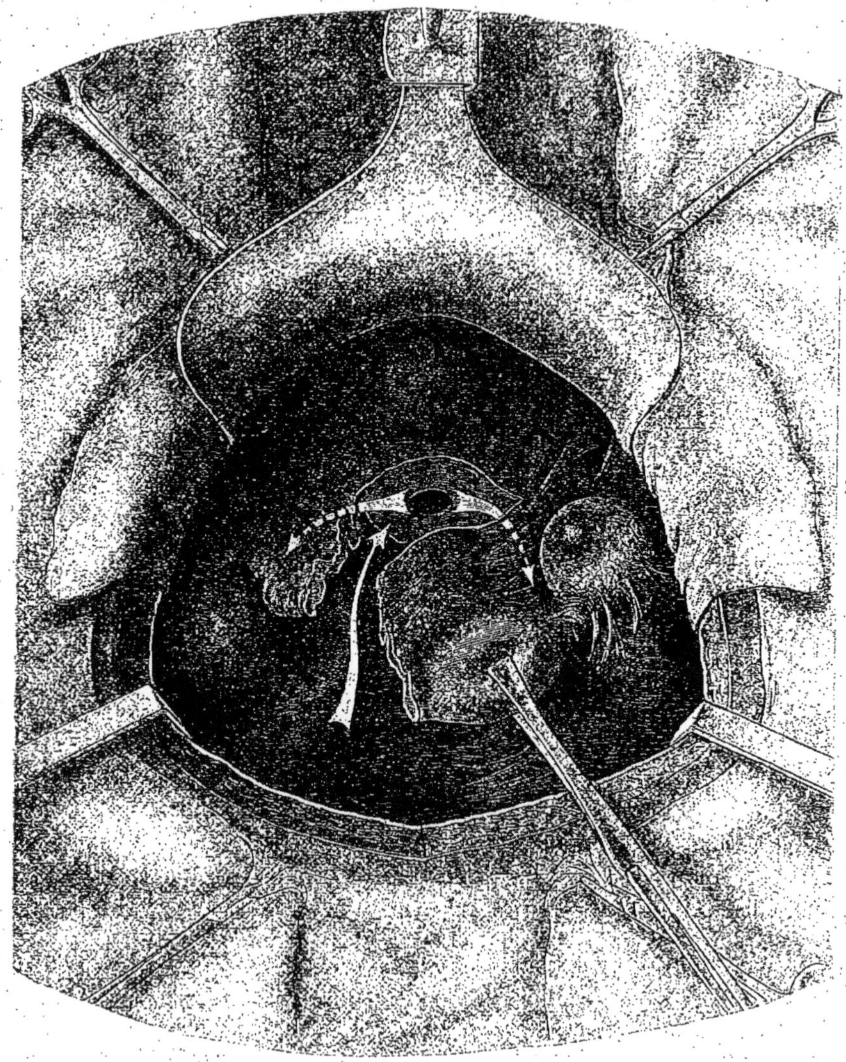

Fig. 374.

LES ANNEXES SONT ADHÉRENTES AUX PAROIS PELVIENNES, MAIS SÉPARÉES DE L'UTÉRUS A GAUCHE.

PROCÉDÉ COMBINÉ. — L'utérus est séparé des annexes gauches et enlevé de bas en haut avec les annexes droites. Les annexes gauches sont ensuite attaquées de dedans en dehors et de bas en haut.

annexes et l'utérus, on peut, à l'exemple de TERRIER, laisser les annexes en place, sectionner des deux côtés leur pédicule utérin, isoler l'utérus et trancher son col au niveau de l'isthme. On peut alors, grâce au jour que donne au centre du bassin l'extirpation de l'utérus, s'attaquer aux annexes et les décoller en les attaquant, des deux côtés, de dedans en dehors et de bas en haut. Lorsque les annexes n'adhèrent pas à l'utérus et que celui-ci est facile à isoler, ce procédé, qui est le *procédé de Terrier*, est parfait, et n'est passible d'aucune objection sérieuse (fig. 372).

Mais bien souvent les annexes, collées aux parois pelviennes et aux intestins, adhèrent également à l'utérus dont il est très difficile de les séparer. C'est dans ces cas compliqués, avec adhérences bilatérales étendues, qu'il ne reste plus qu'un parti à prendre et un procédé à employer. Puisque la voie est obstruée partout, entre les annexes et les parois pelviennes, entre les annexes et l'utérus, il faut s'ouvrir, vers le pôle inférieur de tous côtés inaccessible, une voie sûre, facile et toujours praticable : il faut passer à travers l'utérus. On le sectionne sur la ligne médiane, du fond vers le col, jusqu'à l'isthme. Arrivé à l'isthme on coupe transversalement chaque moitié utérine qu'on renverse vers le haut. Le centre du bassin est ainsi désobstrué, et il est possible d'attaquer de dedans en dehors et de bas en haut les annexes malades qu'on décolle en général facilement et qu'on enlève avec la moitié utérine correspondante. C'est l'*hémisection utérine* que j'ai décrite il y a douze ans déjà (fig. 373).

Tous les cas justiciables du procédé de Terrier, c'est-à-dire tous ceux dans lesquels les annexes adhérentes aux parois pelviennes sont faciles à séparer de l'utérus, sont également justiciables de l'hémisection. Mais celle-ci est supérieure au procédé de Terrier pour deux raisons. Elle est plus facile, parce qu'il est infiniment plus simple et plus sûr de sectionner l'utérus sur la ligne médiane que de le séparer sur le côté d'annexes sur les adhérences et la fragilité desquelles on n'est pas toujours bien fixé. En outre, la moitié utérine sectionnée au niveau de l'isthme et renversée vers le haut donne une prise excellente pour attirer et décoller les annexes qui lui sont fixées. On risque moins de les déchirer ainsi que lorsqu'on est obligé de saisir, après section de l'insertion de la trompe sur la corne utérine, le moignon tubaire souvent malade, distendu, déjà kystique, et qui peut se rompre facilement.

L'objection qu'on a faite à ce procédé, d'ouvrir la cavité utérine, tombe devant ce fait qu'il est facile de stériliser celle-ci d'une façon absolue avec le thermocautère, et d'ailleurs, sur un très grand grand nombre d'hystérectomies par hémisection que j'ai déjà faites, je n'ai jamais vu un seul accident imputable à l'ouverture de la cavité.

Dans les cas intermédiaires où, d'un côté, les annexes adhèrent aux parois pelviennes sans adhérer à l'utérus, et où, de l'autre côté, les annexes adhèrent à la fois à l'utérus et aux parois pelviennes, le procédé de Terrier n'est plus applicable, et l'hémisection est encore le procédé de choix. Cependant, surtout si l'on juge qu'il peut y avoir quelque inconvénient à sectionner l'utérus, comme il peut arriver, par exemple, lorsque celui-ci est bourré de petits fibromes, on se trouvera bien de combiner entre eux ces divers procédés.

On pourra passer entre les annexes et l'utérus du côté peu adhérent, comme Terrier, gagner le col, le sectionner en travers, enlever par bascule latérale l'utérus entier et les annexes adhérentes, comme Kelly, et garder pour la fin les annexes primitivement séparées de l'utérus, que la désobstruction du bassin permet alors d'attaquer par dedans et de bas en haut (fig. 374).

Enfin, il est un dernier cas, le plus difficile de tous. C'est celui dans lequel l'utérus, en rétroversion irréductible, est basculé avec les annexes adhérentes dans le cul-de-sac de Douglas. Dans ce cas, ni le procédé américain, ni le procédé de TERRIER, ni même l'hémisection ne sont applicables, puisqu'ici les annexes

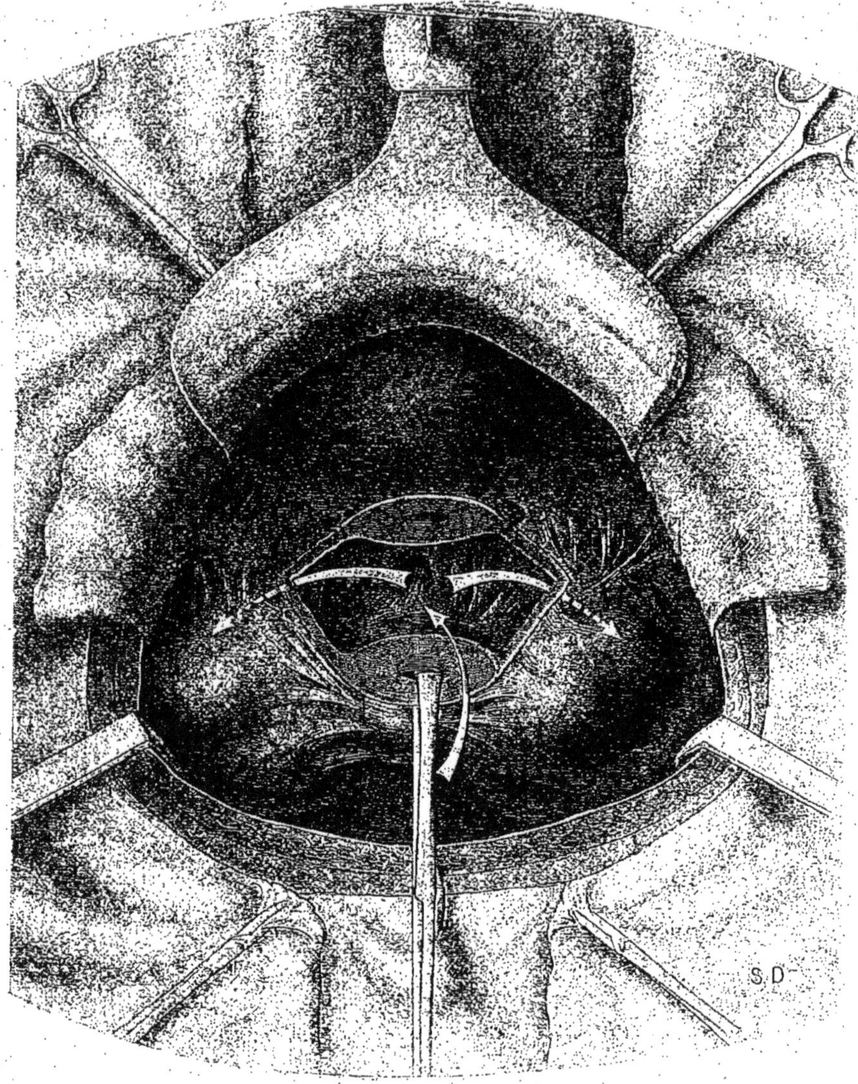

Fig. 375.

ANNEXES ADHÉRENTES PARTOUT. UTÉRUS RÉTROFLÉCHI IRRÉDUCTIBLE.

DÉCOLLATION ANTÉRIEURE. Après section du col d'avant en arrière, l'utérus et les annexes sont attaqués de bas en haut.

et le fond de l'utérus lui-même sont inaccessibles. Il n'y a qu'un moyen de salut, c'est encore la *décollation*. Mais cette fois, c'est la décollation *d'avant en arrière*. Le col est attaqué en avant, au niveau du cul-de-sac vésico-utérin qui est, pour ainsi dire, toujours libre. Le col sectionné, on saisit la tranche utérine, et on attire en avant le corps utérin libéré de ses attaches inférieures. On peut ainsi, en passant entre le col et le corps, introduire les doigts derrière l'utérus et

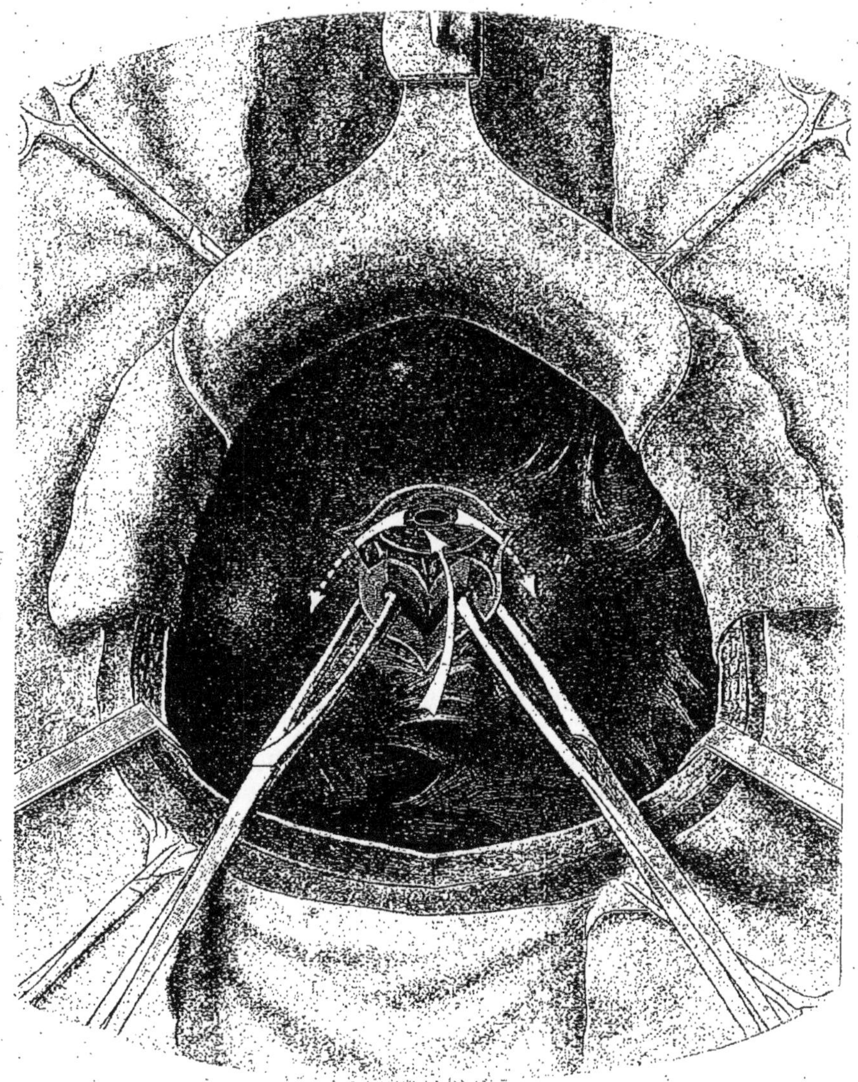

Fig. 376.

ANNEXES ADHÉRENTES DE TOUS CÔTÉS. UTÉRUS RÉTROFLÉCHI ET COMPLÈTEMENT IRRÉDUCTIBLE. DÉCOLLATION ANTÉRIEURE SUIVIE D'HÉMISECTION DE BAS EN HAUT, permettant d'attaquer chaque moitié utérine avec les annexes correspondantes de dedans en dehors et de bas en haut.

décoller, *toujours de bas en haut,* les annexes profondément cachées dans le Douglas et que la section première du col a ainsi rendues accessibles (fig. 375). On peut même, dans certains cas très difficiles, comme KELLY l'a fait et comme je l'ai fait moi-même, sectionner encore l'utérus sur la ligne médiane, mais cette fois de bas en haut, à partir de la tranche cervicale, de façon à se donner du jour au milieu du bassin, et à pouvoir aborder les annexes, que cette manœuvre peut seule rendre accessibles au doigt et à la vue (fig. 376).

La *décollation antérieure* est d'ailleurs applicable dans un grand nombre d'autres cas, dans presque tous, pourrait-on dire, puisque le cul-de-sac vésico-utérin est presque toujours libre et le col presque toujours accessible. Mais quoi qu'en pensent Ricard et T. de Martel, qui ont une tendance à généraliser ce procédé, il est, dans les conditions ordinaires, inférieur soit à la décollation postérieure, soit au procédé américain, soit à l'hémisection utérine.

Je me résume en quelques lignes :

1° Dans les annexites bilatérales mobiles et sans adhérences, ovarites scléro-kystiques, tumeurs bilatérales des trompes ou des ovaires, tous les procédés sont bons. Mais on aura recours de préférence à l'*hystérectomie par décollation*, ou à son défaut au *procédé de H. A. Kelly*.

2° Dans les annexites libres sur un des côtés, adhérentes de l'autre aux parois pelviennes, on emploiera le *procédé de H. A. Kelly*.

3° Dans les annexites bilatérales difficiles, adhérentes des deux côtés on aura recours systématiquement à l'*hémisection utérine*. Dans quelques cas, si les annexes sont bien séparées de l'utérus, on pourra employer le *procédé de Terrier*.

4° Dans certaines conditions, on pourra combiner entre eux ces différents procédés et en particulier le *procédé de Terrier* et *celui de H. A. Kelly*.

5° Dans les utérus rétrofléchis avec adhérences postérieures, on aura recours à la *décollation antérieure*, complétée au besoin, dans certains cas très difficiles, par une *hémisection* de bas en haut.

HYSTÉRECTOMIE VAGINALE

En 1890, Péan faisait connaître au Congrès de Berlin et à l'Académie de Médecine, l'opération qui porte à juste titre son nom et qu'il employait méthodiquement depuis 1887. Il avançait que le meilleur moyen de guérir les suppurations annexielles, consistait dans l'extirpation vaginale de l'utérus et des annexes enflammées.

Ces communications eurent un grand retentissement. Segond se fit en France l'éloquent défenseur de l'opération de Péan. Son exemple et ses arguments développés dans le lumineux rapport qu'il lut au Congrès de Bruxelles en 1892 convertirent un grand nombre de chirurgiens qui résistaient encore. En France, en effet, Terrier, Pozzi combattaient cette opération et continuaient à lui préférer la laparotomie. Bouilly, Richelot, ne l'acceptaient guère que dans certains cas graves et à titre de drainage pelvien. Mais peu à peu bien des résistances cessèrent et la castration vaginale gagna de plus en plus de terrain. Sous l'influence de son créateur, Péan, de son ardent propagateur, Segond, et de nombreux chirurgiens, parmi lesquels Richelot, Doyen, Reclus, Quénu, Routier, en France, Jacobs, Rouffart, Landau et beaucoup d'autres à l'étranger, elle fut définitivement acceptée et semblait devoir conserver une place prépondérante, lorsque les progrès accomplis dans la technique de l'hystérectomie abdominale sont venus depuis une douzaine d'années restreindre singulièrement ses indications.

L'époque de son triomphe est passé et elle ne reverra plus les enthousiasmes qu'elle a suscités de 1892 à 1897. Mais si nous avons mieux aujourd'hui, il n'en est pas moins vrai qu'à cette époque ces enthousiasmes étaient légitimes. C'est qu'en effet la voie vaginale était alors singulièrement moins grave que la voie abdominale, et nous en connaissons aujourd'hui la raison. La pratique de l'asepsie n'était pas aussi parfaite qu'à l'heure actuelle. Les appareils de stérilisation étaient encore insuffisants et donnaient une sécurité trompeuse, l'éducation générale de tous ceux qui participent à une opération, depuis le dernier des infirmiers jusqu'au chirurgien lui-même, n'était pas ce qu'elle est aujourd'hui, et, dans ces conditions des accidents survenaient souvent, qu'on mettait sur le compte de circonstances particulières, ou de la fatalité, et qui n'étaient dus qu'à quelque lacune dans la stérilisation ou dans l'asepsie. Depuis cette époque l'éducation générale est devenue à peu près parfaite, l'outillage s'est transformé, les appareils de stérilisation se sont perfectionnés au point de donner une sécurité absolue et, du même coup, les opérations par voie abdominale ont vu leur mortalité diminuer de plus en plus et descendre aussi bas, plus bas même parfois que dans les opérations vaginales.

L'hystérectomie abdominale, qui permet au chirurgien de bien voir ce qu'il fait, a donc repris la première place et l'hystérectomie vaginale est aujourd'hui presque abandonnée.

Celle-ci n'en est pas moins une opération parfois merveilleuse et qui reste toujours indiquée dans certains cas, où elle donne des succès admirables qu'elle est seule à pouvoir donner.

Le principe de cette opération est bien simple. Lorsque les annexes sont atteintes de lésions inflammatoires graves et transformées en poches purulentes, l'extirpation de l'utérus par la voie vaginale permet d'arriver jusqu'à elles, de les enlever, si elles sont mobiles et énucléables, de les ouvrir et de les vider si elles sont trop adhérentes pour pouvoir être attirées vers le bas. La brèche que crée l'extirpation de l'utérus au milieu des poches annexielles rompues constitue une voie de drainage parfaite, par où s'écoule le pus. Sous l'influence de leur ouverture et du drainage vaginal, les poches annexielles qui n'ont pas été enlevées se détergent, bourgeonnent et guérissent, en somme, comme guérissent les abcès ordinaires bien drainés, en quelque région qu'ils se trouvent.

Il est de fait que, dans un grand nombre de cas, c'est ainsi que les choses se passent. L'hystérectomie vaginale a même en réalité donné plus qu'on n'aurait pu le prévoir, et il n'est pas rare, après cette opération, de voir guérir des cas vraiment désespérés et devant lesquels toute autre opération, quelle qu'elle soit, serait restée impuissante et mortelle.

TECHNIQUE DE L'HYSTÉRECTOMIE VAGINALE POUR SUPPURATIONS PELVIENNES

On peut presque dire de l'hystérectomie vaginale qu'elle est, suivant les circonstances, l'opération la plus facile, mais aussi la plus difficile qu'on puisse rencontrer, et s'il est des cas dans lesquels on peut l'exécuter en deux ou trois minutes à peine, il en est d'autres où l'on peut mettre une heure et une heure et demie pour extirper à grand'peine un utérus de volume normal, mais immobile, inabaissable, et enclavé de tous côtés dans un feutrage d'épaisses adhérences.

Une opération aussi inégale ne saurait être toujours menée à bien par le même procédé. Aussi est-il indispensable d'en connaître et d'en bien connaître plusieurs Il faut pouvoir, en présence de difficultés inattendues, changer sa manière de faire. Il faut savoir parer à tous les accidents. Il est certain que cette opération, dans les cas compliqués, à cause de la profondeur à laquelle on opère, lorsque l'utérus ne s'abaisse pas, est celle qui met le chirurgien aux prises avec les difficultés les plus terribles, et dont il ne peut dire, au moment où il la commence, comment il la terminera. Aussi est-il indispensable, dans les cas qui ne paraissent pas devoir être très simples, de posséder parfaitement cette opération, de l'avoir bien « en main », si l'on veut l'aborder avec calme et tranquillité, et par conséquent la bien faire.

Mais pour pouvoir la mener à bien, dans les cas difficiles, il faut connaître admirablement la technique dans les cas simples. Il n'y a pas d'opération gynécologique demandant plus d'expérience personnelle, plus de sens chirurgical, plus de décision, parfois plus de patience. C'est ce qui explique pourquoi elle a toujours eu beaucoup de détracteurs, et l'on conçoit fort bien que ceux qui la possèdent mal aient une tendance toute naturelle à la condamner. C'est cependant une opération que, dans certaines circonstances, rien ne peut remplacer.

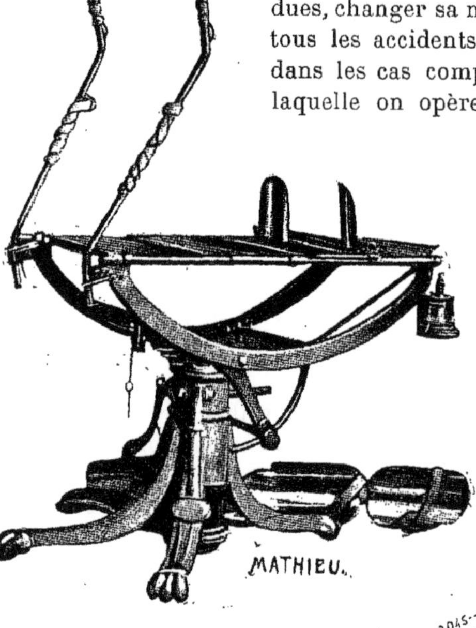

Fig. 377.
Table de J. L. Faure, disposée pour les opérations vaginales.

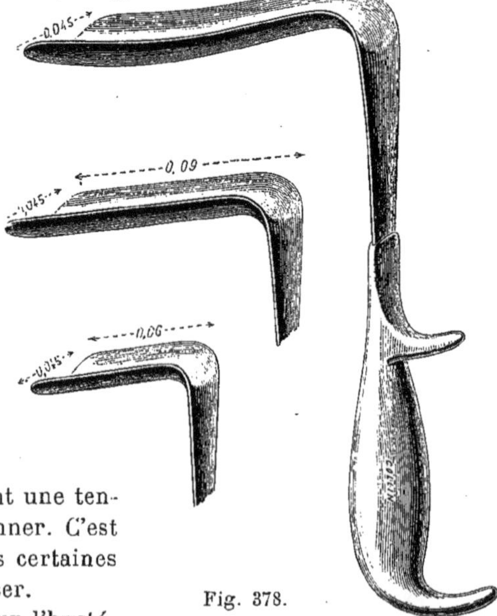

Fig. 378.

Ici, plus encore peut-être que pour l'hystérectomie abdominale, il est indispensable d'être bien outillé.

La table de Mathieu, avec les modifications que je lui ai fait subir, est encore celle que je préfère (fig. 377).

Voici les instruments que, après en avoir fait une longue expérience, je recommande formellement :

1° Une valve vaginale courte, de 4 à 5 centimètres de large sur 5 à 6 centimètres de long, pour déprimer la fourchette (fig. 378) ;

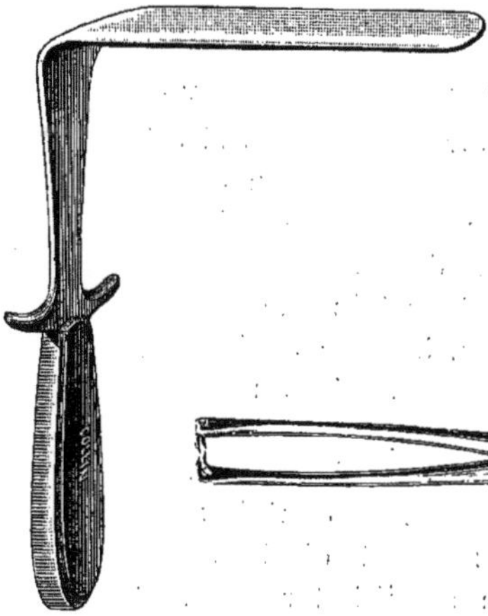

Fig. 379.

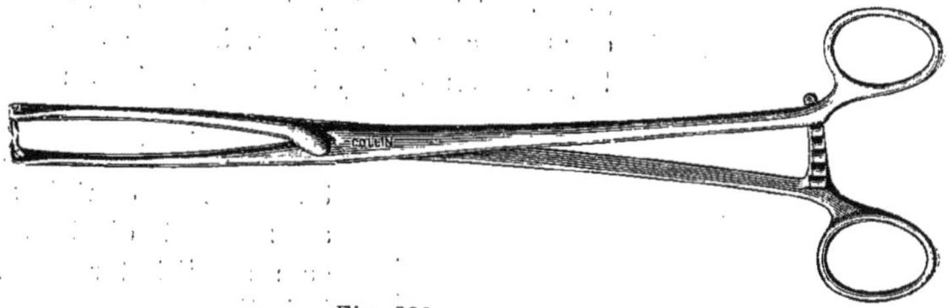

Fig. 380.

2° Une valve de même largeur, sur 9 à 10 centimètres de long (fig. 378) ;

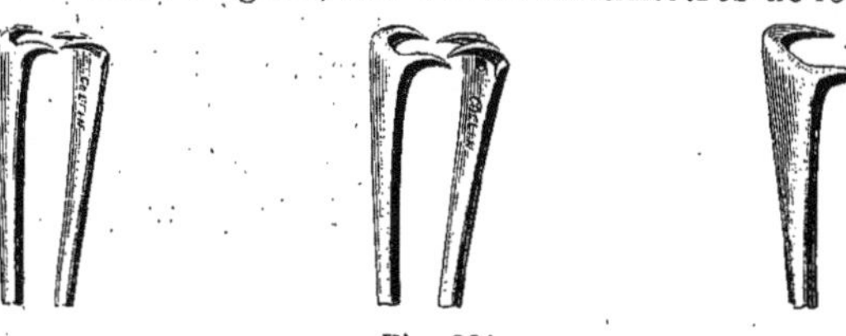

Fig. 381.

3° Une valve plus étroite, de 9 à 10 centimètres de long sur 35 millimètres de large, pour protéger la vessie (fig. 379) ;

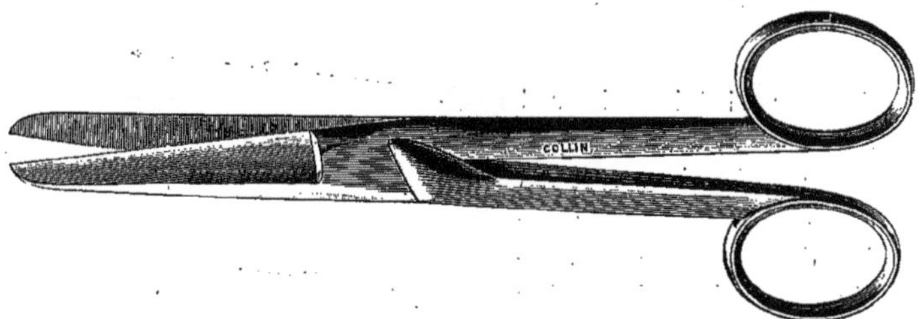

Fig. 382.

4° Un hystéromètre (fig. 387) ;

5° Huit pinces à abaissement à deux ou trois griffes, mais à mors ne dépassant pas 1 centimètre de largeur (fig. 380, 381) ;

6° Une paire de gros ciseaux droits (fig. 382) ;

7° Une paire de gros ciseaux courbes (fig. 383) ;

8° Huit pinces à mors courts et puissants pour l'hémostase définitive. Il en existe beaucoup de modèles. Je préfère à toutes les autres celles que j'ai fait construire par Collin (fig. 384) ;

9° Deux pinces à anneaux pour abaisser les annexes (fig. 385) ;

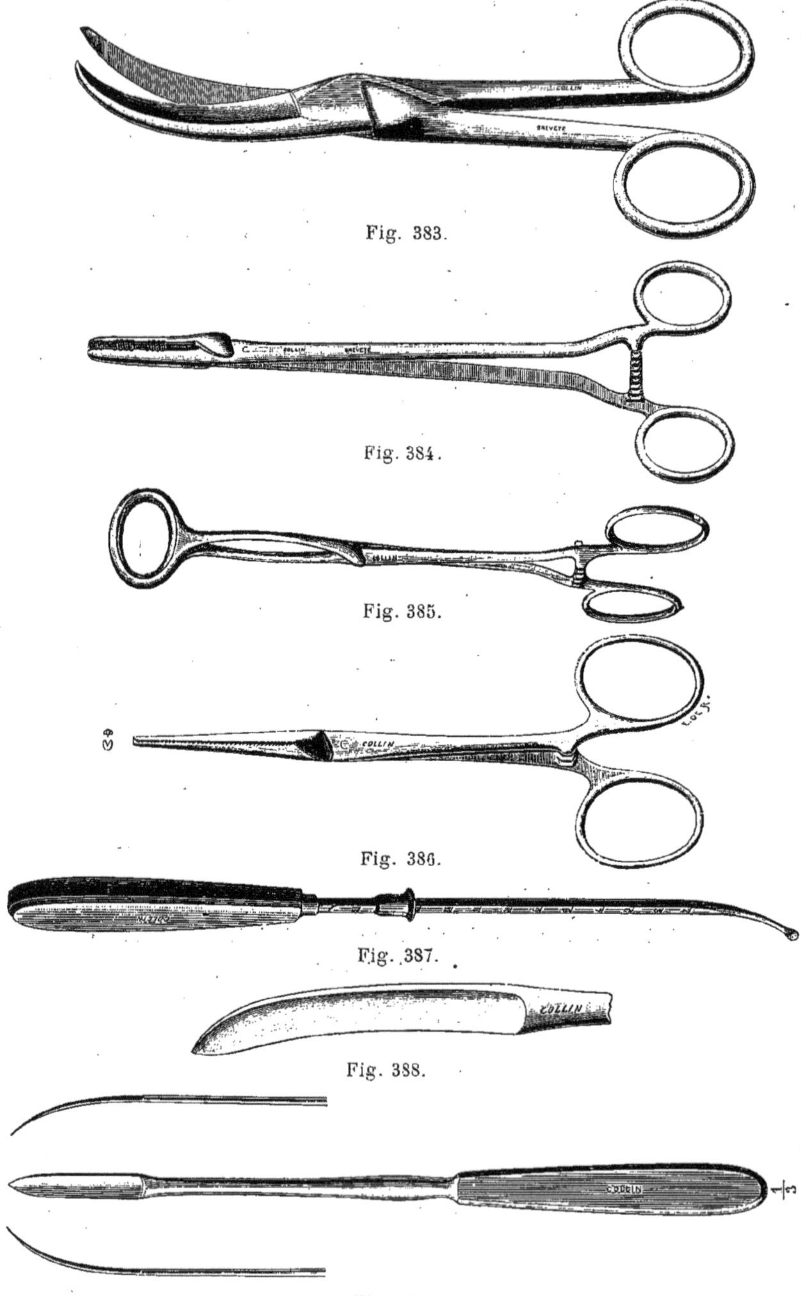

Fig. 383.

Fig. 384.

Fig. 385.

Fig. 386.

Fig. 387.

Fig. 388.

Fig. 389.

10° Quelques pinces de Kocher (fig. 386) ;

11° Quatre pinces à cadre (fig. 390, 391, 392);
12° Un long bistouri courbé sur le plat (fig. 388, 389) ;
13° Un tire-bouchon de Segond à spires de court rayon (fig. 393).

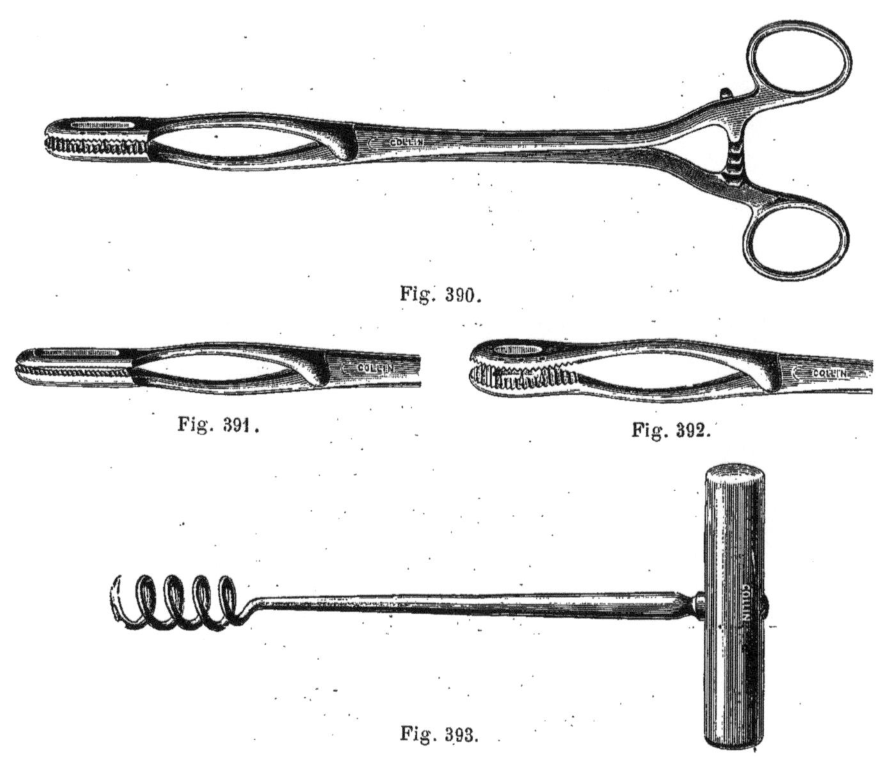
Fig. 390.

Fig. 391.

Fig. 392.

Fig. 393.

Ces trois derniers instruments ne devant servir que rarement dans certains cas de fibromes.

A. — Procédé de Doyen. — Il existe un procédé très supérieur à tous les autres, au moins dans les cas faciles ou de difficulté moyenne, c'est-à-dire dans ceux où l'utérus se laisse assez facilement abaisser, c'est le *Procédé de Doyen*. Le voici dans toute sa simplicité :

La malade est solidement assujettie dans la position dorso-sacrée, les jambes bien fixées sur les porte-jambes, le tronc en position légèrement déclive (15 à 20° environ). La fourchette est alors déprimée par la valve courte et le col utérin saisi avec deux pinces à abaissement qui mordent au niveau des commissures latérales. La prise doit être solide et porter sur toute leur épaisseur.

L'utérus est abaissé, et dans les cas faciles il arrive souvent sans efforts jusqu'à la vulve.

On procède alors à la désinsertion vaginale. Pour cette manœuvre rien ne vaut les gros ciseaux courbes, admirable instrument dont l'emploi n'est pas assez répandu.

Le col doit être attaqué par la partie postérieure droite. Pendant que la main

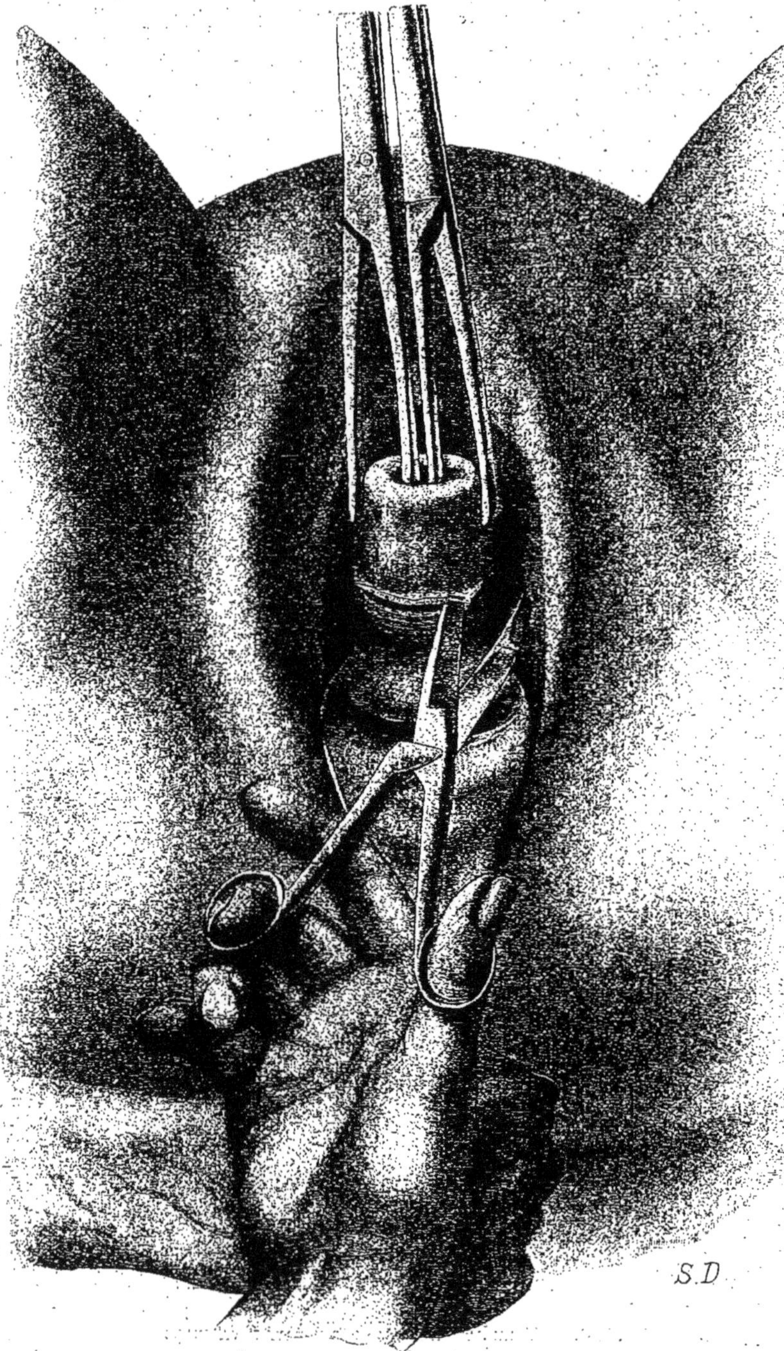

Fig. 394. — Hystérectomie vaginale. Début de la désinsertion du vagin.

gauche, tirant sur les pinces, porte le col en avant, les ciseaux vont mordre à sa droite, à gauche de l'opérateur, à 2 centimètres environ de l'orifice cer-

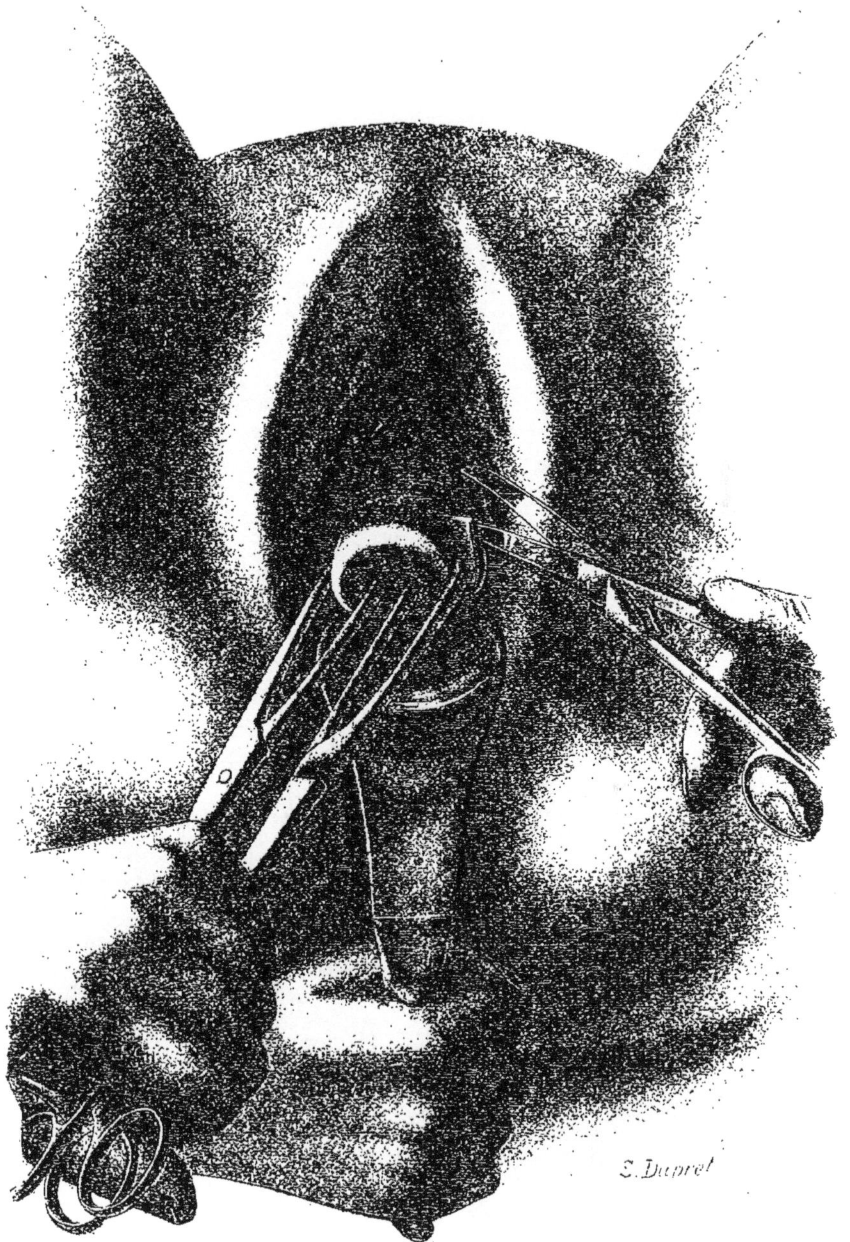

Fig. 395. — Terminaison de la désinsertion vaginale.

vical et, en quelques coups, incisent la tranche vaginale postérieure (fig. 394). Souvent le cul-de-sac de Douglas est ouvert dans cette manœuvre, mais il peut fort bien ne pas l'être, ce qui n'a aucune importance. Au moment où les ciseaux

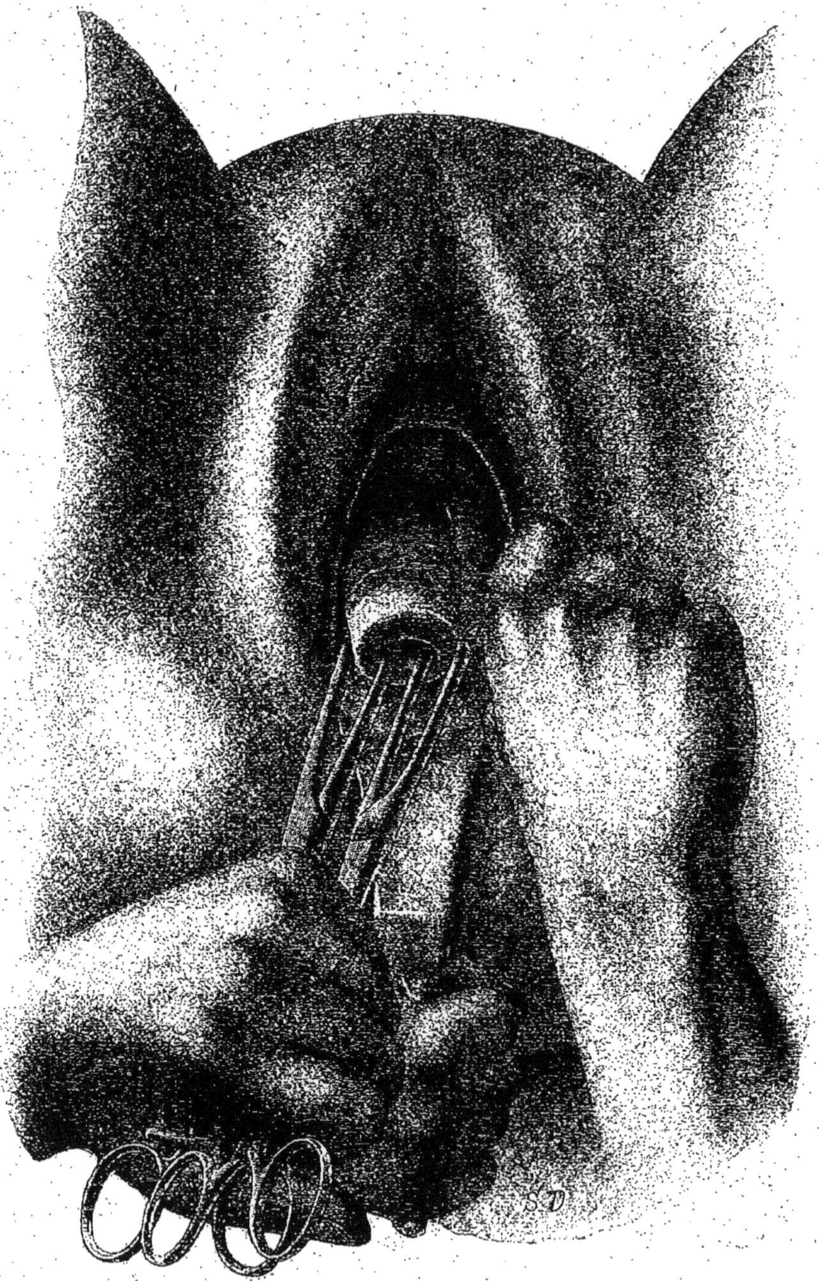

Fig. 396. — Décollement de la vessie.

arrivent sur le côté gauche du col, la main gauche manœuvre de façon à bien exposer la partie latérale, puis la face antérieure du col, et les ciseaux contournent le col en sectionnant toujours l'insertion vaginale. Leur extrémité appliquée

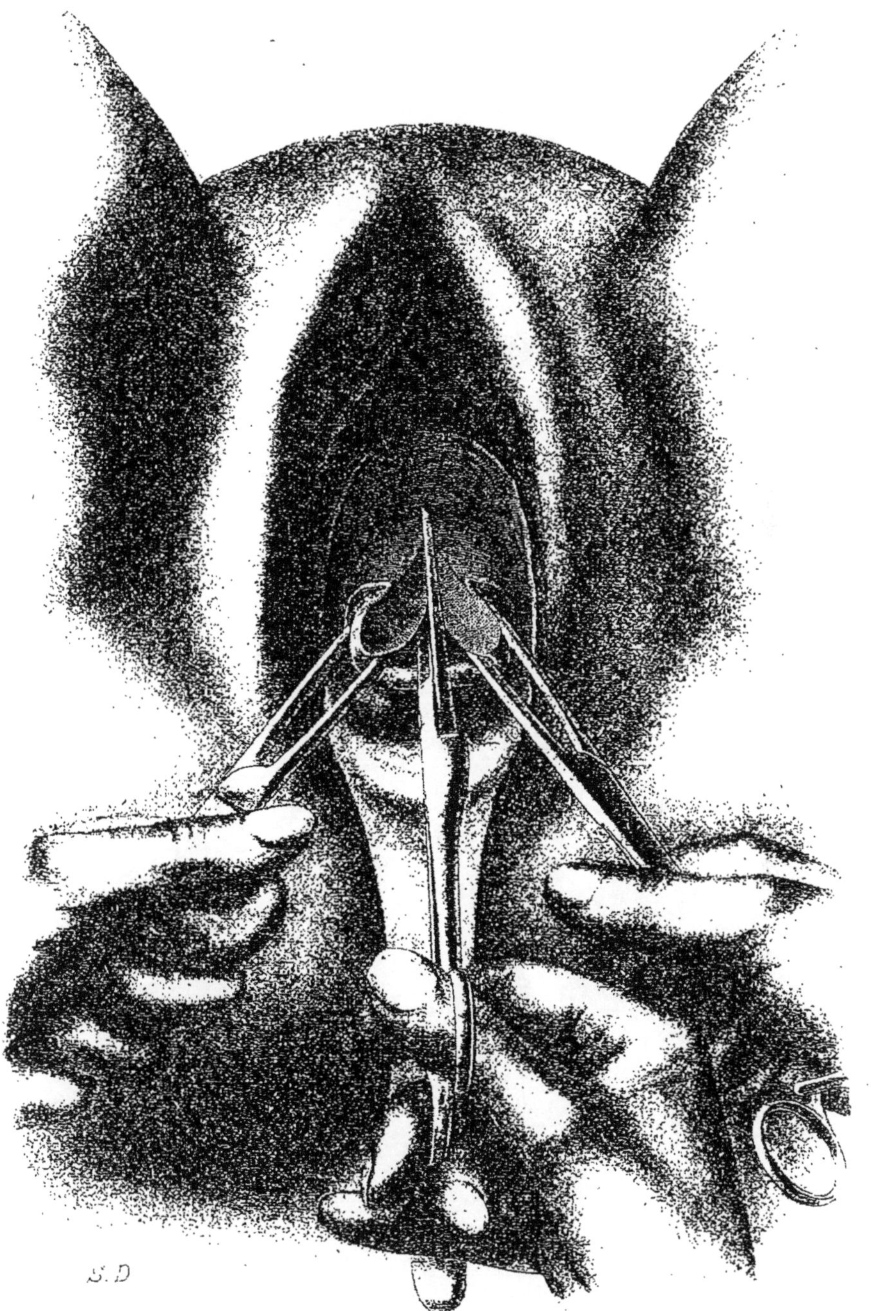

Fig. 397. — Début de l'hémisection antérieure.

sur l'utérus, tranchent peu à peu l'insertion antérieure du vagin, puis viennent

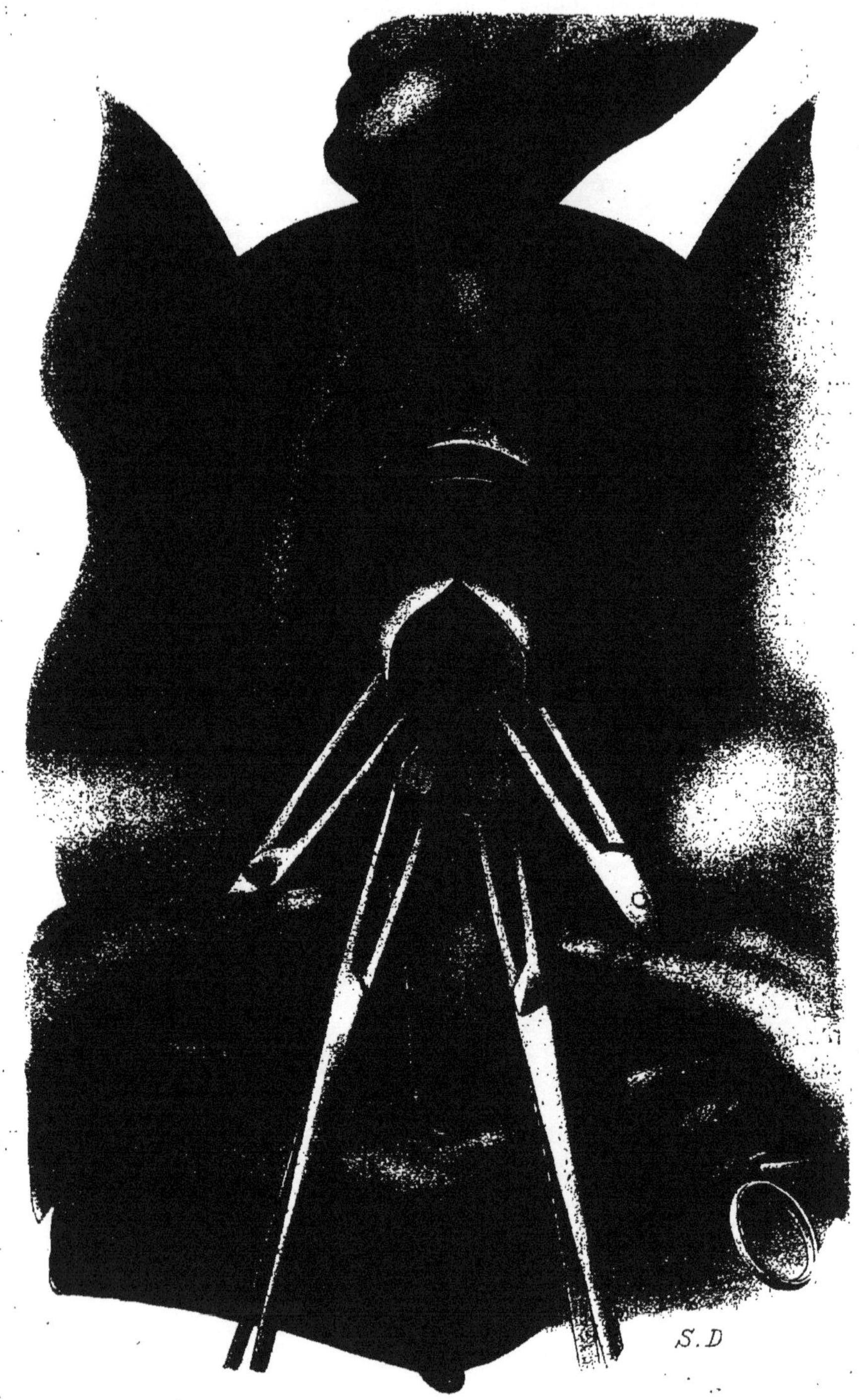

Fig. 398. — Le cul-de-sac péritonéal antérieur est ouvert. L'utérus commence a s'abaisser.

à la gauche de l'opérateur rejoindre l'incision première à son point de départ. La désinsertion vaginale est terminée (fig. 395).

Il faut, dans la section de l'insertion vaginale antérieure, agir prudemment, de façon à éviter la blessure de la vessie. Si l'on a quelque doute sur sa situation exacte, on fera bien de la repérer avec une sonde introduite par l'urèthre. Mais en se tenant à 15 ou 18 millimètres de l'orifice du col, lorsque celui-ci est normal, on ne risque rien.

L'incision circulaire du vagin étant terminée, on libère avec le doigt la région de l'isthme utérin. Souvent, je viens de le dire, le cul-de-sac de Douglas a été ouvert dès les premiers coups de ciseaux. Lorsqu'il ne l'a pas été, il est bon, dès ce moment, de l'ouvrir. Rien n'est plus simple, si l'on a soin de se tenir contre la face postérieure du col. Le doigt n'a qu'à la suivre pour arriver rapidement à effondrer le péritoine, lorsqu'il tient encore en ce point.

Pendant que la main gauche attire progressivement l'utérus vers le bas, le pouce de la main droite, suivant de bas en haut le tissu utérin, sur la face antérieure de l'utérus, dissocie le tissu cellulaire de l'espace vésico-utérin et décolle la vessie, qui, fixée au pubis, ne demande qu'à remonter, ne pouvant suivre l'utérus dans son mouvement de descente (fig. 396).

Dans les cas faciles, et lorsque l'utérus se laisse aisément attirer vers le bas, on arrive vite au cul-de-sac vésico-utérin, qu'on aperçoit tranchant par sa blancheur sur le tissu cellulaire voisin. On l'ouvre d'un coup de ciseaux, on agrandit l'ouverture avec l'index et on introduit dans la cavité péritonéale une valve étroite et longue, destinée à protéger la vessie et à empêcher qu'elle ne soit blessée pendant la fin de l'opération.

Quand l'utérus descend moins bien, la recherche et l'ouverture du cul-de-sac péritonéal antérieur peut n'être pas aussi simple. Il faut alors, ou bien dissocier les tissus avec l'extrémité des ciseaux courbes, toujours en contact avec l'utérus, mais évitant d'intéresser le tissu utérin lui-même, ou bien remettre l'ouverture du cul-de-sac péritonéal à plus tard, et, tout en protégeant la vessie avec l'extrémité d'une valve, commencer la manœuvre de Doyen, qui constitue l'originalité et la supériorité de ce procédé, et qui permettra, au cours de son exécution, d'ouvrir le cul-de-sac péritonéal que l'on n'a pas encore atteint. Cette manœuvre si précieuse, c'est la section médiane de la paroi antérieure de l'utérus, l'*hémisection antérieure de l'utérus*, comme on dit plus brièvement.

D'un coup des ciseaux droits, dont la branche postérieure est introduite dans le col, on sectionne la lèvre antérieure jusqu'à l'isthme et parfois même un peu plus haut, exactement sur la ligne médiane (fig. 397). Sur chaque lèvre de l'incision ainsi faite, aussi haut que possible, on fixe une pince à abaissement et on tire progressivement vers le bas. On a ainsi sur la face antérieure de l'utérus une prise solide, et d'autre part, la partie inférieure de l'utérus, grâce à cette incision, devient plus souple et plus malléable, si bien qu'en tirant sur les pinces que l'on vient de mettre on abaisse sensiblement la paroi antérieure et que l'utérus, en même temps, se fléchit en avant (fig. 398).

Une certaine étendue de sa face antérieure devient visible. Un nouveau coup de ciseaux, prolongeant l'incision première, la sectionne sur la ligne médiane, et les pinces qui avaient tout à l'heure saisi les lèvres de l'incision sont reportées un peu plus haut, près du point où celle-ci se termine maintenant. La face antérieure de l'utérus s'infléchit encore et s'abaisse de plus en plus. Si le cul-de-sac

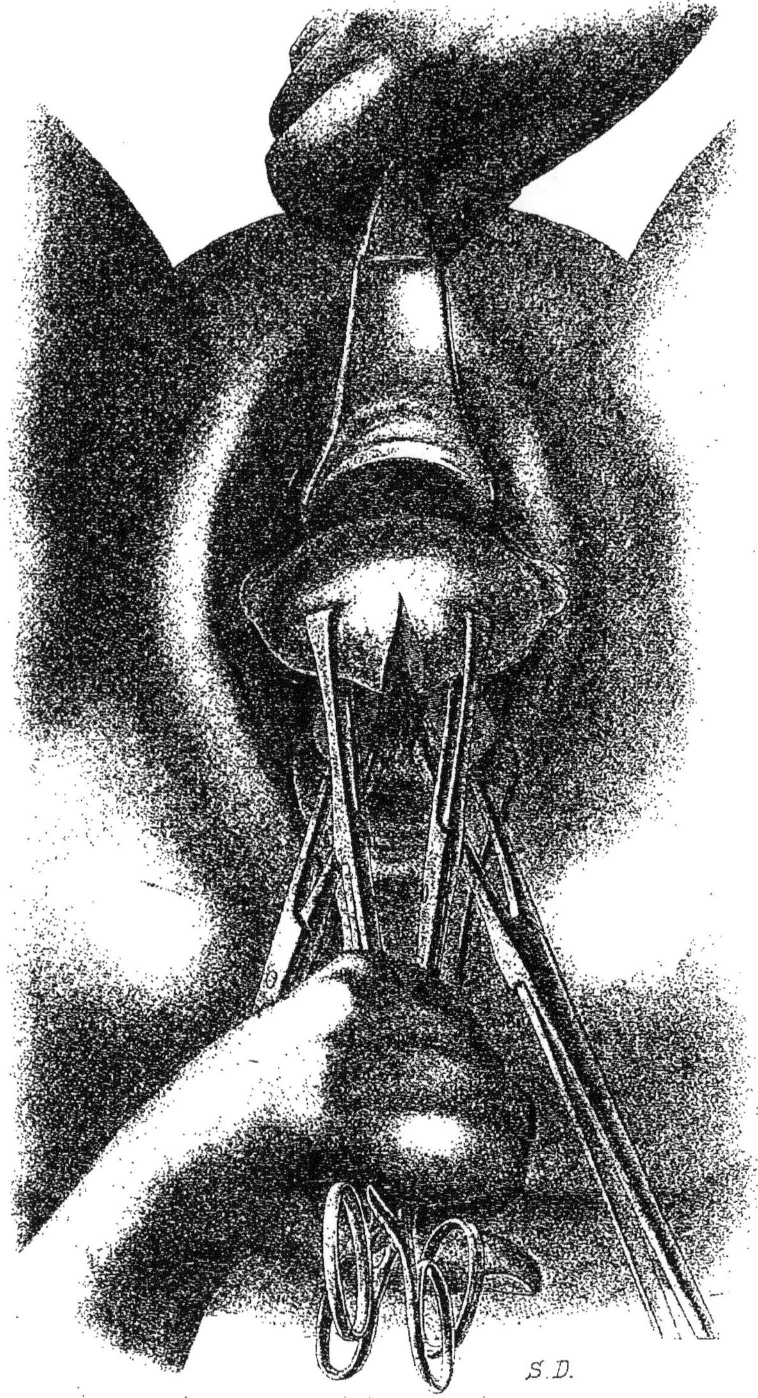

Fig. 399. — EXTÉRIORISATION DE L'UTÉRUS DONT LE FOND APPARAIT SOUS LA VALVE SOUS-VÉSICALE

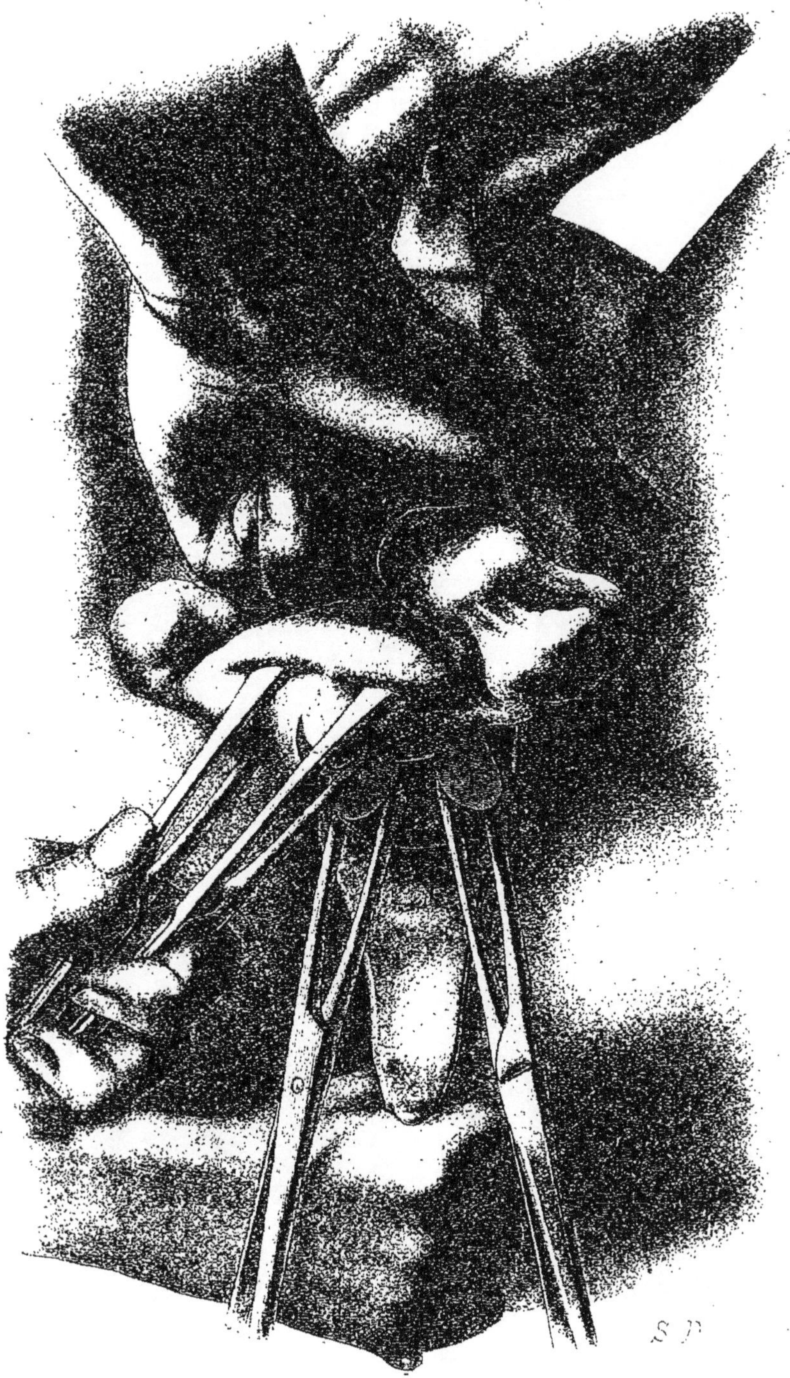

Fig. 400. — L'utérus est complètement extériorisé. La main gauche attire les annexes au dehors.

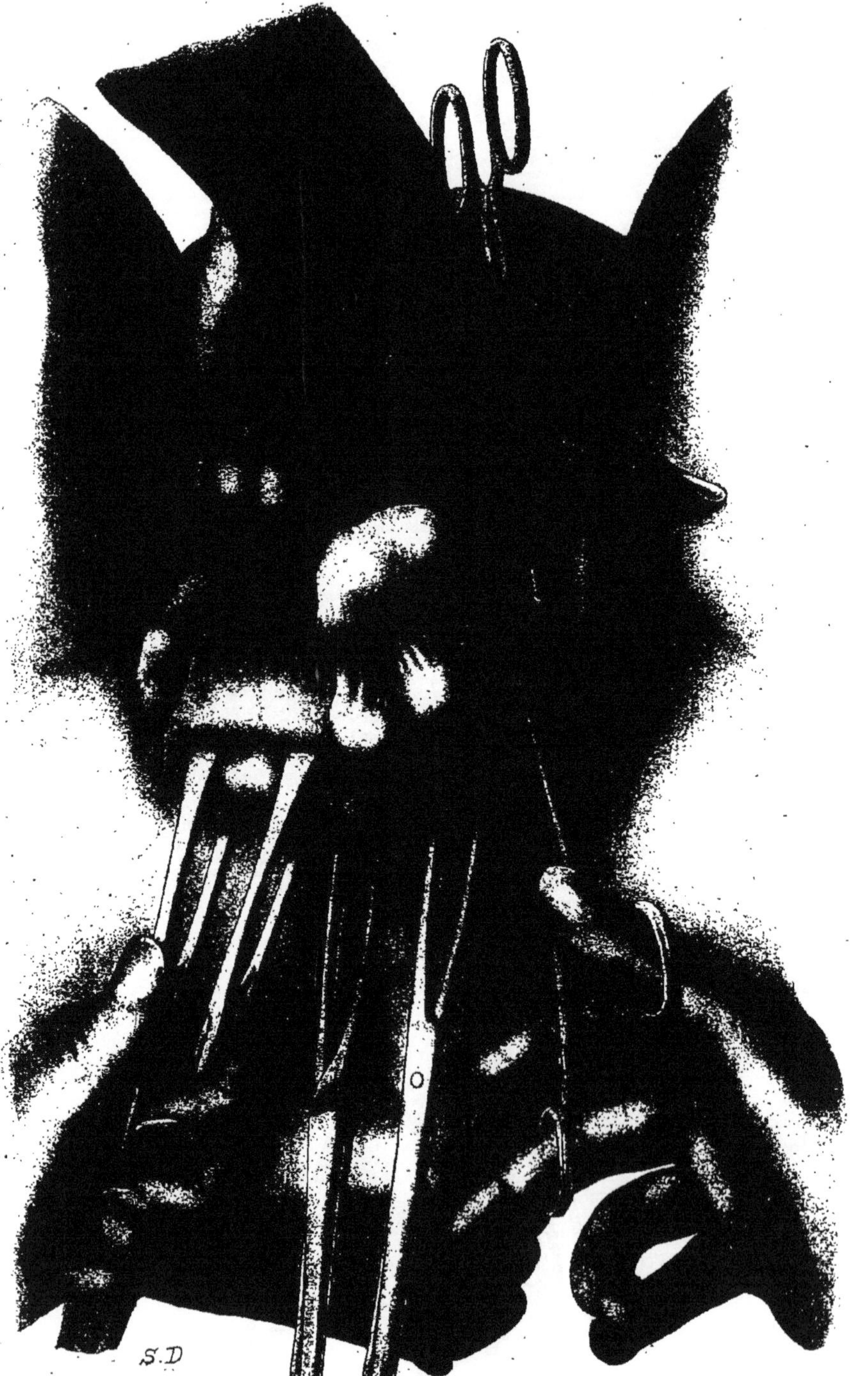

Fig. 401. — Placement des pinces sur le ligament large gauche.

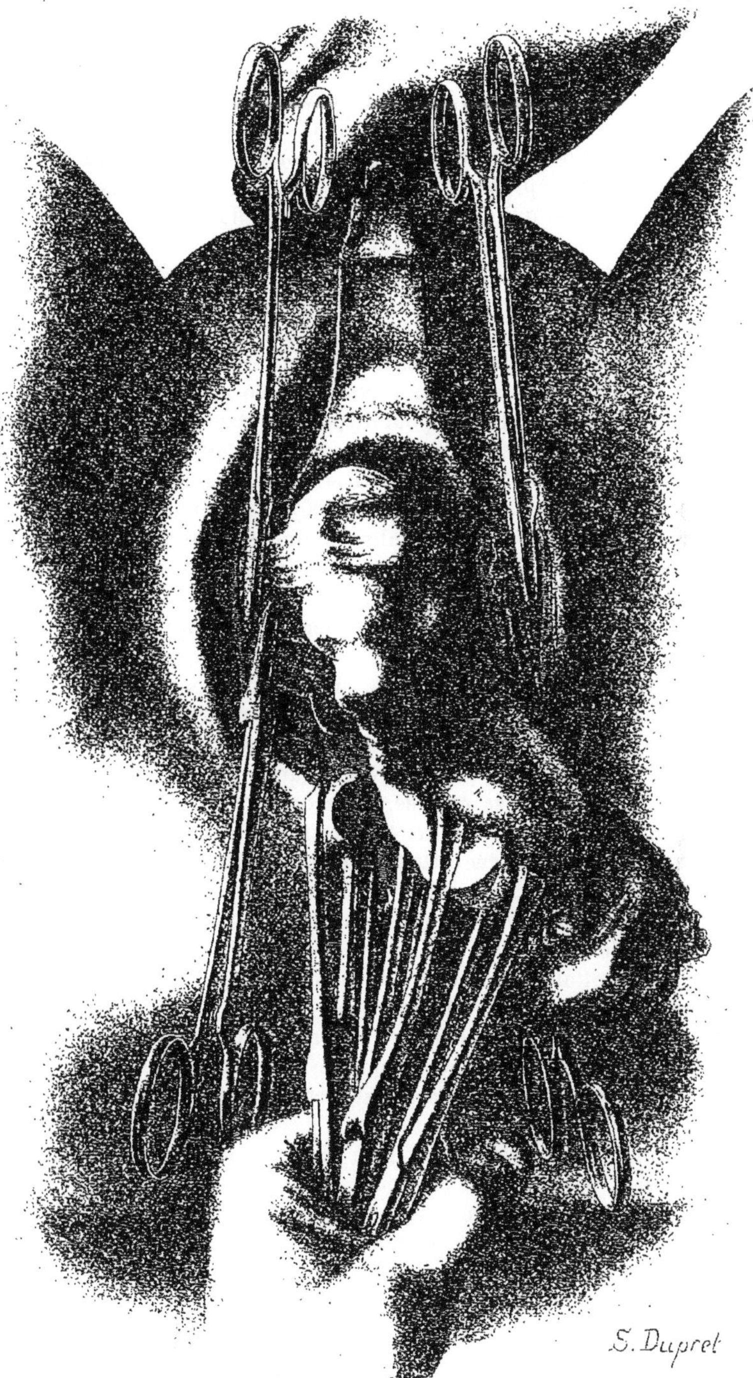

Fig. 402. — Placement des pinces sur le ligament large droit, après section du ligament gauche.

péritonéal antérieur n'a pas été ouvert au début, comme je l'ai dit plus haut, il est en général ouvert au cours de l'hémisection antérieure, au deuxième ou au troisième coup de ciseaux. On place alors avec précaution, en l'introduisant dans l'ouverture du cul-de-sac péritonéal, la valve sous-vésicale et on poursuit l'hémisection. Nouveau coup de ciseaux médian, nouvelle prise de pinces, nouvel abaissement, et ainsi de suite, jusqu'à ce que, sous l'influence d'une traction à la fois douce, énergique et progressive, on aperçoive, glissant sous la valve vésicale, le fond de l'utérus, qui s'extériorise en entier (fig. 399).

Mais l'utérus est encore retenu par les ligaments larges qui, insérés sur toute la hauteur de ses bords, plongent dans les profondeurs du bassin et le rattachent aux parois pelviennes.

La partie inférieure de ces ligaments larges, qui contient l'artère utérine, est située près du col où on l'aperçoit dès le début de l'opération. Quant à la partie supérieure, on la voit maintenant, partant des cornes utérines et remontant obliquement en haut et en dehors pour disparaître dans le bassin. Ce bord supérieur est constitué par la trompe, à laquelle est fixé l'ovaire. Quand ces organes sont libres, ils sont faciles à voir et à attirer au dehors, avec des pinces appropriées, ou simplement avec les doigts (fig. 400). Mais lorsqu'ils sont adhérents, comme il arrive dans un grand nombre d'annexites, il peut être difficile et parfois même dangereux de les attirer vers le bas. Nous verrons plus loin, dans ces conditions, ce qu'il convient de faire.

Quand les annexes sont mobiles et facilement abaissables, le reste de l'opération n'est plus qu'un jeu.

Une pince à mors courts et puissants, engagée de bas en haut contre le col utérin, saisit la moitié inférieure du ligament large gauche, dans laquelle se trouve l'artère utérine (fig. 401). L'index et le médius de la main gauche, introduits de haut en bas derrière l'utérus, vont écarter les intestins, déjà protégés d'ailleurs par une compresse montée, et reconnaître le mors postérieur de la pince, de façon à le guider et à éviter tout accident.

Une pince identique, engagée cette fois de haut en bas, en dehors des annexes, saisit la moitié supérieure. Les mors des deux pinces doivent chevaucher l'un sur l'autre, de façon à ce qu'il n'y ait entre elles aucune partie du ligament large exempte de pression (fig. 401). En quelques coups de ciseaux donnés entre les pinces et le bord de l'utérus, on coupe le ligament large gauche. L'utérus, qu'il est maintenant facile de porter en tous sens, ne tient plus que par le ligament large droit. Deux pinces chevauchantes sont mises comme précédemment, l'une sur la moitié inférieure, l'autre sur la moitié supérieure du ligament large, en dehors des annexes. Le ligament large est sectionné et l'opération est terminée (fig. 402).

Il ne reste plus qu'à vérifier avec soin l'hémostase, et à garnir le vagin de mèches stérilisées pour éviter l'issue des intestins et pour protéger les parois vaginales contre la meurtrissure des pinces.

Je considère les pinces à demeure comme supérieures aux ligatures perdues. Elles sont d'un usage plus facile et plus général, car dans les cas où l'utérus s'abaisse mal, elles sont souvent seules applicables. Mais dans les cas très faciles où les ligaments larges se laissent distendre et où ils sont encore assez souples, il n'y a aucune objection à faire à la méthode des ligatures. Dans ces conditions, dès que l'utérus est extériorisé, au lieu de mettre des pinces sur le ligament large, on place successivement, avec une aiguille passant dans l'intérieur des tissus, pour éviter tout glissement, deux ou mieux trois ligatures étagées, l'une en bas sur l'utérine, l'autre en haut sur le pédicule utéro-ovarien, la troisième au centre et chevauchant sur les deux précédentes, sur l'étage moyen du ligament large.

Les catguts de droite peuvent être ensuite réunis à ceux de gauche, de façon à rapprocher transversalement les deux ligaments larges et à constituer au fond du vagin un plan résistant qui le ferme dans une certaine mesure, s'oppose à l'issue des intestins et contribue à la restauration fonctionnelle du plancher pelvien.

Telle est la marche d'une hystérectomie vaginale par hémisection antérieure dans un cas type. Quand l'utérus est très mobile, quand il se laisse abaisser sans difficultés, quand il n'y a aucune adhérence des annexes aux parties voisines, cette opération peut se faire en deux minutes à peine.

Parfois même elle est encore plus simple que je ne l'ai dit, et l'hémisection antérieure peut être inutile. Une pince, saisissant à même la paroi utérine antérieure au niveau de sa partie moyenne, suffit à fléchir l'utérus et à l'extérioriser.

Mais les choses, même lorsque l'abaissement et l'extériorisation de l'utérus est possible, ne vont pas toujours aussi commodément.

Souvent, malgré des tractions prudentes et répétées, les annexes ne viennent pas. Comme il est impossible de se rendre compte de l'importance, de la solidité et de la situation des adhérences qui les fixent vers le haut aux parois pelviennes et quelquefois aux intestins ; comme des tractions trop énergiques et toujours aveugles pourraient produire des déchirures graves, on est souvent obligé de les laisser, ou de ne les enlever qu'en partie, en extirpant morceau par morceau les lambeaux qui se laissent atteindre. Dans ces conditions on met les pinces supérieures en dedans du pédicule annexiel, près de la corne utérine, et on enlève l'utérus seul, en ouvrant autant que possible les poches purulentes, mais en laissant dans le ventre des débris d'annexes et parfois même des annexes entières.

Quelquefois, pour une raison quelconque, au début de l'opération, le cul-de-sac postérieur n'a pas été ouvert. C'est là un incident sans importance. Lorsque l'utérus est extériorisé et que les doigts de la main gauche ont été portés pardessus son fond, sur sa face postérieure, il est en général très facile d'effondrer ce cul-de-sac postérieur avec le doigt, mais alors de haut en bas. S'il est trop résistant une pince glissée de bas en haut, derrière le col et guidée par le doigt, viendra perforer sur lui la cloison qui persiste encore.

Enfin il est des cas, et qui ne sont pas rares, dans lesquels l'utérus arrivant à la vulve s'arrête, sans qu'il soit possible d'introduire les doigts derrière lui, ni par conséquent de saisir avec une pince la partie supérieure du ligament large. Dans ces conditions, il faut, avec les ciseaux droits, sectionner la paroi postérieure de l'utérus, mais cette fois de haut en bas, du fond vers le col, de façon à transformer l'hémisection antérieure en une hémisection totale. Il suffit d'ailleurs souvent d'arrêter cette section postérieure au niveau du col, de sorte que les deux moitiés utérines tiennent encore l'une à l'autre par la partie postérieure du col. Dans ces cas, où l'utérus ne s'abaisse qu'à moitié, cette section totale de l'utérus facilite beaucoup la prise du ligament large par les pinces. C'est une transformation du procédé de Doyen en procédé de Muller-Quénu, procédé également excellent, surtout dans les cas difficiles.

B. Procédé de Muller-Quénu.— En 1882, Muller conseilla de fendre l'utérus sur la ligne médiane de façon à pouvoir l'abaisser plus facilement et placer ainsi une ligature solide sur l'étage supérieur du ligament large. Cette section médiane, au dire de Muller, devait être faite après la bascule de l'utérus. Il ne pensait donc pas qu'en commençant par cette section médiane on pourrait aussi faciliter la descente de l'organe. C'est au contraire ce qu'a parfaitement compris Quénu qui, dès 1892, a adopté et vulgarisé ce procédé. Il est donc juste d'associer ici le nom de Quénu à celui de Muller.

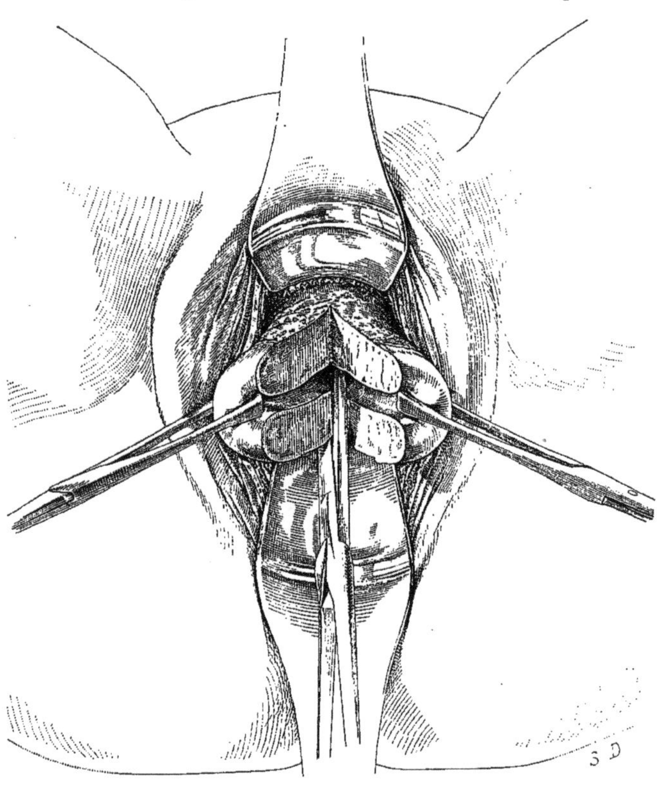

Fig. 403.
Procédé de Muller-Quénu. Commencement de l'hémisection utérine.

Ce procédé peut être employé dans deux circonstances bien différentes. En premier lieu, et c'est le cas auquel je viens de faire allusion à la fin du précédent paragraphe, il peut rendre de grands services lorsque, après extériorisation de l'utérus par hémisection antérieure, il est impossible de le faire descendre assez bas pour introduire les doigts derrière lui et aller manœuvrer du côté des annexes. On peut alors sectionner la paroi postérieure soit de haut en bas, soit de bas en haut, selon la commodité, en prenant grand soin de diriger avec le doigt la branche postérieure des ciseaux. de façon à éviter tout accident. Lorsque la section complète est terminée, on a beaucoup plus de jour et de facilité pour explorer et abaisser les annexes, placer les pinces sur les ligaments larges et terminer l'opération.

Mais il est une autre circonstance dans laquelle ce procédé rend des services plus considérables encore. C'est lorsque, dans des cas difficiles avec adhérences étendues, l'utérus s'abaisse mal.

Dans ces conditions, l'hémisection antérieure qui, je le répète, n'est surtout commode, rapide et brillante que dans les cas faciles, est souvent absolument insuffisante. Elle ne fait, en effet, rien ou à peu près rien pour l'abaissement du col. Elle n'abaisse que la partie moyenne et le fond de l'utérus en mettant celui-ci en antéflexion forcée. Mais si l'utérus est fixé en bloc, surtout au niveau de sa partie postérieure, l'antéflexion et la bascule en avant ne pourront pas se se produire, le col ne bougera pas et la section de la paroi antérieure elle-même pourra être impossible.

C'est alors que la section totale rendra les plus grands services. Elle permet en effet à l'utérus, divisé en deux valves latérales qui s'écartent de plus en plus à mesure que la section progresse, de descendre directement en suivant l'axe du bassin, sans avoir besoin d'exécuter aucun mouvement de bascule soit en avant, soit en arrière. Chaque moitié de l'utérus bascule en effet vers l'axe du bassin et l'utérus s'ouvre de bas en haut et s'effondre, pour ainsi dire, de haut en bas pendant que ses deux moitiés latérales, attirées vers le bas, s'écartent d'autant plus l'une de l'autre que la section se rapproche davantage du fond de l'utérus (fig. 404).

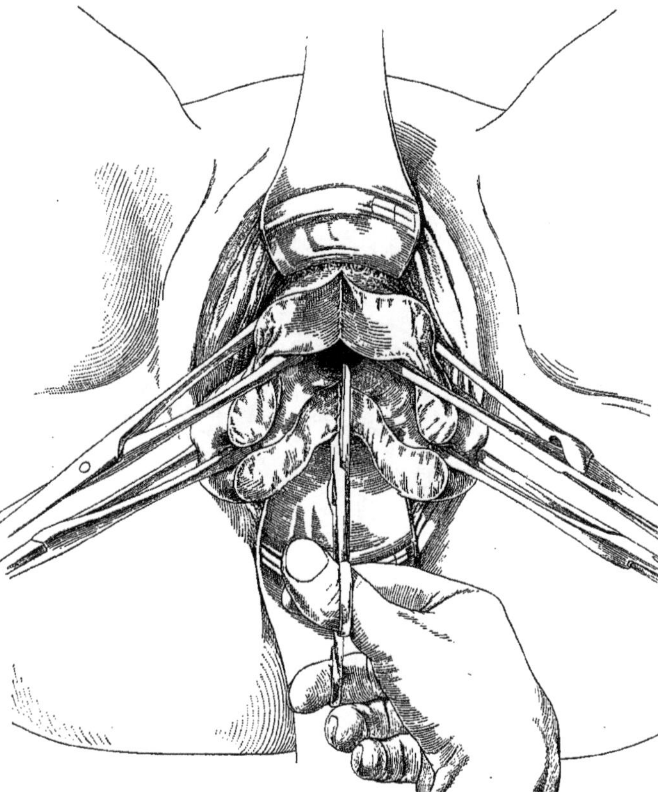

Fig. 404.
Procédé de MULLER-QUÉNU. L'hémisection utérine se poursuit à la fois sur les parois antérieure et postérieure de l'utérus.

Tel est le principe qui, dans certains cas difficiles, rend ce procédé supérieur à tous les autres.

Le manuel opératoire ne présente rien de bien particulier. La désinsertion vaginale, le décollement de la vessie, l'ouverture des culs-de-sac péritonéaux postérieur et antérieur se font comme dans l'hémisection antérieure. On a cependant moins encore à s'occuper du cul-de-sac postérieur, à moins qu'on ne juge utile de faire une exploration des annexes, car, au moment de la section de la paroi postérieure de l'utérus il sera nécessairement ouvert, comme est ouvert le cul-de-sac vésico-utérin dans l'hémisection antérieure.

La vessie et le rectum étant bien protégés par des valves, on tire donc sur les deux pinces solides qui ont saisi le col par ses côtés et on sectionne avec de forts ciseaux droits la paroi antérieure et la paroi postérieure. Les deux valves ainsi formées par le col hémisectionné s'écartent sous l'influence des pinces cervicales qui tirent en divergeant (fig. 403). On saisit avec d'autres pinces les lèvres de la section aussi près que possible de son extrémité supérieure et on prolonge vers le haut cette section sur toute l'épaisseur de l'utérus. Sous l'influence de nouvelles tractions, l'utérus s'ouvre, ses deux moitiés divergent de plus en plus, et finalement on arrive, en général assez facilement, jusqu'à sa partie supérieure (fig. 404, 405).

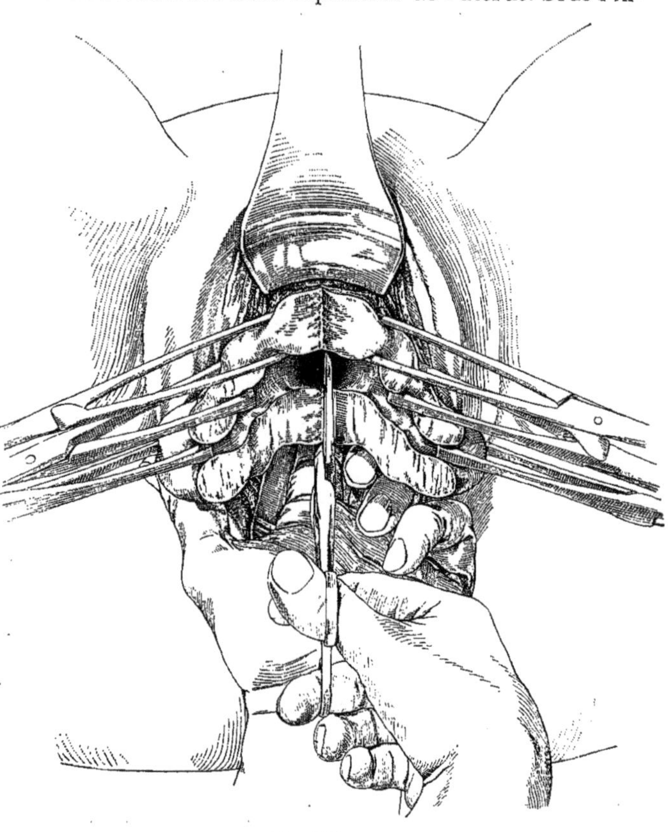

Fig. 405.
Procédé de Muller-Quénu. L'hémisection est presque complète.

Pendant tout le temps de cette opération, il faut avoir le plus grand soin de ne pas s'écarter de la ligne médiane, ce qui est assez facile si l'on sait se guider sur la cavité utérine.

Il peut être quelquefois très difficile de sectionner la paroi postérieure qui refuse de s'abaisser. Il faut alors, pendant que l'aide tire fortement sur les pinces, introduire l'index en arrière de l'utérus et glisser en avant de lui la branche postérieure des ciseaux. Dans quelques cas, si cette manœuvre est impossible, on peut sectionner directement la paroi postérieure avec un bistouri qui l'entame d'avant en arrière, de la muqueuse vers la séreuse. Mais il faut faire alors la plus grande attention et éviter de dépasser le tissu utérin, de peur d'aller blesser le rectum ou une anse intestinale qui pourrait adhérer à sa face postérieure.

Lorsque la section complète est terminée, il ne reste plus qu'à placer les pinces. Les règles ne diffèrent pas ici de celles que j'ai données plus haut. Legueu donne un conseil que je crois très bon. Pour éviter d'encombrer le champ opératoire, au lieu d'attirer vers le bas les deux moitiés de l'utérus, on refoule vers le haut celle dont on ne veut s'occuper qu'en second lieu, en général la droite (fig. 406). Cette moitié droite est donc refoulée dans le petit bassin, à la place qu'elle occupait avant d'avoir été abaissée, le champ opératoire se trouve dégagé et la main gauche peut manœuvrer plus facilement autour de la moitié gauche pour libérer les annexes et les attirer vers le bas. Lorsque la moitié gauche est enlevée, on amène de nouveau au dehors la moitié droite qu'on enlève comme la précédente ; il est alors préférable, pour libérer les annexes, de se servir de la main droite.

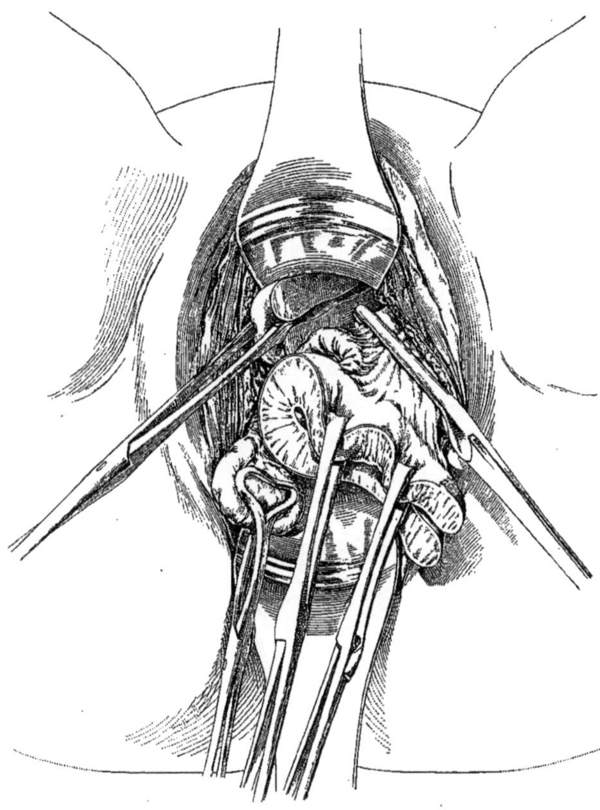

Fig. 406.
La moitié utérine droite est rentrée dans le ventre et facilite le pincement de la moitié gauche (d'après Legueu).

Je crois donc devoir conseiller le refoulement d'une moitié utérine, lorsqu'on en aura besoin. Il peut arriver que cette manœuvre, en supprimant la traction exercée sur les vaisseaux, détermine une hémorragie d'une certaine importance. Si cette éventualité se produit, on se bornera à attirer de nouveau vers le bas la moitié utérine ainsi refoulée, pour tendre et oblitérer les vaisseaux qui s'y rendent.

Avec ces deux procédés opératoires, combinés au besoin suivant les circonstances, on pourra mener à bien la plupart des hystérectomies. Il peut être cependant nécessaire, dans des cas particulièrement difficiles, d'avoir recours à d'autres procédés, d'autres manœuvres, parfois même d'autres artifices, et savoir les employer de façon à pouvoir toujours mener à bien cette opération qui, dans certains cas, peut accumuler toutes les difficultés et devenir peut-être celle de toute la chirurgie qui demande le plus d'énergie, de patience et d'habileté. C'est à ce titre que je crois utile de donner quelques renseignements sur la manière de faire de certains autres chirurgiens.

C. Procédé de Péan. — C'est ainsi que Péan enlevait l'utérus, même lorsqu'il n'était pas augmenté de volume, en employant des manœuvres de morcellement méthodique. L'utérus étant dégagé en avant et en arrière et bien isolé par des valves, Péan plaçait une pince courte sur la partie inférieure des ligaments larges, de chaque côté du col, et coupait le ligament large en dedans des pinces. Le col était ainsi isolé des vaisseaux qui s'y rendent.

En deux coups de ciseaux donnés sur les parties latérales du col, celui-ci était alors divisé en deux valves, l'une antérieure, l'autre postérieure (fig. 407). Chacune de ces valves étant saisie au niveau de sa base par une pince à abaissement, la partie située au-dessous de la pince était excisée. Il restait ainsi un utérus sans col.

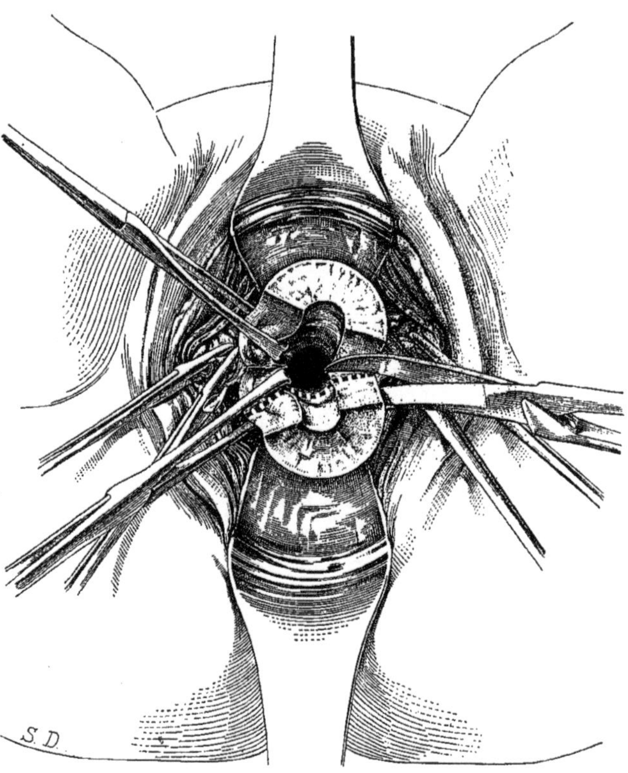

Fig. 407.
Procédé de Péan. Le col est divisé en deux valves qui sont successivement enlevées.

Une seconde pince à mors courts était alors placée de chaque côté, en s'insinuant en dedans de la première sur la partie la plus inférieure du ligament large non encore sectionné. Un coup de ciseaux donné en dedans de la nouvelle pince détachait du bord de l'utérus la partie du ligament large serrée entre ses mors. L'utérus était, comme précédemment, divisé en deux valves par une section transversale, et les valves étaient excisées pendant que des pinces à abaissement venaient prendre prise au-dessus d'elles en plein corps utérin. Péan répétait cette manœuvre jusqu'à ce qu'il fut parvenu au fond de l'utérus qui était ainsi enlevé par tranches successives, après hémostase préventive.

D. Procédé de Segond. — Segond a modifié et amélioré le procédé de Péan en n'en conservant que le premier temps. Il désinsère le vagin, comme Péan, en faisant cependant de chaque côté un petit débridement latéral qui donne plus de jour. Puis il place une pince de chaque côté sur la partie inférieure du ligament large qu'il coupe. Il enlève alors le col exactement comme le faisait Péan. Il reste donc un utérus sans col, celui-ci ayant été enlevé après hémostase préventive, Segond termine alors son opération sans hémostase préventive en pratiquant l'hémisection antérieure de Doyen et faisant basculer le corps utérin en avant. Si les adhérences sont trop fortes et empêchent cette bascule, Segond enlève peu à peu la paroi antérieure de l'utérus en la morcelant par évidement conoïde et il arrive ainsi jusqu'au fond de l'utérus. Lorsque celui-ci est extériorisé l'opération est terminée comme dans le procédé de Doyen en plaçant des pinces de haut en bas sur le ligament large, en dehors des annexes si elles sont mobiles, en dedans si elles sont fixes. Dans ce procédé le col est donc en somme enlevé par le procédé de Péan et le corps par le procédé de Doyen. Segond ne considère

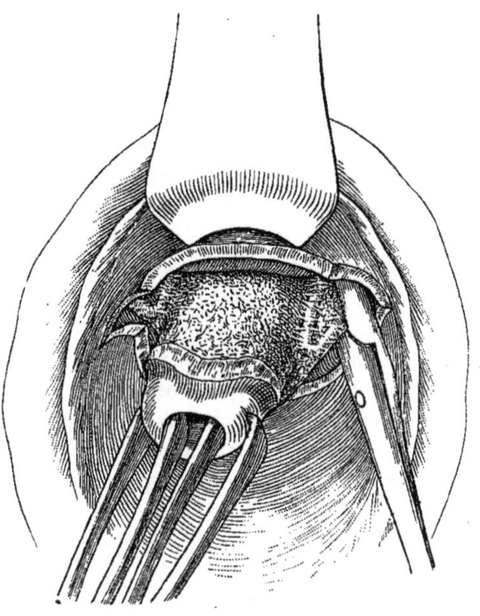

Fig. 408.
Procédé de Segond. Pincement de l'étage inférieur du ligament large et de l'artère utérine.

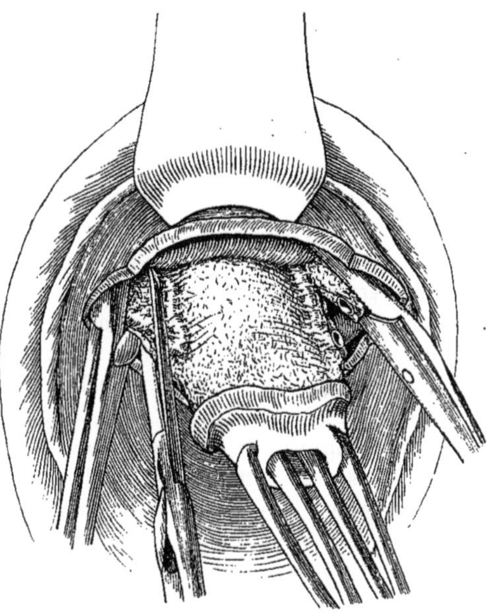

Fig. 409.
Procédé de Segond. Section de l'étage inférieur du ligament large et abaissement de l'utérus.

pas d'ailleurs l'extirpation du col comme indispensable ; il le conserve souvent mais sectionne toujours, après pincement, l'étage inférieur des ligaments larges.

Morcellement. — Dans certains cas difficiles, lorsque l'utérus adhérent de toutes parts ne veut pas descendre, lorsque les procédés de Doyen et de Muller-Quénu sont impraticables, il faut, pour mener à bien son opération, se livrer à des manœuvres de morcellement, analogues à celles dont Péan et Segond nous ont surtout donné l'exemple. Avec les ciseaux, avec un bistouri à long manche, courbé sur le plat, on enlève l'utérus fragment par fragment, par morcellement progressif. Ce morcellement demande une expérience particulière de ce genre d'opération. Il faut en avoir vu beaucoup et en avoir fait soi-même un certain nombre pour le faire correctement. Il y a cependant quelques règles dont il ne faut jamais se départir, qui rendent les plus grands services et empêchent de commettre des fautes lourdes. Il faut d'abord *ne jamais perdre le contact de l'utérus*, qui doit toujours être maintenu, et ne doit jamais être abandonné. C'est ainsi que, lorsqu'on va sectionner un fragment de l'utérus qu'une pince tend à abaisser, il ne faut pas le détacher de l'utérus avant d'avoir placé une autre pince au-dessus de lui sur le bloc utérin, de façon à conserver toujours une prise solide. Il faut ensuite *ne jamais s'écarter de la ligne médiane*. En restant sur la ligne médiane, on reste en effet dans le tissu utérin, où, si l'on agit avec prudence, on est à l'abri des hémorragies et des accidents de toute sorte. Si l'on s'écarte au contraire sur les côtés, vers les bords de l'utérus et les ligaments larges, on court au-devant des fausses prises, des déchirures, des hémorragies et de la blessure des organes voisins. Donc *ne jamais perdre le contact de l'utérus, ne jamais s'écarter de la ligne médiane*, telles sont les deux lois fondamentales de toute hystérectomie difficile.

C'est pourquoi il faut, autant que possible, conserver le col qui constitue le meilleur des points d'appui et poursuivre le morcellement au-dessus de lui, sur la paroi antérieure et sur le fond, quand la chose est possible. Mais quand l'utérus est absolument immobile, on peut être conduit à sacrifier le col dès le début. Le mieux est alors de le diviser en deux valves, l'une antérieure, l'autre postérieure, que l'on enlève ensuite, non sans avoir soin de placer une pince sur la tranche supérieure de section, en plein tissu utérin, avant que le fragment cervical, qui sert de point d'appui, soit complètement séparé. C'est ainsi que procédait Péan (fig. 407). En gagnant de proche en proche, en pinçant les ligaments larges à mesure que l'on progresse vers le haut et que l'on remonte le long des bords de l'utérus, on parvient à enlever par fragments plus ou moins volumineux, souvent fort petits, la totalité de l'utérus. Nous verrons d'ailleurs plus loin que, dans bien des cas où il s'agit simplement de pratiquer au centre du bassin une large voie de drainage, l'extirpation complète de l'utérus est inutile, et qu'on peut s'arrêter lorsqu'on est parvenu à ouvrir les poches suppurées péri-utérines.

On peut enfin, dans les cas très difficiles, à l'exemple de Schuckardt, se donner du jour, et beaucoup de jour, par l'*incision de la vulve et du vagin*, qui seront. après l'opération, reconstitués par des sutures (voir p. 837).

Dans les cas ordinaires le procédé de Péan est très inférieur aux procédés de Doyen et de Muller-Quénu. Les pinces placées en étages sur les ligaments larges encombrent le vagin et rendent les manœuvres difficiles. Cette hémostase préventive est donc non seulement inutile, mais se fait avec moins de sécurité que l'hémostase consécutive après bascule et extériorisation de l'utérus.

Quant au procédé de Segond, dans les cas ordinaires il est meilleur que le procédé de Péan, qu'il simplifie beaucoup au moment de l'extirpation du corps utérin. Mais il reste, à mon avis, inférieur au procédé de Doyen. Quand l'utérus s'abaisse bien, je ne vois pas en effet quelle utilité il peut y avoir à enlever le col et à mettre sur l'extrémité inférieure du ligament large deux pinces encombrantes et qui peuvent lâcher pendant l'opération. Sans compter que, pour les manœuvres d'abaissement, les pinces amarrées sur le col rendent de grands services. En outre, si au cours de l'hystérectomie les pinces qui tiennent le corps utérin viennent à déraper, l'utérus remonte et on peut avoir de gros ennuis pour le rattraper lorsque le col n'existe plus.

Cependant, lorsque l'utérus ne s'abaisse pas, ou s'abaisse mal, dans des cas difficiles où le procédé de Doyen est impraticable et le procédé de Muller-Quénu insuffisant, le procédé de Segond peut être excellent et devenir supérieur à tous les autres. L'abaissement de l'utérus est entravé, presque toujours, par l'inextensibilité de la partie inférieure des ligaments larges et par les ligaments utéro-sacrés. La section, de chaque côté du col, de ces divers ligaments, lève l'obstacle et l'utérus s'abaisse. Il devient alors possible d'attirer le corps par l'hémisection antérieure, et de terminer facilement et rapidement une opération qui, par tout autre procédé, eût pu être très laborieuse et même à peu près impossible (fig. 408-409).

C'est donc un procédé qu'il faut absolument connaître, et bien connaître.

Je ne crois pas cependant, comme le pense SEGOND, que le pincement et la section de la partie inférieure des ligaments larges mettent plus que les autres procédés à l'abri d'une lésion ou d'un pincement de l'uretère. Bien au contraire, quand l'utérus n'a pas encore exécuté son mouvement de bascule, qui repousse nécessairement les uretères en dehors, puisqu'ils doivent s'écarter pour laisser passer le fond de l'utérus, les uretères sont plus rapprochés de la ligne médiane et par conséquent des pinces que l'on veut placer sur les côtés du col.

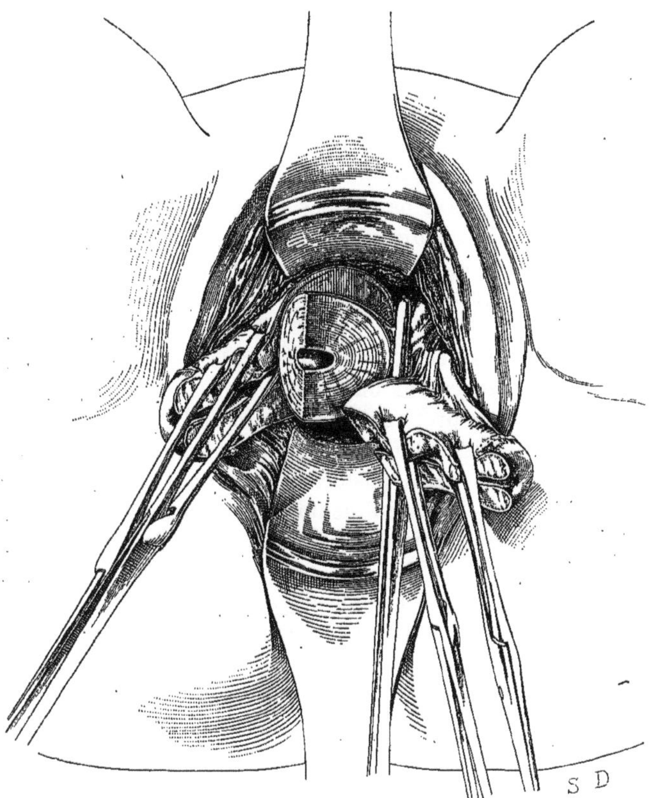

Fig. 410.
Procédé de J. L. FAURE. Section transversale de l'utérus permettant de saisir la partie supérieure du ligament large.

D'ailleurs, il est certain que depuis que le procédé de DOYEN est le plus communément employé, malgré la fréquence extrême de l'hystérectomie vaginale, pendant un certain nombre d'années, les lésions de l'uretère sont devenues de plus en plus rares, et pour ma part, sur environ deux cent cinquante opérations que j'ai à mon actif, je n'en ai vu qu'une seule, dans un cas très difficile, avec un utérus impossible à abaisser et où je n'ai pu employer aucun procédé régulier.

Il est enfin d'autres procédés qui, dans certains cas particuliers, rendent des services et qu'il est toujours bon de connaître. C'est ainsi que, lorsque après avoir fait l'hémisection antérieure on constate que le pincement des ligaments de haut en bas est impossible, PICHEVIN conseille de les pincer de bas en haut en les coupant au fur et à mesure en dedans des pinces et en excisant l'utérus ainsi libéré. C'est en somme une hystérectomie commencée par le procédé de Doyen et terminée par le procédé de Péan. On pourrait avoir recours à ce procédé s'il était impossible de pratiquer la section médiane complète à la manière de Muller-Quénu, comme j'en ai donné plus haut le conseil.

J'ai décrit[1] et exécuté plusieurs fois un procédé qui consiste, après hémisection antérieure, à sectionner transversalement l'utérus et les ligaments larges, de façon à les diviser en un certain nombre de segments horizontaux faciles à pincer et surtout faciles à lier. Ce procédé, qui ne trouve guère ses indications que dans les cas où on désire mettre des ligatures, peut quelquefois, lorsqu'on l'applique partiellement, rendre de grands services. C'est ainsi que Legueu[2] a très bien vu que, dans certains cas, lorsque l'utérus, même après section médiane complète, ne s'abaisse pas, il peut être très utile de sectionner transversalement la moitié immobilisée par des adhérences. Cette section poursuivie jusqu'au ligament large permet de pincer par en bas la partie supérieure de ce ligament inabordable par en haut (fig. 410).

Tels sont les principaux procédés et manœuvres opératoires qu'il faut bien connaître pour pratiquer avec tranquillité une hystérectomie vaginale.

En résumé, sans vouloir rien affirmer d'absolument catégorique dans une opération où les habitudes individuelles ont une importance capitale, je pense que le procédé qu'il faut employer de préférence est le procédé de Doyen. S'il y a une difficulté quelconque pour abaisser l'utérus, on emploiera le procédé de Muller-Quénu, soit en sectionnant la paroi postérieure de haut en bas après avoir sectionné la paroi antérieure et constaté l'insuffisance du procédé de Doyen, soit en sectionnant d'emblée les deux parois de l'utérus et, cette fois, de bas en haut.

Si l'emploi du procédé de Muller-Quénu semble devoir être difficile, on sectionnera de chaque côté du col la base des ligaments larges, et on aura recours au procédé de Segond.

Enfin, si l'utérus est enclavé, immobile et impossible à abaisser, on l'enlèvera en le morcelant à la manière de Péan.

Mais c'est là une conduite idéale et absolument théorique. En pratique, on peut être obligé de combiner ces divers procédés suivant les hasards et les difficultés de l'opération.

L'hystérectomie vaginale est à la fois, je le répète, l'opération la plus facile et la plus difficile de la chirurgie. Il est quelquefois terriblement malaisé de la mener à bien. Pour se tirer d'affaire dans les cas compliqués, il faut posséder à fond les quelques procédés que je viens de passer en revue. Il faut surtout ne s'attacher exclusivement à aucun. Il faut savoir, au besoin, changer son plan de bataille, et modifier sa façon de faire au gré des circonstances.

Rien n'est plus mauvais, dans un cas difficile, que de s'entêter dans l'exécution méthodique d'un procédé, qui ne peut précisément être méthodique que lorsque le cas est régulier et relativement facile.

Et c'est ainsi que, pénétré de ces quelques principes, et avec un peu d'expérience, le chirurgien prendra bientôt la conscience nette de cette opération. Il

[1] J.-L. Faure. Presse médicale, 1896, p. 761.
[2] *Loc. cit.*, p. 765.

ne reculera pas devant les difficultés d'une intervention parfois merveilleuse et capable de donner de véritables résurrections, et il se tirera à son honneur des situations les plus difficiles, car, lorsqu'on a assumé la tâche d'enlever un utérus par la voie vaginale, une fois l'opération commencée, il faut aller jusqu'au bout.

PARALLÈLE ENTRE L'HYSTÉRECTOMIE VAGINALE ET L'HYSTÉRECTOMIE ABDOMINALE DANS LE TRAITEMENT DES SUPPURATIONS PELVIENNES

Et maintenant que nous connaissons dans tous leurs détails les divers procédés opératoires qui permettent d'enlever l'utérus et les annexes soit par la voie vaginale, soit par la voie abdominale, il reste à établir quelles sont les indications de l'une et de l'autre. Il y a peu d'années encore la question était des plus confuses; elle me paraît aujourd'hui des plus claires.

Et d'abord, il est certain que les indications de l'hystérectomie vaginale se restreignent de plus en plus, à mesure que s'étendent celles de l'hystérectomie abdominale. A gravité égale, et je crois qu'elle ne diffère pas sensiblement et que, tout compte fait, la mortalité actuelle de l'une et de l'autre opération oscille autour de 5 p. 100, à gravité égale, dis-je, il est évident que la voie abdominale est supérieure à la voie vaginale. Elle a contre elle, il est vrai, la cicatrice qu'elle nécessite, et la possibilité d'une éventration consécutive, mais elle n'a pas d'autres inconvénients.

Encore ne faut-il pas en exagérer l'importance. Les éventrations consécutives sont assez faciles à éviter par une bonne suture de la paroi et, lorsqu'elles existent, elles sont plus gênantes que graves. Encore sont-elles d'ailleurs presque toujours curables. Quant à la cicatrice, s'il est quelques femmes pour lesquelles elle constitue une tare difficilement acceptable, la plupart s'en préoccupent moins, et l'acceptent même avec joie, lorsque l'opération qui la provoque apporte avec elle la guérison de longues souffrances. Et d'ailleurs l'incision transversale de Pfannenstiel, peut faire au besoin disparaître cet argument.

En revanche, la voie abdominale présente de nombreux avantages qui lui donnent sur sa rivale une incontestable supériorité.

Elle est plus facile, beaucoup plus facile même pourrait-on dire, car elle ne présente pour ainsi dire jamais les terribles difficultés que l'on rencontre parfois dans l'hystérectomie vaginale; elle est moins aveugle, et surtout elle permet de se rendre un compte exact des lésions annexielles et de proportionner son intervention à l'importance de ces lésions.

L'hystérectomie vaginale est, en effet, souvent excessive. Elle détermine d'emblée des lésions irréparables, et bien souvent c'est seulement après l'extirpation de l'utérus que le chirurgien s'aperçoit que les annexes d'un côté, qu'il croyait malades, ne l'étaient pas en réalité, et que la salpingo-ovarite était unilatérale. D'autre part, on sait combien il est fréquent, dans des lésions annexielles avérées, de ne pouvoir, par le vagin, extirper la trompe ou l'ovaire malades retenus dans la cavité pelvienne par des adhérences invincibles.

L'hystérectomie vaginale est donc parfois excessive, et parfois insuffisante. Je sais bien que les accidents principaux des salpingo-ovarites cèdent souvent à l'extirpation vaginale de l'utérus seul. Il n'en est pas moins vrai que la guérison est plus parfaite et plus radicale lorsque les annexes ont été enlevées, et il est incontestable que l'hystérectomie abdominale permet, même dans les cas les plus difficiles et les plus compliqués, de nettoyer un petit bassin plus parfaitement que l'hystérectomie vaginale la mieux conduite.

Voilà donc une raison capitale, un argument que rien ne peut détruire et qui consacre d'une façon souveraine la supériorité de la voie haute : la laparotomie permet d'explorer le bassin, de se rendre un compte exact des lésions, de rectifier son diagnostic et de s'arrêter au besoin, de faire des opérations conservatrices, si l'on juge inutile une mutilation quelconque, de se borner à l'extirpation des annexes d'un seul côté lorsque les lésions sont unilatérales, et enfin, dans les cas de lésions bilatérales adhérentes et compliquées, de faire une opération plus complète, et, en somme, plus satisfaisante.

Faut-il donc rejeter définitivement l'hystérectomie vaginale, triomphante encore il y a quelques années à peine? Je ne le crois pas. Je suis convaincu qu'on a été trop loin dans cette voie et que, dans certains cas, l'hystérectomie vaginale conserve toujours sur sa rivale une indiscutable supériorité. Chez les femmes complètement épuisées, chez les femmes obèses surtout, la laparotomie est une opération beaucoup plus grave que l'intervention vaginale, et c'est celle-ci qu'il faudra choisir. D'autre part, il est un point sur lequel j'ai dit, le premier, je crois, au Congrès d'Amsterdam[1], ma façon de penser, et Roger[2], dans une thèse très complète, où la question est étudiée dans tous ses détails, s'est rallié à ma manière de voir. Pour moi, chez les femmes de corpulence moyenne et de résistance suffisante, ce n'est ni la complexité plus ou moins grande des lésions, ni leur volume, ni les adhérences avec les organes voisins qui doivent entrer en ligne de compte dans le choix de l'opération. C'est, avant tout, le degré de leur infection et de leur virulence.

Je crois que, lorsqu'on se trouve en présence de lésions annexielles chaudes, aiguës, virulentes, de poches multiples entourant de toutes parts l'utérus, comme il n'est pas rare d'en rencontrer à la suite d'accidents puerpéraux, lorsque l'état est grave, la température élevée, lors enfin que la malade est en proie à une infection aiguë et virulente qui, soit à cause du nombre des poches purulentes, soit à cause de leur situation inaccessible, ne paraît pas justiciable de la simple colpotomie, je crois, dis-je, qu'il faut sans hésiter pratiquer l'hystérectomie vaginale, qui est sans rivale pour ouvrir au pus une large issue au dehors. Elle donne dans ces cas des guérisons miraculeuses. Elle provoque de véritables résurrections, et je suis certain qu'elle est seule à pouvoir enregistrer de tels triomphes. Je suis convaincu que, dans ces conditions, une laparotomie, qui s'accompagnerait fatalement de déchirures de poches récentes et fragiles, d'inondation purulente du petit bassin et de souillure de la cavité abdominale, aurait, malgré la protection la plus soigneuse des anses intestinales, beaucoup plus de chances d'être suivie à bref délai d'une infection péritonéale mortelle.

Je sais bien que tout le monde ne partage pas cette conviction, et Terrier rejetait complètement l'hystérectomie vaginale et se prononçait d'une façon exclusive pour l'hystérectomie abdominale. Mais quelque impressionnante que soit l'opinion d'un chirurgien comme Terrier, je ne puis la partager, et pour résumer en quelques mots mon opinion formelle, je dirai simplement en manière de

[1] J.-L. Faure. Congrès d'Amsterdam, 1899.
[2] Roger. *Loc. cit.*, th. 1899.

conclusion : les annexites chroniques, bilatérales, froides, en dehors des poussées aiguës, sont toutes, sans exception, justiciables de l'hystérectomie abdominale. L'hystérectomie vaginale, au contraire, sera réservée aux suppurations virulentes, aiguës, menaçantes, à foyers multiples, à tendance envahissante et qu'une simple colpotomie paraît devoir être impuissante à guérir.

OPÉRATIONS CONSERVATRICES

Lorsque les trompes et les ovaires sont malades, infectés, douloureux, il ne faut pas hésiter à les enlever. Mais il est bien certain que souvent, entraînés par la bénignité de ces opérations et par les bons résultats qu'on en obtient généralement, les chirurgiens se sont laissés aller à les sacrifier avec un peu trop de facilité.

Il n'est pas, en effet, tout à fait indifférent d'enlever la totalité des annexes ou d'en laisser une partie et il semble certain que les femmes qui ont conservé un ovaire, ou même un fragment de cet organe, présentent moins de troubles éloignés que celles qui ont tout perdu. Elles peuvent, en particulier, voir persister la menstruation, et ce n'est pas là une considération négligeable.

Aussi, depuis un certain nombre d'années, de nombreux chirurgiens ont-ils une tendance fort louable à conserver ce qui, au cours d'une laparotomie, paraît pouvoir être conservé. SCHRŒDER et MARTIN, en Allemagne, entrèrent les premiers dans cette voie et des malades chez lesquelles ils avaient pratiqué des opérations conservatrices purent guérir de leurs troubles morbides et devenir ultérieurement enceintes. SKUTSCH et d'autres chirurgiens allemands, MUNDÉ, POLK, DUDLEY, KELLY en Amérique, POZZI, DELBET, TUFFIER, LEGUEU et beaucoup d'autres en France, ont agi de même et se louent des résultats obtenus.

Cette méthode conservatrice rencontre en revanche d'ardents détracteurs. ROUTIER, SEGOND et de nombreux chirurgiens pensent qu'en général il faut se méfier des résultats obtenus par la conservation, que ses avantages sont plus apparents que réels et que les quelques femmes qui peuvent bénéficier de la conservation d'une partie de leurs annexes sont beaucoup plus rares que celles chez lesquelles une conservation intempestive amène la persistance de troubles plus ou moins graves ou même provoque des complications sérieuses.

La vérité est, à mon avis, entre les deux. Il est certain que lorsque, au cours d'une opération, l'ovaire d'un côté, par exemple, apparaît absolument sain, il n'y a aucune raison pour l'enlever, et l'argument qui consiste à prétendre qu'il pourra ultérieurement devenir malade ne saurait être accepté. A plus forte raison si, avec un ovaire sain, on trouve une trompe très légèrement atteinte, encore perméable et pouvant permettre une fécondation ultérieure. Il ne suffit pas de rencontrer une trompe un peu rouge pour avoir le droit de l'enlever; il ne suffit pas davantage de rencontrer sur un ovaire un ou deux de ces petits kystes qui ne sont quelquefois que des vésicules de de Graaf parfaitement normales, pour qu'il soit permis de le sacrifier, et il me semble que, dans ces conditions, les opérations conservatrices sont formellement indiquées.

D'autre part, dès qu'un ovaire ou une trompe paraissent sérieusement atteints, je me demande s'il est bien prudent de les conserver et de sacrifier à une grossesse hypothétique les chances d'une guérison plus parfaite. Il est évident que des règles absolues sont impossibles à formuler ici. Il faut apprécier individuellement chaque cas et la seule règle que l'on puisse donner me paraît être celle de conserver autant que possible les organes qui paraissent sains.

C'est là d'ailleurs que gît la véritable difficulté : en principe tout le monde est d'accord. L'ovaire doit être conservé lorsqu'il est sain et sacrifié lorsqu'il est

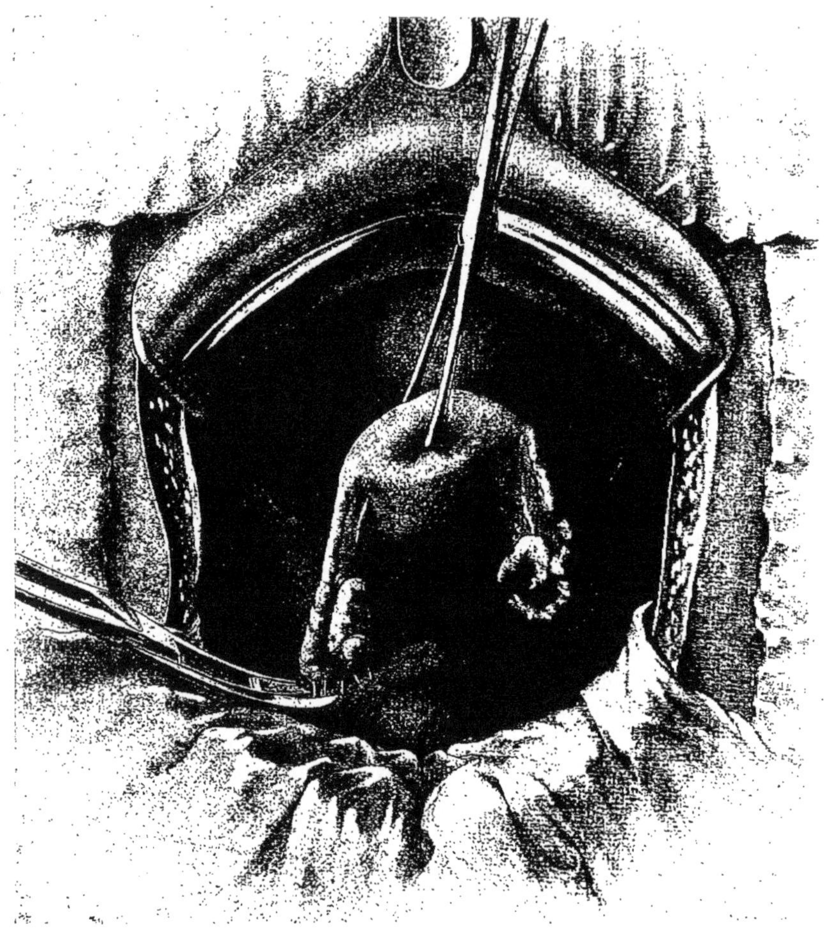

Fig. 411.
LA SALPINGOPEXIE. Section des adhérences retenant les annexes au fond du Douglas.

malade. Mais il est souvent bien difficile, à l'examen d'un organe aussi variable, aussi polymorphe que l'ovaire, qui possède à la fois toujours des kystes normaux, les vésicules de de Graaf en évolution, et très souvent des kystes pathologiques, de faire le départ entre les uns et les autres, entre l'ovaire sain et l'ovaire malade. Il est des cas où l'ovaire paraît évidemment sain. Il en est d'autres dans lesquels il paraît évidemment malade. Mais il est une foule de cas intermédiaires dans lesquels il est impossible de se prononcer. En fait, il n'y a qu'une façon de commettre le moins d'erreurs possibles, c'est d'interroger avec soin les malades avant leur opération. En cas de doute les ovaires indolores doivent être considérés comme sains et traités comme tels, les ovaires douloureux doivent être sacrifiés. Telle est au moins la règle de conduite que je me suis imposée.

Quoi qu'il en soit, ces opérations conservatrices sont assez nombreuses.

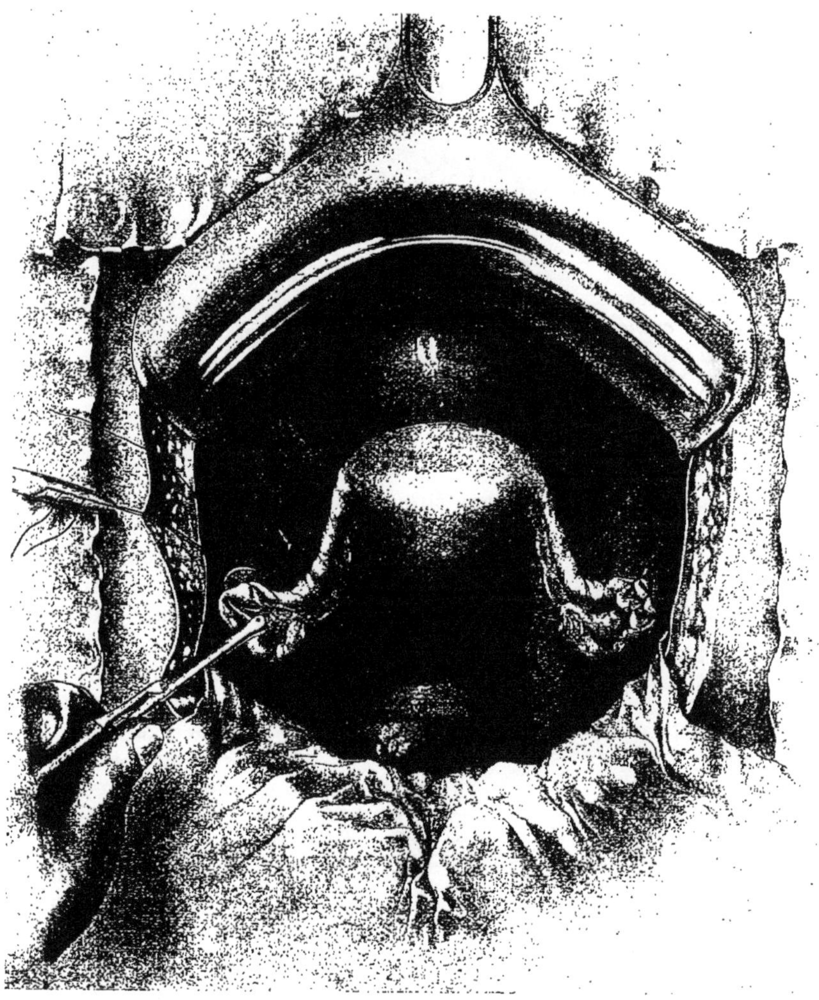

Fig. 412.

LA SALPINGOPEXIE. Les annexes droites ont été fixées par quelques points le long du détroit supérieur. Les annexes gauches sont fixées de même du côté gauche.

La *rupture des adhérences* préconisée surtout par POLK, peut être une bonne opération : les cas ne sont pas rares dans lesquels on les rencontre, fixant les annexes aux parties voisines, par des adhérences plus ou moins épaisses. Les annexes sont ainsi maintenues dans une position vicieuse, plus ou moins tiraillées et comprimées. Ces adhérences sont quelquefois extrêmement fines, mais très résistantes, et j'en ai rencontré qui recouvraient les annexes d'un véritable réseau à mailles serrées. Le doigt les déchire en général aisément, mais on peut être obligé de les couper avec des ciseaux. Ces adhérences, reliquats d'inflammations plus ou moins anciennes, peuvent emprisonner des annexes d'apparence à peu près saine et l'on comprend que la libération de ces annexes puisse être suivie d'un bon résultat.

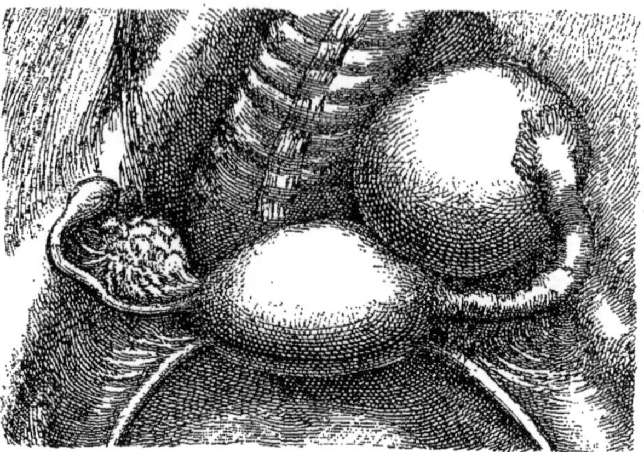

Fig. 413.
Opérations conservatrices. La trompe droite et l'ovaire gauche sont malades (Kelly).

Je n'ai pas grande confiance dans *l'expression et le cathétérisme de la trompe*, pratiqués par Polk et par Mundé. Il faut vraiment que les lésions soient bien légères pour que ce traitement puisse être de quelque utilité, et je me demande si, dans ces cas, il n'eût pas été plus sage de ne pas intervenir du tout.

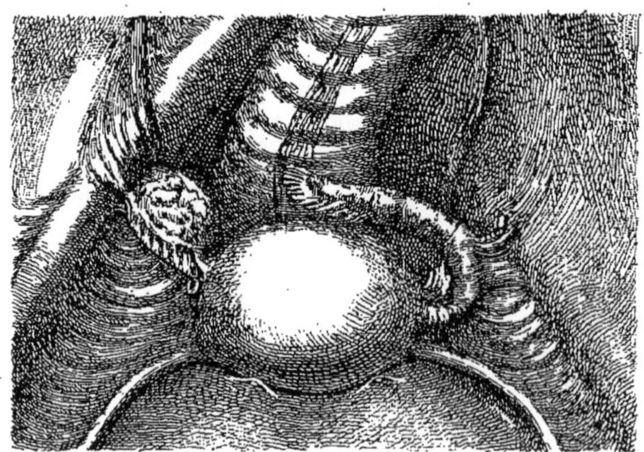

Fig. 414.
Conservation de l'ovaire droit et de la trompe gauche (Kelly).

Il n'en est pas de même de la *salpingostomie* qui a donné à Martin, à Pierre Delbet, à Legueu, de beaux succès. Clado a pratiqué également cette opération à laquelle il donne le nom plus compliqué de *salpingo-ovaro-syndèse*.

On comprend fort bien que lorsque la trompe et l'ovaire sont peu malades, mais que cependant la trompe est oblitérée, on puisse exciser en partie celle-ci, l'ouvrir longitudinalement en ourlant l'orifice ainsi créé et le fixant sur l'ovaire. Il y a ainsi accolement de l'ovaire et de la trompe à laquelle on a reconstitué un nouveau pavillon.

Delbet, Legueu, ont pratiqué cette opération et ont vu leurs malades accoucher ultérieurement. Ce sont là des résultats qu'on n'a pas le droit de négliger.

On peut également, lorsque l'ovaire droit, par exemple, et la trompe gauche sont restés sains, enlever l'ovaire gauche et la trompe droite malades et disposer ensuite les organes, et en particulier la trompe qu'on ramène sur l'ovaire opposé, de telle façon qu'il y ait des chances sérieuses de fécondation.

J'ai décrit[1] et exécuté plusieurs fois une opération qui peut rendre des services, la *salpingopexie* : Cette fixation de la trompe est destinée à remédier à la chute des annexes dans le Douglas. On sait que ce prolapsus des ovaires est quelquefois fort douloureux. Il suffit pour le faire disparaître de fixer la trompe par quelque points de suture au ligament infundibulo-pelvien (fig. 411, 412).

L'*ignipuncture* de l'ovaire, a été faite très souvent. Pozzi qui s'était constitué

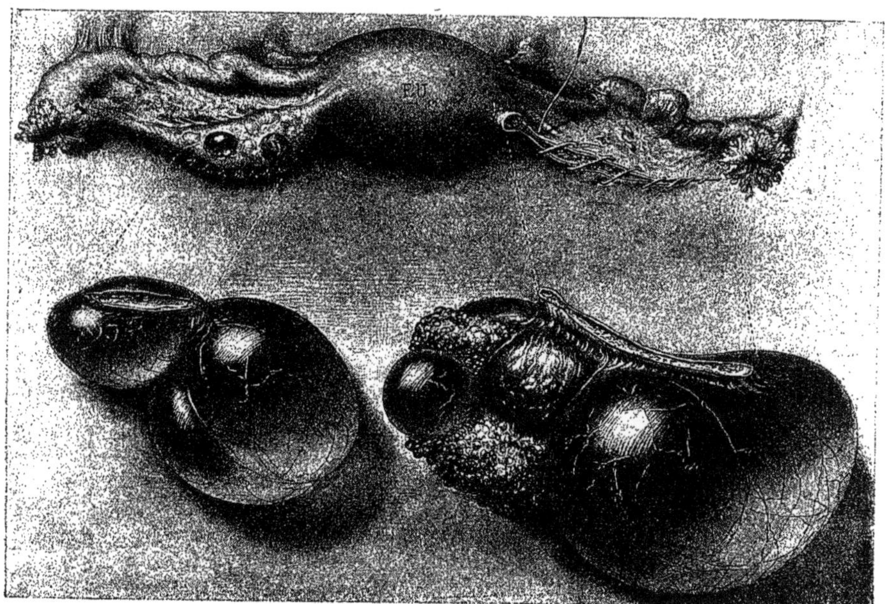

Fig. 415.
Opérations conservatrices de l'ovaire. A droite l'ovaire entier a été enlevé pour un papillome. A gauche deux petits kystes ont été enlevés, et l'ovaire a été laissé en place (Kelly).

en France le défenseur le plus convaincu de cette dernière opération y a à peu près renoncé maintenant. C'est une opération infidèle. En tout cas on ne peut l'appliquer qu'à des ovaires atteints de lésions très légères. Cependant, lorsque après une laparotomie légitimée par des lésions graves d'un côté, on rencontre du côté opposé un ovaire qui paraît à peu près sain et qui semble pouvoir être conservé, je crois qu'il est tout indiqué, si quelques petits kystes apparaissent à sa surface, d'éteindre dans ces kystes la pointe du thermocautère.

Quant à la *résection* de l'ovaire, elle doit être faite lorsqu'un morceau de l'ovaire absolument sain est attenant à une partie manifestement malade. On se borne alors à en exciser la partie malade (fig. 415). Si la trompe est encore saine, c'est la conduite qui doit être nécessairement tenue, une simple portion d'ovaire permettant la conception aussi bien que l'ovaire entier. C'est là une

[1] La Salpingopexie. *La Gynécologie*, 15 avril 1903.

éventualité d'ailleurs assez rare. Mais si la trompe est malade et doit disparaître, je crois qu'il est plus prudent de ne pas conserver une fraction d'ovaire dont une partie est malade. Dans le cas de castration double, on devrait cependant, si une partie d'ovaire paraît absolument saine, faire ses efforts pour la conserver et ne pas priver la malade de l'action qu'excerce incontestablement sur l'économie la présence de cet organe. Mais encore une fois, il est bien difficile, sur le même ovaire, de discerner exactement les parties malades des parties saines, et je me demande si, en voulant trop bien faire, on n'arrive pas souvent à enlever des parties saines en respectant des parties qui sont précisément malades.

Je crois donc, pour me résumer, que s'il ne faut pas hésiter à sacrifier les annexes dès qu'elles paraissent sérieusement atteintes, dès qu'elles sont douloureuses, ou qu'on a des doutes sérieux sur leur intégrité, il ne faut pas davantage les sacrifier de parti pris, lorsqu'elles semblent pouvoir être conservées. Cette conservation devra surtout porter sur l'ovaire, et si, au cours d'une laparotomie, on rencontre un ovaire certainement sain, on le conservera, même si l'on est conduit à sacrifier la trompe. La conservation de la trompe sans l'ovaire n'est au contraire d'aucune utilité et me paraît mauvaise. En revanche, dans quelques cas, la résection partielle de la trompe et de l'ovaire avec création d'un nouveau pavillon donnera d'heureux résultats.

En un mot, toute cette chirurgie conservatrice doit avant tout viser à respecter l'ovaire, dont nul ne songe plus à nier l'utilité au point de vue général et qui, lorsqu'on conserve en même temps l'utérus, sauvegarde l'accomplissement régulier de la fonction menstruelle.

TRAITEMENT DE L'INFECTION PUERPÉRALE

L'infection puerpérale, qu'elle succède à un avortement ou à un accouchement normal, est, de toutes les infections génitales, celle qui présente le plus de gravité. La vaste surface d'absorption qu'offre la muqueuse utérine, l'importance des plexus veineux et des véritables lacs sanguins qui rampent sous la muqueuse et dans le muscle utérin, suffisent à expliquer, sans qu'il y ait besoin d'insister davantage, les accidents redoutables et trop souvent mortels qui succèdent à une infection presque toujours causée par le streptocoque.

Bien des accidents légers, et même des accidents d'allure inquiétante sont arrêtés par un traitement médical bien conduit : injections intra-utérines, irrigation continue avec de l'eau stérilisée ou légèrement oxygénée, à la température ambiante qui agit mécaniquement et aussi, sans doute, en abaissant la température du milieu intra-utérin de façon à la rendre peu favorable aux cultures microbiennes, injections intra-veineuses de collargol ou mieux d'électrargol qui semblent avoir une action manifeste sur toutes les grandes infections, injections de sérum antistreptococcique, ou tout au moins de certains sérums antistreptococciques, qui semblent également avoir, dans certains cas, une heureuse influence : tous ces traitements bien conduits arrêtent souvent les accidents, lorsqu'ils n'ont pas encore pris, au moment où on les applique, une allure trop grave.

Mais lorsqu'ils sont insuffisants, lorsque la situation empire, c'est alors le chirurgien qui doit intervenir.

Un fait domine tous les autres au moment où celui-ci voit le malade pour la première fois. L'utérus est-il vide, ou contient-il encore quelques débris placentaires ?

Si oui, il est une indication immédiate, et qui prime toutes les autres : il faut d'urgence vider et nettoyer l'utérus. L'issue de liquide séro-purulent souvent noirâtre, parfois légèrement fétide, la persistance de l'écoulement sanguin surtout, sont des signes qui, avec la fièvre, indiquent avec une presque certitude la présence de débris infectés dans la cavité utérine. Si l'accouchement est récent et l'utérus encore largement dilaté, l'exploration intra-utérine directe, faite avec le doigt, suivie de l'extraction des débris placentaires également avec le doigt qui se rend compte de leur volume, de leur siège, et de la perfection de leur extraction sont les manœuvres qu'il faut préférer à toutes les autres. Mais ce curage digital est parfois difficile ou impossible, même avec anesthésie, et en repoussant avec la main restée libre le fond de l'utérus vers la main vaginale. Il faut alors avoir recours au curage instrumental, d'ailleurs excellent lorsqu'il est fait avec soin et sans brutalité.

Il ressemble comme technique générale au curettage, tel qu'il a été décrit à propos des métrites (p. 513). Mais l'instrumentation n'est plus la même. Il faut une curette plus volumineuse et parfaitement mousse, telle que celle de Wallich qui devient indispensable si l'utérus est quelque peu volumineux. S'il s'agit d'un avortement de deux ou trois mois, les curettes ordinaires sont suffisantes.

Ce curettage utérin post-abortif est une opération d'une extrême fréquence, comme les avortements eux-mêmes, qui surviennent la plupart du temps dans des conditions lamentables et trouvent la source de l'infection dans la cause même qui les a provoqués.

Dans un très grand nombre de cas, à la suite de l'évacuation de l'utérus, l'écoulement sanguin ou purulent cesse, la fièvre tombe et la guérison survient après quelques jours de soins purement médicaux et de simples injections vaginales, car il faut toujours se garder, lorsque tout va bien, des manœuvres intra-utérines, qui peuvent alors être plus nuisibles qu'utiles.

Mais malheureusement il n'en est pas toujours ainsi, et quelquefois, malgré les traitements médicaux les plus énergiques et les plus assidus, l'état s'aggrave, la fièvre s'accentue, le teint se plombe, le pouls devient à la fois plus rapide et plus petit et tous les signes d'une infection générale grave se manifestent, sans qu'il y ait bien souvent aucune localisation apparente du côté de l'utérus ou des organes pelviens. C'est l'infection puerpérale avec toute sa gravité.

Lorsque tous les traitements médicaux semblent impuissants et que, en cas de doute sur la rétention de débris placentaires pouvant par leur présence expliquer l'état d'infection grave de la malade, un curettage soigneusement fait a montré que l'utérus était vide, faut-il abandonner la lutte ou tenter encore la fortune en essayant de sauver la malade par l'hystérectomie ?

Je n'hésite pas à répondre que lorsque, malgré tous les traitements médicaux, l'état s'aggrave de plus en plus, nous avons le devoir d'agir et de faire l'hystérectomie.

C'est là une question grave et qui, dans ces dernières années, a été discutée avec passion.

Presque tous les accoucheurs et un grand nombre de chirurgiens pensent qu'il n'y a rien à espérer de l'hystérectomie, que les cas qu'elle a guéris auraient guéri sans elle, et que, ce qui est plus grave, elle a pu précipiter la fin de malades qui, sans opération, eussent peut-être guéri. La question placée sur ce terrain, est insoluble. Mais il n'est pas défendu de l'envisager en se plaçant sur le terrain des faits et en faisant appel à l'expérience que l'on peut avoir de cette opération. Or, j'ai opéré une vingtaine de femmes infectées, dans un état très grave. J'en ai vu guérir. J'en ai vu qui, bien qu'ayant succombé, ont présenté pendant quelques jours une amélioration manifeste. J'ai, par conséquent, une certaine expérience de cette question difficile et mon opinion ferme est que l'hystérectomie peut sauver des malades que les autres moyens ne peuvent pas guérir.

Je ne crois pas qu'il y ait, au point de vue théorique, une seule objection à faire au traitement de l'infection puerpérale par l'hystérectomie. Lorsque l'infection est généralisée, disent ses détracteurs, lorsqu'il y a des streptocoques dans le sang, le foie et les viscères, il est évident que l'hystérectomie ne saurait être d'aucune utilité. Cela n'est nullement évident. Sans doute ce sont des cas fort graves et dans lesquels l'hystérectomie a peu de chances de succès. Mais elle n'est pas faite pour être appliquée exclusivement à des mourantes que rien ne peut sauver. D'ailleurs nous savons tous que bien des infections généralisées avec streptocoques dans le torrent sanguin peuvent guérir spontanément. Je ne vois pas en quoi l'extirpation de l'utérus, en supprimant le foyer principal de reproduction et d'ensemencement des germes infectieux, ne favoriserait pas cette guérison spontanée. Et s'il en est logiquement ainsi dans les cas très graves, presque désespérés, à plus forte raison en sera-t-il de même, au début du mal, lorsque l'infection partie de la muqueuse utérine gagne peu à peu les sinus utérins dans l'épaisseur même de l'organe. L'envahissement microbien, sans être encore généralisé, a dépassé la muqueuse et on conçoit que, dans ces conditions, l'enlèvement de l'utérus puisse débarrasser l'organisme d'un foyer toxique menaçant, que le curettage le plus énergique n'aurait pu suffire à éteindre.

Or, nul ne peut dire avec certitude à quel moment, dans l'infection puerpérale, se fait la diffusion des germes. Il est certain qu'elle est souvent assez tardive, mais nous ne possédons actuellement aucun moyen qui nous permette de nous rendre compte avec quelque précision du moment où une infection puerpérale grave commence à dépasser les limites de l'utérus. Et c'est pourquoi j'estime que, dans le doute, il faut agir. Mais on risque aussi, en pareille matière, d'agir trop précipitamment. Les cas ne se comptent plus dans lesquels une infection puerpérale, paraissant grave dès le début, a guéri par le simple curettage, l'irrigation continue, les bains froids, et il est vraiment excessif de sacrifier l'utérus d'une femme que des moyens aussi simples auraient pu suffire à guérir.

Encore vaut-il mieux, sans aucun doute, sacrifier un utérus dans l'espoir de conserver la vie d'une femme que laisser mourir cette femme de peur de sacrifier inutilement son utérus.

Ricard[1], dans une étude très documentée, a reconnu que, au moins dans les Maternités, les neuf dixièmes des femmes infectées guérissaient par les moyens ordinaires, curettage, désinfection, irrigation continue. Il a apporté des observations qui montrent que des malades très gravement atteintes et qu'on pouvait presque considérer comme perdues sont revenues à la santé sans le secours d'aucune opération. Il en conclut qu'il faut renoncer à l'hystérectomie, parce que

[1] Soc. de chirurgie, 13 mars 1901.

les malades guérissables par cette opération le seraient également par des moyens moins radicaux.

Segond se rallie à l'avis de Ricard et Pinard dont nous reconnaissons tous l'autorité est, lui aussi, fermement opposé à cette intervention.

Il n'en est pas moins vrai que les documents mêmes apportés par Ricard nous apprennent que dix malades sur cent succombent à leur infection, Les moyens ordinaires préconisés par les accoucheurs se sont donc, chez ces femmes, montrés insuffisants. Il est facile de dire que chez elles l'hystérectomie eût été inutile et n'eût pu les sauver. Je suis au contraire convaincu qu'une hystérectomie précoce, pratiquée immédiatement après l'échec du premier curettage, en eût sauvé un certain nombre.

Que conclure de tout ceci, sinon que la question est très difficile, que rien ne ne peut nous renseigner exactement sur les indications opératoires, et que nous devons, dans ces circonstances critiques, n'agir que lorsque, en toute conscience, nous croyons que dans l'action seule réside quelque espoir de salut.

Je pense donc qu'à moins d'urgence absolue, il ne faut pratiquer l'hystérectomie que lorsque les autres moyens se sont montrés impuissants. Mais il faut alors le pratiquer sans retard, et, pour ma part, voici quelle est actuellement ma règle de conduite : en cas d'infection puerpérale grave, et si la malade ne semble pas courir de danger immédiat, j'institue un traitement médical actif, injections intra-utérines répétées, injections intra-veineuses d'électrargol, au besoin irrigation continue. En cas de rétention placentaire, je pratique immédiatement un curettage très soigneux. Si vingt-quatre heures après, la malade ne va pas sensiblement mieux, je pratique l'hystérectomie.

Si au moment même où je vois la malade pour la première fois son état me paraît extrêmement grave, j'enlève immédiatement l'utérus, préférant tenter sans perdre de temps l'opération qui me paraît devoir être la plus efficace.

Bien que l'hystérectomie abdominale ait été pratiquée et ait donné des succès, bien qu'elle rallie la presque unanimité de ceux qui, à la Société de Chirurgie, ont accepté l'intervention, je préfère infiniment l'hystérectomie vaginale, comme dans tous les cas où les lésions sont virulentes, où les risques d'inoculation péritonéale sont redoutables et, lorsque je peux faire autrement, je me refuse à manipuler au milieu de la cavité abdominale, un utérus dans lequel pullulent des streptocoques.

Le seul argument qu'on oppose à l'hystérectomie vaginale, c'est sa difficulté, à cause de la friabilité de l'utérus pendant les jours qui suivent l'accouchement, et Segond croit qu'il vaut mieux, dans ces cas « procéder par la laparotomie que de risquer le morcellement vaginal de l'utérus[1] » qu'il considère comme très difficile.

Quelque sérieuse que soit cette objection de Segond, qui tire son importance de la valeur du chirurgien qui l'a émise, je considère l'hystérectomie vaginale comme infiniment supérieure. Malgré la friabilité et le volume de l'utérus, j'ai toujours trouvé l'hystérectomie remarquablement simple et je n'ai jamais eu besoin de morceler l'utérus. Si celui-ci est volumineux, il est extrêmement souple et la largeur de la filière vulvo-vaginale y rend les manœuvres faciles. D'autre part la friabilité de l'utérus, qui est extrême et constituerait une diffi-

[1] *Bull. Soc. de chir.*, 26 juillet 1899, p. 804, et 27 février 1901. p. 210.

culté redoutable si l'on se servait des pinces à griffes communes, n'a plus que des inconvénients secondaires si l'on a soin d'employer des pinces larges, comme des pinces à kystes ordinaires, ainsi que j'ai fait dès ma première opération, le 17 novembre 1897. TUFFIER[1], dans son importante communication, conseille aussi la pince à kyste dont il s'est également servi. Grâce à elle, il n'a rencontré aucune difficulté véritable. Bien plus, toutes les hystérectomies vaginales que j'ai faites dans ces conditions, et j'en ai fait au moins une vingtaine, m'ont toujours paru extrêmement simples, et parmi les plus faciles que j'aie pratiquées. Elles n'ont pas demandé en moyenne, plus de cinq minutes, et je n'ai jamais eu le moindre accident opératoire (fig. 416).

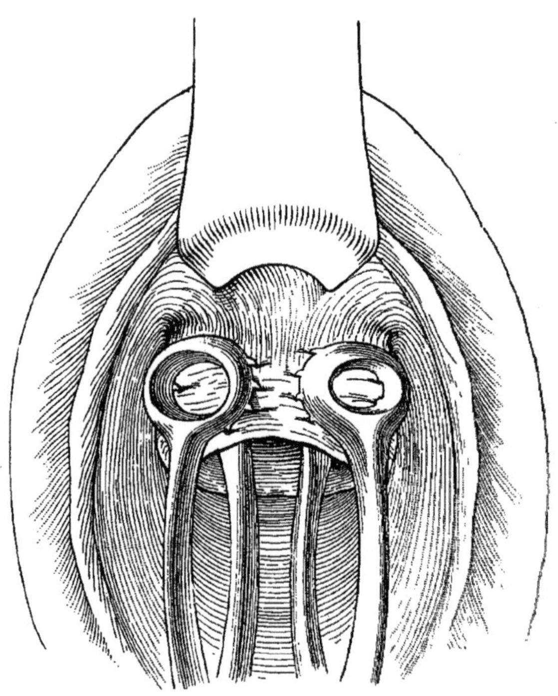

Fig. 416.
Hystérectomie vaginale dans l'infection puerpérale.
Le col ramolli est saisi avec de larges pinces à kystes.

Je crois donc que l'hystérectomie vaginale est à la fois plus facile et moins grave que l'hystérectomie abdominale et doit lui être préférée.

Il est cependant des cas dans lesquels l'hystérectomie abdominale s'impose. Ce sont ceux dans lesquels il existe une *thrombo-phlébite des veines utéro-ovariennes*. Ce n'est pas là, il est vrai, la grande infection puerpérale à allure suraiguë. Mais ce sont des cas graves et qui, abandonnés à eux-mêmes, se terminent souvent par la mort. Ils sont caractérisés par des phénomènes fébriles accompagnés de frissons irréguliers, frissons qui témoignent d'une absorption massive comme celles qui se font par le système veineux. Il n'y a pas en général de phénomènes péritonéaux et le toucher permet de sentir à côté de la corne utérine un empâtement qui est dû au paquet des veines utéro-ovariennes thrombosées et remontant plus ou moins haut dans le ligament large.

L'infection étant encore relativement localisée, l'extirpation abdominale de l'utérus et des veines thrombosées a donné de nombreux succès. Il est évident que, dans ces conditions, l'hystérectomie vaginale ne permet pas d'enlever le foyer d'infection constitué par les veines thrombosées et comme les malades sont

[1] *Soc. de chir.*, 26 juillet 1899.

encore en général dans une situation qui leur permet de résister à une opération fatigante, c'est à la voie abdominale qu'il faut avoir recours.

Mais dans les cas graves où il n'y a pas de localisation phlébitique et où les phénomènes généraux dominent la scène, surtout dans les trois ou quatre premiers jours qui suivent l'accouchement, mieux vaut pratiquer l'hystérectomie vaginale.

Une opération aussi simple ne saurait, en effet, être très grave par elle-même, et si la mortalité est considérable, il n'en faut accuser que l'état presque toujours désespéré des malades que l'on opère. Sur 33 cas, Tuffier a relevé 20 morts et 13 guérisons. C'est là évidemment une statistique beaucoup trop favorable. J'en dirai autant de la statistique de Bonamy qui relève 20 guérisons sur 31 cas. Comme toujours ce sont surtout les cas favorables qui ont été publiés. Il est certain que ce sont là des chiffres trop encourageants. Personnellement sur une vingtaine de cas, je n'ai eu que trois guérisons, soit environ 15 p. 100. Aucun de ces cas n'est d'ailleurs compté dans les statistiques de Tuffier et Bonamy. Mais je n'ai opéré presque toujours que des mourantes. Chez plusieurs malades qui ont succombé très rapidement, des flots de pus, indice d'une péritonite généralisée se sont écoulés par la brèche vaginale. Plusieurs ont présenté une amélioration passagère. Chez deux de mes malades guéries l'utérus contenait un morceau de placenta sphacélé enchatonné dans une corne. Ces deux femmes, bien que dans une situation qui me paraissait très grave, n'étaient pas encore des mourantes. La troisième de mes malades guéries pouvait être considérée comme telle.

Ces observations montrent donc, ce qui est d'ailleurs évident, et c'était aussi l'avis catégorique de Terrier, qu'il faut chercher le salut dans la précocité de l'intervention et agir immédiatement si les traitements médicaux et au besoin le curettage paraissent rester sans effet.

Elles montrent également que bien souvent l'infection est due à un curettage incomplet. Dans deux de mes observations, il restait un morceau de délivre infecté. Rien n'est plus facile, au cours d'un curettage, dans ces utérus mous, qu'on craint de perforer, et qui sont souvent assez revenus sur eux-mêmes pour que le curettage digital soit impossible, que de laisser dans la matrice un fragment de placenta. Or il est impossible de reconnaître cet accident; c'est l'hystérectomie seule qui permettra de s'en apercevoir, et de guérir la malade s'il en est temps encore, en enlevant la source de l'infection.

Ce sont là des détails que Rochard a bien fait ressortir à la Société de Chirurgie[1], où il a plaidé avec une conviction chaleureuse la cause de l'intervention. Lui aussi est intervenu plusieurs fois, et les désastres que lui ont donnés des opérations hardies mais trop tardives, n'ont fait que le fortifier davantage dans cette assurance que nous devons gagner l'infection de vitesse et que nous n'avons pas le droit de nous décourager.

Il faut donc, dans cette voie comme dans tant d'autres, aller hardiment de l'avant. Mieux vaut faire dix opérations inutiles que de n'en pas faire une qui apporterait le salut, et le nombre des malades déjà sauvées est assez grand pour que nous ayons le droit d'espérer le voir s'accroître encore, lorsque médecins, accoucheurs et chirurgiens voudront bien ne pas perdre en traitements inutiles

[1] Rochard. *Soc. de Chirurgie*, février-mars 1901.

un temps qu'on ne retrouve pas et s'efforceront, chez ces malades dont les jours sont comptés, de ne pas laisser passer l'heure après laquelle toute opération ne peut que rester impuissante.

CHAPITRE IV

TUBERCULOSE GÉNITALE

Louis, dans ses recherches sur la phtisie, J. Cruveilhier, dans son anatomie pathologique générale, avaient signalé la tuberculose des organes génitaux de la femme. Aran, Bernutz, F. Siredey, ont plus particulièrement appelé l'attention sur elle, mais c'est surtout P. Brouardel[1] qui, dans sa thèse inaugurale, en a donné une description anatomo-pathologique et clinique très complète.

Parmi les nombreuses publications qui ont paru en France et à l'étranger, sur cette question, depuis la découverte de Koch, qui a permis de donner plus de précision aux recherches entreprises sur ce sujet, on peut citer les travaux de Cornil[2], Terrillon[3], Feis, Gebhard, Guillemain[4], Mlle Gorovitz[5], etc., ainsi que les rapports de Martin, Veit, Amann, J.-L. Faure au Congrès International de Gynécologie et d'obstétrique de Rome (1902), qui résument l'état de nos connaissances sur la tuberculose génitale de la femme.

Cette affection est plus commune qu'on ne le croyait autrefois, mais il est bien difficile de préciser sa fréquence par des chiffres comme on a cherché à le faire, en comparant la proportion des tuberculoses génitales à celle des autres localisations de la maladie (30 p. 100 d'après Posner, 20,6 p. 100 d'après Stolper et 20 p. 100 d'après Amann), ou en relevant le nombre des lésions tuberculeuses par rapport aux autres altérations de l'appareil génital (2 p. 100 d'après Martin, de 8 à 18 p. 100 d'après Jones). En raison même de leurs écarts, les constatations de ce genre n'ont rien de concluant ; elles sont et resteront variables selon les hasards des groupements.

Étiologie et pathogénie. — Au point de vue étiologique et pathogénique, la tuberculose génitale ne diffère pas beaucoup des autres déterminations de la maladie ; elle présente cependant certaines particularités qui offrent un réel intérêt au point de vue de sa prophylaxie.

[1] P. Brouardel. De la tuberculose des organes génitaux de la femme. Thèse Paris, 1865.
[2] Cornil. *Journal des connaissances médicales*, 1888.
[3] Terrillon. Congrès de chirurgie de Paris, 1889.
[4] Guillemain. La tuberculose de l'ovaire. (*Revue de Chirur.*, 1894.)
[5] Mlle Gorovitz. Tuberculose génitale. Thèse Paris, 1900.

La tuberculose des organes génitaux est rarement primitive, elle est presque toujours consécutive à la tuberculose pulmonaire ou abdominale. Même quand on la rencontre à l'état isolé, et en dehors de toute autre manifestation appréciable, au cours d'une laparotomie, on n'est pas en droit d'affirmer qu'elle est toujours primitive, car elle peut avoir son point de départ dans une *lésion latente* d'un poumon, d'un ganglion lymphatique, ou de quelque autre organe.

L'infection des organes génitaux se fait le plus souvent par la voie sanguine (Cohnheim), elle peut se produire par la voie des lymphatiques ou par contiguïté, lorsqu'il existe de la tuberculose péritonéale.

Dans quelques cas, elle est primitive et relève de la contagion directe, par voie ascendante; les bacilles proviennent de sources variées : *lésions tuberculeuses des organes génito-urinaires masculins* (prostate, vésicules séminales, épididyme, testicules, pénis, vessie, reins), *salive déposée à l'entrée de la vulve* (Hammer), *matières fécales d'entérite tuberculeuse, objets accidentellement souillés de pus tuberculeux* (serviettes, canules, vases servant à plusieurs personnes, etc.). Déposés sur la vulve, le vagin, le col utérin, ils peuvent se fixer sur place s'ils rencontrent des circonstances favorables, ou envahir les organes profonds.

Aussitôt après la découverte du bacille de Koch on a publié de nombreux cas de contagion directe; les observations de Cohnheim[1], Verneuil[2], Verchère[3], Fernet[4], Derville[5], Davidsohn, Hübner, Baumgarten, Rosenstein ont fourni des arguments de réelle importance en faveur de la contagion directe, et celle-ci ne saurait être niée, mais elle est loin d'être aussi fréquente qu'on l'avait cru pendant quelques années. Les expériences faites sur des animaux par Cornil et Dobroklonski, par Péraire, Popoff, Mlle Gorovitz, Murphy, etc., ont montré que le contact du bacille de Koch avec les premières voies génitales ne suffit pas pour donner naissance à des lésions tuberculeuses. Les inoculations faites sur la muqueuse saine sont négatives, et pour obtenir des résultats positifs il faut exercer un traumatisme sur cette muqueuse.

Ces altérations préalables se trouvent réalisées dans l'observation clinique, par diverses érosions accidentelles ou pathologiques, par des lésions cervicales, intra-utérines ou tubaires, consécutives à une infection antérieure. La blennorrhagie, les infections *post-partum*, le traumatisme même de l'accouchement, ouvrent des portes d'entrée à l'infection tuberculeuse primitive ascendante.

La tuberculose ne s'inocule pas fatalement sur les premières voies génitales; celles-ci, protégées par leur épithélium pavimenteux, peuvent servir simplement de passage aux germes qui vont se fixer sur l'utérus ou même sur les trompes.

TUBERCULOSE DE LA VULVE

La tuberculose de la vulve est rare mais, comme le fait remarquer Pozzi, grâce à des recherches histologiques et bactériologiques plus précises, on la

[1] Cohnheim. De la tuberculose au point de vue de l'infection. Trad. Musgrave-Clay, Paris, 1882.
[2] Verneuil. Lettre à M. le Professeur Fournier. (*Gaz. Hebdom. de Médecine et de Chirurgie*, 1883.)
[3] Verchère. Les portes d'entrée de la tuberculose. Thèse Paris, 1885.
[4] Fernet. De l'infection tuberculeuse par la voie génitale. (Soc. Méd. des Hôpitaux, 1884.)
[5] Derville. De l'infection tuberculeuse par la voie génitale, chez la femme. Thèse Paris, 1887.

méconnaît moins qu'autrefois. Mlle Bonnin [1], élève du professeur Pozzi, en a relevé 28 observations. Plus récemment, Bender [2] en a fait une intéressante étude.

On la rencontre sous la *forme miliaire*, plus souvent sous la *forme ulcéreuse*, la première conduisant en général à la seconde, et sous une *forme chronique spéciale hypertrophique*, que l'on désigne sous le nom d'*esthiomène*.

Les ulcérations tuberculeuses de la vulve se présentent sous un aspect aussi banal que peu concluant. Leurs bords irréguliers, déchiquetés, mous, leur fond rougeâtre, richement vasculaire, n'ont rien de très caractéristique, à moins que l'on n'y distingue des grains jaunâtres ou grisâtres, analogues à ceux que Trélat avait décrits dans les ulcérations tuberculeuses de la langue et du pharynx ; mais ils manquent le plus habituellement.

Ces ulcérations se compliquent quelquefois d'une infiltration œdémateuse de la petite lèvre voisine, ou des deux petites lèvres. On a signalé une hypertrophie notable des grandes et des petites lèvres qui révêtent l'apparence éléphantiasique.

Dans un cas observé par Petit et X. Bender, il existait des follicules tuberculeux très nets avec cellules géantes dans le derme œdématié : ces faits se rapprochent de l'*esthiomène*. Dans deux observations de Kuettner et de Selenk, on avait constaté chez des fillettes âgées, l'une de six ans, l'autre de quatre ans et demi, une ulcération étendue de la vulve, sans caractères bien définis, qui coïncidait avec une suppuration des ganglions inguinaux.

En réalité, ces ulcérations offrent des aspects multiples, déconcertants, et l'on arrive surtout au diagnostic par une étude bactériologique, en ayant recours au raclage des lésions suspectes, ou mieux à l'ablation de petits fragments dont on fait l'étude micrographique, et que l'on peut même inoculer à des animaux pour donner aux recherches plus de précision.

TUBERCULOSE DU VAGIN

La tuberculose du vagin est encore plus rare que celle de la vulve : comme celle-ci, elle peut être primitive (Bierfreund), mais elle est plus souvent secondaire, consécutive à la tuberculose de l'utérus, des trompes, et même d'organes voisins tels que le rectum, les voies urinaires (Virchow), le cul-de-sac de Douglas.

D'après Virchow, von Rosthorn, on observerait quelquefois sur la muqueuse vaginale des granulations miliaires, mais le fait est assez exceptionnel. En général, les lésions revêtent la forme ulcéreuse (Springer [3], Bierfreund [4]). Ce sont des ulcérations ovalaires, allongées, en rapport avec la direction que prennent les sécrétions qui s'écoulent de l'utérus tuberculeux. Ce n'est guère que dans les formes primitives de la tuberculose vaginale que les ulcérations sont arrondies. Leurs bords sont irréguliers, taillés à pic, leur fond gris jaunâtre est

[1] Mlle Bonnin. Contribution à l'étude de la tuberculose de la vulve. Thèse Paris, 1904.

[2] X. Bender. La tuberculose de la vulve. (Livre d'Or du professeur Pozzi, 1906, et *Revue de Gyn. et de chir. abdomin.*)

[3] Springer. *Zeitschrift für Heilk.* Bd XXIII, Heft I.

[4] Bierfreund. *Zeitschrift für Geb. und Gyn.*, 1888.

recouvert d'un enduit caséeux. Plus souvent qu'à la vulve, on voit, près des bords, des grains jaunes assez caractéristiques.

Toutefois, ce n'est guère que la constatation de bacilles de Koch, dans les sécrétions recueillies à la surface de ces ulcérations, qui permet d'en faire le diagnostic.

Les ulcérations tuberculeuses du vagin, d'après Daurios [1], sont souvent accompagnées de fistules, qui font communiquer le vagin avec les voies urinaires, le rectum, le cul-de-sac de Douglas. Celles-ci précèdent les lésions vaginales plutôt qu'elles ne les suivent. Elles proviennent des altérations tuberculeuses initiales des organes voisins.

La coïncidence de ces fistules avec des ulcérations allongées de la muqueuse vaginale offrant une certaine étendue, constitue des présomptions sérieuses en faveur de *leur nature tuberculeuse*. Celle-ci toutefois ne peut être établie sûrement qu'à l'aide du microscope.

La perte de substance déterminée au niveau du vagin par l'ulcération tuberculeuse peut être l'origine de *fistules* faisant communiquer le vagin avec les cavités voisines : vessie, urèthre, rectum, et dont le traitement sera des plus difficiles.

Celui-ci, pour les ulcérations simples est celui de toutes les tuberculoses locales. Si elles résistent aux moyens ordinaires, attouchement à la teinture d'iode, à l'acide lactique, au chlorure de zinc, aux divers caustiques susceptibles de détruire l'agent infectieux, le mieux sera d'enlever toutes les parties malades par une opération sanglante. Cette façon de faire qui, au niveau de la vulve, ne présente aucune difficulté et est certainement ce qu'il y a de mieux, au contraire elle est assez délicate au niveau du vagin, lorsqu'une excision sanglante un peu étendue menace d'intéresser toute l'épaisseur de la cloison rectale ou vésicale. On peut être alors entraîné à des opérations complexes, qui varient avec chaque cas particulier, et dans le détail desquelles il est impossible d'entrer.

TUBERCULOSE DE L'UTÉRUS

Tuberculose du col utérin. — La tuberculose du col utérin est rare, mais il est probable qu'on la méconnaît souvent, son diagnostic ne pouvant être établi avec certitude qu'au moyen du microscope.

Weyl [2], cité par Pozzi (IVe édition), n'en a pu réunir que 11 cas. Il faut y ajouter une observation de Brouha [3] et une nouvelle observation particulièrement intéressante de G. Richelot [4]. Nous en avons rencontré l'un et l'autre chacun un cas.

D'après Cornil qui en a tracé une description magistrale, les lésions tuberculeuses véritables, dans la cavité cervicale, sont localisées au niveau des espaces

[1] Daurios. Contribution à l'étude de la tuberculose de l'appareil génital chez la femme. Thèse Paris, 1889.

[2] Weyl. Ueber lokalisierte Tuberkulose des Collum Uteri (Inaug. Dissert., Giessen, 1894.)

[3] Brouha. Tuberculose primitive du canal cervical de l'utérus. (*Revue de Gyn. et de chir. abdomin.*, 1902.)

[4] Richelot. Soc. obstétr., gyn. et péd., 1906.

interglandulaires. Elles sont constituées par une infiltration diffuse de petites cellules rondes au milieu desquelles on distingue, même à un faible grossissement, des cellules géantes volumineuses, sans qu'il existe de véritables follicules tuberculeux (fig. 411).

L'infiltration cellulaire ne diffère pas sensiblement de celle qui accompagne la plupart des métrites, de sorte que les cellules géantes sont ici la seule caractéristique du processus tuberculeux. Les glandes allongées, élargies, déformées, ne présentent que des lésions banales de métrite.

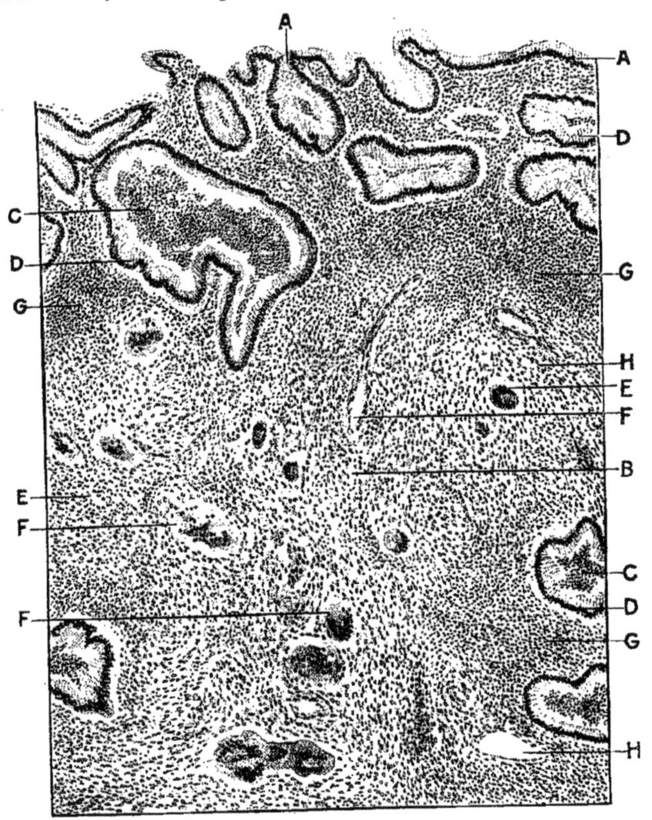

Fig. 417.

Tuberculose de la muqueuse du col utérin.

A, épithélium. — B, chorion. — C, glandes. — D, épithélium glandulaire. — E, cellules du chorion. F, cellules géantes. — G, amas lymphoïdes. — H, vaisseaux capillaires.

Sur la portion vaginale du col, on rencontre des follicules tuberculeux nets qui siègent au-dessous de l'épithélium, à la surface du chorion; il en existe également dans les parties profondes de la muqueuse, et même au-dessous d'elle, au milieu des éléments musculaires.

Tuberculose du corps de l'utérus. — Elle est beaucoup plus fréquente que celle du col et des premières voies génitales. La cavité utérine peut en effet subir l'infection descendante, provenant de la trompe et l'infection ascendante par la voie vaginale. Elle s'observe sous trois aspects différents :

La *forme miliaire*, caractérisée par des granulations de couleur gris jaunâtre; il s'agit le plus souvent d'une localisation insolite d'une tuberculose aiguë généralisée, n'offrant qu'un intérêt épisodique.

La *forme interstitielle*, rare et peu connue dans son évolution, car on ne la constate qu'à l'occasion d'une complication grave telle que la rupture de l'utérus dégénéré, ou la dystocie résultant de l'altération profonde du muscle utérin. Elle consiste en une infiltration diffuse du parenchyme de l'organe par des cellules rondes accompagnées de quelques cellules géantes.

La *forme ulcéreuse*, la plus commune, est la seule qui offre un réel intérêt au point de vue clinique.

Au début, les altérations offrent la plus grande analogie avec celles de la métrite : la muqueuse est épaissie, bourgeonnante, exulcérée par places, et seul, l'examen histologique permet d'y reconnaître quelques nodules embryonnaires avec des cellules géantes.

A une époque plus avancée, les tubercules étant devenus confluents, la muqueuse subit rapidement la dégénérescence caséeuse. Les lésions tuberculeuses gagnent le parenchyme musculaire qui s'hypertrophie, en même temps que ses éléments dégénérés offrent moins de résistance. COOPER a observé la rupture de l'utérus pendant la grossesse, au cours d'une tuberculose, et GIOVANNI GUZZI[1] a vu la rupture se produire en dehors de la grossesse.

La muqueuse caséifiée ne présente plus aucune trace de tubercule. Les lésions s'arrêtent généralement au niveau du col, et lorsque celui-ci est oblitéré, les sécrétions s'accumulent dans la cavité utérine, qu'elles distendent, donnant lieu à une forme spéciale de *pyométrie* (KRZYWICKI).

Toute la partie caséeuse est constituée par de petites cellules vitreuses, dégénérées, ne prenant plus la coloration. Profondément, il existe des cellules moins altérées qui fixent les matières colorantes ; on rencontre parmi elles quelques cellules géantes.

Les follicules tuberculeux nets ne se montrent guère que dans la couche musculaire ou dans des granulations sous-péritonéales.

La muqueuse, en totalité mortifiée, se désagrège, et ses éléments se mélangent au pus, en lui donnant son apparence granuleuse, caillebottée. Ces altérations, comme l'a fait remarquer CORNIL, offrent la plus grande analogie avec celles que l'on observe dans la tuberculose du bassinet ou de l'uretère : dans un cas comme dans l'autre, bacilles et follicules tuberculeux font également défaut dans les muqueuses dégénérées.

Les symptômes d'une affection aussi rare n'ont rien de caractéristique. Si l'on surprenait, à son début, la *tuberculose miliaire*, on pourrait évidemment reconnaître, tranchant sur la muqueuse du col, la présence et la nature des tubercules. Mais il n'est pour ainsi dire jamais donné d'observer la maladie dans ces conditions, et c'est presque toujours à la période d'ulcération qu'on la rencontre. Cette ulcération peut affecter deux formes différentes. Tantôt il s'agit d'une ulcération plus ou moins profonde, reposant sur un col infiltré en surface et en profondeur. Tantôt il s'agit d'une *ulcération papillomateuse*, bourgeonnante,

[1] Cité par Mlle GOROVITZ. Thèse inaugurale, 1900.

végétante, avec bosselures plus ou moins inégales, et qui peuvent donner au col malade l'aspect que nous lui voyons tous les jours dans certaines formes d'épithélioma; l'erreur est d'autant plus commune que ces lésions sont friables et saignent avec une grande facilité. Il est de fait que dans la plupart des cas la tuberculose du col est prise pour un cancer, à cause de la fréquence même de cette affection, aussi commune qu'est rare la tuberculose.

Dans un cas observé par l'un de nous, l'erreur n'a été évitée, que parce que le col bourgeonnant et ulcéré présentait une certaine mollesse qui avait fait émettre quelques doutes sur la réalité d'un cancer. Un examen biopsique démontra qu'il s'agissait de tuberculose. Et, lorsqu'on hésite, c'est à cet examen qu'il faut toujours avoir recours.

Le *traitement* est des plus simples. S'il s'agit d'une tuberculose limitée au col et tout à fait au début, une cautérisation vigoureuse au thermocautère est ce qu'il y a de plus commode. Si les lésions sont un peu plus étendues on pratiquera une amputation haute du col, de façon à dépasser sûrement les limites du mal. Si celui-ci est mal limité et empiète un peu sur le corps, il est évident qu'il faudra aller plus loin et exécuter l'hystérectomie qui, dans ces conditions, pourrait être faite par la voie vaginale ; nous conseillons cependant, en principe, de choisir la voie abdominale.

Symptômes. — Les symptômes de la tuberculose utérine n'offrent rien de particulier. Quelle que soit sa forme, *interstitielle* ou *ulcéreuse*, — cette dernière est la plus commune, — les troubles qu'elle détermine ressemblent à ceux de toutes les métrites : douleurs vagues, écoulement purulent, parfois hémorragies légères, troubles qui la plupart du temps persistent et s'aggravent, malgré les traitements les plus assidus. Rien ne révèle au début, et pendant une grande partie de son évolution, la nature des lésions utérines. Seule la présence de grumeaux caséeux dans les sécrétions à une période avancée de la maladie pourrait y faire songer. Si bien que le curettage seul, lorsqu'il est pratiqué, en désespoir de cause, permet quelquefois de soupçonner la nature exacte de la maladie, lorsque les débris ramenés présentent l'aspect caséeux que l'on a coutume de rencontrer dans les infections tuberculeuses, et lorsque le microscope permet d'y reconnaître des cellules géantes ou des nodules analogues à ceux qui caractérisent la tuberculose.

Parfois, au cours d'une évolution torpide un accident brusque, comme une perforation utérine, peut faire soupçonner la lésion qui sera reconnue par l'opération. Car l'opération seule pourra constituer un traitement efficace, et cette opération sera l'hystérectomie abdominale.

TUBERCULOSE DES OVAIRES ET DES TROMPES

Anatomie pathologique. — La tuberculose des ovaires est rarement primitive, elle est le plus souvent liée à celle des trompes. GUILLEMAIN[1] a cependant relevé 13 cas de tuberculose isolée de l'ovaire, et il en a été signalé d'autres dans ces dernières années. Les lésions ovariennes auraient le plus souvent leur point de départ dans le péritoine (HEIBERG).

[1] GUILLEMAIN. La tuberculose de l'ovaire. (*Rev. Chir.*, 1894.)

L'ovaire tuberculeux se présente sous des aspects très variables : granulations

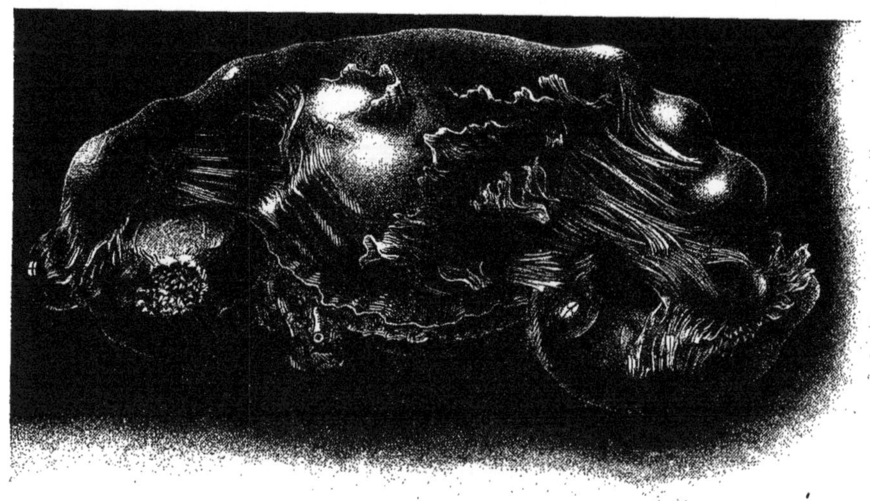

Fig. 418.
Salpingo-ovarite tuberculeuse.

jaunâtres, tubercules agglomérés en voie de dégénérescence caséeuse, abcès multiples ou vaste poche purulente (Bouilly).

Il s'agit parfois de tuberculose greffée sur d'autres altérations ovariennes (Mlle Gorovitz)[1]. La salpingite tuberculeuse est très fréquente à tout âge, et elle se complique souvent de tuberculose ovarienne (Terrillon). C'est de beaucoup la localisation la plus habituelle de la tuberculose génitale, que l'infection soit ascendante ou descendante.

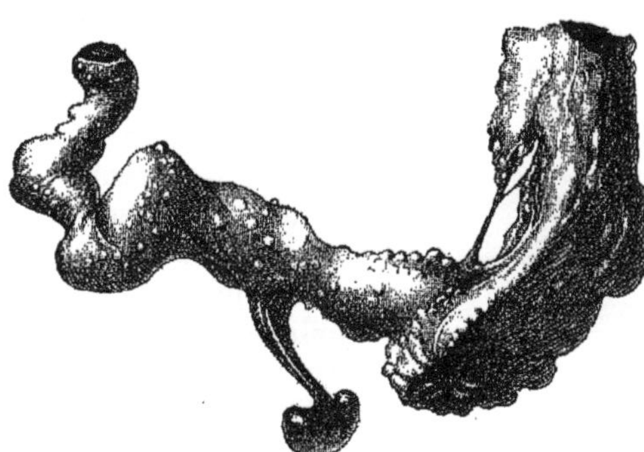

Fig. 419.
Tuberculose de la trompe gauche avec adhérences à l'épiploon (Kelly).

Les lésions, d'après Williams[2], revêtent trois formes : une *forme miliaire*, une *forme fibreuse* et une *forme chronique diffuse*. Les deux premières sont rares et la troisième seule est intéressante au point de vue clinique.

Fernet[3] a montré que ces altérations génitales d'origine tuberculeuse sont

[1] Mlle Gorovitz. Thèse Paris, 1900.

[2] Williams. Tuberculosis of the female generative organs. (*John Hopkins Hosp. Reports*, 1892.)

[3] Fernet. *Bullet. Soc. Méd. des Hôpitaux*, 1884, et thèse de son élève Boulland, 1884.

souvent le point de départ de péritonites qui peuvent gagner la plèvre par la voie des lymphatiques, et donner lieu à un *syndrome pleuro-péritonéal* qui représente une des formes cliniques de cette affection. Hegar a vu d'ailleurs les lymphatiques injectés de matière caséeuse, et son observation confirme les vues de Fernet.

Bouilly [1] a décrit une autre variété de la maladie caractérisée par des lésions tuberculeuses des organes génitaux, très peu avancées et très limitées, provoquant du côté du péritoine des réactions latentes qui aboutissent à la production d'une ascite parfois abondante.

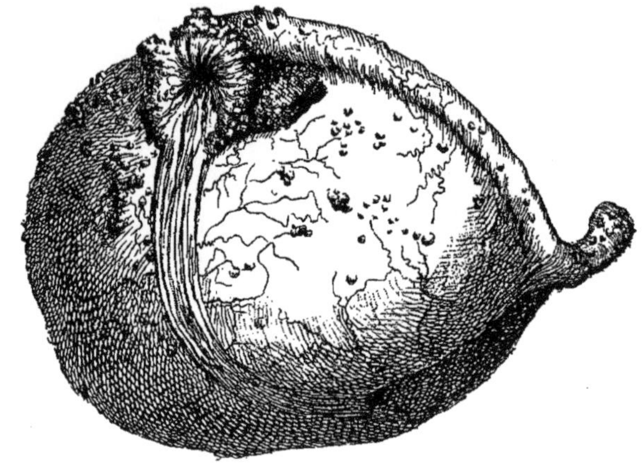

Fig. 420.
Trompe droite tuberculeuse avec granulations semées à la surface d'un kyste parovarien (Kelly).

Les tuniques de la trompe sont farcies de granulations tuberculeuses (fig. 419, 421, 422) reconnaissables lorsqu'on examine sa surface à l'œil nu.

Sa cavité renferme un liquide grumeleux, puriforme, plus ou moins épais, et quand on a lavé sa surface interne, on distingue également les granulations isolées ou agglomérées qui infiltrent les parois. Les plis sont épaissis, hérissés de végétations. L'examen histologique décèle, dans leur trame conjonctive, de nombreuses cellules géantes, apparaissant au milieu de traînées de cellules rondes, en même temps que des follicules tuberculeux d'apparence classique.

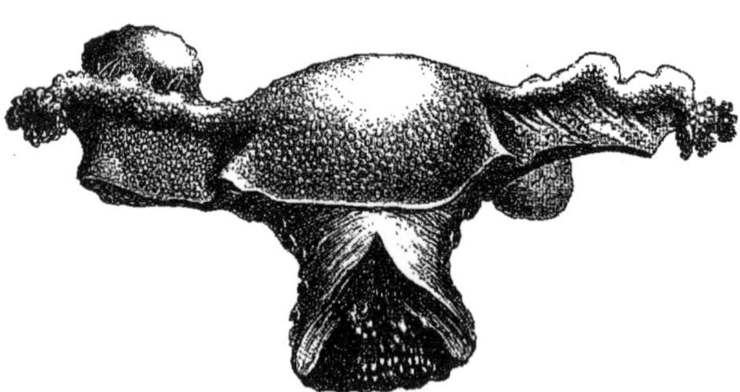

Fig. 421.
Tuberculose utéro-annexielle généralisée (Kelly).

Si la tuberculose est parfois limitée exactement aux annexes, le plus souvent elle s'étend au péritoine qui est envahi dans des proportions très différentes. Parfois c'est un léger semis sur le péritoine tubaire, sur le fond de l'utérus et sur les anses intestinales qui sont immédiatement en contact avec le foyer malade, auquel elles adhèrent plus ou moins. Parfois ce sont des lésions considérables de

[1] Bouilly. De l'ascite des jeunes filles. (*Sem. Gynéc.*, décembre 1896.)

péritonite tuberculeuse plus ou moins diffuse, remontant souvent jusqu'à l'ombilic et quelquefois même plus haut. Des adhérences multiples, épaisses ou fragiles, unissent entre elles les anses intestinales ou les fixent au fond de l'utérus, aux annexes malades, aux parois pelviennes. Entre ces différents organes les adhérences limitent des poches qui se remplissent soit de pus, soit de liquide séreux plus ou moins trouble et parfois parfaitement clair. Si bien qu'on se

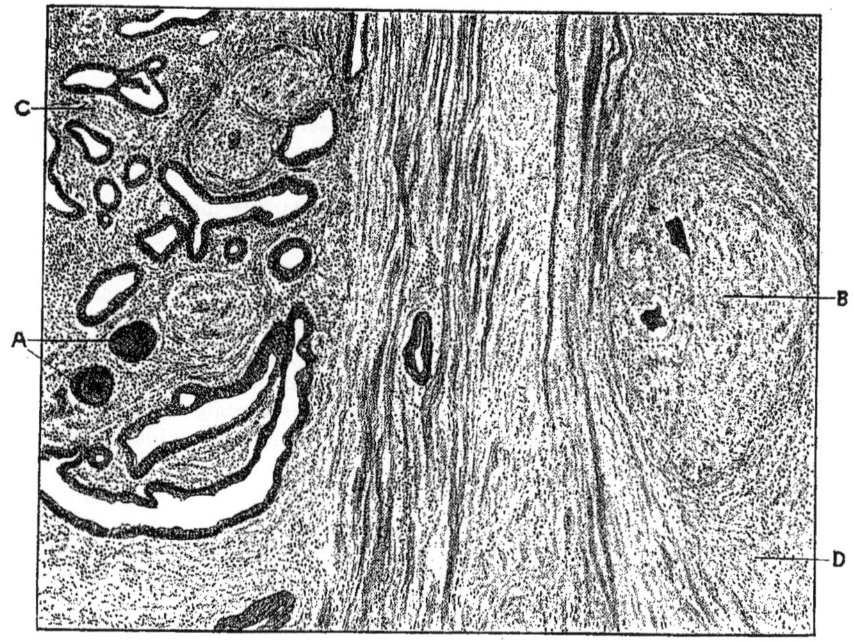

Fig. 422.
Salpingite tuberculeuse.
Pour montrer la diffusion des lésions on n'a pu reproduire la paroi entière de la trompe. Les couches externes et internes ne sont vues qu'en partie.
A, cellules géantes dans la zone interne tout près des franges. — B, nodule tuberculeux dans la couche externe sous-séreuse. — C, prolifération interglandulaire.

trouve en présence d'*ascites cloisonnées*, qui ont la plus grande importance pour le diagnostic.

Symptômes et diagnostic. — En général, la tuberculose des trompes et des ovaires se manifeste par des symptômes qui ne diffèrent pas beaucoup de ceux des annexites ordinaires. Ce sont les mêmes douleurs bilatérales spontanées, exagérées par les mouvements, par une pression modérée de la main, les mêmes sensations de pesanteur pelvienne avec tiraillements dans la région lombaire, parfois des réactions péritonitiques plus accentuées, nausées, vomissements, etc., et l'examen local fait constater de chaque côté de l'utérus l'existence de masses annexielles plus ou moins volumineuses qui sont le siège d'une vive sensibilité.

En un mot, la maladie se présente sous l'aspect d'une annexite, le plus souvent double, d'apparence banale, dont rien ne fait soupçonner l'origine. Sa nature tuberculeuse n'est reconnue qu'au cours d'une intervention, et encore faut-il procéder à un examen attentif des pièces enlevées. Cependant on découvre quelquefois, dans l'état général des malades et dans les lésions locales, des indices qui permettent de reconnaître, ou tout au moins de soupçonner la tuberculose.

La coïncidence de lésions pulmonaires incontestables, d'adénites suppurées, d'altérations tuberculeuses de la peau, constitueront des phénomènes de réelle valeur.

La notion de pleurésie antérieure, l'aspect vénitien (Landouzy), donneront quelques soupçons, mais ces éléments ne sauraient fournir que des présomptions : on peut observer des infections génitales banales chez les tuberculeuses les plus avérées.

C'est surtout en comparant les caractères des altérations locales aux troubles de la santé générale que l'on arrivera au diagnostic exact de l'affection.

Lorsque l'on constate, en même temps qu'une double annexite avec adhérences, empâtement diffus du bassin, des signes de *péritonite* étendue avec *ascite cloisonnée*, même chez une femme aux poumons sains et d'apparence robuste, on peut conclure à une *salpingo-ovarite tuberculeuse*.

Il en est de même quand on observe des phénomènes fébriles très accentués, avec des altérations annexielles légères et sans grande réaction péritonitique.

Nous avons vu, plus d'une fois, l'un et l'autre, des malades qui, malgré un état général à peu près satisfaisant, et des masses annexielles ne dépassant pas le volume d'un œuf, sans aucun signe de suppuration, présentaient chaque soir une température de 40° et quelquefois au-dessus. Cette disproportion si marquée entre la fièvre et les accidents locaux doit toujours faire craindre la tuberculose.

On y pensera également lorsqu'on verra des lésions annexielles apparaître inopinément chez une jeune fille indemne de toute infection génitale et n'ayant même jamais présenté de troubles fonctionnels du côté de l'appareil utéro-ovarien.

On peut d'ailleurs éclairer le diagnostic par l'examen du sang et en cherchant la réaction à la tuberculine. Si les accès de fièvre étaient dus à la suppuration, la numération des globules du sang décèlerait une *leucocytose marquée*. L'absence de celle-ci témoignerait plutôt en faveur de la *tuberculose*.

De tous les procédés imaginés pour étudier la réaction à la tuberculine, le moins dangereux et le moins trompeur paraît être l'*intradermo-réaction* de Charles Mantoux[1]. A l'aide d'une seringue de Pravaz et d'une aiguille fine, on injecte *dans l'épaisseur du derme* UNE GOUTTE d'une solution de tuberculine à 1/100, et l'apparition d'une papule dénonce l'existence de tuberculose, sans toutefois nous renseigner sur sa localisation précise.

Dans d'autres cas, les données du problème sont renversées : on se trouve en présence d'*une tuberculose pleuro-péritonéale* de Fernet, ou d'une *ascite*, en apparence *idiopathique* (Bouilly), dont on ne méconnaîtra pas la nature tuberculeuse, mais rien ne fera soupçonner l'origine génitale de cette *tuberculose péritonéale* ou *pleuro-péritonéale*. La salpingo-ovarite tuberculeuse peut en effet rester latente, surtout chez les jeunes sujets; elle ne s'accuse par aucune réaction importante; les vagues douleurs auxquelles elle donne lieu se confondent avec les manifestations de l'ascite dont le développement plus ou moins rapide

[1] Ch. Mantoux. L'intradermo-réaction. Bullet. Acad. Médecine, 1908.

attire seul l'attention. On ne reconnaîtra les lésions salpingo-ovariennes qu'en pratiquant le toucher vaginal, et surtout le toucher rectal qui permettra de sentir l'augmentation de volume, l'induration et la sensibilité des annexes malades.

Traitement. — Dans les formes latentes (Bouilly, Fernet), où les lésions génitales passent en quelque sorte inaperçues, les réactions pelviennes étant à peu près nulles, tandis que les phénomènes péritonéaux ou pleuro-péritonéaux sont très accentués, il s'agit plutôt de tuberculose des séreuses avec altérations parenchymateuses très peu prononcées. Ces formes de la maladie ont une tendance spontanée à la guérison ; elles ne réclament qu'un traitement médical et hygiénique, dont le repos, l'aération, une bonne et substantielle alimentation, feront les principaux frais.

C'est la *tuberculose* qu'il faut traiter, plutôt que l'*annexite* ; aussi celle-ci ne réclame pas d'intervention chirurgicale.

Dans les formes communes, lorsque le diagnostic des lésions tuberculeuses ne fait pas de doute, il faut revenir à l'extirpation des annexes par la voie abdominale. L'indication de cette opération est même plus pressante ici que dans la salpingite commune, puisqu'il importe de supprimer un foyer de tuberculose, beaucoup plus nuisible qu'un foyer de suppuration banale souvent éteint depuis longtemps. Si dans quelques cas exceptionnels on peut se borner à une ablation unilatérale de la trompe et de l'ovaire malades, les annexes opposées paraissant parfaitement saines, dans la plupart des cas, on sera conduit à enlever les annexes des deux côtés et avec elles l'utérus. Si l'utérus est sain, on se bornera à exécuter une hystérectomie subtotale. S'il est suspect, il va sans dire que l'on pratiquera une hystérectomie totale.

Mais il faut bien savoir que les annexites tuberculeuses un peu étendues, surtout lorsqu'il y a participation du péritoine et adhérences intimes entre les divers organes pelviens, comptent parmi les lésions les plus compliquées, et que pour mener à bien ces opérations difficiles il faut, plus que partout ailleurs, connaître toutes les ressources de la technique la plus parfaite. L'opération est relativement bénigne. Cependant la malade court le risque de voir cette extirpation suivie d'une poussée de tuberculose généralisée, et nous avons vu, dans ces conditions, une malade succomber en quatre jours, emportée par une méningite tuberculeuse.

Ces cas sont heureusement tout à fait exceptionnels ; l'extirpation de l'utérus et des annexes malades donne la plupart du temps des résultats vraiment admirables. Si l'on voit des malades atteintes de lésions péritonéo-pelviennes très étendues présenter des fistules intarissables et finir par succomber à l'évolution de leur tuberculose, il en est d'autres, en revanche, qui malgré des lésions péritonéales très graves et une invasion tuberculeuse confluente remplissant l'abdomen jusqu'à l'ombilic, ont obtenu une guérison parfaite, et un retour intégral à la santé constaté plusieurs années après l'opération.

ESTHIOMÈNE DE LA VULVE

Sous nom le d'*esthiomène*, que donnait Alibert au lupus de la face, Huguier[1] avait réuni certaines lésions érythémateuses et ulcéreuses de la vulve, souvent

[1] Huguier. Esthiomène de la région vulvo-vaginale, février 1848.

accompagnées d'hypertrophie, que l'on confondait généralement avec le cancer, la syphilis ou l'éléphantiasis simple, et dont il avait bien reconnu la nature *scrofuleuse* ou *tuberculeuse*.

Malgré la précision et l'intérêt du travail de HUGUIER, l'*esthiomène de la vulve* n'a jamais occupé qu'une place bien restreinte dans la nosologie gynécologique. Il faut reconnaître d'ailleurs qu'il s'agit là d'une affection très rare. ALPH. GUÉRIN[1] en a observé un cas et confirme la description de HUGUIER. NONAT[2], dans sa longue pratique, HARDY[3] après un séjour de 25 ans à l'hopital Saint-Louis, n'en avaient rencontré aucun exemple.

Actuellement, on ne rappelle guère la dénomination d'*esthiomène* que lorsqu'il s'agit de la variété *hypertrophique* de cette maladie, dont les formes superficielles se confondent avec les diverses modalités de la tuberculose des organes génitaux externes.

Symptômes. — Nous ne citerons que pour mémoire la *forme érythémateuse* et la *forme tuberculeuse* que caractérisent des taches d'un rouge violacé ou des nodules arrondis, parfois isolés, le plus souvent réunis en groupes, sur plusieurs points des grandes et des petites lèvres.

Ces éléments s'ulcèrent assez rapidement; l'ulcération débute par leur centre, elle est peu profonde mais elle s'étend en surface, laissant à sa suite des cicatrices livides, gaufrées.

Les *formes profondes* méritent de nous arrêter davantage. Leur début ne diffère pas beaucoup de celui des formes superficielles. On voit apparaître sur la vulve des taches rouges, quelquefois de petites vésicules, qui donnent lieu à de violentes démangeaisons.

Soit spontanément, soit sous l'influence des grattages, il se produit des érosions qui s'étendent non seulement en surface, mais en profondeur, et s'accompagnent d'une très notable augmentation de volume des parties malades.

Dans certains cas, on observe une prédominance presque exclusive des ulcérations ; celles-ci sont anfractueuses, elles présentent des bords taillés à pic, qui saignent facilement au moindre contact, un fond gris jaunâtre, de mauvais aspect : elles sont serpigineuses et envahissent de proche en proche toutes les régions voisines, ou taillent de larges brèches dans le tissu des grandes lèvres, qu'elles traversent de part en part (*forme perforante* de HUGUIER). Un des caractères remarquables de ces ulcérations est la facilité avec laquelle la cicatrisation se fait spontanément d'un côté, tandis qu'elles progressent de l'autre (POZZI).

Les ulcérations se prolongent quelquefois jusqu'à l'entrée du vagin ; elles sont baignées d'un liquide trouble, puriforme, sans odeur trop prononcée, et assez abondant, qui suinte au dehors de la vulve.

Dans d'autres cas, c'est l'hypertrophie d'une ou des deux grandes lèvres qui attire surtout l'attention. Chacune de celles-ci peut avoir le volume d'un œuf de poule ou même davantage, les petites lèvres elles-mêmes atteignent un pareil développement ; on voit alors, de chaque côté de la fente vulvaire, une tumeur

[1] ALPH. GUÉRIN. *Maladies des organes génitaux externes de la femme*. Paris, 1864.

[2] NONAT. *Traité pratique des maladies de l'utérus, de ses annexes et des organes génitaux externes*. Paris, 1869.

[3] HARDY. *Traité des maladies de la peau*, 1886.

bilobée plus ou moins irrégulière, hérissée de petits mamelons, de saillies verruqueuses. Le volume, la forme de ces lésions varient avec chaque cas ; elles sont presque toujours asymétriques.

On ne découvre les ulcérations qu'en les cherchant ; celles-ci siègent plutôt à la face interne, sur la muqueuse des petites lèvres ; les lésions ne diffèrent des précédentes que par une moindre tendance au phagédénisme.

A. Guérin fait remarquer que les altérations localisées à la peau, dans les variétés bénignes, superficielles, siègent plutôt sur les muqueuses dans les cas graves, où elles prennent la forme térébrante.

L'introduction du doigt est possible, mais douloureuse. L'empâtement des parties molles se prolonge souvent jusque sur le pubis; on ne constate pas d'adénopathie inguino-crurale.

Les symptômes sont variables : les formes superficielles ne donnent lieu qu'à des démangeaisons ; la malade observée par A. Guérin accusait des douleurs assez vives. Dans une observation de F. Siredey [1], la malade ne ressentait pas de douleurs spontanées, elle ne souffrait qu'à la marche, dans des tentatives de coït, ou au moment des explorations. Aussi la maladie peut-elle évoluer silencieusement, d'une manière latente, et n'être soumise à l'examen du médecin que lorsque les lésions sont déjà très étendues.

Dans les formes phagédéniques, la marche de l'affection est grave et rapide. Le processus de destruction (A. Guérin) envahit le vagin, le tissu cellulaire pelvien, le rectum, amenant la mort par cachexie.

Anatomie pathologique. — Les lésions sont à peu près les mêmes que celles du lupus de la face : elles sont caractérisées histologiquement par une dilatation des vaisseaux sanguins, autour desquels on voit une accumulation très prononcée de cellules rondes. Dans ces derniers temps, on a pu y découvrir des *follicules tuberculeux nets* et même y déceler la présence des *bacilles de Koch* (A. Martin et Nicolle [2]). Ces recherches confirment la nature *tuberculeuse de l'esthiomène* qui n'est d'ailleurs plus discutée.

Diagnostic. — La marche lente de l'esthiomène, l'aspect de ses lésions initiales ne permettent guère de le confondre avec des lésions secondaires ou tertiaires de la syphilis, que leur forme régulièrement arrondie, leur coloration spéciale, les adénopathies qui les accompagnent, différencient suffisamment des lésions érythémateuses et des ulcérations irrégulières, diffuses de la tuberculose.

A une période avancée, on pourrait confondre l'esthiomène avec l'*epithélioma de la vulve* ou avec *un chancre mou*. Celui-ci est reconnaissable à sa localisation initiale, aux caractères particuliers de ses inoculations secondaires, à l'absence d'infiltrations nodulaires dans les tissus qui avoisinent l'ulcération, aux adénopathies si fréquemment suppurées qui en sont la conséquence. L'épithélioma, s'en distingue par son induration toute spéciale, par sa surface bourgeonnante, et également par l'adénopathie inguino-crurale qui l'accompagne.

L'infiltration des grandes lèvres et leur épaississement, la multiplicité des lésions, leur marche lente, s'ajoutant à leur aspect d'ailleurs assez caractéris-

[1] F. Siredey. Esthiomène de la vulve. (*Bullet. Soc. Méd. Hôpitaux*, 1876.)

[2] A. Martin. De l'Esthiomène. (*Normandie Médicale*, 1895.)

tique, permettent de faire facilement le diagnostic de l'*esthiomène*, surtout dans sa forme *éléphantiasique*.

Il est fréquent de relever des signes de tuberculose ancienne ou récente chez les malades qui en sont atteintes.

Son pronostic, même dans les formes légères en apparence, exige toujours de sérieuses réserves.

Étiologie. — Si l'on connaît bien la nature tuberculeuse de l'esthiomène, on ignore, le plus souvent, les causes de sa localisation à la vulve.

La malpropreté, les excès sexuels semblent favoriser son développement. Il en est de même de toutes les causes qui entraînent la misère physiologique (Pozzi).

Traitement. — On peut recommander au début les pansements à l'iodoforme qui ont donné de bons résultats à F. Siredey [1]. Quand les ulcérations se développent et prennent des allures envahissantes, il faut conseiller leur excision au bistouri, ou leur destruction à l'aide du thermocautère, du galvano-cautère, préférables aux caustiques chimiques.

CHAPITRE V

SYPHILIS DES ORGANES GÉNITAUX

Chez la femme, comme chez l'homme, les organes génitaux sont le siège le plus habituel des premières manifestations de la syphilis. Le *chancre induré*, les diverses formes des *accidents secondaires*, sont d'observation courante, et depuis quelques années on a signalé des *lésions tertiaires* encore assez mal définies, ayant pour siège l'utérus, les trompes, les ovaires.

Bien que le cadre de cet ouvrage ne se prête pas à une étude approfondie des diverses manifestations de la syphilis, il nous a paru indispensable d'en présenter une esquisse, leur notion ayant une grande importance pour le gynécologue, qui est exposé à les rencontrer inopinément, au cours d'un examen, alors que rien n'attire son attention sur elles.

ACCIDENT PRIMITIF

Le chancre induré se développe sur un point quelconque des premières voies génitales, au lieu d'inoculation de la maladie. On oublie trop facilement qu'il n'est pas toujours *unique*, soit que le virus syphilitique se greffant en même temps, ou à des intervalles très rapprochés, sur des vésicules d'herpès exco-

[1] F. Siredey. *loc. cit.*

riées ou sur des érosions accidentelles, soit qu'il se produise, comme l'avait pensé du Castel, des lymphangites ulcéreuses, on voit apparaître quelquefois plusieurs chancres dont l'évolution simultanée, ou successive, déconcerte un observateur inexpérimenté.

Les grandes lèvres sont le siège de beaucoup le plus fréquent de l'accident primitif, puis viennent *les petites lèvres, la fourchette, le clitoris* ou *son capuchon, le méat urinaire*. Il est beaucoup plus rare au niveau *du vagin*, et relativement fréquent sur *le col de l'utérus*. Il y est d'ailleurs souvent méconnu.

Le chancre de la grande lèvre est assez volumineux et se présente avec ses caractères classiques : c'est une ulcération superficielle, arrondie ou ovalaire, aux bords nettement arrêtés, au fond rouge rosé, suintant à peine. Sa surface est tantôt aplatie, comme si la plaie avait été faite à l'aide d'un rasoir[1] (*chancre plat*), tantôt elle est légèrement déprimée au centre (*chancre en godet*) ou franchement saillante (*chancre papuleux*). La lésion repose sur une base indurée, épaissie, donnant au toucher une sensation spéciale. Elle s'accompagne d'un œdème dur de la grande lèvre qui est presque pathognomonique.

Sur les petites lèvres, le chancre est de dimensions moindres, sa base offre au doigt la consistance d'une feuille de parchemin, d'une mince couche de fibro-cartilage, que l'on aurait inclus dans l'hypoderme. Il provoque également un œdème dur étendu à toute la petite lèvre.

Sur le clitoris, le chancre donne lieu à une érosion légère avec tuméfaction œdémateuse unilatérale ou plus souvent bilatérale du capuchon.

Au méat urinaire, il se caractérise par de la rougeur avec tuméfaction intense et induration de la muqueuse.

A la fourchette, il se présente sous la forme d'une érosion angulaire ouverte à la façon des feuillets d'un livre (Fournier) avec induration peu marquée qui le fait souvent méconnaître.

Sur *le col utérin*, il est arrondi, en demi-cercle, surélevé, saillant, ou déprimé en cupule, donnant l'impression d'un enfoncement analogue à celui de l'orifice du col lui-même. L'induration est difficile à percevoir et à limiter.

Le chancre *du vagin* n'offre pas de caractères spéciaux.

Tous les chancres des organes génitaux externes s'accompagnent d'adénopathies inguinales, dures, sans empâtement du tissu cellulaire ambiant. Généralement indolentes, ces adénopathies sont quelquefois assez sensibles, et c'est sur elles que les femmes appellent l'attention du médecin. D'autres fois, elles sont gênantes par leur volume et donnent aux malades l'impression de hernies.

Le diagnostic du chancre induré des organes génitaux n'est réellement difficile que lorsqu'on n'y songe pas. L'aspect de la lésion, son induration sous-jacente, sa faible suppuration, son insensibilité, les adénopathies multiples, indolentes qui l'accompagnent, son évolution très spéciale, sont suffisamment caractéristiques pour fixer le diagnostic. On s'en laisse parfois détourner par les circonstances ambiantes dont on doit se dégager en pareil cas.

Le *chancre simple* s'en distingue par ses bords anfractueux, par l'absence d'induration, par son évolution plus rapide, par la tendance à la suppuration des adénites concomitantes.

L'*herpès des organes génitaux* est habituellement constitué par des groupes

[1] L. Brocq. *Traité élémentaire de dermatologie pratique*. Paris, 1906.

de vésicules qui, même après ulcération, ont des allures très différentes de celles du chancre induré. On ne pourrait les confondre que lorsqu'un petit nombre de vésicules réunies en une ulcération unique, présentent un fond induré sous l'influence d'un traitement irritant. L'ecthyma, les furoncles, sont plus limités, plus douloureux, et d'aspect très différent.

Les *chancres du col* sont d'un diagnostic plus difficile : si l'on reconnaît assez vaguement leur induration, leur retentissement sur les ganglions profonds du bassin nous échappe.

La découverte du bacille de Ducrey et celle du tréponème de Schaudinn permet aujourd'hui de faire des préparations extemporanées (frottis provenant de râclages), qui éclairent rapidement le diagnostic. On doit y recourir dans tous les cas douteux[1].

ACCIDENTS SECONDAIRES

On peut voir apparaître sur les organes génitaux externes toutes les variétés des lésions secondaires de la syphilis. Sur la région cutanée de la vulve, Fournier a décrit des *syphilides lenticulaires discrètes*, des *syphilides papuleuses en nappe*, des *syphilides papulo-croûteuses*, des *syphilides impétigineuses* et *ulcéro-croûteuses*.

Ces diverses manifestations n'offrent qu'un intérêt épisodique ; elles se développent au niveau des organes génitaux, comme sur le reste des téguments, présentant toutes les variétés connues, depuis la *roséole simple* jusqu'aux *lésions ulcéro-croûteuses*, en passant par les *papules superficielles aplaties, péripilaires*, *acnéiformes* ou *profondes*, et par les *papules hypertrophiques*.

Si elles ne se distinguent pas par des caractères anatomiques particuliers elles empruntent une physionomie spéciale à l'humidité de la région qui leur donne une coloration rouge, les rend facilement suintantes et les prédispose aux érosions.

Elles envahissent la face externe des grandes lèvres, les plis inguinaux, la marge de l'anus, le pubis.

Les syphilides muqueuses vulvaires ont quelque chose de plus caractéristique. Elles affectent la forme *érosive, papulo-érosive discrète* ou en *nappe, papulo-hypertrophique et ulcéreuse*.

Elles se présentent tantôt comme de petites ulcérations superficielles, régulièrement arrondies, tantôt en papules saillantes, isolées ou réunies par groupes (*plaques muqueuses*) légèrement déprimées à leur centre, fissurées. Quelquefois elles forment de chaque côté de la vulve une large et épaisse bordure d'éléments condylomateux violacés, saillants, suintants, qui commencent au voisinage du clitoris et se prolongent jusqu'au delà de l'anus, dans le sillon interfessier, en même temps qu'on voit survenir des lésion analogues dans les plis

[1] La technique est assez simple ; sur l'ulcération suspecte on prélève par grattage, ou à l'aide d'une ventouse un peu de sérosité. Cette sérosité est étalée sur une lame. Ce frottis est fixé par l'alcool absolu pendant vingt minutes. La méthode de coloration la plus généralement employée est la suivante : la lame est plongée pendant vingt-quatre heures dans du liquide de Giemsa dilué au 1/10 ou au 1/20. On lave ensuite à l'eau distillée. On obtient ainsi une préparation très nette sans précipité, permettant de distinguer les caractères du spirochète pallida et de le différencier des autres spirochètes qui végètent souvent sur les ulcérations cutanées et muqueuses non syphilitiques (Henri Lemaire).

inguinaux et à la face interne des cuisses. Les productions de ce genre sont surtout développées au cours de la grossesse où elles donnent lieu à d'*énormes végétations saignantes*.

Ces lésions ne sont pas indolores comme le chancre. Même disséminées, dans leur forme discrète, elles causent une cuisson assez vive; elles deviennent très douloureuses quand elles sont le siège de fissures, et surtout quand elles se présentent sous l'aspect de vastes condylomes exulcérés, accompagnés d'une tuméfaction énorme des lèvres.

Des accidents aussi intenses ne surviennent d'ailleurs que chez des femmes qui n'ont suivi aucun traitement, qui ont négligé les plus élémentaires soins de propreté.

A ces éruptions *franchement spécifiques* s'ajoutent diverses complications banales : folliculites vulvaires, érythèmes, intertrigo, œdèmes, lymphangites, abcès tubériformes, induration scléreuse des grandes et des petites lèvres (L. Brocq).

Ces lésions sont généralement assez caractéristiques pour que le diagnostic en soit aisé. L'herpès, l'ecthyma des organes génitaux, n'ont ni le même aspect, ni la même marche. On ne peut guère les confondre qu'avec l'herpès végétant, ou avec la dermite papulo-érosive, pseudo-syphilitique (A. Fournier).

Aujourd'hui, l'examen des produits de sécrétion permet d'en faire le diagnostic en montrant la présence du *tréponème* au niveau des *syphilides papulo-érosives ou ulcéreuses*.

On peut rencontrer des plaques muqueuses sur les parois du vagin et sur le col de l'utérus; elles ont la même apparence que sur la muqueuse buccale et offrent généralement une teinte opaline; plus rarement elles sont exulcérées.

ACCIDENTS TERTIAIRES

Syphilis tertiaire de la vulve et du vagin. — Quoique moins communes, on rencontre également des déterminations de la syphilis en divers points des organes génitaux au cours de la période tertiaire.

A la vulve on peut voir apparaître une *infiltration gommeuse* avec tuméfaction et induration ligneuse, aboutissant, après un temps assez long, à des *ulcérations multiples*.

Dans quelques cas il se produit une *infiltration diffuse* avec *hypertrophie éléphantiasique :* c'est le *syphilome hypertrophique diffus*, que certains auteurs considèrent comme une variété de l'*esthiomène* (Wagner).

Ces altérations conduisent à de graves mutilations de la vulve : destruction partielle du clitoris ou d'une des lèvres, perforation d'une des petites lèvres, brèches d'étendue variable sur l'une des grandes ou des petites lèvres.

On peut observer aussi des lésions moins graves, consistant en des *gommes nodulaires isolées* ou en de classiques *syphilides ulcéreuses* tertiaires qui siègent en un point quelconque de la vulve (L. Brocq).

La *syphilis tertiaire du vagin* est tout à fait exceptionnelle, on ne l'a guère signalée qu'au niveau de l'orifice vulvaire ou au voisinage du col utérin.

On y constate des gommes ou des ulcérations qui ne présentent aucune particularité importante.

Le col utérin est moins rarement atteint, mais les lésions sont indolentes et presque toujours méconnues. L'existence d'ulcérations rebelles, siégeant sur une des lèvres, en dehors de l'orifice, et sans contact avec la muqueuse cervicale, doit inspirer de la méfiance, surtout chez une femme dont les antécédents spécifiques sont connus. L'aspect circiné de l'ulcération a quelque valeur au point de vue du diagnostic (L. Brocq).

Syphilis tertiaire des organes génitaux profonds. — Il est assez rationnel de penser que les organes génitaux profonds de la femme ne sont, pas plus que les autres viscères, à l'abri des atteintes de la syphilis.

Les observations de Bouchard et Lépine, de Boldt, de Lecorché, de Lebert, de Richet, de Thévenet relatant l'existence, chez des femmes syphilitiques, de gommes manifestes qui coïncidaient avec de la sclérose ovarienne, doivent tenir l'attention en éveil. Lancereaux, dans son *Traité de la syphilis*, dit avoir rencontré, un certain nombre de fois, des gommes de l'ovaire et des lésions scléreuses analogues à celles que présentent d'autres organes au cours de la syphilis tertiaire. Klebs, Virchow, Ivanorski ont également signalé des lésions de ce genre chez des syphilitiques, et d'après leur parfaite ressemblance avec celles que l'on trouve dans les autres viscères, tous ces anatomo-pathologistes de valeur n'ont pas hésité à leur attribuer une origine spécifique.

Barthélemy[1] s'appuyant sur ces données anatomiques et sur son expérience clinique, a fait une intéressante esquisse de la *syphilis utéro-ovarienne*.

Cependant, nous ne possédons encore que des notions bien incomplètes sur cette question et il s'en faut que la syphilis tertiaire des organes génitaux profonds ait conquis droit de cité dans la gynécologie.

Il serait excessif, cependant, de ne pas tenir compte de faits dont l'évolution particulière, la guérison rapide et complète sous l'influence d'un traitement spécifique dénoncent suffisamment l'origine syphilitique.

Ozenne[2], qui s'est attaché depuis douze ans à la recherche de ces déterminations de la syphilis tertiaire, en a réuni un certain nombre d'exemples qui fournissent la confirmation clinique de lésions scléro-gommeuses des ovaires analogues à celles qui ont été constatées par les anatomo-pathologistes.

Au IVe Congrès d'obstétrique, de gynécologie et de pédiatrie qui a eu lieu à Rouen en 1904, le Dr Jeanne, de Rouen, a présenté une observation dans laquelle des altérations annexielles affectant, chez une femme atteinte de syphilis, l'apparence habituelle d'une banale salpingo-ovarite, ont disparu complètement *en moins de trois semaines*, sous l'influence d'un traitement spécifique ; plus tard, à l'occasion d'une rechute, la même médication a eu le même succès. Or, à l'origine, les lésions des annexes étaient assez développées pour que le Dr Jeanne ait cru devoir proposer leur ablation.

Pinard a cité à ce propos trois cas dans lesquels un vaste empâtement périutérin coïncidait chez des syphilitiques avec un épaississement marqué de la paroi vaginale ; la guérison fut obtenue également par la médication spécifique.

[1] T. Barthélemy. La syphilis tertiaire acquise ou congénitale des organes génitaux internes chez la femme. Paris, 1900.

[2] Ozenne. Soc. Médic. du IXe arrondissement, communications diverses de 1898 à 1908.

Au même congrès, Melle Robineau [1], du Havre, a rapporté les observations de deux femmes syphilitiques, présentant d'abondantes hémorragies : chez l'une comme chez l'autre, l'utérus bosselé, manifestement augmenté de volume, semblait être le siège de fibro-myomes. Dans d'autres cas, il s'agissait de pertes de sang alternant avec des écoulements purulents très abondants. Tumeurs, métrorragies, pyorrhées, disparurent en quelques semaines sous l'influence du traitement mercuriel.

Les cas étudiés par Ozenne [2] ont trait à des pertes de sang prolongées qui qui étaient liées à des lésions scléreuses du stroma et des vaisseaux ovariens, d'origine syphilitique. Elles guérirent rapidement sous l'influence du mercure associé à l'iodure de potassium, et des rechutes furent arrêtées d'emblée par la reprise du traitement.

Trépant, d'Amiens, et Mouratow [3], de Kiew ont également observé des métrorragies graves, rebelles à tous les traitements usités en pareil cas, qui n'ont cédé qu'à la médication spécifique.

Il en a été de même pour certaines métrorragies observées à l'époque de la puberté, chez des jeunes filles qui n'avaient été l'objet d'aucune contagion directe, mais qui présentaient quelques indices d'*hérédo-syphilis* (Ozenne, Mouratow).

De tels faits semblent bien légitimer l'interprétation qui leur a été donnée ; l'efficacité rapide du traitement hydrargyrique et ioduré fournit un argument de réelle importance en faveur de l'origine syphilitique de ces accidents.

Dans un très intéressant travail, Laffont [4] a réuni la plupart des observations anatomiques et cliniques qui plaident en faveur de cette conception ; il réclame justement pour la syphilis tertiaire, une place dans la nosologie gynécologique. Ces faits sont assurément rares ; néanmoins on ne saurait nier leur valeur.

En même temps que les anatomo-pathologistes ont constaté des gommes, de la sclérose péri-vasculaire, comme on en rencontre dans différents viscères, l'observation clinique a montré la disparition complète et rapide, sous l'influence du traitement spécifique, de lésions et de troubles fonctionnels qui avaient résisté au repos et à divers essais de thérapeutique locale.

Quatre types cliniques semblent se dégager de ces faits :

1° La *syphilis gommeuse de l'utérus*, caractérisée par des hémorragies prolongées et par des nodules ayant l'apparence de corps fibreux, qui infiltrent, en divers points, le parenchyme utérin ;

2° L'*infiltration du tissu cellulaire pelvien* ou des trompes, sorte de syphilome diffus ayant de vagues apparences *gommeuses ;*

3° L'*ovarite scléreuse ou scléro-gommeuse*, qui provoque des ménorragies abondantes et prolongées, avec gros ovaires scléro-kystiques, reconnaissables au toucher ;

[1] Mlle Robineau. Deux observations de gommes de l'utérus. (IVe Congrès d'Obst., Gyn., Pédiat., Rouen, 1904.) et Soc. Méd. Paris, 1908.

[2] Ozenne. Dégénérescence scléreuse des ovaires d'origine syphilitique. IVe congrès. Obst. et Péd., Rouen. 1904. — Ozenne. Angiosclérose de l'utérus. Métrorragies. Soc. Méd. (IXe Arrondissement), 1907.

[3] Travaux analysés in Médecine Pratique, févr. 1907.

[4] Laffont. Syphilis tertiaire acquise ou héréditaire, de l'utérus et de ses annexes. Th. Paris, 1908.

4° Des *métrorragies,* sans lésions bien caractérisées, en rapport avec une angio-sclérose accentuée des vaisseaux utéro-ovariens.

A leur début, ces manifestations de la syphilis tertiaire revêtent les mêmes allures que diverses affections utéro-annexielles et rien n'attire l'attention sur elles, aussi sont-elles fréquemment méconnues. L'épaississement, *en cuirasse,* de la muqueuse vaginale, signalé par le professeur PINARD, doit y faire songer.

Dans un cas de HOWITZ[1], l'examen histologique d'une lésion un peu insolite du col utérin avait donné l'impression d'un épithélioma. La malade ayant eu la syphilis à l'âge de 17 ans, on la soumit à la médication spécifique qui amena une prompte guérison.

En présence de nombre de cas suspects, aux allures mal définies, qui ne réclament pas une intervention immédiate, il serait toujours prudent, chez des femmes manifestement syphilitiques, de ne tenter aucune opération chirurgicale sans avoir fait un essai loyal du traitement spécifique.

Traitement. — Pour toutes ces déterminations secondaires ou tertiaires de la syphilis, une thérapeutique uniforme s'impose : le *traitement mercuriel,* soit par la voie buccale, sous la forme de liqueur de VAN SWIETEN, de pilules de bichlorure hydrargyrique, soit par la voie hypodermique, des injections de biiodure de mercure ou d'huile grise, selon les circonstances.

Dans les formes tertiaires, on y joindra fort avantageusement l'iodure de potassium, par la voie gastrique, ou en lavements, à la dose de 3 à 4 grammes par jour.

Pour les *lésions ulcéreuses* ou *papulo-érosives* des organes génitaux externes, à la période secondaire de la syphilis, un traitement local est absolument nécessaire.

Il faut recommander des soins de propreté minutieux, lotions bi-quotidiennes à l'eau bouillie et au savon, lotions avec de la liqueur de Labarraque ou de l'eau oxygénée étendues d'eau ; on fera saupoudrer d'oxyde de zinc ou de calomel les surfaces malades, et on les recouvrira de tampons d'ouate hydrophile.

De temps en temps on les badigeonnera d'une solution de bleu de méthylène à 1/100e, ou on les cautérisera avec le nitrate d'argent, le nitrate acide de mercure après cocaïnisation locale.

Sur les lésions tertiaires on appliquera de l'emplâtre de Vigo, de l'emplâtre hydrargyrique de Unna. Contre les lésions ulcérées, profondes, on emploiera les badigeonnages de teinture d'iode, les pansements à l'iodoforme, à l'aristol, etc. (L. BROCQ).

[1] HOWITZ. Nord. Méd. Archiv. 1908.

SIXIÈME PARTIE

LÉSIONS ORGANIQUES

Dans cette partie, nous étudierons les tumeurs et les néoplasmes divers que l'on peut rencontrer au niveau des voies génitales. Leur importance est très inégale ; un grand nombre sont en réalité sans aucun intérêt clinique, tandis que d'autres au contraire, comme les fibromes, le cancer utérin, les kystes de l'ovaire, sont parmi les affections les plus intéressantes de la pathologie génitale, et constituent un des chapitres les plus importants de la chirurgie abdominale tout entière.

Nous étudierons successivement les tumeurs de la vulve, du vagin, de l'utérus et des annexes, trompes, ovaires, ligaments larges, ligaments ronds.

CHAPITRE PREMIER

LÉSIONS ORGANIQUES DE LA VULVE ET DU VAGIN

MOLLUSCUM CONTAGIOSUM

On rencontre quelquefois sur la vulve de très petites tumeurs auxquelles on a donné le nom de *molluscum contagiosum*, ou d'*acné varioliforme;* c'est une affection constituée par des éléments dont la grosseur varie depuis le volume d'un grain de millet jusqu'à celui d'un petit pois, plus exceptionnellement d'une noisette. Ces minucules tu meurs, blanches, sphériques, présentent, en leur point culminant, une dépression ombiliquée qui les fait ressembler un peu à des boutons de variole. La pression en fait sortir une masse pulpeuse et blanchâtre.

Le *molluscum contagiosum* se rencontre sur la face externe des grandes lèvres, sur le pubis; sa localisation est exclusivement cutanée.

On n'est pas parfaitement fixé sur son siège anatomique. Tandis que Neisser le place dans la partie profonde du réseau de Malpighi, Renaut en fait une lésion des glandes sébacées. Paul Petit[1] en a décrit un remarquable cas. Il considère ces altérations comme une dégénérescence des cellules du corps de Malpighi, après kératinisation, sous l'influence d'un parasite. En dehors de son aspect

[1] Paul Petit. Spécimens de molluscum contagiosum de la vulve. (*La Gynécologie*, mai, 1908.)

très spécial, le molluscum contagiosum présente deux particularités : sa contagiosité et son caractère prurigineux.

LEUCOPLASIE DES MUQUEUSES GÉNITALES

Sur la muqueuse des premières voies génitales, comme sur celle de la bouche qui présente la même structure, on rencontre parfois des plaques blanches, lisses, que l'on décrit sous le nom de *leucoplasie*. Cette affection offre d'ailleurs les mêmes caractères que la *leucoplasie buccale*, d'observation plus fréquente.

Historique. — La *leucoplasie vulvaire* est de notion assez récente : les premiers cas furent signalés par Robert Weir[1], Schwimmer[2], Jouin[3]. Les titres mêmes de leurs publications laissent voir encore une certaine confusion avec d'autres maladies cutanées. Les faits cliniques se multiplièrent, leur étude se précisa et fit l'objet, principalement en France, de nombreux travaux, parmi lesquels on peut citer les excellents mémoires de Pichevin et A. Pettit[4], de Letulle[5].

Les observations de Zeller[6], de Piering[7], de Thérèse et d'Hottman de Villiers[8] appelèrent l'attention sur des lésions analogues de la muqueuse utérine. Enfin, l'intéressante étude d'ensemble de Jayle et Bender[9] a complété récemment la mise au point de cette question.

Étiologie et pathogénie. — La leucoplasie s'observe surtout à l'époque de la ménopause ou à un âge avancé. On en a exceptionnellement cité quelques exemples précoces, à 27 et 30 ans. Deux fois elle a coïncidé avec le diabète ; plus souvent, on a pu invoquer l'influence du neuro-arthritisme.

En réalité, on ne sait rien de précis sur le rôle que peuvent jouer les diathèses en cette circonstance. L. Perrin[10], Hugo Szasz[11] ont constaté des relations entre la *leucoplasie* et le *Krorausis vulvæ*. Verdalle[12] a montré ses rapports probables avec la syphilis et l'épithélioma.

[1] Robert Weir. Ichtyosis of the tongue and vulva. (*New-York Med. Journ.*, 1874.)

[2] Schwimmer. Die idiopatischen Schleimhaut-plaques der Mundhöle leucoplakia buccalis. *Vierteljahr für Derm. und Syph.*, 1877.

[3] Jouin. Psoriasis de la muqueuse vulvaire et cancer de la vulve. (*France Médic.*, 1882.)

[4] Pichevin et Aug. Pettit. De la leucoplasie vulvo-vaginale. (IIe Congrès internat. de Gyn. et de d'Obstétr., Genève, 1896.)

Id. Leucoplasie vulvo-vaginale (*La Semaine Gynécologique*, 1897.)

[5] Letulle. Leucoplasie vulvaire. (*Bull. Soc. Anat.*, 1901.)

[6] Zeller. Plattenepithel im Uterus (psoriasis uteri). *Zeitschr. f. Geb. und Gyn.*, 1885.

[7] Piering. Ueber einen Fall von atypischer Carcinombildung im Uterus. (*Zeitschrift für Heilkunde*, 1887.)

[8] Hottman de Villiers et Thérèse. Une forme peu commune d'altération épithéliale du col de l'utérus. (IIe Congrès intern. Gyn., Genève, 1896.)

[9] Jayle et Bender. La leucoplasie de la vulve, du vagin et de l'utérus. (*Revue de Gyn. et de chir. abdom.*, 1905.)

[10] L. Perrin. Contribution à l'étude de la leuco-kératose vulvo-vagin. ; ses rapports avec le kraurosis vulvæ, son traitement (*Ann. dermat. et syphil.*, 1901.)

[11] Hugo Szasz. Ueber leucoplakishe Veranderungen der Vulva, ihre Beziehungen zur Kraurosis derselben nebst zwei Fallen von Vulvarcarcinom. (*Monatschr. f. Geb. und Gyn.*, 1903.)

[12] Verdalle. La leucoplasie du col utérin et ses rapports probables avec la syphilis et l'épithélioma. (*Bullet. Soc. Méd. Hôp.*, 1903.)

Landouzy et E. Gaucher[1] vont plus loin; ils n'hésitent pas à considérer la *leucoplasie* en général comme une manifestation *syphilitique*. Pozzi[2], cependant, fait remarquer que « la syphilis n'a encore été mentionnée dans aucune observation de leucoplasie vulvaire ». Brocq[3] fait les mêmes réserves.

Plus nombreux sont les auteurs qui ont montré les rapports de la leucoplasie avec l'épithélioma : P. Reclus[4] et son élève Bex[5], L. Perrin[6], E. Monod[7] (de Bordeaux), A. Noto[8], Butlin[9], Hugo Szasz[10], Verdalle[11]. Sur les 24 cas de *leucoplasie vulvaire*, Jayle et Bender ont rencontré 14 fois la complication *de cancer*. Il ne faut pas oublier, d'ailleurs, qu'il en est de même pour la leucoplasie buccale (Gaucher). Il est vraisemblable que les irritations de la muqueuse (Labadie-Lagrave et Legueu) jouent un rôle dans la production de la leucoplasie, mais on manque de documents précis à cet égard, la plupart des observations publiées n'insistant pas sur les circonstances pathologiques (inflammations répétées) ou thérapeutiques (cautérisations) qui ont précédé son apparition.

Les recherches faites sur la leucoplasie intra-utérine ont permis de constater la transformation préalable de l'épithélium cylindrique en épithélium pavimenteux, ce qui, *a priori*, semblerait impliquer une lésion irritative d'ordre thérapeutique (Pozzi).

Anatomie pathologique. — Dans la très grande majorité des cas, la leucoplasie siège à la vulve. Elle est essentiellement caractérisée par des altérations épithéliales : la couche cornée de l'épiderme et la couche superficielle de l'épithélium sont épaissies ; les cellules qui les constituent sont augmentées de volume et hyperkératinisées. Les cellules du stratum granulosum sont plus nombreuses et plus grosses qu'à l'état normal ; elles forment cinq ou six rangées et sont très riches en éléidine. L'abondance excessive des granulations de cette substance constitue un des éléments importants de l'affection. Les cônes interpapillaires sont augmentés de volume (*hyperacanthose*). Les couches superficielles sont épaissies, infiltrées de cellules embryonnaires, les papilles sont élargies, les vaisseaux dilatés.

A une époque plus avancée, la couche granuleuse chargée d'éléidine (Pichevin et A. Pettit) s'atrophie et disparaît ; on ne rencontre que des cellules kératinisées renfermant un noyau ratatiné, et quelquefois au milieu des cellules épithéliales hyperkératinisées, des globes épithéliaux en voie de formation. Plus tard, les cellules hyperkératinisées sont remplacées par du tissu épithélial

[1] Landouzy et E. Gaucher. *La Presse médicale*, 1903.

[2] S. Pozzi. *Traité de Gynécologie*.

[3] L. Brocq. *La Dermatologie pratique*, 1906.

[4] P. Reclus. Leucoplasie et cancroïde des muqueuses buc. et vagin. (*Gazette des Hôpitaux*, 1887.)

[5] Bex. Leucoplasie et cancroïde de la muqueuse vulvo-vaginale. Thèse Paris, 1887.

[6] L. Perrin. Utilité de l'intervention chirurgicale précoce dans les leuco-kératoses de la bouche et de la vulve. (*Ann. de derm. et de syph.*, 1891.)

[7] E. Monod. Leucoplasie vulvo-vaginale et cancroïde. (*Ann. polycl. de Bordeaux*, 1896.)

[8] A. Noto. Leucoplasia della vulva. Suoi rapporti clin. et anat. path. coll'epit. (*Archivi di Obst. et de Gyn.*, 1899.)

[9] Butlin. Leucoma or leucoplakia of the vulva and cancer. (*Brit. Med. Journ.*, 1901.)

[10] Hugo Szasz. *Loc. cit.*

[11] Verdalle. *Loc. cit.*

à grosses cellules qui montre la substitution de l'épithélioma (Le Dentu) au processus dégénératif initial.

La *leucoplasie vaginale* est beaucoup plus rare que la leucoplasie vulvaire. Les plaques ont la même structure, la même évolution (A. Pettit), et quand les cellules granuleuses ou kératinisées ont disparu, on assiste à une multiplication extrêmement accentuée des cellules épithéliales.

La *leucoplasie utérine* est encore plus rare ; sur la portion externe du col, elle n'est qu'une extension des lésions vaginales, et elle y revêt les mêmes caractères anatomiques.

On l'a observée aussi sur la muqueuse utérine, où elle ne se développe que lorsque l'épithélium pavimenteux s'est substitué à l'épithélium cylindrique. Elle donne lieu alors au même processus histologique, commençant par une phase d'hyperkératinisation avec développement énorme de la couche granuleuse (Zeller, Piering), suivie de dégénérescence, à laquelle succède une prolifération intense des cellules épithéliales.

La transformation en cancer paraît encore plus fréquente que pour la leucoplasie vulvaire.

Symptômes. — Les symptômes subjectifs de la leucoplasie peuvent faire complètement défaut, et les lésions sont souvent découvertes par hasard au cours d'un examen de la région. Quelques femmes ressentent des démangeaisons violentes, pénibles, qui se répètent d'une manière presque ininterrompue ou reviennent par crises, à des intervalles irréguliers. Parfois elles ressentent des cuissons et, plus rarement, de véritables douleurs. Il existe presque toujours dans ce cas des fissures d'étendue variable.

Les signes physiques sont de beaucoup les plus importants et c'est uniquement sur leur constatation qu'est basé le diagnostic.

On remarque en certaines régions de la vulve une ou plusieurs plaques aux contours irréguliers, dont la couleur peut varier du blanc nacré au gris jaunâtre. Tantôt il existe une plaque unique de dimensions restreintes, tantôt elle recouvre toute l'étendue d'une lèvre. Souvent on voit des plaques multiples, disséminées, indépendantes les unes des autres, ou reliées par de petites bandelettes. Elles siègent de préférence sur les petites lèvres, sur le clitoris et son capuchon, sur la face interne des grandes lèvres, à l'endroit où la peau a quelque ressemblance avec une muqueuse.

La plaque leucoplasique ne s'enlève ni par des lotions, ni par des cautérisations, ni par le raclage. Elle est adhérente, et on ne pourrait l'enlever qu'en sectionnant la peau jusqu'au derme.

La leucoplasie se développe d'une façon irrégulière et capricieuse par l'apparition de plaques nouvelles et par l'extension progressive des plaques existantes. Celles-ci peuvent se prolonger sur la peau des parties voisines, ou envahir, par contiguïté, la muqueuse vaginale, mais cette complication est rare.

On reconnaît les plaques nouvelles à leur apparence opaline, rappelant celle d'une muqueuse qui a été touchée par le nitrate d'argent. Les plus anciennes sont opaques, comme argentées ; elles font une certaine saillie et paraissent rugueuses, sèches, dures au toucher. Ces caractères tranchent nettement sur la muqueuse saine qui conserve son aspect normal. Quand l'affection a vieilli et s'est étendue davantage, toute la vulve est épaissie, les téguments ont perdu leur souplesse, les plis normaux disparaissent, l'induration s'étend au delà des limites de la leucoplasie ; il se produit des fissures douloureuses, les plaques prennent une apparence chagrinée, elles se couvrent de squames d'où se détachent des pellicules sèches, des lambeaux nacrés, laissant à nu des papilles hypertrophiées. Ces excoriations sont également le siège de douleurs.

La *leucoplasie vaginale* est parfois la conséquence de l'extension des plaques vulvaires; dans ce cas, elles siègent à la partie inférieure du vagin, mais cette complication est rare, et plus rare encore est la leucoplasie primitive, qui siège de préférence au fond du vagin, sur la muqueuse des culs-de-sac, où elle évolue d'ailleurs comme elle le ferait à la vulve. Il en a été publié deux observations dans lesquelles la lésion coïncidait avec un cancer du col utérin.

La *leucoplasie de l'utérus* est encore plus exceptionnelle et moins connue que celle de la muqueuse du vagin. Lorsqu'elle se développe sur la surface externe du col, elle n'est d'ailleurs qu'une variété de la leucoplasie vaginale.

Sa forme endo-utérine offre seule des caractères spéciaux au point de vue anatomique. Elle ne se révèle cliniquement par aucun symptôme décisif. Si on la soupçonne a cause de l'existence d'une leucoplasie vulvaire ou vaginale, la curette (Jayle et Bender) pourra ramener des débris d'épithélium pavimenteux dont les éléments typiques attireront l'attention.

Marche. — L'affection est essentiellement progressive et envahissante : les plaques ont une tendance à s'accroître, à augmenter d'épaisseur. En général, leur évolution est très lente et c'est par périodes de quelques années que se modifient les lésions. On n'observe que très exceptionnellement la régression des plaques. La leucoplasie vulvaire n'envahit que rarement le vagin. Elle peut aboutir au *kraurosis*, et plus souvent au *cancer*.

La leucoplasie vaginale s'étend progressivement comme celle de la vulve, elle gagne parfois le col, et s'il existe, au niveau de la muqueuse endo-cervicale, des conditions favorables (épithélium pavimenteux), elle peut s'y développer par contiguïté ou par l'apparition de nouvelles plaques. Dans un cas de Jayle et Bender les lésions avaient dépassé l'orifice cervico-utérin et envahi le tiers environ de la face postérieure de l'utérus.

Diagnostic. — Le diagnostic est facile : on ne pourrait guère confondre la leucoplasie qu'avec des plaques de *vitiligo*, reconnaissables à la décoloration des poils, à l'absence de toute modification des tissus, en dehors de l'aberration pigmentaire survenue à leur niveau, ou bien avec le *kraurosis* qui se distingue par son caractère atrophique, franchement manifeste dès le début.

Pronostic. — Par elle-même la leucoplasie n'altère nullement la santé des malades, elle n'entraîne aucun trouble fonctionnel. Sa marche lente ferait volontiers porter un pronostic bénin.

Mais ce qui aggrave singulièrement son pronostic, c'est sa fréquente transformation en cancer. Elle ne serait pour un certain nombre d'auteurs que la première étape d'un cancer de la peau, à évolution lente, il est vrai, mais qui n'en comporte pas moins une gravité réelle.

Traitement. — La première indication consiste à assurer le mieux qu'on le peut l'asepsie de la région. On traitera la métrite, s'il en existe, pour éviter que ses sécrétions ne viennent irriter la vulve et accélérer l'extension des plaques. On traitera de même les eczémas ou lésions cutanées du voisinage que l'on pourrait, à tort ou à raison, considérer comme des éléments propres à entretenir ou à développer les lésions.

Mais pour tous ces soins on se gardera bien d'employer des moyens physiques ou chimiques irritants : cautérisations, solutions antiseptiques concentrées, etc.

Si l'on a reconnu ou soupçonné chez la malade l'existence de la syphilis, on commencera par instituer le traitement spécifique.

En présence de l'extension des lésions, on devra conseiller leur ablation, comme l'a, depuis longtemps, recommandé L. Perrin.

KRAUROSIS

Cette affection, décrite par Breisky [1], mais rare et mal connue, est en réalité la *rétraction atrophique de la peau et de la muqueuse vulvaire*.

Confondue le plus souvent avec la *leucoplasie* et décrite avec elle, il faut l'en séparer nettement, et Jayle [2], qui insiste beaucoup sur ce point, a consacré à ce sujet un excellent mémoire qui éclaire singulièrement cette question assez obscure.

Les causes sont mal connues : seules la syphilis et la suppression de la fonction ovarienne, soit par castration chirurgicale, soit par atrophie physiologique, semblent avoir une influence que n'ont ni les inflammations diverses, ni les ulcérations de toute nature,

Symptômes. — Le kraurosis est caractérisé par une rétraction progressive, une atrophie scléreuse des téguments cutanéo-muqueux de la vulve. Les grandes lèvres se flétrissent, s'affaissent et se rétractent, les petites lèvres disparaissent ainsi que le capuchon et le frein du clitoris. La rétraction s'étend à la région du vestibule et de l'hymen, et l'orifice vaginal se rétrécit plus ou moins.

Dans un grand nombre de cas, le kraurosis s'accompagne de leucoplasie. C'est le kraurosis blanc, kraurosis leucoplasique, ou encore kraurosis de Breisky. C'est lui qui a été décrit en premier lieu, et la présence de plaques blanches de nature leucoplasique fait que ces deux affections ont été sans cesse confondues, bien que la leucoplasie puisse exister sans kraurosis, et réciproquement (Jayle).

Mais il y a aussi un kraurosis rouge, décrit par Lawson Tait en 1875, dans lequel la muqueuse est parsemée de taches rougeâtres, ou même rouge brique s'étendant en traînées serpigineuses extrêmement sensibles au toucher, et déterminant souvent de véritables phénomènes de vaginisme. L'examen histologique de cette affection montre qu'il s'agit d'une atrophie progressive de la muqueuse.

Jayle distingue de cette forme, qui est le *kraurosis inflammatoire vasculaire*, à cause du développement anormal des petits vaisseaux qui lui donnent sa couleur rouge, une forme *folliculaire*, due à une inflammation chronique des follicules glandulaires qui occupent le vestibule de l'urèthre ou l'entrée du vagin,

[1] Breisky. Zeit f. Heilkunde, 1885, p. 69.

[2] Jayle. Le kraurosis vulvæ. Revue de gynécologie et de chirurgie abdominale. juillet-août 1906.

inflammation qui se traduit par des taches rouges tranchant sur le reste de la muqueuse.

Il y aurait enfin un kraurosis sénile et un kraurosis post-opératoire, atrophie légère de la muqueuse vaginale par troubles trophonévrotiques dus à l'extirpation des ovaires. Bender a pu constater dans ces cas une sclérose très nette du derme de la muqueuse. Son atrophie, jointe à l'hypertrophie des couches épidermiques lorsqu'il y a en même temps leucoplasie, sont d'ailleurs les lésions les plus nettes du kraurosis.

Le kraurosis s'accompagne assez fréquemment de cancer, soit qu'il y prédispose, soit qu'il y ait simple coïncidence.

Ce que nous venons de dire suffit à distinguer nettement le kraurosis de la leucoplasie, et par conséquent aide à reconnaître ces deux affections si souvent confondues, en grande partie parce qu'elles sont souvent associées.

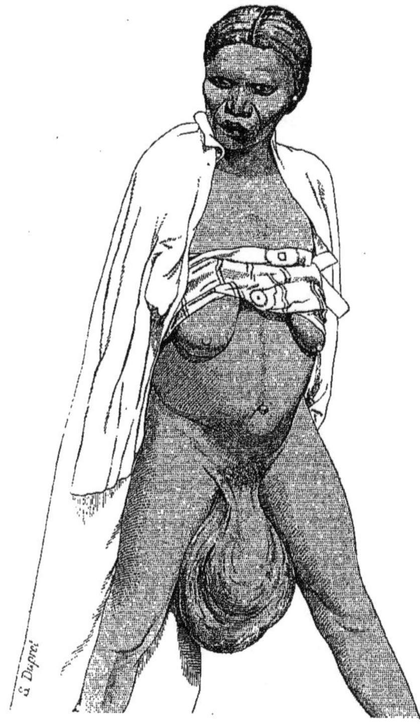

Fig. 423.
Eléphantiasis unilatéral de la grande lèvre chez une femme Betsile (d'après une photographie du Dr Alfred Vadon, méd. des troupes coloniales).

Le traitement est avant tout médical : propreté extrême, injections à l'eau de pavot, de tilleul, pommades analgésiantes à la cocaïne.

La cautérisation des points enflammés donne de bons résultats.

Enfin, dans certains cas de rétraction excessive de l'anneau vulvaire, on peut être conduit à pratiquer des opérations chirurgicales et des autoplasties délicates.

TUMEURS DE LA VULVE

Elles sont des plus variées, comme nature, comme fréquence et comme gravité. La vieille division en tumeurs bénignes et en tumeurs malignes mérite ici d'être conservée, à cause de sa simplicité.

ÉLÉPHANTIASIS

Certaines de ces « lésions organiques » ne sont même pas des tumeurs. Je n'en veux d'autres exemples que l'*éléphantiasis*.

Celui-ci, qui ne se voit que très exceptionnellement dans nos climats, mais qui est commun dans certains pays chauds, et en particulier aux Antilles, au Brésil, en Égypte, est dû, comme on le sait, à la pénétration dans les voies lymphatiques de la filaire de Wucherer, dont les embryons obstruent les vaisseaux et provoquent une dilatation énorme de tout le système lymphatique de certaines régions, avec épaississement considérable du derme. C'est cet épaississement de la peau et du tissu cellulaire sous-cutané, qui, très commun au membre inférieur, a fait donner à la maladie le nom qu'elle porte. Avec le membre inférieur, le scrotum chez l'homme et les grandes lèvres chez la femme en sont le siège de prédilection.

Dans ce dernier cas, qui nous occupera seul ici, on observe une énorme augmentation de volume des grandes lèvres, qui peuvent prendre des dimensions invraisemblables et descendre même jusqu'aux genoux, chacune d'elle ayant la grosseur d'une tête d'adulte et pesant jusqu'à 10 kilogrammes (fig. 423).

La peau en est tantôt lisse et distendue, tantôt rugueuse, verruqueuse, recouvertes d'aspérités et de véritables papillomes.

Des ulcérations, des gerçures, des phénomènes d'eczéma et de lymphangite chronique peuvent venir compliquer une situation déjà fort pénible par la gêne qu'elle apporte à toutes les fonctions et jusqu'à la marche elle-même.

Le début de l'affection est en général marqué par une poussée de lymphangite aiguë avec fièvre intense, qui coïncide sans doute avec l'invasion du système lymphatique par la filaire.

Il peut y avoir de temps en temps des poussées nouvelles de lymphangite aiguë. Tous ces accidents de la filariose ont été dans ces derniers temps remarquablement étudiés par le Dr Léon Audain, de Haïti.

L'affection n'a aucune tendance à la guérison spontanée. Elle augmente même en général de plus en plus.

Le traitement en est heureusement facile et d'une efficacité souveraine : c'est l'extirpation pure et simple, conduite de façon à reconstituer les grandes lèvres dans leur forme et leurs dimensions primitives.

TUMEURS BÉNIGNES

Les *névromes*, l'*enchondrome* sont des raretés pathologiques. Le *lipome* de la grande lèvre, qui peut acquérir un volume considérable, et qui d'ailleurs est rare, ne présente d'autre intérêt que son siège.

Papillome

Le *papillome* est plus commun et peut prendre parfois de grandes dimensions. Il constitue dans la région vulvaire, périnéale et jusque sur le pourtour de l'anus des excroissances dont le nombre, la forme et le volume sont extrêmement variés. Parfois rares, isolées, petites, ou formant des amas peu importants qui ont reçu le nom de crêtes de coq, elles peuvent former des masses grosses comme une noix, un œuf, voire même une tête de fœtus. Ces masses sont très irrégulières, tantôt séparées par des intervalles de peau saine, tantôt pressées les unes contre les autres, et formant ainsi une tumeur unique à lobes irréguliers, séparés par des sillons profonds (fig. 424).

Il n'est pas douteux que l'irritation causée par les sécrétions pathologiques dues aux vaginites et aux ulcérations vénériennes, chez des femmes mal soignées, ne soit la cause ordinaire de ces végétations. On en observe aussi, mais moins importantes, qui paraissent naître sous l'influence des sécrétions leucorrhéiques de la grossesse.

Ce sont des productions bénignes dues à une prolifération excessive des papilles cutanées. Aussi guérissent-elles fort simplement par la simple excision, qu'il faudra faire soit à la curette, soit aux ciseaux. Dans les cas légers l'anesthésie locale suffit. Lorsque les lésions sont plus étendues, l'anesthésie générale est indispensable, d'autant plus qu'il est bon, après l'excision, de cautériser le point d'implantation des tumeurs avec la pointe du thermocautère.

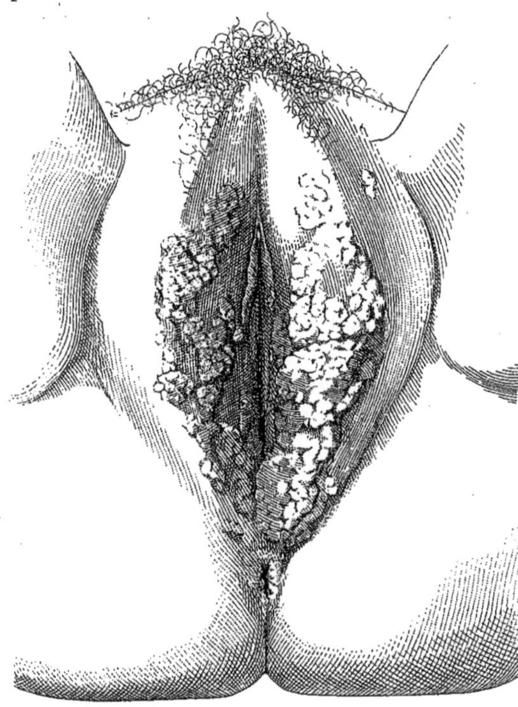

Fig. 424. — Végétations vulvaires.

Fibromes

Les *fibromes*, qu'ils soient purs ou mélangés de fibres musculaires lisses, *fibromyomes*, ou de tissu muqueux *fibro-myxomes*, sont assez communs, et siègent presque toujours à la grande lèvre. Ils sont en général pédiculés et constituent alors ces *molluscum pendulum*, dont la forme rappelle assez celle d'une figue avec un pédicule souvent fort long. Dans un cas observé par l'un de nous, la tumeur avait le volume d'un gros œuf qui, suspendu à un pédicule d'une vingtaine de centimètres, descendait jusqu'au voisinage du genou.

Ils peuvent quelquefois s'ulcérer et s'enflammer. Mais ils ne gênent en général que par leur présence, et rien n'est plus simple que de les enlever.

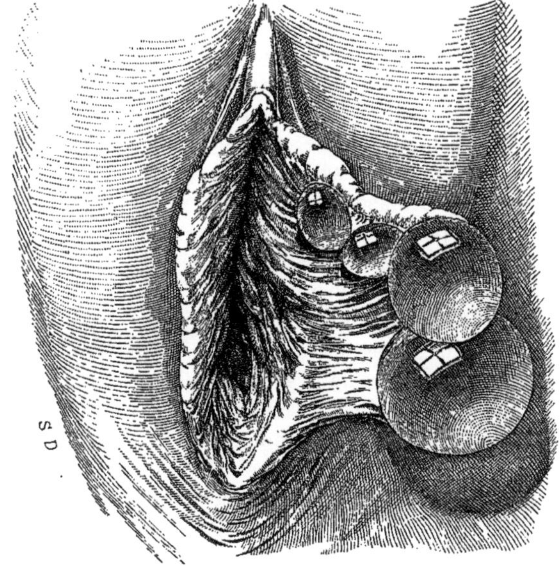

Fig. 425. — Kystes des petites lèvres (d'après H. A. Kelly).

Kystes

Il y a, rarement d'ailleurs, au niveau de la vulve, des *kystes* d'origine fort diverse, sans importance clinique, dont le seul intérêt réside dans leur *point de départ*, et qui sont tous justiciables du même traitement : l'extirpation.

Nous nous bornons à les énumérer rapidement.

Aux grandes lèvres, des *kystes sébacés*, des *kystes séreux* qui sont sans doute, soit des *kystes du canal de Nuck*, soit des *sacs herniaires déshabités* et oblitérés, des *kystes hématiques*, qui ont probablement la même origine, des *kystes dermoïdes*, des *kystes à épithélium cilié*, venant probablement de débris wolfiens. Aux petites lèvres, on a trouvé, très rarement d'ailleurs, des kystes muqueux qui sont vraisemblablement d'*origine glandulaire*, et des kystes graisseux d'*origine sébacée*.

Des kystes analogues ont été trouvés au niveau du clitoris, du vestibule, au pourtour du méat. Ces derniers venant peut-être de l'extrémité inférieure des canaux de Gärtner.

Enfin, au niveau de l'*hymen* on a trouvé de tout petits kystes dont l'origine est encore obscure.

Seuls parmi tous les kystes vulvaires, ceux qui naissent aux dépens de la glande de Bartholin méritent une courte description.

Kystes de la glande de Bartholin. — Le rétrécissement et l'oblitération des conduits excréteurs de la glande de Bartholin, le plus souvent sans doute à la suite de phénomènes de sclérose due à des infections aiguës ou chroniques de la glande, provoquent la formation de kystes, qu'on divise un peu arbitrairement, depuis Huguier, en kystes du canal excréteur et kystes de la glande, et qu'il vaut mieux, avec Pozzi, appeler *kystes superficiels* et *kystes profonds*.

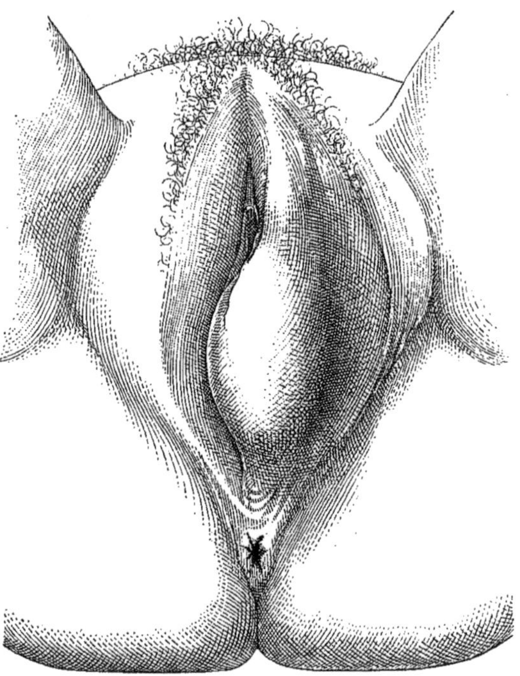

Fig. 426.
Kyste de la glande de Bartholin.

Les kystes superficiels sont plus petits, et situés immédiatement sous la muqueuse, au niveau même de la saillie de la grande lèvre. Ils sont assez souvent transparents, et la pression à leur niveau fait sourdre par l'orifice un liquide visqueux.

Les kystes profonds, plus volumineux, siègent dans la partie postérieure de la grande lèvre, entre le vagin et l'ischion, soulevant à la fois la grande et la petite lèvre. Ils ont souvent le volume d'une noix, quelquefois davantage; ils sont rénitents, indolores. La peau de la grande lèvre et la muqueuse vulvaire ne présentent à leur niveau aucune altération. Ils ne provoquent aucune douleur, mais leur présence constitue une gêne assez sérieuse pour qu'il soit nécessaire d'en débarrasser les malades.

On ne confondra pas ces kystes avec les kystes du canal de Nuck, situés dans la partie antérieure de la grande lèvre. On ne les confondra pas davantage avec les tumeurs solides de la même région. Il suffit de connaître leur existence fréquente et leur siège exact pour les reconnaître à coup sûr.

Il n'y a qu'un traitement : l'extirpation, qui doit être faite avec soin, bien complètement, suivie d'une hémostase soignée, et de sutures exactes, dont quelques-unes profondes pour éviter les hématomes, qui dans cette région s'infecteraient presque fatalement.

On trouve, enfin, autour du méat urinaire de petites tumeurs, se prolongeant presque toujours dans le canal de l'urèthre, et souvent pédiculées, ce qui leur a fait donner le nom de *polypes de l'urèthre*. Ces tumeurs vasculaires constituées par un véritable tissu érectile, ne sont sans doute qu'une formation qui représente chez la femme le corps spongieux de l'homme (Pozzi) et qui peut dans certains cas se développer d'une façon tout à fait anormale. On les rencontre souvent chez les petites filles. Mais c'est chez la femme adulte qu'on les constate le plus ordinairement.

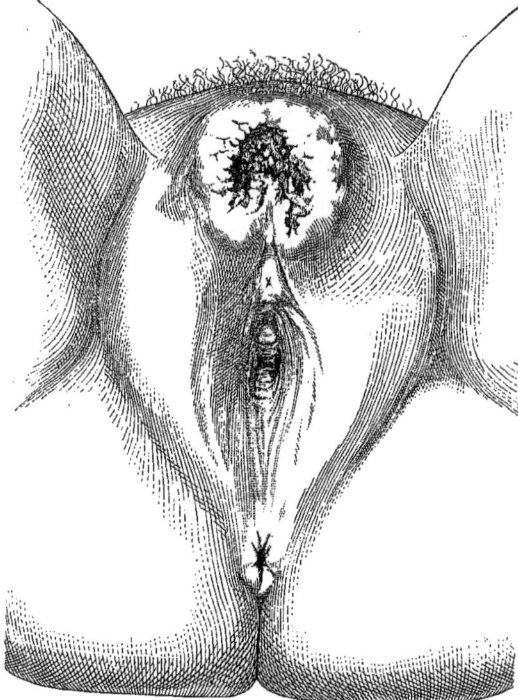

Fig. 427.
Cancer du clitoris.

Ils bordent souvent le méat urinaire comme une sorte de couronne vasculaire, leur volume varie de celui d'une tête d'épingle à celui d'une noix, celui-ci tout à fait exceptionnel. Le plus ordinairement, ils sont gros comme une lentille ou un petit pois.

Ces tumeurs sont souvent douloureuses ou tout au moins gênantes, et dans ce cas il faut les faire disparaître.

Lorsqu'il s'agit d'un polype bien pédiculé, une excision avec ligature à la base ou une cautérisation sont ce qu'il y a de mieux. Quand ils sont sessiles, on peut également les détruire par le thermocautère. Mais le mieux, est l'excision au bistouri ou aux ciseaux, suivie au besoin, suivant l'étendue de l'exérèse, d'une suture au catgut destinée à ourler le pourtour de l'orifice uréthral.

TUMEURS MALIGNES

Il y en a de deux sortes : le *sarcome*, subdivisé lui-même en sarcome pur, fibro- et myxo-sarcome, sarcome mélanique, et l'*épithéliome*.

Les *sarcomes* sont des tumeurs exceptionnelles et qui ont toutes les allures d'un cancer, bien que pouvant dans certains cas prendre un volume considérable.

L'*épithéliome* vulvaire est, lui, beaucoup plus commun. C'est le véritable *cancer de la vulve*.

Il se développe ordinairement de quarante à soixante ans et, comme à la langue, la leucoplasie y prédispose d'une façon certaine.

Il peut naître partout, mais il naît le plus souvent dans le sillon qui sépare la grande de la petite lèvre. L'un de nous en a observé deux au niveau du clitoris et deux à la fourchette, où il semble être assez commun.

Il se développe, comme tous les cancers des muqueuses, d'une façon insidieuse et lente. Il y a cependant assez souvent des phénomènes de prurit vulvaire qui tourmentent fort les malades. Mais c'est presque toujours l'apparition de pertes sanguinolentes et parfois fétides, ou la constatation d'une ulcération indurée qui attirent leur attention.

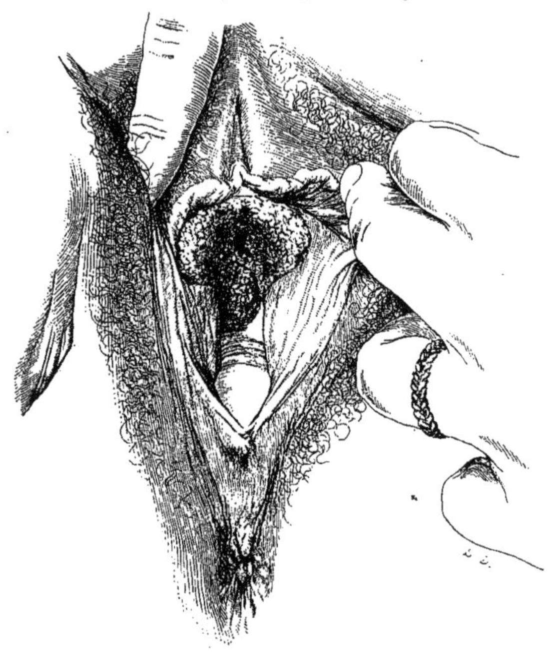

Fig. 428.
Cancer du clitoris.

Cette ulcération ressemble à toutes les ulcérations cancéreuses. Elle est irrégulière, à bords souvent exubérants et relevés, à fond sanieux et induré. Elle a une tendance à s'accroître et à progresser sans cesse, en envahissant de proche en proche, soit vers la peau voisine, soit vers la profondeur du vagin. Elle peut ainsi acquérir des dimensions énormes, désorganiser toute la région et transformer la vulve, le vagin, le périnée, en une vaste caverne à parois indurées et fétides.

Assez rapidement, les ganglions inguinaux sont pris, et il n'est pas rare de les voir s'ulcérer à leur tour. C'est ainsi que la situation des patientes s'aggrave peu à peu. Parfois des phlébites surviennent et les malades finissent par succomber, soit à la cachexie cancéreuse, soit à quelque généralisation lointaine.

Le *diagnostic* du cancer de la vulve doit être fait de bonne heure, si l'on veut pouvoir le guérir. Il est d'ailleurs le plus souvent très facile. On ne le confondra pas avec les tumeurs papillaires, les syphilides hypertrophiques, le simple chancre induré, l'esthiomène ou tuberculose hypertrophique de la vulve. Dans ce dernier cas on trouve presque toujours, sur le pourtour de l'ulcération, des parties cicatricielles témoignant d'un processus de guérison partielle, ce qui, dans le cancer, ne se rencontre jamais.

Dans le doute, rien n'est plus simple que de faire un examen biopsique. En tout cas l'erreur serait sans importance, le traitement étant le même.

C'est l'extirpation large, accompagnée d'une exérèse ganglionnaire complète, bilatérale, si le cancer siège près de la ligne médiane. C'est une opération importante, mais qui lorsqu'elle est faite avec soin peut donner de beaux résultats, l'un de nous connaît une malade opérée pour un cancer de la région clitoridienne avec ganglions bilatéraux envahis, et qui depuis cinq ans reste parfaitement guérie. Nous n'avons pas encore, dans ces questions si graves, le droit de nous prononcer sur l'action du *radium*, de *la radiothérapie* ou de la *fulguration*.

TUMEURS DU VAGIN

TUMEURS BÉNIGNES

KYSTES DU VAGIN

Les tumeurs les plus intéressantes que l'on observe au niveau du vagin sont les *kystes*.

On les rencontre à tout âge. Ils sont le plus souvent uniques, parfois au nombre de 3 ou 4, rarement davantage, et dans ce cas disposés les uns au-dessus des autres, sur une même ligne, en chapelet. Leur volume est médiocre. Il varie de celui d'un pois à celui d'un gros œuf. On en a cependant vu qui atteignaient la grosseur d'une tête de fœtus.

Le plus souvent ils siègent sur le tiers supérieur de la paroi antérieure, ou postérieure. Ils peuvent remonter très haut, dans la direction du ligament large.

La paroi est formée de tissu conjonctif contenant parfois des fibres musculaires, avec un épithélium cylindrique, quelquefois pavimenteux, peut-être par déformation cellulaire due à la pression intra-kystique. Plusieurs fois on a rencontré un épithélium à cils vibratiles.

Pathogénie. — On a longtemps discuté, et on discute encore sur l'origine de ces kystes. L'origine glandulaire que leur assignait Huguier ne saurait être admise, au moins pour la plupart des cas. On sait qu'il n'existe pas de glandes dans le vagin. Mais il y a des cryptes ou des lacunes qui pourraient jouer le même rôle. Peut-être certains kystes reconnaissent-ils cette origine. L'hypothèse qui les fait naître dans des bourses séreuses accidentelles est sans valeur, et celle qui les considère comme dus à une ectasie lymphatique, ne semble pas beaucoup plus solide.

En réalité, il n'y a qu'une théorie satisfaisante, et qui, sans aucun doute, est la bonne, au moins pour tous les kystes qui dépassent le volume d'un gros pois. C'est celle qui fait naître les kystes du vagin aux dépens des débris embryonnaires.

Sans doute le *canal de Muller* peut en être quelquefois l'origine. Si un des canaux de Muller ne se fusionne pas avec le voisin et s'il reste perméable sur une partie de son étendue, il pourra donner naissance à un kyste, qui siégera sur le côté et remontera plus ou moins haut.

Mais il est infiniment probable que la plupart des kystes vaginaux sont dus à la persistance de certaines parties du *canal de Wolff*, qui, on le sait, demeure chez quelques animaux et longe le vagin sous le nom de *canal de Gärtner*. C'est dans ce canal de Wolff persistant, qui peut présenter des alternatives de perméabilité et d'oblitération, que s'accumulerait le liquide donnant lieu à la dilatation kystique.

Symptômes et diagnostic. — Les kystes du vagin se présentent sous la forme d'une tumeur arrondie, de volume variable, et parfois recouverte par la muqueuse vaginale normale, parfois au contraire par une muqueuse amincie, presque transparente et comme atrophiée. Suivant son volume, la tumeur peut être invisible et reconnue seulement par le toucher, ou au contraire faire saillie à la vulve entre les lèvres de laquelle elle apparaît au moindre effort.

Ces kystes sont en général fort bien tolérés et leur volume seul peut constituer une gêne.

Il suffit de songer à leur existence possible pour les reconnaître sûrement. On ne les confondra pas avec un prolapsus génital, cystocèle ou rectocèle, dans lesquels il n'y a pas de tumeur, avec un kyste de la glande de Bartholin, dont la situation n'est pas la même.

Mais il sera beaucoup plus difficile de ne pas se tromper si l'on se trouve, par un hasard très exceptionnel, en présence d'un hématocolpos latéral, c'est-à-dire d'une accumulation de sang menstruel dans un vagin double oblitéré inférieurement et communiquant vers le haut avec la cavité de la moitié correspondante d'un utérus également double.

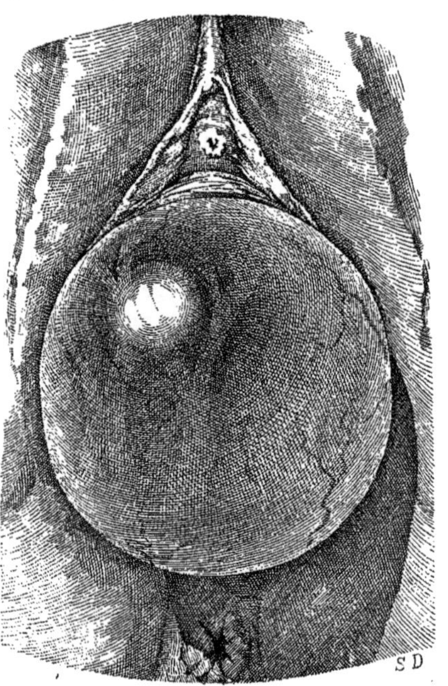

Fig. 429.
Kyste du vagin (d'après H. A. Kelly).

Traitement. — Le *traitement* doit consister dans l'extirpation du kyste. La ponction est absolument insuffisante. L'incision suivie de drainage ne vaut pas mieux et transforme souvent le kyste en une volumineuse fistule. Pour le guérir sûrement, il faut l'enlever. Mais on comprend que cette opération, pour être complète, puisse être excessivement difficile.

Si la dissection de la totalité de la poche est impossible, on se bornera à l'ouvrir largement, et à l'exciser en partie en ourlant au besoin l'orifice ainsi fait, de façon à empêcher son oblitération.

FIBROMES DU VAGIN

Ils ne sont pas très rares et siègent habituellement près de l'urèthre, auquel ils peuvent adhérer fortement. Ils sont en général petits et se pédiculisent parfois. Ils ne gênent que par leur volume, et étant constitués par du tissu fibreux pur ou mélangé de fibres musculaires, comme les fibromyomes de l'utérus. Ils sont sans gravité.

Leur extirpation, qui doit être faite, ne présente rien de particulier.

TUMEURS MALIGNES

SARCOMES DU VAGIN

Ils sont fort rares, et se rencontrent chez l'enfant ou chez l'adulte.

Chez l'enfant, il s'agit d'un *myxo-sarcome*, qui se présente la plupart du temps sous la forme d'une *grappe de raisin*. Les petites masses qui le constituent sont de couleur jaune verdâtre et translucides. Parfois rougeâtres, à cause du sang qu'elles contiennent. La tumeur s'insère ordinairement sur la paroi vaginale antérieure et remplit peu à peu le vagin.

Chez l'adulte il s'agit d'un *sarcome fuso* ou *globo-cellulaire*, circonscrit ou diffus, qui naît dans la paroi du vagin, qui s'ulcère, donne lieu à des écoulements fétides, à des hémorragies, à des métastases, et constitue, en somme, une tumeur très grave et qui doit être traitée comme un cancer.

CANCER DU VAGIN

L'épithéliome du vagin consécutif à l'extension d'un cancer du col utérin est très commun. Il est beaucoup plus rare à l'état primitif.

C'est un épithéliome pavimenteux (fig. 430) qui se présente tantôt sous la forme d'une ulcération indurée, tantôt sous la forme d'une tumeur végétante ou papillaire, tantôt enfin sous la forme d'une infiltration profonde, parsemant le vagin de nodules indurés.

L'évolution du cancer est au niveau du vagin ce qu'elle est ailleurs. Il progresse rapidement, envahissant devant lui, déterminant des ulcérations, des hémorragies, des suppurations ichoreuses, et empruntant à la présence des cavités voisines un caractère particulièrement grave.

La cloison vésico-vaginale est envahie. Quand le néoplasme siège en arrière, c'est la cloison recto-vaginale, parfois c'est un des culs-de-sacs de l'utérus et le col utérin lui-même, et toutes ces lésions suffisent pour entraîner bientôt, même chez les femmes jeunes, qui sont aussi souvent prises que les vieilles, la cachexie et la mort.

Le *traitement* du cancer du vagin, entraîne souvent à des opérations compliquées, difficiles et graves, mais aussi fort intéressantes au point de vue technique.

Quand le cancer est bien limité, le traitement qu'il faut lui appliquer dépend avant tout de son siège. S'il est situé dans le tiers inférieur du vagin, il faut l'opérer comme un cancer de la vulve, par voie périnéale, en ne craignant pas de se donner du jour et de fendre au besoin la vulve pour y bien voir et faciliter l'exérèse. S'il est situé sur les deux tiers supérieurs, l'extirpation par voie inférieure est difficile et mauvaise. Il faut l'enlever comme un cancer du col utérin ayant envahi le vagin, et pratiquer une colpo-hystérectomie vagino-abdominale. C'est-à-dire, sectionner par la voie vaginale le vagin au-dessous du mal, le suturer en bourse, et aller ensuite par la voie abdominale enlever, avec l'utérus, la partie supérieure du vagin. Cette opération difficile et grave pourra donner des résultats immédiats moins favorables que la simple extirpation vaginale, et plus de malades y succomberont certainement. Mais elle pourra donner des succès définitifs que les opérations plus parcimonieuses que l'on est, par la force des choses, obligé de faire par la voie vaginale ne donneront pas. Et c'est pour cela que malgré sa gravité, c'est elle qu'il faudra choisir.

Cependant, chez les malades obèses ou épuisées, il pourra être préférable d'avoir recours à l'extirpation du vagin et de l'utérus par la méthode de Schauta, en fendant au besoin la vulve, comme dans certains cancers du col utérin (voir p. 837).

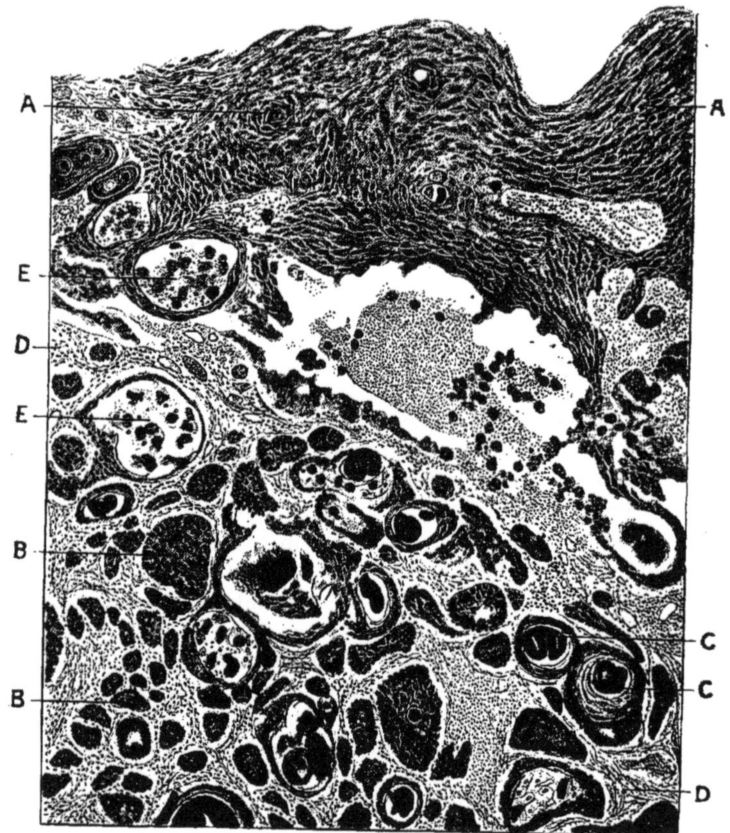

Fig. 430.
Cancer du vagin.
A, Epithélium pavimenteux stratifié en prolifération. — B, boyaux néoplasiques. — C, globes épidermiques. — D, tissu conjonctif interstitiel. — E, vaisseaux sanguins contenant des cellules néoplasiques

Quand les cloisons vésico ou recto-vaginales seront prises, on pourra être entraîné à des opérations plus étendues et plus graves encore. Dans un cas où, chez une femme jeune, il y avait un bloc néoplasique très circonscrit, comprenant la paroi recto-vaginale, le rectum et la lèvre postérieure de l'utérus, l'un de nous a enlevé en un seul bloc l'utérus, le rectum et la cloison recto vaginale. Mais dans ces cas lamentables, mieux vaudra s'abstenir et se borner à soulager les malades par tous les moyens possibles.

CHAPITRE II

TUMEURS DIVERSES DE L'UTÉRUS

ADÉNOMES

On voit parfois se développer, au niveau de la muqueuse utérine, des tumeurs pédiculées, souvent composées d'un grand nombre de petites tumeurs secondaires, ordinairement kystiques et qui prennent la forme de grappes, de mûres ou de framboises. Ces tumeurs polypeuses sont composées de tubes glandulaires ayant conservé leur épithélium normal. Il y a donc hypertrophie des glandes utérines sans dégénérescence, ce sont de véritables *adénomes* (fig. 431).

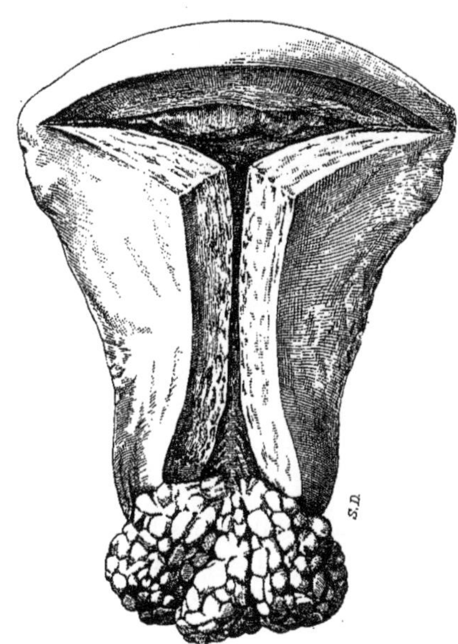

Fig. 431.
Adénome de l'utérus.

Dans certains cas, il n'y a pas de transformation kystique; la muqueuse utérine entière est envahie par des proliférations glandulaires, toujours à type normal. C'est une sorte d'*adénome diffus,* mais qui ne ressemble en aucune façon à un néoplasme et se rapproche plutôt de certaines formes d'endométrite chronique.

L'étiologie de ces adénomes est des plus obscures.

Leurs symptômes n'ont rien de particulier. Les adénomes diffus présentent ceux de l'endométrite chronique, et les adénomes circonscrits ceux des polypes muqueux de l'utérus. Leur traitement est le même que celui de ces affections.

ADÉNOMYOMES

Recklinghausen a décrit ces tumeurs, d'ailleurs rares, mais qui ont une individualité bien nette. T. S. Cullen[1] leur a récemment consacré un magnifique travail.

On les rencontre dans les parois utérines, et surtout dans la couche externe de ces parois. Leur volume, très variable, peut devenir assez considérable. Elles sont parfois bilatérales et à peu près symétriques.

[1] T. S. Cullen. *Adenomyoma of the uterus*, 1908

Ces adénomyomes ressemblent à des noyaux fibromateux, mais ils ne sont pas comme ceux-ci nettement encapsulés, et ils en diffèrent beaucoup par leur constitution histologique. On trouve en effet dans leur intérieur des îlots glandulaires constitués par des culs-de-sac tapissés de cellules épithéliales rangées sur une seule couche. Ces cellules peuvent être des cellules cylindriques simples ou des cellules ciliées. Quelquefois il semble qu'il y ait un commencement de prolifération et on trouve plusieurs couches de cellules superposées.

Les dimensions de ces cavités glandulaires sont très faibles en général. Cependant elles peuvent parfois former de petits kystes visibles à l'œil nu.

Autour des îlots glandulaires se trouve un stroma musculaire constitué par des éléments lisses hyperplasiés.

Peut-être ces tumeurs sont-elles d'origine embryonnaire, soit qu'elles naissent d'éléments wolffiens, comme le pense Recklinghausen, soit qu'elles naissent d'inclusions embryonnaires du canal de Muller, suivant Kosmann et Lockstædt. Peut-être aussi des culs-de-sacs glandulaires de la muqueuse pourraient-ils proliférer et s'entourer de tissu musculaire, puis la tumeur primitivement sous-muqueuse s'éloignerait peu à peu vers la périphérie, en se développant et produisant des tumeurs analogues à celles que nous étudions. Telle est l'opinion de Cullen et les très belles figures de son livre semblent lui donner raison.

Les adénomyomes ne présentent aucun signe permettant de les distinguer des fibromes ordinaires.

Ils sont d'ailleurs de nature bénigne, mais ils sont susceptibles de se transformer et de dégénérer en cancer.

SARCOMES

Si l'épithéliome de l'utérus constitue la presque totalité des tumeurs malignes de cet organe, on observe cependant quelquefois des sarcomes, dus à la prolifération et à la dégénérescence maligne des éléments conjonctifs. Depuis Virchow, qui en a donné la première description, ces tumeurs ont donné lieu à de nombreux travaux.

Ils sont surtout communs aux environs de la ménopause, mais il est assez fréquent de les rencontrer, comme tous les sarcomes, chez de jeunes sujets et on en a vu chez des enfants âgées de quelques mois à peine.

Les sarcomes de l'utérus présentent des formes très différentes :

1° Le *sarcome de la muqueuse utérine*, très rarement pédiculé, en général diffus, envahit la totalité (fig. 432) de la muqueuse utérine qui s'épaissit énormément en amenant par cela même et par l'hypertrophie de la couche musculaire, l'augmentation du volume de l'utérus. Celui-ci peut devenir très considérable, tout en conservant ordinairement sa surface extérieure intacte. Le col ne présente en général aucun changement.

L'histologie démontre que ces sarcomes peuvent appartenir à plusieurs variétés : globo-cellulaire, fuso-cellulaire, sarcome mélanique, sarcome à myéloplaxes, angio et lymphosarcome.

Les symptômes : hémorragies, écoulements leucorrhéiques, purulents et fétides sont exactement ceux de l'épithélioma du corps de l'utérus, dont l'examen microscopique seul permet de les distinguer.

2° Le *sarcome racémeux du col de l'utérus*, fort rare, est cependant assez bien connu, grâce à sa physionomie particulière. Il ressemble à une grappe de raisin, et est constitué par des vésicules arrondies, transparentes et molles, implantées par un pédicule assez grêle sur une partie centrale plus ferme (fig. 434). Ces tumeurs peuvent remplir complètement le vagin.

Cette partie centrale est constituée par du tissu conjonctif parsemé d'amas de cellules embryonnaires rondes, fusiformes ou étoilées. Les vésicules excentriques sont également constituées au centre par un tissu conjonctif très lâche infiltré de sérosité et sur la périphérie par des cellules conjonctives plus denses recouvertes

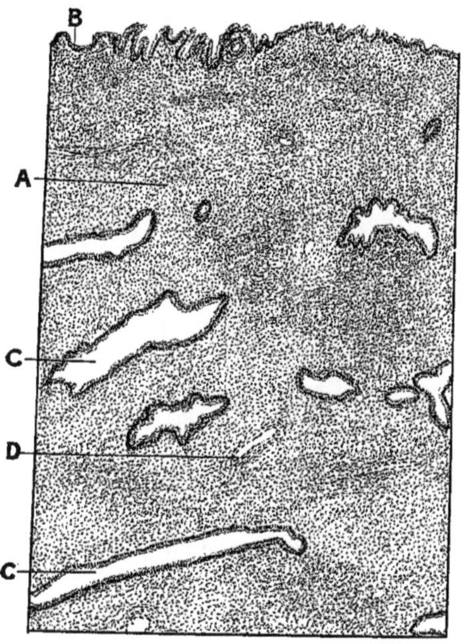

Fig. 432.
Sarcome de l'utérus (ensemble).
A, tissu sarcomateux. — B, épithélium de la cavité utérine C, glandes utérines — D, vaisseau sanguin.

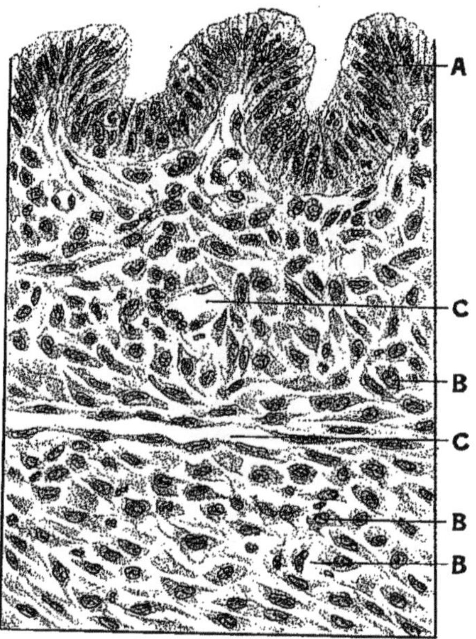

Fig. 433.
Sarcome de l'utérus (détail).
A, épihélitum utérin. — B, cellules sarcomateuses. — C, axe vasculaire (vaisseau).

par une ou plusieurs couches de cellules épithéliales cylindriques ou cubiques.

Le diagnostic de cette forme, lorsqu'on connaît son existence, est facile. Il suffit de voir la tumeur pour la reconnaître.

3° Le *sarcome de la paroi utérine* est presque toujours, peut-être même toujours, un fibrome dégénéré. Il en a toutes les allures et tous les symptômes, jusqu'au jour où il se met à s'accroître rapidement, à franchir les barrières de la capsule qui entoure le fibro-myome, et à envahir le tissu utérin dont il dépasse souvent les limites pour gagner les organes voisins. Ce sarcome est le plus commun de tous.

Enfin, on peut rapprocher des sarcomes certains *endothéliomes de l'utérus*, qui naissent des cellules de revêtement des vaisseaux sanguins ou lymphatiques, et qui ne peuvent être différenciés que par un examen histologique extrêmement précis.

Le *traitement* de ces diverses tumeurs dont il n'est pas besoin de signaler la gravité, est toujours le même. C'est l'hystérectomie abdominale. Les guérisons

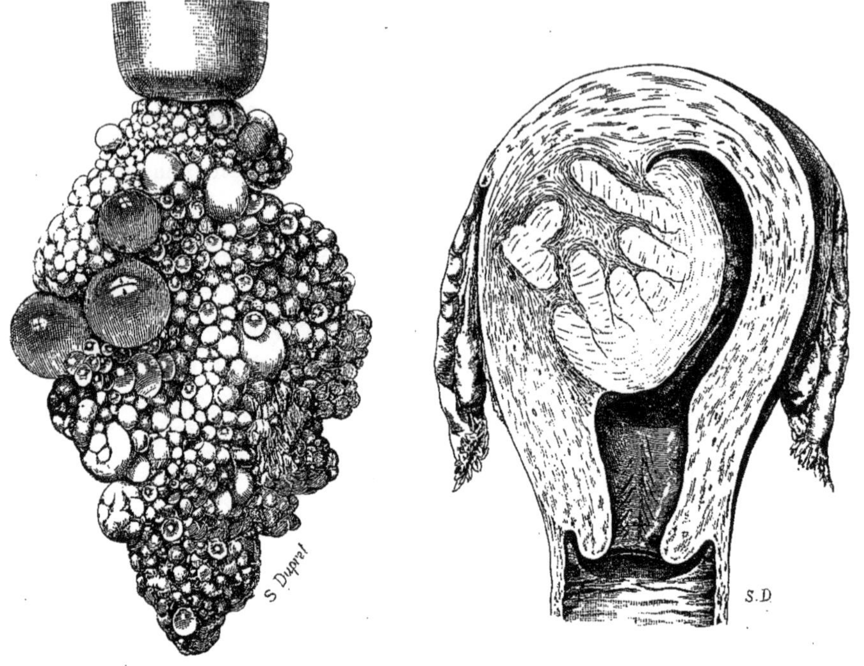

Fig. 434.
Sarcome racémeux du col utérin.

Fig. 435.
Sarcome de la paroi utérine.

définitives ne sont pas rares, et elles le sont d'autant moins que l'opération est plus précoce et qu'on hésite moins longtemps à la pratiquer.

POLYPES DE L'UTÉRUS

Les polypes de l'utérus ne constituent point une maladie particulière. Ils comprennent des productions de nature diverse, et dont le caractère commun est d'être fixé à l'intérieur de la cavité utérine par un pédicule qui leur permet de venir faire saillie au niveau de l'orifice du col.

Ces polypes se présentent macroscopiquement sous deux formes différentes : les *polypes muqueux* et les *polypes fibreux*. Les premiers sont constitués par une hyperplasie de la muqueuse qui peut donner naissance, sous l'influence de l'œdème et de l'irritation celluleuse qui l'accompagne, à une inflammation chronique, à des végétations exubérantes qui font issue par l'orifice cervical, s'infiltrent de tissu myxomateux, s'allongent plus ou moins, et finissent par donner lieu à des tumeurs pédiculées, en général de petit volume, qui font issue entre les lèvres du col utérin et pendent librement dans le vagin.

Certains de ces polypes peuvent avoir une organisation plus précise, et constituer ces *adénomes* de l'utérus, dont nous avons parlé plus haut.

Mais les polypes les plus intéressants sont les polypes fibreux. Ceux-ci sont toujours des fibromes intra-utérins qui font saillie dans l'intérieur de la cavité utérine à laquelle les rattache un pédicule plus ou moins long, et qui, sous l'influence des contractions de l'utérus, sont peu à peu expulsés et parviennent jusque dans le vagin en dilatant l'orifice cervical. Lorsque le pédicule de ces noyaux fibreux n'existe pas, ou lorsqu'il se rompt, l'issue à travers le col utérin s'accompagne de l'expulsion définitive du corps fibreux, et c'est là un des modes de guérison spontanée des fibromes. Dans les polypes volumineux, on assiste parfois à un véritable accouchement, avec ses hémorragies et ses douleurs. Lorsque le pédicule persiste, le polype

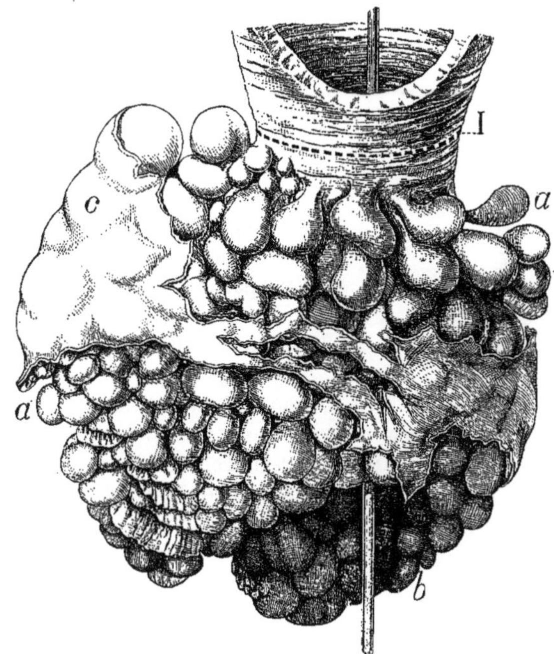

Fig. 436.
Myxo-sarcome en grappe du col utérin (PERNICE).

I, ligne où a porté l'excision *a*, *a*, *b*, grains de la tumeur. — *c*, lambeaux d'une mince membrane enveloppante.

reste dans le vagin comme suspendu à l'utérus, à l'intérieur duquel il est retenu par son pédicule. Il prend alors assez exactement la forme d'une figue, dont il a souvent le volume. L'orifice utérin est en général dilaté pour laisser passer l'extrémité supérieure du polype, qui s'amincit de plus en plus vers l'insertion de son pédicule.

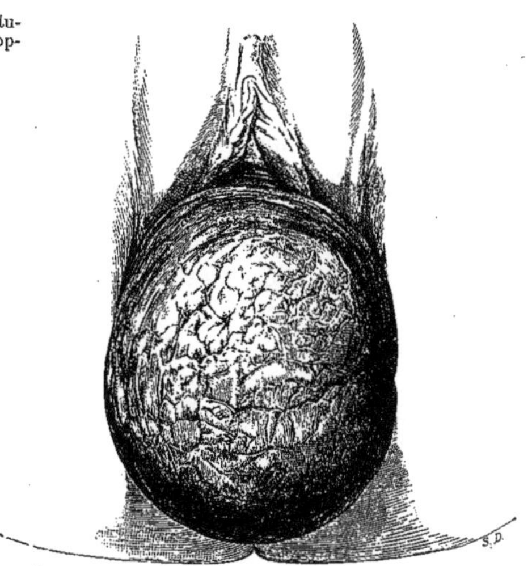

Fig. 437.
Polype de l'utérus (H. A. KELLY).

Le volume de ces polypes peut être très variable. Certains polypes muqueux sont gros comme un petit pois, un haricot, une noisette. Les polypes fibreux sont en général plus volumineux et certains peuvent atteindre la grosseur d'une tête de fœtus et quelquefois davantage.

Les hémorragies, les pertes séro-purulentes, les douleurs expulsives, assez souvent le sphacèle du polype, qui entraîne des phénomènes d'infection, constituent des accidents assez sérieux et quelquefois mmêe graves.

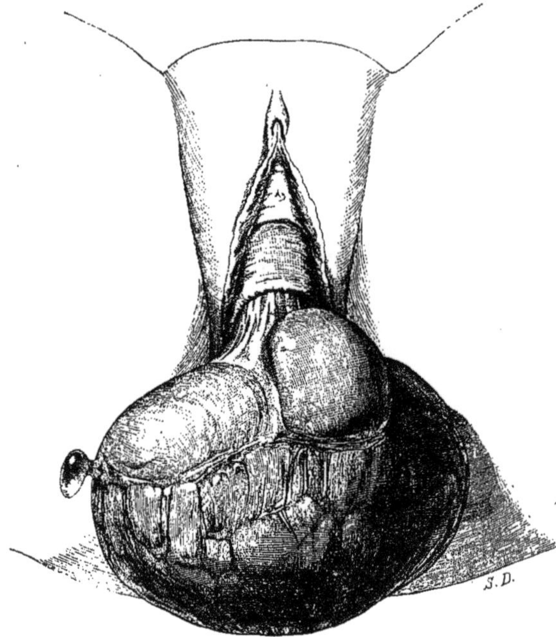

Fig. 438.
Polype de l'utérus (H. A. Kelly).

Les *symptômes* fonctionnels sont les hémorragies et les écoulements séro purulents, signes communs à la plupart des maladies utérines. L'examen direct seul permettra de les reconnaître. Pour peu que cet examen soit attentif il sera difficile de se tromper. Il faudra rechercher avec soin, en faisant avec le doigt le tour du polype, ce qui est facile dès qu'il est un peu volumineux, ses rapports avec l'orifice vaginal. Le doigt reconnaît facilement le sillon circulaire qui sépare le polype du col utérin qui l'enserre, donnant ainsi la sensation d'un véritable corps étranger faisant issue à travers le col. L'examen au spéculum permettra de vérifier et de préciser ce diagnostic et parfois même de se rendre compte, par l'exploration intra-utérine, du point d'implantation du pédicule, et des particularités anatomiques qu'il peut être utile de connaître.

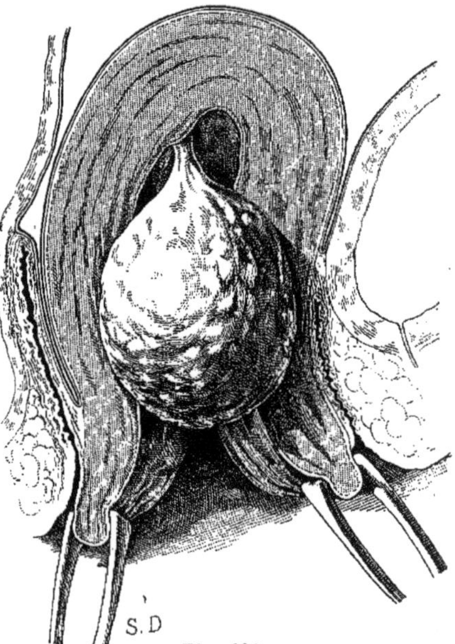

Fig. 439.
Polype de l'utérus avec son point d'implantation.

Si l'on n'est pas averti, on pourra confondre un polype de l'utérus avec une *inversion utérine*. C'est là une erreur grave car elle peut conduire à extirper, non sans faire courir à la malade des dangers sérieux, la partie saillante de l'utérus inversé prise pour le polype, dont elle peut avoir exactement l'aspect. Les commémoratifs et surtout l'hystérométrie qui, dans l'inversion utérine, ne permet pas de trouver la cavité utérine, feront éviter cette erreur.

Le traitement des polypes utérins est des plus simples. La plupart des polypes muqueux sont très faciles à arracher avec une pince, à détruire ou à sectionner au niveau de leur pédicule, si celui-ci est accessible. Il est bon de cautériser au thermo-cautère leur point d'implantation.

Les polypes fibreux seront également extirpés. Parfois il suffit de les saisir avec une pince de Museux et de les arracher par torsion. Mais quand le pédicule est volumineux, il faut le sectionner aux ciseaux. Dans certains cas de gros polypes, on pourra être conduit à pratiquer de véritables manœuvres de morcellement, comme au cours de l'extirpation d'un fibrome volumineux.

CHAPITRE III

FIBRO-MYOMES

On désigne sous le nom de *fibromes, corps fibreux, myomes, fibroïdes* (Aran) ou *fibro-myomes*, des tumeurs qui sont constituées par des éléments analogues à ceux du parenchyme utérin ; pour cette raison, Broca [1] voulait leur appliquer le nom d'*hystéromes*.

ÉTIOLOGIE ET PATHOGÉNIE

Ces tumeurs sont d'une fréquence extrême. Bayle [2] admettait qu'un cinquième, environ, des femmes en étaient atteintes. Bennett [3] croit que chez les négresses la proportion s'élève à 1/3 environ. Ces chiffres ne sont pas concluants; ils ne sont certainement pas exacts, car si l'on peut, à la rigueur, déterminer le nombre des femmes ayant des corps fibreux, parmi celles qui consultent un médecin, on ignore ce qui se passe chez celles qui n'éprouvant aucun trouble fonctionnel, ne subissent pas d'examen.

A côté des fibromes appréciables au toucher et au palper, il en est de très petits, ne s'accompagnant d'aucune modification de l'organe et que l'on découvre en sectionnant le parenchyme utérin. D'autres, plus rudimentaires encore, ne peuvent être reconnus qu'à l'examen microscopique.

Exceptionnels avant 25 ans, les fibro-myomes ont leur plus grande fréquence entre 30 et 45 ans, mais dans la majorité des cas, leur début est bien antérieur à l'époque où l'on s'aperçoit de leur existence.

L'*hérédité* paraît avoir une certaine part dans leur production : il n'est pas rare d'observer des fibro-myomes chez plusieurs femmes de la même famille. Nous avons eu l'occasion d'en voir des exemples portant sur trois générations.

Cohnheim croit à une influence congénitale, comme pour d'autres tumeurs. Léopold [4] se prononce encore plus nettement dans ce sens.

[1] Broca. *Traité des tumeurs*.

[2] Bayle. Article Corps fibreux du *Dict. des Sciences médicales*.

[3] Bennett. *Traité des maladies des femmes*, trad. par M. Peter, 1864.

[4] Léopold. *Virchow's Archiv*.

En dehors de l'hérédité directe, le tempérament mérite d'être pris en considération : tout à fait exceptionnelles chez les lymphatiques, les tumeurs fibreuses se rencontrent surtout chez les neuro-arthritiques (F. Siredey, Landouzy).

Virchow, dans son remarquable et classique traité des tumeurs, n'a pas voulu séparer les myomes utérins des néoformations conjonctives, tant à cause du rôle complexe que jouent dans leur développement les éléments lamineux proprement dits et les fibres musculaires lisses, que des relations étroites qui existent entre ces deux tissus.

G. Richelot [1], rappelant les tendances sclérogènes des neuro-arthritiques, a insisté judicieusement sur les affinités que présentent avec *la myomatose diffuse, les gros utérus scléreux hypertrophiés*.

Les recherches de Strassmann et Lehmann ont montré chez un grand nombre de femmes, la coexistence d'artérites chroniques, de polyscléroses viscérales, avec les fibro-myomes. Ces diverses associations morbides sont, en effet, très communes, et on peut relever en outre, chez la plupart de ces fibromateuses, d'autres stigmates d'arthritisme : migraines, obésité, affections articulaires, lithiase biliaire ou rénale, etc.

Dans le même ordre d'idées, on peut encore invoquer la fréquence beaucoup plus grande des tumeurs fibreuses dans la clientèle de la ville que dans celle de l'hôpital. Schroeder en a observé 362 cas dans sa clientèle privée contre 235 à sa policlinique ; Hofmeier en a relevé 515 cas dans sa clientèle et 283 parmi les femmes, cependant beaucoup plus nombreuses, qui venaient à sa policlinique. Ces deux statistiques sont réellement concluantes à ce point de vue.

Simpson et d'autres auteurs ont soupçonné la grossesse et l'accouchement de favoriser le développement des fibro-myomes.

Or, depuis longtemps, Bayle [2] avait fait remarquer la fréquence plus grande des corps fibreux chez les *femmes stériles* ou peu *fécondes*.

Cruveilhier [3] considérait également les tumeurs fibreuses comme étant plus communes chez les *vierges* ou chez les *femmes stériles*. Cette appréciation est absolument conforme à ce que nous enseigne l'observation clinique. Les vieilles filles, les femmes qui se sont mariées tard, fournissent une proportion relativement élevée de myomateuses.

Gusserow [4] réagit contre cette opinion en s'efforçant de démontrer que la stérilité était non pas la cause, mais le plus souvent la conséquence des tumeurs développées dans l'utérus.

Emmet se range parmi ceux qui croient que la grossesse peut avoir une influence favorable pour les femmes ayant des fibromes. Au Congrès international de médecine de 1900 (Paris), Hofmeier s'est prononcé catégoriquement dans le même sens, affirmant que l'absence de grossesse facilite la production des myomes.

Dans une très intéressante communication à la Société d'Obstétrique de Paris, Treub d'Amsterdam n'a pas hésité à conclure que « le manque, ou la cessation « précoce de tout le processus de la reproduction favorise la production des fi- « bromes et en est même le facteur le plus important ».

[1] G. Richelot. *La chirurgie de l'utérus.* Paris, 1902.

[2] Bayle. *Loc. cit.*

[3] J. Cruveilhier. *Anatomie pathologique générale.*

[4] Gusserow. *Die Neubildungen der Uterus*, 1878.

Le Professeur PINARD [1] s'est fait le défenseur convaincu de cette théorie qu'il a brillamment développée dans des leçons, à la clinique Baudelocque.

Cette doctrine n'est pas seulement fondée sur des conceptions théoriques, elle s'appuie sur des faits : les myomes participent à l'accroissement du parenchyme utérin au cours de la grossesse, les fibres-cellules qui les constituent se multiplient et s'hypertrophient en même temps que celles qui composent la trame normale de l'utérus. Après l'accouchement, toutes ces cellules hypertrophiées subissent la même dégénérescence, et leurs éléments désagrégés sont phagocytés puis entraînés par les lymphatiques, qui, au cours de l'involution utérine, débarrassent l'organe de ses déchets.

La clinique, d'accord avec ces recherches, nous montre, en effet, l'influence régressive de la grossesse sur les myomes, dans un certain nombre de cas. Mais cette action est-elle constante ? Est-elle même très fréquente ? Il est difficile de l'affirmer. Nous avons vu maintes fois des fibro-myomes chez des multipares dont les unes avaient quatre et même six enfants. De plus, tous les gynécologues ont pu suivre des femmes qui présentant des corps fibreux avant une grossesse, conservaient les mêmes tumeurs, fort peu modifiées de forme et d'aspect, quelques mois après leur accouchement.

Comme l'a dit GUSSEROW, d'ailleurs, il est des cas dans lesquels les myomes sont un obstacle à la fécondation ou au développement normal de la grossesse. On rencontre fréquemment des jeunes femmes qui, de vingt à trente ans, dans les années qui suivent leur mariage, se plaignent de rester stériles, malgré leur grand désir d'avoir des enfants. Quelques années plus tard, on constate chez ces mêmes femmes des fibro-myomes en évolution.

Si intéressante que soit l'influence régressive de la grossesse sur un certain nombre de corps fibreux, il est difficile d'en faire la base exclusive d'une théorie pathogénique.

On peut admettre avec TREUB et avec le professeur PINARD que c'est l'enfantement qui assurera « le grand nettoyage, le déblayage, provoqué par les suites de l'accouchement », mais encore faudrait-il savoir avec précision quelles sont la nature et l'origine de ces éléments, tant *normaux* que *pathologiques*, dont le parenchyme utérin a besoin d'être débarrassé à certains moments. Or, ce point n'a pas encore été éclairci : nous ignorons, à l'heure actuelle, le mécanisme intime par lequel prennent naissance ces nodules rudimentaires, à l'origine, aussi bien que les circonstances en vertu desquelles quelques-uns de ces nodules acquièrent un développement colossal, tandis que d'autres demeurent indéfiniment stationnaires.

VIRCHOW faisait, dans la genèse des myomes, une part prépondérante au tissu conjonctif, qu'il considérait d'ailleurs comme l'élément le plus actif de leurs transformations ultérieures. Il reconnaissait l'influence que des phénomènes d'irritation locale pouvaient avoir sur leur développement.

KLEBS [1], KLEINWACHTER [2] pensent que les fibro-myomes dérivent des vaisseaux capillaires : des cellules rondes émigrant des vaisseaux se disposeraient parallèlement à eux, se transformeraient en cellules connectives et muscu-

[1] A. PINARD. Des fibro-myomes de l'utérus, et en particulier des causes qui favorisent leur éclosion ou leur développement. (*Annales de gynécol. et d'obstétr.*, janvier 1904.)

[2] KLEINWACHTER. *Handbuch. der pathol. Anat.*

laires. Roesger[1] localiserait ce processus autour des artérioles. Gottschalk[2] a vu la tumeur se développer autour d'une artère hélicine dont les parois sont envahies progressivement par le néoplasme.

Les recherches personnelles de Pilliet[3], celles qu'il a entreprises ultérieurement avec Costes[4] ont confirmé ces observations, et elles ont fait accepter par la plupart des auteurs l'*origine vasculaire* des myomes. On verrait apparaître tout d'abord autour d'un vaisseau, artériole ou capillaire, des cellules embryonnaires, qui l'entoureraient à la façon d'un manchon; ces cellules se multiplieraient et prendraient peu à peu l'aspect de fibres lisses, disposées circulairement autour du vaisseau. Les cellules nouvelles refouleraient vers la périphérie du nodule les cellules plus anciennes qui disparaîtraient, remplacées par du tissu fibreux; des prolongements du vaisseau deviendraient le centre d'un processus analogue et donneraient lieu à de nouvelles productions myomateuses.

Ainsi envisagé, le fibrome apparaît à Pilliet comme *une maladie primitive du réseau vasculaire utérin.*

Keiffer[5], dont on connaît les très remarquables recherches sur l'histologie normale et pathologique de l'utérus, a récemment étudié la pathogénie des myomes : il se montre beaucoup moins affirmatif que les auteurs précédents.

Il a examiné un grand nombre d'utérus myomateux, en portant surtout ses investigations sur les nodules rudimentaires, que l'on pouvait considérer comme des tumeurs jeunes, de développement récent, il a pu se rendre compte que ces néoformations apparaissent aussi bien au milieu du tissu musculaire que dans la trame conjonctive qui sépare les faisceaux de fibres lisses, ou dans la paroi même des vaisseaux sanguins, sans que l'on puisse conclure à l'existence d'un processus uniforme, invariable.

Les études poursuivies depuis quelques années, sur ce sujet, par l'un de nous avec Henri Lemaire, semblent jusqu'ici confirmer l'interprétation éclectique de Keiffer. Quant à la cause première de ce processus, elle nous est complètement inconnue.

Galippe avait signalé, il y a quelque vingt ans, la présence de *microbes* dans les fibromes ; Vedeler y avait découvert des *amibes*. Ces faits n'ont pas été confirmés par les nombreux micrographes et gynécologues qui se sont occupés de cette question.

Pilliet[6] avait admis la nature inflammatoire de certains fibromes, et considérait l'infection comme étant le point de départ de la prolifération périvasculaire. Cette hypothèse a trouvé d'assez nombreux partisans parmi les chirurgiens. Legueu et Marien[7], ayant constaté dans un polype fibreux un noyau inflammatoire périglandulaire dans la masse myomateuse, ont admis la même interpré-

[1] Roesger. Ueber Bau und Entsehung der Uteri (*Zeitsch. für Geh. und Gyn.*).

[2] Gottschalk. Ueber die Histogenese und Ætiologie der Uterus myomas. (*Centralblatt für Gyn.*, 1894.)

[3] Pilliet. Une hypothèse sur l'origine des fibro-myomes. (*Bullet. Soc. Anal.*, janvier 1894.)

[4] Pilliet et Costes. Contribution à l'étude de l'anatomie pathologique des fibromes de l'utérus et de ses annexes. (*Comptes rendus Soc. Biologie*, oct. 1894.)

[5] Keiffer, de Bruxelles. Recherches sur la localisation et le mode de développement des myomes de l'utérus humain. (*La Gynécologie*, février 1906.)

[6] Pilliet. Comptes rendus. *Soc. Biol.*, mars 1896.

[7] Legueu et Marien. *Soc. Anal.*, 1896.

tation. Quelques années plus tard Claisse[1], dans sa thèse inaugurale, a réuni plusieurs faits analogues, assurément fort intéressants, mais qui ne paraissent pas de nature à orienter définitivement dans le sens de l'infection la pathogénie des myomes.

Cette interprétation est, en effet, peu conforme aux données de la clinique : on rencontre des corps fibreux chez de très nombreuses femmes manifestement indemnes de toute infection utérine, et même chez des vierges qui n'ont jamais présenté le moindre trouble génital, tandis que beaucoup d'utérus infectés depuis de longues années ne renferment pas la plus petite trace de néoformation myomateuse. Il n'est nullement démontré, d'ailleurs, que cette hyperplasie musculaire soit une *réaction inflammatoire*.

Frappé de la coïncidence presque constante de lésions sclérokystiques des ovaires avec les fibro-myomes, Hégar s'est demandé s'il ne fallait pas chercher dans ces altérations la cause des néoformations observées dans le parenchyme utérin. Il ne semble pas qu'il y ait une subordination réelle de l'un de ces phénomènes à l'autre ; il est probable qu'ils subissent l'influence commune d'une cause générale, que nos connaissances actuelles ne nous permettent pas de préciser.

Toutefois, l'impression qui se dégage de ces longues considérations théoriques, conduirait plutôt à envisager la production des myomes utérins comme un *trouble dystrophique* dans lequel une part prépondérante reviendrait aux *influences héréditaires* et *diathésiques*.

L'observation clinique nous montre que les utérus myomateux participent aussi vivement que les utérus scléreux à l'éréthisme de l'appareil génital, que celui-ci soit lié à la fluxion cataméniale physiologique, ou qu'il résulte de fatigues, d'excitations locales ou d'une hygiène défectueuse. Ces mêmes circonstances se faisant également sentir sur les ovaires, provoquent leur transformation scléreuse et kystique.

Ces réactions communes sont-elles suffisantes pour que l'on attribue ces divers troubles trophiques à une commune influence diathésique? Quoi qu'il en soit, il y a là des indications qui ont une réelle valeur au point de vue de la prophylaxie et du traitement médical des fibro-myomes.

ANATOMIE PATHOLOGIQUE

Les fibromes se présentent presque toujours sous la forme de noyaux arrondis, blanchâtres, d'une consistance en général ferme, et dont les tranches de section, lorsqu'on vient à les inciser, s'écartent l'une de l'autre, sous l'influence de l'élasticité du tissu. Il est facile de voir, lorsqu'on les coupe, des faisceaux de fibres qui tantôt se disposent en couches concentriques assez régulières, et tantôt tourbillonnent autour de plusieurs points centraux en formant une masse plus ou moins bosselée. Au microscope on voit que ces noyaux sont formés de fibres musculaires lisses et de fibres conjonctives à l'état de pureté. Il se passe là ce qui se passe dans l'utérus lui-même, et ces tumeurs sont toujours des fibromyomes. Mais suivant la prédominance des éléments conjonctifs ou musculaires, on peut rencontrer des fibromes presque purs, souvent très durs, ou des myomes également presque purs, d'une consistance beaucoup moins ferme.

[1] Claisse. Recherches sur le développement des fibro-myomes et des adéno-myomes de l'utérus. Thèse de Paris, 1900.

Leur volume est des plus variables et l'on en trouve de toutes les grosseurs, depuis le noyau microscopique qui vient à peine de naître, jusqu'à la tumeur colossale qui peut atteindre un poids de 50 kilogrammes. En général, au moment où les événements conduisent à les opérer, leur grosseur varie de celle d'une noix à celle d'une tête d'enfant.

Leur nombre ne varie pas moins que leur volume. Quand il n'y en a qu'un seul, il est alors, en général, assez volumineux. Plus souvent encore on rencontre cinq, huit, dix noyaux et davantage, irrégulièrement disséminés dans l'épaisseur du tissu utérin. Nous en avons compté jusqu'à 35.

Ils repoussent devant eux le tissu utérin en s'entourant d'une sorte de coque

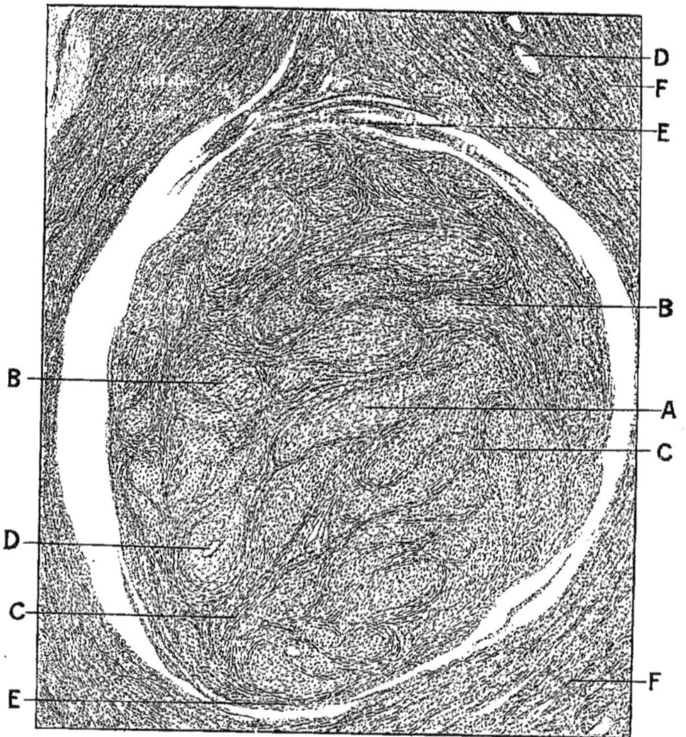

Fig. 440.

Fibro-myome encapsulé dans le muscle utérin.

A, fibro-myome. — B, Faisceaux myomateux. — C, faisceaux conjonctifs. — D. vaisseaux sanguins. — E, capsule conjonctive. — F, muscle utérin.

conjonctive (fig. 440), qui rend leur énucléation facile. Bien qu'il y ait entre eux et les parties voisines des connexions vasculaires, sans lesquelles leur développement ne serait pas possible, ces connexions sont en général fragiles; elles peuvent même disparaître, en provoquant parfois le ramollissement et la gangrène du noyau qui se trouve privé de tout apport sanguin.

Le tissu utérin s'épaissit autour d'eux, et il y a toujours un certain degré d'hypertrophie de la matrice, dont les parois rappellent parfois, par leur épaisseur, celles de l'utérus gravide. Il y a d'ailleurs entre le développement des fibromes et l'activité de l'utérus des relations singulières. C'est ainsi que, pendant la grossesse, les fibromes prennent un accroissement parfois énorme. Après l'accouchement, les tumeurs fibreuses participent aux phénomènes d'involution qui se manifestent du côté de l'utérus. Ils diminuent et peuvent sortir de cette crise plus petits qu'ils n'y étaient entrés. On a même signalé leur disparition. De même la ménopause a sur eux une influence manifeste. Non seulement on ne voit pour ainsi dire jamais un fibrome naître et grossir après la cessation des règles, mais ceux qui existent à cette époque critique cessent souvent de s'accroître, ils peuvent diminuer et même disparaître. On conçoit de quelle importance est cette notion au point de vue du traitement.

Mais les fibromes peuvent évoluer d'une autre façon. Ils subissent parfois diverses dégénérescences et en particulier la *dégénérescence graisseuse*. Cette dégénérescence se fait aux dépens de l'élément musculaire, et l'on comprend comment, la graisse venant ensuite à disparaître, cette dégénérescence peut constituer un processus d'atrophie.

Certains noyaux fibreux, en général de petit volume, peuvent présenter la *dégénérescence calcaire*. Il se fait dans ce tissu conjonctif, presque toujours vers les parties centrales, un dépôt de phosphate, de carbonate ou de sulfate de chaux, qui se disposent en aiguilles plus ou moins irrégulières ou s'accumulent en masses compactes. Ces formations, s'énucléant vers la cavité utérine, ont pu être expulsées au dehors, en donnant lieu à ces calculs utérins, à ces pierres de la matrice qui intriguaient fort les anciens auteurs.

On trouve parfois les fibromes creusés de cavités plus ou moins spacieuses, qui leur ont fait donner le nom de *fibromes kystiques*. A vrai dire ce ne sont pas des kystes véritables, en ce sens que les cavités ne sont point limitées par une paroi épithéliale propre. Ce sont des cavités, des géodes, des lacunes plus ou moins prononcées, qui se sont creusées dans l'épaisseur du corps fibreux par des mécanismes très divers. Tantôt ce sont des infiltrations œdémateuses qui dissocient les tissus et laissent à leur place, après résorption, des cavités qui peuvent se remplir ultérieurement soit de sang, soit de sérosité. Des hémorragies interstitielles évoluent quelquefois de la même façon. Tantôt, ce sont des espaces lymphatiques démesurément distendus. Parfois enfin il peut y avoir de véritables cavités kystiques par inclusion d'une glande de la muqueuse et par un processus de prolifération active. Lorsque les vaisseaux sanguins se dilatent à leur tour, on se trouve en présence de *fibromes télangiectasiques* qui peuvent prendre un aspect véritablement caverneux et provoquer parfois de graves difficultés opératoires.

La *dégénérescence sarcomateuse* n'est pas rare, et c'est une de celles qui nous intéresse le plus, car aux environs de la ménopause elle vient assombrir sérieusement le pronostic de ces fibromes. On les voit se métamorphoser en de véritables néoplasmes malins qui dépassent les limites de l'utérus, adhèrent aux organes voisins, envahissent tout devant eux et constituent des tumeurs qui deviennent rapidement inopérables.

Un fibrome ne peut pas, à proprement parler, dégénérer en épithélioma. Mais on voit parfois la coexistence des deux affections, soit dans le corps utérin, soit même dans le col. Dans ces conditions, la prolifération épithéliale s'est faite aux dépens des glandes dont le fond peut pénétrer plus ou moins profondément

PLANCHE I

Figure 1. — Coupe d'un utérus fibromateux en voie de sphacèle.

Figure 2. — Coupe d'un utérus fibromateux à noyaux multiples. Nécrobiose partielle.

Les quatre planches en couleurs hors texte de ce Traité sont des reproductions typographiques, sans aucune retouche, de photographies en couleurs, prises par **Lumière,** *d'après des pièces du professeur* **A. Pollosson** *(de Lyon).*

PLANCHE I

Figure 1. — Coupe d'un utérus fibromateux en voie de sphacèle.

Figure 2. — Coupe d'un utérus fibromateux à noyaux multiples. Nécrobiose partielle.

Les quatre planches en couleurs hors texte de ce Traité sont des reproductions typographiques, sans aucune retouche, de photographies en couleurs, prises par Lumière, d'après des pièces du professeur A. Pollosson (de Lyon).

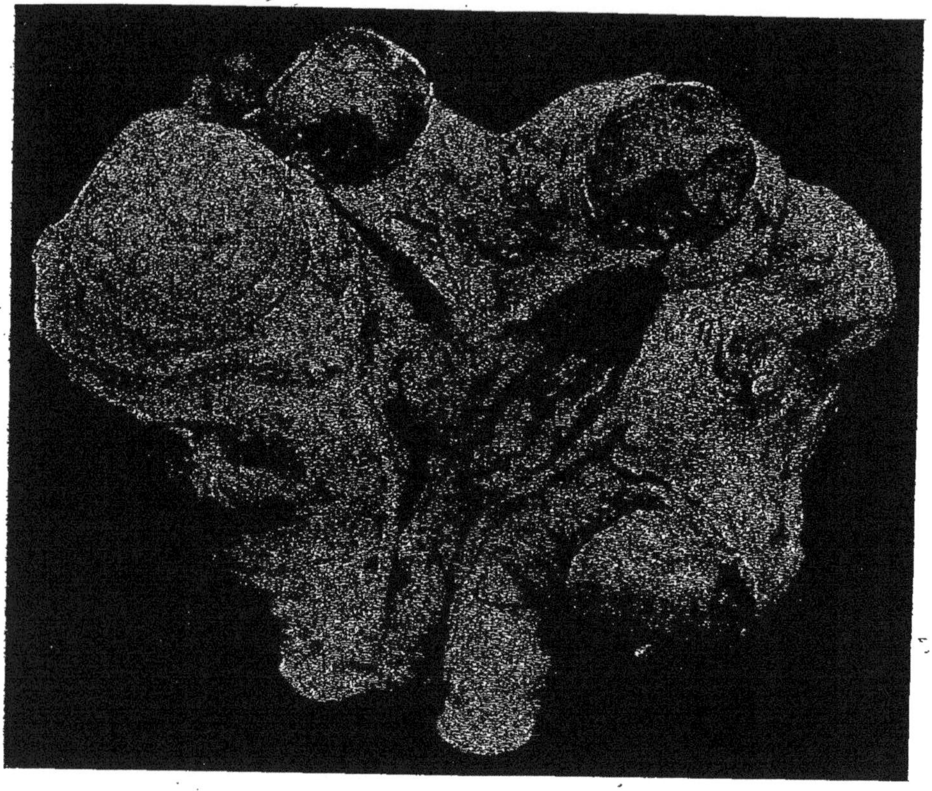

FIGURE 1.

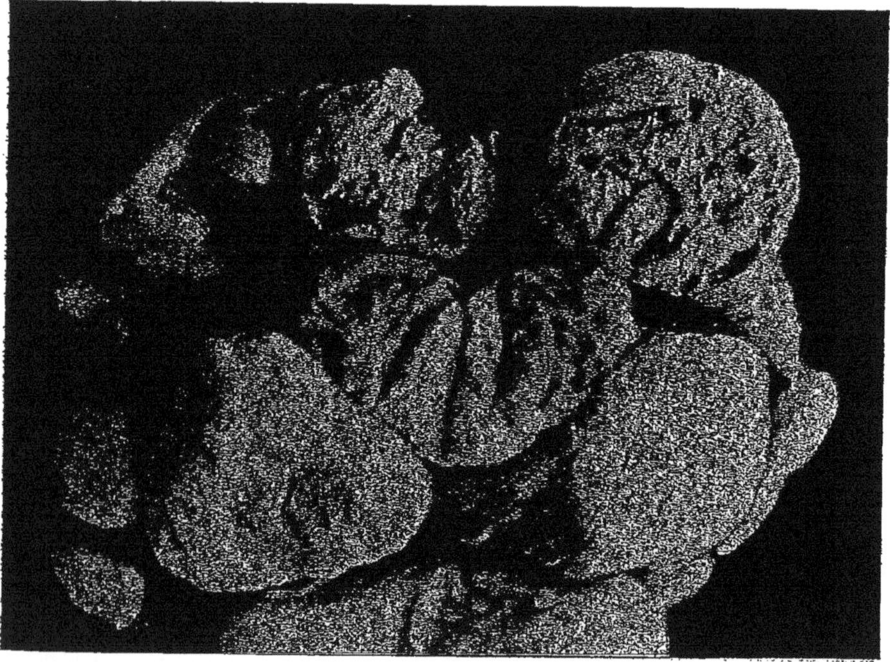

FIGURE 2.

OCTAVE DOIN ET FILS, ÉDITEURS

dans l'épaisseur du tissu utérin. De même les glandes cervicales et l'épithélium du col sont le point de départ de quelques-uns de ces épithéliomas. Il y a là une sorte d'association entre le fibrome et le cancer. Il ne paraît pas douteux, comme le pense Richelot qu'un utérus fibromateux, à tendance hyperplasique, soit, plus qu'un autre, prédisposé au développement du cancer. Mais le fait est rare, et c'est pourquoi il ne nous paraît pas légitime d'en tirer les conclusions thérapeutiques soutenues par Richelot qui pense qu'il vaut mieux, au cours d'une hystérectomie pour fibrome, enlever le col et faire une hystérectomie totale pour empêcher qu'un cancer ne vienne ultérieurement s'y greffer.

Enfin, les fibromes utérins peuvent être, soit par leur situation, soit par leur volume et leur défaut de vascularisation, le siège de phénomènes d'*infection*, de *suppuration* et de *gangrène* dont on devine toute la gravité. Ces infections ont leur point de départ au niveau de la muqueuse. La cavité utérine, déformée par les tumeurs, présente des anfractuosités dans lesquelles sont parfois retenues les sécrétions. Celles-ci sont envahies par divers microbes pathogènes, en particulier par des anaérobies qui y trouvent des conditions éminemment favorables à leur développement ; c'est là que prennent naissance ces phénomènes infectieux qui désorganisent les tumeurs et sont le point de départ de fâcheuses complications.

La situation des fibromes dans l'utérus est infiniment variable et l'on comprend que, suivant leur nombre, suivant leur grosseur, suivant leur siège, ils puissent donner à l'utérus qui les porte toutes les physionomies possibles.

Quand ils se développent dans l'épaisseur même du tissu utérin, ils sont dits *interstitiels*. Lorsqu'ils naissent sur la limite du tissu musculaire, immédiatement sous le péritoine qu'ils soulèvent, ce sont des fibromes *sous-péritonéaux*. Ils sont au contraire *sous-muqueux*, lorsqu'ils apparaissent dans la zone musculaire qui est en contact avec la muqueuse. Lorsqu'ils se développent et s'accroissent en repoussant devant eux la séreuse, ils font sur l'utérus une saillie de plus en plus marquée au point de s'extérioriser pour ainsi dire complètement et de ne plus tenir à l'utérus que par un étroit pédicule, qui peut s'allonger et se rompre, ou se tordre en donnant lieu à des accidents divers. Quand cette énucléation progressive se fait du côté de la muqueuse, le corps fibreux peut arriver à faire saillie dans la cavité utérine, et à constituer un véritable *polype* à pédicule plus ou moins long, polype qui donne lieu à des tentatives d'expulsion spontanée, à des hémorragies, et parfois à un véritable accouchement du fibrome qui est expulsé au dehors au milieu de douleurs ressemblant à celles de l'enfantement.

Suivant que le fibrome siège dans le corps ou vers le fond de l'utérus, au niveau du col, dans la paroi antérieure ou la paroi postérieure, il donne lieu aux phénomènes objectifs les plus dissemblables. Parfois même, lorsqu'il se développe sur les côtés de l'utérus, il peut filer dans l'épaisseur du ligament large et constituer à son niveau une tumeur d'allure très particulière.

On comprend que, suivant le point où il naît et le sens dans lequel il se développe, les connexions d'un corps fibreux puissent être des plus dissemblables.

Lorsqu'il se développe sur la face antérieure de l'utérus il pourra comprimer la vessie et l'écraser plus ou moins contre le pubis en étranglant à ce niveau la partie inférieure des uretères, au grand dommage de l'intégrité du rein. Lorsqu'il se développe au contraire dans la paroi postérieure, il comprime le rectum dans la concavité sacrée au point de provoquer parfois une gêne considérable dans la circulation des matières intestinales. Lorsqu'il se développe dans le col il peut donner à celui-ci des proportions démesurées, en rejetant l'orifice vers la périphérie, en distendant à l'extrême la partie supérieure du vagin, et en comprimant, par la même occasion, les organes pelviens (fig. 441).

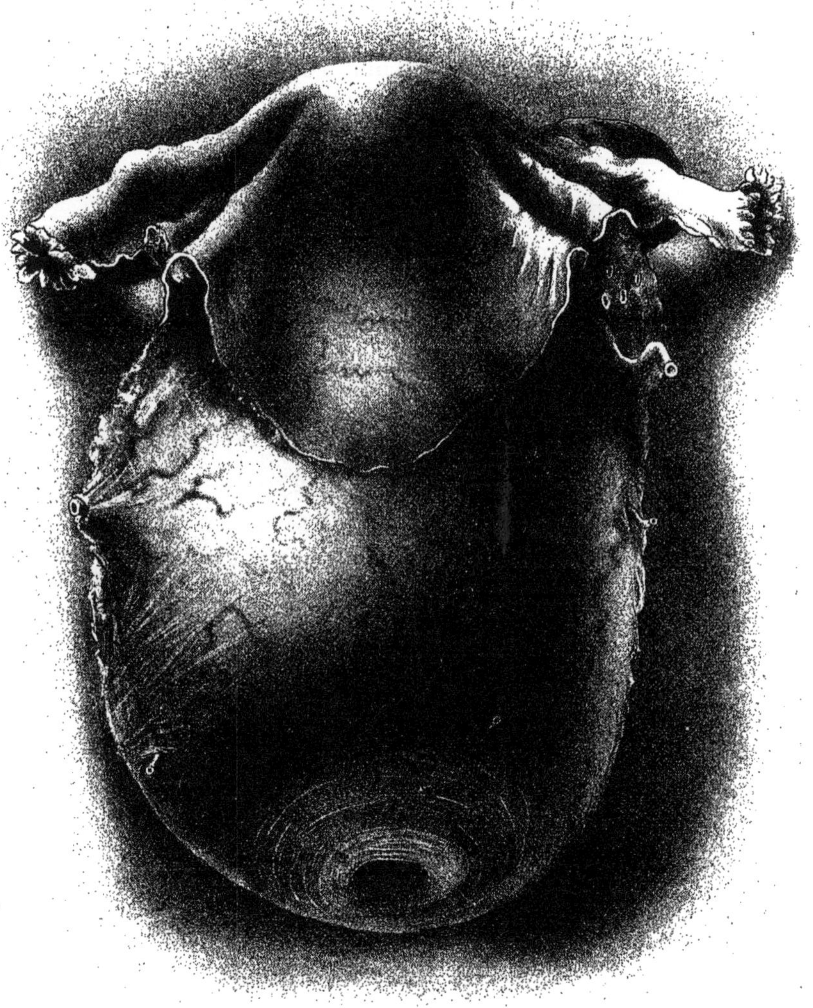

Fig. 441.
Fibrome utérin développé dans le col.

Le développement des noyaux fibreux et particulièrement des noyaux interstitiels détermine d'une façon presque constante un phénomène de la plus haute importance au point de vue du diagnostic. C'est l'*agrandissement de la cavité utérine*. On conçoit que lorsqu'un fibrome de la grosseur d'une tête de fœtus vient à se développer progressivement dans la paroi postérieure de l'uterus, par exemple, cette paroi s'allonge peu à peu, et le fond de l'utérus se trouvant reporté à 12, 15 et même 20 centimètres de l'orifice cervical, la cavité utérine se trouve agrandie dans les mêmes proportions. Cet agrandissement, qu'il est facile de mesurer à l'hystéromètre, sera donc un signe clinique des plus précieux, puisqu'il n'y a en réalité que la grossesse qui puisse provoquer un phénomène semblable. Mais il peut parfois être difficile ou même impossible de constater ce signe capital, lorsque, par exemple, la saillie d'un noyau fibreux dans l'intérieur de la cavité utérine vient barrer la route à l'hystéromètre qui l'explore.

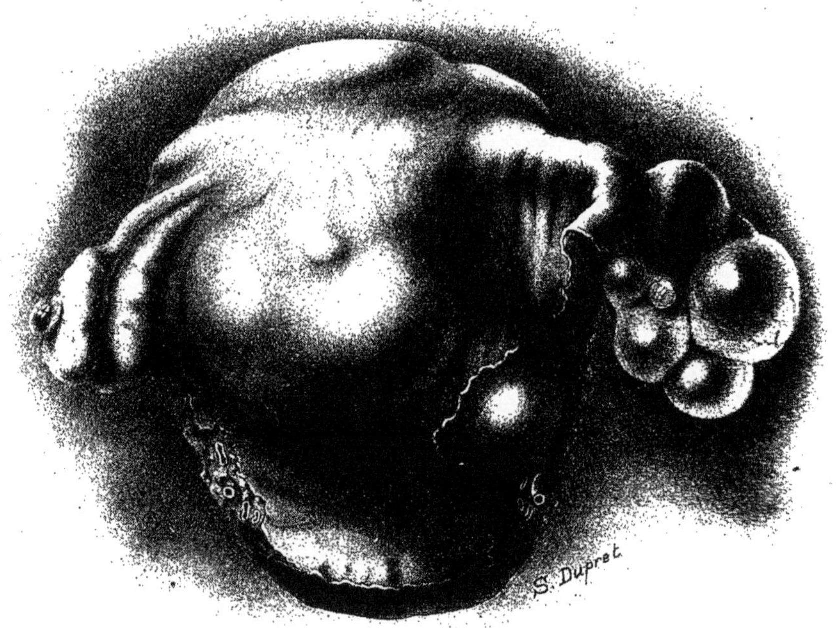

Fig. 442.
Fibrome à noyaux multiples avec annexite bilatérale.

Cette modification de l'utérus n'est pas la seule. Il y a souvent, nous l'avons déjà vu, des phénomènes d'hypertrophie du tissu musculaire et de véritables lésions de métrite interstitielle. Il y a aussi des lésions de la muqueuse, atteinte d'endométrite, qui jouent quelquefois un rôle dans les hémorragies profuses si communes au cours de l'évolution des fibromes.

Les annexes sont très souvent malades. Ce sont tantôt les trompes et tantôt les ovaires, tantôt les deux à la fois qui présentent des lésions. Les salpingites sont fréquentes, et il n'en saurait être autrement car les troubles circulatoires et les lésions de la muqueuse utérine sont autant de causes propices à l'infection. Parfois on rencontre simplement un peu de salpingite catarrhale, parfois d'anciennes lésions d'hydrosalpinx et parfois enfin des trompes purulentes dont la rupture ou l'inflammation peuvent déchaîner les accidents les plus graves. Il est extrêmement commun de rencontrer des ovaires scléro-kystiques en dehors de toute infection appréciable, et la fréquence de ces dégénérescences est une des raisons qui militent en faveur de la suppression des ovaires au cours des hystérectomies pour fibromes.

Le développement des fibromes utérins détermine assez souvent des lésions de voisinage. Les poussées congestives et inflammatoires en particulier, provoquent parfois un peu d'ascite, mais plus souvent des adhérences soit aux anses

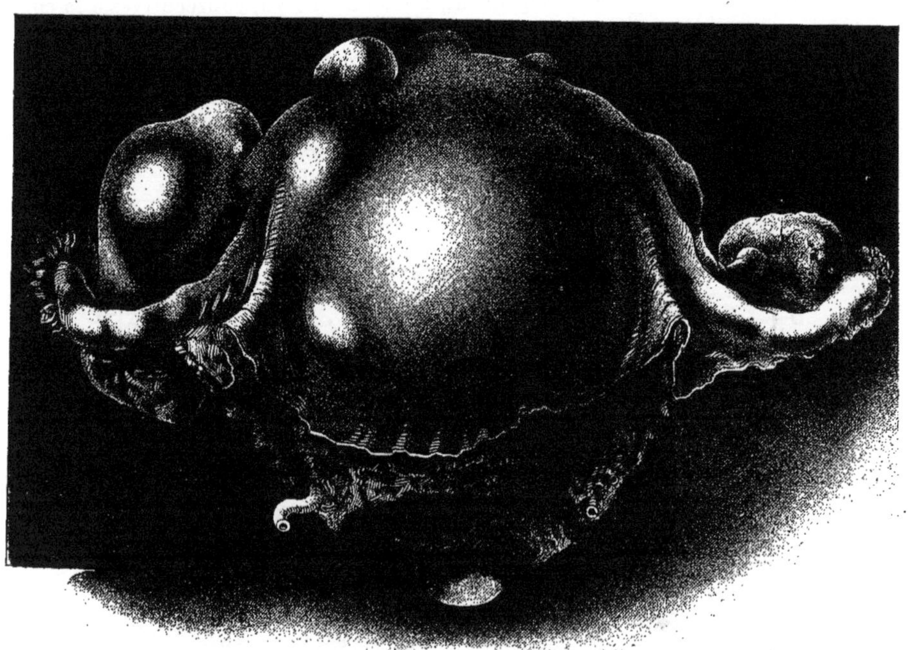

Fig. 443.
Fibromes à noyaux multiples avec altérations des annexes.

intestinales, soit à l'épiploon. Ces adhérences sont souvent très intimes, si bien qu'il peut être très difficile, au cours d'une opération, de séparer la tumeur de l'anse qui lui est pour ainsi dire soudée. Des connexions vasculaires s'établissent et l'on voit souvent des arborisations d'un assez gros volume passer de l'intestin sur la tumeur et réciproquement. C'est surtout au niveau de l'épiploon que le développement de ces vaisseaux de nouvelle formation prend de l'importance, et l'un de nous a constaté, dans un cas où un énorme fibrome avait vu se tarir les sources que lui apportait le sang, à la suite de la torsion de l'utérus sur lequel il était implanté, des vaisseaux artériels volumineux et des veines grosses comme le doigt passer du fibrome dans l'épiploon. Dans certains cas la nutrition du fibrome peut se faire exclusivement par ces voies nouvelles, et c'est ainsi que certains fibromes auxquels une rupture ou une torsion du pédicule a fait perdre toute irrigation sanguine venant de l'utérus, continuent à vivre et à se développer grâce au sang qui leur est apporté par ces voies anormales. On peut rencontrer aussi, dans ces conditions, d'énormes vaisseaux lymphatiques.

Enfin, et ce ne sont pas les complications les moins sérieuses, les fibromes utérins, surtout lorsqu'ils ont atteint un certain volume, s'accompagnent souvent d'altérations viscérales. Le foie présente parfois un degré notable de dégénérescence graisseuse. Il en est de même du cœur, qui en outre s'hypertrophie, surtout au niveau de sa moitié gauche, comme il le fait dans la plupart des tumeurs de l'abdomen. Mais les altérations les plus graves sont celles qui surviennent du côté des reins, et qui sont, nous l'avons vu, consécutives à la compression des uretères. Pyélites, pyélonéphrites, hydronéphroses se rencontrent assez communément, et cette désorganisation du tissu rénal, qui ne se traduit pas toujours cliniquement par de l'albuminurie rend le pronostic du fibrome particulièrement grave.

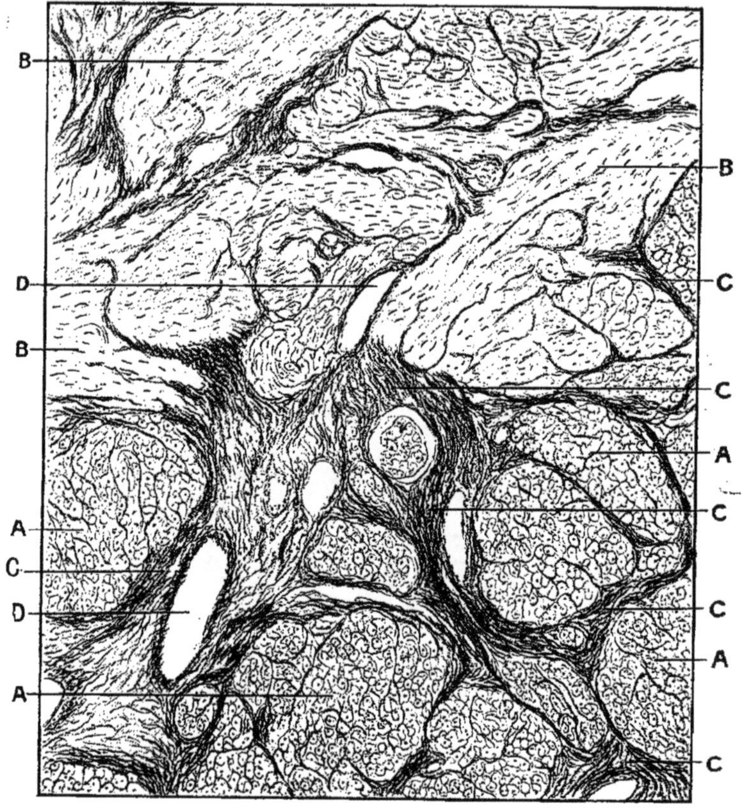

Fig. 444.
Fibro-myome.
A, faisceaux myomateux sectionnés transversalement. — B, faisceaux conjonctifs myomateux sectionnés longitudinalement. — C, faisceaux conjonctifs. — D, vaisseaux sanguins.

Enfin, il n'est pas douteux qu'il y ait des altérations fréquentes du système vasculaire. On trouve presque toujours, se rendant à l'utérus fibromateux ou en revenant, des artères considérables et des veines parfois énormes. Il y a en outre des lésions des veines du bassin et des membres inférieurs. Que ces altérations vasculaires soient dues à des compressions ou à une activité circulatoire particulière, elles n'en existent pas moins et c'est ce qui explique sans doute la fréquence relative des phlébites et des accidents emboliques à la suite de l'extirpation des fibromes, alors qu'on en voit si rarement après les hystérectomies pour salpingo-ovarites, qui se font cependant dans des conditions d'asepsie moins parfaites.

Structure histologique des fibro-myomes. — Histologiquement, les fibromyomes sont constitués par les mêmes éléments que le parenchyme utérin : des

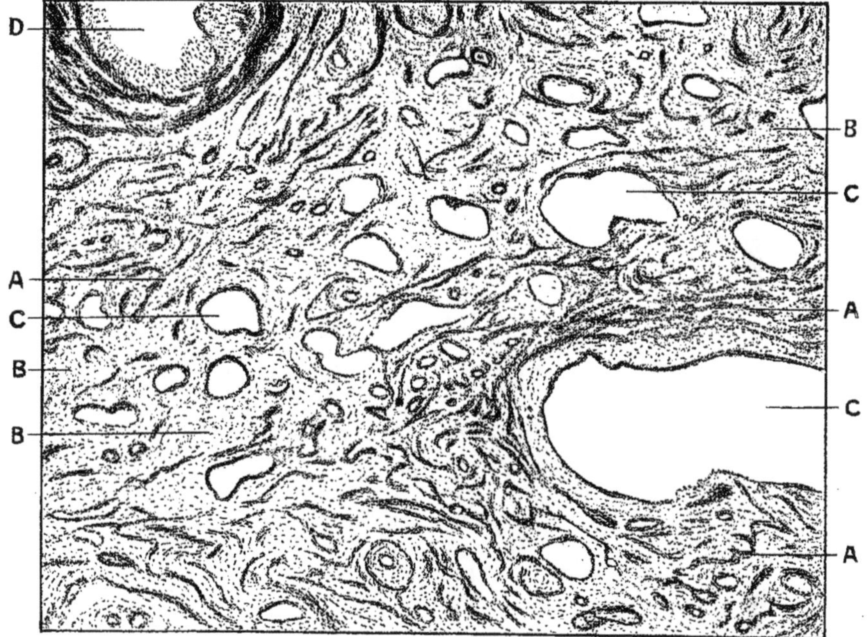

Fig. 445.
Fibro-myome avec prédominance du tissu conjonctif et développement considérable des vaisseaux sanguins.
A, fibres musculaires. — B, tissu conjonctif. — C, veines. — D, artères.

fibres musculaires lisses et du tissu conjonctif dense, uniquement composé de fibres lamineuses (fig. 444). La proportion de chacun de ces éléments est très variable : le plus souvent les fibres musculaires prédominent, mais on peut observer le contraire, et certains nodules ne renferment que de rares éléments musculaires étranglés (fig. 445), dans une masse fibreuse presque uniforme.

Les éléments musculaires occupent généralement le centre des nodules, et le tissu conjonctif se rencontre surtout vers la périphérie. Mais souvent fibres lamineuses et cellules musculaires sont intimement mélangées en divers points de la tumeur, le tissu fibreux s'insinuant entre les fibres musculaires lisses, qu'il dissocie; celles-ci, dans ce cas, s'atrophient manifestement. Il est rare de trouver des fibres lisses hypertrophiées au niveau des nodules fibromateux, mais on en rencontre quelquefois dans le parenchyme utérin normal qui est en contact avec eux.

On dit que la proportion du tissu fibreux est en raison directe de l'âge des tumeurs. Il n'en est pas toujours ainsi ; il est d'ailleurs bien difficile de préciser l'âge d'un noyau fibromateux.

Lorsqu'on fait des coupes un peu étendues sur des fibromes, on découvre sur des points différents de la tumeur des nodules exclusivement myomateux, tandis que d'autres sont presque entièrement fibreux. Il n'est pas impossible que, dès l'origine, la proportion des éléments ne soit pas toujours la même, et ce sont

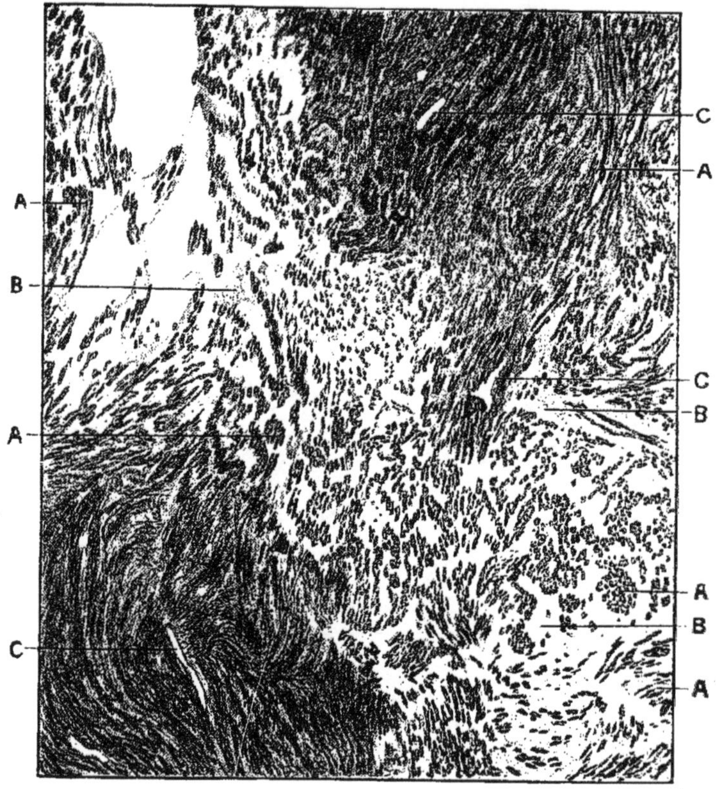

Fig. 446.
Myome utérin dont les faisceaux musculaires sont dissociés par l'œdème.
A, faisceaux musculaires myomateux. — B, Œdème. — C, vaisseaux sanguins.

peut-être ces différences qui expliquent l'évolution si variée que présentent les corps fibreux.

Tantôt les cellules musculaires lisses et les fibres lamineuses qui entrent dans la structure du fibro-myome forment une trame serrée, dense, tantôt les éléments sont séparés les uns des autres comme s'ils avaient été dissociés par de l'œdème (fig. 446). Cette disposition est tout particulièrement accentuée dans quelques myomes très vascularisés qui sont le siège d'une congestion intense (fig. 447)

Au centre du nodule existe fréquemment un vaisseau sanguin (fig. 448), dont la nature exacte est difficile à préciser, car il est représenté uniquement par la trame conjonctive de sa paroi, les fibres musculaires se confondant avec celles de la tumeur. Pour certains auteurs, ce vaisseau jouerait un rôle fondamental dans la genèse de la tumeur, en ce qu'il servirait de centre, de pivot, aux fibres musculaires de nouvelle formation. En réalité, comme l'a démontré KEIFFER, le vaisseau n'est pas toujours situé au centre du nodule; on le rencontre aussi bien à la périphérie.

Quelquefois on ne voit pas de vaisseaux isolés, mais des capillaires venant

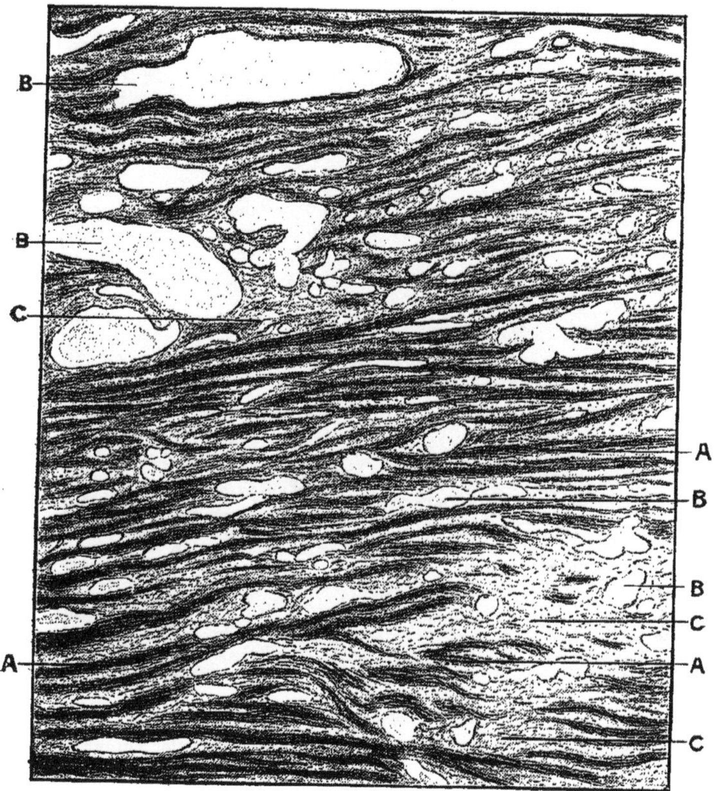

Fig. 447.
Congestion œdémateuse du muscle utérin dans un utérus fibromateux.
A, faisceaux musculaires dissociés par l'œdème. — B, vaisseaux dilatés. — C, œdème.

des régions voisines qui traversent le myome de dehors en dedans. Dans les tumeurs anciennes, les vaisseaux s'atrophient, finissent par disparaître, et c'est une des causes du sphacèle de certains fibromes. DUPUYTREN, KLEBS, BILLROTH ont décrit des lacunes lymphatiques, qu'il est d'ailleurs facile de constater; elles se montrent sous l'aspect de vastes fentes à la périphérie des noyaux fibreux.

Il n'est pas rare de rencontrer, dans les tumeurs fibreuses, des glandes, reconnaissables à la forme régulièrement arrondie ou ovalaire qu'elles présentent sur les coupes, et à leur revêtement épithélial. Ces glandes ont beaucoup exercé la sagacité des histologistes. Recklinghausen les considère comme des débris des corps de Wolf ; d'autres auteurs les envisagent comme des canaux de Muller accessoires. Il est beaucoup plus probable qu'il s'agit simplement de glandes hypertrophiées, provenant de la muqueuse utérine enflammée, qui ont été refoulées par les nodules et enclavées dans les tumeurs (adéno-myomes).

C'est sur l'existence de ces glandes au sein des fibromes que s'appuient surtout ceux qui défendent (Claisse) l'origine infectieuse des fibro-myomes.

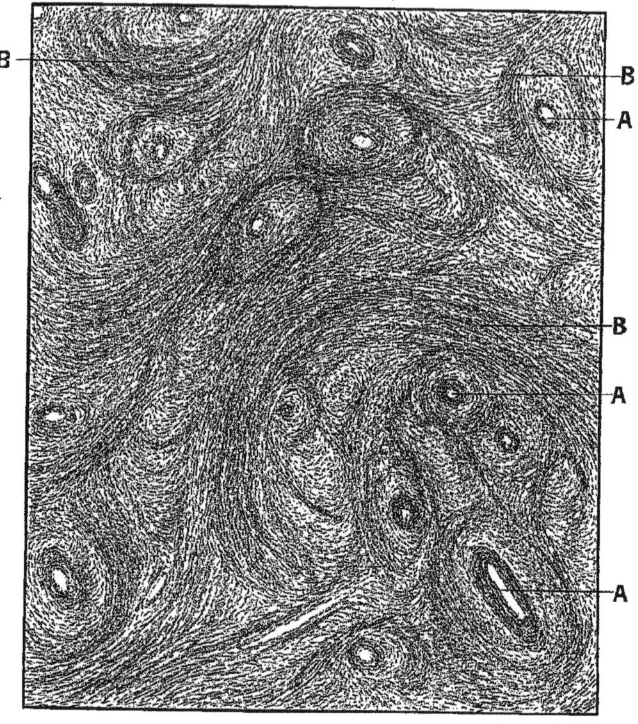

Fig. 448.
Myome utérin dont les faisceaux musculaires semblent s'enrouler autour des vaisseaux sanguins.
A, vaisseaux. — B, faisceaux musculaires.

Les fibromes se transforment quelquefois en *myxomes,* ainsi que l'avaient signalé déjà Cruveilhier, Virchow. Pilliet[1] a montré que cette transformation se fait par la paroi des vaisseaux sanguins dont les tuniques se dissocient, s'infiltrent de cellules plates étoilées, qui s'anastomosent et laissent dans leurs intervalles des lacunes, donnant au tissu l'aspect d'une éponge.

La tranformation *sarcomateuse* est plus fréquente ; elle a été souvent méconnue parce que, ne se produisant pas toujours sur la totalité de la tumeur, elle a pu passer inaperçue, les éléments sarcomateux ayant échappé à l'examen microscopique. La figure 449 en montre un remarquable exemple, la coupe ayant porté

[1] Pilliet et Auvray. *Bullet. Soc. Anal.*, 1894.

à la fois sur le *sarcome* et sur le *fibro-myome*. Cornil et Ranvier, Pilliet et Costes[1] ont nettement établi l'origine vasculaire de cette transformation. Les cellules endothéliales du vaisseau se segmentent et forment bientôt une couche de cellules rondes, qui envahissent toute la lumière du vaisseau ainsi que les capillaires qui en émanent. Elles pénètrent, avec les pointes d'accroissement, dans les nodules fibromateux et continuent à s'y développer. Bientôt les cellules mus-

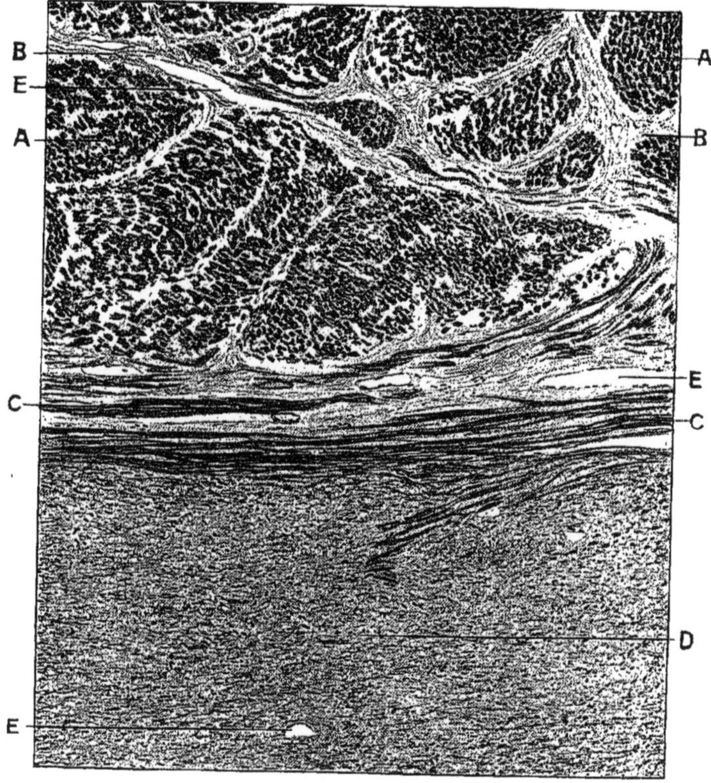

Fig, 449.
Évolution sarcomateuse d'un fibro-myome utérin.
A, faisceaux de fibres musculaires coupées transversalement. — B, tissu conjonctif. — C, cellules sarcomateuses fusiformes. — D, faisceau de cellules sarcomateuses sectionnées transversalement. — E, vaisseaux sanguins.

culaires s'hypertrophient, deviennent granuleuses ; elles disparaissent, laissant la place au tissu sarcomateux.

SYMPTOMES

Les fibromes évoluent souvent pendant de longues années sans donner lieu à aucun symptôme ; ils peuvent demeurer, pendant toute la vie, ignorés des malades et de leur entourage. Ce n'est qu'à l'occasion d'un des accidents légers

[1] Costes. Recherches anatomo-pathologiques sur l'évolution des fibromes. Thèse Paris, 1895.

ou graves qu'ils déterminent, ou à propos d'un examen génital, motivé par quelque autre circonstance, que leur existence est reconnue.

Le premier symptôme qui les dénonce, le plus constant, c'est l'hémorrhagie. Celle-ci est d'intensité très variable, elle affecte habituellement *le type ménorragique,* c'est-à-dire qu'elle survient au moment des règles.

On observe parfois ces pertes de sang bien longtemps avant l'apparition d'une tumeur appréciable. Nombre de jeunes femmes sujettes, dès les années qui suivent la puberté, à des ménorragies qui tendent à s'accroître, présentent peu après la trentième année les signes de fibro-myomes. Ces hémorrhagies prémonitoires sont particulièrement significatives lorsqu'elles sont précédées de *dysménorrhée congestive,* et qu'elles s'accompagnent d'un *accroissement momentané* du volume de l'utérus, même quand il n'existe aucune bosselure, aucune irrégularité faisant songer, à ce moment, à une tumeur fibreuse. Après les règles, l'utérus reprend ses dimensions normales.

A mesure que les lésions se caractérisent, les pertes de sang augmentent d'abondance et de durée ; les époques menstruelles reviennent à des intervalles plus rapprochés, puis l'écoulement, au lieu de s'arrêter complètement, comme dans les conditions normales, continue, sous la forme d'un léger suintement, pendant plusieurs jours, et se prolonge parfois d'une époque à l'autre. On observe aussi des hémorragies en dehors des règles, sous l'influence de causes banales telles que la fatigue, un effort insolite, etc. Lorsqu'elles n'ont pas une intensité excessive, ces pertes de sang sont bien supportées : la santé générale ne paraît pas en souffrir (G. Richelot) ; les femmes en éprouvent même quelque soulagement. Mais lorsqu'elles sont violentes et surtout prolongées, elles épuisent les malades et mettent leur vie en danger.

Ces hémorragies abondantes sont assez communes dans les *fibro-myomes sous-muqueux.* Au contraire, elles peuvent manquer complètement lorsque les tumeurs sont situées *sous le péritoine ;* dans ce cas, les règles restent souvent normales.

Il survient des pertes blanches, d'abord limitées aux quelques jours qui suivent les règles, puis elles se prolongent davantage et finissent par persister d'une manière continue, entre les époques cataméniales. Elles consistent en un liquide séreux, fluide, plus ou moins abondant. Cette *hydrorrhée,* également assez caractéristique, s'observe quand les noyaux fibromateux sont en contact immédiat avec la muqueuse : elle est particulièrement intense, au point d'inonder à chaque instant les organes génitaux externes et les cuisses, quand des fibromes détachés de la paroi sont tombés dans la cavité utérine et constituent des *polypes.* L'hypersécrétion n'arrive jamais à un pareil degré dans les fibromes interstitiels ou sous-péritonéaux.

Chez des malades affaiblies, épuisées par des hémorragies incessantes, l'écoulement sanguin est remplacé par un suintement rose ou jaunâtre à peu près ininterrompu, souvent abondant, d'un genre différent. Il ne s'agit plus seulement d'hypersécrétion, mais d'une véritable transsudation du sérum, qui con, tinue en quelque sorte l'hémorragie. Par la gêne permanente qu'ils causent- par la déperdition d'albumine qu'ils occasionnent, ces écoulements prolongés contribuent à débiliter les malades.

Les douleurs peuvent faire complètement défaut. Cependant, il n'est pas rare que les femmes souffrent à diverses périodes de l'évolution des fibro-myomes.

Quelquefois les douleurs devancent l'apparition des tumeurs ; elles se manifestent sous la forme de *dysménorrhée congestive ;* on les voit reparaître assez régulièrement plusieurs jours avant l'époque menstruelle, précédant les ménorragies à un moment où rien ne permet de reconnaître l'existence de corps fibreux. A mesure que ceux-ci se développent et deviennent appréciables, un certain nombre de malades éprouvent les malaises qui constituent le *syndrome utérin,* c'est-à-dire des sensations de gêne, de pesanteur pelvienne, de tiraillements dans la région lombo-abdominale, plutôt que de véritables douleurs. Ces symptômes sont parfois limités à la période prémenstruelle : s'ils sont à peu près continus, ils présentent toujours une recrudescence à cette époque, s'accompagnant d'irradiations en divers points du ventre et dans les cuisses. Lorsqu'il existe des varices des membres inférieurs, celles-ci sont tendues, très sensibles au toucher, ainsi qu'à la marche, et les douleurs sont parfois telles qu'elles font craindre une phlébite.

Ces phénomènes congestifs disparaissent à la suite de l'écoulement sanguin, ne laissant dans l'intervalle des règles qu'une gêne assez modérée et supportable.

Ce sont le plus souvent ces divers troubles qui motivent l'exploration de l'appareil génital; mais ils peuvent manquer complètement. Chez quelques femmes les fibro-myomes ne se révèlent que par une augmentation lente et progressive du volume de l'abdomen qui ne donne lieu à aucun malaise, à aucun désordre dans les fonctions menstruelles. Enfin, dans d'autres cas, la tumeur est découverte de la manière la plus imprévue à l'occasion d'un examen abdominal. L'un de nous rencontra un fibrome volumineux chez une femme ayant toutes les apparences d'une bonne santé, et qui se présentait pour contracter une assurance sur la vie. Aussi est-ce surtout et parfois exclusivement d'après les signes physiques que l'on reconnaît l'existence des fibromes.

Le premier de tous, et le plus important, c'est la constatation d'une *tumeur utérine,* c'est-à-dire d'une tumeur faisant corps avec l'utérus. Elle offre d'ailleurs les caractères les plus divers suivant son volume, sa situation, le nombre et la disposition des nodules qui la constituent, mais elle présente toujours ce caractère qui prime tous les autres, de *faire partie intégrante de la masse utérine.* Cette particularité ne peut être appréciée avec quelque précision que par l'exploration bimanuelle. Il est alors facile de se rendre compte que les mouvements imprimés à la tumeur se communiquent au col et réciproquement. Bien souvent les symptômes sont d'une netteté parfaite et le corps de l'utérus est extrêmement facile à délimiter, surmontant le col qui lui est comme appendu, et présentant, par exemple, le volume d'une tête d'adulte ; il est médian, arrondi, lisse, d'une consistance ferme, élastique, attirant le col vers le haut lorsque la main abdominale le repousse vers l'ombilic, repoussant au contraire, vers le bas, le col qu'il déborde de tous côtés, lorsque la main l'enfonce dans la cavité pelvienne.

Mais bien souvent le fibrome n'a pas cette régularité parfaite ; suivant que la tumeur s'est développée dans un sens ou dans un autre elle est irrégulière, fait saillie en avant du col qui se trouve repoussé en arrière, ou, au contraire dans le cul-de-sac postérieur, qu'elle remplit, tandis que le col se trouve repoussé et comme écrasé derrière la symphyse où les doigts ont quelque peine à l'atteindre et à le reconnaître. Lorsque les noyaux fibreux sont multiples, on comprend combien varient, suivant leur nombre et leur volume, la forme et la disposition de la tumeur utérine qu'ils constituent. Il est impossible de décrire les multiples aspects que revêtent, dans ces conditions, ces tumeurs auxquelles Bouilly donnait familièrement le nom pittoresque de *fibromes madréporiques*, et qui remplissent le bassin d'une masse multilobée dont certaines parties, de consistance souvent inégale, font d'irrégulières saillies soit dans les culs-de-sac vaginaux, soit sous la paroi abdominale, soit même, quand il s'agit de fibromes très volumineux jusque dans la région des hypochondres.

Certains fibromes peuvent donner lieu à des phénomènes tout à fait particuliers. Tels sont les fibromes sous-péritonéaux pédiculés ne tenant parfois à l'utérus, et à un utérus normal, que par un pédicule assez grêle qui leur laisse une grande mobilité, et les fait paraître absolument indépendants.

De même, certains fibromes développés sur les bords de l'utérus évoluent vers le ligament large qu'ils dédoublent en se mettant en contact direct avec tous les organes sous-péritonéaux du bassin; ils ressemblent alors beaucoup plus à une tumeur des annexes ou du ligament large qu'à un tumeur utérine; de même enfin certains fibromes du col restent localisés à une lèvre qui prend un volume énorme, et rejette sur la périphérie, au fond d'un cul-de-sac vaginal distendu, l'orifice cervical inaccessible au doigt qui le cherche.

Nous n'insisterons pas davantage sur tous ces détails qui peuvent varier à l'infini. Mais, répétons-le, toutes ces tumeurs, quel que soit leur aspect clinique, ont un caractère commun, plus ou moins difficile à mettre en évidence, mais que la sagacité et l'expérience du gynécologue doivent savoir trouver: celui de *faire corps avec l'utérus*.

A côté de ce caractère essentiel il en est un autre non moins important, en quelque sorte pathognomonique, c'est *l'allongement de la cavité utérine*.

Nous avons vu plus haut quel en est le mécanisme, d'ailleurs bien simple. Cet allongement est facile à constater soit avec un hystéromètre ordinaire soit, ce qui vaut souvent mieux, avec une sonde en gomme de diamètre approprié. La sonde peut en effet contourner facilement la saillie d'un noyau fibreux en relief dans la cavité utérine, relief qui peut opposer un obstacle invincible à la pénétration d'un hystéromètre rigide et faire méconnaître par conséquent ce signe de grande valeur.

Lorsque le fibrome est encore peu volumineux, on observe souvent, sous l'influence du poids de la tumeur, *l'abaissement de l'utérus* avec un certain degré de prolapsus génital. Il en est ainsi tant que la tumeur est contenue dans le petit bassin. Mais lorsque le fibrome se développe et que son volume devient trop considérable pour qu'il reste enfermé dans la cavité pelvienne, il déborde dans le grand bassin et s'appuyant sur les fosses iliaques, au-dessus du détroit supérieur, il attire au contraire vers le haut le col et le vagin qui s'insère sur lui, si bien que l'orifice cervical peut devenir inaccessible au doigt.

En réalité, les signes principaux qui doivent guider le chirurgien dans son diagnostic, et lui permettre de se tromper le moins souvent possible sont l'association d'une tumeur utérine indolente, sans poussées inflammatoires, avec des règles abondantes ou des métrorragies. En dehors d'une grossesse possible, la constatation par le cathétérisme de l'augmentation de la cavité utérine est un signe de certitude. Tous les autres signes sont secondaires et peuvent contribuer à faire commettre une erreur autant qu'à l'éviter. Comme toujours c'est la sagacité, c'est l'expérience, c'est le sens clinique du médecin et du chirurgien qui jouent ici le premier rôle et leur permettent de voir clair au milieu de signes souvent confus, paradoxaux et contradictoires.

MARCHE ET COMPLICATIONS

L'*évolution* de ces tumeurs est des plus variables. Certains fibromes restent toujours petits, indolents, inconnus même de la malade qui les porte. La règle est qu'ils s'accroissent sans cesse, au moins pendant la période d'activité génitale. Cet accroissement peut être cependant compatible avec une bonne santé générale et l'on voit quelquefois, au moment où survient la ménopause, un arrêt dans l'accroissement de la tumeur qui, dans un bon nombre de cas, diminue même de volume, s'atrophie, au point de disparaître quelquefois presque complètement. Cette régression spontanée des fibromes au moment de la ménopause est un phénomène des plus curieux, mais aussi des plus importants et l'on comprend qu'à cette époque de la vie génitale de la femme les indications opératoires soient souvent délicates à poser. Parfois aussi, nous l'avons vu, des polypes fibreux intra-utérins, sont expulsés spontanément et guérissent ainsi radicalement.

Mais il est fréquent de voir l'accroissement régulier du fibrome provoquer au bout d'un certain temps des compressions pénibles et redoutables.

Ils engendrent des troubles plus graves, pour la plupart dus à des phénomènes de compression. Ces accidents s'observent surtout dans les tumeurs du *segment inférieur* de l'utérus, qui sont le plus souvent enclavées dans le bassin et se trouvent en rapport avec des organes importants.

La pression des fibromes de la région antérieure sur la vessie gêne son expansion et provoque des mictions plus fréquentes, accompagnées de dysurie, de ténesme. Parfois l'irritation que produit le contact du fibrome amène une contracture réflexe du sphincter vésical et de la rétention d'urine. Cette contracture spasmodique, chez quelques malades, se reproduit périodiquement au moment de la congestion cataméniale.

Beaucoup plus importante est la compression des uretères, qui, latente au début, est bientôt suivie d'accidents graves. Unilatérale, elle provoque la distension du bassinet, avec hydronéphrose se traduisant par une augmentation de volume du rein, avec ou sans abaissement de l'organe et douleurs lombaires assez accentuées. Bilatérale, elle se révèle par des signes d'insuffisance rénale, d'abord vagues, puis de plus en plus caractérisés : maux de tête, oppression, nausées, pouvant s'accentuer jusqu'à de véritables crises d'urémie. Fréquemment d'ailleurs, des altérations profondes du rein s'ajoutent à ces désordres mécaniques : les urines renferment de l'albumine, des cylindres, du pus, témoignant d'infections secondaires.

Il s'agit là d'une des plus graves complications des fibromes : elle exige une surveillance attentive de l'urine, au double point de vue de sa quantité et de sa qualité. Des variations rapides observées dans le volume de l'urine quotidienne, l'existence d'albuminurie, réclament une prompte intervention. Celle-ci doit être quelquefois précédée d'une cure lactée ou hydrique, destinée à améliorer les fonctions rénales.

Les troubles de l'appareil circulatoire semblent plus fréquents dans les fibro-myomes que dans les autres tumeurs abdominales. Ils se présentent sous des aspects aussi variés que complexes.

Ce sont parfois de simples phénomènes d'éréthisme cardio-vasculaire, caractérisés par des palpitations, une exagération de la fréquence et de la tension du pouls, auxquelles s'ajoutent des crises de tachycardie.

L'interprétation de ces accidents est d'autant plus difficile qu'on les observe souvent dès le début des tumeurs, alors que celles-ci ne gênent pas sensiblement la circulation. Bouilly les considérait comme des accidents réflexes, en rapport avec l'irritation de quelque rameau nerveux du bassin. On les voit disparaître par l'ablation des fibromes.

Lorsqu'il s'agit de grosses tumeurs, la compression des vaisseaux abdominaux surexcite l'activité du cœur ; celui-ci tend à augmenter de volume, comme dans la grossesse. La marche, les efforts provoquent de la dyspnée. Quelquefois les malades éprouvent, même au repos, une sensation de plénitude, de gêne rétro-sternale qui leur cause de vives préoccupations.

Ces phénomènes sont souvent aggravés par l'état antérieur des artères, que l'on trouve dures, flexueuses, présentant parfois des signes de sclérose (Strassmann et Lehmann), et par des modifications du muscle cardiaque en rapport avec des altérations rénales concomitantes.

Enfin, chez les femmes qui touchent à la ménopause, l'exagération de la tension artérielle, si commune à cet âge, apporte un nouvel élément de trouble.

Il n'est pas surprenant de constater, dans ces conditions, une défaillance assez rapide du cœur dont les fibres musculaires sont généralement peu résistantes. Le cœur droit se dilate et l'on voit apparaître de l'œdème des membres inférieurs, en même temps qu'une augmentation de volume du foie, qui subit lui-même facilement la dégénérescence graisseuse.

Les bruits perçus à l'auscultation du cœur sont très variables, les souffles d'anémie se mélangeant aux souffles organiques ou fonctionnels. Hofmeier, Fenwick, Sébileau ont beaucoup insisté sur ces graves complications et sur les funestes conséquences qui en résultent pour l'évolution des fibromes comme pour leur traitement.

C'est dans de telles circonstances que surviennent fréquemment des thromboses veineuses comme en a décrit Bastard[1] ; on les observe non seulement dans les membres inférieurs, sous l'influence directe de la compression, mais aussi dans les membres supérieurs, la coagulation du sang étant favorisée par l'anémie profonde des malades et par leur état de cachexie.

Le tube digestif souffre également du voisinage des fibromes : la pression des tumeurs sur le rectum accentue la constipation, si commune déjà chez les femmes, et celle-ci devient rebelle à toutes les influences médicamenteuses. On a signalé même l'occlusion intestinale, qui a motivé en pareil cas des opérations d'urgence.

Sans aller jusqu'à des accidents aussi graves, la rétention habituelle et prolongée des matières détermine une intoxication lente qu'ont étudiée Posner et Lewin[2]. Elle se traduit par un état saburral de la langue, et par une teinte jaunâtre de la peau qui, pour Barnes, serait un des principaux éléments du « facies utérin » décrit jadis par Aran.

[1] Bastard. Th. inaug. 1882.

[2] Posner et Lewin. *Berlin. klin. Wochenschrift*, 1895.

Les femmes qui ont depuis longtemps des fibro-myomes, présentent en effet une physionomie particulière : leur visage est le siège d'une bouffissure toute spéciale, sa coloration pâle et bistrée tient à la fois de la chlorose et de l'anémie; et offre à un œil exercé un ensemble assez caractéristique.

DIAGNOSTIC

Les fibromes de petit volume, qui donnent lieu à des hémorragies et que le palper bimanuel ne permet pas de reconnaître, soit à cause du volume du ventre, soit à cause de la résistance de ses parois, soit à cause des faibles dimensions mêmes du noyau fibreux, peuvent être confondus avec toutes les affections hémorragiques de l'utérus : *métrite, polype muqueux*, *rétention* des membranes après avortement, *grossesse* compliquée de pertes de sang, quelquefois même *cancer du corps utérin* au début, plus souvent lésions annexielles (*salpingite*). Plus gros, ils peuvent encore être pris pour une *grossesse*, pour un *kyste de l'ovaire* ou inversement.

Les formes communes de la *métrite* ne prêtent guère à la confusion avec les *fibro-myomes*. Elles ont comme caractère prédominant la *leucorrhée glaireuse*, l'*hypersécrétion cervicale*, bien différente de l'*hydrorrhée* des fibromes, sécrétion des glandes utérines. La métrite modifie peu les règles; si elle en augmente la durée et l'abondance, ce sera dans des proportions moindres que ne le feraient les corps fibreux. Le volume du corps de l'utérus a peu de tendance à s'accroître dans les métrites, les modifications portent presque exclusivement sur le col, et même quand celui-ci est irrégulier, déformé par des kystes glandulaires, on ne saurait confondre les saillies qui en résultent avec des myomes.

L'erreur ne pourrait être commise que dans les *métrites hémorragiques*, surtout quand elles s'accompagnent de *rétroflexion :* le corps utérin globuleux, congestionné, ressemble souvent à un noyau fibreux.

L'examen au spéculum montrant les altérations du col, l'hypersécrétion de la muqueuse enflammée, et l'emploi de l'hystéromètre trancheront la question.

Il est plus difficile de distinguer des fibromes *certaines métrites scléreuses hypertrophiques* qui donnent lieu parfois aux hémorragies, à l'augmentation de volume de l'utérus et même à sa déformation. Dans ces métrites parenchymateuses chroniques, les ménorragies alternent souvent avec des périodes d'aménorrhée ou tout au moins de menstruation très réduite ; les modifications de l'utérus sont plus généralisées que dans les fibromes. Il s'agit d'une hypertrophie en masse de l'organe, avec induration de la totalité du parenchyme, sans tumeur véritable. En pareil cas, d'ailleurs, l'erreur n'est que relative, un certain nombre de ces utérus scléreux renfermant de petits nodules myomateux.

Les *polypes muqueux* ne font pas toujours saillie au niveau du museau de tanche, ils disparaissent parfois dans la cavité cervicale : les hémorragies persistantes, les sécrétions abondantes, fluides, qui leur succèdent ressemblent assez à ce qu'on observe dans l'évolution des fibromes, mais la notion de métrite antérieure, la durée parfois longue des accidents sans modification de la surface extérieure de l'utérus, enfin des examens répétés au spéculum, complétés s'il le faut par l'exploration à l'aide de l'hystéromètre, fixeront le diagnostic.

Les *rétentions placentaires* ne tromperaient qu'un observateur peu expérimenté : l'apparition soudaine des métrorrhagies après un *retard des règles*, la persistance en quelque sorte indéfinie de l'écoulement sanguin, même au repos, la mollesse du col, son orifice béant, la présence de colostrum dans les seins sont des indices suffisants qui peuvent encore trouver un appui dans la révélation de symptômes antérieurs de grossesse ; et si, dans ce cas, l'hystéromètre montre un agrandissement de la cavité utérine, la curette en aura retiré promptement des débris caractéristiques.

A toutes les phases de leur évolution, les fibro-myomes peuvent être confondus avec la *grossesse*. Si celle-ci a une marche normale, l'erreur est facile à éviter ; la suppression des règles, l'accroissement progressif de l'utérus, les signes objectifs et subjectifs que l'on constate, sont assez décisifs pour que l'hésitation ne soit guère permise. Il n'en est plus de même lorsque la grossesse a des allures insolites ; l'apparition d'une hémorragie, quelques semaines après le début de la fécondation, est généralement prise pour le retour des règles, et en raison même de sa prolongation, si elle coïncide avec un accroissement du volume de l'utérus, on est tenté de penser à un fibrome, surtout si l'âge, la situation sociale de la femme, les explications confuses, ou volontairement erronées, qu'elle donne, éloignent de l'idée de grossesse. Ces hémorragies généralement irrégulières, capricieuses, ne rappellent guère les ménorragies des fibromes. Néanmoins, en pareil cas, il faut s'en rapporter exclusivement aux signes physiques ; c'est par un examen minutieux de l'appareil génital que l'on pourra préciser le diagnostic. La mollesse du col, comparable à celle du caoutchouc, l'aspect régulièrement globuleux, la forme *en ballon* du corps utérin, distinguent l'utérus gravide de l'utérus *myomateux hypertrophié* en masse, ou présentant çà et là des bosselures irrégulières, de consistance plus dure que le parenchyme normal.

Même à une époque plus avancée de la grossesse, quand l'utérus s'est élevé dans la cavité abdominale, on est souvent tenté de prendre les parties fœtales résistantes que l'on perçoit sous la main, pour des *noyaux fibromateux*, si l'on se laisse influencer par les apparences extérieures et par des renseignements erronés.

La coïncidence de l'accroissement de l'abdomen avec la suppression des règles même à un âge relativement avancé, le développement rapide et régulier de la tumeur, doivent toujours inspirer des soupçons au médecin en dépit de toutes les circonstances qui contre-indiqueraient la grossesse. Il faut, dans ces cas, rechercher avec soin les petits signes de gravidité : la coloration de la ligne blanche de l'abdomen, la pigmentation des seins, l'existence de colostrum. Il importe de palper, d'ausculter la tumeur, de toucher avec un soin particulier, sans se laisser surtout déconcerter par les dénégations de la malade et par les détails suggestifs qu'elle accumule.

Dans le doute, on s'abstiendra rigoureusement de toute exploration intra-utérine et à plus forte raison de toute opération, qui pourra toujours être différée jusqu'à ce que l'épreuve du temps ait apporté son contrôle à un diagnostic difficile.

L'erreur inverse est plus rarement commise : on peut toutefois prendre un *fibrome* pour une *grossesse* à cause des variations que provoque dans le volume de ces tumeurs la fluxion prémenstruelle ; le développement rapide de l'utérus, à quelques semaines de distance, est de nature à tromper. Dans un fait de ce genre, que l'un de nous a eu récemment l'occasion d'observer, chez une nullipare, la pression des seins au moment de ces poussées congestives, provoquait l'issue de quelques gouttes de liquide, et ce détail a contribué à entretenir l'hésitation pendant quelques semaines : l'évolution de la tumeur a montré qu'il s'agissait d'un simple fibrome. La *persistance* et la *régularité* des règles, malgré leurs tendances ménorragiques sont, dans ces conditions, des arguments de grande valeur contre l'hypothèse d'une grossesse.

Enfin, il n'est pas absolument rare de voir la grossesse évoluer dans un utérus fibromateux, et si l'on n'a pas eu l'occasion d'examiner la malade antérieurement, on éprouve une grande difficulté à préciser ce double diagnostic.

La suppression des règles, l'existence des nausées, des vomissements et autres signes de grossesse font envisager tout d'abord cette hypothèse, mais on est dérouté par les proportions insolites de l'utérus, qui paraissent peu en rapport avec l'époque présumée de la fécondation. En effet, les myomes participant à l'hypertrophie générale du tissu musculaire de l'utérus provoquée par la grossesse ont pris un développement rapide. On arrivera par la palpation bimanuelle à distinguer à la surface de l'utérus gravide mou, dépressible, les masses irrégulières, dures, que forment les myomes.

De même, si la constatation des corps fibreux était antérieure à la grossesse, la brusque cessation des règles, chez une femme sujette aux ménorrhagies, coïncidant avec quelques-uns des signes subjectifs ou objectifs de l'état gravidique, permettrait de soupçonner l'élément nouveau qui s'ajoute aux fibromes, et d'en surveiller l'évolution.

Les symptômes du *cancer utérin* diffèrent assez de ceux des *fibro-myomes* pour qu'on ne soit pas trop tenté de les confondre : les hémorragies du cancer n'affectent guère la forme ménorragique ; quand il s'agit d'un épithélioma du col, elles sont le plus souvent provoquées par un traumatisme, par un effort ; elles peuvent se reproduire très fréquemment, mais elles ne sont, au début du moins, ni continues, ni même prolongées.

Dès ce moment le toucher permet de constater une induration limitée du col, sans modification appréciable du volume de l'utérus, et plus tard, lorsque les hémorragies deviennent continues, comme celles des fibromes, elles s'accompagnent d'écoulements fétides, d'altérations locales suffisamment caractéristiques pour qu'elles ne prêtent pas à la discussion.

Le *cancer primitif du corps utérin* s'observe surtout après la ménopause. S'il la précède, il ne donne pas lieu à des hémorragies périodiques, mais le plus souvent à un suintement peu prononcé, persistant, que complique de temps à autre une véritable inondation sanguine.

L'utérus ne grossit que peu à peu, lentement ; il paraît plutôt globuleux et ne présente pas les bosselures, les irrégularités des myomes.

Les *salpingo-ovarites*, les *phlegmons des ligaments larges*, par leurs connexions intimes avec l'utérus, semblent faire corps avec lui et sont quelquefois difficiles à distinguer des corps fibreux.

Les commémoratifs ont ici une grande importance : l'apparition des tumeurs à la suite d'accidents aigus, les phénomènes douloureux qui les ont accompagnés et qui persistent, les poussées inflammatoires qui, de temps à autre, se produisent à leur niveau, sont autant d'arguments contre les fibro-myomes. Même dans les cas les plus complexes, une exploration bimanuelle très attentive arrivera presque toujours à définir la situation. Si complètement soudées qu'elles soient à l'utérus, les lésions des trompes, des ovaires et du tissu cellulaire pelvien s'en distinguent par leur consistance inégale, par leur sensibilité, et par la situation qu'elles occupent par rapport à lui.

Les phlegmons des ligaments larges refoulent en totalité l'utérus ou l'inclinent partiellement, suivant leur siège ; l'empâtement que l'on constate à leur niveau n'offre pas la même consistance que les fibromes, il est plus diffus, et s'étale en dehors jusqu'à la paroi pelvienne.

Les salpingo-ovarites formant de gros kystes s'en distinguent par leurs prolongements sur les côtés de l'utérus, par leur apparence fluctuante. Ce sont surtout les petits kystes tubo-ovariens en prolapsus dans le cul-de-sac de Douglas, qu'il est difficile de discerner de l'utérus quand ils ont contracté des adhérences avec sa paroi postérieure, qu'ils suivent dans les déplacements d'ailleurs très limités qu'on peut lui imprimer. Ils ne se reconnaissent guère qu'à leur vive sensibilité. Les indications fournies par le toucher rectal sont parfois plus nettes que celles du toucher vaginal et donnent souvent la solution du problème. On distingue mieux les irrégularités de forme et de consistance des masses annexielles, leur vive sensibilité, leurs prolongements sur les côtés de l'utérus, tandis que les myomes sont plus limités et en quelque sorte plus homogènes.

Cependant, il est des cas où le problème est presque insoluble, c'est lorsque des lésions annexielles s'ajoutent à un utérus fibromateux.

L'*hématocèle pelvienne* ne pourrait donner l'impression d'un fibrome qu'à une époque très éloignée de son début, lorsque l'épanchement sanguin enkysté dans le cul-de-sac de Douglas est enrobé dans des fausses membranes qui le soudent à l'utérus.

Les commémoratifs lèveront le plus souvent les doutes, et en leur absence on constatera des reliquats suffisants de lésions inflammatoires, des brides, des fausses membranes épaisses, qui ne s'expliqueraient guère au voisinage des fibromes.

La *grossesse ectopique* se distinguera des fibromes par son siège plutôt latéral, par les symptômes de grossesse qui signalent sa phase active, et plus tard par les phénomènes inflammatoires qui se sont développés autour du kyste fœtal.

PRONOSTIC

La structure histologique des fibro-myomes les place parmi les tumeurs bénignes, en ce qu'ils ne sont pas susceptibles de généralisation.

Malgré leur pullulation dans le parenchyme utérin, ils ne se greffent pas sur les organes voisins et ne provoquent de néoformations similaires en aucun point de l'organisme.

Dans certains cas, cependant, au voisinage de la ménopause, ils subissent la *transformation sarcomateuse* et peuvent envahir toute la cavité pelvienne ou se propager à distance.

Cette complication, quoiqu'elle n'ait pas une extrême fréquence, impose déjà quelques réserves relativement au pronostic des fibro-myomes.

Mais ce n'est pas la seule crainte qu'ils doivent inspirer : les hémorragies qu'ils occasionnent, les phénomènes de compression qu'ils provoquent, les divers troubles de la santé générale auxquels ils donnent lieu, constituent un réel danger pour l'organisme : les fibromes compromettent presque toujours la santé générale, et souvent ils menacent la vie.

La mort peut, en effet, résulter de l'épuisement causé par les hémorragies, des accidents rénaux ou cardiaques qui relèvent directement ou indirectement des compressions viscérales et vasculaires, des embolies occasionnées par les phlébites, etc.

Malgré toutes ces réserves, le pronostic des fibro-myomes est aussi variable que leur évolution, essentiellement capricieuse, dont les lois nous échappent en grande partie. Quelques considérations cependant peuvent nous aider à apprécier la gravité de ces tumeurs et nous en faire pressentir la marche, dans une certaine mesure.

Le nombre des fibromes et leur volume méritent d'être pris en grande considération : une tumeur volumineuse, même si elle est unique, augmente le danger de compression et les craintes de troubles circulatoires ; il en est de même des tumeurs multiples dont chaque nodule grossi deviendra une cause de gêne ; la diffusion des myomes indique en outre une dégénérescence plus accentuée de l'utérus et une tendance plus marquée à son accroissement.

Le siège des fibromes n'a pas moins d'importance que leur nombre et leur volume : les tumeurs qui occupent le *fond de l'utérus* et sa partie supérieure, évoluent du côté de l'abdomen, elles s'y développent au milieu d'organes mobiles ; elles n'offrent un danger au point de vue de la compression que si elles acquièrent des dimensions considérables. C'est pour cela que ces grosses tumeurs sont en général bien tolérées.

Les *fibromes sous-péritonéaux* de cette région se détachent parfois de l'utérus auquel ils ne restent liés que par un pédicule péritonéal ; dans ces conditions, ils cessent de s'accroître et demeurent souvent stationnaires.

Au contraire, les *fibro-myomes du col* et du *segment inférieur du corps utérin* ont une évolution exclusivement pelvienne, qui les rend plus dangereux, même avec un volume moindre : inclus dans le ligament large ou appliqués contre les parois du bassin, sur lesquelles ils compriment l'urèthre, la vessie, les uretères, le rectum, les veines, les nerfs, ils causent assez rapidement de graves accidents ou provoquent des douleurs intolérables.

Quel que soit leur siège, les *fibromes sous-muqueux* exposent à des hémorragies fréquentes et prolongées, dont il est difficile de mesurer la gravité, et dont la répétition est toujours inquiétante.

L'énucléation spontanée d'une de ces tumeurs par la voie utéro-vaginale atténue momentanément le pronostic, mais il y a toujours lieu de craindre les récidives.

L'*âge* auquel débutent les fibromes présente également une certaine importance : leur apparition prématurée, c'est-à-dire avant 30 ans, implique presque toujours la nécessité d'une intervention chirurgicale, car il est peu vraisemblable que leur développement continu se poursuive sans péril jusqu'à la ménopause, toujours retardée en pareil cas.

De même, les fibromes découverts seulement au voisinage de la ménopause, c'est-à-dire à 40 ans ou plus tard, chez des femmes qui n'en présentaient aucune trace antérieurement, et ceux qui, longtemps stationnaires et silencieux, augmentent sensiblement à cet âge, ont généralement une marche défavorable.

Ce sont ceux que l'on observe entre 30 et 40 ans, dont on peut surveiller pendant quelques années l'évolution lente, qui paraissent les moins inquiétants.

Une *hydrorrhée* abondante expose davantage les malades à l'infection.

Les symptômes d'anémie, d'auto-intoxication intestinale, d'insuffisance rénale ou cardiaque, sont autant d'éléments d'aggravation des fibromes.

Actuellement d'ailleurs, si l'on croit moins qu'autrefois à la guérison spontanée de ces tumeurs, c'est-à-dire à leur évolution bénigne, leur pronostic s'est atténué dans une large mesure en raison des remarquables succès de l'intervention chirurgicale, et c'est une considération qu'il est bon de ne pas perdre de vue quand il s'agit de leur traitement.

TRAITEMENT

TRAITEMENT MÉDICAL DES FIBRO-MYOMES

Dans l'ignorance où nous sommes de la cause véritable des fibro-myomes, il est difficile de leur opposer un traitement prophylactique. Un seul point semble bien démontré, à l'heure actuelle : c'est le retentissement très accentué, sur ces tumeurs, de la *congestion utéro-ovarienne*, que celle-ci soit d'origine physiologique ou qu'elle résulte d'excitations locales, de fatigues exagérées, d'une mauvaise hygiène alimentaire, d'influences climatériques, etc. A chaque poussée congestive qui se produit dans l'appareil génital, les corps fibreux augmentent de volume, et bien qu'on les voie reprendre à peu près leurs dimensions primitives après la crise, il semble que cette hyperhémie momentanée joue un rôle important dans leur développement. C'est cette notion qui domine toute la thérapeutique médicale des fibro-myomes.

On doit combattre chez les jeunes filles et chez les jeunes femmes non seulement les tendances ménorragiques, mais les phénomènes de congestion caractérisés par des douleurs ovariennes, par des sensations exagérées de pesanteur au moment des règles : l'hydrothérapie, la gymnastique limitée aux mouvements décongestionnants [1], la vie au grand air, des cures climatériques appropriées, un régime alimentaire basé sur l'usage très modéré de la viande, sur la suppression des boissons et des mets excitants, amélioreront l'état général et diminueront ces tendances congestives.

On interdira tous les exercices violents, l'abus des sports, le séjour prolongé au bord de la mer. On surveillera avec soin les fonctions intestinales ; tous les mois ou tous les deux mois, on fera prendre pendant huit à dix jours, immédiatement après la fin des règles, de l'eau de Vittel (grande source), ou d'Évian à la dose de 400 à 500 grammes par jour (un verre à jeun, un demi-verre avant les deux principaux repas). Ce petit traitement diurétique, associé à une bonne hygiène de la table, préviendra les auto-intoxications qui jouent un rôle si important dans la pathologie des arthritiques.

Dès qu'on soupçonnera le début de fibro-myomes, on fera l'essai des cures salines, à Biarritz, Salies-de-Béarn, Salins-la-Mouillère, Salins-Moutiers, Rheinfelden, etc., qui, bien dirigées, atténuent chez beaucoup de ces malades les troubles de la circulation utéro-ovarienne ; elles apaisent les poussées congestives et diminuent les hémorragies. Ces neuro-arthritiques réclament une surveil-

[1] Voir traitement général des affections génitales, p. 84.

lance attentive en raison des phénomènes d'excitation nerveuse et d'éréthisme cardio-vasculaire que provoquent chez quelques-unes d'entre elles les eaux chlorurées fortes ; l'insomnie, l'agitation, l'énervement, quelques réactions cutanées feront suspendre ou arrêter la balnéation. Ces essais ne présentent aucun danger lorsqu'ils sont faits sans parti pris, et si l'on a soin d'y renoncer dès qu'on a reconnu qu'ils vont à l'encontre du but poursuivi.

Il est incontestable que ces cures salines, tour à tour trop vantées et trop décriées, contribuent à maintenir certaines de ces malades en équilibre pendant un assez grand nombre d'années ; quelques-unes d'entre elles ont pu atteindre ainsi la ménopause sans complication. Le retour des hémorragies ou des douleurs, lorsque, pour des raisons diverses, la cure n'a pu être faite, est un témoignagne de plus de l'efficacité réelle de ces eaux, pour certaines femmes, dans ces conditions.

Le traitement suivi dans ces stations salines consiste en des bains dont la durée ainsi que la teneur en sels et en eaux-mères varient selon les indications du médecin.

On y ajoute généralement des applications sur le ventre de compresses imbibées d'eaux-mères, qui sont faites le soir au moment où les malades se mettent au lit.

Aucun médicament ne peut avoir la prétention d'exercer sur les corps fibreux l'action dissolvante que rêvent les malades : l'arsenic, l'iodure de potassium trouvent leur indication dans certains troubles de la santé générale, mais ils n'ont pas d'action directe sur les fibromes.

Les préparations[1] d'*hydrastis*, de *viburnum*, d'*hamamelis*, de *cannabis indica*, exercent souvent une influence favorable sur la circulation utéro-ovarienne, chez quelques femmes, elles préviennent les poussées congestives et les hémorragies.

On peut également recourir aux préparations de *seigle ergoté*[2] (Bouilly), ou de ses dérivés, *ergotine*, *ergotinine*, non seulement au moment des ménorragies, mais comme traitement systématique destiné à prévenir les poussées congestives dont on poursuivra longtemps l'emploi.

Hildebrandt[3] avait conseillé l'injection hypodermique de 5 centigrammes d'une solution d'*ergotine* à 1/5e, deux ou trois fois par semaine, pendant plusieurs mois. Les résultats sont très inconstants, généralement médiocres.

On a tenté, il y a quelques années, la *médication thyroïdienne* qui a réussi dans certains cas (Jouin). Les relations assez fréquentes qui existent entre le

[1] On peut employer les formules suivantes :

Extrait fluide de viburnum.	ãã 10 grammes.
Extrait d'hydrastis.	
Teinture de cannabis indica.	3 —

En prendre de XL à LX gouttes par jour (15 à 20 à chaque repas).

Extrait d'hydrastis	15 grammes.
Teinture de viburnum.	6 —
Teinture de cannabis indica	4 —

De X à XV gouttes à chaque repas.

[2] Bouilly donnait aux deux principaux repas, pendant les cinq ou six jours qui précèdent les règles, un cachet de :

Bromure de potassium	50 centigrammes.
Seigle ergoté fraîchement pulvérisé	5 à 10 —

(Pour un cachet.)

[3] Hildebrandt. Berlin. klin. Wochenschr., 1872.

neuro-arthritisme et l'insuffisance thyroïdienne d'une part, le neuro-arthritisme et les fibromes utérins d'autre part, légitiment ces essais d'*opothérapie*, lorsque la coexistence de migraines, de rhumatisme chronique, d'obésité, font soupçonner un fonctionnement insuffisant du corps thyroïde (L. Lévi et H. de Rothschild).

L'*opothérapie mammaire*, préconisée par quelques auteurs, est loin d'avoir fait définitivement ses preuves. Elle a arrêté quelques hémorragies rebelles, mais son action sur les fibro-myomes n'est pas encore démontrée.

On a préconisé contre les hémorragies des fibro-myomes, les *cautérisations intra-utérines* et, en particulier, l'introduction de *crayons de chlorure de zinc*. Ce procédé aveugle, dangereux dans la plupart des cas, ne paraît guère recommandable. Winckel avait conseillé le *curettage* pour remédier à ces mêmes hémorragies : il ne peut procurer qu'un soulagement momentané, et, malgré l'usage qu'on en fait encore en pareil cas, nous ne saurions le conseiller que comme pis aller, lorsque les malades ne peuvent être opérées.

L'électrolyse occupe une place importante dans le traitement médical des corps fibreux. Ses indications ont été très bien formulées par Lacaille [1], par Zimmern dans diverses publications. Inutile contre les fibromes sous-péritonéaux, dangereuse contre les fibromes accompagnés de lésions annexielles, ou subissant la transformation sarcomateuse, l'électrothérapie peut rendre de très réels services dans les autres formes. Elle combat avantageusement les pertes de sang et même les douleurs ; elle n'agit pas seulement sur les troubles vasculaires, elle exerce sur les tumeurs elles-mêmes une *action électrolytique* favorable dans un certain nombre de cas (J. L. Championnière).

L'emploi de l'électricité exige les mêmes réserves que les autres traitements médicaux : elle doit être tentée prudemment, par des mains expérimentées et très soigneuses, car elle a provoqué quelquefois de l'infection.

Delbet, analysant 659 cas de fibro-myomes traités par l'électricité, a relevé 17 décès, soit près de 3 p. 100, ce qui montre que la méthode n'est pas inoffensive. On en appréciera les résultats sans parti pris. Si elle provoque des douleurs, des hémorragies, une exagération de la leucorrhée, si même, après un essai suffisamment prolongé, on ne constate aucune régression appréciable des tumeurs, il sera préférable d'y renoncer.

On a essayé de divers côtés le traitement des fibromes par des applications de radium, à l'intérieur de la cavité utérine, mais on ne peut pas dire que les résultats obtenus soient concluants à l'heure actuelle. On a également préconisé l'emploi des rayons de Röntgen. Ils agissent à la fois sur les tumeurs et sur les ovaires, dont ils provoquent la sclérose, et grâce à cette *castration* non sanglante on a obtenu des succès très encourageants [2]. Toutefois ce procédé est employé depuis trop peu de temps pour qu'on puisse porter sur lui un jugement définitif.

En somme, la chirurgie peut revendiquer, à juste titre, son intervention comme le seul traitement radical, vraiment curateur des fibro-myomes.

Doit-on s'y résoudre dans tous les cas ?

Bouilly avait coutume de dire, en présence d'une femme présentant des fibro-

[1] Lacaille. *Semaine Gynécologique*, 1900.

[2] H. Bordier. Traitement radiothérapique des fibromes interstitiels de l'utérus. Ménopause artificielle précoce (trois guérisons). *Archives d'électricité médicale expérimentales et cliniques*, septembre 1909.

myomes, que la première chose à faire était de la surveiller, car c'est la marche seule de l'affection qui doit déterminer le choix du traitement; une surveillance intermittente des malades permettra toujours de se rendre compte de l'évolution des tumeurs et de conseiller leur ablation en temps opportun.

On peut dire qu'une opération est indiquée toutes les fois que le volume des tumeurs, leur accroissement rapide, la fréquence et l'abondance des hémorragies, les douleurs, les troubles survenus du côté des reins ou du cœur, constituent une menace sérieuse non seulement pour la vie de la malade, mais pour sa santé générale. Les douleurs, les hémorragies, les désordres intestinaux, rénaux et cardiaques, concourent à rendre de plus en plus précaire la santé de la malade, des complications parfois lentes, comme l'infection et la mortification des fibromes, les lésions annexielles, les phlébites, parfois subites, comme la torsion d'un fibrome pédiculé, l'embolie, la péritonite, finissent par provoquer des accidents mortels. De même il peut y avoir, sans cause connue, une transformation des fibromes. Une ascite en général peu abondante apparaît, la tumeur s'immobilise, adhère aux organes voisins et prend le caractère d'une tumeur maligne rapidement incurable.

TRAITEMENT CHIRURGICAL DES FIBRO-MYOMES

Indications opératoires. — Rien n'est plus délicat que de poser, pour le traitement des fibromes, des indications opératoires précises. Il est évident qu'une tumeur qui peut être pendant de longues années compatible avec une bonne santé générale, qui peut même, à son heure, rétrocéder et guérir par les seules forces de la nature, n'est pas une tumeur qu'il faille toujours et sur l'heure traiter par l'extirpation. Beaucoup sont justiciables du traitement médical qui vient d'être exposé ; ce n'est qu'après son échec et en présence de phénomènes sérieux, ou qui tout au moins laissent peu d'espoir d'une amélioration spontanée, qu'il faut se décider à intervenir.

C'est surtout lorsque la malade approche de la ménopause qu'il est difficile de donner un conseil. Si le fibrome, même assez volumineux, ne détermine aucun trouble sérieux, s'il n'existe pas de modification des urines pouvant faire croire à une altération rénale, s'il n'y a pas d'hémorragies exagérées, on est en droit de compter sur une amélioration spontanée, au moment où les règles disparaîtront, et on se bornera à surveiller la malade.

Mais si, au moment de la ménopause, un fibrome, jusque-là silencieux, commence à provoquer quelques troubles, s'il saigne, s'il grossit, s'il cause des douleurs, le fait pour la malade d'être au moment de sa ménopause est au contraire une indication de plus pour agir. Car si la ménopause est le moment où les fibromes régressent et où leurs inconvénients s'atténuent, elle est aussi le moment où ils dégénèrent et où ils prennent une allure maligne.

Si donc l'approche de la ménopause doit inviter à l'abstention pour les fibromes silencieux, bien tolérés, parce qu'on est en droit de compter qu'ils vont tendre à s'améliorer, elle doit au contraire pousser à l'intervention pour les fibromes qui choisissent précisément ce moment pour manifester une activité particulière dans leur évolution, car on est alors en droit de craindre une aggravation et même une métamorphose de la tumeur.

Mais si la femme est jeune, si de longues années la séparent encore de l'heure de la ménopause, les inconvénients, les dangers, les complications de son fibrome au cours de cette longue période ont beaucoup de chances de se manifester. Et c'est pourquoi, à moins que la tumeur ne donne lieu à aucun trouble, et à condition qu'elle puisse être facilement et régulièrement surveillée, nous pensons que toute femme encore jeune qui porte un fibrome hémorragique, douloureux et qui la gêne en quelque façon, court en somme plus de risques à attendre les événements, qu'elle n'en court du fait d'une opération exécutée dans de bonnes conditions. En règle générale, tout fibrome gênant doit être opéré. Mais il est beaucoup de cas particuliers, qui ne rentrent pas dans cette règle générale, et en réalité, à propos de chaque malade et à moins d'accident imposant avec évidence la nécessité d'une opération, il faut prendre une décision réfléchie en s'inspirant de l'intérêt de la malade et en suivant la voix de sa conscience.

Le traitement chirurgical des fibromes utérins consiste exclusivement aujourd'hui dans la suppression de la tumeur, soit qu'on l'extirpe isolément, avec conservation de l'utérus, et c'est la *myomectomie*, soit qu'on enlève l'utérus en même temps que la tumeur, et c'est l'*hystérectomie*.

Il n'y a pas grand chose à dire des traitements palliatifs qui ont eu leur période d'indications et de succès, mais qui n'ont été que des opérations de transition comme les *ligatures atrophiantes* et la *castration ovarienne*.

Les *ligatures atrophiantes*, faites soit par voie abdominale, soit par le vagin, en allant saisir et lier les utérines sur le côté du col, après avoir incisé circulairement le vagin comme dans le premier temps de l'hystérectomie vaginale, ont donné des succès, amené la cessation des hémorragies et même la diminution de la tumeur.

Il en est de même de la *castration* pratiquée en 1872 par Battey et par Hegar. Cette ménopause artificielle agit comme la ménopause naturelle, et à l'époque où l'hystérectomie était encore grave et où la castration simple l'était sensiblement moins, elle a soulagé beaucoup de malades par l'arrêt des hémorragies, la suppression des douleurs, la diminution sensible du volume de la tumeur. On conçoit qu'une telle opération ait eu, il y a vingt-cinq ans, une grande vogue. Il n'en saurait être de même aujourd'hui. Elle a marqué une étape intéressante dans le traitement chirurgical des fibromes utérins, mais elle a fait son temps, et elle ne saurait plus être pratiquée que d'une façon tout à fait exceptionnelle, lorsque, par exemple, au cours d'une laparotomie pour fibrome on s'aperçoit que, par suite d'une circonstance quelconque, l'opération est impraticable. Il est alors tout indiqué de ne pas refermer le ventre sans avoir enlevé les annexes et donné ainsi à la malade des chances de sérieuse amélioration. Mais, de propos délibéré, cette opération ne doit plus être pratiquée.

Et si, aujourd'hui, nous nous décidons à prendre le couteau, il faut que ce soit pour une opération radicale. Celle-ci peut être, soit une myomectomie, soit une hystérectomie. Il est évident que la *myomectomie*, c'est-à-dire l'extirpation du fibrome seul, lorsqu'elle est possible et suffisante, présente sur l'hystérectomie une incontestable supériorité. Elle conserve l'utérus, et c'est là, au moins lorsqu'il s'agit d'une femme jeune, un avantage capital. Mais encore faut-il que cet avantage ne soit pas obtenu au prix d'inconvénients plus grands encore. Il ne faut pas que la myomectomie soit plus grave que l'hystérectomie, qu'elle laisse après elle un utérus dilacéré, saignant. Il ne faut pas, en outre, qu'elle ait des chances sérieuses d'être suivie d'une récidive, comme cela peut arriver lorsqu'il y a des noyaux en assez grand nombre, dont quelques-uns, de petit volume, peuvent passer inaperçus et se développer ensuite. Ces deux réserves faites, il est évident que la myomectomie, lorsqu'elle est judicieusement appliquée, est une opération excellente.

La myomectomie peut être vaginale ou abdominale. La *myomectomie vaginale* ne doit être employée que lorsqu'on se trouve en présence soit d'un polype intra-utérin, soit d'un fibrome bas situé, dans le col ou le segment inférieur de l'utérus, et qui fait saillie dans un des culs-de-sac vaginaux. Encore faut-il, et le fait est bien rare, qu'on soit certain qu'il est unique ou tout au moins qu'il n'existe pas, vers le pôle supérieur de l'utérus, quelque noyau qui risque d'échapper au chirurgien. C'est ce qu'il est presque toujours très difficile d'établir, au moins lorsque le noyau est petit ; et c'est ce qui rend exceptionnelles les indications de la myomectomie par voie basse.

Appliquée dans ces conditions restreintes, la myomectomie vaginale, l'ancienne opération d'AMUSSAT, rajeunie et perfectionnée par SEGOND, peut être une opération excellente, et dont la technique est d'ailleurs, au moins en théorie, relativement simple. Elle est merveilleusement décrite et étudiée dans la thèse de DARTIGUES [1].

L'utérus doit être solidement saisi au niveau du col, puis abaissé jusqu'à la vulve. Dans ces conditions, on a parfois le corps fibreux sous le doigt. Il suffit d'inciser le tissu utérin qui le recouvre au niveau d'une des lèvres du col pour apercevoir le fibrome, presque toujours arrondi et blanchâtre, et qu'il est en général facile d'énucléer, soit par arrachement, soit par torsion, soit au besoin par morcellement. Parfois le fibrome est plus haut. Il est au niveau du corps de l'utérus et l'opérateur en est séparé par le col. Il suffit alors d'inciser soit transversalement au niveau des commissures, soit sur la ligne médiane, au niveau de la lèvre antérieure, ou des deux lèvres, pour l'entr'ouvrir et parvenir jusqu'au fibrome, qu'on enlève alors par des moyens appropriés. Quelquefois enfin, comme il peut arriver pour un fibrome de la paroi postérieure venant bomber au niveau du cul-de-sac vaginal, on ne peut l'atteindre qu'après incision de la paroi postérieure du vagin et de l'utérus, à travers le cul-de-sac de Douglas entr'ouvert. C'est alors, en réalité, une *myomectomie transvaginale* et *transpéritonéale*.

Dans ces conditions, la myomectomie vaginale est une opération excellente, très facile, très bénigne et d'une efficacité complète. Mais il est évident qu'il n'en est pas de même si les noyaux fibreux sont élevés, multiples, difficilement accessibles, et s'ils ne peuvent être enlevés qu'au prix d'une opération aveugle. Celle-ci donnera encore de beaux succès, mais elle est moins sûre qu'une opération abdominale, elle expose à l'hémorragie, à la perforation de l'utérus, à une infection qui peut être mortelle, et on ne saurait la conseiller.

La *myomectomie abdominale* est, elle, toujours facile. Rien n'est plus simple, quand on se trouve en présence d'un fibrome pédiculé ou saillant sous le péritoine, que de l'extirper en coupant son pédicule ou de l'énucléer en incisant sur lui le tissu utérin. Il y a dans ce dernier cas un suintement sanguin facile à

[1] DARTIGUES. Chirurgie conservatrice de l'utérus et des annexes dans le traitement des fibromes. Th. Paris, 1901.

arrêter, en général, par un surjet au catgut qui ramasse les tissus profonds, et un surjet superficiel, qui ferme la brèche au niveau des lèvres péritonéales.

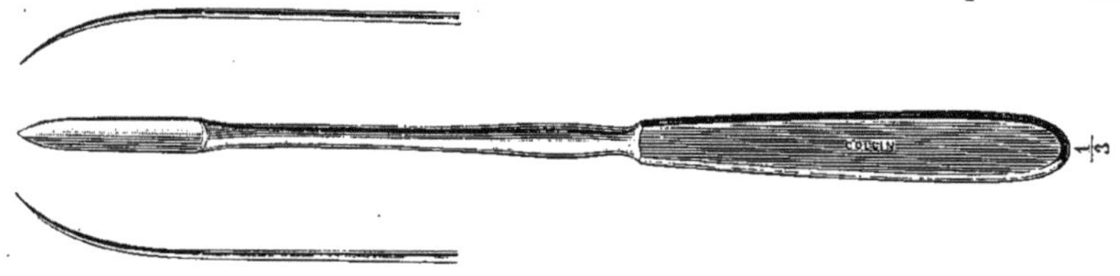

Fig. 450.
Long bistouri courbe.

Mais ce qui est facile quand le fibrome est unique, peu volumineux et assez superficiel, devient plus difficile lorsqu'il y a plusieurs noyaux, lorsqu'ils sont gros,

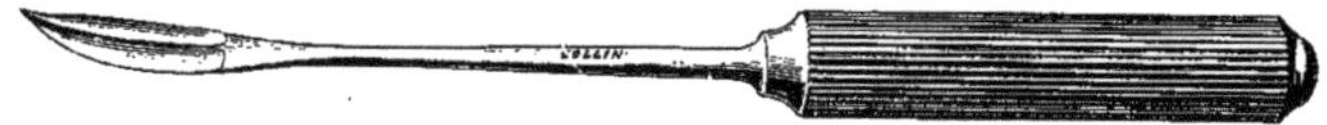

Fig. 451.
Instrument de SEGOND pour évider les fibromes.

profonds, et font saillie dans la cavité utérine. Les délabrements de l'utérus sont alors considérables. Il est parfois trop dilacéré pour pouvoir être suturé

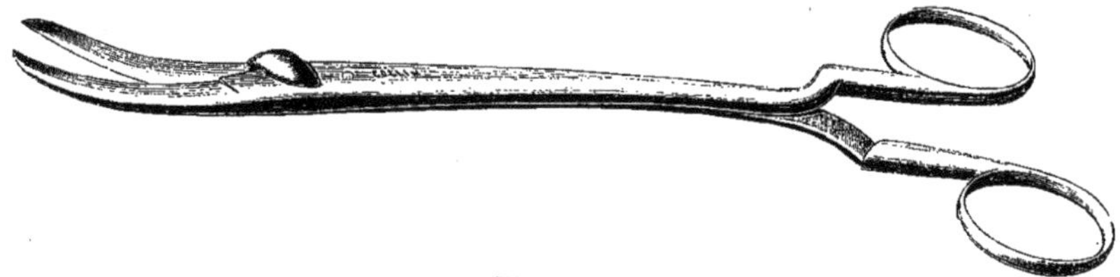

Fig. 452.
Ciseaux courbes à morcellement.

d'une façon satisfaisante, et dans ces conditions, en admettant même qu'après avoir enlevé plusieurs fibromes on n'en laisse pas un qui échappe aux recherches

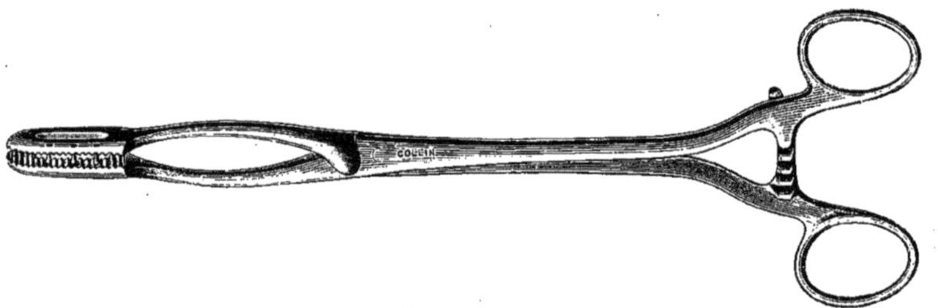

Fig. 453.
Pince à morcellement.

les plus soigneuses et qui sera plus tard responsable de nouveaux accidents, l'opération devient, par le fait même des difficultés de la réparation de l'utérus, du suintement sanguin, de l'infection possible venant de la cavité utérine, sensiblement plus grave que l'hystérectomie complète; aussi celle-ci doit-elle lui être préférée.

On réservera donc la myomectomie abdominale aux femmes jeunes, présentant des corps fibreux de volume modéré, sous-péritonéaux, faciles à extirper sans dilacération trop considérable de l'utérus, en très petit nombre, ne s'accompagnant pas de ces altérations annexielles fréquentes qui nécessitent elles-mêmes le sacrifice des annexes et rendent par conséquent tout à fait inutile la

Fig. 454.
Pince à mors sans pointes.

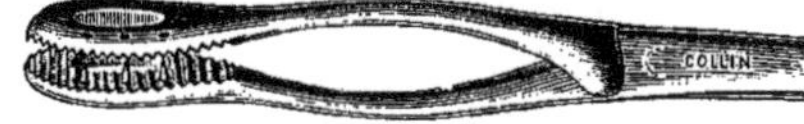

Fig. 455.
Pince ovalaire à morcellement.

conservation de l'utérus. Dans ces conditions, la myomectomie est une opération à laquelle on ne peut faire aucun reproche.

Mais ces circonstances idéales sont en réalité peu communes, et dans l'immense majorité des cas, surtout s'il s'agit d'une femme qui touche au terme de sa vie génitale ou qui l'a dépassé, le mieux est de se décider pour l'opération qui est en même temps la moins grave et la plus radicale : l'*hystérectomie.*

Ici les discussions recommencent. Après avoir joui d'une faveur méritée que légitimait, il y a quelques années à peine, sa plus grande bénignité, l'*hystérectomie vaginale* pour fibromes a été presque complètement délaissée — trop délaissée peut-être, car il est certains cas où elle paraît pouvoir rivaliser avec avantage avec l'hystérectomie abdominale.

Ce n'est pas ici le lieu de répéter ce qui a été dit ailleurs sur les indications

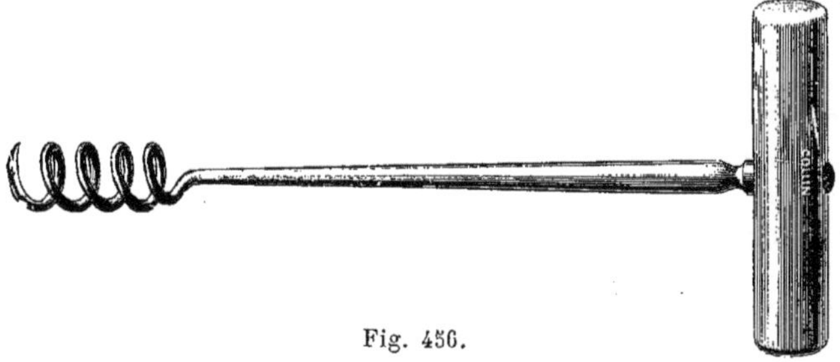

Fig. 456.
Tire bouchon de Segond.

respectives de la voie vaginale ou de la voie abdominale dans l'hystérectomie (voir p. 726). Il est certain qu'aujourd'hui, en principe, c'est à l'hystérectomie abdominale qu'il faut avoir recours. Mais l'hystérectomie vaginale, lorsqu'on sait bien la faire et que le fibrome est petit, est en général si simple, si facile, si bénigne, que l'on ne peut songer à rayer de la chirurgie une opération aussi merveilleuse — et chez certaines femmes épuisées par de longues hémorragies, ou trop grasses, ou qui pour une raison quelconque paraissent devoir mal supporter une laparotomie de quelque importance, on ne doit pas hésiter à faire, et par conséquent à conseiller l'hystérectomie vaginale.

En réalité, lorsque le fibrome est petit, elle ne diffère en rien de l'opération type, telle qu'elle est décrite ailleurs (voir p. 700).

Mais il est des cas dans lesquels cette opération type n'est plus possible. C'est lorsque l'utérus à enlever contient un ou plusieurs noyaux fibreux d'un certain volume. On est alors obligé, pour extraire par le vagin une tumeur d'un diamètre souvent très supérieur à celui du canal, de la fragmenter, de la morceler, et l'*hystérectomie par morcellement*, dont Péan fut le véritable créateur, constitue une opération tout à fait particulière que tout chirurgien doit connaître. A vrai dire elle n'a plus aujourd'hui que de très rares indications, tout fibrome assez volumineux devant être opéré par en haut. Mais certains cas peuvent se rencontrer dans lesquels on sera conduit à l'exécuter. C'est ainsi que lorsqu'un fibrome est infecté, putréfié, comme il n'est pas très rare d'en voir, il est moins grave de l'opérer par voie vaginale, la voie abdominale faisant courir à la malade des risques d'infection plus sérieux. Enfin, bien qu'il ne faille pas attribuer à cet argument plus d'importance qu'il n'en a, il ne faut pas oublier que la voie vaginale ne laisse pas de cicatrice et n'expose pas à l'éventration et qu'il est certaines femmes pour lesquelles cette considération prime toutes les autres.

Le morcellement de l'utérus demande une expérience particulière de ce genre d'opérations. Il faut en avoir vu faire beaucoup et en avoir fait soi-même un certain nombre pour le faire correctement. Il y a cependant quelques règles dont il ne faut jamais se départir, qui rendent les plus grands services et empêchent de commettre des fautes lourdes. Il faut d'abord *ne jamais perdre le contact de l'utérus*, qui doit toujours être maintenu, et ne doit jamais être abandonné. C'est ainsi que, lorsqu'on va sectionner un fragment de l'utérus qu'une pince tend à abaisser, il ne faut pas le détacher avant d'avoir placé une autre pince au-dessus de lui, sur le bloc utérin, de façon à conserver toujours une prise solide. Il faut ensuite *ne jamais s'écarter de la ligne médiane*. En restant sur la ligne médiane, on reste, en effet, dans le tissu utérin, où, si l'on agit avec prudence, on est à l'abri des hémorragies et des accidents de toute nature. Si l'on s'écarte au contraire sur les côtés, vers les bords de l'utérus et des ligaments larges, on court au-devant des fausses prises, des déchirures, des hémorragies et de la blessure des organes voisins. Donc, *ne jamais perdre le contact de l'utérus*, et *ne jamais s'écarter de la ligne médiane*, telles sont les deux lois fondamentales de toute hystérectomie difficile.

C'est pourquoi il faut, autant que possible, conserver le col, qui constitue le meilleur des points d'appui et poursuivre le morcellement au-dessus de lui.

Il faut, pour pouvoir morceler des noyaux fibreux, un outillage un peu spécial, mais indispensable. En dehors des ciseaux droits et courbes, et des valves de divers modèles, on aura un bistouri à long manche mousse et courbe sur le plat. Au besoin le couteau à double tranchant de Segond, des pinces solides à mors fenêtrés, et le tire-bouchon de Segond (fig. 450 à 456).

On doit se souvenir ici de la description des fibromes, qui sont presque toujours constitués par des noyaux arrondis, de consistance ferme, de volume variable, disséminés d'une façon très irrégulière dans le tissu utérin, mais qui ne lui adhèrent que fort peu et peuvent être, en général, assez facilement séparés par énucléation. Il en résulte qu'on devra s'efforcer de faire porter les manœuvres de morcellement et d'extirpation sur les noyaux fibromateux eux-mêmes plutôt que sur l'utérus qui les renferme. En un mot, on devra autant que possible ne pas toucher à l'enveloppe utérine, que l'on gardera pour la fin, et on concentrera ses efforts sur les fibromes qu'elle contient.

Pour parvenir au centre de l'utérus, il est bon d'avoir recours à l'hémisection antérieure, comme dans une hystérectomie ordinaire. Dès l'hémisection des premiers centimètres, on écartera avec des pinces les lèvres de l'incision, et on ira vers le centre de l'utérus à la recherche du ou des noyaux fibromateux. Si le jour ainsi obtenu n'était pas assez grand, et qu'il fût impossible, par suite de la fixité de l'utérus, de poursuivre plus haut la section de la paroi antérieure, on ferait la section médiane complète comme dans le premier temps du procédé de Muller. Quand on aura trouvé le noyau, ce qui est en général facile, lorsqu'il s'agit de noyaux intra-utérins et descendant assez bas, on fera porter le morcellement exclusivement sur lui. S'il est peu volumineux, il pourra être arraché du premier coup avec une pince à abaissement qui le saisit et à laquelle on imprime un mouvement de torsion. S'il est impossible de l'attirer au dehors sans le morceler, on le fragmentera avec le bistouri courbe, avec les ciseaux, et on l'extirpera en plusieurs morceaux.

Dans ces conditions, il pourra être très utile d'employer, pour attirer le fibrome, le tire-bouchon de Segond, et d'agir autour de sa spire en enlevant un fragment utérin par évidement conoïde, avec le bistouri courbe. Quand un noyau est extirpé, on s'attaque à un autre, et ainsi de suite, en restant toujours, si faire se peut, dans l'intérieur de l'utérus. Quand il ne reste plus que la coque utérine, même avec un certain nombre de noyaux, elle se laisse attirer facilement au dehors.

Mais si les noyaux fibromateux sont loin du pôle inférieur, ou s'ils sont, pour une raison quelconque, inaccessibles, on peut être contraint de commencer par extirper le tissu utérin lui-même qu'on attaquera au niveau de sa paroi antérieure, en en enlevant des fragments cunéiformes et en pénétrant progressivement dans les parties profondes, jusqu'à ce qu'on rencontre un noyau qu'on extirpe suivant les principes qui viennent d'être exposés.

C'est presque toujours le début de l'opération qui est le plus laborieux. Il arrive bien souvent que, lorsque l'opération est commencée et qu'elle est bien conduite, on enlève des fragments de plus en plus gros, et qu'à la fin on attire à l'extérieur le fond de l'utérus bourré de noyaux et pouvant avoir le volume du poing et même d'une tête de fœtus.

Quand l'extériorisation de l'utérus est terminée, on sectionne les ligaments larges comme à l'ordinaire, soit après ligature, soit plus souvent après avoir placé des pinces à demeure.

Cette hystérectomie par morcellement est une opération qui ne ressemble à aucune autre. Elle est parfois très pénible, demande une heure, une heure et demie, deux heures et même davantage. Elle nécessite une attention soutenue et des précautions de tous les instants si l'on veut éviter la blessure des organes voisins et des accidents de toute espèce. Aussi, en dehors de certains cas tout à fait exceptionnels, doit-elle être rejetée d'une façon systématique, et si on se laisse aller à la pratiquer pour des fibromes qui ne sont pas trop volumineux, doit-on y renoncer complètement lorsqu'on se trouve en présence de fibromes allant jusqu'à l'ombilic, et surtout de fibromes développés en largeur, qui viennent se coincer dans le bassin, descendent très difficilement et peuvent mettre le chirurgien dans l'obligation de terminer par la voie abdominale, dans des conditions très mauvaises, une opération qu'il ne peut mener à bien par les voies naturelles.

Mais l'opération idéale dont est justiciable l'immense majorité des fibromes utérins, c'est l'*hystérectomie abdominale*. Et les conditions dans lesquelles on l'exécute à chaque instant sont telles qu'il est permis de dire que l'hystérectomie abdominale pour fibromes est l'opération la plus belle et la plus brillante de la chirurgie tout entière.

Ici, et pour les mêmes raisons qui ont été discutées ailleurs (voir p. 648), c'est à l'*hystérectomie subtotale* que l'on aura recours. Richelot a voulu, dans ces derniers temps, plaider pour les fibromes la cause de l'hystérectomie totale. Il dit qu'il n'est pas très rare de voir un cancer se développer sur le moignon cervical qui persiste à la suite de l'hystérectomie subtotale, et que, dans ces conditions, la prudence commande, au moment de l'opération, d'enlever, en même temps que l'utérus, le col susceptible de dégénérer. Nous croyons, comme Richelot, que la coexistence du fibrome et du cancer du col n'est pas rare. Nous en avons vu assez souvent des exemples et nous pensons qu'un utérus fibromateux est particulièrement prédisposé au développement d'un néoplasme du col. Mais il est certain que l'apparition d'un cancer du col sur un moignon d'hystérectomie est rare. Nous n'en avons rencontré qu'un cas, et les observations qui en ont été rapportées sont en nombre infime, eu égard au très grand nombre d'hystérectomies pour fibromes qui ont été faites dans ces dernières années. Il n'y en a certainement pas 1 p. 100. Or, il nous paraît incontestable que la mortalité de l'hystérectomie totale est supérieure de plus de 1 p. 100 à la mortalité de l'hystérectomie subtotale. S'il en est ainsi, et il ne peut pas ne pas en être ainsi, une opération plus longue, plus hémorragique, délabrant infiniment plus le plancher pelvien, et qui enfin est moins parfaitement aseptique, étant forcément plus grave que sa rivale, plus courte, à hémostase extrêmement simple, à délabrement pelvien presque nul, à asepsie parfaite, s'il en est ainsi, nous ne voyons pas l'avantage qu'il peut y avoir à pratiquer dans tous les cas l'opération la plus longue, la plus difficile et la plus grave pour arriver, afin d'éviter le développement d'un cancer problématique, à perdre une ou deux malades de plus.

C'est donc à l'hystérectomie subtotale que l'on aura recours systématiquement, en dehors, bien entendu, des cas, d'ailleurs assez rares, où le col est malade, suspect, ou lui-même envahi par le développement du fibrome.

On pourrait répéter ici, mot pour mot, ce qui a été dit plus haut à propos de l'hystérectomie dans les lésions annexielles (voir p. 648 et suivantes). Comme toujours, le chirurgien devra, suivant les cas, varier ses manœuvres opératoires et employer le procédé le mieux adapté aux lésions qu'il a sous les yeux.

Il est des cas assez nombreux dans lesquels le procédé idéal par sa simplicité, sa rapidité et son élégance est l'*hystérectomie par décollation*. Il a été décrit dans tous ses détails au chapitre des annexites (voir p. 651). Il est donc inutile d'y revenir ici.

Mais la décollation utérine ne s'applique qu'aux cas faciles et dans lesquels le fibrome peut être aisément extériorisé. Quand la tumeur ne se laisse pas attirer facilement au dehors, quand le col reste profondément caché dans le Douglas, il ne faut pas employer la décollation. Elle devient difficile, parfois impraticable, très inférieure en tous cas au manuel opératoire dont il va être question maintenant.

D'une façon générale, il est un procédé qui peut être employé dans tous les fibromes, sauf le cas exceptionnel où le fibrome est enclavé dans le bassin ou adhérent au rectum et impossible à attirer en avant et à sortir du petit bassin. C'est le *procédé de Howard A. Kelly*, déjà décrit plus haut et sur la technique générale duquel il est inutile de revenir (voir p. 665). Lorsque les annexes sont libres et non adhérentes, ce qui est le cas le plus commun, il sera toujours possible de descendre de haut en bas dans le ligament large, en dehors des annexes, ou en dedans si l'on veut les conserver. Arrivé au col, on le tranchera, en faisant basculer l'utérus et on viendra saisir avec une forte pince le ligament large qui se présente de lui-même.

Lorsque l'utérus est mobile et le col facilement accessible par derrière, le procédé de KELLY est inférieur à la décollation postérieure, à conditiou toutefois que celle-ci soit faite par quelqu'un qui la connaît bien. Mais il devient le procédé de choix dans tous les cas où le col n'est pas directement accessible, et en particulier dans ceux, qui sont communs, où l'utérus est appliqué au fond du bassin par les ligaments larges distendus qui s'opposent à son ascension ou même à sa simple mobilisation. Il est alors de toute nécessité, pour arriver au col, de sectionner de haut en bas un des ligaments larges ; on choisira celui qui est le plus accessible, et, descendant peu à peu à travers ce ligament large, en pinçant et sectionnant successivement le pédicule utéro-ovarien et le ligament rond, on arrivera sur le côté du col que l'on tranchera. La bascule de l'utérus et le pincement du ligament large opposé, déroulé de bas en haut, se feront alors facilement.

Il faut toujours songer, dans les cas de fibromes irréguliers et surtout de noyaux fibreux avoisinant le col et pouvant pénétrer dans le ligament large, à la présence de l'uretère. La tumeur doit être suivie de très près si l'on veut éviter tout ennui du côté de cet organe.

Lorsque le fibrome est enclavé dans le bassin et impossible à attirer en avant, ou lorsque son pôle supérieur est adhérent aux anses intestinales ou à l'épiploon et que le décollement des adhérences en semble devoir être difficile et périlleux, le procédé de KELLY n'est plus applicable. Mais il y a une façon de tourner la difficulté. Il faut pratiquer la *décollation antérieure*, que KELLY a exécutée, à mon insu, quelque temps avant que je ne la décrivisse moi-même, en même temps que la décollation postérieure (voir la note, p. 664).

On va directement sur le col, en avant, au niveau du cul-de-sac vésico-utérin presque toujours accessible, et on le sectionne. On peut alors attirer en avant le pôle inférieur de l'utérus et aborder directement, en passant entre le col et le corps, le cul-de-sac de Douglas, de façon à décoller de bas en haut les adhérences qui peuvent exister en arrière et énucléer la tumeur de la cavité pelvienne (voir p. 664).

La marche à suivre, dans les cas qui nous occupent, est donc des plus simples, et on peut la résumer en quelques mots :

1° Utérus mobile, quel que soit son volume, col accessible, isthme utérin facile à reconnaître : *hystérectomie par décollation ;*

2° Utérus peu mobile, difficile à attirer, col mal limité, profond, envahi lui-même par un ou plusieurs noyaux fibreux : *procédé de H. A. Kelly.*

3° Utérus rétrofléchi, enclavé dans le bassin ou présentant à son pôle supérieur de trop grandes adhérences : *décollation antérieure.*

Quelle que soit la supériorité de l'hystérectomie subtotale, il est des cas dans lesquels il faut enlever le col. C'est d'abord lorsqu'il est, sinon atteint d'épithélioma, au moins douteux, car dans le cas d'épithélioma confirmé c'est celui-ci qui passe en premier, et nous devrons alors employer une technique particulière qui sera décrite plus loin. C'est surtout lorsque, sans être suspect de dégénérescence néoplasique, il est extrêmement altéré. C'est enfin lorsqu'il n'existe pour ainsi dire pas, et qu'il fait corps avec le reste de l'utérus, comme il arrive dans certains fibromes qui se prolongent jusque dans le col. Ici, il n'y a point d'isthme utérin, point de col proprement dit, et l'on est obligé d'enlever celui-ci avec le reste de l'utérus. Hormis ces cas, qui sont rares, il ne faut point faire l'hystérectomie totale, et il ne semble pas qu'elle soit réellement indiquée chez plus de 2 ou 3 p. 100 des malades.

Ici, comme pour l'hystérectomie subtotale, et pour les mêmes raisons, il faut donner la préférence aux procédés qui permettent l'attaque de l'utérus et des annexes par leur pôle inférieur. Tout ce qui a été dit plus haut à ce sujet, subsiste intégralement et je n'y reviens pas (voir p. 647).

Parmi ces procédés il en est trois qui, suivant les cas, répondent à toutes les indications qui peuvent se présenter. Ce sont : le *Procédé de Doyen*, le *Procédé de Kelly-Segond*, et enfin l'*Hémisection utérine*.

Le *Procédé de Doyen* n'est applicable que dans les cas simples et dans lesquels l'utérus est mobile et le cul-de-sac postérieur bien accessible. Mais quand ces conditions sont remplies, il devient très facile, très rapide et très élégant. C'est lorsque l'utérus présente un certain volume qu'il est le plus particulièrement indiqué (voir p. 682).

L'opération terminée, il reste à faire l'hémostase de la tranche vaginale, beaucoup plus délicate que dans la subtotale. On peut alors fermer le vagin par un surjet au catgut ou, ce qui vaut mieux, drainer le fond du bassin par l'ouverture vaginale et reconstituer par-dessus le péritoine pelvien.

Le *procédé de Kelly* a été modifié par Segond, qui l'a appliqué à l'hystérectomie totale. C'est à lui que l'on aura recours dans tous les cas où l'on croira devoir pratiquer l'hystérectomie totale, lorsque l'utérus n'est pas d'une mobilité parfaite ou est bridé par les ligaments larges (voir p. 684).

L'opération est exactement semblable à celle décrite plus haut, sauf en ce qui concerne les manœuvres au niveau du col.

Quant à l'*Hémisection utérine*, qui n'est applicable que lorsque l'utérus est petit et ne trouve guère d'indications que dans les annexites bilatérales adhérentes aux parois pelviennes, pour lesquelles elle est très supérieure à tous les autres procédés, elle leur est au contraire très inférieure dans les fibromes et doit être systématiquement rejetée.

CHAPITRE V

CANCER DE L'UTÉRUS

Nous ne sommes plus au temps, cependant très près de nous encore, où le cancer de l'utérus n'intéressait guère le chirurgien que par ses manifestations cliniques. Le traitement que l'on dirigeait contre lui était presque toujours impuissant et stérile. Les malades guéries d'un cancer de l'utérus étaient si exceptionnelles que les chirurgiens se demandaient de bonne foi s'il ne fallait pas attribuer ces cures presque miraculeuses à des erreurs de diagnostic. Nous savons aujourd'hui que cette impuissance du traitement chirurgical était due à une intervention trop tardive et à l'insuffisance d'une technique imparfaite. Dans ces dernières années, grâce au travail, grâce à l'obstination de quelques chirurgiens convaincus qui avaient foi dans le succès final, les cas de guérison prolongée se sont montrés si fréquents que le cancer de l'utérus apparaît aujourd'hui comme un de ceux que nous avons le plus souvent le droit d'espérer guérir. Ces résultats que nous avons, eu égard à ce qui se passait il y a quelques années à peine, le droit de qualifier d'admirables, ne peuvent être obtenus qu'à condition d'employer, au cours des opérations dirigées contre les cancers, une technique parfaite. Aussi est-ce à l'étude de cette technique, qui constitue le point de beaucoup le plus intéressant d'un chapitre tel que celui-ci, que nous nous attacherons surtout. Les documents anatomo-pathologiques et les descriptions cliniques abondent dans tous les ouvrages, et nous n'insisterons pas sur des notions qu'on rencontre partout.

Le cancer de l'utérus présente une histoire clinique et thérapeutique tout à fait différente, suivant qu'il se développe dans le *corps* ou dans le *col*. Nous étudierons d'abord le *cancer du col de l'utérus*, de beaucoup le plus important.

CANCER DU COL DE L'UTÉRUS

Le cancer du col de l'utérus est d'une extrême fréquence et il faut toujours s'attendre à le rencontrer, même chez les femmes jeunes. Si c'est, en effet, entre quarante et cinquante ans qu'il se présente le plus souvent, à l'heure où la ménopause rend l'utérus plus vulnérable, il n'est pas rare de le rencontrer chez des femmes d'une trentaine d'années. Nous en avons vu l'un et l'autre plusieurs exemples chez des femmes de vingt à vingt-cinq ans; on en a signalé à dix-neuf ans, à dix-sept ans et Ganghofner en a observé un chez une fillette de neuf ans. Cette notion doit être toujours présente à l'esprit du médecin. Il faut penser au cancer chez la femme jeune comme chez la femme âgée. Il faut le chercher, car il est heureusement facile à reconnaître, et c'est de cette découverte hâtive que dépendra, avant tout, la possibilité de la guérison.

Sur les causes premières qui président au développement du cancer, nous sommes toujours dans une ignorance profonde, et s'il est aujourd'hui permis d'entrevoir la solution de cette question capitale et de croire à l'origine parasitaire du cancer, nous n'avons encore le droit de rien affirmer. Ce que nous savons seulement, c'est que l'*hérédité* manifeste ici son influence comme dans les autres localisations du cancer, et que les causes d'irritation locale, déchirures du col, ulcérations interminables de la métrite chronique, etc., contribuent à favoriser le développement de la maladie. Il n'est donc pas douteux que les accouchements répétés, cause première de bien des infections utérines et de bien des métrites invétérées, aient ainsi une influence indirecte sur la genèse du cancer.

Existe-t-il, comme le pense Richelot, une sorte de diathèse néoplasique et voit-on le cancer utérin se greffer plus souvent sur les utérus fibromateux et sur les utérus scléreux que sur les utérus normaux. Le fait est difficile à démontrer.

Mais, ayant vu un certain nombre de fois les fibro-myomes et l'hypertrophie scléreuse de l'utérus se compliquer de cancer du col, nous avons une tendance à nous ranger à l'opinion de Richelot, sans y attacher d'ailleurs plus d'importance que ne le comporte une question aussi discutable.

Anatomie pathologique. — Le cancer, ou mieux l'*épithéliome du col de l'utérus*, naît soit au niveau de la muqueuse qui recouvre les lèvres du col, muqueuse

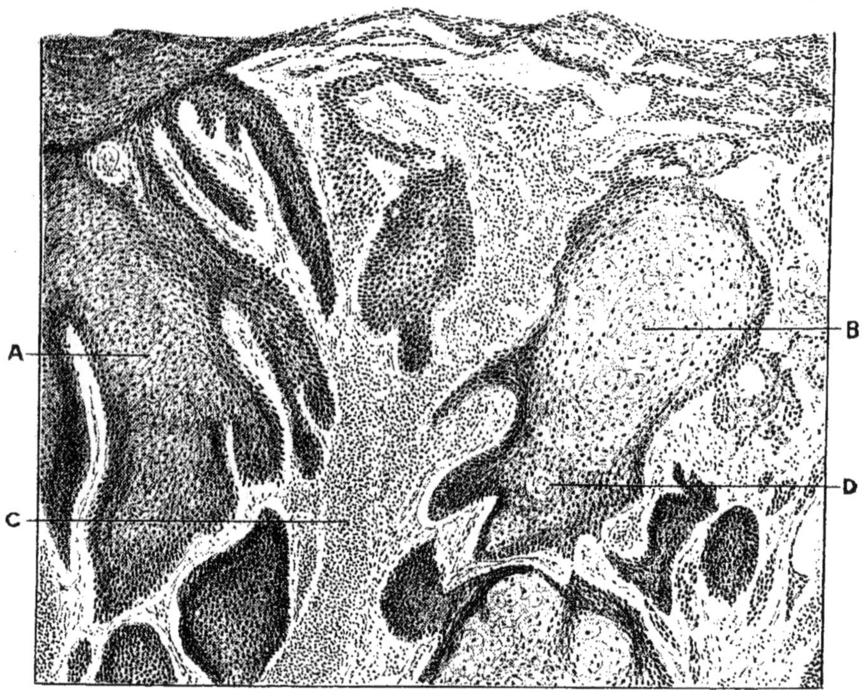

Fig. 457.
Epithéliome du col de l'utérus (Epithéliome pavimenteux lobulé de la portion vaginale du col).
A, boyau épithélial (aspect habituel). — B, invagination épithéliale lobulée rare dans le cancer du col. — C, inflammation interstitielle. — D, inclusion conjonctive dans la masse épithéliale.

à épithélium pavimenteux stratifié semblable à celui du vagin, soit au niveau du canal cervical proprement dit, qui est, lui, tapissé d'épithélium cylindrique et rempli de glandes dont les cellules de revêtement sont également cylindriques.

Il y aura donc au niveau du col deux sortes d'épithéliomes : l'*épithéliome pavimenteux* (fig. 457) et l'*épithéliome cylindrique* (fig. 458).

Le premier tend à se développer en surface et à s'étendre vers les culs-de-sac vaginaux. Le second tend, au contraire, à se développer en profondeur, à remonter le long du canal cervical, vers la cavité utérine, et à infiltrer les parois de l'utérus, depuis son orifice externe, jusqu'à son orifice interne qui se trouve au niveau de l'isthme. Bien entendu, ils peuvent empiéter plus ou moins sur leurs zones respectives d'évolution, et l'épithéliome pavimenteux se prolonge quelquefois dans l'intérieur du canal cervical, alors qu'au contraire l'épithéliome cylindrique vient étendre ses ulcérations sur les lèvres du col.

Comme dans toutes les régions où se développe l'épithéliome pavimenteux, celui-ci se présente sous deux formes histologiques : l'*épithéliome lobulé,* dans lequel on trouve des amas épithéliaux plus ou moins arrondis, séparés par des travées musculo-conjonctives, et présentant souvent des globes épidermiques, et l'*épithéliome tubulé* qui infiltre les tissus de boyaux épithéliaux diversement anastomosés.

Mais ces formes histologiques sont surtout intéressantes en ce qu'elles correspondent à des formes cliniques différentes.

D'une manière générale l'épithéliome pavimenteux, qui naît sur le col, se présente sous deux formes : la *forme papillaire* et la *forme interstitielle :* dans la forme papillaire, la muqueuse cervicale prolifère en végétations plus ou moins abondantes, souvent exubérantes qui ne tardent pas à s'ulcérer largement. Dans la forme interstitielle, ou encore *nodulaire*, le néoplasme s'infiltre dans le tissu sous-muqueux, dans l'épaisseur de la lèvre sous-jacente, en donnant lieu à des noyaux durs, qui semblent enchassés dans le col utérin et soulèvent la muqueuse, dont l'ulcération ne survient qu'assez tardivement.

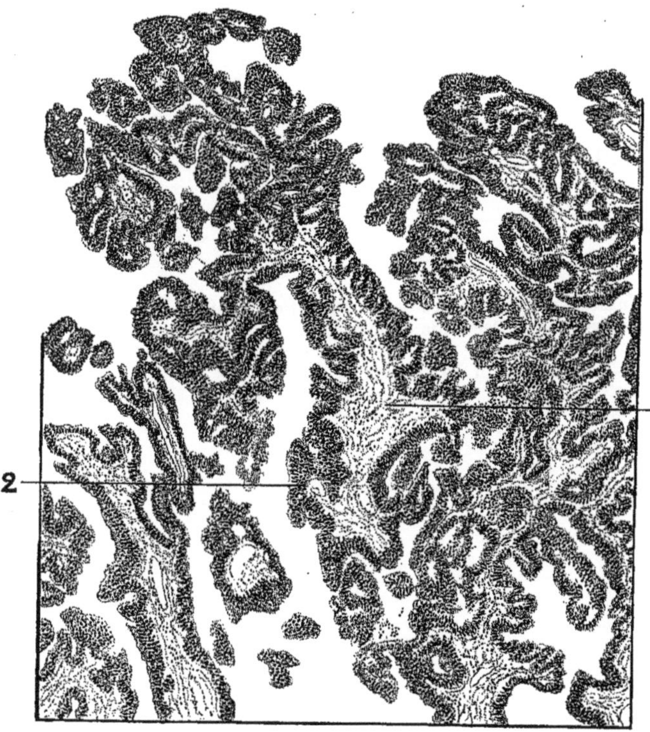

Fig. 458.
Epithélioma végétant de la muqueuse du corps de l'utérus.
1, travées conjonctives arborescentes. — 2, cellules cylindriques en voie de multiplication.

Ces noyaux sont assez souvent situés à l'entrée de l'orifice du col et peuvent même faire saillie dans l'intérieur du canal cervical.

L'épithéliome cylindrique prend le plus souvent la forme *cavitaire.* Développé dans l'intérieur du canal cervical où siège normalement l'épithélium muqueux ou glandulaire qui lui donne naissance, il n'a aucune tendance à s'étendre sur la surface du col et à proliférer en largeur. Il remonte le long de la cavité cervicale, souvent jusqu'au niveau du tiers inférieur du corps utérin et souvent beaucoup plus haut (fig. 459), il creuse et dévore le tissu du col en évidant les lèvres par leur face interne, si bien qu'elles peuvent parfois disparaître complètement en laissant à leur place une sorte de cavité ulcérée et saignante ouverte au fond d'un infundibulum vaginal. Au niveau de l'isthme, le tissu utérin est souvent presque complètement détruit, si bien que cette variété de cancer s'infiltre dans

PLANCHE II

Figure 1. — Cancer du col de l'utérus pendant la grossesse. Opération césarienne, immédiatement suivie d'hystérectomie abdominale.

Figure 2. — Cancer du col de l'utérus.

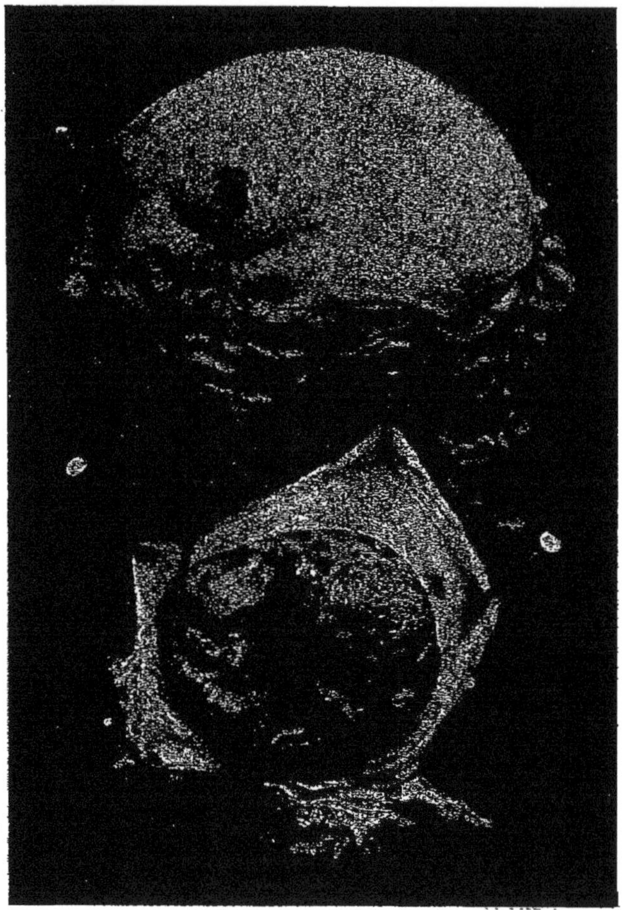

FIGURE 1.

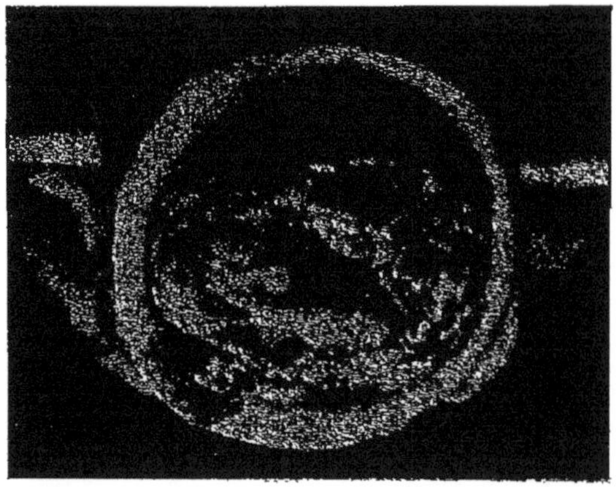

FIGURE 2.

OCTAVE DOIN ET FILS, ÉDITEURS

PLANCHE II

le paramètre plus facilement que tout autre, et qu'elle constitue au point de vue clinique une des formes les plus mauvaises.

On rencontre toutes les combinaisons possibles entre ces diverses formes, et il peut y avoir des cancers végétant en un point, creusant et infiltrant ailleurs, ulcérés partout, augmentant démesurément le volume d'une des lèvres, ou, au contraire, la détruisant en totalité.

Mais il est un point qui intéresse avant tout le chirurgien et auprès duquel comptent peu la forme histologique et l'aspect extérieur des lésions cancéreuses, c'est la marche de ces lésions et leur degré d'extension aux parties voisines

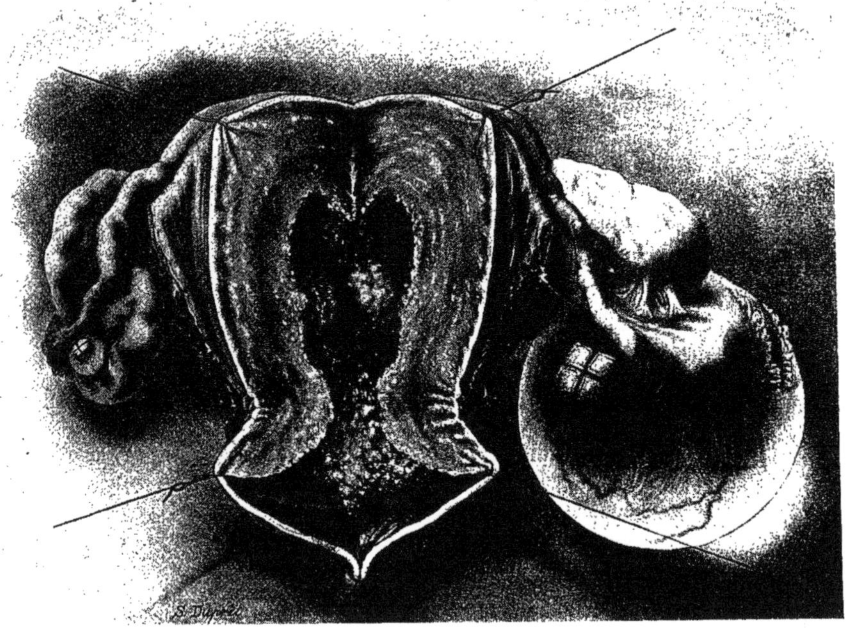

Fig. 459.
Cancer intra-cervical ayant envahi la totalité de la muqueuse utérine.

Le cancer en effet marche toujours devant lui, il gagne de proche en proche, il pousse souvent au loin des prolongements lymphatiques.

C'est précisément la plus ou moins grande extension du mal qui tantôt permet sa guérison ou tantôt frappe d'impuissance tous les efforts du chirurgien. Il importe donc de la bien connaître. Les nombreuses interventions pratiquées au cours de ces dernières années nous ont, sous ce rapport, apporté des renseignements très précis.

Le cancer du col, le cancer pavimenteux, se développe d'abord en surface. Né sur une des lèvres du col, il s'étend vers les culs-de-sac vaginaux et ne tarde pas à les envahir, puis il empiète sur la paroi vaginale elle-même, soit en avant, soit en arrière, plus souvent peut-être sur les côtés, suivant le point où il est apparu, et descend irrégulièrement en détruisant la muqueuse et infiltrant plus ou moins profondément la gaine musculaire sous-jacente. Il descend ainsi souvent à 2 ou 3 centimètres du cul-de-sac, parfois même davantage, et on en voit quelquefois qui, infiltrant les parois vaginales tout entières et transformant le vagin en un canal induré et saignant, arrivent presque jusqu'à l'orifice vulvaire.

On sait d'ailleurs que sur la muqueuse vaginale le mal s'arrête nettement au point où se termine l'ulcération. Les lésions histologiques ne dépassent point la zone macroscopiquement atteinte, et lorsqu'on vient à sectionner le vagin immédiatement au-dessous de l'ulcération, on peut être sûr de se trouver en tissu

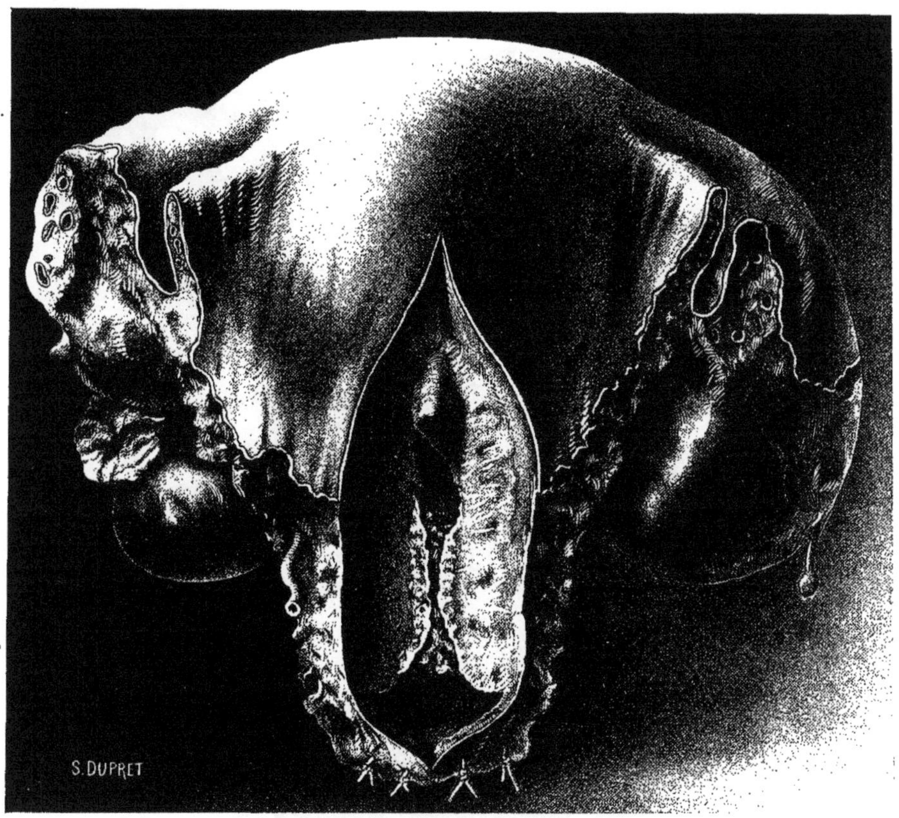

Fig. 460.
Cancer intra-cervical compliqué d'annexites bilatérales. Pièce enlevée par hystérectomie vagino-abdominale.

sain. A plus forte raison, si l'incision porte à un ou deux centimètres plus bas, comme il est bon de la faire au cours d'une hystérectomie.

L'infiltration du corps utérin est beaucoup moins commune. Cependant, on voit parfois les traînées néoplasiques remonter dans les lèvres du col qui s'épaississent énormément, au point de transformer le pôle inférieur de l'utérus en une masse qui peut quelquefois atteindre presque la grosseur du poing. Dans ce cas, l'isthme peut être envahi, dépassé et le corps lui-même infiltré. Mais l'envahissement de la muqueuse cervicale par le cancer pavimenteux est rare, comme est rare l'envahissement du vagin par l'épithéliome cylindrique. Cependant, après la destruction des lèvres du col qui disparaissent parfois complètement, le cancer envahit et attire pour ainsi dire à lui les culs-de-sac du vagin, qui se termine alors par une sorte d'infundibulum ulcéré.

L'épithéliome pavimenteux a une tendance particulière à s'étendre en largeur, en suivant le sens des espaces lymphatiques. C'est ainsi qu'il atteint les culs-de-sac vaginaux, et c'est ainsi qu'il les dépasse. De très bonne heure il infiltre le tissu cellulaire de la base du ligament large, immédiatement au niveau de

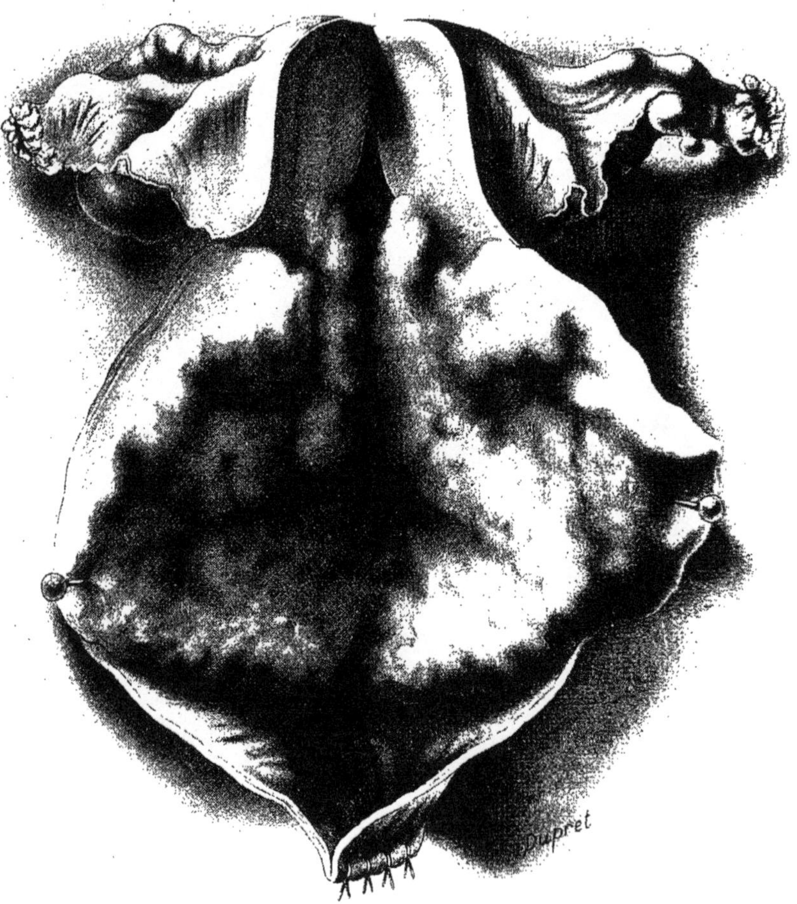

Fig. 461.
Cancer de l'utérus. Lésions très étendues. Hystérectomie vagino-abdominale.

l'insertion du vagin sur le col. Il y a là, sur les côtés du col, près de la crosse de l'artère utérine et des plexus veineux, non loin de l'uretère qui traverse obliquement la région pour se porter sous la vessie, une zone celluleuse fort importante, qui constitue la partie interne de la base du ligament large et de la gaine hypogastrique. C'est la zone paramétrique ou plus simplement le *paramètre*. Ce paramètre est très souvent envahi. L'infiltration néoplasique y pénètre plus ou moins loin, soit d'un seul côté, soit des deux côtés à la fois. Elle se manifeste par une induration du tissu cellulaire, quelquefois par un simple défaut de souplesse et d'élasticité. Souvent l'induration s'arrête tout près du col, laissant encore une mobilité et une indépendance relatives aux organes voisins, en particulier à l'artère utérine et à l'uretère, mais parfois, au contraire, ces divers organes sont confondus dans une masse indurée qui fait corps avec le col utérin, s'étend jusqu'aux parois latérales du bassin, englobant à la fois les vaisseaux et les nerfs, et souvent l'uretère lui-même.

Cette propagation à l'uretère joue dans cette question un rôle capital. C'est qu'en effet la dissection de l'uretère au cours d'une hystérectomie abdominale pour cancer est le pivot de cette opération. Il n'est pas de bonne opération au cours de laquelle on n'ait dû recliner, et au besoin disséquer les uretères. Toute opération dans laquelle on ne voit pas les uretères, en dehors de quelques cas exceptionnels où le mal est pris tout à fait à son début, est une opération médiocre ou même mauvaise. Elle est presque fatalement insuffisante, et le chirurgien qui, pour éviter l'uretère, se porte un peu en dedans, sur les parties latérales du col, passe en plein néoplasme et fait d'une façon presque fatale une opération incomplète.

Or, les uretères traversent le paramètre, immédiatement en dehors du col, et l'envahissement de ce paramètre par le tissu néoplasique ne tarde pas à les atteindre. Ils peuvent être envahis et infiltrés par le néoplasme. Le fait est exceptionnel. Parfois, ils sont seulement un peu immobilisés par quelques tractus néoplasiques, mais il est encore facile de les écarter. Parfois, ils sont englobés dans une masse indurée qui les enserre de toutes parts, sans cependant les infiltrer. Il est très souvent possible avec un peu d'habileté et beaucoup de patience de les dégager, en incisant au bistouri ou aux ciseaux le tissu malade qui les englobe. Ils se creusent ainsi un lit, une gouttière, parfois un véritable tunnel dans le tissu malade. Mais lorsqu'ils ont été dégagés la gouttière qui les enfermait apparaît lisse et saine, et l'examen histologique montre souvent le cancer s'arrêtant à un millimètre au moins de la paroi de la gouttière, dans laquelle l'uretère restait emprisonné.

L'uretère est en somme comprimé beaucoup plus souvent qu'il n'est envahi. Cette compression détermine, par accumulation de l'urine en amont de l'obstacle, une dilatation graduelle du conduit qu'il n'est pas rare de trouver aussi gros que le doigt et coïncidant avec une hydronéphrose plus ou moins prononcée. Elle provoque en même temps des lésions rénales, lésions qui peuvent varier depuis les atteintes légères de la plus bénigne des néphrites, jusqu'à la disparition à peu près complète de la substance corticale et à la destruction presque totale du rein.

La propagation du cancer dans le tissu cellulaire ne se fait pas seulement vers le paramètre latéral : elle se fait aussi en avant et en arrière. En avant, la zone celluleuse qui sépare le vagin et l'utérus de la vessie est envahie : l'induration s'étend vers le cul-de-sac antérieur et la paroi antérieure du vagin qui devient dure et cartonnée. Puis la mobilité de la paroi vésicale sur l'utérus disparaît. La vessie se prend et s'infiltre peu à peu. La muqueuse, d'abord indemne, se laisse envahir, puis elle s'ulcère, se perfore et une fistule peut s'établir entre la vessie et le vagin, à travers le dédale induré des ulcérations cancéreuses. Ces cas sont heureusement rares, et le deviennent de plus en plus au fur et à mesure que les interventions deviennent plus fréquentes et plus précoces.

Ce qui s'est passé du côté de la vessie peut également se passer du côté du rectum, qui lui aussi, est envahi, perforé, si bien que parfois un cloaque se constitue au fond du vagin, où l'urine et les matières intestinales se mélangent au pus et aux sécrétions du cancer.

L'envahissement des ganglions a donné lieu dans ces dernières années à des recherches multipliées et d'un intérêt puissant. Des travaux de beaucoup de chirurgiens, parmi lesquels PEISER, ROGER WILLAMS et surtout WERTHEIM, qui s'est consacré à cette étude avec une persévérance admirable et qui a pu, grâce à ses nombreuses opérations, examiner un très grand nombre de ganglions, il résulte que les ganglions lymphatiques restent très souvent indemnes. Dans la moitié des cas environ ils ne sont pas malades ou sont atteints de lésions inflammatoires simples, non néoplasiques, de lésions d'infection banale dues aux inoculations secondaires qui se font à la surface des ulcérations cancéreuses. Il ne faut pas donc pas croire que tout ganglion volumineux soit un ganglion cancéreux ; c'est souvent un ganglion enflammé. On comprend l'importance de ces notions au point de vue de la conduite à tenir vis-à-vis des ganglions au cours des opérations.

Lorsque les ganglions sont envahis, les premiers atteints sont en général les ganglions hypogastriques, situés vers la bifurcation des artères iliaques ; puis viennent les ganglions sacrés, puis les ganglions iliaques internes, et enfin, en dernier lieu, les ganglions lombaires.

Mais ce qu'il faut savoir c'est que, en règle générale, le paramètre est envahi avant les ganglions et que ceux-ci restent souvent, pendant une longue période, absolument indemnes de toute infection cancéreuse. Ce sont là des notions capitales au point de vue du traitement. Nous aurons l'occasion d'y revenir.

Le péritoine lui-même est rarement envahi, de même que les organes éloignés. Le cancer du col utérin ne se généralise guère, bien que nous en ayons vu de remarquables exemples. C'est une affection qui demeure longtemps localisée, et c'est à cette heureuse circonstance qu'il faut attribuer les bons résultats obtenus dans la lutte engagée contre elle, par des opérations bien conduites.

Symptômes. — Bien souvent le cancer du col utérin demeure de longs mois ignoré de celle qui le porte. Il est rare, à la vérité, qu'il reste aussi longtemps sans se manifester par le moindre symptôme, mais malheureusement les premiers indices qu'il présente ne sont pas de ceux qui provoquent l'inquiétude des malades ; ils attirent à peine leur attention. Ce sont des pertes blanches à peine plus prononcées que de coutume, sans odeur spéciale. Ce sont surtout des écoulements de sang se produisant à l'occasion de fatigues, d'efforts, de courses en voiture, et plus souvent de traumatismes locaux comme ceux que produisent le coït ou le choc d'une canule au cours d'une injection. Quelquefois les règles sont plus abondantes, et le sang revient un ou deux jours après avoir disparu. Ces détails ont peu d'importance aux yeux de la plupart des malades. Et voilà pourquoi, trop souvent, le cancer évolue au point de devenir parfois inopérable avant que les malades aient songé à s'en inquiéter. Celles-ci, la plupart du temps, ne se croient atteintes que lorsqu'elles souffrent. Or la douleur est ici, presque toujours, un symptôme relativement tardif, qui n'apparaît que lorsque le mal a déjà provoqué des lésions étendues, souvent même lorsqu'il est trop tard pour pouvoir le combattre avec l'espérance du succès. C'est là un point sur lequel nous ne devons pas nous lasser d'appeler l'attention des malades et des médecins, parce que c'est à ce fait trop souvent inconnu, ou méconnu, que nous devons d'être consultés si rarement pour le cancer du col utérin alors qu'il est encore dans des conditions opératoires favorables. Au début, *le cancer ne fait pas souffrir*. L'apparition des douleurs est un signe redoutable, indiquant presque toujours une propagation au tissu cellulaire péri-utérin, qui rend fatalement impuissantes les opérations les plus étendues.

Le premier symptôme, c'est l'*hémorragie* et celle-ci n'a quelque valeur que lorsqu'elle se produit dans l'intervalle des époques, et surtout, comme il arrive bien souvent chez des femmes qui ont dépassé l'âge de la ménopause, lorsqu'elle apparaît longtemps après la disparition des dernières règles. Mais elle a, dans ce dernier cas, une signification considérable, et il est permis de dire que toute femme, qui après sa ménopause, voit sans cause connue reparaître un écoulement sanguin, même très léger, doit être soupçonnée de cancer. L'abondance de cet écoulement varie dans des proportions extrêmes. Il peut y avoir à peine quelques gouttes de sang, apparaissant par intermittences, ou au contraire de véritables hémorragies qui vont jusqu'à compromettre la vie de la malade. Mais la plupart du temps l'écoulement sanguin est modéré, et il ne devient inquiétant que par sa persistance et sa continuité.

Souvent, surtout lorsque le cancer dure depuis un certain temps, il ne s'agit pas d'une hémorragie véritable, mais d'un écoulement séreux ou séro-purulent, ou de liquides légèrement teintés de sang. Les malades perdent des *eaux rousses*, sans odeur au début, mais qui bientôt, à mesure que les lésions ulcéreuses s'infectent et se développent, peuvent devenir d'une extrême fétidité. Ces pertes fétides sont si communes qu'elles constituent presque un caractère pathognomonique. L'hémorragie est donc, en général, avec les écoulements séro-purulents qui la remplacent, souvent le premier de tous les symptômes, mais elle n'a par elle-même aucune valeur précise; elle n'est qu'une indication, et c'est le toucher qui seul peut nous éclairer complètement.

Lorsque le cancer est en pleine évolution, le toucher vaginal fournit, en effet, des renseignements caractéristiques et il est impossible de ne pas reconnaître ces cols indurés, bourgeonnants, saignant au moindre contact, recouverts parfois d'énormes végétations exubérantes et friables ou, au contraire, détruits en totalité, dont les lèvres rongées sont remplacées par une excavation ulcérée, à bords ligneux et cartonnés, qui souvent se prolongent sans ligne de démarcation avec les parois vaginales indurées elles-mêmes et formant avec l'ulcération cervicale un infundibulum saignant et irrégulier, au niveau duquel les culs-de-sac ont complètement disparu.

Mais il n'en est pas toujours ainsi, et c'est seulement lorsqu'il est en pleine évolution que le cancer se présente avec ce caractère de brutale évidence.

Dans les cas assez rares où il est donné de le voir au début, il se manifeste par une induration de faible diamètre, siégeant ordinairement sur une des lèvres et empiétant presque toujours sur la berge de l'orifice utérin. Cette ulcération est *dure*, voilà son principal caractère. Le signe de l'ongle, c'est-à-dire l'érosion que peut produire le tranchant unguéal, et qui est un bon signe, n'a plus la même valeur aujourd'hui, car nous avons le devoir de pratiquer tous ces examens avec des gants imperméables qui interdisent la recherche de ce signe. Ce n'est que dans des circonstances tout à fait exceptionnelles et en cas de doute invincible qu'on sera autorisé à explorer avec le doigt nu, qui peut permettre d'interpréter les sensations fugitives que donne seul un toucher délicat.

Lorsque le cancer débute dans l'intérieur même du canal cervical et vient à peine affleurer à son orifice, on comprend que les renseignements donnés par le toucher puissent être absolument nuls.

Mais nous avons alors un autre moyen d'exploration qui a, lui aussi, une grande importance, c'est l'examen direct, c'est la constatation par les yeux de l'aspect, du siège et de l'étendue des lésions. Autant l'emploi du spéculum est en général inutile lorsqu'il s'agit d'apprécier les caractères d'une salpingite, autant il est précieux lorsqu'il faut se rendre compte des conditions dans lesquelles se présente une ulcération cancéreuse. Il permet surtout d'étudier sa localisation exacte et de se renseigner d'une façon précise sur le degré d'envahissement des culs-de-sac vaginaux.

L'examen au spéculum permet de constater dans le cancer au début, une ulcération dont les caractères peuvent varier infiniment. Elle siège en général contre l'orifice cervical lui-même. C'est une ulcération saignante parfois régulière et lisse, parfois bourgeonnante, parfois au contraire excavée et comme taillée à l'emporte-pièce. Il est malheureusement assez rare de l'observer à son début. La plupart du temps elle occupe la plus grande partie d'une lèvre, parfois elle gagne la lèvre opposée et fait le tour de l'orifice cervical qui s'ouvre au fond d'un cloaque ulcéré à bords plus ou moins déchiquetés. Les culs-de-sac vaginaux peuvent être absolument libres ou au contraire envahis par l'ulcération qui attire pour ainsi dire les parois vaginales et les fusionne avec le col. L'aspect de l'ulcération cancéreuse varie infiniment suivant qu'on se trouve en présence d'une forme végétante avec bourgeons parfois énormes et remplissant tout le fond du vagin, ou d'une forme ulcéreuse, et même atrophique, qui détruit complètement le col et le remplace par une excavation profonde à bords irréguliers.

Le cancer du col utérin a une tendance constante à gagner autour de lui, comme nous l'avons déjà vu. Il s'étend de proche en proche vers la vessie, vers le rectum, mais surtout vers le vagin et la base des ligaments larges. Les troubles du côté du rectum sont rarement suffisants pour attirer l'attention. Ceux du côté de la vessie sont plus communs, et se traduisent par de la fréquence des mictions, parfois par la purulence des urines ou même par des hématuries. L'envahissement des culs-de-sac vaginaux se constate directement par l'ulcération qui empiète peu à peu sur la muqueuse du vagin. Parfois celui-ci est pris sans que sa muqueuse soit atteinte, et c'est alors une induration qui témoigne de cet envahissement profond. Le vagin est dur et comme cartonné. Les culs-de-sac latéraux, qui correspondent à la base des ligaments larges, perdent peu à peu leur souplesse, et leur induration vient marquer leur envahissement. Cette marche du cancer du col vers les parties voisines se traduit par un signe clinique de la plus haute importance, et qu'il ne faut jamais négliger de rechercher. C'est la perte progressive de la *mobilité utérine*.

Tant que la mobilité utérine est encore parfaite, on peut dire que le cancer est limité, et par conséquent opérable dans de bonnes conditions. Au contraire, lorsque l'utérus est fixé dans le bassin, toute tentative d'extirpation doit être rejetée. Les cas dans lesquels l'utérus commence seulement à perdre sa mobilité sont déjà des cas mauvais et pour lesquels en général, il vaut mieux s'abstenir, car il faut bien se rendre compte qu'un cancer qui a envahi la partie postérieure de la vessie par exemple, peut être mobile avec cette vessie même, de sorte que si la mobilité n'est pas un signe absolu de la limitation du néoplasme, en revanche dès qu'elle commence à diminuer, c'est qu'il y a déjà dans diverses directions et en particulier dans la base des ligaments larges des infiltrations assez étendues pour rendre toute opération presque fatalement incomplète. Quelquefois cependant une infiltration inflammatoire de la base des ligaments larges peut provoquer une certaine immobilité de l'utérus et faire croire à un envahissement néoplasique plus étendu et plus grave qu'il ne l'est en réalité. Quant à l'invasion des ganglions lymphatiques, elle ne se traduit par aucun signe net. Il est impossible, en dehors de quelques cas très exceptionnels, de pouvoir la constater par l'examen clinique.

Cet envahissement des tissus et des organes voisins conduit à des résultats lamentables. La vessie s'infiltre, le rectum peut être envahi, les uretères sont englobés, puis, plus tard, infiltrés eux-mêmes ; il se produit des fistules vésico-vaginales, recto-vaginales qui transforment les voies génitales en un cloaque où s'accumulent toutes les putréfactions. Cette complication est heureusement assez rare et la plupart du temps les malades succombent avant de la voir survenir.

Le cancer abandonné à lui-même se termine fatalement par la mort. Celle-ci survient dans les conditions les plus diverses et l'évolution de la maladie est infiniment variable suivant les sujets.

Il est des femmes, en effet, qui restent longtemps sans que leur santé générale ressente aucune atteinte, et qui peuvent, avec toutes les apparences d'une santé florissante, se présenter pour la première fois au médecin avec un cancer qui a déjà complètement immobilisé l'utérus et que nulle opération ne saurait guérir. La plupart du temps, au bout de quelques mois, la santé commence à être sérieusement ébranlée, les pertes incessantes anémient les malades, les douleurs, qui n'apparaissent souvent que fort tard et sont d'un mauvais pronostic, car elles témoignent parfois d'un envahissement des troncs nerveux du voisinage et en particulier du plexus sacré, les douleurs, disons-nous, qu'elles soient pelviennes, qu'elles siègent dans les cuisses ou dans les reins, les hémorragies, les altérations rénales par compression des uretères, l'urémie, la septicémie chronique, d'autres complications encore, s'associent pour épuiser les malades et les conduire à la mort dans un délai qui est rarement inférieur à un an et en dépasse rarement trois. Les malades succombent presque toujours à ces accidents locaux et la généralisation du cancer ne s'observe que très rarement.

Diagnostic. — Le cancer en pleine évolution ne ressemble qu'à lui-même et il est pour ainsi dire impossible de le confondre avec d'autres affections. Cependant il est des circonstances dans lesquelles il peut être assez difficile de se prononcer.

Au début, l'ulcération du cancer peut rappeler celle de la *métrite chronique*. Mais celle-ci ne présente pas cette induration spéciale, cette infiltration souvent profonde des tissus malades. L'ulcération de la métrite est plus souple, elle ne repose pas, comme celle du cancer, sur une véritable tumeur. Même quand la dégénérescence scléro-kystique du col donne lieu à des indurations d'apparence suspecte, on peut se rendre compte que celles-ci sont disposées en îlots séparés par des intervalles de tissu sain offrant une consistance normale. Si confluents que soient les petits kystes glandulaires, ils ne présentent pas la dureté continue, homogène, de l'infiltration cancéreuse. Leur surface est rarement ulcérée, et s'ils saignent au contact du doigt ou d'un instrument, c'est seulement au niveau de la muqueuse qui est molle et friable. Le *chancre induré* du col se rapproche beaucoup plus du cancer au début, mais il est rare ; il a une forme généralement arrondie assez régulière ; son induration est plus limitée que celle du cancer. Il atteint assez vite son développement complet et n'a plus de tendance à s'étendre La prompte apparition d'adénopathies, d'accidents secondaires lève bientôt les difficultés. La *tuberculose du col*, très rare également, et dont nous avons observé l'un et l'autre de remarquables exemples, peut ressembler beaucoup à

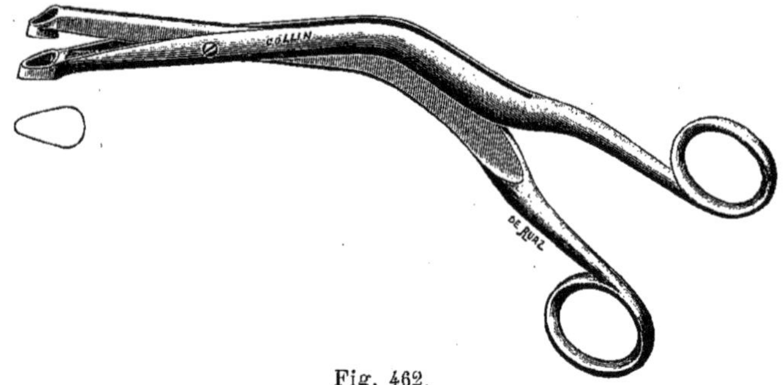

Fig. 462.
Pince de J.-L. Faure, pour la biopsie du col utérin.

l'ulcération cancéreuse. Elle est cependant moins dure, moins saignante, mais ce sont là des caractères bien théoriques, et c'est, en réalité, le microscope seul qui permettra de se prononcer. Aussi faut-il, au moindre doute, avoir recours à lui, toutes les fois que le cancer n'est pas évident. Toutes les fois qu'il y a une hésitation quelconque sur la nature d'une ulcération du col, il faut immédiatement pratiquer un examen biopsique. On excise un petit morceau de la tumeur avec le bistouri ou avec une pince emporte-pièce spéciale (fig. 462), on en fait l'examen histologique et l'on agit alors en toute connaissance de cause.

Parfois, avant tout examen direct par le toucher ou le spéculum, on peut songer au cancer alors qu'il n'existe pas. Il est des femmes qui ont des pertes sanguinolentes, roussâtres, fétides, absolument semblables à celles qui sont presque pathognomoniques du cancer. On les suppose atteintes de cette affection, et au premier examen on constate qu'elles ont un col parfaitement sain. C'est que certains polypes fibreux sphacélés, certaines métrites séniles dans lesquelles la muqueuse utérine est profondément altérée peuvent donner lieu à des écoulements identiques à ceux du cancer. L'intégrité du col, les signes particuliers à ces autres maladies permettront de les reconnaître. Mais il peut être, en revanche, extrêmement difficile de les différencier de certains cancers du corps de l'utérus.

Traitement. — Le traitement du cancer du col utérin a subi, dans ces dernières années, des transformations profondes. Nous n'en sommes plus à nous demander si nous ne devons pas renoncer à le guérir et si nous pouvons faire autre chose que de pallier dans une mesure bien souvent illusoire et précaire les désordres qu'il entraîne et les souffrances qu'il fait endurer. Nous savons aujourd'hui que nous avons contre lui des armes puissantes et souveraines, et les résultats obtenus nous donnent le droit de concevoir toutes les espérances. Ce n'est pas ici le lieu de nous encombrer de statistiques qui ne représentent même pas la vérité d'un jour, mais ce qu'il faut savoir, ce qui ressort avec évidence des opérations et des travaux sans nombre de ces dernières années, c'est que lorsqu'il est attaqué d'une façon précoce, et lorsque les lésions sont encore peu étendues, le cancer du col utérin guérit d'une façon durable et bien souvent définitive. Les chirurgiens allemands, au premier rang desquels il faut citer WERTHEIM, puis ZWEIFEL, DÖDERLEIN, KRÖNIG, SCHAUTA, nous donnent des chiffres concordant de 35 à 50 p. 100. En France, j'ai moi-même obtenu des chiffres meilleurs encore, et dans des cas qui, bien souvent, étaient de ceux que l'on hésite à opérer. De jour en jour ces résultats se confirment, et je n'hésite pas à dire que, dans mon esprit, le traitement du cancer du col utérin donne des résultats comparables à celui du cancer du sein.

Ces résultats admirables sont dus exclusivement au perfectionnement de la technique opératoire, et c'est pourquoi je l'étudierai en détail, sans m'attarder outre mesure aux traitements palliatifs que l'on trouve décrits partout.

INDICATIONS OPÉRATOIRES

La première question qui se pose lorsqu'on se trouve en présence d'un cancer du col utérin, est celle de savoir s'il est, oui ou non, justiciable d'une intervention radicale, c'est-à-dire entreprise avec l'espérance et dans le but d'obtenir une guérison définitive. Car celle-ci qui peut être obtenue assez fréquemment dans le cas où le cancer est encore peu avancé, devient irréalisable et presque chimérique lorsque le cancer s'est propagé aux organes voisins.

Il est un signe clinique absolument capital et qui à lui seul permet mieux que tous les autres de juger de l'opérabilité du cancer, c'est la *mobilité utérine*. Encore faut-il qu'elle soit parfaite : en règle générale, un cancer bien mobile est un cancer qu'il faut opérer. Lorsque la mobilité n'est pas parfaite, lorsque l'utérus semble sérieusement fixé vers la base d'un ligament large, mieux vaut en général s'abstenir, et les opérations faites dans ces conditions montrent presque toujours que les lésions sont plus étendues encore qu'on ne s'attendait à les rencontrer. C'est qu'en effet pour que la mobilité utérine soit amoindrie, il faut une extension assez lointaine du mal, car le tissu cellulaire juxta-utérin peut, lorsqu'il est envahi, être mobilisé avec l'utérus. On voit même des cas dans lesquels le cancer propagé à la vessie, propagé même au rectum, forme avec ces deux organes un bloc néoplasique qu'on peut mobiliser en masse. Si bien qu'il est possible de dire que si l'immobilisation utérine est une contre-indication absolue à l'opération, on peut voir des cas dans lesquels, malgré la persistance de la mobilité, ces lésions sont trop étendues pour que l'opération la plus large et la la mieux conduite puisse donner une guérison. Il faut aussi songer aux cas dans lesquels des phénomènes inflammatoires provoquent un certain degré d'immobilisation utérine. Mais ce sont là des nuances que seule l'expérience permet de reconnaître et, en règle générale, on peut dire que *tout cancer utérin mobile est opérable* et doit être opéré.

L'envahissement des culs-de-sac vaginaux qui était autrefois et qui est encore, pour beaucoup de chirurgiens, une contre indication absolue, n'en est pas une. Cet envahissement se fait souvent en surface, et la muqueuse vaginale peut être malade alors que la musculature profonde du vagin est encore saine. Les procédés opératoires actuels permettant d'enlever facilement le vagin malade, il n'y a aucune raison pour reculer, dans ces conditions, devant une opération que les faits montrent bien souvent suivie de succès durables. Ce n'est que lorsque l'envahissement du vagin se poursuit en profondeur et que ses tuniques se laissent infiltrer, comme on le voit assez souvent qu'il faut formuler, sur l'opérabilité du cas des réserves formelles.

La présence ou l'absence de ganglions dégénérés n'étant pas, sauf dans de rares exceptions, cliniquement constatable, on ne saurait tirer de leur recherche aucune indication ou contre-indication opératoire précise.

L'existence des *douleurs* est un signe de mauvaise augure. Les femmes ne souffrent guère que lorsqu'il y a des infiltrations néoplasiques éloignées, et c'est un élément dont le chirurgien doit tenir grand compte, au moment de prendre une décision d'où va dépendre la vie ou la mort d'une femme.

Je n'insiste pas sur les indications tirées de l'état général, de la faiblesse et de l'épuisement de la malade. S'il n'est pas évident que celle-ci est hors d'état de supporter une opération grave, notre devoir est de tenter la fortune, car il n'est pas de risque trop grand, ni d'opération trop grave lorsqu'il s'agit de sauver une femme irrévocablement condamnée et que seule une opération peut guérir.

Dans les cas avancés, lorsque tout espoir de guérison doit être abandonné, nous sommes loin d'être désarmés, et nous pouvons souvent améliorer très sérieusement l'état lamentable de ces malades.

Les *traitements palliatifs* sont innombrables. Les lavages de toutes sortes, les injections désinfectantes, au permanganate de potasse à 1/1000, à l'eau oxygénée, à l'aniodol, sont les moyens les plus simples de combattre les pertes fétides et d'atténuer leurs désagréments. Les injections d'eau à 45° ou 50° n'ont pas souvent d'effet sur ces hémorragies, le carbure de calcium, générateur d'acétylène, qui désinfecte et cautérise, la teinture d'iode, le chlorure de zinc au 1/10, l'acide chromique, le thermocautère largement manié, enfin, et surtout le curettage des foyers bourgeonnants et des végétations saignantes, peuvent amener des améliorations qui, pour être passagères, n'en sont pas moins considérables. Il n'est pas rare, surtout chez les femmes épuisées par des hémorragies et des écoulements séro-purulents de voir un curettage suivi d'une résurrection apparente. Les pertes s'arrêtent, les écoulements cessent pour un temps, l'appétit revient, les joues se colorent et pour peu qu'on lutte contre la production de nouvelles fongosités par des cautérisations actives, les malades paraissent recouvrer l'apparence de la santé et voient revenir la tranquillité morale que donne l'illusion de la guérison.

Nous ne sommes pas encore fixés sur l'action du *radium*, qui semble avoir dans certains cas une influence soit sur le cancer lui-même, soit sur les phénomènes inflammatoires qui l'accompagnent.

Enfin, lorsque le col est profondément infiltré, lorsqu'il est évident que le curettage le plus énergique sera suivi d'une repullulation immédiate, l'*hystérectomie vaginale*, qui peut être difficile, mais qui reste relativement bénigne, peut être recommandée comme le meilleur et le plus énergique des traitements palliatifs. Elle permet en effet d'enlever sinon le mal tout entier, au moins la plus grande partie des tissus néoplasiques qui donnent lieu aux hémorragies et aux suintements extérieurs.

TRAITEMENT CHIRURGICAL

Mais tout l'intérêt de cette question réside dans l'étude du traitement véritablement chirurgical, du *traitement curatif*, de celui qui peut permettre d'obtenir une guérison radicale et définitive.

Tout traitement curatif doit avoir pour but d'enlever la totalité du mal. Il est donc évident qu'il aura d'autant plus de chances d'être efficace que le mal sera moins étendu et l'opération plus précoce. C'est là un point sur lequel tout le monde est d'accord. Mais il n'en est pas de même sur le choix de l'opération.

L'opération la plus simple et la plus bénigne, *l'amputation du col*, doit être abandonnée, au moins en principe. Ce n'est pas qu'elle ne puisse donner des succès. Il y en a, et d'indiscutables, et il n'y a aucune raison, pour qu'il n'y en ait pas. Il est évident que dans un cancer tout à fait au début, encore bien localisé à une lèvre du col, sans aucune infiltration vers le paramètre, une amputation du col, surtout une amputation haute et remontant jusqu'au niveau de l'isthme, peut parfaitement permettre de passer en dehors des limites du mal, en plein tissu sain, et par conséquent d'obtenir une guérison définitive. Mais il est non moins évident que les cas justiciables de cette opération économique sont rares et que c'est une mauvaise conception thérapeutique que celle qui, lorsqu'on lutte contre un cancer, conseille une opération restreinte alors qu'on est libre de pratiquer une opération large.

On peut cependant, soit à cause de l'état général de la malade, soit par suite de son refus formel d'accepter une opération assez grave, soit pour toute autre cause, être conduit à pratiquer une simple amputation du col. C'est pourquoi je le décrirai brièvement.

L'amputation du col doit être une amputation haute, presque au niveau de l'isthme. Elle s'exécute en réalité comme l'amputation pour métrite, avec cette différence qu'il faut sacrifier beaucoup plus largement la muqueuse vaginale (p. 518).

Les insertions vaginales du col doivent être désinsérées comme dans le premier temps de l'hystérectomie vaginale (p. 704) et le décollement de la vessie doit se faire d'une façon identique, avec cette différence qu'il faut remonter moins haut et éviter d'ouvrir le cul-de-sac antérieur. De même, en arrière, on évitera, si possible, d'ouvrir le cul-de-sac de Douglas. Mais il vaut mieux, à mon avis, remonter haut, au risque d'ouvrir le péritoine, que de se maintenir trop bas de peur de cet accident, qui d'ailleurs n'est plus guère, aujourd'hui, qu'un incident sans importance. Lorsqu'on est arrivé suffisamment haut et que l'on juge avoir largement dépassé les limites apparentes du mal, on sectionne le col, en orientant autant que possible la tranche de section, de façon à donner à la surface utérine saignante la forme d'un entonnoir en enlevant ainsi la plus grande hauteur possible de la muqueuse cervicale.

Cette excision est en général assez sanglante. Dans la plupart des cas, surtout chez les femmes un peu âgées, on se bornera à poser sur les vaisseaux qui donnent des pinces à demeure qu'on laissera en place pendant quarante-huit heures. On laissera ensuite les choses se cicatriser d'elles-mêmes. Chez une femme encore jeune, on pourra tenter une reconstitution du col en suturant la muqueuse vaginale aux bords de l'orifice cervical. Mais cette suture, d'ailleurs assez irrégulière, présente souvent des difficultés techniques que ne compensent pas toujours sérieusement les avantages assez problématiques qu'elle peut présenter. Il y a des ennuis d'hémostase, des ligatures difficiles à placer, la suture elle-même n'est pas commode à exécuter, et tient souvent fort mal. Bref, dans cette opération, où il faut surtout s'appliquer à bien enlever le mal, tout doit être subordonné à l'extirpation large, et la réparation des désordres doit passer en deuxième ligne et de bien loin.

Le véritable traitement du cancer du col utérin, c'est l'*hystérectomie*. Celle-ci peut être pratiquée par la voie basse ou la voie haute, et l'*hystérectomie vaginale* conserve encore des partisans, bien que l'*hystérectomie abdominale* gagne chaque jour un peu du terrain perdu par sa rivale. Etudions-les d'abord au point de vue technique. Nous verrons ensuite à les comparer.

L'*hystérectomie vaginale* ne diffère pas de celle qui est décrite à propos du traitement des suppurations pelviennes (voy. p. 700). Elle est, il est vrai, ordinairement plus facile, par suite du manque d'adhérences du côté des annexes, de la liberté et de la mobilité du corps de l'utérus. Car il est bien entendu qu'elle ne doit être tentée que lorsque l'utérus est encore mobile. Mais, en revanche, elle présente une difficulté qui lui est spéciale, c'est celle qui tient à la friabilité et parfois même à l'absence du col. Dans les cas les plus communs, lorsque les lésions du col sont un peu avancées, il est impossible d'exercer sur ses lèvres friables et bourgeonnantes aucune prise sérieuse. Souvent même on est obligé de faire précéder l'hystérectomie d'un curettage énergique de toute la région cervicale, de sorte qu'il ne reste, au fond du vagin, aucune trace du col. Dans ces conditions on ne sait où faire mordre les pinces à abaissement, et les difficultés opératoires en sont singulièrement accrues.

Il faut apporter tous ses soins à la désinsertion vaginale du col et faire porter l'incision largement en dehors des tissus malades. Malgré tout, la première partie de l'opération, l'isolement du col, se fait bien souvent d'une façon irrégulière et défectueuse, le col se déchire et vient par lambeaux, et l'opération ne devient un peu régulière que lorsqu'on est parvenu à avoir une bonne prise en tissu sain, au-dessus de l'isthme. L'hémisection antérieure permet alors d'amener très facilement à l'extérieur le fond de l'utérus. Mais les pinces destinées à saisir la partie inférieure des ligaments larges, dans la région de l'utérine, sont souvent difficiles à mettre en place d'une façon correcte. La nécessité d'éviter le pincement de l'uretère force le chirurgien à les placer trop près du tissu utérin, souvent même en tissu suspect, et c'est là, en réalité, le grand défaut de l'hystérectomie vaginale commune, celui qui la rend inférieure aux opérations par voie haute. L'hystérectomie vaginale ne permet pas la dissection des uretères, condition nécessaire à mes yeux de toute extirpation sérieuse d'un cancer du col utérin.

Il est vrai que dans ces dernières années, sous l'influence principale de Schauta, l'hystérectomie vaginale a été transformée de façon à permettre une extirpation beaucoup plus large de la région malade. Voici en quoi consiste cette modification qui change complètement la physionomie de l'opération.

Le chirurgien se propose, comme dans l'hystérectomie par voie haute, d'enlever en un seul bloc l'utérus, la partie supérieure du vagin, et une bonne partie du tissu cellulaire péricervical, jusqu'au niveau des uretères. Pour y parvenir, il est indispensable d'élargir la voie d'accès vaginale et d'empiéter sur le périnée en transformant l'hystérectomie vaginale commune en une *hystérectomie vagino-périnéale*, suivant la pratique de Schuckardt.

Dans cette opération, après avoir incisé circulairement le vagin, avec des

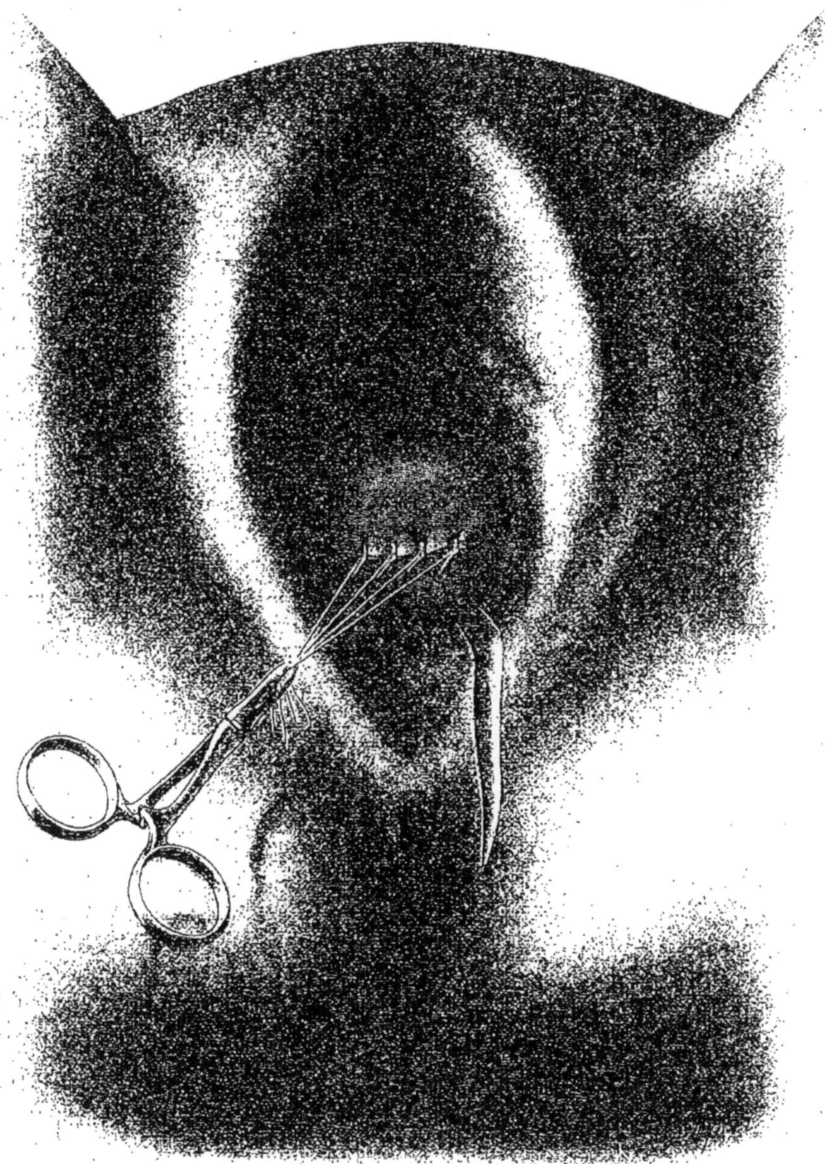

Fig. 463.

Colpo-hystérectomie vagino-périnéale. — Le manchon vaginal a été décollé et suturé. Le périnée est incisé.

ciseaux courbes, à une certaine distance au-dessous du néoplasme, on dissèque une manchette vaginale que l'on ferme par un surjet au catgut de façon à enfouir le col ulcéré sous cette collerette protectrice qui empêchera, dans une certaine

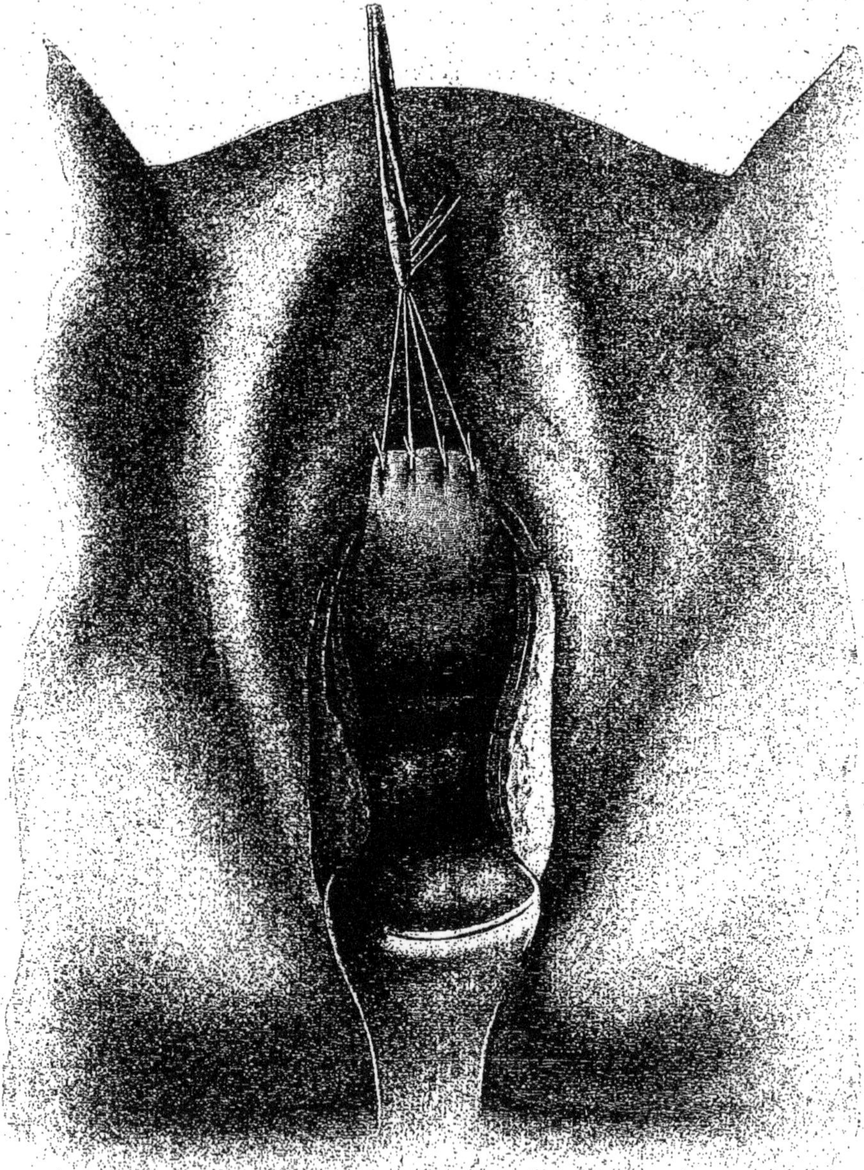

Fig. 464.
COLPO-HYSTÉRECTOMIE VAGINO-PÉRINÉALE. — Une valve déprime la paroi postérieure du vagin et montre le jour que donne l'incision périnéale.

mesure, la contamination excessive de la plaie par l'ulcération cervicale et qui, en outre, saisie avec une large pince à kystes, donnera une bonne prise et permettra d'attirer fortement l'utérus sans prendre un point d'appui direct

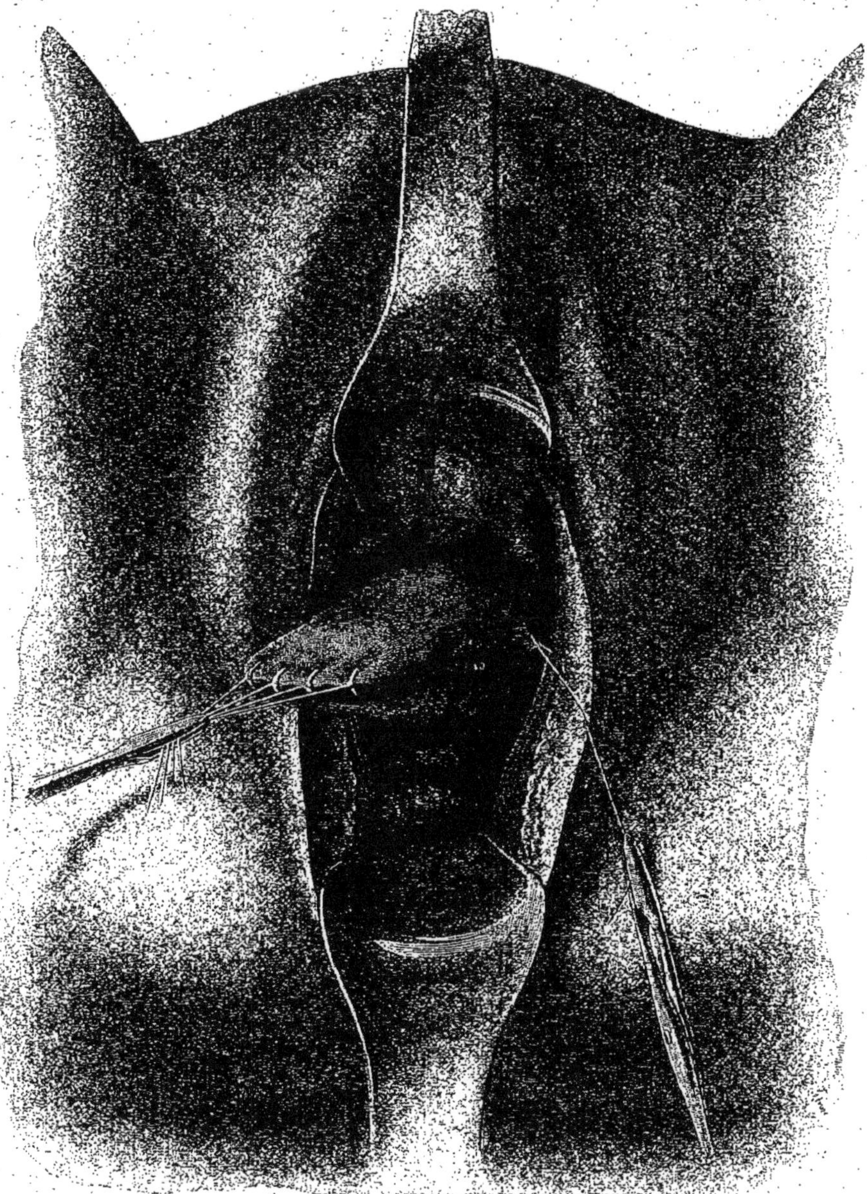

Fig. 465.

Colpo-hystérectomie vagino-périnéale. — On commence à décoller la vessie et le rectum. Une ligature est placée sur l'utérine gauche. Pour la clarté du dessin, on a figuré des ligatures. Mais les pinces à demeure sont en général plus commodes.

sur les tissus malades. Ceci fait, on débride largement la vulve et le périnée, en incisant le vagin à gauche et en faisant descendre l'incision parallèlement

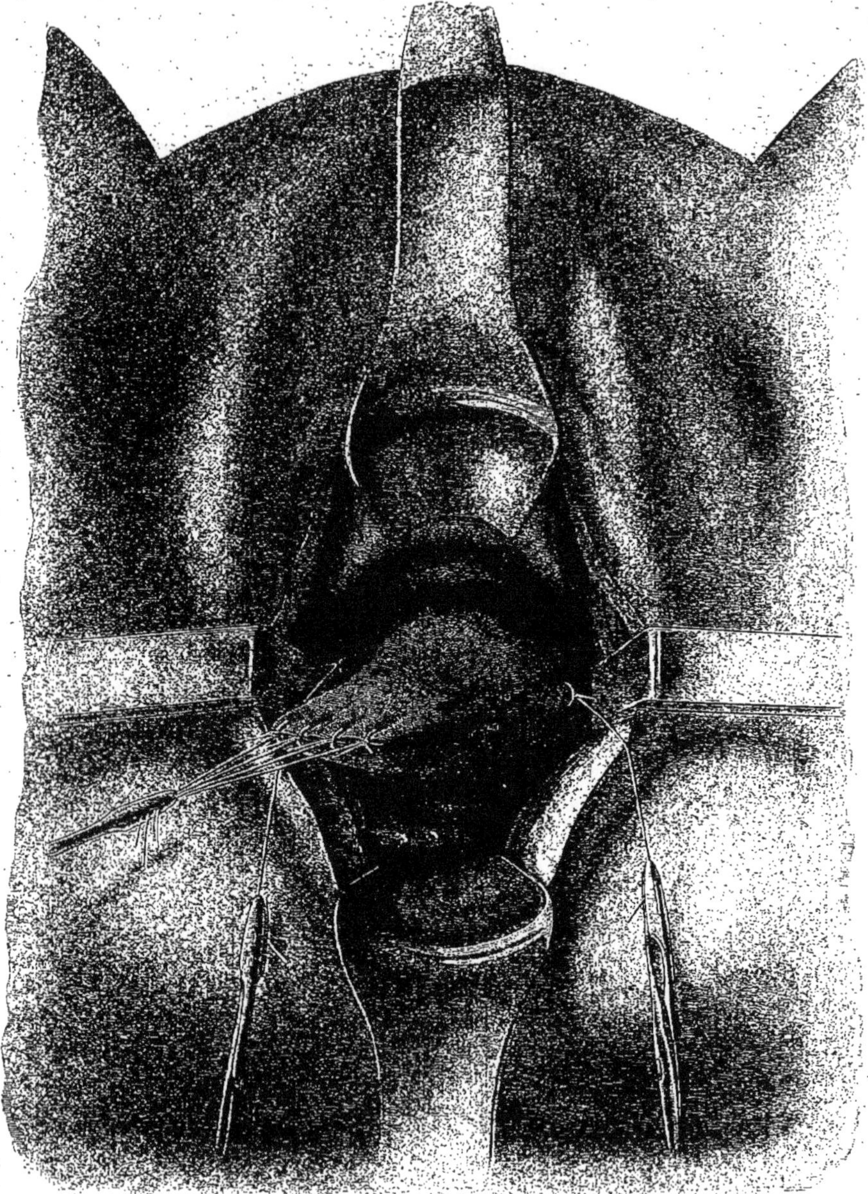

Fig. 466.

COLPO-HYSTÉRECTOMIE VAGINO-PÉRINÉALE. — Le décollement de la vessie et du rectum se poursuit de plus en plus profondément. Sur les côtés de la vessie, on voit les tractus uretéraux. L'utérine droite a été également liée.

à la ligne médiane jusque sur le côté de l'anus, à gauche du rectum qui est rejeté vers la droite. Cette incision vulvo-périnéale donne un jour très large

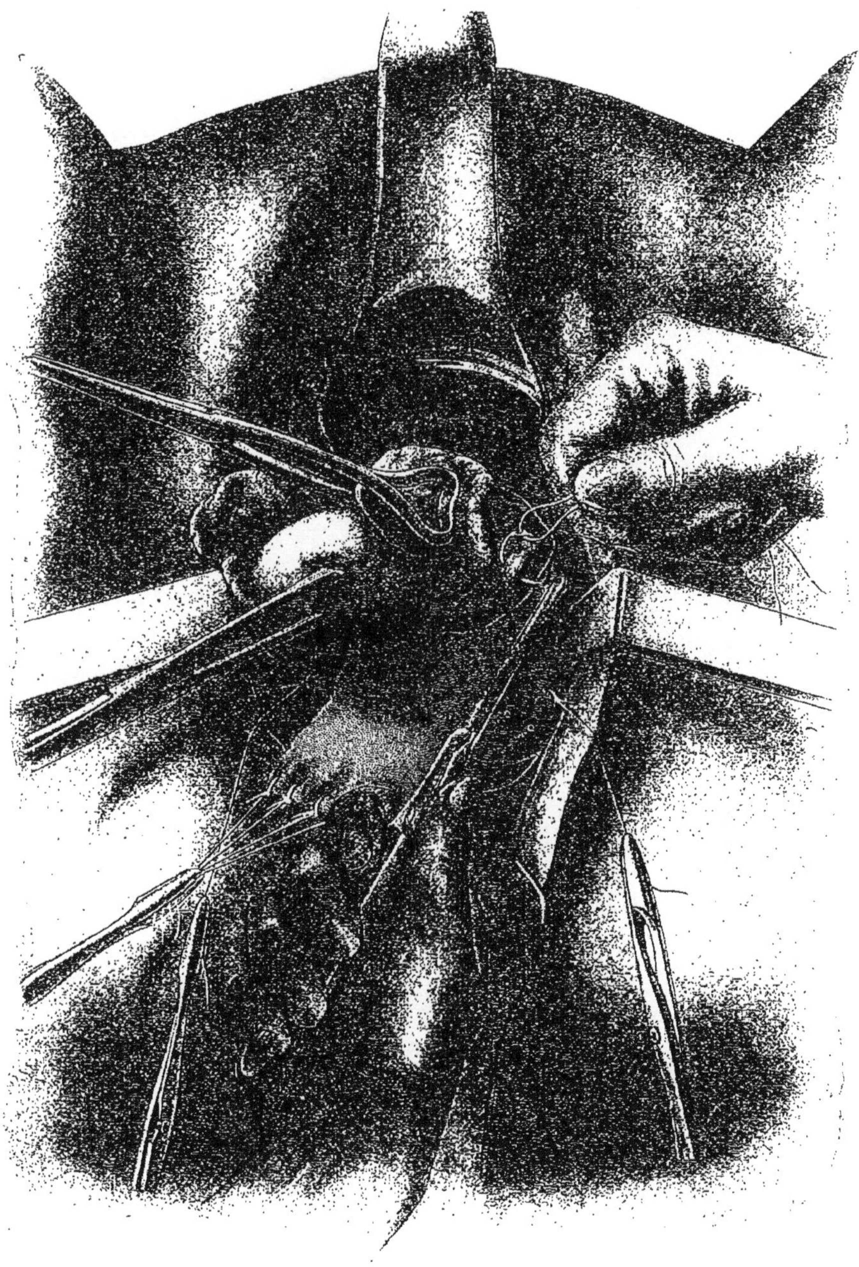

Fig. 467.

Colpo-hystérectomie vagino-périnéale. — Le cul-de-sac péritonéal vésico-utérin a été ouvert. Le fond de l'utérus a été basculé et attiré par l'ouverture. Ligature du pédicule annexiel.

sur les parties profondes et facilite singulièrement le reste de l'opération

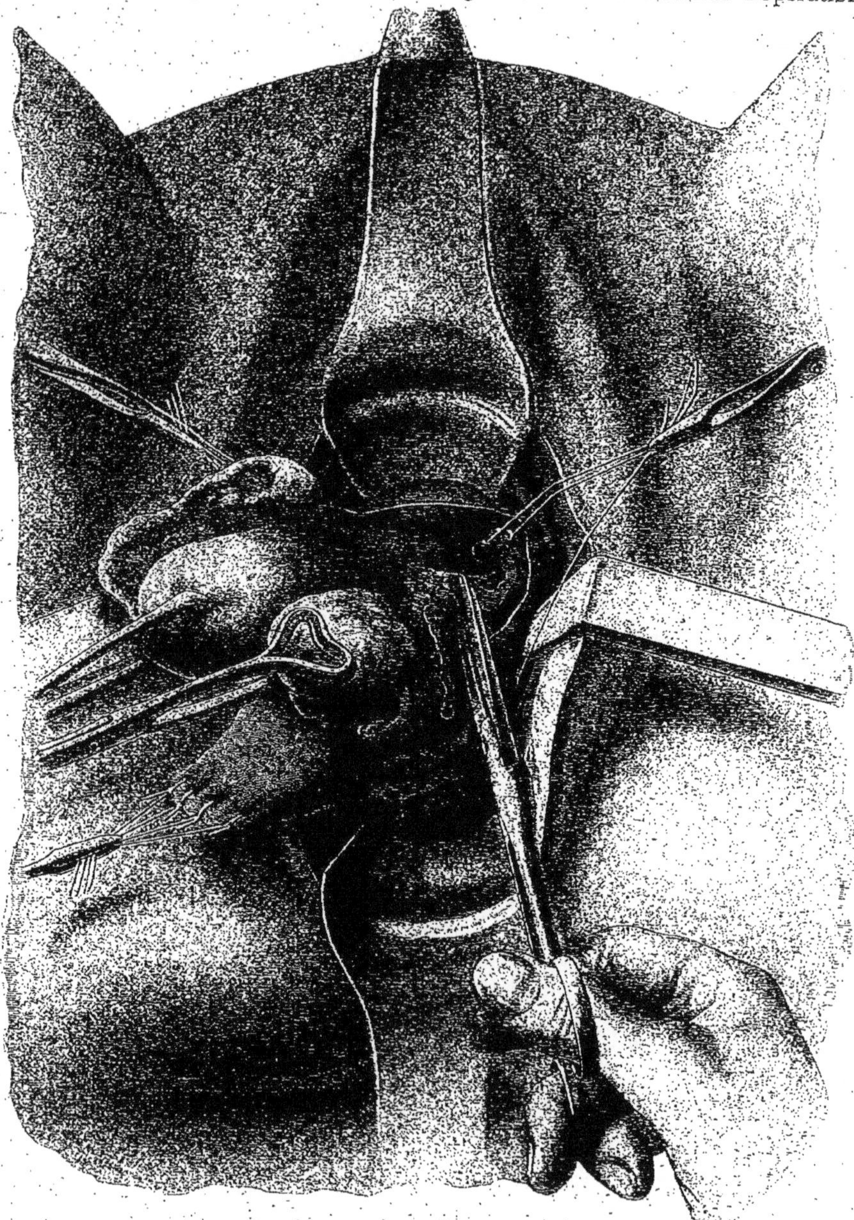

Fig. 468. — COLPO-HYSTÉRECTOMIE VAGINO-PÉRINÉALE. — Le fond de l'utérus est de plus en plus extériorisé. Section du pédicule annexiel en dedans de la ligature. Le pédicule utérin a également été lié et sectionné.

(fig. 463 et suivantes). Rien n'empêche d'ailleurs, dans certains cas particulièrement difficiles, de faire un débridement bilatéral.

Après une hémostase soignée de cette large plaie, on se met en devoir d'isoler

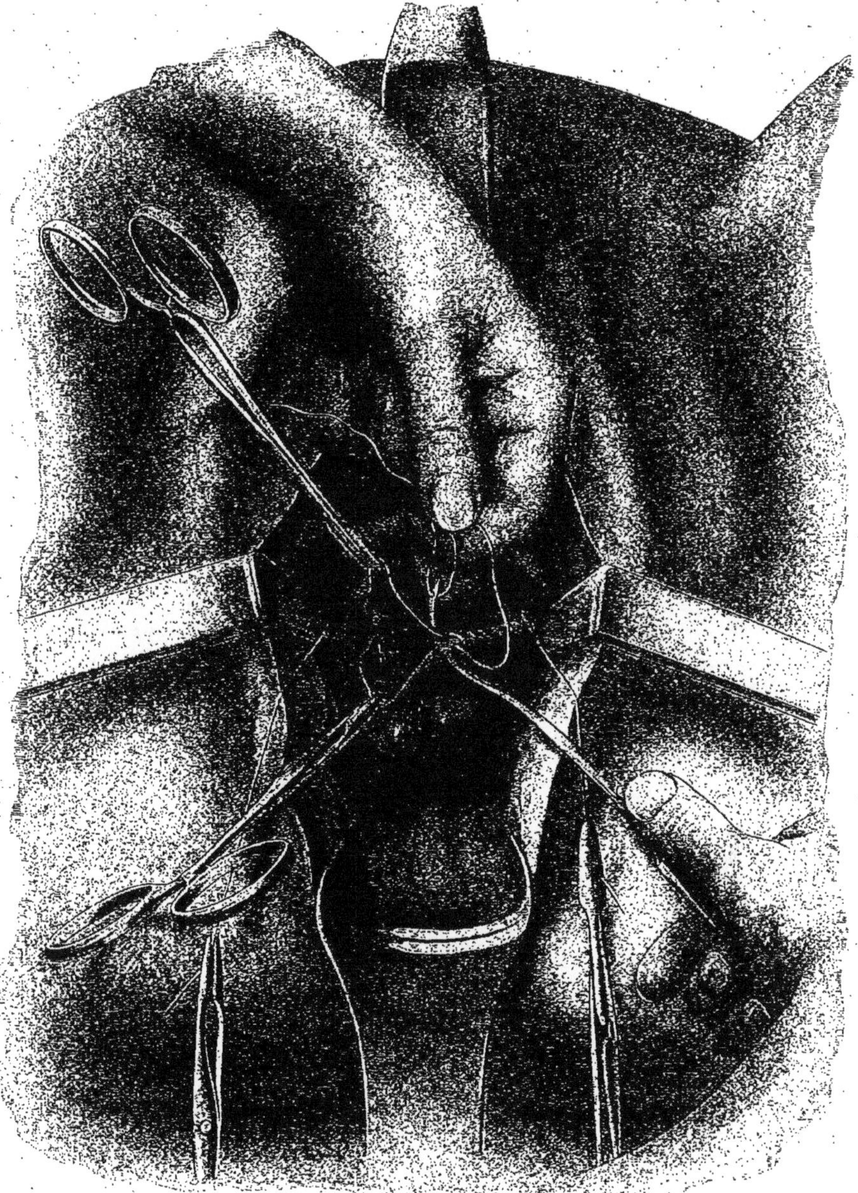

Fig. 469.
COLPO-HYSTÉRECTOMIE VAGINO-PÉRINÉALE. — Le péritoine est suturé, après extirpation de l'utérus. Cette suture n'est possible que lorsqu'on ne laisse pas de pinces à demeure.

la vessie et les uretères. C'est le temps le plus difficile, et d'ailleurs le principal de toute l'opération, car c'est la bonne dissection des uretères qui témoigne ici, comme dans l'hystérectomie abdominale, d'un bon isolement du néoplasme cervical. Lorsque le cas est bon, et qu'il s'agit d'un néoplasme très limité, avec

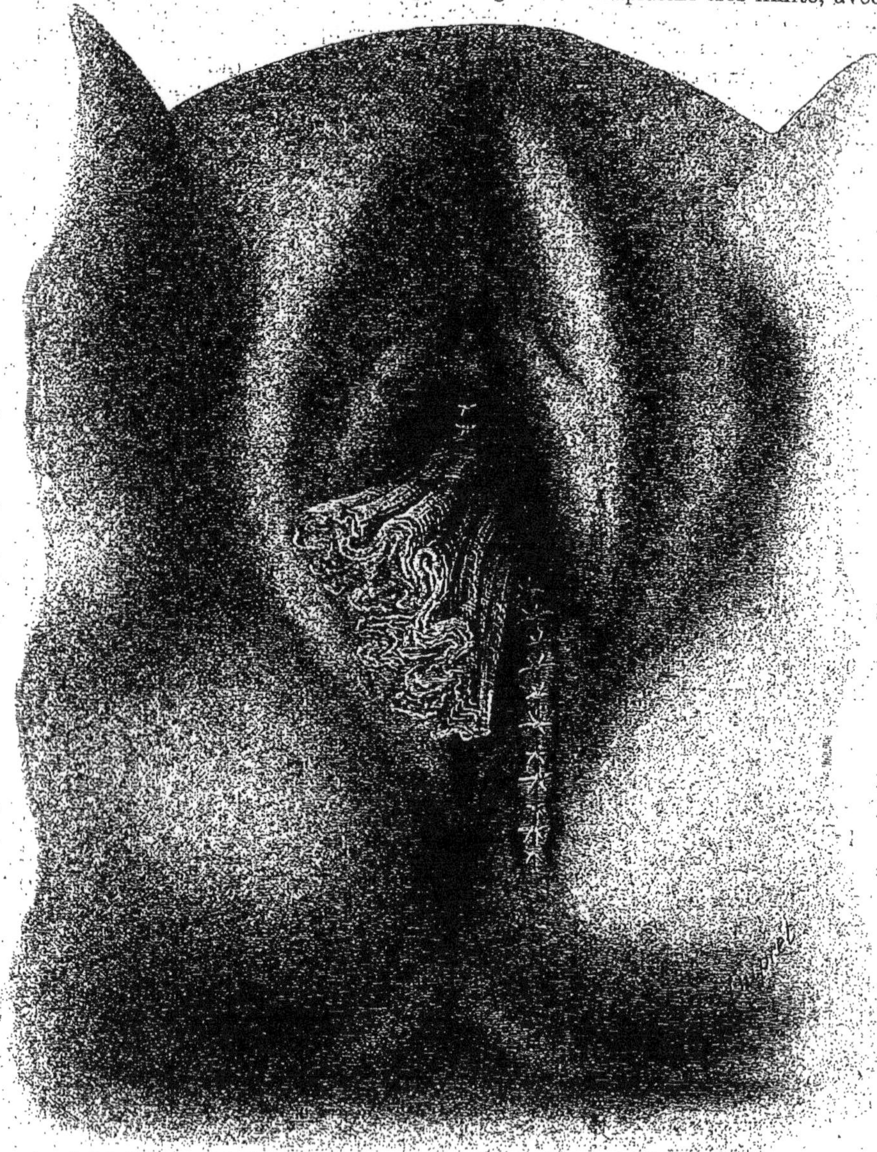

Fig. 470.

Colpo-hystérectomie vagino-périnéale. – L'opération terminée, après suture de l'incision périnéale.

utérus bien mobile et intégrité du ligament large, le décollement de la vessie est facile et les uretères se laissent aisément repousser vers le haut le long des bords latéraux de l'utérus, à mesure que celui-ci descend. Mais si le cas est un peu avancé, l'uretère est très souvent englobé dans le tissu malade qui l'enserre presque toujours sans l'envahir. Et c'est ici que son isolement est singulièrement plus malaisé que par la voie haute. Il faut une grande habitude de cette opération pour mener à bien cette dissection difficile. Il faut, avant tout, bien libérer le vagin en sectionnant tous les tractus vasculaires qui descendent sur ses parties latérales. Le plus simple est de placer sur eux des ligatures ou des pinces qui pourront au besoin rester à demeure, et de sectionner les tissus en dedans des ligatures ou des pinces. Lorsque le vagin est bien libéré de tous les côtés, on poursuit le décollement de la vessie, qui est assez simple lorsqu'elle n'est pas infiltrée par le néoplasme, et qui est au contraire fort difficile lorsque celui-ci lui adhère (fig. 465, 466). Dans certains cas, il peut être nécessaire de la réséquer. On en est quitte pour la suturer avec soin et cela vaut mieux que de laisser une paroi friable et infiltrée par le néoplasme. Une bonne résection donne moins de risques de voir s'établir une fistule urinaire, et plus de chances d'obtenir une guérison durable. Les uretères se continuent directement avec les angles latéraux de la vessie, de coloration rougeâtre, qui, de chaque côté de la ligne médiane, se dirigent vers le paramètre (fig. 466). Et l'on peut ainsi reconnaître le pédicule uretéral qui plonge en dehors et en arrière dans la base du ligament large. La sculpture de l'uretère, englobé dans le tissu néoplasique, possible peut-être pour un opérateur très habile et très exercé, est sans contestation beaucoup plus malaisée que dans l'hystérectomie abdominale. Il en est de même de l'extirpation des infiltrations néoplasiques du ligament large. Lorsque cette partie de l'opération est terminée, rien n'est plus simple, par cette large voie, que d'ouvrir les culs-de-sac péritonéaux, de faire basculer l'utérus et de procéder à son ablation après ligature des vaisseaux qui s'y rendent, ou mise en place de pinces à demeure. Toute cette partie de l'opération se fait comme dans l'hystérectomie vaginale commune ; mais elle est en général beaucoup plus facile parce qu'on a beaucoup plus de jour. Il est bien évident qu'on terminera l'opération par la reconstitution du vagin, de la vulve et du périnée par une suture soignée (fig. 467 et suivantes).

Il n'est pas douteux que cette hystérectomie vaginale large ne soit infiniment supérieure à l'hystérectomie vaginale commune. Alors que celle-ci, tranchant en plein dans les culs-de-sac, conduit presque fatalement dans le paramètre malade, immédiatement contre le col utérin, et laisse par conséquent sur les côtes une partie de ce paramètre, l'hystérectomie vagino-périnéale, passant en dehors du manchon vaginal, permet d'enlever d'une façon beaucoup plus large la zone malade ou suspecte constituée par le paramètre utérin.

L'*hystérectomie abdominale* est notre arme la plus efficace contre le cancer du col utérin.

Exécutée pour la première fois par Freund en 1878, et d'ailleurs suivie de succès, elle fut vite abandonnée à cause de la gravité qu'elle présentait à cette époque. Elle fut reprise un peu partout vers 1895, à l'époque où, à la suite de la généralisation du plan incliné et du perfectionnement de l'outillage aseptique, la voie abdominale recommença à regagner le terrain que lui avaient enlevé, pendant une dizaine d'années, les opérations vaginales. Ma première opération, une des premières faites en France, date de 1896. Depuis cette époque il y a eu de tous côtés des opérations et des travaux innombrables, dont je n'entreprendrai pas l'impossible énumération. Qu'il me suffise de dire que les plus importants d'entre eux sont dus à Wertheim, qui par la continuité de son action, l'inlassable patience de ses examens histologiques, la conscience avec laquelle il a suivi ses malades, mérite de donner son nom à cette opération. Ce n'est pas cependant qu'il soit le premier à l'avoir faite, et, bien qu'il soit, en ces matières et pour ces opérations, qui sont pour ainsi dire dans l'air et qu'un grand nombre de chirurgiens entreprennent un peu partout à peu près à la même époque, fort difficile d'établir des droits de priorité légitime, il semble bien que la première description régulière en ait été donnée par Reis de Chicago (Congrès des médecins allemands, Francfort 1895). Mais Rumpf, Kelly, Clark, Cullen, Peiser, Giordano, Terrier, Jonnesco, d'autres encore, marchaient en même temps dans la même voie.

A partir de ma première opération de 1896, je me suis perfectionné peu à peu, et lorsque j'ai vu opérer Wertheim, au congrès de Rome, en 1902, j'ai constaté que, à part des détails insignifiants et qui tiennent aux habitudes et au tempérament de chaque chirurgien, bien plus qu'à la méthode suivie, j'opérais à peu près exactement comme lui, notre façon de faire ne différant guère que par notre outillage et parce que j'employais d'une façon presque systématique la ligature des hypogastriques, dont il croit pouvoir se passer.

Depuis cinq ans environ beaucoup de chirurgiens français, au premier rang desquels il faut citer A. Pollosson sont vigoureusement entrés dans cette voie.

Quoi qu'il en soit de ces détails historiques d'ordre tout à fait secondaire, voici quelle est la technique de cette opération :

Il faut enlever, en même temps que l'utérus, une certaine partie du vagin, de façon à dépasser largement les limites du mal, et aussi le tissu cellulaire paracervical, dans lequel le néoplasme a une tendance à s'infiltrer.

Cette masse néoplasique cervico-vagino-paramétrique doit être enlevée en bloc, sans déchirure et sans morcellement, de façon à éviter les greffes et l'infection toujours menaçante par suite de la septicité irrémédiable de l'ulcération cancéreuse.

Dans les jours qui précèdent l'opération, l'ulcération cervicale aura été désinfectée par tous les moyens possibles, et en particulier par la teinture d'iode. S'il y a des bourgeons excessifs, il sera bon, au moment même de commencer l'opération, de les curetter, de les détruire au thermocautère, de désinfecter l'ulcération et la muqueuse vaginale à la teinture d'iode, et si on le peut, de stériliser la région avec les appareils à air chaud qui semblent devoir nous rendre de grands services.

Les procédés d'extirpation de bas en haut, étudiés et décrits plus haut, sont ici inapplicables. Ce n'est pas l'utérus et les annexes qu'il s'agit de séparer des parties voisines. C'est le col et le vagin, et cela ne peut se faire que par une dissection délicate, minutieuse et lente. Le col et ses insertions vaginales doivent être gardés pour la fin, et la seule façon de procéder logiquement est celle qui consiste à isoler peu à peu l'utérus de haut en bas, à disséquer avec soin la région paracervicale et à sectionner en dernier lieu le vagin, de façon à éviter autant que possible toute infection venant de sa cavité, que les sécrétions du col utérin rendent indésinfectable.

Il faut donc suivre ici, en principe, une marche inverse de celle que j'ai recommandée dans les fibromes et dans les annexites, et extirper l'utérus en cheminant *de haut en bas*.

L'outillage est le même que celui que j'ai indiqué plus haut. Il faut cependant y joindre des pinces coudées, comme la pince en L, de Wertheim (fig. 471), ou la pince à grande courbure, de Goullioud (fig. 472). Ces pinces sont indispensables pour fermer le vagin avant de le sectionner. Il faut encore avoir à sa disposition une pince de Michel, permettant de faire, au fond du bassin, des ligatures métalliques perdues (fig. 318).

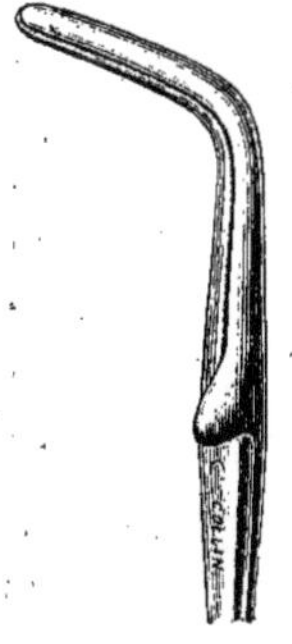

Fig. 471.
Pince de Wertheim.

Avant tout, il ne faut entreprendre une hystérectomie abdominale que dans les cas qui ne sont pas trop avancés. Les culs-de-sac vaginaux peuvent être envahis, c'est là un point secondaire. Ce qu'il faut, c'est que la mobilité utérine soit suffisante et que l'infiltration paracervicale n'ait pas encore créé d'adhérences avec les organes voisins, ce qui se traduit en clinique par une immobilisation plus ou moins considérable de l'utérus.

Dans le doute on peut aller voir, on doit même aller voir, de façon à faire profiter la malade des seules chances de guérison qu'elle puisse encore espérer, mais si une laparotomie exploratrice montre que les lésions sont plus étendues qu'on ne le pensait, si l'utérus est peu mobile, s'il y a une infiltration des tissus paracervicaux, mieux vaut s'abstenir et battre en retraite, que d'entreprendre une opération sans avoir aucune chance sérieuse de guérir la malade, avec beaucoup de chances de la tuer.

Quand, après l'exploration du bassin et la mise en place de la valve sus-

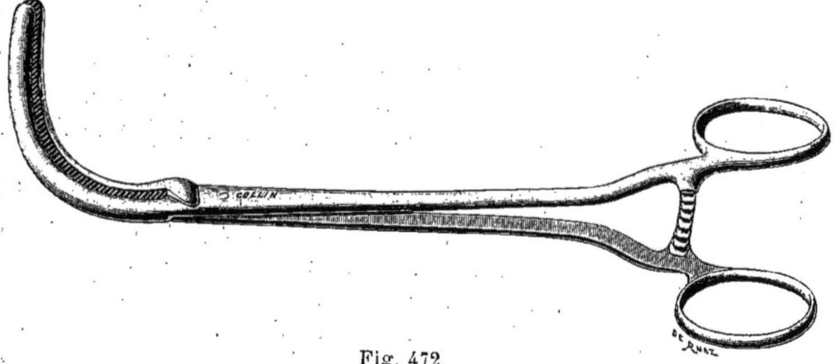

Fig. 472.
Pince de Goullioud.

pubienne, on aura décidé d'agir, je conseille formellement de pratiquer la ligature préalable des artères hypogastriques, sauf dans les cas bien limités et dans lesquels l'opération paraît devoir être simple.

Mais dans les cas difficiles, et à moins que l'on ait une très grande expérience de cette opération, il vaut mieux y avoir recours (fig. 473, 474).

Cette ligature, qui demande à peine quelques minutes, rend les plus grands services. Elle permet de gagner du temps et d'économiser du sang ; mais surtout, en réduisant à son minimum l'écoulement sanguin artériel et veineux, elle permet d'y bien voir au cours de la dissection minutieuse qu'il faut faire dans la région des uretères. Je ne saurais trop insister sur ce point, car l'hystérectomie abdominale pour cancer est une opération délicate, minutieuse et au cours

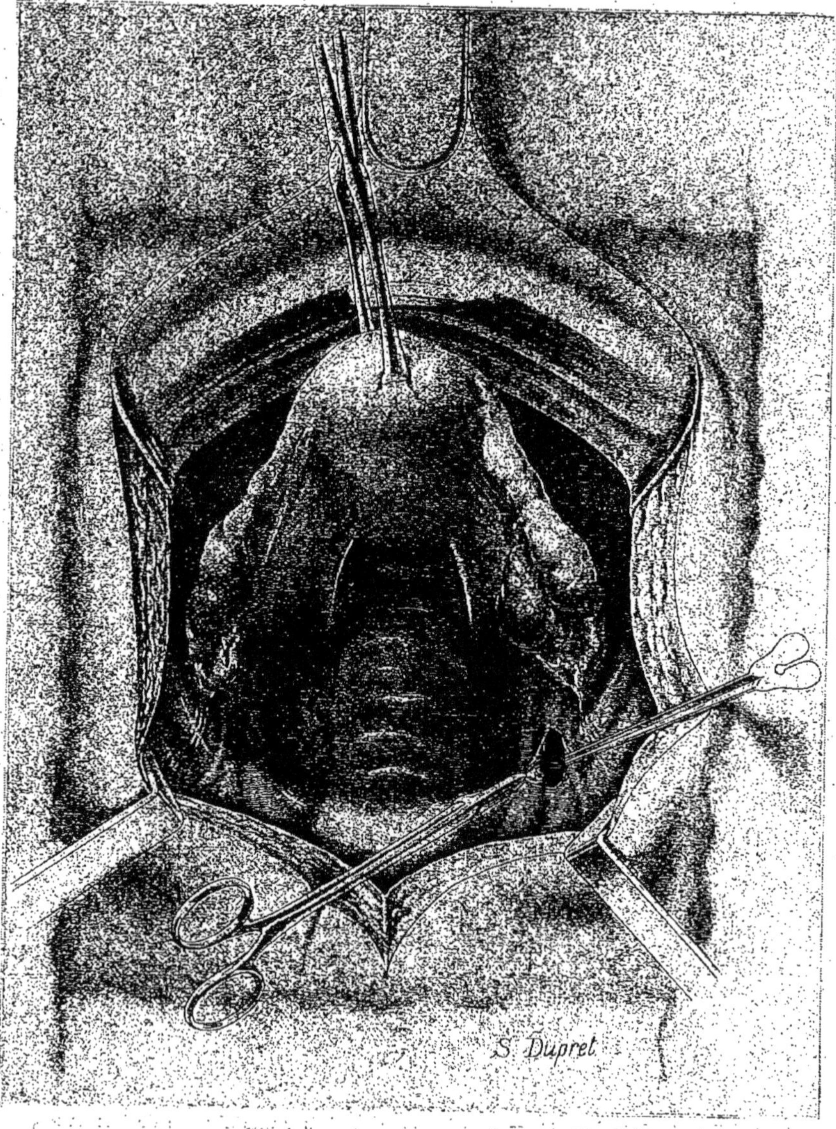

Fig. 473.

LIGATURE DE L'HYPOGASTRIQUE. — Le péritoine pelvien est incisé sur l'artère qui est dénudée à la sonde cannelée.

de laquelle il faut absolument bien voir ce que l'on fait, surtout pendant la libération des uretères, qui constitue le point indispensable et capital de cette intervention.

Il n'y a d'ailleurs aucun inconvénient à ne pratiquer la ligature des hypogastriques qu'après la section de la partie supérieure des ligaments larges. On a

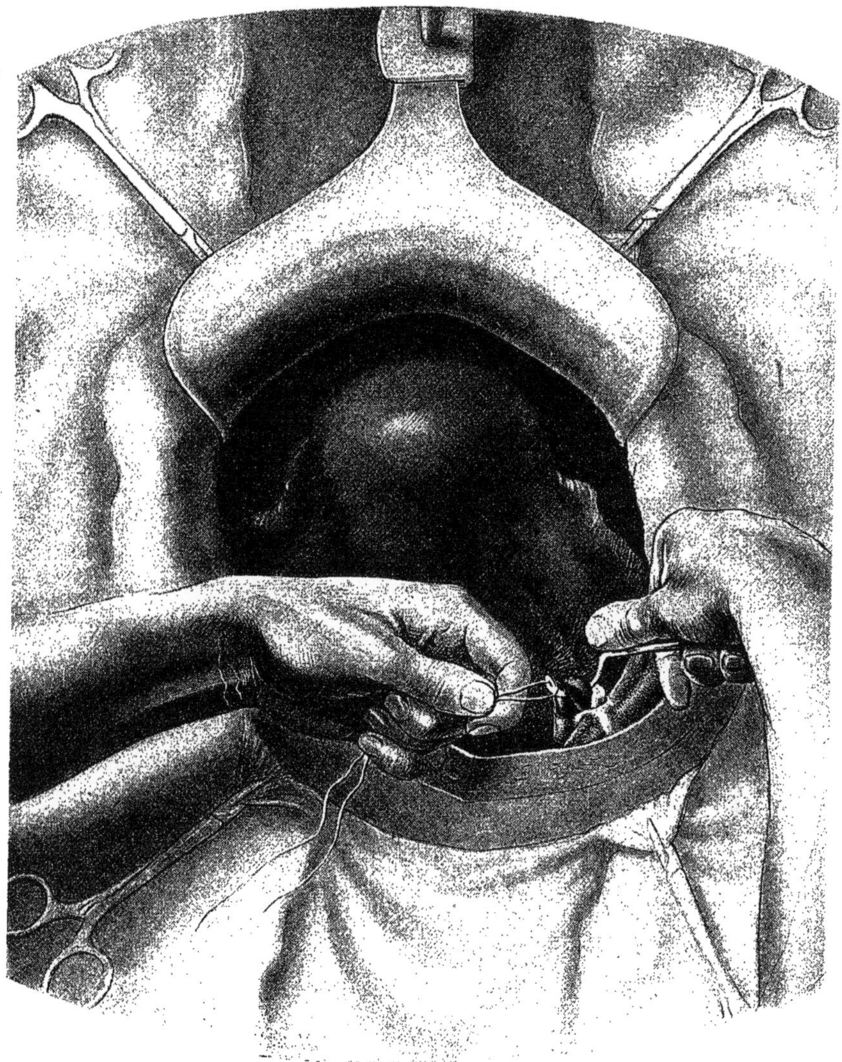

Fig. 474.
LIGATURE DE L'HYPOGASTRIQUE. — L'artère est chargée sur une aiguille de DESCHAMPS.

ainsi plus de jour, on peut explorer le ligament large dans toute son étendue et la ligature des artères peut en être facilitée.

Dès que les artères hypogastriques sont liées, on commence l'hystérectomie proprement dite.

L'utérus est attiré avec une pince qui le saisit par le fond ou, si l'on a des doutes sur sa friabilité, par deux pinces dont chacune vient mordre au niveau d'une corne. Puis les ligaments larges sont successivement sectionnés de haut en bas, de chaque côté, après pincement et ligature définitive des pédicules utéro-ovariens et des ligaments ronds, de façon à éviter l'encombrement de l'excavation pelvienne par de trop nombreuses pinces.

On est alors arrivé sur les côtés du col, qu'on sent, en général, augmenté de volume, et se perdant dans le plancher pelvien. Le péritoine est incisé au niveau du cul-de-sac vésico-utérin et la vessie est refoulée vers le bas et décollée du vagin. Ce temps doit être fait avec beaucoup de soin, à cause de l'infiltration néoplasique de la vessie, qui existe quelquefois.

C'est ici que se place le temps le plus délicat de l'opération, je veux dire la recherche et le dégagement des uretères. *Il faut voir les uretères* et l'on peut dire que toute hystérectomie abdominale dans laquelle on ne voit pas les deux

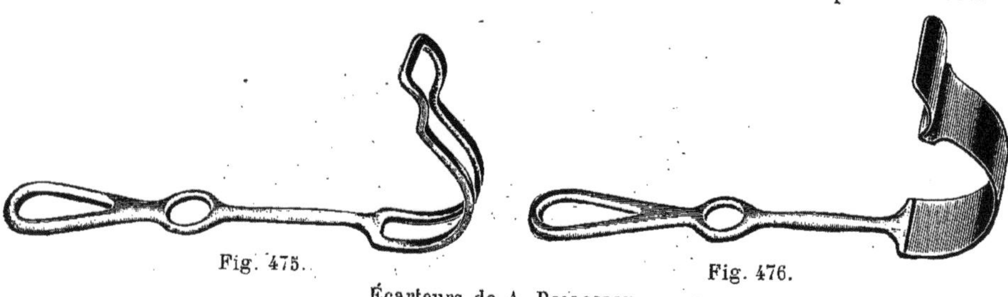

Fig. 475. Fig. 476.

Écarteurs de A. POLLOSSON.

uretères est une opération mal faite. On sait que l'artère utérine passe *devant* chacun d'eux. Aussi la recherche et le pincement des utérines et la découverte des uretères se font-ils, en réalité, en même temps.

La ligature des hypogastriques rend à ce moment, dans les cas difficiles, les plus grands services en réduisant à son minimum l'hémorragie qui vient voiler le champ opératoire.

Il est souvent utile, pour y mieux voir, de mettre par-dessus la valve sus-pubienne une longue valve vaginale dont le bec, qui va s'engager entre la vessie et la paroi antérieure du vagin, ramène la vessie en avant et, tendant l'uretère qui s'insère sur elle et est entraîné avec elle, permet de le voir plus facilement. POLLOSSON a fait construire dans le même but des écarteurs à grande courbure qui sont excellents et dont il est bon de se munir (fig. 475, 476).

Si, à cause du sang ou de la graisse, on a des difficultés trop grandes à rencontrer l'uretère, *qu'il faut trouver*, on se souviendra qu'il est accolé à la face profonde du feuillet postérieur du ligament large. Il suffira donc d'entraîner en dedans ce feuillet en le saisissant au niveau de la lèvre postérieure de la tranche de section du ligament large, pour entraîner en même temps l'uretère, facile à reconnaître à son calibre, à sa direction et surtout à ses contractions vermiculaires (fig. 477).

C'est souvent alors, après avoir trouvé l'uretère, qu'on isolera et qu'on sectionnera avec certitude le tronc de l'artère utérine qu'on rencontrera en suivant l'uretère vers la vessie, au moment où l'artère passe au-devant de lui. L'utérine devra être liée en dehors de l'uretère et aussi loin que possible, de façon à ce que la ligature porte en amont des branches cervico-vaginales.

Il est indispensable de disséquer l'uretère avec le plus grand soin. Il y a souvent, dans la région paracervicale une induration, soit inflammatoire, soit néoplasique, induration qui s'étend jusqu'au tissu cellulaire qui entoure l'uretère et l'englobe complètement. L'uretère est rarement *envahi* par le néoplasme, il est *englobé*, il est entouré, et il est en général assez facile, en se guidant sur lui, de

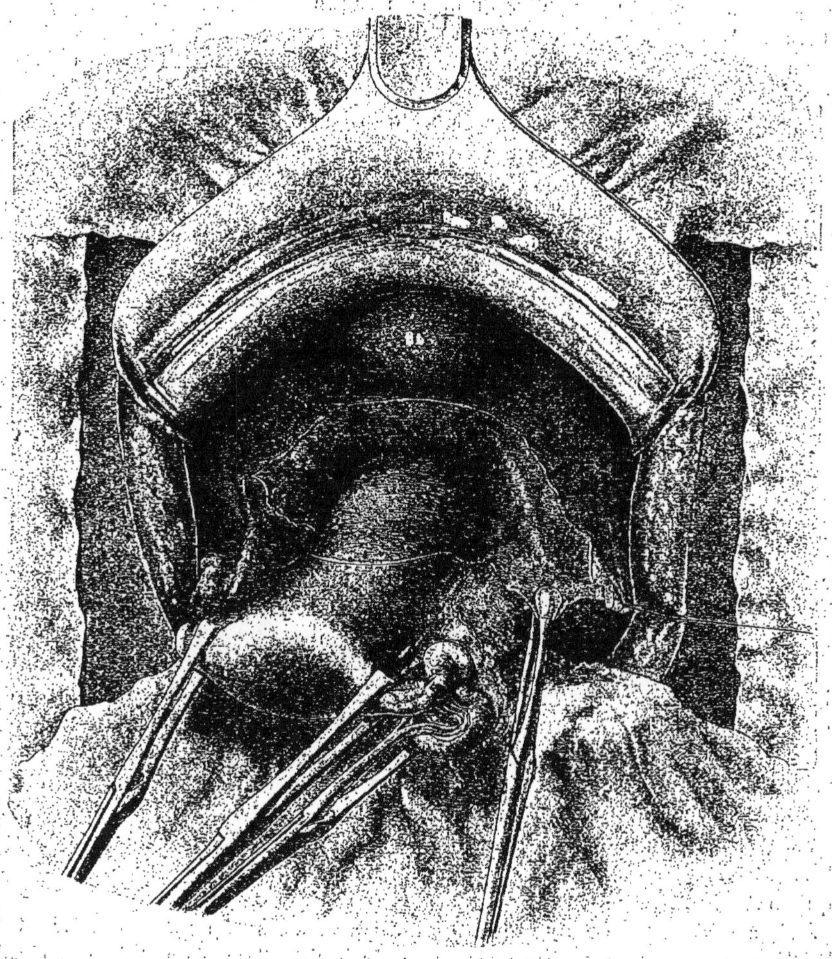

Fig. 477.

HYSTÉRECTOMIE ABDOMINALE POUR CANCER.

Le ligament large droit a été sectionné. Les rameaux utéro-ovariens ont été liés. Le péritoine antérieur a été incisé au niveau du cul-de-sac vésico-utérin. Une pince attirant le feuillet postérieur du ligament large, attire l'uretère qui lui est accolé et qu'on aperçoit derrière la crosse de l'utérine.

sectionner avec des ciseaux le tissu cellulaire qui l'enserre, de façon à le dégager.

C'est là la manœuvre indispensable, la manœuvre capitale de l'hystérectomie pour cancer. Je ne saurais trop le répéter. Si on s'éloigne un peu du col en se guidant sur l'induration, on a de grandes chances d'attirer l'uretère situé dans la zone indurée et de le blesser, ce qui est un accident grave. Si, craignant l'uretère, on se rapproche instinctivement du col, et que l'on coupe dans la zone indurée, on tranche en plein néoplasme, et on fait une opération vouée d'avance

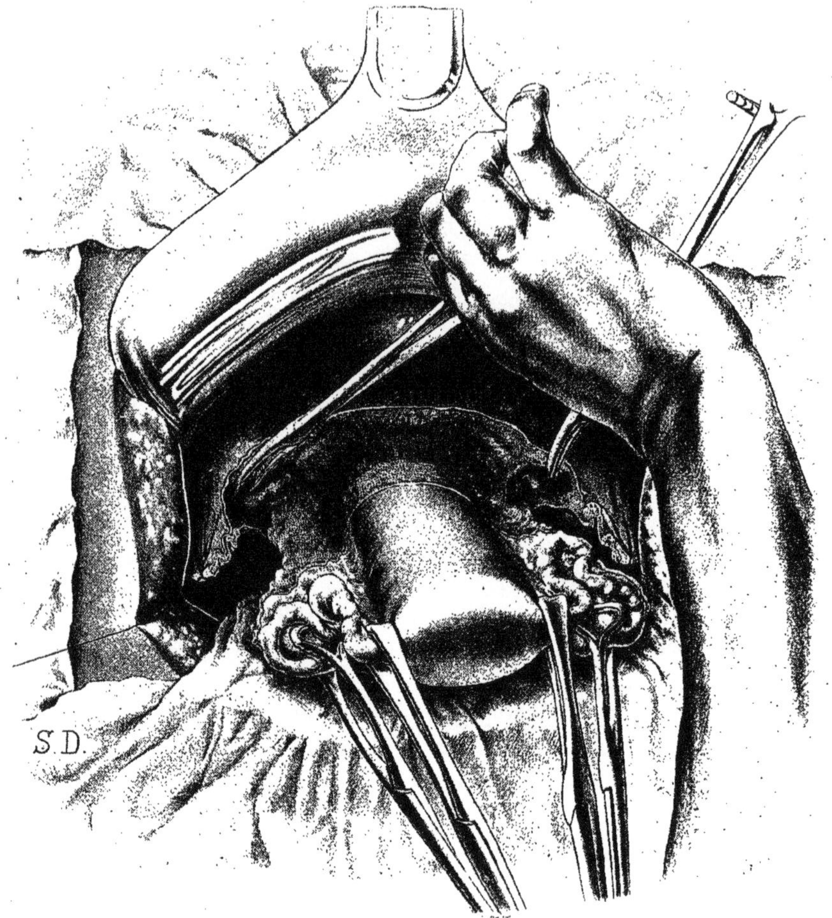

Fig. 478.
HYSTÉRECTOMIE ABDOMINALE POUR CANCER.
Le ligament large gauche a été également sectionné de haut en bas. L'artère utérine droite a été pincée en dehors de l'uretère et sectionnée. Pincement de l'artère utérine gauche.

à un échec, ce qui est plus grave encore. Il n'y a qu'une façon de faire ce qu'il faut, et d'enlever la zone indurée et suspecte tout en respectant l'uretère : c'est de disséquer celui-ci, et pour le disséquer, il faut le voir.

Lorsque la dissection des uretères est terminée, le vagin est dénudé en avant aussi bas que possible, jusqu'au point, en tous cas, où la souplesse des tissus montre qu'on a largement dépassé la zone néoplasique.

Attirant alors l'utérus en avant, on voit, en arrière, de chaque côté du cul-de-sac de Douglas, se tendre les ligaments utéro-sacrés, qui limitent l'ascension de l'utérus. Lorsqu'on les distingue mal, on les sent avec le doigt. Leur bord supérieur est d'ailleurs à découvert dans la base du ligament large, contre le feuillet péritonéal incisé. Ils sont assez vasculaires et leur hémostase devra être faite avec soin. Il est bon de saisir chacun d'eux avec une pince, ou au besoin avec deux pinces en étages avant de le couper. Lorsqu'ils sont coupés, l'utérus, qui ne

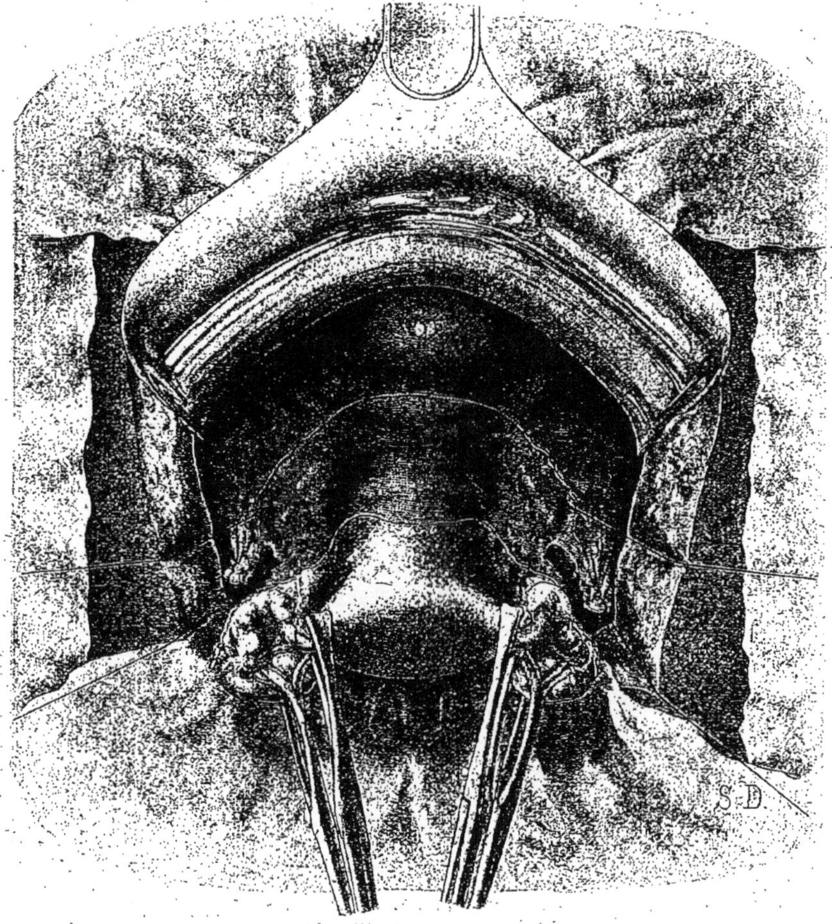

Fig. 479.
HYSTÉRECTOMIE ABDOMINALE POUR CANCER.
Les artères utérines ont été liées en dehors des uretères.

tient plus que par le vagin se laisse alors attirer vers le haut et son ascension n'a de limite que celle qui lui est imposée par la résistance du vagin. On sectionne en même temps le péritoine du cul-de-sac recto-utérin et on amorce le décollement de l'espace recto-vaginal. Ce temps de l'opération peut d'ailleurs être souvent reporté avec avantage un peu plus tôt, avant la recherche et l'isolement des uretères et la section des utérines (fig. 481).

Il faut alors sectionner le vagin. On s'est longtemps efforcé de le faire sans l'ouvrir, de façon à éviter une inoculation toujours dangereuse. Pour y parvenir, on le saisit sur toute sa largeur avec des pinces coudées, en en mettant au besoin deux l'une en face de l'autre. Ces pinces doivent former deux étages, l'un au-dessous du col malade, aussi loin que possible, pour s'éloigner du foyer cancéreux, l'autre plus bas encore, presque au niveau du plancher périnéal. Le vagin est écrasé entre ces deux étages de pinces successives. Avec de

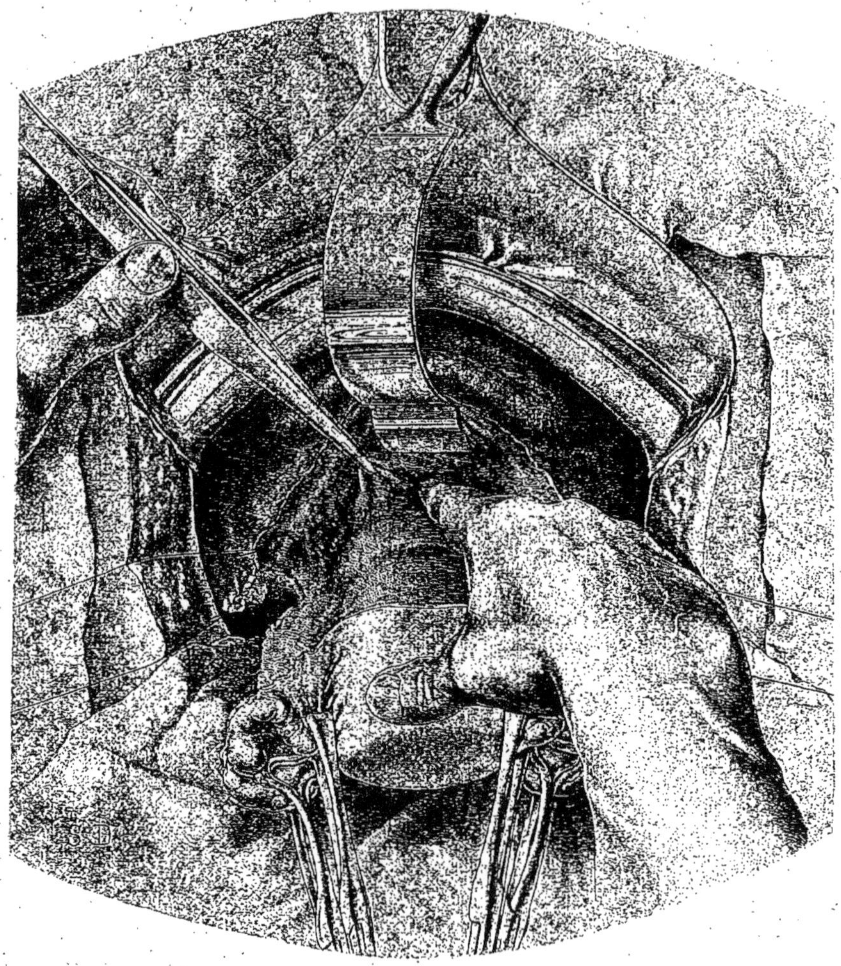

Fig. 480.
HYSTÉRECTOMIE ABDOMINALE POUR CANCER.
Décollement de la vessie et dénudation du vagin. Les uretères qu'on aperçoit dans le tissu cellulaire sont entraînés avec la vessie.

bons ciseaux courbes, on sectionne alors les parois vaginales en passant entre les deux étages de pinces. L'utérus, le col et la portion de vagin pincée au-dessous de lui, sont ainsi enlevés en bloc sans que la cavité vaginale ait été ouverte. Mais je crois que cette façon de faire présente plus d'inconvénients que d'avantages, hors le cas où on a lieu de craindre l'issue dans le vagin, au cours de l'opération, de sécrétions pyométriques abondantes. Il faut toujours, en fin de compte finir par mettre le vagin en communication avec la plaie pelvienne, et je ne crois pas qu'il y ait grande importance à le faire un peu plus tôt ou un peu plus tard. Ces pinces risquent de saisir l'uretère au niveau de leur coudure et

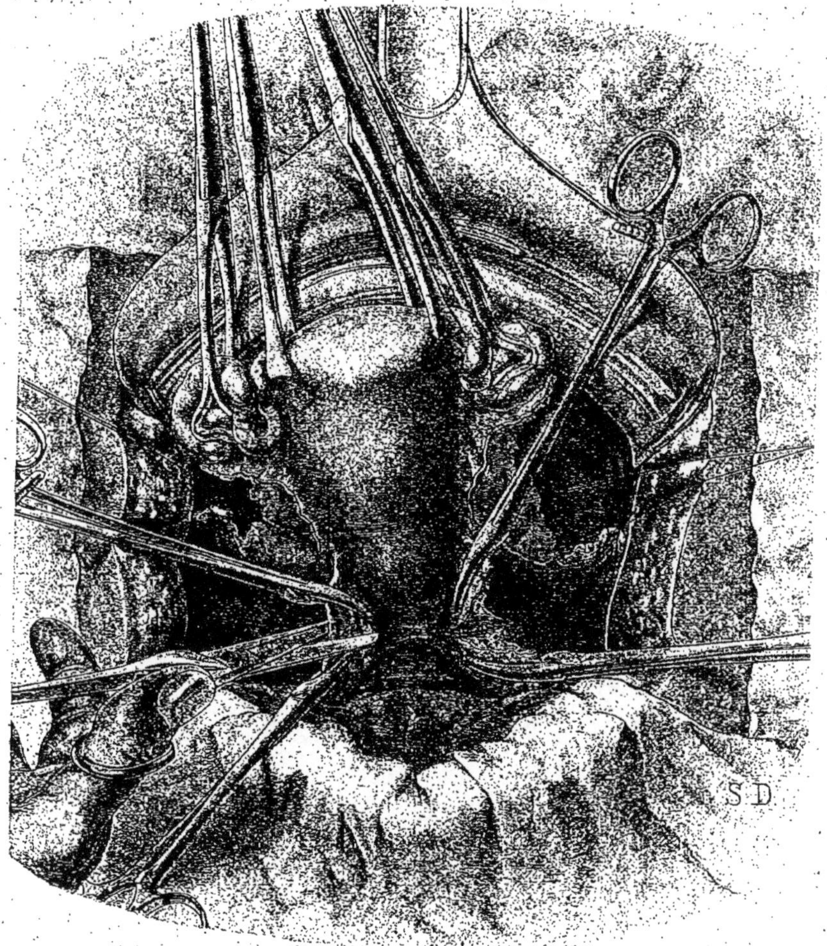

Fig. 481.
HYSTÉRECTOMIE ABDOMINALE POUR CANCER.
L'utérus est attiré en avant et en haut. Section des ligaments utéro-sacrés.

c'est là un inconvénient très sérieux. La section du vagin est avec elle plus aveugle. D'ailleurs, la mise en place de deux étages de pinces n'est pas toujours possible. Dans ce cas, on est obligé de se contenter de placer les pinces supérieures, destinées à fermer la partie supérieure du vagin. Parfois même, par suite du volume du col, du manque d'élasticité des tissus, ou pour tout autre raison, le placement de la pince sous-cervicale peut devenir lui-même très difficile et très dangereux pour l'uretère. On ne s'acharnera donc pas à vouloir le réaliser. On ouvrira le vagin dont on saisira la tranche avec une pince à plateaux, et on introduira immédiatement dans son intérieur, une petite compresse destinée à empêcher l'issue des sécrétions cervicales. On terminera la

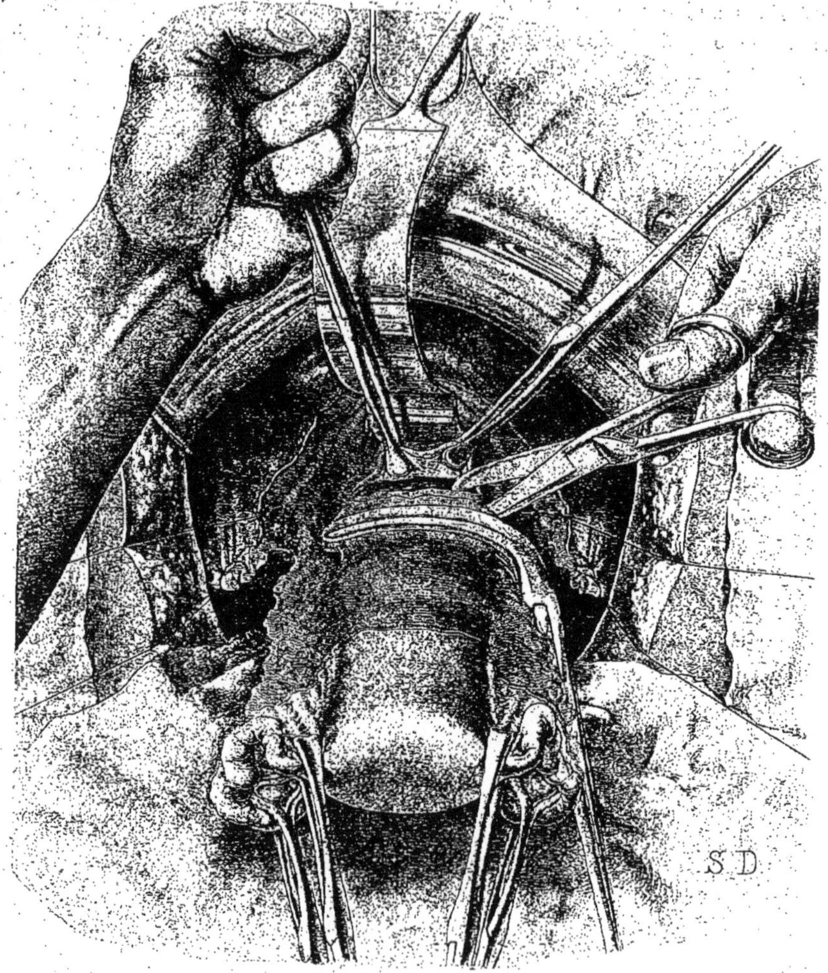

Fig. 482.

HYSTÉRECTOMIE ABDOMINALE POUR CANCER.

L'utérus est complètement isolé. Le vagin est fermé avec une pince coudée, qui isole complètement le col. Le vagin est ouvert au-dessous de la pince coudée, et saisi avec des pinces à plateaux.

section circulaire du vagin en le repérant avec autant de pinces qu'il sera nécessaire, et en ayant bien soin de faire, sous le contrôle de la vue, porter la section en tissu parfaitement sain (fig. 482).

Je crois qu'il est bon d'enlever alors les ganglions qui sont souvent situés de chaque côté des parois pelviennes, dans la région de la bifurcation de l'artère iliaque ; cela est facile et n'entraîne pas de délabrement sérieux. Mais je ne conseille pas d'aller plus loin.

L'évidement pelvien complet, c'est-à-dire l'opération qui consiste à enlever tous les ganglions et tout le tissu cellulaire du bassin, est une opération impossible. Nous ne sommes pas ici dans le creux de l'aisselle. Il y a des ganglions dans la région obturatrice, il y en a à la bifurcation des iliaques, il y en a dans

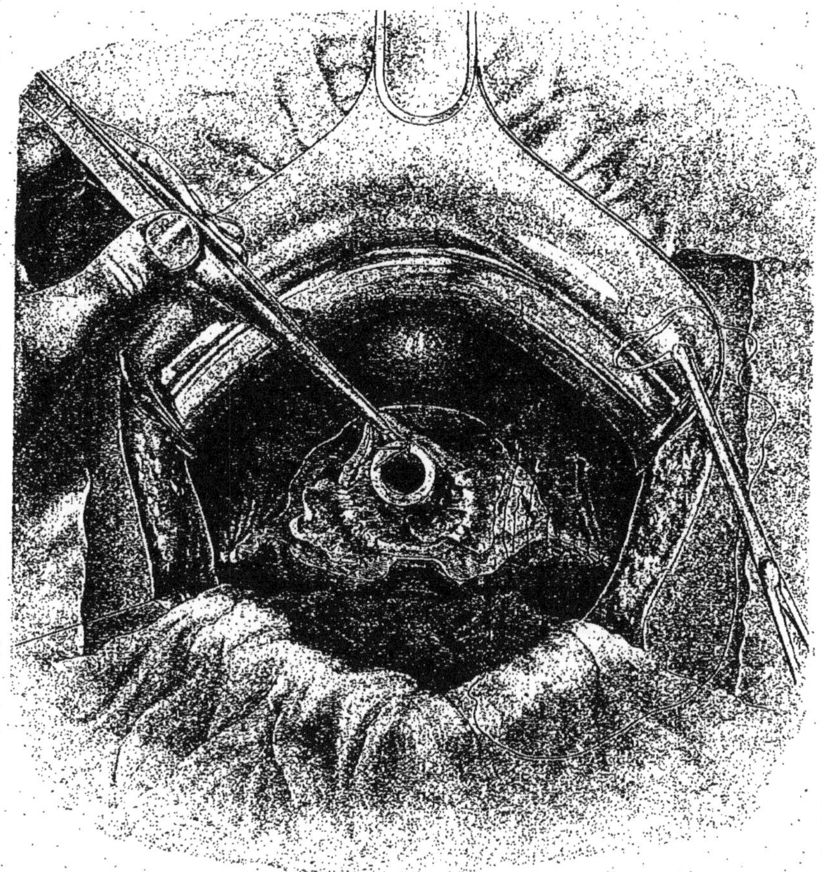

Fig. 483.
HYSTÉRECTOMIE ABDOMINALE POUR CANCER.
L'utérus a été enlevé. Mise en place du drain, des mèches et reconstitution du péritoine pelvien.

la fosse sacro-rectale et dans la fosse lombo-sacrée, il y en a en dedans et en dehors des vaisseaux, de gros et de petits, d'apparents et de cachés, perdus dans la graisse et dans les confluents veineux. J'ai fait, comme beaucoup d'autres, de grands évidements pelviens, et quelque grands qu'ils fussent, je n'ai point enlevé tout le tissu cellulaire du bassin, car il faudrait, en même temps, enlever tous les vaisseaux. Sans doute on peut en enlever une grande partie, mais je prétends, — et je ne suis pas le seul, — que l'évidement complet du bassin est une opération non seulement illusoire, mais impossible.

Quant à la recherche des ganglions lombaires préconisée par Jonnesco, je n'en veux à aucun prix. Sans doute, il est facile de dire que plus une opération dirigée contre le cancer est large et meilleure elle est. Mais, dans le cas particulier, je pense que si les ganglions lombaires sont atteints, ils ne sont pas les seuls, qu'il y en a beaucoup d'autres, et que c'est folie, illusion ou naïveté que de croire qu'on pourra les enlever tous, même avec la science anatomique la plus consommée, la patience la plus inlassable et l'habileté la plus merveilleuse. Et si les ganglions lombaires sont indemnes, je vois moins encore l'utilité qu'il peut y avoir à les aller chercher. Ne nous laissons donc pas entraîner par des formules, ni leurrer par des illusions. Ces grands délabrements pelviens ne peuvent prétendre à une extirpation complète et méthodique de tous les ganglions. Mais s'ils ne peuvent conduire dans cette voie qu'à des résultats problématiques, ils ont, en revanche, des conséquences immédiates et certaines. Ils aggravent considérablement l'opération. L'ouverture de ces larges espaces celluleux, qui s'inoculent presque fatalement, permet à l'infection de se propager sans que l'on puisse rien contre elle, et l'on voit des malades dont le péritoine reconstitué résiste victorieusement, et qui succombent à des phénomènes de septicémie rapide, par infection des espaces celluleux du bassin.

On sera donc sobre d'explorations et de dissections étendues, enlevant seulement les ganglions qui peuvent paraître malades sur les parties latérales, près de la bifurcation des iliaques, mais on ne se lancera pas dans les grands évidements pelviens qui, sans augmenter sensiblement les chances de guérison définitive, aggravent l'opération dans des proportions redoutables.

L'hémostase doit être parfaite. La pince de Michel, pour ligatures métalliques profondes, rend dans ces circonstances de grands services, et je ne saurais trop conseiller d'en avoir toujours une à sa disposition, dans ces opérations longues et sanglantes.

L'hémostase terminée, il faut drainer par le vagin en laissant à demeure une mèche de gaze stérilisée qui tamponne légèrement, et fermer bien exactement le péritoine par-dessus.

Dans ces dernières années plusieurs chirurgiens, Mackenrodt en Allemagne, Pieri et Imbert, Pierre Duval, en France, d'autres encore sans aucun doute, ont conseillé de modifier la technique de Wertheim, et de commencer l'opération par un premier temps vaginal consistant à inciser circulairement le vagin à une hauteur convenable, à séparer le manchon vaginal de la vessie et du rectum et à suturer ce manchon vaginal au-devant du col, de façon à bien enfermer ce dernier. Cette opération terminée, on passe alors à la voie abdominale et on termine l'opération par en haut comme à l'ordinaire, sans avoir à se servir des pinces coudées destinées à permettre la fermeture et la section du vagin, déjà sectionné et fermé dans le temps vaginal de l'opération. Cette *hystérectomie vagino-abdominale*, qui est une résurrection des méthodes vagino-abdominales des premiers temps de l'hystérectomie, présente à mes yeux, au moins dans certains cas, de sérieux avantages. J'en ai fait un assez grand nombre et je puis, sous ce rapport, en parler en connaissance de cause. On a dit que la désinsertion première du vagin et sa suture en bourse par-dessus le col réalisait des conditions d'asepsie plus parfaite. C'est là une erreur manifeste, et s'il n'y avait dans cette façon de procéder pas d'autres avantages, il faudrait y renoncer immédiatement. Elle réalise en effet des conditions d'asepsie moins parfaites que l'opération de WERTHEIM correctement et régulièrement exécutée. Le temps vaginal de l'opération se fait en effet dans un vagin septique et, au cours de la désinsertion vaginale et de la fermeture en bourse de la collerette ainsi faite, la plaie vaginale, qui à la fin de l'opération deviendra la plaie pelvienne, se trouve forcément infectée, et infectée dès le début de l'opération. Dans l'opération de WERTHEIM, au contraire, le vagin n'est ouvert, avec ou sans pinces appropriées, que tout à fait à la fin de l'opération qui se poursuit, en conséquence, dans des conditions d'asepsie infiniment meilleures. Sous ce rapport l'hystérectomie vagino-abdominale est donc, à n'en pas douter, inférieure à l'hystérectomie abdominale pure. Sa supériorité, et dans certains cas, dans ceux en particulier où les lésions sont avancées, elle ne me paraît pas douteuse, tient à une tout autre cause.

Dans toute hystérectomie abdominale la dissection des uretères, qui est la manœuvre capitale de l'opération, en ce sens que c'est elle qui témoigne de la large extirpation du paramètre, est souvent difficile, pour peu que le bassin soit un peu profond, parce que, quelles que soient l'habileté et l'expérience du chirurgien, il est matériellement peu aisé de se livrer dans un champ aussi étroit et aussi profond qu'un bassin de femme, à des manœuvres délicates et à des dissections périlleuses.

Or, la désinsertion première du vagin, en supprimant l'agent de fixité le plus puissant de l'utérus, celui qui s'oppose le plus invinciblement à son ascension, permet dans le temps abdominal d'attirer l'utérus vers le haut d'une façon très sérieuse et de pratiquer la dissection péricervicale dans des conditions meilleures, et avec plus de facilité. C'est là, à mon avis, ce qui fait la supériorité de cette méthode, au moins dans les cas assez sérieux pour que la dissection des uretères semble devoir être difficile.

Il y a en outre un autre avantage important. Cette section première du vagin limite par en bas, une fois pour toutes, la zone opératoire, et atténue dans une large mesure les hésitations et les tâtonnements du chirurgien, qui, dans l'opération abdominale pure, n'est pas toujours fixé d'une façon très précise sur le point où il doit arrêter, vers le plancher périnéal, ses dissections et ses recherches. L'amorce de l'opération par la partie inférieure du bloc néoplasique facilite singulièrement la fin de l'opération, en indiquant au chirurgien la limite inférieure des parties qu'il doit enlever.

Du reste, cette facilité plus grande de l'opération se traduit quelquefois d'une façon brutale. Assez souvent, dans les cas un peu compliqués, l'opération vagino-abdominale est moins longue que l'opération abdominale pure. Le temps abdominal est donc à lui seul sensiblement plus court, et par conséquent plus facile.

Or, dans ces opérations délicates, et dans lesquelles la guérison définitive d'une malade ou la récidive fatale peuvent tenir à des circonstances presque insignifiantes, il n'est pas indifférent de diminuer, dans la mesure où il est possible de le faire, les difficultés d'une des opérations les plus laborieuses de la chirurgie tout entière. Et c'est cette circonstance qui constitue, dans certains cas difficiles, l'indéniable supériorité de l'hystérectomie vagino-abdominale.

Le temps vaginal de l'opération est assez délicat. La muqueuse vaginale doit être bien repérée par des pinces de Kocher disposées circulairement immédiatement au-dessus du point où on veut faire porter la section. Celle-ci doit être faite à 2 centimètres environ au-dessous de la limite du mal. Il ne faut pas se laisser aller à sectionner le vagin trop bas. Cela n'a aucune utilité au point de vue de la guérison définitive, puisqu'on sait que du côté de la muqueuse vagi-

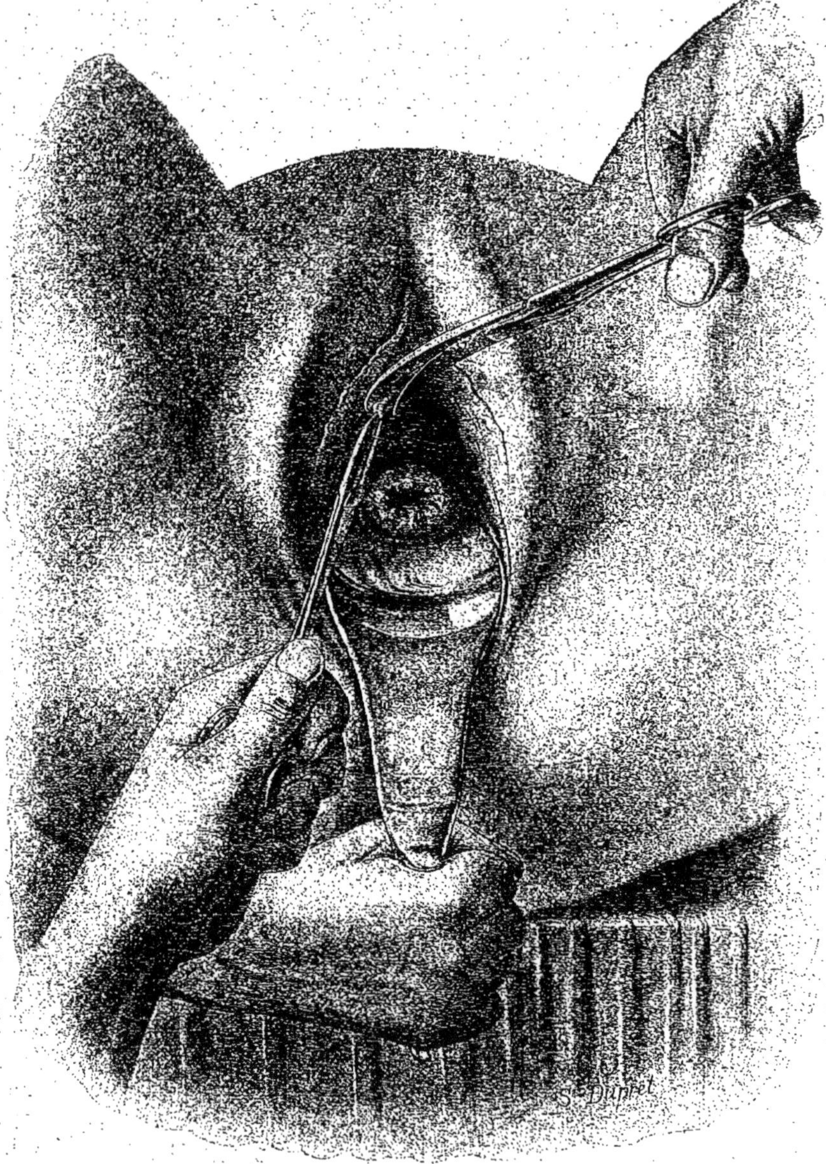

Fig. 484.
HYSTÉRECTOMIE VAGINO-ABDOMINALE. — Amorce de l'incision circulaire du vagin. Cette incision est représentée ici très bas, près de l'orifice vulvaire, ce qui est inutile.

nale le mal ne dépasse pas en réalité le point où il s'arrête en apparence, et d'autre part il y a deux inconvénients sérieux à sectionner le vagin trop bas.

La dissection de la collerette vaginale en est rendue plus longue, plus hémorragique et plus difficile, le chirurgien la pousse forcément moins haut, et, dans le

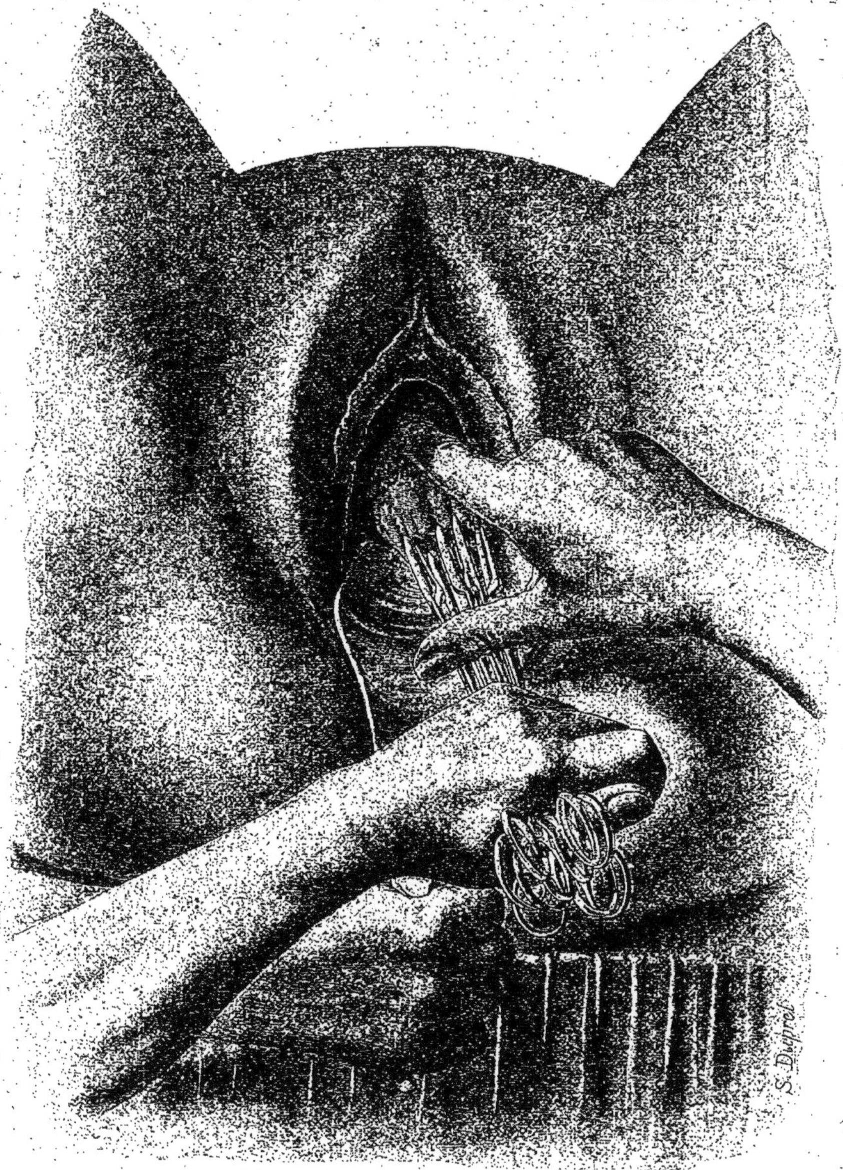

Fig. 485.
HYSTÉRECTOMIE VAGINO-ABDOMINALE. — Décollement du vagin.

temps abdominal de l'opération, il retrouve moins vite et moins facilement son décollement inférieur. Enfin, plus tard, lorsque la malade est guérie, la brièveté du vagin, qui n'a plus que 2 ou 3 centimètres de profondeur, constitue un inconvénient qui est loin d'être négligeable.

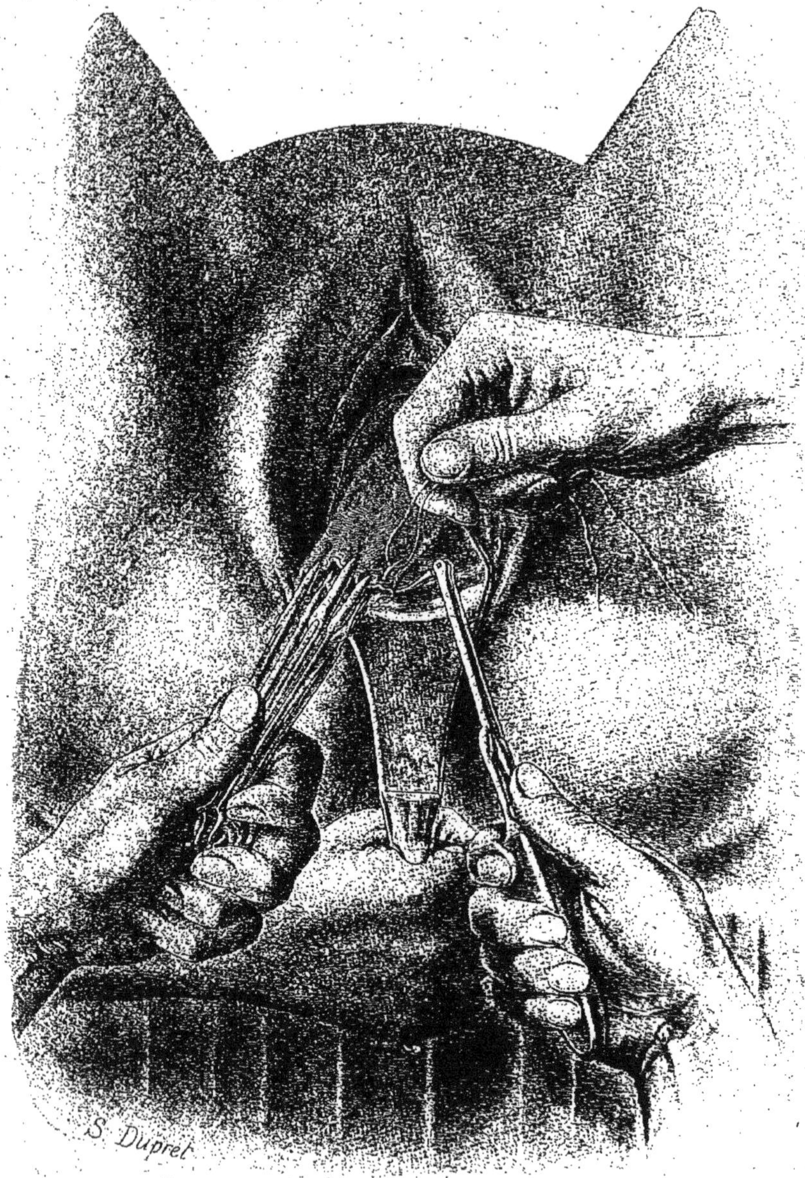

Fig. 486.

HYSTÉRECTOMIE VAGINO-ABDOMINALE. — Suture en bourse de la collerette vaginale.

L'incision circulaire du vagin se fait aux ciseaux courbes (fig. 484) et, dès qu'elle est faite, on procède au décollement de la collerette vaginale en avant et en arrière. Ce décollement doit être fait avec beaucoup de précautions, sans tractions excessives, qui ne manqueraient pas de déchirer la muqueuse vaginale

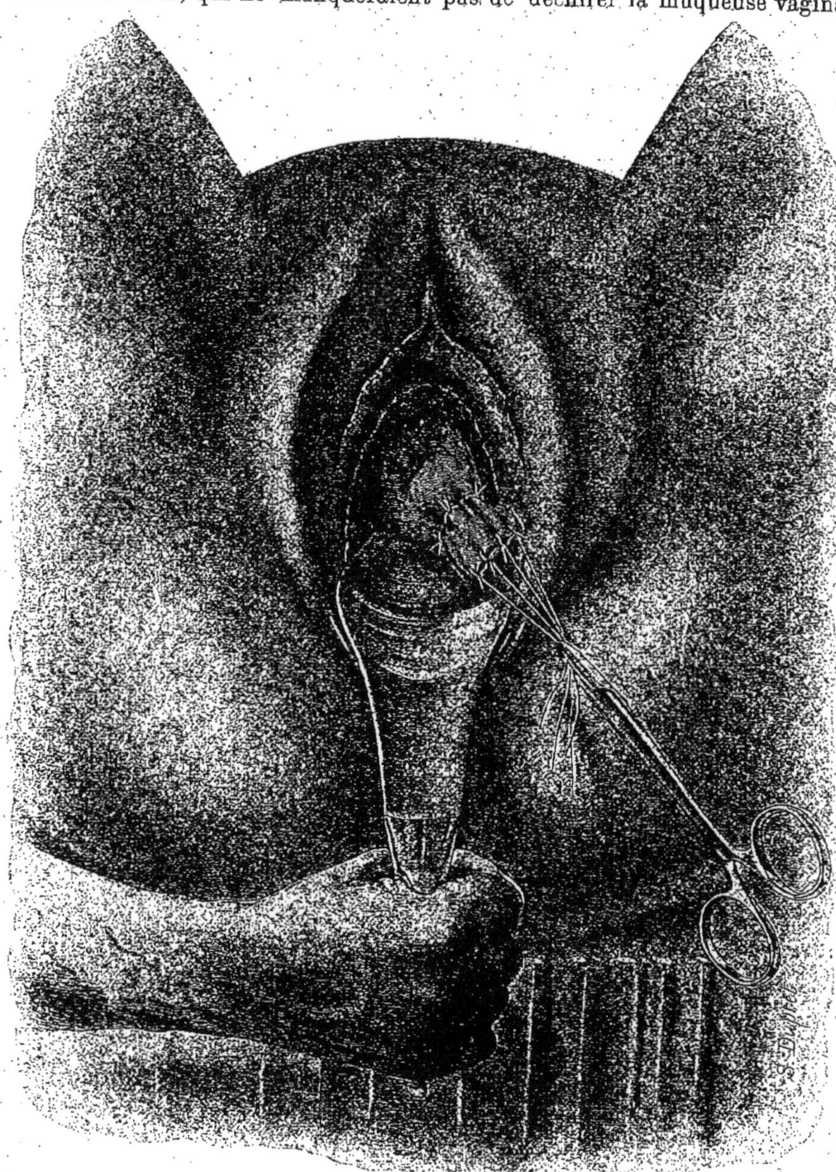

Fig. 487.
HYSTÉRECTOMIE VAGINO-ABDOMINALE. — La suture en bourse est terminée.

(fig. 485). Il doit être poussé aussi haut que possible en avant, vers le cul-de-sac vésico-utérin et en arrière vers le cul-de-sac de Douglas. Sur les côtés, il est souvent assez difficile à cause des tractus musculaires du releveur de l'anus et des vaisseaux qui, venant de la crosse de l'utérine, abordent latéralement le vagin. On est souvent, à ce niveau, obligé de pincer les tissus et de les sectionner en dedans des pinces que l'on peut laisser à demeure, jusqu'à la fin de l'opération.

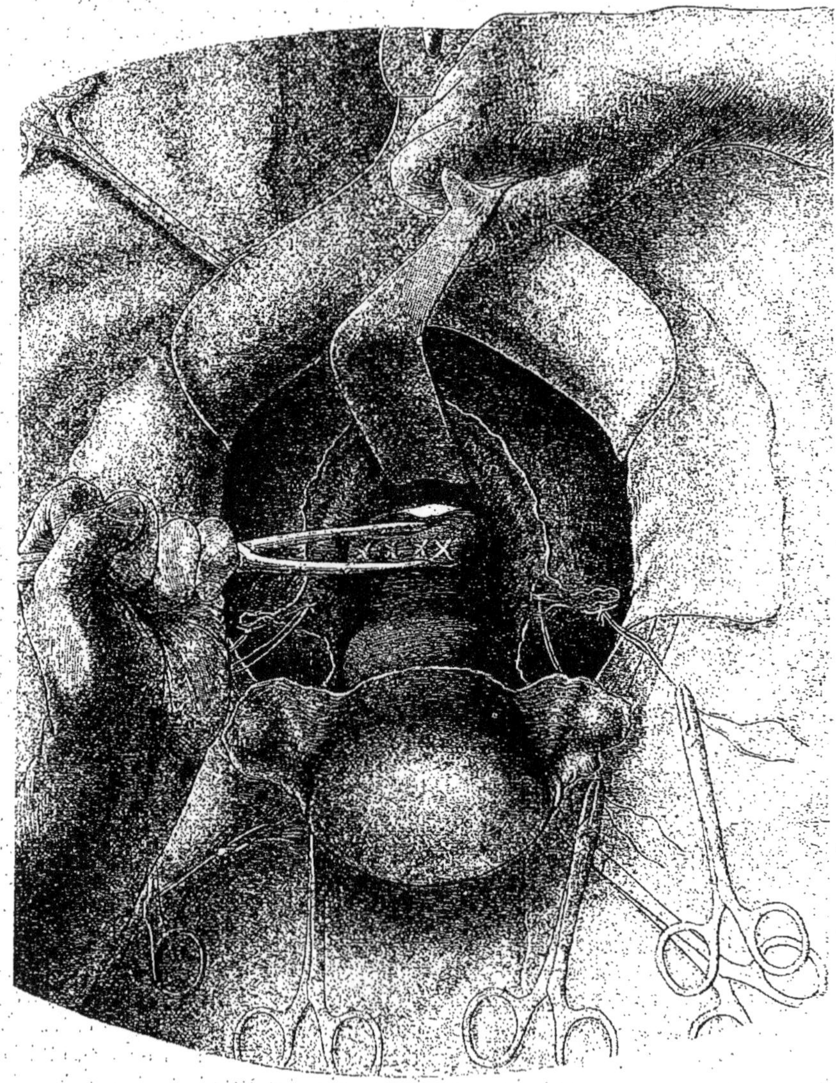

Fig. 488.

HYSTÉRECTOMIE VAGINO-ABDOMINALE.

Dernière phase du temps abdominal. Après isolement de l'utérus et des annexes, la dissection du vagin est poursuivie jusqu'à l'amorce périnéale et le vagin suturé en bourse est saisi et attiré vers le haut.

Mais il ne faut pas remonter trop haut sur les parties latérales, de façon à ne pas empiéter sur la zone du paramètre uretéral, qui ne peut être convenablement disséqué que par en haut, au cours du temps abdominal.

Lorsque le décollement circulaire est terminé, la collerette vaginale est fermée par un surjet au catgut (fig. 486-487). Elle est repérée par une pince destinée à pousser le col vers le haut, si le chirurgien le juge utile pendant l'opération abdominale. Quelques compresses tamponnent le vagin pour assurer une hémostase provisoire et, pendant que le chirurgien change de gants et se prépare pour l'opération abdominale, la malade est elle-même disposée pour cette opération.

Le temps abdominal ne présente rien de spécial et doit être conduit comme une hystérectomie ordinaire : ligature des hypogastriques, si on la juge utile, section et ligature de haut en bas des ligaments larges, recherche des uretères, etc.

Mais la dissection des uretères et la libération du col sont, en général, rendues sensiblement plus faciles parce que la section du vagin permet l'ascension de l'utérus et du col néoplasique. Pour aider à cette ascension il faut parfois, dès le début de l'opération abdominale, après la section des ligaments larges et avant la recherche des uretères, sectionner les ligaments utéro-sacrés qui s'y opposent dans une certaine mesure, et dont la section complète très heureusement la désinsertion du vagin.

Au cours de la dissection péricervicale ou immédiatement après, si la libération des uretères a été facile, on cherche, en isolant le vagin en avant et en arrière, la zone déjà décollée au cours du temps vaginal. Elle est en général très facile à trouver en cherchant derrière la vessie, dans le tissu cellulaire vésico-vaginal, à condition que le vagin n'ait pas été sectionné trop bas et que le décollement par la voie inférieure ait été poursuivi assez haut.

C'est au cours de cette recherche qu'il peut être très utile de pousser le col vers le haut avec la pince vaginale laissée à demeure sur le moignon fermé en bourse. Lorsque ce moignon est reconnu, il est saisi et attiré vers le haut, et la fin de l'opération s'en trouve sensiblement facilitée. Elle ne diffère d'ailleurs en rien de celle qui a été décrite plus haut en même temps que l'hystérectomie abdominale pure (fig. 488).

Et maintenant, que faut-il faire et quelle opération choisir ?

N'oublions pas que nous nous trouvons en présence d'un cancer, c'est-à-dire d'une affection fatalement mortelle et que, lorsque nous avons la conviction de pouvoir la guérir par une opération chirurgicale, notre devoir est de choisir celle qui pourra donner le plus de chances de guérison radicale, même si elle porte avec elle plus de risques de mort immédiate, et mieux vaut cent fois perdre quelques cancéreuses de plus, si l'on a le bonheur d'en pouvoir guérir davantage. Nous devons donc ici nous décider, non pas pour l'opération la moins grave, mais bien pour la plus efficace, quelle que soit sa gravité. D'ailleurs entre des mains expérimentées, les opérations qui, il y a quelques années encore, étaient redoutables, se rapprochent de plus en plus de celles qui, tout récemment, étaient acceptées de tous, et à égalité de lésions, je ne crois pas que nous perdions aujourd'hui beaucoup plus de malades par l'hystérectomie abdominale que par l'hystérectomie vaginale. Il est impossible, en ces matières, de donner des chiffres exacts, et d'ailleurs les chiffres exacts d'aujourd'hui sont les chiffres faux de demain. Force nous est donc de nous en rapporter à notre expérience, à nos impressions, à ce que nous voyons autour de nous, aux impressions de ceux qui connaissent bien l'opération, et j'ai la conviction que nous serrerons ainsi la vérité de plus près qu'en étudiant des statistiques incomplètes et des pourcentages illusoires.

Il n'est pas douteux pour moi que l'opération de choix, l'opération type, celle qui donne les plus grandes chances de guérison définitive soit l'*hystérectomie abdominale,* qui seule permet d'exécuter correctement la dissection du paramètre, des uretères et des tissus qui avoisinent le col néoplasique. Je ne veux pas, pour éviter des redites incessantes, la comparer à l'hystérectomie vaginale commune, qui ne permet pas cette dissection et qui, par cette seule raison, lui est déjà très inférieure. Il n'y a pas d'opération où il soit plus nécessaire de bien voir ce que l'on fait, et la libération des uretères englobés dans le paramètre est une des opérations les plus délicates de la chirurgie. On n'a pas trop, pour la

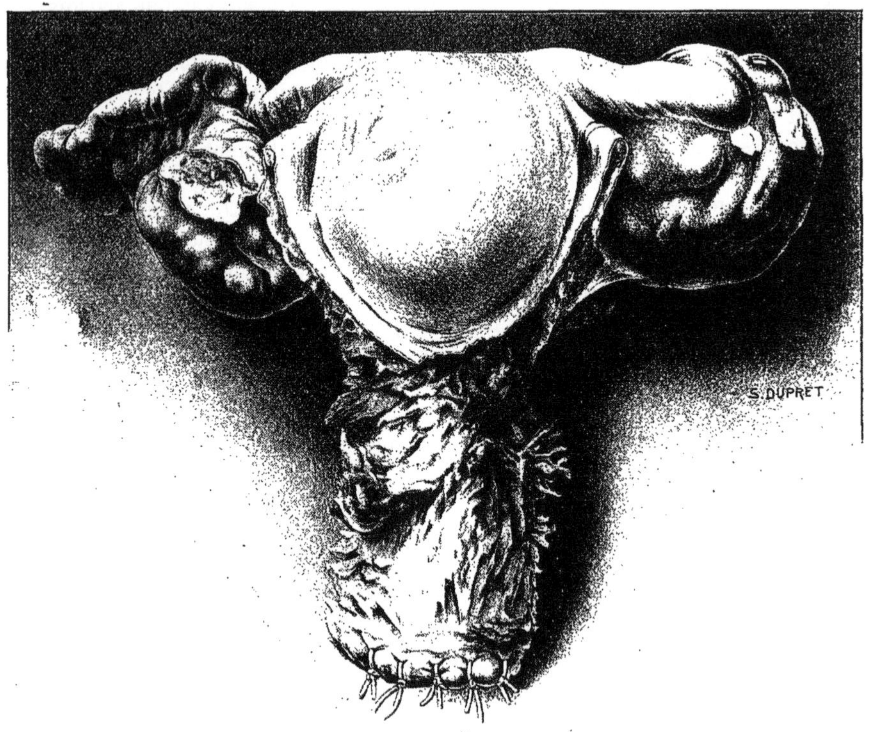

Fig. 489.
Cancer du col de l'utérus. Pièce enlevée par hystérectomie vagino-abdominale.

mener à bien, de la large voie que donne une belle incision abdominale, distendue par un bon écarteur, et il est impossible, par la voie vaginale, de faire ce travail d'une façon correcte.

L'hystérectomie vaginale simple doit donc être définitivement rejetée. Elle est insuffisante. Elle ne pourrait donner de résultats durables que dans les cas où le cancer est tout à fait à son début. Mais comme dans ces conditions, l'hystérectomie abdominale perd toute sa gravité, c'est elle qu'il faudra pratiquer systématiquement.

La *colpo-hystérectomie vaginale* de SCHAUTA donne, il est vrai, beaucoup de jour. Il n'est pas contestable que cette opération ne soit très supérieure à l'hystérectomie vaginale commune et qu'elle puisse soutenir, beaucoup mieux que celle-ci, la comparaison avec l'hystérectomie abdominale. Pour peu que le chirurgien ait un peu l'habitude de la voie vaginale, qui ne livre pas ses secrets du premier coup, et qui ne montre toutes ses ressources qu'à un chirurgien déjà expérimenté, il n'est pas douteux qu'elle permette d'enlever de très belles pièces, comprenant en bloc l'utérus, la partie supérieure du vagin et la zone paramétrique voisine. Il est possible, par cette voie élargie, de disséquer les uretères. Mais il est certain que, même pour les chirurgiens les plus familiers avec cette opération, cette dissection est beaucoup plus malaisée que la dissection par la voie abdominale, déjà fort délicate. C'est pour cela que je conseille fermement l'opération par la voie haute. Celle-ci n'a contre elle que sa gravité plus grande. Or, dans les cas bien limités, dans les cancers au début, cet argument disparaît, car l'hystérectomie abdominale n'est pas sensiblement plus grave qu'une hystérectomie commune pour fibrome ou pour annexite. Dans les cas médiocres au contraire, elle est grave, c'est vrai. Mais elle permet seule de faire correctement des opérations que la colpo-hystérectomie vagino-périnéale ne peut le plus souvent mener à bien. Celle-ci d'ailleurs est sans action contre les ganglions, et nous savons qu'il est des cas où l'extirpation des ganglions iliaques dégénérés et facilement accessibles est tout naturellement indiquée.

Cependant, me souvenant de la bénignité relative des opérations vaginales, au cours desquelles le ventre n'est pour ainsi dire pas ouvert et dont les malades sortent sans choc apparent, et sans l'épuisement qui accompagne parfois les grandes laparotomies, je n'ai aucune objection à faire à ce qu'on donne dans certains cas, la préférence à la *colpo-hystérectomie vagino-périnéale*. Chez certaines femmes épuisées, et surtout chez les femmes obèses, à bassin profond et encombré d'une graisse qui gêne toutes les manœuvres, depuis la ligature des hypogastriques jusqu'à la libération des uretères cachés dans les replis d'une vessie surchargée de tissu adipeux, j'accepte très volontiers l'extirpation large par la voie vagino-périnéale.

De même, dans certains cas avancés et où l'on ne peut avoir d'espoir sérieux d'obtenir une guérison durable, je pense qu'on peut avoir recours à la colpo-hystérectomie vaginale de SCHAUTA, qui, moins grave que l'opération de WERTHEIM, peut alors être considérée comme la meilleure des opérations palliatives. Je l'ai pratiquée un certain nombre de fois dans ces conditions et j'ai été satisfait des résultats qu'elle m'a donnés.

Dans tous les autres cas, j'ai la conviction que l'hystérectomie abdominale lui est supérieure, et que c'est elle qu'il faut exécuter.

Lorsque le cancer est assez avancé, lorsqu'on pense qu'il y aura des difficultés sérieuses dans la mobilisation de l'utérus et dans son ascension, nécessaires à la bonne exécution de l'opération, je crois qu'on fera bien de profiter des facilités que donne la désinsertion préalable du vagin, et de choisir alors l'hystérectomie vagino-abdominale, que l'on aura par conséquent l'occasion d'exécuter assez souvent, car les cas médiocres sont de beaucoup les plus communs, et le seront sans doute pendant assez longtemps encore, tant que les malades n'auront pas pris l'habitude salutaire d'aller se montrer au médecin au premier symptôme alarmant, et tant que les médecins, moins sceptiques

PLANCHE III

Cancer du col de l'utérus. Hystérectomie abdominale.

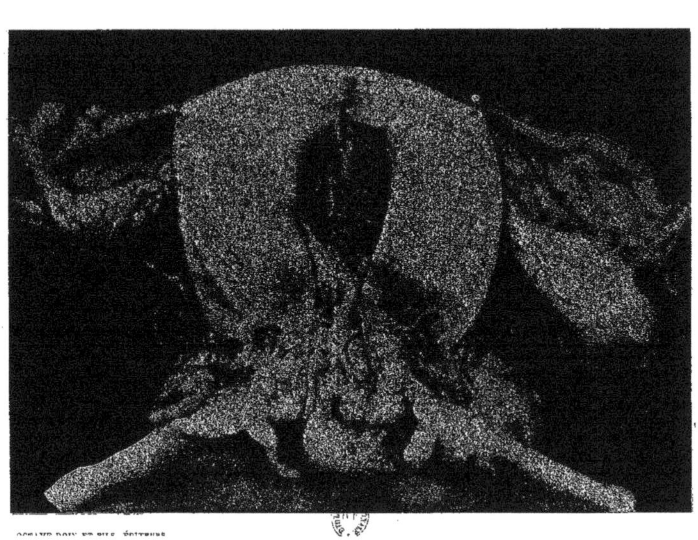

OCTAVE DOIN ET FILS, ÉDITEURS

qu'aujourd'hui sur l'efficacité du traitement chirurgical, voudront bien nous envoyer les malades lorsqu'il ne sera pas trop tard pour les guérir.

CANCER DU CORPS DE L'UTÉRUS

Le cancer du corps de l'utérus est beaucoup moins fréquent que celui du col. Il est cependant loin d'être exceptionnel. On l'observe avec une prédominance

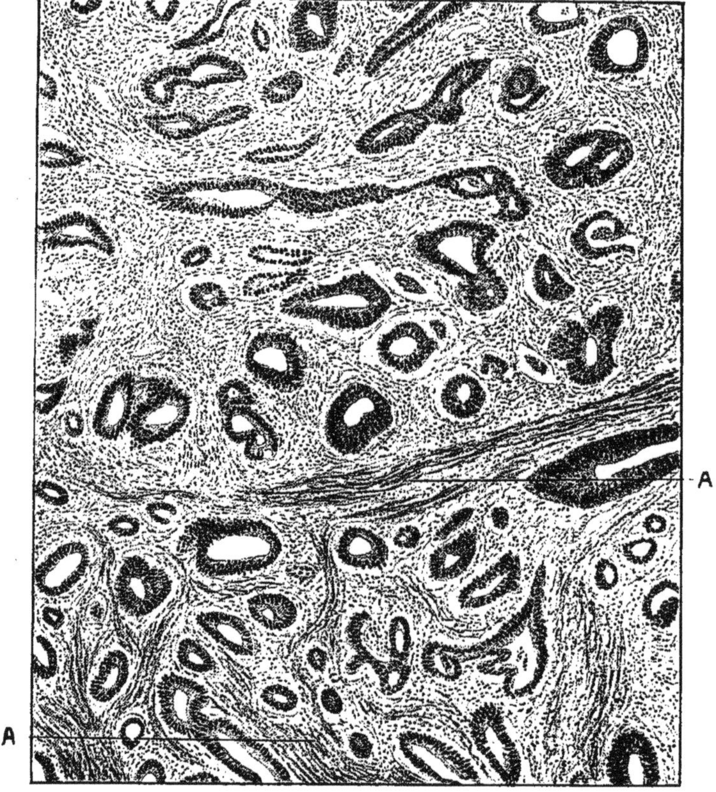

Fig. 490.
Epithélioma glandulaire du corps de l'utérus.
A, pénétration de l'épithélioma dans la couche musculaire.

remarquable chez les femmes qui ont dépassé la ménopause ; c'est la forme la plus habituelle du cancer utérin des vieilles femmes.

C'est un épithélioma cylindrique dont les boyaux, séparés par des travées conjonctives, pénètrent plus ou moins profondément dans le tissu musculaire (fig. 490) dont ils peuvent dissocier les fibres. Les cellules épithéliales, comme dans tous les cancers, perdent leurs caractères typiques, leurs cils vibratiles disparaissent et les boyaux épithéliaux renferment des cellules polymorphes à divers stades de leur évolution.

On a, dans quelques cas, rencontré l'épithélioma pavimenteux, soit qu'il existe parfois à côté de l'épithélium cylindrique à cils vibratiles un épithélium pavimenteux, comme l'ont vu Seller, Schuckardt, Fritsch, Willams, soit qu'un épithélioma intra-cervical puisse remonter dans l'intérieur du corps. On rencontre même parfois du carcinome provenant de l'extension d'un noyau cancéreux qui a son point de départ dons un organe voisin, dans les annexes (fig. 491 et 492) par exemple, ou dans l'intestin.

Le cancer du corps utérin est tantôt *circonscrit*, tantôt *diffus*.

Lorsqu'il est *circonscrit*, il se présente sous la forme d'une tumeur dont le

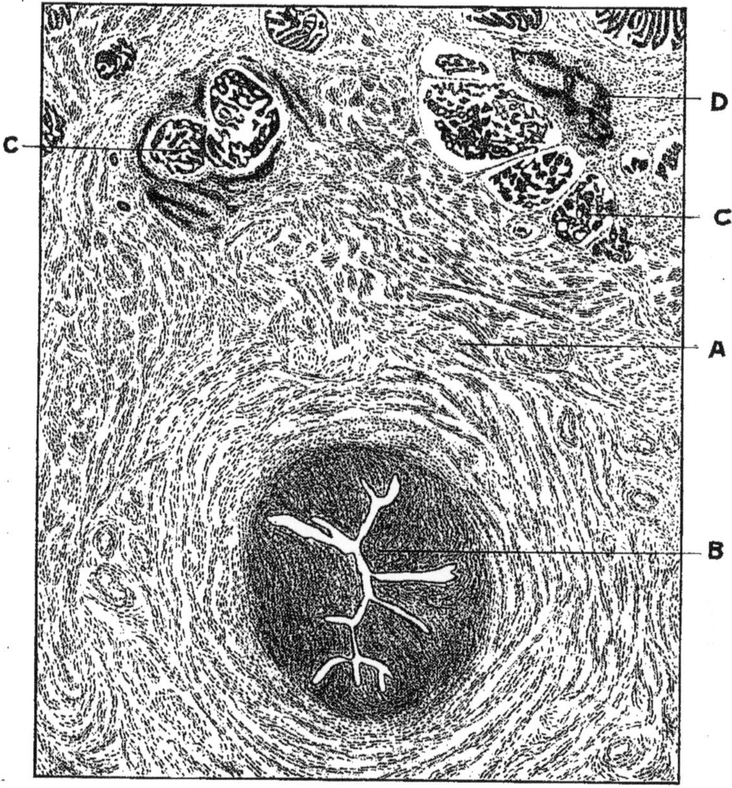

Fig. 491.
Cancer de l'utérus d'origine ovarienne secondaire.
A, muscle utérin. — B, trompe. — C, noyaux cancéreux. — D, traînée lymphangitique.

volume varie de celui d'une amande à celui d'une mandarine. Cette tumeur est en général implantée sur le fond de l'utérus dont elle se détache quelquefois au point de paraître supportée par un véritable pédicule. Elle est plus ou moins ulcérée et l'ulcération qu'elle porte présente tous les caractères que l'on rencontre d'ordinaire dans les affections cancéreuses. Mais la tumeur peut ne pas exister et on ne rencontre alors qu'une ulcération plus ou moins large, plus ou moins profonde, plus ou moins irrégulière, qui occupe une étendue variable de la cavité utérine et ne pénètre dans la paroi musculaire qu'à une faible profondeur (fig. 493).

PLANCHE IV

FIGURES 1 et 2. — Cancer du corps de l'utérus.

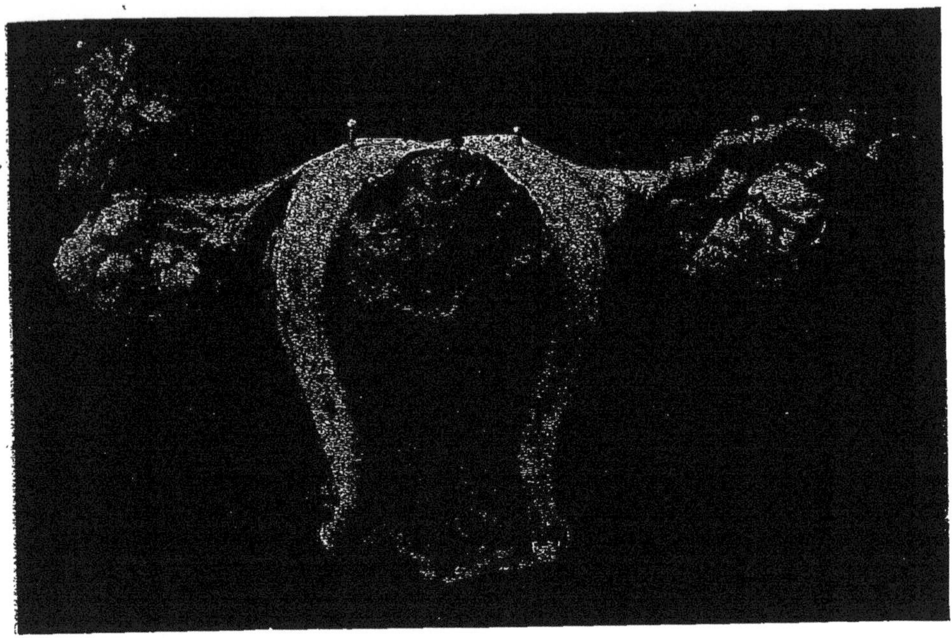

FIGURE 1.

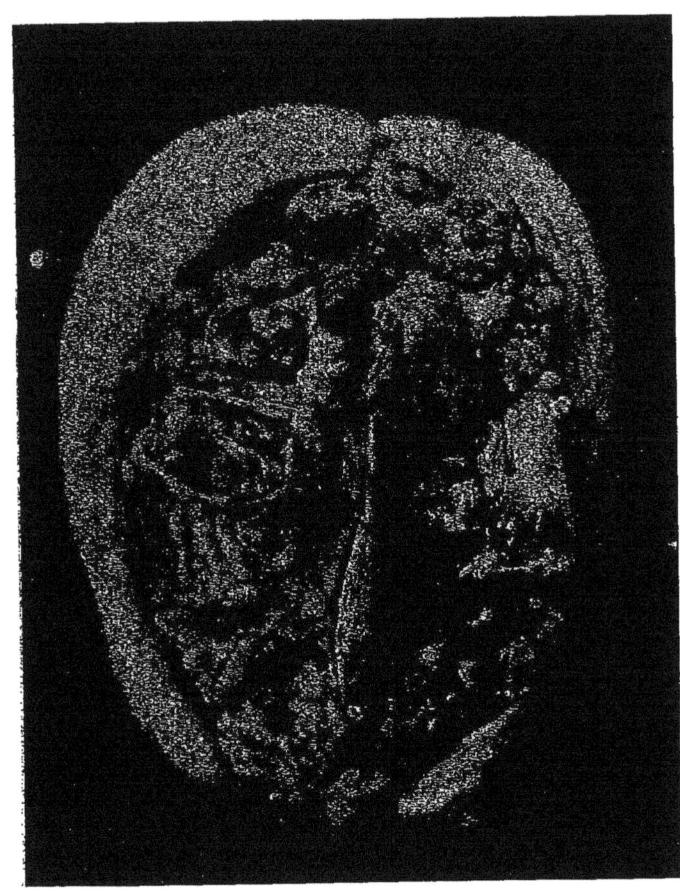

Dans la forme diffuse, au contraire, il y a surtout une extension en surface de l'ulcération, qui peut s'étendre à toute la muqueuse, tout en restant relativement superficielle.

Dans certains cas le cancer pousse des prolongements dans la profondeur des parois utérines, qui sont peu à peu infiltrées. Des travées cancéreuses apparaissent jusque sous la séreuse, des noyaux disséminés infiltrent l'utérus dont les limites sont souvent dépassées. Des adhérences fixent alors l'utérus aux

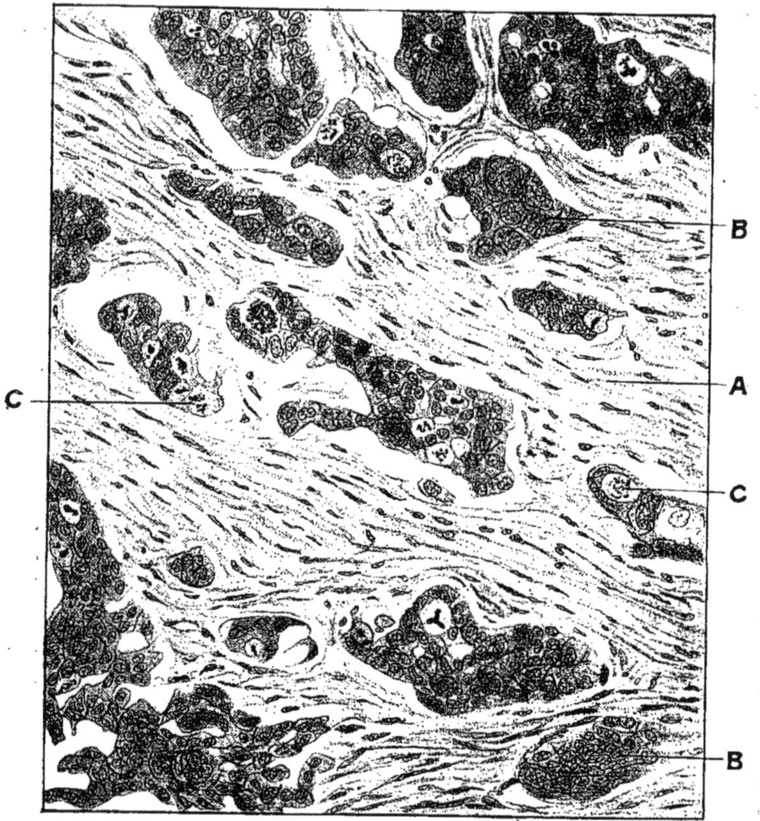

Fig. 492.
Cancer secondaire de l'utérus d'origine ovarienne (détail).
A, muscle utérin normal. — B, cellules cancéreuses. — C, cellules cancéreuses avec karyokynèse atypique.

parties voisines qui peuvent elles-mêmes être infiltrées par le cancer. Ces cas sont heureusement peu communs.

Le cancer du corps envahit rarement le col utérin. Souvent le cancer, même diffus, arrête ses ulcérations au niveau de l'orifice interne. Il n'a aucune tendance à infiltrer le tissu cervical, et cette particularité, nous le verrons plus loin, a une certaine importance au point de vue opératoire.

Symptômes et diagnostic. — A l'inverse du cancer du col, c'est presque toujours après la ménopause qu'on voit naître le cancer du corps.

C'est en général par des hémorragies qu'il se manifeste, ou encore par des pertes séro-sanguines ou séro-purulentes. Il faut donc se méfier des écoulements sanguins, séreux ou purulents qui surviennent chez les femmes après la disparition de leurs règles. Après la ménopause, une femme ne doit perdre ni sang ni liquides suspects, et lorsque quelque perte de cette nature fait son apparition, il faut avant tout redouter le développement d'un cancer.

Ces hémorragies prémonitoires sont le plus souvent insidieuses, et en apparence insignifiantes. Elles débutent par un suintement très léger, qui laisse à peine sur

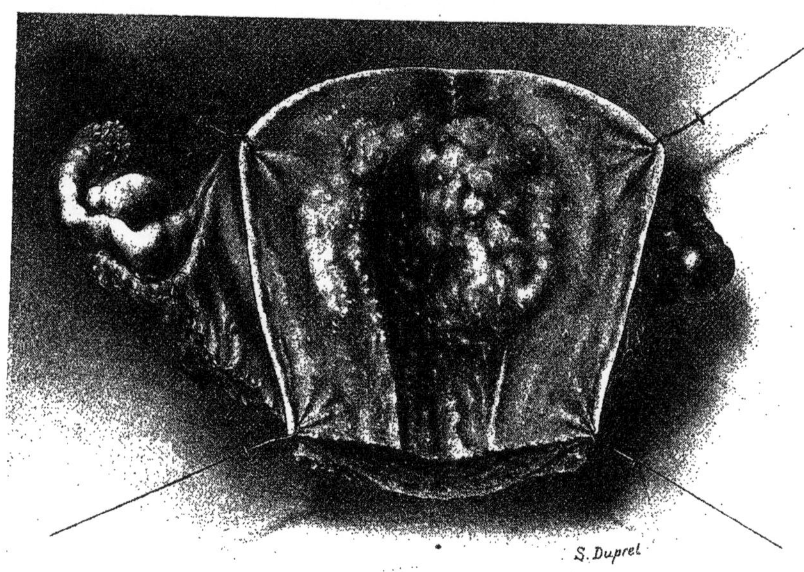

Fig. 493.
Cancer du corps de l'utérus.

le linge une tache rouillée ou faiblement rosée. Ce suintement augmente peu à peu, très lentement, sans s'accompagner d'aucun autre symptôme. Les malades ne ressentent aucune douleur et leur santé générale reste bonne. De temps en temps, à la suite de fatigues, de marches prolongées, de longues courses en voiture survient brusquement une hémorragie. Beaucoup plus rarement les pertes de sang sont assez copieuses d'emblée pour attirer l'attention. Elles sont parfois très abondantes, irrégulières, capricieuses. Elles peuvent même augmenter de fréquence ou de quantité au point de devenir menaçantes et de nécessiter une intervention rapide.

Pendant plusieurs semaines, plusieurs mois même, les malades ne souffrent pas. Peu à peu elles éprouvent quelques phénomènes de pesanteur, de vagues tiraillements dans la région abdominale, qu'elles attribuent aux suintements sanguinolents et qui ne les inquiètent pas plus que ceux-ci. Les véritables douleurs n'apparaissent que tardivement, quand la tumeur devenue plus grosse provoque des contractions utérines, ou lorsque le cancer a envahi les parois et surtout le tissu cellulaire péri-utérin.

Pendant assez longtemps, le toucher vaginal ne fournit aucun renseignement. Il révèle l'intégrité du col et contribue à entretenir dans l'erreur malades et médecins. Ce n'est que plus tard que l'on distingue un léger accroissement du volume de l'utérus. Un tel symptôme, observé après la ménopause, a une signification grave, et rapproché des écoulements sanguinolents il ne laisse aucun doute sur la nature de la maladie. L'utérus devient rarement très gros ; sauf coïncidence de fibrome, il ne dépasse guère le volume d'une tête de fœtus à terme.

L'utérus reste en général mobile. Mais il peut y avoir une immobilisation relative de cet organe sans adhérence aux parties voisines et cette immobilité, qui n'est qu'apparente, ne constitue pas, dans ces cas, une contre-indication opératoire.

La marche est lente, progressive ; les hémorragies, les pertes épuisent peu à peu les malades, qui perdent l'appétit, maigrissent, pâlissent, se cachectisent peu à peu et finissent par succomber au bout d'un temps assez long, lorsqu'une complication quelconque, phlébite, péritonite, néphrite, hémorragie, n'est pas venue précipiter les événements.

Le *diagnostic* est en général assez simple quand on connaît l'évolution de cette affection. Des pertes, des hémorragies survenant après la ménopause chez une femme âgée doivent faire penser à un cancer du corps de l'utérus. Si celui-ci est augmenté de volume, ce soupçon devient presque une certitude. Mais trop souvent, malades et médecins n'attachent pas une importance suffisante aux suintements sanguins du début.

Le fibrome ne se manifeste jamais par des hémorragies après la ménopause. Chez une femme jeune encore, le diagnostic sera plus difficile. En présence de ces accidents, on doit toujours recourir à l'examen histologique des débris que ramène un curettage précoce fait en cas de doute et dans l'intention d'établir un diagnostic précis.

Certains polypes, certaines métrites séniles, d'ailleurs assez rares, peuvent également être difficiles à distinguer d'un cancer du corps. Mais celui-ci est trop commun pour qu'on n'y songe pas toujours, et en principe une femme âgée qui voit apparaître des hémorragies ou des pertes de mauvaise apparence, et dont l'utérus est augmenté de volume, doit être considérée comme atteinte de cancer du corps utérin et traitée comme telle, c'est-à-dire opérée. Il est plus prudent d'ailleurs de ne pas attendre l'accroissement de volume de l'utérus, appréciable seulement lorsque la tumeur a déjà pris un certain développement. Dès les premiers écoulements suspects la biopsie permettra d'intervenir d'une manière plus efficace.

Traitement. — C'est qu'en effet, à moins de contre-indication particulière, d'extension évidente aux parties voisines, d'état général trop mauvais, le cancer du corps de l'utérus doit être opéré. Il doit l'être parce que les résultats de son extirpation sont excellents et très supérieurs à ceux que donne le traitement du cancer du col, déjà cependant si encourageants. Le cancer du corps de l'utérus, opéré dans des conditions ordinaires, demeure en effet presque toujours guéri ; la récidive est l'exception ; c'est pourquoi l'opération doit être conseillée dès qu'on a des raisons sérieuses de soupçonner la maladie. Moins que partout ailleurs, il faut attendre d'en avoir la certitude absolue, si l'on ne veut pas laisser passer l'heure !

C'est par l'hystérectomie abdominale qu'il faut traiter le cancer du corps de l'utérus. Elle s'exécute ici comme pour un fibrome, et le procédé de KELLY est celui qui sera généralement indiqué. Mais il faut avoir grand soin de ne pas blesser l'utérus au cours de l'opération. Il faut, sous peine de le déchirer et de risquer de ce fait une infection grave, le saisir par l'intermédiaire de ses annexes ou de ses cornes, en évitant de l'attirer directement avec une pince commune.

Chez certaines femmes un peu grosses, qui dorment mal, qui ont un bassin profond, et chez lesquelles une hystérectomie totale peut être assez difficile et nécessiter des manipulations au cours desquelles l'utérus peut être déchiré, je n'hésite pas à conseiller d'avoir au besoin recours à l'hystérectomie subtotale, infiniment plus simple, et, dans ces conditions opératoires mauvaises, sensiblement plus bénigne. Le cancer du corps n'a, en effet, que bien peu de tendance à gagner le col ; il s'étend en largeur et il vaut infiniment mieux laisser un col absolument sain et dans lequel la récidive ne se fera pour ainsi dire jamais, que de s'acharner à l'enlever au risque, dans les cas difficiles auxquels je fais allusion, de compromettre le succès de l'opération. Mais il faut que la section du col porte assez loin de l'ulcération, ce qui arrive d'ailleurs la plupart du temps. Il est bon de s'en assurer en faisant ouvrir le corps de l'utérus dès son extirpation et en se rendant compte des limites de l'ulcération.

On sait toute la gravité des interventions abdominales chez les femmes obèses ou absolument épuisées. Chez celles-là, mais chez celles-là seules, on pourrait avoir recours à l'hystérectomie vaginale, moins sûre, moins efficace, mais qui reste malgré tout, dans ces conditions mauvaises, infiniment moins grave. En cas de difficultés opératoires, on n'hésitera pas à se donner du jour en fendant le vagin et le périnée.

CHAPITRE VI

TUMEURS UTÉRINES D'ORIGINE PLACENTAIRE

La greffe et le développement de l'œuf déterminent du côté de la muqueuse utérine des modifications profondes. L'épithélium superficiel disparaît, les cellules conjonctives de la sous-muqueuse en état de vitalité exagérée se transforment en cellules déciduales, c'est-à-dire en grosses cellules claires, ovalaires ou piriformes, régulièrement rangées côte à côte, à noyau bien arrondi. Au-dessous de cette couche compacte de cellules déciduales on retrouve les culs-de-sac glandulaires, élargis ; c'est à la limite superficielle de cette couche glandulaire que se fait la déchirure lors de la délivrance.

La portion de la muqueuse utérine ainsi transformée, qui entre en contact avec le placenta fœtal, porte le nom de *caduque sérotine* et constitue le *placenta maternel*. Elle devient irrégulière, mamelonnée, tourmentée à sa surface et s'accole par son bord à celui du *placenta fœtal ;* il existe ainsi entre les deux placentas maternel et fœtal une cavité close remplie de sang dans laquelle flottent les villosités du placenta fœtal ou villosités choriales. Elles sont constituées par un stroma conjonctivo-muqueux qui renferme de nombreux capillaires artériels et veineux. Leur surface est tapissée par une double rangée de cellules épithéliales. Les plus profondes sont polyédriques, à protoplasma clair, à noyau arrondi : ce sont les cellules de Langhans ; elles sont recouvertes par une nappe d'un protoplasma foncé, qui n'est pas séparé en cellules individualisées, et renferme un grand nombre de noyaux : c'est le *syncytium*. Il est admis aujourd'hui que ce revêtement épithélial des villosités provient de l'ectoderme fœtal et que les cellules de Langhans sont les cellules d'origine du syncytium.

Sur une coupe du placenta on rencontre donc successivement : la membrane amniotique, les villosités choriales baignant dans les lacs sanguins, la couche déciduale compacte, la couche spongieuse glandulaire, le muscle utérin. Mais ces diverses parties ne sont pas aussi bien limitées que nous l'indiquons ; le placenta fœtal pénètre normalement l'organisme maternel, des villosités se fixent sur la caduque placentaire, leur épithélium prolifère, les nappes syncytiales se segmentent et s'individualisent en cellules isolées qui bourgeonnent, s'enfoncent parfois dans la sérotine, dans le muscle utérin, et peuvent même envahir les vaisseaux, émigrant par voie sanguine dans divers territoires splanchniques, en particulier dans les poumons. « Les éléments placentaires fœtaux possèdent donc une action destructive et envahissante vis-à-vis de l'organisme maternel ; le placenta devient, de ce fait, une néo-formation transitoire de nature tératoïde édifiée dans un but physiologique » (Briquel)[1]. Mais, dans ces conditions normales, les éléments fœtaux migrateurs sont impuissants contre l'organisme maternel dans lequel ils trouvent rapidement la mort. Il est intéressant cependant de noter cette tendance envahissante du placenta fœtal, car on peut la voir portée au maximum dans une affection du placenta, la *môle hydatiforme*, caractérisée par une dégénérescence kystique des villosités et par une prolifération désordonnée de leur revêtement épithélial. La môle est souvent, en effet, à l'origine du *placentome malin*. Celui-ci peut d'ailleurs survenir aussi à la suite de *rétentions placentaires* secondaires à un avortement ou à un accouchement à terme ; mais le plus souvent ces rétentions placentaires restent des tumeurs bénignes se caractérisant par une persistance parfois très prolongée de la vitalité des tissus fœtaux et des tissus maternels, ces derniers conservant les caractères histologiques qu'a déterminés l'état de grossesse.

Ces polypes placentaires constituent « une véritable greffe hétéroplastique » suivant l'expression de Curtis et Oui, qui, bien irriguée, vit, s'organise et peut s'accroître comme une véritable néoplasie ; mais ils diffèrent du placentome malin, véritable tératome malin, d'*origine fœtale*, envahissant les tissus maternels. — Il faut bien reconnaître d'ailleurs que, tant au point de vue clinique qu'histologique, il existe des formes intermédiaires entre ces tumeurs et qu'il est souvent difficile de préciser le moment où un polype placentaire devient tumeur maligne. Quoi qu'il en soit, on peut décrire séparément :

1° *La môle hydatiforme* qui n'est pas, à proprement parler, une tumeur uté-

[1] Briquel. Tumeurs du placenta et tumeurs placentaires (placentomes malins). Th. Nancy, 1903.

rine d'origine placentaire, puisqu'il s'agit là d'une affection du placenta fœtal, mais qui est malheureusement trop souvent à l'origine du placentome malin pour ne pas rentrer dans le cadre des tumeurs qui nous occupent; 2° le *placentome malin ; 3° les polypes placentaires.*

On pourrait s'étonner de ne voir aucune de ces tumeurs décrite par nous sous le nom de *déciduome,* bien que ce terme soit presque toujours employé par les auteurs qui ont traité ce sujet. Cependant, il est admis actuellement, comme nous l'avons indiqué précédemment, que le placentome malin est de nature fœtale et n'a pas par conséquent pour origine les cellules déciduales. Dans le polype placentaire les cellules déciduales peuvent bien être en hyperplasie, et nous en avons publié un exemple (J.-L. Faure et L. Boidin[1]), mais le placenta fœtal participe aussi à la formation de ces tumeurs, de sorte que la dénomination de polype placentaire leur convient mieux que celle de déciduome bénin. Le terme de *déciduome vrai* doit être réservé à des tumeurs exceptionnelles caractérisées par une hyperplasie d'un territoire de caduque utérine vraie, isolée de l'œuf par une cause mécanique, fibrome par exemple, ou exprimant la métamorphose déciduale d'un polype glandulaire préexistant (Hoche et Briquel)[2]. Nous étudierons en dernier lieu ces tumeurs, toujours bénignes.

MOLE HYDATIFORME

Cette vieille dénomination, qui ne signifie rien, gagnerait à être remplacée par une dénomination plus moderne et plus en rapport avec la véritable nature de l'affection, qu'on pourrait appeler *chorio-myxome* ou mieux encore *chorio-épithéliome.* Ce nom aurait l'avantage de montrer son identité d'origine, qui paraît aujourd'hui certaine, avec les *placentomes ou chorio-épithéliomes malins.*

Quoi qu'il en soit, bien que cette affection ait été de tout temps observée, il y a un siècle à peine qu'on a songé à rapporter son existence à une altération des membranes de l'œuf, et il faut convenir que les particularités de son développement et l'étrangeté de son aspect étaient bien faites pour légitimer toutes les hypothèses et égarer toutes les théories.

On a pensé (de Graaf) qu'il s'agissait d'œufs non fécondés, de parasites (Goeze, Percy). Cloquet avait même donné à ce parasite le nom d'*acephlocystis racemosa.* Cependant, longtemps avant, Ruysch et Albinus avaient parlé d'une altération des glandes du placenta. Mais ce sont surtout les travaux de Mme Boivin, de Velpeau, de Dubois et de Désormeaux qui montrèrent qu'il s'agissait d'une maladie des membranes de l'œuf.

Anatomie pathologique. — Lorsque la môle vient d'être expulsée, comme il arrive souvent, avec le cortège des phénomènes douloureux et hémorragiques qui accompagnent un accouchement normal, lorsqu'elle a été débarrassée du

[1] J.-L. Faure et Boidin. Polype placentaire avec hyperplasie déciduale. Société d'obstétrique, de gynécologie et de pédiatrie, décembre 1908.

[2] Hoche et Briquel. Les déciduomes vrais (Hyperplasies déciduales d'aspect néoplasique). *Arch. de Méd. expérim.*, 1903, p. 489.

sang et des caillots qui la souillent et modifient sa physionomie, elle prend l'aspect d'une grappe plus ou moins volumineuse, parfois énorme, de vésicules arrondies, transparentes, rosées ou jaunâtres, pleines d'un liquide filant et dont la grosseur varie de celle d'une tête d'épingle à celle d'un œuf de pigeon. Ces vésicules sont appendues à un mince pédicule qui les relie les unes aux autres, ou les fixe au reste de chorion qui peut subsister en lambeaux plus ou moins étendus.

Lorsque la môle n'est pas trop volumineuse, elle est expulsée en entier,

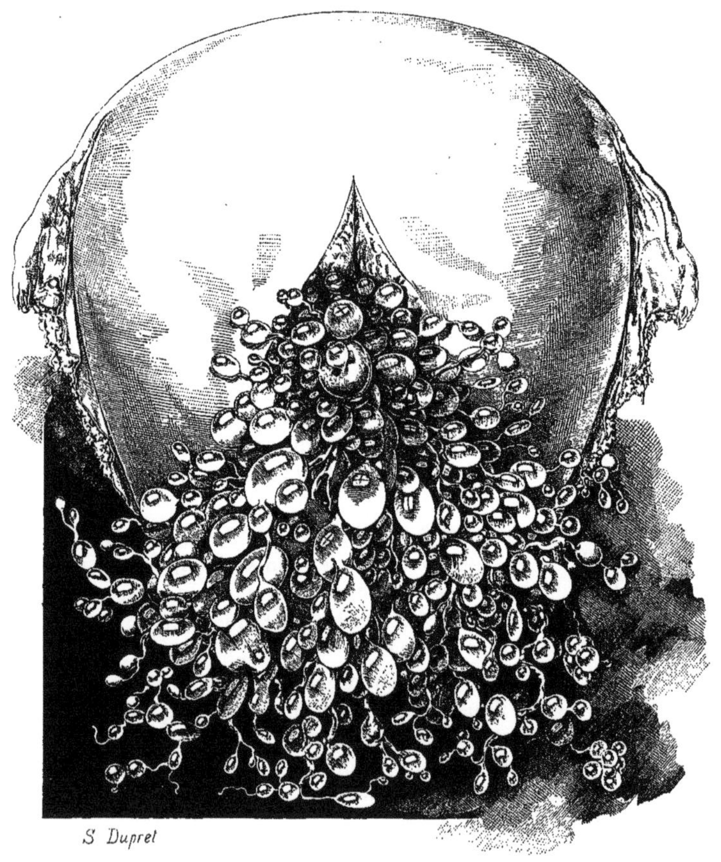

Fig. 494.
Mole hydatiforme.

recouverte par la caduque. Celle-ci peut être détruite par endroits, les vésicules étant au contact de la cavité utérine. Dans certains cas exceptionnels (Volkmann) les vésicules se développent dans l'épaisseur du muscle utérin. C'est la *môle interstitielle*.

Cette môle hydatiforme a donc un aspect absolument spécial et ne ressemble à aucune autre production pathologique.

Elle peut d'ailleurs varier suivant les cas, suivant l'étendue de la dégénérescence choriale. C'est ainsi que Dubois et Désormeaux en distinguaient trois variétés :

Môle pleine ou en masse, dans laquelle on ne retrouve ni amnios, ni trace d'embryon ;

Môle creuse, où l'on retrouve une poche amniotique contenant un liquide gélatineux, mais aucune trace d'embryon.

Môle embryonnée, dans laquelle on trouve un fœtus plus ou moins développé, renfermé dans une poche amniotique intacte, avec des vésicules en nombre plus ou moins considérable, suivant l'étendue de la dégénérescence choriale.

Kehrer distingue la môle hydatiforme au *début*, la môle hydatiforme *partielle*, et la môle hydatiforme *totale*, suivant que quelques villosités choriales seulement, quelques cotylédons, ou la totalité de la membrane choriale prennent part à la dégénérescence.

Il distingue aussi la *môle d'un œuf*, dans le cas de grossesse gémellaire.

L'*examen histologique* des vésicules montre qu'elles sont constituées par des villosités choriales plus ou moins dégénérées.

Virchow admettait que la môle hydatiforme était une dégénérescence myxomateuse du chorion, mais les recherches d'un grand nombre d'auteurs, en particulier de Marchand, de Durante, Letulle, Bonnaire, Briquel, Nattan-Larrier et Brindeau[1], ont prouvé que la dégénérescence vacuolaire de l'axe conjonctif des villosités était un fait secondaire et accessoire, tandis que la prolifération de leur revêtement épithélial était le caractère principal de la môle. On voit, en effet, le stroma des villosités, d'abord dissocié par un liquide d'œdème, disparaître ; la villosité devient vésiculeuse, le revêtement épithélial prolifère, les cellules de Langhans et surtout le syncytium qui se segmente en cellules individualisées envahissent la couche déciduale et même le muscle utérin. Suivant l'intensité de cette activité proliférante des cellules épithéliales de la môle, on a voulu les distinguer en môles bénignes et môles malignes. Nattan-Larrier et Brindeau se sont attachés à montrer que cette séparation était arbitraire et qu'au point de vue histologique toutes les môles avaient des caractères de malignité ; les cellules syncytiales individualisées sont volumineuses, allongées, multinucléées ; elles envahissent les tissus maternels d'une façon massive, se frayent un chemin à l'emporte-pièce dans la couche déciduale ; si elles rencontrent sur leur passage une villosité incluse dans la caduque, elles la traversent de part en part. Elles poursuivent leur marche envahissante et affectent une prédilection toute spéciale pour les cavités vasculaires dans lesquelles elles peuvent venir tomber.

La môle a donc les caractères histologiques d'une tumeur maligne ; et pourtant dans un dixième des cas seulement elle se transforme en *placentome malin*.

Symptômes. — Le développement de la môle hydatiforme commence comme celui d'un œuf normal, et l'on constate les signes d'une grossesse ordinaire. Mais bientôt apparaissent deux phénomènes anormaux. En général, dans le courant du troisième mois, on voit survenir des *hémorragies*, sans cause appréciable, qui

[1] Nattan-Larrier et Brindeau. Nature de la môle hydatiforme. *Revue de Gynécologie et de Chir. abd.*, 1906.

peuvent être suivies d'un écoulement séreux. Ces hémorragies se reproduisent de plus en plus fréquentes, de plus en plus abondantes et peuvent devenir extrêmement graves.

En même temps le ventre *augmente rapidement de volume*, beaucoup plus rapidement que dans une grossesse régulière, si bien qu'au quatrième mois le volume de l'utérus peut atteindre celui d'une grossesse à terme; il est rare qu'il le dépasse.

On assiste parfois à des alternatives d'augmentation et de diminution de l'utérus. A l'auscultation on n'entend pas les bruits du cœur, sauf dans le cas de môle incomplète avec développement du fœtus. L'utérus peut être irrégulier et bosselé et on ne sent pas les parties fœtales.

Certaines malades conservent une santé excellente, d'autres sont au contraire très affaiblies. Elles présentent des vomissements abondants, parfois incoercibles, de l'albuminurie.

En général, du deuxième au sixième mois, la môle est expulsée ; lorsqu'il y a un fœtus, et qu'il meurt, l'expulsion ne se fait que beaucoup plus tard. Elle se fait parfois en masse, avec les douleurs et l'écoulement sanguin qui accompagnent un accouchement naturel.

Parfois elle se fait par fragments; la malade expulse quelques vésicules, puis après une ou plusieurs périodes d'arrêt très variables, elle en expulse d'autres. Pendant ces périodes d'arrêt ont souvent lieu des hémorragies qui peuvent devenir mortelles.

On a vu l'expulsion d'une môle avec continuation de la grossesse.

Le *diagnostic* est à peu près impossible, même lorsqu'on songe à la possibilité de la maladie, à moins d'expulsion spontanée des vésicules.

C'est une affection grave, avant tout par le fait des hémorragies, puis par la facilité de l'infection due à la rétention de débris môlaires, enfin par la possibilité de la transformation en *placentome* ou *chorio-épithéliome malin*.

En effet, comme le font remarquer Bonnaire et Letulle, toute femme ayant eu une môle hydatiforme doit être considérée pendant deux à trois ans (à moins qu'une grossesse normale n'ait évolué avant ce laps de temps) comme menacée de placentome malin ; une surveillance attentive est nécessaire.

La crainte de cette éventualité ne doit cependant pas conduire à pratiquer l'hystérectomie dans les cas de môle. Le curage digital suivi, dix ou douze jours plus tard, d'un nettoyage à la curette, alors que le muscle est devenu assez résistant pour supporter cette intervention, suffit neuf fois sur dix, et des grossesses ultérieures peuvent évoluer normalement. Mais si des accidents, et en particulier des métrorragies atypiques, surviennent, il faut craindre le développement d'un placentome malin et pratiquer l'hystérectomie.

CHORIO-ÉPITHÉLIOME MALIN OU PLACENTOME MALIN

Cette affection a été pendant bien longtemps méconnue, et prise pour un cancer de l'utérus. C'est à Sænger[1], qui créa le nom de *déciduome malin*, que

[1] Sænger. Soc. de Gyn. de Leipzig, 1888.

l'on en doit la première bonne description. Mais ce que nous savons sur la *môle hydatiforme* nous permet maintenant de nous en faire une idée claire.

Pathogénie. — SÆNGER pensait qu'il s'agissait d'un sarcome développé aux dépens des éléments de la caduque ; d'où le nom de déciduome malin qu'on lui donne communément, mais auquel il serait préférable de renoncer, car il consacre une erreur. MARCHAND, en 1895, montra qu'il s'agissait d'une tumeur née aux dépens des éléments épithéliaux du chorion, syncytium et cellules de Langhans. Cette théorie a été confirmée en 1896 par APFELSTEDT et ARCHOFF, qui ont dissipé les doutes qui subsistaient sur la nature de ces éléments. Ils ont démontré leur origine ectodermique. Il n'y a donc plus aucune hésitation possible aujourd'hui et le déciduome malin de SÆNGER doit être considéré comme un chorio-épithéliome, ou plus simplement, un placentome malin.

Anatomie pathologique. — Le chorio-épithéliome apparaît à l'œil nu comme une masse dont le volume varie de celui d'un gros pois à celui d'une orange, grisâtre, ou au contraire rougeâtre, lie de vin. Il est friable et, à la coupe, strié de marbures brunes. Il est presque toujours implanté au niveau du fond de l'utérus ; il envahit souvent ses faces antérieure ou postérieure pour former bientôt une masse irrégulière, fongueuse, dont les racines s'implantent dans la paroi utérine et s'insinuent entre les fibres musculaires.

Parfois, au lieu d'une tumeur saillante, on trouve une ulcération plus ou moins végétante, au niveau de laquelle la paroi utérine est amincie au point d'être parfois réduite à la seule couche séreuse.

Assez souvent le chorio-épithéliome est pédiculé. Dans ces conditions, il ressemble infiniment au placentome bénin, au polype placentaire, dont nous parlerons plus loin, et dont il ne diffère que par la malignité de son évolution.

Quelquefois enfin la tumeur pénètre complètement dans la paroi utérine et évolue vers la surface péritonéale, en respectant la muqueuse. La tumeur perfore la paroi et fait issue dans le péritoine. Le col lui-même peut être envahi, mais le fait est rare. Le volume de l'utérus dépasse rarement celui d'une tête de fœtus.

Histologiquement, on voit que la surface de la tumeur est constituée par des nappes fibrineuses, des hématies, et un grand nombre de polynucléaires, témoins de l'infection de cette partie superficielle de la tumeur. On constate aussi, à ce niveau, quelques débris de villosités choriales, mais surtout on voit que cette tumeur est formée, en grande partie, par des traînées de cellules syncytiales individualisées, c'est-à-dire de grandes cellules allongées, bourgeonnantes, à protoplasma sombre, à gros noyaux multiples, qui s'enfoncent dans les couches sous-jacentes. Elles traversent la couche déciduale lorsque celle-ci persiste encore, ce qui est loin d'être constant, elles envahissent profondément la couche musculaire. Ces cellules syncytiales flottent dans les lacs sanguins volumineux de la tumeur et envahissent les parois des vaisseaux profonds du muscle utérin. On comprend ainsi la fréquence des métastases. Souvent ces cellules existent seules, mais parfois elles sont accompagnées par des cellules plus petites, polyédriques, claires, cellules de Langhans, qui constituent la couche profonde du revêtement épithélial normal des villosités choriales[1] ; toutefois les cellules de Langhans ne jouent qu'un rôle accessoire et secondaire.

On a beaucoup discuté sur la nature de ces grandes cellules multinucléées et partant sur la nature du placentome malin. SÆNGER, qui a donné la première description précise de cette affection, en faisait un sarcome à point de départ décidual, d'où le nom de déciduome malin qu'il lui assigna. MARCHAND, DURANTE, LETULLE et BONNAIRE[2] etc., ont montré qu'il s'agissait d'un épithéliome né aux dépens du revêtement cellulaire des villosités et surtout du syncytium qui s'individualise en cellules ayant une puissance envahissante toute spéciale. Le terme de déciduome est donc impropre et celui de *placentome malin* indique mieux leur origine et leur nature.

Symptômes. — C'est le plus souvent entre vingt et trente ans qu'on observe la maladie. Elle succède toujours à une grossesse normale ou anormale qui a pris fin depuis quelques semaines ou quelques mois, quelquefois une année et peut-être davantage, car, pour les cas plus anciens, deux, trois et même neuf ans, on a le droit de se demander, avec DURANTE, s'il n'y a pas eu, dans l'intervalle, une grossesse méconnue.

Les femmes qui ont présenté antérieurement une grossesse molaire sont particulièrement exposées. D'après EIERMANN, sur 35 femmes ayant eu un déciduome malin, 18 avaient présenté une grossesse molaire, et LEDINSKI en a compté 51 sur 128.

La rétention des débris placentaires semble également avoir une certaine importance. D'une façon générale, l'épithéliome placentaire ne succède que dans le quart des cas à une grossesse à terme. Il succède d'ordinaire à un avortement qui est dû très souvent à l'existence de môles. Pour BRINDEAU et NATTAN-LARRIER la môle est presque toujours à l'origine du chorio-épithéliome malin.

Ce sont les *hémorragies* qui constituent habituellement le premier symptôme. Elles peuvent au début être intermittentes et affecter l'allure de simples métrorragies, mais bientôt elles deviennent continues, et souvent d'une extrême abondance, au point de compromettre la santé, et parfois la vie des malades.

Puis des phénomènes d'infection locale font leur apparition : écoulements séro-purulents, sanieux, fétides, analogues à ceux que l'on observe dans le cancer du corps de l'utérus.

L'examen local ne permet guère de constater qu'une certaine *augmentation de volume* de l'utérus, dont la surface peut être bosselée et irrégulière. Dans quelques cas le col entrouvert laisse sentir ou voir au spéculum une masse intérieure d'aspect néoplasique.

Les *métastases* sont très communes, et la tendance qu'ont ces masses syncytiales à envahir les vaisseaux explique suffisamment cette particularité. Elles sont surtout fréquentes dans les poumons, où elles donnent lieu à des phénomènes de toute sorte qui peuvent être l'origine d'erreurs de diagnostic. Il y a également des métastases *vulvaires* et *vaginales*, des noyaux arrondis qui se

[1] Dans un récent travail, BRINDEAU et NATTAN-LARRIER ont étudié les caractères cytologiques de ces diverses variétés de cellules. Tumeurs malignes du placenta. *Rapport à la soc. obst. de Fance*. 1909.

[2] BONNAIRE et LETULLE. Le Déciduome malin (les Placentomes). *Revue de Gynécologie et de Chir. abd.*, 10 août 1901, p. 537. — MÊTOZ. Du déciduome malin. Th. Paris, 1900.

développent sur les grandes lèvres et les parois du vagin et sont bientôt suivies

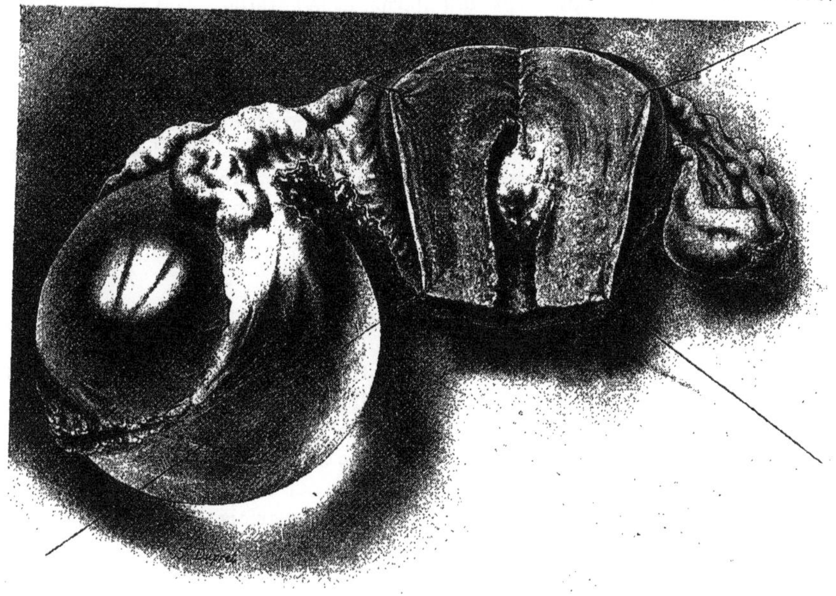

Fig. 495.
Polype placentaire. Hydrosalpinx.

d'ulcérations, dont la présence peut être très précieuse pour le *diagnostic*.

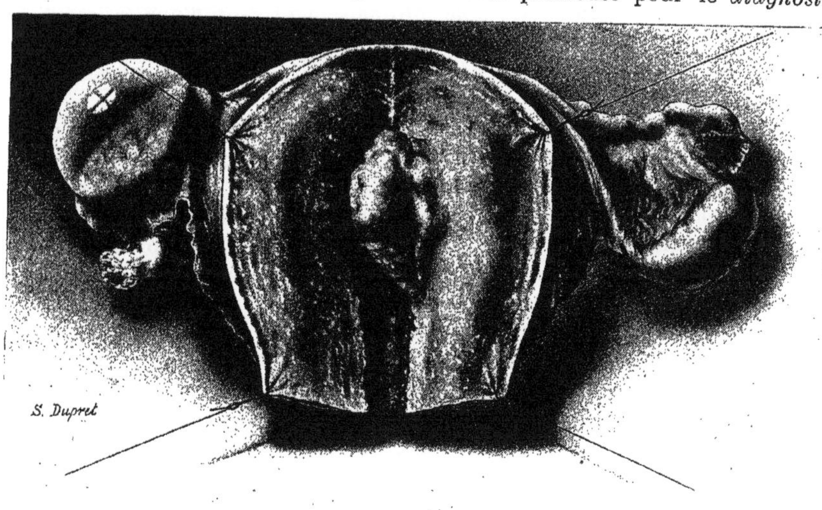

Fig. 496.
Polype placentaire.

Celui-ci est évidemment des plus difficiles; le placentome malin a toutes les allures d'un cancer du corps de l'utérus, et le curettage seul peut permettre de reconnaître la maladie avec précision. L'évolution d'une grossesse molaire antérieure, la présence de métastases permettront cependant de la soupçonner.

Le seul traitement est l'*hystérectomie abdominale*, mais il faut craindre les métastases et savoir que les résultats sont loin d'être aussi bons que dans le cancer du corps utérin, où ils sont excellents. Cependant s'il y a des récidives fréquentes, il y a aussi de nombreuses guérisons remontant à plusieurs années, et cela suffit pour légitimer toutes les opérations, en dehors des cas où il existe déjà quelque métastase évidente.

POLYPES PLACENTAIRES

Les débris placentaires en rétention aseptique se résorbent le plus souvent; parfois ils se transforment en petits polypes fibrineux; d'autres fois enfin ils continuent à vivre, à se développer, et forment de véritables tumeurs, les *polypes placentaires*. Ceux-ci se montrent soit après un accouchement à terme, soit plus souvent après un avortement. Ils se traduisent par des métrorragies précoces souvent abondantes et occasionnent une anémie parfois profonde. C'est là le symptôme capital. Accessoirement on peut constater quelques pertes blanches sans fétidité, et une légère augmentation de volume de l'utérus. Les divers moyens thérapeutiques ne peuvent arrêter ces hémorragies à répétition. Leur apparition après un avortement ou un accouchement conduit à penser à l'existence d'un polype placentaire. Le curettage permettra d'extraire ce polype que l'examen histologique pourra identifier; il fera souvent aussi disparaître les accidents.

La tumeur est de volume variable, ordinairement celui d'une cerise, d'une amande; elle est largement implantée au fond de l'utérus dont la paroi n'est pas amincie comme dans les cas de placentome malin; sa surface est saignante, mamelonnée, parfois villeuse.

Au microscope, on constate une première zone de fibrine et de globules rouges renfermant des débris de villosités choriales; celles-ci sont le plus souvent atrophiées, scléreuses, leur revêtement épithélial a disparu. Sous cette zone on retrouve la couche déciduale mince, en involution, avec de nombreux vaisseaux, des culs-de-sac glandulaires à épithélium bas, cubique, et enfin plus profondément le muscle utérin qui n'est nullement envahi, ni par les cellules déciduales, ni par les cellules de revêtement des villosités.

C'est là un type anatomique, fréquemment rencontré, de tumeur absolument bénigne et qui diffère très nettement de celui que nous avons donné du placentome malin.

Mais parfois, et cela bien que le polype ait l'évolution clinique d'une tumeur bénigne et guérisse par simple curettage, les lésions histologiques sont plus complexes. De nombreux exemples en ont été rapportés (Bender-Estéoule[1]). — Les villosités choriales ne sont plus en régression (fig. 497), leur stroma est bien développé, sans sclérose, leur revêtement épithélial est en prolifération, on voit des bourgeons épithéliaux formés de cellules de Langhans recouvertes de

[1] Estéoule. Recherches sur les rétentions prolongées de débris placentaires. Polypes placentaires. Thèse Paris. 1905.

syncytium ; ce dernier peut s'individualiser en cellules multinucléées et isolées, pénétrer la couche déciduale sous forme de grandes traînées (fig. 497 et 498).

Cette couche déciduale est parfois d'ailleurs très hyperplasiée. CURTIS et OUI[1] ont insisté sur cette hyperplasie déciduale et sur sa persistance. Nous avons[2]

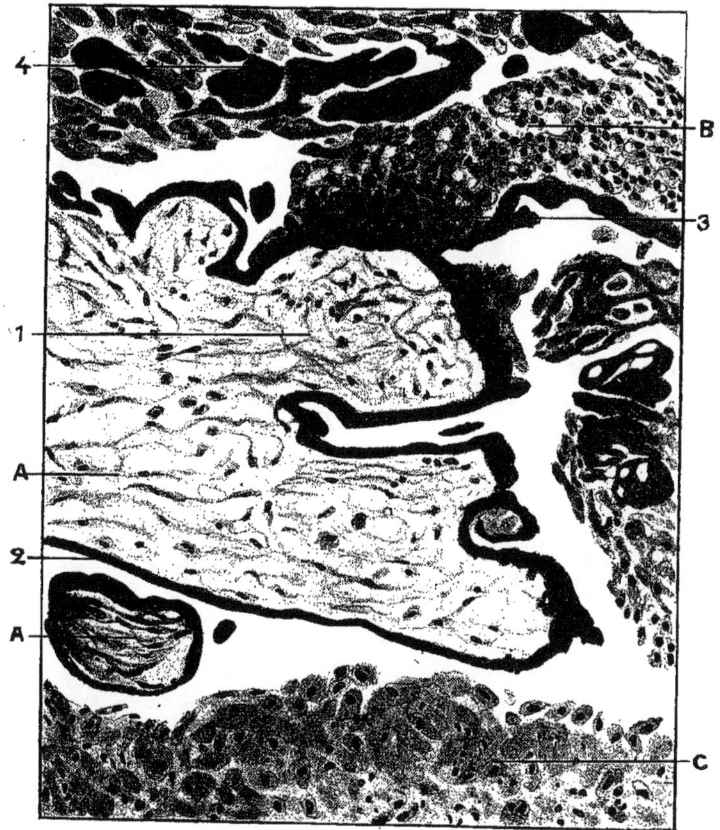

Fig. 497.

Polype placentaire.

On reconnait sur cette figure tous les éléments constituants du polype.

A. Coupe de villosités choriales avec : 1. Tissu muqueux central. 2. Nappe syncytiale.
B. Amas épithélial de : 3. Cellules de Langhans. 4. Nappe syncytiale.
C. Couche des cellules déciduales.

nous-même rapporté un exemple dans lequel les cellules déciduales en hyperplasie envahissaient même assez profondément le muscle utérin[3] et persistaient avec

[1] CURTIS et OUI. *Annales de Gynécologie*, 1904, p. 385.

[2] J.-L. FAURE et L. BOIDIN. *Loc. cit.*

[3] Il est très généralement admis aujourd'hui que l'envahissement utérin est toujours dû à des cellules d'origine fœtale : cellules syncytiales, cellules de Langhans. Cela est incontestablement vrai pour le placentome malin, véritable tumeur tératoïde d'origine fœtale : mais, dans certains polypes placentaires, il semble que les cellules déciduales en hyperplasie peuvent pénétrer aussi le muscle utérin ; il en était ainsi dans le cas publié par nous et dans un autre

tous ces signes de vitalité exagérée depuis un temps assez long. Le revêtement épithélial des villosités était aussi en activité proliférante et envahissait brutalement

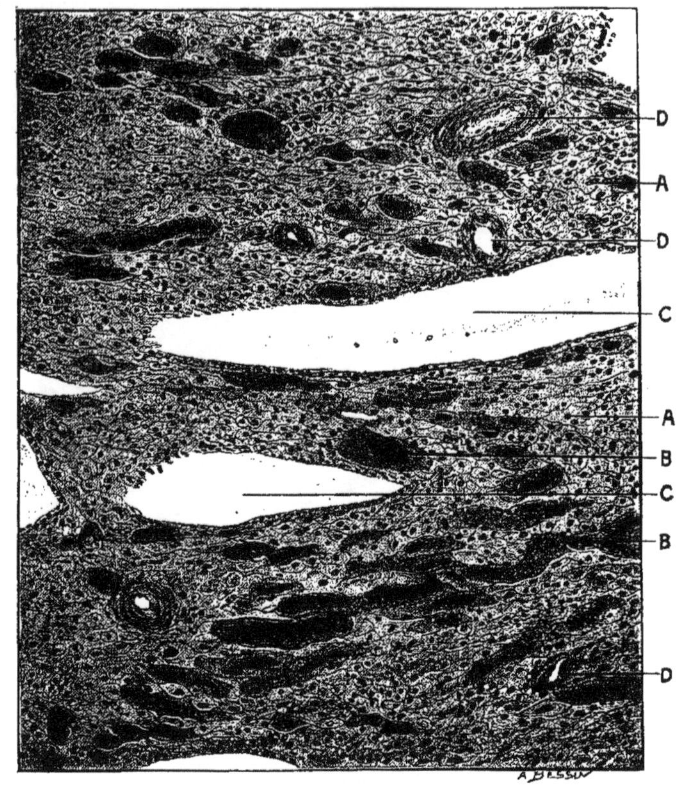

Fig. 498.

Polype placentaire. Traînées de cellules syncytiales individualisées envahissant la couche déciduale, mais respectant les vaisseaux. Cette préparation montre la difficulté de diagnostic avec le placentome malin.

A, cellules déciduales. — B, cellules syncytiales. — C, culs-de-sac glandulaires. — D, vaisseaux.

cette couche déciduale hyperplasiée sous forme de grandes traînées de cellules syncytiales individualisées.

cas que nous avons observé plus récemment. Ces cellules déciduales se caractérisent par leur forme allongée, ovalaire, leur protoplasma clair, leur noyau petit, arrondi, peu foncé. Certaines de ces cellules peuvent même posséder deux ou, beaucoup plus rarement, trois noyaux. La netteté, la régularité de leurs contours, la transparence de leur protoplasma semblent bien les séparer des cellules syncytiales et nous croyons que, dans certains polypes placentaires bénins, les cellules déciduales en hyperplasie peuvent envahir la musculeuse. Mais il faut reconnaître que dans certains cas, la distinction entre ces diverses cellules (syncytiales, Langhans, déciduales) est extrêmement difficile, et pour ces cas difficiles, bien des opinions peuvent être soutenues, tant que l'on n'aura pas des réactions spécifiques capables de séparer nettement les cellules maternelles des cellules fœtales. Cependant il semble bien acquis : que le placentome malin est dû à la prolifération désordonnée des cellules fœtales ; que le polype placentaire est dû à la rétention de toutes les portions du placenta, aussi bien fœtal que maternel; parfois le placenta maternel peut même être en hyperplasie prédominante, mais le polype placentaire ne devient malin que lorsque les cellules fœtales entrent en jeu et deviennent envahissantes.

Les tissus placentaires en rétention et bien irrigués peuvent donc vivre fort longtemps et même s'accroître en constituant de véritables néoplasies. Ils peuvent même se transformer en placentomes malins; il existe des formes de transition entre le polype placentaire et le placentome malin qui sont cliniquement et même anatomiquement très difficiles à distinguer. On n'a pas, pour trancher le diagnostic, de critérium histologique certain, car ces cellules syncytiales individualisées qui ont des noyaux multiples, mais qui ne présentent que très rarement des figures de karyokinèse, ne sont pas une caractéristique de la nature maligne de la tumeur, puisqu'elles peuvent exister dans les polypes placentaires et même dans le placenta normal.

Comme *traitement*, dans les cas douteux, on peut se contenter tout d'abord d'un simple curettage, mais en se tenant prêt à pratiquer l'hystérectomie au moindre symptôme clinique d'une récidive.

DÉCIDUOMES VRAIS

MM. Hoche et Briquel réservent ce nom à des tumeurs bénignes exceptionnelles, expulsées le plus souvent spontanément quelques jours après la délivrance, et qui présentent la stucture de la caduque utérine de la grossesse : cellules déciduales volumineuses, espaces vasculaires et glandulaires. Cette production hyperplasique déciduale peut se développer dans des portions de la cavité utérine isolées de l'œuf, du fait d'un fibrome, par exemple, cloisonnant l'utérus.

La métamorphose déciduale d'un polype glandulaire préexistant peut encore donner naissance à des tumeurs de cette nature.

CHAPITRE VII

TUMEURS DE L'OVAIRE

KYSTES DE L'OVAIRE

Aucun organe n'est susceptible de donner naissance à des kystes aussi variés que ceux que l'on rencontre dans l'ovaire. Mais les *kystes hématiques*, qui ne sont que des épanchements sanguins dans un follicule de de Graaf, les *kystes hydatiques*, d'ailleurs tout à fait exceptionnels, qui peuvent exister dans l'ovaire comme partout ailleurs, et les *petits kystes*, accompagnant la sclérose ovarienne, qui ont déjà été étudiés à propos des salpingo-ovarites, ne présentent aucun intérêt chirurgical, et nous ne nous occuperons ici que des *kystes à grand développement*.

Ceux-ci se divisent d'ailleurs en deux grandes classes qui n'ont, au point de vue pathogénique, aucun rapport, mais qui présentent les caractères communs d'atteindre souvent un très grand volume, de ne pouvoir être distingués cliniquement les uns des autres et d'être justiciables d'un traitement identique.

Ce sont les *kystes mucoïdes*, pour choisir parmi les noms divers dont on les a désignés celui qui paraît le meilleur, et les *kystes dermoïdes*, qui par leur pathogénie et par leur structure en diffèrent radicalement. Ces deux sortes de kystes peuvent se confondre ou s'accoler pour former des *tumeurs mixtes*, dans lesquelles on rencontre à la fois des poches mucoïdes et des poches dermoïdes.

KYSTES MUCOIDES

Ces kystes étudiés sous les noms de *cysto-épithéliomes* (Quénu), *kystes proligères* (Pozzi), *épithéliomas mucoïdes* (Malassez), ont fait l'objet de travaux sans nombre que je me garderai d'analyser, ayant surtout en vue le côté clinique et thérapeutique de ces tumeurs.

Anatomie pathologique. — Ces kystes, qui sont souvent bilatéraux, peuvent acquérir un volume énorme et remplir complètement l'abdomen en en distendant les parois, refoulant le diaphragme et pénétrant pour ainsi dire dans le thorax. Le premier kyste que j'aie vu et qui fut enlevé par Terrillon ne contenait pas moins de 32 litres de liquide. Ces dimensions qui peuvent être dépassées, puisque Tuffier a récemment rencontré un kyste qui contenait 94 litres, sont, à vrai dire, exceptionnelles, surtout aujourd'hui où les gros kystes se font rares, à cause de la précocité de plus en plus grande des opérations. Au cours de laparotomies pratiquées pour d'autres affections, on en rencontre quelquefois de petits, du volume d'une noisette ou d'une noix. Ils sont alors tout à fait à leur début. Mais on ne peut guère en faire le diagnostic avant qu'ils aient atteint le volume d'une petite orange. Il est évident qu'entre les kystes les plus volumineux et les kystes les plus petits, il est possible d'observer tous les intermédiaires.

Ils se substituent souvent à l'ovaire qui disparaît complètement et sont accolés au ligament large par un pédicule assez étendu. La trompe s'étale sur eux et peut être très allongée. Quelquefois, souvent même, ils sont réunis au ligament large par un pédicule long, mince, rubané, fixé sur l'aileron postérieur. Parfois enfin, ils dédoublent ce ligament large en s'insinuant entre ses deux feuillets et se développent vers le plancher pelvien en dehors du péritoine.

Ils sont en général arrondis ou ovoïdes, l'extrémité la moins volumineuse correspondant à leur point d'implantation. Il est rare que leur surface soit régulière sur toute son étendue; ils présentent presque toujours des bosselures plus ou moins nombreuses, plus ou moins accentuées, séparées par des sillons de profondeur variable. Ces sillons correspondent aux cloisons qui séparent les diverses loges du kyste.

Les kystes sont, en effet, composés en général de plusieurs poches : ce sont des *kystes multiloculaires*. Ils le sont presque tous, et les *kystes uniloculaires*, constitués par une seule poche, sont exceptionnels. Sans doute, on en rencontre souvent qui semblent uniloculaires, mais il y a presque toujours en un point quelconque de la paroi de la poche, des logettes d'un petit volume, faisant saillie dans la cavité principale, de sorte que ces kystes ne sont uniloculaires qu'en apparence (fig. 504).

Souvent les poches secondaires sont très nombreuses, de volume très variable, si bien que le kyste entier est transformé par d'innombrables cloisons en un véritable kyste aréolaire (fig. 499). C'est dans ces cas que la surface extérieure du kyste peut être sillonnée en tous sens de dépressions linéaires qui correspondent aux lignes d'insertion des cloisons intra-kystiques. Parfois les poches peuvent faire une saillie très marquée sur la surface du kyste, et même se pédiculiser en donnant à la tumeur l'aspect d'une grappe irrégulière (fig. 500).

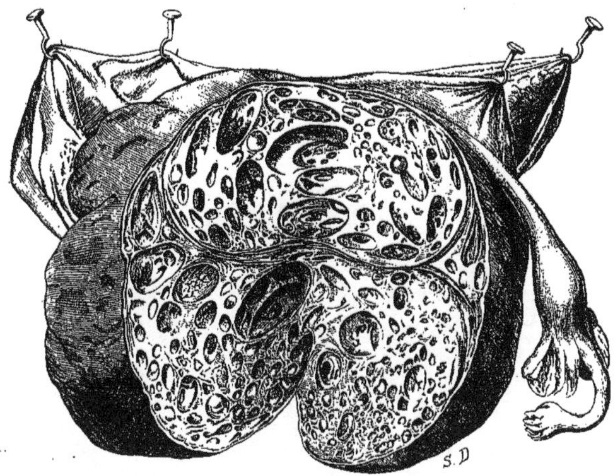

Fig. 499.
Kyste aréolaire de l'ovaire.

Dans les cas ordinaires, lorsque le kyste est peu bosselé, sa surface est unie, lisse, brillante, d'un blanc nacré ou bleuâtre suivant l'épaisseur de la paroi et le contenu du kyste. Des arborisations vasculaires souvent volumineuses et convergeant vers le pédicule, rampent à sa surface. Quelquefois aussi on y rencontre des végétations, des bourgeons irréguliers, papilliformes, souvent gélatineux, translucides, qui rappellent le frai de grenouille et recouvrent irrégulièrement la tumeur. Ces végétations se reproduisent à l'intérieur, et peuvent prendre un grand développement (fig. 501). Elles prennent naissance aussi bien dans les poches primitives que dans les poches secondaires qu'elles peuvent parfois complètement remplir. Elles sont sessiles ou pédiculées, friables ou résistantes, en forme de choux-fleurs, de mûres ou de framboises, opalines ou

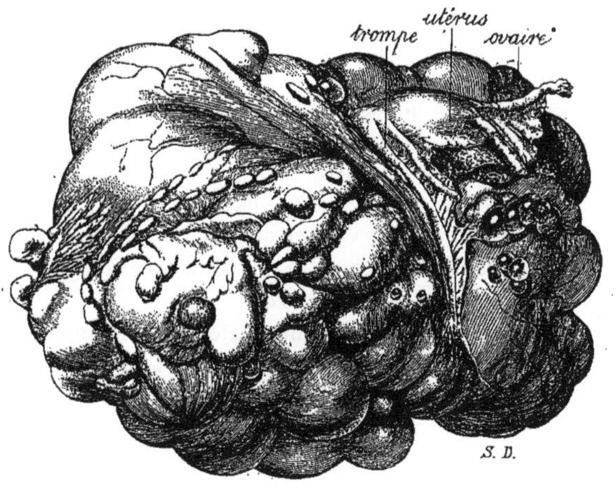

Fig. 500.
Kyste multiloculaire.

mucoïdes, ou blanches, rouges et cartilagineuses. Bref elles revêtent parfois les aspects les plus variés et les plus dissemblables.

Le développement de ces végétations peut arriver à remplir complètement le kyste et à lui donner l'aspect et la consistance d'une tumeur solide.

Ces kystes végétants prennent quelquefois une allure inquiétante, et se rapprochent des tumeurs malignes. L'étude de leur structure histologique permet d'ailleurs de se rendre compte de cette évolution.

Les kystes mucoïdes sont en effet de véritables *épithéliomas*. Telle est l'opinion de Malassez qui les considérait, comme des *épithéliomas mucoïdes*. En les nommant ainsi, il est dans le vrai, mais, à cause de l'exceptionnelle malignité qu'on rencontre toujours dans les tumeurs auxquelles on donne le nom d'épithéliomes, je crois qu'il vaut mieux, au point de vue clinique, conserver à ces tumeurs, qui sont presque toujours bénignes, leur ancien nom de kystes.

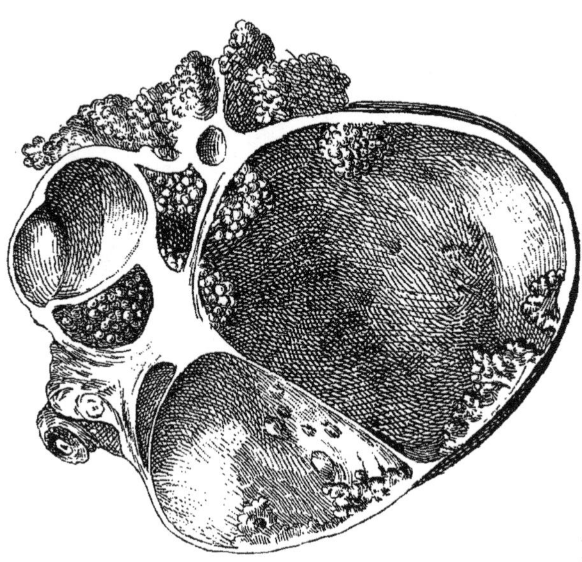

Fig. 501.
Cysto-papillome de l'ovaire, avec masses végétantes dans l'intérieur du kyste et à sa surface (Kelly).

Ces kystes n'en sont pas moins des *tumeurs épithéliales*.

La *paroi* du kyste est constituée par une couche fibreuse, plus dense du côté externe, un peu plus lâche et plus vasculaire vers l'intérieur de la cavité. Les vaisseaux sont assez rares, sauf vers le pédicule. Les artères sont peu volumineuses, les veines sont souvent très larges, s'aplatissent sous l'influence de la pression excentrique du contenu du kyste et s'étalent pour ainsi dire dans la paroi.

Malassez et de Sinety ont également rencontré, dans la paroi, des vaisseaux tapissés d'un endothélium dentelé. Ce seraient des lymphatiques communiquant, à travers le pédicule, avec les espaces conjonctifs et lymphatiques voisins.

Sur cette paroi fibreuse est appliquée, du côté extérieur, une couche épithéliale à cellules cubiques. Ce n'est pas là l'épithélium péritoneal et ces cellules appartiennent en propre à la tumeur. Du côté interne l'épithélium présente de grandes variations : on y retrouve des formations anormales qui rappellent celles que l'on observe dans les tumeurs épithéliales et qui font des kystes de l'ovaire une variété indiscutable de ces dernières tumeurs.

La cavité kystique est tapissée dans toute son étendue de cellules épithéliales dont la forme et la disposition varient infiniment. Le plus grand nombre sont cylindriques, mais il en est de caliciformes, ou encore avec des cils vibratiles, et aussi d'irrégulières, polymorphes, métatypiques, dont un certain nombre semblent souvent en voie de division et de multiplication.

On retrouve en somme ici la prolifération abondante et désordonnée qui caractérise les productions épithéliales. Mais il y a mieux, et dans ce désordre apparent, on observe souvent des formations plus nettes et mieux organisées.

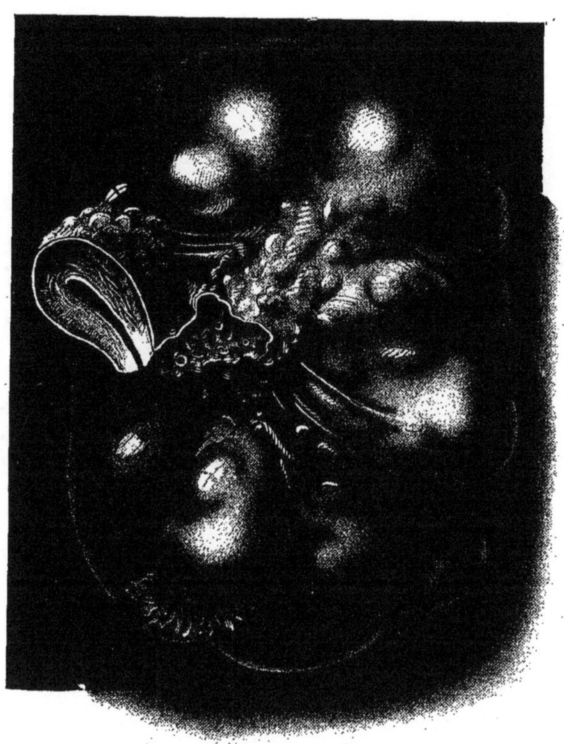

Fig. 502.
Kyste végétant de l'ovaire. L'utérus a été enlevé par hémisection (côté droit).

C'est ainsi qu'en bien des points l'épithélium s'invagine dans la paroi en y constituant de véritables glandes en tubes, semblables aux glandes de l'intestin. Ces formations tubulaires sont très irrégulièrement disséminées, isolées par places, ailleurs confluentes.

La prolifération inverse se rencontre également et on trouve dans l'intérieur des kystes d'abondantes végétations, d'aspect papillaire, dans lesquelles la charpente conjonctive et vasculaire est recouverte par une couche d'épithélium cylindrique (fig. 505).

La forme et les dimensions de ces végétations varient à l'infini. Tantôt ce sont de simples élevures, de véritables villosités, tantôt des bourgeons à plusieurs branches, tantôt de véritables arborisations dont la coupe donne les dessins les plus riches et les plus capricieux (fig. 506).

Ces dernières particularités se retrouvent sur les cloisons qui séparent les loges les unes des autres. Bien souvent ces cloisons sont incomplètes, perforées, parfois à peine esquissées. Malassez et de Sinety ont montré que ces cloisons incomplètes n'étaient que des vestiges des cloisons entières qui séparaient les loges les unes des autres et qui s'étaient atrophiées sur une certaine partie de leur étendue.

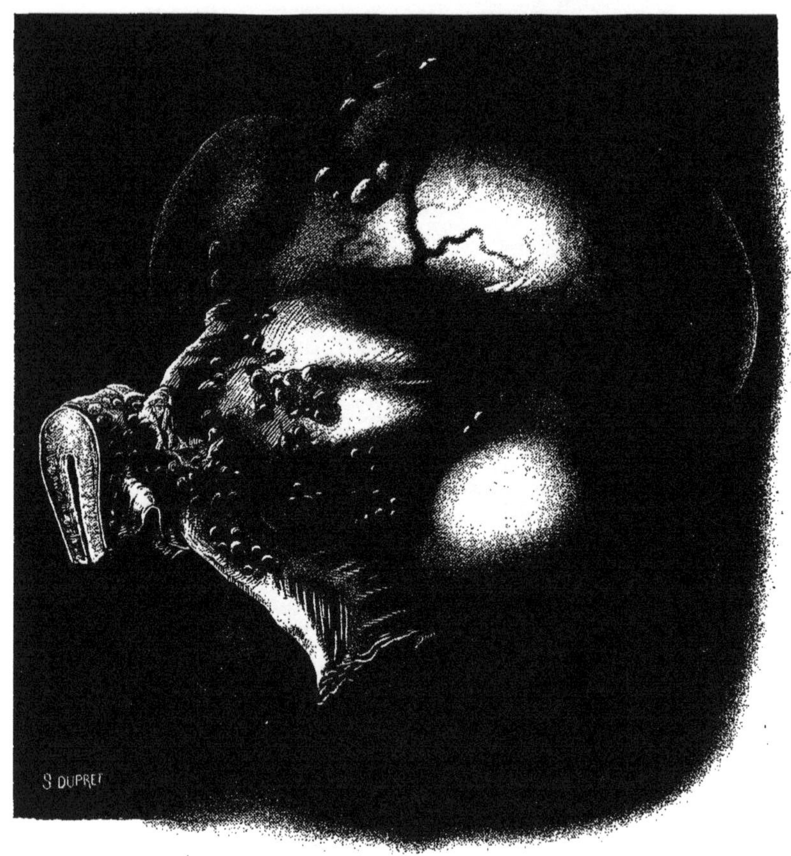

Fig. 503.
Kyste végétant de l'ovaire. L'utérus a été enlevé par hémisection (côté gauche).

Le *contenu* des kystes ovariques est un liquide d'aspect et de consistance très variables, tantôt clair ou légèrement citrin, tantôt plus coloré, jaunâtre, vert, brun, de couleur chocolat, suivant l'abondance et le degré d'altération des éléments colorants du sang qui peuvent entrer dans sa constitution.

Il est onctueux, filant, de consistance et d'aspect muqueux, surtout, d'après Malassez, lorsque les cellules caliciformes sont abondantes dans le revêtement épithélial.

Dans ce liquide on rencontre beaucoup d'éléments figurés, des hématies, des leucocytes, des cellules épithéliales entières ou en voie de désagrégation, de grandes cellules muqueuses, des débris pigmentaires, voire même des microorganismes qui sont dus sans doute à des infections secondaires. On y rencontre également des paillettes de cholestérine.

D'ailleurs l'aspect du liquide varie beaucoup dans un même kyste suivant la loge dans laquelle il est renfermé, et une mince cloison peut séparer un liquide clair et filant, d'un liquide poisseux, brunâtre et mal lié.

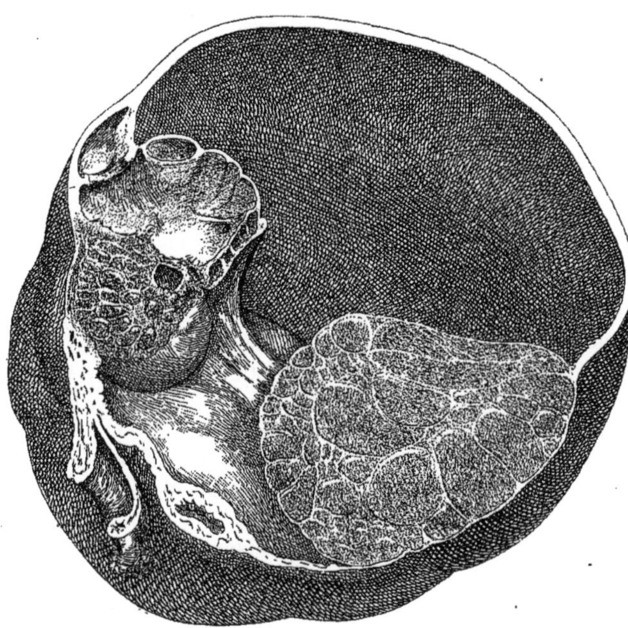

Fig. 504.
Kyste multiloculaire de l'ovaire, ayant extérieurement l'apparence d'un kyste uniloculaire (Kelly).

La composition chimique de ce liquide est variable comme son aspect. On y trouve des substances de toute nature, des sels, de la graisse, quelquefois de l'urée et du sucre. Il n'y a qu'une substance qu'on y rencontre d'une façon à peu près constante, c'est la *paralbumine*. C'est elle qui donne au liquide sa consistance visqueuse. Waldeyer, qui s'est beaucoup occupé de l'anatomie pathologique et de la pathogénie des kystes ovariques, voulait faire de cette paralbumine la caractéristique des kystes de l'ovaire. En réalité, on la rencontre ailleurs, mais dans les kystes parovariens, qui peuvent simuler les kystes de l'ovaire, on ne la rencontre jamais et c'est là un excellent caractère différentiel.

KYSTES DERMOIDES

Ils sont beaucoup plus rares que les kystes mucoïdes, et de l'ensemble des dernières statistiques, il semble qu'on en rencontrerait environ 3 ou 4 p. 100. Personnellement j'en ai observé une proportion beaucoup plus forte, mais qui sans doute est due à une série exceptionnelle.

Leur volume n'atteint pas celui des kystes mucoïdes. Ils sont en général petits, gros comme une orange, une tête de fœtus. Péan en a cependant opéré un qui contenait 20 litres de liquide, et j'en ai moi-même enlevé deux qui étaient plus gros qu'une tête d'adulte.

Comme les kystes mucoïdes, ils peuvent être uni ou multiloculaires, réguliers ou irréguliers, parfaitement arrondis ou bosselés et mamelonnés, avec des saillies et des dépressions. Ils sont peut-être plus inégaux que les kystes mucoïdes et la consistance de leurs parois est souvent moins homogène : il y a des points mous, dépressibles, comme pâteux; d'autres sont fluctuants, d'autres au contraire sont résistants, durs, et parfois même de consistance cartilagineuse ou osseuse. Rien de plus naturel, avec l'extraordinaire composition de ces kystes. Il en est cependant de parfaitement réguliers : le plus volumineux que j'aie opéré était lisse, exactement arrondi, et d'aspect tout à fait homogène.

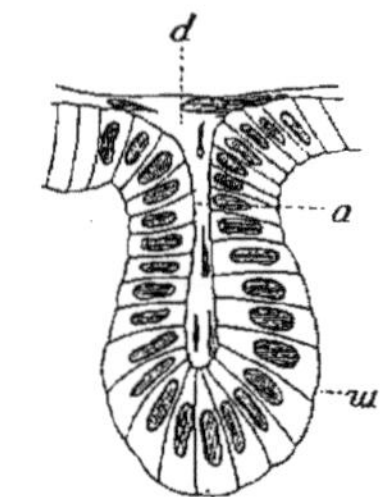

Fig. 505.
Bourgeon de la surface interne d'une cavité kystique (800 D.) (Cornil et Ranvier).
v, vaisseau et tissu conjonctif de la papille p. — m, épithélium cylindrique.

Ce qui sépare absolument ces kystes des kystes mucoïdes, c'est leur constitution intérieure. Celle-ci est extraordinaire, et, plus encore peut-être que dans les autres productions de même origine, l'examen des kystes dermoïdes de l'ovaire réserve les plus étranges constatations.

La surface interne de la paroi est souvent régulière, lisse, grisâtre, légèrement grenue et rappelant assez bien l'aspect d'une muqueuse ou de la peau macérée. Cette paroi a, en effet, la structure de la peau, et d'une peau quelquefois parfaite, avec couche cornée, corps muqueux de Malpighi, papilles et appareils accessoires développés aux dépens de l'épiderme, glandes sébacées et follicules pileux. Les glandes sudoripares sont exceptionnelles (fig. 509-510).

Dans cette paroi peuvent du reste être incluses les diverses productions que j'énumérerai dans un instant et qui se rencontrent également à l'état libre dans l'intérieur du kyste. Elles se forment évidemment au niveau de la paroi, et ce n'est que plus tard qu'elles s'en détachent pour devenir libres et flottantes dans la cavité kystique.

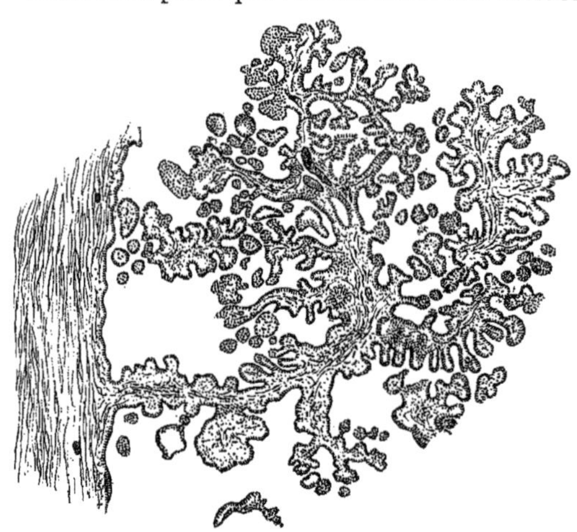

Fig. 506.
Végétations d'un kyste de l'ovaire (Kelly).

Tous les éléments constitutifs du corps, aussi bien ceux qui se développent aux dépens de l'endoderme et du mésoderme que ceux qui proviennent de l'ectoderme, ont été rencontrés dans les kystes dermoïdes de l'ovaire. En général ces divers éléments sont plus ou moins englobés dans la substance sécrétée par la paroi. Cette substance a d'ordinaire l'aspect de la matière sébacée. Elle est grisâtre, molasse, quelquefois huileuse, ou au contraire plus compacte et semblable à du mastic.

Dans presque tous les kystes dermoïdes, on rencontre des poils (fig. 510 et 511). Ceux-ci sont implantés dans la paroi ou, au contraire, libres, flottants dans la cavité kystique. Ils sont souvent extrêmement petits, et très fins, mais ils peuvent acquérir une longueur considérable, et on en a vu qui n'avaient pas moins d'un mètre. Dans le gros kyste dont j'ai déjà parlé, flottait un peloton de longs cheveux emmêlés du volume d'une mandarine.

Les autres productions épidermiques que l'on rencontre sur la paroi, ou détachées d'elle, sont des ongles, d'ailleurs rares, diverses formations cornées et des dents. Celles-ci peuvent être très nombreuses et on en a compté jusqu'à 300. Mais elles ne sont jamais parfaites, ne répondent à aucun type défini, manquent

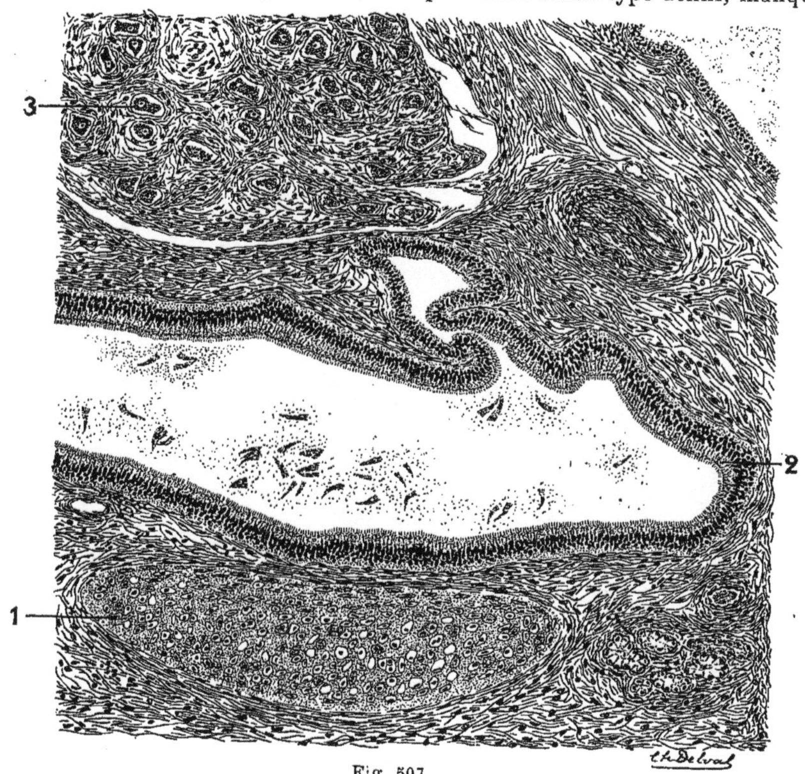

Fig. 507.
Kyste dermoïde de l'ovaire.
1, cartilage. — 2, épithélium respiratoire. — 3, cellules nerveuses de type ganglionnaire.

de cément, de racines, ou de couronne. Parfois elles sont implantées dans des fragments osseux qui rappellent un maxillaire (fig. 513). Si leur forme est imparfaite, leur structure est normale et on y a décrit jusqu'à des filets nerveux pénétrant dans la pulpe. Elle seraient d'après Holloender toujours très exactement orientées et inclinées vers l'axe médian du corps.

Dans un des kystes que j'ai opérés il y avait une dent ayant à peu près la forme et le volume d'une canine d'enfant.

On a également rencontré du tissu nerveux et de la substance cérébrale. L'insuffisance des recherches aurait pu faire croire à la rareté relative de la matière cérébrale. Mais les travaux de Wilms ont démontré que la substance nerveuse centrale existe pour ainsi dire toujours.

A ces productions spéciales de l'ectoderme il faut ajouter les formations mésodermiques les plus diverses, fragments osseux et cartilagineux, fibres musculaires lisses et striées, et aussi des organes endodermiques, muqueuse intestinale avec les glandes qui en dépendent, muqueuse trachéo-bronchique avec un épithélium vibratile.

Enfin on y a vu de véritables organes ou fragments d'organes parfois bien développés, et aussi des organes associés, véritables productions tératologiques,

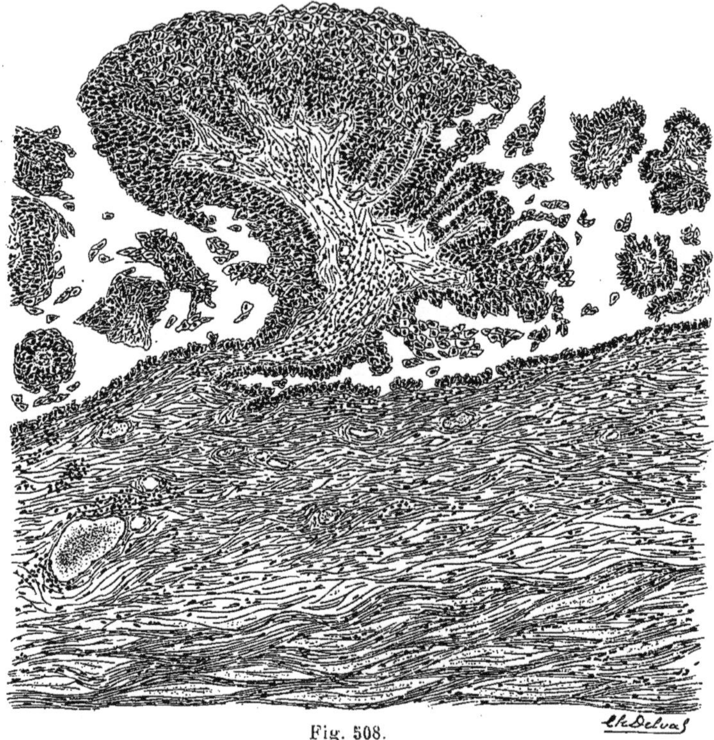

Fig. 508.
Paroi interne d'un kyste dermoïde de l'ovaire. Végétations papillomateuses.

des fragments d'embryons dont la constatation est des plus importantes au point de vue de l'étude pathogénique de ces kystes.

Une langue rudimentaire, une ébauche de maxillaire inférieur avec des dents (fig. 513), une glande analogue à la glande sous-maxillaire, une véritable mamelle donnant issue à du colostrum, avec un mamelon et une aréole rose entourée de poils, un rudiment d'œil avec une rétine, des fragments de cerveau et de cervelet. Enfin des parties fœtales reconnaissables et jusqu'à un embryon rudimentaire avec ses quatre membres, comme dans le cas de Répin.

Dans les kystes dermoïdes, l'ovaire a en général disparu. Il n'en reste plus trace. La tumeur s'est purement et simplement substituée à lui. Quelquefois cependant on peut en retrouver des vestiges et le kyste peut même s'implanter sur lui par un pédicule assez grêle.

TUMEURS MIXTES

Elles ne sont pas rares, et se montrent souvent sur les deux ovaires à la fois. Mais si, des deux côtés, la tumeur est ordinairement mixte, elle peut être exclusivement dermoïde d'un côté et mucoïde du côté opposé. La même tumeur, et c'est là la caractéristique des tumeurs mixtes, présente donc en même temps des

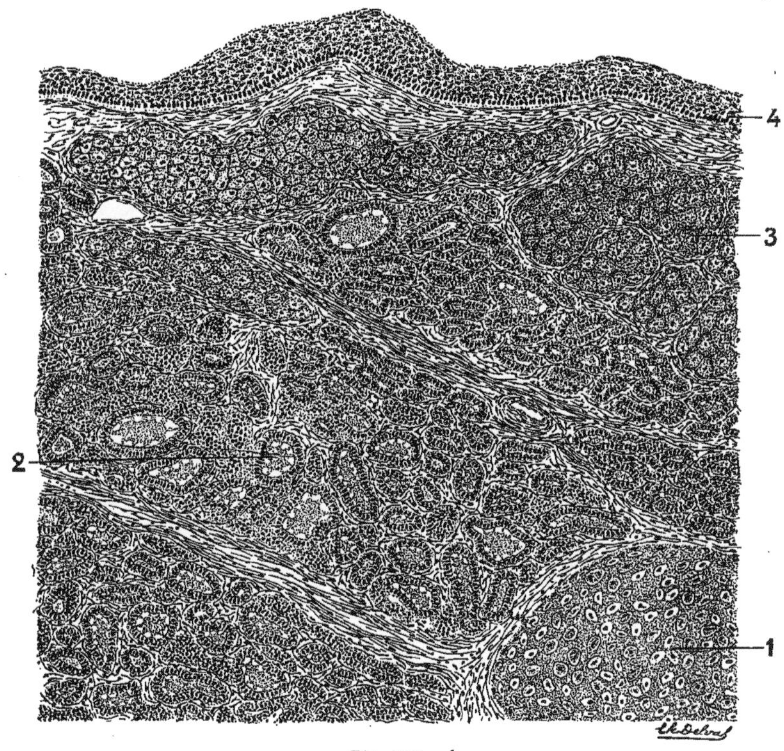

Fig. 509.
Paroi interne d'un kyste dermoïde de l'ovaire.
1, cartilage. — 2, glande thyroïde. — 3, glandes sébacées. — 4, peau.

poches à caractère dermoïde et des poches mucoïdes. Ces poches de nature différente peuvent être accolées. Mais il y a plus, et, dans la même poche, on peut trouver par places une paroi dermoïde, une peau véritable, avec glandes et poils, tandis qu'immédiatement à côté on constate un revêtement épithélial, cubique, vibratile ou polymorphe[1].

Dans ces tumeurs mixtes, on rencontre assez souvent des points cartilagineux ou même osseux disséminés dans le stroma conjonctif des poches kystiques. Cette charpente est d'ailleurs, en général, composée de tissu conjonctif jeune, et qui parfois semble prendre les caractères d'une tumeur véritable et en particulier du sarcome.

[1] Poupinel. Tumeurs mixtes de l'ovaire. *Arch. de physiol.*, 1887, et Thèse de Paris, 1886.

Pathogénie. — Le mode de développement des *kystes mucoïdes* est assez facile à saisir. Ils proviennent d'une involution épithéliale. Tout au plus discute-t-on sur la nature exacte des éléments cellulaires qui servent de point de départ à cette involution.

Waldeyer pense qu'il faut rapporter l'origine des kystes mucoïdes aux tubes de Pflüger. On sait que ces tubes ne sont autre chose que des dépendances de l'épithélium germinatif qui recouvre l'ovaire et qui, vers le troisième mois de

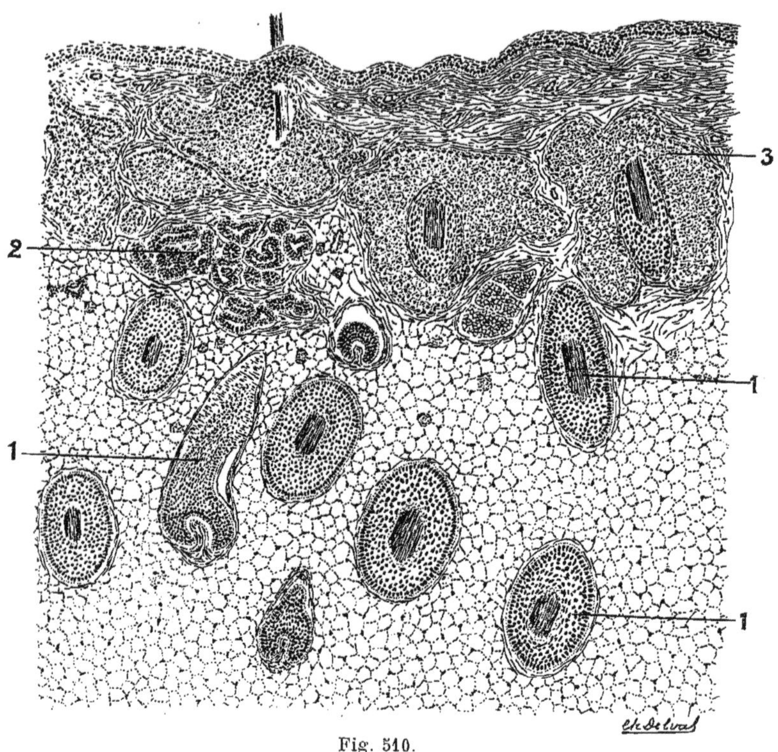

Fig. 510.
Paroi interne d'un kyste dermoïde de l'ovaire.
Peau et tissu cellulaire sous-cutané avec : 1, follicules pileux. — 2, glandes sudoripares. — 3, glandes sébacées.

la vie intra-utérine, s'invagine dans le stroma ovarien sous-jacent, pour y former des tubes ramifiés anastomosés les uns avec les autres et dans lesquels se différencient peu à peu des cellules particulières qui deviendront plus tard les ovules.

Si donc l'on admettait, avec Waldeyer, que les kystes mucoïdes se développent dans les tubes de Pflüger, il faudrait admettre en même temps que les kystes de l'ovaire sont d'origine congénitale. Il n'y a évidemment dans cette hypothèse aucune impossibilité. Mais pourquoi ne pas admettre, et telle est la façon de voir le plus généralement acceptée aujourd'hui, que les kystes mucoïdes peuvent provenir de la prolifération des autres éléments épithéliaux de l'ovaire, et en particulier des cellules épithéliales des follicules qui, elles aussi, dérivent, en fin de compte, de l'épithélium germinatif de Waldeyer.

Si la cause première qui détermine la prolifération excessive et désordonnée de certains éléments épithéliaux de l'ovaire nous échappe encore complètement, il est au moins facile de comprendre comment, sous cette influence qui exalte l'activité cellulaire, peuvent se développer, par de multiples transformations, ces énormes tumeurs kystiques.

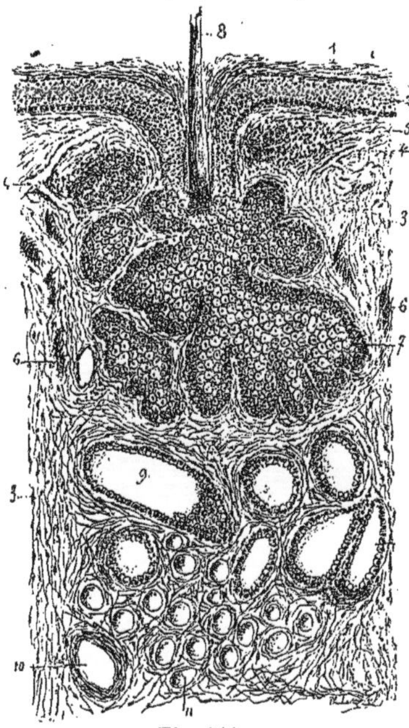

Fig. 511.

Kyste dermoïde de l'ovaire. Coupe perpendiculaire à la surface interne (Pozzi).

1, couche cornée. — 2, corps de Malpighi. — 3, tissu conjonctif. — 4, vaisseaux. — 5, point de genèse de cellules embryonnaires inflammatoires. — 6, fibres lisses. — 7, glande sébacée. — 8, poil. — 9, glande sudoripare. — 10, vaisseau. — 11, tissu adipeux.

Une première invagination se produit qui se transforme en cavité close par simple oblitération de son orifice. Dès lors, une cavité kystique est constituée, microscopique, il est vrai ; sous l'influence de l'excrétion de ses cellules de revêtement, elle grandit, se distend pendant que les cellules prolifèrent, la tapissent, végètent, et forment sur sa paroi interne des bourgeons où se développent de nouvelles cavités closes, origine des premières poches de la tumeur qui devient rapidement multiloculaire. Les cloisons qui séparent les diverses loges peuvent s'atrophier, se résorber en partie, faire communiquer ensemble des poches qui s'unissent en une cavité plus grande, et c'est ainsi que prennent naissance les énormes cavités kystiques que l'on rencontre si souvent.

En même temps, le même processus de prolifération cellulaire peut donner lieu à la formation de végétations bourgeonnantes. Mais il semble qu'ici l'activité cellulaire soit

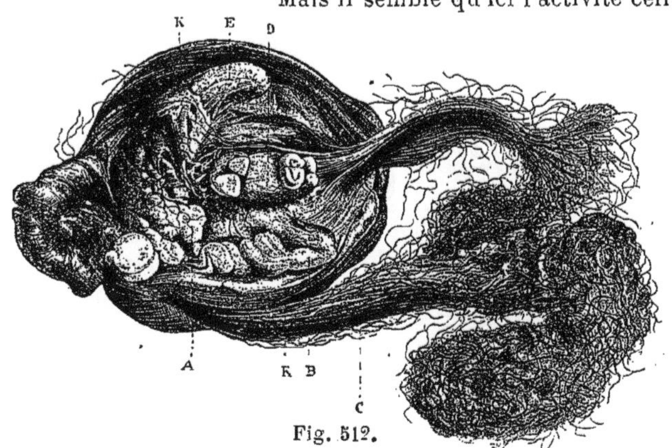

Fig. 512.

Kyste dermoïde de l'ovaire (Pozzi).

A, masse myxomateuse — B, masse adipeuse. — C, cheveux mêlés à de la matière sébacée. — D, pièce avec deux incisives et une molaire. — E, masse adipeuse à grains serrés. — K, parois du kyste.

plus grande encore, et nous savons d'ailleurs que les tumeurs végétantes s'accroissent plus rapidement que les simples tumeurs kystiques, et ont une tendance beaucoup plus grande à la transformation maligne.

Dans l'état actuel de nos connaissances sur l'évolution des tumeurs, et sans vouloir préjuger en aucune façon de leur origine parasitaire, cette théorie de la prolifération des cellules germinatives de l'ovaire est encore la plus satisfaisante.

Le mode de formation des *kystes dermoïdes*, après avoir donné lieu à plusieurs théories très ingénieuses, semble aujourd'hui à peu près élucidé.

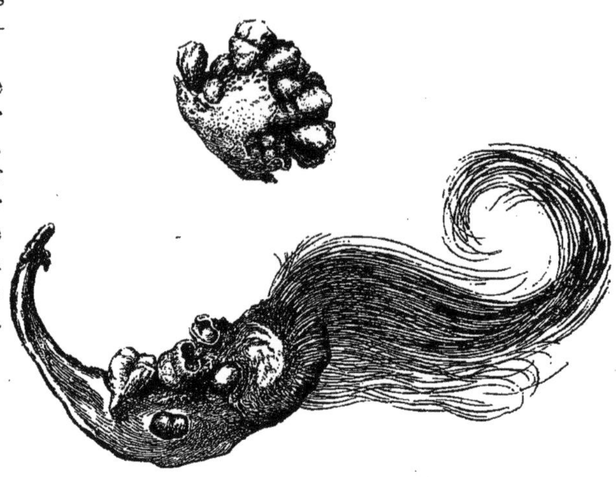

Fig. 513.
Mâchoire rudimentaire provenant d'un kyste dermoïde, avec des dents molaires et une touffe de cheveux bruns à l'extrémité. A côté une petite pièce osseuse avec des molaires, provenant du même kyste (KELLY).

La théorie de l'*enclavement* émise par VERNEUIL et qui explique merveilleusement les kystes dermoïdes de la peau du sourcil et des régions branchiales a été adoptée par beaucoup de chirurgiens et en particulier par LANNELONGUE pour les kystes dermoïdes de l'ovaire.

Elle est cependant insuffisante, car si elle rend compte de la production du revêtement dermique, des poils, des dents, et même de la substance nerveuse, à la suite de l'enclavement de l'ectoderme dans le corps de Wolf, — ce qui est déjà assez difficile à admettre à cause de l'épaisseur considérable des tissus qui séparent le corps de Wolf de l'ectoderme dorsal, — elle n'explique pas du tout la présence des éléments mésodermiques comme les os et les muscles, ou endodermiques, comme la muqueuse intestinale.

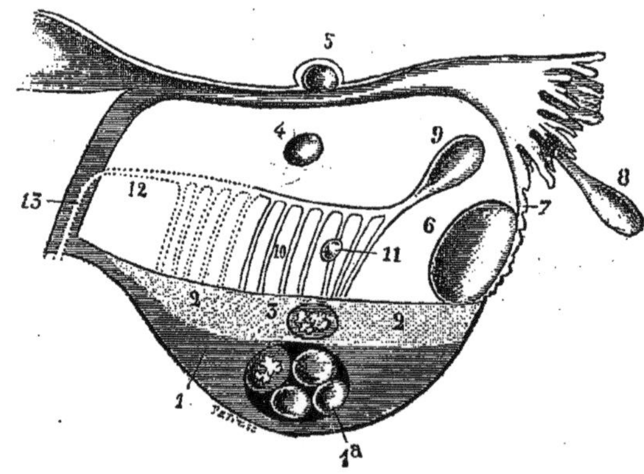

Fig. 514.
Schéma de l'appareil tubo-ovarien, pour montrer les divers lieux d'origine des kystes (A. DORAN).

1a, kyste glandulaire multiloculaire développé dans le parenchyme ovarien (1). — 3, kyste papillaire développé dans le tissu du hile de l'ovaire (2). — 4, kyste uniloculaire du ligament large, indépendant du parovaire (10). — 5, kyste uniloculaire du ligament large situé au-dessus de la trompe, mais sans union avec elle. — 6, kyste semblable tout près du ligament tubo-ovarien (7). — 8, hydatide de Morgagni, qui n'est jamais le point de départ d'un grand kyste. — 9, kyste développé aux dépens d'un conduit horizontal du parovaire. — 11, kyste développé aux dépens d'un tube vertical. — 12, 13, trajet du canal de Gartner, oblitéré : les kystes papillaires pourraient se développer le long de ce trajet et seraient l'origine des kystes papillaires en connection avec l'utérus et des kystes du vagin.

Il faudrait donc admettre, avec LANNELONGUE, que les éléments méso et endodermiques des masses proto-vertébrales et du feuillet interne, ont participé à l'enclavement de l'ectoderme. Mais cette hypothèse ne suffit pas encore à expliquer la présence de parties fœtales organisées, comme, par exemple, un membre ou un rudiment de membre, et LANNELONGUE pour y parvenir a recours à la nouvelle hypothèse d'un monstre double qui se produirait en même temps que l'enclavement des tissus. Cette théorie, acceptable et même séduisante lorsqu'il n'y en avait pas de meilleure, doit actuellement être rejetée.

BARD, de Lyon, dont il n'est que juste de reconnaître la fertilité d'esprit et l'originalité des conceptions, a émis une autre hypothèse, défendue par TRÉVOUX[1], et que LABADIE-LAGRAVE et LEGUEU résument très clairement : « BARD est partisan de la spécificité cellulaire; cependant les cellules des trois feuillets, les cellules qui seront spécifiques un jour, viennent, à leur origine, de la cellule ovulaire. Chaque cellule ovule ou chacun de ses dérivés, a donc la propriété de donner naissance à différents tissus; dans l'évolution normale, ces cellules, qu'il appelle *cellules nodales* disparaissent en donnant naissance à d'autres cellules plus avancées dans la série et plus simples dans leurs propriétés. Mais qu'une de ces cellules vienne à s'arrêter dans son évolution, elle restera plongée au milieu d'éléments de constitution différente, et si un jour elle reprend son activité, ce sera pour produire des tissus divers, épiderme cutané, épithélium du feuillet interne, os, cartilages, dans l'organe où elle avait jusqu'alors habité[2]. »

Cette ingénieuse conception se rapproche singulièrement, nous le verrons plus loin, de la théorie blastomérique, qui semble actuellement expliquer mieux que toutes les autres ces phénomènes étranges.

La théorie de la *parthénogenèse*, entrevue par GEOFFROY-SAINT-HILAIRE, par WALDEYER, formulée par MATHIAS DUVAL, défendue par RÉPIN[3], et laborieusement étudiée par MAX WILMS[4], dans plusieurs travaux très importants, a, jusque dans ces derniers temps, paru répondre à tous les faits d'une façon satisfaisante.

On sait que, chez un grand nombre d'animaux inférieurs, la segmentation de l'ovule et la production d'un être nouveau se font sans qu'il y ait besoin de l'impulsion fécondante du mâle. Cette reproduction asexuée n'est autre chose que la *parthénogenèse*. Or, ce phénomène a été observé chez les animaux supérieurs, et il n'est pas jusqu'à l'ovule de la femme sur lequel on n'ait pu le surprendre à son début.

Dès 1864, MOREL, de Strasbourg, observa un début de segmentation sur des ovules de femmes vierges. STEINLIN a vu mieux encore. Il a rencontré un tout petit kyste dermoïde, à peine gros comme un grain de chènevis. Or, ce petit kyste siégeait dans un follicule de Graaf et précisément au point où se trouve normalement l'ovule. Il semble donc évident qu'il était dû à une segmentation plus avancée de la cellule femelle. D'autre part, le fait que les kystes dermoïdes ovariens se développent précisément à l'époque de l'activité sexuelle et ovulaire vient encore fournir un argument de plus à la théorie de l'autosegmentation de

[1] TRÉVOUX. Des tumeurs à tissus multiples. Thèse, Lyon, 1887-88.
[2] LABADIE-LAGRAVE et LEGUEU. Traité médico-chirurgical de gynécologie, p. 1003.
[3] RÉPIN. De l'origine parthénogénétique des kystes dermoïdes de l'ovaire. Thèse de Paris, 1891.
[4] MAX WILMS. *Deutsch. Arch. für. klin. Med.*, LV, p. 289.

l'ovule. Celle-ci explique également d'une façon satisfaisante la fréquence des tumeurs mixtes, et on comprend fort bien que l'activité particulière qui, dans l'ovule, se traduit par une segmentation asexuée, puisse s'accompagner dans les cellules immédiatement voisines du follicule, d'une activité parallèle qui, elle, se traduira par le développement d'un kyste mucoïde.

Les recherches de Wilms, qui a étudié par des procédés spéciaux de préparation un grand nombre de kystes dermoïdes, sont venues apporter de nouveaux arguments, et des plus solides, à la théorie de la parthénogenèse. Il a, en effet, reconnu que les éléments des trois feuillets blastodermiques, qui semblent répartis dans les tumeurs dermoïdes ou tridermiques de la façon la plus capricieuse, ne le sont point en réalité, et que leur étude topographique attentive permet de se rendre compte que la tumeur représente un organisme embryonnaire avorté, un *embryome* qui se serait développé, malgré la superposition normale des différents feuillets qu'a reconnue Wilms, avec un désordre extrême[1].

Mais la théorie parthénogénétique, quelque séduisante qu'elle soit, se heurte à plusieurs objections dont deux au moins sont très importantes : Elle n'explique pas l'existence des tératomes du testicule, dont l'origine est évidemment la même que celle des tératomes de l'ovaire. On ne connaît pas en effet la parthénogenèse de l'élément mâle. Elle n'explique pas l'existence possible des tératomes en dehors des glandes génitales. « Les embryomes génitaux ne sont, en effet, qu'un cas particulier, de beaucoup le plus fréquent d'ailleurs, de l'histoire des embryomes en général. Il existe toute une série d'embryomes qui pour être extra-génitaux, ne diffèrent cependant en rien des embryomes de l'ovaire ou de ceux du testicule : les tumeurs tératoïdes de l'abdomen, celles de la région sacro-coccygienne, et celles du médiastin[2]. ».

Une seule théorie semble aujourd'hui pouvoir rendre compte de tous les cas de tumeurs tératoïdes et par conséquent des kystes dermoïdes de l'ovaire. C'est la *théorie blastomérique*, issue des travaux de W. Roux. Les *blastomères* sont les cellules primitives nées de la segmentation initiale de l'ovule. Or, lorsqu'on vient à troubler mécaniquement l'évolution normale de ces cellules primitives, de ces blastomères, on constate, suivant les conditions nouvelles dans lesquelles on les place, que chacun de ces blastomères peut reproduire soit un embryon plus petit, soit un embryon incomplet, un véritable tératome.

Les tératomes de l'ovaire, les kystes dermoïdes seraient donc produits par le développement monstrueux d'un blastomère primitif, isolé dès les premiers stades du développement de l'ovule et évoluant pour son propre compte.

Cette théorie, adoptée par Wilms, qui n'a pas craint d'abandonner l'hypothèse de la parthénogenèse, dont il s'était fait le champion, se rapproche en somme singulièrement de la théorie de Bard, dont les *cellules nodales* ne seraient que des blastomères. Mais elle est basée sur des faits et non sur des hypothèses qui, quelle que soit l'admirable clairvoyance de leur auteur, n'étaient que des hypothèses.

« La théorie blastomérique répond à l'ensemble des objections adressées aux autres théories. Elle explique la multiplicité possible des embryomes par l'inclu-

[1] Pour plus de détails voir Francis Munch. Les tumeurs tridermiques de l'ovaire et du testicule. *Sem. méd.*, 8 sept. 1899.

[2] Chevassu. *Tumeurs du testicule.* Thèse Paris 1906. Pour toute cette discussion sur la théorie des tumeurs tératoïdes, voir p. 77 et suivantes.

sion de plusieurs blastomères, elle explique le nombre inaccoutumé de certains éléments des embryomes, les dents, par exemple, par la fusion de plusieurs de ces tumeurs blastomériques, enfin elle s'applique à tous les embryomes, et non pas seulement aux embryomes des glandes génitales » (Chevassu).

Mais ceux ci se rencontrent surtout au voisinage de la ligne primitive de l'embryon, et si on les observe beaucoup plus communément dans les glandes génitales, testicule et surtout ovaire, cela tient sans doute à l'étendue considérable qu'occupe, chez l'embryon très jeune, l'éminence génitale, comme le pense Bonnet, et aussi sans doute, suivant Chevassu, à ce que les blastomères, qui sont des éléments fragiles, rencontrent dans cette éminence génitale des conditions particulièrement favorables à leur développement.

Il semble, après ce rapide exposé, que la théorie de l'*inclusion fœtale* doit également être abandonnée et que la théorie *blastomérique*, mieux que tout autre mécanisme, explique d'une façon satisfaisante la formation des kystes dermoïdes.

Connexions et rapports des kystes de l'ovaire avec les parties voisines. — L'étude pathogénique qui vient d'être esquissée permet de se rendre compte d'un certain nombre de détails relatifs à la situation exacte des kystes de l'ovaire et à leurs rapports avec les parties voisines, et avant tout avec l'ovaire qui leur donne naissance.

Les kystes, qu'ils soient mucoïdes ou dermoïdes, se développent dans l'ovaire lui-même. Lorsqu'ils sont encore tout petits, à leur début, ils n'apparaissent que comme une saillie sur la surface de l'organe. Lorsqu'ils sont un peu plus gros, l'ovaire peut leur paraître encore accolé (fig. 515), mais lorsqu'ils représentent un certain volume, l'ovaire comprimé, distendu, refoulé, disparaît complètement, et il est souvent impossible de le retrouver. Le kyste semble s'être substitué à lui.

Il est donc, comme l'ovaire, implanté sur le ligament large, au niveau de l'aileron postérieur, dans le voisinage de la trompe. Le point d'implantation constitue le *pédicule*. Celui-ci est très variable : quelquefois long, mince et comme rubané, il est au contraire souvent fort court, et le kyste est directement inséré sur le ligament large.

La trompe s'applique contre lui, souvent distendue et comme enroulée à la surface du kyste. Elle conserve parfois son apparence normale. Mais elle peut être plus ou moins altérée, amincie, ou au contraire hypertrophiée, obstruée et kystique au niveau de son pavillon. Parfois les rapports avec la trompe sont plus curieux et on observe des kystes tubo-ovariens, dans lesquels la cavité kystique communique avec la trompe correspondante. Dans ces cas, bien étudiés par Cabaniols [1], on se trouve en général en présence d'un kyste de l'ovaire communiquant avec un hydrosalpinx, après adhérence des deux tumeurs et usure de leurs parois. Dans des cas plus rares, la trompe est saine, sans hydrosalpinx primitif, et la communication s'est établie secondairement, après adhérence du kyste à la trompe et distension, amincissement et finalement perforation de la paroi.

La trompe est située au niveau du pédicule, au moins lorsque celui-ci est court.

[1] Cabaniols. Des kystes tubo-ovariens. Thèse, Paris, 1900.

Dans ce pédicule pénètrent les vaisseaux, qui sont les vaisseaux de l'ovaire, utéro-ovariens et utérins, avec les veines correspondantes, souvent très augmentées en nombre et en volume. Il y a également, dans ce pédicule, des lymphatiques et des nerfs. Souvent enfin on peut y reconnaître des vestiges d'ovaire.

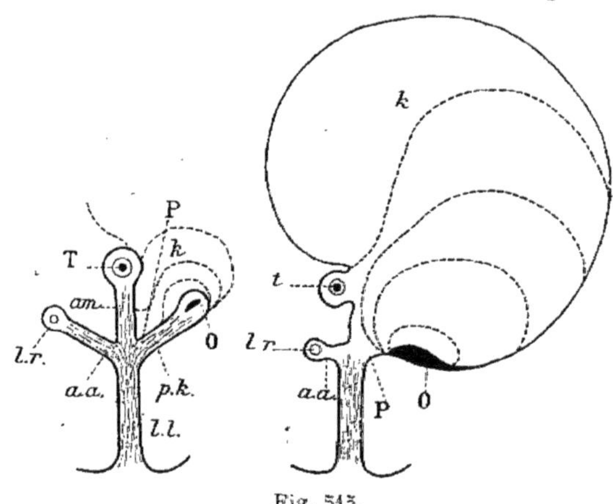

Fig. 515.

Schéma destiné à montrer la constitution du pédicule d'un kyste ovarique aux dépens du bord supérieur du ligament large.

O, ovaire. — t, trompe. — l, r, ligament rond. — a, a, aileron antérieur du ligament large. — am, aileron moyen. — P, péritoine. — k, kyste. — p, k, pédicule du kyste.

Quelquefois, le kyste ovarique, au lieu de faire saillie dans la cavité péritonéale, disparaît pour ainsi dire dans le fond du bassin, sous le péritoine. Il est, en effet, dans ces conditions, recouvert par les deux feuillets du ligament large qui s'étalent sur lui. Il est *inclus* dans le ligament large. Le mécanisme de cette disposition est simple. Il suffit que le kyste se développe du côté du hile de l'ovaire. Il se porte alors entre les deux feuillets de l'aileron postérieur qui se déploie et disparaît. Il s'insinue sous la trompe, se développant peu à peu dans le tissu cellulaire du ligament large dont les deux feuillets s'écartent de plus en plus (fig. 516). Terrillon les considère comme exceptionnellement vasculaires. Cela tient sans doute à ce que les veines, qui rampent sur le pôle supérieur pour gagner le pédicule utéro-ovarien, sont moins distendues, moins comprimées et plus visibles. Il y a d'ailleurs en général, dans ces cas, deux pédicules vasculaires, l'un en dehors, du côté de l'artère utéro-ovarienne, l'autre en dedans, vers la corne utérine.

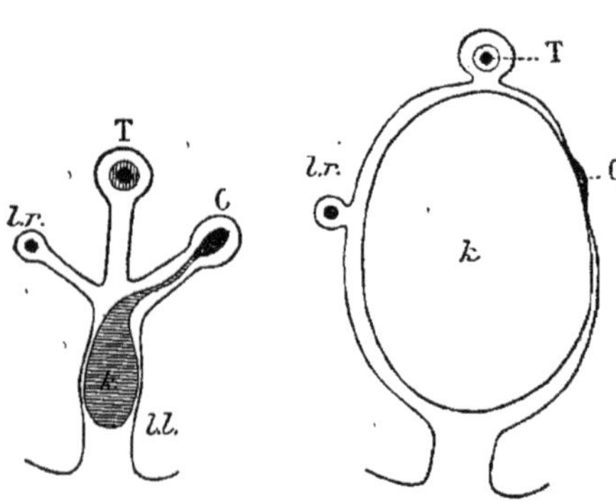

Fig. 516.

Schéma destiné à montrer le mode d'enclavement de certains kystes dans le ligament large.

A gauche, coupe du ligament large avec ses trois ailerons. — A droite, kyste de l'ovaire inclus dans le ligament large.

Les divers organes voisins sont repoussés excentriquement. L'utérus est dévié du côté opposé, et la vessie, qui s'étale sur la face antérieure du kyste, a souvent son sommet attiré vers le haut.

Les kystes de l'ovaire, qu'ils soient dermoïdes ou mucoïdes, peuvent, lorsqu'ils prennent un grand développement, se mettre en contact avec tous les organes abdominaux. S'ils repoussent souvent la vessie en bas, ils peuvent, comme je viens de le dire, l'attirer vers le haut en l'étalant à leur surface. Mais cela n'est guère possible que pour les kystes intra-ligamentaires. L'utérus est, en général, refoulé en bas et du côté opposé au kyste. Dans certains cas, il peut adhérer au kyste, et être au contraire entraîné vers le haut.

Les kystes repoussent encore peu à peu l'intestin, compriment et dévient plus ou moins le rectum et le côlon pelvien, refoulent souvent, lorsqu'ils continuent à grossir, les intestins dans les flancs, en venant se mettre au contact de la paroi abdominale. Ils peuvent enfin remplir complètement l'abdomen et atteindre l'estomac, la rate, la face inférieure du foie et le diaphragme lui-même.

Parfois ils sont absolument libres dans la cavité abdominale et sans autre attache que leur pédicule. Mais il n'en est pas toujours ainsi et, soit à la suite de poussées inflammatoires, soit à la suite du développement exogène de végétations épithéliales, ils contractent souvent des *adhérences* avec les organes voisins, gros et petit intestins, épiploon, péritoine pariétal. Ces adhérences, plus ou moins vasculaires, plus ou moins résistantes, constituent parfois un obstacle des plus sérieux au cours de l'extirpation.

Il n'est pas rare de voir les kystes de l'ovaire s'accompagner d'autres lésions qui viennent les compliquer.

C'est ainsi que leur présence amène souvent la production d'un certain degré d'*ascite* dans la cavité péritonéale. Le liquide de cette ascite est, en général, plus riche en matériaux fixes que celui de l'ascite ordinaire. C'est qu'en effet, s'il est possible qu'elle soit due en partie ou dans certains cas à l'irritation et à la réaction péritonéales, il est bien probable, comme le pense Quénu, que le liquide ascitique est sécrété par les végétations qui existent à la surface du kyste. C'est, en effet, dans les tumeurs végétantes que l'épanchement péritonéal se montre le plus souvent. Il est quelquefois teinté de sang. Cette ascite qui accompagne ordinairement les kystes à tendance envahissante est donc un signe assez inquiétant.

Quelquefois l'ascite, due à quelque rupture de la paroi du kyste, est exclusivement constituée par le liquide intra-kystique épanché dans le péritoine.

Certaines *hémorragies* peuvent se produire dans l'intérieur du kyste et colorer plus ou moins le liquide qui y est contenu ; mais ces hémorragies sont rarement importantes et graves.

Il est, au contraire, d'autres accidents qui viennent singulièrement compliquer la situation. Le kyste *s'infecte* quelquefois. Le liquide qu'il contient est normalement aseptique, mais il peut perdre sa stérilité et devenir purulent en entraînant les accidents les plus redoutables.

On y a trouvé le coli-bacille, le staphylocoque, le streptocoque, qui pénètrent dans le kyste, soit directement à la suite d'une ponction par une aiguille septique, soit à travers les adhérences qui unissent l'intestin à la paroi kystique, soit enfin par le sang, au cours des maladies infectieuses comme la fièvre puerpérale ou la fièvre typhoïde.

Cette *suppuration* du kyste ne tarde pas, si l'on hésite à intervenir, à amener rapidement des accidents mortels, soit par septicémie, soit par péritonite. L'ouverture du kyste suppuré au dehors, se fait à la suite de l'adhérence de la tumeur à la paroi abdominale, et le kyste peut même, par ce mécanisme très exceptionnel, guérir spontanément.

Sous l'influence d'un choc, d'une chute, ou de l'augmentation graduelle de la pression intra-kystique, on voit parfois le kyste se rompre. Les ca de ce genre ne sont pas très rares. La *rupture* se fait soit dans le péritoine, soit, grâce aux adhérences, dans quelque cavité, comme l'intestin, le rectum, le vagin, la vessie. Cet accident, lorsque le liquide n'est pas infecté, peut se terminer par la guérison. Mais il est beaucoup plus fréquent de voir survenir des phénomènes inquiétants, et la rupture d'un kyste ovarique doit, en somme, être considérée comme une complication très sérieuse. FOSSARD pense même que seuls les kystes parovariens sont susceptibles de guérir à la suite d'une rupture.

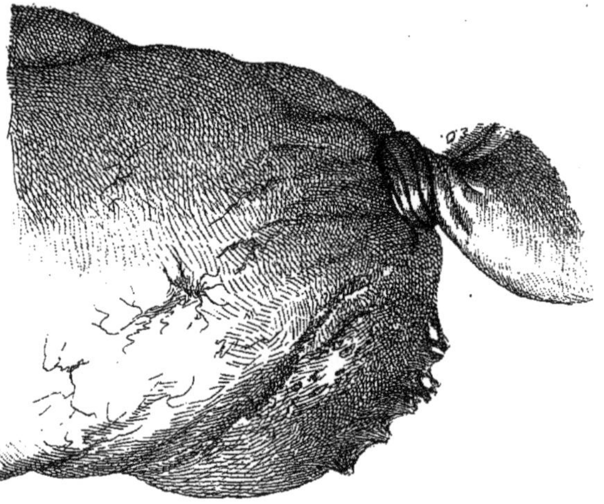

Fig. 517.
Kyste de l'ovaire gauche, avec torsion du pédicule (KELLY).

Un des accidents les plus graves qui puissent compliquer le kyste de l'ovaire est la *torsion de son pédicule*. Il n'est pas rare, et j'en ai personnellement observé une vingtaine de cas. Il faut, bien entendu, que le pédicule soit un peu long. Cependant, dans quelques cas, fort rares il est vrai, on a pu voir se tordre des kystes ovariques à pédicule court ou même complètement sessiles.

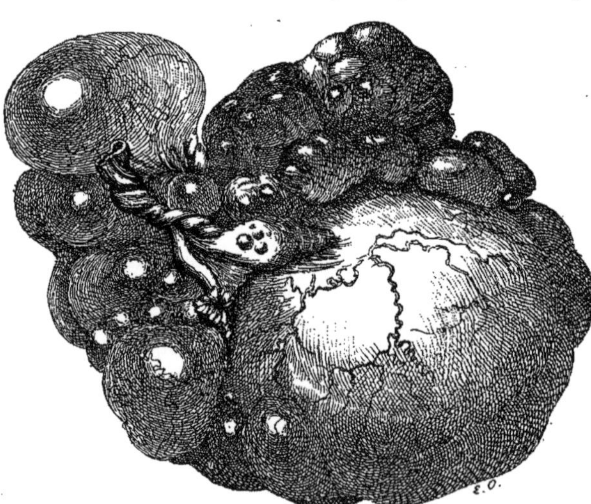

Fig. 518.
Tumeur ovarienne polykystique, avec torsion du pédicule (KELLY).

Chose curieuse, la torsion se fait en général sur les kystes de l'ovaire droit, la partie interne de la tumeur devenant antérieure, puis externe.

Le pédicule peut ne faire qu'un demi-tour sur lui-même. Mais, en général, il y en a au moins un et on en rencontre jusqu'à cinq ou six (fig. 517 et 518).

Lorsque la torsion est complète et que le pédicule est serré, il peut y avoir arrêt complet du cours du sang, artériel comme veineux, dans l'intérieur du kyste. Privé de son apport sanguin, le kyste s'atrophie, ou, ce qui est plus fréquent, se sphacèle et entraîne rapidement une péritonite mortelle.

Quand la torsion n'est pas trop forte, le sang continue à arriver dans le kyste par les artères encore perméables, alors qu'il ne peut être évacué par les veines oblitérées et thrombosées. Il y a alors des hémorragies capillaires, puis de véritables ruptures veineuses, soit intra, soit extra-kystiques ; le kyste devient turgescent, violacé, noir, se couvre de dépôts fibrineux, contracte des adhérences avec les parties voisines, puis se rompt par places et finit ainsi par entraîner des accidents mortels. Cependant, il n'en est pas toujours ainsi, et les adhérences qui se forment, donnent quelquefois passage à des vaisseaux de nouvelle formation par l'intermédiaire desquels le kyste pourra continuer à se nourrir.

Lorsque la torsion s'accentue et que la malade ne succombe pas, le pédicule peut se rompre au niveau du point de torsion. Cette rupture du pédicule est suivie soit du sphacèle du kyste, soit de son atrophie, à moins qu'il ne continue à vivre en contractant de nouvelles adhérences.

La torsion du pédicule est lente ou brusque et les causes en sont nombreuses : la longueur du pédicule y prédispose évidemment, de même que la régularité du kyste et sa sphéricité plus ou moins parfaite. Mais les causes déterminantes sont variées, un choc, une exploration intempestive, les contractions abdominales, les grands mouvements respiratoires, parfois même l'accroissement régulier du kyste et son passage du petit dans le grand bassin, passage qui s'accompagne d'un mouvement de rotation. La ponction a pu être aussi suivie de cet accident; et l'on comprend fort bien qu'un kyste vide puisse, même sous la seule influence des contractions intestinales, tordre son pédicule.

Dégénérescence des kystes de l'ovaire. — Généralement bénins et guérissant sans retour, les kystes de l'ovaire peuvent se transformer en tumeurs malignes et se généraliser. Les kystes de l'ovaire les plus simples, uniloculaires et non végétants, ne sont pas à l'abri de cette évolution. Personnellement j'ai opéré un kyste uniloculaire contenant 19 litres de liquide, parfaitement lisse et arrondi, qui avait contracté seulement quelques adhérences dans la région épigastrique. Quelques mois après, la malade présenta dans la paroi abdominale, au-dessus de l'ombilic, une induration diffuse. Pensant à quelque suppuration épiploïque ou pariétale, j'intervins de nouveau : je trouvai un néoplasme ayant infiltré la paroi abdominale et remplissant toute la région : malgré une large extirpation, une dissection complète de l'estomac, et l'extirpation de tout le bord antérieur du foie envahi par le néoplasme, l'évolution continua; la malade succomba au bout d'environ deux mois.

Mais il est certain que la dégénérescence maligne se voit surtout dans les tumeurs végétantes, à grande activité cellulaire, à prolifération abondante. Il n'est pas rare, dans ces cas, de rencontrer des greffes néoplasiques sur le péritoine pariétal, les intestins et les divers organes abdominaux. La récidive est alors pour ainsi dire constante. Mais les tumeurs végétantes, prises à temps, avant qu'elles aient eu la possibilité de se greffer sur les parties voisines peuvent guérir et guérissent en général radicalement.

Cette évolution maligne n'a rien d'étonnant. C'est la marche ordinaire des proliférations épithéliales, et nous avons vu que les kystes mucoïdes n'ont pas d'autre origine.

La dégénérescence maligne s'observe également dans les kystes dermoïdes, mais le fait est plus rare. C'est là un processus également simple, et il se produit, comme dit BARD, une tumeur de tumeur. D'ailleurs si les kystes mucoïdes ne se généralisent que sous la forme d'épithéliomas, on peut au contraire, dans les kystes dermoïdes, voir naître également des sarcomes et rencontrer plusieurs variétés d'épithéliomas. Ceux-ci se développant aux dépens des glandes de la peau, des glandes sébacées en particulier. Ce sont des épithéliomas cylindriques, des cancers glandulaires. Développés aux dépens de l'épithélium corné de l'épiderme, ils constituent des épithéliomas pavimenteux. Enfin on a observé assez souvent des sarcomes nés aux dépens du tissu conjonctif du kyste [1]. Telle est l'origine de ces diverses tumeurs qui, une fois nées, évoluent et se généralisent parfois comme les pires des cancers.

Étiologie. — C'est pendant la période d'activité génitale de la femme que les kystes de l'ovaire s'observent le plus communément. Ils sont donc rares avant vingt ans ou après soixante. Cela est vrai surtout pour les kystes dermoïdes. Cependant on a observé des kystes ayant nécessité une opération chez des enfants dont l'âge variait de vingt mois à sept ans.

L'hérédité fait quelquefois sentir son influence et on a assez souvent vu plusieurs kystes ovariques dans la même famille.

Et c'est tout ce qu'on sait sur les conditions dans lesquelles ils se développent. Il ne semble pas que la grossesse ait une action sur eux; ils ne sont pas rares chez les vierges et chez les nullipares.

Symptômes et diagnostic. — Au début, les kystes de l'ovaire ne se traduisent par aucun symptôme. Ils passent complètement inaperçus. Ce n'est guère que lorsqu'ils atteignent le volume d'une orange ou du poing qu'ils peuvent, surtout lorsqu'ils sont enclavés dans le bassin, provoquer quelques troubles, quelques douleurs vagues, quelques sensations de pesanteur, des tiraillements engageant à pratiquer l'examen qui les fait découvrir.

Mais lorsque leur volume s'accroît, alors même qu'il ne se traduit pas par une augmentation visible du volume du ventre, ils peuvent être l'origine de quelques troubles et retentir sur la santé générale de la malade.

C'est ainsi qu'il y a des douleurs pelviennes, abdominales, crurales, dues à certaines compressions nerveuses. Quelquefois ces douleurs se localisent à la tumeur elle-même, dans le bas-ventre, toujours au même point, et peuvent présenter des exacerbations plus ou moins violentes, tenant sans doute à des poussées congestives et même dans quelques cas, à de légers phénomènes de péritonite partielle. Il y a aussi des troubles dyspeptiques d'origine réflexe, nausées, vomissements, douleurs gastriques, et enfin des troubles souvent sérieux de la menstruation. Les règles sont modifiées, supprimées même assez souvent, une fois sur cinq, d'après GALLARD, dérangées dans leur époque d'apparition, plus rarement augmentées, et les ménorragies accompagnent exceptionnellement les kystes de l'ovaire.

[1] DEBUCHY. Dégénérescence maligne des kystes dermoïdes de l'ovaire. Thèse Paris, 1899.

La conception n'en est pas moins possible et les femmes ne sont pas rares chez lesquelles on voit se développer une grossesse au cours de l'évolution d'un kyste de l'ovaire. On comprend les difficultés qu'il peut y avoir de ce fait, dans le diagnostic de l'affection, et aussi les accidents qui peuvent venir compliquer l'accouchement.

L'accroissement du kyste étant constant, les phénomènes s'aggravent bientôt et les *compressions* diverses font leur apparition. Quand la tumeur est encore pelvienne, c'est le rectum, c'est la vessie, ce sont les uretères qui sont comprimés. De là des phénomènes de constipation opiniâtre, quelquefois même d'occlusion intestinale véritable, de la rétention d'urine, ou parfois de l'incontinence, lorsque la vessie, complètement aplatie, ne peut plus contenir de liquide, des troubles rénaux, de l'albuminurie, parfois même des accidents urémiques. Tous ces malaises, toutes ces douleurs, toutes ces complications ne tardent pas à compromettre la santé générale.

Lorsque la tumeur envahit le ventre et s'y développe, la compression de l'intestin, de l'estomac, des gros vaisseaux, aggrave encore la situation : les troubles cardiaques sont fréquents et peuvent aller jusqu'à l'asystolie. Ils s'expliquent suffisamment par la compression des gros vaisseaux, la gêne circulatoire, l'augmentation de la tension abdominale, l'albuminurie, etc.

Dès cette époque, et même avant, l'état général s'altère gravement, la malade maigrit, sa figure se tire et se creuse. Elle prend ce *facies ovarien* un peu spécial et sur lequel les anciens auteurs insistaient tant : l'appétit disparaît, la pâleur des téguments s'accentue, la poitrine et les membres se décharnent pendant que le ventre augmente de plus en plus de volume ; la malade finit par succomber aux progrès de la cachexie, sans même qu'il y ait besoin, pour l'emporter, d'une *complication* quelconque.

Celles-ci sont pourtant nombreuses ; du côté du kyste, la *rupture*, la *torsion du pédicule*, l'*infection*, du côté des poumons, la *pleurésie*, la *tuberculose*, du côté du cœur et des vaisseaux, l'*asystolie* complète, la *syncope*, la *phlébite*, l'*embolie*. Si bien que, somme toute, le kyste de l'ovaire, après une évolution plus ou moins rapide, conduit invariablement à la mort. Sans doute on cite quelques exemples où la maladie a duré de longues années pendant lesquelles l'état général est resté à peu près satisfaisant. Mais ordinairement, dès que le kyste commence à troubler la santé générale, on peut dire que la malade n'a que très peu de chances de vivre au delà de deux ou trois ans.

A la période d'état, lorsque le kyste est volumineux, les divers signes fonctionnels que je viens d'énumérer, suffisent parfois à imposer le diagnostic. Mais c'est au début que celui-ci doit être fait ; dans ces conditions, ce sont les *signes physiques* seuls, ceux qui sont tirés de l'examen attentif de la malade, qui permettront de reconnaître la nature exacte du mal.

Les signes fournis par la vue ne sont appréciables que lorsque le kyste a acquis un volume suffisant pour augmenter sensiblement les dimensions de l'abdomen. Lorsqu'il est très gros, il peut quelquefois être reconnu à la simple inspection. Le ventre est moins aplati que dans l'ascite, l'ombilic est normal ou déplissé, mais n'est point saillant comme lorsque la cavité abdominale est remplie de liquide. Enfin, le ventre est souvent moins régulier, le maximum du gonflement peut siéger dans un des côtés, en dehors de la ligne médiane, et les irrégularités du kyste, lorsque la paroi est très amincie, comme il arrive souvent, peuvent apparaître au travers.

La *palpation* permet de reconnaître la tumeur et d'apprécier sa forme, son

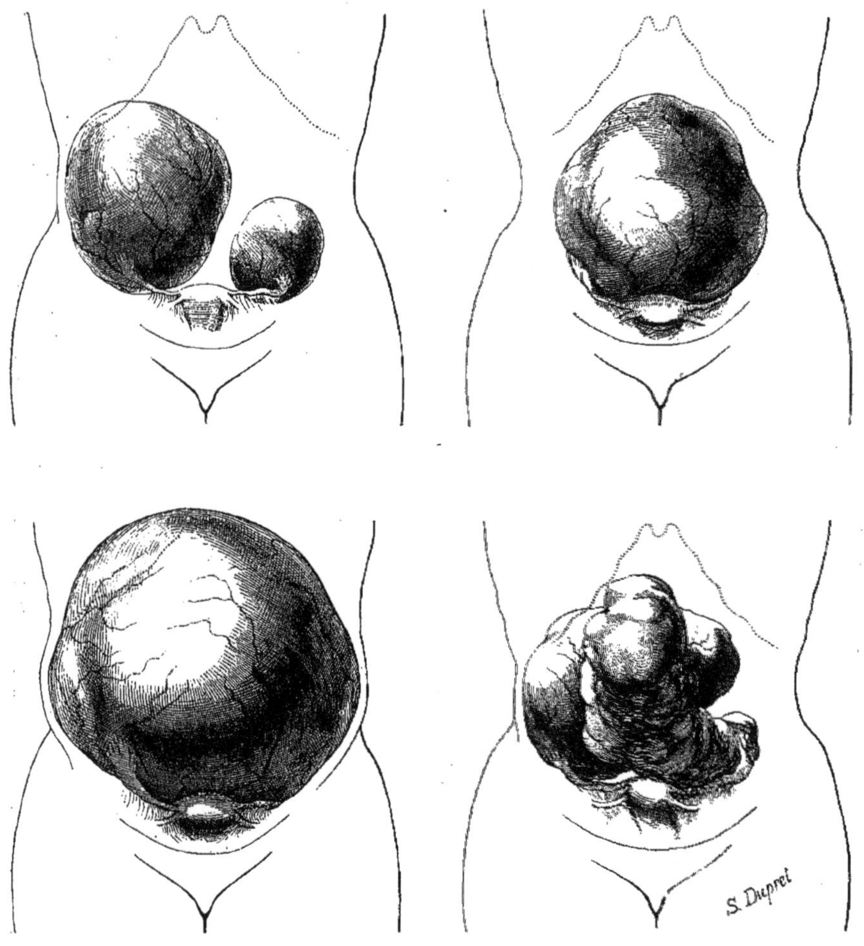

Fig. 519.
Rapports divers des kystes de l'ovaire avec la paroi abdominale et l'utérus.

volume, les bosselures formées par ses loges multiples, sa situation exacte par rapport à la ligne médiane, sa mobilité, sa consistance. Le kyste est souvent rénitent, surtout lorsque les loges ne sont pas trop considérables, et que les parois sont épaisses. Il peut être tout à fait fluctuant en cas de grandes poches ou de poche unique, et, si ses parois sont très minces, il est quelquefois fort difficile de distinguer la fluctuation d'un kyste ovarique de celle d'une ascite simple.

La *percussion*, par l'étude de la matité abdominale, donne des renseignements précieux. Il est, en effet, de règle que le kyste, dès qu'il est volumineux, vienne se mettre au contact de la paroi abdominale, repoussant les intestins dans les flancs. La région occupée par le kyste, région sus-pubienne et ombilicale, est donc mate. La sonorité se perçoit dans les flancs, alors que dans l'ascite, au contraire, c'est dans les flancs que siège la matité, la région ombilicale restant sonore et parfois tympanique. De plus, les zones de matité et de sonorité ne changent pas comme dans l'ascite, avec les mouvements de la malade. Ce sont là des caractères distinctifs de la plus haute importance. Mais ils peuvent perdre de leur valeur dans les cas assez fréquents où les kystes ovariques, et en particulier les kystes végétants, s'accompagnent d'un certain degré d'ascite. Il faut songer à ces cas, pour ne pas commettre d'erreur.

Mais c'est le *toucher bimanuel* qui, comme dans toutes les affections pelviennes de la femme, donne les renseignements les plus précieux. Il permet d'apprécier le volume, la mobilité, la forme de la tumeur et surtout, fait capital au point de vue du diagnostic, sa *situation par rapport à l'utérus*. En règle générale, une tumeur volumineuse, un peu latérale, repoussant l'utérus du côté opposé, et indépendante de cet utérus, est un kyste de l'ovaire. Il faut donc s'appliquer à rechercher avec la main sus-pubienne le fond de l'utérus, à délimiter celui-ci, à le mobiliser, à se rendre compte, en un mot, de ses rapports exacts avec la tumeur. Souvent on sent l'utérus abaissé, dévié, à droite par exemple, dans le cas de kyste siégeant à gauche, mais mobilisable en avant du kyste pendant que celui-ci, immobile ou, au contraire, mobilisable de son côté, remplit le cul-de-sac postéro-latéral gauche.

Cette indépendance de la tumeur et de l'utérus est le signe capital qu'il faut chercher et qui permet, lorsqu'on peut l'établir, d'éviter l'erreur souvent commise et qui fait confondre un kyste de l'ovaire avec un fibrome volumineux.

Mais il n'est pas toujours possible de s'en rendre compte ; dans bien des cas, surtout lorsque le kyste est irrégulier, bosselé et enclavé dans le bassin, l'utérus peut disparaître et faire, pour ainsi dire, corps avec lui.

Il peut d'ailleurs y avoir entre les deux des adhérences pathologiques et la mobilisation du kyste entraîne l'utérus, cause d'erreur difficile à éviter. Dans ce cas, l'appréciation du volume, de la direction, de la situation de l'utérus par l'hystérométrie rendra de grands services.

Ces divers détails s'appliquent surtout aux cas dans lesquels le kyste est assez volumineux. Lorsqu'il est petit, du volume d'une orange, par exemple, les phénomènes sont bien moins nets, et il est beaucoup plus difficile d'affirmer la nature de la tumeur pelvienne que permet de constater le toucher vaginal.

Tels sont les signes principaux donnés par le *toucher vaginal ;* aucun d'eux n'est vraiment caractéristique et le *diagnostic* se déduit souvent beaucoup plus de l'ensemble des phénomènes que l'on constate et de leur évolution que de tel ou tel signe fourni par le toucher.

Le *toucher rectal* peut quelquefois rendre des services — il est en général inutile — à part, bien entendu, les cas dans lesquels il s'agit d'examiner une enfant ou une jeune fille.

Malgré tout, si les cas faciles ne donnent lieu que très rarement à des erreurs de *diagnostic*, dans les cas difficiles il n'en est pas de même, et il est peu d'affections qui aient donné lieu à autant de méprises et d'erreurs que le kyste de l'ovaire. C'est qu'il en est peu qui, à cause du volume, de la situation et de la forme, si différents suivant les cas, puissent simuler plus d'affections disparates.

Nous venons de voir, en étudiant les signes physiques du kyste de l'ovaire, comment on pouvait le distinguer de l'*ascite*, lorsqu'il est volumineux. Lorsqu'il est petit, il peut être facilement confondu avec une *salpingite* : même situation latérale, même volume, même forme. Ce n'est guère que par l'étude des antécédents, la constatation de la métrite qui témoigne de l'infection de l'appareil génital, la sensibilité beaucoup plus nette de la tumeur salpingienne, les poussées fébriles et inflammatoires, l'absence de mobilité, l'empâtement du cul-de-sac correspondant, qu'on pourra se décider en faveur d'une salpingite.

La longue durée de l'affection sans changement appréciable, et surtout sans diminution, est, au contraire, en faveur d'un kyste de l'ovaire.

Mais il y a beaucoup d'autres affections avec lesquelles on peut confondre le kyste de l'ovaire : lorsqu'il est petit ou d'un volume moyen, et lorsqu'il est encore inclus dans la cavité pelvienne, on peut, en dehors des annexites, le prendre pour une *grossesse extra-utérine* ou une *hématocèle*, erreur qu'on évitera, si l'on songe à sa possibilité, par l'étude des antécédents, des signes de grossesse ou de rupture tubaire; pour une *rétroflexion utérine*, ou encore une simple *rétroversion*, dans lesquelles l'exploration intra-utérine pourra tirer d'embarras. D'ailleurs, dans ce dernier cas, la recherche du fond de l'utérus au-dessus du pubis est négative, alors qu'elle ne doit pas l'être dans le cas de kyste de l'ovaire.

Lorsque le kyste, toujours pelvien, est inclus dans le ligament large, il est quelquefois très difficile et même impossible de le distinguer d'un *kyste parovarien*. L'inclusion dans le ligament large se reconnaît ou se soupçonne à la situation extrêmement basse de la tumeur. Elle remplit le cul-de-sac latéral du vagin, elle descend au niveau du col, ou même un peu au-dessous, et se trouve en général accolée à l'utérus qui en paraît rarement indépendant.

Dans ces cas, si l'on est parvenu à porter le diagnostic de tumeur ou même de kyste du ligament large, il est vraiment bien difficile de se prononcer entre un kyste de l'ovaire et un kyste parovarien. La ponction lèverait les doutes, car le liquide de ces deux kystes n'est pas semblable, celui du kyste parovarien étant séreux et non filant; mais la ponction ne doit pas être faite. Peut-être cependant le kyste de l'ovaire est-il moins régulièrement arrondi, à cause de ses loges multiples; en réalité, il est bien difficile de se rendre compte de ces légères différences.

Lorsque la tumeur cesse d'être pelvienne pour devenir abdominale, les affections avec lesquelles il est possible de la confondre, se multiplient singulièrement.

On a confondu, et les meilleurs cliniciens y ont été pris, le kyste de l'ovaire avec toutes les *tumeurs abdominales*, voire même avec les tumeurs du *rein*, du *foie*, de la *rate*.

Il semble cependant, si les difficultés et la clinique n'étaient pas faites pour dérouter toutes les prévisions, qu'il soit assez facile, par sa situation, ses attaches inférieures, son développement de bas en haut, de différencier un kyste de l'ovaire d'une *tumeur du rein*, qui remplit la fosse lombaire, qui laisse libre le bassin, qui donne lieu en général à des troubles urinaires, d'une *tumeur du foie*, d'un *kyste hydatique* volumineux qui, lui aussi, occupe la partie supérieure de l'abdomen et se développe de haut en bas, d'une *tumeur de la rate*, dont le siège est l'hypochondre gauche. C'est l'examen attentif de chaque cas particulier qui pourra seul permettre d'éviter des erreurs grossières.

Les *tumeurs du mésentère*, plus bas situées, souvent arrondies et mobiles comme les kystes, seront beaucoup plus facilement confondues avec eux. De même, les *kystes hydatiques de l'abdomen* qui, il est vrai, sont infiniment rares, comparativement aux kystes ovariens.

Certaines *péritonites enkystées*, qui déterminent sur la paroi une zone de matité, et en particulier les *péritonites tuberculeuses*, ont également été confondues avec les kystes de l'ovaire et tout le monde sait que la première guérison opératoire de péritonite tuberculeuse par la laparotomie est due à une erreur de diagnostic de Spencer Wels, qui croyait opérer un kyste de l'ovaire.

Une simple *rétention d'urine* avec distension de la vessie, qui parfois remonte jusqu'à l'ombilic, peut également simuler un kyste de l'ovaire. Il suffit pour éviter cette erreur de mettre une sonde dans la vessie. Mais encore faut-il songer à le faire !

L'*utérus gravide* est pris quelquefois pour un kyste ovarique, d'autant plus que celui-ci s'accompagne assez souvent de la disparition des règles. C'est là une erreur qui aurait de graves conséquences, et qu'il importe d'éviter. Il faut pratiquer un examen très attentif, car, dans certains cas d'hydramnios, il est facile de se tromper. Si l'on a quelques doutes, il faudra prolonger son examen et ses recherches jusqu'à ce qu'on ait entendu les bruits du cœur du fœtus ou senti ses mouvements actifs. Si l'on n'entend rien et qu'on n'ait pas la certitude matérielle que la grossesse n'existe pas, on attendra quelque temps afin d'être fixé par l'évolution naturelle des événements. Il est beaucoup moins grave de commettre l'erreur inverse et de prendre un kyste pour une grossesse. Tout le mal se réduit à une perte de temps, et le chirurgien interviendra lorsque la prolongation anormale de cette pseudo-grossesse l'aura mis sur la voie du diagnostic exact.

Lorsque le kyste de l'ovaire a acquis un certain volume et remonte jusque vers l'ombilic, il est une affection avec laquelle on le confond facilement : c'est le *fibrome de l'utérus*. Le fibrome est en général plus médian, plus allongé, il s'accompagne de ménorragies ou même de métrorragies véritables, qui s'observent rarement dans le kyste où les règles sont, au contraire, assez communément supprimées. L'hystérométrie permet de reconnaître dans le fibrome une augmentation souvent énorme de la cavité utérine, qui ne change pas dans le kyste : C'est là un signe qui a une valeur presque absolue, mais il est loin d'être constant, et nombreux sont les fibromes dans lesquels la saillie d'un noyau fibromateux dans l'intérieur de l'utérus ou quelque coudure brusque empêche l'hystéromètre de pénétrer et concourt à induire le chirurgien en erreur. Ce qu'il faut avant tout, c'est se rendre compte de la *situation respective de la tumeur et de l'utérus*. Si la tumeur est indépendante, c'est un kyste; si l'utérus est englobé dans la tumeur, si surtout il constitue la tumeur elle-même, c'est un fibrome. Cette classification un peu schématique permettra d'éviter bien des erreurs; elle ne suffit pas à les éviter toutes, car il est certains fibromes pédiculés qui sont parfaitement indépendants de l'utérus et qui simulent à s'y méprendre un kyste de l'ovaire. Et d'autre part certains kystes à pédicule court et adhérents à l'utérus peuvent simuler un fibrome. Dans ces conditions, l'erreur sera presque fatale, mais sans aucune importance, puisque les deux affections sont justiciables d'un même traitement.

On peut quelquefois pousser un peu plus loin la précision du diagnostic et reconnaître à quelle variété appartient le kyste que l'on examine. La régularité parfaite, ou, au contraire, les bosselures permettent de distinguer un kyste uniloculaire d'un kyste à plusieurs loges; il est plus difficile de se prononcer sur sa nature *mucoïde* ou *dermoïde*. Un clinicien aussi consommé que Koeberlé déclare que la ponction seule peut lever les doutes. Cependant, si, dans un grand nombre de cas, l'opération et même l'examen attentif du kyste après son extirpation permettent seuls de déterminer la nature du kyste, on peut quelquefois la reconnaître, alors que la tumeur est encore en place. Lawson-Tait a remarqué que les kystes dermoïdes étaient souvent douloureux à la pression. On sait de plus qu'ils deviennent rarement volumineux et que leur évolution est fort longue. Enfin, quelquefois les irrégularités de la tumeur, sa consistance pâteuse par endroits, dure et comme cartilagineuse en d'autres points, peuvent être d'un grand secours. Il est donc possible, en se basant sur la sensibilité de la tumeur, sa consistance, son petit volume et sa longue évolution de porter le diagnostic de kyste dermoïde. Tillaux l'a fait plusieurs fois, mais là où un clinicien tel que Tillaux a vu juste, d'autres auront le droit de se tromper.

Il est plus facile, en général, de reconnaître les kystes à évolution maligne. L'irrégularité du kyste dont on sent parfois les bosselures végétantes, l'envahissement du petit bassin par des tumeurs dures, irrégulières qu'on perçoit par les culs-de-sac vaginaux, la présence d'une certaine quantité d'ascite, la déchéance rapide de la santé, sont des signes suffisants pour éviter une erreur.

Mais avant que ces phénomènes aient apparu, quand la tumeur végétante proliférant dans l'intérieur du kyste n'a pas franchi les limites de sa paroi, il est impossible de la reconnaître et on ne peut que la soupçonner.

Les **accidents** et les **complications** des kystes de l'ovaire doivent être reconnus, et reconnus immédiatement, car de leur diagnostic précoce dépend la conduite à tenir et souvent la vie de la malade.

La *rupture* pourrait être diagnostiquée si l'on connaissait l'existence du kyste. La douleur n'est pas un bon signe, car elle manque souvent, mais l'affaissement d'une partie du kyste, s'il est multiloculaire et qu'une seule poche soit rompue, sa disparition presque totale s'il est uniloculaire, permettront d'affirmer sa rupture. Lorsque le kyste est ignoré du chirurgien et souvent même de la malade, il est impossible de ne pas se tromper. On se trouve en présence d'accidents péritonéaux plus ou moins graves, et la laparotomie seule permettra de se prononcer. Parfois, la rupture ne provoque pas d'autre accident qu'une ascite plus ou moins abondante, dont la présence permettra précisément de reconnaître ou de soupçonner la rupture.

Il en est de même pour la *torsion du pédicule*. Lorsque la malade ou le médecin connaissent l'existence du kyste, et que tout à coup apparaît une douleur subite suivie d'accidents péritonéaux, il faut immédiatement penser à la torsion, d'autant plus qu'elle n'est pas rare. De plus, au lieu de s'affaisser et de disparaître comme dans la rupture, la tumeur se congestionne, se tend et s'immobilise. On pourrait même, d'après Mouls[1], entendre, au niveau du pédicule, un

[1] Mouls. De la torsion du pédicule des kystes de l'ovaire. Thèse de Paris, 1890.

souffle systolique et au niveau de la tumeur un battement accompagnant également la systole.

Si l'existence du kyste n'est pas connue, le diagnostic sera beaucoup plus épineux. La douleur, les vomissements, le ballonnement du ventre feront songer à une occlusion intestinale, un volvulus, une perforation gastrique, une péritonite. Seule la constatation d'une tumeur présentant les caractères d'un kyste ovarique, d'ailleurs fort difficiles à apprécier dans ces conditions, pourra permettre de porter un diagnostic exact, et je l'ai fait dans plusieurs cas qu'une opération immédiate m'a permis de guérir.

L'*infection* et la *suppuration* du kyste s'accompagnent d'une élévation de température qui n'est généralement pas très accentuée, mais constante, tenace. En même temps l'état général s'altère et la patiente prend l'aspect des malades en proie à l'infection. Parfois des poussées plus aiguës qui s'accompagnent de douleurs et d'un certain retentissement péritonéal, viennent aggraver la situation. Parfois aussi on voit, en un point de la paroi abdominale, naître une induration qui s'étend peu à peu. C'est le kyste enflammé qui adhère à la paroi et peut même s'ouvrir en laissant écouler le pus qui le remplit. On voit encore quelquefois survenir une péritonite suraiguë qui emporte brusquement la malade à la suite de la rupture du kyste et de cette inondation purulente intra-péritonéale. Mais c'est, en somme, l'apparition et la persistance de la fièvre, avec l'augmentation de la sensibilité de la tumeur, qui, chez une malade atteinte de kyste de l'ovaire, permettent de reconnaître et parfois d'affirmer la suppuration.

Pronostic. — Autrefois le kyste de l'ovaire se terminait presque invariablement par la mort, à la suite d'une des complications que j'ai énumérées plus haut, de la cachexie ovarienne, ou de la transformation maligne de la tumeur. Aujourd'hui ce pronostic est changé du tout au tout, et l'on peut presque dire que tout kyste de l'ovaire reconnu doit se terminer par la guérison, à condition cependant qu'il soit opéré d'assez bonne heure; mais c'est là une condition absolue.

Le kyste de l'ovaire est une affection qui évolue comme une tumeur bénigne, au moins pendant un certain temps après son apparition. Mais il peut, à un moment quelconque et sous une influence qu'on ne peut prévoir, changer d'allure et se transformer en une de ces tumeurs végétantes qui s'étendent, se greffent sur les parties voisines, se généralisent et ne peuvent plus être extirpées en totalité. Or, cette transformation est assez fréquente et se rencontre à peu près dans un quart des cas. Il faut donc absolument agir avant l'heure où s'accomplit cette métamorphose, et, comme il est impossible de la prévoir, comme il est également impossible de prévoir les multiples complications qui viennent assombrir le pronostic de tout kyste ovarique, il faut prendre comme règle absolue que tout kyste de l'ovaire doit être opéré aussitôt qu'il est reconnu. L'opération a d'autant plus de chances d'être efficace et radicale qu'elle est plus précoce. Elle est en outre d'autant plus bénigne que le kyste est moins ancien, moins volumineux et moins adhérent aux parties voisines.

L'ovariotomie pratiquée dans de bonnes conditions ne donne pour ainsi dire plus de mortalité. C'est une opération idéale et c'est elle d'ailleurs qui a ouvert la marche dans la voie triomphale où s'est engagée la chirurgie moderne.

Traitement. — Tout kyste de l'ovaire doit donc être enlevé, — et le plus tôt possible. Il n'y a pour ainsi dire aucune contre-indication à l'ovariotomie, si ce n'est pour certains kystes végétants d'allure évidemment maligne et dont on peut affirmer l'extension aux parties voisines. Encore, pour peu qu'il y ait le moindre doute, sera-t-il indiqué de pratiquer une laparotomie exploratrice et d'extirper séance tenante la tumeur, si elle paraît extirpable.

L'âge, le mauvais état général ne sont pas des contre-indications, au contraire, et pour essayer de sauver des malades, le meilleur moyen ne consiste pas à attendre qu'elles soient plus malades encore.

Les complications, torsions, ruptures, suppurations, rendent plus pressante encore l'indication opératoire, et dans ces cas, il faut opérer aussi vite que possible, comme on le fait en chirurgie d'urgence. On perdra quelques malades, sans aucun doute, qui d'ailleurs auraient succombé, mais on en sauvera un bon nombre.

La *grossesse* elle-même ne change rien à ces règles. Un kyste, surtout s'il est petit et enclavé, compromet quelquefois le travail et détermine des accidents mortels, aussi bien pour la mère que pour l'enfant. S'il est volumineux, il peut se rompre, empêcher la grossesse d'arriver à son terme, causer d'autres accidents plus graves encore. Le plus simple est de l'enlever. L'opération, surtout si elle est faite avant le cinquième mois, est très bénigne et il n'est plus aujourd'hui permis de la différer.

Pendant le *travail*, si un kyste enclavé empêche l'enfant de passer, la conduite la plus simple est la ponction par le vagin. Le kyste s'aplatit, l'enfant passe, et ultérieurement on avise. Mais encore faut-il que le kyste soit accessible, facilement accessible, et que cette ponction ne soit pas faite aveuglément. On pouvait autrefois conseiller la craniotomie; aujourd'hui on doit essayer de sauver à la fois la mère et l'enfant. La conduite la meilleure à tenir est encore la laparotomie qui permet d'enlever la tumeur et de laisser alors l'accouchement se terminer naturellement. Si la tumeur enclavée n'est pas extirpable, la laparotomie permet encore d'extraire l'enfant par l'opération césarienne, et immédiatement après, dès que l'utérus suturé est revenu sur lui-même, le kyste qu'on peut alors désenclaver.

Tout kyste de l'ovaire reconnu doit donc être traité par l'*ovariotomie*. La *ponction* aveugle, insuffisante et dangereuse, acceptable autrefois, est aujourd'hui condamnée sans retour et je n'en veux rien dire. C'est à l'*extirpation* du kyste qu'il faut avoir recours.

La première ovariotomie fut faite en Amérique, par Mac Dowell, en 1809, et avec succès. Après quelques opérateurs isolés, Atlee commença, en 1844, une série d'opérations vraiment admirables pour cette époque. En 1871, il n'avait pas fait moins de 246 opérations. En Angleterre, malgré quelques opérations de Lizars en 1824, ce n'est guère qu'en 1841 que Walsh et Clay recommencèrent, puis Bir, Baker-Brown et enfin Spencer Wells, qui, dès 1858, obtint des succès qui, dans la suite, se multiplièrent.

En Allemagne, l'opération était proscrite. En France, malgré une opération de Woyerkowsky (1844), il en était de même. Nélaton, en 1862, la rapporta d'Angleterre, mais les insuccès le découragèrent. C'est à Koeberlé et à Péan que revient l'honneur de l'avoir victorieusement acclimatée en France.

L'ère antiseptique survint, et aujourd'hui il n'est pas d'opération plus universellement pratiquée et sur laquelle se fasse plus complètement l'accord de tous les chirurgiens.

OVARIOTOMIE

Lorsqu'un kyste de l'ovaire est peu volumineux, on peut songer à l'enlever par la *voie vaginale*. Battey l'avait préconisée en 1869, et elle a été récemment reprise et recommandée, en particulier par Segond, qui a même défendu l'ablation par le vagin, après hystérectomie préalable, des tumeurs annexielles doubles dont le volume n'est pas trop considérable.

Je ne saurais accepter cette manière de faire, non pas que je croie utile de conserver l'utérus lorsque les annexes n'y sont plus, mais parce que, dans ces conditions, l'opération est beaucoup moins facile, et beaucoup moins sûre. Si les tumeurs n'ont aucune adhérence aux parties voisines, et en particulier à l'intestin, tout peut marcher à merveille, mais s'il y a des adhérences, il n'en est pas de même, et la voie vaginale devient dangereuse.

J'ai moi-même enlevé un kyste dermoïde de la grosseur d'une orange par la voie vaginale après hystérectomie préalable. Il est vrai que l'hystérectomie était dirigée contre les accidents de pelvi-péritonite suraiguë. Après enlèvement de l'utérus je vis se présenter un kyste qui se laissa extraire sans difficulté. La malade guérit parfaitement, bien que son état fut extrêmement grave au moment de l'opération. Mais cette manière de procéder ne saurait être donnée en exemple.

J'accepterais volontiers l'extirpation d'un kyste de l'ovaire peu volumineux, mobile, proéminant dans le Douglas, par la simple colpotomie. Si même le kyste est un peu gros, rien n'empêche de le ponctionner ou de l'ouvrir dès qu'on l'aperçoit, après avoir ouvert le cul-de-sac postérieur, et d'attirer au dehors la poche ainsi vidée. Je ne saurais conseiller cette façon de procéder comme la meilleure ; qu'on profite de son incision vaginale pour enlever un kyste de l'ovaire si, à la suite d'une erreur de diagnostic, on a cru devoir ouvrir le cul-de-sac de Douglas, rien de mieux ; mais je crois qu'il vaut infiniment mieux, lorsque le diagnostic est certain, que le kyste soit simple ou double, mobile ou fixé, gros ou petit, employer de parti pris la voie haute ; lorsque le diagnostic est incertain, à plus forte raison faut-il pratiquer la laparotomie, qui permettra de conformer sa conduite aux circonstances, et d'agir ainsi au mieux de l'intérêt la malade. C'est donc à l'*ovariotomie abdominale* que l'on aura recours, et c'est elle que je vais décrire.

Lorsque le kyste est d'un volume moyen et ne dépasse pas la grosseur d'une tête d'adulte, lorsqu'il est uniloculaire, ou tout au moins assez régulier, lors surtout qu'il ne présente pas d'adhérences et que son pédicule est mince et allongé, ce qui est en somme assez commun, l'ovariotomie est une des opérations les plus simples qui se puissent voir. L'extirpation du kyste ne demande pas plus de deux minutes et l'opération entière à peine une dizaine,

La malade, étant en position déclive, comme dans toutes les opérations pelviennes sans exception, la paroi est incisée sur la ligne blanche jusqu'au niveau du sommet du kyste.

La main plonge alors dans le ventre, passe derrière le kyste (fig. 520), l'attire au dehors, le luxe à travers l'incision et l'on peut ainsi très rapidement, saisissant le pédicule avec une pince (fig. 521), le sectionner d'un coup de ciseaux. Il ne reste plus qu'à le lier solidement avec un catgut, que j'emploie exclusivement de préférence à la soie ; après avoir examiné l'autre ovaire, on referme l'incision, par une suture à un, deux ou trois plans, suivant la laxité de la paroi, et surtout suivant les habitudes de chaque chirurgien.

Personnellement j'ai coutume d'employer la suture à trois plans, telle que je l'ai décrite plus haut.

Cette manière de faire est un peu exceptionnelle et la plupart des chirurgiens

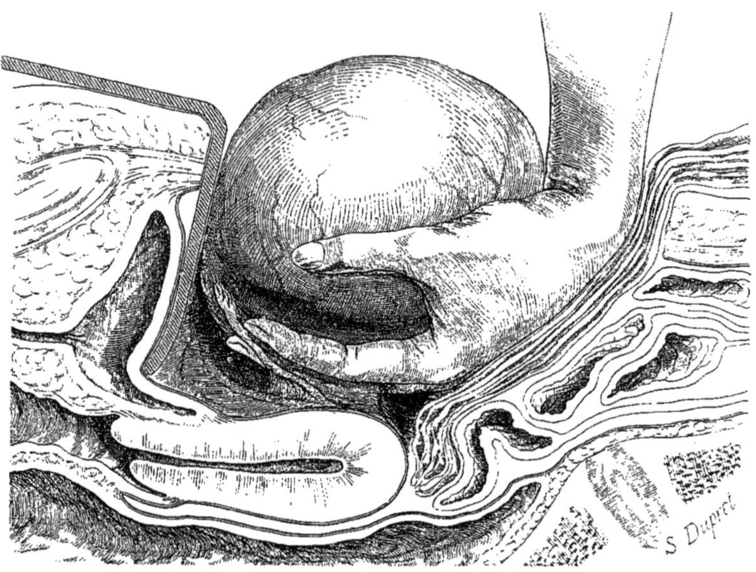

Fig. 520.
Extirpation rapide d'un kyste de l'ovaire. Enucléation du kyste.

ont l'habitude, dès que le kyste est un peu volumineux, de le ponctionner. C'est la conduite qu'il faut tenir lorsque le volume de la tumeur dépasse sensiblement celui d'une tête d'adulte et qu'elle ne saurait passer par une incision qui ne doit pas avoir plus d'une quinzaine de centimètres. On peut même, si le kyste, bien que volumineux, est sans adhérences et sans loges multiples, l'extirper par une incision très petite, ou même par l'incision transversale de Pfannenstiel.

Pour y parvenir, dès qu'on aperçoit le kyste, reconnaissable à son aspect brillant et parfois presque nacré, on le ponctionne avec un gros trocart (fig. 522) muni d'un long tube de caoutchouc destiné à conduire dans un récipient quelconque le liquide qui va s'écouler. Il n'est pas utile, en général, de s'embarrasser d'un aspirateur, la pression sur le kyste, à travers la paroi abdominale, de chaque côté de l'incision, suffisant parfaitement à faire écouler le liquide. On peut aussi, si l'on n'a pas de trocart sous la main, ou si le liquide est trop épais et coule mal, éventrer le kyste d'un coup de bistouri en éversant les lèvres de l'incision hors de la plaie, et vider le kyste presque instantanément. Cette façon de faire a un grand inconvénient, celui d'inonder de liquide la malade, le champ opératoire, l'opérateur et jusqu'au parquet de la salle d'opérations. En outre, malgré le soin qu'on doit avoir pris de protéger et de fermer avec des compresses l'espace qui sépare le kyste de la paroi, une certaine quantité de liquide peut couler dans le ventre. Si c'est du liquide ordinaire aseptique, cela n'a, en réalité, aucun

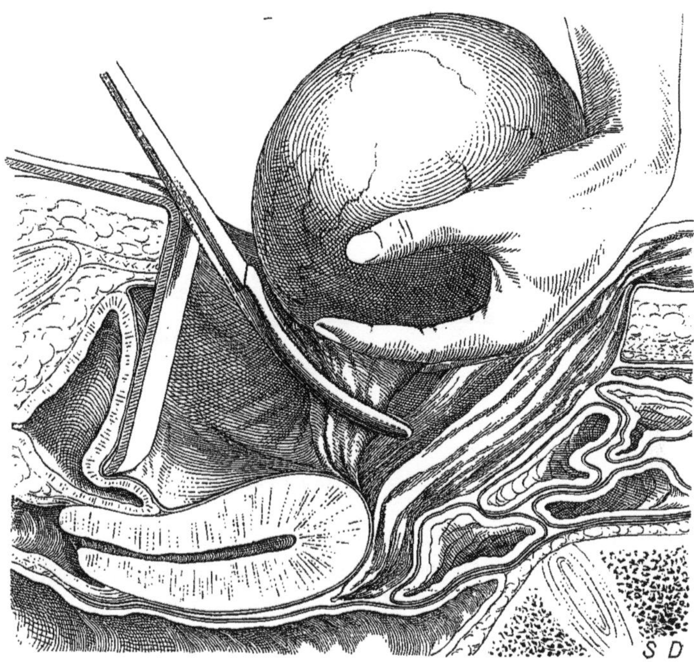

Fig. 521.
Après énucléation extra-abdominale, le kyste est saisi au niveau de son pédicule et enlevé.

inconvénient, mais si le contenu du kyste est suppuré, il n'en est évidemment pas de même.

Il est vrai que bien souvent, surtout dans ce dernier cas, la paroi kystique est

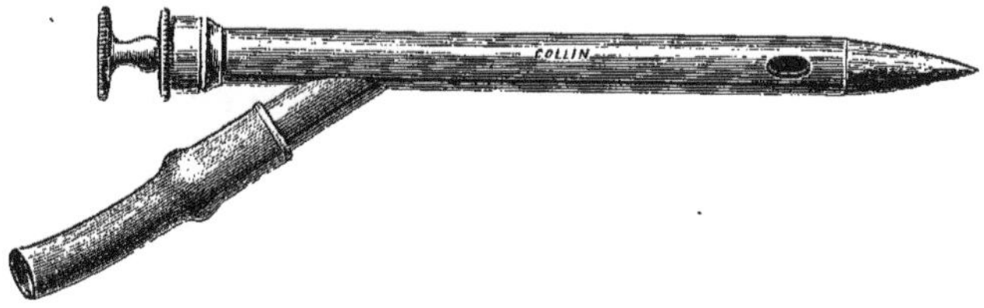

Fig. 522.
Trocart à kyste.

friable, et que, dès qu'on la ponctionne, elle se déchire et quelques précautions qu'on prenne, laisse couler du liquide qui s'infiltre entre le kyste et la paroi. Si bien qu'en ponctionnant pour éviter cet accident, on ne fait quelquefois que le rendre plus redoutable.

Quoi qu'il en soit, il est plus régulier, et, en somme, meilleur de ponctionner le kyste, avec un gros trocart. Il faut avoir grand soin, dès que la paroi kystique commence à se relâcher, de la saisir avec une pince de KOCHER, de chaque côté du point où pénètre le trocart, de façon à éviter que celui-ci ne s'échappe. Puis, dès que la paroi se plisse, il faut la saisir avec une de ces pinces à kystes à mors larges, qui sont extrêmement précieuses (fig. 523, 524).

Lorsque le kyste est vidé et qu'on enlève le trocart, on oblitère la perforation avec une pince semblable. Un gros kyste vidé n'est plus constitué que par une poche flasque, souple qui passe avec la plus grande facilité par une incision, même petite. On l'attire ainsi entièrement au dehors, le pédicule suit et on le

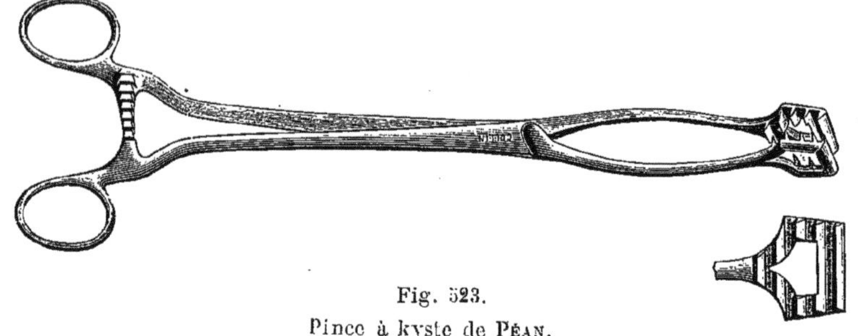

Fig. 523.
Pince à kyste de PÉAN.

lie solidement. Dans les cas favorables cette opération peut être conduite d'un bout à l'autre sans qu'il y ait besoin de mettre la main dans la cavité abdominale. On fait presque une opération extra-péritonéale, ce qui n'est pas sans importance au point de vue de sa bénignité.

Telle est l'opération pour ainsi dire idéale. Mais elle est loin d'être toujours aussi simple et les principales difficultés qu'elle peut présenter lui viennent des

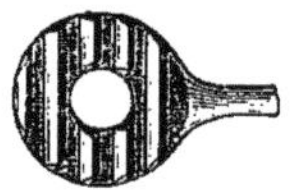

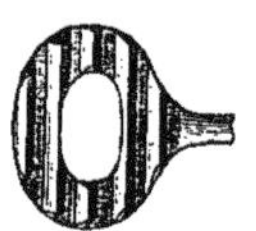

Fig. 524.
Pince à kyste de NÉLATON ronde ou ovale.

adhérences souvent très étendues et très intimes que la poche kystique contracte avec les organes voisins.

Ces adhérences doivent être détachées avec beaucoup de soin et en même temps beaucoup de douceur. Pour y parvenir, le meilleur instrument est le doigt, qui apprécie la souplesse, la résistance des tissus, qui s'insinue dans les plans de clivage et qui, aidé de l'œil, parvient presque toujours, pour peu que le chirurgien ait quelque adresse et quelque expérience, à séparer et à isoler la poche kystique des organes auxquels elle paraissait unie.

Les adhérences récentes sont, en général, très faciles à détruire et à leur niveau la séparation des organes marche ordinairement à souhait. Il n'en est pas de même des adhérences anciennes, souvent épaisses et résistantes. Il faut alors, surtout au niveau de l'intestin, beaucoup d'attention et de prudence. La paroi intestinale est souvent beaucoup moins résistante et moins solide que les adhérences. Si donc on tire un peu sur elles, c'est la paroi qui cédera. C'est un accident dont il ne faut pas s'effrayer outre mesure, mais qu'il faut cependant s'efforcer d'éviter. Parfois on s'aperçoit d'un commencement de déchirure de la paroi intestinale à l'aspect des fibres musculaires lisses qui se détachent de la muqueuse, et permettent ainsi de reconnaître l'accident avant qu'il se soit produit. Quoi qu'il en soit, si l'on vient à ouvrir l'intestin on fermera l'ouverture par une suture à la soie, au fil de lin ou au catgut fin.

Mieux vaut, lorsque les adhérences paraissent solides, éviter de tirer sur elles au risque d'ouvrir l'intestin. On peut alors, avec des ciseaux, disséquer la paroi

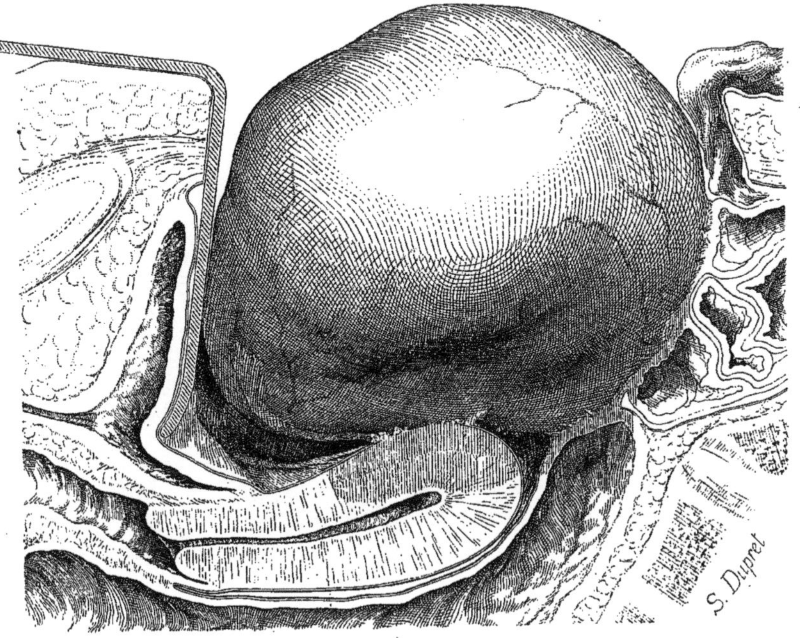

Fig. 525.
Kyste présentant de fortes adhérences aux intestins.

kystique et l'exciser soit en passant dans son épaisseur, soit, si elle est mince, en la laissant tout entière adhérente à l'intestin avec lequel on l'abandonne. Il est bien entendu que, si cette paroi était végétante, il faudrait l'enlever à tout prix plutôt que de laisser dans le ventre cette graine de récidive.

Parfois, lorsque les adhérences à la paroi abdominale sont très intimes, on est conduit à enlever avec le kyste le péritoine pariétal et même l'aponévrose qui le double.

Quelquefois le pôle supérieur du kyste est le seul qui présente des adhérences, avec l'épiploon ou le côlon (fig. 525). Le pôle inférieur, vers le pédicule, est au contraire libre. Dans ces conditions, il faut, si possible, s'attaquer d'abord à la partie inférieure libre, et sectionner le pédicule. On décortique alors le kyste de bas en haut, des parties libres vers les parties adhérentes. L'opération est en général rendue beaucoup plus simple ; le clivage se fait pour ainsi dire tout seul, et l'on est étonné de la facilité avec laquelle se sépare un kyste dont les adhérences paraissaient très solides lorsqu'on s'attaquait à elles par la partie supérieure de la tumeur.

Il peut cependant être impossible de séparer la paroi kystique des organes auxquels elle est soudée. Il reste alors une ressource qui, pour n'être qu'un pis-aller, peut encore permettre de sauver des malades qui, sans elle, mourraient inévitablement. C'est la *marsupialisation* de la poche. La poche ouverte et vidée de son contenu est réséquée en partie, au niveau de sa face antérieure, et ses parois sont fixées aux lèvres péritonéales de la partie inférieure de la plaie. De cette façon l'intérieur de la poche communique avec le dehors (fig. 526).

On la tamponne. Elle diminue peu à peu sous l'influence de la poussée des organes abdominaux ; elle bourgeonne, suppure et se comble au bout d'un certain temps. Malgré les chances d'infection et les lenteurs d'une suppuration chronique, la guérison survient ordinairement par cette façon de procéder, qu'il ne faut pas, faute de mieux, hésiter à mettre en pratique.

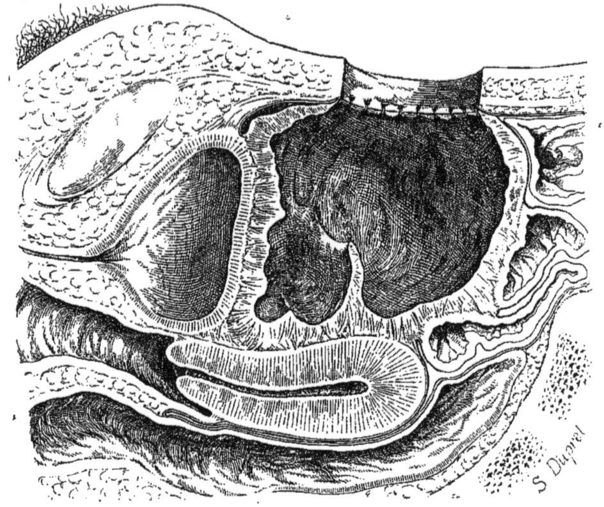

Fig. 526.
Marsupialisation du kyste.

En dehors de ces difficultés, dues aux adhérences, on peut en rencontrer d'autres causées par certaines dispositions particulières et dans le détail desquelles il m'est impossible d'entrer.

On trouve quelquefois des kystes enclavés dans le bassin et qu'il est assez difficile d'en extraire. La ponction rend ici de grands services, mais elle peut être difficile à faire convenablement à cause de la profondeur du kyste.

Parfois le kyste est très difficile à pédiculiser ou plutôt le pédicule, extrêmement court, est constitué par le ligament large tout entier. On peut alors effondrer le ligament large, sectionner en deux tronçons liés séparément, le pédicule des vaisseaux utéro-ovariens, en dehors, et le pédicule qui se fixe sur la corne utérine, en dedans. La trompe, dans ces conditions, est enlevée avec le kyste. On a parfois avantage à faire la manœuvre inverse, et lorsque le kyste se pédiculise mal, à couper la trompe, le ligament utéro-ovarien à leur insertion sur la corne utérine, puis à basculer le kyste en dehors et à couper secondairement, de bas en haut, les vaisseaux utéro-ovariens.

Dans toutes ces manœuvres, il est très utile d'aller saisir l'utérus avec une pince appropriée et de l'attirer vers le haut. On soulève ainsi, en même temps, l'insertion profonde du kyste.

Enfin certains kystes, en général d'un volume moyen, inclus dans le ligament large, peuvent présenter, dans leur ablation, des difficultés exceptionnelles. Ils remplissent d'un côté le fond du petit bassin, ils sont sans pédicule, ils adhèrent à l'utérus, sont immobilisables et ne se laissent pas attirer vers le haut.

Il faut alors inciser ou déchirer le péritoine qui les recouvre et qui fait partie du ligament large, puis les isoler rapidement des organes qui les entourent. Ici il n'y a point d'adhérences sérieuses, puisque le kyste est hors de la cavité péritonéale. Le kyste est limité de tous côtés par des couches celluleuses qui sont, en somme, assez faciles à dissocier avec le doigt. Il faut le faire rapidement, et sans trop s'inquiéter du sang qui coule en général abondamment des veines nombreuses et dilatées de la région. Il faut passer, soit en avant, soit en arrière du kyste, introduire si possible la main au-dessous de lui et l'extirper en l'arrachant de bas en haut. S'il n'est pas trop volumineux, on tâche de ne pas l'ouvrir, la dissociation du tissu cellulaire se faisant beaucoup plus facilement autour d'un kyste tendu. S'il a été ponctionné ou s'il est rompu, ce qui est fréquent dans ces cas, on tirera sur la poche avec des pinces larges et on le séparera des parties voisines en introduisant au besoin le doigt dans son intérieur pour se rendre compte de ses limites. Dans ces conditions, il faut toujours songer à l'uretère qui est souvent accolé à la tumeur et peut être blessé si l'on n'y fait très attention.

J'ai vu des cas dans lesquels un kyste intra-ligamentaire, surtout lorsqu'il a une tendance à se rapprocher des tumeurs végétantes, adhérait complètement à l'utérus dont il était impossible de le séparer sans des menaces d'hémorragie grave. Dans ces cas, il ne faut pas hésiter à pratiquer l'*hystérectomie*, et, si le kyste est bilatéral, l'hémisection utérine rendra les plus grands services, parce qu'elle permet d'aller rapidement et d'enlever le kyste de bas en haut, avec la moitié utérine qui lui adhère, en l'attaquant par le ligament large. Dans ces cas, le procédé de KELLY, pourvu toutefois que le kyste inclus dans le ligament large soit unilatéral, est également très recommandable.

Ces conditions se retrouvent d'ailleurs également dans les *kystes parovariens* et ce que je viens de dire me permettra, à leur propos, d'être bref.

L'hystérectomie ne se présente pas seulement comme une opération de nécessité, comme dans les cas que je viens de signaler. C'est aussi une opération tout indiquée dans d'autres circonstances, et en particulier lorsque le kyste est bilatéral, ou lorsqu'un kyste ovarien est compliqué d'une salpingo-ovarite du côté opposé. Il en est de même lorsqu'un kyste végétant est venu greffer ses bourgeons sur l'utérus; il est alors prudent de sacrifier celui-ci.

Ce sont là des cas qui ne sont pas très rares. QUÉNU, PAUCHET en ont publié des observations, et RANSON[1] a étudié tout particulièrement ce sujet.

Quand les lésions sont doubles, pour peu qu'elles soient compliquées, pour peu surtout que le développement des tumeurs se fasse vers le ligament large, l'hémisection utérine facilitera comme toujours beaucoup la besogne. Mais dans les cas simples, tous les procédés sont bons.

Je n'ai rien à dire sur les *accidents* et les *complications* de l'ovariotomie. Ce sont ceux de toutes les interventions abdominales. Ce sont avant tout des accidents d'infection péritonéale, aujourd'hui tout à fait exceptionnels et d'autant plus rares que la maladie a été traitée plus près du début de son affection.

Une complication relativement fréquente est l'*occlusion intestinale*. ADENOT et LEGUEU invoquent pour l'expliquer un mécanisme un peu particulier, qui

[1] RANSON. Étude sur l'hystérectomie abdominale appliquée au traitement des kystes et des tumeurs solides de l'ovaire. Thèse de Paris, 1901.

semble démontré par leurs observations : une coudure se produit au niveau de l'extrémité gauche du côlon transverse, qui tombe brusquement lors de la suppression du kyste qui le soutenait. La traction du ligament colique sous-costal gauche agit sur l'angle du côlon et suffit à produire l'occlusion. Cette notion est très importante et, si, après une ovariotomie, des phénomènes d'occlusion font leur apparition, il n'y a aucune hésitation à avoir. Il faut rouvrir le ventre, aller voir au niveau du pédicule et du petit bassin, où il peut toujours y avoir quelque chose, et si l'on ne trouve rien, aller immédiatement examiner l'angle gauche du côlon transverse.

L'ovariotomie, autrefois si meurtrière, est une des opérations abdominales qui donnent les meilleurs résultats. Dans les cas simples on peut dire que la mortalité est à peu près nulle, mais comme les cas ne sont pas toujours simples, comme il y a des kystes tordus, inclus, adhérents, suppurés, comme il y a des cas mauvais, et même très mauvais, je pense que la mortalité globale de cette opération, comme celle des autres interventions sur les annexes, peut être actuellement évaluée à 5 p. 100 ou à peu près.

Les accidents éloignés sont en général nuls, si un des ovaires a été laissé en place. Si les deux ovaires ont été sacrifiés, comme il arrive souvent, le second ovaire étant quelque peu kystique, il peut y avoir quelques troubles, poussées congestives, bouffées de chaleur, phénomènes divers qui incommodent plus ou moins les malades, et qu'un traitement opothérapique bien conduit atténuera d'ailleurs souvent dans de grandes proportions.

Nous l'avons vu, il faut songer à la *récidive*, qui n'est pas très rare, soit sur l'autre ovaire, où il ne s'agit pas en réalité d'une récidive, mais bien du développement d'une nouvelle tumeur sous l'influence qui avait fait se développer la première, soit à distance, en un point où s'étaient greffées les végétations épithéliales du kyste.

On assiste alors au développement d'une carcinose péritonéale contre laquelle il n'y a à peu près rien à faire, et qui emporte la malade dans un délai plus ou moins rapide.

TUMEURS VÉGÉTANTES DE L'OVAIRE

A côté des kystes de l'ovaire, prennent immédiatement place les tumeurs végétantes. Il n'y a même, au moins au point de vue anatomo-pathologique, aucune ligne de démarcation entre les tumeurs végétantes et les kystes papillaires dont j'ai parlé au chapitre précédent. Les uns et les autres sont des épithéliomes à marche plus ou moins rapide, à caractère plus ou moins envahissant. Mais il n'y a en réalité aucune différence essentielle de structure.

Ces tumeurs végétantes ont cependant une allure clinique assez particulière pour mériter une description spéciale.

Anatomie pathologique. — Une partie de ces tumeurs végétantes revêt la forme kystique. Ce sont les kystes à végétations envahissantes dont j'ai parlé dans le prédédent chapitre. Je n'y reviens pas.

Mais il en est d'autres qui, au point de vue macroscopique, ne présentent pas de formations kystiques; ce sont des tumeurs exclusivement constituées par des végétations papillaires. Elles n'acquièrent pas, et de beaucoup, le volume des précédentes, et il est rare de leur voir dépasser la grosseur d'une tête d'enfant.

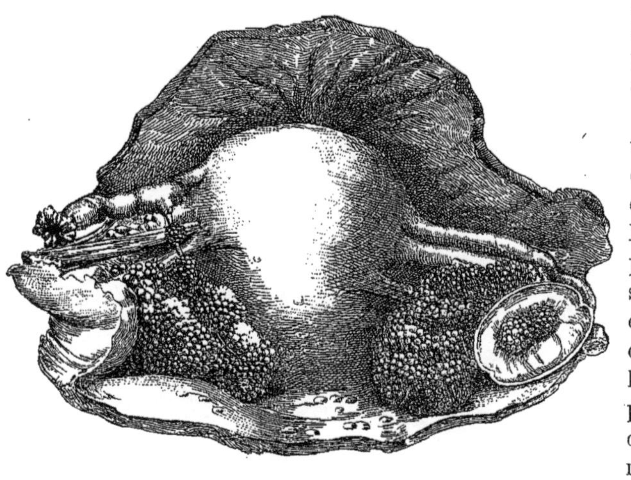

Fig. 527.
Papillomes des deux ovaires, vus en place, par derrière (Kelly).

Enfin, il en existe une troisième variété, qu'on rencontre beaucoup plus rarement. L'ovaire a conservé à peu près sa forme et son volume, mais il est comme verruqueux; c'est un papillome superficiel. D'après la comparaison de Patton, « on le dirait enduit d'une substance visqueuse et saupoudré ensuite d'un sable sec et fin ».

Les végétations qui forment ces tumeurs présentent une extrême variabilité

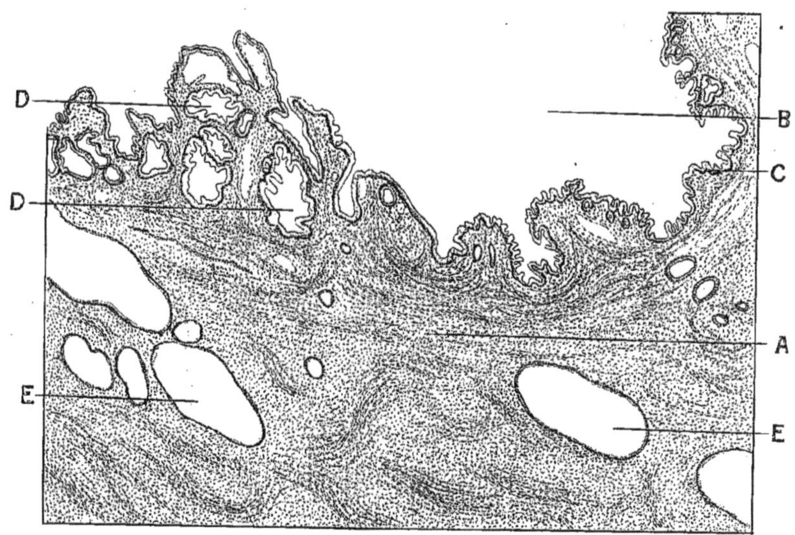

Fig. 528.
Kyste proligère de l'ovaire à type glandulaire.
A, stroma conjonctif de la paroi du kyste. — B. grande cavité du kyste. — C, épithélium cylindrique du kyste.
D, petites glandes de la paroi du kyste. — E, glandes devenues kystiques avec un épithélium très aplati.

dans leurs dimensions, leur aspect et leur disposition. Les unes sont transparentes et gélatiniformes, ou au contraire rosées ou rouges, charnues, arrondies comme certaines fongosités, hérissées de petites papilles irrégulières comme certains papillomes. Elles sont sessiles ou pédiculées, isolées ou agglomérées en grosses masses bourgeonnantes, mamelonnées, en forme de choux-fleurs, ou au contraire, lorsqu'elles sont petites et serrées, disposées en plaques presque lisses et d'aspect velvétique. Elles peuvent recouvrir complètement la tumeur, déborder même ses limites et empiéter sur les organes voisins, sur le péritoine qui recouvre l'utérus et les parois pelviennes (fig. 527). Elles se soudent ainsi, disséminant, semant et greffant pour ainsi dire des végétations secondaires qui, à l'œil nu, ont le même aspect, et au microscope, la même structure.

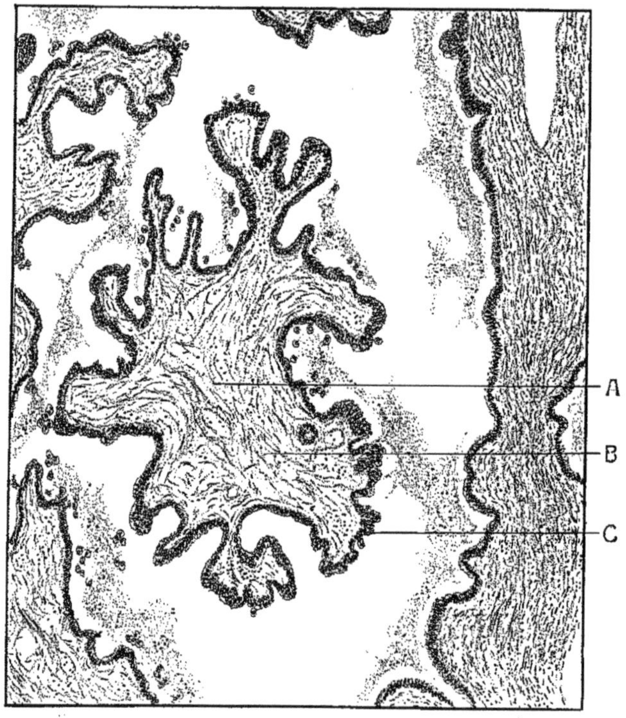

Fig. 529.

Kyste végétant de l'ovaire à type papillaire.

A, coupe d'une végétation. B. Son stroma conjonctif. C. Les cellules de revêtement.

Celle-ci n'est autre que la structure de l'*épithélioma*. Le stroma conjonctif des végétations, qui, avec quelques vaisseaux, forme leur charpente, est recouvert d'une couche épithéliale cylindrique ou à cils vibratiles. Celle-ci est régulière ou au contraire formée de plusieurs assises de cellules atypiques et polymorphes comme on en observe dans tous les cas de dégénérescence épithéliale. A côté des végétations, on trouve des invaginations épithéliales, des tubes glandulaires néoformés, identiques à ceux que l'on rencontre dans les processus néoplasiques de même ordre.

Sans insister sur tous ces détails histologiques bien étudiés par Pfannenstiel et qui sont parfaitement résumés dans la thèse de CAZENAVE [1], il est probable que le développement de ces végétations est au fond le même dans toutes les formes de tumeurs végétantes. Les végétations naissent et prolifèrent sur la surface interne des kystes. Lorsque les cavités kystiques sont volumineuses, comme dans les grands kystes de l'ovaire, les végétations s'y développent librement et peuvent atteindre un volume considérable ; ce n'est que lorsque la poche est remplie par les végétations que celles-ci, continuant à s'accroître, crèvent la paroi kystique et deviennent extérieures. C'est ainsi que les grands kystes de l'ovaire prennent l'aspect de tumeurs végétantes et acquièrent en même temps un certain caractère de malignité. Dans les tumeurs peu volumineuses, il en est de même, et il « semble qu'on ne doit pas admettre la prolifération papillaire d'emblée, même pour le papillome superficiel. Dans ce dernier type, l'aspect papillaire résulte de la rupture précoce des nombreuses et minuscules cavités végétantes. » (W. CAZENAVE.)

Suivant que les cellules épithéliales qui recouvrent les végétations s'éloignent plus ou moins du type régulier, suivant que leur prolifération est plus ou moins désordonnée, la tumeur, comme il est de règle dans les processus épithéliomateux, est plus ou moins maligne. Le néoplasme le plus envahissant est en effet celui qui présente l'épithélium le plus atypique. Les tumeurs végétantes de l'ovaire se comportent comme les autres.

Lorsque l'épithélium cylindrique est à peu près régulier d'aspect et d'arrangement, la tumeur, dont la malignité est moins grande, mérite le nom d'*adénome papillaire* que lui a donné PFANNENSTIEL.

Lorsque l'épithélium prend le caractère métatypique, la malignité de la tumeur augmente et celle-ci devient l'*adéno-carcinome papillaire*, qui n'est autre chose qu'une épithélioma véritable.

Quelquefois le tissu conjonctif qui forme le stroma des végétations prend part à la dégénérescence, et l'on rencontre dans les végétations des parties dont l'aspect rappelle celui du sarcome. Il y a là une nouvelle variété de tumeurs, qui seraient des *adéo-sarcomes papillaires*, si tant est qu'on ne doive pas faire des réserves formelles sur cette association du sarcome et des tumeurs épithéliales.

Presque toutes les tumeurs végétantes sont *bilatérales*, et elles ont une tendance particulière à s'infiltrer dans le ligament large, peut-être, comme le pense CAZENAVE, parce que, au moment de leur début, les végétations trouvent moins de résistance du côté du tissu cellulaire du hile ovarien et du ligament large que du côté du tissu ovarien lui-même, beaucoup plus dense.

Quoi qu'il en soit, elles s'étendent plus volontiers dans le petit bassin que vers la cavité abdominale. Elles remplissent le ligament large, adhérant plus ou moins aux organes qui y sont contenus, se fixant au bord utérin qui est parfois recouvert et même envahi par les végétations. Souvent même il est immobilisé comme dans certaines suppurations pelviennes.

Peu à peu les tumeurs végétantes se propagent sur le péritoine qu'elles détruisent. Elles peuvent en même temps gagner le plancher pelvien, par la voie du ligament large. Si les poches intra-ligamenteuses, lorsqu'il en existe, demeurent closes, la tumeur reste encore à peu près encapsulée et énucléable dans le tissu cellulaire du ligament large. Mais si les végétations viennent à crever les

[1] W. CAZENAVE. Des tumeurs papillaires de l'ovaire avec métastase péritonéale. Thèse, Paris 1895.

poches et se répandent dans le tissu cellulaire, entrant en connexion avec tous les organes voisins, avec le rectum, avec les vaisseaux, avec les os du bassin, on conçoit que l'énucléation de la tumeur puisse devenir impossible.

Parfois les tumeurs végétantes s'insinuent dans le mésocôlon iliaque, dans le mésentère lui-même, et arrivent ainsi au contact de l'intestin au niveau de son bord adhérent. Mais la greffe sur la surface intestinale est beaucoup plus commune. La cavité péritonéale tout entière peut se recouvrir d'un semis de végétations qui naissent et se développent sur l'intestin, l'épiploon, le péritoine pariétal, et qui vont même se *généraliser* par voie sanguine ou lymphatique dans des organes éloignés : l'un de nous a vu une affection de ce genre se terminer par une *tumeur cérébrale*.

Tous ces phénomènes ne se produisent pas en général sans qu'on voie apparaître l'*ascite*. Celle-ci est fréquente ; le liquide qui la constitue est souvent séreux et citrin, parfois rosé ou même rouge, riche en globules sanguins et franchement hémorragique, quelquefois plus ou moins gélatineux. Cet épanchement contient beaucoup plus de matériaux fixes que les ascites ordinaires 100 à 106 gr. par litre, au lieu des 75 à 80 gr., qui, d'après Quénu, seraient la moyenne.

Cette ascite, due sans doute à la sécrétion des végétations, est souvent le premier symptôme qui se manifeste. Elle se reproduit facilement et rapidement après ponction, et cette constante reproduction peut quelquefois devenir une indication opératoire pressante.

Symptômes et diagnostic. — C'est en général l'apparition de l'ascite qui attire l'attention de la malade, car ici, comme dans la plupart des néoplasmes, même les plus mauvais, les douleurs, au début, sont généralement nulles.

Si l'on vient à palper le ventre, on perçoit alors souvent, à moins qu'il ne soit trop distendu par l'ascite, des tumeurs profondes, des irrégularités, qui font sentir leur résistance lorsqu'on déprime brusquement la paroi abdominale en refoulant le liquide péritonéal. Si le ventre est au contraire distendu par le liquide, une ponction, en l'évacuant, permettra de recueillir les mêmes sensations.

Le toucher bimanuel donne les renseignements les plus précieux. Les annexes sont augmentées de volume, généralement des deux côtés, mais les ligaments larges sont, le plus souvent, quelque peu envahis, et le doigt sent, de chaque côté du col, des masses plus ou moins dures, bosselées, irrégulières, ou plus communément une infiltration diffuse qui, englobant l'utérus, l'immobilise comme la gangue inflammatoire et les poches purulentes des salpingo-ovarites.

Dans les cas un peu avancés, les masses néoplasiques sont faciles à sentir au-dessus du pubis et on peut, sans peine, apprécier leur volume, leur situation et parfois même leurs connexions.

Dans ces conditions, on confondrait facilement ces tumeurs végétantes avec des *suppurations pelviennes*, si la présence de l'ascite ne venait écarter formellement ce diagnostic. Mais dans les tumeurs sans ascite, il est très difficile de reconnaître les deux affections. Ce sont surtout les commémoratifs, l'absence de fièvre, de sensibilité, le retentissement sur l'état général, qui permettront d'éliminer l'hypothèse d'une suppuration péri-utérine. S'il y a de l'ascite, on peut en revanche confondre ces lésions avec celles d'une *péritonite tuberculeuse* accompagnée de graves lésions du petit bassin. Ce sont encore des symptômes autres que ceux tirés de l'examen direct de la cavité pelvienne, et au besoin l'examen cytologique du liquide ascitique retiré par ponction, qui permettront de ne pas se tromper dans un diagnostic aussi difficile.

On peut encore confondre ces tumeurs avec la plupart des affections utérines et péri-utérines qui donnent lieu à des modifications anatomiques du contenu pelvien, et discuter de nouveau ces questions de diagnostic serait répéter ici, presque mot pour mot, ce qui a été dit à propos du diagnostic des salpingites et des kystes de l'ovaire.

L'*évolution* de ces tumeurs est très variable et dépend de leur malignité; rien ne peut d'ailleurs la faire prévoir. Un certain nombre d'entre elles qui, au toucher, semblaient malignes, à cause de l'envahissement du péritoine pelvien et des adhérences avec l'utérus et les organes voisins, sont, au contraire, des tumeurs bénignes, décorticables, énucléables qui peuvent guérir complètement après extirpation. Lorsque l'ascite apparaît, c'est en général parce que la tumeur en est arrivée à la période des greffes, et cette particularité assombrit singulièrement le pronostic, bien qu'on ait vu des malades guérir et la guérison se maintenir pendant plusieurs années. Ce sont ces formes qui correspondent à l'*adénome papillaire* de Pfannenstiel.

Les *adéno-carcinomes*, au contraire, ont une marche rapide ; ils envahissent successivement tous les tissus du bassin, inondent le péritoine d'une ascite qui favorise les greffes lointaines, et tuent en général les malades dans un délai de six mois à un an. L'opération guérit et guérit souvent sans récidive les premières de ces malades. Les autres succombent presque toujours à la suite de l'intervention, même lorsqu'elle est simplement exploratrice, tant est compromise chez ces femmes la résistance vitale, et lorsqu'elles guérissent, c'est presque toujours pour retomber très rapidement en pleine récidive.

Traitement. — Il n'en faut pas moins les opérer, car nul ne sait, en présence d'une tumeur végétante de l'ovaire, quelle est celle qui guérira et celle qui ne guérira pas. On doit, en somme, faire courir à des malades fatalement condamnées dans un délai assez bref, la seule chance de guérison qui leur reste. Il faut les opérer parce qu'il y a des guérisons, des guérisons durables, et qu'il s'agit là, par conséquent, d'une affection qui, dans certains cas, peut être circonscrite et enlevée en totalité.

Il est impossible de décrire des opérations de ce genre. Elles sont trop irrégulières, trop dissemblables pour se prêter à une description quelconque. Il ne faut pas se hâter, dès qu'il y a des adhérences solides, de dire que la tumeur est inopérable. En dehors de certains cas qui dépassent manifestement les bornes de ce qu'il est possible de faire, l'inopérabilité dépend beaucoup plus du chirurgien que de l'affection elle-même, et tel chirurgien juge facile une opération que tel autre déclare impraticable.

Pour moi, je considère, en règle générale, comme opérable toute tumeur encore mobile, quelles que soient les adhérences qu'elle présente avec les organes voisins, et lorsqu'il n'y a, bien entendu, aucun signe de généralisation ou d'envahissement lymphatique éloigné. Une tumeur mobile est une tumeur extirpable ; donc elle doit être extirpée.

Comment doit-elle être extirpée ? Cela dépend des cas et il est impossible, pour ces évidements du petit bassin, ces curages du ligament large, de donner des règles précises.

Il faut toujours, étant donnée la tendance à la bilatéralité, supprimer les deux ovaires, qu'ils soient malades ou non.

Dans ces conditions, on se trouvera bien d'extirper en même temps l'utérus, parce qu'il est habituellement adhérent, malade, envahi lui-même et aussi parce que, dans les cas de lésions doubles, lorsqu'on sait choisir le procédé convenable, son extirpation facilite singulièrement l'ablation des masses néoplasiques.

On sera bien souvent obligé, dans ces cas, de laisser un tamponnement à la Mickulicz pour éviter l'hémorragie, le sang suintant souvent de tous côtés après ces opérations, et on fera sagement aussi d'établir un drainage soigné, soit par le vagin, soit par un tube abdominal.

TUMEURS SOLIDES DE L'OVAIRE

A côté des kystes et des tumeurs végétantes, on rencontre encore dans l'ovaire des tumeurs qui, si elles ont comme caractère commun d'être solides, diffèrent beaucoup les unes des autres, comme nature et comme gravité.

Les unes sont d'origine *conjonctive*, les autres d'origine *épithéliale*. Quelques-unes enfin sont des *tératomes*, qui ne diffèrent des kystes dermoïdes que par leur caractère de tumeurs compactes et non kystiques.

TUMEURS D'ORIGINE CONJONCTIVE

Sans parler des *enchondromes*, des *angiomes* et des *myxomes*, tout à fait exceptionnels, et qui constituent une véritable curiosité pathologique, on ne rencontre guère, comme tumeurs de cette nature, que des *fibromes* ou *fibromyxomes*, des *sarcomes* et certains *endothéliomes* d'origine encore obscure.

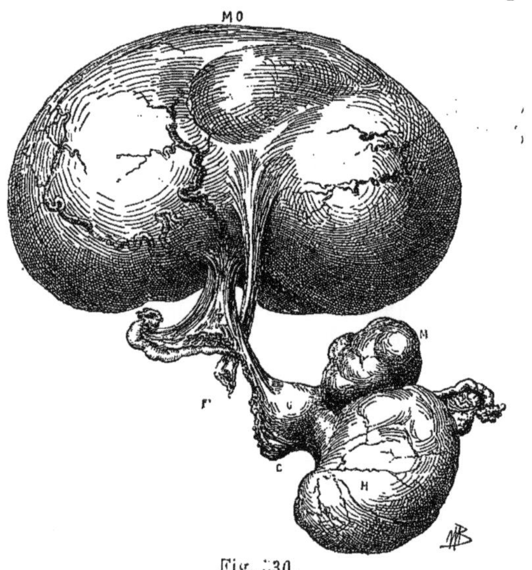

Fig. 530.
Fibrome de l'ovaire droit avec myome de l'utérus (Kelly).

Fibromes. — Ces néoplasmes, assez rares, sont en général d'un volume moyen, petits quand ils sont purs, plus gros quand ils sont combinés avec des éléments sarcomateux ou myxomateux. Ils sont irréguliers, marronnés, durs, avec des excroissances et des mamelons séparés par des sillons profonds (fig. 532). L'ovaire a presque toujours complètement disparu. Le fibrome s'est substitué à lui. Il possède généralement un pédicule long et mince et est tout à fait indépendant de la trompe (fig. 530), comme l'a fait remarquer Léopold.

Quelquefois cependant, il s'insinue entre les feuillets du ligament large, ce qui modifie complètement son aspect clinique ; il peut aussi être inclus dans une cavité kystique.

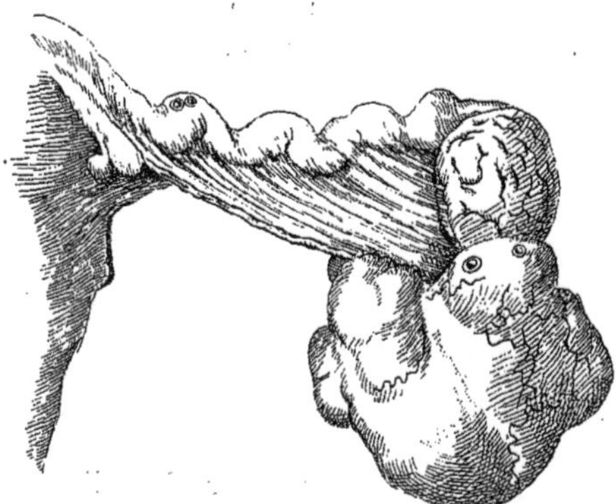

Fig. 531.
Fibrome de l'ovaire en partie calcifié (KELLY).

Au point de vue histologique, ces tumeurs sont parfois des *fibromes purs*, parfois des *fibro-myomes*, absolument analogues à ceux de l'utérus et présentant dans leur trame des fibres musculaires lisses. Elles renferment aussi des éléments embryonnaires, et la tumeur devient alors un *fibro-sarcome*. Enfin on y peut rencontrer de petites cavités kystiques dues soit au développement de petits kystes folliculaires, soit à des dilatations lymphatiques, soit enfin à la dégénérescence et à la désintégration de la tumeur par insuffisance de nutrition.

SARCOMES. — Ce sont bien souvent des *fibro-sarcomes*, et qui, comme tels, ne diffèrent pas sensiblement des tumeurs précédentes (fig. 533). Bien entendu, elles revêtent un caractère d'autant plus dangereux qu'elles s'éloignent davantage du fibrome et présentent dans leur trame plus de tissu sarcomateux.

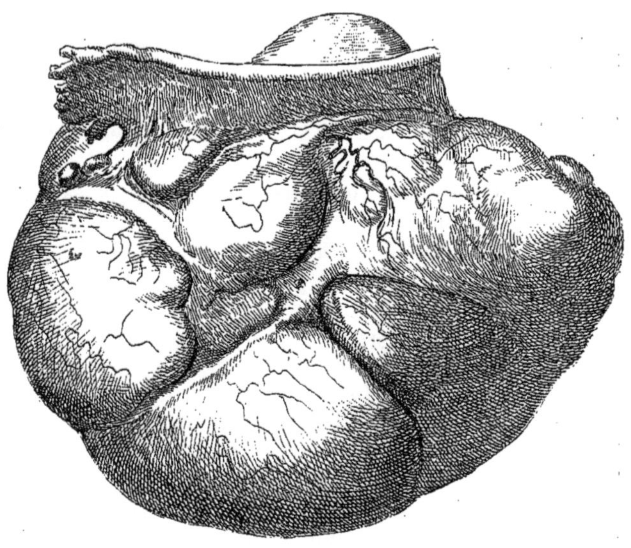

Fig. 532.
Fibrome de l'ovaire (KELLY).

Ils sont ordinairement pédiculés. Leur surface est en général assez uniforme, beaucoup plus lisse que celle des fibromes, et ils peuvent atteindre un grand volume, puisque VILLARD en a observé un de sept kilogrammes. Ils sont souvent bilatéraux.

Leur étude histologique montre qu'il s'agit tantôt de *sarcome fasciculé*, avec cellules fusiformes, et un aspect général qui rappelle beaucoup celui du fibrome pur, tantôt de *sarcome globo-cellulaire*, à cellules rondes, plus rare, mais aussi plus grave que le précédent. Exceptionnellement, on rencontre des *sarcomes à cellules géantes* et des *sarcomes mélaniques*. Enfin on observe encore des kystes, sans doute de même origine que ceux qui se trouvent dans les fibromes.

Endothéliomes. — Ce sont des tumeurs d'origine obscure qui se développent aux dépens de l'endothélium des vaisseaux sanguins et lymphatiques (Léopold). Ce sont donc des tumeurs mésodermiques. Ils ressemblent beaucoup aux fibromes de l'ovaire. Ils sont durs, à surface lisse et d'aspect séreux. Leur volume varie de celui d'un œuf à celui d'une grosse tête d'adulte. A la section, leur surface est blanchâtre, souvent criblée de petits kystes dont la réunion peut constituer des cavités volumineuses.

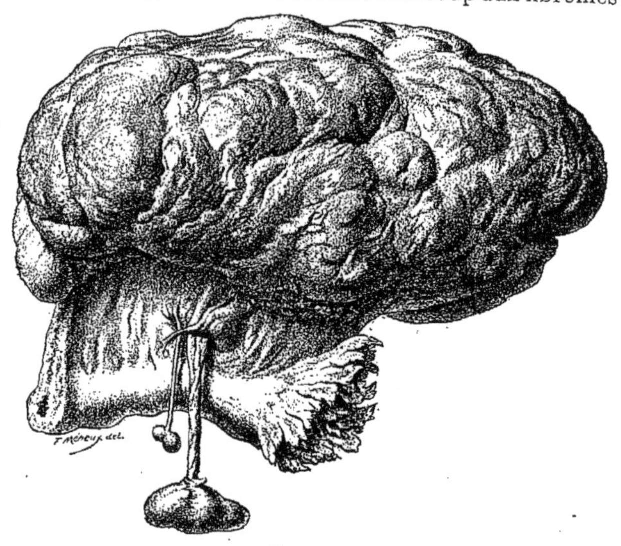

Fig. 533.
Fibro-sarcome de l'ovaire, avec deux petits kystes paratubulaires pédiculés (Labadie Lagrave et Legueu).

Histologiquement ces tumeurs, qui peuvent ressembler beaucoup à des épithéliomes, se reconnaissent à ce que leur développement se fait aux dépens des cellules endothéliales des vaisseaux. De même, il existe des *périthéliomes*, qui, au contraire, naissent aux dépens des cellules de la tunique adventice des vaisseaux.

Ces deux tumeurs, au point de vue clinique, ont une grande analogie avec des sarcomes. Leur évolution est particulièrement maligne.

TUMEURS D'ORIGINE ÉPITHÉLIALE

Cette classe comprend les *épithéliomes de l'ovaire*, qu'ils soient primitifs ou secondaires. Ce sont les véritables cancers de l'ovaire.

Ils diffèrent, des épithéliomas kystiques que nous avons déjà étudiés par leur aspect massif et leur conformation régulière, qui ne rappelle en rien les tumeurs végétantes dues à la prolifération de l'épithélium des cavités kystiques. Ils sont assez souvent munis d'un long pédicule.

Leur volume peut atteindre celui d'une tête d'adulte. Quant à leur consistance, elle dépend de la proportion plus ou moins considérable de tissu conjonctif qui entre dans leur composition et sépare les amas épithéliaux. Aussi trouve-t-on tous les intermédiaires qui vont du *squirrhe* à l'*encéphaloïde*.

C'est un épithélioma tubulé, avec formations kystiques. Il vient donc de l'épithélium ovarien. Cependant on a trouvé quelquefois des lobules analogues à ceux que l'on rencontre dans l'épithélioma pavimenteux stratifié. Il y a lieu de se demander si, dans ces cas, le cancer ne s'est pas développé aux dépens de quelque kyste dermoïde disparu, car il n'y a qu'une tumeur de ce genre qui puisse dans l'ovaire donner naissance à un épithélioma pavimenteux.

TÉRATOMES

Ils ont la même origine que les kystes dermoïdes, mais ils constituent des tumeurs solides ; en général arrondis, lisses ou bosselés, ils atteignent souvent le volume d'une tête d'adulte.

A la coupe, ils se présentent comme des tumeurs fort peu homogènes, avec des îlots osseux ou cartilagineux, des cavités kystiques dont les unes renferment une substance visqueuse, les autres de la matière sébacée mélangée de poils. Lorsque la tumeur est encore peu volumineuse, l'ovaire se reconnaît presque toujours à sa surface.

En certains points on trouve quelquefois la structure du sarcome ou de l'épithéliome. C'est alors une tumeur maligne qui se greffe sur le tératome. Cette particularité, qui n'est pas très rare, impose de fortes réserves au sujet de leur pronostic, car ceux qui présentent cette forme peuvent évidemment récidiver après ablation.

Symptômes. — Au début, les phénomènes par lesquels se traduisent ces diverses tumeurs solides sont à peu près les mêmes : douleurs souvent nulles, vague sensation de pesanteur dans le ventre, quelquefois névralgies dans les sphères d'irradiation pelvienne. Les règles ne présentent en général aucune modification, et c'est par hasard que les malades s'aperçoivent de leur tumeur, à moins que le chirurgien, consulté pour des troubles vagues, ne la reconnaisse au toucher. Elle est habituellement dure, bosselée quand il s'agit d'un fibrome, plus régulière quand c'est un sarcome, souvent très mobile, et je me souviens d'avoir observé dans le service de Le Dentu, chez une jeune femme, une tumeur d'une telle mobilité qu'on pouvait la faire passer sans difficulté de la fosse iliaque droite dans la fosse iliaque gauche. L'opération permit de constater qu'il s'agissait d'un fibrome.

Lorsqu'on se trouve en présence de cette dernière tumeur, les signes peuvent demeurer les mêmes pendant un temps fort long, car le fibrome met des années à grossir. Mais l'on voit quelquefois tout à coup la tumeur augmenter de volume et une ascite se développer. Il y a bien des chances alors pour que le fibrome soit en train de se transformer en tumeur maligne et d'évoluer en fibro-sarcome. L'ascite a cependant été observée dans le fibrome pur; sa présence ne peut guère qu'induire en erreur, car elle accompagne bien plus communément les tumeurs malignes.

Si le cancer, pendant quelque temps, présente les allures d'une tumeur bénigne, son évolution ne tarde pas, en général, à renseigner sur sa véritable nature.

L'ascite apparaît souvent alors que les douleurs et les troubles pelviens avaient à peine attiré l'attention de la malade. En même temps, l'état général s'altère, la malade maigrit et voit disparaître ses forces.

Au toucher on constate que la tumeur s'immobilise, devient irrégulière douloureuse, remplit peu à peu le bassin, qu'elle dépasse bientôt par en haut ; bref, on reconnaît qu'elle augmente, en diffusant peu à peu.

Des accidents du côté du rectum et de l'intestin, parfois même de l'occlusion intestinale, des troubles urinaires, du ténesme vésical, apparaissent successivement ou simultanément, et la malade finit par mourir dans un délai qui n'est pas supérieur à dix-huit mois ou deux ans.

Le *diagnostic* de ces tumeurs est en général des plus difficiles, et au début elles sont presque toujours confondues avec une affection péri-utérine quelconque, salpingite, grossesse tubaire, etc. Il n'y a guère qu'un signe qui puisse les faire reconnaître, c'est leur extrême *mobilité* qui va parfois jusqu'à un véritable ballottement pelvien. Encore peut-on les confondre avec un kyste de l'ovaire, un fibrome utérin pédiculé, mais elles sont en général plus denses et moins rénitentes.

Quant à les distinguer les unes des autres et savoir si l'on se trouve en présence d'un fibrome, d'un sarcome ou d'un carcinome, au début, on ne peut guère que faire des hypothèses, mais la marche de la maladie permet bientôt de voir si la tumeur est bénigne ou maligne. Si la tumeur reste stationnaire, sans retentissement général, sans ascite, sans adhérences, c'est un fibrome. Si elle progresse et envahit, si l'ascite se montre, si l'état général s'altère, si la cachexie apparaît, c'est une tumeur maligne. Quant à reconnaître cliniquement le sarcome de l'épithéliome, il n'y faut pas songer. La chose est impossible, et les histologistes eux-mêmes, pièces en main, s'y trompent quelquefois.

D'ailleurs cette question du diagnostic est en réalité secondaire. Quelle que soit la tumeur, le *traitement* est identique ; il faut l'extirper. La laparotomie permettra d'enlever en quelques minutes, et avec des chances presque certaines de guérison opératoire toutes ces tumeurs, lorsqu'elles sont pédiculées. Le fibrome ne reviendra pas ; le sarcome et l'épithéliome pourront au contraire reparaître et récidiver. Mais cette récidive est loin d'être fatale, et à propos des sarcomes, Langmeister cite 16 malades qui sont restées guéries de quatre à seize années.

Si la tumeur est indubitablement maligne et a commencé à se généraliser, il est évident qu'il faudra s'abstenir. Mais s'il y a un doute quelconque sur son opérabilité, si elle est mobile en masse, si l'état général n'est pas trop grave, il faudra pratiquer la laparotomie, quitte à s'en tenir à une simple exploration s'il est matériellement certain, une fois le ventre ouvert, que l'opération est absolument impossible. En dehors de ces cas, il faut agir, car tout cancer anatomiquement extirpable doit être extirpé.

TUMEURS DE LA TROMPE

Les tumeurs de la trompe sont exceptionnelles.

Les *petits kystes* du pavillon, développés aux dépens de l'hydatide de Morgagni, d'autres petits kystes qu'on voit appendus sur le bord supérieur du ligament large et qui se développent sans doute aux dépens des vestiges du canal de Wolff, n'ont aucune importance clinique.

Doléris a observé un kyste hydatique de la trompe.

Il y a aussi quelques observations de *fibromes* de la trompe qui font saillie sous la séreuse, sans oblitérer la lumière du canal tubaire et Pozzi a observé une *tumeur dermoïde*.

Les *sarcomes* sont également très rares.

Les seules tumeurs de la trompe qui aient une histoire clinique sont les *tumeurs papillaires* qui peuvent d'ailleurs être *bénignes* ou *malignes*. On trouvera leur histoire complète dans les thèses de Macrez [1] et de Danel [2], auxquelles je renvoie pour beaucoup de détails que je ne puis donner ici.

TUMEURS PAPILLAIRES

Elles constituent à peu près exclusivement toutes les tumeurs de la trompe. Mais elles n'en sont pas moins fort différentes les unes des autres, puisque, bien

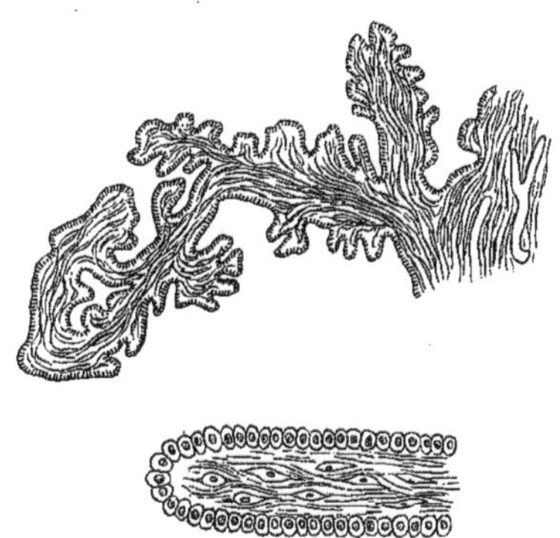

Fig. 534.
Papillome de la trompe de Fallope (Macrez, d'après Alban Doran).
Coupe d'une végétation montrant un espace limité par un épithélium. Au-dessous une partie de la même végétation grossie.

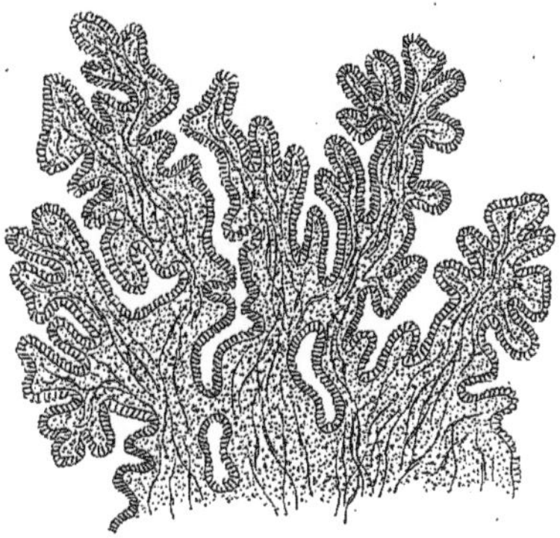

Fig. 535.
Coupe microscopique d'une adénome de la trompe de Fallope (Macrez, d'après Bland Sutton).

qu'elles aient toutes l'aspect papillaire, les unes sont bénignes et sont de simples *papillomes*, les autres sont malignes et sont de véritables *épithéliomes*.

Anatomie pathologique. — Extérieurement la tumeur ressemble à une trompe kystique (fig. 536). Elle est arrondie, du volume d'une orange ou d'une tête de fœtus, d'une couleur grisâtre, ardoisée, rappelant celle d'un kyste de l'ovaire, mais ne présentant pas de vaisseaux à sa surface. Elle a en somme l'aspect d'une salpingite kystique commune qui peut être indépendante des organes voisins ou contracter avec eux des adhérences variables. Dans les cas de tumeur maligne avancée, la surface de la trompe kystique présente parfois des noyaux néoplasiques, qui s'étendent aux parties voisines.

Mais dès qu'on ouvre la poche kystique les phénomènes changent et son aspect

[1] Macrez. Des tumeurs papillaires de la trompe de Fallope. Thèse de Paris, 1899.

[2] Danel. Essai sur les tumeurs malignes primitives de la trompe utérine. Thèse Lille, 1899.

n'est plus celui d'une trompe simplement infectée. Sa face interne est, en effet, tapissée de végétations soit *villeuses*, soit *papillaires* (fig. 537, 538, 539).

« Dans le *type villeux,* la villosité s'implante sur la paroi ; elle est plus ou

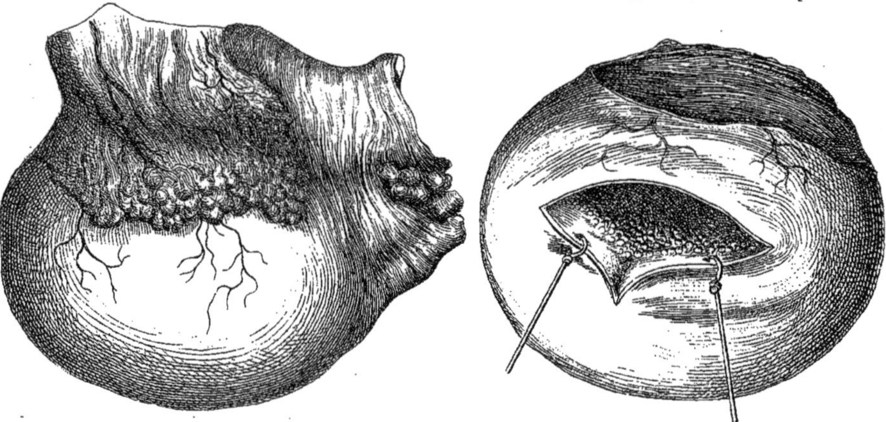

Fig. 536. Tumeur salpingienne végétante (face antérieure) (Doléris).

Fig. 537. La tumeur est ouverte et laisse voir les végétations intérieures (Doléris).

moins longue. Certaines sont divisées à leur extrémité libre. Ces villosités sont cylindriques ou conoïdes, quelques-unes sont en forme de massue. Elles sont indépendantes les unes des autres. Elles paraissent semées sur la face interne de la trompe et donnent à celle-ci l'aspect velvétique » (Macrez).

« Dans le *type papillaire* on se trouve sans doute en présence d'un stade plus avancé. Les papillomes ont une base d'implantation généralement ténue ; les différentes petites tumeurs qui constituent les grosses sont indépendantes les unes des autres et ne sont confondues entre elles que dans le cas d'épithélioma avéré.

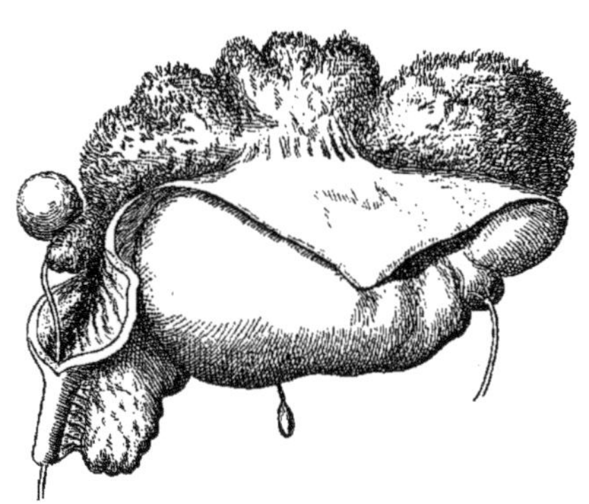

Fig. 538. Papillome de la trompe (d'après Alban Doran) (Thèse Macrez).

La trompe a été divisée suivant son bord supérieur et a été éversée montrant des masses papillomateuses qui viennent de la muqueuse.

« La partie libre de ces papillomes peut être kystique ; Sænger et Barth décrivent de simples papillomes et des papillomes à vésicules kystiques.

« La partie libre de ces papillomes n'est jamais ulcérée dans les tumeurs bénignes.

« On peut rencontrer l'ulcération dans les cas d'épithélioma et alors un liquide sanieux les recouvre » (Macrez).

Les orifices de la trompe peuvent être oblitérés ou, au contraire, rester perméables, et le liquide sécrété dans la cavité tubaire s'écoule dans le péritoine en donnant lieu à de l'ascite, ou, au contraire, s'évacue par le vagin. Le liquide contenu dans la poche est d'aspect gommeux, généralement citrin foncé ; dans les cas malins, il peut être sanguinolent.

Au point de vue histologique on rencontre, suivant la régularité de la prolifération épithéliale, trois formes différentes.

La *forme papillomateuse*, dans laquelle les papilles à stroma conjonctif et vasculaire sont doublées d'une couche unique de cellules épithéliales cylindriques. En certains points on rencontre deux ou même trois assises de cellules. La *forme adénomateuse*, souvent mélangée à la précédente, dans laquelle on rencontre des invaginations épithéliales dans la muqueuse et de véritables formations glandulaires (fig. 535). Enfin, la forme *épithéliomateuse*, dans laquelle on retrouve les dégénérations cellulaires atypiques et les invaginations tubulaires dans l'épaisseur de la muqueuse et les tissus sous-jacents.

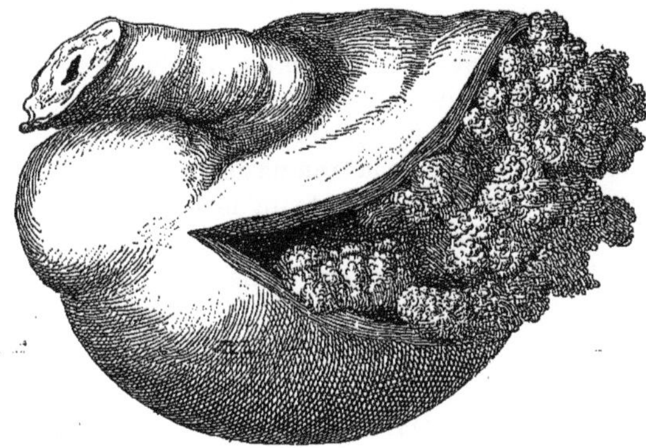

Fig. 539.
Papillome de la trompe (Dolèris).

Etiologie. — Il paraît certain que ces tumeurs ne se développent guère que chez les femmes qui ont présenté pendant longtemps des lésions de salpingite chronique. Il n'y a là rien que de fort naturel et l'on connaît bien l'influence qu'ont les irritations et les infections chroniques sur la genèse des néoplasmes. C'est à cette cause qu'il faut attribuer, sans aucun doute, cette particularité que presque toutes ces tumeurs ont été rencontrées chez des femmes nullipares ou ayant eu à peine une grossesse, et encore depuis fort longtemps. Le développement du néoplasme n'a rien à voir avec la stérilité relative et absolue de ces femmes, mais le néoplasme et la stérilité doivent être attribués à la même cause, c'est-à-dire à l'existence des lésions inflammatoires anciennes et chroniques du côté des trompes.

Symptômes et diagnostic. — Dans la grande majorité des cas, les signes des tumeurs de la trompe sont ceux d'une salpingite commune. On sent dans le cul-de-sac latéral une tumeur peu volumineuse, plus ou moins sensible, plus ou moins mobile suivant les cas. Il est dans ces conditions à peu près impossible de songer à autre chose qu'à une salpingite. Il est donc presque fatal que ces tumeurs ne soient reconnues que pendant l'opération, ou même après l'opération.

Il n'y a guère qu'un signe qui, s'il est bien observé, mettra sur la voie du diagnostic : c'est un *écoulement vaginal* abondant, séreux ou aqueux, non purulent. Lorsque l'orifice de la trompe dans l'utérus est resté perméable, le liquide accumulé dans la poche tubaire et dans lequel baignent les végétations papillaires ou épithéliales peut être expulsé au dehors par la cavité utérine et le vagin. Mais on comprend combien cet écoulement est facile à confondre avec les écoulements multiples des voies génitales.

De même l'ascite, qui fait son apparition fréquente lorsque l'orifice du pavillon de la trompe est perméable et qui présente parfois un certain caractère d'intermittence, sera bien difficile à distinguer de l'ascite qui accompagne les autres affections utéro-ovariennes.

En résumé, ces tumeurs de la trompe, bénignes ou malignes, sont presque toujours confondues soit avec des salpingites communes, soit, au moment où elles prennent une tournure maligne évidente, avec des tumeurs cancéreuses qu'on rapportera le plus souvent à l'ovaire ; il est à peu près impossible qu'il en soit autrement, si l'on songe à la rareté de ces tumeurs tubaires et à l'extrême fréquence des autres affections annexielles avec lesquelles on est exposé à les confondre.

Le *traitement* des tumeurs de la trompe est bien simple. Il n'y a pas autre chose à faire que de les extirper, aussitôt qu'elles seront reconnues. La récidive est, en effet, fréquente lorsqu'on se trouve en présence de la forme épithéliale et que les végétations ne sont plus renfermées dans la trompe distendue. On a donc tout intérêt à pratiquer des opérations précoces. J'ajoute qu'on doit, comme pour tous les cancers, extirper la trompe malade tant qu'il n'est pas évident qu'elle n'est pas extirpable. Cette opération ne diffère en rien d'une laparotomie ordinaire pour salpingite kystique ou tumeur ovarienne.

TUMEURS DU LIGAMENT ROND

La pathologie du ligament rond est des plus simples. Les maladies en sont extrêmement rares ; on n'y rencontre guère que des *kystes* et des *fibromes*.

KYSTES

Les *kystes* se rencontrent surtout au niveau du point où le ligament rond traverse le canal inguinal. Du canal inguinal dans lequel ils se développent, ils descendent jusque dans la grande lèvre. Ils dépassent rarement le volume d'un œuf de pigeon. Lorsqu'on les ouvre, le liquide qui s'en écoule est séreux. Leur paroi est lisse, mince et le ligament rond, qui leur adhère, apparaît à leur face interne sous la forme d'une saillie longitudinale qui repousse pour ainsi dire la paroi.

Il est probable que ces kystes ne sont pas, en réalité, développés aux dépens du ligament rond lui-même comme le pense Weber, qui les fait venir du gubernaculum de Hunter. Celui-ci n'est autre chose que le ligament rond embryonnaire et est primitivement creux.

Il est plus probable encore que ces kystes ne sont pas, ainsi que le pense Duplay, des sacs herniaires déshabités.

Il est, au contraire, vraisemblable qu'ils se développent aux dépens du canal de Nuck, diverticule péritonéal qui accompagne le ligament rond, et qui est l'homologue du canal vagino-péritonéal de l'homme. Ces kystes seraient donc analogues aux kystes du cordon.

Leur développement est lent, leur forme oblongue ; ils sont lisses, rénitents, parfois réductibles dans le ventre, quelquefois bilobés avec un étranglement au niveau de l'anneau inguinal externe. Leur indolence est complète et leur gravité nulle. Tout au plus apportent-ils une certaine gêne lorsqu'ils augmentent de volume.

Ils sont quelquefois confondus avec une hernie épiploïque qui n'a pas leur régularité, leur rénitence, et qui, d'autre part, possède un pédicule. L'entérocèle, qui peut également leur ressembler beaucoup, est sonore, alors qu'ils sont mats. La hernie de l'ovaire est douloureuse alors qu'ils sont indolents.

Le *diagnostic* en est donc en général facile, et bien que le *pronostic* en soit extrêmement bénin, malgré l'inflammation et la suppuration possibles, ils doivent être enlevés.

Le *traitement* le meilleur est en effet l'extirpation. La ponction suivie d'injection iodée serait acceptable si elle n'exposait aux accidents que peut entraîner la pénétration de la teinture d'iode dans la cavité péritonéale par suite d'une oblitération incomplète du canal de Nuck. Et puis il faut compter avec les erreurs de diagnostic possibles, avec les hernies, et dans ce cas, le mieux est toujours d'opérer à ciel ouvert et de bien voir ce que l'on fait.

L'extirpation est d'ailleurs des plus simples. Elle peut, en général, se faire sous la simple anesthésie locale.

La dissection sera faite avec soin, en ouvrant au besoin le canal inguinal. On évitera de couper le ligament rond et on refermera le canal par quelques points de suture au catgut, de façon à prévenir la formation possible d'une hernie consécutive.

FIBROMES

Les fibromes du ligament rond sont fort rares. En 1896, DELBET et HERESCO n'en ont trouvé que 16 cas, sur lesquels 4 siégeaient dans la portion abdominale et 12 dans la portion inguinale externe.

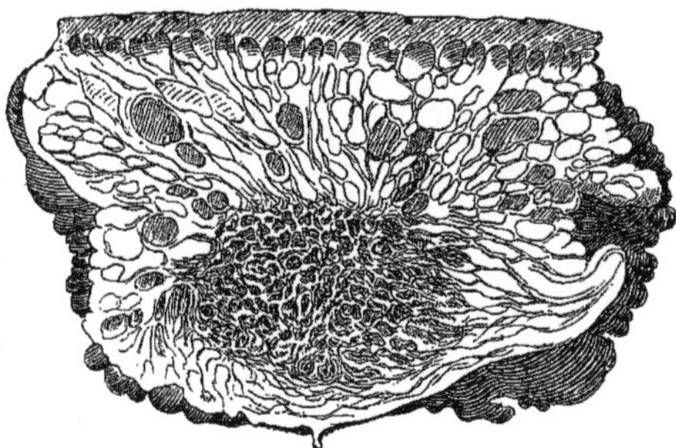

Fig. 540.
Fibro-myome du ligament rond (KELLY).

Ils sont presque toujours situés à droite (13 cas sur 17) et ne se rencontrent guère que chez des multipares.

Ce sont presque toujours, d'après DORT, des *fibro-myomes* (12 cas sur 13). On aurait rencontré seulement un fibro-sarcome.

Il y a aussi des fibro-myxomes.

Comme le fibrome de l'utérus, ils sont en général irrégulièrement lobulés.

Quant à leur volume, il est des plus variables. Ordinairement il ne dépasse guère celui d'un œuf de poule. Mais ils peuvent acquérir des dimensions beaucoup plus considérables et peser 2 kilos, 5 kilos (Pierre DELBET) et jusqu'à 12 kilos (LÉOPOLD).

Lorsque le fibrome naît dans le canal inguinal ou dans la grande lèvre, il se

[1] Voir DELBET et HERESCO. Des fibromes de la portion abdominale du ligament rond. *Rev. de chir.*, 1896, p. 607.

développe vers l'extérieur. Au contraire, lorsqu'il naît dans la portion abdominale du ligament rond, il se développe vers la cavité péritonéale et contracte souvent avec les organes pelviens et abdominaux des adhérences secondaires. Il peut encore se développer en partie en avant de la paroi abdominale, en partie en arrière, dans l'espace sous-péritonéal en présentant un étranglement qui correspond au canal inguinal (fig. 541).

Symptômes et diagnostic. — Les fibromes extra-abdominaux forment une tumeur dure, bosselée, plus ou moins mobile, qui siège dans la grande lèvre, à l'orifice du canal inguinal dans lequel on arrive parfois à les réduire, ou dans le canal inguinal lui-même. Ces tumeurs sont indolentes et ne font que gêner les malades qui les portent. Ce n'est que lorsqu'elles ont acquis un gros volume qu'elles provoquent des compressions ou des tiraillements douloureux.

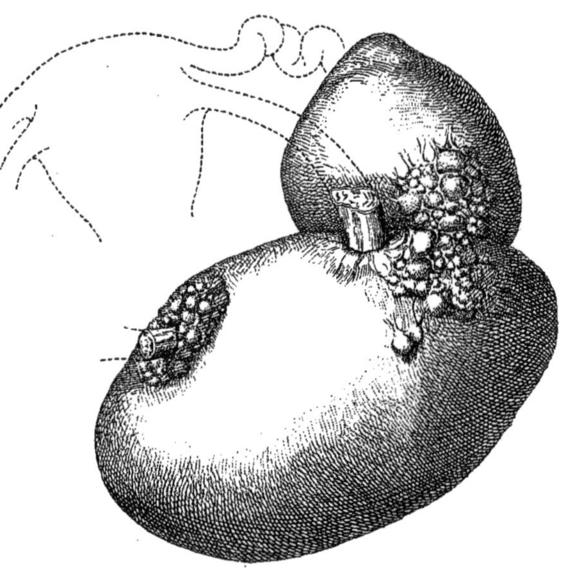

Fig. 541.
Fibrome du ligament rond dans le canal inguinal (Kelly).

Lorsque le fibrome se développe dans l'abdomen, il présente nécessairement tous les signes d'une tumeur abdominale et en particulier d'une tumeur ovarienne. Il a, lorsqu'il est un peu gros, ce qui est d'ailleurs exceptionnel, assez exactement la consistance et la situation antéro-latérale du fibrome de l'ovaire.

Aussi est-il à peu près impossible de faire avant l'opération le *diagnostic* des fibromes intra-pelviens. L'indépendance de l'utérus permettra de les différencier des fibromes de cet organe. Mais pour les distinguer des tumeurs solides de l'ovaire et aussi des kystes dermoïdes, il n'y a qu'un signe, et encore est-il bien aléatoire ; les kystes et tumeurs de l'ovaire naissant derrière le ligament large, repoussent en général l'utérus en bas et en avant. Les fibromes du ligament rond le repoussent au contraire en bas et en arrière. Mais c'est là un symptôme un peu théorique. En clinique, on ne porte pour ainsi dire jamais avec exactitude le diagnostic de fibrome du ligament rond. Bien heureux si, par le point d'implantation exact de son pédicule, on peut reconaître sa nature pendant l'opération.

Pour les fibromes extra-abdominaux le diagnostic est plus simple. Encore sera-t-on exposé à confondre cette tumeur avec les tumeurs de la grande lèvre et surtout avec les tumeurs du canal inguinal, en particulier les *hernies de l'ovaire* ou de l'*épiploon* ou certains *lipomes préherniaires*. L'examen minutieux des symptômes permettra seul de se prononcer avec quelque chance de ne pas se tromper.

Et d'ailleurs cette question de diagnostic n'a qu'une importance secondaire, toutes ces tumeurs devant être extirpées.

L'opération, fort simple pour les fibromes externes devient une laparotomie ordinaire pour les fibromes internes qui doivent être enlevés exactement comme on enlève une tumeur annexielle, salpingite kystique, fibrome ou kyste de l'ovaire.

TUMEURS DU LIGAMENT LARGE

Les ligaments larges sont le siège d'affections variées. J'ai décrit plus haut les abcès et les suppurations qui s'y développent et je n'y reviens pas. Mais on y rencontre également des tumeurs solides ou liquides qui présentent un très grand intérêt chirurgical. Elles doivent être étudiées à côté des tumeurs des annexes auxquelles elles ressemblent beaucoup au point de vue clinique et dont elles se rapprochent plus encore par le traitement qu'on leur oppose. Je les décrirai donc ici successivement.

TUMEURS SOLIDES

Les tumeurs malignes des ligaments larges n'existent guère, ou même n'existent pas en tant que tumeurs primitives. Sans doute le *cancer* y est des plus fréquents, mais ce n'est que par envahissement secondaire, comme dans les cas si communs où un cancer du col utérin se propage à la base du ligament large, le long des lymphatiques et des espaces celluleux. Il en est de même pour les tumeurs végétantes de l'ovaire, et en un mot pour tous les cancers du voisinage.

Le *sarcome* y existe peut-être à l'état primitif. Péan, Polaillon, Playfer en auraient cité quelques cas, mais il est beaucoup plus probable que, lorsqu'on l'y rencontre, il est dû à la dégénérescence d'un fibro-myome primitif.

Il y a de la graisse dans le ligament large. Il peut donc y avoir des *lipomes*. Pozzi en a enlevé un de 57 livres. Ils n'en sont pas moins tout à fait exceptionnels, régulièrement confondus avec d'autres tumeurs et sans véritable intérêt clinique.

Les tumeurs solides du ligament large sont presque toujours des *fibromes* ou des *fibro-myomes*.

FIBROMES

Ce sont des tumeurs assez rares et on n'en a guère signalé plus d'une cinquantaine de cas.

Leur structure est la même que celle des fibromes utérins. Comme eux ils sont denses, souvent formés de noyaux agglomérés, énucléables, de volume très variable, blanchâtres à la coupe, quelque peu élastiques. Le volume de ces fibromes peut être considérable, et BILLROTH en a enlevé un qui ne pesait pas moins de 18 kilogrammes.

Au point de vue histologique on y rencontre, en dehors du tissu fibreux qui forme la plus grande partie de la tumeur, des fibres musculaires lisses. Parfois il y a des cavités kystiques, soit par ramollissement et nécrobiose locale, soit par hémorragie interstitielle, soit enfin à la suite d'une véritable transformation sarcomateuse.

Ces tumeurs sont en général encapsulées et la nappe celluleuse qui les entoure facilite beaucoup leur extraction. Elles sont incluses entre les deux feuillets du ligament large. Suivant leur volume elles paraissent complètement sous-péritonéales, ou au contraire, lorsqu'elles sont considérables et font saillie dans la cavité abdominale, intra-péritonéales comme de volumineuses tumeurs annexielles (fig. 542).

Autour d'elles, dans le ligament large, les vaisseaux sont souvent très développés. Il y a de larges plexus veineux formés de grosses veines entrelacées et anastomosées, et l'on comprend que, au cours de l'opération, il puisse y avoir, de ce fait, des difficultés considérables.

L'enclavement possible de ces tumeurs dans le petit bassin amène, du côté des différents organes, des troubles de compression de toute sorte sur lesquels il est inutile d'insister.

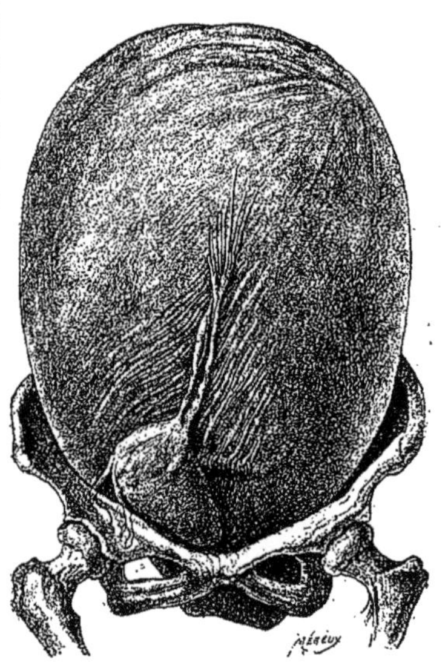

Fig. 542.
Fibro-myome kystique du ligament large (SCHAUTA).

Pathogénie. — Il est admis aujourd'hui que ces tumeurs se développent primitivement dans le ligament large.

Longtemps on avait pensé qu'il s'agissait là de fibro-myomes utérins partis du bord de l'utérus, ayant dédoublé les deux feuillets du ligament large et séparés secondairement de l'utérus par rupture ou résorption du pédicule. Mais on n'a jamais trouvé trace de ce pédicule ou de ses vestiges.

D'autre part, il y a dans le ligament large des fibres musculaires en grand nombre, décrites par ROUGET, et il n'y a aucune raison pour que les tumeurs dont nous parlons ne se développent pas aux dépens de ces fibres musculaires propres. Elles sont d'ailleurs plus communes aux points où ces fibres sont elles-mêmes les plus nombreuses, c'est-à-dire dans la partie inféro-interne du ligament large.

Enfin, il est un dernier argument, et le meilleur, qui prouve que ces tumeurs appartiennent en propre au ligament large. On en a vu qui étaient munies d'un pédicule très net et qui partait précisément du ligament large lui-même.

Symptômes et diagnostic. — La tumeur et les phénomènes de compression qui en résultent sont à peu près les seuls signes auxquels donne lieu cette affection. Elle ressemble beaucoup au fibrome de l'utérus, ou plutôt à certains fibromes sous-péritonéaux et n'ayant aucun retentissement sur la muqueuse utérine. En effet, ici, il n'y a pas d'hémorragies, et de plus la cavité utérine n'est pas agrandie. Mais on sait que beaucoup de fibromes sous-péritonéaux ne donnent lieu à aucune hémorragie et peuvent ne s'accompagner d'aucune modification de la cavité utérine. Ces deux signes négatifs, sans avoir une très grande valeur, méritent cependant d'attirer l'attention.

Les renseignements donnés par le toucher sont les plus fidèles, comme il est de règle dans toutes les affections annexielles. La tumeur est en effet située sur le côté de l'utérus qui est repoussé du côté opposé, et en général vers le fond du petit bassin. Il est quelquefois possible d'établir l'indépendance de l'utérus et de la tumeur, et c'est là un signe de premier ordre. Mais bien souvent il y a entre les deux un accollement si étroit qu'il est impossible de se rendre compte de la réalité de leur séparation. D'autre part, si l'on est parvenu à établir que la tumeur est indépendante de l'utérus et n'est pas un *fibrome*, il est encore possible de la confondre avec une *tumeur annexielle*, *kyste dermoïde* ou *tumeur solide de l'ovaire*, avec une *grossesse extra-utérine*, ou enfin avec une *tumeur du ligament* large lui-même, dont le type est formé par les *kystes parovariens*. Ceux-ci, il est vrai, sont plus réguliers, plus globuleux et présentent souvent une fluctuation véritable. Mais tous ces signes peuvent être obscurs, et en réalité le fibrome du ligament large est presque toujours confondu soit avec un fibrome utérin, soit avec une tumeur tubaire ou ovarienne.

Traitement. — Lorsque ces tumeurs sont de petit volume, elles peuvent être enlevées par le vagin. C'est le conseil que donne Segond. L'hystérectomie vaginale est nécessaire pour mener à bien cette extirpation, d'autant plus que le diagnostic exact est en réalité très rarement porté et qu'on croit, en général, opérer un fibrome utérin. Si le diagnostic est ferme avant l'opération, il est évident qu'on ne pourra guère songer à enlever une tumeur semblable, développée dans le ligament large, sans enlever l'utérus dont l'extirpation préalable permettra seule de l'aborder. Encore rencontrera-t-on, en général, des difficultés considérables.

C'est pourquoi je pense, avec la plupart des chirurgiens, qu'il vaut mieux, systématiquement, aborder ces tumeurs par l'abdomen, lorsque le diagnostic en est porté, même si elles sont petites. Il est en effet relativement facile, par la voie abdominale, d'énucléer une tumeur du ligament large, et je crois que, dans la plupart des cas, si la tumeur n'est pas trop grosse, on y pourra parvenir sans sacrifier l'utérus. Et c'est là un argument capital en faveur de la voie abdominale, puisque la voie vaginale nécessite son sacrifice. Il vaut évidemment mieux, si la chose est possible, conserver l'utérus, alors surtout qu'on conserve les annexes d'un côté, quelquefois même des deux, si l'énucléation intra-ligamentaire a pu se faire assez facilement. S'il y a de trop grandes difficultés, on sacrifie l'utérus, ne fût-ce, comme on est obligé de le faire quelquefois, que pour tarir l'hémorragie, souvent difficile ou impossible à arrêter par tout autre moyen.

Si le fibrome est volumineux, il n'y a plus aucune hésitation à avoir et la seule opération possible est la *laparotomie*. On ouvre le ventre, on se porte sur la tumeur, on incise le péritoine sur elle et on la décortique rapidement en passant au-dessous. Mais il y a souvent des adhérences aux organes voisins, à l'utérus, à l'uretère surtout, auquel il faut toujours penser. L'opération peut être très difficile, s'accompagner de déchirures viscérales, de section de l'uretère, de délabrement vésical, d'hémorragie. Bref, c'est une opération grave, et sur 9 opérées, on ne compte pas moins de 6 morts. Il est vraisemblable que c'est là une statistique un peu sombre; mais même améliorée, elle n'en montre pas moins que l'opération est des plus sérieuses.

C'est dans ces cas, toujours difficiles, qu'il faut agir avec décision et souvent avec rapidité. L'extirpation de l'utérus sera souvent nécessaire et facilitera beaucoup l'opération, qui en sera rendue moins grave. Je ne saurais trop conseiller, si l'on est obligé de sacrifier l'utérus, de pratiquer au besoin, comme dans la plupart des tumeurs profondément enclavées dans le ligament large, l'hémisection utérine qui, en facilitant l'opération, fera gagner du temps et par conséquent du sang.

KYSTES PAROVARIENS

Dans les ligaments larges on trouve des débris embryonnaires du corps de Wolff qui persistent indéfiniment sous forme de petits tubes épithéliaux. Leur ensemble constitue le parovaire, ou organe de Rosenmüller. On l'aperçoit facilement par transparence, chez les femmes maigres, dans le ligament large, entre la trompe et l'ovaire.

C'est dans ces vestiges wolfiens que se développent, ainsi que l'a le premier soutenu Verneuil, les kystes du ligament large auxquels, en vertu de ces idées pathogéniques, on a donné le nom de *kystes wolfiens* ou *kystes parovariens*. C'est Velpeau qui, en 1825, fut le premier à les signaler. Ils ont été depuis lors étudiés par un grand nombre d'auteurs, et il ne faut pas s'en étonner, car ils sont fréquents. Olshausen sur 284 ovariotomies n'en a pas rencontré moins de 32.

Anatomie pathologique. — Ils siègent entre les deux feuillets du ligament large qu'ils écartent de plus en plus à mesure qu'ils se développent. Ils peuvent être extrêmement petits, mais ils ne deviennent guère cliniquement appréciables que lorsqu'ils atteignent le volume d'une orange. Ils n'acquièrent jamais le volume des gros kystes de l'ovaire. Cependant Forgue en a opéré un qui ne contenait pas moins de 23 litres de liquide et on en a vu de 25 litres. Mais ces grands kystes sont exceptionnels.

Quand ils sont peu volumineux, ils restent cachés dans le bassin, mais, lorsqu'ils deviennent gros, ils évoluent vers le haut et apparaissent dans l'abdomen.

Ils sont en général arrondis, réguliers, uniloculaires. Le péritoine du ligament large les coiffe sans leur adhérer et ils sont environnés de toutes parts de couches celluleuses qui les séparent des organes avoisinants.

Leur paroi est mince, avec une couche externe conjonctive qui présente parfois des fibres musculaires et une couche interne épithéliale dont les cellules constituantes sont assez variables. On y rencontre le plus souvent des cellules cylindriques, parfois des cellules à cils vibratiles.

Le liquide qu'ils renferment est aqueux, citrin, transparent. Il ne ressemble en rien au liquide filant des kystes de l'ovaire. Il est beaucoup plus fluide et ne contient jamais de paralbumine. Il est, en revanche, très riche en chlorure de sodium.

Ces kystes, en se développant, écartent les feuillets du ligament large et repoussent devant eux tous les organes qui y sont contenus. L'ovaire et la trompe sont soulevés, mais non altérés. L'utérus est repoussé du côté opposé et presque toujours en avant. L'uretère est dévié et quelquefois comprimé. Il en est de même du rectum et de la vessie. Lorsqu'ils sont volumineux, ils font saillie dans l'abdomen et peuvent alors se constituer aux dépens du ligament large une sorte de pédicule.

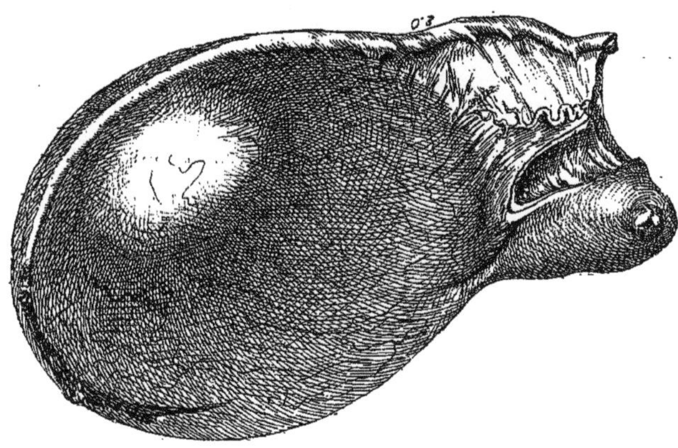

Fig. 543.
Kyste parovarien situé entre la trompe et l'ovaire (KELLY).

Parfois ces kystes parovariens présentent une sorte de prolongement tubulaire également tapissé d'épithélium : THIERY, LEGUEU en ont rapporté des exemples (fig. 547). Ce sont encore des vestiges wolfiens et ces cas, d'ailleurs très rares, viennent apporter de nouveaux arguments à la théorie de VERNEUIL.

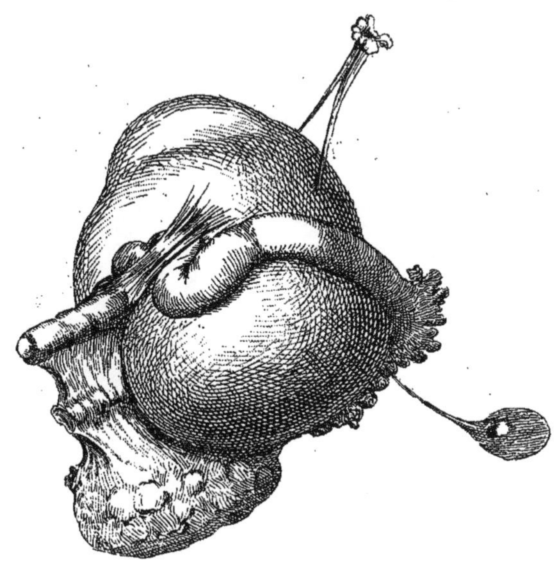

Fig. 544.
Kyste parovarien (KELLY).

Comme dans les kystes de l'ovaire, mais plus rarement que chez ces derniers, on rencontre, au cours de l'évolution des kystes parovariens, divers accidents : la *torsion du pédicule*, fort rare, comme l'existence même de ce pédicule ; la *rupture* ; l'*inflammation* ; la *suppuration* ; l'*hémorragie*, et enfin la *transformation papillaire* et *épithéliale*.

Symptômes et diagnostic. — Les kystes parovariens ne se révèlent pas par d'autres symptômes que ceux qui résultent de leur volume. Ils ne donnent guère lieu qu'à des phénomènes de compression, surtout du côté du rectum et de la vessie, et parfois, lorsqu'ils acquièrent de grandes dimensions, à une augmentation de volume du ventre. Leur présence est compatible avec une excellente santé, les accidents qu'ils peuvent entraîner sont rares, et la rupture accidentelle est même quelquefois pour eux un mode de guérison. Ce n'est que lorsqu'ils présentent une des complications énumérées plus haut, torsion du pédicule, suppuration, qu'ils deviennent dangereux.

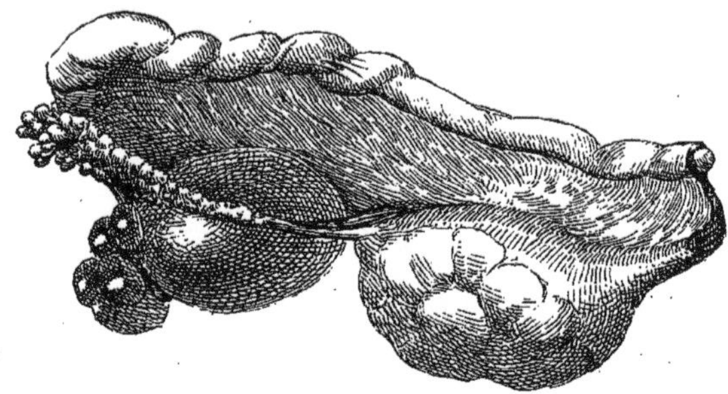

Fig. 545.
Kyste parovarien avec petits kystes situés sous les franges de la trompe (Kelly).

Leur symptomatologie fonctionnelle est donc des plus vagues. Seul l'examen direct permet de les reconnaître. Lorsqu'ils ont évolué vers l'abdomen et sont plus ou moins pédiculés, il est impossible de les distinguer des kystes ordinaires de l'ovaire dont ils présentent tous les caractères. Mais lorsqu'ils restent inclus dans le ligament large et plus ou moins enclavés dans le bassin, leur diagnostic devient plus facile.

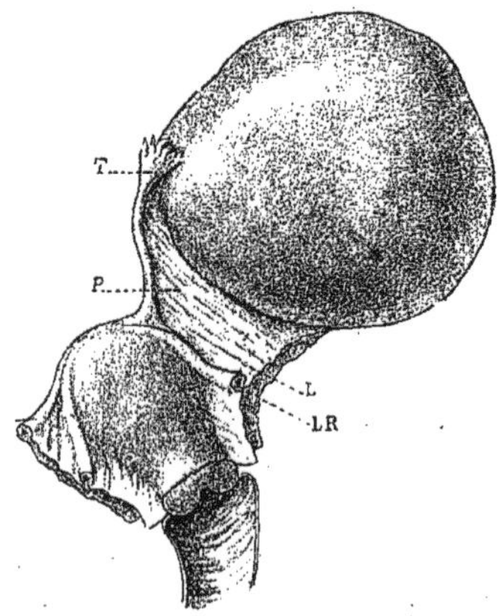

Fig. 546.
Kyste parovarien à évolution abdominale (Labadie-Lagrave et Legueu).

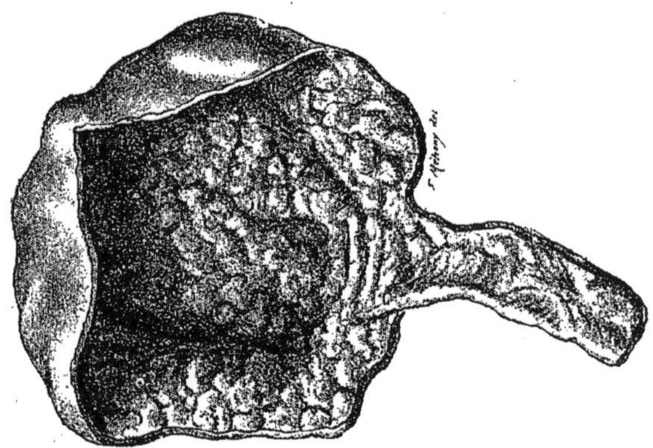

Fig. 547.
Kyste parovarien en communication avec le canal de Gärtner (Thiery).

Ils font saillie dans le cul-de-sac latéral du vagin, repoussant du côté opposé l'utérus dont on peut sentir le fond au-dessus du pubis. Sans doute ils peuvent alors être confondus avec toutes les tumeurs para-utérines, mais le *fibrome du ligament large*, ou le *fibrome utérin* accolé à l'utérus sont plus durs et plus irréguliers ; de même la *grossesse extra-utérine*, qui s'accompagne en outre de phénomènes généraux particuliers et de modifications utérines presque caractéristiques. La *salpingite* enfin, est en général moins rénitente, moins fluctuante, plus empâtée, douloureuse, quelque peu irrégulière et accompagnée de phénomènes fébriles plus ou moins accentués.

La *ponction* du kyste donnerait, au point de vue du diagnostic, des renseignements de premier ordre, en fournissant un liquide clair, limpide, sans albumine ni paralbumine et qui, dans cette région, ne peut appartenir qu'à un kyste parovarien. Mais si elle était acceptable autrefois, la ponction doit être aujourd'hui proscrite, comme toujours insuffisante et toujours dangereuse.

En résumé, une tumeur lisse, régulière, rénitente, indolente, accolée à l'utérus, tout en restant indépendante de cet organe, déformant le cul-de-sac latéral du vagin, à évolution lente et sans aucun retentissement du côté de l'état général, a toutes les chances possibles d'être un kyste parovarien. Mais ici comme dans toutes les affections pelviennes, les examens les mieux conduits et les diagnostics les mieux étudiés sont souvent trompeurs, et c'est encore l'opération, et l'opération seule, qui lèvera les derniers doutes.

Traitement. — Il faut en effet la pratiquer, cette opération, car elle est bénigne et radicale. Et d'ailleurs, dans le doute, ne doit-on pas toujours aller voir ?

L'ouverture simple par le vagin expose à l'infection, à la fistulisation. Elle est aveugle et doit être condamnée. C'est à la *laparotomie* qu'il faut toujours avoir recours.

La tumeur reconnue, le ligament large sera incisé au point qui paraîtra le plus favorable, parallèlement à sa direction, souvent le long de la trompe. Si le kyste n'est pas trop volumineux, il y a de réels avantages à ne pas le vider par ponction. Il s'énuclée en effet beaucoup mieux, et il est ainsi plus simple de se rendre compte de ses limites, de ses connexions et de l'isoler des parties voisines. Les doigts le décollent de toutes parts, ils écartent et libèrent peu à peu les organes qui l'environnent en cheminant dans la couche celluleuse qui l'enveloppe. Ils parviennent ainsi assez facilement sous le kyste et l'attirent vers le haut en l'énucléant.

S'il vient à se rompre, il faut, pour pouvoir facilement décoller la poche, l'attirer vers le haut avec des pinces en cœur ou mieux encore introduire les doigts dans son intérieur de façon à se rendre compte de ses limites.

L'opération est en général facile. Parfois, comme il arrive pour les tumeurs du ligament large, les difficultés s'accumulent : adhérences, vascularisation, fixation à l'utérus, enclavement, etc. On peut être contraint, quand il est impossible de séparer la poche des tissus avoisinants, de la marsupialiser, ce qui est toujours un pis-aller regrettable.

Mais certaines adhérences, à l'uretère par exemple, peuvent y contraindre. Si le kyste est trop fortement uni à l'utérus, le mieux sera, en général, de sacrifier celui-ci, comme je l'ai déjà conseillé pour les autres tumeurs de ligament large.

SEPTIÈME PARTIE

GROSSESSE EXTRA-UTÉRINE

CHAPITRE PREMIER

GROSSESSE EXTRA-UTÉRINE

On désigne sous ce nom toute grossesse dans laquelle le fœtus se développe en dehors de la cavité utérine. C'est donc une mauvaise appellation puisqu'il est des cas dans lesquels l'évolution anormale de l'embryon peut se faire à l'origine de la trompe, dans la corne utérine même et par conséquent, dans l'utérus. Le terme de *grossesse ectopique*, dû à Barnes, est donc certainement meilleur.

La grossesse extra-utérine, inconnue autrefois, considérée comme rare il y a peu d'années encore, est aujourd'hui reconnue comme très fréquente, depuis que la multiplicité des interventions abdominales a permis de le constater. Kutsner de Breslau, en cinq ans, n'en a pas opéré moins de 107 et j'en ai moi-même, en quelques années, observé au moins une centaine, en comptant les hématocèles qu'il faut presque toujours leur rattacher. C'est donc, en réalité, une affection commune et il est tout naturel que, dans ces dernières années, elle ait suscité un très grand nombre de travaux et de discussions que je n'entreprendrai pas d'énumérer.

Les causes qui déterminent le développement de l'ovule fécondé en un lieu anormal sont inconnues. Sans aucun doute les salpingites anciennes, les inflammations tubaires, la desquamation de l'épithélium et la perte de ses cils, le rétrécissement inflammatoire de l'ostium uterinum, en sont la cause la plus commune. Mais on a bien souvent trouvé la trompe intacte et peut-être ne faut-il voir souvent dans cet arrêt de l'ovule en un point anormal que l'effet de causes fortuites. Peut-être doit-on invoquer également certaines prédispositions anatomiques, puisque les récidives de grossesse ectopique ne sont pas rares. Varnier et Sens en ont relevé une centaine de cas auxquels Haret[1], ajoute 35 cas nouveaux.

L'œuf fécondé, au lieu de poursuivre sa route jusque dans la cavité utérine peut donc s'arrêter ailleurs et donner ainsi naissance à diverses variétés de grossesses ectopiques.

Dans quelques cas, il se développe dans l'ovaire et donne lieu à une *grossesse ovarienne*. Le fait a paru longtemps douteux. Il est aujourd'hui indiscutable, et Mlle Van Tussenbroek en a présenté un cas probant au Congrès d'Amsterdam (1899). L'œuf s'était développé dans une vésicule de de Graaf.

[1] Haret. Étude critique sur 35 nouveaux cas de grossesse ectopique récidivante. Paris. 1901.

L'œuf peut évoluer dans la cavité abdominale elle-même, qu'il y soit tombé directement, au moment de la rupture de la vésicule de de Graaf, ou qu'il y ait été projeté par le pavillon de la trompe, à la suite d'un avortement tubaire après un commencement d'évolution de grossesse dans l'intérieur de la trompe : c'est alors une *grossesse péritonéale*.

Mais c'est dans la trompe que se fait le plus souvent l'évolution anormale de l'embryon, et la *grossesse tubaire* est de beaucoup la plus fréquente. Il est certain qu'elle forme au moins les neuf dixièmes des grossesses ectopiques. Elle peut elle-même être subdivisée en *grossesse isthmique* (fig. 548), *ampullaire*, suivant que l'œuf se développe dans l'isthme ou l'ampoule de la trompe.

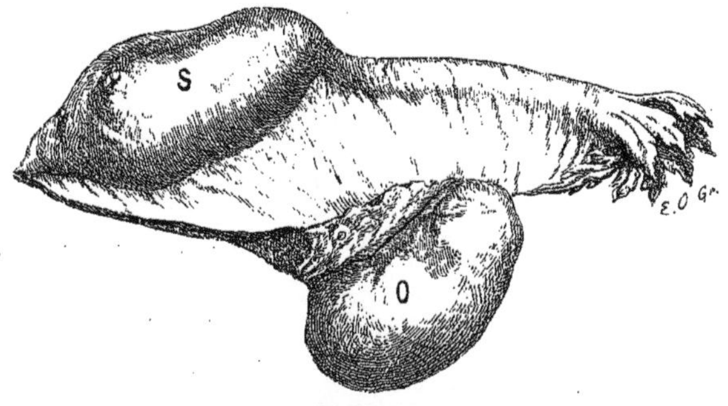

Fig. 548.
Grossesse tubaire isthmique gauche. Embryon de 5 millimètres, Annexes gauches enlevées par laparotomie (Couvelaire).
En S, sac fœtal avec l'orifice punctiforme de la rupture.

A la grossesse tubaire se rattachent de près la *grossesse tubo-abdominale* ou *infundibulaire* dans laquelle l'œuf se développe dans le pavillon de la trompe ou sur une frange ovarique, et la grossesse *tubo-utérine*, ou *interstitielle* (fig. 549), où il siège dans la portion de la trompe qui chemine à travers l'épaisseur de la corne utérine.

Lecène [1] a récemment signalé un cas où l'œuf s'était développé dans un des diverticules que présente la trompe près de son insertion sur l'utérus. La tumeur collée dans l'angle tubo-utérin semblait être intra-péritonéale.

Enfin, on peut voir la grossesse évoluer dans une *corne utérine rudimentaire*. A première vue cette forme ressemble beaucoup à la grossesse tubaire commune, mais elle en diffère d'une façon radicale en ce que la trompe est intacte et conserve sa longueur normale, en ce que le pédicule du sac fœtal s'attache à l'utérus non pas vers le fond, comme dans la forme tubaire, mais au voisinage du col, et enfin en ce que l'insertion du ligament rond se fait en dehors du kyste fœtal, alors qu'il se fait en dedans dans la grossesse tubaire.

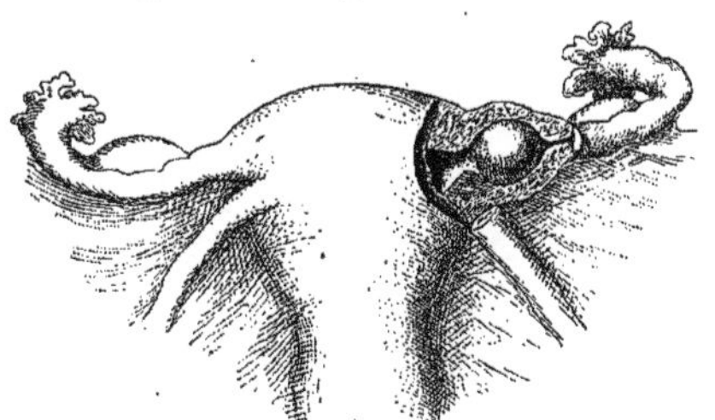

Fig. 549.
Grossesse interstitielle.

Anatomie pathologique. — Les lésions qu'entraîne la grossesse ectopique sont des plus variables et dépendent beaucoup du point où se fait le développement anormal de l'embryon.

Et d'abord, quelle que soit la variété de la grossesse ectopique, l'œuf est

[1] Lecène. *Soc. Obst. Gyn. Péd.*, mai 1910.

entouré de ses membranes choriales comme lorsqu'il évolue dans la cavité utérine. Les tissus qui se trouvent en contact avec le chorion recouvert subissent des modifications profondes et deviennent rapidement très vasculaires ; ils prennent un aspect tomenteux et présentent de véritables villosités qui s'enchevêtrent avec les villosités choriales et plus tard avec les villosités placentaires.

Les rapports intimes de l'œuf et de la paroi tubaire, ainsi que la constitution de l'œuf lui-même au niveau de son pôle adhérent et de son pôle libre, ont été étudiés par Couvelaire dans un travail très précis auquel il est facile de se reporter[1].

Lorsque le kyste fœtal se développe dans la cavité abdominale, il s'entoure de

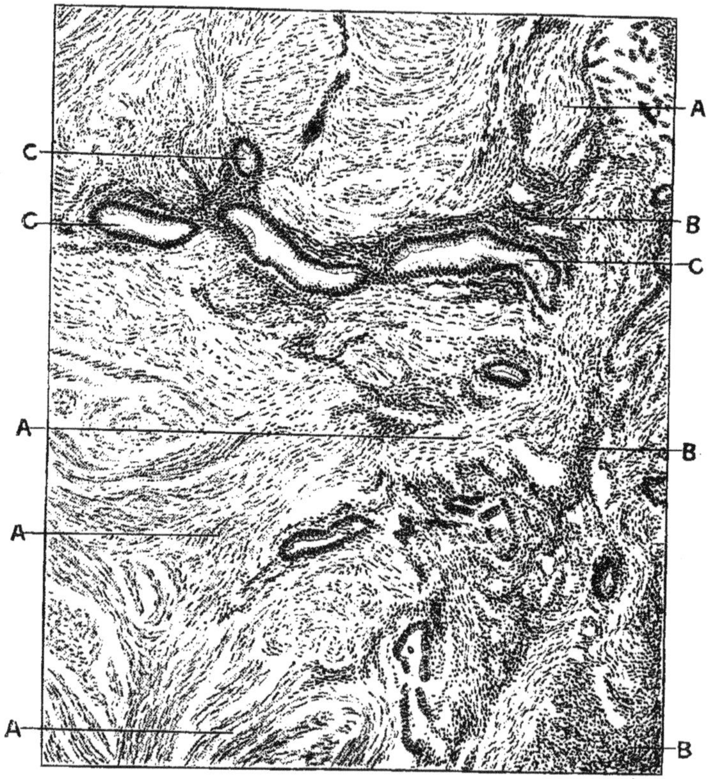

Fig. 550.
Utérus de grossesse tubaire. Région profonde de la muqueuse.
A, fibres musculaires hypertrophiées. — B, stroma de la muqueuse utérine. — C, glandes de la muqueuse s'enfonçant dans le myo-metrium.

fausses membranes adhérentes à l'intestin, à l'épiploon, aux divers organes du bassin. Ces fausses membranes et les organes qui les tapissent deviennent excessivement vasculaires, et peuvent être l'origine, au moment d'une intervention chirurgicale, d'hémorragies redoutables.

La muqueuse tubaire, lorsque l'œuf se développe à son contact, subit des modi-

[1] Couvelaire. Etudes anatomiques sur les grossesses tubaires. Th. Paris, 1901.

fications analogues. La trompe augmente de volume et prend un aspect kystique. Mais la dilatation peut se faire en différents points et présenter des caractères variables, suivant qu'on se trouve en présence d'une grossesse tubaire proprement dite, d'une grossesse tubo-abdominale, ou d'une grossesse interstitielle. Dans ce dernier cas, la tumeur fœtale semble faire corps avec l'utérus et être pour ainsi dire implantée sur la corne utérine. Dans la grossesse tubo-abdominale, l'ovaire peut être perdu dans l'épaisseur des membranes, s'envelopper de l'œuf et des éléments vasculaires qui ont fait leur apparition. Il est d'ailleurs bien difficile de différencier anatomiquement certaines grossesses tubaires des grossesses ovariennes proprement dites. Il pourrait même y avoir des grossesses développées dans des kystes tubo-ovariens, dans lesquels la trompe restée perméable aurait pu conduire l'élément fécondant jusqu'à l'ovule développé dans une portion d'ovaire actif, encore existant dans la paroi du kyste.

Les modifications apportées aux organes au contact desquels se développe l'embryon ne sont pas les seules que l'on rencontre. L'utérus subit une évolution qui rappelle celle que l'on observe dans la grossesse normale. Son volume augmente dans des proportions considérables. Il peut atteindre jusqu'à 12 et 14 centimètres de longueur, et conserver ce volume pendant toute l'évolution de la grossesse ectopique. En outre, le corps et le col présentent un ramollissement très net, identique à celui que l'on observe dans la grossesse normale.

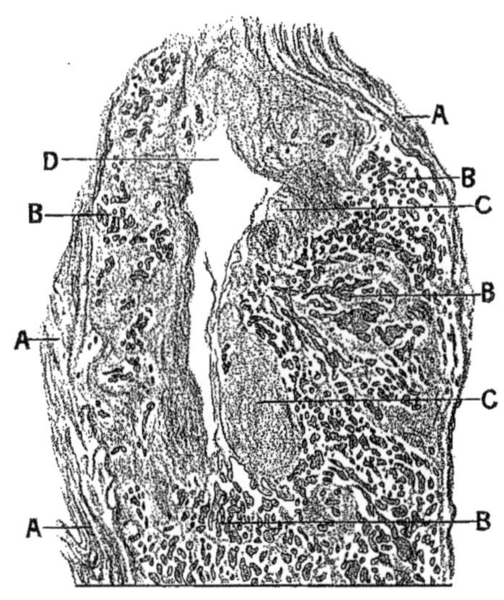

Fig. 551.
Grossesse tubaire (Ensemble).
A, paroi musculo-conjonctive de la trompe. — B, placenta tubaire. — C, caillot sanguin. — D, lumière de la trompe.

Mais les modifications les plus curieuses sont celles que l'on observe au niveau de la muqueuse utérine (fig. 550). Elle se transforme en une caduque analogue à la caduque de l'utérus gravide, et au moment où la grossesse ectopique se termine, cette caduque s'élimine soit en bloc, soit par fragments microscopiques perdus dans des caillots sanguins. Du côté des seins et des parties génitales externes surviennent aussi les modifications qui caractérisent l'évolution de la grossesse normale.

Plus le fœtus avance en âge et plus sont accentuées les diverses particularités anatomiques que je viens de décrire. Aussi peut-on rencontrer les lésions les plus variables suivant l'âge auquel est parvenue la grossesse ectopique.

L'évolution de la grossesse extra-utérine est, en effet, fort différente suivant les cas. Le plus souvent, à une période encore assez rapprochée de son début, elle est interrompue par des accidents divers qui entraînent la mort du fœtus et bien souvent aussi des complications graves pour la mère. Mais quelquefois la grossesse peut se rapprocher de son terme et se terminer soit par la mort du fœtus, si elle est abandonnée à elle-même, et sa macération, sa transformation en *lithopædion*, plus ou moins bien toléré, ou, au contraire, par la naissance d'un enfant vivant, si une intervention opératoire heureuse a pu être pratiquée à temps.

Le plus souvent, je viens de le dire, la grossesse ectopique se termine brusquement, après une période assez courte et on assiste, au cours de cette évolution anormale, à une série d'accidents bien connus aujourd'hui et auxquels il est souvent possible de porter remède.

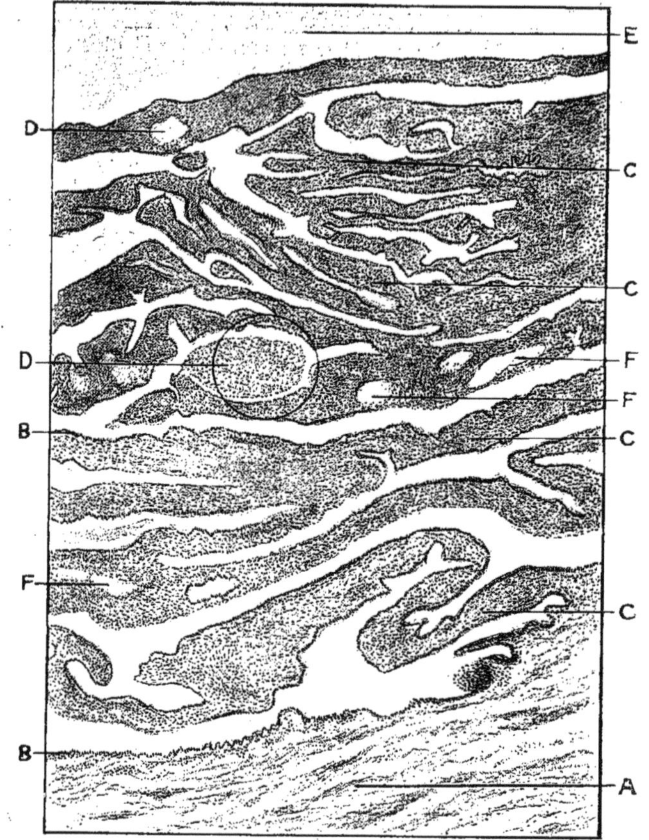

Fig. 552.
Grossesse tubaire. Coupe d'une paroi de la trompe passant en dehors de l'œuf.
A, couche musculo-conjonctive. — B. épithélium cylindrique. — C, frange tubaire. — D, frange tubaire ayant subi la transformation déciduale. — E, lumière de la trompe avec caillot sanguin. — F, vaisseaux sanguins.

L'évolution de l'embryon hors de la cavité utérine se fait en effet dans de mauvaises conditions. Les modifications histologiques (fig. 550 à 555) qui se passent, pour prendre un exemple, dans la grossesse tubaire, ont été bien étudiées, en particulier par Pilliet et plus récemment par Couvelaire.

La paroi tubaire augmente de volume (p. 551), se vascularise et la paroi interne des artères s'épaissit (fig. 555). La muqueuse se hérisse de villosités qui s'entrecroisent avec les villosités choriales (fig. 554) et se creusent de véritables lacs sanguins qui communiquent largement avec les artères et les veines ; on constate au niveau des franges tubaires la transformation déciduale (fig. 552-553). Mais par suite d'une insuffisance de nutrition, les villosités choriales s'atrophient peu à peu, elles se rétractent, ouvrant ainsi, dans les lacs sanguins qu'elles pénètrent, des voies par où le sang s'échappe en légères hémorragies, qui se répètent, se multiplient, décollent l'œuf de la paroi tubaire et le repoussent vers le centre de la trompe, où on peut le trouver perdu et plus ou moins altéré

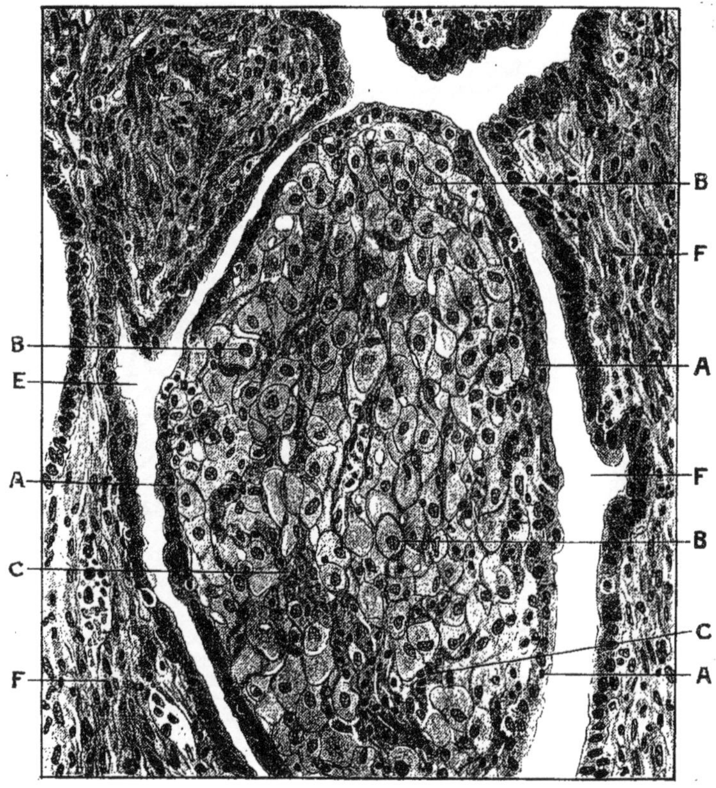

Fig. 553.
Frange tubaire ayant subi la transformation déciduale désignée par la lettre D dans la figure précédente.

A, couche de cellules épithéliales aplaties. — B, cellules à type décidual. — C, cellules rondes. — E, lumière de la trompe. — F, autres franges tubaires qui n'ont pas encore subi la transformation déciduale.

au milieu d'un caillot souvent volumineux. On est alors en présence d'une accumulation de sang dans la trompe, d'un *hématosalpinx*, le plus simple des accidents dus à l'évolution de le grossesse tubaire.

L'hématosalpinx ainsi constitué peut d'ailleurs guérir et le caillot avec l'embryon qu'il renferme disparaissent graduellement. Il peut cependant persister en partie et on a rencontré dans la trompe des villosités choriales plusieurs années après la cessation de tout accident.

Mais le plus souvent les hémorragies se répètent et l'œuf décollé est entraîné avec le sang hors de la cavité de la trompe. C'est un *avortement tubaire*.

On a dit que si l'œuf est poussé vers l'orifice utérin, il peut franchir cet orifice, tomber dans la cavité utérine et être expulsé au dehors au milieu de phénomènes qu'il est à peu près impossible de ne pas confondre avec ceux d'une fausse couche commune. Mais il est fort probable que l'*avortement tubo-utérin* n'existe pas. Les cas dans lesquels on l'aurait observé ne sont sans doute que des erreurs de diagnostic et Jonessof[1], dans une thèse faite sous l'inspiration de Pinard, est très affirmatif sur ce point. Mais l'œuf peut en revanche être poussé vers le pavillon de la trompe, où la voie s'ouvre plus large et plus facile, et l'avortement

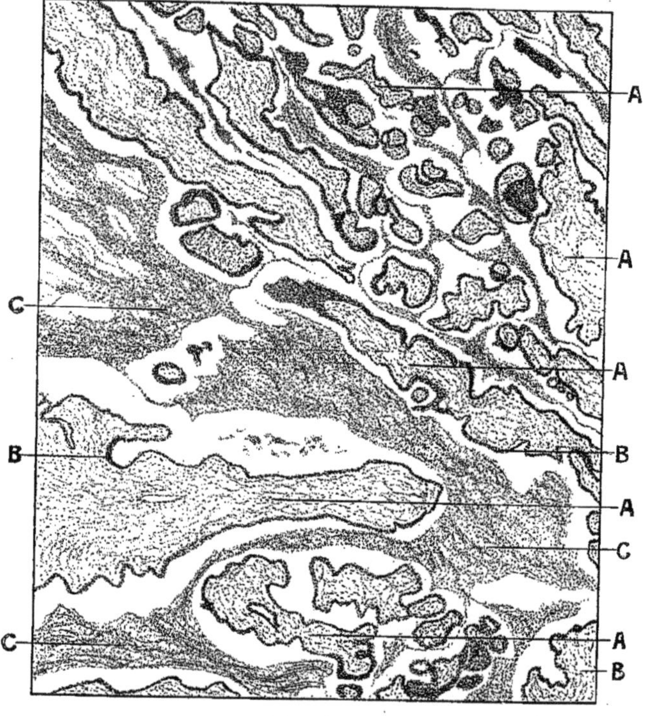

Fig. 554.
Grossesse tubaire. Coupe au niveau du placenta.
A, villosités choriales. — B, couche limitante des villosités. — C, caillot sanguin.

se fait alors dans la cavité péritonéale (fig. 557). Ce sont des faits aujourd'hui bien étudiés et qu'on trouvera parfaitement décrits dans l'excellente thèse de Cestan[2]. C'est surtout au début de la grossesse tubaire que se produit cet avortement péritonéal. Il faut, en effet, pour que l'œuf parvienne dans le péritoine, que le pavillon de la trompe soit perméable. Or, dans la grossesse tubaire l'orifice abdominal de la trompe se ferme régulièrement. Mais d'après Bland-Sutton, il ne s'oblitérerait jamais avant la cinquième semaine. C'est donc dès le début de la

[1] Jonessof. A propos de l'avortement tubo-utérin. Th. Paris, 1901.

[2] Cestan. Des hémorragies intra-péritonéales et de l'hématocèle pelvienne. Thèse Paris, 1894.

grossesse que se produit cet accident, qui passait autrefois inaperçu parce qu'il donne rarement lieu à des complications très graves. Presque toujours cet avortement tubaire est l'origine d'une hématocèle, qui peut s'enkyster, se résorber et disparaître, ou même être incisée par le cul-de-sac postérieur ou extirpée par voie abdominale sans qu'on puisse retrouver les traces de l'embryon disparu.

Il est donc extrêmement difficile de savoir quelle est la fréquence exacte de ces avortements tubaires. Contentons-nous de dire qu'ils sont loin d'être rares.

En revanche, il est un autre accident, plus fréquent peut-être encore, et qui

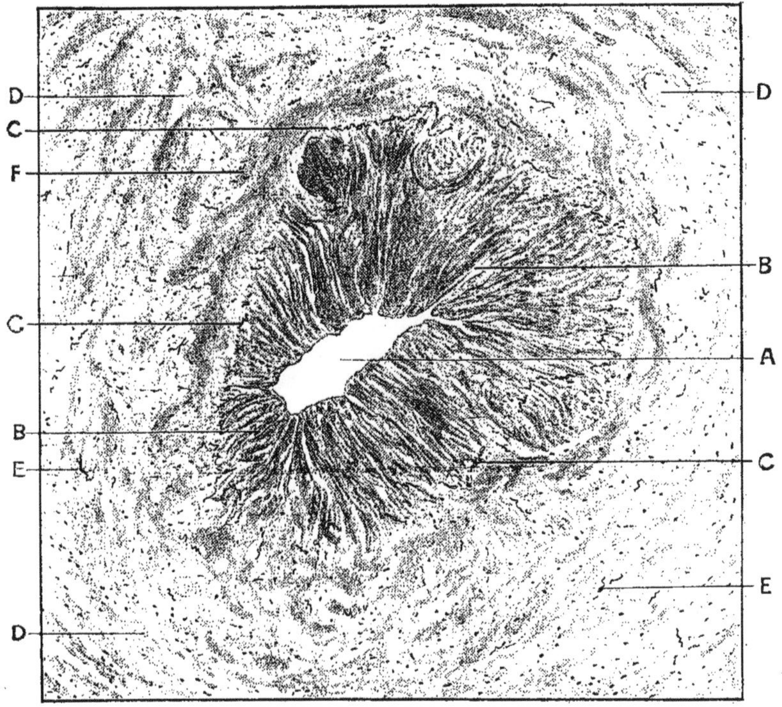

Fig. 555.

Coupe d'une artère située dans la paroi d'une grossesse tubaire.

A, lumière excentrique et déformée du vaisseau. — B, endartère irrégulièrement épaissie. — C, membrane élastique. D, paroi conjonctivo-musculaire de la trompe. — E, fibres élastiques.

est beaucoup mieux connu dans ses circonstances et ses manifestations. C'est la *rupture*.

Cette rupture se produit en général dans le courant du troisième mois. Rare après le quatrième, elle devient exceptionnelle après le cinquième.

On a cru pendant longtemps que cette rupture était due à la surdistension de la trompe. Il est évident que cette surdistension n'est pas négligeable, mais il paraît certain que ce sont les altérations de la paroi tubaire qui jouent le principal rôle dans sa déchirure. C'est en effet presque toujours au niveau de l'insertion placentaire que la déchirure se produit. C'est parce qu'en ce point la paroi tubaire a été profondément modifiée par la pénétration des villosités choriales.

La résistance en est fort amoindrie et, sous l'influence d'une poussée hémorragique intra-tubaire un peu plus violente que les autres, la paroi cède et se rompt sur une largeur qui d'après CESTAN, varie de 1 à 3 centimètres environ.

Cette rupture tubaire s'accompagne en général d'une hémorragie sérieuse. L'écoulement sanguin intra-péritonéal peut même se faire avec une telle abondance qu'il entraîne une mort rapide. Ce sont là des faits sur lesquels nous aurons à revenir à propos de l'hématocèle, qui est la suite presque naturelle de la rupture tubaire.

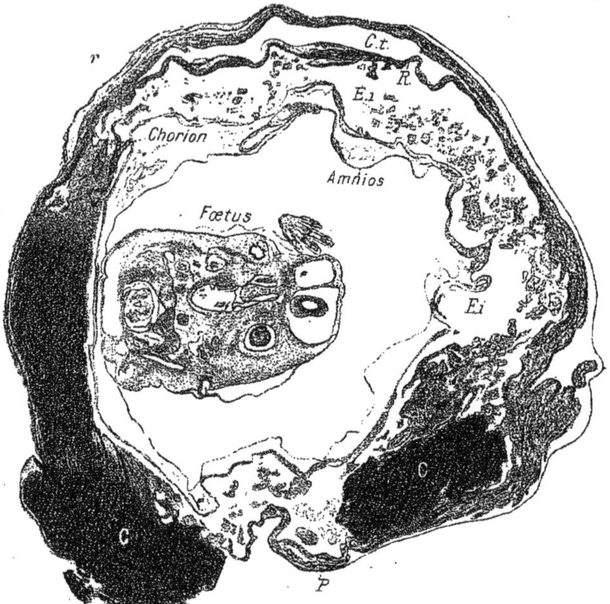

Fig. 556.
Grossesse tubaire ampullaire. — Fœtus long de 35 millimètres (COUVELAIRE).

Cette coupe montre, du centre à la périphérie : la base du crâne et la main droite du fœtus dans la cavité amniotique : l'*amnios* décollé du chorion ; dans le secteur supérieur de l'espace inter-amnio-chorial, la *vésicule ombilicale* aplatie ; le *chorion* villeux sur toute la périphérie de l'œuf ; le placenta et les espaces intervilleux Ei occupés dans les secteurs antérieur et postéro-inférieur par les caillots récents *c*, *c*. *c*, — Le *pôle libre de l'œuf* R, faisant saillie librement dans la cavité tubaire *Ct.*, moulé sur le secteur supérieur libre de la paroi tubaire *r*.

Ordinairement, au moment de la rupture de la trompe, l'œuf se déchire aussi et l'embryon peut être expulsé dans le ventre, alors que les membranes qui l'enveloppent restent adhérentes à la trompe. Il est donc à peu près constant de voir l'embryon succomber après la rupture, mais la mort de l'embryon n'est pas

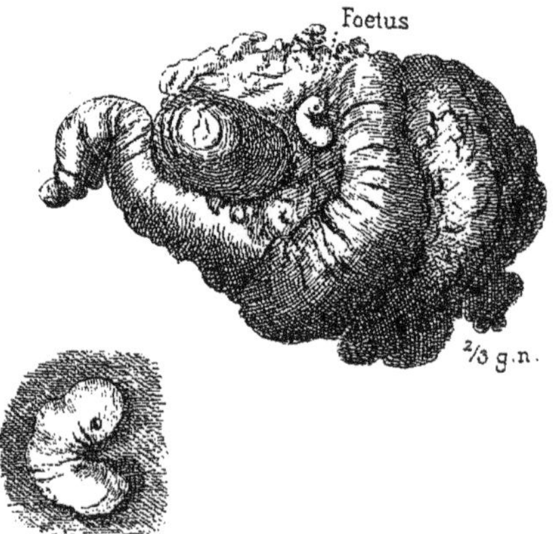

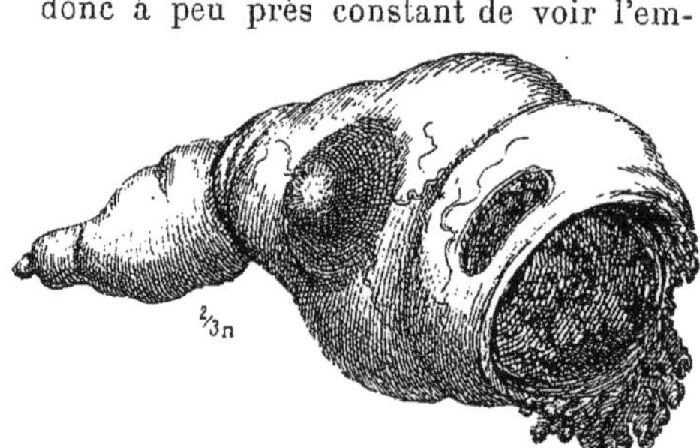

Fig. 557.
Avortement tubaire, 2/3 g. n. (KELLY).

Fig. 558.
Le caillot enlevé, avec le fœtus à la surface, 2/3 g. n. (KELLY).

fatale. L'œuf, comme dans l'avortement tubaire simple, peut être rejeté en

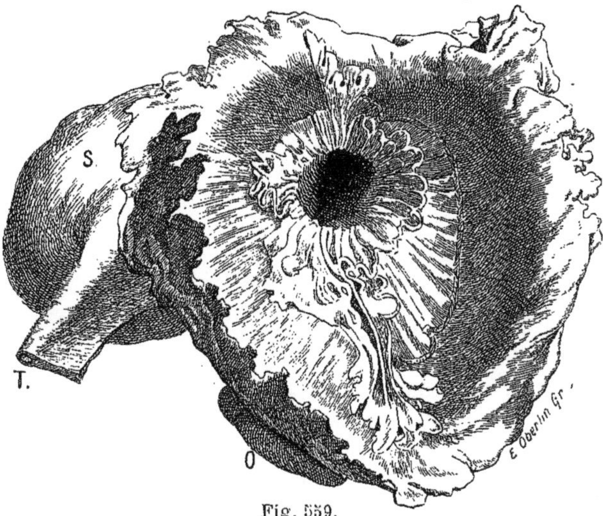

Fig. 559.
Sac fœtal ampullaire communiquant par l'orifice largement dilaté du pavillon avec une poche secondaire infundibulo-ovaro-néomembraneuse. Fœtus long de 14 centimètres (Couvelaire).

T, portion isthmique de la trompe. — *k*, sac fœtal. — *o*, ovaire. — *f*, frange tubo-ovarienne du pavillon. — L'orifice du pavillon est largement ouvert avec ses franges éversées.

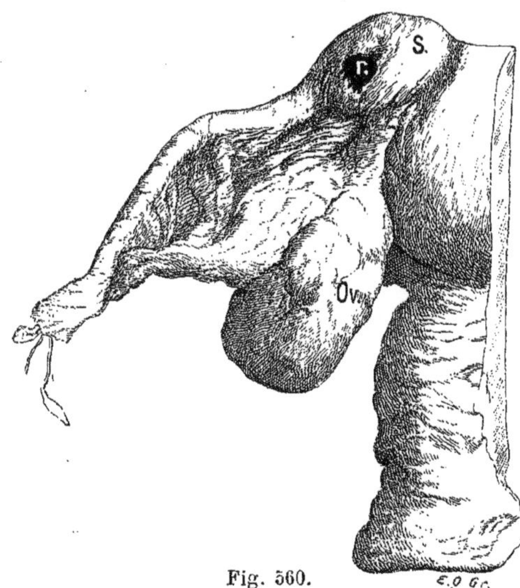

Fig. 560.
Grossesse tubaire isthmique juxta-utérine recueillie à l'autopsie d'une femme morte d'hémorragie intrapéritonéale cataclysmique. 92 jours après la fin des dernières règles (Couvelaire).

Vue postérieure des annexes droites et de la moitié droite de l'utérus. S, sac fœtal. — *r*, orifice de la rupture.

entier hors de la trompe. Il peut continuer à vivre dans la cavité abdominale et on se trouve alors en présence d'une *grossesse péritonéale secondaire*.

Dans quelques cas très exceptionnels, la rupture de la trompe peut se faire au niveau de son bord adhérent, dans le ligament large, et le fœtus peut continuer à vivre et à se développer dans le tissu cellulaire intra-ligamenteux, en constituant ainsi une *grossesse sous-péritonéo-pelvienne*, dont on comprend fort bien la pathogénie, et dont il n'est pas moins facile de mesurer la gravité.

Mais ces divers accidents ne se produisent pas fatalement. S'ils sont presque constants dans la grossesse tubaire, il n'en est pas de même dans la grossesse tubo-abdominale ou péritonéale. Ici l'évolution du fœtus peut se poursuivre dans de meilleures conditions, et il n'est pas très rare de voir la grossesse évoluer jusqu'à son terme, ou à peu près, si bien qu'on peut croire à une grossesse normale. L'erreur peut même persister jusqu'au bout, car, au moment du terme de la grossesse, la malade présente d'ordinaire des phénomènes de *faux travail*, tranchées utérines, hémorragies, qui font croire à la réalité d'un accouchement, et c'est seulement alors que, le travail n'étant suivi d'aucun effet, on est parfois conduit à explorer l'utérus, à s'apercevoir qu'il est vide et à porter le diagnostic de grossesse ectopique.

Au bout de quelques heures, ou de quelques jours, souvent après l'expulsion d'une caduque, les douleurs cessent, les phénomènes de faux travail s'arrêtent. Mais alors le fœtus est mort.

Un fœtus à terme, ou même de quatre ou cinq mois, est trop volumineux pour être résorbé. Il ne disparaît pas. Il reste comme un corps étranger dans l'organisme maternel. Le liquide amniotique disparaît, le fœtus se flétrit, se ratatine, s'infiltre de sels calcaires, et persiste indéfiniment. C'est à ce fœtus calcifié qu'on donne le nom de *lithopædion* (fig. 562). Il s'enkyste et peut quelquefois être parfaitement toléré. Mais cette terminaison favorable est exceptionnelle et un certain temps après la mort du fœtus on voit, en général, survenir des accidents graves. Le kyste fœtal s'infecte secondairement, presque toujours, par suite de la proximité de l'intestin, et si parfois le foyer suppuré ainsi constitué s'ouvre dans une cavité naturelle ou à la peau en donnant lieu à une guérison spontanée, il est plus commun de voir survenir des accidents septiques qui emportent la malade, soit brusquement, soit à la suite d'une intarissable suppuration.

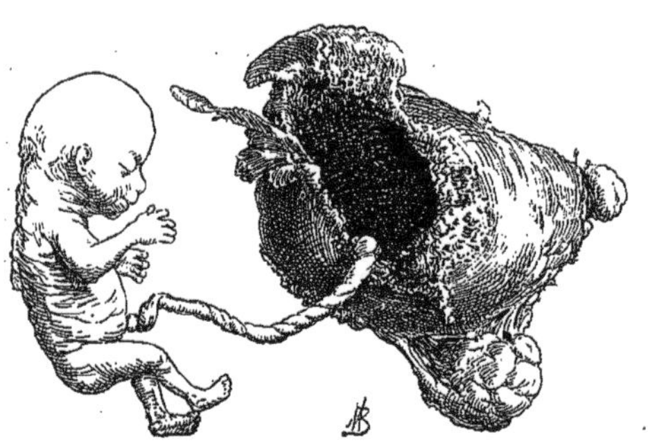

Fig. 561.
Grossesse utérine rompue. 1/2 grosseur naturelle. (KELLY).

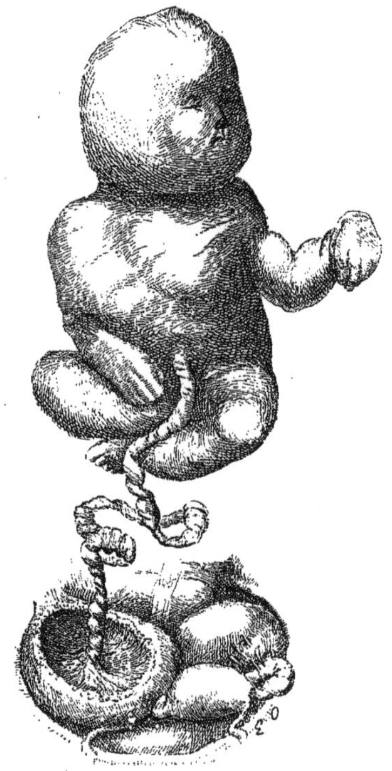

Fig. 562.
Lithopædion enlevé de la cavité abdominale quatre ans après le faux travail (KELLY).

Symptômes et diagnostic. — Il n'est aucune affection qui puisse revêtir des aspects aussi variés que la grossesse ectopique, et cela se conçoit sans peine, si l'on songe aux différences profondes qu'elle présente suivant qu'on l'observe à son début, ou au contraire près de sa terminaison, dans les cas assez rares où elle arrive à terme.

C'est au cinquième mois environ que ses caractères se différencient. Avant cette date, d'ailleurs un peu arbitraire, alors que le fœtus ne peut être révélé par aucun signe propre, la grossesse extra-utérine présente les signes d'une *tumeur annexielle* qu'accompagnent des troubles utérins un peu particuliers. Passé cette date, au contraire, le fœtus peut être reconnu, lorsqu'il est vivant, et la grossesse ectopique ressemble alors à une grossesse normale plus qu'à tout autre chose, si bien qu'il faut beaucoup de perspicacité, de sens clinique, ou de bonheur, pour ne pas s'y laisser prendre, lorsqu'on voit la malade à cette époque pour la première fois.

A l'origine, on n'observe, en général, pas d'autres phénomènes que ceux qui accompagnent le début de toute grossesse, suppression des règles, troubles gastriques, sensations particulières, augmentation de volume des seins, etc., si bien qu'il semble n'y avoir aucun doute sur la réalité d'une grossesse. D'ailleurs l'utérus augmente de volume, et le col est ramolli. Parfois, cependant, les symptômes sont moins nets : les règles ne sont pas complètement supprimées, mais sont diminuées ou simplement retardées, et il peut y avoir quelques douleurs pelviennes qui font penser à une affection des annexes.

On examine la femme et on trouve alors, sur l'un des côtés de l'utérus, une tumeur de petit volume, qui n'a aucun caractère particulier et qui, en somme, ressemble beaucoup à une salpingite. Au fur et à mesure du développement de la grossesse ectopique, le volume de la tumeur annexielle augmente et, si on atteint sans encombre le cinquième mois, elle est alors très volumineuse et remonte dans l'abdomen jusqu'au niveau de l'ombilic. Il va sans dire qu'à ce moment l'utérus dévié, refoulé, débordé, peut, malgré son volume anormal, n'être plus perceptible à côté de la tumeur principale. Il faut cependant le chercher avec beaucoup de soin, car on comprend l'importance qu'il y a, au point de vue du diagnostic, à constater l'indépendance respective de l'utérus et de la tumeur. Mais bien souvent, au cours de l'évolution de la grossesse ectopique, quelque accident vient changer la face des choses, et il est, en somme, tout à fait exceptionnel de voir la tumeur évoluer paisiblement pendant cinq mois.

Plus communément, surtout à l'époque où la malade attendait sa première ou sa deuxième époque, un écoulement sanguin se produit, qui s'accompagne de douleurs, de phénomènes péritonéaux plus ou moins intenses, parfois même de l'expulsion d'une caduque utérine bien reconnaissable. Lepage a pu dire avec raison que certains cas de dysménorrhée membraneuse ne sont que l'exfoliation de la muqueuse utérine au cours d'une grossesse ectopique[1]. Souvent ces phénomènes ne font que traduire la formation d'un hémato-salpinx. Souvent aussi, ils sont plus accentués, parfois même d'allure très grave, s'accompagnent d'accidents foudroyants d'hémorragie interne, et l'on se trouve en présence d'une *hématocèle*, affection assez fréquente et assez bien déterminée pour mériter la description spéciale qui en sera donnée dans le prochain chapitre.

[1] Lepage. *Soc. Obst. Gyn. et Péd.*, février 1910.

Si par hasard l'évolution de la grossesse ectopique se poursuit *après le cinquième mois*, les phénomènes en présence desquels on se trouve sont, à moins d'accidents, sensiblement ceux d'une grossesse normale : volume du ventre, mouvements actifs du fœtus, bruits du cœur révélés par l'auscultation, sensation de parties fœtales perçues à travers la paroi abdominale, tout y est, et si le diagnostic n'a pas été fait dès le début de la grossesse, il est vraiment bien difficile de ne pas prendre tous ces phénomènes pour ceux d'une grossesse régulière. Il n'y a qu'un signe qui permette d'éviter une erreur. C'est la constatation nette de l'utérus, indépendant du sac fœtal. Parfois il est possible de sentir au-dessus du pubis le fond de l'utérus et de le délimiter par le palper bimanuel. Mais la chose est assez rare : on ne le trouve qu'à condition de le chercher, et pour le chercher il faut être prévenu par quelque phénomène anormal de la possibilité d'une grossesse ectopique.

Les accidents qui peuvent apparaître, d'ailleurs plus rares qu'aux premiers temps de la grossesse, ne présentent rien de spécial. Ils s'accompagnent presque toujours de la mort du fœtus, constatée par les moyens ordinaires, et de phénomènes de faux travail. C'est parfois seulement alors qu'on peut faire le diagnostic. L'accouchement ne se fait pas, on est conduit à rechercher pourquoi il ne se fait pas, à dilater l'utérus pour le provoquer, au besoin à l'explorer, et, en fin de compte, à constater qu'il est vide et indépendant du sac fœtal.

La mort du fœtus peut être suivie de graves *complications;* si quelquefois il est indéfiniment toléré et se transforme en lithopædion, il est plus commun de voir le kyste fœtal s'infecter. Cette *infection* vient ordinairement de l'intestin, et la poche suppurée qui en résulte ne tarde pas, en général, à provoquer la mort de la malade, qu'emporte une septicémie lente ou une péritonite rapide. Quelquefois cependant une ouverture spontanée dans le rectum, le vagin, l'utérus ou même à la peau, peut être l'origine d'une guérison spontanée.

Rien n'est plus irrégulier que le *diagnostic* de la grossesse ectopique. Quelquefois très facile, il peut, au contraire, devenir parfois à peu près impossible.

Avant le cinquième mois, on la confond avec toutes les tumeurs para-utérines dont elle présente les signes physiques, et en particulier avec des *salpingites* plus ou moins volumineuses, suivant l'âge de la grossesse. Cette confusion est d'autant plus facile à faire que souvent les phénomènes de grossesse sont peu marqués et qu'il y a des hémorragies utérines qui peuvent faire croire à la persistance des règles. On peut également confondre la grossesse ectopique avec un *fibrome* sous-péritonéal qui semble indépendant de l'utérus, avec un *kyste de l'ovaire* ou une *tumeur solide* de cet organe.

Il n'y a que l'*association d'une tumeur juxta-utérine à des phénomènes de grossesse au début*, qui puisse faire porter le diagnostic de grossesse ectopique. Encore commettrait-on fatalement une confusion s'il s'agissait d'une grossesse réelle coexistant avec une tumeur para-utérine. Mais cette confusion ne peut guère avoir lieu que tout à fait au début de la grossesse, dans les deux premiers mois, lorsque l'utérus n'a pas encore acquis un volume trop considérable.

Lorsque les phénomènes de grossesse sont très marqués et que la tumeur fœtale se trouve prolabée dans le cul-de-sac de Douglas on confondra parfois la grossesse ectopique avec une rétroversion de l'utérus gravide, dont on peut cependant la distinguer, si l'on y songe, parce que dans la grossesse ectopique on ne constate pas, en général, l'immobilité de l'utérus gravide rétrofléchi, et aussi parce qu'on peut délimiter bien souvent le fond de l'utérus, qu'on ne trouve pas au-dessus du pubis dans l'utérus rétrofléchi. Dans un cas que l'un de nous a observé avec RICARD[1], l'utérus gravide, en rétroflexion, était enclavé dans le cul-de-sac postérieur. Cependant on percevait au-dessus de la symphyse pubienne le segment inférieur de l'organe refoulé et porté en avant, de telle façon que la masse constatée dans le cul-de-sac de Douglas semblait appartenir à une tumeur située en arrière de l'utérus.

Après le cinquième mois, lorsque le fœtus est vivant, il est vraiment bien difficile de ne pas prendre la grossesse ectopique pour une grossesse normale, et il faut sentir à côté de la tumeur fœtale le corps de l'utérus avec bien de la précision pour pouvoir affirmer, avec quelque apparence de raison, un diagnostic aussi épineux.

Quant aux *accidents* de la grossesse extra-utérine, qui se résument presque tous dans la rupture ou l'avortement tubaire, et qui se traduisent par les phénomènes d'hématocèle qui seront décrits plus loin, ils se présentent, en général, avec assez de netteté pour qu'il soit facile de les reconnaître. Bien plus, c'est la constatation de ces accidents qui peut, dans bien des cas, permettre d'affirmer l'existence d'une grossesse ectopique.

Quant à reconnaître les unes des autres les diverses variétés de grossesse ectopique, il n'y faut pas songer. Tout au plus peut-on présumer que lorsque la grossesse dépasse sans accident le cinquième mois, elle a des chances pour ne pas siéger dans la trompe. Les grossesses tubaires se rompent en effet presque toujours avant d'en arriver là.

La grossesse ectopique est une affection grave. Lorsqu'elle se rompt prématurément, les accidents qu'entraîne sa rupture peuvent être mortels ; ils sont, en tout cas, presque toujours des plus sérieux. Lorsqu'elle dépasse le cinquième mois, le *pronostic* s'assombrit encore, car on n'a vraiment pas le droit de compter sur la mort du fœtus et sa transformation en lithopædion, qui se fait tout au plus dans un dixième des cas, encore moins sur l'ouverture spontanée après suppuration, rare et souvent mortelle. En dehors de ces terminaisons exceptionnelles, la grossesse ectopique ne peut finir que par la mort de la malade ou quelque intervention chirurgicale heureuse.

Traitement. — Le traitement de la grossesse ectopique est donc de la plus haute importance. On ne saurait mieux faire pour l'étudier dans tous ses détails que de se reporter au magistral rapport de SEGOND, tout imprégné des idées de PINARD, au Congrès de Marseille[2]. C'est une œuvre parfaite et où il n'y a pas un seul mot à changer, si ce n'est en ce qui concerne les indications des opérations par voie vaginale, acceptables à l'époque où a été écrit ce rapport, mais qu'il faut aujourd'hui restreindre largement.

Il ne sera question pour le moment que du traitement de la grossesse extra-utérine en dehors de ses accidents La conduite à tenir au cours de ces accidents sera étudiée plus loin à propos de l'hématocèle.

[1] RICARD et A. SIREDEY. *Soc. Obstét. Gyn. et Péd.*, avril 1910.

[2] PAUL SEGOND. Traitement des grossesses extra-utérines. *Congrès de gynécologie, d'obstétrique et de pédiatrie*. Marseille, oct. 1898.

« Toute grossesse ectopique, a dit Werth, doit être considérée comme une tumeur maligne et traitée comme telle. » Au fond cela est vrai, bien qu'il y ait quelques restrictions à faire, puisque certaines grossesses extra-utérines peuvent se terminer heureusement sans intervention, fait qui ne se présente jamais dans une tumeur maligne. D'autre part, dans la grossesse ectopique, l'indication opératoire n'est pas toujours aussi pressante que dans une tumeur maligne, et, en particulier après le cinquième mois, il est des cas dans lesquels il faut savoir attendre. Aussi Pinard a-t-il raison de dire : « Toute grossesse extra-utérine diagnostiquée commande l'intervention chirurgicale. » C'est un précepte qui, pour être moins pressant, n'en est pas moins catégorique.

C'est qu'en effet il faut, au point de vue de la conduite à tenir comme au point de vue des symptômes, distinguer entre les grossesses ectopiques, suivant qu'elles n'ont pas atteint le *cinquième mois* ou qu'elles ont, au contraire, dépassé ce terme.

Avant le cinquième mois, il n'y a aucun doute à formuler, aucune hésitation à avoir, il faut opérer, et le plus tôt possible. Une femme en état de grossesse ectopique n'est jamais sûre du lendemain, elle est à la merci d'une rupture qui peut être foudroyante, et ce sont là des chances que nous n'avons pas le droit de lui laisser courir. Le délai à remplir jusqu'à ce que l'enfant soit viable est véritablement trop long pour qu'on puisse espérer l'atteindre sans accident, et nous sommes de ceux qui pensent qu'il vaut mieux sacrifier dix fœtus que de laisser mourir une mère.

Toute grossesse ectopique datant de moins de cinq mois doit donc être opérée, et le plus tôt possible. Le doute seul légitime une certaine temporisation ; si l'on croit se trouver en présence d'une salpingite, par exemple, il est tout naturel qu'on tienne la malade en observation pendant quelque temps. Mais si le diagnostic est fait, si même on a des raisons sérieuses de penser à la réalité d'une grossesse ectopique, il n'y a aucune hésitation possible : il faut opérer.

Reste à savoir comment il convient de le faire. Il n'y a aucun doute sur ce point. C'est à la laparotomie qu'il faut avoir recours, parce qu'elle permet de faire plus et mieux que n'importe quelle intervention vaginale et aussi de s'arrêter en chemin, si l'examen direct montre que les annexes d'un côté peuvent être conservées.

La laparotomie sera d'ailleurs conduite exactement comme s'il s'agissait de l'extirpation d'une salpingite kystique, à laquelle l'ablation du sac fœtal ectopique ressemble absolument. Il n'y a que des différences de détail et tenant à la disposition des parties, à l'adhérence plus ou moins intime de la tumeur aux organes voisins, à sa vascularité plus grande, à sa pédiculisation parfois moins facile, surtout lorsqu'il s'agit d'une *grossesse tubo-interstitielle*. Dans ce cas l'utérus lui-même adhère intimement au sac et l'on peut être conduit, pour se rendre maître d'une hémorragie menaçante ou simplement pour pouvoir enlever la tumeur, à pratiquer en même temps l'extirpation de l'utérus.

Lorsque le sac fœtal est inclus dans le ligament large, ce qui est rare, les difficultés de son extraction augmentent encore. Elles tiennent surtout à la vascularité de la région et, pour peu que la grossesse soit avancée, le chirurgien n'a pas trop de tout son sang-froid et de toute son habileté pour se rendre maître d'hémorragies parfois redoutables. Il faut, dans ces cas, pénétrer hardiment dans le ligament large en incisant le feuillet péritonéal qui recouvre la tumeur, décortiquer rapidement celle-ci avec les doigts en écartant les veines généralement volumineuses qui l'entourent, ne pas s'effrayer d'un écoulement sanguin souvent très abondant, qu'un tamponnement momentané arrête presque toujours, et achever au plus vite son opération.

Mais il peut y avoir, surtout du fait des adhérences vasculaires, des difficultés considérables et dont parfois un chirurgien éprouvé sortira seul à son honneur.

Bien entendu, si les annexes du côté opposé sont malades, on les extirpera par la même occasion. L'hystérectomie abdominale subtotale, sera ici tout indiquée. Elle facilitera beaucoup l'extirpation du sac tubaire adhérent et cette mutilation plus étendue n'aura d'autre résultat que de rendre l'opération plus bénigne.

Lorsque la grossesse ectopique *a dépassé le cinquième mois*, les indications opératoires changent complètement. C'est qu'en effet, à partir de cette époque, les accidents de rupture sont beaucoup plus rares et qu'en outre chaque jour rapproche le fœtus de l'époque où il sera viable. L'opération, lorsque le fœtus a six mois, n'est pas, en somme, sensiblement moins grave que lorsqu'il en a huit et si la grossesse évolue sans incidents, si la mère est en bonne santé et ne semble pas souffrir d'une situation aussi anormale, si elle peut être surveillée de près et opérée immédiatement en cas d'accidents graves, il est permis de se demander s'il ne vaut pas mieux attendre, de façon à avoir un enfant vivant sans faire courir à la mère plus de risques que par une opération plus hâtive. Mais cette dernière considération passe avant toutes les autres, et nous pensons avec Segond qu'il n'est permis d'attendre « qu'à cette condition formelle que le sauvetage de l'enfant n'entraîne jamais l'ombre d'un péril pour la vie de la mère ».

Dans ces conditions, on pourra donc attendre jusqu'à ce que le fœtus soit parfaitement viable. Pinard attend le huitième et même le neuvième mois, et nous croyons qu'il est dans le vrai, car, si la femme peut être surveillée de près, elle ne court pas, en attendant un mois de plus dans le repos le plus complet, de chances sérieuses de voir s'aggraver son état, et le fœtus y gagne en somme de nombreuses chances de vie et de santé. On attendra donc, si possible, que le huitième mois soit accompli, et l'on opérera.

Mais c'est là une chirurgie difficile et émouvante, plus émouvante et plus difficile encore que lorsque la grossesse n'est vieille que de quatre ou cinq mois au plus. Toutes les difficultés viennent du volume du *placenta*, et toutes les discussions portent sur la conduite qu'il faut tenir vis-à-vis de cet organe.

L'extraction du placenta peut, en effet, s'accompagner d'une hémorragie formidable, incoercible et mortelle, devant laquelle le chirurgien le plus expérimenté pourra, malgré sa hardiesse, sa rapidité et son sang-froid, rester désarmé.

Le placenta, dans ces grossesses avancées qui sont presque toujours abdominales, adhère aux organes voisins, aux parois pelviennes, à la vessie, aux intestins surtout. Il est souvent très difficile de le décoller sans déchirer ces divers organes, et surtout sans entraîner des hémorragies abondantes. On conçoit donc que des chirurgiens de la valeur et de la hardiesse de Segond et de Routier, qui se sont trouvés aux prises avec des difficultés considérables, se rangent à l'avis de Pinard et conseillent de marsupialiser le sac fœtal en abandonnant le placenta, qui s'éliminera ultérieurement.

Les inconvénients de cette élimination lente, qui se fait en général dans un délai de un à deux mois, sont beaucoup moins grands qu'on ne pourrait le croire. Les seuls accidents que l'on puisse craindre sont des accidents de suppuration, d'hecticité et de septicémie, accompagnant la désagrégation du placenta abandonné. Mais il ne faut pas faire ces accidents plus graves qu'ils ne le sont en réalité, et ils le sont peu, puisque Pinard, sur dix-sept marsupialisations, n'a eu qu'un seul décès. Encore ce décès était-il celui d'une femme opérée *in extremis*, si bien qu'il faut, selon l'expression de Pinard, redouter « beaucoup moins la septicémie par rétention que l'hémorragie par extraction immédiate ».

Cependant, lorsqu'elle est possible, l'extirpation du placenta est évidemment beaucoup plus satisfaisante. Elle a été faite souvent, et Pozzi a relevé onze opérations avec onze succès. Cette statistique est si belle qu'il est probable qu'elle correspond à des cas relativement favorables ; il est d'ailleurs bien certain qu'elle n'a qu'une valeur très relative, car, ici comme ailleurs, bien des cas malheureux n'ont sans doute pas été publiés. Personnellement je n'ai pas d'expérience, n'ayant jamais opéré de grossesse ectopique avancée avec enfant vivant. J'aurais plutôt une tendance à extirper immédiatement le placenta. Mais les conseils de prudence d'hommes comme Pinard et Segond me frappent beaucoup, et je ne puis que conseiller de les suivre.

Je crois d'ailleurs que ce n'est pas là une règle absolue. Il est des cas dans lesquels l'énucléation du placenta peut paraître facile et l'être en réalité, et Potocki a récemment publié une très belle observation de grossesse tubaire à terme, au cours de laquelle il a employé une manœuvre très heureuse et qui, dans les cas analogues, doit être donnée en exemple. Il s'est dit que, lorsque le placenta se développe dans la trompe, le sang lui est apporté exclusivement par les artères de cette dernière, c'est-à-dire par l'utéro-ovarienne et la branche de l'utérine qui, au niveau de la racine de la trompe, va s'anastomoser avec elle. Il en a conclu que, pour arrêter l'apport du sang dans le placenta et pour tarir, en conséquence, toute hémorragie sérieuse, il suffisait de pincer les deux vaisseaux, ce qui est en général facile, et pour l'utéro-ovarienne, située dans le ligament du même nom, toujours facile à trouver, et pour l'utérine que comprime une pince placée le long du bord de l'utérus au niveau de la corne utérine, sur le point d'insertion de la trompe. L'événement lui a donné raison, et cette heureuse inspiration nous permet de poser en principe que, dans des cas analogues, il faut imiter sa conduite. En cas de grossesse tubaire à terme ou près du terme, il faudra donc, après avoir rapidement enlevé le fœtus, pincer le ligament utéro-ovarien et le pédicule de la trompe, de façon à arrêter tout apport sanguin dans le placenta. On enlèvera alors le sac et le placenta. Mais il est évident que cette façon de faire n'est indiquée que lorsqu'il s'agit d'une grossesse tubaire.

Il est encore d'autres cas dans lesquels le placenta doit être extirpé. C'est, par exemple, lorsqu'il est partiellement décollé, que l'hémorragie est sérieuse et qu'il est indispensable d'enlever le placenta tout entier pour arrêter le sang qui coule. C'est aussi lorsque le sac fœtal a été rompu, qu'il n'existe plus, et que le fœtus se trouve au milieu des intestins. Dans ces conditions il est impossible de marsupialiser le sac et d'extérioriser le placenta. Il faut donc l'enlever, coûte que coûte, car je pense qu'il ne serait pas prudent d'abandonner le placenta dans le ventre, suivant le conseil de Negri, et de confier à la nature le soin de le résorber. La chose est possible, évidemment, mais je la crois dangereuse, plus dangereuse que l'extraction, et je pense qu'agir ainsi serait donner à la malade des chances très sérieuses d'infection consécutive et de mort.

Il faut donc, en face d'une grossesse ectopique *avec enfant vivant et viable*, pratiquer la *laparotomie*.

Je ne parle pas de l'*élythrotomie*, c'est-à-dire de l'extraction de l'enfant par le vagin, après incision de celui-ci sur le point le plus saillant. C'est une pratique qui me paraît détestable et accumule toutes les difficultés sans présenter aucun avantage.

La malade étant sur le plan incliné, on ouvrira rapidement le kyste et on extraira plus rapidement encore l'enfant, dont on coupe le cordon entre deux pinces et qu'on confie immédiatement à l'aide chargé de s'en occuper. S'il s'agit d'une grossesse tubaire, on songera avant tout à la manœuvre de Potocki qui permettra souvent de mener l'opération à bien. Si l'on ne croit pas devoir ou pouvoir enlever le placenta, on vide complètement la poche, on enlève les fragments de membranes plus ou moins flottants, on fixe les tissus du sac aux lèvres de la plaie et on tamponne à la gaze aseptique en enfermant le placenta sous les compresses. Peu à peu la poche se rétracte, le placenta s'atrophie et se désagrège, et si l'on a soin de lutter contre l'infection qui se produit fatalement dans la poche, on voit le placenta s'éliminer peu à peu, la poche se combler et la guérison survenir. Si l'on croit pouvoir enlever le placenta, il faut le décoller avec précaution des organes auxquels il adhère, mais sans perdre de temps, en allant aussi vite que possible et en tenant prêtes des compresses aseptiques en grand nombre, pour tamponner la cavité et les surfaces saignantes au moment même où l'on détache le placenta.

Dans certains cas compliqués et graves, on pourra être conduit, soit pour pratiquer l'hémostase, soit pour faciliter une opération trop difficile, à enlever, en même temps que le sac, l'utérus et même les annexes opposées qui y adhèrent parfois étroitement.

Dans quelques cas exceptionnels, qui sont surtout des cas de grossesses tubaires, le sac fœtal est pédiculisable, sans adhérences trop intimes avec les parties voisines et il est extirpable en totalité, comme une tumeur ordinaire. Il est évident que, dans ces conditions, il y aura un grand avantage à pratiquer l'extirpation totale du sac et de son contenu, soit en bloc, si la chose est possible et peut être conduite très rapidement, afin que le fœtus ne souffre pas, soit en enlevant d'abord le fœtus, après incision du sac et en attirant ensuite au dehors le sac lui-même avec les membranes et le placenta qu'il renferme.

Si l'enfant est mort, la décision à prendre, la conduite à tenir et aussi les manœuvres opératoires, sont, en général, beaucoup plus simples, à moins toutefois que la mort du fœtus ne soit récente. Dans ce dernier cas la circulation placentaire, au moins du côté maternel, est encore très active et les risques d'hémorragie sont à peu près les mêmes que ceux que l'on rencontre avec un fœtus vivant. Or comme un fœtus mort est en général fort bien toléré, au moins pendant quelque temps, il y a évidemment avantage à attendre un peu, en surveillant, bien entendu, la femme de très près. Pinard pense qu'au bout de six semaines environ, la circulation placentaire s'est suffisamment ralentie pour qu'on n'ait plus grand'chose à craindre d'une hémorragie opératoire.

L'opération est identique à celle que je viens de décrire. Mais ici je crois qu'on aura le droit d'insister davantage sur l'extirpation du placenta. Segond est encore d'avis de marsupialiser la poche et de l'abandonner. Je crois véritablement qu'on a le droit d'aller plus loin, à condition d'agir avec précaution et de ne pas insister si le placenta est inséré sur les intestins, s'il y adhère solidement, et si un très léger décollement amène une hémorragie sérieuse. Mais s'il n'en est pas manifestement ainsi, il me semble qu'on doit essayer d'enlever le placenta. Dans un cas personnel de grossesse de sept mois, opérée quinze jours après la mort du fœtus, je me suis parfaitement bien trouvé de l'avoir fait. Un suintement sanguin assez abondant s'est facilement arrêté par compression. J'ai laissé à demeure dans le ventre trois ou quatre longues pinces à pression que j'ai enlevées au bout de quarante-huit heures, et ma malade a guéri sans aucun incident.

Quand le fœtus est mort depuis longtemps, il faut encore et toujours opérer. Un lithopædion n'est pas chose inoffensive et il faut d'ailleurs de longs mois pour en arriver à ce qu'il se constitue. En attendant, le kyste fœtal peut s'infecter et donner lieu aux accidents les plus graves. Il faut donc l'opérer, et l'opérer toujours, à moins d'une contre-indication particulière, et d'ailleurs exceptionnelle.

L'opération ne diffère en rien de ce qu'elle était dans le cas précédent. Le placenta est seulement moins vasculaire. Quelquefois, dans les cas anciens, il a même presque disparu et les difficultés qu'on rencontre dans son extirpation lorsqu'il est récent sont ici infiniment moindres. Aussi me semble-t-il qu'on doit tâcher d'enlever le placenta pour éviter la marsupialisation de la poche et les accidents de suppuration et d'éventration qui la suivent. En fait, on l'enlèvera le plus souvent. Si les adhérences sont encore trop fortes et si l'on craint de déchirer l'intestin, on pourra évidemment se résoudre à l'abandonner. Mais cet abandon doit être exceptionnel et on ne renoncera à l'enlever que lorsqu'il sera impossible de faire autrement.

L'*élythrotomie*, qu'il faut résolument proscrire dans les cas récents, pourra ici être employée dans les cas où le kyste fœtal proémine fortement dans le vagin. On incise au point le plus saillant de la tumeur, on extrait le fœtus et on draine. Il est des cas où cette pratique fort simple peut paraître avantageuse. Mais je lui préfère cependant, malgré les succès qu'elle a donnés, en particulier à PINARD, la *laparotomie* qui me paraît pouvoir permettre d'accomplir une meilleure besogne, et que je conseillerai en somme, d'une façon systématique, dans tous les cas de grossesse ectopique, ancienne ou récente, avec fœtus mort ou vivant.

CHAPITRE II

HÉMATOCÈLE PELVIENNE

Ce chapitre doit être élargi. Aussi bien sa pathogénie est-elle aujourd'hui assez connue pour que, laissant de côté les anciennes descriptions et les théories surannées, nous étudiions sous ce titre les hémorragies intra-péritonéales d'origine génitale, qu'elles soient diffuses ou enkystées. Les unes et les autres ne sont, en effet, que les formes diverses d'un même accident, l'interruption par rupture ou avortement tubaire d'une grossesse ectopique, dont le rôle dans la production de ces hémorragies est si important qu'il est, en vérité, permis de ne pas tenir compte des cas très exceptionnels dans lesquels l'hémorragie pelvienne peut reconnaître une autre origine.

Bien que les causes en soient identiques, il y a, au point de vue des symptômes et de la conduite à tenir, de profondes différences suivant que ces hémorragies intra-péritonéales sont *diffuses* ou sont *enkystées*.

Dans la forme *diffuse*, le sang liquide ou transformé en caillots est libre dans le ventre où l'on peut rencontrer quelquefois une véritable *inondation péritonéale*.

Dans la forme *enkystée*, au contraire, le sang, rarement liquide, presque toujours amassé en caillots noirs et épais, est enfermé dans une cavité artificielle, séquestré par des fausses membranes, en un point qui se trouve presque toujours être le cul-de-sac de Douglas, et isolé de la grande cavité péritonéale par une barrière d'adhérences souvent très solides.

C'est cette deuxième forme, à laquelle son enkystement imprime une symptomatologie toute spéciale, et qui présente, en somme, les signes physiques d'une véritable tumeur située dans le cul-de-sac rétro-utérin, qui constitue à proprement parler l'*hématocèle rétro-utérine*. Mais son histoire n'est qu'un chapitre de l'histoire des hémorragies.

Il y a très longtemps que les *hémorragies diffuses* consécutives à la *rupture* d'une *grossesse ectopique* avaient été observées. Aran, dès 1853, en avait décrit un cas des plus nets, mais ces faits étaient mal connus, et c'est seulement dans ces dernières années que de très nombreuses interventions chirurgicales ont fait sur cet accident la lumière complète.

Il en est de même pour l'*hématocèle enkystée*. Sans doute on la connaissait depuis longtemps, Récamier l'avait vue, Bernutz l'avait étudiée, Nélaton l'avait admirablement décrite, mais ce sont surtout les observations de Lawson-Tait, datant de vingt cinq ans à peine, qui ont permis de reconnaître leur véritable nature et de ruiner du même coup les théories anciennes, qui peuvent peut-être répondre à quelques cas très exceptionnels, mais qui n'ont plus aujourd'hui qu'un intérêt historique.

Je ne dirai donc rien de l'*exhalaison péritonéale*, de la *péritonite hémorragique* de Virchow, de la *pachy-péritonite* de Bernutz et J. Besnier, de la *rupture du plexus utéro-ovarien* de Richet, du *reflux de sang menstruel par les trompes* de Bernutz et Alphonse Guérin, de l'*hémorragie ovarienne par ponte extra-utérine* de Gallard. Je ne saurais mieux faire que de renvoyer ceux qu'intéresseraient ces questions historiques au remarquable travail de Cestan, qui est un véritable chef-d'œuvre de critique et de documentation scientifiques [1].

Aujourd'hui, d'innombrables interventions et des examens histologiques répétés ont montré qu'il ne saurait plus y avoir aucun doute sur l'exactitude de la théorie de Lawson-Tait, maintenant acceptée de tous.

L'*hématocèle enkystée est un accident de la grossesse ectopique*.

[1] Cestan. Des hémorragies intra-péritonéales et de l'hématocèle pelvienne. Thèse Paris, 1894.

L'épanchement sanguin qui s'enkyste dans le cul-de-sac de Douglas peut se produire de deux façons :

Le sac fœtal, presque toujours constitué par la trompe, *se rompt*. Si l'hémorragie n'est pas trop abondante et si la malade échappe aux accidents de l'inondation péritonéale foudroyante, le sang peut s'enkyster dans le cul-de-sac de Douglas, l'hémorragie s'arrête et l'hématocèle se constitue.

Mais plus souvent peut être, l'hématocèle est due à un autre mécanisme.

L'atrophie des villosités choriales, que ne peut nourrir la trompe insuffisamment vasculaire, permet l'ouverture partielle des lacs sanguins de la muqueuse tubaire : des hémorragies se font entre le placenta maternel et le placenta fœtal qui se séparent plus ou moins. Souvent la grossesse s'arrête, un hématosalpinx se produit, et l'œuf est peu à peu expulsé dans le ventre par l'orifice abdominal de la trompe, avec une quantité de sang très variable et qui peut suinter pendant assez longtemps. C'est l'*avortement tubaire*.

Rupture ou *avortement tubaires*, tels sont donc les deux accidents qu'on rencontre à l'origine de toutes les hématocèles.

Anatomie pathologique. — Lorsque le sang qui se répand dans le péritoine vient d'une source trop abondante, la séreuse ne peut suffire à former devant lui des adhérences protectrices ; le sang reste libre dans le ventre, remplissant presque toujours le petit et le grand bassin, s'insinuant entre les anses intestinales et remontant plus ou moins haut, jusqu'à l'ombilic ou même au-dessus. Le plus souvent il s'arrête au niveau du mésocôlon transverse, mais il peut remonter encore et passant au devant du côlon, arriver jusqu'au niveau du foie et du diaphragme, pénétrer même dans l'arrière cavité des épiploons. Presque toujours une grande partie de ce sang est coagulée en caillots noirâtres, et le sérum sanguin, fluide et teinté de rouge, se répand dans la cavité du ventre comme du liquide ascitique. La quantité de sang épanché est des plus variables, et peut atteindre de grandes proportions. Il n'est pas rare d'en trouver trois, quatre litres et même davantage en y comprenant la partie liquide et les caillots qui l'accompagnent.

A côté de l'épanchement sanguin péritonéal, on trouve le point d'où il est sorti. C'est pour ainsi dire toujours la trompe rompue au niveau d'un kyste fœtal ectopique. La déchirure est plus ou moins large, plus ou moins saignante suivant son étendue et aussi suivant l'âge de la grossesse. Parfois, l'embryon est encore enfermé dans la poche tubaire, entouré de ses membranes déchirées ou intactes, parfois, au contraire, cet embryon est retrouvé, ou, plus souvent perdu, dans les caillots au milieu desquels il a été entraîné.

Dans la *forme enkystée*, les lésions sont très différentes. A l'ouverture du ventre, on ne trouve, dans la cavité péritonéale, ni sang libre, ni caillots. Ceux-ci remplissent en général le *cul-de-sac rétro-utérin* (fig. 563) repoussant l'utérus en avant, écrasant le rectum en arrière, soulevant les anses intestinales qui adhèrent les unes aux autres et forment ainsi, suivant l'expression de Bernutz, une sorte de diaphragme qui sépare les caillots de la cavité péritonéale libre.

Les caillots qui remplissent la poche rétro-utérine sont habituellement noirs, épais, parfois plus ou moins altérés, brunâtres et diffluents.

Sur la périphérie est une sorte de coque plus ou moins épaisse, constituée par des strates fibrineuses quelquefois méconnaissables, par des fausses membranes irrégulières, adhérentes aux organes voisins, utérus et rectum, intestin, épiploon, ligaments larges, parfois formant une sorte de paroi assez homogène qui suffit à séparer les caillots de la cavité péritonéale et qui, vue du côté de cette cavité, peut avoir l'apparence d'une membrane d'enveloppe organisée, et ressembler, par exemple, à la paroi tubaire dans un hématosalpinx.

Lorsque la poche a été vidée de ses caillots, elle apparaît tapissée de lambeaux cruoriques ou fibrineux, souvent informes, qui recouvrent tous les organes voisins d'une couche qui les rend méconnaissables.

Souvent les annexes, et en particulier les annexes du côté qui a donné lieu aux accidents, sont perdues dans la paroi et dans les fausses membranes, et il faut beaucoup d'attention et de recherches pour découvrir la trompe malade, fissurée et rompue, ou quelquefois, dans les cas d'avortement tubaire, laissant écouler par son pavillon déformé un peu de sang qui se continue avec un caillot intra-tubaire. Celui-ci, bien souvent, apparaît plus rouge, plus frais et plus récent que les caillots anciens de la poche enkystée.

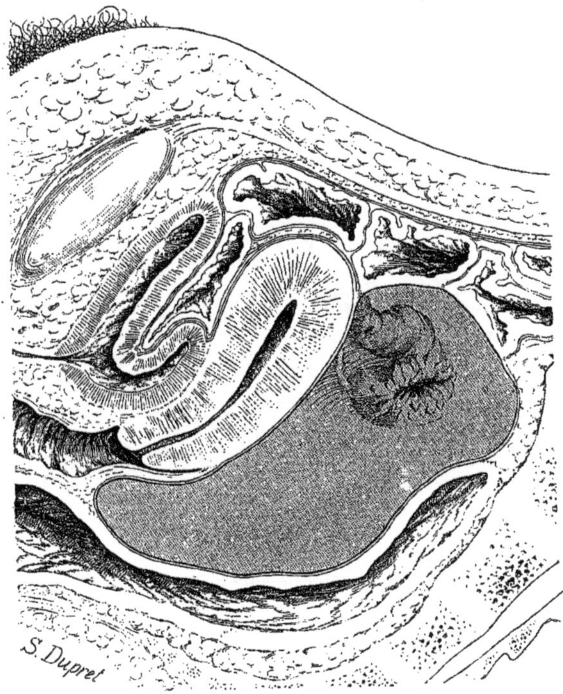

Fig. 563.
Hématocèle rétro-utérine.

Sauf dans les points où des adhérences épaisses unissent les unes aux autres les anses intestinales, la membrane d'enveloppe de la poche hématique est en général friable. Elle se déchire avec la plus grande facilité, et dans les opérations abdominales dirigées contre l'hématocèle, il est à peu près impossible de ne pas la rompre.

Dans certains cas, l'épanchement sanguin peut s'enkyster ailleurs que dans le cul-de-sac rétro-utérin. Il en est ainsi, par exemple, lorsque des adhérences anciennes ont oblitéré ce cul-de-sac au moment où se produit la rupture ou l'avortement tubaire. Le sang s'amasse alors nécessairement ailleurs, presque toujours en avant de l'utérus. Le fait n'est pas exceptionnel, et j'en ai personnellement observé deux cas. C'est alors une *hématocèle anté-utérine* (fig. 564). Les lésions anatomiques sont identiques à celles que je viens de décrire, mais quelquefois aussi ces hématocèles anté-utérines sont situées dans la loge cellulaire prévésicale.

C'est qu'en effet, il peut y avoir des *hématocèles extra-péritonéales* dans lesquelles le sang ne s'épanche plus dans le péritoine, mais sous le péritoine. Le mécanisme de cet accident est bien simple, et cet épanchement est consécutif à une hémorragie qui se fait entre les deux feuillets du ligament large. C'est ici qu'il peut y avoir rupture de quelque veine du plexus utéro-ovarien, comme le voulait RICHET, à la suite d'un traumatisme quelconque. Il peut y avoir également rupture d'une grossesse tubaire au niveau du bord adhérent de la trompe et irruption du sang et même de l'embryon entre les deux feuillets du ligament large qui sont décollés.

Pour peu que l'hémorragie soit sérieuse, le sang se répand dans les espaces celluleux voisins, soit en les décollant, soit en forçant les minces barrières aponévrotiques qui lui sont opposées. C'est ainsi qu'après avoir rempli le ligament large, il peut forcer son bord externe et envahir la fosse iliaque. Suivant les vaisseaux de la gaine hypogastrique ; quelquefois, avec les artères vaginales, il contourne le col utérin, parvient en avant de l'utérus en dédoublant la cloison vésico-utérine et fait saillie dans le cul-de-sac vaginal antérieur. Il peut, enfin, décoller tout le tissu cellulaire pelvien, effondrer même, comme dans un cas de LEJARS, le releveur de l'anus et venir faire saillie dans le creux ischio-rectal.

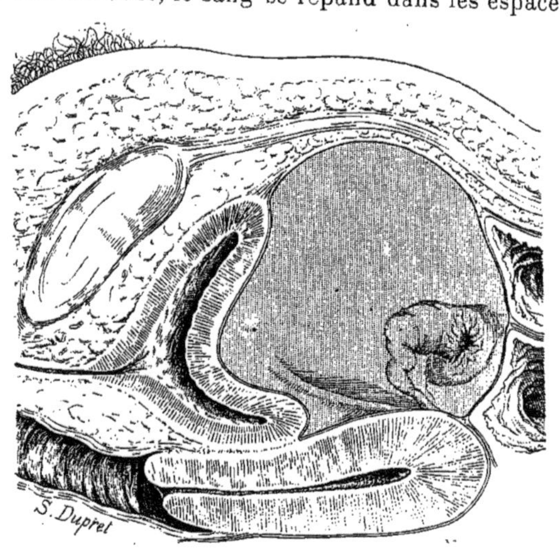

Fig. 564.
Hématocèle anté-utérine.

Bien entendu, tout ce sang épanché peut se résorber, que l'épanchement soit extra ou intra-péritonéal, et lorsque les caillots ne viennent pas à s'infecter, il y a même une tendance naturelle à leur disparition par résorption progressive. Ils sont d'autant plus épais qu'ils sont plus anciens, et à moins de nouvelles hémorragies, l'hématocèle diminue progressivement de volume.

Il y a, en somme, entre l'hémorragie intra-péritonéale foudroyante et l'hématocèle ancienne près de se résorber, une infinité de cas intermédiaires. Il est de toute évidence que, hormis quelques cas dans lesquels une hémorragie tubaire se fait au milieu d'adhérences anciennes et dans un cul-de-sac de Douglas déjà cloisonné, l'hémorragie commence toujours par être diffuse. Ce n'est qu'au bout d'un certain temps, très court dans beaucoup de cas, que se fait la séquestration intra-péritonéale. Mais au début, et c'est là un fait important au point de vue thérapeutique, lorsque le cloisonnement dû à la réaction péritonéale n'est pas encore accompli, le sang destiné à produire l'hématocèle, coule librement dans le ventre.

Symptômes et diagnostic. — Il y a des différences profondes entre les phénomènes qui accompagnent l'hémorragie diffuse et ceux par lesquels se traduit l'hématocèle enkystée.

Dans l'*hémorragie diffuse*, les signes que l'on observe sont, en somme, ceux d'une hémorragie interne, et ce n'est que par la recherche des phénomènes qui ont accompagné le début de l'hémorragie, et en particulier des signes qui peuvent faire penser à l'existence d'une grossesse ectopique, qu'il est possible d'assigner à l'hémorragie sa véritable origine et d'agir en conséquence.

Le début est brusque, parfois même foudroyant; les accidents acquièrent tout de suite une telle intensité que Barnes a proposé pour peindre leur soudaineté et leur violence le mot, qui a fait fortune, d'*hématocèle cataclysmique*.

Tout d'un coup, en pleine santé, la femme sent dans le bas-ventre, et presque toujours dans un des côtés du bas-ventre, une douleur violente qui lui arrache un cri et parfois la couche par terre ou la force à s'étendre. Bientôt cette douleur s'étend et irradie vers les reins, les cuisses, le périnée. En même temps la malade pâlit, parfois même tombe en syncope. Dans les cas les plus graves, la pâleur augmente, les yeux se cernent de noir, les lèvres se décolorent, le pouls devient petit, fuyant, insensible, une sueur froide perle sur le front et la mort peut survenir dans l'espace de quelques minutes. C'est le tableau classique d'une hémorragie foudroyante; ces accidents, dont la soudaineté déconcerte, sont relativement rares. Après un début un peu moins bruyant, les phénomènes sont moins rapides, la malade qui, sous l'influence de la douleur, avait pu perdre connaissance, revient à elle, mais elle reste pâle. Au bout de quelque temps, la pâleur s'accentue, le pouls, qui s'était remonté, faiblit de nouveau, une nouvelle syncope apparaît et la malade peut être emportée dans l'espace de quelques heures, succombant à l'hémorragie, alors qu'on a pu croire à diverses reprises, en voyant la malade renaître, que le sang s'était arrêté.

Souvent enfin, et ce sont les cas relativement favorables, qui donnent à la chirurgie ses plus beaux triomphes, les accidents sont plus lents encore et la malade, abandonnée à elle-même, met deux ou trois jours à succomber à la persistance d'une hémorragie peu importante en elle-même.

En dehors des cas foudroyants, le chirurgien a le temps d'arriver, de voir la malade, et un interrogatoire précis lui permet presque toujours alors de reconnaître l'origine des accidents.

S'il s'agit d'une inondation péritonéale par suite de la rupture d'un kyste fœtal, comme le cas est presque constant, la malade devait présenter des signes de grossesse. Les règles précédentes n'avaient point fait leur apparition à l'époque attendue; elle avait eu quelques troubles gastriques, un peu de congestion du côté des seins, la pigmentation de leur aréole s'était accentuée, les sécrétions vaginales étaient plus abondantes, bref, il y avait tous les signes fonctionnels ou sympathiques d'une grossesse au début.

L'interrogatoire au sujet de la menstruation doit être très minutieux. Il a une importance capitale tant au point de vue du diagnostic de la grossesse qu'au point de vue de l'interprétation de l'hémorragie. Beaucoup de femmes prennent pour un retour des règles les écoulements de sang passagers et fugaces qui surviennent au début d'une grossesse normale ou ectopique. De plus on a remarqué que c'est souvent au moment précis qui correspond à l'époque où elles auraient dû reparaître et particulièrement à l'époque où auraient dû reparaître les deuxièmes règles, quelquefois même les troisièmes, qu'éclatent les accidents. Il est très probable que la congestion pelvienne intense qui survient au moment des règles est pour quelque chose dans la rupture du sac fœtal, et l'apparition des accidents que nous venons de décrire au moment marqué pour les règles est un signe de la plus grande valeur en faveur de l'hématocèle.

Souvent aussi, lorsque éclatent les accidents, la malade présente des métrorragies, et ces métrorragies s'accompagnent de l'expulsion d'une caduque. CHOYAU[1] a noté vingt-six fois ce symptôme et nous l'avons nous-mêmes observé. Il a donc une importance extrême; il permet d'affirmer la nature et l'origine des accidents.

L'étude attentive des commémoratifs a, dans ce cas, plus d'importance que l'examen local lui-même. En effet, il est rare de trouver quelque chose de bien net par le toucher vaginal ou bimanuel, d'autant plus que le ventre, sensible, légèrement ballonné, rend l'examen assez difficile.

Parfois cependant on peut rencontrer dans la fosse iliaque et dans les flancs une zone de matité semblable à celle de l'ascite et qui témoigne de l'existence d'un épanchement considérable.

L'exploration vaginale décèle un utérus un peu gros, souvent légèrement entr'ouvert. Dans les culs-de-sac, on ne sent rien, car un épanchement libre dans le ventre n'oppose aucune résistance au doigt qui le déprime.

L'existence d'une tuméfaction latérale, qui peut être le sac fœtal rompu, est un signe d'une importance très sérieuse.

En général, la température s'abaisse, mais quelquefois, et c'est là un fait curieux qui pourrait facilement induire en erreur si l'on n'était pas prévenu, le thermomètre monte dans les heures qui suivent : il atteint 39 et 40°, comme dans les infections graves. Il n'y a cependant aucun phénomène septique, et il est certain que la résorption du sang épanché peut provoquer ces températures élevées.

Dans l'*hématocèle commune, enkystée*, les phénomènes de début sont les mêmes, mais ils éclatent d'ordinaire avec beaucoup moins d'intensité. La douleur peut être encore très vive et presque syncopale, mais les signes d'hémorragie interne sont beaucoup moins nets, et, en fait, la quantité de sang qui s'épanche dans le péritoine est parfois très restreinte.

On comprend cependant que tous les cas puissent se rencontrer. On voit parfois s'arrêter, se limiter et s'enkyster des épanchements qui, au premier abord, semblaient devoir être mortels, et, dans ces cas, qui ne sont pas exceptionnels, le tableau de l'hématocèle enkystée est, au début, identique à celui de l'inondation péritonéale. Peu à peu l'état général s'améliore, la douleur diminue, les vomissements cessent, le ventre s'assouplit et le pouls se remonte. Au bout de quarante-huit heures environ la malade semble hors de danger. Mais si l'on vient alors à pratiquer l'examen local, on trouve des signes importants qui font au contraire à peu près défaut dans le cas d'épanchement diffus.

La simple exploration des fosses iliaques et de la région sus-pubienne permet souvent, lorsque l'épanchement est abondant, de reconnaître l'existence d'une tuméfaction profonde, en général irrégulière, parfois bilatérale. C'est l'amas des caillots enkystés dont la forme peut varier infiniment avec leur abondance et

[1] CHOYAU. Thèse Paris, 1896.

leur disposition. Les signes les plus nets, les plus caractéristiques, ceux qui permettent presque toujours d'affirmer le diagnostic, sont fournis par le toucher vaginal.

On constate par cette exploration l'existence d'une tuméfaction qui remplit le cul-de-sac rétro-utérin. Le cul-de-sac postérieur du vagin est saillant, il est distendu par la collection sanguine, qui gagne souvent des deux côtés et remplit également les culs-de-sac latéraux.

L'utérus est repoussé en avant et bien souvent le col, plus élevé que la tumeur pelvienne qui se présente immédiatement au doigt, est difficile à atteindre, repoussé qu'il est vers le haut, derrière la symphyse.

La consistance de la tumeur rétro-utérine est variable. Au début, elle est en général rénitente, puis elle devient plus dépressible, plus molle ; elle prend une consistance qui rappelle celle du mastic.

Enfin, s'il ne survient aucun incident et que l'hématocèle tende vers la résorption, elle peut au contraire devenir plus dure. Elle est souvent assez douloureuse. Les mouvements imprimés à l'utérus sont également douloureux. Il est d'ailleurs souvent difficile de reconnaître exactement la situation de celui-ci ; son fond est perdu dans les caillots. Lorsqu'on le sent, il est volumineux et presque toujours le col gros, mou, légèrement entr'ouvert, donne au doigt qui le touche la sensation qu'il offre au début de la grossesse.

L'hématocèle enkystée possède une tendance naturelle vers la guérison.

Peu à peu les caillots se résorbent, la tuméfaction du cul-de-sac postérieur diminue, l'utérus reprend sa place et sa mobilité et, au bout d'un temps qui varie de un à plusieurs mois, il ne reste dans le cul-de-sac qu'une induration souvent légère et qui peut même finir par disparaître complètement.

Mais il n'en est pas toujours ainsi : assez souvent, il y a des poussées nouvelles, dues à de nouvelles hémorragies, poussées qui peuvent être inquiétantes, et mettre de nouveau en péril la vie de la malade. Ces poussées nouvelles constituent, comme nous le verrons plus loin, une complication sérieuse et comportent une thérapeutique spéciale.

Plus souvent encore il y a des phénomènes de *suppuration*. La poche sanguine s'infecte. L'inoculation vient en général de l'intestin ; elle peut aussi venir par l'intermédiaire des trompes dont le pavillon reste ouvert au milieu des caillots, ou dans les parois de la poche, et donne passage aux microorganismes des voies génitales.

Alors la fièvre s'allume, l'état général s'altère, la température monte, et ce n'est plus ici cette température due à la résorption du sang, comme on en peut observer dans les hémorragies diffuses ou dans les premiers jours de l'enkystement des hématocèles communes, mais c'est une ascension thermique à oscillations quotidiennes accompagnée d'un état général mauvais, comme dans toutes les infections.

Au bout d'un certain temps l'ouverture de la poche suppurée peut se faire spontanément, soit dans le vagin, soit dans le rectum et c'est là un mode naturel de guérison. Elle peut se faire ailleurs, dans le péritoine par exemple, et provoquer une péritonite rapidement mortelle ; elle peut aussi ne pas avoir lieu et dans ce cas la malade succombe lentement aux progrès de l'infection qu'entraîne une suppuration qui ne s'évacue pas ou qui s'évacue mal, et ce sont des cas dans lesquels un traitement bien conduit fait merveille.

Nous avons dit plus haut que c'est l'association des phénomènes de grossesse au début, aux phénomènes d'hémorragie interne qui permet de faire le *diagnostic* d'inondation péritonéale et de ne pas confondre cet accident avec toutes les affections internes qui provoquent de la douleur subite, en même temps que des phénomènes péritonéaux analogues à ceux qui viennent d'être décrits.

Toutes les confusions sont en effet possibles, et toutes les erreurs ont été commises.

C'est ainsi qu'on a pu confondre l'inondation péritonéale avec la *péritonite*, l'*occlusion intestinale*, avec une *appendicite* aiguë ou perforante, avec une *colique hépatique* ou *néphrétique*, avec un *kyste de l'ovaire à pédicule tordu*, voire même avec un *empoisonnement !*

Dans ces circonstances difficiles, toutes les erreurs s'expliquent. On ne les évitera qu'en songeant à la possibilité d'une rupture tubaire et en établissant, répétons-le, la *coïncidence* entre les accidents brusques et graves en présence desquels on se trouve et les signes d'une grossesse au début.

L'*hématocèle enkystée* peut être confondue avec toutes les tumeurs du petit bassin, la *pelvipéritonite*, les *salpingites*, les *tumeurs annexielles*, avec un *fibrome utérin*, et en particulier avec un fibrome de la paroi postérieure. Nous n'insisterons pas sur ce point et ce serait refaire l'histoire de ces diverses affections que d'énumérer les différents signes qui permettent de les reconnaître, dans les cas où il est possible de le faire.

L'étude de l'évolution des accidents a, pour le diagnostic de l'hématocèle, une importance toute particulière. Le début brusque et souvent presque tragique, le siège médian de la tumeur, sa consistance un peu pâteuse sont de bons signes, mais le meilleur est encore celui qui découle des signes probables d'une grossesse au début. Encore est-il un dernier accident où ces signes de grossesse eux-mêmes provoquent l'erreur de diagnostic, et l'on peut fort bien, même après l'examen le plus attentif, prendre pour une hématocèle un cas de *rétroversion de l'utérus gravide*, ou réciproquement.

Pozzi dit bien que le meilleur moyen d'éviter cette erreur est de rechercher l'utérus qui dans l'hématocèle est « enchâssé au centre de la tuméfaction ». Mais dans ces conditions il est souvent à peu près impossible de le reconnaître.

Les diverses hémorragies intra-péritonéales se ressemblent trop peu pour qu'il soit possible de parler utilement de leur *pronostic*.

Les unes sont terribles et immédiatement fatales, les autres guérissent sans laisser de traces ; entre les deux, il y a toute une série ininterrompue de cas intermédiaires.

D'une manière générale cependant, on peut dire que c'est un accident grave, très grave dans les formes cataclysmiques, inquiétant dans les formes à poussées successives, sérieux dans les formes enkystées, très rarement bénin.

Mais le pronostic dépend beaucoup du traitement qu'on emploiera, et dans les cas les plus graves, dans les inondations péritonéales, il s'est aujourd'hui beaucoup amélioré, et les malades ne se comptent plus qui doivent la vie à la hardiesse d'une intervention précoce.

Aussi, dans ces cas redoutables en présence desquels l'hésitation n'est pas permise, est-il nécessaire d'avoir des idées claires. C'est pourquoi nous nous efforcerons d'exposer clairement ce traitement.

Traitement. — Il est indispensable d'envisager séparément le traitement de l'hémorragie diffuse et celui de l'hématocèle enkystée.

Hémorragies diffuses. — Dans les cas d'inondation péritonéale, dans l'hématocèle cataclysmique, il n'y a pas l'ombre d'une hésitation à avoir. Il faut opérer, opérer toujours, et le plus vite possible.

Lorsqu'une malade saigne et que l'hémorragie prend des proportions inquiétantes, il faut, coûte que coûte aller arrêter le sang.

Nous n'avons pas le fétichisme des statistiques, qui ne disent souvent que ce qu'on veut bien leur faire dire. Mais elles sont ici trop éloquentes pour ne pas entraîner une conviction que dicte d'ailleurs le simple bon sens.

Cestan, qui a merveilleusement fouillé la question, relève pour l'abstention opératoire 85,8 p. 100 de morts. L'intervention donne au contraire 84,7 p. 100 de guérison.

L'abstention laisse donc mourir 85 malades qui sont précisément sauvées par l'opération. Ces chiffres magnifiques, mieux que tous les raisonnements, imposent au chirurgien son devoir.

Cependant il peut être souvent utile de laisser la malade se relever du choc qui succède à l'hémorragie. Beaucoup de femmes présentent des phénomènes de dépression qui sont hors de proportion avec la quantité de sang qu'elles ont perdu. Il y a certainement des phénomènes nerveux qui interviennent et aggravent la situation. Certaines malades ont plus à perdre qu'à gagner à une intervention immédiate, et mieux vaut attendre, pour les opérer, de les avoir remontées par tous les moyens qui sont à notre disposition. Mais on conçoit combien il est difficile d'apprécier la part qui revient à l'hémorragie et celle qui doit être attribuée à l'ébranlement nerveux. C'est une question de coup d'œil et d'expérience qui ne s'apprend pas dans les livres. Si la malade peut être surveillée d'heure en heure et est dans un milieu où elle pourra être immédiatement opérée, je crois qu'il vaut mieux, à moins d'indications d'une urgence évidente, n'intervenir qu'après s'être rendu compte que la malade ne se remonte pas. L'étude du pouls a sous ce rapport une importance capitale. Quand il dépasse cent à la minute et tend à faiblir, il faut agir. Mais si, sous l'influence d'un traitement actif, réchauffement de la malade, injections d'éther, de caféine, de sérum, d'huile camphrée, la situation s'améliore sensiblement, il n'y a pas de doute, mieux vaut attendre.

L'opération décidée, comment faut-il opérer? Il faut d'abord opérer vite. Dans ces interventions sur des malades exsangues, parfois mourantes, les minutes ont leur prix. La durée de l'anesthésie, le choc opératoire ont une influence profonde sur l'état de ces moribondes qu'un rien peut achever, et je suis convaincu que telle malade qui succombe à la fin d'une opération d'une demi-heure, aurait pu guérir si l'opération n'avait duré que vingt minutes.

Personnellement, j'ai vu mourir une malade à la fin d'une opération qui, du premier coup de bistouri au dernier point de suture avait demandé cinq minutes. Elle était, il est vrai, exsangue et presque sans pouls. Quelques minutes d'anesthésie par l'éther et de choc opératoire ont suffi à la tuer. Cela prouve que ces secousses ne se donnent pas impunément et qu'il faut les réduire à leur minimum. Or, le choc opératoire et la dépression anesthésique, toutes choses égales d'ailleurs, sont proportionnelles à la durée de l'opération et de l'anesthésie.

Il faut donc opérer vite. J'entends par là ne pas perdre de temps à des manœuvres inutiles. Et dans le cas qui nous occupe, la chose est facile, car l'opération est en général extrêmement simple.

Le plan incliné est, bien entendu, indispensable.

Le ventre ouvert par une incision de 12 à 15 centimètres, on se débarrasse rapidement des caillots qui encombrent le petit bassin et qu'on enlève à pleines mains. Dès qu'ils sont enlevés, ou à peu près, la main plongeant dans le ventre va chercher le fond de l'utérus, puis la trompe malade. Dès que celle-ci est reconnue, on l'attire au dehors, on la pédiculise en on l'extirpe. On nettoie aussi bien que possible la cavité péritonéale des caillots qui l'encombrent, et il ne reste plus qu'à suturer la plaie abdominale.

On comprend fort bien qu'une opération de cette nature puisse ne pas demander plus de cinq minutes.

Mais l'opération n'est pas toujours aussi simple et l'on peut rencontrer des difficultés véritables dans la recherche de l'utérus et des annexes, que les anses intestinales, les caillots, la profondeur du bassin chez les femmes grasses, dissimulent d'une manière gênante; on peut également avoir de la peine à reconnaître les annexes rompues et à les attirer dans la plaie. Il faut alors procéder méthodiquement, placer l'écarteur sus-pubien, refouler les intestins sous des compresses, aller saisir le fond de l'utérus et l'attirer le plus possible au dehors, en amenant les annexes avec lui. Bref, il n'y a aucune règle particulière, si ce n'est qu'il faut, moins encore que partout ailleurs, perdre un temps qu'on ne rattrape pas.

Lorsqu'on remet la malade dans le plan horizontal, on peut, si on a coutume de faire les sutures dans cette position, voir une grande quantité de liquide sanguinolent inonder la plaie. C'est le sérum du sang dont on a enlevé les caillots qui, descendu dans la région du diaphragme pendant que la malade était en position déclive, reflue maintenant vers le bassin et fait issue au dehors par la plaie abdominale.

Je crois qu'il est inutile de chercher à enlever tout et à assécher complètement le péritoine. On en fait sortir le plus possible en pressant sur les flancs, et on enferme le reste dans le ventre. Il sera résorbé et pourra même contribuer au relèvement de la malade. Si l'on a une crainte quelconque sur la possibilité d'une infection, il sera prudent de laisser un drain par lequel ce liquide s'écoulera peu à peu, mais, en général, le drainage est inutile.

Après l'opération, il est indispensable de réchauffer la malade, de la remonter par des injections d'éther, de caféine, d'huile camphrée, par des injections rectales ou sous-cutanées de sérum, et on obtiendra ainsi, même dans des cas désespérés, des succès vraiment magnifiques.

Hémorragies enkystées, hématocèles. — Ici la conduite à tenir est loin d'être aussi nette, aussi absolue, et il est bien des cas qui prêtent à la discussion.

Et d'abord, il est des hématocèles, relativement bénignes, qui tendent vers la guérison spontanée. La malade étant au repos complet, la tumeur rétro-utérine diminue peu à peu et finit par disparaître. Bien entendu, chez ces malades favorisées, on se gardera d'intervenir. On les surveillera de très près, en les condamnant au repos absolu au lit, en leur prescrivant des irrigations vaginales et rectales à haute température, et il ne sera pas rare de les voir guérir.

Mais, en dehors des cas favorables, lorsque l'épanchement rétro-utérin ne diminue pas, à plus forte raison lorsqu'il a une tendance à augmenter, il faut agir.

Deux voies s'offrent au chirurgien pour aborder ces hématocèles, la *voie vaginale* et la *voie abdominale*. De nombreuses publications montrent que l'une et l'autre ont leurs partisans. C'est un point qui mérite examen, et je ne saurais mieux faire que reproduire en partie les termes d'une étude que j'ai publiée ailleurs et qui me paraît résumer assez simplement la question[1].

Cette discussion, à vrai dire, ne s'étend pas aux *hématocèles infectées* et sur lesquelles tout le monde est d'accord. Il faut les ouvrir par le cul-de-sac postérieur, et les drainer par l'ouverture. Cette opération, sans faire courir aucun danger sérieux à la malade, donnera, et à très peu de frais, des succès à peu près constants.

« Mais, où les divergences commencent, c'est lorsqu'il s'agit de traiter les hématocèles proprement dites. Les uns, comme Pozzi, Routier, n'acceptent guère que la voie vaginale, Reynier veut au contraire généraliser la laparotomie. Tuffier et Routier réservent la colpotomie aux hématocèles pelviennes, et la laparotomie à celles qui semblent évoluer vers l'abdomen. Mais si une telle division est possible au bout de quelques jours, lorsque les phénomènes sont arrêtés, elle est beaucoup moins facile au début, et il est impossible de savoir si telle hématocèle qui paraît aujourd'hui localisée au petit bassin, et qui semble justiciable de la colpotomie, ne changera pas demain d'allure, et, à la suite d'une poussée nouvelle, ne s'étendra pas vers l'abdomen.

« Je pense donc qu'il faut, dans la détermination de la voie à suivre, tenir compte avant tout de l'ancienneté des accidents et du moment auquel on observe l'hématocèle. Et je poserais volontiers en principe que si, dans les hématocèles anciennes, avec arrêt des accidents, c'est par le vagin qu'il faut intervenir, il vaut mieux au contraire pratiquer la laparotomie, si l'hématocèle est récente et si l'arrêt des accidents ou des poussées hémorragiques n'est pas à peu près certain.

« Lorsque les accidents sont arrêtés, que l'hématocèle est fermée, limitée vers le ventre par des adhérences, qu'elle est peu volumineuse, qu'elle n'augmente plus et que, par conséquent, la source de l'hémorragie est tarie, lorsqu'il n'y a aucune tendance à sa réapparition, la simple colpotomie, l'ouverture de la poche, est une opération trop simple, trop facile, trop bénigne et trop efficace pour qu'on puisse lui en préférer une autre. Elle a à son actif d'innombrables succès. J'estime donc qu'il est excessif de conseiller la laparotomie dans toutes les hématocèles, et je suis convaincu que, dans toutes les collections anciennes et qui semblent bien arrêtées, on court moins de risques par la colpotomie postérieure que par la laparotomie. Sans doute on pourra rencontrer tel cas, très rare, dans lequel une hémorragie inquiétante, ou n'importe quel autre accident, suffira à faire regretter de ne pas avoir choisi la voie haute. Mais les cas seront certainement beaucoup plus nombreux dans lesquels, en pratiquant la laparotomie, on pourra voir survenir des accidents plus ou moins graves, peut-être même mortels qui n'auraient certainement pas eu lieu si on avait eu la prudence de s'en tenir à la simple colpotomie.

« D'ailleurs, dans un cas un peu ancien, bien limité du côté du ventre, et qui

[1] J.-L. Faure. La gynécologie, 15 juin 1900, p. 218.

ne demande qu'à guérir par la simple incision vaginale, la laparotomie peut avoir des dangers. La trompe malade est parfois englobée dans les fausses membranes qui limitent la collection sanguine. Il peut y avoir, et il y a souvent des adhérences pelviennes, intestinales, rectales, qui rendent la décortication difficile et même dangereuse. Je crois donc qu'ici la chose n'est pas discutable et qu'il faut, de parti pris, *ouvrir par le vagin les hématocèles anciennes.*

« Mais pour les hématocèles récentes, il n'en est pas de même.

« En réalité, on ne sait pas, et il est impossible de savoir, à moins d'y regarder, quel est l'état de la trompe malade, si l'hémorragie est arrêtée, ou si, au contraire, il se fait encore un suintement sanguin. Il est impossible de savoir, dans les premiers jours, si le fond du petit bassin est isolé du péritoine par de fausses membranes solides, ou si, au contraire, il y a communication entre les caillots du cul-de-sac de Douglas plus ou moins grossièrement isolés et la cavité abdominale.

« Il y a donc là des points inconnus qui peuvent devenir l'origine de graves accidents. Il y a parfois des hémorragies difficiles à arrêter à la suite de la colpotomie postérieure. Si Pozzi les a toujours vues céder au tamponnement, d'autres n'ont pas été aussi heureux que lui et Reynier a été obligé de faire, séance tenante, la laparotomie pour arrêter une hémorragie qu'il ne parvenait pas à maîtriser par le vagin.

« Mais l'hémorragie n'est pas le seul accident qu'on ait à redouter après la colpotomie dans une hématocèle récente et mal limitée. Il y a aussi l'infection, infection qui peut, en raison des conditions anatomiques du foyer malade, s'étendre au loin et se généraliser. Les cas n'en sont certainement pas rares, et pour ma part, j'ai eu malheureusement l'occasion d'en observer. Chez une malade, j'ai vu, après une colpotomie, des accidents d'infection qui n'ont pu être arrêtés par une laparotomie. L'ouverture du ventre a permis de se rendre compte de cette complication, et il suffit de voir un petit bassin rempli de caillots dans lesquels viennent, pour ainsi dire, baigner les anses intestinales pour comprendre, combien, après ouverture du vagin et pénétration d'un drain dans ces caillots qui s'évacuent mal ou se reproduisent, l'infection peut être facile.

« Une autre malade, à laquelle j'ai pratiqué une hystérectomie abdominale pour accidents d'infection grave du côté des annexes, avait eu, auparavant, une colpotomie pour une hématocèle récente. Elle a failli mourir à la suite de l'infection de la poche, et, étant donné l'état grave dans lequel elle était lorsque je l'ai opérée, je crois pouvoir affirmer qu'elle serait certainement morte dans un délai peu éloigné. Chez elle encore, la laparotomie a réparé les méfaits de la simple colpotomie.

« N'est-il pas évident, d'ailleurs, que *dans les cas douteux*, lorsqu'on ne sait, en somme, en présence de quels désordres on se trouve, lorsqu'on ignore si les lésions annexielles sont légères ou graves, si le sang coule ou ne coule plus, si les caillots qui encombrent le cul-de-sac de Douglas sont isolés du péritoine par une barrière néo-membraneuse, ou si, au contraire, ils sont libres dans son intérieur, n'est-il pas évident qu'une laparotomie qui permet d'y voir, d'explorer, de reconnaître toutes les lésions et d'intervenir immédiatement est une opération beaucoup plus satisfaisante qu'une simple colpotomie ?

« D'ailleurs, je ne vois, pas, en vérité, quelle objection on peut faire à cette opération. Combien fait-on de laparotomies exploratrices pour affections mal déterminées, combien de laparotomies pour lésions des annexes moins graves que ne peut l'être une hématocèle, dont on sait bien comment elle commence, mais dont on ne saît jamais comment elle finira ! Je suis convaincu que, dans ces conditions, la laparotomie n'est pas sensiblement plus grave que la simple colpotomie postérieure, qui peut être quelquefois suivie de terribles accidents. En revanche, elle permet de traiter les lésions tubaires ou pelviennes d'une façon beaucoup plus sûre, beaucoup plus correcte, et, en somme, beaucoup plus satisfaisante. »

Il existe cependant des circonstances dans lesquelles la conduite à tenir est vraiment bien difficile. C'est lorsque, chez des malades qui présentent en même temps des signes d'encombrement pelvien et une température élevée, 39° ou 40°, comme le fait est assez commun, on ignore s'il s'agit d'une hématocèle avec accumulation de sang dans le Douglas, ou d'une salpingite aiguë, avec suppuration virulente. Dans ce cas, s'il s'agit d'une salpingite aiguë, la laparotomie constitue une opération très grave, et ces collections virulentes doivent être ouvertes par colpotomie.

Je crois donc que la conduite à tenir doit être la suivante. Ayant tout préparé pour faire à volonté soit une colpotomie soit une opération abdominale, on met la malade dans la position de la colpotomie. On fait alors dans le cul-de-sac postérieur, au point qui paraît le plus favorable, une ponction exploratrice, avec une aiguille un peu forte ou au besoin une incision légère. S'il sort du pus on fait immédiatement une large colpotomie. Si au contraire l'exploration donne du sang et permet de reconnaître qu'il s'agit d'une hématocèle récente, on change la malade de position et on va, après avoir changé de gants, porter remède, par une laparotomie faite à ciel ouvert, aux lésions souvent très complexes que l'on rencontre en général dans ces circonstances.

Je crois donc, en résumé, qu'il faut, dans les hématocèles enkystées, non suppurées, agir différemment suivant les conditions dans lesquelles on les observe.

Dans les *hématocèles anciennes*, bien enkystées, peu volumineuses avec arrêt certain ou même rétrocession des accidents, c'est à la *colpotomie* postérieure que l'on aura recours.

Dans les *hématocèles récentes,* volumineuses, avec poussées hémorragiques ou arrêt douteux des accidents, c'est la *laparotomie* qu'il faudra toujours pratiquer.

Dans certains cas exceptionnels, on aura recours à d'autres opérations commandées par les circonstances ou la disposition anatomique des lésions. C'est ainsi que dans l'hématocèle antérieure on pourra être conduit, comme je l'ai été moi-même deux fois, à pratiquer une colpotomie antérieure et à ouvrir la poche sanguine en passant entre le vagin et l'utérus.

Si la malade présente en même temps des lésions d'annexites bilatérales bien et dûment diagnostiquées, il pourra être indiqué de pratiquer la castration totale, soit par l'abdomen, si les lésions sont refroidies, soit au contraire, par le vagin si l'infection est récente, et qu'il y ait lieu de craindre que sa virulence n'aggrave sérieusement le pronostic d'une intervention abdominale.

Dans les *hématocèles sous-péritonéales* qui ne sont en somme que des infiltrations sanguines dans les ligaments larges et les espaces cellulaires du petit bassin, on peut être, dans quelques cas, d'ailleurs assez rares, conduit à intervenir. Lorsque ces hématocèles seront infectées, il faudra les ouvrir au point le plus favorable pour l'accès de la collection suppurée et son drainage ultérieur. La voie vaginale est évidemment la meilleure, mais dans certains cas on devra préférer l'incision iliaque. Enfin, dans d'autres cas à évolution abdominale nette, la laparotomie sera indiquée ; mais, il faut bien le dire, dans ces conditions le diagnostic est toujours douteux et la laparotomie est surtout commandée par la tendance de l'hématocèle à évoluer vers l'abdomen. C'est seulement au cours de l'opération qu'on découvre que la collection sanguine est située sous le péritoine.

La technique opératoire de ces diverses interventions ne présente rien de particulier. La colpotomie postérieure ressemble absolument à celle que j'ai décrite plus haut pour les collections suppurées (voy. p. 602). Personnellement je préfère de beaucoup les ciseaux courbes au bistouri pour toutes les incisions vaginales. L'incision peut être transversale, au niveau de l'insertion postérieure du vagin, ou longitudinale, sur la ligne médiane. Cette incision donne moins de sang, mais elle a plus de tendance à se refermer et draine moins bien. C'est pourquoi je lui préfère l'incision transversale. Les caillots sont évacués doucement. Un lavage à l'eau bouillie est ce qu'il y a de mieux pour le nettoyage de la poche, car il faut éviter la curette de peur de déchirer les fausses membranes qui limitent la cavité et d'entraîner des accidents. On drainera largement avec un ou même, au besoin, avec deux drains, dont un en croix et, s'il est nécessaire, on tamponnera avec une mèche de gaze pour éviter le suintement sanguin.

Toutes ces incisions vaginales ayant les plus grandes tendances à se fermer spontanément, il faut maintenir le drainage avec le plus grand soin, aussi longtemps qu'on le jugera nécessaire à l'oblitération complète de la poche rétro-utérine.

Si l'on se décide pour la voie haute, dans les cas récents avec poussées hémorragiques et accidents encore en évolution, on se mettra dans les mêmes conditions que pour opérer une salpingite.

Régulièrement la poche hématique sera ouverte. Il ne faut pas songer à l'énucléer, car elle adhère partout et n'est pas énucléable. On l'ouvrira donc de parti pris et on en enlèvera les caillots. Il reste une paroi irrégulière et tomenteuse adhérente aux intestins et aux parties voisines. On en enlève les morceaux qui viennent sans difficulté. Mais il ne faut pas vouloir l'extirper entièrement. Ce serait s'exposer à des blessures viscérales et à des ennuis de toute nature. C'est là un détail auquel on ne saurait apporter trop d'attention. Dans les hématocèles, plus peut-être que partout ailleurs, il est extrêmement facile de déchirer l'intestin, si l'on tente d'en séparer la paroi néo-membraneuse qui renferme les caillots. C'est là un des écueils de l'opération abdominale, et le mieux est, une fois le ventre ouvert, de chercher la poche sanguine sans exercer sur les intestins qui lui sont adhérents la plus légère traction. Cette poche est souvent reconnue à l'aspect bleuâtre de sa paroi. On l'effondre et on la vide de ses caillots sans essayer de l'extirper elle-même ; cette extirpation est impossible, et de plus elle est inutile ; ces parois néo-membraneuses disparaissent en effet complètement sans laisser de traces.

Une fois le terrain déblayé par l'enlèvement des caillots, et parfois d'un embryon et de débris placentaires, on enlève l'annexe malade dont la rupture a donné lieu à l'hémorragie et qui présente les lésions les plus variées.

Mais dans le fond d'un petit bassin plein, lui aussi, de lambeaux fibrineux, de fausses membranes, de restes de caillots désagrégés, il est prudent de drainer et de bien drainer, soit par l'abdomen, soit, si on le juge utile, par le vagin.

Dans certains cas particulièrement inquiétants, avec suintement sanguin, si l'on craint une infection toujours possible, et une hémorragie persistante, on pourra associer au drainage un tamponnement à la Mickulcz.

Les opérations plus complètes que pourront entraîner des lésions annexielles plus étendues, extirpation bilatérale des annexes ou hystérectomie, se feront ici comme dans les salpingo-ovarites, en suivant les principes de technique opératoire simple et précise que je me suis efforcé d'exposer dans ce livre.

TABLE ANALYTIQUE DES MATIÈRES

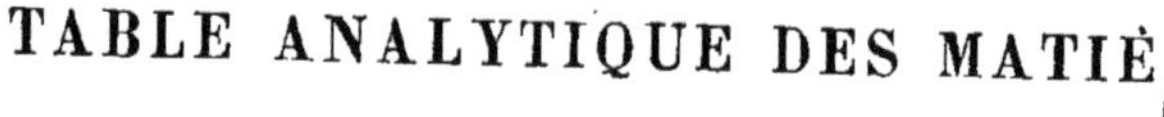

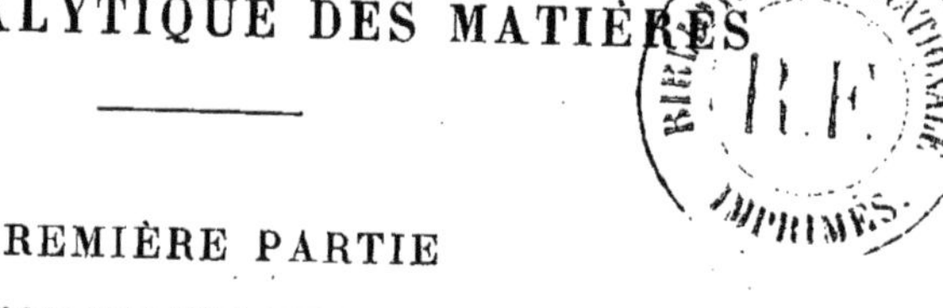

PREMIÈRE PARTIE

NOTIONS D'ANATOMIE ET D'HISTOLOGIE

CHAPITRE PREMIER

ANATOMIE

CHAPITRE II

HISTOLOGIE

DEUXIÈME PARTIE

SÉMÉIOLOGIE ET THÉRAPEUTIQUE GÉNÉRALES

CHAPITRE PREMIER

SÉMÉIOLOGIE

CHAPITRE II

THÉRAPEUTIQUE GÉNÉRALE DES AFFECTIONS GÉNITALES DE LA FEMME 84

CLASSIFICATION DES DIVERSES AFFECTIONS GÉNITALES 118

TROISIÈME PARTIE

MALFORMATIONS ET TRAUMATISMES

CHAPITRE PREMIER

MALFORMATIONS GÉNITALES

CHAPITRE II

LÉSIONS TRAUMATIQUES

CHAPITRE III

DÉCHIRURES DU PÉRINÉE

CHAPITRE IV

FISTULES GÉNITALES

QUATRIÈME PARTIE

TROUBLES FONCTIONNELS ET DYSTROPHIQUES

CHAPITRE PREMIER

PUBERTÉ

CHAPITRE II

TROUBLES DE LA MENSTRUATION

CHAPITRE III

MÉNOPAUSE

CHAPITRE IV

CONGESTION UTÉRINE

CHAPITRE V

SCLÉROSE UTÉRINE

CHAPITRE VI

CONGESTION ET SCLÉROSE DES OVAIRES

CHAPITRE VII

STÉRILITÉ

CHAPITRE VIII

DÉPLACEMENTS ET DÉVIATIONS DE L'UTÉRUS

CHAPITRE IX

PROLAPSUS GÉNITAUX

CHAPITRE X

INVERSION UTÉRINE

CINQUIÈME PARTIE

INFECTIONS GÉNITALES

CHAPITRE PREMIER

PATHOLOGIE GÉNÉRALE

CHAPITRE II

VULVITES

CHAPITRE III

VAGINITES

CHAPITRE IV

MÉTRITES

CHAPITRE V

SALPINGO-OVARITES

CHAPITRE VI

INFECTIONS PÉRI-UTÉRINES

CHAPITRE VII

TUBERCULOSE GÉNITALE

CHAPITRE VIII

SYPHILIS DES ORGANES GÉNITAUX

SIXIÈME PARTIE

LÉSIONS ORGANIQUES

CHAPITRE PREMIER

LÉSIONS ORGANIQUES DE LA VULVE ET DU VAGIN

CHAPITRE II

TUMEURS DIVERSES DE L'UTÉRUS

CHAPITRE III

FIBRO-MYOMES

CHAPITRE IV

CANCER DE L'UTÉRUS

CHAPITRE V

TUMEURS UTÉRINES D'ORIGINE PLACENTAIRE

CHAPITRE VI

TUMEURS DE L'OVAIRE, DE LA TROMPE, DU LIGAMENT LARGE

SEPTIÈME PARTIE

GROSSESSE EXTRA-UTÉRINE

CHAPITRE PREMIER

GROSSESSE EXTRA-UTÉRINE

CHAPITRE II

HÉMATOCÈLE PELVIENNE

INDEX ALPHABÉTIQUE

A

B

C

D

E

F

G

I

K

L

M

N

O

R

S

T

U

V

ÉVREUX, IMPRIMERIE CH. HÉRISSEY, PAUL HÉRISSEY, SUCC[r]

www.ingramcontent.com/pod-product-compliance
Ingram Content Group UK Ltd.
Pitfield, Milton Keynes, MK11 3LW, UK
UKHW012136240726
13966UKWH00001B/8

9 782012 468740